# 中国药用植物叶绿体基因组图谱

## 第二册

主编 刘 昶 黄林芳

科学出版社
北京

## 内 容 简 介

本书作为"千种药用植物基因组研究计划"的研究成果之一，聚焦药用植物叶绿体基因组的结构解析、特征描述和功能阐释。全书承接《中国药用植物叶绿体基因组图谱》第一册的编纂体例，对133种药用植物及其叶绿体基因组图谱进行了详细描述，内容包括药材基本信息、叶绿体基因组、编码基因、重复序列、高可变区、系统发育、$K_A/K_S$选择压力分析、宏DNA条形码的发现及其PCR扩增引物设计。本书为全面阐释药用植物的遗传密码奠定了基础。

本书可作为高等院校、科研单位的专业教材与参考用书，对管理部门、药用植物种植基地与生产加工企业具有重要的参考价值。

---

图书在版编目（CIP）数据

中国药用植物叶绿体基因组图谱. 第二册 / 刘昶，黄林芳主编. —北京：科学出版社，2023.7
 ISBN 978-7-03-075939-9

Ⅰ.①中⋯　Ⅱ.①刘⋯②黄⋯　Ⅲ.①药用植物 – 叶绿体 – 基因组 – 中国 – 图谱　Ⅳ.① R282.71-64

中国国家版本馆 CIP 数据核字（2023）第 120622 号

责任编辑：刘　亚 / 责任校对：刘　芳
责任印制：肖　兴 / 封面设计：蓝正设计

---

科 学 出 版 社 出版
北京东黄城根北街16号
邮政编码：100717
http://www.sciencep.com

三河市春园印刷有限公司 印刷
科学出版社发行　各地新华书店经销

\*

2023年7月第 一 版　　开本：787×1092　1/16
2023年7月第一次印刷　印张：70 1/4
字数：1 666 000
**定价：888.00元**
（如有印装质量问题，我社负责调换）

# 编 委 会

**主　编**　刘　昶（中国医学科学院药用植物研究所）
　　　　　黄林芳（中国医学科学院药用植物研究所）
**副主编**　姜　梅［齐鲁工业大学（山东省科学院）］
　　　　　杜　清（青海民族大学）
　　　　　吴　茜（中国医学科学院药用植物研究所）
　　　　　刘　蕤（华中师范大学）
**编　委**

| | |
|---|---|
| 陈海梅（中国医学科学院药用植物研究所） | 王立强（中国医学科学院药用植物研究所） |
| 袁丽钗（中国医学科学院药用植物研究所） | 姚　辉（中国医学科学院药用植物研究所） |
| 王俊杰（湘南学院） | 王　彬（湘南学院） |
| 张景红（华侨大学） | 刁　勇（华侨大学） |
| 李西文（中国中医科学院中药所） | 周立志（海南大学） |
| 王华锋（海南大学） | 于　杰（西南大学） |
| 张荣信（广东药科大学） | 吴无畏（广西药用植物园） |
| 国锦琳（成都中医药大学） | 裴　瑾（成都中医药大学） |
| 曾　锐（西南民族大学） | 段宝忠（大理大学） |
| 邵鹏柱（香港中文大学） | 荣建辉（香港大学） |
| Shwu-Huey Liu（耶鲁大学） | Steven Newmaster（圭尔夫大学） |
| Bashir Ahmad（巴察汗大学） | 倪　阳（中国医学科学院药用植物研究所） |
| 李京凌（中国医学科学院药用植物研究所） | 杨合宇（天津大学） |
| 朱思琳（中国医学科学院药用植物研究所） | 孙思慧（中国医学科学院药用植物研究所） |
| 周俊臣（中国医学科学院药用植物研究所） | 陈卓尔（中国医学科学院药用植物研究所） |
| 缪雨静（中国医学科学院药用植物研究所） | 田丽霞（中国医学科学院药用植物研究所） |
| 曹雨欣（中国医学科学院药用植物研究所） | 徐溢岑（西南大学） |
| 张新可（中国医学科学院药用植物研究所） | 郑　燕（中国医学科学院药用植物研究所） |
| 岳靖雯（福建农林大学） | 裴晓荧（中国医学科学院药用植物研究所） |
| 范荣俊（中国医学科学院药用植物研究所） | 江　媛（中国医学科学院药用植物研究所） |

| | |
|---|---|
| 李　静（中国医学科学院药用植物研究所） | 陈灏东（中国医学科学院药用植物研究所） |
| 曾铁鑫（中国医学科学院药用植物研究所） | 曾　晶（中国医学科学院药用植物研究所） |
| 张欣逸（中国医学科学院药用植物研究所） | 周清清（中国医学科学院药用植物研究所） |
| 采依莎（华侨大学） | 白　露（维克森林大学） |
| 马冰欣（中国医学科学院药用植物研究所） | 陆骞淇（福建农林大学） |
| 张　畅（中国医学科学院药用植物研究所） | |

# 前　言

中药是世界传统医药的重要组成部分。目前发现并有文献记载的中药材品种已超过12 000种，常用于饮片和中成药的中药材品种超过1000种。然而，多基原的中药材品种较多，中药材与一些混品、伪品较难区分，直接影响中药的用药安全和临床疗效。随着分子生物学技术的发展，DNA条形码技术被广泛应用于中药材的品种鉴定，通过对标准样品测序，建立DNA条形码数据库，实现物种鉴定的标准化。但由于DNA条形码片段较短，对多基原植物往往不能精准区分。开发药用植物特异性分子标记，阐明近缘物种的亲缘关系，实现种间及种内水平的精准鉴定，仍是当前亟待解决的科学问题。

全基因组测序为解决上述问题提供了可能的途径。植物的全基因组包括核基因组、线粒体基因组和叶绿体基因组。三者之中叶绿体基因组最小，结构最为保守，目前也最适用于药用植物特异性分子标记的发现。叶绿体基因组在药用植物学研究中发挥着越来越重要的作用，叶绿体基因组学及其涉及的方法和技术手段，如叶绿体基因组样本的规范化收集、测序、数据产生、组装、注释、结构分析和应用等，已成为当前生药学研究关注的焦点。基于这一流程构建的叶绿体基因组图谱能够为保护物种多样性、建立植物系统发育关系、阐明近缘物种进化历程、解决种间及种内植物分类与鉴定问题、发现新基因、解析药用植物有效成分生物合成途径并阐明其调控机制奠定坚实基础。

中国医学科学院药用植物研究所的研究团队与国内外科研团队紧密合作，启动了"千种药用植物基因组研究计划"，前期已对1000余种药用植物进行勘探测序（survey sequencing），构建药用植物叶绿体基因组图谱，研究开发了CPGAVAS、CPGAVAS2、CPGView、OGView等一系列叶绿体基因组分析工具，得到国内外同行的高度认可和广泛使用。

《中国药用植物叶绿体基因组图谱》的编纂以前期工作为基础，对《中华人民共和国药典》（《中国药典》）收录的药用植物品种构建药用植物叶绿体基因组图谱、阐明近缘物种亲缘关系、发现区分近缘物种的特异性分子标记。本书是《中国药用植物叶绿体基因组图谱》的第二册，全书承接《中国药用植物叶绿体基因组图谱》第一册的编纂体例，对133种药用植物及其叶绿体基因组图谱进行了详细描述，内容包括药材基本信息、叶绿体基因组、编码基因、重复序列、高可变区、系统发育、$K_A/K_S$选择压力分析、宏DNA条形码的发现及其PCR扩增引物设计。

全书由刘昶、黄林芳主编，讨论并提出编写大纲、负责总体规划，姜梅、杜清、吴茜、刘蕻担任副主编，负责组织各章节的编写、统稿和校正。各章节编写分工如下：杜清（54、55、56、57、58、59、110、111、112、117、118、145、154、155）、朱思琳（60、65、66、81、82、83、84、98、114、151、152、153、170、171、172）、孙思慧（61、67、69、105、119、135、136、148、149、150、176、177）、缪雨静和田丽霞（62、63、64、144、156、157）、周俊臣（68、123、124、125、126、127、128、129、130、131）、袁丽钗（70、88、89、90、91、101、102、103、113、158、159）、张新可（71、72、73、74、75、85）、倪阳（76、77、78、79、80、173）、曹雨欣（86、87、92、94、104、116）、杨合宇（93、121、122、182、183、184、185）、郑燕（95、96、97、100）、曾晶（99）、岳靖雯（106、107、108、109）、江媛（115、137）、李静（120、134）、曾铁鑫（132）、陈灏东（133）、范榕俊（138、186）、裴晓荧（139、178）、陈卓尔（140、141、142、143、146、147）、徐溢岑（160、161、162、163、164、166）、李京凌（165、167、168、169、174、175、179、180、181）完成相应章节的内容编写；倪阳、张欣逸、周清清、采依莎、白露、马冰欣、陆骞淇、张畅完成图表绘制；陈海梅、王立强、姚辉、王俊杰、王彬、张景红、刁勇、周立志、王华锋、李西文、于杰、张荣信、吴无畏、国锦琳、裴瑾、曾锐、段宝忠、邵鹏柱、荣建辉、Shwu-Huey Liu、Steven Newmaster、Bashir Ahmad 完成审阅和校对。

本书得到了国家科技基础资源调查专项"一带一路国家传统草药品种本底整理数据库与共享平台建设"（2018FY100705、2018FY100701）、中国医学科学院医学与健康创新工程项目"中草药小 RNA 药效机制及递送技术研究"（2021-I2M-1-022）和"诃子等 7 种民族药传统功效物质挖掘技术及利用研究"（2021-I2M-1-071）、国家自然科学基金（81872966、82274045、82211540726、82073960、U1812403-1-1）等项目的支持，在此表示感谢！

本书在编写过程中得到了湘南学院、齐鲁工业大学、青海民族大学、福建农林大学、天津大学、华侨大学、华中师范大学、海南大学、中国中医科学院中药研究所、西南大学、广东药科大学、广西壮族自治区药用植物园、成都中医药大学、西南民族大学、大理大学、香港中文大学、香港大学、耶鲁大学、圭尔夫大学、巴察汗大学等国内外有关单位的积极支持与协作，谨此致以衷心的感谢。

本书如有疏漏之处，敬请读者予以批评指正。

刘 昶

2023 年 6 月

# 目 录

## 各 论

| | | |
|---|---|---|
| 54 当归……431 | 78 三枝九叶草……632 | 102 中麻黄……819 |
| 55 白芷……441 | 79 巫山淫羊藿……641 | 103 草麻黄……827 |
| 56 明党参……450 | 80 桃儿七……650 | 104 谷精草……834 |
| 57 川明参……457 | 81 芥菜……659 | 105 巴豆……842 |
| 58 野胡萝卜……464 | 82 萝卜……667 | 106 广东金钱草……851 |
| 59 珊瑚菜……471 | 83 白芥……673 | 107 大豆……860 |
| 60 枸骨……478 | 84 菥蓂……680 | 108 光果甘草……868 |
| 61 半夏……487 | 85 小叶黄杨……687 | 109 胀果甘草……877 |
| 62 人参……496 | 86 沙参……693 | 110 达乌里秦艽……885 |
| 63 竹节参……505 | 87 半边莲……702 | 111 秦艽……893 |
| 64 三七……514 | 88 川续断……711 | 112 麻花艽……902 |
| 65 马兜铃……523 | 89 忍冬……721 | 113 银杏……911 |
| 66 汉城细辛……532 | 90 灰毡毛忍冬……730 | 114 枫香树……919 |
| 67 知母……541 | 91 翼首草……739 | 115 番红花……928 |
| 68 山麦冬……548 | 92 金铁锁……746 | 116 紫苏……934 |
| 69 多花黄精……557 | 93 孩儿参……753 | 117 广藿香……942 |
| 70 滇黄精……566 | 94 草珊瑚……761 | 118 甘西鼠尾草……951 |
| 71 牛蒡……574 | 95 西瓜……768 | 119 木通……960 |
| 72 茵陈蒿……582 | 96 甜瓜……775 | 120 樟……967 |
| 73 菊苣……591 | 97 罗汉果……782 | 121 乌药……974 |
| 74 野菊……597 | 98 福州薯蓣……789 | 122 香叶树……981 |
| 75 短葶飞蓬……606 | 99 柿……797 | 123 暗紫贝母……988 |
| 76 淫羊藿……614 | 100 沙棘……805 | 124 甘肃贝母……996 |
| 77 朝鲜淫羊藿……623 | 101 木贼麻黄……812 | 125 湖北贝母……1004 |

| 126 | 平贝母 | 1012 | 147 | 商陆 | 1188 | 168 | 月季花 | 1386 |
| 127 | 梭砂贝母 | 1020 | 148 | 马尾松 | 1196 | 169 | 地榆 | 1398 |
| 128 | 太白贝母 | 1028 | 149 | 风藤 | 1205 | 170 | 甜橙 | 1406 |
| 129 | 新疆贝母 | 1036 | 150 | 胡椒 | 1213 | 171 | 川黄檗 | 1413 |
| 130 | 伊犁贝母 | 1044 | 151 | 薏苡 | 1221 | 172 | 青花椒 | 1419 |
| 131 | 浙贝母 | 1052 | 152 | 毛金竹 | 1228 | 173 | 槲寄生 | 1428 |
| 132 | 百合 | 1060 | 153 | 粱 | 1236 | 174 | 七叶树 | 1436 |
| 133 | 广寄生 | 1070 | 154 | 掌叶大黄 | 1244 | 175 | 龙眼 | 1445 |
| 134 | 石榴 | 1078 | 155 | 鸡爪大黄 | 1254 | 176 | 八角 | 1452 |
| 135 | 玉兰 | 1085 | 156 | 多被银莲花 | 1264 | 177 | 五味子 | 1460 |
| 136 | 武当玉兰 | 1094 | 157 | 乌头 | 1274 | 178 | 颠茄 | 1467 |
| 137 | 七叶一枝花 | 1102 | 158 | 骏枣 | 1284 | 179 | 油茶 | 1474 |
| 138 | 风龙 | 1111 | 159 | 酸枣 | 1295 | 180 | 芫花 | 1486 |
| 139 | 蓝桉 | 1118 | 160 | 梅 | 1306 | 181 | 黑三棱 | 1497 |
| 140 | 杜鹃兰 | 1127 | 161 | 山桃 | 1315 | 182 | 爪哇白豆蔻 | 1508 |
| 141 | 鼓槌石斛 | 1137 | 162 | 长梗扁桃 | 1323 | 183 | 莪术 | 1515 |
| 142 | 流苏石斛 | 1146 | 163 | 桃 | 1331 | 184 | 姜黄 | 1523 |
| 143 | 铁皮石斛 | 1154 | 164 | 枇杷 | 1339 | 185 | 温郁金 | 1531 |
| 144 | 阴行草 | 1163 | 165 | 石楠 | 1349 | 186 | 蒺藜 | 1540 |
| 145 | 罂粟 | 1171 | 166 | 金樱子 | 1362 | | | |
| 146 | 余甘子 | 1180 | 167 | 玫瑰 | 1374 | | | |

# 54 当　归

**【药材基本信息】**　当归 [*Angelica sinensis* (Oliv.) Diels] 为伞形科当归属药用植物[1]，其干燥成熟的根为当归中药材（图 2-54-1）。收载于《中华人民共和国药典》（《中国药典》）（2020 年版）[2]。分布于甘肃东南部，以岷县产量居多、质量最优，此外在云南、四川、陕西、湖北等省均有栽培。味甘、辛，性温。归肝、心、脾经[3]。具有补血活血、调经止痛、润肠通便的功效[4]。现代研究表明，当归具有抗血小板聚集、抗炎、增强机体免疫力、对脑缺血损伤的保护、抗肿瘤、调经、平喘等作用。能够促进心血管功能，改善血液循环[5,6]。

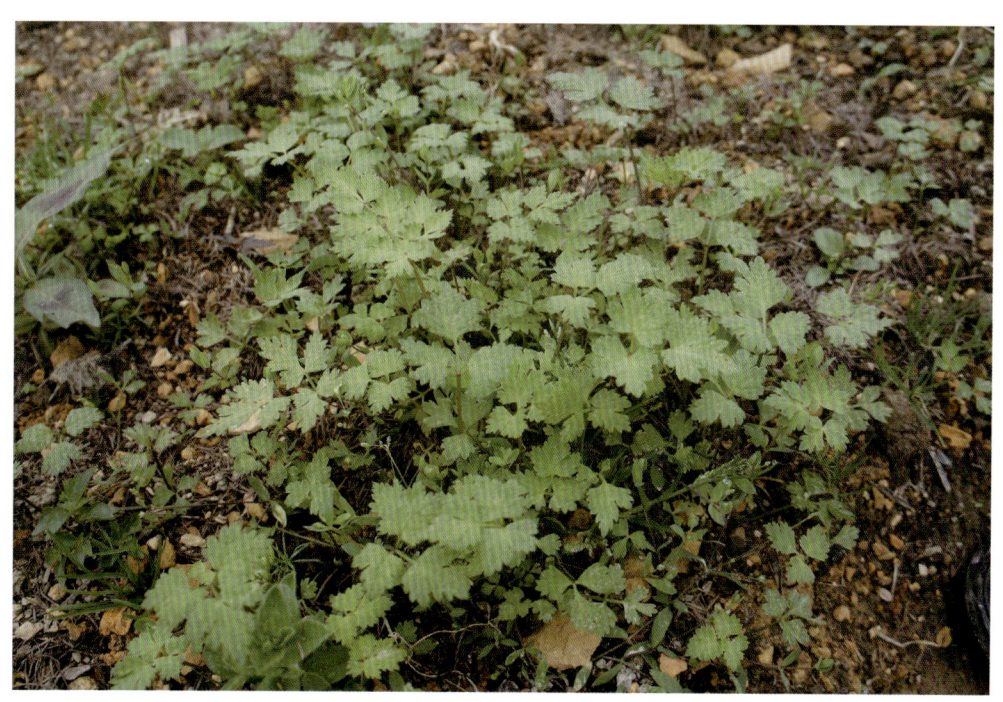

图 2-54-1　当归

**【叶绿体基因组】**　当归的叶绿体 DNA 为典型环状分子，其叶绿体基因组（GenBank 登录号：NC042826.1）[7] 的总长度为 142 485bp，具有保守的四分状结构，包括一个大单拷贝区（large single-copy region，LSC 区）、一个小单拷贝区（small single-copy region，SSC 区）和一对反向重复区（inverted repeat region，IR 区），各个区的长度分别为 99 782bp、17 577bp 和 12 563bp（图 2-54-2）。当归叶绿体基因组的整体 G/C 含量为 38.00%。其 IR 区的 G/C 含量（47.39%）高于 SSC 区的 G/C 含量（31.04%）和 LSC 区的 G/C 含量（36.13%）。

*Angelica sinensis*

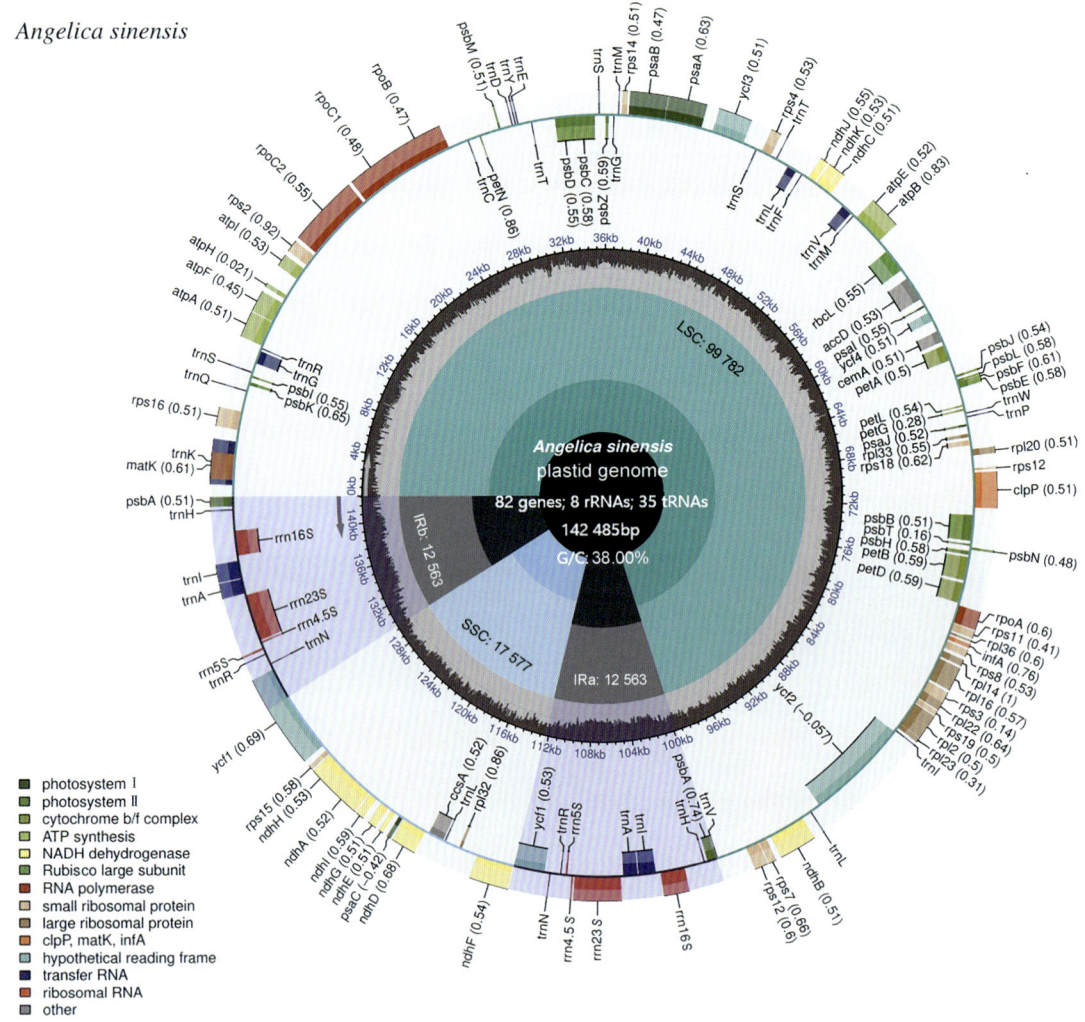

图 2-54-2　当归叶绿体基因组图谱

该图包括 6 个圆形轨道。自内向外的第一轨道表示分散重复序列，红色弧线表示直接重复序列，绿色弧线表示回文重复序列；自内向外的第二轨道上的蓝色柱状线条表示长串联重复序列，其重复单元碱基长度>7；自内向外的第三轨道以不同颜色的柱状线条表示不同类型的短串联重复序列（微卫星序列），其中黑色表示复杂重复序列，绿色表示重复单元碱基长度为 1 的重复序列，黄色表示重复单元碱基长度为 2 的重复序列，紫色表示重复单元碱基长度为 3 的重复序列，蓝色表示重复单元碱基长度为 4 的重复序列，橙色表示重复单元碱基长度为 5 的重复序列，红色表示重复单元碱基长度为 6 的重复序列；自内向外的第四轨道上以不同色块表示 SSC 区、反向重复区 IRa 和 IRb、LSC 区，数字代表相应区间的长度；自内向外的第五轨道表示 GC 含量；最外层第六轨道以不同色块表示不同功能的编码基因，功能分类详见图中左下角注释，基因名称后括号中的数字表示密码子使用偏差，轨道外侧的基因转录方向为顺时针方向，轨道内侧的基因转录方向为逆时针方向

【编码基因】　当归的叶绿体基因组共编码 125 个基因，其中独特基因 112 个，包括蛋白质编码基因 82 个（独特基因 79 个）、转运 RNA（transfer RNA，tRNA）编码基因 35 个（独特基因 29 个）、核糖体 RNA（ribosomal RNA，rRNA）编码基因 8 个（独特基因 4 个）（表 2-54-1）。其中 2 个蛋白质独特编码基因（*ycf1*、*psbA*）、6 个 tRNA 独特编码基因（*trnH-GUG*、*trnR-ACG*、*trnN-GUU*、*trnI-GAU*、*trnA-UGC*、*trnM-CAT*）、4 个 rRNA 独特编码基因（*rrn16S*、*rrn23S*、*rrn4.5S*、*rrn5S*）位于 IR 区。有 9 个蛋白质编码基因（*petB*、 petD、rpl2、rps16、atpF、rpl16、rpoC1、ndhB、ndhA）各含有 1 个内含子（intron），3 个蛋白质编码基因（clpP、ycf3、rps12）各含有 2 个内含子，有 8 个 tRNA 编码基因 [trnK-UUU、trnG-UCC、trnL-UAA、trnV-UAC、trnI-GAU（×2）和 trnA-UGC（×2）] 各含有 1 个内含子（表 2-54-2）。当归叶绿体基因组中蛋白质编码区（coding sequence，CDS）的长度为 69 110bp，占整个基因组长度的 48.50%。rRNA 基因的长度为 9058bp，占整个基因组长度的 6.36%。而 tRNA 基因的长度为 2639bp，占整个基因组长度的 1.85%。当归叶绿体基因组非编码区主要包括内含子和基因间区，其长度占整个基因组长度的 43.29%。

表 2-54-1　当归叶绿体基因组基因列表

| 基因功能 | 基因分类 | 基因名称 |
| --- | --- | --- |
| rRNA | rRNA genes | rrn16S（×2）、rrn23S（×2）、rrn5S（×2）、rrn4.5S（×2） |
| tRNA | tRNA genes | 35 trn genes（8 个基因各包含 1 个内含子） |
| 自我复制 | Small subunit of ribosome | rps11、rps12（×2）、rps14、rps15、rps16、rps18、rps19、rps2、rps3、rps4、rps7、rps8 |
| | Large subunit of ribosome | rpl14、rpl16、rpl2、rpl20、rpl22、rpl23、rpl32、rpl33、rpl36 |
| | DNA dependent RNA polymerase | rpoA、rpoB、rpoC1、rpoC2 |
| 光合作用 | Subunits of NADH-dehydrogenase | ndhA、ndhB、ndhC、ndhD、ndhE、ndhF、ndhG、ndhH、ndhI、ndhJ、ndhK |
| | Large subunit of rubisco | rbcL |
| | Subunits of photosystem Ⅰ | psaA、psaB、psaC、psaI、psaJ |
| | Subunits of photosystem Ⅱ | psbA（×2）、psbB、psbC、psbD、psbE、psbF、psbH、psbI、psbJ、psbK、psbL、psbM、psbN、psbT、psbZ、ycf3 |
| | Subunits of cytochrome b/f complex | petA、petB、petD、petG、petL、petN |
| | Subunits of ATP synthase | atpA、atpB、atpE、atpF、atpH、atpI |
| 其他功能 | c-type cytochrome synthesis gene | ccsA |
| | Protease | clpP |
| | Envelope membrane protein | cemA |
| | Subunit of acetyl-CoA-carboxylase | accD |
| | Maturase | matK |
| | Translational initiation factor | infA |
| 未知功能 | | ycf1（×2）、ycf2、ycf4 |

表 2-54-2　当归叶绿体基因内含子和外显子位置及长度

| 基因名称 | 基因编码序列所在链 | 起始位置 | 终点位置 | 长度（bp） | | | | |
| --- | --- | --- | --- | --- | --- | --- | --- | --- |
| | | | | 第一外显子 | 第一内含子 | 第二外显子 | 第二内含子 | 第三外显子 |
| trnK-UUU | − | 678 | 3271 | 37 | 2522 | 35 | | |
| rps16 | − | 3978 | 5068 | 41 | 854 | 196 | | |
| trnG-UCC | + | 8101 | 8872 | 23 | 701 | 48 | | |
| atpF | − | 10764 | 12033 | 145 | 724 | 401 | | |
| rpoC1 | − | 20058 | 22853 | 432 | 759 | 1605 | | |

续表

| 基因名称 | 基因编码序列所在链 | 起始位置 | 终点位置 | 长度（bp） | | | | |
|---|---|---|---|---|---|---|---|---|
| | | | | 第一外显子 | 第一内含子 | 第二外显子 | 第二内含子 | 第三外显子 |
| ycf3 | − | 42485 | 44487 | 124 | 720 | 230 | 776 | 153 |
| trnL-UAA | + | 47539 | 48125 | 37 | 502 | 48 | | |
| trnV-UAC | − | 51668 | 52331 | 39 | 590 | 35 | | |
| clpP | − | 69917 | 71984 | 71 | 837 | 294 | 637 | 229 |
| rps12 | − | 69658 | 97893 | 114 | ND | 232 | 538 | 26 |
| petB | + | 74955 | 76352 | 6 | 752 | 642 | | |
| petD | + | 76532 | 77755 | 8 | 741 | 475 | | |
| rpl16 | − | 81251 | 82629 | 9 | 973 | 399 | | |
| rpl2 | − | 84319 | 85794 | 391 | 651 | 434 | | |
| ndhB | − | 94018 | 96232 | 775 | 682 | 758 | | |
| trnI-GAU | + | 103609 | 104649 | 37 | 969 | 35 | | |
| trnA-UGC | + | 104714 | 105599 | 38 | 813 | 35 | | |
| ndhA | − | 122275 | 124433 | 553 | 1067 | 539 | | |
| trnA-UGC | − | 136669 | 137554 | 38 | 813 | 35 | | |
| trnI-GAU | − | 137619 | 138659 | 37 | 969 | 35 | | |

注："+"表示正链；"−"表示负链；"ND"表示未确定

【重复序列】 在当归叶绿体基因组中，微卫星序列（microsatellite sequence）有 A/T、C/G、AT/AT 三种类型，各有 45 个、3 个、8 个（表 2-54-3）。串联重复序列（tandem repeat sequence）是指在染色体上一段重复单元连续多次排列组成的序列。共发现 23 个串联重复序列，满足总长度超过 20bp 且重复单元之间的相似度 ≥ 90% 两个条件（表 2-54-4）。散在重复序列（interspersed repeat sequence）是与串联重复序列的组织形式不同的另一类重复序列，重复单元以散在方式分布于基因组内。散在重复序列包括回文重复序列和正向重复序列。以 e 值（e-value）小于 1E–04 为阈值，当归叶绿体基因组散在重复序列包括 6 条回文重复序列、13 条正向重复序列（表 2-54-5）。

表 2-54-3 当归叶绿体基因组微卫星序列统计

| 重复单元类型 | 重复序列个数 |
|---|---|
| A/T | 45 |
| C/G | 3 |
| AT/AT | 8 |

表 2-54-4 当归叶绿体基因组串联重复序列统计

| 起点—终点 | 重复单元长度（bp） | 重复单元拷贝数 | 重复单元一致序列长度（bp） | 重复单元之间的相似度（%） | 插入缺失比例（%） | 分值 | 碱基个数 | | | | 熵（0—2） |
|---|---|---|---|---|---|---|---|---|---|---|---|
| | | | | | | | A | C | G | T | |
| 5177—5204 | 14 | 2.0 | 14 | 100 | 0 | 56 | 35 | 21 | 0 | 42 | 1.53 |
| 26858—26886 | 14 | 2.1 | 14 | 100 | 0 | 58 | 34 | 0 | 6 | 58 | 1.25 |
| 36481—36524 | 19 | 2.2 | 20 | 96 | 4 | 81 | 36 | 9 | 22 | 31 | 1.86 |

续表

| 起点—终点 | 重复单元长度（bp） | 重复单元拷贝数 | 重复单元一致序列长度（bp） | 重复单元之间的相似度（%） | 插入缺失比例（%） | 分值 | 碱基个数 A | C | G | T | 熵（0—2） |
|---|---|---|---|---|---|---|---|---|---|---|---|
| 46497—46526 | 11 | 2.7 | 11 | 94 | 0 | 51 | 43 | 3 | 0 | 53 | 1.17 |
| 51950—51993 | 22 | 2.0 | 22 | 100 | 0 | 88 | 40 | 9 | 18 | 31 | 1.81 |
| 61971—61997 | 14 | 1.9 | 14 | 100 | 0 | 54 | 40 | 14 | 7 | 37 | 1.74 |
| 63535—63569 | 14 | 2.3 | 15 | 90 | 9 | 54 | 45 | 0 | 0 | 54 | 0.99 |
| 67948—67988 | 21 | 2.0 | 21 | 90 | 0 | 64 | 26 | 26 | 12 | 34 | 1.92 |
| 68243—68285 | 21 | 2.0 | 21 | 100 | 0 | 86 | 25 | 23 | 9 | 41 | 1.84 |
| 74243—74279 | 19 | 1.9 | 19 | 94 | 0 | 65 | 54 | 13 | 8 | 24 | 1.66 |
| 74841—74879 | 19 | 2.1 | 19 | 100 | 0 | 78 | 64 | 5 | 5 | 25 | 1.35 |
| 81814—81847 | 14 | 2.4 | 14 | 90 | 5 | 50 | 38 | 2 | 2 | 55 | 1.30 |
| 89616—89659 | 15 | 2.9 | 15 | 93 | 0 | 70 | 27 | 34 | 13 | 25 | 1.93 |
| 90876—90977 | 18 | 5.7 | 18 | 98 | 0 | 195 | 28 | 9 | 27 | 34 | 1.89 |
| 96327—96358 | 16 | 2.0 | 16 | 100 | 0 | 64 | 31 | 37 | 6 | 25 | 1.81 |
| 100666—100691 | 12 | 2.2 | 12 | 100 | 0 | 52 | 46 | 7 | 7 | 38 | 1.61 |
| 100839—100864 | 12 | 2.2 | 12 | 100 | 0 | 52 | 7 | 30 | 0 | 61 | 1.24 |
| 104154—104194 | 20 | 2.0 | 20 | 100 | 0 | 82 | 51 | 14 | 29 | 4 | 1.63 |
| 108819—108884 | 32 | 2.1 | 32 | 97 | 0 | 123 | 40 | 24 | 7 | 25 | 1.84 |
| 133384—133449 | 32 | 2.1 | 32 | 97 | 0 | 123 | 25 | 7 | 24 | 40 | 1.84 |
| 138074—138114 | 20 | 2.0 | 20 | 100 | 0 | 82 | 4 | 29 | 14 | 51 | 1.63 |
| 141404—141429 | 12 | 2.2 | 12 | 100 | 0 | 52 | 61 | 0 | 30 | 7 | 1.24 |
| 141577—141602 | 12 | 2.2 | 12 | 100 | 0 | 52 | 38 | 7 | 7 | 46 | 1.61 |

表 2-54-5　当归叶绿体基因组散在重复序列特征值

| 重复单元一长度（bp） | 重复单元一起点 | 重复类型 | 重复单元二长度（bp） | 重复单元二起点 | 重复单元间隔 | e-value |
|---|---|---|---|---|---|---|
| 88 | 90875 | D | 88 | 90893 | −2 | 2.05E−39 |
| 70 | 90875 | D | 70 | 90911 | −2 | 8.90E−29 |
| 52 | 90875 | D | 52 | 90929 | −2 | 3.36E−18 |
| 41 | 97900 | D | 41 | 122851 | −2 | 8.71E−12 |
| 42 | 43676 | D | 42 | 122850 | −3 | 9.15E−11 |
| 42 | 43679 | D | 42 | 97902 | −3 | 9.15E−11 |
| 39 | 30069 | P | 39 | 30598 | −2 | 1.26E−10 |
| 34 | 108818 | D | 34 | 108850 | −1 | 1.97E−09 |
| 34 | 108818 | P | 34 | 133383 | −1 | 1.97E−09 |
| 34 | 108850 | P | 34 | 133415 | −1 | 1.97E−09 |
| 34 | 133383 | D | 34 | 133415 | −1 | 1.97E−09 |
| 30 | 7456 | P | 30 | 45382 | 0 | 4.95E−09 |

续表

| 重复单元一长度（bp） | 重复单元一起点 | 重复类型 | 重复单元二长度（bp） | 重复单元二起点 | 重复单元间隔 | *e*-value |
| --- | --- | --- | --- | --- | --- | --- |
| 33 | 97908 | D | 33 | 122859 | −1 | 7.66E−09 |
| 34 | 90875 | D | 34 | 90947 | −2 | 9.77E−08 |
| 35 | 43682 | D | 35 | 94817 | −3 | 8.55E−07 |
| 35 | 65006 | P | 35 | 65035 | −3 | 8.55E−07 |
| 31 | 92048 | D | 31 | 101612 | −2 | 5.18E−06 |
| 31 | 92048 | P | 31 | 140624 | −2 | 5.18E−06 |
| 33 | 7453 | D | 33 | 35432 | −3 | 1.14E−05 |

注：P. palindromic repeat，回文重复序列；D. direct repeat，正向重复序列

【高可变区】 为了发现当归属物种间的高可变区，从 10 个当归属物种叶绿体基因组中提取了 69 种基因间区，采用 K2p（Kimura 2-parameter）模型计算基因间区的遗传距离。遗传距离最大的 30 个基因间区见图 2-54-3。其 K2p 平均值分布于 0.97～6.21，其中 *ycf4-cemA*、*ycf2-trnL-CAA*、*petA-psbJ* 和 *psbF-psbE* 的 K2p 平均值较高，分别为 6.21、3.44、2.67 和 2.51。由此可见，当归属 10 个物种的叶绿体基因组在这 4 个区域的变异较大，这 4 个区域可作为潜在的分子标记开发区域。

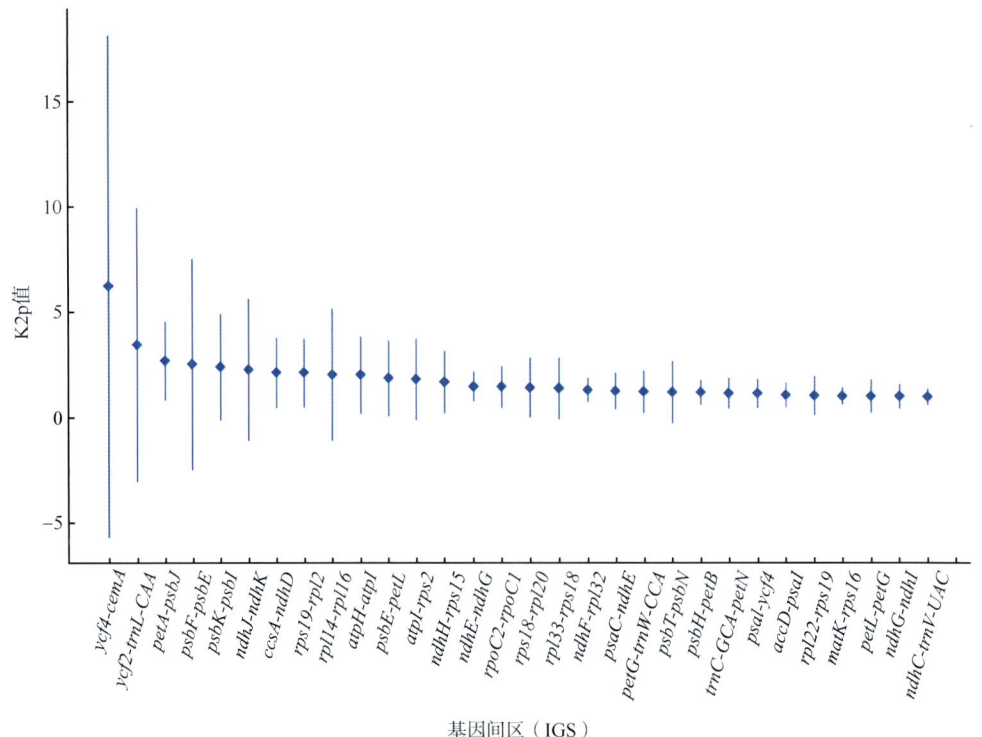

图 2-54-3 当归属 10 个物种基因间区的遗传距离分析结果

【系统发育】 使用基于快速傅里叶变换的多序列比对（multiple alignment using fast Fourier transform，MAFFT）对来自当归属的 10 个物种[7-14]和 1 个外类群物种 [ 珊瑚菜（*Glehnia littoralis*）][15]的叶绿体基因组中提取的 76 个共有蛋白质序列进行多重序列比对，使用最大似然树模型选择和自展值支持（maximum likelihood tree model selection and bootstrap support，IQ-TREE）筛选得到最优的 HIVb+F+I 模型，并采用最大似然法（maximum likelihood method）构建进化树。结果显示，白芷（*Angelica dahurica*）、疏叶当归（*Angelica laxifoliata*）和青海当归（*Angelica nitida*）3 个物种聚为一支，剩下这 7 个物种聚为一支。在这 7 个物种中，东当归（*Angelica acutiloba*）、当归（*Angelica sinensis*）、秦岭当归（*Angelica tsinlingensis*）、林当归（*Angelica sylvestris*）和拐芹（*Angelica polymorpha*）5 个物种聚为一支，紫花前胡（*Angelica decursiva*）和朝鲜当归（*Angelica gigas*）2 个物种聚为一支。随后，拐芹、林当归、秦岭当归分别独立出来，东当归与当归形成聚类。由此可知，当归与东当归的亲缘关系最近，与青海当归等的亲缘关系较远（图 2-54-4）。

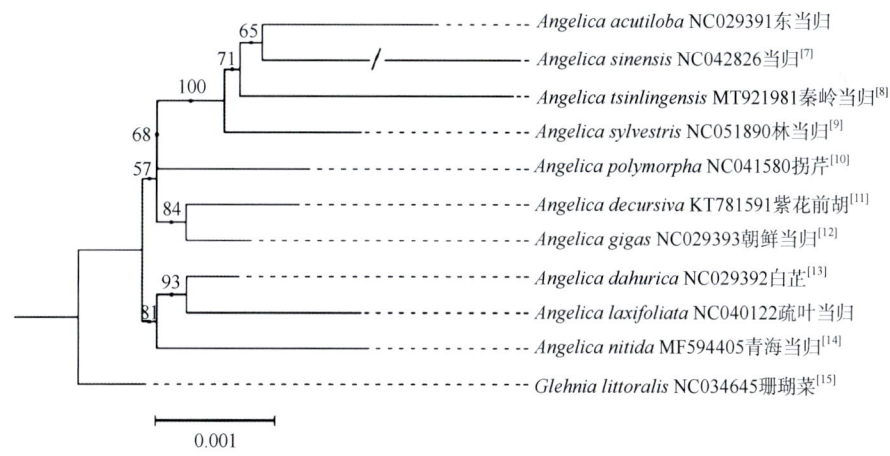

图 2-54-4　当归属植物系统发育进化分析

"/" 表示分支线的一部分没有显示；"—" 表示分支线，分支线的长度与累积进化量成正比；"----" 表示分支线的延伸线。下同

【$K_A/K_S$ 选择压力分析】 以图 2-54-4 的进化树作为参考，利用 Hyphy 软件中的自适应分支位点随机效应似然（adaptive branch-site random effects likelihood，aBSREL）模型对蛋白质编码基因进行选择压力分析（表 2-54-6）。共发现 3 个当归属基因受到正向选择，即 *ndhB*、*ndhF* 与 *rps2*。在物种当归（*A. sinensis*）中，*rps2* 基因受到正向选择；在物种青海当归（*A. nitida*）中，*ndhB* 基因受到正向选择；在物种拐芹（*A. polymorpha*）中，*ndhF* 基因受到正向选择。这些基因可能与当归属植物适应高海拔、高紫外辐射、低温环境等相关。

表 2-54-6　当归属植物 $K_A/K_S$ 选择压力分析

| 物种 | 基因 | 优化的枝长 | LRT | $p$-value |
| --- | --- | --- | --- | --- |
| *A. sinensis* | *rps2* | 0.0073 | 13.1568 | 0.0081 |
| *A. nitida* | *ndhB* | 0.0034 | 10.6218 | 0.0290 |
| *A. polymorpha* | *ndhF* | 0.0023 | 12.0649 | 0.0140 |

注：LRT. likelihood ratio test，似然比检验

【宏 DNA 条形码的发现及其 PCR 扩增引物设计】 为了发现能够区分当归属下 10 个物种的宏 DNA 条形码序列及其 PCR 扩增引物，利用 ecoPrimers 对当归属植物叶绿体基因组序列进行分析。用于设计 PCR 扩增引物的保守区间见表 2-54-7。可以依据区间序列设计引物，使用这些引物对当归 DNA 进行 PCR 扩增，对 PCR 产物进行桑格测序或高通量测序，通过序列比较和特征分析区分当归属的 10 个物种。

表 2-54-7　部分基于 ecoPrimers 发现的引物设计保守区间

| 编号 | 保守区间序列 | 物种拉丁名 | GenBank 序列号 | 保守区间序列起点—终点 |
|---|---|---|---|---|
| 1 | TTCAACGAAAACCGACCAATTG AAGGAACTCCC | A. decursiva | KT781591.1 | 5111—5289 |
| | | A. nitida | MF594405.1 | 5515—5684 |
| | | A. tsinlingensis | MT921981.1 | 5816—5994 |
| | | A. acutiloba | NC029391.1 | 5687—5865 |
| | | A. dahurica | NC029392.1 | 5691—5869 |
| | | A. gigas | NC029393.1 | 5249—5417 |
| | | A. laxifoliata | NC040122.1 | 5408—5586 |
| | | A. polymorpha | NC041580.1 | 5662—5846 |
| | | A. sinensis | NC042826.1 | 3782—3954 |
| | | A. sylvestris | NC051890.1 | 5611—5791 |
| 2 | GGCGCTTCCGTCGAAAAGGGGC TCTTTGGCCTGTAGAAAGATG ATATGGGG | A. decursiva | KT781591.1 | 61020—61140 |
| | | A. nitida | MF594405.1 | 61240—61368 |
| | | A. tsinlingensis | MT921981.1 | 61487—61604 |
| | | A. acutiloba | NC029391.1 | 61337—61455 |
| | | A. dahurica | NC029392.1 | 61602—61726 |
| | | A. gigas | NC029393.1 | 61092—61222 |
| | | A. laxifoliata | NC040122.1 | 61240—61365 |
| | | A. polymorpha | NC041580.1 | 61554—61677 |
| | | A. sinensis | NC042826.1 | 59642—59766 |
| | | A. sylvestris | NC051890.1 | 61399—61523 |
| 3 | GATTTTCGCATATTTTTTATCTATA TATATAT | A. decursiva | KT781591.1 | 114442—114509 |
| | | A. nitida | MF594405.1 | 114181—114233 |
| | | A. tsinlingensis | MT921981.1 | 114527—114593 |
| | | A. acutiloba | NC029391.1 | 114629—114696 |
| | | A. dahurica | NC029392.1 | 114496—114553 |
| | | A. gigas | NC029393.1 | 114437—114501 |
| | | A. laxifoliata | NC040122.1 | 114472—114546 |
| | | A. polymorpha | NC041580.1 | 114570—114643 |
| | | A. sinensis | NC042826.1 | 115521—115586 |
| | | A. sylvestris | NC051890.1 | 114714—114783 |

续表

| 编号 | 保守区间序列 | 物种拉丁名 | GenBank 序列号 | 保守区间序列起点—终点 |
|---|---|---|---|---|
| 4 | CTTTATTAGTCTTATACTATAAAC CTTCGATTCAAACATTGAAAG TCTGAAAGTCTTGGTTGGATA GCTT | A. decursiva | KT781591.1 | 8383—8551 |
| | | A. nitida | MF594405.1 | 8731—8896 |
| | | A. tsinlingensis | MT921981.1 | 9054—9220 |
| | | A. acutiloba | NC029391.1 | 8942—9060 |
| | | A. dahurica | NC029392.1 | 8951—9121 |
| | | A. gigas | NC029393.1 | 8498—8664 |
| | | A. laxifoliata | NC040122.1 | 8656—8823 |
| | | A. polymorpha | NC041580.1 | 8924—9091 |
| | | A. sinensis | NC042826.1 | 7019—7187 |
| | | A. sylvestris | NC051890.1 | 8896—9062 |
| 5 | AAAATGCTGAATCGACGTCGACT ATAACCCCTAGCCTTCCAAGC TAACGATGCGGGTTCGATTCC CGCTACCCGCTATA | A. decursiva | KT781591.1 | 10252—10369 |
| | | A. nitida | MF594405.1 | 10567—10655 |
| | | A. tsinlingensis | MT921981.1 | 10915—11022 |
| | | A. acutiloba | NC029391.1 | 10758—10874 |
| | | A. dahurica | NC029392.1 | 10793—10888 |
| | | A. gigas | NC029393.1 | 10372—10516 |
| | | A. laxifoliata | NC040122.1 | 10506—10618 |
| | | A. polymorpha | NC041580.1 | 10786—10918 |
| | | A. sinensis | NC042826.1 | 8876—8991 |
| | | A. sylvestris | NC051890.1 | 10763—10885 |
| 6 | AAATACAGAACAAAAAAATATAT TGAAAGATTTATTATTGACGAG CTACAGCAATCGCACCTATTA ACGCAACTAAAAGAATTATTG AAATGAGTTCAAATGGAAGAA AGAAATCTGTTGATAAATGAA TCCCAA | A. decursiva | KT781591.1 | 119608—119729 |
| | | A. nitida | MF594405.1 | 119292—119416 |
| | | A. tsinlingensis | MT921981.1 | 119669—119799 |
| | | A. acutiloba | NC029391.1 | 119753—119875 |
| | | A. dahurica | NC029392.1 | 119630—119756 |
| | | A. gigas | NC029393.1 | 119569—119691 |
| | | A. laxifoliata | NC040122.1 | 119620—119744 |
| | | A. polymorpha | NC041580.1 | 119751—119871 |
| | | A. sinensis | NC042826.1 | 120636—120767 |
| | | A. sylvestris | NC051890.1 | 119852—119975 |

## 参 考 文 献

[1] 国家中医药管理局《中华本草》编委会. 中华本草. 第六卷. 上海：上海科学技术出版社, 1999, 6：231.
[2] 国家药典委员会. 中华人民共和国药典（2020年版）一部. 北京：中国医药科技出版社, 2020：282.
[3] 全国中草药汇编编写组. 全国中草药汇编. 上册. 北京：人民卫生出版社, 1996：692.
[4] 南京中医药大学. 中药大辞典. 2版. 上册. 上海：上海科学技术出版社, 2006.
[5] 夏泉, 张平, 李绍平. 当归的药理作用研究进展. 时珍国医国药, 2004, 15（3）：164-166.
[6] 刘如秀, 汪艳丽, 彭杰, 等. 当归的药理作用. 西部中医药, 2014, 27（11）：153-156.
[7] Wang M, Wang X, Sun J, et al. Phylogenomic and evolutionary dynamics of inverted repeats across *Angelica* plastomes. BMC Plant Biol, 2021, 21（1）：26.

[8] Zhang H, Wang X F, Cao D, et al. The complete chloroplast genome sequence of *Angelica tsinlingensis*（Apioideae）. Mitochondrial DNA B Resour, 2018, 3（2）: 480-481.

[9] Liao C Y, Chen X F, Chen Y, et al. The complete chloroplast genome of *Angelica sylvestris*, the type species of the genus *Angelica*（Apiaceae）. Mitochondrial DNA B Resour, 2019, 4（2）: 3596-3597.

[10] Inkyu P, Sungyu Y, Wook J K, et al. Sequencing and comparative analysis of the chloroplast genome of *Angelica polymorpha* and the development of a novel indel marker for species identification. Molecules, 2019, 24（6）: 1038.

[11] Choi S A, Kim Y J, Lee W K, et al. The complete chloroplast genome of the medicinal plant *Angelica decursiva*（Apiaceae）in peucedani radix. Mitochondrial DNA B Resour, 2016, 1（1）: 210-211.

[12] Choi S A, Kim Y, Kim K Y, et al. The complete chloroplast genome sequence of the medicinal plant, *Angelica gigas*（Apiaceae）. Mitochondrial DNA B Resour, 2016, 1（1）: 280-281.

[13] Zhang R, Xu B H, Cao T Y. Characterization of the complete chloroplast genome of *Angelica dahurica*（Apiaceae）as an herb in China. Mitochondrial DNA B Resour, 2020, 5（1）: 678-679.

[14] Deng Y Q, Wen J, Yu Y, et al. The complete chloroplast genome of *Angelica nitida*. Mitochondrial DNA B Resour, 2017, 2（2）: 694-695.

[15] Zhou Y F, Geng M L, Li M M. The complete chloroplast genome of *Glehnia littoralis*, an endangered medicinal herb of Apiaceae family. Mitochondrial DNA B Resour, 2018, 3（2）: 1013-1014.

# 55 白　芷

【药材基本信息】　白芷 [*Angelica dahurica* (Fisch. ex Hoffm.) Benth. et Hook. f. ex Franch et Sar. Enum.] 为伞形科当归属药用植物，其干燥成熟根为白芷中药材（图 2-55-1）[1]。收载于《中国药典》（2020 年版）[2]。生于林下、林缘、溪旁、灌丛和山谷草地。商品药材为栽培或野生 [3]。味辛，性温。归肺、大肠、胃经。具有祛病除湿、排脓生肌、活血止痛等功能 [4]。主要用于治疗风寒感冒、头痛、鼻炎、牙痛、赤白带下、痛疖肿毒等症，亦可作香料 [5]。现代研究表明，其具有解热、解痉、镇痛、平喘、降压、兴奋运动和呼吸中枢、抗菌、抑制脂肪细胞合成等作用 [6, 7]。

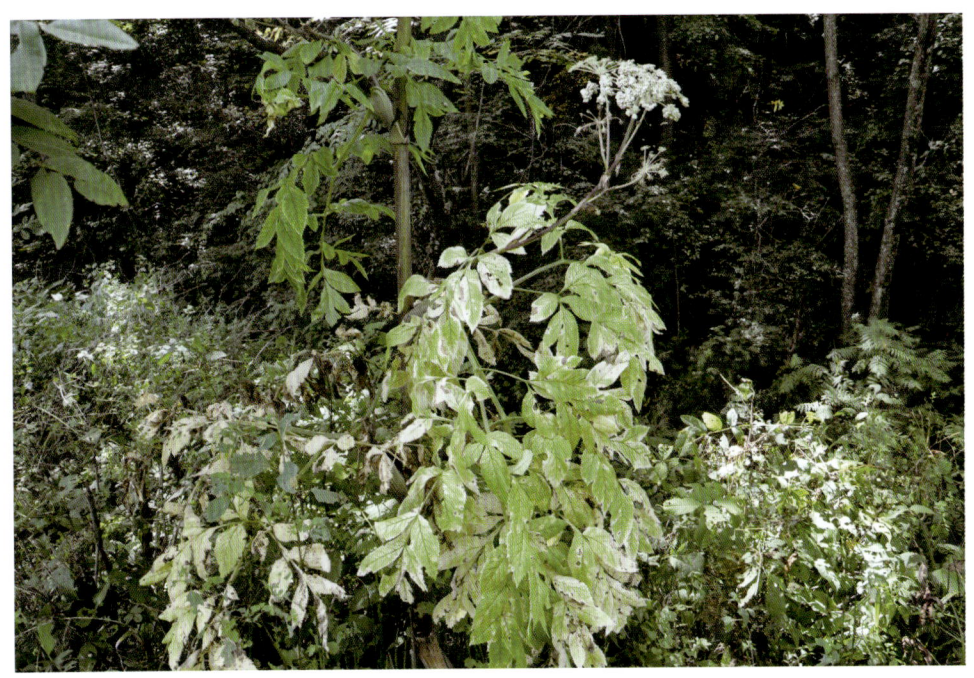

图 2-55-1　白芷

【叶绿体基因组】　白芷的叶绿体 DNA 为典型的环状分子，其叶绿体基因组（GenBank 登录号：NC029392.1）[8] 的总长度为 146 918bp，具有保守的四分状结构，包括一个 LSC 区、一个 SSC 区和一对 IR 区，其长度分别为 93 604bp、17 676bp 和 17 819bp（图 2-55-2）。叶绿体基因组的整体 G/C 含量为 37.52%。其 IR 区的 G/C 含量（44.97%）高于 SSC 区的 G/C 含量（31.07%）和 LSC 区的 G/C 含量（35.91%）。

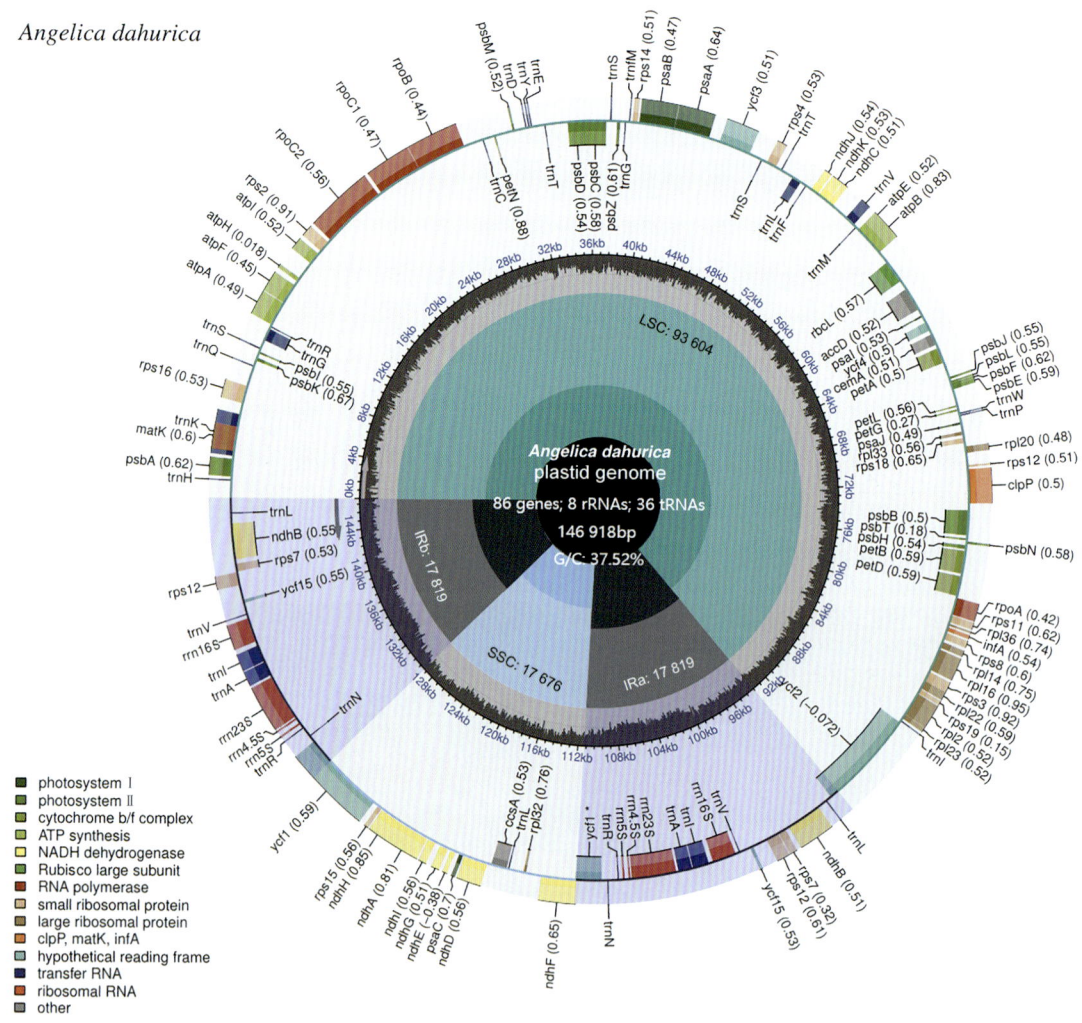

图 2-55-2 白芷叶绿体基因组图谱

该图包括 6 个圆形轨道。自内向外的第一轨道表示分散重复序列，红色弧线表示直接重复序列，绿色弧线表示回文重复序列；自内向外的第二轨道上的蓝色柱状线条表示长串联重复序列，其重复单元碱基长度＞ 7；自内向外的第三轨道以不同颜色的柱状线条表示不同类型的短串联重复序列（微卫星序列），其中黑色表示复杂重复序列，绿色表示重复单元碱基长度为 1 的重复序列，黄色表示重复单元碱基长度为 2 的重复序列，紫色表示重复单元碱基长度为 3 的重复序列，蓝色表示重复单元碱基长度为 4 的重复序列，橙色表示重复单元碱基长度为 5 的重复序列，红色表示重复单元碱基长度为 6 的重复序列；自内向外的第四轨道上以不同色块表示 SSC 区、反向重复区 IRa 和 IRb、LSC 区，数字代表相应区间的长度；自内向外的第五轨道表示 GC 含量；最外层第六轨道以不同色块表示不同功能的编码基因，功能分类详见图中左下角注释，基因名称后括号中的数字表示密码子使用偏差，轨道外侧的基因转录方向为顺时针方向，轨道内侧的基因转录方向为逆时针方向

【编码基因】 白芷叶绿体基因组共编码 130 个基因，其中独特基因 114 个，包括蛋白质编码基因 86 个（独特基因 81 个）、转运 RNA（transfer RNA，tRNA）编码基因 36 个（独特基因 29 个）、核糖体 RNA（ribosome RNA，rRNA）编码基因 8 个（独特基因 4 个）（表 2-55-1）。其中 5 个蛋白质独特编码基因（*rps12*、*rps7*、*ndhB*、*ycf1*、*ycf15*）、6 个 tRNA 独特编码基因（*trnI-GAU*、*trnL-CAA*、*trnA-UGC*、*trnN-GUU*、*trnR-ACG*、*trnV-*

GAC)、4个rRNA独特编码基因（rrn16S、rrn23S、rrn4.5S、rrn5S）位于IR区。有10个蛋白质编码基因（rps16、rpl2、petB、petD、rpl16、atpF、rpoC1、ndhB（×2）、ndhA）各含有1个内含子（intron），3个蛋白质编码基因（ycf3、clpP、rps12）各含有2个内含子，有8个tRNA编码基因[trnK-UUU、trnG-UCC、trnL-UAA、trnV-UAC、trnI-GAU（×2）和trnA-UGC（×2）]各含有1个内含子（表2-55-2）。白芷叶绿体基因组中蛋白质编码区（coding sequence, CDS）的长度为69 090bp，占整个基因组长度的47.03%。rRNA基因的长度为9058bp，占整个基因组长度的6.16%。而tRNA基因的长度为2717bp，占整个基因组长度的1.85%。白芷叶绿体基因组非编码区主要包括内含子和基因间区，其长度占整个基因组长度的44.96%。

表2-55-1　白芷叶绿体基因组基因列表

| 基因功能 | 基因分类 | 基因名称 |
|---|---|---|
| rRNA | rRNA genes | rrn16S（×2）、rrn23S（×2）、rrn5S（×2）、rrn4.5S（×2） |
| tRNA | tRNA genes | 36 trn genes（8个基因各包含1个内含子） |
| 自我复制 | Small subunit of ribosome | rps11、rps12（×3）、rps14、rps15、rps16、rps18、rps19、rps2、rps3、rps4、rps7（×2）、rps8 |
|  | Large subunit of ribosome | rpl14、rpl16、rpl2、rpl20、rpl22、rpl23、rpl32、rpl33、rpl36 |
|  | DNA dependent RNA polymerase | rpoA、rpoB、rpoC1、rpoC2 |
| 光合作用 | Subunits of NADH-dehydrogenase | ndhA、ndhB（×2）、ndhC、ndhD、ndhE、ndhF、ndhG、ndhH、ndhI、ndhJ、ndhK |
|  | Large subunit of rubisco | rbcL |
|  | Subunits of photosystem Ⅰ | psaA、psaB、psaC、psaI、psaJ |
|  | Subunits of photosystem Ⅱ | psbA、psbB、psbC、psbD、psbE、psbF、psbH、psbI、psbJ、psbK、psbL、psbM、psbN、psbT、psbZ、ycf3 |
|  | Subunits of cytochrome b/f complex | petA、petB、petD、petG、petL、petN |
|  | Subunits of ATP synthase | atpA、atpB、atpE、atpF、atpH、atpI |
| 其他功能 | c-type cytochrome synthesis gene | ccsA |
|  | Protease | clpP |
|  | Envelope membrane protein | cemA |
|  | Subunit of acetyl-CoA-carboxylase | accD |
|  | Maturase | matK |
|  | Translational initiation factor | infA |
| 未知功能 |  | ycf1（×2）、ycf15（×2）、ycf2、ycf4 |

表2-55-2　白芷叶绿体基因内含子和外显子位置及长度

| 基因名称 | 基因编码序列所在链 | 起始位置 | 终点位置 | 长度（bp） | | | | |
|---|---|---|---|---|---|---|---|---|
|  |  |  |  | 第一外显子 | 第一内含子 | 第二外显子 | 第二内含子 | 第三外显子 |
| trnK-UUU | − | 2581 | 5181 | 37 | 2529 | 35 | | |
| rps16 | − | 5893 | 6986 | 40 | 857 | 197 | | |
| trnG-UCC | + | 10021 | 10789 | 23 | 698 | 48 | | |

续表

| 基因名称 | 基因编码序列所在链 | 起始位置 | 终点位置 | 长度（bp） | | | | |
|---|---|---|---|---|---|---|---|---|
| | | | | 第一外显子 | 第一内含子 | 第二外显子 | 第二内含子 | 第三外显子 |
| *atpF* | − | 12664 | 13922 | 145 | 713 | 401 | | |
| *rpoC1* | − | 21890 | 24688 | 432 | 762 | 1605 | | |
| *ycf3* | − | 44354 | 46351 | 124 | 715 | 230 | 776 | 153 |
| *trnL-UAA* | + | 49444 | 50022 | 35 | 494 | 50 | | |
| *trnV-UAC* | − | 53631 | 54278 | 39 | 574 | 35 | | |
| *rps12* | − | 71090 | 98990 | 114 | ND | 232 | 538 | 26 |
| *clpP* | − | 71349 | 73429 | 71 | 850 | 294 | 637 | 229 |
| *petB* | + | 76386 | 77788 | 6 | 757 | 642 | | |
| *petD* | + | 77968 | 79192 | 8 | 742 | 475 | | |
| *rpl16* | − | 82680 | 84041 | 9 | 954 | 399 | | |
| *rpl2* | − | 85729 | 87204 | 391 | 651 | 434 | | |
| *ndhB* | − | 95161 | 97375 | 775 | 682 | 758 | | |
| *trnI-GAU* | + | 102923 | 103961 | 37 | 967 | 35 | | |
| *trnA-UGC* | + | 104026 | 104911 | 38 | 813 | 35 | | |
| *ndhA* | − | 121263 | 123425 | 553 | 1071 | 539 | | |
| *trnA-UGC* | − | 135612 | 136497 | 38 | 813 | 35 | | |
| *trnI-GAU* | − | 136562 | 137600 | 37 | 967 | 35 | | |
| *rps12* | + | 141533 | 142326 | ND | ND | 232 | 538 | 26 |
| *ndhB* | + | 143148 | 145362 | 775 | 682 | 758 | | |

注："+"表示正链；"−"表示负链；"ND"表示未确定

【重复序列】 在白芷叶绿体基因组中，微卫星序列有 A/T、C/G、AT/AT 和 AAT/ATT 四种类型，各有 40 个、2 个、7 个和 1 个（表 2-55-3）。共发现 17 个串联重复序列，满足总长度超过 20bp 且重复单元之间的相似度 ≥ 90% 两个条件（表 2-55-4）。散在重复序列包括回文重复序列和正向重复序列。以 *e*-value 小于 1E−04 为阈值，白芷叶绿体基因组散在重复序列包括 10 条回文重复序列、16 条正向重复序列（表 2-55-5）。

表 2-55-3 白芷叶绿体基因组微卫星序列统计

| 重复单元类型 | 重复序列个数 |
|---|---|
| A/T | 40 |
| C/G | 2 |
| AT/AT | 7 |
| AAT/ATT | 1 |

表 2-55-4　白芷叶绿体基因组串联重复序列统计

| 起点—终点 | 重复单元长度（bp） | 重复单元拷贝数 | 重复单元一致序列长度（bp） | 重复单元之间的相似度（%） | 插入缺失比例（%） | 分值 | A | C | G | T | 熵（0—2） |
|---|---|---|---|---|---|---|---|---|---|---|---|
| 7095—7122 | 14 | 2.0 | 14 | 100 | 0 | 56 | 35 | 21 | 0 | 42 | 1.53 |
| 28692—28722 | 14 | 2.2 | 14 | 100 | 0 | 62 | 35 | 0 | 6 | 58 | 1.24 |
| 32608—32633 | 12 | 2.2 | 12 | 100 | 0 | 52 | 57 | 0 | 0 | 42 | 0.98 |
| 37516—37545 | 15 | 2.0 | 15 | 100 | 0 | 60 | 46 | 0 | 26 | 26 | 1.53 |
| 47302—47338 | 9 | 4.2 | 9 | 96 | 3 | 67 | 64 | 0 | 0 | 35 | 0.94 |
| 48356—48388 | 11 | 3.0 | 11 | 100 | 0 | 66 | 36 | 8 | 0 | 54 | 1.32 |
| 49356—49396 | 18 | 2.3 | 18 | 95 | 0 | 73 | 70 | 4 | 14 | 9 | 1.30 |
| 63513—63539 | 14 | 1.9 | 14 | 100 | 0 | 54 | 40 | 14 | 7 | 37 | 1.74 |
| 69391—69431 | 21 | 2.0 | 21 | 90 | 0 | 64 | 26 | 26 | 12 | 34 | 1.92 |
| 75687—75723 | 19 | 1.9 | 19 | 94 | 0 | 65 | 54 | 13 | 8 | 24 | 1.66 |
| 91015—91058 | 15 | 2.9 | 15 | 93 | 0 | 70 | 27 | 34 | 13 | 25 | 1.93 |
| 92278—92397 | 18 | 6.7 | 18 | 98 | 0 | 222 | 28 | 9 | 28 | 34 | 1.88 |
| 103466—103506 | 20 | 2.0 | 20 | 100 | 0 | 82 | 51 | 14 | 29 | 4 | 1.63 |
| 108131—108196 | 32 | 2.1 | 32 | 97 | 0 | 123 | 40 | 24 | 9 | 25 | 1.84 |
| 119185—119214 | 12 | 2.5 | 12 | 94 | 0 | 51 | 46 | 0 | 6 | 46 | 1.29 |
| 132327—132392 | 32 | 2.1 | 32 | 97 | 0 | 123 | 25 | 8 | 24 | 40 | 1.84 |
| 137017—137057 | 20 | 2.0 | 20 | 100 | 0 | 82 | 4 | 29 | 14 | 51 | 1.63 |

表 2-55-5　白芷叶绿体基因组散在重复序列特征值

| 重复单元一长度（bp） | 重复单元一起点 | 重复类型 | 重复单元二长度（bp） | 重复单元二起点 | 重复单元间隔 | e-value |
|---|---|---|---|---|---|---|
| 106 | 92277 | D | 106 | 92295 | −3 | 4.80E−48 |
| 88 | 92277 | D | 88 | 92313 | −3 | 1.88E−37 |
| 81 | 92302 | D | 81 | 92320 | −1 | 2.52E−37 |
| 70 | 92277 | D | 70 | 92331 | −3 | 6.44E−27 |
| 63 | 92302 | D | 63 | 92338 | −1 | 1.35E−26 |
| 52 | 886 | P | 52 | 87518 | −3 | 1.79E−16 |
| 52 | 92277 | D | 52 | 92349 | −3 | 1.79E−16 |
| 45 | 92302 | D | 45 | 92356 | −1 | 6.62E−16 |
| 41 | 99027 | D | 41 | 121839 | −2 | 9.26E−12 |
| 41 | 121839 | P | 41 | 141454 | −2 | 9.26E−12 |
| 42 | 45545 | D | 42 | 121838 | −3 | 9.73E−11 |
| 42 | 45548 | D | 42 | 99029 | −3 | 9.73E−11 |
| 42 | 45548 | P | 42 | 141451 | −3 | 9.73E−11 |
| 34 | 108130 | D | 34 | 108162 | −1 | 2.10E−09 |
| 34 | 108130 | P | 34 | 132326 | −1 | 2.10E−09 |
| 34 | 108162 | P | 34 | 132358 | −1 | 2.10E−09 |

续表

| 重复单元一长度（bp） | 重复单元一起点 | 重复类型 | 重复单元二长度（bp） | 重复单元二起点 | 重复单元间隔 | e-value |
|---|---|---|---|---|---|---|
| 34 | 132326 | D | 34 | 132358 | −1 | 2.10E−09 |
| 39 | 31888 | P | 39 | 32417 | −3 | 4.96E−09 |
| 39 | 66537 | P | 39 | 66562 | −3 | 4.96E−09 |
| 30 | 9394 | P | 30 | 47233 | 0 | 5.27E−09 |
| 33 | 99035 | D | 33 | 121847 | −1 | 8.15E−09 |
| 33 | 121847 | P | 33 | 141454 | −1 | 8.15E−09 |
| 35 | 45551 | D | 35 | 95960 | −3 | 9.09E−07 |
| 35 | 45551 | P | 35 | 144527 | −3 | 9.09E−07 |
| 34 | 92277 | D | 34 | 92367 | −3 | 3.32E−06 |
| 33 | 9391 | D | 33 | 37301 | −3 | 1.21E−05 |

注：P. palindromic repeat，回文重复序列；D. direct repeat，正向重复序列

【高可变区】 为了发现当归属物种间的高可变区，从10个当归属物种叶绿体基因组中提取了69种基因间区，采用K2p（Kimura 2-parameter）模型计算基因间区的遗传距离，遗传距离最大的30个基因间区见图2-55-3。其K2p平均值分布于0.97～6.21，其中 ycf4-cemA、ycf2-trnL-CAA、petA-psbJ 和 psbF-psbE 的K2p平均值较高，分别为6.21、3.44、2.67和2.51。由此可见，当归属10个物种的叶绿体基因组在这4个区域的变异较大，这4个区域可作为潜在的分子标记开发区域。

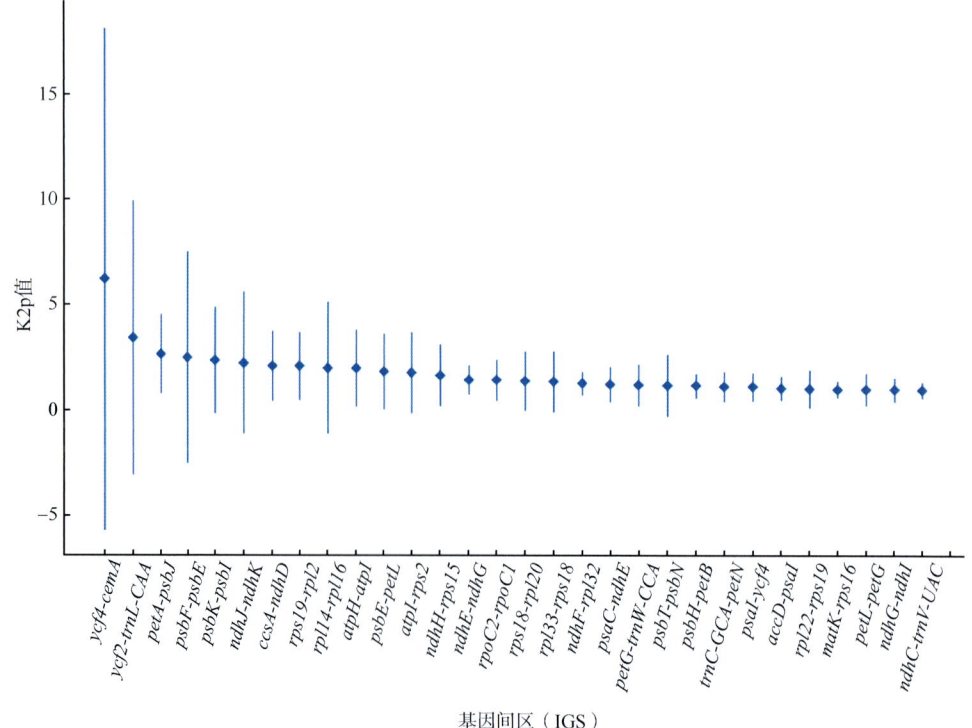

图 2-55-3 当归属10个物种基因间区的遗传距离分析结果

【系统发育】 使用 MAFFT 对来自当归属的 10 个物种[8-15]和 1 个外类群物种[珊瑚菜（*Glehnia littoralis*）][16]的叶绿体基因组中提取的 76 个共有蛋白质序列进行多重序列比对，使用 IQ-TREE 筛选得到最优的 HIVb+F+I 模型，并采用最大似然法（maximum likelihood method）构建进化树。结果显示，白芷（*Angelica dahurica*）、疏叶当归（*Angelica laxifoliata*）和青海当归（*Angelica nitida*）3 个物种聚为一支，剩下的 7 个物种聚为一支。在这 7 个物种中，东当归（*Angelica acutiloba*）、当归（*Angelica sinensis*）、秦岭当归（*Angelica tsinlingensis*）、林当归（*Angelica sylvestris*）和拐芹（*Angelica polymorpha*）5 个物种聚为一支，紫花前胡（*Angelica decursiva*）和朝鲜当归（*Angelica gigas*）2 个物种聚为一支。随后，拐芹、林当归、秦岭当归分别单分出来，东当归与当归聚在一起。白芷与疏叶当归的亲缘关系最近，与东当归等的亲缘关系较远（图 2-55-4）。

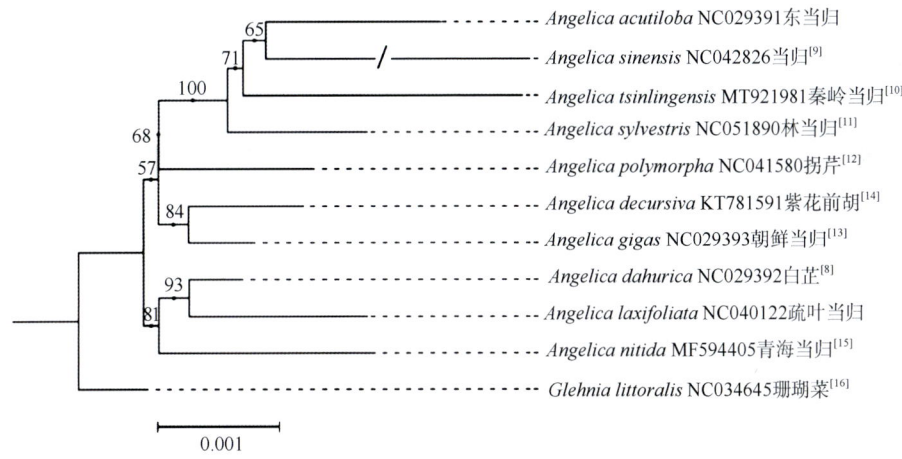

图 2-55-4　当归属植物系统发育进化分析

【$K_A/K_S$ 选择压力分析】 以图 2-55-4 的进化树作为参考，利用 Hyphy 软件中的 aBSREL 模型对蛋白质编码基因进行选择压力分析。共发现 3 个当归属基因受到正向选择，即 *ndhB*、*ndhF* 与 *rps2*。但在物种白芷中，未发现有基因受到正向选择。

【宏 DNA 条形码的发现及其 PCR 扩增引物设计】 为了发现能够区分当归属下 10 个物种的宏 DNA 条形码序列及其 PCR 扩增引物，利用 ecoPrimers 对当归属植物叶绿体基因组序列进行分析。用来设计 PCR 扩增引物的保守区间见表 2-55-6。可以依据区间序列设计引物，使用这些引物对当归 DNA 进行 PCR 扩增，对 PCR 产物进行桑格测序或是高通量测序，通过序列比较和特征分析区分当归属的 10 个物种。

表 2-55-6　部分基于 ecoPrimers 发现的引物设计保守区间

| 编号 | 保守区间序列 | 物种拉丁名 | GenBank 序列号 | 保守区间序列起点—终点 |
| --- | --- | --- | --- | --- |
| 1 | TTCAACGAAAACCGACCAATTGAAGGAACTCCC | *A. decursiva* | KT781591.1 | 5111—5289 |
| | | *A. nitida* | MF594405.1 | 5515—5684 |
| | | *A. tsinlingensis* | MT921981.1 | 5816—5994 |
| | | *A. acutiloba* | NC029391.1 | 5687—5865 |
| | | *A. dahurica* | NC029392.1 | 5691—5869 |

续表

| 编号 | 保守区间序列 | 物种拉丁名 | GenBank 序列号 | 保守区间序列起点—终点 |
|---|---|---|---|---|
| 1 | TTCAACGAAAACCGACCAATTGAAGGAACTCCC | A. gigas | NC029393.1 | 5249—5417 |
| | | A. laxifoliata | NC040122.1 | 5408—5586 |
| | | A. polymorpha | NC041580.1 | 5662—5846 |
| | | A. sinensis | NC042826.1 | 3782—3954 |
| | | A. sylvestris | NC051890.1 | 5611—5791 |
| 2 | GGCGCTTCCGTCGAAAAGGGGCTCTTTGGCCTGTAGAAAGATGATATGGGG | A. decursiva | KT781591.1 | 61020—61140 |
| | | A. nitida | MF594405.1 | 61240—61368 |
| | | A. tsinlingensis | MT921981.1 | 61487—61604 |
| | | A. acutiloba | NC029391.1 | 61337—61455 |
| | | A. dahurica | NC029392.1 | 61602—61726 |
| | | A. gigas | NC029393.1 | 61092—61222 |
| | | A. laxifoliata | NC040122.1 | 61240—61365 |
| | | A. polymorpha | NC041580.1 | 61554—61677 |
| | | A. sinensis | NC042826.1 | 59642—59766 |
| | | A. sylvestris | NC051890.1 | 61399—61523 |
| 3 | GATTTTCGCATATTTTTTATCTATATATATAT | A. decursiva | KT781591.1 | 114442—114509 |
| | | A. nitida | MF594405.1 | 114181—114233 |
| | | A. tsinlingensis | MT921981.1 | 114527—114593 |
| | | A. acutiloba | NC029391.1 | 114629—114696 |
| | | A. dahurica | NC029392.1 | 114496—114553 |
| | | A. gigas | NC029393.1 | 114437—114501 |
| | | A. laxifoliata | NC040122.1 | 114472—114546 |
| | | A. polymorpha | NC041580.1 | 114570—114643 |
| | | A. sinensis | NC042826.1 | 115521—115586 |
| | | A. sylvestris | NC051890.1 | 114714—114783 |
| 4 | CTTTATTAGTCTTATACTATAAACCTTCGATTCAAACATTGAAAGTCTGAAAGTCTTGGTTGGATAGCTT | A. decursiva | KT781591.1 | 8383—8551 |
| | | A. nitida | MF594405.1 | 8731—8896 |
| | | A. tsinlingensis | MT921981.1 | 9054—9220 |
| | | A. acutiloba | NC029391.1 | 8942—9060 |
| | | A. dahurica | NC029392.1 | 8951—9121 |
| | | A. gigas | NC029393.1 | 8498—8664 |
| | | A. laxifoliata | NC040122.1 | 8656—8823 |
| | | A. polymorpha | NC041580.1 | 8924—9091 |
| | | A. sinensis | NC042826.1 | 7019—7187 |
| | | A. sylvestris | NC051890.1 | 8896—9062 |
| 5 | AAAATGCTGAATCGACGTCGACTATAACCCCTAGCCTTCCAAGCTAACGATGCGGGTTCGATTCCCGCTACCCGCTATA | A. decursiva | KT781591.1 | 10252—10369 |
| | | A. nitida | MF594405.1 | 10567—10655 |
| | | A. tsinlingensis | MT921981.1 | 10915—11022 |
| | | A. acutiloba | NC029391.1 | 10758—10874 |
| | | A. dahurica | NC029392.1 | 10793—10888 |

续表

| 编号 | 保守区间序列 | 物种拉丁名 | GenBank 序列号 | 保守区间序列起点—终点 |
|---|---|---|---|---|
| 5 | AAAATGCTGAATCGACGTCGACTATAA | *A. gigas* | NC029393.1 | 10372—10516 |
| | CCCCTAGCCTTCCAAGCTAACGATGC | *A. laxifoliata* | NC040122.1 | 10506—10618 |
| | GGGTTCGATTCCCGCTACCCGCTATA | *A. polymorpha* | NC041580.1 | 10786—10918 |
| | | *A. sinensis* | NC042826.1 | 8876—8991 |
| | | *A. sylvestris* | NC051890.1 | 10763—10885 |
| 6 | AAATACAGAACAAAAAAATATATTGAA | *A. decursiva* | KT781591.1 | 119608—119729 |
| | AGATTTATTATTGACGAGCTACAGCA | *A. nitida* | MF594405.1 | 119292—119416 |
| | ATCGCACCTATTAACGCAACTAAAAG | *A. tsinlingensis* | MT921981.1 | 119669—119799 |
| | AATTATTGAAATGAGTTCAAATGGAA | *A. acutiloba* | NC029391.1 | 119753—119875 |
| | GAAAGAAATCTGTTGATAAATGAATC | *A. dahurica* | NC029392.1 | 119630—119756 |
| | CCAA | *A. gigas* | NC029393.1 | 119569—119691 |
| | | *A. laxifoliata* | NC040122.1 | 119620—119744 |
| | | *A. polymorpha* | NC041580.1 | 119751—119871 |
| | | *A. sinensis* | NC042826.1 | 120636—120767 |
| | | *A. sylvestris* | NC051890.1 | 119852—119975 |

## 参 考 文 献

[1] 中国科学院《中国植物志》编委会. 中国植物志. 北京：科学出版社，1988，62：73.
[2] 国家药典委员会. 中华人民共和国药典（2020年版）一部. 北京：中国医药科技出版社，2020：282.
[3] 中国医学科学院药用植物资源发展研究所. 中草药栽培技术. 北京：人民卫生出版社，1990：402-405.
[4] 国家中医药管理局《中华本草》编委会. 中华本草. 第六卷. 上海：上海科学技术出版社，1999，6：231.
[5] 南京中医药大学. 中药大辞典. 2版. 上册. 上海：上海科学技术出版社，2006.
[6] 王蕊，杨大宇，高宏伟，等. 白芷化学成分与药理作用研究进展. 中医药信息，2020，(2)：123-128.
[7] 吴媛媛，马逾英，高颖. 白芷的药理作用研究进展. 时珍国医国药，2009，(3)：625-627.
[8] Zhang R, Xu B H, Cao T Y. Characterization of the complete chloroplast genome of *Angelica dahurica*（Apiaceae）as an herb in China. Mitochondrial DNA B Resour, 2020, 5（1）：678-679.
[9] Wang M, Wang X, Sun J, et al. Phylogenomic and evolutionary dynamics of inverted repeats across *Angelica* plastomes. BMC Plant Biol, 2021, 21（1）：26.
[10] Zhang H, Wang X F, Cao D, et al. The complete chloroplast genome sequence of *Angelica tsinlingensis*（Apioideae）. Mitochondrial DNA B Resour, 2018, 3（2）：480-481.
[11] Liao C Y, Chen X F, Chen Y, et al. The complete chloroplast genome of *Angelica sylvestris*, the type species of the genus *Angelica*（Apiaceae）. Mitochondrial DNA B Resour, 2019, 4（2）：3596-3597.
[12] Inkyu P, Yang S Y, Kim W J, et al. Sequencing and comparative analysis of the chloroplast genome of *Angelica polymorpha* and the development of a novel indel marker for species identification. Molecules, 2019, 24（6）：1038.
[13] Choi S A, Kim Y, Kim K Y, et al. The complete chloroplast genome sequence of the medicinal plant *Angelica gigas*（Apiaceae）. Mitochondrial DNA B Resour, 2016, 1（1）：280-281.
[14] Choi S A, Kim Y J, Lee W K, et al. The complete chloroplast genome of the medicinal plant *Angelica decursiva*（Apiaceae）in peucedani radix. Mitochondrial DNA B Resour, 2016, 1（1）：210-211.
[15] Deng Y Q, Wen J, Yu Y, et al. The complete chloroplast genome of *Angelica nitida*. Mitochondrial DNA B Resour, 2017, 2（2）：694-695.
[16] Zhou Y F, Geng M L, Li M M. The complete chloroplast genome of *Glehnia littoralis*, an endangered medicinal herb of Apiaceae family. Mitochondrial DNA B Resour, 2018, 3（2）：1013-1014.

# 56 明党参

【药材基本信息】 明党参（*Changium smyrnioides* Wolff）为伞形科明党参属药用植物，其干燥成熟根为明党参中药材[1]。收载于《中国药典》（2020年版）[2]。主要分布于江苏、安徽、浙江、江西、湖北、山东等地，生于山地土壤肥厚的地方或山坡岩石缝隙中[3,4]。商品药材为栽培或野生（图2-56-1）[5,6]。明党参是华东地区著名药材之一，味甘、微苦，性微寒。归肺、脾、肝经。用于肺热咳嗽、呕吐反胃、食少口干、目赤眩晕、疔毒疮疡等病症的治疗。现代研究表明，其具有清肺、化痰、平肝和胃、解毒等作用[7]。

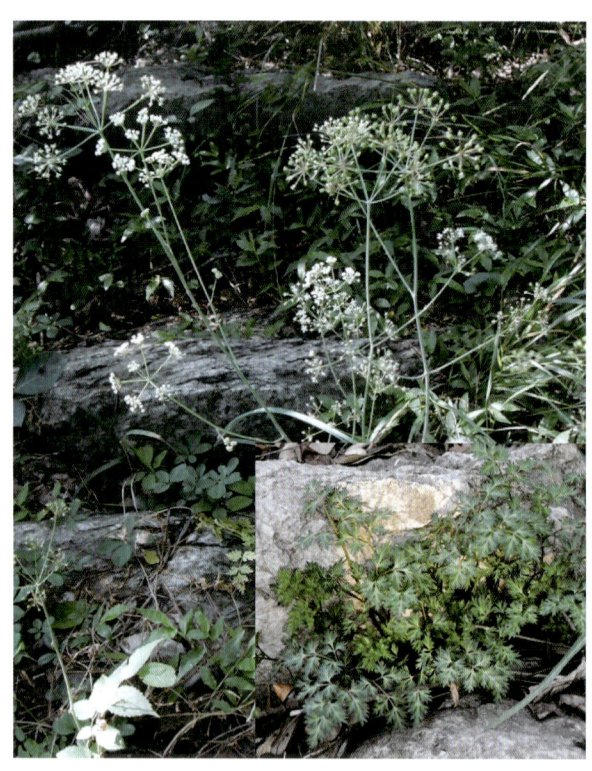

图 2-56-1　明党参

【叶绿体基因组】 明党参叶绿体DNA为典型的环状分子，其叶绿体基因组（GenBank登录号：MN092718.1）[8]的总长度为155 221bp，具有保守的四分状结构，包括一个LSC区、一个SSC区和一对IR区，其长度分别为84 791bp、17 828bp和26 301bp（图2-56-2）。叶绿体基因组的整体G/C含量为37.7%。其IR区的G/C含量（42.9%）高于SSC区的G/C含量（31.4%）和LSC区的G/C含量（35.9%）。

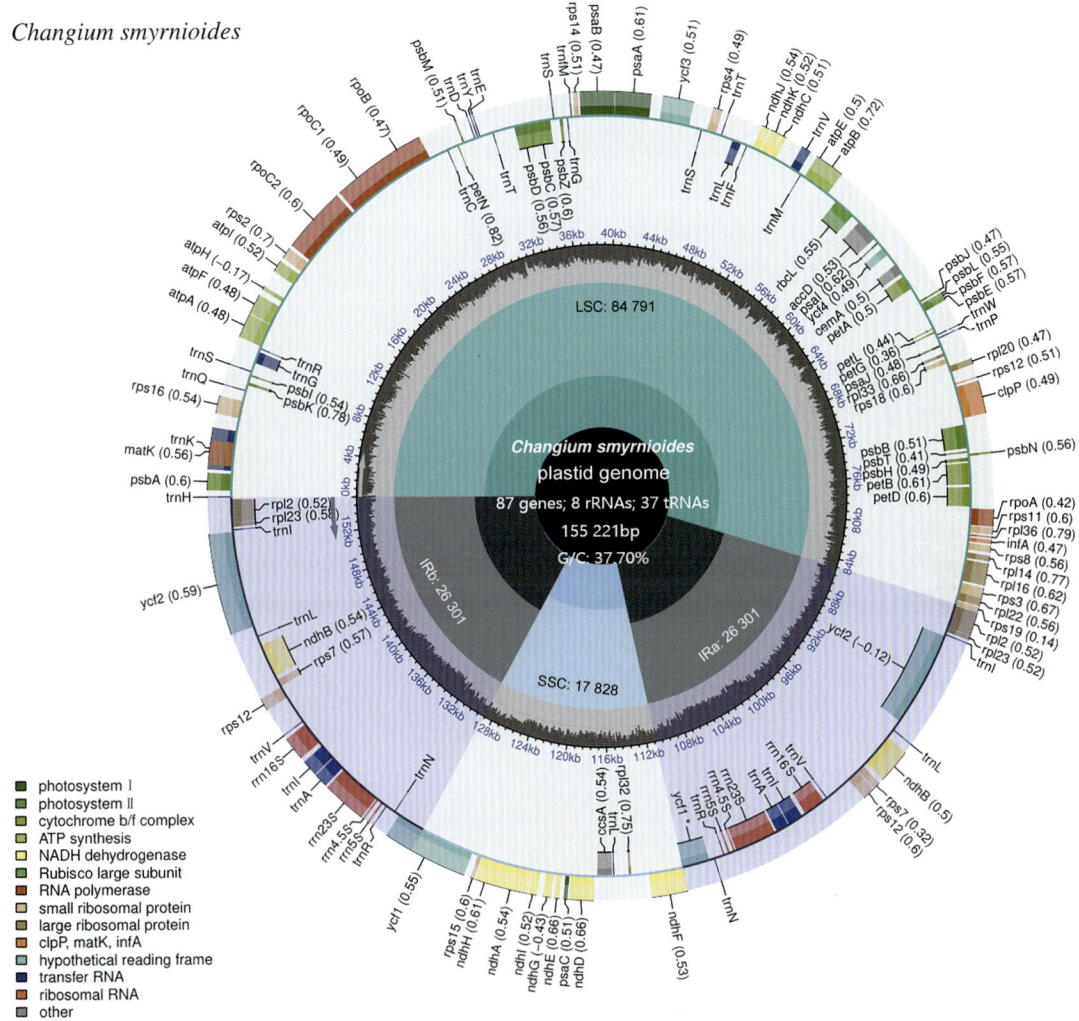

图 2-56-2 明党参叶绿体基因组图谱

该图包括 6 个圆形轨道。自内向外的第一轨道表示分散重复序列，红色弧线表示直接重复序列，绿色弧线表示回文重复序列；自内向外的第二轨道上的蓝色柱状线条表示长串联重复序列，其重复单元碱基长度＞7；自内向外的第三轨道以不同颜色的柱状线条表示不同类型的短串联重复序列（微卫星序列），其中黑色表示复杂重复序列，绿色表示重复单元碱基长度为1的重复序列，黄色表示重复单元碱基长度为2的重复序列，紫色表示重复单元碱基长度为3的重复序列，蓝色表示重复单元碱基长度为4的重复序列，橙色表示重复单元碱基长度为5的重复序列，红色表示重复单元碱基长度为6的重复序列；自内向外的第四轨道上以不同色块表示 SSC 区、反向重复区 IRa 和 IRb、LSC 区，数字代表相应区间的长度；自内向外的第五轨道表示 GC 含量；最外层第六轨道以不同色块表示不同功能的编码基因，功能分类详见图中左下角注释，基因名称后括号中的数字表示密码子使用偏差，轨道外侧的基因转录方向为顺时针方向，轨道内侧的基因转录方向为逆时针方向

【编码基因】 叶绿体基因组共编码 132 个基因，其中独特基因有 114 个，包括蛋白质编码基因 87 个（独特基因 80 个）、转运 RNA（transfer RNA，tRNA）编码基因 37 个（独特基因 30 个）、核糖体 RNA（ribosome RNA，rRNA）编码基因 8 个（独特基因 4 个）（表 2-56-1）。其中 7 个蛋白质编码基因（*rps12*、*rps7*、*rpl2*、*rpl23*、*ndhB*、*ycf2*、 *ycf1*）、7 个 tRNA 编码基因（*trnM-CAU*、*trnL-CAA*、*trnA-UGC*、*trnN-GUU*、*trnR-ACG*、*trnV-GAC*、*trnE-UUC*）、4 个 rRNA 编码基因（*rrn16S*、*rrn23S*、*rrn4.5S*、*rrn5S*）位于 IR 区。有 11 个蛋白质编码基因 [*petB*、*petD*、*atpF*、*ndhA*、*ndhB*（×2）、*rpoC1*、*rpl2*（×2）、*rps16*、*rpl16*] 各含有 1 个内含子（intron），4 个蛋白质编码基因 [*clpP*、*ycf3*、*rps12*（×2）] 各含有 2 个内含子，有 8 个 tRNA 编码基因 [*trnK-UUU*、*trnG-UCC*、*trnL-UAA*、*trnV-UAC*、*trnI-GAU*（×2）、*trnA-UGC*（×2）] 各含有 1 个内含子（表 2-56-2）。明党参叶绿体基因组中蛋白质编码区（coding sequence，CDS）的长度为 77 001bp，占整个基因组长度的 49.61%。rRNA 基因的长度为 9324bp，占整个基因组长度的 6.01%。而 tRNA 基因的长度为 2813bp，占整个基因组长度的 1.81%。叶绿体基因组非编码区主要包括内含子和基因间区，其长度占整个基因组长度的 42.57%。

表 2-56-1　明党参叶绿体基因组基因列表

| 基因功能 | 基因分类 | 基因名称 |
| --- | --- | --- |
| rRNA | rRNA genes | *rrn16S*（×2）、*rrn23S*（×2）、*rrn5S*（×2）、*rrn4.5S*（×2） |
| tRNA | tRNA genes | 37 *trn* genes（8 个基因各含有 1 个内含子） |
| 自我复制 | Small subunit of ribosome | *rps11*、*rps12*（×3）、*rps14*、*rps15*、*rps16*、*rps18*、*rps19*、*rps2*、*rps3*、*rps4*、*rps7*（×2）、*rps8* |
| | Large subunit of ribosome | *rpl14*、*rpl16*、*rpl2*（×2）、*rpl20*、*rpl22*、*rpl23*（×2）、*rpl32*、*rpl33*、*rpl36* |
| | DNA dependent RNA polymerase | *rpoA*、*rpoB*、*rpoC1*、*rpoC2* |
| 光合作用 | Subunits of NADH-dehydrogenase | *ndhA*、*ndhB*（×2）、*ndhC*、*ndhD*、*ndhE*、*ndhF*、*ndhG*、*ndhH*、*ndhI*、*ndhJ*、*ndhK* |
| | Large subunit of rubisco | *rbcL* |
| | Subunits of photosystem Ⅰ | *psaA*、*psaB*、*psaC*、*psaI*、*psaJ* |
| | Subunits of photosystem Ⅱ | *psbA*、*psbB*、*psbC*、*psbD*、*psbE*、*psbF*、*psbH*、*psbI*、*psbJ*、*psbK*、*psbL*、*psbM*、*psbN*、*psbT*、*psbZ*、*ycf3* |
| | Subunits of cytochrome b/f complex | *petA*、*petB*、*petD*、*petG*、*petL*、*petN* |
| | Subunits of ATP synthase | *atpA*、*atpB*、*atpE*、*atpF*、*atpH*、*atpI* |
| 其他功能 | c-type cytochrome synthesis gene | *ccsA* |
| | Protease | *clpP* |
| | Envelope membrane protein | *cemA* |
| | Subunit of acetyl-CoA-carboxylase | *accD* |
| | Maturase | *matK* |
| | Translational initiation factor | *infA* |
| 未知功能 | | *ycf1*（×2）、*ycf2*（×2）、*ycf4* |

表 2-56-2　明党参叶绿体基因内含子和外显子位置及长度

| 基因名称 | 基因编码序列所在链 | 起始位置 | 终点位置 | 长度 | | | | |
|---|---|---|---|---|---|---|---|---|
| | | | | 第一外显子 | 第一内含子 | 第二外显子 | 第二内含子 | 第三外显子 |
| *trnK*-UUU | − | 1728 | 4306 | 37 | 2509 | 35 | | |
| *rps16* | − | 5186 | 6303 | 40 | 881 | 197 | | |
| *trnG*-UCC | + | 8930 | 9691 | 23 | 670 | 60 | | |
| *atpF* | − | 11653 | 12916 | 143 | 643 | 478 | | |
| *rpoC1* | − | 20957 | 23779 | 453 | 759 | 1611 | | |
| *ycf3* | − | 42690 | 44683 | 129 | 708 | 228 | 776 | 153 |
| *trnL*-UAA | + | 47772 | 48357 | 35 | 501 | 50 | | |
| *trnV*-UAC | − | 52011 | 52645 | 39 | 561 | 35 | | |
| *rps12* | − | 70262 | 98486 | 114 | ND | 232 | 538 | 26 |
| *clpP* | − | 70530 | 72581 | 71 | 834 | 294 | 624 | 229 |
| *petB* | + | 75536 | 76931 | 6 | 750 | 642 | | |
| *petD* | + | 77111 | 78359 | 8 | 768 | 475 | | |
| *rpl16* | − | 81860 | 83219 | 9 | 949 | 402 | | |
| *rpl2* | − | 84917 | 86392 | 397 | 648 | 431 | | |
| *ndhB* | − | 94662 | 96870 | 775 | 676 | 758 | | |
| *trnI*-GAU | + | 102402 | 103421 | 32 | 948 | 40 | | |
| *trnA*-UGC | + | 103486 | 104373 | 37 | 815 | 36 | | |
| *ndhA* | − | 121197 | 123374 | 553 | 1086 | 539 | | |
| *trnA*-UGC | − | 135640 | 136527 | 37 | 815 | 36 | | |
| *trnI*-GAU | − | 136592 | 137611 | 32 | 948 | 40 | | |
| *rps12* | + | 141527 | 142320 | ND | ND | 232 | 538 | 26 |
| *ndhB* | + | 143143 | 145351 | 775 | 676 | 758 | | |
| *rpl2* | + | 153621 | 155096 | 397 | 648 | 431 | | |

注："+"表示正链；"−"表示负链；"ND"表示未确定

【重复序列】　在明党参叶绿体基因组中，微卫星序列有 A/T、C/G、AT/AT 三种类型，分别有 33 个、4 个和 2 个（表 2-56-3）。共发现 16 个串联重复序列，满足总长度超过 20bp 且重复单元之间的相似度 ≥ 90% 两个条件（表 2-56-4）。散在重复序列包括回文重复序列和正向重复序列。以 *e*-value 小于 1E–04 为阈值，明党参叶绿体基因组散在重复序列包括 19 条回文重复序列、21 条正向重复序列（表 2-56-5）。

表 2-56-3　明党参叶绿体基因组微卫星序列统计

| 重复单元类型 | 重复序列个数 |
| --- | --- |
| A/T | 33 |
| C/G | 4 |
| AT/AT | 2 |

表 2-56-4　明党参叶绿体基因组串联重复序列统计

| 起点—终点 | 重复单元长度（bp） | 重复单元拷贝数 | 重复单元一致序列长度（bp） | 重复单元之间的相似度（%） | 插入缺失比例（%） | 分值 | 碱基个数 | | | | 熵（0—2） |
| --- | --- | --- | --- | --- | --- | --- | --- | --- | --- | --- | --- |
| | | | | | | | A | C | G | T | |
| 29260—29306 | 11 | 4.3 | 11 | 100 | 0 | 94 | 25 | 27 | 0 | 46 | 1.53 |
| 52948—52998 | 16 | 3.2 | 16 | 100 | 0 | 102 | 23 | 0 | 5 | 70 | 1.09 |
| 62375—62401 | 14 | 1.9 | 14 | 100 | 0 | 54 | 40 | 14 | 7 | 37 | 1.74 |
| 64016—64049 | 13 | 2.5 | 13 | 95 | 4 | 59 | 41 | 0 | 0 | 58 | 0.98 |
| 68431—68480 | 24 | 2.1 | 24 | 92 | 0 | 82 | 48 | 8 | 4 | 40 | 1.51 |
| 68571—68611 | 21 | 2.0 | 21 | 95 | 0 | 73 | 29 | 26 | 9 | 34 | 1.88 |
| 74849—74885 | 19 | 1.9 | 19 | 100 | 0 | 74 | 54 | 16 | 10 | 18 | 1.71 |
| 90187—90230 | 15 | 2.9 | 15 | 96 | 0 | 79 | 25 | 34 | 15 | 25 | 1.95 |
| 91456—91539 | 18 | 4.7 | 18 | 96 | 0 | 141 | 28 | 5 | 29 | 35 | 1.81 |
| 107593—107658 | 32 | 2.1 | 32 | 97 | 0 | 123 | 40 | 24 | 9 | 25 | 1.84 |
| 113906—113943 | 17 | 2.2 | 17 | 100 | 0 | 76 | 73 | 5 | 0 | 21 | 1.02 |
| 115011—115059 | 14 | 3.5 | 14 | 100 | 0 | 98 | 63 | 0 | 6 | 30 | 1.19 |
| 119108—119132 | 12 | 2.1 | 12 | 100 | 0 | 50 | 48 | 0 | 16 | 36 | 1.46 |
| 132355—132420 | 32 | 2.1 | 32 | 97 | 0 | 123 | 25 | 9 | 24 | 40 | 1.84 |
| 148474—148557 | 18 | 4.7 | 18 | 96 | 0 | 141 | 35 | 29 | 5 | 28 | 1.81 |
| 149783—149826 | 15 | 2.9 | 15 | 96 | 0 | 79 | 25 | 15 | 34 | 25 | 1.95 |

表 2-56-5　明党参叶绿体基因组散在重复序列特征值

| 重复单元一长度（bp） | 重复单元一起点 | 重复类型 | 重复单元二长度（bp） | 重复单元二起点 | 重复单元间隔 | e-value |
| --- | --- | --- | --- | --- | --- | --- |
| 70 | 91455 | D | 70 | 91473 | −3 | 7.19E−27 |
| 70 | 91455 | P | 70 | 148469 | −3 | 7.19E−27 |
| 70 | 91473 | P | 70 | 148487 | −3 | 7.19E−27 |
| 70 | 148469 | D | 70 | 148487 | −3 | 7.19E−27 |
| 54 | 59502 | P | 54 | 59511 | −3 | 1.40E−17 |
| 48 | 91455 | D | 48 | 91491 | −3 | 3.99E−14 |
| 48 | 91455 | P | 48 | 148473 | −3 | 3.99E−14 |
| 48 | 91491 | P | 48 | 148509 | −3 | 3.99E−14 |
| 48 | 148473 | D | 48 | 148509 | −3 | 3.99E−14 |
| 42 | 98523 | D | 42 | 121773 | −1 | 4.41E−14 |

续表

| 重复单元一长度（bp） | 重复单元一起点 | 重复类型 | 重复单元二长度（bp） | 重复单元二起点 | 重复单元间隔 | e-value |
|---|---|---|---|---|---|---|
| 42 | 121773 | P | 42 | 141447 | −1 | 4.41E−14 |
| 45 | 91480 | D | 45 | 91498 | −2 | 4.88E−14 |
| 45 | 91480 | P | 45 | 148469 | −2 | 4.88E−14 |
| 45 | 91498 | P | 45 | 148487 | −2 | 4.88E−14 |
| 36 | 29259 | D | 36 | 29270 | 0 | 1.43E−12 |
| 39 | 43884 | D | 39 | 121775 | −1 | 2.62E−12 |
| 35 | 52947 | D | 35 | 52963 | 0 | 5.74E−12 |
| 35 | 115010 | D | 35 | 115024 | 0 | 5.74E−12 |
| 34 | 98531 | D | 34 | 121781 | 0 | 2.30E−11 |
| 34 | 121781 | P | 34 | 141447 | 0 | 2.30E−11 |
| 42 | 43884 | D | 42 | 98525 | −3 | 1.09E−10 |
| 42 | 43884 | P | 42 | 141445 | −3 | 1.09E−10 |
| 34 | 107592 | D | 34 | 107624 | −1 | 2.34E−09 |
| 34 | 107592 | P | 34 | 132354 | −1 | 2.34E−09 |
| 34 | 107624 | P | 34 | 132386 | −1 | 2.34E−09 |
| 34 | 132354 | D | 34 | 132386 | −1 | 2.34E−09 |
| 30 | 8261 | P | 30 | 45605 | 0 | 5.88E−09 |
| 35 | 38852 | D | 35 | 41076 | −3 | 1.01E−06 |
| 35 | 43887 | D | 35 | 95461 | −3 | 1.01E−06 |
| 35 | 43887 | P | 35 | 144516 | −3 | 1.01E−06 |
| 34 | 91455 | D | 34 | 91509 | −3 | 3.71E−06 |
| 34 | 91455 | P | 34 | 148469 | −3 | 3.71E−06 |
| 34 | 91509 | P | 34 | 148523 | −3 | 3.71E−06 |
| 34 | 148469 | D | 34 | 148523 | −3 | 3.71E−06 |
| 30 | 16365 | P | 30 | 16366 | −2 | 2.30E−05 |
| 30 | 90185 | D | 30 | 90200 | −2 | 2.30E−05 |
| 30 | 90185 | P | 30 | 149782 | −2 | 2.30E−05 |
| 30 | 90200 | P | 30 | 149797 | −2 | 2.30E−05 |
| 30 | 149781 | D | 30 | 149796 | −2 | 2.30E−05 |
| 32 | 8259 | D | 32 | 35630 | −3 | 4.92E−05 |

注：P. palindromic repeat，回文重复序列；D. direct repeat，正向重复序列

【系统发育】 使用 MAFFT 对来自伞形科 14 个物种[8-12]和 1 个外类群物种 [甘西鼠尾草（*Salvia przewalskii*）] 的 76 个共有蛋白质序列进行多重序列比对，使用 IQ-TREE 筛选得到最优的 HIVb+F+I 模型，并采用最大似然法（maximum likelihood method）构

建进化树。结果显示，北柴胡（*Bupleurum chinense*）首先独立出来，明党参（*Changium smyrnioides*）[8]、川明参（*Chuanminshen violaceum*）[9] 和 *Hansenia forbesii* 3 个物种聚为一支。在其余的 10 个物种中，水芹（*Oenanthe javanica*）、野胡萝卜（*Daucus carota*）[10] 分别独立出来，茴香（*Foeniculum vulgare*）、欧芹（*Petroselinum crispum*）和旱芹（*Apium graveolens*）3 个物种聚为一支，白芷（*Angelica dahurica*）[11]、珊瑚菜（*Glehnia littoralis*）[12]、紫花前胡（*Angelica decursiva*）、芫荽（*Coriandrum sativum*）和川芎（*Ligusticum sinense*）5 个物种聚为一支。明党参和川明参的亲缘关系最近（图 2-56-3）。

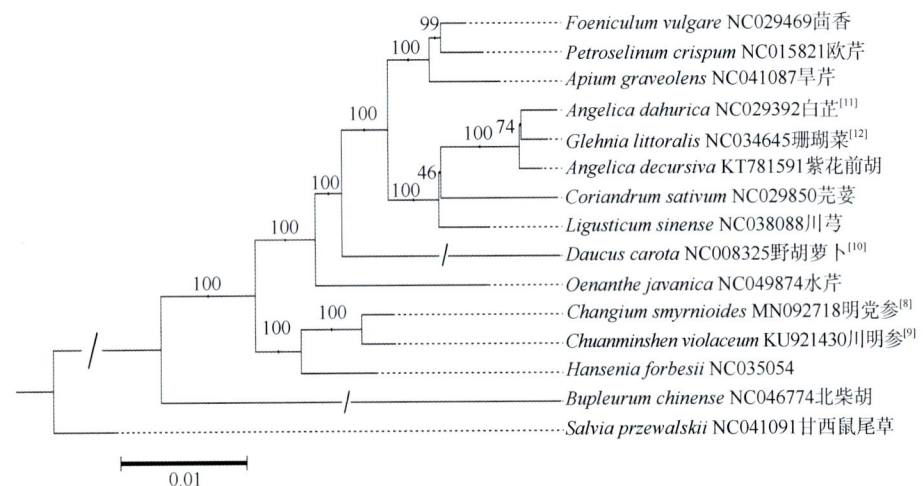

图 2-56-3　伞形科植物系统发育进化分析

## 参 考 文 献

[1] 中国科学院《中国植物志》编委会. 中国植物志. 第 6（2）卷. 北京：科学出版社，1979.
[2] 国家药典委员会. 中华人民共和国药典（2020 年版）一部. 北京：中国医药科技出版社，2015：3.
[3] 国家中医药管理局《中华本草》编委会. 中华本草. 第六卷. 上海：上海科学技术出版社，1999.
[4] 南京中医药大学. 中药大辞典·上册. 2 版. 上海：上海科学技术出版社，2006.
[5] 陈士林，林余霖. 中草药大典·下册. 北京：军事医学科学出版社，2006.
[6] 中国医学科学院药用植物资源发展研究所. 中草药栽培技术. 北京：人民卫生出版社，1990.
[7] 季晓，宣槐斌，黄宝康. 明党参活性成分及药理作用研究进展. 药学实践杂志，2015，33（2）：102-105，137.
[8] Bao Z, Zhu Z, Gai Y. The complete chloroplast genome of *Changium smyrnioides* Wolff. Mitochondrial DNA Part B：Resources, 2019, 4（2）：4081-4082.
[9] Yuan C, Zhong W, Mou F, et al. The complete chloroplast genome sequence and phylogenetic analysis of Chuanminshen（*Chuanminshen violaceum* Sheh et Shan）. Physiol Mol Biol Plants, 2017, 23（1）：35-41.
[10] Ruhlman T, Lee S B, Jansen R K, et al. Complete plastid genome sequence of *Daucus carota*：implications for biotechnology and phylogeny of angiosperms. BMC Genomics, 2006, 7：222.
[11] Zhang R, Xu B H, Cao T Y. Characterization of the complete chloroplast genome of *Angelica dahurica*（Apiaceae）as an herb in China. Mitochondrial DNA B Resour, 2020, 5（1）：678-679.
[12] Zhou Y F, Geng M L, Li M M. The complete chloroplast genome of *Glehnia littoralis*, an endangered medicinal herb of Apiaceae family. Mitochondrial DNA B Resour, 2018, 3（2）：1013-1014.

# 57 川 明 参

【药材基本信息】 川明参（*Chuanminshen violaceum* M. L. Shen & R. H. Shan）为伞形科川明参属药用植物，其干燥成熟根为川明参中药材[1]。主要分布于四川、湖北等地，生于山地土壤肥厚的地方或山坡岩石缝隙中[2]。商品药材为栽培或野生（图 2-57-1）[3]。味甘、微苦，性微寒。归肺、脾、肝经[4]。用于肺热咳嗽、呕吐反胃、食少口干、目赤眩晕、疔毒疮疡等病症的治疗[5]。现代研究表明，其具有清肺、化痰，平肝和胃，解毒等作用[6]。

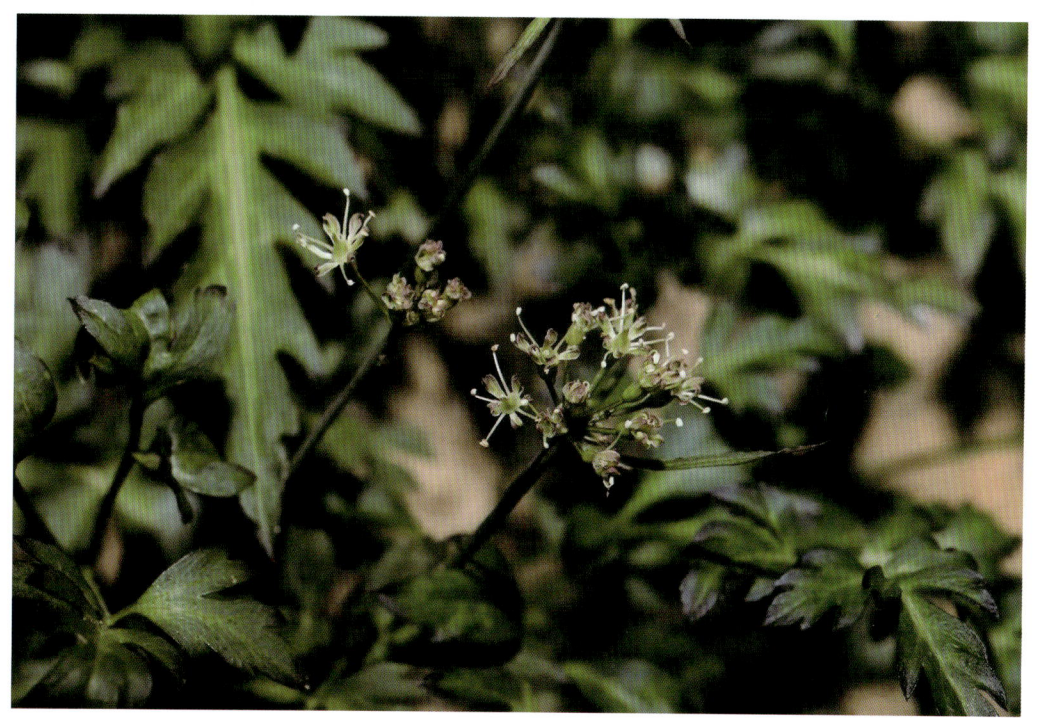

图 2-57-1　川明参

【叶绿体基因组】 川明参叶绿体 DNA 为典型的环状分子，其叶绿体基因组（GenBank 登记号：KU921430.2）[7]总长度为 154 530bp，具有保守的四分状结构，包括一个 LSC 区、一个 SSC 区和一对 IR 区，其长度分别为 84 172bp、17 800bp 和 26 279bp（图 2-57-2）。川明参叶绿体基因组的整体 G/C 含量为 37.8%。其 IR 区的 G/C 含量（42.9%）高于 SSC 区的 G/C 含量（31.5%）和 LSC 区的 G/C 含量（35.9%）。

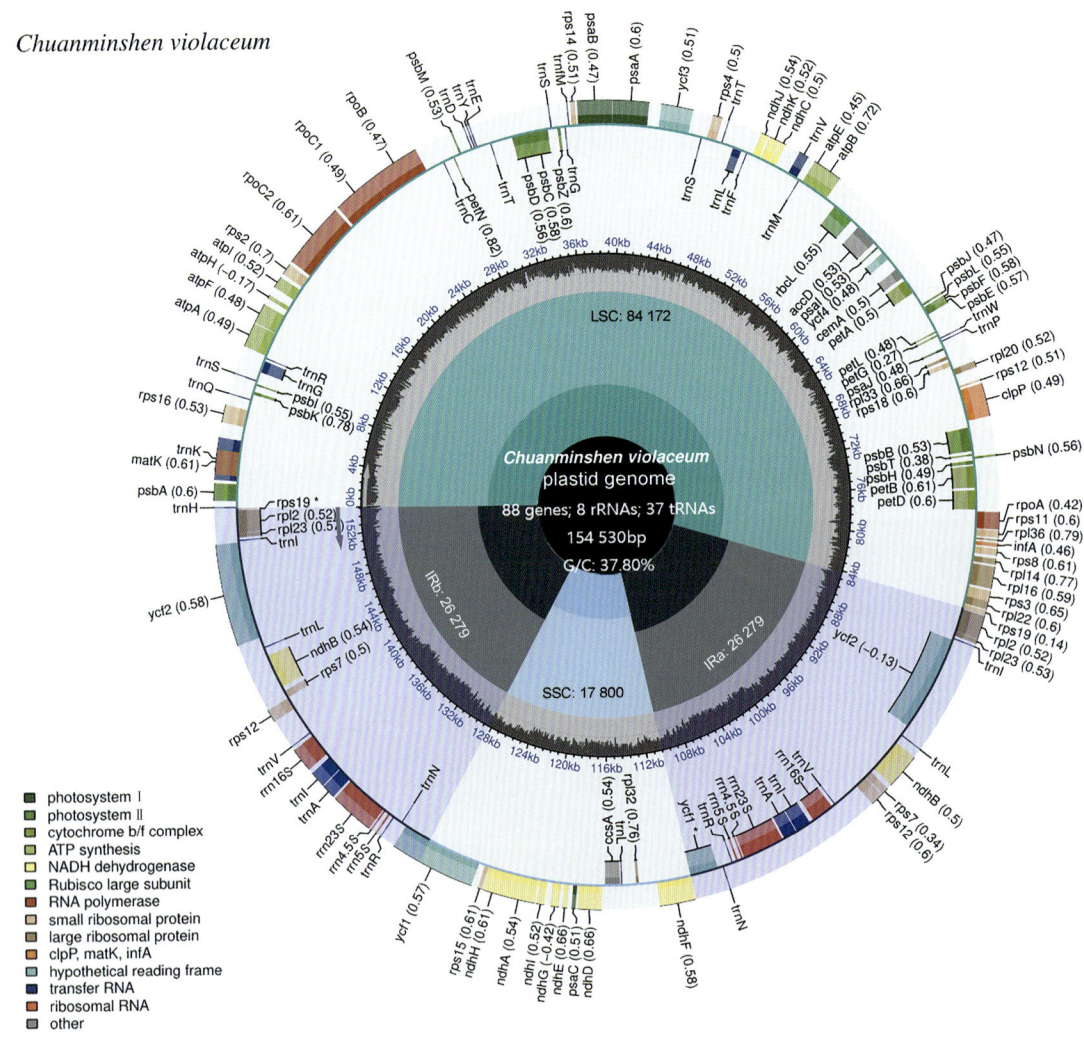

图 2-57-2 川明参叶绿体基因组图谱

该图包括 6 个圆形轨道。自内向外的第一轨道表示分散重复序列，红色弧线表示直接重复序列，绿色弧线表示回文重复序列；自内向外的第二轨道上的蓝色柱状线条表示长串联重复序列，其重复单元碱基长度＞7；自内向外的第三轨道以不同颜色的柱状线条表示不同类型的短串联重复序列（微卫星序列），其中黑色表示复杂重复序列，绿色表示重复单元碱基长度为 1 的重复序列，黄色表示重复单元碱基长度为 2 的重复序列，紫色表示重复单元碱基长度为 3 的重复序列，蓝色表示重复单元碱基长度为 4 的重复序列，橙色表示重复单元碱基长度为 5 的重复序列，红色表示重复单元碱基长度为 6 的重复序列；自内向外的第四轨道上以不同色块表示 SSC 区、反向重复区 IRa 和 IRb、LSC 区，数字代表相应区间的长度；自内向外的第五轨道表示 GC 含量；最外层第六轨道以不同色块表示不同功能的编码基因，功能分类详见图中左下角注释，基因名称后括号中的数字表示密码子使用偏差，轨道外侧的基因转录方向为顺时针方向，轨道内侧的基因转录方向为逆时针方向

【编码基因】 川明参叶绿体基因组共编码 133 个基因，其中独特基因 114 个，包括蛋白质编码基因 88 个（独特基因 80 个）、转运 RNA（transfer RNA，tRNA）编码基因 37 个（独特基因 30 个）、核糖体 RNA（ribosome RNA，rRNA）编码基因 8 个（独特基因 4 个）（表 2-57-1）。6 个蛋白质编码基因（*rps12*、*rps7*、*rpl2*、*rpl23*、*ndhB*、*ycf2*），7 个 tRNA 编码基因（*trnI-CAU*、*trnL-CAA*、*trnV-GAC*、*trnI-GAU*、*trnA-UGC*、*trnR-ACG*、*trnN-*

*GUU*）和 4 个 rRNA 编码基因（*rrn16S*、*rrn23S*、*rrn4.5S*、*rrn5S*）位于 IR 区。有 11 个蛋白质编码基因 [*atpF*、*ndhA*、*ndhB*（×2）、*rpl2*（×2）、*rps16*、*rpl16*、*rpoC1*、*petB*、*petD*] 各含有 1 个内含子（intron），4 个蛋白质编码基因 [*clpP*、*ycf3*、*rps12*（×2）] 各含有 2 个内含子，有 8 个 tRNA 编码基因 [*trnL-UAA*、*trnK-UUU*、*trnG-UCC*、*trnV-UAC*、*trnI-GAU*（×2）、*trnA-UGC*（×2）] 各含有 1 个内含子（表 2-57-2）。川明参叶绿体基因组中蛋白质编码区（coding sequence，CDS）的长度为 77 001bp，占整个基因组长度的 49.61%。rRNA 基因的长度为 9324bp，占整个基因组长度的 6.01%。而 tRNA 基因的长度为 2813bp，占整个基因组长度的 1.81%。川明参叶绿体基因组非编码区主要包括内含子和基因间区，其长度占整个基因组长度的 42.57%。

**表 2-57-1　川明参叶绿体基因组基因列表**

| 基因功能 | 基因分类 | 基因名称 |
| --- | --- | --- |
| rRNA | rRNA genes | *rrn16S*（×2）、*rrn23S*（×2）、*rrn5S*（×2）、*rrn4.5S*（×2） |
| tRNA | tRNA genes | 37 *trn* genes（8 个基因各含有 1 个内含子） |
| 自我复制 | Small subunit of ribosome | *rps11*、*rps12*（×3）、*rps14*、*rps15*、*rps16*、*rps18*、*rps19*（×2）、*rps2*、*rps3*、*rps4*、*rps7*（×2）、*rps8* |
|  | DNA dependent RNA polymerase | *rpoA*、*rpoB*、*rpoC1*、*rpoC2* |
|  | Large subunit of ribosome | *rpl14*、*rpl16*、*rpl2*（×2）、*rpl20*、*rpl22*、*rpl23*（×2）、*rpl32*、*rpl33*、*rpl36* |
| 光合作用 | Large subunit of rubisco | *rbcL* |
|  | Subunits of NADH-dehydrogenase | *ndhA*、*ndhB*（×2）、*ndhC*、*ndhD*、*ndhE*、*ndhF*、*ndhG*、*ndhH*、*ndhI*、*ndhJ*、*ndhK* |
|  | Subunits of photosystem Ⅰ | *psaA*、*psaB*、*psaC*、*psaI*、*psaJ* |
|  | Subunits of photosystem Ⅱ | *psbA*、*psbB*、*psbC*、*psbD*、*psbE*、*psbF*、*psbH*、*psbI*、*psbJ*、*psbK*、*psbL*、*psbM*、*psbN*、*psbT*、*psbZ*、*ycf3* |
|  | Subunits of cytochrome b/f complex | *petA*、*petB*、*petD*、*petG*、*petL*、*petN* |
|  | Subunits of ATP synthase | *atpA*、*atpB*、*atpE*、*atpF*、*atpH*、*atpI* |
| 其他功能 | c-type cytochrome synthesis gene | *ccsA* |
|  | Translational initiation factor | *infA* |
|  | Protease | *clpP* |
|  | Maturase | *matK* |
|  | Envelope membrane protein | *cemA* |
|  | Subunit of acetyl-CoA-carboxylase | *accD* |
| 未知功能 |  | *ycf1*（×2）、*ycf2*（×2）、*ycf4* |

**表 2-57-2　川明参叶绿体基因内含子和外显子位置及长度**

| 名称 | 基因编码序列所在链 | 起始位置 | 终点位置 | 长度 | | | | |
| --- | --- | --- | --- | --- | --- | --- | --- | --- |
|  |  |  |  | 第一外显子 | 第一内含子 | 第二外显子 | 第二内含子 | 第三外显子 |
| *trnK-UUU* | − | 1728 | 4334 | 37 | 2535 | 35 |  |  |
| *rps16* | − | 5247 | 6364 | 40 | 881 | 197 |  |  |
| *trnG-UCC* | + | 8980 | 9745 | 23 | 702 | 41 |  |  |

续表

| 名称 | 基因编码序列所在链 | 起始位置 | 终点位置 | 长度 | | | | |
|---|---|---|---|---|---|---|---|---|
| | | | | 第一外显子 | 第一内含子 | 第二外显子 | 第二内含子 | 第三外显子 |
| *atpF* | − | 11674 | 12939 | 145 | 720 | 401 | | |
| *rpoC1* | − | 20445 | 23269 | 453 | 761 | 1611 | | |
| *ycf3* | − | 42335 | 44343 | 124 | 720 | 230 | 782 | 153 |
| *trnL-UAA* | + | 47450 | 48035 | 35 | 501 | 50 | | |
| *trnV-UAC* | − | 51478 | 52112 | 39 | 561 | 35 | | |
| *rps12* | − | 69672 | 97859 | 114 | ND | 232 | 538 | 26 |
| *clpP* | − | 69940 | 71981 | 71 | 839 | 294 | 609 | 229 |
| *petB* | + | 74936 | 76334 | 6 | 751 | 642 | | |
| *petD* | + | 76514 | 77751 | 8 | 755 | 475 | | |
| *rpl16* | − | 81249 | 82598 | 9 | 942 | 399 | | |
| *rpl2* | − | 84291 | 85766 | 391 | 651 | 434 | | |
| *ndhB* | − | 94036 | 96244 | 775 | 676 | 758 | | |
| *trnI-GAU* | + | 101768 | 102787 | 37 | 948 | 35 | | |
| *trnA-UGC* | + | 102852 | 103739 | 38 | 815 | 35 | | |
| *ndhA* | − | 120530 | 122704 | 553 | 1083 | 539 | | |
| *trnA-UGC* | − | 134962 | 135849 | 38 | 815 | 35 | | |
| *trnI-GAU* | − | 135914 | 136933 | 37 | 948 | 35 | | |
| *rps12* | + | 140842 | 141635 | ND | ND | 232 | 538 | 26 |
| *ndhB* | + | 142457 | 144665 | 775 | 676 | 758 | | |
| *rpl2* | + | 152935 | 154410 | 391 | 651 | 434 | | |

注："+"表示正链;"−"表示负链;"ND"表示未确定

【重复序列】 在川明参叶绿体基因组中,微卫星序列有 A/T、C/G 和 AT/AT 三种类型,分别有 34 个、2 个和 4 个(表 2-57-3)。共发现 22 个串联重复序列,满足总长度超过 20bp 且重复单元之间的相似度≥ 90% 两个条件(表 2-57-4)。散在重复序列包括回文重复序列和正向重复序列。以 *e*-value 小于 1E−04 为阈值,川明参叶绿体基因组散在重复序列包括 17 条回文重复序列、21 条正向重复序列(表 2-57-5)。

表 2-57-3　川明参叶绿体基因组微卫星序列统计

| 重复单元类型 | 重复序列个数 |
|---|---|
| A/T | 34 |
| C/G | 2 |
| AT/AT | 4 |

表 2-57-4　川明参叶绿体基因组串联重复序列统计

| 起点—终点 | 重复单元长度（bp） | 重复单元拷贝数 | 重复单元一致序列长度（bp） | 重复单元之间的相似度（%） | 插入缺失比例（%） | 分值 | 碱基个数 A | C | G | T | 熵（0—2） |
|---|---|---|---|---|---|---|---|---|---|---|---|
| 1971—2005 | 13 | 2.7 | 13 | 100 | 0 | 70 | 22 | 17 | 0 | 60 | 1.37 |
| 4802—4835 | 17 | 2.0 | 17 | 100 | 0 | 68 | 47 | 17 | 0 | 35 | 1.48 |
| 13008—13044 | 9 | 4.0 | 9 | 93 | 6 | 65 | 64 | 0 | 0 | 35 | 0.94 |
| 13007—13045 | 19 | 2.1 | 19 | 100 | 0 | 78 | 61 | 0 | 0 | 38 | 0.96 |
| 28776—28833 | 11 | 5.3 | 11 | 100 | 0 | 116 | 25 | 27 | 0 | 46 | 1.53 |
| 35566—35600 | 16 | 2.2 | 16 | 100 | 0 | 70 | 40 | 0 | 17 | 42 | 1.49 |
| 41960—42041 | 40 | 2.0 | 40 | 100 | 0 | 164 | 35 | 26 | 12 | 25 | 1.91 |
| 52415—52449 | 16 | 2.2 | 16 | 100 | 0 | 70 | 22 | 0 | 5 | 71 | 1.07 |
| 61846—61872 | 14 | 1.9 | 14 | 100 | 0 | 54 | 40 | 14 | 7 | 37 | 1.74 |
| 63446—63484 | 21 | 1.9 | 19 | 90 | 10 | 60 | 46 | 0 | 0 | 53 | 1.00 |
| 67841—67890 | 24 | 2.1 | 24 | 92 | 0 | 82 | 48 | 8 | 4 | 40 | 1.51 |
| 67981—68021 | 21 | 2.0 | 21 | 95 | 0 | 73 | 29 | 26 | 9 | 34 | 1.88 |
| 74249—74290 | 19 | 2.2 | 20 | 95 | 4 | 77 | 57 | 4 | 9 | 19 | 1.64 |
| 89561—89604 | 15 | 2.9 | 15 | 96 | 0 | 79 | 25 | 34 | 15 | 25 | 1.95 |
| 90830—90913 | 18 | 4.7 | 18 | 95 | 0 | 150 | 28 | 5 | 30 | 34 | 1.81 |
| 106959—107024 | 32 | 2.1 | 32 | 97 | 0 | 123 | 40 | 24 | 9 | 25 | 1.84 |
| 113272—113309 | 17 | 2.2 | 17 | 95 | 0 | 67 | 71 | 7 | 0 | 21 | 1.11 |
| 118407—118442 | 17 | 2.1 | 17 | 94 | 0 | 63 | 19 | 8 | 0 | 72 | 1.10 |
| 118441—118465 | 12 | 2.1 | 12 | 100 | 0 | 50 | 48 | 0 | 16 | 36 | 1.46 |
| 131677—131742 | 32 | 2.1 | 32 | 97 | 0 | 123 | 25 | 9 | 24 | 40 | 1.84 |
| 147788—147871 | 18 | 4.7 | 18 | 95 | 0 | 150 | 34 | 30 | 5 | 28 | 1.81 |
| 149097—149140 | 15 | 2.9 | 15 | 96 | 0 | 79 | 25 | 15 | 34 | 25 | 1.95 |

表 2-57-5　川明参叶绿体基因组散在重复序列特征值

| 重复单元一长度（bp） | 重复单元一起点 | 重复类型 | 重复单元二长度（bp） | 重复单元二起点 | 重复单元间隔 | e-value |
|---|---|---|---|---|---|---|
| 66 | 90829 | D | 66 | 90847 | −3 | 1.52E−24 |
| 66 | 90829 | P | 66 | 147787 | −3 | 1.52E−24 |
| 66 | 90847 | P | 66 | 147805 | −3 | 1.52E−24 |
| 66 | 147787 | D | 66 | 147805 | −3 | 1.52E−24 |
| 47 | 28775 | D | 47 | 28786 | 0 | 3.39E−19 |
| 52 | 90829 | D | 52 | 90865 | −3 | 1.98E−16 |
| 52 | 90829 | P | 52 | 147783 | −3 | 1.98E−16 |
| 52 | 90865 | P | 52 | 147819 | −3 | 1.98E−16 |
| 52 | 147783 | D | 52 | 147819 | −3 | 1.98E−16 |

续表

| 重复单元一长度（bp） | 重复单元一起点 | 重复类型 | 重复单元二长度（bp） | 重复单元二起点 | 重复单元间隔 | e-value |
|---|---|---|---|---|---|---|
| 42 | 41959 | D | 42 | 41999 | 0 | 3.47E−16 |
| 42 | 97896 | D | 42 | 121106 | −1 | 4.37E−14 |
| 42 | 121106 | P | 42 | 140762 | −1 | 4.37E−14 |
| 45 | 90854 | D | 45 | 90872 | −2 | 4.83E−14 |
| 45 | 90854 | P | 45 | 147783 | −2 | 4.83E−14 |
| 45 | 90872 | P | 45 | 147801 | −2 | 4.83E−14 |
| 36 | 28775 | D | 36 | 28797 | 0 | 1.42E−12 |
| 39 | 43535 | D | 39 | 121108 | −1 | 2.60E−12 |
| 34 | 97904 | D | 34 | 121114 | 0 | 2.28E−11 |
| 34 | 121114 | P | 34 | 140762 | 0 | 2.28E−11 |
| 42 | 43535 | D | 42 | 97898 | −3 | 1.08E−10 |
| 42 | 43535 | P | 42 | 140760 | −3 | 1.08E−10 |
| 34 | 106958 | D | 34 | 106990 | −1 | 2.32E−09 |
| 34 | 106958 | P | 34 | 131676 | −1 | 2.32E−09 |
| 34 | 106990 | P | 34 | 131708 | −1 | 2.32E−09 |
| 34 | 131676 | D | 34 | 131708 | −1 | 2.32E−09 |
| 30 | 8311 | P | 30 | 45265 | 0 | 5.83E−09 |
| 34 | 90829 | D | 34 | 90883 | −2 | 1.15E−07 |
| 34 | 90829 | P | 34 | 147783 | −2 | 1.15E−07 |
| 34 | 90883 | P | 34 | 147837 | −2 | 1.15E−07 |
| 34 | 147783 | D | 34 | 147837 | −2 | 1.15E−07 |
| 35 | 38457 | D | 35 | 40681 | −3 | 1.01E−06 |
| 35 | 43538 | D | 35 | 94835 | −3 | 1.01E−06 |
| 35 | 43538 | P | 35 | 143830 | −3 | 1.01E−06 |
| 30 | 89559 | D | 30 | 89574 | −2 | 2.28E−05 |
| 30 | 89559 | P | 30 | 149096 | −2 | 2.28E−05 |
| 30 | 89574 | P | 30 | 149111 | −2 | 2.28E−05 |
| 30 | 149095 | D | 30 | 149110 | −2 | 2.28E−05 |
| 32 | 8309 | D | 32 | 35225 | −3 | 4.88E−05 |

注：P. palindromic repeat，回文重复序列；D. direct repeat，正向重复序列

【系统发育】 使用 MAFFT 对来自伞形科的 14 个物种[7-11]和 1 个外类群物种 [ 甘西鼠尾草（*Salvia przewalskii*）] 的 76 个共有蛋白质序列进行多重序列比对，使用 IQ-TREE 筛选得到最优的 HIVb+F+I 模型，并采用最大似然法（maximum likelihood method）构建进化树。结果显示，北柴胡（*Bupleurum chinense*）首先单分出来，剩下 13 个物种，明党

参（*Changium smyrnioides*）[7]、川明参（*Chuanminshen violaceum*）[8] 和 *Hansenia forbesii* 3 个物种聚为一支。在剩下的 10 个物种中，水芹（*Oenanthe javanica*）和野胡萝卜（*Daucus carota*）[9] 分别单分出来，茴香（*Foeniculum vulgare*）、欧芹（*Petroselinum crispum*）和旱芹（*Apium graveolens*）3 个物种聚为一支，白芷（*Angelica dahurica*）[10]、珊瑚菜（*Glehnia littoralis*）[11]、紫花前胡（*Angelica decursiva*）、芫荽（*Coriandrum sativum*）和川芎（*Ligusticum sinense*）5 个物种聚为一支。川明参和明党参的亲缘关系最近（图 2-57-3）。

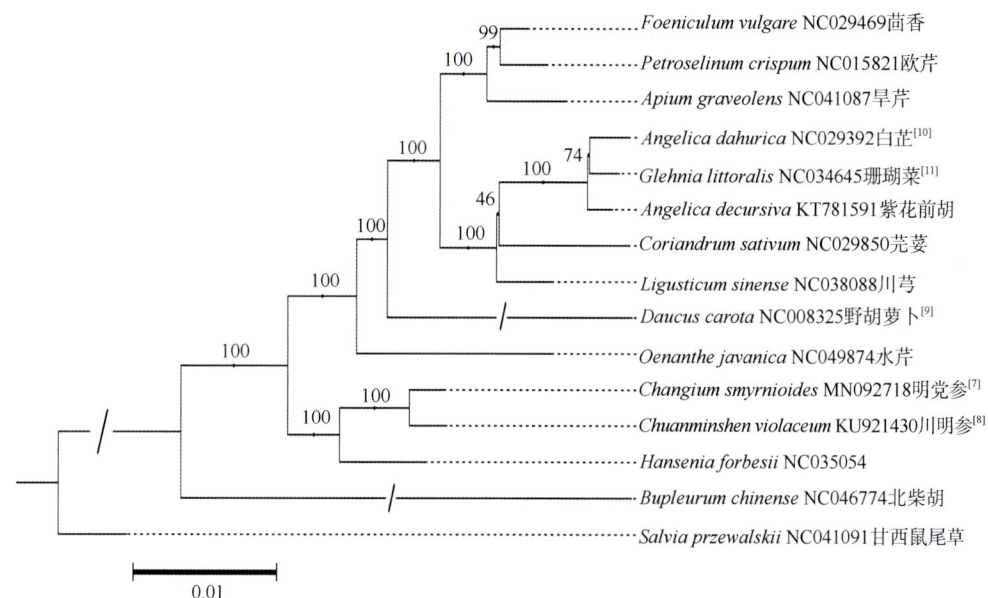

图 2-57-3 伞形科植物系统发育进化分析

## 参 考 文 献

[1] 中国科学院《中国植物志》编委会. 中国植物志. 第 6（2）卷. 北京：科学出版社，1979.

[2] 国家中医药管理局《中华本草》编委会. 中华本草. 第六卷. 上海：上海科学技术出版社，1999.

[3] 中国医学科学院药用植物资源发展研究所. 中草药栽培技术. 北京：人民卫生出版社，1990.

[4] 陈士林，林余霖. 中草药大典. 下册. 北京：军事医学科学出版社，2006.

[5] 南京中医药大学. 中药大辞典. 2 版. 上册. 上海：上海科学技术出版社，2006.

[6] 陈丹丹，彭成. 川明参的药理作用及开发前景. 中药与临床，2011，2（2）：35-37.

[7] Bao Z, Zhu Z, Gai Y. The complete chloroplast genome of *Changium smyrnioides* Wolff. Mitochondrial DNA Part B：Resources，2019，4（2）：4081-4082.

[8] Yuan C, Zhong W J, Mou F S, et al. The complete chloroplast genome sequence and phylogenetic analysis of Chuanminshen（*Chuanminshen violaceum* Sheh et Shan）. Physiol Mol Biol Plants，2017，23（1）：35-41.

[9] Ruhlman T, Lee S B, Jansen R K, et al. Complete plastid genome sequence of *Daucus carota*：implications for biotechnology and phylogeny of angiosperms. BMC Genomics，2006，7：222.

[10] Zhang R, Xu B H, Cao T Y. Characterization of the complete chloroplast genome of *Angelica dahurica*（Apiaceae）as an herb in China. Mitochondrial DNA B Resour，2020，5（1）：678-679.

[11] Zhou Y F, Geng M L, Li M M. The complete chloroplast genome of *Glehnia littoralis*，an endangered medicinal herb of Apiaceae family. Mitochondrial DNA B Resour，2018，3（2）：1013-1014.

# 58　野胡萝卜

【药材基本信息】　野胡萝卜（*Daucus carota* L.）为伞形科野胡萝卜属药用植物[1]，其干燥成熟根为野胡萝卜中药材（图2-58-1）。收载于《中国药典》（2020年版）[2]。分布于中国四川、贵州、湖北、江西、安徽、江苏、浙江等省，欧洲及东南亚地区也有分布。生长于山坡路旁、旷野或田间。商品药材为栽培或野生。味苦、辛，性平，有小毒。能杀虫、消积、止痒。用于蛔虫、蛲虫、绦虫病，虫积腹痛，小儿疳积[3, 4]。野胡萝卜种子亦名南鹤虱，驱蛔作用非常强；鹤虱风乃野胡萝卜的全草，亦属杀虫之品，并兼解毒消肿、消气祛痰、理气健胃、散寒止痛之功效[5]。主治寒疝、胃寒气滞、呕逆、宫寒经冷等症。现代研究表明，其具有抑菌、抗生育、保肝、改善认知功能、降压作用[6]。

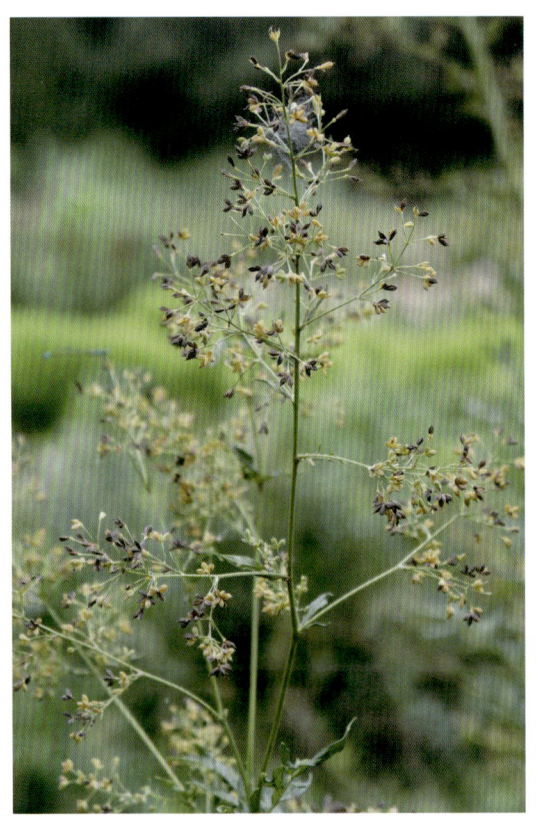

图2-58-1　野胡萝卜

【叶绿体基因组】　野胡萝卜叶绿体DNA为典型的环状分子，其叶绿体基因组（GenBank登录号：NC008325.1）[7]总长度为155 911bp，具有保守的四分状结构，包括一个LSC

区、一个 SSC 区和一对 IR 区，其长度分别为 84 244bp、17 571bp 和 27 048bp（图 2-58-2）。叶绿体基因组的整体 G/C 含量为 37.66%。其 IR 区的 G/C 含量（42.91%）高于 SSC 区的 G/C 含量（30.98%）和 LSC 区的 G/C 含量（35.67%）。

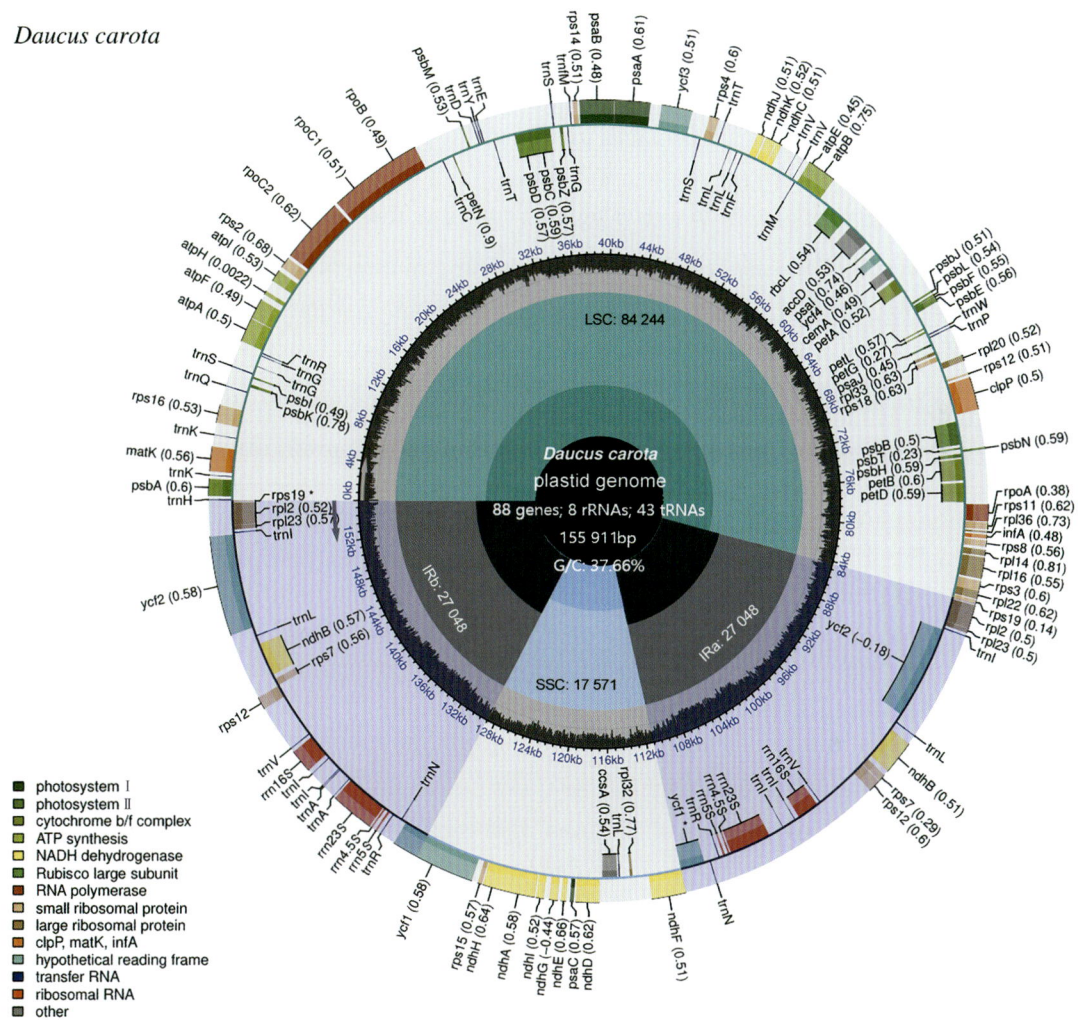

图 2-58-2　野胡萝卜叶绿体基因组图谱

该图包括 6 个圆形轨道。自内向外的第一轨道表示分散重复序列，红色弧线表示直接重复序列，绿色弧线表示回文重复序列；自内向外的第二轨道上的蓝色柱状线条表示长串联重复序列，其重复单元碱基长度＞7；自内向外的第三轨道以不同颜色的柱状线条表示不同类型的短串联重复序列（微卫星序列），其中黑色表示复杂重复序列，绿色表示重复单元碱基长度为 1 的重复序列，黄色表示重复单元碱基长度为 2 的重复序列，紫色表示重复单元碱基长度为 3 的重复序列，蓝色表示重复单元碱基长度为 4 的重复序列，橙色表示重复单元碱基长度为 5 的重复序列，红色表示重复单元碱基长度为 6 的重复序列；自内向外的第四轨道上以不同色块表示 SSC 区、反向重复区 IRa 和 IRb、LSC 区，数字代表相应区间的长度；自内向外的第五轨道表示 GC 含量；最外层第六轨道以不同色块表示不同功能的编码基因，功能分类详见图中左下角注释，基因名称后括号中的数字表示密码子使用偏差，轨道外侧的基因转录方向为顺时针方向，轨道内侧的基因转录方向为逆时针方向

【编码基因】 野胡萝卜叶绿体基因组共编码139个基因,其中独特基因119个,包括蛋白质编码基因88个(独特基因79个)、转运RNA(transfer RNA,tRNA)编码基因43个(独特基因36个)、核糖体RNA(ribosome RNA,rRNA)编码基因8个(独特基因4个)(表2-58-1)。其中6个蛋白质独特编码基因(*rps12*、*rps7*、*rpl2*、*rpl23*、*ndhB*、*ycf2*)、7个tRNA独特编码基因(*trnI-CAU*、*trnI-GAU*、*trnL-CAA*、*trnV-GAC*、*trnA-UGC*、*trnR-ACG*、*trnN-GUU*)和4个rRNA独特编码基因(*rrn16S*、*rrn23S*、*rrn4.5S*、*rrn5S*)位于IR区。有11个蛋白质编码基因[*rps16*、*atpF*、*rpoC1*、*petB*、*petD*、*rpl16*、*rpl2*(×2)、*ndhB*(×2)、*ndhA*]各含有1个内含子(intron),4个蛋白质编码基因[*clpP*、*ycf3*、*rps12*(×2)]各含有2个内含子(表2-58-2)。野胡萝卜叶绿体基因组中蛋白质编码区(coding sequence,CDS)的长度为77 724bp,占整个基因组长度的49.85%。rRNA基因的长度为9040bp,占整个基因组长度的5.80%。而tRNA基因的长度为2802bp,占整个基因组长度的1.80%。野胡萝卜叶绿体基因组非编码区主要包括内含子和基因间区,其长度占整个基因组长度的42.55%。

表 2-58-1 野胡萝卜叶绿体基因组基因列表

| 基因功能 | 基因分类 | 基因名称 |
| --- | --- | --- |
| rRNA | rRNA genes | *rrn16S*(×2)、*rrn23S*(×2)、*rrn5S*(×2)、*rrn4.5S*(×2) |
| tRNA | tRNA genes | 43 *trn* genes |
| 自我复制 | Small subunit of ribosome | *rps11*、*rps12*(×3)、*rps14*、*rps15*、*rps16*、*rps18*、*rps19*(×2)、*rps2*、*rps3*、*rps4*、*rps7*(×2)、*rps8* |
| | Large subunit of ribosome | *rpl14*、*rpl16*、*rpl2*(×2)、*rpl20*、*rpl22*、*rpl23*(×2)、*rpl32*、*rpl33*、*rpl36* |
| | DNA dependent RNA polymerase | *rpoA*、*rpoB*、*rpoC1*、*rpoC2* |
| 光合作用 | Subunits of NADH-dehydrogenase | *ndhA*、*ndhB*(×2)、*ndhC*、*ndhD*、*ndhE*、*ndhF*、*ndhG*、*ndhH*、*ndhI*、*ndhJ*、*ndhK* |
| | Large subunit of rubisco | *rbcL* |
| | Subunits of photosystem Ⅰ | *psaA*、*psaB*、*psaC*、*psaI*、*psaJ* |
| | Subunits of photosystem Ⅱ | *psbA*、*psbB*、*psbC*、*psbD*、*psbE*、*psbF*、*psbH*、*psbI*、*psbJ*、*psbK*、*psbL*、*psbM*、*psbN*、*psbT*、*psbZ*、*ycf3* |
| | Subunits of cytochrome b/f complex | *petA*、*petB*、*petD*、*petG*、*petL*、*petN* |
| | Subunits of ATP synthase | *atpA*、*atpB*、*atpE*、*atpF*、*atpH*、*atpI* |
| 其他功能 | c-type cytochrome synthesis gene | *ccsA* |
| | Protease | *clpP* |
| | Envelope membrane protein | *cemA* |
| | Subunit of acetyl-CoA-carboxylase | *accD* |
| | Maturase | *matK* |
| | Translational initiation factor | *infA* |
| 未知功能 | | *ycf1*(×2)、*ycf2*(×2)、*ycf4* |

表 2-58-2　野胡萝卜叶绿体基因内含子和外显子位置及长度

| 基因名称 | 基因编码序列所在链 | 起始位置 | 终点位置 | 长度（bp） | | | | |
|---|---|---|---|---|---|---|---|---|
| | | | | 第一外显子 | 第一内含子 | 第二外显子 | 第二内含子 | 第三外显子 |
| rps16 | − | 4824 | 5935 | 40 | 875 | 197 | | |
| atpF | − | 11703 | 12981 | 145 | 733 | 401 | | |
| rpoC1 | − | 20677 | 23473 | 453 | 742 | 1602 | | |
| ycf3 | − | 42803 | 44811 | 124 | 719 | 230 | 783 | 153 |
| rps12 | − | 69772 | 97810 | 114 | ND | 232 | 543 | 26 |
| clpP | − | 70058 | 72129 | 71 | 850 | 294 | 628 | 229 |
| petB | + | 75082 | 76479 | 6 | 750 | 642 | | |
| petD | + | 76655 | 77910 | 8 | 773 | 475 | | |
| rpl16 | − | 81372 | 82695 | 9 | 916 | 399 | | |
| rpl2 | − | 84387 | 85862 | 391 | 651 | 434 | | |
| ndhB | − | 93981 | 96195 | 775 | 682 | 758 | | |
| ndhA | − | 120935 | 123122 | 553 | 1096 | 539 | | |
| rps12 | + | 142344 | 143137 | ND | ND | 232 | 543 | 26 |
| ndhB | + | 143959 | 146173 | 775 | 682 | 758 | | |
| rpl2 | + | 154292 | 155767 | 391 | 651 | 434 | | |

注："+"表示正链；"−"表示负链；"ND"表示未确定

【重复序列】　在野胡萝卜叶绿体基因组中，微卫星序列有 A/T、C/G 和 AT/AT 三种类型，分别有 36 个、3 个和 4 个（表 2-58-3）。共发现 20 个串联重复序列，满足总长度超过 20bp 且重复单元之间的相似度 ≥ 90% 两个条件（表 2-58-4）。散在重复序列包括回文重复序列和正向重复序列。以 e-value 小于 1E−04 为阈值，野胡萝卜叶绿体基因组散在重复序列包括 15 条回文重复序列、17 条正向重复序列（表 2-58-5）。

表 2-58-3　野胡萝卜叶绿体基因组微卫星序列统计

| 重复单元类型 | 重复序列个数 |
|---|---|
| A/T | 36 |
| C/G | 3 |
| AT/AT | 4 |

表 2-58-4　野胡萝卜叶绿体基因组串联重复序列统计

| 起点—终点 | 重复单元长度（bp） | 重复单元拷贝数 | 重复单元一致序列长度（bp） | 重复单元之间的相似度（%） | 插入缺失比例（%） | 分值 | 碱基个数 | | | | 熵（0−2） |
|---|---|---|---|---|---|---|---|---|---|---|---|
| | | | | | | | A | C | G | T | |
| 28277—28304 | 14 | 2.0 | 14 | 100 | 0 | 56 | 57 | 7 | 0 | 35 | 1.26 |
| 28290—28322 | 12 | 2.8 | 12 | 90 | 4 | 50 | 54 | 9 | 6 | 30 | 1.56 |
| 29783—29819 | 18 | 2.1 | 18 | 100 | 0 | 74 | 35 | 21 | 10 | 32 | 1.88 |
| 31163—31206 | 22 | 2.0 | 22 | 100 | 0 | 88 | 36 | 4 | 0 | 59 | 1.18 |

续表

| 起点—终点 | 重复单元长度（bp） | 重复单元拷贝数 | 重复单元一致序列长度（bp） | 重复单元之间的相似度（%） | 插入缺失比例（%） | 分值 | 碱基个数 | | | | 熵（0—2） |
|---|---|---|---|---|---|---|---|---|---|---|---|
| | | | | | | | A | C | G | T | |
| 48883—48909 | 13 | 2.1 | 13 | 100 | 0 | 54 | 0 | 44 | 22 | 33 | 1.53 |
| 51228—51279 | 24 | 2.2 | 24 | 100 | 0 | 104 | 13 | 15 | 5 | 65 | 1.44 |
| 59708—59732 | 12 | 2.1 | 12 | 100 | 0 | 50 | 36 | 0 | 16 | 48 | 1.46 |
| 62134—62160 | 14 | 1.9 | 14 | 100 | 0 | 54 | 40 | 14 | 7 | 37 | 1.74 |
| 68102—68142 | 21 | 2.0 | 21 | 95 | 0 | 73 | 29 | 26 | 9 | 34 | 1.88 |
| 71427—71458 | 16 | 2.0 | 16 | 93 | 0 | 55 | 71 | 0 | 12 | 15 | 1.14 |
| 89624—89667 | 15 | 2.9 | 15 | 93 | 0 | 70 | 27 | 34 | 13 | 25 | 1.93 |
| 90884—90967 | 18 | 4.7 | 18 | 98 | 0 | 159 | 28 | 5 | 32 | 33 | 1.81 |
| 93183—93208 | 13 | 2.0 | 13 | 100 | 0 | 52 | 38 | 7 | 23 | 30 | 1.83 |
| 109452—109487 | 18 | 2.0 | 18 | 100 | 0 | 72 | 22 | 22 | 5 | 50 | 1.70 |
| 113973—114038 | 24 | 2.8 | 24 | 97 | 0 | 123 | 56 | 0 | 0 | 43 | 0.99 |
| 130667—130702 | 18 | 2.0 | 18 | 100 | 0 | 72 | 50 | 5 | 22 | 22 | 1.70 |
| 146946—146971 | 13 | 2.0 | 13 | 100 | 0 | 52 | 30 | 23 | 7 | 38 | 1.83 |
| 149187—149270 | 18 | 4.7 | 18 | 98 | 0 | 159 | 33 | 32 | 5 | 28 | 1.81 |
| 150487—150530 | 15 | 2.9 | 15 | 93 | 0 | 70 | 25 | 13 | 34 | 27 | 1.93 |
| 151656—151726 | 21 | 3.4 | 21 | 92 | 3 | 90 | 57 | 9 | 21 | 11 | 1.62 |

表 2-58-5　野胡萝卜叶绿体基因组散在重复序列特征值

| 重复单元一长度（bp） | 重复单元一起点 | 重复类型 | 重复单元二长度（bp） | 重复单元二起点 | 重复单元间隔 | $e$-value |
|---|---|---|---|---|---|---|
| 70 | 90883 | D | 70 | 90901 | −2 | 1.07E−28 |
| 70 | 90883 | P | 70 | 149182 | −2 | 1.07E−28 |
| 70 | 90901 | P | 70 | 149200 | −2 | 1.07E−28 |
| 70 | 149182 | D | 70 | 149200 | −2 | 1.07E−28 |
| 52 | 90883 | D | 52 | 90919 | −2 | 4.02E−18 |
| 52 | 90883 | P | 52 | 149182 | −2 | 4.02E−18 |
| 52 | 90919 | P | 52 | 149218 | −2 | 4.02E−18 |
| 52 | 149182 | D | 52 | 149218 | −2 | 4.02E−18 |
| 42 | 113972 | D | 42 | 113996 | −1 | 4.45E−14 |
| 39 | 44004 | D | 39 | 121513 | −1 | 2.65E−12 |
| 34 | 88427 | D | 34 | 88448 | 0 | 2.32E−11 |
| 34 | 88427 | P | 34 | 151671 | 0 | 2.32E−11 |

续表

| 重复单元一长度（bp） | 重复单元一起点 | 重复类型 | 重复单元二长度（bp） | 重复单元二起点 | 重复单元间隔 | e-value |
| --- | --- | --- | --- | --- | --- | --- |
| 34 | 88448 | P | 34 | 151692 | 0 | 2.32E-11 |
| 34 | 151671 | D | 34 | 151692 | 0 | 2.32E-11 |
| 42 | 44004 | D | 42 | 97849 | −3 | 1.10E-10 |
| 42 | 44004 | P | 42 | 142262 | −3 | 1.10E-10 |
| 32 | 113982 | D | 32 | 114006 | 0 | 3.71E-10 |
| 41 | 97847 | D | 41 | 121511 | −3 | 4.07E-10 |
| 41 | 121511 | P | 41 | 142265 | −3 | 4.07E-10 |
| 38 | 29699 | P | 38 | 29699 | −2 | 5.72E-10 |
| 30 | 8427 | P | 30 | 45746 | 0 | 5.93E-09 |
| 34 | 90883 | D | 34 | 90937 | −2 | 1.17E-07 |
| 34 | 90883 | P | 34 | 149182 | −2 | 1.17E-07 |
| 34 | 90937 | P | 34 | 149236 | −2 | 1.17E-07 |
| 34 | 149182 | D | 34 | 149236 | −2 | 1.17E-07 |
| 33 | 97855 | D | 33 | 121519 | −2 | 4.40E-07 |
| 33 | 121519 | P | 33 | 142265 | −2 | 4.40E-07 |
| 35 | 44007 | D | 35 | 94780 | −3 | 1.02E-06 |
| 35 | 44007 | P | 35 | 145338 | −3 | 1.02E-06 |
| 34 | 51221 | D | 34 | 51245 | −3 | 3.74E-06 |
| 33 | 8424 | D | 33 | 35765 | −3 | 1.36E-05 |
| 30 | 67450 | P | 30 | 67451 | −2 | 2.32E-05 |

注：P. palindromic repeat，回文重复序列；D. direct repeat，正向重复序列

【系统发育】 使用 MAFFT 对来自伞形科的 14 个物种[7-11]和 1 个外类群物种 [甘西鼠尾草（*Salvia przewalskii*）] 的 76 个共有蛋白质序列进行多重序列比对，使用 IQ-TREE 筛选得到最优的 HIVb+F+I 模型，并采用最大似然法（maximum likelihood method）构建进化树。结果显示，北柴胡（*Bupleurum chinense*）首先单分出来，剩下 13 个物种，明党参（*Changium smyrnioides*）[7]、川明参（*Chuanminshen violaceum*）[8]和 *Hansenia forbesii* 3 个物种聚为一支。在剩下的 10 个物种中，水芹（*Oenanthe javanica*）、野胡萝卜（*Daucus carota*）[9]分别单分出来，茴香（*Foeniculum vulgare*）、欧芹（*Petroselinum crispum*）和旱芹（*Apium graveolens*）3 个物种聚为一支，白芷（*Angelica dahurica*）[10]、珊瑚菜（*Glehnia littoralis*）[11]、紫花前胡（*Angelica decursiva*）、芫荽（*Coriandrum sativum*）和川芎（*Ligusticum sinense*）5 个物种聚为一支（图 2-58-3）。

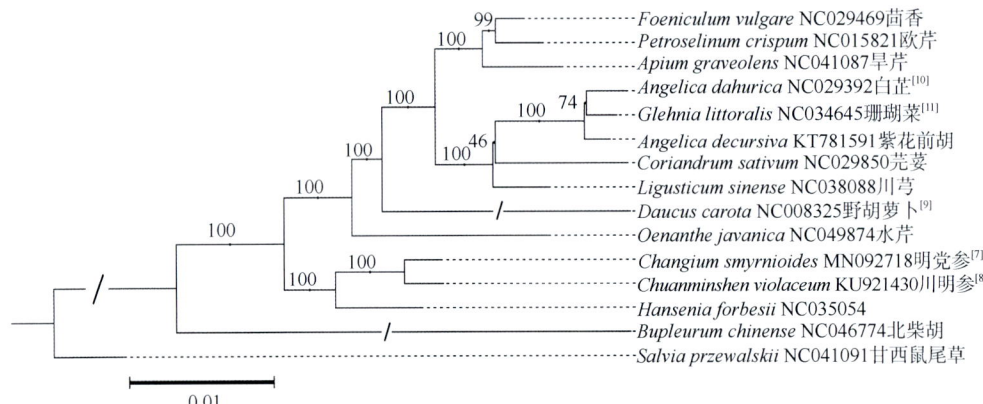

图 2-58-3　伞形科植物系统发育进化分析

# 参 考 文 献

[1] 中国科学院《中国植物志》编委会.中国植物志.北京：科学出版社，1988：62-73.
[2] 国家药典委员会.中华人民共和国药典（2020 年版）一部.北京：中国医药科技出版社，2020：282.
[3] 国家中医药管理局《中华本草》编委会.中华本草.第六卷.上海：上海科学技术出版社，1999，6：231.
[4] 南京中医药大学.中药大辞典.2 版.上海：上海科学技术出版社，2006.
[5] 全国中草药汇编编写组.全国中草药汇编.北京：人民卫生出版社，1996：692.
[6] 易涛，张琳，付红伟，等.胡萝卜属化学成分及药理活性的研究进展.亚太传统医药，2009，（7）：151-153.
[7] Bao Z，Zhu Z，Gai Y．The complete chloroplast genome of *Changium smyrnioides* Wolff. Mitochondrial DNA Part B：Resources，2019，4（2）：4081-4082.
[8] Yuan C，Zhong W，Mou F，et al．The complete chloroplast genome sequence and phylogenetic analysis of Chuanminshen（*Chuanminshen violaceum* Sheh et Shan）.Physiol Mol Biol Plants，2017，23（1）：35-41.
[9] Ruhlman T，Lee S B，Jansen R K，et al．Complete plastid genome sequence of *Daucus carota*：implications for biotechnology and phylogeny of angiosperms. BMC Genomics，2006，7：222.
[10] Zhang R，Xu B H，Cao T Y．Characterization of the complete chloroplast genome of *Angelica dahurica*（Apiaceae）as an herb in China. Mitochondrial DNA B Resour，2020，5（1）：678-679.
[11] Zhou Y F，Geng M L，Li M M．The complete chloroplast genome of *Glehnia littoralis*，an endangered medicinal herb of Apiaceae family. Mitochondrial DNA B Resour，2018，3（2）：1013-1014.

# 59 珊 瑚 菜

【药材基本信息】 珊瑚菜（*Glehnia littoralis* Fr. Schmidt ex Miq.）为伞形科药用植物[1]，其干燥成熟根为北沙参中药材（图2-59-1）。收载于《中国药典》（2020年版）[2]。主产于山东、河北、辽宁、内蒙古等地。商品药材为栽培或野生[3,4]。味甘、微苦，性微寒。归肺、脾经[5]。具有养阴清肺、益脾生津的功效。主治肺燥干咳、热病伤津、口渴等症[6]。现代研究表明，北沙参具有免疫调节、预防肺纤维化和肺炎、抗衰老及抗肿瘤、抗炎、抗氧化、保肝作用[7,8]。

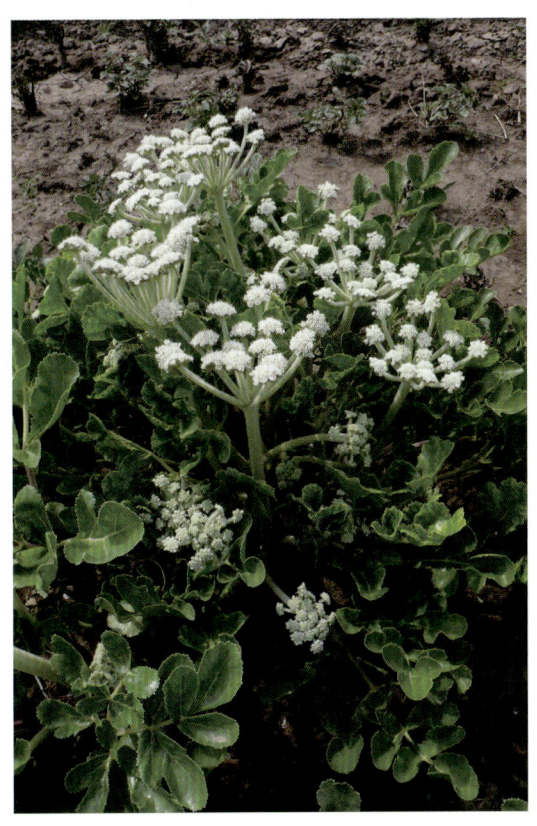

图 2-59-1　珊瑚菜

【叶绿体基因组】 珊瑚菜叶绿体DNA为典型的环状分子，其叶绿体基因组（GenBank登录号：NC034645.1）[9]总长度为147 477bp，具有保守的四分状结构，包括一个LSC区、一个SSC区和一对IR区，其长度分别为93 496bp、17 555bp和18 213bp（图2-59-2）。

叶绿体基因组的整体 G/C 含量为 37.51%。其 IR 区的 G/C 含量（44.77%）高于 SSC 区的 G/C 含量（30.95%）和 LSC 区的 G/C 含量（35.91%）。

*Glehnia littoralis*

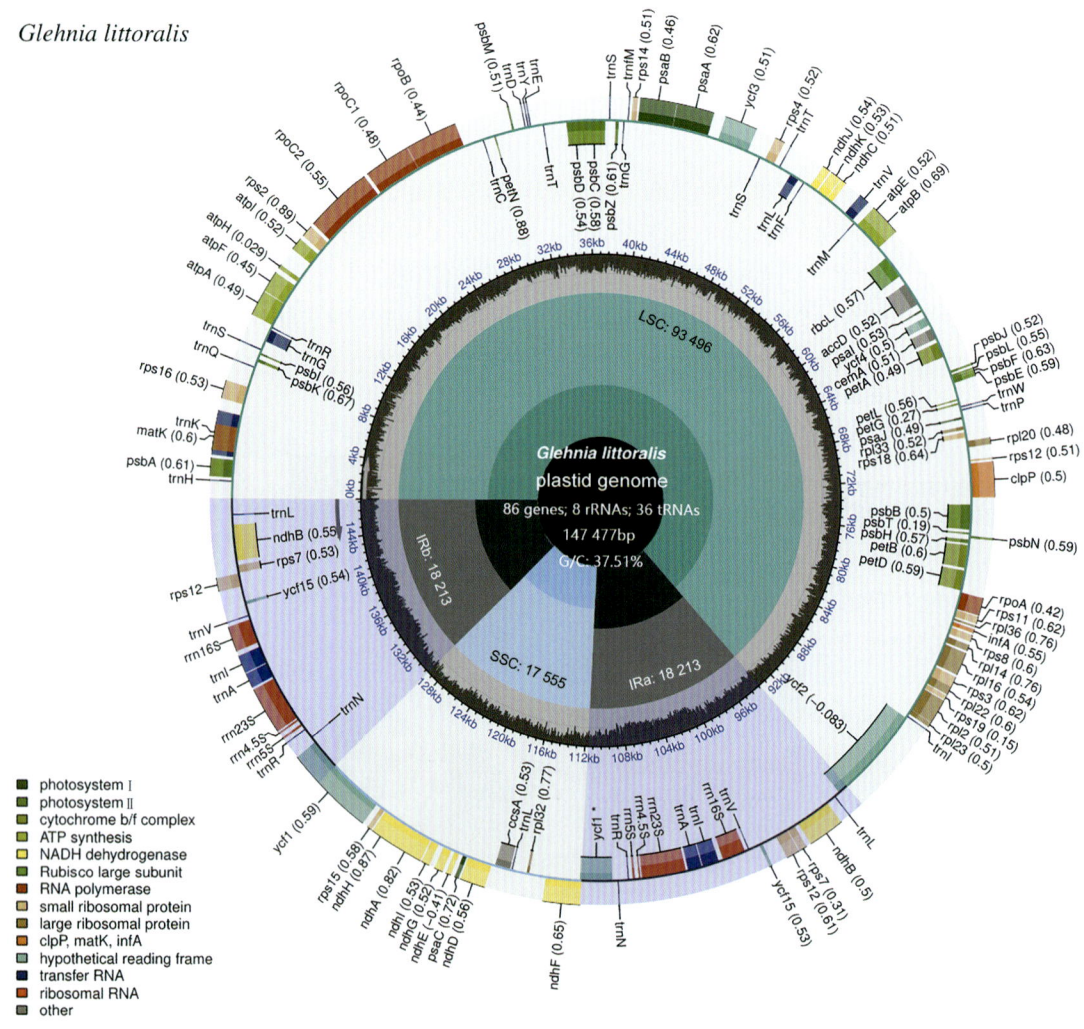

图 2-59-2　珊瑚菜叶绿体基因组图谱

该图包括 6 个圆形轨道。自内向外的第一轨道表示分散重复序列，红色弧线表示直接重复序列，绿色弧线表示回文重复序列；自内向外的第二轨道上的蓝色柱状线条表示长串联重复序列，其重复单元碱基长度 > 7；自内向外的第三轨道以不同颜色的柱状线条表示不同类型的短串联重复序列（微卫星序列），其中黑色表示复杂重复序列，绿色表示重复单元碱基长度为 1 的重复序列，黄色表示重复单元碱基长度为 2 的重复序列，紫色表示重复单元碱基长度为 3 的重复序列，蓝色表示重复单元碱基长度为 4 的重复序列，橙色表示重复单元碱基长度为 5 的重复序列，红色表示重复单元碱基长度为 6 的重复序列；自内向外的第四轨道上以不同色块表示 SSC 区、反向重复区 IRa 和 IRb、LSC 区，数字代表相应区间的长度；自内向外的第五轨道表示 GC 含量；最外层第六轨道以不同色块表示不同功能的编码基因，功能分类详见图中左下角注释，基因名称后括号中的数字表示密码子使用偏差，轨道外侧的基因转录方向为顺时针方向，轨道内侧的基因转录方向为逆时针方向

【编码基因】　珊瑚菜叶绿体基因组共编码 130 个基因，其中独特基因 109 个，包括蛋白质编码基因 86 个（独特基因 80 个）、转运 RNA（transfer RNA，tRNA）编码

基因 36 个（独特基因 29 个）、核糖体 RNA（ribosome RNA，rRNA）编码基因 8 个（独特基因 4 个）（表 2-59-1）。其中 5 个蛋白质独特编码基因（*rps12*、*rps7*、*ycf1*、*ycf15*、*ndhB*），6 个 tRNA 独特编码基因（*trnI-GAU*、*trnV-GAC*、*trnL-CAA*、*trnN-GUU*、*trnA-UGC*、*trnR-ACG*）、4 个 rRNA 独特编码基因（*rrn16S*、*rrn23S*、*rrn4.5S*、*rrn5S*）位于 IR 区。有 10 个蛋白质编码基因 [*rps16*、*atpF*、*rpoC1*、*ndhB*（×2）、*ndhA*、*petB*、*petD*、*rpl16*、*rpl2*] 各含有 1 个内含子（intron），4 个蛋白质编码基因 [*ycf3*、*clpP*、*rps12*（×2）] 各含有 2 个内含子，8 个 tRNA 编码基因 [*trnK-UUU*、*trnG-UCC*、*trnL-UAA*、*trnV-UAC*、*trnI-GAU*（×2）、*trnA-UGC*（×2）] 各含有 1 个内含子（表 2-59-2）。珊瑚菜叶绿体基因组中蛋白质编码区（coding sequence，CDS）的长度为 72 699bp，占整个基因组长度的 49.30%。rRNA 基因的长度为 9058bp，占整个基因组长度的 6.14%。而 tRNA 基因的长度为 2718bp，占整个基因组长度的 1.84%。珊瑚菜叶绿体基因组非编码区主要包括内含子和基因间区，其长度占整个基因组长度的 42.72%。

表 2-59-1　珊瑚菜叶绿体基因组基因列表

| 基因功能 | 基因分类 | 基因名称 |
| --- | --- | --- |
| rRNA | rRNA genes | *rrn16S*（×2）、*rrn23S*（×2）、*rrn5S*（×2）、*rrn4.5S*（×2） |
| tRNA | tRNA genes | 36 *trn* genes（8 个基因各含有 1 个内含子） |
| 自我复制 | Small subunit of ribosome | *rps11*、*rps12*（×3）、*rps14*、*rps15*、*rps16*、*rps18*、*rps19*、*rps2*、*rps3*、*rps4*、*rps7*（×2）、*rps8* |
|  | Large subunit of ribosome | *rpl14*、*rpl16*、*rpl2*、*rpl20*、*rpl22*、*rpl23*、*rpl32*、*rpl33*、*rpl36* |
|  | DNA dependent RNA polymerase | *rpoA*、*rpoB*、*rpoC1*、*rpoC2* |
| 光合作用 | Subunits of NADH-dehydrogenase | *ndhA*、*ndhB*（×2）、*ndhC*、*ndhD*、*ndhE*、*ndhF*、*ndhG*、*ndhH*、*ndhI*、*ndhJ*、*ndhK* |
|  | Large subunit of rubisco | *rbcL* |
|  | Subunits of photosystem Ⅰ | *psaA*、*psaB*、*psaC*、*psaI*、*psaJ* |
|  | Subunits of photosystem Ⅱ | *psbA*、*psbB*、*psbC*、*psbD*、*psbE*、*psbF*、*psbH*、*psbI*、*psbJ*、*psbK*、*psbL*、*psbM*、*psbN*、*psbT*、*psbZ*、*ycf3* |
|  | Subunits of cytochrome b/f complex | *petA*、*petB*、*petD*、*petG*、*petL*、*petN* |
|  | Subunits of ATP synthase | *atpA*、*atpB*、*atpE*、*atpF*、*atpH*、*atpI* |
| 其他功能 | c-type cytochrome synthesis gene | *ccsA* |
|  | Protease | *clpP* |
|  | Envelope membrane protein | *cemA* |
|  | Subunit of acetyl-CoA-carboxylase | *accD* |
|  | Maturase | *matK* |
|  | Translational initiation factor | *infA* |
| 未知功能 |  | *ycf1*（×2）、*ycf2*、*ycf4*、*ycf15*（×2） |

表 2-59-2　珊瑚菜叶绿体基因内含子和外显子位置及长度

| 基因名称 | 基因编码序列所在链 | 起始位置 | 终点位置 | 长度（bp） | | | | |
|---|---|---|---|---|---|---|---|---|
| | | | | 第一外显子 | 第一内含子 | 第二外显子 | 第二内含子 | 第三外显子 |
| trnK-UUU | − | 2565 | 5165 | 37 | 2529 | 35 | | |
| rps16 | − | 5883 | 6972 | 40 | 853 | 197 | | |
| trnG-UCC | + | 10022 | 10790 | 23 | 698 | 48 | | |
| atpF | − | 12681 | 13941 | 145 | 715 | 401 | | |
| rpoC1 | − | 21907 | 24711 | 432 | 768 | 1605 | | |
| ycf3 | − | 44332 | 46333 | 124 | 719 | 230 | 776 | 153 |
| trnL-UAA | + | 49389 | 49969 | 35 | 496 | 50 | | |
| trnV-UAC | − | 53565 | 54210 | 39 | 572 | 35 | | |
| rps12 | − | 71077 | 98933 | 114 | ND | 232 | 538 | 26 |
| clpP | − | 71336 | 73410 | 71 | 849 | 294 | 632 | 229 |
| petB | + | 76370 | 77770 | 6 | 753 | 642 | | |
| petD | + | 77953 | 79178 | 8 | 743 | 475 | | |
| rpl16 | − | 82672 | 84042 | 9 | 963 | 399 | | |
| rpl2 | − | 85732 | 87207 | 391 | 651 | 434 | | |
| ndhB | − | 95104 | 97318 | 775 | 682 | 758 | | |
| trnI-GAU | + | 102866 | 103925 | 37 | 988 | 35 | | |
| trnA-UGC | + | 103990 | 104876 | 38 | 814 | 35 | | |
| ndhA | − | 121663 | 123826 | 553 | 1072 | 539 | | |
| trnA-UGC | − | 136098 | 136984 | 38 | 814 | 35 | | |
| trnI-GAU | − | 137049 | 138108 | 37 | 988 | 35 | | |
| rps12 | + | 142041 | 142834 | ND | ND | 232 | 538 | 26 |
| ndhB | + | 143656 | 145870 | 775 | 682 | 758 | | |

注："+"表示正链；"−"表示负链；"ND"表示未确定

【重复序列】　在珊瑚菜叶绿体基因组中，微卫星序列有 A/T、C/G 和 AT/AT 三种，分别有 46 个、2 个和 5 个（表 2-59-3）。共发现 16 个串联重复序列，满足总长度超过 20bp 且重复单元之间的相似度 ≥ 90% 两个条件（表 2-59-4）。散在重复序列包括回文重复序列和正向重复序列。以 e-value 小于 1E–04 为阈值，珊瑚菜叶绿体基因组散在重复序列包括 12 条回文重复序列、15 条正向重复序列（表 2-59-5）。

表 2-59-3　珊瑚菜叶绿体基因组微卫星序列统计

| 重复单元类型 | 重复序列个数 |
|---|---|
| A/T | 46 |
| C/G | 2 |
| AT/AT | 5 |

表 2-59-4　珊瑚菜叶绿体基因组串联重复序列统计

| 起点—终点 | 重复单元长度（bp） | 重复单元拷贝数 | 重复单元一致序列长度（bp） | 重复单元之间的相似度（%） | 插入缺失比例（%） | 分值 | 碱基个数 A | C | G | T | 熵（0—2） |
|---|---|---|---|---|---|---|---|---|---|---|---|
| 7081—7108 | 14 | 2.0 | 14 | 100 | 0 | 56 | 35 | 21 | 0 | 42 | 1.53 |
| 10838—10862 | 13 | 1.9 | 13 | 100 | 0 | 50 | 44 | 16 | 0 | 40 | 1.47 |
| 28716—28746 | 14 | 2.2 | 14 | 100 | 0 | 62 | 35 | 0 | 6 | 58 | 1.24 |
| 48320—48352 | 11 | 3.0 | 11 | 100 | 0 | 66 | 36 | 9 | 0 | 54 | 1.32 |
| 63427—63453 | 14 | 1.9 | 14 | 100 | 0 | 54 | 40 | 14 | 7 | 37 | 1.74 |
| 69237—69282 | 24 | 1.9 | 24 | 90 | 0 | 74 | 52 | 4 | 4 | 39 | 1.41 |
| 75667—75703 | 19 | 1.9 | 19 | 94 | 0 | 65 | 54 | 13 | 8 | 24 | 1.66 |
| 91017—91060 | 15 | 2.9 | 15 | 93 | 0 | 70 | 27 | 34 | 13 | 25 | 1.93 |
| 92280—92345 | 18 | 3.7 | 18 | 95 | 0 | 114 | 28 | 6 | 28 | 36 | 1.81 |
| 103410—103470 | 20 | 3.0 | 20 | 100 | 0 | 122 | 50 | 14 | 29 | 4 | 1.64 |
| 108096—108161 | 32 | 2.1 | 32 | 94 | 0 | 114 | 40 | 22 | 9 | 27 | 1.84 |
| 114490—114565 | 40 | 1.9 | 40 | 100 | 0 | 152 | 40 | 2 | 5 | 51 | 1.38 |
| 119592—119621 | 12 | 2.5 | 12 | 94 | 0 | 51 | 46 | 0 | 6 | 46 | 1.29 |
| 127711—127747 | 9 | 4.1 | 9 | 96 | 0 | 56 | 27 | 16 | 0 | 56 | 1.40 |
| 132813—132878 | 32 | 2.1 | 32 | 94 | 0 | 114 | 27 | 9 | 22 | 40 | 1.84 |
| 137504—137564 | 20 | 3.0 | 20 | 100 | 0 | 122 | 4 | 29 | 14 | 50 | 1.64 |

表 2-59-5　珊瑚菜叶绿体基因组散在重复序列特征值

| 重复单元一长度（bp） | 重复单元一起点 | 重复类型 | 重复单元二长度（bp） | 重复单元二起点 | 重复单元间隔 | e-value |
|---|---|---|---|---|---|---|
| 52 | 862 | P | 52 | 87521 | −3 | 1.80E-16 |
| 52 | 92279 | D | 52 | 92297 | −3 | 1.80E-16 |
| 41 | 103409 | D | 41 | 103429 | 0 | 1.26E-15 |
| 41 | 103409 | P | 41 | 137503 | 0 | 1.26E-15 |
| 41 | 103429 | P | 41 | 137523 | 0 | 1.26E-15 |
| 41 | 137503 | D | 41 | 137523 | 0 | 1.26E-15 |
| 40 | 114485 | D | 40 | 114525 | −1 | 6.07E-13 |
| 39 | 31917 | P | 39 | 32446 | −1 | 2.37E-12 |
| 41 | 98970 | D | 41 | 122239 | −2 | 9.34E-12 |
| 41 | 122239 | P | 41 | 141962 | −2 | 9.34E-12 |
| 42 | 45523 | D | 42 | 122238 | −3 | 9.80E-11 |
| 42 | 45526 | D | 42 | 98972 | −3 | 9.80E-11 |
| 42 | 45526 | P | 42 | 141959 | −3 | 9.80E-11 |
| 39 | 66450 | P | 39 | 66475 | −3 | 4.99E-09 |
| 30 | 9375 | P | 30 | 47215 | 0 | 5.31E-09 |
| 33 | 98978 | D | 33 | 122247 | −1 | 8.21E-09 |

续表

| 重复单元一长度（bp） | 重复单元一起点 | 重复类型 | 重复单元二长度（bp） | 重复单元二起点 | 重复单元间隔 | e-value |
|---|---|---|---|---|---|---|
| 33 | 122247 | P | 33 | 141962 | −1 | 8.21E−09 |
| 34 | 108095 | D | 34 | 108127 | −2 | 1.05E−07 |
| 34 | 108095 | P | 34 | 132812 | −2 | 1.05E−07 |
| 34 | 108127 | P | 34 | 132844 | −2 | 1.05E−07 |
| 34 | 132812 | D | 34 | 132844 | −2 | 1.05E−07 |
| 35 | 45529 | D | 35 | 95903 | −3 | 9.16E−07 |
| 35 | 45529 | P | 35 | 145035 | −3 | 9.16E−07 |
| 34 | 92279 | D | 34 | 92315 | −3 | 3.35E−06 |
| 31 | 23722 | D | 31 | 114880 | −2 | 5.55E−06 |
| 33 | 9372 | D | 33 | 37298 | −3 | 1.22E−05 |
| 33 | 127710 | D | 33 | 127719 | −3 | 1.22E−05 |

注：P. palindromic repeat，回文重复序列；D. direct repeat，正向重复序列

【系统发育】 使用 MAFFT 对来自伞形科的 14 个物种[9-13]和 1 个外类群物种 [ 甘西鼠尾草（Salvia przewalskii）] 的 76 个共有蛋白质序列进行多重序列比对，使用 IQ-TREE 筛选得到最优的 HIVb+F+I 模型，并采用最大似然法（maximum likelihood method）构建进化树。结果显示，北柴胡（Bupleurum chinense）首先单分出来，剩下 13 个物种，明党参（Changium smyrnioides）[9]、川明参（Chuanminshen violaceum）[10] 和 Hansenia forbesii 3 个物种聚为一支。在剩下的 10 个物种中，水芹（Oenanthe javanica）、野胡萝卜（Daucus carota）[11] 分别单分出来，茴香（Foeniculum vulgare）、欧芹（Petroselinum crispum）和旱芹（Apium graveolens）3 个物种聚为一支，白芷（Angelica dahurica）[12]、珊瑚菜（Glehnia littoralis）[13]、紫花前胡（Angelica decursiva）、芫荽（Coriandrum sativum）和川芎（Ligusticum sinense）5 个物种聚为一支。珊瑚菜和白芷的亲缘关系最近（图 2-59-3）。

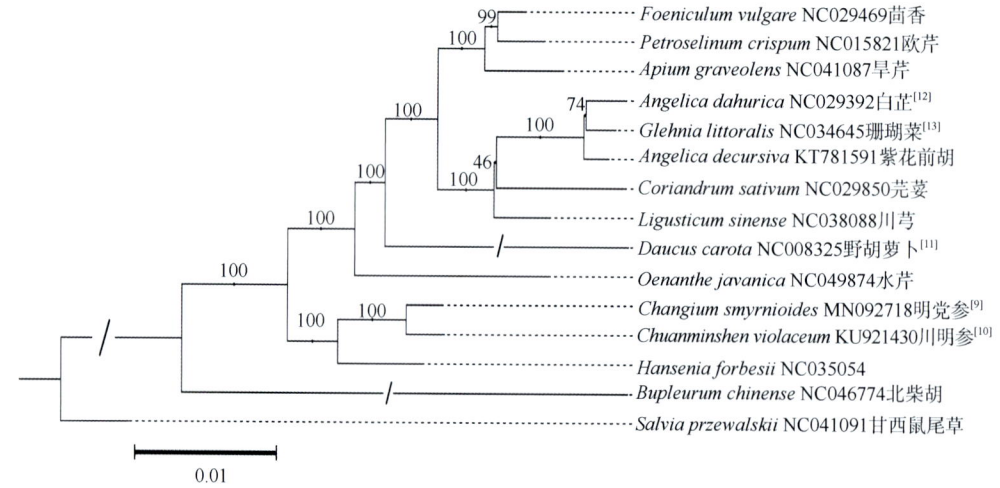

图 2-59-3　伞形科植物系统发育进化分析

## 参 考 文 献

[1] 中国科学院《中国植物志》编委会. 中国植物志. 北京：科学出版社，1988：62-73.
[2] 国家药典委员会. 中华人民共和国药典（2020年版）一部. 北京：中国医药科技出版社，2020：282.
[3] 中国医学科学院药用植物资源发展研究所. 中草药栽培技术. 北京：人民卫生出版社，1990：402-405.
[4] 许祖刚，王月福，赵长星. 施钾量对北沙参生长、产量和品质的影响. 中国农学通报，2009，25（21）：217-219.
[5] 全国中草药汇编编写组. 全国中草药汇编. 北京：人民卫生出版社，1996：692.
[6] 南京中医药大学. 中药大辞典. 2版. 上海：上海科学技术出版社，2006.
[7] 刘伟，李中燕，田艳，等. 北沙参的化学成分及药理作用研究进展. 国际药学研究杂志，2013，(3)：291-294.
[8] 王晓琴，苏柯萌. 北沙参化学成分与药理活性研究进展. 中国现代中药，2020，(3)：466-474.
[9] Bao Z，Zhu Z，Gai Y. The complete chloroplast genome of *Changium smyrnioides* Wolff. Mitochondrial DNA Part B：Resources，2019，4（2）：4081-4082.
[10] Yuan C，Zhong W J，Mou F S，et al. The complete chloroplast genome sequence and phylogenetic analysis of Chuanminshen (*Chuanminshen violaceum* Sheh et Shan). Physiol Mol Biol Plants，2017，23（1）：35-41.
[11] Ruhlman T，Lee S B，Jansen R K，et al. Complete plastid genome sequence of *Daucus carota*：implications for biotechnology and phylogeny of angiosperms. BMC Genomics，2006，7：222.
[12] Zhang R，Xu B H，Cao T Y. Characterization of the complete chloroplast genome of *Angelica dahurica* (Apiaceae) as an herb in China. Mitochondrial DNA B Resour，2020，5（1）：678-679.
[13] Zhou Y F，Geng M L，Li M M. The complete chloroplast genome of *Glehnia littoralis*, an endangered medicinal herb of Apiaceae family. Mitochondrial DNA B Resour，2018，3（2）：1013-1014.

# 60 枸　　骨

**【药材基本信息】**　枸骨（*Ilex cornuta* Lindl. ex Paxt.）[1, 2]为冬青科冬青属药用植物，其干燥叶为枸骨叶中药材，又名功劳叶（图2-60-1）[1]。收载于《中国药典》（2020年版）[2]。枸骨分布于甘肃、陕西、江苏、上海、安徽、浙江、江西、河南、湖北、湖南、广东、广西、四川、云南等地。主产于江苏、河南等地。商品药材主要来源于野生。以叶大、色绿者为佳。枸骨叶味苦、性凉，含有黄酮、多酚、倍半萜、三萜皂苷（如苦丁茶苷A、苦丁茶苷B、苦丁茶苷C、苦丁茶苷D、地榆苷Ⅰ、地榆苷Ⅱ等）、糖脂、香豆素、鞣质、有机酸（如3,5-二咖啡酰奎尼酸、3,4-二咖啡酰奎尼酸）、苦味质等化学成分。归肝、肾经。具有清热养阴、平肝益肾的功效。现代研究证明，枸骨叶具有抗心肌缺血、降血脂、抗氧化、抗菌、免疫抑制等作用。用于治疗感冒、肺结核、腰肌劳损、风湿性关节炎、白癜风等病症[3]。

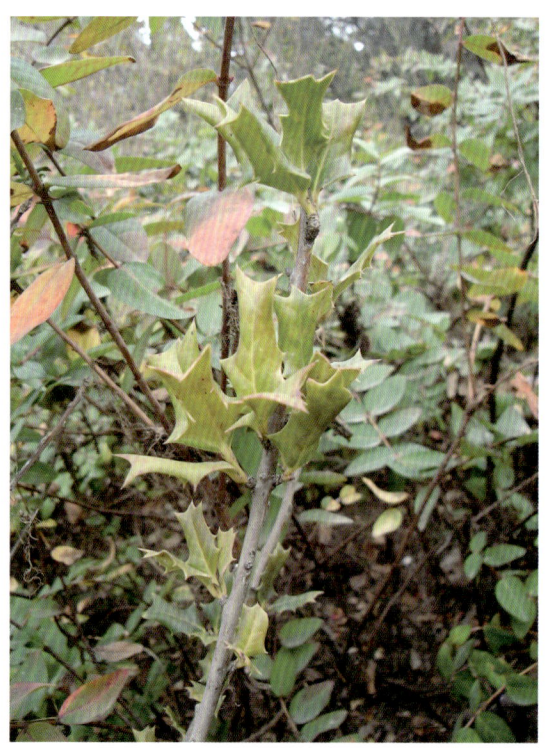

图 2-60-1　枸骨

**【叶绿体基因组】**　枸骨的叶绿体DNA为环状分子，其叶绿体基因组（GenBank登录号：NC044416.1）[4]总长度为157 224bp，具有保守的四分状结构，包括一个LSC区、一个 SSC 区和一对 IR 区，其长度分别为 86 611bp、18 429bp 和 26 092bp（图 2-60-2）。枸骨叶绿体基因组的整体 G/C 含量为 37.68%。其 IR 区的 G/C 含量（42.94%）高于 SSC 区的 G/C 含量（31.92%）和 LSC 区的 G/C 含量（35.74%）。

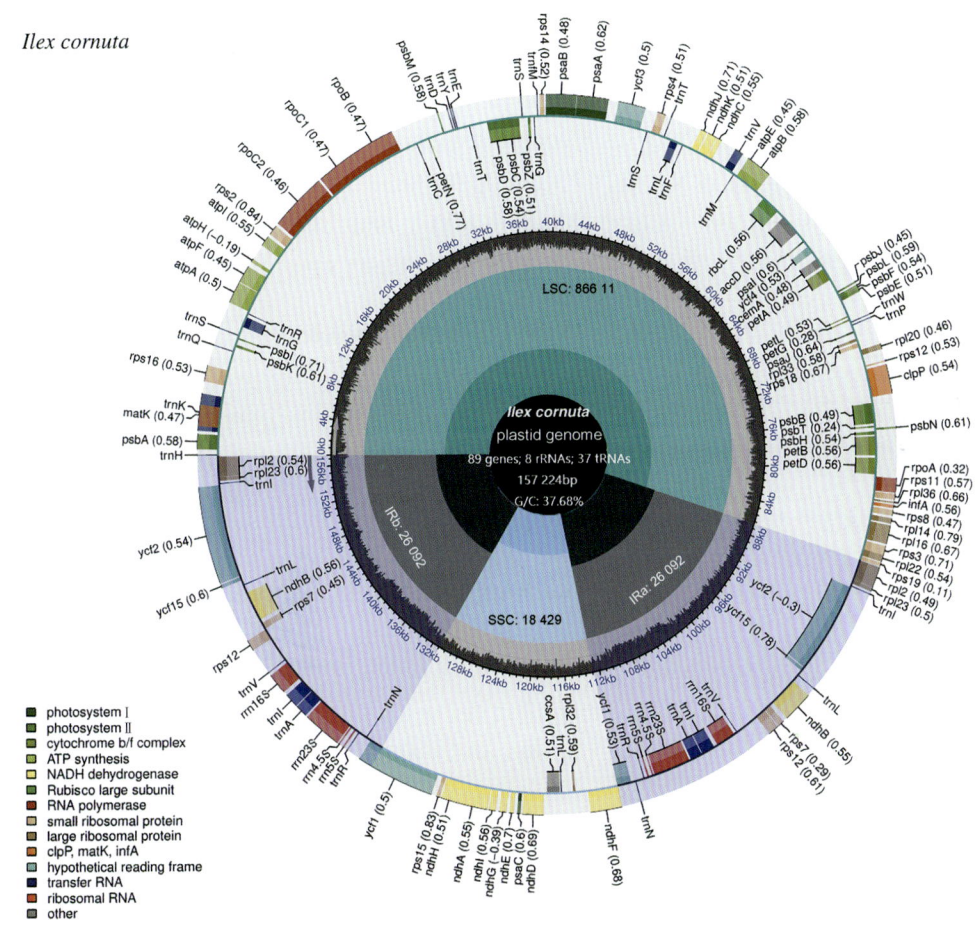

图 2-60-2　枸骨叶绿体基因组图谱

该图包括 6 个圆形轨道。自内向外的第一轨道表示分散重复序列，红色弧线表示直接重复序列，绿色弧线表示回文重复序列；自内向外的第二轨道上的蓝色柱状线条表示长串联重复序列，其重复单元碱基长度＞7；自内向外的第三轨道以不同颜色的柱状线条表示不同类型的短串联重复序列（微卫星序列），其中黑色表示复杂重复序列，绿色表示重复单元碱基长度为 1 的重复序列，黄色表示重复单元碱基长度为 2 的重复序列，紫色表示重复单元碱基长度为 3 的重复序列，蓝色表示重复单元碱基长度为 4 的重复序列，橙色表示重复单元碱基长度为 5 的重复序列，红色表示重复单元碱基长度为 6 的重复序列；自内向外的第四轨道上以不同色块表示 SSC 区、反向重复区 IRa 和 IRb、LSC 区，数字代表相应区间的长度；自内向外的第五轨道表示 GC 含量；最外层第六轨道以不同色块表示不同功能的编码基因，功能分类详见图中左下角注释，基因名称后括号中的数字表示密码子使用偏差，轨道外侧的基因转录方向为顺时针方向，轨道内侧的基因转录方向为逆时针方向

【编码基因】　枸骨的叶绿体基因组共编码 134 个基因，其中独特基因 114 个，包括蛋白质编码基因 89 个（独特基因 80 个）、转运 RNA（transfer RNA，tRNA）编码基因 37 个（独特基因 30 个）、核糖体 RNA（ribosomal RNA，rRNA）编码基因 8 个（独特基因 4 个）（表 2-60-1）。其中 7 个蛋白质独特编码基因（*ndhB*、*rpl2*、*rpl23*、*rps12*、*ycf2*、 *ycf15*、*rps7*）、7 个 tRNA 独特编码基因（*trnA-UGC*、*trnI-CAU*、*trnI-GAU*、*trnL-CAA*、*trnN-GUU*、*trnV-GAC*、*trnR-ACG*）、4 个 rRNA 独特编码基因（*rrn16S*、*rrn5S*、*rrn4.5S*、*rrn23S*）位于 IR 区。有 11 个蛋白质编码基因 [*rps16*、*atpF*、*rpoC1*、*petB*、*petD*、*rpl16*、*rpl2*（×2）、*ndhB*（×2）、*ndhA*] 各含有 1 个内含子（intron），2 个蛋白质编码基因（*ycf3*、*clpP*）各含有 2 个内含子，8 个 tRNA 编码基因 [*trnK-UUU*、*trnG-UCC*、*trnL-UAA*、*trnV-UAC*、*trnI-GAU*（×2）、*trnA-UGC*（×2）] 各含有 1 个内含子（表 2-60-2）。枸骨叶绿体基因组中蛋白质编码区（coding sequence，CDS）的长度为 79 626bp，占整个基因组长度的 50.64%。rRNA 基因的长度为 9048bp，占整个基因组长度的 5.75%。而 tRNA 基因的长度为 2813bp，占整个基因组长度的 1.79%。枸骨叶绿体基因组非编码区主要包括内含子和基因间区，其长度占整个基因组长度的 41.82%。

表 2-60-1　枸骨叶绿体基因组基因列表

| 基因功能 | 基因分类 | 基因名称 |
| --- | --- | --- |
| rRNA | rRNA genes | *rrn16S*（×2）、*rrn23S*（×2）、*rrn5S*（×2）、*rrn4.5S*（×2） |
| tRNA | tRNA genes | 37 *trn* genes（8 个基因各包含 1 个内含子） |
| 自我复制 | Small subunit of ribosome | *rps11*、*rps12*（×3）、*rps14*、*rps15*、*rps16*、*rps18*、*rps19*、*rps2*、*rps3*、*rps4*、*rps7*（×2）、*rps8* |
| | Large subunit of ribosome | *rpl14*、*rpl16*、*rpl2*（×2）、*rpl20*、*rpl22*、*rpl23*（×2）、*rpl32*、*rpl33*、*rpl36* |
| | DNA dependent RNA polymerase | *rpoA*、*rpoB*、*rpoC1*、*rpoC2* |
| 光合作用 | Subunits of NADH-dehydrogenase | *ndhA*、*ndhB*（×2）、*ndhC*、*ndhD*、*ndhE*、*ndhF*、*ndhG*、*ndhH*、*ndhI*、*ndhJ*、*ndhK* |
| | Subunits of photosystem Ⅰ | *psaA*、*psaB*、*psaC*、*psaI*、*psaJ* |
| | Subunits of photosystem Ⅱ | *psbA*、*psbB*、*psbC*、*psbD*、*psbE*、*psbF*、*psbH*、*psbI*、*psbJ*、*psbK*、*psbL*、*psbM*、*psbN*、*psbT*、*psbZ*、*ycf3* |
| | Subunits of cytochrome b/f complex | *petA*、*petB*、*petD*、*petG*、*petL*、*petN* |
| | Subunits of ATP synthase | *atpA*、*atpB*、*atpE*、*atpF*、*atpH*、*atpI* |
| | Large subunit of rubisco | *rbcL* |
| 其他功能 | Maturase | *matK* |
| | Protease | *clpP* |
| | Envelope membrane protein | *cemA* |
| | Subunit of acetyl-CoA-carboxylase | *accD* |
| | c-type cytochrome synthesis gene | *ccsA* |
| | Translational initiation factor | *infA* |
| 未知功能 | | *ycf1*（×2）、*ycf15*（×2）、*ycf2*（×2）、*ycf4* |

表 2-60-2　枸骨叶绿体基因内含子和外显子位置及长度

| 基因名称 | 基因编码序列所在链 | 起始位置 | 终点位置 | 长度（bp） | | | | |
|---|---|---|---|---|---|---|---|---|
| | | | | 第一外显子 | 第一内含子 | 第二外显子 | 第二内含子 | 第三外显子 |
| trnK-UUU | − | 1738 | 4369 | 37 | 2560 | 35 | | |
| rps16 | − | 5226 | 6361 | 40 | 869 | 227 | | |
| trnG-UCC | + | 9773 | 10544 | 23 | 701 | 48 | | |
| atpF | − | 12587 | 13839 | 145 | 698 | 410 | | |
| rpoC1 | − | 21809 | 24648 | 455 | 758 | 1627 | | |
| ycf3 | − | 44447 | 46431 | 124 | 729 | 230 | 749 | 153 |
| trnL-UAA | + | 48913 | 49489 | 37 | 490 | 50 | | |
| trnV-UAC | − | 53448 | 54103 | 39 | 580 | 37 | | |
| rps12 | − | 72060 | 100893 | 114 | ND | 232 | 543 | 26 |
| clpP | − | 72355 | 74424 | 71 | 827 | 294 | 652 | 226 |
| petB | + | 77347 | 78754 | 6 | 760 | 642 | | |
| petD | + | 78949 | 80152 | 8 | 721 | 475 | | |
| rpl16 | − | 83656 | 84993 | 9 | 930 | 399 | | |
| rpl2 | − | 86681 | 88169 | 391 | 664 | 434 | | |
| ndhB | − | 97033 | 99244 | 775 | 679 | 758 | | |
| trnI-GAU | + | 104829 | 105839 | 42 | 934 | 35 | | |
| trnA-UGC | + | 105904 | 106783 | 38 | 807 | 35 | | |
| ndhA | − | 122334 | 124570 | 553 | 1145 | 539 | | |
| trnA-UGC | − | 137053 | 137932 | 38 | 807 | 35 | | |
| trnI-GAU | − | 137997 | 139007 | 42 | 934 | 35 | | |
| rps12 | + | 142923 | 143741 | ND | ND | 232 | 543 | 26 |
| ndhB | + | 144592 | 146803 | 775 | 679 | 758 | | |
| rpl2 | + | 155667 | 157155 | 391 | 664 | 434 | | |

注："+"表示正链；"−"表示负链；"ND"表示未确定。

【重复序列】　在枸骨叶绿体基因组中，微卫星序列有 A/T、C/G 和 AT/AT 三种类型，各有 45 个、2 个和 1 个（表 2-60-3）。共发现 13 个串联重复序列，满足总长度超过 20bp 且重复单元之间的相似度 ≥ 90% 两个条件（表 2-60-4）。散在重复序列包括回文重复序列和正向重复序列。以 $e$-value 值小于 1E–04 为阈值，枸骨叶绿体基因组散在重复序列包括 18 条回文重复序列、22 条正向重复序列（表 2-60-5）。

表 2-60-3　枸骨叶绿体基因组微卫星序列统计

| 重复单元类型 | 重复序列个数 |
|---|---|
| A/T | 45 |
| C/G | 2 |
| AT/AT | 1 |

表 2-60-4　枸骨叶绿体基因组串联重复序列统计

| 起点—终点 | 重复单元长度（bp） | 重复单元拷贝数 | 重复单元一致序列长度（bp） | 重复单元之间的相似度（%） | 插入缺失比例(%) | 分值 | 碱基个数 | | | | 熵（0—2） |
|---|---|---|---|---|---|---|---|---|---|---|---|
| | | | | | | | A | C | G | T | |
| 21274—21823 | 15 | 2.0 | 15 | 93 | 0 | 51 | 33 | 13 | 23 | 30 | 1.93 |
| 39182—39206 | 12 | 2.1 | 12 | 100 | 0 | 50 | 56 | 0 | 20 | 24 | 1.43 |
| 46651—46683 | 17 | 1.9 | 17 | 93 | 0 | 57 | 45 | 9 | 18 | 27 | 1.79 |
| 52561—52615 | 27 | 2.0 | 27 | 96 | 0 | 101 | 58 | 7 | 12 | 21 | 1.59 |
| 57128—57152 | 13 | 1.9 | 13 | 100 | 0 | 50 | 32 | 4 | 24 | 40 | 1.73 |
| 59666—59701 | 18 | 2.0 | 18 | 100 | 0 | 72 | 27 | 11 | 22 | 38 | 1.88 |
| 61812—61836 | 12 | 2.1 | 12 | 100 | 0 | 50 | 60 | 24 | 8 | 8 | 1.52 |
| 70313—70352 | 21 | 1.9 | 21 | 94 | 0 | 71 | 33 | 22 | 10 | 37 | 1.87 |
| 81926—81952 | 13 | 2.1 | 13 | 100 | 0 | 54 | 22 | 7 | 7 | 62 | 1.46 |
| 93828—93917 | 18 | 5.2 | 18 | 92 | 4 | 132 | 32 | 7 | 24 | 35 | 1.84 |
| 109998—110063 | 32 | 2.1 | 32 | 97 | 0 | 123 | 37 | 27 | 9 | 25 | 1.86 |
| 133773—133828 | 32 | 2.1 | 32 | 97 | 0 | 123 | 25 | 9 | 27 | 37 | 1.86 |
| 149919—150008 | 18 | 5.2 | 18 | 92 | 4 | 132 | 35 | 24 | 7 | 32 | 1.84 |

表 2-60-5　枸骨叶绿体基因组散在重复序列特征值

| 重复单元一长度（bp） | 重复单元一起点 | 重复类型 | 重复单元二长度（bp） | 重复单元二起点 | 重复单元间隔 | e-value |
|---|---|---|---|---|---|---|
| 60 | 93839 | D | 60 | 93857 | −3 | 4.83E−21 |
| 60 | 93839 | P | 60 | 149918 | −3 | 4.83E−21 |
| 60 | 93857 | P | 60 | 149936 | −3 | 4.38E−21 |
| 60 | 149918 | D | 60 | 149936 | −3 | 4.38E−21 |
| 40 | 100930 | D | 40 | 122910 | −2 | 4.04E−11 |
| 40 | 122910 | P | 40 | 142865 | −2 | 4.04E−11 |
| 37 | 149941 | D | 37 | 149959 | −1 | 4.09E−11 |
| 42 | 93839 | D | 42 | 93875 | −3 | 1.11E−10 |
| 42 | 93839 | P | 42 | 149918 | −3 | 1.11E−10 |
| 42 | 93875 | P | 42 | 149954 | −3 | 1.11E−10 |
| 42 | 149918 | D | 42 | 149954 | −3 | 1.11E−10 |

续表

| 重复单元一长度（bp） | 重复单元一起点 | 重复类型 | 重复单元二长度（bp） | 重复单元二起点 | 重复单元间隔 | e-value |
|---|---|---|---|---|---|---|
| 39 | 45614 | D | 39 | 100932 | −2 | 1.53E−10 |
| 39 | 45614 | P | 39 | 142864 | −2 | 1.53E−10 |
| 41 | 45611 | D | 41 | 122909 | −3 | 4.14E−10 |
| 34 | 109997 | D | 34 | 119929 | −1 | 2.40E−09 |
| 34 | 109997 | P | 34 | 133772 | −1 | 2.40E−09 |
| 34 | 110029 | P | 34 | 133804 | −1 | 2.40E−09 |
| 34 | 133772 | D | 34 | 133804 | −1 | 2.40E−09 |
| 30 | 9027 | P | 30 | 47035 | 0 | 6.03E−09 |
| 30 | 149949 | D | 30 | 149967 | −1 | 5.43E−07 |
| 34 | 93851 | D | 34 | 32887 | −3 | 3.81E−06 |
| 34 | 93851 | P | 34 | 149914 | −3 | 3.81E−06 |
| 34 | 93869 | D | 34 | 93887 | −3 | 3.81E−06 |
| 34 | 93869 | P | 34 | 149914 | −3 | 3.81E−06 |
| 34 | 93887 | P | 34 | 149932 | −3 | 3.81E−06 |
| 34 | 93887 | P | 34 | 149950 | −3 | 3.81E−06 |
| 31 | 100941 | D | 31 | 122921 | −2 | 6.31E−06 |
| 31 | 122921 | P | 31 | 142863 | −2 | 6.31E−06 |
| 30 | 45623 | D | 30 | 122921 | −2 | 2.36E−05 |
| 32 | 9025 | D | 32 | 37418 | −3 | 5.05E−05 |
| 31 | 84091 | D | 31 | 122910 | −3 | 1.83E−04 |
| 30 | 37420 | P | 30 | 47035 | −3 | 6.61E−04 |
| 30 | 45626 | D | 30 | 42850 | −3 | 6.61E−04 |
| 30 | 45626 | P | 30 | 100944 | −3 | 6.61E−04 |
| 30 | 52558 | D | 30 | 52585 | −3 | 6.61E−04 |
| 30 | 91406 | D | 30 | 91448 | −3 | 6.61E−04 |
| 30 | 91406 | P | 30 | 152357 | −3 | 6.61E−04 |
| 30 | 91448 | P | 30 | 152399 | −3 | 6.61E−04 |
| 30 | 149931 | D | 30 | 149967 | −3 | 6.61E−04 |
| 30 | 152357 | D | 30 | 152399 | −3 | 6.61E−04 |

注：P. palindromic repeat，回文重复序列；D. direct repeat，正向重复序列

【高可变区】 为了发现冬青属物种间的高可变区，从 5 个物种叶绿体基因组中提取了 65 个基因间区，采用 K2p（Kimura 2-parameter）模型计算基因间区的遗传距离。

遗传距离最大的 30 个基因间区见图 2-60-3。其 K2p 平均值分布于 0.56～10.63，其中 *ycf4-cemA*、*ndhD-psaC*、*psbL-psbF* 的 K2p 平均值较高，分别为 10.63、6.90 和 2.86。由此可见，冬青属 5 个物种的叶绿体基因组在这 3 个区域的变异较大，这 3 个区域可作为潜在的分子标记开发区域。

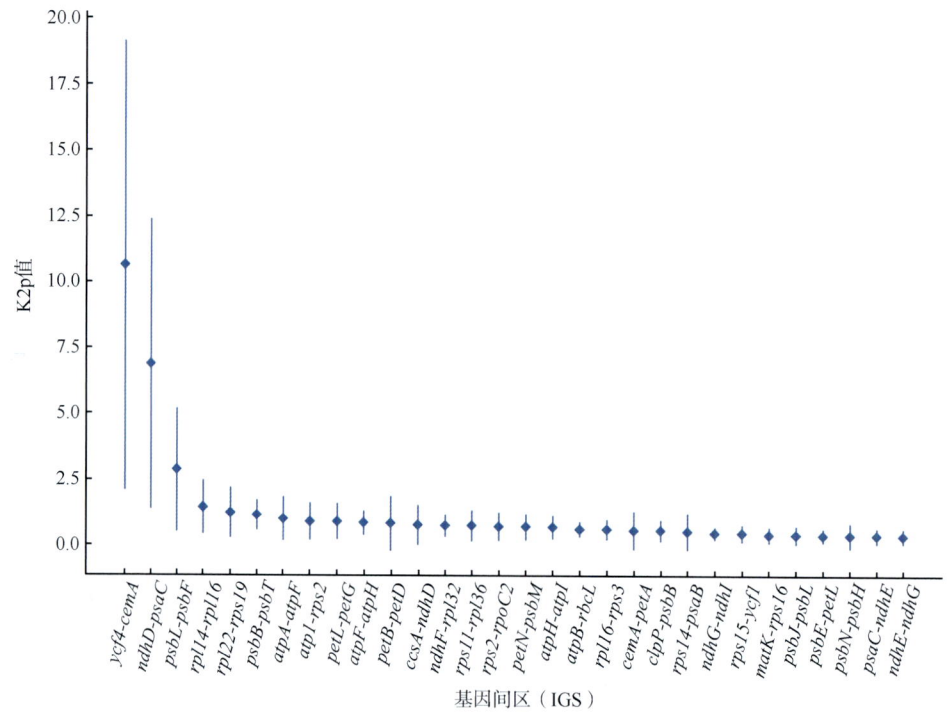

图 2-60-3　冬青属物种基因间区的遗传距离分析结果

【系统发育】　使用 MAFFT 对来自冬青属的 5 个物种[4-7]和 1 个外类群物种[琼榄（*Gonocaryum lobbianum*）][8]的叶绿体基因组中提取的 86 个共有蛋白质序列进行多重序列比对，使用 IQ-TREE 筛选得到最优的 cpREV 模型，并采用最大似然法（maximum likelihood method）构建进化树。结果显示，枸骨（*Ilex cornuta*）[4]、全缘冬青（*Ilex integra*）[5]和大叶冬青（*Ilex latifolia*）[6] 3 个物种聚为一支。枸骨与全缘冬青和大叶冬青的亲缘关系较近（图 2-60-4）。

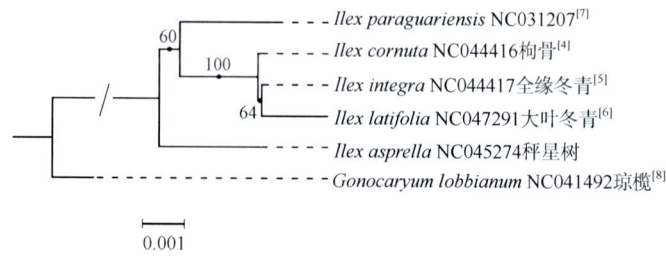

图 2-60-4　枸骨植物系统发育进化分析

【$K_A/K_S$ 选择压力分析】 以图 2-60-4 的进化树作为参考,利用 Hyphy 软件中的 aBSREL 模型对蛋白质编码基因进行选择压力分析。未发现冬青属基因受到正向选择。

【宏 DNA 条形码的发现及其 PCR 扩增引物设计】 为了发现能够区分冬青属下物种的宏 DNA 条形码序列及其 PCR 扩增引物,利用 ecoPrimers 对冬青属植物叶绿体基因组序列进行分析。用于设计 PCR 扩增引物的保守区间见表 2-60-6。可以依据区间序列设计引物,使用这些引物对枸骨 DNA 进行 PCR 扩增,对 PCR 产物进行桑格测序或高通量测序,通过序列比较和特征分析区分冬青属的 5 个物种。

表 2-60-6 部分基于 ecoPrimers 发现的引物设计保守区间

| 编号 | 保守区间序列 | 物种拉丁名 | GenBank 序列号 | 保守区间序列起点—终点 |
|---|---|---|---|---|
| 1 | TCATATTATCTATGGAATTCGAACCTGAACTCTATTTAT GAT | I. paraguariensis | NC031207.1 | 57009—57106 |
| | | I. cornuta | NC044416.1 | 56775—56877 |
| | | I. integra | NC044417.1 | 57114—57208 |
| | | I. asprella | NC045274.1 | 57094—57193 |
| | | I. latifolia | NC047291.1 | 57178—57279 |
| 2 | AATTCAATCTATTTCTTAATTTATTTCTTTCACCTACTAT AAAACCATATCCTGGTCCCATTTTATAATACCTCGG GAGCTAATGAAACTATTTTAGTAAAATTTAACTGTC TCAATTCCCGTGCAATCGCACCAAAAACTCGAGTT CCTTTTGGATTTCCTTCTTGATCAATGACAACTGCA GCATTGTCATCATATCGTATTATCATACCGTTGTCAC GTTTGAGTTCTTTACAGGTACGTACAATTACAGCTC TGACCACTTCTGATTTTTCTAAGGGCATATTTGGCA CTGCTTCTTTGATCACAGCAACAATAATGTCACCAA TATGAGCATATCGACGATTGCTAGCTCCTATGATTCG AATACACATCAATTCTCGAGCCCCGCTGTTATCCGC TACATTCAAATGGGTCTGAGGTTGAATCATATCATTT TTTTATTTGTTCTTCAATGAAAAGGGCGAAGAAAA AAAAAGAAATACTGTTTGTCTAAAA | I. paraguariensis | NC031207.1 | 84143—84203 |
| | | I. cornuta | NC044416.1 | 83564—83656 |
| | | I. integra | NC044417.1 | 83891—83981 |
| | | I. asprella | NC045274.1 | 84202—84290 |
| | | I. latifolia | NC047291.1 | 83960—84049 |
| 3 | ATTCGATTAGAATTATCTATTCATATGCTAATGAATAGA ATTAATTAGCATATGAATATACAATTCCCGAAATTCT CTCACATAAATCC | I. paraguariensis | NC031207.1 | 10744—10907 |
| | | I. cornuta | NC044416.1 | 10727—10894 |
| | | I. integra | NC044417.1 | 10723—10890 |
| | | I. asprella | NC045274.1 | 10678—10850 |
| | | I. latifolia | NC047291.1 | 10782—10949 |
| 4 | ATTCTTTTTCTTTTTTTCATTTAGATCTAATCTATTTTT TATGGCTTGGCTAGGTGGGATAGCCGAGCCACTTCC CTTTCGTTATGATACCCGTCCGGGAAAAACTCATAA AGAAACAAATCTATTCAACGAGCAAAAAAAGGAG AGAGAGGGATTCGAACCCTCGATAGTTCTTTGTTCA AAACTATACCGGTTTTCAAGACCGGAGCTATCAACC ACTCAGCCATCTCTCCGAAAGACCATTTTTATTTTAT TCCTCCGAATG | I. paraguariensis | NC031207.1 | 37566—37629 |
| | | I. cornuta | NC044416.1 | 37639—37711 |
| | | I. integra | NC044417.1 | 37633—37699 |
| | | I. asprella | NC045274.1 | 37616—37682 |
| | | I. latifolia | NC047291.1 | 37692—37762 |

## 参 考 文 献

[1] 国家中医药管理局《中华本草》编委会. 中华本草. 第2册. 上海: 上海科学技术出版社, 1999: 101-103.
[2] 国家药典委员会. 中华人民共和国药典（2020年版）一部. 北京: 中国医药科技出版社, 2020: 261.
[3] 云南省食品药品监督管理局. 云南省中药材标准. 第一册. 昆明: 云南美术出版社, 2005.
[4] Park J, Kim Y, Nam Y, et al. The complete chloroplast genome of horned holly, *Ilex cornuta* Lindl. & Paxton（Aquifoliaceae）. Mitochondrial DNA Part B: Resources, 2019, 4（1）: 1275-1276.
[5] Park J, Kim Y, Kwon W, et al. The complete chloroplast genome of Nepal Holly, *Ilex integra* Thunb.（Aquifoliaceae）. Mitochondrial DNA Part B: Resources, 2019, 4（1）: 1257-1258.
[6] Shi Y, Liu B. Complete chloroplast genome sequence of *Ilex latifolia*（Aquifoliaceae）, a traditional Chinese tea. Mitochondrial DNA Part B: Resources, 2020, 5（1）: 190-191.
[7] Cascales J, Bracco M, Garberoglio M J, et al. Integral phylogenomic approach over *Ilex* L. species from Southern South America. Life（Basel）, 2017, 7（4）: 47.
[8] Jo S, Kim Y K, Cheon S H, et al. The first complete plastome sequence from the family Cardiopteridaceae, *Gonocaryum lobbianum*（Miers）Kurz. Mitochondrial DNA Part B: Resources, 2019, 4（1）: 1025-1026.

# 61 半　夏

【药材基本信息】　半夏 [*Pinellia ternata*（Thunb.）Breit.] 为天南星科半夏属药用植物[1,2]，其干燥块茎为半夏中药材（图 2-61-1）。收载于《中国药典》（2020 年版）[3]。半夏主要分布于甘肃、四川、湖北、河南、安徽、山东、贵州、江苏、江西、浙江、湖南、云南、山西、陕西、福建、广西等省份。商品药材来自栽培。以个大、质坚实、色白、粉性足者为佳。半夏含挥发油（如 3- 乙酰氨基 -5- 甲基异噁唑、丁基乙烯基醚、3- 甲基二十烷等）、生物碱（如左旋麻黄碱、胆碱等）、半夏蛋白 [ 如半夏凝集素（PTL）]、有机酸类（如琥珀酸）等化学成分。半夏性温、味辛，有毒。归脾、胃、肺经。半夏生品有刺激作用，各种炮制工艺可以降低其毒性。半夏所含的草酸钙针晶及针晶结合蛋白是主要的刺激性成分。其因炮制方法不同，有生半夏、法半夏、清半夏和姜半夏之称，不同炮制品的功效有差异。现代研究表明，半夏有镇吐、镇咳祛痰、抗癌、抗心律失常等作用[4]。临床用于治疗食管贲门癌梗阻、冠心病、宫颈糜烂、寻常疣、急性乳腺炎等。

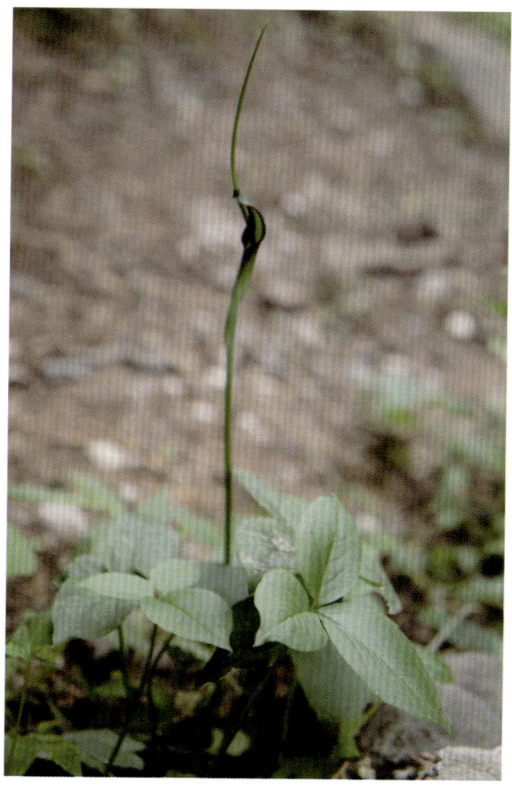

图 2-61-1　半夏

【叶绿体基因组】 半夏的叶绿体 DNA 为环状分子，其叶绿体基因组（GenBank 登录号：NC027681.1）总长度为 164 013bp，具有保守的四分状结构，包括一个 LSC 区、一个 SSC 区和一对 IR 区，其长度分别为 89 775bp、22 980bp 和 25 629bp（图 2-61-2）。半夏叶绿体基因组的整体 G/C 含量为 36.66%。其 IR 区的 G/C 含量（37.87%）低于 SSC 区的 G/C 含量（40.03%），但高于 LSC 区的 G/C 含量（34.60%）。

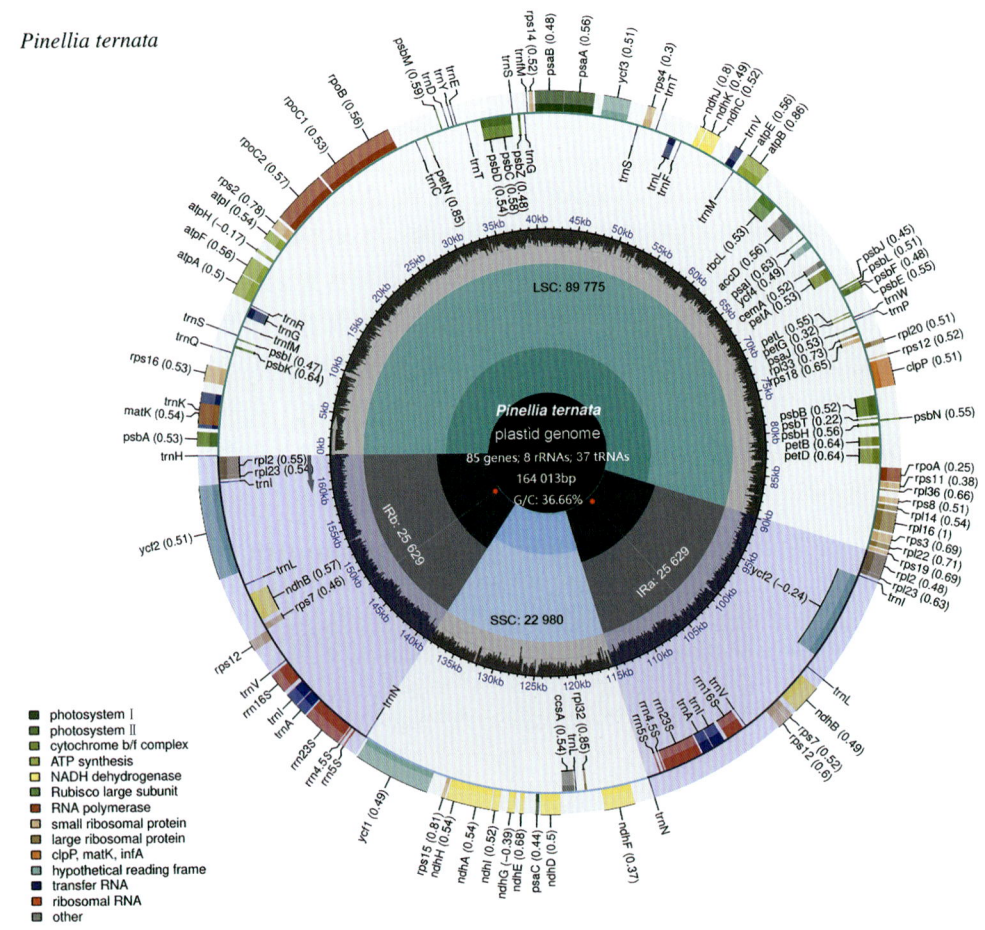

图 2-61-2　半夏叶绿体基因组图谱

该图包括 6 个圆形轨道。自内向外的第一轨道表示分散重复序列，红色弧线表示直接重复序列，绿色弧线表示回文重复序列；自内向外的第二轨道上的蓝色柱状线条表示长串联重复序列，其重复单元碱基长度＞7；自内向外的第三轨道以不同颜色的柱状线条表示不同类型的短串联重复序列（微卫星序列），其中黑色表示复杂重复序列，绿色表示重复单元碱基长度为 1 的重复序列，黄色表示重复单元碱基长度为 2 的重复序列，紫色表示重复单元碱基长度为 3 的重复序列，蓝色表示重复单元碱基长度为 4 的重复序列，橙色表示重复单元碱基长度为 5 的重复序列，红色表示重复单元碱基长度为 6 的重复序列；自内向外的第四轨道上以不同色块表示 SSC 区、反向重复区 IRa 和 IRb、LSC 区，数字代表相应区间的长度；自内向外的第五轨道表示 GC 含量；最外层第六轨道以不同色块表示不同功能的编码基因，功能分类详见图中左下角注释，基因名称后括号中的数字表示密码子使用偏差，轨道外侧的基因转录方向为顺时针方向，轨道内侧的基因转录方向为逆时针方向

【编码基因】 半夏的叶绿体基因组共编码 130 个基因，其中独特基因 112 个，包括蛋白质编码基因 85 个（独特基因 78 个）、转运 RNA（transfer RNA，tRNA）编码基因

37个（独特基因29个）、核糖体RNA（ribosome RNA，rRNA）编码基因8个（独特基因4个）（表2-61-1）。其中6个蛋白质独特编码基因（*ndhB*、*rpl2*、*rpl23*、*rps12*、*rps7*、*ycf2*）、8个tRNA独特编码基因（*trnA-UGC*、*trnM-CAU*、*trnI-CAU*、*trnI-GAU*、*trnL-CAA*、*trnN-GUU*、*trnR-ACG*、*trnV-GAC*）、4个rRNA独特编码基因（*rrn16S*、*rrn4.5S*、*rrn5S*、*rrn23S*）位于IR区。有11个蛋白质编码基因[*rps16*、*atpF*、*rpoC1*、*petB*、*petD*、*rpl16*、*rpl2*（×2）、*ndhB*（×2）、*ndhA*]各含有1个内含子（intron），4个蛋白质编码基因[*ycf3*、*clpP*、*rps12*（×2）]各含有2个内含子，8个tRNA编码基因[*trnK-UUU*、*trnG-UCC*、*trnL-UAA*、*trnV-UAC*、*trnI-GAU*（×2）、*trnA-UGC*（×2）]各含有1个内含子（表2-61-2）。半夏叶绿体基因组中蛋白质编码区（coding sequence，CDS）的长度为79 680bp，占整个基因组长度的48.58%。rRNA基因的长度为9556bp，占整个基因组长度的5.83%。而tRNA基因的长度为2832bp，占整个基因组长度的1.73%。半夏叶绿体基因组非编码区主要包括内含子和基因间区，其长度占整个基因组长度的43.86%。

表2-61-1　半夏叶绿体基因组基因列表

| 基因功能 | 基因分类 | 基因名称 |
| --- | --- | --- |
| rRNA | rRNA genes | *rrn16S*（×2）、*rrn23S*（×2）、*rrn5S*（×2）、*rrn4.5S*（×2） |
| tRNA | tRNA genes | 37 *trn* genes（8个基因各含有1个内含子） |
| 自我复制 | Small subunit of ribosome | *rps11*、*rps12*（×3）、*rps14*、*rps15*、*rps16*、*rps18*、*rps19*、*rps2*、*rps3*、*rps4*、*rps7*（×2）、*rps8* |
|  | Large subunit of ribosome | *rpl14*、*rpl16*、*rpl2*（×2）、*rpl20*、*rpl22*、*rpl23*（×2）、*rpl32*、*rpl33*、*rpl36* |
|  | DNA dependent RNA polymerase | *rpoA*、*rpoB*、*rpoC1*、*rpoC2* |
| 光合作用 | Subunits of NADH-dehydrogenase | *ndhA*、*ndhB*（×2）、*ndhC*、*ndhD*、*ndhE*、*ndhF*、*ndhG*、*ndhH*、*ndhI*、*ndhJ*、*ndhK* |
|  | Subunits of photosystem Ⅰ | *psaA*、*psaB*、*psaC*、*psaI*、*psaJ* |
|  | Subunits of photosystem Ⅱ | *psbA*、*psbB*、*psbC*、*psbD*、*psbE*、*psbF*、*psbH*、*psbI*、*psbJ*、*psbK*、*psbL*、*psbM*、*psbN*、*psbT*、*psbZ*、*ycf3* |
|  | Subunits of cytochrome b/f complex | *petA*、*petB*、*petD*、*petG*、*petL*、*petN* |
|  | Subunits of ATP synthase | *atpA*、*atpB*、*atpE*、*atpF*、*atpH*、*atpI* |
|  | Large subunit of rubisco | *rbcL* |
| 其他功能 | Maturase | *matK* |
|  | Protease | *clpP* |
|  | Envelope membrane protein | *cemA* |
|  | Subunit of acetyl-CoA-carboxylase | *accD* |
|  | c-type cytochrome synthesis gene | *ccsA* |
| 未知功能 |  | *ycf1*、*ycf2*（×2）、*ycf4* |

表 2-61-2　半夏叶绿体基因内含子和外显子位置及长度

| 基因名称 | 基因编码序列所在链 | 起始位置 | 终点位置 | 长度（bp） | | | | |
|---|---|---|---|---|---|---|---|---|
| | | | | 第一外显子 | 第一内含子 | 第二外显子 | 第二内含子 | 第三外显子 |
| trnK-UUU | − | 2043 | 4661 | 37 | 2540 | 42 | | |
| rps16 | − | 5419 | 6663 | 40 | 1008 | 197 | | |
| trnG-UCC | + | 10996 | 11801 | 24 | 734 | 48 | | |
| atpF | − | 13747 | 15138 | 145 | 846 | 401 | | |
| rpoC1 | − | 22992 | 25821 | 453 | 757 | 1620 | | |
| ycf3 | − | 45443 | 47489 | 124 | 749 | 230 | 791 | 153 |
| trnL-UAA | + | 51055 | 51654 | 37 | 513 | 50 | | |
| trnV-UAC | − | 55897 | 56566 | 38 | 595 | 37 | | |
| rps12 | − | 74983 | 104667 | 114 | ND | 232 | 534 | 26 |
| clpP | − | 75270 | 77333 | 71 | 817 | 294 | 638 | 244 |
| petB | + | 80999 | 81702 | 6 | 56 | 642 | | |
| petD | + | 81905 | 83127 | 8 | 740 | 475 | | |
| rpl16 | − | 86631 | 88107 | 9 | 1069 | 399 | | |
| rpl2 | − | 89831 | 91312 | 388 | 663 | 431 | | |
| ndhB | − | 100749 | 102963 | 775 | 682 | 758 | | |
| trnI-GAU | + | 108647 | 109665 | 42 | 942 | 35 | | |
| trnA-UGC | + | 109730 | 110601 | 38 | 799 | 35 | | |
| ndhA | − | 127658 | 129818 | 553 | 1069 | 539 | | |
| trnA-UGC | − | 143196 | 144067 | 38 | 799 | 35 | | |
| trnI-GAU | − | 144132 | 145150 | 42 | 942 | 35 | | |
| rps12 | + | 149130 | 149916 | ND | ND | 232 | 534 | 26 |
| ndhB | + | 150834 | 153048 | 775 | 682 | 758 | | |
| rpl2 | + | 162485 | 163966 | 388 | 663 | 431 | | |

注："+"表示正链；"−"表示负链；"ND"表示未确定

【重复序列】　在半夏叶绿体基因组中，微卫星序列的类型以 A/T 为主，有 75 个；其次为 AG/CT，有 16 个（表 2-61-3）。共发现 63 个串联重复序列，满足总长度超过 20bp 且重复单元之间的相似度 ≥ 90% 两个条件（表 2-61-4）。散在重复序列包括回文重复序列和正向重复序列。以 e-value 小于 1E–04 为阈值，半夏叶绿体基因组散在重复序列包括 1 条回文重复序列、47 条正向重复序列（表 2-61-5）。

表 2-61-3　半夏叶绿体基因组微卫星序列统计

| 重复单元类型 | 重复序列个数 |
|---|---|
| A/T | 75 |
| C/G | 3 |
| AC/GT | 1 |

续表

| 重复单元类型 | 重复序列个数 |
|---|---|
| AG/CT | 16 |
| AT/AT | 12 |
| AAG/CTT | 2 |
| AAT/ATT | 2 |

表 2-61-4　半夏叶绿体基因组串联重复序列统计

| 起点—终点 | 重复单元长度（bp） | 重复单元拷贝数 | 重复单元一致序列长度（bp） | 重复单元之间的相似度（%） | 插入缺失比例（%） | 分值 | 碱基个数 A | C | G | T | 熵（0—2） |
|---|---|---|---|---|---|---|---|---|---|---|---|
| 112—140 | 15 | 2.0 | 15 | 93 | 6 | 51 | 27 | 6 | 0 | 65 | 1.18 |
| 140—187 | 21 | 2.3 | 21 | 96 | 0 | 87 | 47 | 8 | 0 | 43 | 1.33 |
| 192—299 | 42 | 2.6 | 42 | 98 | 0 | 207 | 35 | 8 | 1 | 54 | 1.41 |
| 1915—1954 | 15 | 2.7 | 15 | 100 | 0 | 80 | 35 | 10 | 7 | 47 | 1.65 |
| 4664—4725 | 25 | 2.6 | 25 | 94 | 5 | 110 | 59 | 6 | 3 | 30 | 1.38 |
| 5750—5777 | 14 | 2.0 | 14 | 100 | 0 | 56 | 50 | 7 | 7 | 35 | 1.57 |
| 9506—9549 | 21 | 2.0 | 22 | 95 | 4 | 81 | 52 | 2 | 0 | 45 | 1.13 |
| 10370—10415 | 1 | 46.0 | 1 | 100 | 0 | 92 | 0 | 0 | 0 | 100 | 0.00 |
| 10474—10507 | 1 | 34.0 | 1 | 100 | 0 | 68 | 0 | 0 | 0 | 100 | 0.00 |
| 16145—16224 | 40 | 2.0 | 40 | 92 | 0 | 133 | 47 | 13 | 8 | 30 | 1.73 |
| 17623—17654 | 1 | 32.0 | 1 | 100 | 0 | 64 | 0 | 0 | 0 | 100 | 0.00 |
| 29937—30011 | 2 | 37.5 | 2 | 100 | 0 | 150 | 0 | 50 | 0 | 49 | 1.00 |
| 30012—30053 | 2 | 21.0 | 2 | 100 | 0 | 84 | 50 | 0 | 0 | 50 | 1.00 |
| 32268—32299 | 11 | 3.0 | 11 | 95 | 4 | 57 | 43 | 0 | 0 | 56 | 0.99 |
| 32527—32551 | 10 | 2.5 | 10 | 100 | 0 | 50 | 72 | 0 | 0 | 28 | 0.86 |
| 33015—33194 | 91 | 2.0 | 91 | 98 | 0 | 351 | 35 | 18 | 15 | 31 | 1.92 |
| 38623—38653 | 14 | 2.2 | 14 | 94 | 0 | 53 | 22 | 16 | 12 | 48 | 1.80 |
| 39159—39188 | 12 | 2.6 | 11 | 90 | 10 | 51 | 30 | 6 | 0 | 63 | 1.20 |
| 46284—46317 | 15 | 2.3 | 15 | 90 | 5 | 52 | 14 | 8 | 5 | 70 | 1.31 |
| 49613—49646 | 14 | 2.4 | 14 | 95 | 0 | 59 | 52 | 0 | 8 | 38 | 1.33 |
| 50185—50227 | 2 | 21.5 | 2 | 100 | 0 | 86 | 48 | 0 | 0 | 51 | 1.00 |
| 50350—50388 | 17 | 2.3 | 17 | 100 | 0 | 78 | 30 | 10 | 0 | 58 | 1.31 |
| 59489—59529 | 20 | 2.0 | 20 | 100 | 0 | 82 | 39 | 0 | 14 | 46 | 1.45 |
| 66061—66099 | 19 | 2.1 | 19 | 100 | 0 | 78 | 23 | 20 | 0 | 56 | 1.42 |
| 70575—70699 | 60 | 2.1 | 61 | 93 | 4 | 218 | 24 | 16 | 15 | 44 | 1.86 |
| 70764—70795 | 2 | 16.0 | 2 | 100 | 0 | 64 | 50 | 0 | 0 | 50 | 1.00 |
| 73107—73156 | 25 | 2.0 | 25 | 100 | 0 | 100 | 56 | 16 | 4 | 24 | 1.57 |
| 73696—73725 | 14 | 2.1 | 14 | 93 | 0 | 51 | 20 | 3 | 0 | 76 | 0.96 |

续表

| 起点—终点 | 重复单元长度(bp) | 重复单元拷贝数 | 重复单元一致序列长度(bp) | 重复单元之间的相似度(%) | 插入缺失比例(%) | 分值 | 碱基个数 A | C | G | T | 熵(0—2) |
|---|---|---|---|---|---|---|---|---|---|---|---|
| 87295—87348 | 26 | 2.0 | 27 | 92 | 3 | 92 | 33 | 5 | 3 | 57 | 1.40 |
| 89415—89448 | 15 | 2.1 | 14 | 90 | 5 | 50 | 5 | 0 | 5 | 88 | 0.64 |
| 94541—94632 | 45 | 2.1 | 45 | 95 | 2 | 168 | 14 | 23 | 11 | 50 | 1.76 |
| 97008—97089 | 24 | 3.4 | 24 | 93 | 0 | 137 | 35 | 6 | 23 | 35 | 1.80 |
| 100262—100297 | 15 | 2.4 | 15 | 95 | 0 | 63 | 50 | 2 | 5 | 41 | 1.40 |
| 103164—103248 | 44 | 1.9 | 44 | 100 | 0 | 170 | 22 | 15 | 14 | 48 | 1.80 |
| 103312—103421 | 55 | 2.0 | 55 | 100 | 0 | 220 | 18 | 21 | 16 | 43 | 1.88 |
| 111308—111385 | 39 | 2.0 | 39 | 100 | 0 | 156 | 17 | 28 | 30 | 23 | 1.97 |
| 115664—115733 | 2 | 35.5 | 2 | 97 | 2 | 133 | 50 | 0 | 0 | 50 | 1.00 |
| 115733—115888 | 2 | 78.0 | 2 | 100 | 0 | 312 | 0 | 0 | 50 | 50 | 1.00 |
| 115888—115954 | 2 | 33.5 | 2 | 93 | 0 | 116 | 49 | 0 | 50 | 0 | 1.00 |
| 115974—116032 | 2 | 29.5 | 2 | 92 | 0 | 100 | 45 | 1 | 1 | 50 | 1.21 |
| 116421—116458 | 2 | 19.0 | 2 | 100 | 0 | 76 | 50 | 0 | 0 | 50 | 1.00 |
| 116472—116905 | 2 | 219.5 | 2 | 92 | 4 | 648 | 47 | 1 | 51 | 0 | 1.12 |
| 116922—116963 | 13 | 3.3 | 13 | 90 | 3 | 59 | 71 | 4 | 4 | 19 | 1.22 |
| 124550—124593 | 22 | 2.0 | 22 | 90 | 0 | 70 | 61 | 0 | 6 | 31 | 1.22 |
| 124620—124658 | 19 | 2.1 | 19 | 100 | 0 | 78 | 58 | 5 | 0 | 35 | 1.20 |
| 124746—124847 | 52 | 2.0 | 52 | 96 | 0 | 186 | 30 | 1 | 0 | 67 | 1.01 |
| 125032—125082 | 2 | 25.5 | 2 | 100 | 0 | 102 | 19 | 0 | 0 | 50 | 1.00 |
| 125735—125759 | 11 | 2.3 | 11 | 100 | 0 | 50 | 36 | 8 | 0 | 56 | 1.29 |
| 125805—125841 | 17 | 2.2 | 17 | 95 | 0 | 65 | 45 | 8 | 8 | 37 | 1.63 |
| 126597—126895 | 6 | 51.5 | 6 | 90 | 6 | 483 | 53 | 0 | 46 | 0 | 1.00 |
| 126712—126744 | 3 | 11.0 | 3 | 100 | 0 | 66 | 66 | 0 | 33 | 0 | 0.92 |
| 131673—131715 | 19 | 2.3 | 19 | 100 | 0 | 86 | 58 | 0 | 4 | 37 | 1.19 |
| 131777—131811 | 1 | 35.0 | 1 | 94 | 0 | 61 | 97 | 2 | 0 | 0 | 0.19 |
| 131777—131816 | 16 | 2.6 | 10 | 92 | 4 | 64 | 92 | 5 | 0 | 2 | 0.45 |
| 131879—131950 | 2 | 36.0 | 2 | 100 | 0 | 144 | 50 | 0 | 0 | 50 | 1.00 |
| 131950—132289 | 2 | 174.5 | 2 | 93 | 5 | 599 | 50 | 0 | 49 | 0 | 1.00 |
| 136610—136645 | 18 | 2.0 | 18 | 100 | 0 | 72 | 33 | 11 | 16 | 38 | 1.84 |
| 142412—142489 | 39 | 2.0 | 39 | 100 | 0 | 156 | 23 | 30 | 28 | 17 | 1.97 |
| 150376—150485 | 55 | 2.0 | 55 | 100 | 0 | 220 | 43 | 16 | 21 | 18 | 1.88 |
| 150549—150633 | 44 | 1.9 | 44 | 100 | 0 | 170 | 48 | 14 | 15 | 22 | 1.80 |
| 153500—153535 | 15 | 2.4 | 15 | 95 | 0 | 63 | 41 | 5 | 2 | 50 | 1.40 |
| 156708—156789 | 24 | 3.4 | 24 | 93 | 0 | 137 | 35 | 23 | 6 | 35 | 1.80 |
| 159165—159256 | 45 | 2.1 | 44 | 95 | 2 | 166 | 50 | 11 | 23 | 14 | 1.76 |

表 2-61-5　半夏叶绿体基因组散在重复序列特征值

| 重复单元一长度（bp） | 重复单元一起点 | 重复类型 | 重复单元二长度（bp） | 重复单元二起点 | 重复单元间隔 | $e$-value |
|---|---|---|---|---|---|---|
| 272 | 115667 | D | 272 | 115669 | −2 | 4.36E−149 |
| 217 | 115667 | D | 217 | 115671 | −2 | 3.60E−116 |
| 207 | 115732 | D | 207 | 115734 | −1 | 1.11E−112 |
| 215 | 115667 | D | 215 | 115673 | −3 | 1.20E−112 |
| 209 | 115732 | D | 209 | 115736 | −3 | 4.53E−109 |
| 203 | 115732 | D | 203 | 115738 | −3 | 1.70E−105 |
| 177 | 10067 | P | 177 | 39602 | 0 | 2.06E−97 |
| 162 | 131878 | D | 162 | 131880 | −1 | 1.08E−85 |
| 158 | 116554 | D | 158 | 116556 | −1 | 2.69E−83 |
| 160 | 131878 | D | 160 | 131882 | −2 | 4.05E−82 |
| 151 | 116559 | D | 151 | 116563 | 0 | 9.29E−82 |
| 155 | 116560 | D | 155 | 126741 | −1 | 1.69E−81 |
| 149 | 116559 | D | 149 | 116565 | 0 | 1.49E−80 |
| 153 | 116559 | D | 153 | 126742 | −1 | 2.66E−80 |
| 148 | 115732 | D | 148 | 115740 | 0 | 5.94E−80 |
| 152 | 116562 | D | 152 | 126741 | −1 | 1.06E−79 |
| 147 | 116559 | D | 147 | 116567 | 0 | 2.38E−79 |
| 151 | 116559 | D | 151 | 126744 | −1 | 4.21E−79 |
| 146 | 115732 | D | 146 | 115742 | 0 | 9.51E−79 |
| 158 | 126741 | D | 158 | 126743 | −3 | 9.87E−79 |
| 158 | 131878 | D | 158 | 131884 | −3 | 9.87E−79 |
| 150 | 116564 | D | 150 | 126741 | −1 | 1.67E−78 |
| 145 | 116559 | D | 145 | 116569 | 0 | 3.80E−78 |
| 149 | 116559 | D | 149 | 126746 | −1 | 6.64E−78 |
| 144 | 115732 | D | 144 | 115744 | 0 | 1.52E−77 |
| 152 | 126753 | D | 152 | 126755 | −2 | 2.40E−77 |
| 148 | 116566 | D | 148 | 126741 | −1 | 2.64E−77 |
| 143 | 116559 | D | 143 | 116571 | 0 | 6.09E−77 |
| 143 | 116572 | D | 143 | 126753 | 0 | 6.09E−77 |
| 147 | 116559 | D | 147 | 126748 | −1 | 1.05E−76 |
| 142 | 115732 | D | 142 | 115746 | 0 | 2.43E−76 |
| 142 | 116560 | D | 142 | 126753 | 0 | 2.43E−76 |
| 142 | 116562 | D | 142 | 126753 | 0 | 2.43E−76 |
| 142 | 116568 | D | 142 | 126753 | 0 | 2.43E−76 |
| 142 | 116570 | D | 142 | 126753 | 0 | 2.43E−76 |

续表

| 重复单元一长度（bp） | 重复单元一起点 | 重复类型 | 重复单元二长度（bp） | 重复单元二起点 | 重复单元间隔 | e-value |
|---|---|---|---|---|---|---|
| 150 | 126741 | D | 150 | 126745 | −2 | 3.74E−76 |
| 146 | 116568 | D | 146 | 126741 | −1 | 4.16E−76 |
| 141 | 116559 | D | 141 | 116573 | 0 | 9.74E−76 |
| 141 | 116559 | D | 141 | 126754 | 0 | 9.74E−76 |
| 140 | 115732 | D | 140 | 115748 | 0 | 3.89E−75 |
| 140 | 116574 | D | 140 | 126753 | 0 | 3.89E−75 |
| 148 | 126741 | D | 148 | 126747 | −2 | 5.82E−75 |
| 144 | 116570 | D | 144 | 126741 | −1 | 6.57E−75 |
| 139 | 116559 | D | 139 | 116575 | 0 | 1.56E−74 |
| 139 | 116559 | D | 139 | 126756 | 0 | 1.56E−74 |
| 143 | 126740 | D | 143 | 126752 | −1 | 2.61E−74 |
| 138 | 115732 | D | 138 | 115750 | 0 | 6.23E−74 |
| 138 | 116576 | D | 138 | 126753 | 0 | 6.23E−74 |

注：P. palindromic repeat，回文重复序列；D. direct repeat，正向重复序列

【系统发育】 使用 MAFFT 对来自天南星科 6 个物种[5-9]和 1 个外类群物种 [ 绿萝（*Epipremnum aureum*）][10] 的 79 个共有蛋白质序列进行多重序列比对，使用 IQ-TREE 筛选得到最优的 cpREV 模型，并采用最大似然法（maximum likelihood method）构建进化树。结果显示，雪铁芋（*Zamioculcas zamiifolia*）[9]先分化出来；随后，花蘑芋（*Amorphophallus konjac*）[7]也分化出来；接着，大漂（*Pistia stratiotes*）又单独分化出来；最后，普陀南星（*Arisaema ringens*）[8]和半夏（*Pinellia ternata*）[5]聚为一支，芋头（*Colocasia esculenta*）[6]自己为一支。半夏与普陀南星的亲缘关系最近（图 2-61-3）。

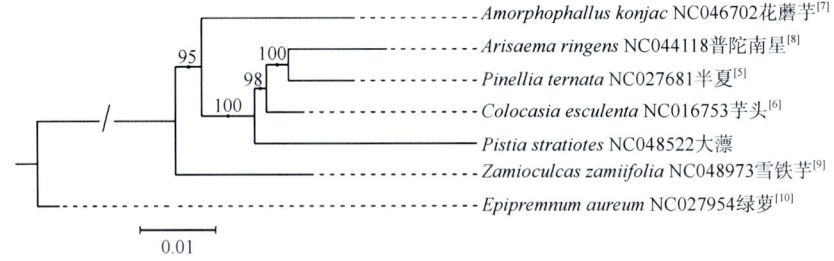

图 2-61-3 天南星科植物系统发育进化分析

## 参 考 文 献

[1]《中华本草》编委会. 中华本草. 第七册. 第 20 卷. 上海：上海科学技术出版社，1999：613-616.
[2] 肖培根. 新编中药志. 北京：化学工业出版社，2002.
[3] 国家药典委员会. 中华人民共和国药典（2020 版）一部. 北京：中国医药科技出版社，2020：117.
[4] 黄凤英，高健美，龚其海. 半夏药理作用及其毒性研究进展. 天然产物研究与开发，2020，32（10）：1773-1781.

[5] Han L, Chen C, Wang B, et al. The complete chloroplast genome sequence of medicinal plant *Pinellia ternata*. Mitochondrial DNA A DNA Mapp Seq Anal, 2016, 27（4）: 2921-2922.

[6] Ahmed I, Biggs P J, Matthews P J, et al. Mutational dynamics of aroid chloroplast genomes. Genome Biol Evol, 2012, 4（12）: 1316-1323.

[7] Hu H, Liu J, Wang B, et al. Characterization of the complete chloroplast genome of *Amorphophallus konjac*（Araceae）and its phylogenetic analysis. Mitochondrial DNA Part B: Resources, 2019, 4（1）: 1658-1659.

[8] Cai X L, Wang J H, Zhao K K, et al. Complete plastome sequence of *Arisaema ringens*（Araceae）: a dioecious herb disjunctly distributed in China, Japan and Korea. Mitochondrial DNA Part B: Resources, 2019, 4（1）: 540-541.

[9] Henriquez C L, Mehmood F, Shahzadi I, et al. Comparison of chloroplast genomes among species of unisexual and bisexual clades of the monocot family Araceae. Plants, 2020, 9（6）: 737.

[10] Tian N, Han L, Chen C, et al. The complete chloroplast genome sequence of *Epipremnum aureum* and its comparative analysis among eight Araceae species. PLoS One, 2018, 13（3）: e0192956.

# 62 人  参

【药材基本信息】 人参（*Panax ginseng* C. A. Mey.）为五加科人参属药用植物，其干燥根和根茎为人参中药材（图 2-62-1）。收载于《中国药典》（2020 年版）[1]。人参分布于吉林、辽宁、黑龙江等省，河北、山西、陕西、内蒙古等省份也有引种或栽培。栽培的人参俗称"园参"；播种在山林下使其呈野生状态自然生长的人参称"林下山参"，习称"籽海"。多于秋季采挖，洗净并晒干或烘干[2]。药材以条粗、质硬、完整者为佳。人参含皂苷类（如人参皂苷 Rg1、Re、Rb1）、挥发油类（如人参炔醇、人参环氧炔醇）、多糖、有机酸等成分。人参性微温，味甘、微苦。归脾、肺、心、肾经。具有大补元气、复脉固脱、补脾益肺、生津养血、安神益智的功效。现代研究表明，人参具有调节人体生理机能、强筋骨、提高人体免疫功能、抗肿瘤、抗辐射、抗疲劳、增强耐力、增强性功能等作用，临床用于治疗神经衰弱、休克、冠心病、贫血、高脂血症、糖尿病及作强壮剂[1, 2]。

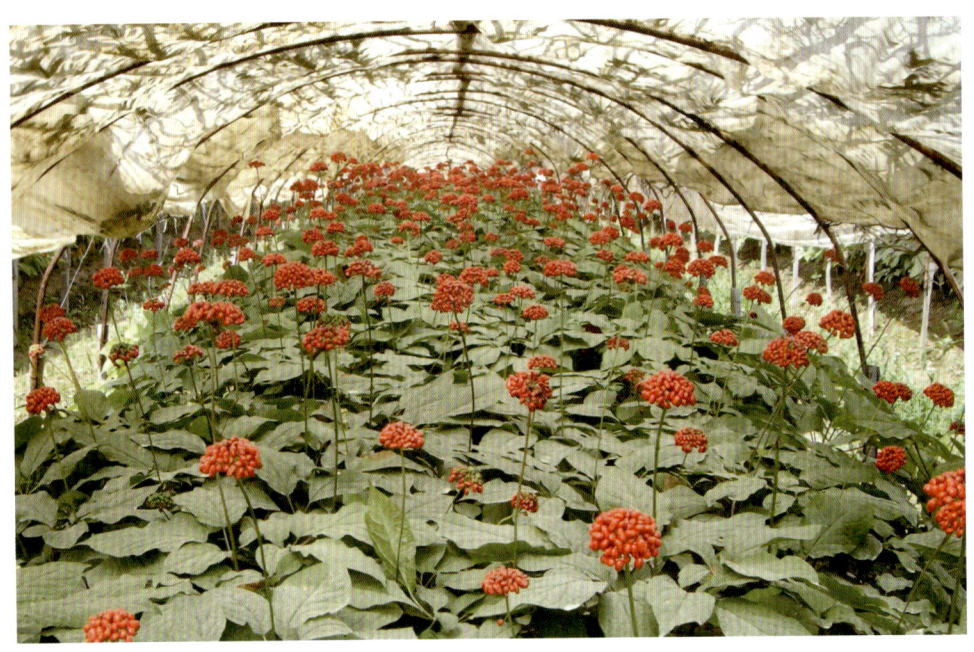

图 2-62-1 人参

【叶绿体基因组】 人参的叶绿体 DNA 为环状分子，其叶绿体基因组（GenBank 登录号：NC006290.1）[3] 总长度为 156 318bp，具有保守的四分状结构，包括一个 LSC 区、一个 SSC 区和一对 IR 区，其长度分别为 86 106bp、18 070bp 和 26 071bp（图 2-62-2）。人参叶绿体基因组的整体 G/C 含量为 38.11%。其 IR 区的 G/C 含量（43.09%）高于 SSC 区的 G/C 含量（32.25%）和 LSC 区的 G/C 含量（36.32%）。

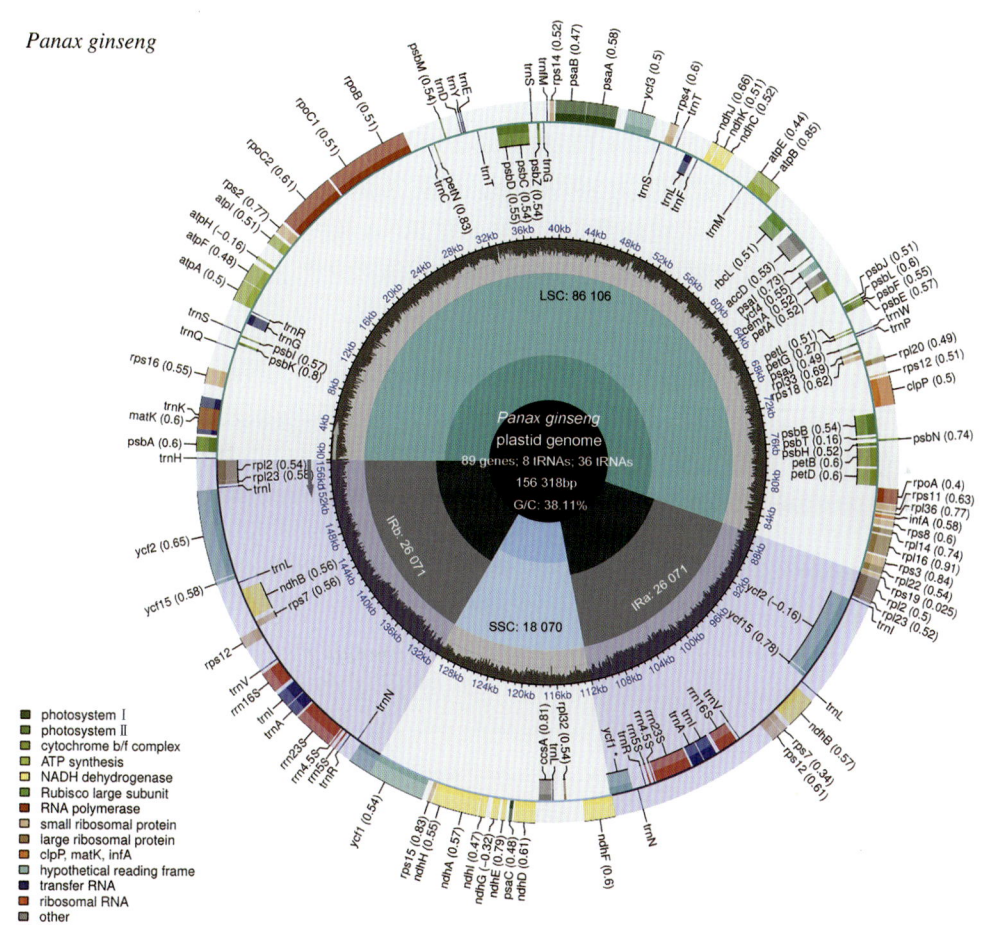

图 2-62-2　人参叶绿体基因组图谱

该图包括 6 个圆形轨道。自内向外的第一轨道表示分散重复序列，红色弧线表示直接重复序列，绿色弧线表示回文重复序列；自内向外的第二轨道上的蓝色柱状线条表示长串联重复序列，其重复单元碱基长度＞7；自内向外的第三轨道以不同颜色的柱状线条表示不同类型的短串联重复序列（微卫星序列），其中黑色表示复杂重复序列，绿色表示重复单元碱基长度为 1 的重复序列，黄色表示重复单元碱基长度为 2 的重复序列，紫色表示重复单元碱基长度为 3 的重复序列，蓝色表示重复单元碱基长度为 4 的重复序列，橙色表示重复单元碱基长度为 5 的重复序列，红色表示重复单元碱基长度为 6 的重复序列；自内向外的第四轨道上以不同色块表示 SSC 区、反向重复区 IRa 和 IRb、LSC 区，数字代表相应区间的长度；自内向外的第五轨道表示 GC 含量；最外层第六轨道以不同色块表示不同功能的编码基因，功能分类详见图中左下角注释，基因名称后括号中的数字表示密码子使用偏差，轨道外侧的基因转录方向为顺时针方向，轨道内侧的基因转录方向为逆时针方向

【编码基因】　人参的叶绿体基因组共编码 133 个基因，其中独特基因 112 个，包括蛋白质编码基因 89 个（独特基因 80 个）、转运 RNA（transfer RNA，tRNA）编码基因 36 个（独特基因 28 个）、核糖体 RNA（ribosomal RNA，rRNA）编码基因 8 个（独特基因 4 个）（表 2-62-1）。其中 7 个独特蛋白质编码基因（*ndhB*、*rpl2*、*rpl23*、*rps12*、*rps7*、*ycf2*、 ycf15)、7 个 tRNA 独特编码基因（*trnI-CAU*、*trnA-UGC*、*trnN-GUU*、*trnR-ACG*、*trnI-GAU*、*trnL-CAA*、*trnV-UAC*）、4 个 rRNA 独特编码基因（*rrn16S*、*rrn23S*、*rrn4.5S*、*rrn5S*）位于 IR 区。有 11 个蛋白质编码基因 [*rps16*、*atpF*、*rpoC1*、*petB*、*petD*、*rpl16*、*rpl2*（×2）、*ndhB*（×2）、*ndhA*] 各含有 1 个内含子（intron），4 个蛋白质编码基因 [*ycf3*、*clpP*、*rps12*（×2）] 各含有 2 个内含子，7 个 tRNA 编码基因 [*trnK-UUU*、*trnG-UCC*、*trnL-UAA*、*trnI-GAU*（×2）、*trnA-UGC*（×2）]（表 2-62-2）。人参叶绿体基因组中蛋白质编码区（coding sequence，CDS）的长度为 89 961bp，占整个基因组长度的 57.55%。rRNA 基因的长度为 9048bp，占整个基因组长度的 5.79%。而 tRNA 基因的长度为 2791bp，占整个基因组长度的 1.79%。人参叶绿体基因组非编码区主要包括内含子和基因间区，其长度占整个基因组长度的 34.87%。

表 2-62-1　人参叶绿体基因组基因列表

| 基因功能 | 基因分类 | 基因名称 |
| --- | --- | --- |
| rRNA | rRNA gene | *rrn5S*（×2）、*rrn4.5S*（×2）、*rrn16S*（×2）、*rrn23S*（×2） |
| tRNA | tRNA gene | 36 *trn* genes（7 个基因各含有 1 个内含子） |
| 自我复制 | Large subunit of ribosome | *rpl14*、*rpl16*、*rpl2*（×2）、*rpl20*、*rpl22*、*rpl23*（×2）、*rpl32*、*rpl33*、*rpl36* |
| | Small subunit of ribosome | *rps11*、*rps12*（×3）、*rps14*、*rps15*、*rps16*、*rps18*、*rps19*、*rps2*、*rps3*、*rps4*、*rps7*（×2）、*rps8* |
| | DNA dependent RNA polymerase | *rpoA*、*rpoB*、*rpoC1*、*rpoC2* |
| 光合作用 | Subunits of ATP synthase | *atpA*、*atpB*、*atpE*、*atpF*、*atpH*、*atpI* |
| | Subunits of photosystem Ⅱ | *psbA*、*psbB*、*psbC*、*psbD*、*psbE*、*psbF*、*psbH*、*psbI*、*psbJ*、*psbK*、*psbL*、*psbM*、*psbN*、*psbT*、*psbZ*、*ycf3* |
| | Subunits of NADH-dehydrogenase | *ndhA*、*ndhB*（×2）、*ndhC*、*ndhD*、*ndhE*、*ndhF*、*ndhG*、*ndhH*、*ndhI*、*ndhJ*、*ndhK* |
| | Subunits of cytochrome b/f complex | *petA*、*petB*、*petD*、*petG*、*petL*、*petN* |
| | Subunits of photosystem Ⅰ | *psaA*、*psaB*、*psaC*、*psaI*、*psaJ* |
| | Subunit of rubisco | *rbcL* |
| 其他功能 | Subunit of acetyl-CoA-carboxylase | *accD* |
| | c-type cytochrome synthesis gene | *ccsA* |
| | Protease | *clpP* |
| | Envelop membrane protein | *cemA* |
| | Translational initiation factor | *infA* |
| | Maturase | *matK* |
| 未知功能 | | *ycf1*（×2）、*ycf2*（×2）、*ycf4*、*ycf15*（×2） |

表 2-62-2　人参叶绿体基因内含子和外显子位置及长度

| 基因名称 | 基因编码序列所在链 | 起始位置 | 终点位置 | 长度（bp） | | | | |
|---|---|---|---|---|---|---|---|---|
| | | | | 第一外显子 | 第一内含子 | 第二外显子 | 第二内含子 | 第三外显子 |
| trnK-UUU | – | 1753 | 4349 | 37 | 2524 | 36 | | |
| rps16 | – | 5244 | 6367 | 40 | 887 | 197 | | |
| trnG-UCC | + | 10242 | 11011 | 32 | 678 | 60 | | |
| atpF | – | 12932 | 14216 | 145 | 730 | 410 | | |
| rpoC1 | – | 22186 | 25011 | 453 | 756 | 1617 | | |
| ycf3 | – | 44518 | 46498 | 124 | 716 | 230 | 758 | 153 |
| trnL-UAA | + | 49467 | 50057 | 35 | 507 | 49 | | |
| rps12 | – | 71665 | 99807 | 114 | ND | 232 | 538 | 26 |
| clpP | – | 71937 | 73930 | 71 | 771 | 294 | 632 | 226 |
| petB | + | 76876 | 78306 | 6 | 783 | 642 | | |
| petD | + | 78481 | 79714 | 8 | 751 | 475 | | |
| rpl16 | – | 83175 | 84526 | 9 | 944 | 399 | | |
| rpl2 | – | 86211 | 87695 | 391 | 660 | 434 | | |
| ndhB | – | 95985 | 98195 | 775 | 678 | 758 | | |
| trnI-GAU | + | 103721 | 104737 | 32 | 945 | 40 | | |
| trnA-UGC | | 104802 | 105682 | 37 | 808 | 36 | | |
| ndhA | – | 122083 | 124197 | 553 | 1023 | 539 | | |
| trnA-UGC | – | 136743 | 137623 | 37 | 808 | 36 | | |
| trnI-GAU | – | 137688 | 138704 | 32 | 945 | 40 | | |
| rps12 | + | 142618 | 143411 | ND | ND | 232 | 538 | 26 |
| ndhB | + | 144230 | 146440 | 775 | 678 | 758 | | |
| rpl2 | + | 154730 | 156214 | 391 | 660 | 434 | | |

注："+"表示正链；"–"表示负链；"ND"表示未确定

【重复序列】　在人参叶绿体基因组中，微卫星序列有 A/T、C/G 和 AT/AT 三种类型，分别有 14 个、4 个和 1 个（表 2-62-3）。共发现 16 个串联重复序列，满足总长度超过 20bp 且重复单元之间的相似度≥ 90% 两个条件（表 2-62-4）。散在重复序列包括回文重复序列和正向重复序列。以 $e$-value 小于 1E–04 为阈值，人参叶绿体基因组散在重复序列包括 18 条回文重复序列、22 条正向重复序列（表 2-62-5）。

表 2-62-3　人参叶绿体基因组微卫星序列统计

| 重复单元类型 | 重复序列个数 |
|---|---|
| A/T | 14 |
| C/G | 4 |
| AT/AT | 1 |

表 2-62-4　人参叶绿体基因组串联重复序列统计

| 起点—终点 | 重复单元长度（bp） | 重复单元拷贝数 | 重复单元一致序列长度（bp） | 重复单元之间的相似度（%） | 插入缺失比例（%） | 分值 | 碱基个数 A | C | G | T | 熵（0—2） |
|---|---|---|---|---|---|---|---|---|---|---|---|
| 4364—4395 | 16 | 2.0 | 16 | 100 | 0 | 64 | 68 | 0 | 0 | 31 | 0.90 |
| 6556—6594 | 18 | 2.2 | 17 | 90 | 4 | 60 | 64 | 17 | 2 | 15 | 1.41 |
| 6782—6824 | 21 | 2.0 | 21 | 100 | 0 | 86 | 67 | 9 | 9 | 13 | 1.42 |
| 7207—7273 | 33 | 2.0 | 33 | 100 | 0 | 134 | 23 | 5 | 8 | 61 | 1.48 |
| 9659—9690 | 15 | 2.1 | 15 | 100 | 0 | 64 | 81 | 0 | 12 | 6 | 0.87 |
| 33297—33334 | 19 | 2.0 | 19 | 100 | 0 | 76 | 36 | 10 | 5 | 47 | 1.61 |
| 34021—34064 | 21 | 2.1 | 21 | 95 | 0 | 79 | 36 | 6 | 4 | 52 | 1.49 |
| 48847—48892 | 13 | 3.5 | 13 | 93 | 3 | 74 | 54 | 2 | 10 | 32 | 1.47 |
| 69954—69994 | 21 | 2.0 | 21 | 95 | 0 | 73 | 29 | 26 | 9 | 34 | 1.88 |
| 71851—71880 | 15 | 2.0 | 15 | 100 | 0 | 60 | 40 | 6 | 0 | 53 | 1.27 |
| 76182—76219 | 19 | 2.0 | 19 | 100 | 0 | 76 | 52 | 15 | 10 | 21 | 1.72 |
| 72779—72856 | 18 | 4.3 | 18 | 100 | 0 | 156 | 28 | 11 | 26 | 33 | 1.91 |
| 111278—111511 | 57 | 4.1 | 57 | 100 | 0 | 468 | 49 | 12 | 31 | 6 | 1.66 |
| 114917—114952 | 18 | 2.0 | 18 | 100 | 0 | 72 | 44 | 5 | 5 | 44 | 1.50 |
| 130914—131147 | 57 | 4.1 | 57 | 100 | 0 | 468 | 6 | 31 | 12 | 49 | 1.66 |
| 149569—149646 | 18 | 4.3 | 18 | 100 | 0 | 156 | 33 | 26 | 11 | 28 | 1.91 |

表 2-62-5　人参叶绿体基因组散在重复序列特征值

| 重复序列一长度（bp） | 重复单元一起点 | 重复类型 | 重复单元二长度（bp） | 重复单元二起点 | 重复单元间隔 | e-value |
|---|---|---|---|---|---|---|
| 177 | 111277 | D | 177 | 111334 | 0 | 1.87E–97 |
| 177 | 111277 | P | 177 | 130913 | 0 | 1.87E–97 |
| 177 | 111334 | P | 177 | 130970 | 0 | 1.87E–97 |
| 177 | 130913 | D | 177 | 130970 | 0 | 1.87E–97 |
| 120 | 111277 | D | 120 | 111391 | 0 | 3.89E–63 |
| 120 | 111277 | P | 120 | 130913 | 0 | 3.89E–63 |
| 120 | 111391 | P | 120 | 131027 | 0 | 3.89E–63 |
| 120 | 130913 | D | 120 | 131027 | 0 | 3.89E–63 |
| 63 | 111277 | D | 63 | 111448 | 0 | 8.08E–29 |
| 63 | 111277 | P | 63 | 130913 | 0 | 8.08E–29 |
| 63 | 111448 | P | 63 | 131084 | 0 | 8.08E–29 |
| 63 | 130913 | D | 63 | 131084 | 0 | 8.08E–29 |
| 64 | 92778 | D | 64 | 92796 | –1 | 3.88E–27 |
| 64 | 92778 | P | 64 | 149564 | –1 | 3.88E–27 |
| 64 | 92796 | P | 64 | 149582 | –1 | 3.88E–27 |

续表

| 重复序列一长度（bp） | 重复单元一起点 | 重复类型 | 重复单元二长度（bp） | 重复单元二起点 | 重复单元间隔 | $e$-value |
|---|---|---|---|---|---|---|
| 64 | 149564 | D | 64 | 149582 | −1 | 3.88E−27 |
| 46 | 92778 | D | 46 | 92814 | −1 | 1.92E−16 |
| 46 | 92778 | P | 46 | 149564 | −1 | 1.92E−16 |
| 46 | 92814 | P | 46 | 149600 | −1 | 1.92E−16 |
| 46 | 149564 | D | 46 | 149600 | −1 | 1.92E−16 |
| 42 | 99844 | D | 42 | 122659 | −1 | 4.48E−14 |
| 42 | 122659 | P | 42 | 142538 | −1 | 4.48E−14 |
| 39 | 45694 | D | 39 | 122661 | −1 | 2.66E−12 |
| 34 | 7206 | D | 34 | 7239 | 0 | 2.33E−11 |
| 34 | 99852 | D | 34 | 122667 | 0 | 2.33E−11 |
| 34 | 122667 | P | 34 | 142538 | 0 | 2.33E−11 |
| 42 | 45694 | D | 42 | 99846 | −3 | 1.10E−10 |
| 42 | 45694 | P | 42 | 142536 | −3 | 1.10E−10 |
| 30 | 9426 | P | 30 | 47397 | −1 | 5.36E−07 |
| 35 | 45695 | P | 35 | 77602 | −3 | 1.03E−06 |
| 35 | 45697 | D | 35 | 96784 | −3 | 1.03E−06 |
| 35 | 45697 | P | 35 | 145605 | −3 | 1.03E−06 |
| 34 | 9422 | D | 34 | 37508 | −3 | 3.76E−06 |
| 33 | 48851 | D | 33 | 48864 | −3 | 1.37E−05 |
| 31 | 92775 | D | 31 | 92829 | −3 | 1.81E−04 |
| 31 | 92775 | P | 31 | 149564 | −3 | 1.81E−04 |
| 31 | 92829 | P | 31 | 149618 | −3 | 1.81E−04 |
| 31 | 109233 | D | 31 | 133160 | −3 | 1.81E−04 |
| 31 | 149561 | D | 31 | 149615 | −3 | 1.81E−04 |
| 30 | 40685 | D | 30 | 42909 | −3 | 6.53E−04 |

注：P. palindromic repeat，回文重复序列；D. direct repeat，正向重复序列

【高可变区】 为了发现人参属物种间的高可变区，从 10 个人参属物种叶绿体基因组中提取了 60 个基因间区，采用 K2p（Kimura 2-parameter）模型计算基因间区的遗传距离，遗传距离最大的 30 个区间见图 2-62-3。其 K2p 平均值分布于 0.81～2.67，其中 *ndhD-psaC*、*infA-rps8*、*ndhI-ndhA* 和 *rpl36-infA* 的 K2p 平均值较高，分别为 2.67、2.57、2.39 和 2.37。由此可见，人参属 10 个物种的叶绿体基因组在这 4 个区域的变异较大，这 4 个区域可作为潜在的分子标记开发区域。

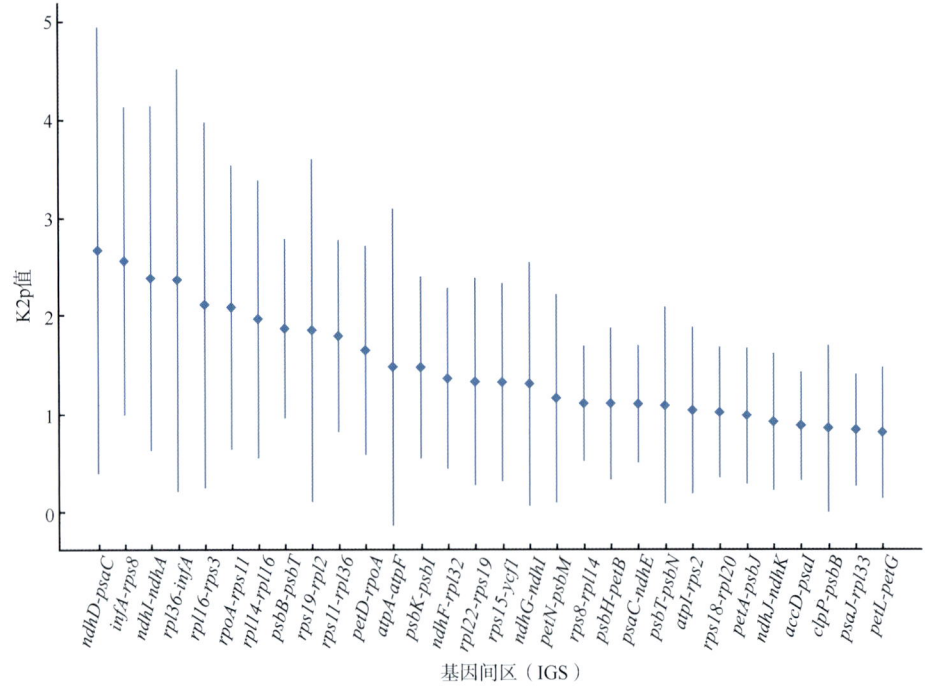

图 2-62-3　人参属物种基因间区的遗传距离分析结果

【系统发育】　使用 MAFFT 对来自人参属的 10 个物种[3-8]和 1 个外类群物种[天胡荽（*Hydrocotyle sibthorpioides*）][9]中提取了 82 个共有蛋白质序列进行多重序列比对，使用 IQ-TREE 筛选得到最优的 JTT 模型，并采用最大似然法（maximum likelihood method）构建进化树。结果显示，*Panax trifolius*[5] 最先从人参属分化出来，屏边三七（*Panax stipuleanatus*）也分化出来。人参（*Panax ginseng*）[3]与西洋参（*Panax quinquefolius*）[4]聚为一支，其余 6 个物种，即竹节参（*Panax japonicus*）、*Panax japonicus* var. *bipinnatifidus*、越南参（*Panax vietnamensis*）[6]、*Panax wangianus*[7]、姜状三七（*Panax zingiberensis*）[8]和三七（*Panax notoginseng*）聚为一支。人参和西洋参的亲缘关系最近（图 2-62-4）。

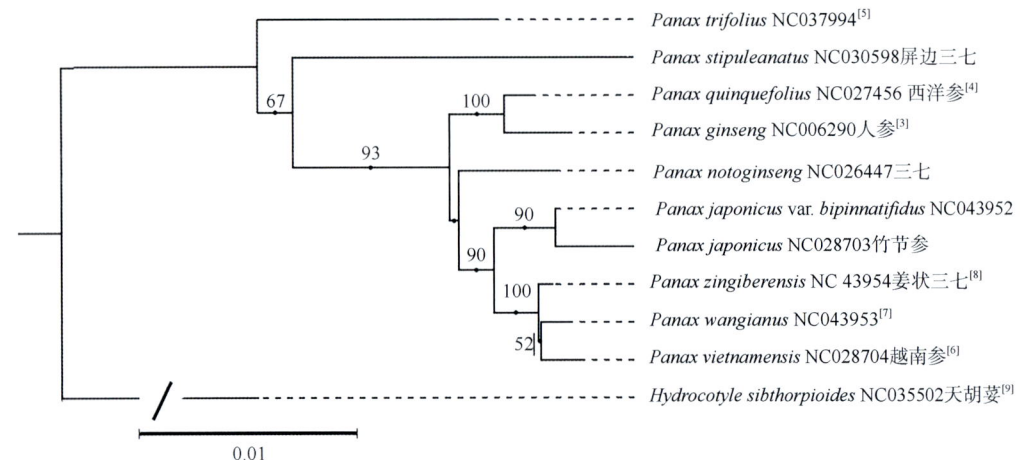

图 2-62-4　人参属植物系统发育进化分析

【$K_A/K_S$ 选择压力分析】 以图 2-62-4 的进化树作为参考，利用 Hyphy 软件中的 aBSREL 模型对蛋白质编码基因进行选择压力分析。共发现 4 个人参属基因受到正向选择，即 *ndhF*、*petB*、*ropA*、*ycf1*。但在物种人参中，未发现有基因受到正向选择。

【宏 DNA 条形码的发现及其 PCR 扩增引物设计】 为了发现能够区分人参属下物种的宏 DNA 条形码序列及其 PCR 扩增引物，利用 ecoPrimers 对人参属植物叶绿体基因组序列进行分析。用于设计 PCR 扩增引物的保守区间见表 2-62-6。可以依据区间序列设计引物，使用这些引物对人参属植物 DNA 进行 PCR 扩增，对 PCR 产物进行桑格测序或高通量测序，通过序列比较和特征分析区分人参属的 10 个物种。

表 2-62-6 部分基于 ecoPrimers 发现的引物设计保守区间

| 编号 | 保守区间序列 | 物种拉丁名 | GenBank 序列号 | 保守区间序列起点—终点 |
|---|---|---|---|---|
| 1 | GCTCCTATGATTCGAATACA CATCAATTCTCGAGCCCC GCTGTTATCCGCTACATTC AAAAGGGTCTGAGGTTG AATCATATCATTTTTTTT | *P. ginseng* | NC006290.1 | 82957—83040 |
| | | *P. notoginseng* | NC026447.1 | 82935—83018 |
| | | *P. quinquefolius* | NC027456.1 | 82944—83027 |
| | | *P. japonicus* | NC028703.1 | 83064—83147 |
| | | *P. vietnamensis* | NC028704.1 | 83032—83115 |
| | | *P. stipuleanatus* | NC030598.1 | 82967—83050 |
| | | *P. trifolius* | NC037994.1 | 83137—83220 |
| | | *P. japonicus* var. *bipinnatifidus* | NC043952.1 | 83038—83121 |
| | | *P. wangianus* | NC043953.1 | 83032—83115 |
| | | *P. zingiberensis* | NC043954.1 | 82980—83063 |
| 2 | CTCAAGACCTATTTCCTTTG ATTCTCCATTTTTATGCCG | *P. ginseng* | NC006290.1 | 83144—83182 |
| | | *P. notoginseng* | NC026447.1 | 83152—83190 |
| | | *P. quinquefolius* | NC027456.1 | 83132—83170 |
| | | *P. japonicus* | NC028703.1 | 83249—83287 |
| | | *P. vietnamensis* | NC028704.1 | 83220—83258 |
| | | *P. stipuleanatus* | NC030598.1 | 83153—83191 |
| | | *P. trifolius* | NC037994.1 | 83321—83359 |
| | | *P. japonicus* var. *bipinnatifidus* | NC043952.1 | 83224—83262 |
| | | *P. wangianus* | NC043953.1 | 83218—83256 |
| | | *P. zingiberensis* | NC043954.1 | 83167—83205 |

## 参 考 文 献

[1] 国家药典委员会. 中华人民共和国药典（2020 年版）一部. 北京：中国医药科技出版社，2020：12-13.

[2] 国家中医药管理局《中华本草》编委会. 中华本草（第二册）. 上海：上海科学技术出版社，1999.

[3] Ki-Joong K, Hae-Lim L. Complete chloroplast genome sequences from Korean ginseng（*Panax schinseng* Nees）and comparative analysis of sequence evolution among 17 vascular plants. Dna Research, 2004,（4）：247-261.

[4] Kyunghee K, Sang-Choon L, Junki L, et al. The complete chloroplast genome sequence of *Panax quinquefolius*（L.）. Mitochondrial DNA part A, 2015, 4（27）：2408-2470.

[5] Kyunghee K, Sang-Choon L, Junki L, et al. Comprehensive survey of genetic diversity in chloroplast genomes and 45S nrDNAs

within *Panax ginseng* species. PLoS One, 2015, 10 (6): e0117159.

[6] Valcárcel V, Wen J. Chloroplast phylogenomic data support eocene amphi-pacific early radiation for the Asian palmate core Araliaceae. Journal of Systematics & Evolution, 2019, 57 (6): 547-560.

[7] Ji Y, Liu C, Yang Z, et al. Testing and using complete plastomes and ribosomal DNA sequences as the next generation DNA barcodes in *Panax* (Araliaceae). Molecular Ecology Resources, 2019, 19 (5): 1333-1345.

[8] Jun W, Elizabeth A Z. Phylogeny and biogeography of *Panax* L. (the *Ginseng* genus, Araliaceae): Inferences from ITS sequences of nuclear ribosomal DNA. Molecular Phylogenetics & Evolution, 1996, 6 (2): 167-177.

[9] Ge L, Shen L, Chen Q, et al. The complete chloroplast genome sequence of *Hydrocotyle sibthorpioides* (Apiales: Araliaceae). Mitochondrial DNA Part B: Resources, 2017, 2 (1): 29-30.

# 63 竹 节 参

【药材基本信息】　竹节参 [*Panax japonicus*（T. Nees）C. A. Mey.] 为五加科人参属药用植物，其干燥根茎为竹节参中药材（图 2-63-1）。收载于《中国药典》（2020 年版）[1]竹节参分布于西南及陕西、甘肃、安徽、浙江、江西、福建、河南、湖南、湖北、广西、西藏等地。产于云南者称为"大竹根七"。以条粗、质硬、断面色黄白者为佳[2]。竹节参的主要成分为竹节人参皂苷、三七皂苷、伪人参皂苷、竹节参人参皂苷Ⅴ的甲酯等[3]。竹节参味甘、微苦，性温。归肝、脾、肺经。具有散瘀止血、消肿止痛、祛痰止咳、补虚强壮的功效。用于治疗跌扑损伤、咳嗽痰多、病后虚弱。现代药理研究表明，其具有抗炎、延缓衰老和降血糖的作用[4]。

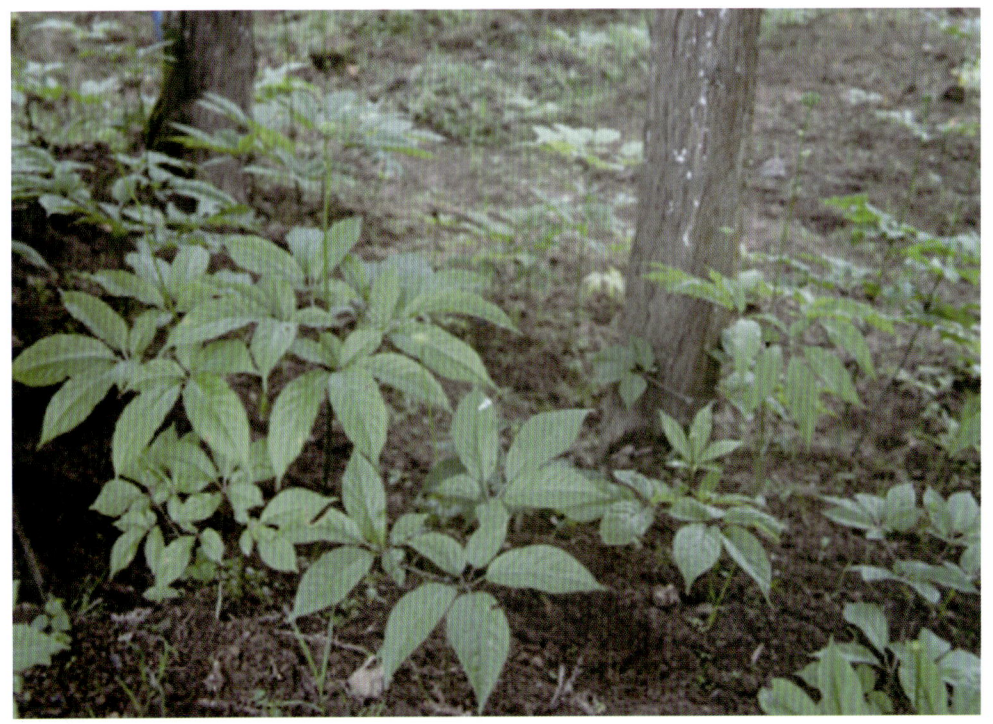

图 2-63-1　竹节参

【叶绿体基因组】　竹节参的叶绿体 DNA 为环状分子，其叶绿体基因组（GenBank 登录号：NC028703.1）总长度为 156 188bp，具有保守的四分状结构，包括一个 LSC 区、一个 SSC 区和一对 IR 区，其长度分别为 86 199bp、18 013bp 和 25 988bp（图 2-63-2）。竹节参叶绿体基因组的整体 G/C 含量为 38.07%。其 IR 区的 G/C 含量（43.05%）高于 SSC 区的 G/C 含量（32.21%）和 LSC 区的 G/C 含量（36.29%）。

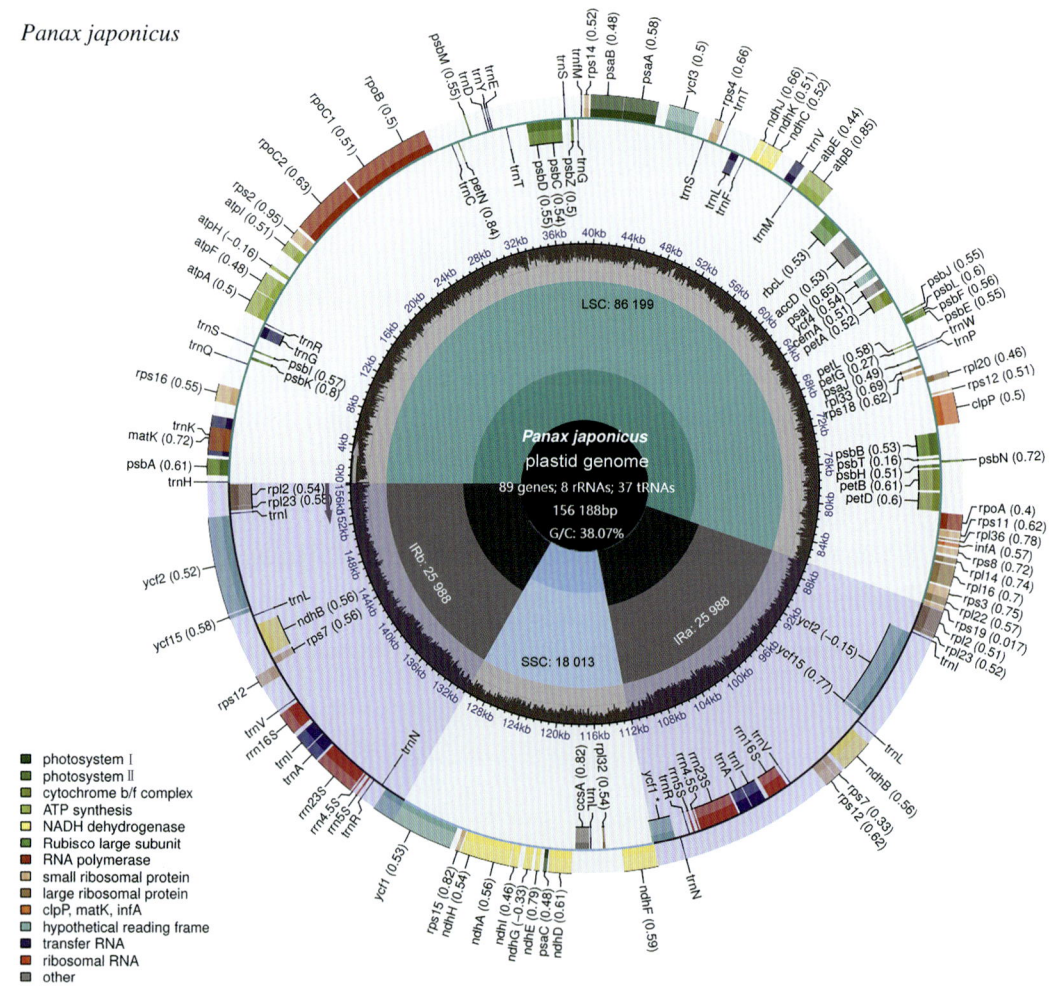

图 2-63-2 竹节参叶绿体基因组图谱

该图包括 6 个圆形轨道。自内向外的第一轨道表示分散重复序列，红色弧线表示直接重复序列，绿色弧线表示回文重复序列；自内向外的第二轨道上的蓝色柱状线条表示长串联重复序列，其重复单元碱基长度＞7；自内向外的第三轨道以不同颜色的柱状线条表示不同类型的短串联重复序列（微卫星序列），其中黑色表示复杂重复序列，绿色表示重复单元碱基长度为 1 的重复序列，黄色表示重复单元碱基长度为 2 的重复序列，紫色表示重复单元碱基长度为 3 的重复序列，蓝色表示重复单元碱基长度为 4 的重复序列，橙色表示重复单元碱基长度为 5 的重复序列，红色表示重复单元碱基长度为 6 的重复序列；自内向外的第四轨道上以不同色块表示 SSC 区、反向重复区 IRa 和 IRb、LSC 区，数字代表相应区间的长度；自内向外的第五轨道表示 GC 含量；最外层第六轨道以不同色块表示不同功能的编码基因，功能分类详见图中左下角注释，基因名称后括号中的数字表示密码子使用偏差，轨道外侧的基因转录方向为顺时针方向，轨道内侧的基因转录方向为逆时针方向

【编码基因】 竹节参的叶绿体基因组共编码 134 个基因，其中独特基因 114 个，包括蛋白质编码基因 89 个（独特基因 80 个）、转运 RNA（transfer RNA，tRNA）编码基因 37 个（独特基因 30 个）、核糖体 RNA（ribosomal RNA，rRNA）编码基因 8 个（独特基因 4 个）（表 2-63-1）。其中 7 个蛋白质独特编码基因（*ndhB*、*rpl2*、*rpl23*、*rps12*、*rps7*、*ycf15*、*ycf2*）、7 个 tRNA 独特编码基因（*trnA-UGC*、*trnI-CAU*、*trnI-GAU*、*trnL-CAA*、*trnN-GUU*、*trnR-ACG*、*trnV-GAC*）、4 个 rRNA 独特编码基因（*rrn23S*、*rrn16S*、 rrn4.5S、rrn5S）位于 IR 区。有 11 个蛋白质编码基因 [rps16、atpF、rpl2（×2）、petB、petD、rpl16、ndhB（×2）、ndhA、rpoC1] 各含有 1 个内含子（intron），4 个蛋白质编码基因 [ycf3、clpP、rps12（×2）] 各含有 2 个内含子，8 个 tRNA 编码基因 [trnK-UUU、trnG-UCC、trnL-UAA、trnV-UAC、trnI-GAU（×2）、trnA-UGC（×2）] 各含有 1 个内含子（表 2-63-2）。竹节参叶绿体基因组中蛋白质编码区（coding sequence，CDS）的长度为 80 169bp，占整个基因组长度的 51.33%。rRNA 基因的长度为 9048bp，占整个基因组长度的 5.79%。而 tRNA 基因的长度为 2791bp，占整个基因组长度的 1.79%。竹节参叶绿体基因组非编码区主要包括内含子和基因间区，其长度占整个基因组长度的 41.09%。

表 2-63-1　竹节参叶绿体基因组基因列表

| 基因功能 | 基因分类 | 基因名称 |
| --- | --- | --- |
| rRNA | rRNA gene | rrn5S（×2）、rrn4.5S（×2）、rrn16S（×2）、rrn23S（×2） |
| tRNA | tRNA gene | 37 trn genes（8 个基因各含有 1 个内含子） |
| 自我复制 | Large subunit of ribosome | rpl14、rpl16、rpl2（×2）、rpl20、rpl22、rpl23（×2）、rpl32、rpl33、rpl36 |
|  | Small subunit of ribosome | rps11、rps12（×3）、rps14、rps15、rps16、rps18、rps19、rps2、rps3、rps4、rps7（×2）、rps8 |
|  | DNA dependent RNA polymerase | rpoA、rpoB、rpoC1、rpoC2 |
| 光合作用 | Subunits of ATP synthase | atpA、atpB、atpE、atpF、atpH、atpI |
|  | Subunits of photosystem Ⅱ | psbA、psbB、psbC、psbD、psbE、psbF、psbH、psbI、psbJ、psbK、psbL、psbM、psbN、psbT、psbZ、ycf3 |
|  | Subunits of NADH-dehydrogenase | ndhA、ndhB（×2）、ndhC、ndhD、ndhE、ndhF、ndhG、ndhH、ndhI、ndhJ、ndhK |
|  | Subunits of cytochrome b/f complex | petA、petB、petD、petG、petL、petN |
|  | Subunits of photosystem Ⅰ | psaA、psaB、psaC、psaI、psaJ |
| 其他功能 | Subunit of rubisco | rbcL |
|  | Subunit of acetyl-CoA-carboxylase | accD |
|  | Protease | clpP |
|  | Translational initiation factor | infA |
|  | Maturase | matK |
|  | c-type cytochrome synthesis gene | ccsA |
|  | Envelop membrane protein | cemA |
| 未知功能 |  | ycf1（×2）、ycf15（×2）、ycf2（×2）、ycf4 |

表 2-63-2　竹节参叶绿体基因内含子和外显子位置及长度

| 基因名称 | 基因编码序列所在链 | 起始位置 | 终点位置 | 长度（bp） | | | | |
| --- | --- | --- | --- | --- | --- | --- | --- | --- |
|  |  |  |  | 第一外显子 | 第一内含子 | 第二外显子 | 第二内含子 | 第三外显子 |
| trnK-UUU | − | 1753 | 4349 | 37 | 2525 | 35 |  |  |
| rps16 | − | 5263 | 6388 | 40 | 889 | 197 |  |  |
| trnG-UCC | + | 10228 | 10995 | 23 | 697 | 48 |  |  |

续表

| 基因名称 | 基因编码序列所在链 | 起始位置 | 终点位置 | 长度（bp） | | | | |
|---|---|---|---|---|---|---|---|---|
| | | | | 第一外显子 | 第一内含子 | 第二外显子 | 第二内含子 | 第三外显子 |
| *atpF* | − | 12913 | 14197 | 145 | 730 | 410 | | |
| *rpoC1* | − | 22166 | 24995 | 453 | 760 | 1617 | | |
| *ycf3* | − | 44621 | 46594 | 124 | 716 | 230 | 751 | 153 |
| *trnL-UAA* | + | 49557 | 50147 | 35 | 507 | 49 | | |
| *trnV-UAC* | − | 53635 | 54286 | 39 | 578 | 35 | | |
| *rps12* | − | 71785 | 99917 | 114 | ND | 232 | 538 | 26 |
| *clpP* | − | 72042 | 74038 | 71 | 770 | 294 | 636 | 226 |
| *petB* | + | 76978 | 78408 | 6 | 783 | 642 | | |
| *petD* | + | 78583 | 79816 | 8 | 751 | 475 | | |
| *rpl16* | − | 83280 | 84628 | 9 | 941 | 399 | | |
| *rpl2* | − | 86304 | 87788 | 391 | 660 | 434 | | |
| *ndhB* | − | 96095 | 98305 | 775 | 678 | 758 | | |
| *trnI-GAU* | + | 103835 | 104852 | 37 | 946 | 35 | | |
| *trnA-UGC* | + | 104917 | 105797 | 38 | 808 | 35 | | |
| *ndhA* | − | 122024 | 124144 | 553 | 1029 | 539 | | |
| *trnA-UGC* | − | 136591 | 137471 | 38 | 808 | 35 | | |
| *trnI-GAU* | − | 137536 | 138553 | 37 | 946 | 35 | | |
| *rps12* | + | 142471 | 143264 | ND | ND | 232 | 538 | 26 |
| *ndhB* | + | 144083 | 146293 | 775 | 678 | 758 | | |
| *rpl2* | + | 154600 | 156084 | 391 | 660 | 434 | | |

注："+"表示正链；"−"表示负链；"ND"表示未确定

【重复序列】 在竹节参叶绿体基因组中，微卫星序列有 A/T、C/G 和 AT/AT 三种类型，各有 17 个、7 个和 1 个（表 2-63-3）。共发现 17 个串联重复序列，满足总长度超过 20bp 且重复单元之间的相似度≥90% 两个条件（表 2-63-4）。散在重复序列包括回文重复序列和正向重复序列。以 *e*-value 小于 1E–04 为阈值，竹节参叶绿体基因组散在重复序列包括 14 条回文重复序列、20 条正向重复序列（表 2-63-5）。

表 2-63-3 竹节参叶绿体基因组微卫星序列统计

| 重复单元类型 | 重复序列个数 |
|---|---|
| A/T | 17 |
| C/G | 7 |
| AT/AT | 1 |

表 2-63-4　竹节参叶绿体基因组串联重复序列统计

| 起点—终点 | 重复单元长度（bp） | 重复单元拷贝数 | 重复单元一致序列长度（bp） | 重复单元之间的相似度（%） | 插入缺失比例（%） | 分值 | 碱基个数 A | C | G | T | 熵（0—2） |
|---|---|---|---|---|---|---|---|---|---|---|---|
| 4364—4395 | 16 | 2.0 | 16 | 100 | 0 | 64 | 68 | 0 | 0 | 31 | 0.90 |
| 4930—4974 | 23 | 2.0 | 23 | 95 | 4 | 83 | 62 | 4 | 8 | 24 | 1.43 |
| 6581—6619 | 18 | 2.2 | 17 | 90 | 4 | 60 | 64 | 17 | 2 | 15 | 1.41 |
| 7033—7065 | 16 | 2.1 | 16 | 94 | 0 | 57 | 21 | 6 | 18 | 54 | 1.64 |
| 9649—9680 | 15 | 2.1 | 15 | 100 | 0 | 64 | 81 | 0 | 12 | 6 | 0.87 |
| 33268—33401 | 67 | 2.0 | 67 | 98 | 0 | 259 | 33 | 14 | 15 | 35 | 1.89 |
| 33374—33430 | 19 | 3.0 | 19 | 100 | 0 | 114 | 36 | 10 | 5 | 47 | 1.61 |
| 34122—34165 | 21 | 2.1 | 21 | 95 | 0 | 79 | 36 | 6 | 4 | 52 | 1.49 |
| 59331—59380 | 25 | 2.0 | 25 | 96 | 0 | 91 | 30 | 4 | 14 | 52 | 1.59 |
| 70078—70118 | 21 | 2.0 | 21 | 95 | 0 | 73 | 29 | 26 | 9 | 34 | 1.88 |
| 76285—76322 | 19 | 2.0 | 19 | 100 | 0 | 76 | 52 | 15 | 10 | 21 | 1.72 |
| 92872—92949 | 18 | 4.3 | 18 | 100 | 0 | 156 | 28 | 11 | 26 | 33 | 1.91 |
| 95655—95688 | 17 | 2.0 | 17 | 100 | 0 | 68 | 41 | 11 | 5 | 41 | 1.66 |
| 111400—111521 | 57 | 2.1 | 57 | 98 | 0 | 235 | 50 | 12 | 30 | 7 | 1.67 |
| 130867—130988 | 57 | 2.1 | 57 | 98 | 0 | 235 | 7 | 30 | 12 | 50 | 1.67 |
| 146700—146733 | 17 | 2.0 | 17 | 100 | 0 | 68 | 41 | 5 | 11 | 41 | 1.66 |
| 149439—149516 | 18 | 4.3 | 18 | 100 | 0 | 156 | 33 | 26 | 11 | 28 | 1.91 |

表 2-63-5　竹节参叶绿体基因组散在重复序列特征值

| 重复序列一长度（bp） | 重复单元一起点 | 重复类型 | 重复单元二长度（bp） | 重复单元二起点 | 重复单元间隔 | $e$-value |
|---|---|---|---|---|---|---|
| 67 | 33267 | D | 67 | 33334 | −1 | 6.33E−29 |
| 65 | 111399 | D | 65 | 111456 | −1 | 9.83E−28 |
| 65 | 111399 | P | 65 | 130866 | −1 | 9.83E−28 |
| 65 | 111456 | P | 65 | 130923 | −1 | 9.83E−28 |
| 65 | 130866 | D | 65 | 130923 | −1 | 9.83E−28 |
| 64 | 92871 | D | 64 | 92889 | −1 | 3.87E−27 |
| 64 | 92871 | P | 64 | 149434 | −1 | 3.87E−27 |
| 64 | 92889 | P | 64 | 149452 | −1 | 3.87E−27 |
| 64 | 149434 | D | 64 | 149452 | −1 | 3.87E−27 |
| 47 | 33287 | D | 47 | 33354 | 0 | 3.46E−19 |
| 46 | 92871 | D | 46 | 92907 | −1 | 1.91E−16 |
| 46 | 92871 | P | 46 | 149434 | −1 | 1.91E−16 |

续表

| 重复序列一长度（bp） | 重复单元一起点 | 重复类型 | 重复单元二长度（bp） | 重复单元二起点 | 重复单元间隔 | e-value |
|---|---|---|---|---|---|---|
| 46 | 92907 | P | 46 | 149470 | −1 | 1.91E−16 |
| 46 | 149434 | D | 46 | 149470 | −1 | 1.91E−16 |
| 42 | 99954 | D | 42 | 122600 | −1 | 4.47E−14 |
| 42 | 122600 | P | 42 | 142391 | −1 | 4.47E−14 |
| 38 | 33373 | D | 38 | 33392 | 0 | 9.08E−14 |
| 39 | 45790 | D | 39 | 122602 | −1 | 2.66E−12 |
| 34 | 99962 | D | 34 | 122608 | 0 | 2.32E−11 |
| 34 | 122608 | P | 34 | 142391 | 0 | 2.32E−11 |
| 42 | 45790 | D | 42 | 99956 | −3 | 1.10E−10 |
| 42 | 45790 | P | 42 | 142389 | −3 | 1.10E−10 |
| 30 | 9416 | P | 30 | 47493 | −1 | 5.36E−07 |
| 30 | 33306 | D | 30 | 33392 | −1 | 5.36E−07 |
| 35 | 45791 | P | 35 | 77704 | −3 | 1.03E−06 |
| 35 | 45793 | D | 35 | 96894 | −3 | 1.03E−06 |
| 35 | 45793 | P | 35 | 145458 | −3 | 1.03E−06 |
| 34 | 9412 | D | 34 | 37608 | −3 | 3.76E−06 |
| 31 | 92868 | D | 31 | 92922 | −3 | 1.81E−04 |
| 31 | 92868 | P | 31 | 149434 | −3 | 1.81E−04 |
| 31 | 92922 | P | 31 | 149488 | −3 | 1.81E−04 |
| 31 | 109348 | D | 31 | 133008 | −3 | 1.81E−04 |
| 31 | 149431 | D | 31 | 149485 | −3 | 1.81E−04 |
| 30 | 40788 | D | 30 | 43012 | −3 | 6.52E−04 |

注：P. palindromic repeat，回文重复序列；D. direct repeat，正向重复序列

【高可变区】 为了发现人参属物种间的高可变区，从10个人参属物种叶绿体基因组中提取了60个基因间区，采用K2p（Kimura 2-parameter）模型计算基因间区的遗传距离，遗传距离最大的30个区间见图2-63-3。其K2p平均值分布于0.81～2.67，其中 *ndhD-psaC*、*infA-rps8*、*ndhI-ndhA* 和 *rpl36-infA* 的K2p平均值较高，分别为2.67、2.57、2.39和2.37。由此可见，人参10个物种的叶绿体基因组在这4个区域的变异较大，这4个区域可作为潜在的分子标记开发区域。

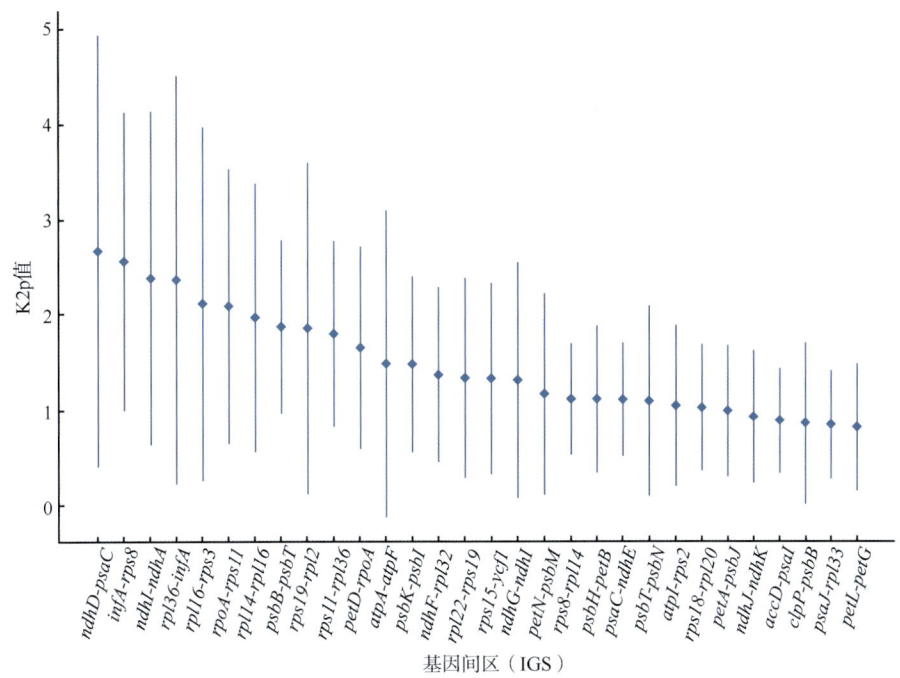

图 2-63-3 人参属物种基因间区的遗传距离分析结果

【系统发育】 使用 MAFFT 对来自人参属的 10 个物种[5-10]和 1 个外类群物种[天胡荽（*Hydrocotyle sibthorpioides*）][11]中提取了 82 个共有蛋白质序列进行多重序列比对，使用 IQ-TREE 筛选得到最优的 JTT 模型，并采用最大似然法（maximum likelihood method）构建进化树。结果显示，*Panax trifolius*[7]首先从人参属分化出来，随后，屏边三七（*Panax stipuleanatus*）也单分出来。人参（*Panax ginseng*）[6]与西洋参（*Panax quinquefolius*）[5]聚为一支，剩余 6 个物种，即竹节参（*Panax japonicus*）、*Panax japonicus* var. *bipinnatifidus*、越南参（*Panax vietnamensis*）[8]、*Panax wangianus*[9]、姜状三七（*Panax zingiberensis*）[10]和三七（*Panax notoginseng*）聚为一支。竹节参和 *Panax japonicus* var. *bipinnatifidus* 的亲缘关系最近（图 2-63-4）。

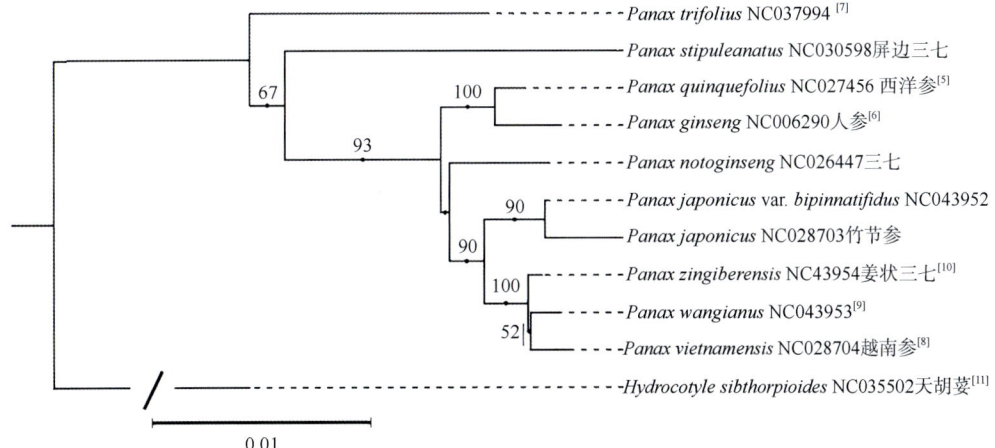

图 2-63-4 人参属植物系统发育进化分析

【$K_A/K_S$ 选择压力分析】 以图 2-63-4 的进化树作为参考，利用 Hyphy 软件中的 aBSREL 模型对蛋白质编码基因进行选择压力分析。共发现 4 个人参属基因受到正向选择：*ndhF*、*petB*、*ropA*、*ycf1*。但在物种竹节参中，未发现有基因受到正向选择。

【宏 DNA 条形码的发现及其 PCR 扩增引物设计】 为了发现能够区分人参属下物种的宏 DNA 条形码序列及其 PCR 扩增引物，利用 ecoPrimers 对人参属植物叶绿体基因组序列进行分析。用来设计 PCR 扩增引物的保守区间见表 2-63-6。可以依据这些区间序列设计引物，使用这些引物对人参属植物 DNA 进行 PCR 扩增，对 PCR 产物进行桑格测序或是高通量测序，通过序列比较和特征分析区分人参属的 10 个物种。

表 2-63-6　部分基于 ecoPrimers 发现的引物设计保守区间

| 编号 | 保守区间序列 | 物种拉丁名 | GenBank 序列号 | 保守区间序列起点—终点 |
|---|---|---|---|---|
| 1 | GCTCCTATGATTCGAATACACATCAATTCTCGAGCCCCGCTGTTATCCGCTACATTCAAAAGGGTCTGAGGTTGAATCATATCATTTTTTTTT | *P. ginseng* | NC006290.1 | 82957—83040 |
| | | *P. notoginseng* | NC026447.1 | 82935—83018 |
| | | *P. quinquefolius* | NC027456.1 | 82944—83027 |
| | | *P. japonicus* | NC028703.1 | 83064—83147 |
| | | *P. vietnamensis* | NC028704.1 | 83032—83115 |
| | | *P. stipuleanatus* | NC030598.1 | 82967—83050 |
| | | *P. trifolius* | NC037994.1 | 83137—83220 |
| | | *P. japonicus* var. *bipinnatifidus* | NC043952.1 | 83038—83121 |
| | | *P. wangianus* | NC043953.1 | 83032—83115 |
| | | *P. zingiberensis* | NC043954.1 | 82980—83063 |
| 2 | CTCAAGACCTATTTCCTTTGATTCTCCATTTTTATGCCG | *P. ginseng* | NC006290.1 | 83144—83182 |
| | | *P. notoginseng* | NC026447.1 | 83152—83190 |
| | | *P. quinquefolius* | NC027456.1 | 83132—83170 |
| | | *P. japonicus* | NC028703.1 | 83249—83287 |
| | | *P. vietnamensis* | NC028704.1 | 83220—83258 |
| | | *P. stipuleanatus* | NC030598.1 | 83153—83191 |
| | | *P. trifolius* | NC037994.1 | 83321—83359 |
| | | *P. japonicus* var. *bipinnatifidus* | NC043952.1 | 83224—83262 |
| | | *P. wangianus* | NC043953.1 | 83218—83256 |
| | | *P. zingiberensis* | NC043954.1 | 83167—83205 |

## 参 考 文 献

[1] 国家药典委员会. 中华人民共和国药典（2020 年版）一部. 北京：中国医药科技出版社，2020：12-13.
[2] 国家中医药管理局《中华本草》编委会. 中华本草（第二册）. 上海：上海科学技术出版社，1999.
[3] 王开元，詹志来，廖天月，等. 竹节参的化学成分与药理活性研究进展. 中国野生植物资源，2021，40（5）：48-59.
[4] 周静，付先芸，蔡三金，等. 竹节参的化学成分、药理作用及质量标志物（Q-Marker）预测分析. 中草药，2021，52（9）：2819-2830.
[5] Kyunghee K，Sang-Choon L，Junki L，et al. The complete chloroplast genome sequence of *Panax quinquefolius*（L.）．

Mitochondrial DNA part A, 2015, 4 (27): 2408-2470.

[6] Ki-Joong K, Hae-Lim L. Complete chloroplast genome sequences from Korean ginseng (*Panax schinseng* Nees) and comparative analysis of sequence evolution among 17 vascular plants. Dna Research, 2004, (4): 247-261.

[7] Kyunghee K, Sang-Choon L, Junki L, et al. Comprehensive survey of genetic diversity in chloroplast genomes and 45S nrDNAs within *Panax ginseng* species. PLoS One, 2015, 10 (6): e0117159.

[8] Valcárcel V, Wen J. Chloroplast phylogenomic data support eocene amphi-pacific early radiation for the asian palmate core araliaceae. Journal of Systematics & Evolution, 2019, 57 (6): 547-560.

[9] Ji Y, Liu C, Yang Z, et al. Testing and using complete plastomes and ribosomal DNA sequences as the next generation DNA barcodes in *Panax* (Araliaceae). Molecular Ecology Resources, 2019, 19 (5): 1333-1345.

[10] Jun W, Elizabeth A Z. Phylogeny and biogeography of *Panax* L. (the *Ginseng* genus, Araliaceae): Inferences from ITS sequences of nuclear ribosomal DNA. Molecular Phylogenetics & Evolution, 1996, 6 (2): 167-177.

[11] Ge L, Shen L, Chen Q, et al. The complete chloroplast genome sequence of *Hydrocotyle sibthorpioides* (Apiales: Araliaceae). Mitochondrial DNA Part B: Resources, 2017, 2 (1): 29-30.

# 64 三七

【药材基本信息】 三七 [*Panax notoginseng*（Burk.）F. H. Chen ex C. Chow & W. G. Huang] 为五加科人参属药用植物[1]，其根及根茎为三七中药材（图2-64-1）。收载于《中国药典》（2020年版）[2]。三七分布于江西、湖北、广东、广西、四川、贵州、云南、西藏等地。现多为栽培。产自云南的三七习称为滇三七，产自广西的三七习称为文三七。其主根呈类圆锥形或圆柱形，表面灰褐色或灰黄色，有断续的纵皱纹及支根痕，周围有瘤状突起。断面灰绿色、黄绿色或灰白色，木部微呈放射状排列。体重，质坚实。三七主要含达玛烷型四环三萜类成分（如人参皂苷、三七皂苷、绞股蓝苷、三萜皂苷等）。三七味甘、苦回甜，性温。具有散瘀止血、消肿定痛的功能。用于咯血、吐血、便血、崩漏、外伤出血、胸腹刺痛、跌扑肿痛。现代研究药理研究表明，其具有治疗上消化道出血、眼球前房出血、视网膜中央静脉阻塞等作用[2]。

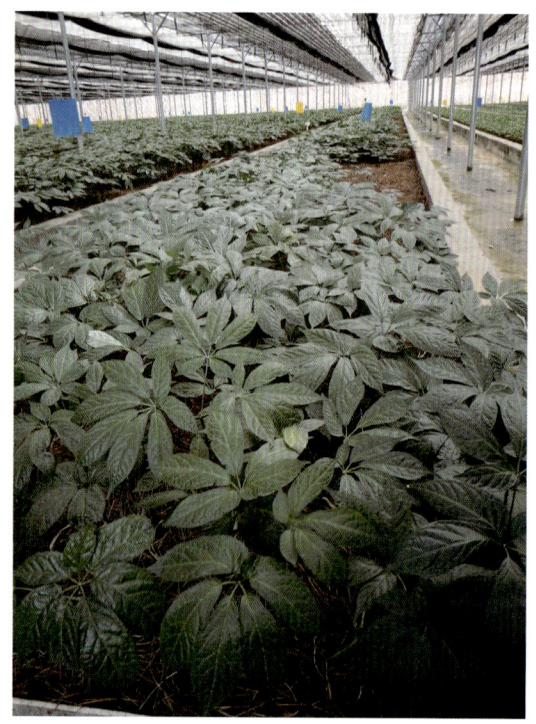

图 2-64-1 三七

【叶绿体基因组】 三七的叶绿体 DNA 为环状分子，其叶绿体基因组（GenBank 登录号：NC026447.1）[3]总长度为 156 387bp，具有保守的四分状结构，包括一个 LSC 区、一个 SSC 区和一对 IR 区，其长度分别为 86 111bp、18 004bp 和 26 136bp（图 2-64-2）。三七叶绿体基因组的整体 G/C 含量为 38.08%。其 IR 区的 G/C 含量（43.19%）高于 SSC 区的 G/C 含量（32.22%）和 LSC 区的 G/C 含量（36.27%）。

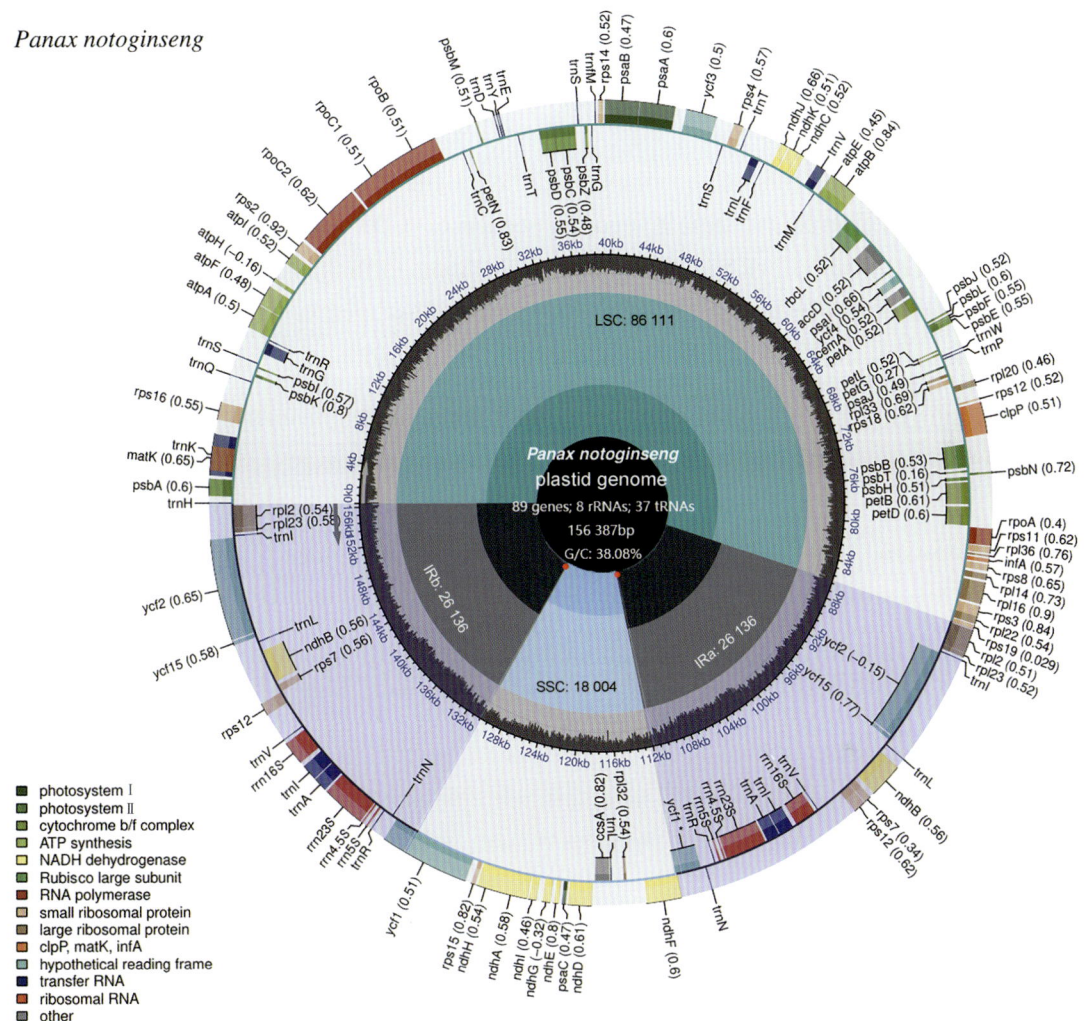

图 2-64-2 三七叶绿体基因组图谱

该图包括 6 个圆形轨道。自内向外的第一轨道表示分散重复序列，红色弧线表示直接重复序列，绿色弧线表示回文重复序列；自内向外的第二轨道上的蓝色柱状线条表示长串联重复序列，其重复单元碱基长度 > 7；自内向外的第三轨道以不同颜色的柱状线条表示不同类型的短串联重复序列（微卫星序列），其中黑色表示复杂重复序列，绿色表示重复单元碱基长度为 1 的重复序列，黄色表示重复单元碱基长度为 2 的重复序列，紫色表示重复单元碱基长度为 3 的重复序列，蓝色表示重复单元碱基长度为 4 的重复序列，橙色表示重复单元碱基长度为 5 的重复序列，红色表示重复单元碱基长度为 6 的重复序列；自内向外的第四轨道上以不同色块表示 SSC 区、反向重复区 IRa 和 IRb、LSC 区，数字代表相应区间的长度；自内向外的第五轨道表示 GC 含量；最外层第六轨道以不同色块表示不同功能的编码基因，功能分类详见图中左下角注释，基因名称后括号中的数字表示密码子使用偏差，轨道外侧的基因转录方向为顺时针方向，轨道内侧的基因转录方向为逆时针方向

【编码基因】 三七的叶绿体基因组共编码 134 个基因，其中独特基因 113 个，包括蛋白质编码基因 89 个（独特基因 80 个）、转运 RNA（transfer RNA，tRNA）编码基因 37 个

（独特基因 30 个）、核糖体 RNA（ribosomal RNA，rRNA）编码基因 8 个（独特基因 4 个）（表 2-64-1）。其中 7 个蛋白质独特编码基因（*ndhB*、*rpl2*、*rpl23*、*rps12*、*rps7*、*ycf15*、*ycf2*）、7 个 tRNA 独特编码基因（*trnA-UGC*、*trnI-CAU*、*trnI-GAU*、*trnL-CAA*、*trnN-GUU*、*trnR-ACG*、*trnV-GAC*）、4 个 rRNA 独特编码基因（*rrn23S*、*rrn16S*、*rrn4.5S*、*rrn5S*）位于 IR 区。有 11 个蛋白质编码基因 [*rps16*、*atpF*、*rpl2*（×2）、*petB*、*petD*、*rpl16*、*ndhB*（×2）、*ndhA*、*rpoC1*] 各含有 1 个内含子（intron），4 个蛋白质编码基因 [*ycf3*、*clpP*、*rps12*（×2）] 各含有 2 个内含子，8 个 tRNA 编码基因 [*trnK-UUU*、*trnG-UCC*、*trnL-UAA*、*trnV-UAC*、*trnI-GAU*（×2）、*trnA-UGC*（×2）] 各含有 1 个内含子（表 2-64-2）。三七叶绿体基因组中蛋白质编码区（coding sequence，CDS）的长度为 78 723bp，占整个基因组长度的 50.34%。rRNA 基因的长度为 9048bp，占整个基因组长度的 5.79%。而 tRNA 基因的长度为 2791bp，占整个基因组长度的 1.78%。三七叶绿体基因组非编码区主要包括内含子和基因间区，其长度占整个基因组长度的 42.09%。

表 2-64-1 三七叶绿体基因组基因列表

| 基因功能 | 基因分类 | 基因名称 |
|---|---|---|
| rRNA | rRNA gene | *rrn5S*（×2）、*rrn4.5S*（×2）、*rrn16S*（×2）、*rrn23S*（×2） |
| tRNA | tRNA gene | 37 *trn* genes（8 个基因各含有 1 个内含子） |
| 自我复制 | Large subunit of ribosome | *rpl14*、*rpl16*、*rpl2*（×2）、*rpl20*、*rpl22*、*rpl23*（×2）、*rpl32*、*rpl33*、*rpl36* |
| | Small subunit of ribosome | *rps11*、*rps12*（×3）、*rps14*、*rps15*、*rps16*、*rps18*、*rps19*、*rps2*、*rps3*、*rps4*、*rps7*（×2）、*rps8* |
| | DNA dependent RNA polymerase | *rpoA*、*rpoB*、*rpoC1*、*rpoC2* |
| 光合作用 | Subunits of ATP synthase | *atpA*、*atpB*、*atpE*、*atpF*、*atpH*、*atpI* |
| | Subunits of photosystem Ⅱ | *psbA*、*psbB*、*psbC*、*psbD*、*psbE*、*psbF*、*psbH*、*psbI*、*psbJ*、*psbK*、*psbL*、*psbM*、*psbN*、*psbT*、*psbZ*、*ycf3* |
| | Subunits of NADH-dehydrogenase | *ndhA*、*ndhB*（×2）、*ndhC*、*ndhD*、*ndhE*、*ndhF*、*ndhG*、*ndhH*、*ndhI*、*ndhJ*、*ndhK* |
| | Subunits of cytochrome b/f complex | *petA*、*petB*、*petD*、*petG*、*petL*、*petN* |
| | Subunits of photosystem Ⅰ | *psaA*、*psaB*、*psaC*、*psaI*、*psaJ* |
| | Subunit of rubisco | *rbcL* |
| 其他功能 | Subunit of acetyl-CoA-carboxylase | *accD* |
| | Protease | *clpP* |
| | Translational initiation factor | *infA* |
| | Maturase | *matK* |
| | c-type cytochrome synthesis gene | *ccsA* |
| | Envelop membrane protein | *cemA* |
| 未知功能 | | *ycf1*（×2）、*ycf15*（×2）、*ycf2*（×2）、*ycf4* |

表 2-64-2　三七叶绿体基因内含子和外显子位置及长度

| 基因名称 | 基因编码序列所在链 | 起始位置 | 终点位置 | 长度（bp） | | | | |
|---|---|---|---|---|---|---|---|---|
| | | | | 第一外显子 | 第一内含子 | 第二外显子 | 第二内含子 | 第三外显子 |
| trnK-UUU | − | 1757 | 4343 | 37 | 2515 | 35 | | |
| rps16 | − | 5238 | 6354 | 40 | 880 | 197 | | |
| trnG-UCC | + | 10168 | 10932 | 23 | 694 | 48 | | |
| atpF | − | 12851 | 14136 | 145 | 731 | 410 | | |
| rpoC1 | − | 22136 | 24968 | 453 | 763 | 1617 | | |
| ycf3 | − | 44494 | 46467 | 124 | 716 | 230 | 751 | 153 |
| trnL-UAA | + | 49428 | 50017 | 35 | 506 | 49 | | |
| trnV-UAC | − | 53493 | 54144 | 39 | 578 | 35 | | |
| clpP | − | 71899 | 73900 | 71 | 776 | 294 | 635 | 226 |
| rps12 | − | 71628 | 99862 | 114 | ND | 232 | 538 | 26 |
| petB | + | 76847 | 78278 | 6 | 784 | 642 | | |
| petD | + | 78453 | 79685 | 8 | 750 | 475 | | |
| rpl16 | − | 83182 | 84532 | 9 | 943 | 399 | | |
| rpl2 | − | 86215 | 87699 | 391 | 660 | 434 | | |
| ndhB | − | 96039 | 98249 | 775 | 678 | 758 | | |
| trnI-GAU | + | 103780 | 104796 | 37 | 945 | 35 | | |
| trnA-UGC | + | 104861 | 105740 | 38 | 807 | 35 | | |
| ndhA | − | 122093 | 124213 | 553 | 1029 | 539 | | |
| trnA-UGC | − | 136757 | 137636 | 38 | 807 | 35 | | |
| trnI-GAU | − | 137701 | 138717 | 37 | 945 | 35 | | |
| rps12 | + | 142637 | 143430 | ND | ND | 232 | 538 | 26 |
| ndhB | + | 144248 | 146458 | 775 | 678 | 758 | | |
| rpl2 | + | 154798 | 156282 | 391 | 660 | 434 | | |

注："+"表示正链；"−"表示负链；"ND"表示未确定

【重复序列】　在三七叶绿体基因组中，微卫星序列有 A/T、C/G、AT/AT 三种类型，各有 20 个，1 个和 1 个（表 2-64-3）。共发现 20 个串联重复序列，满足总长度超过 20bp 且重复单元之间的相似度≥ 90% 两个条件（表 2-64-4）。散在重复序列包括回文重复序列和正向重复序列。以 e-value 小于 1E–04 为阈值，三七叶绿体基因组散在重复序列包括 22 条回文重复序列、21 条正向重复序列（表 2-64-5）。

表 2-64-3　三七叶绿体基因组微卫星序列统计

| 重复单元类型 | 重复序列个数 |
|---|---|
| A/T | 20 |
| C/G | 1 |
| AT/AT | 1 |

表 2-64-4　三七叶绿体基因组串联重复序列统计

| 起点—终点 | 重复单元长度（bp） | 重复单元拷贝数 | 重复单元一致序列长度（bp） | 重复单元之间的相似度（%） | 插入缺失比例（%） | 分值 | 碱基个数 A | C | G | T | 熵（0—2） |
|---|---|---|---|---|---|---|---|---|---|---|---|
| 4358—4389 | 16 | 2.0 | 16 | 100 | 0 | 64 | 68 | 0 | 0 | 31 | 0.90 |
| 6547—6585 | 18 | 2.2 | 17 | 90 | 4 | 60 | 64 | 17 | 2 | 15 | 1.41 |
| 15749—15798 | 25 | 2.0 | 25 | 100 | 0 | 100 | 32 | 8 | 16 | 44 | 1.76 |
| 33269—33306 | 19 | 2.0 | 19 | 100 | 0 | 76 | 36 | 10 | 5 | 47 | 1.61 |
| 33999—34039 | 21 | 2.0 | 21 | 95 | 0 | 73 | 31 | 9 | 4 | 53 | 1.55 |
| 59184—59233 | 25 | 2.0 | 25 | 96 | 0 | 91 | 30 | 4 | 14 | 52 | 1.59 |
| 59807—59837 | 15 | 2.1 | 15 | 93 | 0 | 53 | 35 | 6 | 16 | 41 | 1.74 |
| 69169—69200 | 17 | 1.9 | 16 | 93 | 6 | 55 | 0 | 34 | 0 | 65 | 0.93 |
| 69915—69955 | 21 | 2.0 | 21 | 95 | 0 | 73 | 29 | 26 | 9 | 34 | 1.88 |
| 71813—71842 | 15 | 2.0 | 15 | 100 | 0 | 60 | 40 | 6 | 0 | 53 | 1.27 |
| 76153—76190 | 19 | 2.0 | 19 | 100 | 0 | 76 | 52 | 15 | 10 | 21 | 1.72 |
| 83046—83101 | 27 | 2.1 | 27 | 100 | 0 | 112 | 53 | 7 | 26 | 12 | 1.64 |
| 91619—91648 | 15 | 2.0 | 15 | 100 | 0 | 60 | 53 | 6 | 26 | 13 | 1.64 |
| 92798—92893 | 18 | 5.3 | 18 | 100 | 0 | 192 | 28 | 11 | 27 | 33 | 1.91 |
| 95599—95632 | 17 | 2.0 | 17 | 100 | 0 | 68 | 41 | 11 | 5 | 41 | 1.66 |
| 111334—111567 | 57 | 4.1 | 57 | 100 | 0 | 468 | 49 | 12 | 31 | 6 | 1.66 |
| 130930—131163 | 57 | 4.1 | 57 | 100 | 0 | 468 | 6 | 31 | 12 | 49 | 1.66 |
| 146865—146898 | 17 | 2.0 | 17 | 100 | 0 | 68 | 41 | 5 | 11 | 41 | 1.66 |
| 149604—149699 | 18 | 5.3 | 18 | 100 | 0 | 192 | 33 | 27 | 11 | 28 | 1.91 |
| 150849—150878 | 15 | 2.0 | 15 | 100 | 0 | 60 | 13 | 26 | 6 | 53 | 1.64 |

表 2-64-5　三七叶绿体基因组散在重复序列特征值

| 重复序列一长度（bp） | 重复单元一起点 | 重复类型 | 重复单元二长度（bp） | 重复单元二起点 | 重复单元间隔 | e-value |
|---|---|---|---|---|---|---|
| 274 | 111972 | P | 274 | 130250 | −1 | 6.14E−153 |
| 241 | 112005 | P | 241 | 130250 | 0 | 5.51E−136 |
| 177 | 111333 | D | 177 | 111390 | 0 | 1.87E−97 |
| 177 | 111333 | P | 177 | 130929 | 0 | 1.87E−97 |
| 177 | 111390 | P | 177 | 130986 | 0 | 1.87E−97 |
| 177 | 130929 | D | 177 | 130986 | 0 | 1.87E−97 |
| 120 | 111333 | D | 120 | 111447 | 0 | 3.89E−63 |
| 120 | 111333 | P | 120 | 130929 | 0 | 3.89E−63 |
| 120 | 111447 | P | 120 | 131043 | 0 | 3.89E−63 |
| 120 | 130929 | D | 120 | 131043 | 0 | 3.89E−63 |

续表

| 重复序列一长度（bp） | 重复单元一起点 | 重复类型 | 重复单元二长度（bp） | 重复单元二起点 | 重复单元间隔 | $e$-value |
|---|---|---|---|---|---|---|
| 82 | 92797 | D | 82 | 92815 | −1 | 7.24E−38 |
| 82 | 92797 | P | 82 | 149599 | −1 | 7.24E−38 |
| 82 | 92815 | P | 82 | 149617 | −1 | 7.24E−38 |
| 82 | 149599 | D | 82 | 149617 | −1 | 7.24E−38 |
| 63 | 111333 | D | 63 | 111504 | 0 | 8.09E−29 |
| 63 | 111333 | P | 63 | 130929 | 0 | 8.09E−29 |
| 63 | 111504 | P | 63 | 131100 | 0 | 8.09E−29 |
| 63 | 130929 | D | 63 | 131100 | 0 | 8.09E−29 |
| 64 | 92797 | D | 64 | 92833 | −1 | 3.88E−27 |
| 64 | 92797 | P | 64 | 149599 | −1 | 3.88E−27 |
| 64 | 92833 | P | 64 | 149635 | −1 | 3.88E−27 |
| 64 | 149599 | D | 64 | 149635 | −1 | 3.88E−27 |
| 46 | 92797 | D | 46 | 92851 | −1 | 1.92E−16 |
| 46 | 92797 | P | 46 | 149599 | −1 | 1.92E−16 |
| 46 | 92851 | P | 46 | 149653 | −1 | 1.92E−16 |
| 46 | 149599 | D | 46 | 149653 | −1 | 1.92E−16 |
| 42 | 99898 | D | 42 | 122669 | −1 | 4.48E−14 |
| 42 | 122669 | P | 42 | 142556 | −1 | 4.48E−14 |
| 39 | 45663 | D | 39 | 122671 | −1 | 2.66E−12 |
| 34 | 99906 | D | 34 | 122677 | 0 | 2.33E−11 |
| 34 | 122677 | P | 34 | 142556 | 0 | 2.33E−11 |
| 42 | 45663 | D | 42 | 99900 | −3 | 1.10E−10 |
| 42 | 45663 | P | 42 | 142554 | −3 | 1.10E−10 |
| 31 | 83043 | D | 31 | 83070 | −1 | 1.39E−07 |
| 30 | 9366 | P | 30 | 47366 | −1 | 5.37E−07 |
| 35 | 45664 | P | 35 | 77574 | −3 | 1.03E−06 |
| 35 | 45666 | D | 35 | 96838 | −3 | 1.03E−06 |
| 35 | 45666 | P | 35 | 145623 | −3 | 1.03E−06 |
| 34 | 9362 | D | 34 | 37484 | −3 | 3.77E−06 |
| 31 | 15742 | D | 31 | 15767 | −3 | 1.81E−04 |
| 31 | 92794 | D | 31 | 92866 | −3 | 1.81E−04 |
| 31 | 92794 | P | 31 | 149599 | −3 | 1.81E−04 |
| 31 | 92866 | P | 31 | 149671 | −3 | 1.81E−04 |

注：P. palindromic repeat，回文重复序列；D. direct repeat，正向重复序列

【高可变区】 为了发现人参属物种间的高可变区，从 10 个人参属物种叶绿体基因组中提取了 60 个基因间区，采用 K2p（Kimura 2-parameter）模型计算基因间区的遗传距离，遗传距离最大的 30 个区间见图 2-64-3。其 K2p 平均值分布于 0.81～2.67，其中 *ndhD-psaC*、*infA-rps8*、*ndhA-adhA* 和 *rpl36-infA* 的 K2p 平均值较高，分别为 2.67、2.57、2.39 和 2.37。由此可见，人参属 10 个物种的叶绿体基因组在这 4 个区域的变异较大，这 4 个区域可作为潜在的分子标记开发区域。

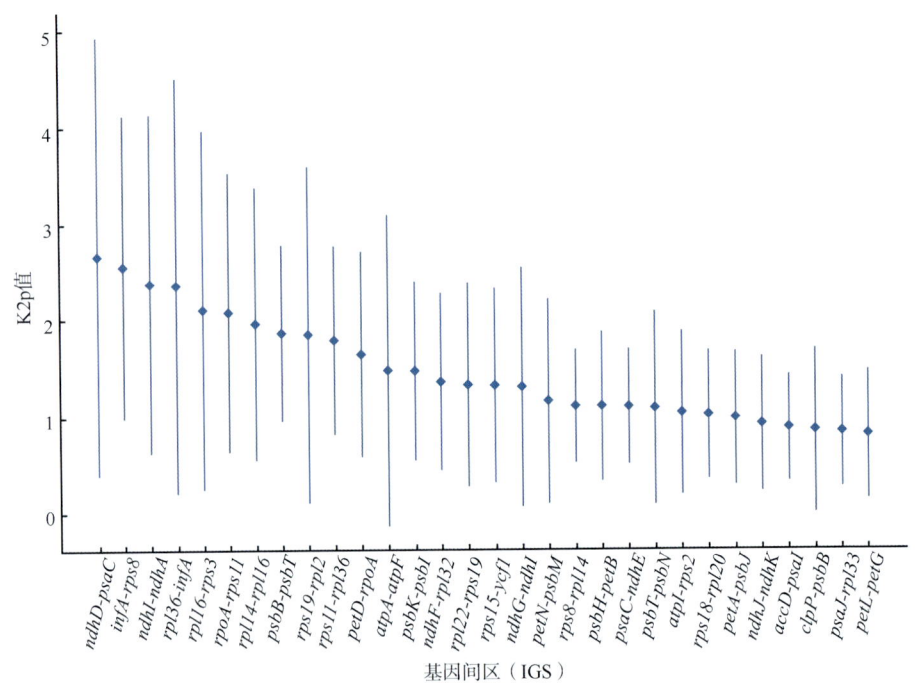

图 2-64-3　人参属物种基因间区的遗传距离分析结果

【系统发育】 使用 MAFFT 对来自人参属的 10 个物种[4-9]和 1 个外类群物种 [ 天胡荽（*Hydrocotyle sibthorpioides*）][10] 的叶绿体基因组中提取的 82 个共有蛋白质序列进行多重序列比对，使用 IQ-TREE 筛选得到最优的 JTT 模型，并采用最大似然法（maximum likelihood method）构建进化树。结果显示，*Panax trifolius*[6] 最早从人参属中分化出来，随后，屏边三七（*Panax stipuleanatus*）也单独分化出来。人参（*Panax ginseng*）[5] 与西洋参（*Panax quinquefolius*）[4] 聚为一支，剩余 6 个物种，即竹节参（*Panax japonicus*）、*Panax japonicus* var. *bipinnatifidus*、越南参（*Panax vietnamensis*）[7]、*Panax wangianus*[8]、姜状三七（*Panax zingiberensis*）[9] 和三七（*Panax notoginseng*）[3] 聚为一支（图 2-64-4）。

【$K_A$/$K_S$ 选择压力分析】 以图 2-64-4 的进化树作为参考，利用 Hyphy 软件中的 aBSREL 模型对蛋白质编码基因进行选择压力分析（表 2-64-6）。共发现 4 个人参属基因受到正向选择，即 *ndhF*、*petB*、*ropA*、*ycf1*。在物种西洋参（*P. quinquefolius*）中，*ndhF*、*petB* 基因被正向选择；在物种屏边三七（*P. stipuleanatus*）中，*rpoA*、*ycf1* 基因被正向选择；在物种三七（*P. notoginseng*）中，*ycf1* 基因被正向选择。这些基因的功能可能与适应环境光照强度相关。

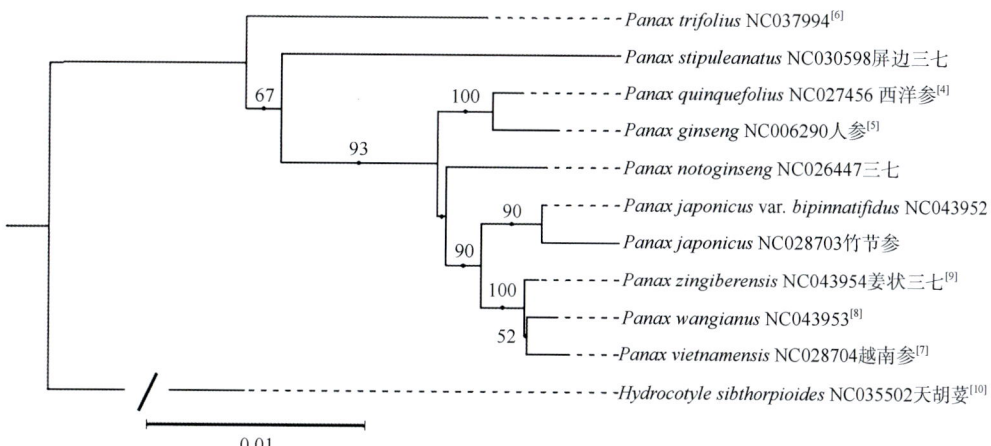

图 2-64-4　人参属植物系统发育进化分析

表 2-64-6　人参属植物 $K_A/K_S$ 选择压力分析

| 物种 | 基因 | 优化的枝长 | LRT | $p$-value |
|---|---|---|---|---|
| P. quinquefolius | ndhF | 0.0004 | 31.4095 | 0.0000* |
|  | petB | 0.0004 | 11.0820 | 0.0257 |
| P. stipuleanatus | rpoA | 0.0068 | 33.4933 | 0.0000* |
|  | ycf1 | 0.0068 | 26.0973 | 0.0000* |
| P. notoginseng | ycf1 | 0.0018 | 21.5230 | 0.0001 |

注：LRT. likelihood ratio test，似然比检验；"*"表示值小于 0.0001

【宏 DNA 条形码的发现及其 PCR 扩增引物设计】　为了发现能够区分人参属下物种的宏 DNA 条形码序列及其 PCR 扩增引物，利用 ecoPrimers 对人参属植物叶绿体基因组序列进行分析。用来设计 PCR 扩增引物的保守区间见表 2-64-7。可以依据区间序列设计引物，使用这些引物对人参属植物 DNA 进行 PCR 扩增，对 PCR 产物进行桑格测序或是高通量测序，通过序列比较和特征分析区分人参属的 10 个物种。

表 2-64-7　部分基于 ecoPrimers 发现的引物设计保守区间

| 编号 | 保守区间序列 | 物种拉丁名 | GenBank 序列号 | 保守区间序列起点—终点 |
|---|---|---|---|---|
| 1 | GCTCCTATGATTCGAATACA CATCAATTCTCGAGCCCC GCTGTTATCCGCTACATTC AAAAGGGTCTGAGGTTGA ATCATATCATTTTTTTTT | P. ginseng | NC006290.1 | 82957—83040 |
|  |  | P. notoginseng | NC026447.1 | 82935—83018 |
|  |  | P. quinquefolius | NC027456.1 | 82944—83027 |
|  |  | P. japonicus | NC028703.1 | 83064—83147 |
|  |  | P. vietnamensis | NC028704.1 | 83032—83115 |
|  |  | P. stipuleanatus | NC030598.1 | 82967—83050 |
|  |  | P. trifolius | NC037994.1 | 83137—83220 |
|  |  | P. japonicus var. bipinnatifidus | NC043952.1 | 83038—83121 |
|  |  | P. wangianus | NC043953.1 | 83032—83115 |
|  |  | P. zingiberensis | NC043954.1 | 82980—83063 |

续表

| 编号 | 保守区间序列 | 物种拉丁名 | GenBank 序列号 | 保守区间序列起点—终点 |
|---|---|---|---|---|
| 2 | CTCAAGACCTATTTCCTTTGATTCTCCATTTTTATGCCG | *P. ginseng* | NC006290.1 | 83144—83182 |
| | | *P. notoginseng* | NC026447.1 | 83152—83190 |
| | | *P. quinquefolius* | NC027456.1 | 83132—83170 |
| | | *P. japonicus* | NC028703.1 | 83249—83287 |
| | | *P. vietnamensis* | NC028704.1 | 83220—83258 |
| | | *P. stipuleanatus* | NC030598.1 | 83153—83191 |
| | | *P. trifolius* | NC037994.1 | 83321—83359 |
| | | *P. japonicus* var. *bipinnatifidus* | NC043952.1 | 83224—83262 |
| | | *P. wangianus* | NC043953.1 | 83218—83256 |
| | | *P. zingiberensis* | NC043954.1 | 83167—83205 |

## 参 考 文 献

[1] 云南省植物研究所．人参属植物的三萜成分和分类系统、地理分布的关系．中国科学院大学学报，1975，13（2）：29-48.

[2] 国家药典委员会．中华人民共和国药典（2020年版）一部．北京：中国医药科技出版社，2020：12-13.

[3] Dong W P，Liu H，Xu C，et al. A chloroplast genomic strategy for designing taxon specific DNA mini-barcodes：a case study on ginsengs. Bmc Genetics，2014，15：138.

[4] Kyunghee K，Sang-Choon L，Junki L，et al. The complete chloroplast genome sequence of *Panax quinquefolius*（L.）. Mitochondrial DNA part A，2015，4（27）：2408-2470.

[5] Ki-Joong K，Hae-Lim L. Complete chloroplast genome sequences from Korean ginseng（*Panax schinseng* Nees）and comparative analysis of sequence evolution among 17 vascular plants. Dna Research，2004，（4）：247-261.

[6] Kyunghee K，Sang-Choon L，Junki L，et al. Comprehensive survey of genetic diversity in chloroplast genomes and 45S nrDNAs within *Panax ginseng* species. PloS One，2015，10（6）：e0117159.

[7] Valcárcel V，Wen J. Chloroplast phylogenomic data support eocene amphi-pacific early radiation for the Asian palmate core Araliaceae. Journal of Systematics & Evolution，2019，57（6）：547-560.

[8] Ji Y，Liu C，Yang Z，et al. Testing and using complete plastomes and ribosomal DNA sequences as the next generation DNA barcodes in *Panax*（Araliaceae）. Molecular Ecology Resources，2019，19（5）：1333-1345.

[9] Jun W，Elizabeth A Z. Phylogeny and biogeography of *Panax* L.（the *Ginseng* genus，Araliaceae）：Inferences from ITS sequences of nuclear ribosomal DNA. Molecular Phylogenetics & Evolution，1996，6（2）：167-177.

[10] Ge L，Shen L，Chen Q，et al. The complete chloroplast genome sequence of *Hydrocotyle sibthorpioides*（Apiales：Araliaceae）. Mitochondrial DNA Part B：Resources，2017，2（1）：29-30.

# 65 马兜铃

【药材基本信息】 马兜铃（*Aristolochia debilis* Sieb. et Zucc.）是马兜铃科马兜铃属药用植物，其干燥成熟果实为马兜铃中药材[1,2]（图2-65-1）。收载于《中国药典》（2015年版）[3]。马兜铃分布于河南、山东、江苏、安徽、浙江、江西、湖北、湖南、广西、四川等地，主产于浙江、安徽、江苏、湖北、湖南等省。马兜铃含有有机酸类、生物碱类等化学成分，其中有机酸类主要有马兜铃酸（aristolochic acid）、马兜铃子酸（aristolochinec acid）[4]。马兜铃性微寒，味苦。归肺、大肠经[5]。具有清肺降气、止咳平喘和清肠消痔等功效。现代药理研究表明，马兜铃具有镇咳、祛痰、抗菌等作用，临床用于治疗慢性气管炎等症[6]。

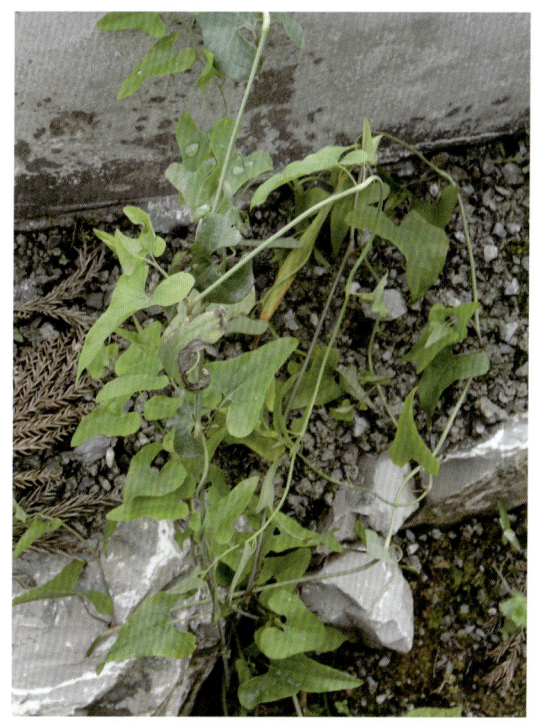

图 2-65-1 马兜铃

【叶绿体基因组】 马兜铃的叶绿体DNA为环状分子，其叶绿体基因组（GenBank登录号：NC036153.1）[7]总长度为159 793bp，具有保守的四分状结构，包括一个LSC区、一个SSC区和一对IR区，其长度分别为89 609bp、19 834bp和25 175bp（图2-65-2）。马兜铃叶绿体基因组的整体G/C含量为38.29%。其IR区的G/C含量（43.37%）高于SSC区的G/C含量（32.84%）和LSC区的G/C含量（36.63%）。

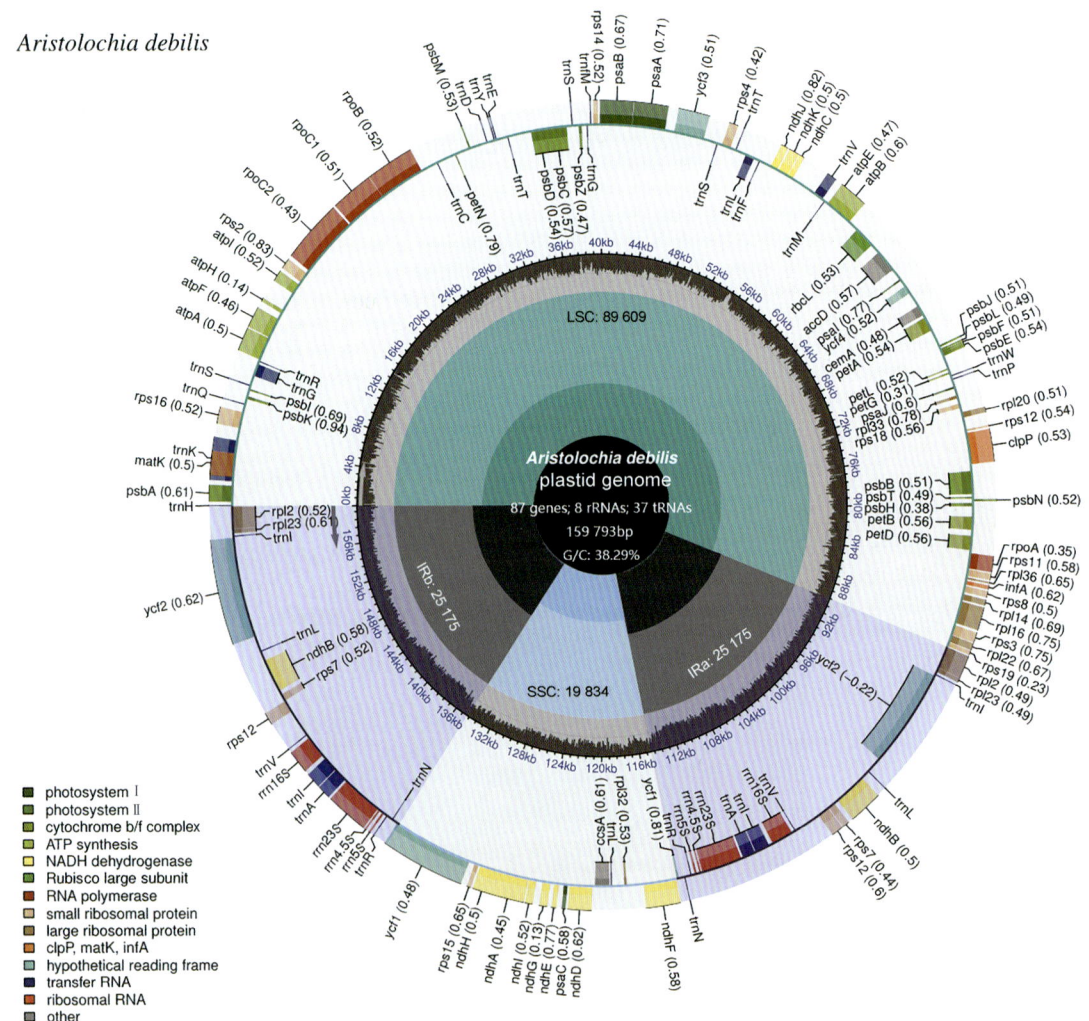

图 2-65-2　马兜铃叶绿体基因组图谱

该图包括 6 个圆形轨道。自内向外的第一轨道表示分散重复序列，红色弧线表示直接重复序列，绿色弧线表示回文重复序列；自内向外的第二轨道上的蓝色柱状线条表示长串联重复序列，其重复单元碱基长度＞7；自内向外的第三轨道以不同颜色的柱状线条表示不同类型的短串联重复序列（微卫星序列），其中黑色表示复杂重复序列，绿色表示重复单元碱基长度为 1 的重复序列，黄色表示重复单元碱基长度为 2 的重复序列，紫色表示重复单元碱基长度为 3 的重复序列，蓝色表示重复单元碱基长度为 4 的重复序列，橙色表示重复单元碱基长度为 5 的重复序列，红色表示重复单元碱基长度为 6 的重复序列；自内向外的第四轨道上以不同色块表示 SSC 区、反向重复区 IRa 和 IRb、LSC 区，数字代表相应区间的长度；自内向外的第五轨道表示 GC 含量；最外层第六轨道以不同色块表示不同功能的编码基因，功能分类详见图中左下角注释，基因名称后括号中的数字表示密码子使用偏差，轨道外侧的基因转录方向为顺时针方向，轨道内侧的基因转录方向为逆时针方向

【编码基因】　马兜铃的叶绿体基因组共编码 132 个基因，其中独特基因 113 个，包括蛋白质编码基因 87 个（独特基因 79 个）、转运 RNA（transfer RNA，tRNA）编码基因 37 个（独特基因 30 个）、核糖体 RNA（ribosomal RNA，rRNA）编码基因 8 个（独特基因 4 个）（表 2-65-1）。其中 6 个蛋白质独特编码基因（*ycf2*、*rpl2*、*rpl23*、*rps12*、 rps7、ndhB）、7个tRNA独特编码基因（trnA-UGC、trnV-GAC、trnI-GAU、trnL-CAA、trnN-GUU、trnR-ACG、trnI-CAU）、4个rRNA独特编码基因（rrn16S、rrn5S、rrn4.5S、rrn23S）位于IR区。有11个蛋白质编码基因[rps16、atpF、rpoC1、petB、petD、rpl16、rpl2（×2）、ndhB（×2）、ndhA]各含有1个内含子（intron），4个蛋白质编码基因[ycf3、clpP（×2）]各含有2个内含子，8个tRNA编码基因[trnK-UUU、trnG-UCC、trnL-UAA、trnV-UAC、trnI-GAU（×2）、trnA-UGC（×2）]各含有1个内含子（表2-65-2）。马兜铃叶绿体基因组中蛋白质编码区（coding sequence，CDS）的长度为78 642bp，占整个基因组长度的49.21%。rRNA基因的长度为9050bp，占整个基因组长度的5.66%。而tRNA基因的长度为2783bp，占整个基因组长度的1.74%。马兜铃叶绿体基因组非编码区主要包括内含子和基因间区，其长度占整个基因组长度的43.39%。

表 2-65-1　马兜铃叶绿体基因组基因列表

| 基因功能 | 基因分类 | 基因名称 |
| --- | --- | --- |
| rRNA | rRNA genes | *rrn16S*（×2）、*rrn23S*（×2）、*rrn5S*（×2）、*rrn4.5S*（×2） |
| tRNA | tRNA genes | 37 *trn* genes（8个基因各含有1个内含子） |
| 自我复制 | Small subunit of ribosome | *rps11*、*rps12*（×3）、*rps14*、*rps15*、*rps16*、*rps18*、*rps19*、*rps2*、*rps3*、*rps4*、*rps7*（×2）、*rps8* |
| | Large subunit of ribosome | *rpl14*、*rpl16*、*rpl2*（×2）、*rpl20*、*rpl22*、*rpl23*（×2）、*rpl32*、*rpl33*、*rpl36* |
| | DNA dependent RNA polymerase | *rpoA*、*rpoB*、*rpoC1*、*rpoC2* |
| 光合作用 | Subunits of NADH-dehydrogenase | *ndhA*、*ndhB*（×2）、*ndhC*、*ndhD*、*ndhE*、*ndhF*、*ndhG*、*ndhH*、*ndhI*、*ndhJ*、*ndhK* |
| | Subunits of photosystem Ⅰ | *psaA*、*psaB*、*psaC*、*psaI*、*psaJ* |
| | Subunits of photosystem Ⅱ | *psbA*、*psbB*、*psbC*、*psbD*、*psbE*、*psbF*、*psbH*、*psbI*、*psbJ*、*psbK*、*psbL*、*psbM*、*psbN*、*psbT*、*psbZ*、*ycf3* |
| | Subunits of cytochrome b/f complex | *petA*、*petB*、*petD*、*petG*、*petL*、*petN* |
| | Subunits of ATP synthase | *atpA*、*atpB*、*atpE*、*atpF*、*atpH*、*atpI* |
| | Large subunit of rubisco | *rbcL* |
| 其他功能 | Maturase | *matK* |
| | Protease | *clpP* |
| | Envelope membrane protein | *cemA* |
| | Subunit of acetyl-CoA-carboxylase | *accD* |
| | c-type cytochrome synthesis gene | *ccsA* |
| | Translational initiation factor | *infA* |
| 未知功能 | | *ycf1*（×2）、*ycf2*（×2）、*ycf4* |

表 2-65-2　马兜铃叶绿体基因内含子和外显子位置及长度

| 基因名称 | 基因编码序列所在链 | 起始位置 | 终点位置 | 长度（bp） | | | | |
|---|---|---|---|---|---|---|---|---|
| | | | | 第一外显子 | 第一内含子 | 第二外显子 | 第二内含子 | 第三外显子 |
| trnK-UUU | − | 1642 | 4371 | 37 | 2658 | 35 | | |
| rps16 | − | 5232 | 6321 | 46 | 853 | 191 | | |
| trnG-UCC | + | 8869 | 9701 | 24 | 761 | 48 | | |
| atpF | − | 11656 | 13015 | 145 | 805 | 410 | | |
| rpoC1 | − | 21200 | 24027 | 432 | 776 | 1620 | | |
| ycf3 | − | 45078 | 47108 | 126 | 777 | 228 | 753 | 147 |
| trnL-UAA | + | 50229 | 50834 | 35 | 521 | 50 | | |
| trnV-UAC | − | 55536 | 56208 | 39 | 597 | 37 | | |
| rps12 | − | 74856 | 104080 | 114 | ND | 232 | 538 | 26 |
| clpP | − | 75103 | 77179 | 71 | 781 | 294 | 678 | 253 |
| petB | + | 80697 | 81558 | 6 | 214 | 642 | | |
| petD | + | 81978 | 82945 | 7 | 485 | 476 | | |
| rpl16 | − | 86424 | 87899 | 8 | 1065 | 403 | | |
| rpl2 | − | 89637 | 91112 | 388 | 657 | 431 | | |
| ndhB | − | 100201 | 102438 | 775 | 705 | 758 | | |
| trnI-GAU | + | 108032 | 109040 | 37 | 937 | 35 | | |
| trnA-UGC | + | 109105 | 109986 | 38 | 809 | 35 | | |
| ndhA | − | 125016 | 127197 | 553 | 1090 | 539 | | |
| trnA-UGC | − | 139417 | 140298 | 38 | 809 | 35 | | |
| trnI-GAU | − | 140363 | 141371 | 37 | 937 | 35 | | |
| rps12 | + | 145323 | 146116 | ND | ND | 232 | 538 | 26 |
| ndhB | + | 146965 | 149202 | 775 | 705 | 758 | | |
| rpl2 | + | 158291 | 159766 | 388 | 657 | 431 | | |

注："+"表示正链；"−"表示负链；"ND"表示未确定

【重复序列】　在马兜铃叶绿体基因组中，微卫星序列有 A/T、C/G 和 AT/AT 三种类型，各有 78 个、3 个和 12 个（表 2-65-3）。共发现 26 个串联重复序列，满足总长度超过 20bp 且重复单元之间的相似度 ≥ 90% 两个条件（表 2-65-4）。散在重复序列包括回文重复序列和正向重复序列。以 e-value 值小于 1E–04 为阈值，马兜铃叶绿体基因组散在重复序列包括 11 条回文重复序列、12 条正向重复序列（表 2-65-5）。

表 2-65-3　马兜铃叶绿体基因组微卫星序列统计

| 重复单元类型 | 重复序列个数 |
|---|---|
| A/T | 78 |
| C/G | 3 |
| AT/AT | 12 |

表 2-65-4　马兜铃叶绿体基因组串联重复序列统计

| 起点—终点 | 重复单元长度（bp） | 重复单元拷贝数 | 重复单元一致序列长度（bp） | 重复单元之间的相似度（%） | 插入缺失比例（%） | 分值 | 碱基个数 A | C | G | T | 熵（0—2） |
|---|---|---|---|---|---|---|---|---|---|---|---|
| 1697—1726 | 15 | 2.0 | 15 | 100 | 0 | 60 | 20 | 26 | 13 | 40 | 1.89 |
| 5516—5551 | 18 | 2.0 | 18 | 100 | 0 | 72 | 27 | 0 | 16 | 55 | 1.42 |
| 8427—8455 | 14 | 2.1 | 14 | 100 | 0 | 58 | 34 | 0 | 13 | 51 | 1.42 |
| 29443—29473 | 14 | 2.2 | 14 | 100 | 0 | 62 | 6 | 6 | 0 | 87 | 0.68 |
| 34965—35008 | 22 | 2.0 | 22 | 100 | 0 | 88 | 40 | 4 | 18 | 36 | 1.71 |
| 38870—38907 | 17 | 2.3 | 17 | 95 | 4 | 69 | 34 | 21 | 18 | 26 | 1.96 |
| 39156—39188 | 16 | 2.1 | 16 | 94 | 0 | 57 | 12 | 48 | 0 | 39 | 1.40 |
| 47857—47905 | 17 | 2.7 | 18 | 93 | 0 | 80 | 44 | 4 | 4 | 46 | 1.41 |
| 49613—49638 | 10 | 2.6 | 10 | 100 | 0 | 52 | 19 | 0 | 0 | 80 | 0.71 |
| 52028—52075 | 23 | 2.1 | 23 | 100 | 0 | 96 | 25 | 20 | 8 | 45 | 1.79 |
| 52032—52084 | 23 | 2.3 | 23 | 90 | 6 | 81 | 26 | 18 | 9 | 45 | 1.80 |
| 54077—54106 | 15 | 1.9 | 16 | 93 | 6 | 53 | 56 | 3 | 0 | 40 | 1.16 |
| 54393—53327 | 18 | 1.9 | 18 | 100 | 0 | 70 | 57 | 0 | 8 | 34 | 1.29 |
| 71534—71583 | 25 | 2.0 | 25 | 100 | 0 | 100 | 20 | 20 | 0 | 60 | 1.37 |
| 72940—72978 | 20 | 2.0 | 20 | 94 | 0 | 69 | 64 | 12 | 0 | 23 | 1.28 |
| 88788—88815 | 9 | 3.1 | 9 | 100 | 0 | 56 | 21 | 21 | 14 | 42 | 1.88 |
| 96634—96686 | 24 | 2.2 | 24 | 100 | 0 | 106 | 33 | 7 | 24 | 33 | 1.84 |
| 104478—104507 | 12 | 2.4 | 13 | 94 | 5 | 53 | 26 | 6 | 0 | 66 | 1.16 |
| 105049—105088 | 20 | 2.0 | 20 | 100 | 0 | 80 | 25 | 15 | 20 | 40 | 1.90 |
| 118819—118858 | 20 | 2.0 | 20 | 100 | 0 | 80 | 40 | 15 | 30 | 15 | 1.87 |
| 122798—122825 | 14 | 2.0 | 14 | 100 | 0 | 56 | 28 | 14 | 0 | 57 | 1.38 |
| 123331—123355 | 12 | 2.1 | 12 | 100 | 0 | 50 | 16 | 8 | 0 | 76 | 1.02 |
| 131787—131822 | 18 | 2.0 | 18 | 94 | 0 | 63 | 22 | 5 | 2 | 69 | 1.22 |
| 144315—144354 | 20 | 2.0 | 20 | 100 | 0 | 80 | 40 | 20 | 15 | 25 | 1.90 |
| 144896—144945 | 12 | 2.4 | 13 | 94 | 5 | 53 | 66 | 0 | 6 | 26 | 1.16 |
| 152717—152769 | 24 | 2.2 | 24 | 100 | 0 | 106 | 33 | 24 | 7 | 33 | 1.84 |

表 2-65-5　马兜铃叶绿体基因组散在重复序列特征值

| 重复单元一长度（bp） | 重复单元一起点 | 重复类型 | 重复单元二长度（bp） | 重复单元二起点 | 重复单元间隔 | $e$-value |
| --- | --- | --- | --- | --- | --- | --- |
| 41 | 41297 | D | 41 | 43521 | −3 | 4.27E−10 |
| 40 | 96626 | D | 40 | 96650 | −3 | 1.58E−09 |
| 40 | 96626 | P | 40 | 152712 | −3 | 1.58E−09 |
| 40 | 96650 | P | 40 | 152736 | −3 | 1.58E−09 |
| 40 | 152712 | D | 40 | 152736 | −3 | 1.58E−09 |
| 39 | 46244 | D | 39 | 104119 | −3 | 5.86E−09 |
| 39 | 46244 | P | 39 | 145244 | −3 | 5.86E−09 |
| 39 | 94186 | D | 39 | 94207 | −3 | 5.86E−09 |
| 39 | 94186 | P | 39 | 155156 | −3 | 5.86E−09 |
| 39 | 94207 | P | 39 | 155177 | −3 | 5.86E−09 |
| 39 | 155156 | D | 39 | 155177 | −3 | 5.86E−09 |
| 35 | 8125 | P | 35 | 48133 | −2 | 3.26E−08 |
| 37 | 38920 | D | 37 | 38922 | −3 | 7.98E−08 |
| 34 | 8326 | P | 34 | 8332 | −2 | 1.23E−07 |
| 35 | 47852 | D | 35 | 47870 | −3 | 1.07E−06 |
| 32 | 68818 | P | 32 | 68867 | −2 | 1.74E−06 |
| 31 | 38924 | D | 31 | 38928 | −2 | 6.52E−06 |
| 31 | 54837 | D | 31 | 73475 | −2 | 6.52E−06 |
| 33 | 94199 | D | 33 | 94220 | −3 | 1.43E−05 |
| 33 | 94199 | P | 33 | 155149 | −3 | 1.43E−05 |
| 33 | 94220 | P | 33 | 155170 | −3 | 1.43E−05 |
| 30 | 6578 | P | 30 | 6580 | −2 | 2.44E−05 |
| 30 | 8130 | D | 30 | 38003 | −2 | 2.44E−05 |

注：P. palindromic repeat，回文重复序列；D. direct repeat，正向重复序列

【高可变区】　为了发现马兜铃属物种间的高可变区，从 10 个物种叶绿体基因组中提取了 122 个基因间区，采用 K2p（Kimura 2-parameter）模型计算基因间区的遗传距离，遗传距离最大的 30 个基因间区参见图 2-65-3。其 K2p 平均值分布于 5.10～18.79，其中 *rpl33-rps18*、*psbZ-trnG-GCC*、*trnS-GCU-trnG-UCC*、*trnL-UAG-ccsA*、*rpl32-trnL-UAG* 的 K2p 平均值较高，分别为 18.79、14.42、11.64、11.45、10.69。由此可见，马兜铃属 10 个物种的叶绿体基因组在这 5 个区域的变异较大，这 5 个区域可作为潜在的分子标记开发区域。

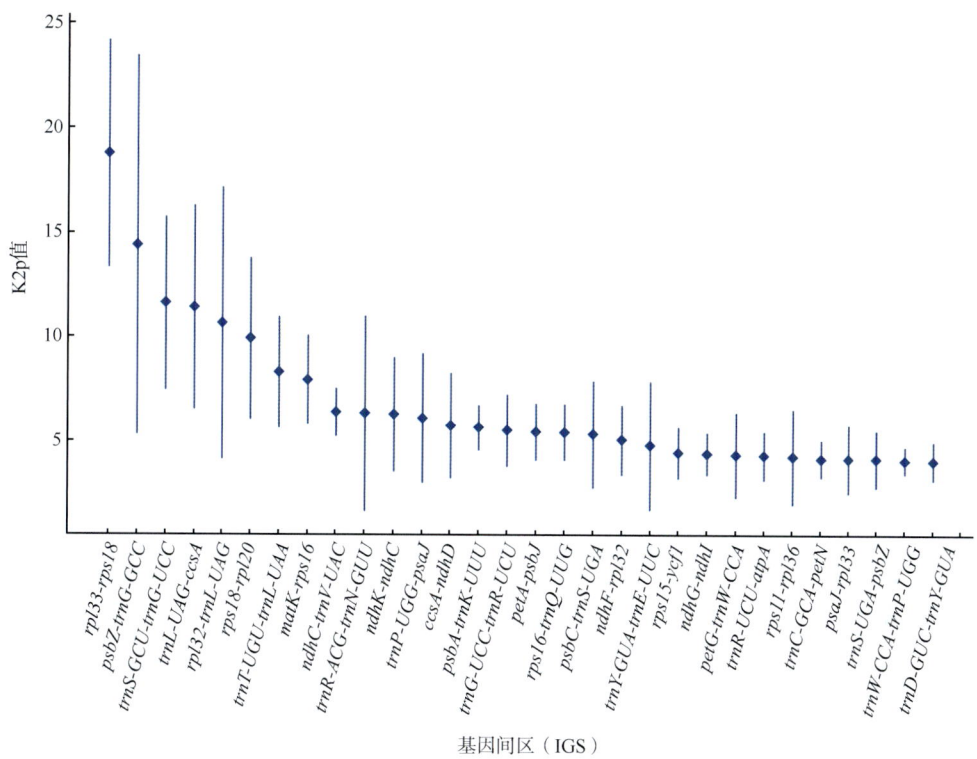

图 2-65-3 马兜铃属物种基因间区的遗传距离分析结果

【系统发育】 使用 MAFFT 对来自马兜铃属的 10 个物种[7-9]和 1 个外类群物种[马蹄香（*Saruma henryi*）][10]的叶绿体基因组中提取的 77 个共有蛋白质序列进行多重序列比对，使用 IQ-TREE 筛选得到最优的 HIVb+F+I 模型，并采用最大似然法（maximum likelihood method）构建进化树。马兜铃（*Aristolochia debilis*）[7]、北马兜铃（*Aristolochia contorta*）[7]、管花马兜铃（*Aristolochia tubiflora*）[8]和耳叶马兜铃（*Aristolochia tagala*）[8] 4 个物种聚为一支，昆明马兜铃（*Aristolochia kunmingensis*）[8]和宝兴马兜铃（*Aristolochia moupinensis*）[8] 2 个物种聚为一支，大叶马兜铃（*Aristolochia kaempferi*）[8]与寻骨风（*Aristolochia mollissima*）[8] 2 个物种聚为一支，*Aristolochia macrophylla* 与木通马兜铃（*Aristolochia manshuriensis*）[9] 2 个物种聚为一支。马兜铃与北马兜铃的亲缘关系最近，与木通马兜铃等物种的亲缘关系较远。在马兜铃属内，进化树各分支节点的 bootstrap 分值均较高（≥99%），表明该进化树的可信度较高（图 2-65-4）。

【$K_A/K_S$ 选择压力分析】 以图 2-65-4 的进化树作为参考，利用 Hyphy 软件中的 aBSREL 模型对蛋白质编码基因进行选择压力分析。共发现 6 个马兜铃属基因受到正向选择：*accD*、*petA*、*rpoC2*、*ycf1*、*ndhF*、*clpP*。但在物种马兜铃中，未发现有基因受到正向选择。

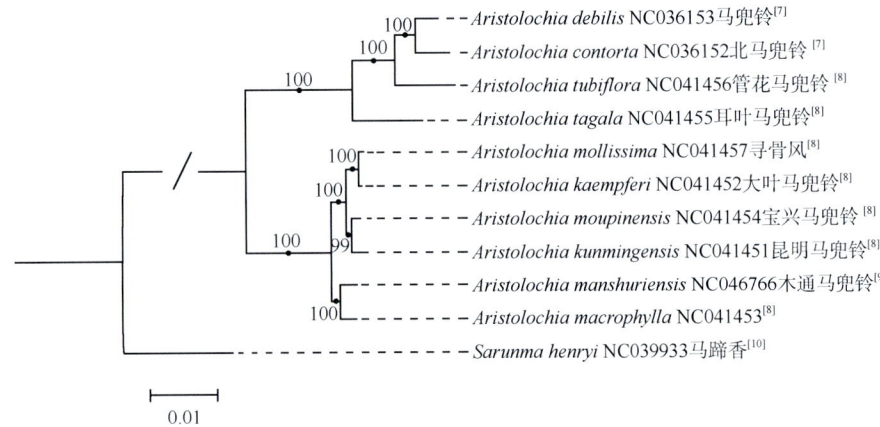

图 2-65-4　马兜铃属植物系统发育进化分析

【宏 DNA 条形码的发现及其 PCR 扩增引物设计】　为了发现能够区分马兜铃属下物种的宏 DNA 条形码序列及其 PCR 扩增引物，利用 ecoPrimers 对马兜铃属植物叶绿体基因组序列进行分析。用于设计 PCR 扩增引物的保守区间见表 2-65-6。可以依据区间序列设计引物，使用这些引物对马兜铃 DNA 进行 PCR 扩增，对 PCR 产物进行桑格测序或是高通量测序，通过序列比较和特征分析区分马兜铃属的 4 个物种。

表 2-65-6　部分基于 ecoPrimers 发现的引物设计保守区间

| 编号 | 保守区间序列 | 物种拉丁名 | GenBank 序列号 | 保守区间序列起点—终点 |
|---|---|---|---|---|
| 1 | ACAATAACAATATATAAAATATAAATAGACTGAGATATGAATTCGAAGCTTTTTTTTTTATTAAGATT | A. contorta | NC036152.1 | 118322—118364 |
|  |  | A. debilis | NC036153.1 | 117856—117901 |
|  |  | A. tagala | NC041455.1 | 117482—117525 |
|  |  | A. tubiflora | NC041456.1 | 118360—118402 |
| 2 | GTTAACCAAGGAAAATAGCTCGTGGTAAAGACAAGATAGACTTTGACCAGAA | A. contorta | NC036152.1 | 122653—122702 |
|  |  | A. debilis | NC036153.1 | 122174—122226 |
|  |  | A. tagala | NC041455.1 | 121636—121701 |
|  |  | A. tubiflora | NC041456.1 | 122613—122664 |
| 3 | GAATAGAGGAATTCCACCCACCCAAGTACAGAACTGTTACAAATAATGAAGAAACCAGTAGATTTAGGTAAGACGCAATGTAAAATAAACCAAATTTTATA | A. contorta | NC036152.1 | 125800—125935 |
|  |  | A. debilis | NC036153.1 | 125359—125494 |
|  |  | A. tagala | NC041455.1 | 124784—124919 |
|  |  | A. tubiflora | NC041456.1 | 125799—125934 |
| 4 | GACCCATAGTATGCGTATGCAATTACGAAAAATAATTAGACCCCCGCACTAATTCATGAATCTTGATAAGAATTCCATTC | A. contorta | NC036152.1 | 126422—126464 |
|  |  | A. debilis | NC036153.1 | 125979—126022 |
|  |  | A. tagala | NC041455.1 | 125412—125458 |
|  |  | A. tubiflora | NC041456.1 | 126408—126450 |
| 5 | CCTAGATCCAATTAATACGTTATTGAATTAAT | A. contorta | NC036152.1 | 129515—129620 |
|  |  | A. debilis | NC036153.1 | 129064—129177 |
|  |  | A. tagala | NC041455.1 | 128501—128606 |
|  |  | A. tubiflora | NC041456.1 | 129494—129601 |

## 参 考 文 献

[1] 万定荣，陈家春，余汉华.湖北药材志.武汉：湖北科学技术出版社，2002：42-46.

[2] 王筠默.中药研究与临床应用.上海：上海中医药大学出版社，2006：76.

[3] 国家药典委员会.中华人民共和国药典（2015年版）一部.北京：中国医药科技出版社，2015：49.

[4] 陈金凤，李慧晨，黄巧，等.UPLC-QTOF-MS快速筛查与确证中药中马兜铃酸类物质.福州大学学报（自然科学版），2022，50（4）：560-567.

[5] 邢世瑞.宁夏中药志.2版.上卷.银川：宁夏人民出版社，2006：351-354.

[6] 杨洋，王琪瑞，孙思雅，等.马兜铃酸Ⅰ的生物合成途径研究进展及临床研究现状.临床医学研究与实践，2020，5（10）：186-188.

[7] Zhou J, Chen X, Cui Y, et al. Molecular structure and phylogenetic analyses of complete chloroplast genomes of two *Aristolochia* medicinal species. International Journal of Molecular Sciences, 2017, 18（9）：1839.

[8] Li X, Zuo Y, Zhu X, et al. Complete chloroplast genomes and comparative analysis of sequences evolution among seven *Aristolochia* (Aristolochiaceae) medicinal species. International Journal of Molecular Sciences, 2019, 20（5）：1045.

[9] Kim K, Lim C E. The complete chloroplast genome sequence of *Aristolochia manshuriensis* Kom. (Aristolochiaceae). Mitochondrial DNA Part B: Resources, 2019, 4（2）：3515-3516.

[10] Sinn B T, Sedmak D D, Kelly L M, et al. Total duplication of the small single copy region in the angiosperm plastome: rearrangement and inverted repeat instability in Asarum. American Journal of Botany, 2018, 105（1）：71-84.

# 66 汉城细辛

【药材基本信息】 汉城细辛（*Asarum sieboldii* Miq.）为马兜铃科细辛属药用植物[1]，其干燥根及根茎为细辛中药材[2]（图2-66-1）。收载于《中国药典》（2020年版）。汉城细辛分布于辽宁、吉林和朝鲜边境，吉林、辽宁省半山区有栽培。商品药材来源于野生和栽培。汉城细辛又称为辽细辛，为道地药材。药材以根细、色灰黄、叶色绿、味辛辣麻舌为佳。细辛主要含有挥发油类、马兜铃酸类等化学成分。细辛属发散风寒药，味辛、性温，有小毒。具有解表散寒、祛风止痛、通窍、温肺化饮等功效。现代研究证明，细辛具有镇静催眠、解热镇痛、麻醉、祛痰平喘、抗炎、免疫抑制、抗变态反应和抑菌及抗病毒等作用[3]。临床用于治疗风寒感冒、头痛、牙痛、鼻塞流涕等病症。细辛的毒性主要表现为急慢性肾功能损伤。汉城细辛为《中国珍稀濒危保护植物》收录[4]，被《国家重点保护野生植物》列为三级保护植物[5]。

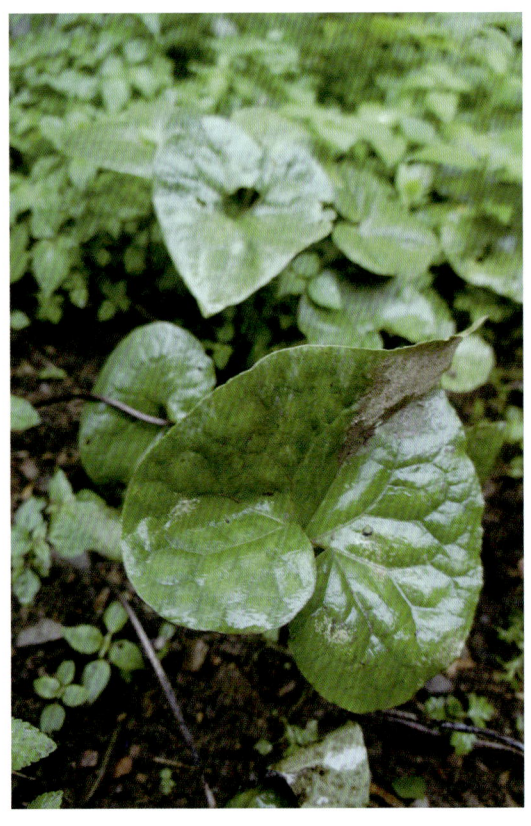

图2-66-1　汉城细辛

【叶绿体基因组】 汉城细辛的叶绿体 DNA 为环状分子，其叶绿体基因组（GenBank 登录号：NC037190.1）[6]总长度为 167 293bp，具有保守的四分状结构，包括一个 LSC 区、一个 SSS 区和一对 IR 区，其长度分别为 89 840bp、21 415bp 和 28 019bp（图 2-66-2）。汉城细辛叶绿体基因组的整体 G/C 含量为 36.20%。其 IR 区的 G/C 含量（38.85%）高于 LSC 区的 G/C 含量（33.55%）。

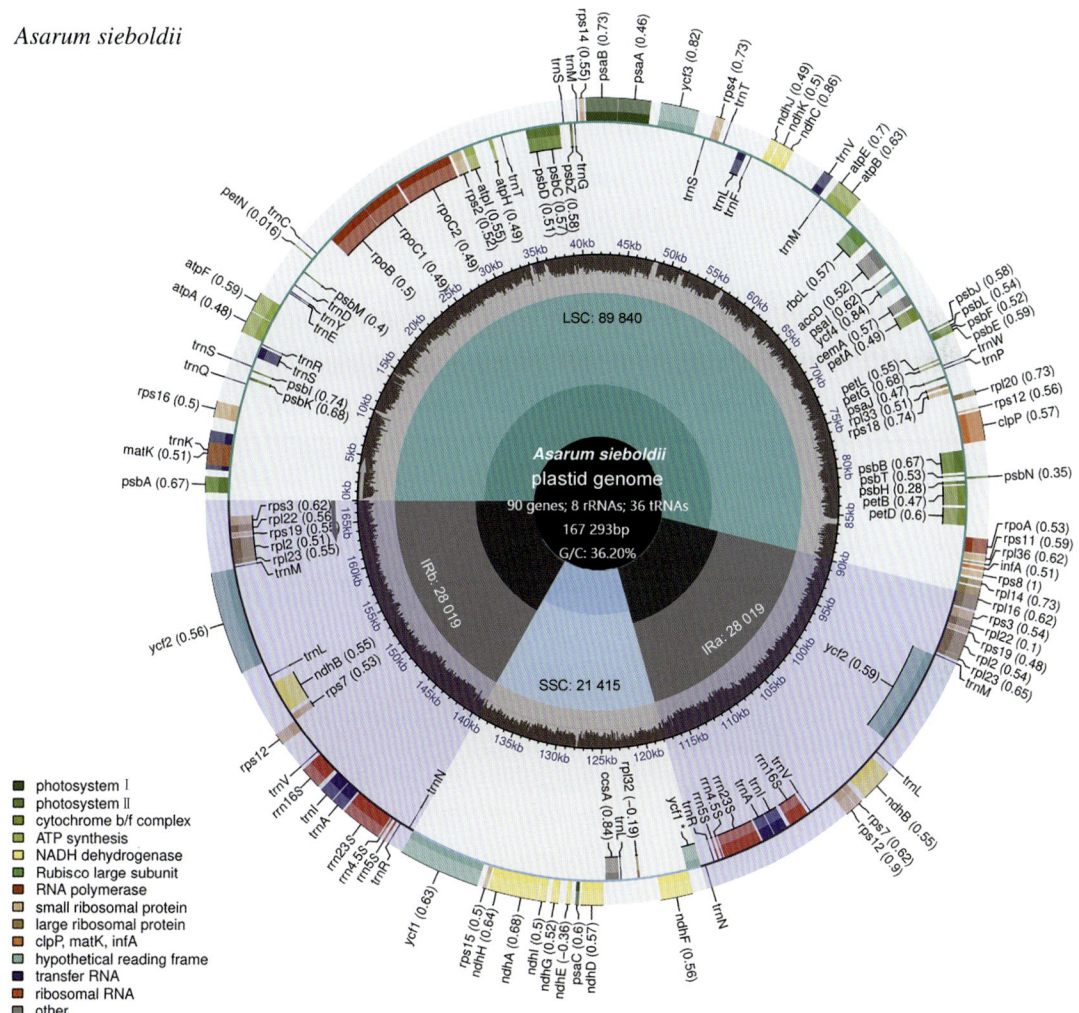

图 2-66-2 汉城细辛叶绿体基因组图谱

该图包括 6 个圆形轨道。自内向外的第一轨道表示分散重复序列，红色弧线表示直接重复序列，绿色弧线表示回文重复序列；自内向外的第二轨道上的蓝色柱状线条表示长串联重复序列，其重复单元碱基长度>7；自内向外的第三轨道以不同颜色的柱状线条表示不同类型的短串联重复序列（微卫星序列），其中黑色表示复杂重复序列，绿色表示重复单元碱基长度为 1 的重复序列，黄色表示重复单元碱基长度为 2 的重复序列，紫色表示重复单元碱基长度为 3 的重复序列，蓝色表示重复单元碱基长度为 4 的重复序列，橙色表示重复单元碱基长度为 5 的重复序列，红色表示重复单元碱基长度为 6 的重复序列；自内向外的第四轨道上以不同色块表示 SSC 区、反向重复区 IRa 和 IRb、LSC 区，数字代表相应区间的长度；自内向外的第五轨道表示 GC 含量；最外层第六轨道以不同色块表示不同功能的编码基因，功能分类详见图中左下角注释，基因名称后括号中的数字表示密码子使用偏差，轨道外侧的基因转录方向为顺时针方向，轨道内侧的基因转录方向为逆时针方向

【编码基因】 汉城细辛的叶绿体基因组共编码134个基因,其中独特基因113个,包括蛋白质编码基因90个(独特基因79个)、转运RNA(transfer RNA,tRNA)编码基因36个(独特基因30个)、核糖体RNA(ribosomal RNA,rRNA)编码基因8个(独特基因4个)(表2-66-1)。其中10个蛋白质独特编码基因(*ycf2*、*ndhB*、*rpl2*、*rpl23*、*rpl22*、*rps12*、*rps19*、*rps7*、*rps3*、*ycf1*)、6个tRNA独特编码基因(*trnM-CAU*、*trnA-UGC*、*trnV-GAC*、*trnL-CAA*、*trnR-ACG*、*trnI-CAU*)、4个rRNA独特编码基因(*rrn16S*、*rrn5S*、*rrn4.5S*、*rrn23S*)位于IR区。有12个蛋白质编码基因[*rpoC1*、*atpF*、*rps16*、*petB*、*petD*、*rpl16*、*rpl2*(×2)、*ndhB*(×2)、*ndhA*(×2)]各含有1个内含子(intron),4个蛋白质编码基因[*ycf3*、*clpP*、*rps12*(×2)]各含有2个内含子,8个tRNA编码基因[*trnS-CGA*、*trnK-UUU*、*trnL-UAA*、*trnC-ACA*、*trnE-UUC*(×2)、*trnA-UGC*(×2)]各含有1个内含子(表2-66-2)。汉城细辛叶绿体基因组中蛋白质编码区(coding sequence,CDS)的长度为92 802bp,占整个基因组长度的55.47%。rRNA基因的长度为9082bp,占整个基因组长度的5.43%。而tRNA基因的长度为2818bp,占整个基因组长度的1.68%。汉城细辛叶绿体基因组非编码区主要包括内含子和基因间区,其长度占整个基因组长度的37.42%。

表2-66-1 汉城细辛叶绿体基因组基因列表

| 基因功能 | 基因分类 | 基因名称 |
|---|---|---|
| rRNA | rRNA genes | *rrn16S*(×2)、*rrn23S*(×2)、*rrn5S*(×2)、*rrn4.5S*(×2) |
| tRNA | tRNA genes | 36 *trn* genes(8个基因各含有1个内含子) |
| 自我复制 | Small subunit of ribosome | *rps11*、*rps12*(×3)、*rps14*、*rps15*、*rps16*、*rps18*、*rps19*(×2)、*rps2*、*rps3*(×2)、*rps4*、*rps7*(×2)、*rps8* |
| | Large subunit of ribosome | *rpl14*、*rpl16*、*rpl2*(×2)、*rpl20*、*rpl22*(×2)、*rpl23*(×2)、*rpl32*、*rpl33*、*rpl36* |
| | DNA dependent RNA polymerase | *rpoA*、*rpoB*、*rpoC1*、*rpoC2* |
| 光合作用 | Subunits of NADH-dehydrogenase | *ndhA*、*ndhB*(×2)、*ndhC*、*ndhD*、*ndhE*、*ndhF*、*ndhG*、*ndhH*、*ndhI*、*ndhJ*、*ndhK* |
| | Subunits of photosystem Ⅰ | *psaA*、*psaB*、*psaC*、*psaI*、*psaJ* |
| | Subunits of photosystem Ⅱ | *psbA*、*psbB*、*psbC*、*psbD*、*psbE*、*psbF*、*psbH*、*psbI*、*psbJ*、*psbK*、*psbL*、*psbM*、*psbN*、*psbT*、*psbZ*、*ycf3* |
| | Subunits of cytochrome b/f complex | *petA*、*petB*、*petD*、*petG*、*petL*、*petN* |
| | Subunits of ATP synthase | *atpA*、*atpB*、*atpE*、*atpF*、*atpH*、*atpI* |
| | Large subunit of rubisco | *rbcL* |
| 其他功能 | Maturase | *matK* |
| | Protease | *clpP* |
| | Envelope membrane protein | *cemA* |
| | Subunit of acetyl-CoA-carboxylase | *accD* |
| | c-type cytochrome synthesis gene | *ccsA* |
| | Translational initiation factor | *infA* |
| 未知功能 | | *ycf1*(×2)、*ycf2*(×2)、*ycf4* |

表 2-66-2　汉城细辛叶绿体基因内含子和外显子位置及长度

| 基因名称 | 基因编码序列所在链 | 起始位置 | 终点位置 | 长度（bp） | | | | |
|---|---|---|---|---|---|---|---|---|
| | | | | 第一外显子 | 第一内含子 | 第二外显子 | 第二内含子 | 第三外显子 |
| rpoC1 | + | 8802 | 11611 | 453 | 740 | 1617 | | |
| atpF | + | 20257 | 21562 | 145 | 751 | 410 | | |
| trnS-CGA | − | 23505 | 24309 | 23 | 734 | 48 | | |
| rps16 | + | 28352 | 29429 | 40 | 841 | 197 | | |
| trnK-UUU | + | 30325 | 32938 | 37 | 2542 | 35 | | |
| ycf3 | − | 50148 | 53905 | 124 | 2513 | 230 | 738 | 153 |
| trnL-UAA | + | 57337 | 57944 | 35 | 523 | 50 | | |
| trnC-ACA | − | 64824 | 65540 | 39 | 643 | 35 | | |
| rps12 | + | 84033 | 113811 | ND | ND | 232 | 538 | 26 |
| clpP | − | 84290 | 86310 | 71 | 729 | 294 | 683 | 244 |
| petB | + | 89244 | 90635 | 6 | 744 | 642 | | |
| petD | + | 90826 | 92047 | 8 | 724 | 490 | | |
| rpl16 | + | 96119 | 97536 | 9 | 1010 | 399 | | |
| rpl2 | + | 99251 | 100734 | 388 | 665 | 431 | | |
| ndhB | − | 109928 | 112168 | 775 | 708 | 758 | | |
| trnE-UUC | + | 117764 | 118777 | 37 | 942 | 35 | | |
| trnA-UGC | + | 118842 | 119718 | 38 | 804 | 35 | | |
| ndhA | + | 132119 | 134322 | 553 | 1112 | 539 | | |
| ndhA | − | 155589 | 157792 | 553 | 1112 | 539 | | |
| trnA-UGC | − | 170193 | 171069 | 38 | 804 | 35 | | |
| trnE-UUC | − | 171134 | 172147 | 37 | 942 | 35 | | |
| rps12 | − | 176100 | 176893 | 114 | ND | 232 | 538 | ND |
| ndhB | + | 177743 | 179983 | 775 | 708 | 758 | | |
| rpl2 | + | 189177 | 190660 | 388 | 665 | 431 | | |

注："+"表示正链；"−"表示负链；"ND"表示未确定

【重复序列】　在汉城细辛叶绿体基因组中，微卫星序列有 A/T、C/G、AT/AT 三种类型，各有 83 个、1 个和 38 个（表 2-66-3）。共发现 80 个串联重复序列，满足总长度超过 20bp 且重复单元之间的相似度 ≥ 90% 两个条件（表 2-66-4）。散在重复序列包括回文重复序列和正向重复序列。以 e-value 小于 1E–04 为阈值，汉城细辛叶绿体基因组散在重复序列包括 8 条回文重复序列、39 条正向重复序列（表 2-66-5）。

表 2-66-3　汉城细辛叶绿体基因组微卫星序列统计

| 重复单元类型 | 重复序列个数 |
| --- | --- |
| A/T | 83 |
| C/G | 1 |
| AT/AT | 38 |

表 2-66-4　汉城细辛叶绿体基因组串联重复序列统计

| 起点—终点 | 重复单元长度（bp） | 重复单元拷贝数 | 重复单元一致序列长度（bp） | 重复单元之间的相似度（%） | 插入缺失比例（%） | 分值 | 碱基个数 A | C | G | T | 熵（0—2） |
| --- | --- | --- | --- | --- | --- | --- | --- | --- | --- | --- | --- |
| 137—172 | 8 | 4.4 | 8 | 93 | 6 | 63 | 52 | 11 | 11 | 25 | 1.69 |
| 137—171 | 17 | 2.1 | 17 | 100 | 0 | 70 | 54 | 11 | 11 | 22 | 1.68 |
| 1955—1994 | 20 | 2.0 | 20 | 100 | 0 | 80 | 35 | 10 | 0 | 55 | 1.34 |
| 2657—2695 | 19 | 2.1 | 19 | 100 | 0 | 78 | 48 | 5 | 20 | 25 | 1.70 |
| 3338—3398 | 30 | 2.0 | 30 | 93 | 6 | 106 | 60 | 0 | 0 | 39 | 0.97 |
| 4680—4710 | 12 | 2.6 | 12 | 100 | 0 | 62 | 54 | 9 | 0 | 35 | 1.33 |
| 4788—4817 | 15 | 2.0 | 15 | 100 | 0 | 60 | 46 | 6 | 26 | 20 | 1.75 |
| 4934—5008 | 18 | 4.1 | 18 | 92 | 3 | 114 | 29 | 21 | 14 | 34 | 1.93 |
| 18578—18611 | 15 | 2.3 | 15 | 94 | 0 | 59 | 38 | 17 | 8 | 35 | 1.81 |
| 24502—24535 | 13 | 2.7 | 13 | 95 | 4 | 61 | 17 | 5 | 0 | 76 | 0.98 |
| 24534—24576 | 19 | 2.3 | 19 | 95 | 0 | 77 | 34 | 0 | 4 | 60 | 1.17 |
| 24559—24587 | 14 | 2.1 | 14 | 100 | 0 | 58 | 34 | 0 | 6 | 58 | 1.25 |
| 25006—25091 | 21 | 4.0 | 21 | 91 | 5 | 118 | 50 | 0 | 6 | 43 | 1.29 |
| 29865—29928 | 32 | 2.0 | 32 | 100 | 0 | 128 | 37 | 15 | 15 | 31 | 1.89 |
| 30988—31012 | 11 | 2.3 | 11 | 100 | 0 | 50 | 12 | 16 | 0 | 72 | 1.13 |
| 32976—33015 | 20 | 2.0 | 20 | 100 | 0 | 80 | 45 | 0 | 15 | 40 | 1.46 |
| 33007—33083 | 15 | 5.1 | 15 | 100 | 0 | 154 | 53 | 0 | 25 | 20 | 1.46 |
| 33296—33331 | 16 | 2.2 | 16 | 100 | 0 | 72 | 36 | 0 | 16 | 47 | 1.47 |
| 34611—34727 | 28 | 3.0 | 228 | 98 | 1 | 161 | 57 | 7 | 0 | 35 | 1.26 |
| 34800—34825 | 13 | 2.0 | 13 | 100 | 0 | 52 | 53 | 0 | 0 | 46 | 1.00 |
| 35274—35318 | 18 | 2.5 | 18 | 96 | 0 | 81 | 31 | 2 | 11 | 55 | 1.47 |
| 36064—36156 | 36 | 2.5 | 26 | 91 | 3 | 141 | 45 | 0 | 1 | 53 | 1.07 |
| 36388—36624 | 105 | 2.3 | 105 | 96 | 1 | 440 | 47 | 0 | 0 | 51 | 1.06 |
| 36388—36656 | 105 | 2.5 | 105 | 92 | 3 | 380 | 49 | 0 | 0 | 49 | 1.09 |
| 38552—38589 | 19 | 2.0 | 19 | 100 | 0 | 76 | 36 | 5 | 15 | 42 | 1.70 |
| 38600—38637 | 12 | 3.2 | 12 | 92 | 0 | 58 | 34 | 0 | 10 | 55 | 1.34 |
| 38594—38632 | 18 | 2.2 | 18 | 90 | 0 | 60 | 33 | 0 | 7 | 58 | 1.26 |

续表

| 起点—终点 | 重复单元长度（bp） | 重复单元拷贝数 | 重复单元一致序列长度（bp） | 重复单元之间的相似度（%） | 插入缺失比例（%） | 分值 | 碱基个数 A | C | G | T | 熵（0—2） |
|---|---|---|---|---|---|---|---|---|---|---|---|
| 38626—38706 | 39 | 2.1 | 39 | 100 | 0 | 162 | 40 | 4 | 12 | 41 | 1.64 |
| 39768—39792 | 13 | 1.9 | 13 | 100 | 0 | 50 | 56 | 0 | 8 | 36 | 1.29 |
| 44051—44087 | 18 | 2.1 | 18 | 100 | 0 | 74 | 37 | 5 | 10 | 45 | 1.62 |
| 49788—49817 | 15 | 2.0 | 15 | 93 | 0 | 51 | 43 | 13 | 23 | 20 | 1.86 |
| 49874—49898 | 11 | 2.3 | 11 | 100 | 0 | 50 | 36 | 0 | 0 | 64 | 0.94 |
| 52477—52606 | 67 | 1.9 | 69 | 90 | 7 | 210 | 52 | 0 | 0 | 46 | 1.11 |
| 54561—54591 | 15 | 2.1 | 15 | 100 | 0 | 62 | 54 | 12 | 6 | 25 | 1.62 |
| 55895—55936 | 19 | 2.2 | 19 | 100 | 0 | 84 | 47 | 0 | 23 | 28 | 1.52 |
| 56037—56075 | 19 | 2.1 | 19 | 100 | 0 | 76 | 25 | 30 | 20 | 23 | 1.98 |
| 56299—56336 | 19 | 2.0 | 19 | 100 | 0 | 76 | 31 | 10 | 10 | 47 | 1.72 |
| 56468—56494 | 12 | 2.2 | 12 | 100 | 0 | 54 | 33 | 0 | 7 | 59 | 1.25 |
| 56485—56520 | 18 | 2.0 | 18 | 100 | 0 | 72 | 38 | 0 | 16 | 44 | 1.48 |
| 56716—56740 | 11 | 2.3 | 11 | 100 | 0 | 50 | 36 | 0 | 0 | 64 | 0.94 |
| 56864—56921 | 19 | 3.1 | 19 | 100 | 0 | 116 | 36 | 0 | 22 | 41 | 1.54 |
| 61011—61038 | 14 | 2.0 | 14 | 100 | 0 | 56 | 50 | 14 | 7 | 28 | 1.69 |
| 61066—61090 | 12 | 2.1 | 12 | 100 | 0 | 50 | 92 | 0 | 0 | 8 | 0.40 |
| 62965—62999 | 14 | 2.4 | 14 | 95 | 4 | 61 | 48 | 14 | 2 | 34 | 1.58 |
| 63029—63056 | 13 | 2.2 | 13 | 100 | 0 | 56 | 46 | 7 | 0 | 46 | 1.30 |
| 64879—64917 | 14 | 2.7 | 14 | 96 | 4 | 69 | 46 | 0 | 0 | 53 | 1.00 |
| 65703—65732 | 13 | 2.3 | 13 | 100 | 0 | 60 | 40 | 20 | 6 | 33 | 1.78 |
| 81237—81264 | 14 | 2.0 | 14 | 100 | 0 | 56 | 35 | 0 | 0 | 64 | 0.94 |
| 81258—81310 | 18 | 2.9 | 18 | 100 | 0 | 106 | 39 | 9 | 5 | 45 | 1.60 |
| 82164—82190 | 14 | 1.9 | 14 | 100 | 0 | 54 | 55 | 7 | 0 | 37 | 1.28 |
| 86394—86431 | 18 | 2.1 | 18 | 90 | 0 | 58 | 18 | 21 | 10 | 50 | 1.76 |
| 91285—92210 | 12 | 2.2 | 12 | 100 | 0 | 52 | 15 | 15 | 0 | 69 | 1.20 |
| 92273—92317 | 22 | 2.0 | 22 | 100 | 0 | 90 | 57 | 0 | 0 | 42 | 0.98 |
| 95508—95534 | 11 | 2.5 | 11 | 100 | 0 | 54 | 25 | 0 | 14 | 59 | 1.36 |
| 96703—96745 | 21 | 2.0 | 21 | 100 | 0 | 86 | 27 | 18 | 13 | 39 | 1.89 |
| 100774—100815 | 21 | 2.0 | 21 | 100 | 0 | 84 | 47 | 9 | 28 | 14 | 1.75 |
| 101358—101387 | 15 | 2.0 | 15 | 100 | 0 | 60 | 53 | 13 | 20 | 13 | 1.72 |
| 101703—101733 | 15 | 2.1 | 15 | 100 | 0 | 62 | 19 | 32 | 0 | 48 | 1.49 |
| 103975—104084 | 21 | 5.1 | 21 | 93 | 4 | 168 | 13 | 24 | 10 | 51 | 1.71 |
| 105336—105390 | 27 | 2.0 | 27 | 100 | 0 | 110 | 20 | 21 | 18 | 40 | 1.92 |

续表

| 起点—终点 | 重复单元长度（bp） | 重复单元拷贝数 | 重复单元一致序列长度（bp） | 重复单元之间的相似度（%） | 插入缺失比例（%） | 分值 | 碱基个数 A | C | G | T | 熵（0—2） |
|---|---|---|---|---|---|---|---|---|---|---|---|
| 114741—114777 | 19 | 1.9 | 19 | 100 | 0 | 74 | 18 | 16 | 0 | 64 | 1.29 |
| 114758—114785 | 13 | 2.2 | 13 | 100 | 0 | 56 | 25 | 14 | 0 | 60 | 1.34 |
| 124876—124905 | 15 | 2.0 | 15 | 100 | 0 | 60 | 53 | 20 | 13 | 13 | 1.72 |
| 126514—126542 | 6 | 4.8 | 6 | 100 | 0 | 58 | 51 | 31 | 0 | 17 | 1.45 |
| 135891—135932 | 19 | 2.2 | 19 | 100 | 0 | 84 | 38 | 9 | 4 | 47 | 1.57 |
| 141741—141765 | 12 | 2.1 | 12 | 100 | 0 | 50 | 24 | 24 | 0 | 52 | 1.48 |
| 141923—141953 | 2 | 15.5 | 2 | 93 | 6 | 53 | 46 | 0 | 0 | 53 | 1.00 |
| 147959—147988 | 2 | 15.5 | 2 | 93 | 6 | 53 | 53 | 0 | 0 | 46 | 1.00 |
| 148146—148170 | 12 | 2.1 | 12 | 100 | 0 | 50 | 52 | 0 | 24 | 24 | 1.48 |
| 153979—154020 | 19 | 2.2 | 19 | 100 | 0 | 84 | 47 | 4 | 9 | 38 | 1.57 |
| 163369—163397 | 6 | 4.8 | 6 | 100 | 0 | 58 | 17 | 0 | 31 | 51 | 1.45 |
| 165006—165035 | 15 | 2.0 | 15 | 100 | 0 | 60 | 13 | 13 | 20 | 53 | 1..72 |
| 175134—175170 | 19 | 1.9 | 19 | 100 | 0 | 74 | 64 | 0 | 16 | 18 | 1.29 |
| 175126—175153 | 13 | 2.2 | 13 | 100 | 0 | 56 | 60 | 0 | 14 | 25 | 1.34 |
| 184521—184575 | 27 | 2.0 | 27 | 100 | 0 | 110 | 40 | 18 | 21 | 20 | 1.92 |
| 185827—185936 | 21 | 2.1 | 21 | 93 | 4 | 168 | 51 | 10 | 24 | 13 | 1.71 |
| 188178—188208 | 15 | 2.1 | 15 | 100 | 0 | 62 | 48 | 0 | 32 | 19 | 1.49 |
| 188524—188553 | 15 | 2.0 | 15 | 100 | 0 | 60 | 13 | 20 | 13 | 53 | 1.72 |
| 189096—189137 | 21 | 2.0 | 21 | 100 | 0 | 84 | 14 | 28 | 9 | 47 | 1.75 |
| 193162—193208 | 21 | 2.2 | 22 | 92 | 7 | 87 | 40 | 12 | 17 | 29 | 1.86 |

表 2-66-5　汉城细辛叶绿体基因组散在重复序列特征值

| 重复单元一长度（bp） | 重复单元一起点 | 重复类型 | 重复单元二长度（bp） | 重复单元二起点 | 重复单元间隔 | e-value |
|---|---|---|---|---|---|---|
| 115 | 36404 | D | 115 | 36509 | −1 | 2.10E−57 |
| 96 | 19903 | D | 96 | 19952 | −3 | 6.46E−42 |
| 88 | 19911 | D | 88 | 19960 | −2 | 3.78E−39 |
| 87 | 62387 | D | 87 | 62480 | −2 | 1.48E−38 |
| 82 | 35513 | D | 82 | 35536 | −1 | 1.11E−37 |
| 75 | 135990 | D | 75 | 136014 | 0 | 7.37E−36 |
| 75 | 135990 | P | 75 | 153821 | 0 | 7.37E−36 |
| 75 | 136014 | P | 75 | 153845 | 0 | 7.37E−36 |
| 75 | 153821 | D | 75 | 153845 | 0 | 7.37E−36 |
| 63 | 19475 | D | 63 | 19496 | 0 | 1.24E−28 |

续表

| 重复单元一长度（bp） | 重复单元一起点 | 重复类型 | 重复单元二长度（bp） | 重复单元二起点 | 重复单元间隔 | $e$-value |
|---|---|---|---|---|---|---|
| 62 | 33006 | D | 62 | 33021 | 0 | 4.94E–28 |
| 62 | 61409 | D | 62 | 61512 | 0 | 4.94E–28 |
| 60 | 61334 | D | 60 | 61361 | 0 | 7.91E–27 |
| 70 | 103994 | D | 70 | 104015 | −3 | 1.12E–26 |
| 70 | 103994 | P | 70 | 185825 | −3 | 1.12E–26 |
| 70 | 104015 | P | 70 | 185846 | −3 | 1.12E–26 |
| 70 | 185825 | D | 70 | 185846 | −3 | 1.12E–26 |
| 68 | 40007 | P | 68 | 40011 | −3 | 1.63E–25 |
| 60 | 52513 | D | 60 | 52602 | −2 | 1.26E–22 |
| 59 | 35513 | D | 59 | 35559 | −2 | 4.87E–22 |
| 52 | 34726 | D | 52 | 34754 | 0 | 5.18E–22 |
| 51 | 52522 | D | 51 | 52611 | 0 | 2.07E–21 |
| 51 | 135990 | D | 51 | 52611 | 0 | 2.07E–21 |
| 51 | 135990 | P | 51 | 153821 | 0 | 2.07E–21 |
| 51 | 136038 | P | 51 | 153869 | 0 | 2.07E–21 |
| 51 | 153821 | D | 51 | 153869 | 0 | 2.07E–21 |
| 47 | 19977 | D | 47 | 20013 | 0 | 5.31E–19 |
| 47 | 33006 | D | 47 | 33036 | 0 | 5.31E–19 |
| 47 | 62404 | D | 47 | 62510 | 0 | 5.13E–19 |
| 47 | 62497 | D | 47 | 62510 | 0 | 5.31E–19 |
| 50 | 62254 | D | 50 | 62367 | −1 | 1.24E–18 |
| 45 | 19928 | D | 45 | 20013 | 0 | 8.49E–18 |
| 45 | 62404 | D | 47 | 62510 | 0 | 8.49E–18 |
| 45 | 62417 | D | 45 | 62497 | 0 | 8.49E–18 |
| 53 | 37358 | D | 53 | 37504 | −3 | 8.20E–07 |
| 46 | 52415 | D | 46 | 52520 | −1 | 2.93E–16 |
| 52 | 24704 | D | 52 | 24720 | −3 | 3.09E–16 |
| 49 | 52354 | P | 49 | 62021 | −2 | 3.51E–16 |
| 42 | 19475 | D | 42 | 19517 | 0 | 5.44E–16 |
| 42 | 38625 | D | 42 | 38664 | 0 | 5.44E–16 |
| 45 | 37393 | D | 45 | 37412 | −1 | 1.15E–15 |
| 50 | 19617 | D | 50 | 19903 | −3 | 4.39E–15 |
| 50 | 37376 | D | 50 | 37395 | −3 | 4.39E–15 |

续表

| 重复单元一长度（bp） | 重复单元一起点 | 重复类型 | 重复单元二长度（bp） | 重复单元二起点 | 重复单元间隔 | e-value |
|---|---|---|---|---|---|---|
| 44 | 52417 | D | 44 | 52611 | –1 | 4.48E–15 |
| 49 | 61828 | D | 49 | 61840 | –3 | 1.65E–14 |
| 39 | 56863 | D | 39 | 56882 | 0 | 3.48E–14 |
| 42 | 52261 | D | 42 | 52295 | –1 | 6.85E–14 |

注：P. palindromic repeat，回文重复序列；D. direct repeat，正向重复序列

【系统发育】 使用 MAFFT 对来自马兜铃科的 5 个物种[6-9]和 1 个外类群物种 [大叶蒟（*Piper laetispicum*）][10] 的叶绿体基因组中提取的 81 个共有蛋白质序列进行多重序列比对，使用 IQ-TREE 筛选得到最优的 HIVb+F+I 模型，并采用最大似然法（maximum likelihood method）构建进化树。首先，*Hydnora visseri*[7] 从马兜铃科分化出来，接着，马兜铃（*Aristolochia debilis*）[8] 也单分出来，随后，汉城细辛（*Asarum sieboldii*）[6] 和 *Asarum minus*[9] 聚为一支，马蹄香（*Saruma henryi*）[9] 单独为一支。汉城细辛与 *Asarum minus* 同属于细辛属，细辛属与马蹄香属的亲缘关系最近（图 2-66-3）。

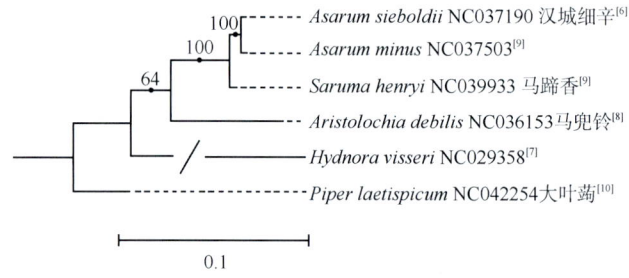

图 2-66-3　马兜铃科植物系统发育进化分析

## 参 考 文 献

[1] 国家中医药管理局《中华本草》编委会. 中华本草. 第二十一卷. 上海：上海科学技术出版社，1999：956-960.

[2] 肖培根. 新编中药志. 第三卷. 北京：化学工业出版社，2002：374-382.

[3] 国家药典委员会. 中华人民共和国药典（2020 年版）一部. 北京：中国医药科技出版社，2020：240.

[4] 世界自然保护联盟. 世界自然保护联盟濒危物种红色名录. 1963.

[5] 中华人民共和国中医药管理局. 国家重点保护野生药材物种名录. 1987：10-30.

[6] Lim C E, Lee S C, So S, et al. The complete chloroplast genome sequence of *Asarum sieboldii* Miq.（Aristolochiaceae），a medicinal plant in Korea. Mitochondrial DNA Part B：Resources，2018，3（1）：118-119.

[7] Naumann J, Der J P, Wafula E K, et al. Detecting and characterizing the highly divergent plastid genome of the nonphotosynthetic parasitic plant *Hydnora visseri*（Hydnoraceae）. Genome Biology and Evolution，2016，8（2）：345-363.

[8] Zhou J, Chen X, Cui Y, et al. Molecular structure and phylogenetic analyses of complete chloroplast genomes of two *Aristolochia* medicinal species. International Journal of Molecular Sciences，2017，18（9）：1839.

[9] Sinn B T, Sedmak D D, Kelly L M, et al. Total duplication of the small single copy region in the angiosperm plastome：rearrangement and inverted repeat instability in *Asarum*. American Journal of Botany，2018，105（1）：71-84.

[10] Wang M T, Wang J H, Zhao K K, et al. Complete plastome sequence of *Piper laetispicum*（Piperaceae）：an endemic plant species in South China. Mitochondrial DNA Part B：Resources，2018，3（2）：1035-1036.

# 67 知 母

【药材基本信息】 知母（*Anemarrhena asphodeloides* Bge.）为天门冬科知母属药用植物[1-4]，其干燥根茎为知母中药材（图 2-67-1）。收载于《中国药典》（2020 年版）[5]。知母分布于内蒙古、河北、山西、黑龙江、吉林、辽宁、陕西、甘肃、宁夏、河南、山东等地。以河北易县及其周边太行山地区产者为道地，称为"西陵知母"。商品药材来自野生和栽培。知母以断面黄白色、条粗长、质坚实者为佳。知母含皂苷类、黄酮类、多糖类、胆碱、烟酸等化学成分。其中皂苷类有知母皂苷 A、BⅠ、BⅡ等，黄酮类有芒果苷、异芒果苷等。知母性寒，味苦、甘。归肺、胃、肾经。具有清热泻火、滋阴润燥的功能。现代研究证明，知母具有抗菌、抗病毒、抗癌、解热、抗氧化、抗辐射、抗炎、止喘、降血糖等作用。临床用于治疗急性传染病、糖尿病、泌尿系感染等[3]。

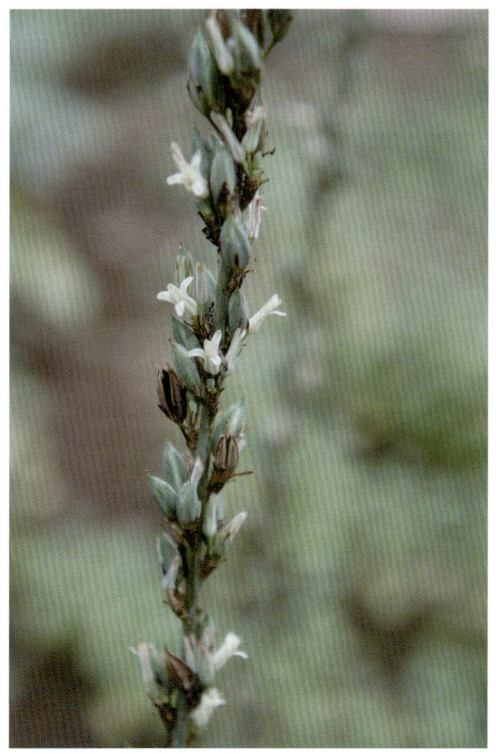

图 2-67-1 知母

【叶绿体基因组】 知母的叶绿体 DNA 为环状分子，其叶绿体基因组（GenBank 登录号：NC032698）总长度为 156 867bp，具有保守的四分状结构，包括一个 LSC 区、一个 SSC 区和一对 IR 区，其长度分别为 84 988bp、18 561bp 和 26 659bp（图 2-67-2）。知母叶绿体基因组的整体 G/C 含量为 37.85%。其 IR 区的 G/C 含量（42.98%）高于 SSC 区的 G/C 含量（31.89%）和 LSC 区的 G/C 含量（35.93%）。

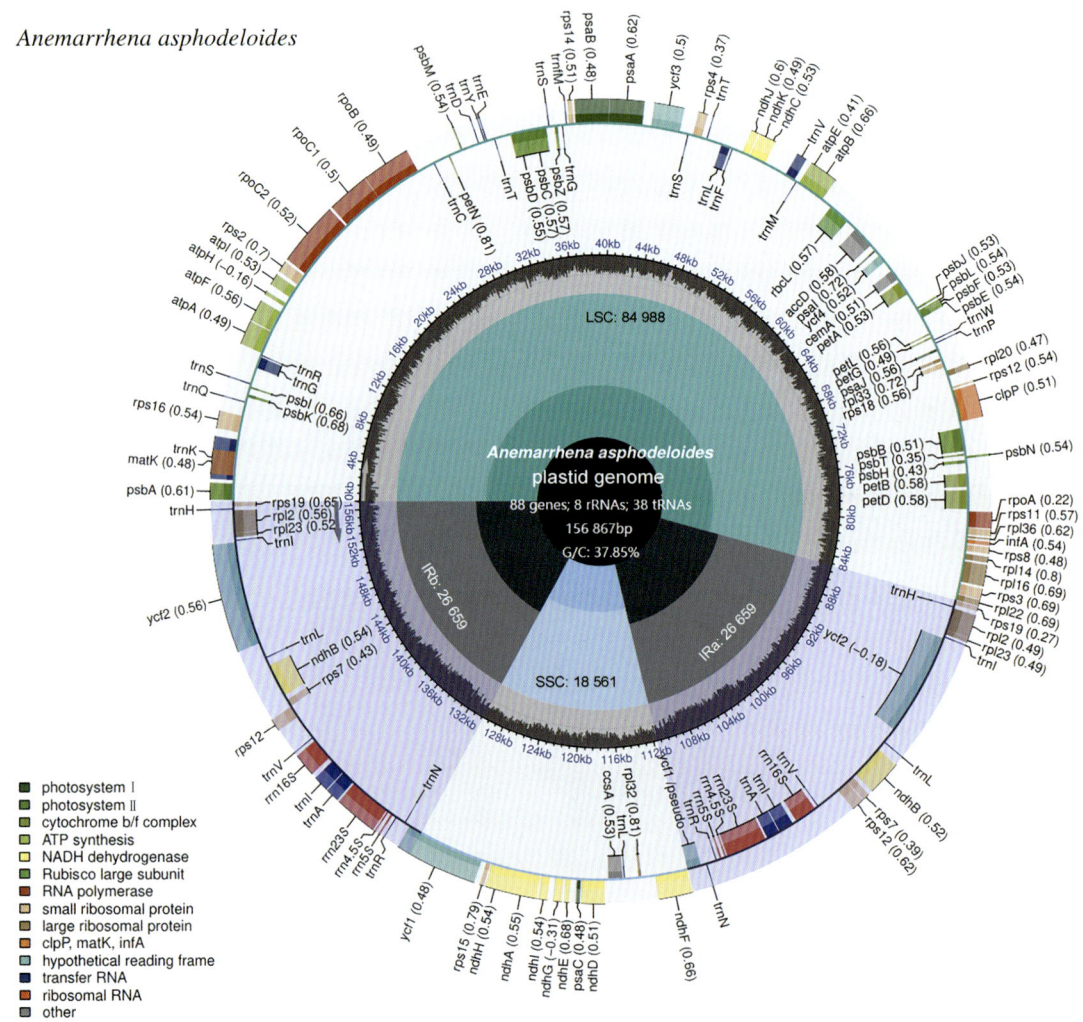

图 2-67-2　知母叶绿体基因组图谱

该图包括 6 个圆形轨道。自内向外的第一轨道表示分散重复序列，红色弧线表示直接重复序列，绿色弧线表示回文重复序列；自内向外的第二轨道上的蓝色柱状线条表示长串联重复序列，其重复单元碱基长度＞7；自内向外的第三轨道以不同颜色的柱状线条表示不同类型的短串联重复序列（微卫星序列），其中黑色表示复杂重复序列，绿色表示重复单元碱基长度为 1 的重复序列，黄色表示重复单元碱基长度为 2 的重复序列，紫色表示重复单元碱基长度为 3 的重复序列，蓝色表示重复单元碱基长度为 4 的重复序列，橙色表示重复单元碱基长度为 5 的重复序列，红色表示重复单元碱基长度为 6 的重复序列；自内向外的第四轨道上以不同色块表示 SSC 区、反向重复区 IRa 和 IRb、LSC 区，数字代表相应区间的长度；自内向外的第五轨道表示 GC 含量；最外层第六轨道以不同色块表示不同功能的编码基因，功能分类详见图中左下角注释，基因名称后括号中的数字表示密码子使用偏差，轨道外侧的基因转录方向为顺时针方向，轨道内侧的基因转录方向为逆时针方向

【编码基因】　知母的叶绿体基因组共编码 134 个基因，其中独特基因 113 个，包括蛋白质编码基因 88 个（独特基因 79 个）、转运 RNA（transfer RNA，tRNA）编码基因

38个（独特基因 30 个）、核糖体 RNA（ribosome RNA，rRNA）编码基因 8 个（独特基因 4 个）（表 2-67-1）。其中 8 个蛋白质独特编码基因（*ndhB*、*rpl2*、*rpl23*、*rps12*、*rps19*、*rps7*、*ycf2*、*ycf1*），8 个 tRNA 独特编码基因（*trnA-UGC*、*trnH-GUG*、*trnI-CAU*、*trnI-GAU*、*trnL-CAA*、*trnN-GUU*、*trnR-ACG*、*trnV-GAC*），4 个 rRNA 独特编码基因（*rrn16S*、*rrn23S*、*rrn4.5S*、*rrn5S*）位于 IR 区。有 11 个蛋白质编码基因 [*rps16*、*atpF*、*rpoC1*、*petB*、*petD*、*rpl16*、*rpl2*（×2）、*ndhB*（×2）、*ndhA*] 含有 1 个内含子（intron），4 个蛋白质编码基因 [*ycf3*、*clpP*、*rps12*（×2）] 各含有 2 个内含子，8 个 tRNA 编码基因 [*trnK-UUU*、*trnG-GCC*、*trnL-UAA*、*trnV-UAC*、*trnI-GAU*（×2）、*trnA-UGC*（×2）] 各含有 1 个内含子（表 2-67-2）。知母叶绿体基因组中蛋白质编码区（coding sequence，CDS）的长度为 79 026bp，占整个基因组长度的 50.38%。rRNA 基因的长度为 9050bp，占整个基因组长度的 5.77%。而 tRNA 基因的长度为 2866bp，占整个基因组长度的 1.83%。知母叶绿体基因组非编码区主要包括内含子和基因间区，其长度占整个基因组长度的 42.02%。

表 2-67-1 知母叶绿体基因组基因列表

| 基因功能 | 基因分类 | 基因名称 |
| --- | --- | --- |
| rRNA | rRNA genes | *rrn16S*（×2）、*rrn23S*（×2）、*rrn5S*（×2）、*rrn4.5S*（×2） |
| tRNA | tRNA genes | 38 *trn* genes（8 个基因各含有 1 个内含子） |
| 自我复制 | Small subunit of ribosome | *rps11*、*rps12*（×3）、*rps14*、*rps15*、*rps16*、*rps18*、*rps19*（×2）、*rps2*、*rps3*、*rps4*、*rps7*（×2）、*rps8* |
|  | Large subunit of ribosome | *rpl14*、*rpl16*、*rpl2*（×2）、*rpl20*、*rpl22*、*rpl23*（×2）、*rpl32*、*rpl33*、*rpl36* |
|  | DNA dependent RNA polymerase | *rpoA*、*rpoB*、*rpoC1*、*rpoC2* |
| 光合作用 | Subunits of NADH-dehydrogenase | *ndhA*、*ndhB*（×2）、*ndhC*、*ndhD*、*ndhE*、*ndhF*、*ndhG*、*ndhH*、*ndhI*、*ndhJ*、*ndhK* |
|  | Subunits of photosystem Ⅰ | *psaA*、*psaB*、*psaC*、*psaI*、*psaJ* |
|  | Subunits of photosystem Ⅱ | *psbA*、*psbB*、*psbC*、*psbD*、*psbE*、*psbF*、*psbH*、*psbI*、*psbJ*、*psbK*、*psbL*、*psbM*、*psbN*、*psbT*、*psbZ*、*ycf3* |
|  | Subunits of cytochrome b/f complex | *petA*、*petB*、*petD*、*petG*、*petL*、*petN* |
|  | Subunits of ATP synthase | *atpA*、*atpB*、*atpE*、*atpF*、*atpH*、*atpI* |
|  | Large subunit of rubisco | *rbcL* |
| 其他功能 | Maturase | *matK* |
|  | Protease | *clpP* |
|  | Envelope membrane protein | *cemA* |
|  | Subunit of acetyl-CoA-carboxylase | *accD* |
|  | Translational initiation factor | *infA* |
|  | c-type cytochrome synthesis gene | *ccsA* |
| 未知功能 |  | *ycf1*（×2）、*ycf2*（×2）、*ycf4* |

表 2-67-2　知母叶绿体基因内含子和外显子位置及长度

| 基因名称 | 基因编码序列所在链 | 起始位置 | 终点位置 | 长度（bp） | | | | |
|---|---|---|---|---|---|---|---|---|
| | | | | 第一外显子 | 第一内含子 | 第二外显子 | 第二内含子 | 第三外显子 |
| trnK-UUU | − | 1400 | 4090 | 37 | 2614 | 40 | | |
| rps16 | − | 4584 | 5686 | 40 | 854 | 209 | | |
| trnG-GCC | + | 9011 | 9769 | 23 | 699 | 37 | | |
| atpF | − | 11646 | 13052 | 145 | 852 | 410 | | |
| rpoC1 | − | 20414 | 23197 | 432 | 735 | 1617 | | |
| ycf3 | − | 42718 | 44662 | 126 | 700 | 228 | 738 | 153 |
| trnL-UAA | + | 47635 | 48233 | 35 | 514 | 50 | | |
| trnV-UAC | − | 52404 | 53078 | 39 | 599 | 37 | | |
| rps12 | − | 70777 | 100107 | 114 | ND | 232 | 549 | 26 |
| clpP | − | 71021 | 73111 | 71 | 807 | 291 | 672 | 250 |
| petB | + | 76583 | 77458 | 6 | 228 | 642 | | |
| petD | + | 77678 | 78931 | 8 | 732 | 514 | | |
| rpl16 | − | 82368 | 83718 | 9 | 943 | 399 | | |
| rpl2 | − | 85577 | 87062 | 391 | 666 | 431 | | |
| ndhB | − | 96230 | 98461 | 775 | 699 | 758 | | |
| trnI-GAU | + | 103882 | 104894 | 42 | 936 | 35 | | |
| trnA-UGC | + | 104959 | 105846 | 38 | 815 | 35 | | |
| ndhA | − | 121636 | 123833 | 559 | 1100 | 539 | | |
| trnA-UGC | − | 136010 | 136897 | 38 | 815 | 35 | | |
| trnI-GAU | − | 136962 | 137974 | 42 | 936 | 35 | | |
| rps12 | + | 141749 | 142553 | ND | ND | 232 | 549 | 26 |
| ndhB | + | 143395 | 145626 | 775 | 699 | 758 | | |
| rpl2 | + | 154794 | 156279 | 391 | 666 | 431 | | |

注："+"表示正链；"−"表示负链；"ND"表示未确定

【重复序列】　在知母叶绿体基因组中，微卫星序列有 A/T、C/G 和 AT/AT 三种类型，各有 49 个、2 个和 6 个（表 2-67-3）。共发现 17 个串联重复序列，满足总长度超过 20bp 且重复单元之间的相似度 ≥ 90% 两个条件（表 2-67-4）。散在重复序列包括回文重复序列和正向重复序列。以 e-value 小于 1E–04 为阈值，知母叶绿体基因组散在重复序列包括 10 条回文重复序列、9 条正向重复序列（表 2-67-5）。

表 2-67-3　知母叶绿体基因组微卫星序列统计

| 重复单元类型 | 重复序列个数 |
|---|---|
| A/T | 49 |
| C/G | 2 |
| AT/AT | 6 |

表 2-67-4　知母叶绿体基因组串联重复序列统计

| 起点—终点 | 重复单元长度（bp） | 重复单元拷贝数 | 重复单元一致序列长度（bp） | 重复单元之间的相似度（%） | 插入缺失比例（%） | 分值 | A | C | G | T | 熵（0—2） |
|---|---|---|---|---|---|---|---|---|---|---|---|
| 5866—5890 | 11 | 2.3 | 11 | 100 | 0 | 50 | 56 | 8 | 0 | 36 | 1.29 |
| 12826—12861 | 18 | 2.0 | 18 | 100 | 0 | 72 | 66 | 5 | 5 | 22 | 1.34 |
| 30212—30242 | 15 | 2.1 | 15 | 100 | 0 | 62 | 48 | 6 | 25 | 19 | 1.72 |
| 46957—47004 | 24 | 2.1 | 22 | 92 | 7 | 78 | 52 | 0 | 0 | 47 | 1.00 |
| 47018—47047 | 15 | 2.0 | 15 | 93 | 0 | 51 | 60 | 3 | 0 | 36 | 1.14 |
| 48485—48509 | 12 | 2.1 | 12 | 100 | 0 | 50 | 48 | 8 | 0 | 44 | 1.32 |
| 61357—61391 | 17 | 2.1 | 17 | 100 | 0 | 70 | 37 | 5 | 11 | 45 | 1.64 |
| 61723—61752 | 12 | 2.4 | 12 | 94 | 5 | 51 | 26 | 0 | 0 | 73 | 0.84 |
| 64546—64570 | 13 | 1.9 | 13 | 100 | 0 | 50 | 8 | 4 | 0 | 88 | 0.64 |
| 69075—69118 | 21 | 2.1 | 21 | 91 | 0 | 70 | 31 | 25 | 11 | 31 | 1.91 |
| 80514—80562 | 24 | 2.0 | 24 | 92 | 0 | 80 | 28 | 32 | 12 | 26 | 1.92 |
| 87647—87698 | 23 | 2.3 | 23 | 96 | 3 | 97 | 46 | 7 | 21 | 25 | 1.77 |
| 90272—90361 | 21 | 4.1 | 21 | 92 | 4 | 135 | 13 | 26 | 10 | 50 | 1.73 |
| 92718—92770 | 24 | 2.2 | 24 | 96 | 0 | 97 | 33 | 9 | 22 | 33 | 1.86 |
| 149086—149138 | 24 | 2.2 | 24 | 96 | 0 | 97 | 33 | 22 | 9 | 33 | 1.86 |
| 151495—151584 | 21 | 4.1 | 21 | 92 | 4 | 135 | 50 | 10 | 26 | 13 | 1.73 |
| 154158—154209 | 23 | 2.3 | 23 | 96 | 3 | 97 | 25 | 21 | 7 | 46 | 1.77 |

表 2-67-5　知母叶绿体基因组散在重复序列特征值

| 重复单元一长度（bp） | 重复单元一起点 | 重复类型 | 重复单元二长度（bp） | 重复单元二起点 | 重复单元间隔 | $e$-value |
|---|---|---|---|---|---|---|
| 49 | 90291 | D | 49 | 90312 | −1 | 3.21E−18 |
| 49 | 90291 | P | 49 | 151494 | −1 | 3.21E−18 |
| 49 | 90312 | P | 49 | 151515 | −1 | 3.21E−18 |
| 49 | 151494 | D | 49 | 151515 | −1 | 3.21E−18 |
| 49 | 38976 | D | 49 | 41200 | −2 | 2.31E−16 |
| 39 | 43875 | D | 39 | 100146 | −3 | 5.65E−09 |
| 39 | 43875 | P | 39 | 141670 | −3 | 5.65E−09 |
| 36 | 92710 | D | 36 | 92734 | −3 | 2.83E−07 |
| 36 | 92710 | P | 36 | 149085 | −3 | 2.83E−07 |
| 36 | 92734 | P | 36 | 149109 | −3 | 2.83E−07 |
| 36 | 149085 | D | 36 | 149109 | −3 | 2.83E−07 |
| 31 | 7825 | P | 31 | 45276 | −2 | 6.28E−06 |
| 30 | 90289 | D | 30 | 90331 | −2 | 2.35E−05 |
| 30 | 90289 | P | 30 | 151494 | −2 | 2.35E−05 |
| 30 | 90331 | P | 30 | 151536 | −2 | 2.35E−05 |

续表

| 重复单元一长度（bp） | 重复单元一起点 | 重复类型 | 重复单元二长度（bp） | 重复单元二起点 | 重复单元间隔 | e-value |
|---|---|---|---|---|---|---|
| 30 | 151492 | D | 30 | 151534 | –2 | 2.35E–05 |
| 32 | 7821 | D | 32 | 35758 | –3 | 5.02E–05 |
| 32 | 12353 | P | 32 | 12799 | –3 | 5.02E–05 |
| 32 | 35761 | P | 32 | 45276 | –3 | 5.02E–05 |

注：P. palindromic repeat，回文重复序列；D. direct repeat，正向重复序列

【系统发育】 使用 MAFFT 对来自天门冬科的 23 个物种[6-11]和 1 个外类群物种 [ 无毛对叶兰（*Neottia suzukii*）][12] 的 82 个共有蛋白质序列进行多重序列比对，使用 IQ-TREE 筛选得到最优的 HIVb+F+I 模型，并采用最大似然法（maximum likelihood method）构建进化树。结果显示，蓝朱蕉（*Cordyline indivisa*）、*Eustrephus latifolius*[6]、石刁柏（*Asparagus officinalis*）[7]、多花黄精（*Polygonatum cyrtonema*）、阔叶山麦冬（*Liriope muscari*）、剑叶沿阶草（*Ophiopogon jaburan*）、*Nolina atopocarpa*[8]、铃兰（*Convallaria keiskei*）[9]、龙血树（*Dracaena draco*）[10]、*Maianthemum dilatatum*[11] 10 个物种聚为一支，剩余 13 个物种聚为一支；随后，*Aphyllanthes monspeliensis* 和 *Milla biflora* 2 个物种聚为一支，剩下 11 个物种分化为 2 支，其中，知母（*Anemarrhena asphodeloides*）[8] 单独聚为一支，其他 10 个物种小花红丝兰（*Hesperaloe parviflora*）[8]、*Schoenolirion croceum*[8]、*Hesperoyucca whipplei*[8]、*Camassia scilloides*[8]、*Chlorogalum pomeridianum*[8]、柔软丝兰[8]（*Yucca filamentosa*）、龙舌兰（*Agave americana*）、*Beschorneria septentrionalis*[8]、紫萼（*Hosta ventricosa*）[8]、*Anthericum ramosum* 聚为一支。知母与 *Anthericum ramosum* 的亲缘关系较近，与蓝朱蕉等物种的亲缘关系较远（图 2-67-3）。

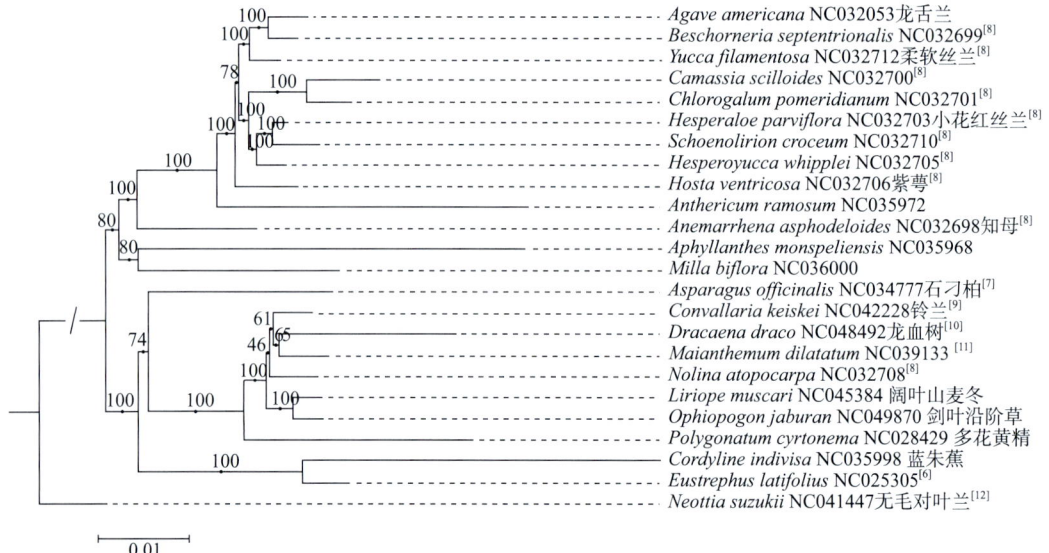

图 2-67-3 天门冬科植物系统发育进化分析

## 参 考 文 献

[1] 林瑞超. 中国药材标准名录. 北京：科学出版社，2011：404.
[2] 国家中医药管理局《中华本草》编委会. 中华本草. 第8册. 上海：上海科学技术出版社，1999：91.
[3] 肖培根. 新编中药志. 第一卷. 北京：化学工业出版社，2002：851.
[4] 章绍尧，丁炳扬. 浙江植物志·总论. 杭州：浙江科学技术出版社，1993：214.
[5] 国家药典委员会. 中华人民共和国药典（2020年版）一部. 北京：中国医药科技出版社，2020：222.
[6] Kim H T，Kim J S，Kim J H. The complete plastid genome sequence of *Eustrephus latifolius*（Asparagaceae：Lomandroideae）. Mitochondrial DNA A DNA Mapp Seq Anal，2016，27（2）：1549-1551.
[7] Sheng W，Chai X，Rao Y，et al. Complete chloroplast genome sequence of *Asparagus*（*Asparagus officinalis* L.）and its phylogenetic position within asparagales. Journal of Plant Breeding and Genetics，2017，5（3）：121-128.
[8] McKain M R，McNeal J R，Kellar P R，et al. Timing of rapid diversification and convergent origins of active pollination within Agavoideae（Asparagaceae）. Am J Bot，2016，103（10）：1717-1729.
[9] Raman G，Park S，Lee E M，et al. Evidence of mitochondrial DNA in the chloroplast genome of *Convallaria keiskei* and its subsequent evolution in the Asparagales. Sci Rep，2019，9（1）：5028.
[10] Celiński K，Kijak H，Wiland-Szymańska J. Complete chloroplast genome sequence and phylogenetic inference of the Canary Islands Dragon Tree（*Dracaena draco* L.）. Forests，2020，11（3）：309.
[11] Gurusamy R，Lee E M，Nam G G，et al. The complete chloroplast genome of monocot plant，*Maianthemum dilatatum*. Mitochondrial DNA Part B：Resources，2018，3（2）：1185-1186.
[12] Zhu Z X，Wang J H，Sakaguchi S，et al. Complete plastome sequences of two *Neottia* species and comparative analysis with other Neottieae species（Orchidaceae）. Folia Geobotanica，2019，54：257-266.

# 68 山 麦 冬

【**药材基本信息**】 山麦冬 [*Liriope spicata*（Thunb.）Lour.] 为百合科山麦冬属药用植物，其干燥块根为山麦冬中药材[1,2]（图2-68-1）。收载于《中国药典》（2020年版）[3]。山麦冬分布于日本、越南和中国；我国东北、内蒙古、青海、新疆、西藏等地广泛分布和栽培。山麦冬含多种甾体皂苷、β-谷甾醇、豆甾醇及多糖。甘、微苦，微寒。归心、肺、胃经。具有养阴生津、润肺清心的功效。现代研究证明，山麦冬具有强心、扩冠、抗心肌缺血、抗心律失常等作用[1-3]。

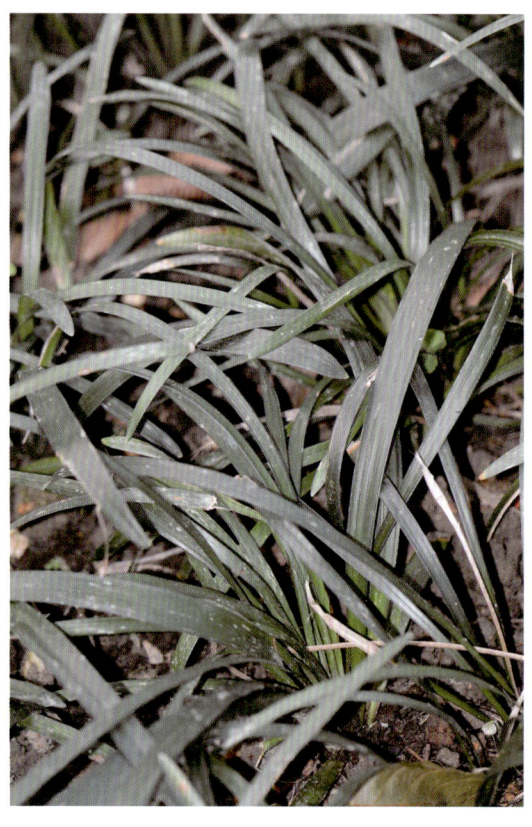

图 2-68-1 山麦冬

【**叶绿体基因组**】 山麦冬的叶绿体DNA为典型环状分子，其叶绿体基因组（GenBank登录号：NC042227.1）总长度为157 055bp，具有保守的四分状结构，包括一个LSC区、一个SSC区和一对IR区，其长度分别为85 374bp、18 727bp和26 477bp（图2-68-2）。山麦冬叶绿体基因组的整体G/C含量为37.6%。其IR区的G/C含量（43.02%）高于SSC区的

G/C 含量（31.25%）和 LSC 区的 G/C 含量（35.63%）。

*Liriope spicata*

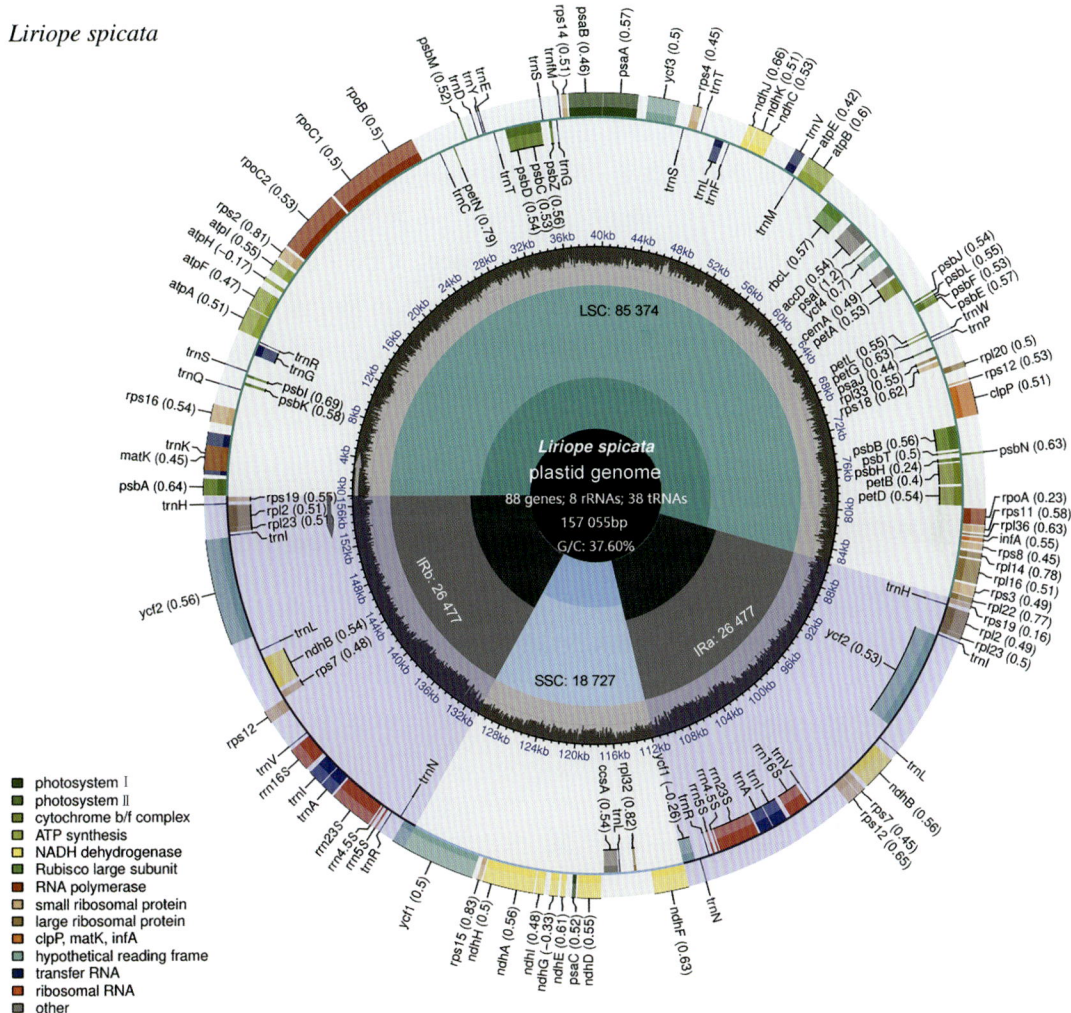

图 2-68-2　山麦冬叶绿体基因组图谱

该图包括 6 个圆形轨道。自内向外的第一轨道表示分散重复序列，红色弧线表示直接重复序列，绿色弧线表示回文重复序列；自内向外的第二轨道上的蓝色柱状线条表示长串联重复序列，其重复单元碱基长度＞7；自内向外的第三轨道以不同颜色的柱状线条表示不同类型的短串联重复序列（微卫星序列），其中黑色表示复杂重复序列，绿色表示重复单元碱基长度为 1 的重复序列，黄色表示重复单元碱基长度为 2 的重复序列，紫色表示重复单元碱基长度为 3 的重复序列，蓝色表示重复单元碱基长度为 4 的重复序列，橙色表示重复单元碱基长度为 5 的重复序列，红色表示重复单元碱基长度为 6 的重复序列；自内向外的第四轨道上以不同色块表示 SSC 区、反向重复区 IRa 和 IRb、LSC 区，数字代表相应区间的长度；自内向外的第五轨道表示 GC 含量；最外层第六轨道以不同色块表示不同功能的编码基因，功能分类详见图中左下角注释，基因名称后括号中的数字表示密码子使用偏差，轨道外侧的基因转录方向为顺时针方向，轨道内侧的基因转录方向为逆时针方向

【编码基因】　山麦冬的叶绿体基因组共编码 134 个基因，其中独特基因 113 个，包括蛋白质编码基因 88 个（独特基因 79 个）、转运 RNA（transfer RNA，tRNA）编码基因 38 个（独特基因 30 个）、核糖体 RNA（ribosomal RNA，rRNA）编码基因 8 个（独特基因 4 个）

（表 2-68-1）。其中 7 个蛋白质编码基因（*ndhB*、*rpl2*、*rpl23*、*rps12*、*rps19*、*rps7*、*ycf2*）、8 个 tRNA 编码基因（*trnA-UGC*、*trnH-GUG*、*trnI-CAU*、*trnI-GAU*、*trnL-CAA*、*trnN-GUU*、*trnR-ACG*、*trnV-GAC*）、4 个 rRNA 编码基因（*rrn16S*、*rrn23S*、*rrn4.5S*、*rrn5S*）位于 IR 区。有 11 个蛋白质编码基因 [*rpl2*（×2）、*ndhB*（×2）、*ndhA*、*rpl16*、*petD*、*petB*、*rpoC1*、*atpF*、*rps16*] 各含有 1 个内含子（intron），4 个蛋白质编码基因 [*clpP*、*ycf3*、*rps12*（×2）] 各含有 2 个内含子，8 个 tRNA 编码基因 [*trnK-UUU*、*trnG-GCC*、*trnL-UAA*、*trnV-UAC*、*trnI-GAU*（×2）、*trnA-UGC*（×2）] 各含有 1 个内含子（表 2-68-2）。山麦冬叶绿体基因组中蛋白质编码区（coding sequence，CDS）的长度为 78 687bp，占整个基因组长度的 50.10%。rRNA 基因的长度为 9048bp，占整个基因组长度的 5.76%。而 tRNA 基因的长度为 2857bp，占整个基因组长度的 1.82%。山麦冬叶绿体基因组非编码区主要包括内含子和基因间区，其长度占整个基因组长度的 42.32%。

表 2-68-1　山麦冬叶绿体基因组基因列表

| 基因功能 | 基因分类 | 基因名称 |
| --- | --- | --- |
| rRNA | rRNA genes | *rrn16S*（×2）、*rrn23S*（×2）、*rrn5S*（×2）、*rrn4.5S*（×2） |
| tRNA | tRNA genes | 38 *trn* genes（8 个基因各含有 1 个内含子） |
| 自我复制 | Small subunit of ribosome | *rps11*、*rps12*（×3）、*rps14*、*rps15*、*rps16*、*rps18*、*rps19*（×2）、*rps2*、*rps3*、*rps4*、*rps7*（×2）、*rps8* |
|  | Large subunit of ribosome | *rpl14*、*rpl16*、*rpl2*（×2）、*rpl20*、*rpl22*、*rpl23*（×2）、*rpl32*、*rpl33*、*rpl36* |
|  | DNA dependent RNA polymerase | *rpoA*、*rpoB*、*rpoC1*、*rpoC2* |
| 光合作用 | Subunits of NADH-dehydrogenase | *ndhA*、*ndhB*（×2）、*ndhC*、*ndhD*、*ndhE*、*ndhF*、*ndhG*、*ndhH*、*ndhI*、*ndhJ*、*ndhK* |
|  | Subunits of photosystem I | *psaA*、*psaB*、*psaC*、*psaI*、*psaJ* |
|  | Subunits of photosystem II | *psbA*、*psbB*、*psbC*、*psbD*、*psbE*、*psbF*、*psbH*、*psbI*、*psbJ*、*psbK*、*psbL*、*psbM*、*psbN*、*psbT*、*psbZ*、*ycf3* |
|  | Subunits of cytochrome b/f complex | *petA*、*petB*、*petD*、*petG*、*petL*、*petN* |
|  | Subunits of ATP synthase | *atpA*、*atpB*、*atpE*、*atpF*、*atpH*、*atpI* |
|  | Large subunit of rubisco | *rbcL* |
| 其他功能 | Maturase | *matK* |
|  | Protease | *clpP* |
|  | Envelope membrane protein | *cemA* |
|  | Subunit of acetyl-CoA-carboxylase | *accD* |
|  | Translational initiation factor | *infA* |
|  | c-type cytochrome synthesis gene | *ccsA* |
| 未知功能 |  | *ycf1*（×2）、*ycf2*（×2）、*ycf4* |

表 2-68-2　山麦冬叶绿体基因内含子和外显子位置及长度

| 基因名称 | 基因编码序列所在链 | 起始位置 | 终点位置 | 长度（bp） | | | | |
|---|---|---|---|---|---|---|---|---|
| | | | | 第一外显子 | 第一内含子 | 第二外显子 | 第二内含子 | 第三外显子 |
| trnK-UUU | − | 1382 | 4038 | 37 | 2585 | 35 | | |
| rps16 | − | 4676 | 5794 | 40 | 864 | 215 | | |
| trnG-GCC | + | 9593 | 10369 | 23 | 706 | 48 | | |
| atpF | − | 12299 | 13671 | 145 | 818 | 410 | | |
| rpoC1 | − | 21110 | 23918 | 453 | 739 | 1617 | | |
| ycf3 | − | 42675 | 44664 | 126 | 746 | 228 | 737 | 153 |
| trnL-UAA | + | 47593 | 48208 | 37 | 529 | 50 | | |
| trnV-UAC | − | 52671 | 53340 | 39 | 594 | 37 | | |
| rps12 | − | 71168 | 100284 | 114 | ND | 232 | 544 | 26 |
| clpP | − | 71405 | 73481 | 71 | 807 | 294 | 652 | 253 |
| petB | + | 76367 | 77767 | 6 | 753 | 642 | | |
| petD | + | 77985 | 79229 | 8 | 732 | 505 | | |
| rpl16 | − | 82678 | 84115 | 9 | 1030 | 399 | | |
| rpl2 | − | 85961 | 87443 | 388 | 664 | 431 | | |
| ndhB | − | 96466 | 98692 | 775 | 694 | 758 | | |
| trnI-GAU | + | 104232 | 105248 | 37 | 945 | 35 | | |
| trnA-UGC | + | 105313 | 106209 | 38 | 824 | 35 | | |
| ndhA | − | 121830 | 123985 | 559 | 1058 | 539 | | |
| trnA-UGC | − | 136221 | 137117 | 38 | 824 | 35 | | |
| trnI-GAU | − | 137182 | 138198 | 37 | 945 | 35 | | |
| rps12 | + | 142146 | 142945 | ND | ND | 232 | 544 | 26 |
| ndhB | + | 143738 | 145964 | 775 | 694 | 758 | | |
| rpl2 | + | 154987 | 156469 | 388 | 664 | 431 | | |

注："+"表示正链；"−"表示负链；"ND"表示未确定

【重复序列】　在山麦冬叶绿体基因组中，微卫星序列有 A/T、C/G 和 AT/AT 三种类别，各有 31 个、2 个和 5 个（表 2-68-3）。共发现 23 个串联重复序列，满足总长度超过 20bp 且重复单元之间的相似度 ≥ 90% 两个条件（表 2-68-4）。散在重复序列包括回文重复序列和正向重复序列。以 e-value 小于 1E–04 为阈值，山麦冬叶绿体基因组散在重复序列包括 23 条回文重复序列、23 条正向重复序列（表 2-68-5）。

表 2-68-3　山麦冬叶绿体基因组微卫星序列统计

| 重复单元类型 | 重复序列个数 |
|---|---|
| A/T | 31 |
| C/G | 2 |
| AT/AT | 5 |

表 2-68-4　山麦冬叶绿体基因组串联重复序列统计

| 起点—终点 | 重复单元长度（bp） | 重复单元拷贝数 | 重复单元一致序列长度（bp） | 重复单元之间的相似度（%） | 插入缺失比例（%） | 分值 | 碱基个数 A | C | G | T | 熵（0—2） |
|---|---|---|---|---|---|---|---|---|---|---|---|
| 7269—7293 | 12 | 2.1 | 12 | 100 | 0 | 50 | 44 | 8 | 8 | 40 | 1.63 |
| 9297—9329 | 15 | 2.2 | 15 | 100 | 0 | 66 | 24 | 6 | 0 | 69 | 1.10 |
| 36077—36106 | 14 | 2.1 | 14 | 100 | 0 | 60 | 20 | 6 | 23 | 50 | 1.71 |
| 36431—36469 | 14 | 2.7 | 14 | 92 | 4 | 60 | 33 | 0 | 15 | 51 | 1.44 |
| 45072—45101 | 15 | 2.0 | 15 | 93 | 0 | 51 | 43 | 0 | 36 | 20 | 1.52 |
| 46651—46685 | 17 | 2.1 | 17 | 94 | 0 | 61 | 42 | 8 | 5 | 42 | 1.59 |
| 46721—46755 | 17 | 2.1 | 17 | 100 | 0 | 70 | 54 | 5 | 5 | 34 | 1.48 |
| 46971—47004 | 10 | 3.3 | 10 | 92 | 8 | 59 | 38 | 8 | 0 | 52 | 1.33 |
| 51485—51519 | 13 | 2.8 | 13 | 95 | 4 | 63 | 37 | 0 | 0 | 62 | 0.95 |
| 61606—61635 | 10 | 3.1 | 10 | 90 | 9 | 53 | 63 | 0 | 0 | 30 | 1.20 |
| 61960—61993 | 12 | 2.7 | 13 | 90 | 9 | 61 | 29 | 8 | 0 | 61 | 1.26 |
| 69392—69432 | 21 | 2.0 | 21 | 90 | 4 | 66 | 68 | 4 | 2 | 24 | 1.22 |
| 80835—80883 | 24 | 2.0 | 24 | 92 | 0 | 80 | 28 | 32 | 12 | 26 | 1.92 |
| 83673—83709 | 19 | 1.9 | 19 | 94 | 0 | 65 | 27 | 5 | 2 | 64 | 1.28 |
| 88031—88082 | 23 | 2.3 | 23 | 96 | 3 | 97 | 46 | 7 | 21 | 25 | 1.77 |
| 90518—90628 | 21 | 5.1 | 21 | 92 | 3 | 159 | 13 | 25 | 9 | 51 | 1.72 |
| 92979—93031 | 24 | 2.2 | 24 | 96 | 0 | 97 | 33 | 9 | 22 | 33 | 1.86 |
| 120982—121013 | 17 | 1.9 | 17 | 93 | 6 | 57 | 15 | 12 | 0 | 71 | 1.14 |
| 121809—121836 | 9 | 3.1 | 9 | 100 | 0 | 56 | 32 | 0 | 10 | 57 | 1.33 |
| 129436—129537 | 15 | 6.8 | 15 | 100 | 0 | 204 | 33 | 6 | 6 | 52 | 1.54 |
| 149399—149451 | 24 | 2.2 | 24 | 96 | 0 | 97 | 33 | 22 | 9 | 33 | 1.86 |
| 151802—151892 | 21 | 4.3 | 21 | 95 | 0 | 155 | 51 | 8 | 26 | 13 | 1.69 |
| 154348—154399 | 23 | 2.3 | 23 | 96 | 3 | 97 | 25 | 21 | 7 | 46 | 1.77 |

表 2-68-5　山麦冬叶绿体基因组散在重复序列特征值

| 重复单元一长度（bp） | 重复单元一起点 | 重复类型 | 重复单元二长度（bp） | 重复单元二起点 | 重复单元间隔 | $e$-value |
|---|---|---|---|---|---|---|
| 87 | 129435 | D | 87 | 129450 | 0 | 2.90E–43 |
| 72 | 129435 | D | 72 | 129465 | 0 | 3.11E–34 |
| 71 | 38881 | D | 71 | 41105 | –3 | 1.92E–27 |
| 70 | 90537 | D | 70 | 90558 | –3 | 7.36E–27 |
| 70 | 90537 | P | 70 | 151801 | –3 | 7.36E–27 |
| 70 | 90558 | P | 70 | 151822 | –3 | 7.36E–27 |
| 70 | 151801 | D | 70 | 151822 | –3 | 7.36E–27 |
| 57 | 129435 | D | 57 | 129480 | 0 | 3.34E–25 |
| 67 | 38889 | D | 67 | 41113 | –3 | 4.12E–25 |
| 54 | 90553 | D | 54 | 90574 | –2 | 2.75E–19 |

续表

| 重复单元一长度（bp） | 重复单元一起点 | 重复类型 | 重复单元二长度（bp） | 重复单元二起点 | 重复单元间隔 | $e$-value |
|---|---|---|---|---|---|---|
| 54 | 90553 | P | 54 | 151801 | −2 | 2.75E−19 |
| 54 | 90574 | P | 54 | 151822 | −2 | 2.75E−19 |
| 42 | 129435 | D | 42 | 129495 | 0 | 3.59E−16 |
| 49 | 90537 | D | 49 | 90579 | −3 | 1.09E−14 |
| 49 | 90537 | P | 49 | 151801 | −3 | 1.09E−14 |
| 49 | 90579 | P | 49 | 151843 | −3 | 1.09E−14 |
| 49 | 151801 | D | 49 | 151843 | −3 | 1.09E−14 |
| 44 | 38918 | D | 44 | 41142 | −3 | 8.02E−12 |
| 42 | 43828 | D | 42 | 100320 | −3 | 1.11E−10 |
| 42 | 43828 | P | 42 | 142067 | −3 | 1.11E−10 |
| 37 | 32205 | P | 37 | 32226 | −3 | 7.70E−08 |
| 31 | 8342 | P | 31 | 45297 | −1 | 1.40E−07 |
| 36 | 92971 | D | 36 | 92995 | −3 | 2.83E−07 |
| 36 | 92971 | P | 36 | 149398 | −3 | 2.83E−07 |
| 36 | 92995 | P | 36 | 149422 | −3 | 2.83E−07 |
| 36 | 149398 | D | 36 | 149422 | −3 | 2.83E−07 |
| 33 | 90553 | D | 33 | 90595 | −2 | 4.47E−07 |
| 33 | 90553 | P | 33 | 151801 | −2 | 4.47E−07 |
| 33 | 90595 | P | 33 | 151843 | −2 | 4.47E−07 |
| 33 | 129429 | D | 33 | 129504 | −2 | 4.47E−07 |
| 31 | 8342 | D | 31 | 35693 | −2 | 6.30E−06 |
| 31 | 65104 | P | 31 | 65147 | −2 | 6.30E−06 |
| 33 | 47011 | P | 33 | 47016 | −3 | 1.39E−05 |
| 33 | 77057 | P | 33 | 97265 | −3 | 1.39E−05 |
| 33 | 77057 | D | 33 | 145131 | −3 | 1.39E−05 |
| 30 | 31890 | P | 30 | 31892 | −2 | 2.36E−05 |
| 30 | 90535 | D | 30 | 90598 | −2 | 2.36E−05 |
| 30 | 90535 | P | 30 | 151801 | −2 | 2.36E−05 |
| 30 | 90598 | P | 30 | 151864 | −2 | 2.36E−05 |
| 30 | 151799 | D | 30 | 151862 | −2 | 2.36E−05 |
| 32 | 35692 | P | 32 | 45297 | −3 | 5.04E−05 |
| 31 | 10339 | D | 31 | 36675 | −3 | 1.83E−04 |
| 31 | 114875 | P | 31 | 114884 | −3 | 1.83E−04 |
| 30 | 43843 | D | 30 | 100335 | −3 | 6.60E−04 |
| 30 | 43843 | P | 30 | 142064 | −3 | 6.60E−04 |
| 30 | 48721 | P | 30 | 48723 | −3 | 6.60E−04 |

注：P. palindromic repeat，回文重复序列；D. direct repeat，正向重复序列

【高可变区】 为了发现山麦冬属 2 个物种间的高可变区,从 2 个物种叶绿体基因组中提取了 124 种基因间区,采用 K2p(Kimura 2-parameter)模型计算基因间区的遗传距离,遗传距离最大的 23 个基因间区参见图 2-68-3。其 K2p 平均值分布于 1.90 ~ 48.20,其中 psbK-psbI 的 K2p 平均值较高,为 48.20。由此可见,山麦冬属 2 个物种的叶绿体基因组在这个区域的变异较大,该区域可作为潜在的分子标记开发区域。

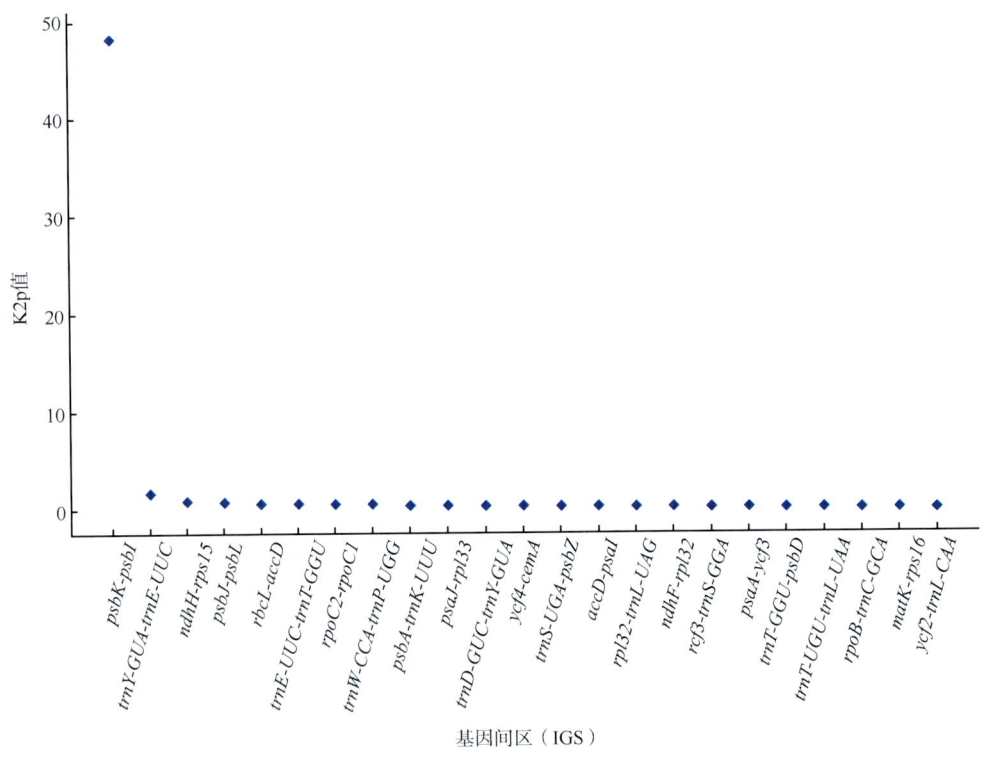

图 2-68-3 山麦冬属物种基因间区的遗传距离分析结果

【系统发育】 使用 MAFFT 对来自天门冬科的 14 个物种[4, 5]和 1 个外类群物种 [ 拟南芥（*Arabidopsis thaliana*）][6]的 36 个共有蛋白质序列进行多重序列比对,使用 IQ-TREE 筛选得到最优的 HIVb+F+I 模型,并采用最大似然法(maximum likelihood method)构建进化树。结果显示,羊齿天门冬（*Asparagus filicinus*）、阔叶山麦冬（*Liriope muscari*）、山麦冬（*Liriope spicata*）[4]、剑叶沿阶草（*Ophiopogon jaburan*）和麦冬（*Ophiopogon japonicus*）5 个物种聚为一支,*Aphyllanthes monspeliensis*、*Milla biflora*、知母（*Anemarrhena asphodeloides*）、*Anthericum ramosum*、*Chlorogalum pomeridianum*[5]、小花红丝兰（*Hesperaloe parviflora*）[5]、*Hesperoyucca whipplei*[4]、*Agave virginica* 和柔软丝兰（*Yucca filamentosa*）[5] 9 个物种聚为一支。山麦冬与阔叶山麦冬的亲缘关系最近（图 2-68-4）。

【$K_A/K_S$ 选择压力分析】 以图 2-68-4 的进化树作为参考,利用 Hyphy 软件中的 aBSREL 模型对蛋白质编码基因进行选择压力分析。未发现有山麦冬属基因受到正向选择。

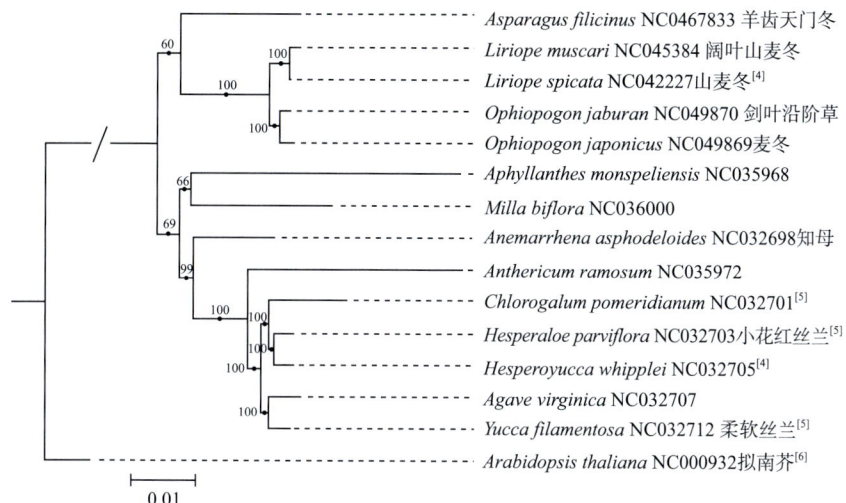

图 2-68-4　天门冬科植物系统发育进化分析

【宏 DNA 条形码的发现及其 PCR 扩增引物设计】　为了发现能够区分山麦冬属下 2 个物种的宏 DNA 条形码序列及其 PCR 扩增引物，利用 ecoPrimers 对山麦冬属植物叶绿体基因组序列进行分析。用于设计 PCR 扩增引物的保守区间见表 2-68-6。可以依据区间序列设计引物，使用这些引物对山麦冬属 DNA 进行 PCR 扩增，对 PCR 产物进行桑格测序或高通量测序，通过序列比较和特征分析区分山麦冬属的 2 个物种。

表 2-68-6　部分基于 ecoPrimers 发现的引物设计保守区间

| 编号 | 保守区间序列 | 物种拉丁名 | GenBank 序列号 | 保守区间序列 起点—终点 |
| --- | --- | --- | --- | --- |
| 1 | AAAGATTATGTCCAATTTTATTTAATTGATCTCACTCAGATCCCA ATCAATTAATCCTTCGTTACCGCCCATAGGAGAAGTAATAGGT AGGGATGACAGGATTTGAACCCGTGACATTTTGTACCCAAAA CAAACGCGCTACCAAGCTGCGCTACATCCCTTTTCAAAAATT TTTGTACAGTGTCATTGTACAAAATCCATGTCTTGTTTTCCAC ATCGTTATTTTTTCCTTGATCCATATACAATTTTCTTGTCATTTC TTCTTTTTGGTTTCATATAATAAATAATAAAAGAATTATATACA TCTGAAACCTAACGTATAAAAAAGATGCCTATTTTGCTTAGG AAGAAGAGGGTCTCTTTTTCTTTTTTAGGGAAGGGGTAGGA AAATCTTATCTACTGTTCATTGTACATATCCATTTTTGTTAGGA ATTCCGTACAAAAAAATACAAATGATCTTGAACTACAGCATC TGACCATATATGTATTACAATAAAGAAGGAGGATTTTCAATGC GAGATATAAAAACATATCTTTCCACAGCGCCTGTGCTAACTA CTCTATGGTTTGGGTCTTTAGCGGGCCTATTGATAGAAATTAA TCGTTTATTCCCAGATGCTTTGTCATTCCCTTTTTTCTAGTTAT TAATATTATTAATATAATAAATATAATATGCGAAAAAAATGAAG AAAATTTGAGATACAATTCTACATGACGTGACTAAAACTTAG TCCCCCTTTTTTTTCAGTTCTTTAGGATAGGAAGGAAAGAGA AAGAAAAAGTATATTGAACCTCAGAAAAAATCCGGTGGATCT AAGATCCCATTTTGGAGAACAGAAATAGAAAGGGGGTCCA GTCTAAGGTAAAAAAAAAAGCTCCACGAAATCATAGCATAA AAAAAGATACTTAAATGAAATACTGG | L. spicata L. muscari | NC042227.1 NC045384.1 | 68879—68974 68561—68714 |

续表

| 编号 | 保守区间序列 | 物种拉丁名 | GenBank序列号 | 保守区间序列起点—终点 |
|---|---|---|---|---|
| 2 | TTTTTTGCCTAGTGTGTTAATATGTGACATTGTTATATATGTAACA TGCATATCATACATATATTTATATATAAATATATAAATAATATATT TGTATTGTATGTTATGAAAATACTATTATCGACGAAATTAAGTT AAGTATAGAAAATGACTAAAAAGAACGATCTATTTTGAGCAA TACATGTCTTTCACATACAACAATAAAAATTAGTAATTCTTTT TTTTTTGAATGGCAGTTCCAAAAAAACGTACTTCTATATCAA AAAAACGTATTCGTAGAAATATTTGGAAGAAAAAAGGATATT TAGCTGCAATAAAAGCTTTTTCTTTAGCAAAGTCAGTTTCTAC TGGAGATTCAAAAAGTTTTTTTGTGCGACAAACAAATAAGA AAATCTTGGAATAATCGGAATTTCCATGGCCAGAAAAATT | *L. spicata* *L. muscari* | NC042227.1 NC045384.1 | 115256—115403 114990—115135 |

## 参 考 文 献

[1] 国家中医药管理局．中华本草．第 22 卷．上海：上海科学技术出版社，1999：118-120，122-129.

[2] 肖培根．新编中药志．第一卷．北京：化学工业出版社，2002：77-81.

[3] 国家药典委员会．中华人民共和国药典（2020 年版）一部．北京：中国医药科技出版社，2020：125.

[4] McKain M R，McNeal J R，Kellar P R，et al. Timing of rapid diversification and convergent origins of active pollination within Agavoideae（Asparagaceae）. Am J Bot，2016，103（10）：1717-1729.

[5] Raman G，Park S，Lee E M，et al. Evidence of mitochondrial DNA in the chloroplast genome of *Convallaria keiskei* and its subsequent evolution in the Asparagales. Sci Rep，2019，9（1）：5028.

[6] Sato S，Nakamura Y，Kaneko T，et al. Complete structure of the chloroplast genome of *Arabidopsis thaliana*. DNA Res，1999，6（5）：283-290.

# 69 多花黄精

【药材基本信息】 多花黄精（*Polygonatum cyrtonema* Hua）为百合科黄精属药用植物，又名囊丝黄精、南黄精、黄精姜、竹姜、姜形黄精[1-4]，其干燥根茎为黄精中药材（图2-69-1）。收载于《中国药典》（2020年版）[1]。多花黄精分布于四川、贵州、湖南、湖北、河南、江西、安徽、江苏、浙江、广东及广西，尤以贵州遵义、安顺最为适宜[2]。黄精主要含多糖（如由葡萄糖、甘露糖和半乳糖醛酸组成的黄精多糖A、黄精多糖B、黄精多糖C）、甾体皂苷（如黄精皂苷A、黄精皂苷B）、黄酮类、生物碱（如黄精碱A、黄精碱B等）、木脂素和醌类化学成分。黄精味甘，性平。归脾、肺、肾经。具有补气养阴、健脾、润肺、益肾的功效[2]。现代研究证明，黄精具有增强免疫功能、降血压、降血糖、降血脂、抗衰老、抗菌、抗病毒作用。临床常用于治疗咳嗽、高血压、骨膜炎、神经衰弱、白细胞减少症、近视、手足癣等病症[3,4]。黄精为国家卫生健康委员会规定的药食同源品种[5]。

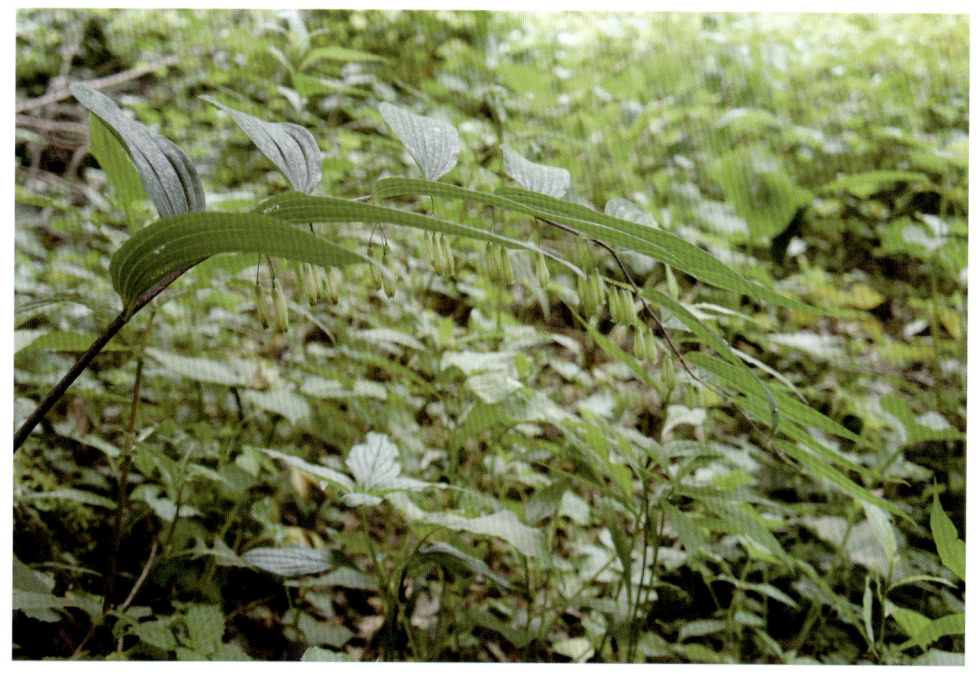

图 2-69-1　多花黄精

【叶绿体基因组】 多花黄精的叶绿体DNA为环状分子，其叶绿体基因组（GenBank登录号：NC028429.1）总长度为153 503bp，具有保守的四分状结构，包括一个LSC区、一个SSC区和一对IR区，其长度分别为82 543bp、17 786bp和26 587bp（图2-69-2）。

多花黄精叶绿体基因组的整体 G/C 含量为 37.18%。其 IR 区的 G/C 含量（42.77%）高于 SSC 区的 G/C 含量（30.61%）和 LSC 区的 G/C 含量（35.00%）。

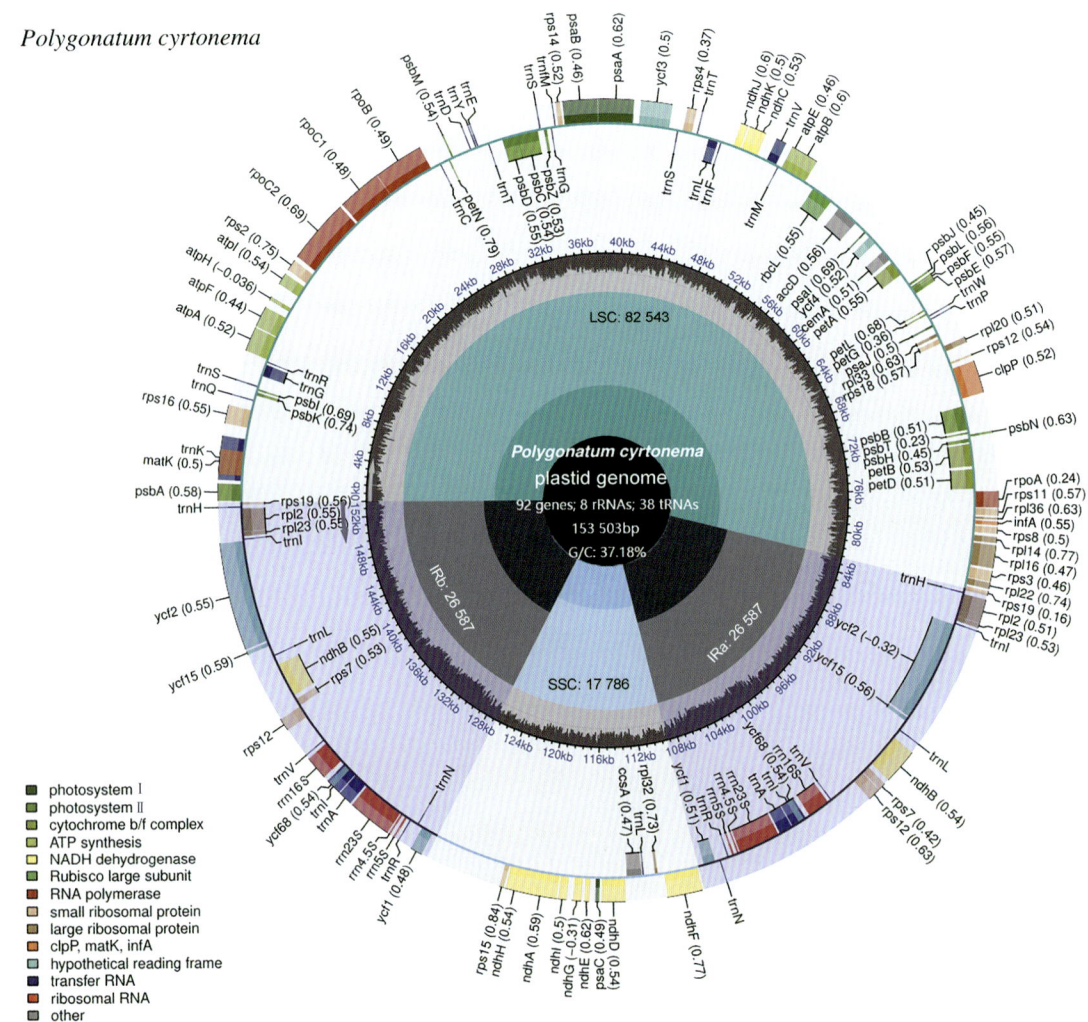

图 2-69-2　多花黄精叶绿体基因组图谱

该图包括 6 个圆形轨道。自内向外的第一轨道表示分散重复序列，红色弧线表示直接重复序列，绿色弧线表示回文重复序列；自内向外的第二轨道上的蓝色柱状线条表示长串联重复序列，其重复单元碱基长度> 7；自内向外的第三轨道以不同颜色的柱状线条表示不同类型的短串联重复序列（微卫星序列），其中黑色表示复杂重复序列，绿色表示重复单元碱基长度为 1 的重复序列，黄色表示重复单元碱基长度为 2 的重复序列，紫色表示重复单元碱基长度为 3 的重复序列，蓝色表示重复单元碱基长度为 4 的重复序列，橙色表示重复单元碱基长度为 5 的重复序列，红色表示重复单元碱基长度为 6 的重复序列；自内向外的第四轨道上以不同色块表示 SSC 区、反向重复区 IRa 和 IRb、LSC 区，数字代表相应区间的长度；自内向外的第五轨道表示 GC 含量；最外层第六轨道以不同色块表示不同功能的编码基因，功能分类详见图中左下角注释，基因名称后括号中的数字表示密码子使用偏差，轨道外侧的基因转录方向为顺时针方向，轨道内侧的基因转录方向为逆时针方向

【编码基因】　多花黄精的叶绿体基因组共编码 138 个基因，其中独特基因 113 个，包括蛋白质编码基因 92 个（独特基因 80 个）、转运 RNA（transfer RNA，tRNA）编码基

因 38 个（独特基因 29 个）、核糖体 RNA（ribosome RNA，rRNA）编码基因 8 个（独特基因 4 个）（表 2-69-1）。其中 10 个蛋白质独特编码基因（*ndhB*、*rpl2*、*rpl23*、*rps12*、*rps7*、*ycf2*、*rps19*、*ycf1*、*ycf15*、*ycf68*）、8 个 tRNA 独特编码基因（*trnA-UGC*、*trnH-GUG*、*trnI-GAU*、*trnI-CAU*、*trnL-CAA*、*trnN-GUU*、*trnR-ACG*、*trnV-GAC*）、4 个 rRNA 独特编码基因（*rrn16S*、*rrn23S*、*rrn5S*、*rrn4.5S*）位于 IR 区。有 11 个蛋白质编码基因 [*rps16*、*atpF*、*rpoC1*、*petB*、*petD*、*rpl16*、*rpl2*（×2）、*ndhB*（×2）、*ndhA*] 各含有 1 个内含子（intron），4 个蛋白质编码基因 [*ycf3*、*clpP*、*rps12*（×2）] 各含有 2 个内含子，8 个 tRNA 编码基因 [*trnK-UUU*、*trnG-UCC*、*trnL-UAA*、*trnV-UAC*、*trnI-GAU*（×2）、*trnA-UGC*（×2）] 各含有 1 个内含子（表 2-69-2）。多花黄精叶绿体基因组中蛋白质编码区（coding sequence，CDS）的长度为 72 783bp，占整个基因组长度的 47.41%。rRNA 基因的长度为 9052bp，占整个基因组长度的 5.90%。而 tRNA 基因的长度为 2865bp，占整个基因组长度的 1.87%。多花黄精叶绿体基因组非编码区主要包括内含子和基因间区，其长度占整个基因组长度 的 44.82%。

表 2-69-1　多花黄精叶绿体基因组基因列表

| 基因功能 | 基因分类 | 基因名称 |
| --- | --- | --- |
| rRNA | rRNA genes | *rrn16S*（×2）、*rrn23S*（×2）、*rrn5S*（×2）、*rrn4.5S*（×2） |
| tRNA | tRNA genes | 38 *trn* genes（8 个基因各含有 1 个内含子） |
| 自我复制 | Small subunit of ribosome | *rps8*、*rps11*、*rps12*（×3）、*rps14*、*rps15*、*rps16*（×2）、*rps18*、*rps19*（×2）、*rps2*、*rps3*、*rps4*、*rps7*（×2） |
| | Large subunit of ribosome | *rpl14*、*rpl16*、*rpl2*（×2）、*rpl20*、*rpl22*、*rpl23*（×2）、*rpl32*、*rpl33*、*rpl36* |
| | DNA dependent RNA polymerase | *rpoA*、*rpoB*、*rpoC1*、*rpoC2* |
| 光合作用 | Subunits of NADH-dehydrogenase | *ndhA*、*ndhB*（×2）、*ndhC*、*ndhD*、*ndhE*、*ndhF*、*ndhG*、*ndhH*、*ndhI*、*ndhJ*、*ndhK* |
| | Subunits of photosystem Ⅰ | *psaA*、*psaB*、*psaC*、*psaI*、*psaJ* |
| | Subunits of photosystem Ⅱ | *psbA*、*psbB*、*psbC*、*psbD*、*psbE*、*psbF*、*psbH*、*psbI*、*psbJ*、*psbK*、*psbL*、*psbM*、*psbN*、*psbT*、*psbZ*、*ycf3* |
| | Subunits of cytochrome b/f complex | *petA*、*petB*、*petD*、*petG*、*petL*、*petN* |
| | Subunits of ATP synthase | *atpA*、*atpB*、*atpE*、*atpF*、*atpH*、*atpI* |
| | Large subunit of rubisco | *rbcL* |
| 其他功能 | Maturase | *matK* |
| | Protease | *clpP* |
| | Envelope membrane protein | *cemA* |
| | Subunit of acetyl-CoA-carboxylase | *accD* |
| | c-type cytochrome synthesis gene | *ccsA* |
| 未知功能 | | *ycf1*（×2）、*ycf2*（×2）、*ycf4*、*ycf15*（×2）、*ycf68*（×2） |

表 2-69-2　多花黄精叶绿体基因内含子和外显子位置及长度

| 基因名称 | 基因编码序列所在链 | 起始位置 | 终点位置 | 长度（bp） | | | | |
|---|---|---|---|---|---|---|---|---|
| | | | | 第一外显子 | 第一内含子 | 第二外显子 | 第二内含子 | 第三外显子 |
| *trnK-UUU* | − | 1372 | 4092 | 37 | 2649 | 35 | | |
| *rps16* | − | 4853 | 5995 | 42 | 891 | 210 | | |
| *trnG-UCC* | + | 8351 | 9119 | 24 | 697 | 48 | | |
| *atpF* | − | 11058 | 12400 | 148 | 788 | 407 | | |
| *rpoC1* | − | 20305 | 23119 | 432 | 754 | 1629 | | |
| *ycf3* | − | 40629 | 42603 | 124 | 734 | 230 | 728 | 159 |
| *trnL-UAA* | + | 45341 | 45963 | 35 | 538 | 50 | | |
| *trnV-UAC* | − | 49418 | 50090 | 39 | 599 | 35 | | |
| *rps12* | − | 67717 | 97299 | 126 | ND | 229 | 544 | 26 |
| *clpP* | − | 68158 | 70180 | 71 | 807 | 294 | 601 | 250 |
| *petB* | + | 73144 | 74603 | 6 | 806 | 648 | | |
| *petD* | + | 748114 | 76079 | 6 | 759 | 501 | | |
| *rpl16* | − | 79568 | 80985 | 9 | 1010 | 399 | | |
| *rpl2* | − | 82949 | 84442 | 397 | 669 | 428 | | |
| *ndhB* | − | 93430 | 95656 | 775 | 694 | 758 | | |
| *trnI-GAU* | + | 101293 | 102306 | 37 | 942 | 35 | | |
| *trnA-UGC* | + | 102370 | 103267 | 39 | 824 | 35 | | |
| *ndhA* | − | 118405 | 120506 | 559 | 1004 | 539 | | |
| *trnA-UGC* | − | 132780 | 133677 | 39 | 824 | 35 | | |
| *trnI-GAU* | − | 133741 | 134754 | 37 | 942 | 35 | | |
| *rps12* | + | 138748 | 139544 | ND | ND | 229 | 544 | 26 |
| *ndhB* | + | 140391 | 142617 | 775 | 694 | 758 | | |
| *rpl2* | + | 151605 | 153098 | 397 | 669 | 428 | | |

注："+"表示正链；"−"表示负链；"ND"表示未确定

**【重复序列】**　在多花黄精叶绿体基因组中，微卫星序列的类型以 A/T 为主，有 35 个；其次为 AT/AT，有 16 个（表 2-69-3）。共发现 25 个串联重复序列，满足总长度超过 20bp 且重复单元之间的相似度 ≥ 90% 两个条件（表 2-69-4）。散在重复序列包括回文重复序列和正向重复序列。以 *e*-value 小于 1E–04 为阈值，多花黄精叶绿体基因组散在重复序列包括 14 条回文重复序列、21 条正向重复序列（表 2-69-5）。

表 2-69-3　多花黄精叶绿体基因组微卫星序列统计

| 重复单元类型 | 重复序列个数 |
|---|---|
| A/T | 35 |
| AT/AT | 16 |
| AAT/ATT | 1 |
| AAAT/ATTT | 1 |

表 2-69-4　多花黄精叶绿体基因组串联重复序列统计

| 起点—终点 | 重复单元长度（bp） | 重复单元拷贝数 | 重复单元一致序列长度（bp） | 重复单元之间的相似度（%） | 插入缺失比例（%） | 分值 | 碱基个数 A | C | G | T | 熵（0—2） |
|---|---|---|---|---|---|---|---|---|---|---|---|
| 1299—1325 | 13 | 2.1 | 13 | 100 | 0 | 54 | 70 | 7 | 0 | 22 | 1.12 |
| 2953—2983 | 15 | 2.1 | 15 | 93 | 0 | 53 | 67 | 0 | 12 | 19 | 1.22 |
| 3701—3744 | 22 | 2.0 | 22 | 100 | 0 | 88 | 45 | 9 | 4 | 40 | 1.56 |
| 6142—6175 | 4 | 8.5 | 4 | 93 | 0 | 59 | 73 | 0 | 2 | 23 | 0.97 |
| 7765—7819 | 2 | 28.0 | 0 | 92 | 3 | 94 | 50 | 0 | 0 | 49 | 1.00 |
| 13196—13221 | 13 | 2.0 | 13 | 100 | 0 | 52 | 30 | 23 | 0 | 46 | 1.53 |
| 13909—13965 | 2 | 28.5 | 2 | 96 | 0 | 105 | 449 | 1 | 0 | 49 | 1.11 |
| 29984—30020 | 2 | 18.5 | 2 | 94 | 0 | 65 | 48 | 0 | 2 | 48 | 1.15 |
| 30905—30941 | 13 | 2.8 | 13 | 91 | 4 | 56 | 40 | 8 | 2 | 48 | 1.47 |
| 31074—31139 | 2 | 33.0 | 2 | 96 | 0 | 123 | 50 | 1 | 0 | 48 | 1.10 |
| 40567—40608 | 21 | 2.0 | 21 | 100 | 0 | 84 | 52 | 14 | 0 | 33 | 1.42 |
| 46486—46511 | 13 | 2.0 | 13 | 100 | 0 | 52 | 46 | 15 | 0 | 38 | 1.46 |
| 52810—52840 | 16 | 2.0 | 15 | 93 | 6 | 53 | 54 | 6 | 6 | 32 | 1.51 |
| 66025—66068 | 21 | 2.1 | 21 | 91 | 0 | 70 | 31 | 25 | 11 | 31 | 1.93 |
| 67838—68160 | 162 | 2.0 | 162 | 93 | 0 | 556 | 38 | 8 | 16 | 36 | 1.79 |
| 77691—77739 | 24 | 2.0 | 24 | 92 | 0 | 80 | 28 | 32 | 12 | 26 | 1.92 |
| 89868—89920 | 24 | 2.2 | 24 | 96 | 0 | 97 | 33 | 9 | 22 | 33 | 1.86 |
| 99058—99095 | 18 | 2.1 | 18 | 95 | 0 | 67 | 31 | 15 | 0 | 52 | 1.43 |
| 108712—108745 | 9 | 3.8 | 9 | 92 | 0 | 50 | 55 | 2 | 41 | 0 | 1.15 |
| 109246—109275 | 15 | 1.9 | 16 | 93 | 6 | 53 | 70 | 0 | 0 | 30 | 0.88 |
| 124005—124034 | 15 | 2.0 | 15 | 93 | 0 | 51 | 43 | 10 | 0 | 46 | 1.37 |
| 126232—126256 | 12 | 2.1 | 12 | 100 | 0 | 50 | 32 | 16 | 8 | 44 | 1.76 |
| 127302—127335 | 9 | 3.8 | 9 | 92 | 0 | 50 | 0 | 41 | 2 | 55 | 1.15 |
| 136952—136989 | 18 | 2.1 | 18 | 95 | 0 | 67 | 52 | 0 | 15 | 21 | 1.43 |
| 146127—146179 | 24 | 2.2 | 24 | 96 | 0 | 97 | 33 | 22 | 9 | 33 | 1.86 |

表 2-69-5　多花黄精叶绿体基因组散在重复序列特征值

| 重复单元一长度（bp） | 重复单元一起点 | 重复类型 | 重复单元二长度（bp） | 重复单元二起点 | 重复单元间隔 | $e$-value |
|---|---|---|---|---|---|---|
| 93 | 67846 | D | 93 | 68008 | −3 | 2.37E−40 |
| 79 | 67864 | D | 79 | 68026 | −3 | 3.87E−32 |
| 76 | 67872 | D | 76 | 68034 | −3 | 2.20E−30 |
| 71 | 37046 | D | 71 | 39270 | −3 | 1.83E−27 |
| 64 | 31073 | D | 64 | 31075 | −2 | 3.53E−25 |
| 67 | 37054 | D | 67 | 39278 | −3 | 3.94E−25 |
| 62 | 31073 | D | 62 | 31077 | −2 | 5.30E−24 |

续表

| 重复单元一长度（bp） | 重复单元一起点 | 重复类型 | 重复单元二长度（bp） | 重复单元二起点 | 重复单元间隔 | e-value |
|---|---|---|---|---|---|---|
| 60 | 31073 | D | 60 | 31079 | −2 | 7.94E−23 |
| 59 | 13906 | D | 59 | 31071 | −2 | 3.07E−22 |
| 59 | 13906 | P | 59 | 31082 | −2 | 3.07E−22 |
| 58 | 31073 | D | 58 | 31081 | −2 | 1.19E−21 |
| 57 | 13908 | P | 57 | 31074 | −2 | 4.58E−21 |
| 57 | 13908 | D | 57 | 31075 | −2 | 4.58E−21 |
| 57 | 13908 | P | 57 | 31076 | −2 | 4.58E−21 |
| 57 | 13908 | D | 57 | 31077 | −2 | 4.58E−21 |
| 57 | 13908 | P | 57 | 31078 | −2 | 4.58E−21 |
| 57 | 13908 | D | 57 | 31079 | −2 | 4.58E−21 |
| 57 | 13908 | P | 57 | 31080 | −2 | 4.58E−21 |
| 57 | 13908 | D | 57 | 31081 | −2 | 4.58E−21 |
| 56 | 13908 | P | 56 | 13908 | −2 | 1.77E−20 |
| 56 | 13908 | P | 56 | 31073 | −2 | 1.77E−20 |
| 56 | 13908 | D | 56 | 31083 | −2 | 1.77E−20 |
| 56 | 13909 | P | 56 | 13909 | −2 | 1.77E−20 |
| 56 | 31073 | D | 56 | 31083 | −2 | 1.77E−20 |
| 55 | 13908 | D | 55 | 13910 | −2 | 6.82E−20 |
| 55 | 13910 | D | 55 | 31073 | −2 | 6.82E−20 |
| 55 | 13910 | P | 55 | 31084 | −2 | 6.82E−20 |
| 54 | 13908 | P | 54 | 31073 | −2 | 2.63E−19 |
| 54 | 13908 | D | 54 | 31085 | −2 | 2.63E−19 |
| 54 | 13911 | P | 54 | 13911 | −2 | 2.63E−19 |
| 54 | 31073 | P | 54 | 31073 | −2 | 2.63E−19 |
| 54 | 31073 | D | 54 | 31085 | −2 | 2.63E−19 |
| 54 | 31085 | P | 54 | 31085 | −2 | 2.63E−19 |
| 47 | 31090 | D | 47 | 31092 | 0 | 3.35E−19 |
| 50 | 13908 | P | 50 | 111667 | −1 | 7.84E−19 |

注：P. palindromic repeat，回文重复序列；D. direct repeat，正向重复序列

【高可变区】 为了发现黄精属物种间的高可变区，从 5 个物种叶绿体基因组中提取了 106 个基因间区，采用 K2p（Kimura 2-parameter）模型计算基因间区的遗传距离，遗传距离最大的 30 个基因间区参见图 2-69-3。其 K2p 平均值分布于 15.48～45.52，其中 *accD-psaI*、*rps16-trnQ-UUG*、*trnT-UGU-trnL-UAA* 的 K2p 平均值较高，分别为 42.57、45.52、38.11。由此可见，黄精属 5 个物种的叶绿体基因组在这 3 个区域的变异较大，这

3个区域可作为潜在的分子标记开发区域。

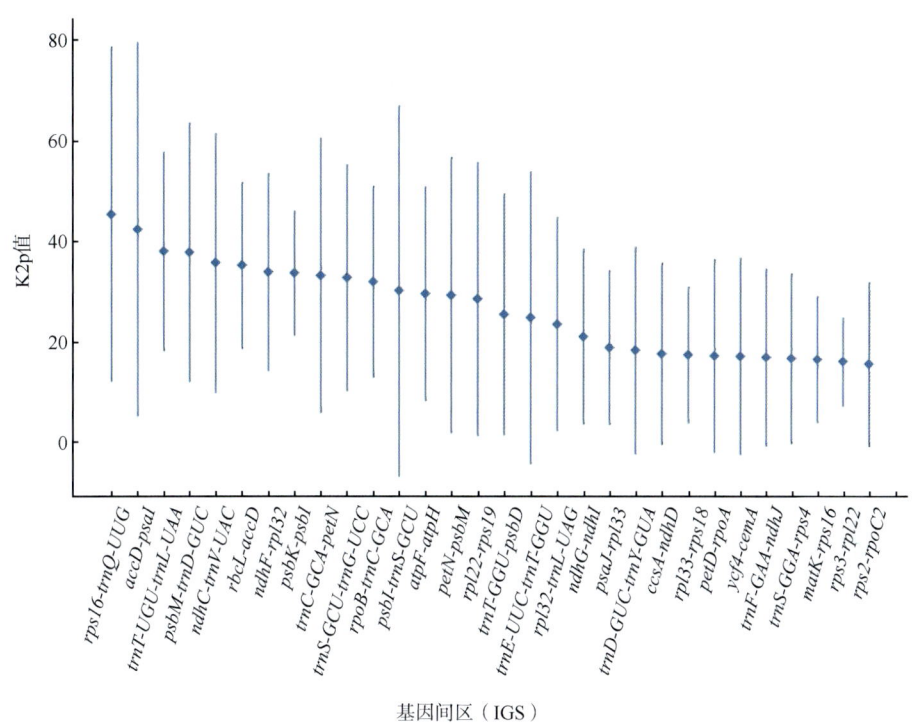

图 2-69-3　黄精属物种基因间区的遗传距离分析结果

【系统发育】　使用 MAFFT 对来自黄精属的 5 个物种和 1 个外类群物种 [ 蓝朱蕉（*Cordyline indivisa*）] 的叶绿体基因组中提取的 75 个共有蛋白质序列进行多重序列比对，使用 IQ-TREE 筛选得到最优的 HIVb+F+I 模型，并采用最大似然法（maximum likelihood method）构建进化树。首先，狭叶黄精（*Polygonatum stenophyllum*）1 个物种单独聚为一支，剩下 4 个物种又分为 2 支，其中，轮叶黄精（*Polygonatum verticillatum*）与黄精（*Polygonatum sibiricum*）2 个物种聚为一支，其他 2 个物种多花黄精（*Polygonatum cyrtonema*）和滇黄精（*Polygonatum kingianum*）[6] 聚为一支。多花黄精与滇黄精的亲缘关系最近（图 2-69-4）。

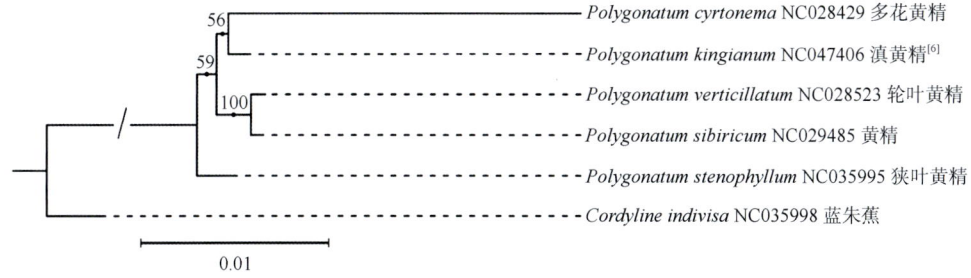

图 2-69-4　黄精属植物系统发育进化分析

【$K_A/K_S$ 选择压力分析】　以图 2-69-4 的进化树作为参考，利用 Hyphy 软件中的 aBSREL 模型对蛋白质编码基因进行选择压力分析（表 2-69-6）。共发现 12 个基因受到正向选择，即 accD、matK、ndhF、ndhI、petD、rpoA、rpoC2、rps16、rpl16、rps12、rps18、ycf2。在物种狭叶黄精（P. stenophyllum）中，accD、rpl16、rps12 3 个基因被正向选择；在物种多花黄精（P. cyrtonema）中，accD、matK、ndhF、ndhI、petD、rpoA、rpoC2、rps16、rps18、ycf2 10 个基因被正向选择；在物种黄精（P. sibiricum）中，rpoA 基因被正向选择；在物种轮叶黄精（P. verticillatum）中，ycf2 基因被正向选择。这些基因可能与黄精属物种适应高海拔、高紫外辐射、低温环境等相关。

表 2-69-6　多花黄精属植物 $K_A/K_S$ 选择压力分析

| 物种 | 基因 | 优化的枝长 | LRT | $p$-value |
| --- | --- | --- | --- | --- |
| P. stenophyllum | accD | 0.0029 | 22.5899 | 0.0000* |
|  | rpl16 | 0.0029 | 15.5595 | 0.0010 |
|  | rps12 | 0.0029 | 10.0654 | 0.0158 |
| P. cyrtonema | accD | 0.0211 | 10.3339 | 0.0099 |
|  | matK | 0.0211 | 8.6294 | 0.0327 |
|  | ndhF | 0.0211 | 11.0324 | 0.0097 |
|  | ndhI | 0.0211 | 9.0602 | 0.0263 |
|  | petD | 0.0211 | 20.3096 | 0.0001 |
|  | rpoA | 0.0211 | 30.4375 | 0.0000* |
|  | rpoC2 | 0.0211 | 8.4775 | 0.0353 |
|  | rps16 | 0.0211 | 24.9463 | 0.0000* |
|  | rps18 | 0.0211 | 12.5078 | 0.0046 |
|  | ycf2 | 0.0211 | 299.8626 | 0.0000* |
| P. verticillatum | ycf2 | 0.0008 | 165.5743 | 0.0000* |
| P. sibiricum | rpoA | 0.0006 | 63.5971 | 0.0000* |

注：LRT. likelihood ratio test，似然比检验；"*"表示值小于 0.0001

【宏 DNA 条形码的发现及其 PCR 扩增引物设计】　为了发现能够区分黄精属下物种的宏 DNA 条形码序列及其 PCR 扩增引物，利用 ecoPrimers 对黄精属植物叶绿体基因组序列进行分析。用于设计 PCR 扩增引物的保守区间见表 2-69-7。可以依据区间序列设计引物，使用这些引物对黄精属物种 DNA 进行 PCR 扩增，对 PCR 产物进行桑格测序或高通量测序，通过序列比较和特征分析区分黄精属的 5 个物种。

表 2-69-7　部分基于 ecoPrimers 发现的引物设计保守区间

| 编号 | 保守区间序列 | 物种拉丁名 | GenBank 序列号 | 保守区间序列起点—终点 |
| --- | --- | --- | --- | --- |
| 1 | GATTCATGGGGAAATAAAGAAATAAATCGAACGT GTGTTTGATCTTTCAAGGGGGCA | P. cyrtonema | NC028429 | 65872—65982 |
|  |  | P. verticillatum | NC028523 | 66572—66690 |
|  |  | P. sibiricum | NC029485 | 64866—64983 |
|  |  | P. stenophyllum | NC035995 | 68508—68622 |
|  |  | P. kingianum | NC047406 | 68164—68280 |

续表

| 编号 | 保守区间序列 | 物种拉丁名 | GenBank 序列号 | 保守区间序列起点—终点 |
|---|---|---|---|---|
| 2 | GATTGATGTTTTGTTCGAAAAGCCTCAAATCCAG | P. cyrtonema | NC028429 | 66407—66586 |
|  |  | P. verticillatum | NC028523 | 67114—67295 |
|  |  | P. sibiricum | NC029485 | 65407—65588 |
|  |  | P. stenophyllum | NC035995 | 69046—69221 |
|  |  | P. kingianum | NC047406 | 68704—68883 |
| 3 | GGTCTTTTTATCGGATAACTACGTCCTCTAGCCCTGGGTCTTAACTTTTTCACAAAGGG | P. cyrtonema | NC028429 | 81930—81988 |
|  |  | P. verticillatum | NC028523 | 82566—82624 |
|  |  | P. sibiricum | NC029485 | 80864—80922 |
|  |  | P. stenophyllum | NC035995 | 84244—84302 |
|  |  | P. kingianum | NC047406 | 83881—83939 |
| 4 | ATCAAAAAACGAAAAAAAAAATGTTTTGTCTATGCGATCAAAAAAAAGTGGAGAATGCACATTTGCTTGAAACATTTCCC | P. cyrtonema | NC028429 | 125860—125918 |
|  |  | P. verticillatum | NC028523 | 126735—126793 |
|  |  | P. sibiricum | NC029485 | 124970—125028 |
|  |  | P. stenophyllum | NC035995 | 128379—128437 |
|  |  | P. kingianum | NC047406 | 127869—127927 |
| 5 | AAGAAAAAAATAGGAATGAAAAGCGTCCATTGTCTAATGGATAGGACAGAGGTCTTCTAAACCTTTGGTATAGGTTCAAATCCTATTGGACGCAATTTTTTTCCATCTATTTTT | P. cyrtonema | NC028429 | 9259—9343 |
|  |  | P. verticillatum | NC028523 | 9500—9584 |
|  |  | P. sibiricum | NC029485 | 9208—9292 |
|  |  | P. stenophyllum | NC035995 | 10567—10651 |
|  |  | P. kingianum | NC047406 | 10660—10744 |
| 6 | TTATTGTGAAATAACATTCACAGCCTCTACTCGTGTCCTAGCTCGTCTGAGAGCTAGATTCGCCTCAATTGCCTGTCTCTTACCCTGAGCTCTACTCAAG | P. cyrtonema | NC028429 | 50512—50611 |
|  |  | P. verticillatum | NC028523 | 51140—51239 |
|  |  | P. sibiricum | NC029485 | 50383—50482 |
|  |  | P. stenophyllum | NC035995 | 53408—53507 |
|  |  | P. kingianum | NC047406 | 53073—53172 |

## 参 考 文 献

[1] 国家中医药管理局《中华本草》编委会.中华本草.第5册.上海：上海科学技术出版社，1999：54-55.
[2] 湖南省食品药品监督管理局.湖南省中药材标准（2009年版）.长沙：湖南科学技术出版社，2010.
[3] 彭成.中华道地药材.北京：中国中医药出版社，2011：1927.
[4] 王国强.全国中草药汇编（卷二）.北京：人民卫生出版社，2014：860-862.
[5] 中华人民共和国食品安全标准与检测评估司.关于进一步规范保健食品原料管理的通知，2002.
[6] Jin J, Lao J, Zhong C, et al. Complete chloroplast genome of a medicinal species *Polygonatum kingianum* in China（Asparagaceae，Asparagales）. Mitochondrial DNA Part B：Resources，2020，5（1）：959-960.

# 70 滇黄精

【药材基本信息】 滇黄精（*Polygonatum kingianum* Coll. et Hemsl.）为百合科黄精属药用植物，其干燥根茎为黄精中药材（图 2-70-1）。收载于《中国药典》（2020 年版）[1]。按形状不同，习称"大黄精""鸡头黄精""姜形黄精"。滇黄精分布在以云南为中心的西南地区[2, 3]。黄精主要含多糖（如由葡萄糖、甘露糖和半乳糖醛酸组成的黄精多糖 A、黄精多糖 B、黄精多糖 C）、甾体皂苷（如黄精皂苷 A、黄精皂苷 B）、黄酮类、生物碱（如黄精碱 A、黄精碱 B 等）、木脂素和醌类化学成分。黄精味甘，性平。归脾、肺、肾经。具有补气养阴、健脾、润肺、益肾的功效。现代研究证明，黄精具有增强免疫功能、降血压、降血糖、降血脂、抗衰老、抗菌、抗病毒作用。临床常用于治疗咳嗽、高血压、骨膜炎、神经衰弱、白细胞减少症、近视、手足癣等病症。黄精为国家卫生健康委员会规定的药食同源品种[4]。

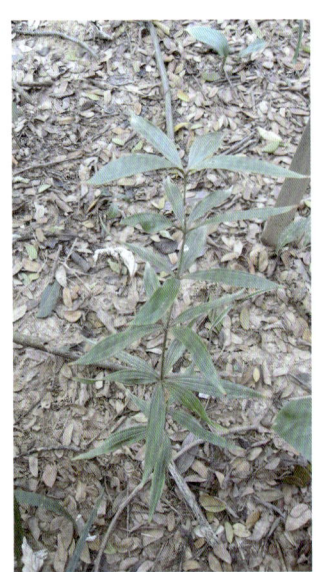
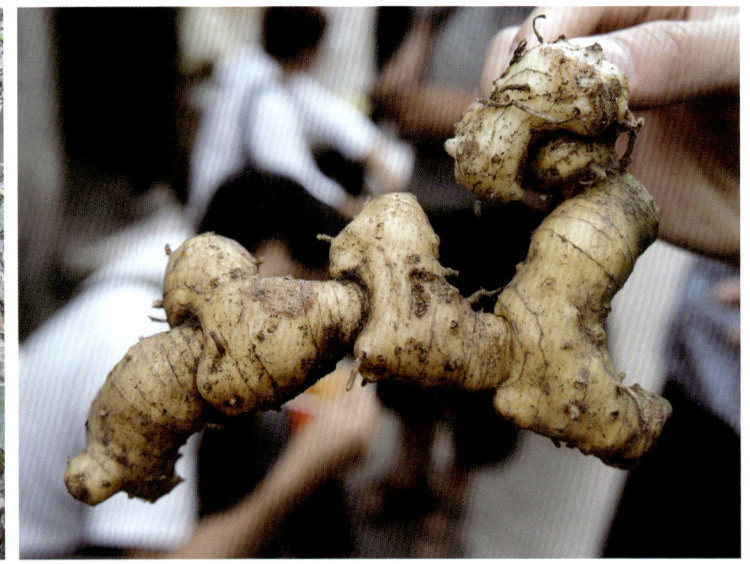

图 2-70-1 滇黄精

【叶绿体基因组】 滇黄精的叶绿体 DNA 为环状分子，其叶绿体基因组（GenBank 登录号：NC047406.1）总长度为 155 399bp，具有保守的四分状结构，包括一个 LSC 区、一个 SSC 区和一对 IR 区，其长度分别为 84 234bp、18 425bp 和 26 370bp（图 2-70-2）。滇黄精叶绿体基因组的整体 G/C 含量为 37.82%。其 IR 区的 G/C 含量（43.18%）高于 SSC 区的 G/C 含量（30.01%）和 LSC 区的 G/C 含量（35.87%）。

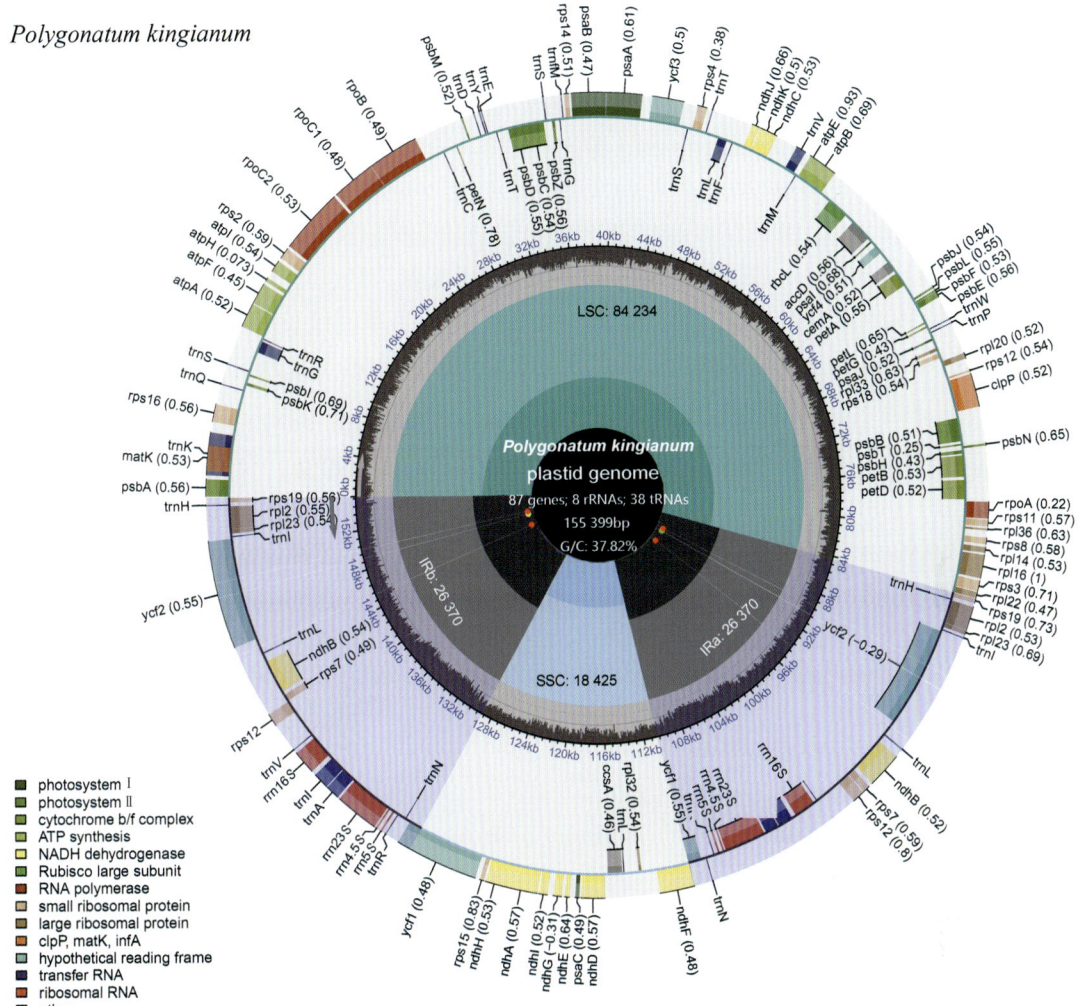

图 2-70-2 滇黄精叶绿体基因组图谱

该图包括6个圆形轨道。自内向外的第一轨道表示分散重复序列，红色弧线表示直接重复序列，绿色弧线表示回文重复序列；自内向外的第二轨道上的蓝色柱状线条表示长串联重复序列，其重复单元碱基长度＞7；自内向外的第三轨道以不同颜色的柱状线条表示不同类型的短串联重复序列（微卫星序列），其中黑色表示复杂重复序列，绿色表示重复单元碱基长度为1的重复序列，黄色表示重复单元碱基长度为2的重复序列，紫色表示重复单元碱基长度为3的重复序列，蓝色表示重复单元碱基长度为4的重复序列，橙色表示重复单元碱基长度为5的重复序列，红色表示重复单元碱基长度为6的重复序列；自内向外的第四轨道上以不同色块表示SSC区、反向重复区IRa和IRb、LSC区，数字代表相应区间的长度；自内向外的第五轨道表示GC含量；最外层第六轨道以不同色块表示不同功能的编码基因，功能分类参见图中左下角注释，基因名称后括号中的数字表示密码子使用偏差，轨道外侧的基因转录方向为顺时针方向，轨道内侧的基因转录方向为逆时针方向

【编码基因】 滇黄精叶绿体基因组共编码133个基因，其中独特基因111个，包括蛋白质编码基因87个（独特基因78个）、转运RNA（transfer RNA，tRNA）编码基因38个（独特基因29个）、核糖体RNA（ribosomal RNA，rRNA）编码基因8个（独特基因4个）（表2-70-1）。其中7个蛋白质独特编码基因（*ndhB*、*rpl2*、*rpl23*、*rps12*、*rps19*、*rps7*、*ycf2*）、8个tRNA独特编码基因（*trnA*-UGC、*trnH*-GUG、*trnI*-CAU、*trnI*-GAU、*trnL*-

CAA、trnN-GUU、trnR-ACG、trnV-GAC)、4个rRNA独特编码基因(rrn16S、rrn23S、rrn4.5S、rrn5S)位于IR区。有12个蛋白质编码基因[rps16、atpF、rpoC1、rpoC2、petB、petD、rpl16、rpl2(×2)、ndhB(×2)、ndhA]各含有1个内含子(intron),4个蛋白质编码基因[ycf3、clpP、rps12(×2)]各含有2个内含子,8个tRNA编码基因[trnA-UGC(×2)、trnC-ACA、trnE-UUC(×2)、trnK-UUU、trnL-UAA、trnT-CGU]各含有1个内含子(表2-70-2)。滇黄精叶绿体基因组中蛋白质编码区(coding sequence,CDS)的长度为73 206bp,占整个基因组长度的47.11%。rRNA基因的长度为9052bp,占整个基因组长度的5.83%。而tRNA基因的长度为2865bp,占整个基因组长度的1.84%。滇黄精叶绿体基因组非编码区主要包括内含子和基因间区,其长度占整个基因组长度的45.22%。

表2-70-1 滇黄精叶绿体基因组基因列表

| 基因功能 | 基因分类 | 基因名称 |
| --- | --- | --- |
| rRNA | rRNA genes | rrn16S(×2)、rrn23S(×2)、rrn5S(×2)、rrn4.5S(×2) |
| tRNA | tRNA genes | 38 trn genes(8个基因各含有1个内含子) |
| 自我复制 | Small subunit of ribosome | rps11、rps12(×3)、rps14、rps15、rps16、rps18、rps19(×2)、rps2、rps3、rps4、rps7(×2)、rps8 |
| | Large subunit of ribosome | rpl14、rpl16、rpl2(×2)、rpl20、rpl22、pl23(×2)、rpl32、rpl33、rpl36 |
| | DNA dependent RNA polymerase | rpoA、rpoB、rpoC1、rpoC2 |
| 光合作用 | Subunit of rubisco | rbcL |
| | Subunits of photosystem Ⅰ | psaA、psaB、psaC、psaI、psaJ |
| | Subunits of photosystem Ⅱ | psbA、psbB、psbC、psbD、psbE、psbF、psbH、psbI、psbJ、psbK、psbL、psbM、psbN、psbT、psbZ、ycf3 |
| | Subunits of NADH-dehydrogenase | ndhA、ndhB(×2)、ndhC、ndhD、ndhE、ndhF、ndhG、ndhH、ndhI、ndhJ、ndhK |
| | Subunits of cytochrome b/f complex | petA、petB、petD、petG、petL、petN |
| | Subunits of ATP synthase | atpA、atpB、atpE、atpF、atpH、atpI |
| 其他功能 | c-type cytochrome synthesis gene | ccsA |
| | Protease | clpP |
| | Subunit of acetyl-CoA-carboxylase | accD |
| | Envelop membrane protein | cemA |
| | Maturase | matK |
| 未知功能 | | ycf1(×2)、ycf2(×2)、ycf4 |

表2-70-2 滇黄精叶绿体基因内含子和外显子位置及长度

| 基因名称 | 基因编码序列所在链 | 起始位置 | 终点位置 | 长度(bp) | | | | |
| --- | --- | --- | --- | --- | --- | --- | --- | --- |
| | | | | 第一外显子 | 第一内含子 | 第二外显子 | 第二内含子 | 第三外显子 |
| trnK-UUU | − | 1396 | 4047 | 38 | 2578 | 36 | | |
| rps16 | − | 4703 | 5815 | 40 | 864 | 209 | | |
| trnT-CGU | + | 9766 | 10541 | 34 | 697 | 45 | | |

续表

| 基因名称 | 基因编码序列所在链 | 起始位置 | 终点位置 | 长度（bp） | | | | |
|---|---|---|---|---|---|---|---|---|
| | | | | 第一外显子 | 第一内含子 | 第二外显子 | 第二内含子 | 第三外显子 |
| *atpF* | − | 12460 | 13795 | 145 | 781 | 410 | | |
| *rpoC2* | − | 16632 | 20777 | 4011 | 30 | 105 | | |
| *rpoC1* | − | 20954 | 23743 | 432 | 741 | 1617 | | |
| *ycf3* | − | 42390 | 44380 | 126 | 750 | 228 | 734 | 153 |
| *trnL-UAA* | + | 47158 | 47767 | 35 | 525 | 50 | | |
| *trnC-ACA* | − | 52027 | 52696 | 39 | 575 | 56 | | |
| *rps12* | − | 69979 | 99117 | 126 | ND | 231 | 544 | 24 |
| *clpP* | − | 70236 | 72310 | 71 | 811 | 294 | 649 | 250 |
| *petB* | + | 75201 | 76597 | 6 | 743 | 648 | | |
| *petD* | + | 76815 | 78073 | 6 | 746 | 507 | | |
| *rpl16* | − | 81511 | 82960 | 399 | 1042 | 9 | | |
| *rpl2* | − | 84782 | 86264 | 388 | 664 | 431 | | |
| *ndhB* | − | 95299 | 97525 | 775 | 694 | 758 | | |
| *trnE-UUC* | + | 103037 | 104049 | 32 | 941 | 40 | | |
| *trnA-UGC* | + | 104114 | 105010 | 37 | 824 | 36 | | |
| *ndhA* | − | 120528 | 122705 | 559 | 1080 | 539 | | |
| *trnA-UGC* | − | 134627 | 135523 | 37 | 824 | 36 | | |
| *trnE-UUC* | − | 135588 | 136600 | 32 | 941 | 40 | | |
| *rps12* | + | 140523 | 141319 | ND | ND | 231 | 544 | 24 |
| *ndhB* | + | 142112 | 144338 | 775 | 694 | 758 | | |
| *rpl2* | + | 153370 | 154852 | 388 | 664 | 431 | | |

注："+"表示正链；"−"表示负链；"ND"表示未确定

【重复序列】 在滇黄精叶绿体基因组中，微卫星序列有 A/T 和 AT/AT 两种类型，各有 38 个和 5 个（表 2-70-3）。共发现 25 个串联重复序列，满足总长度超过 20bp 且重复单元之间的相似度≥90% 两个条件（表 2-70-4）。散在重复序列包括回文重复序列和正向重复序列。以 *e*-value 小于 1E–04 为阈值，滇黄精叶绿体基因组散在重复序列包括 12 条回文重复序列、11 条正向重复序列（表 2-70-5）。

表 2-70-3 滇黄精叶绿体基因组微卫星序列统计

| 重复单元类型 | 重复序列个数 |
|---|---|
| A/T | 38 |
| AT/AT | 5 |

表 2-70-4　滇黄精叶绿体基因组串联重复序列统计

| 起点—终点 | 重复单元长度（bp） | 重复单元拷贝数 | 重复单元一致序列长度（bp） | 重复单元之间的相似度（%） | 插入缺失比例（%） | 分值 | 碱基个数 A | C | G | T | 熵（0—2） |
|---|---|---|---|---|---|---|---|---|---|---|---|
| 6017—6051 | 11 | 3.2 | 11 | 100 | 0 | 70 | 65 | 0 | 17 | 17 | 1.27 |
| 7256—7280 | 12 | 2.1 | 12 | 100 | 0 | 50 | 44 | 8 | 8 | 40 | 1.63 |
| 7924—7954 | 15 | 2.1 | 15 | 100 | 0 | 62 | 16 | 25 | 0 | 58 | 1.38 |
| 9112—9151 | 20 | 2.0 | 20 | 100 | 0 | 80 | 60 | 10 | 0 | 30 | 1.30 |
| 35830—35859 | 14 | 2.1 | 14 | 100 | 0 | 60 | 20 | 6 | 23 | 50 | 1.71 |
| 57168—57194 | 14 | 1.9 | 14 | 100 | 0 | 54 | 62 | 7 | 14 | 14 | 1.51 |
| 100815—100852 | 18 | 2.1 | 18 | 100 | 0 | 76 | 34 | 15 | 0 | 50 | 1.45 |
| 128042—128070 | 15 | 1.9 | 15 | 100 | 0 | 58 | 34 | 6 | 6 | 51 | 1.55 |
| 138785—138822 | 18 | 2.1 | 18 | 100 | 0 | 76 | 50 | 0 | 15 | 34 | 1.45 |
| 86852—86903 | 23 | 2.3 | 23 | 96 | 3 | 97 | 46 | 7 | 21 | 25 | 1.77 |
| 91812—91864 | 24 | 2.2 | 24 | 96 | 0 | 97 | 33 | 9 | 22 | 33 | 1.86 |
| 147773—147825 | 24 | 2.2 | 24 | 96 | 0 | 97 | 33 | 22 | 9 | 33 | 1.86 |
| 150189—150295 | 45 | 2.4 | 45 | 96 | 0 | 196 | 49 | 11 | 25 | 14 | 1.75 |
| 152731—152782 | 23 | 2.3 | 23 | 96 | 3 | 97 | 25 | 21 | 7 | 46 | 1.77 |
| 89339—89445 | 45 | 2.4 | 45 | 95 | 0 | 187 | 14 | 26 | 11 | 48 | 1.76 |
| 82512—82548 | 19 | 1.9 | 19 | 94 | 0 | 65 | 27 | 5 | 2 | 64 | 1.28 |
| 113563—113595 | 17 | 2.0 | 16 | 94 | 5 | 57 | 30 | 6 | 18 | 45 | 1.73 |
| 44788—44817 | 15 | 2.0 | 15 | 93 | 0 | 51 | 43 | 0 | 36 | 20 | 1.52 |
| 114364—114415 | 19 | 2.7 | 19 | 93 | 3 | 86 | 36 | 0 | 3 | 59 | 1.16 |
| 68323—68366 | 21 | 2.1 | 21 | 91 | 0 | 70 | 31 | 25 | 11 | 31 | 1.91 |
| 51034—51067 | 13 | 2.6 | 14 | 90 | 9 | 54 | 38 | 0 | 0 | 61 | 0.96 |
| 60817—60846 | 10 | 3.1 | 10 | 90 | 9 | 53 | 63 | 6 | 0 | 30 | 1.20 |
| 61105—61138 | 12 | 2.7 | 13 | 90 | 9 | 61 | 29 | 8 | 0 | 61 | 1.26 |
| 68207—68247 | 21 | 2.0 | 21 | 90 | 4 | 66 | 68 | 4 | 2 | 24 | 1.22 |
| 79669—79714 | 24 | 1.9 | 24 | 90 | 0 | 74 | 26 | 34 | 13 | 26 | 1.92 |

表 2-70-5　滇黄精叶绿体基因组散在重复序列特征值

| 重复单元一长度（bp） | 重复单元一起点 | 重复类型 | 重复单元二长度（bp） | 重复单元二起点 | 重复单元间隔 | e-value |
|---|---|---|---|---|---|---|
| 71 | 38594 | D | 71 | 40818 | −3 | 1.88E−27 |
| 67 | 38602 | D | 67 | 40826 | −3 | 4.03E−25 |
| 62 | 89338 | P | 62 | 150188 | −2 | 5.44E−24 |
| 62 | 150188 | D | 62 | 150233 | −2 | 5.44E−24 |
| 62 | 89338 | D | 62 | 89383 | −3 | 3.26E−22 |
| 62 | 89383 | P | 62 | 150233 | −3 | 3.26E−22 |
| 44 | 38631 | D | 44 | 40855 | −3 | 7.85E−12 |
| 42 | 43540 | D | 42 | 99153 | −3 | 1.09E−10 |
| 42 | 43540 | P | 42 | 140441 | −3 | 1.09E−10 |
| 35 | 150215 | D | 35 | 150260 | −1 | 6.04E−10 |

续表

| 重复单元一长度（bp） | 重复单元一起点 | 重复类型 | 重复单元二长度（bp） | 重复单元二起点 | 重复单元间隔 | e-value |
|---|---|---|---|---|---|---|
| 31 | 64238 | P | 31 | 64281 | 0 | 1.47E–09 |
| 31 | 8346 | P | 31 | 45013 | –1 | 1.37E–07 |
| 36 | 91804 | D | 36 | 91828 | –3 | 2.77E–07 |
| 36 | 91804 | P | 36 | 147772 | –3 | 2.77E–07 |
| 36 | 91828 | P | 36 | 147796 | –3 | 2.77E–07 |
| 36 | 147772 | D | 36 | 147796 | –3 | 2.77E–07 |
| 31 | 8346 | D | 31 | 35452 | –2 | 6.16E–06 |
| 33 | 89374 | P | 33 | 150181 | –3 | 1.36E–05 |
| 30 | 31656 | P | 30 | 31658 | –2 | 2.31E–05 |
| 30 | 89356 | P | 30 | 150181 | –2 | 2.31E–05 |
| 30 | 89401 | P | 30 | 150181 | –2 | 2.31E–05 |
| 30 | 150179 | D | 30 | 150245 | –2 | 2.31E–05 |
| 32 | 35451 | P | 32 | 45013 | –3 | 4.93E–05 |

注：P. palindromic repeat，回文重复序列；D. direct repeat，正向重复序列

【高可变区】 为了发现黄精属物种间的高可变区，从 5 个物种叶绿体基因组中提取了 106 个基因间区，采用 K2p（Kimura 2-parameter）模型计算基因间区的遗传距离，遗传距离最大的 30 个基因间区参见图 2-70-3。其 K2p 平均值分布于 13.77～45.85，其中 *rps16-trnQ-UUG*、

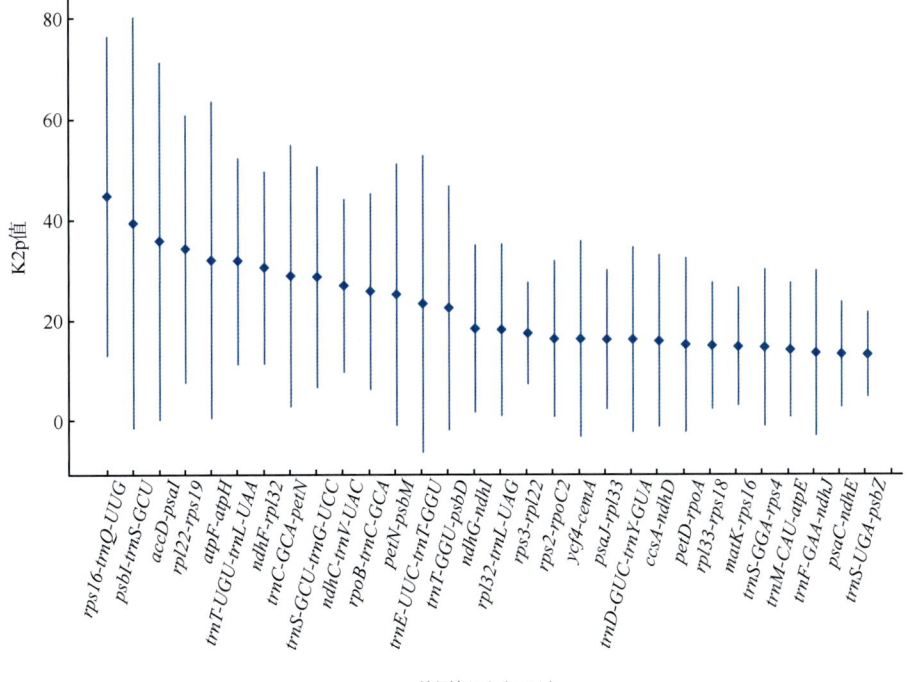

图 2-70-3 黄精属物种基因间区的遗传距离分析结果

*psbI-trnS-GCU*、*accD-psaI*、*rpl22-rps19*、*atpF-atpH*、*trnT-UGU-trnL-UAA*、*ndhF-rpl32* 的 K2p 平均值较高，分别为 45.85、40.27、36.45、34.79、32.46、32.26、30.89。由此可见，黄精属 5 个物种的叶绿体基因组在这 7 个区域的变异较大，这 7 个区域可作为潜在的分子标记开发区域。

【系统发育】 使用 MAFFT 对来自黄精属的 6 个物种[5-10]和 1 个外类群物种 [ 两色鹿药（*Maianthemum bicolor*）][11]的叶绿体基因组中提取的 77 个共有蛋白质序列进行多重序列比对，用 IQ-TREE 筛选得到最优的 JTTDCMut+F+I 模型，采用最大似然法（maximum likelihood method）构建进化树。从系统发育树可见，狭叶黄精（*Polygonatum stenophyllum*）[5]首先分化出来，单独聚为一支，其他 5 个物种聚为一支，其中，黄精（*Polygonatum sibiricum*）[6]和轮叶黄精（*Polygonatum verticillatum*）[7] 2 个物种聚为一支，玉竹（*Polygonatum odoratum*）[8]、滇黄精（*Polygonatum kingianum*）[9]和多花黄精（*Polygonatum cyrtonema*）[10] 3 个物种聚为一支，在这 3 个物种中，玉竹单独聚为一支，滇黄精和多花黄精聚为一支。可见滇黄精和多花黄精的亲缘关系最近（图 2-70-4）。

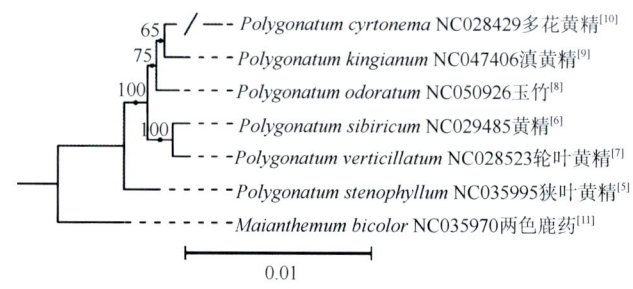

图 2-70-4　黄精属植物系统发育进化分析

【$K_A/K_S$ 选择压力分析】 以图 2-70-4 的进化树作为参考，利用 Hyphy 软件中的 aBSREL 模型对蛋白质编码基因进行选择压力分析。共发现 11 个黄精属基因受到正向选择，即 *accD*、*ndhF*、*ndhI*、*petD*、*rpl16*、*rpoA*、*rpoC2*、*rps12*、*rps16*、*rps18*、*ycf2*。但在滇黄精中，未发现有受到正向选择的基因。

【宏 DNA 条形码的发现及其 PCR 扩增引物设计】 为了发现能够区分黄精属下物种的宏 DNA 条形码序列及其 PCR 扩增引物，利用 ecoPrimers 对黄精属植物叶绿体基因组序列进行分析。用来设计 PCR 扩增引物的保守区间见表 2-70-6。可以依据区间序列设计引物，使用这些引物对黄精属物种 DNA 进行 PCR 扩增，对 PCR 产物进行桑格测序或是高通量测序，通过序列比较和特征分析区分黄精属的 5 个物种。

表 2-70-6　部分基于 ecoPrimers 发现的引物设计保守区间

| 编号 | 保守区间序列 | 物种拉丁名 | GenBank 序列号 | 保守区间序列起点—终点 |
|---|---|---|---|---|
| 1 | ACTCAGTGGTTAGAGTATTGCTTTCATACGG | *P. cyrtonema* | NC028429 | 50260—50340 |
|  | CGGGAGTCATTGGTTCAAATCCAATAGTA | *P. verticillatum* | NC028523 | 50882—50962 |
|  | GGTAGAACTTATTAGATACCA | *P. sibiricum* | NC029485 | 50118—50198 |
|  |  | *P. stenophyllum* | NC035995 | 53199—53279 |
|  |  | *P. kingianum* | NC047406 | 52865—52945 |
|  |  | *P. odoratum* | NC050926 | 52223—52303 |

续表

| 编号 | 保守区间序列 | 物种拉丁名 | GenBank 序列号 | 保守区间序列起点—终点 |
|---|---|---|---|---|
| 2 | TTATTGTGAAATAACATTCACAGCCTCTACTCGTGTCCTAGCTCGTCTGAGAGCTAGATTCGCCTCAATTGCCTGTCTCTTACCCTGAGCTCTACTCAAG | *P. cyrtonema* | NC028429 | 50512—50611 |
| | | *P. verticillatum* | NC028523 | 51140—51239 |
| | | *P. sibiricum* | NC029485 | 50383—50482 |
| | | *P. stenophyllum* | NC035995 | 53408—53507 |
| | | *P. kingianum* | NC047406 | 53073—53172 |
| | | *P. odoratum* | NC050926 | 52431—52530 |
| 3 | AATAATAACATACGACCAATATTTTTAGCTATTATCAATAAGGGTAATATAACGTATTTTCTAAGAAAAGATTGGGTTACTAACATGAAACCTCTTATTGCTTGAGTAAATATAAGGTATCCCAAG | *P. cyrtonema* | NC028429 | 125564—125690 |
| | | *P. verticillatum* | NC028523 | 126430—126556 |
| | | *P. sibiricum* | NC029485 | 124667—124793 |
| | | *P. stenophyllum* | NC035995 | 128080—128206 |
| | | *P. kingianum* | NC047406 | 127609—127735 |
| | | *P. odoratum* | NC050926 | 126752—126878 |
| 4 | ATCAAAAAACGAAAAAAAAAATGTTTTGTCTATGCGATCAAAAAAAAGTGGAGAATGCACATTTGCTTGAAA | *P. cyrtonema* | NC028429 | 125860—125910 |
| | | *P. verticillatum* | NC028523 | 126735—126785 |
| | | *P. sibiricum* | NC029485 | 124970—125020 |
| | | *P. stenophyllum* | NC035995 | 128379—128429 |
| | | *P. kingianum* | NC047406 | 127869—127919 |
| | | *P. odoratum* | NC050926 | 127012—127062 |

## 参 考 文 献

[1] 国家药典委员会. 中华人民共和国药典（2020 年版）. 北京：中国医药科技出版社，2020：319.

[2] 国家中医药管理局. 中华本草. 第八册. 上海：上海科学技术出版社，1999：142.

[3] 南京中医药大学. 中药大辞典. 上海：上海科学技术出版社，2006：2828.

[4] 中华人民共和国食品安全标准与检测评估司. 关于进一步规范保健食品原料管理的通知，2002.

[5] Zhu Z X，Mu W X，Wang J H，et al. Complete plastome sequence of *Dracaena cambodiana*（Asparagaceae）：a species considered vulnerable in Southeast Asia. Mitochondrial DNA Part B：Resources，2018，3（2）：620-621.

[6] Pan J Y，Lu W J，Chen S S，et al. Characterization of the complete chloroplast genome of *Polygonatum sibiricum*（Liliaceae），a well-known herb to China. Mitochondrial DNA Part B：Resources，2020，5（1）：528-529.

[7] Floden A，Schilling E E. Using phylogenomics to reconstruct phylogenetic relationships within tribe Polygonateae（Asparagaceae），with a special focus on *Polygonatum*. Mol Phylogenet Evol，2018，129：202-213.

[8] Du Z F，Qian J，Jiang Y，et al. The complete chloroplast genome of *Polygonatum odoratum*（Mill.）Druce and its phylogenetic analysis. Mitochondrial DNA Part B：Resources，2020，5（2）：1601-1602.

[9] Jin J，Lao J，Zhong C，et al. Complete chloroplast genome of a medicinal species *Polygonatum kingianum* in China（Asparagaceae，Asparagales）. Mitochondrial DNA Part B：Resources，2020，5（1）：959-960.

[10] Filyushin M A，Beletsky A V，Mazur A M，et al. The complete plastid genome sequence of garlic *Allium sativum* L. Mitochondrial DNA Part B：Resources，2016，1（1）：831-832.

[11] Park H，Kim C，Lee Y M，et al. Development of chloroplast microsatellite markers for the endangered *Maianthemum bicolor*（Asparagaceae s. l.）. Applications in Plant Sciences，2016，4（8）：1600032.

# 71 牛 蒡

【**药材基本信息**】 牛蒡（*Arctium lappa* L.）为菊科牛蒡属药用植物[1-3]，其干燥成熟果实为牛蒡子中药材（图 2-71-1）。收载于《中国药典》（2020 年版）[4]。牛蒡分布于全国各地。商品药材多为栽培，主产于河北、吉林、辽宁、浙江、黑龙江等省，其中东北产量最大，浙江所产品质较优。以粒大、饱满、外皮灰褐者为佳[5]。牛蒡子主要含木脂素类成分，主要包括牛蒡酚（lappaol）A、B、C、D、E、F、H，牛蒡苷（arctiin），牛蒡子苷元（arctigenin）等。另含有有机酸、油脂、蛋白质等。牛蒡子性寒，味辛、苦。归肺、胃经。具有疏散风热、宣肺透疹、解毒利咽等功效[6]。现代研究表明，牛蒡子具有抗炎、扩张血管和抗肿瘤等作用，临床用于猩红热的预防和麻疹不透的治疗等[7]。

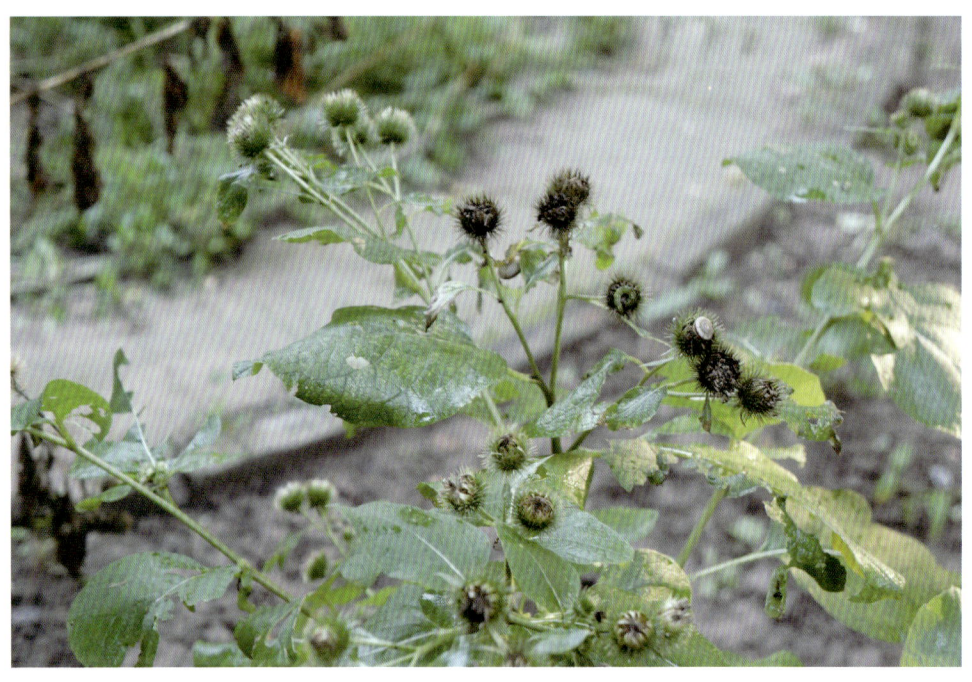

图 2-71-1 牛蒡

【**叶绿体基因组**】 牛蒡的叶绿体 DNA 为环状分子，其叶绿体基因组（GenBank 登录号：NC042724.1）总长度为 152 708bp，具有保守的四分状结构，包括一个 LSC 区、一个 SSC 区和一对 IR 区，其长度分别为 83 764bp、18 582bp 和 25 181bp（图 2-71-2）。牛蒡叶绿体基因组的整体 G/C 含量为 37.68%。其 IR 区的 G/C 含量（43.09%）高于 SSC 区的 G/C 含量（31.48%）和 LSC 区的 G/C 含量（35.81%）。

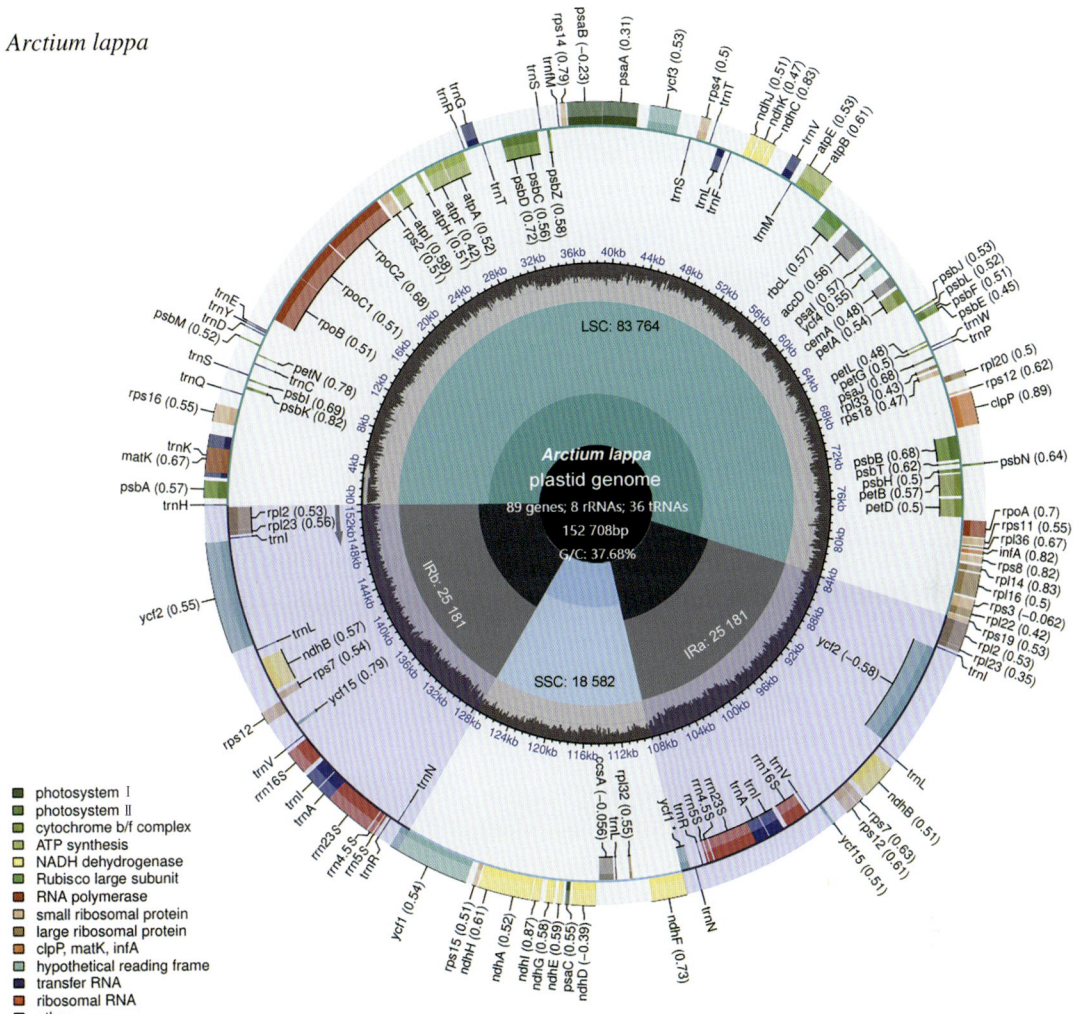

图 2-71-2 牛蒡叶绿体基因组图谱

该图包括 6 个圆形轨道。自内向外的第一轨道表示分散重复序列，红色弧线表示直接重复序列，绿色弧线表示回文重复序列；自内向外的第二轨道上的蓝色柱状线条表示长串联重复序列，其重复单元碱基长度＞7；自内向外的第三轨道以不同颜色的柱状线条表示不同类型的短串联重复序列（微卫星序列），其中黑色表示复杂重复序列，绿色表示重复单元碱基长度为 1 的重复序列，黄色表示重复单元碱基长度为 2 的重复序列，紫色表示重复单元碱基长度为 3 的重复序列，蓝色表示重复单元碱基长度为 4 的重复序列，橙色表示重复单元碱基长度为 5 的重复序列，红色表示重复单元碱基长度为 6 的重复序列；自内向外的第四轨道上以不同色块表示 SSC 区、反向重复区 IRa 和 IRb、LSC 区，数字代表相应区间的长度；自内向外的第五轨道表示 GC 含量；最外层第六轨道以不同色块表示不同功能的编码基因，功能分类详见图中左下角注释，基因名称后括号中的数字表示密码子使用偏差，轨道外侧的基因转录方向为顺时针方向，轨道内侧的基因转录方向为逆时针方向

【编码基因】 牛蒡的叶绿体基因组共编码 133 个基因，其中独特基因 111 个，包括蛋白质编码基因 89 个（独特基因 80 个）、转运 RNA（transfer RNA，tRNA）编码基因 36 个（独特基因 27 个）、核糖体 RNA（ribosomal RNA，rRNA）编码基因 8 个（独特基因 4 个）（表 2-71-1）。其中 8 个蛋白质独特编码基因（*ndhB*、*rpl2*、*rpl23*、*rps12*、 *rps7*、*ycf1*、*ycf15*、*ycf2*)、8 个 tRNA 独特编码基因(*trnI-CAU*、*trnL-CAA*、*trnN-GUU*、*trnI-GAU*、*trnR-ACG*、*trnA-UGC*、*trnS-GGA*、*trnV-GAC*)、4 个 rRNA 独特编码基因(*rrn16S*、*rrn23S*、*rrn4.5S*、*rrn5S*)位于 IR 区。有 11 个蛋白质编码基因 [*rps16*、*rpoC1*、*atpF*、*ndhB*(×2)、*ndhA*、*rpl2*(×2)、*petB*、*petD*、*rpl16*] 各含有 1 个内含子(intron),4 个蛋白质编码基因 [*ycf3*、*clpP*、*rps12*(×2)] 各含有 2 个内含子,8 个 tRNA 编码基因 [*trnK-UUU*、*trnG-UCC*、*trnL-UAA*、*trnV-UAC*、*trnI-GAU*(×2)、*trnA-UGC*(×2)] 各含有 1 个内含子(表 2-71-2)。牛蒡叶绿体基因组中蛋白质编码区(coding sequence,CDS)的长度为 79 167bp,占整个基因组长度的 51.84%。rRNA 基因的长度为 9675bp,占整个基因组长度的 6.34%。而 tRNA 基因的长度为 2727bp,占整个基因组长度的 1.79%。牛蒡叶绿体基因组非编码区主要包括内含子和基因间区,其长度占整个基因组长度的 40.03%。

表 2-71-1 牛蒡叶绿体基因组基因列表

| 基因功能 | 基因分类 | 基因名称 |
| --- | --- | --- |
| rRNA | rRNA genes | *rrn16S*(×2)、*rrn23S*(×2)、*rrn4.5S*(×2)、*rrn5S*(×2) |
| tRNA | tRNA genes | 36 *trn* genes(8 个基因各含有 1 个内含子) |
| 自我复制 | Large subunit of ribosome | *rpl14*、*rpl16*、*rpl2*(×2)、*rpl20*、*rpl22*、*rpl23*(×2)、*rpl32*、*rpl33*、*rpl36* |
| | DNA dependent RNA polymerase | *rpoA*、*rpoB*、*rpoC1*、*rpoC2* |
| | Small subunit of ribosome | *rps11*、*rps12*(×3)、*rps14*、*rps15*、*rps16*、*rps18*、*rps19*、*rps2*、*rps3*、*rps4*、*rps7*(×2)、*rps8* |
| 光合作用 | Subunits of ATP synthase | *atpA*、*atpB*、*atpE*、*atpF*、*atpH*、*atpI* |
| | Subunits of photosystem Ⅱ | *psbA*、*psbB*、*psbC*、*psbD*、*psbE*、*psbF*、*psbH*、*psbI*、*psbJ*、*psbK*、*psbL*、*psbM*、*psbN*、*psbT*、*psbZ*、*ycf3* |
| | Subunits of NADH-dehydrogenase | *ndhA*、*ndhB*(×2)、*ndhC*、*ndhD*、*ndhE*、*ndhF*、*ndhG*、*ndhH*、*ndhI*、*ndhJ*、*ndhK* |
| | Subunits of cytochrome b/f complex | *petA*、*petB*、*petD*、*petG*、*petL*、*petN* |
| | Subunits of photosystem Ⅰ | *psaA*、*psaB*、*psaC*、*psaI*、*psaJ* |
| | Subunit of rubisco | *rbcL* |
| 其他功能 | Subunit of acetyl-CoA-carboxylase | *accD* |
| | c-type cytochrome synthesis gene | *ccsA* |
| | Envelop membrane protein | *cemA* |
| | Protease | *clpP* |
| | Translational initiation factor | *infA* |
| | Maturase | *matK* |
| 未知功能 | | *ycf1*(×2)、*ycf2*(×2)、*ycf15*(×2)、*ycf4* |

表 2-71-2  牛蒡叶绿体基因内含子和外显子位置及长度

| 基因名称 | 基因编码序列所在链 | 起始位置 | 终点位置 | 长度（bp） | | | | |
|---|---|---|---|---|---|---|---|---|
| | | | | 第一外显子 | 第一内含子 | 第二外显子 | 第二内含子 | 第三外显子 |
| trnK-UUU | − | 1747 | 4362 | 37 | 2552 | 29 | | |
| rps16 | − | 5144 | 6251 | 40 | 843 | 227 | | |
| rpoC1 | + | 15722 | 18525 | 430 | 734 | 1640 | | |
| atpF | + | 26456 | 27717 | 145 | 707 | 410 | | |
| trnG-UCC | − | 29735 | 30511 | 23 | 707 | 47 | | |
| ycf3 | − | 41690 | 43626 | 124 | 690 | 230 | 740 | 153 |
| trnL-UAA | + | 46501 | 47027 | 37 | 440 | 50 | | |
| trnV-UAC | − | 50963 | 51611 | 38 | 574 | 37 | | |
| rps12 | − | 69314 | 97763 | 114 | ND | 232 | 537 | 26 |
| clpP | − | 69598 | 71608 | 71 | 804 | 294 | 616 | 226 |
| petB | + | 74533 | 75951 | 6 | 773 | 642 | | |
| petD | + | 76148 | 77329 | 8 | 701 | 475 | | |
| rpl16 | − | 80787 | 82212 | 9 | 1020 | 399 | | |
| rpl2 | − | 83879 | 85368 | 397 | 662 | 431 | | |
| ndhB | − | 93958 | 96160 | 777 | 670 | 756 | | |
| trnI-GAU | + | 101699 | 102711 | 43 | 935 | 35 | | |
| trnA-UGC | + | 102776 | 103669 | 38 | 821 | 35 | | |
| ndhA | − | 118780 | 120929 | 553 | 1058 | 539 | | |
| trnI-GAU | − | 133762 | 134774 | 43 | 935 | 35 | | |
| trnA-UGC | − | 132804 | 133697 | 38 | 821 | 35 | | |
| rps12 | + | 138710 | 138952 | ND | ND | 232 | 537 | 26 |
| ndhB | + | 140313 | 142515 | 777 | 670 | 756 | | |
| rpl2 | + | 151105 | 152594 | 397 | 662 | 431 | | |

注："+"表示正链；"−"表示负链；"ND"表示未确定

【重复序列】 在牛蒡叶绿体基因组中，微卫星序列有 A/T、C/G 和 AT/AT 三种类型，各有 22 个、1 个和 2 个（表 2-71-3）。共发现 20 个串联重复序列，满足总长度超过 20bp 且重复单元之间的相似度 ≥ 90% 两个条件（表 2-71-4）。散在重复序列包括回文重复序列和正向重复序列。以 e-value 小于 1E−04 为阈值，牛蒡叶绿体基因组散在重复序列包括 18 条回文重复序列、21 条正向重复序列（表 2-71-5）。

表 2-71-3　牛蒡叶绿体基因组微卫星序列统计

| 重复单元类型 | 重复序列个数 |
| --- | --- |
| A/T | 22 |
| C/G | 1 |
| AT/AT | 2 |

表 2-71-4　牛蒡叶绿体基因组串联重复序列统计

| 起点—终点 | 重复单元长度（bp） | 重复单元拷贝数 | 重复单元一致序列长度（bp） | 重复单元之间的相似度（%） | 插入缺失比例（%） | 分值 | 碱基个数 A | C | G | T | 熵（0—2） |
| --- | --- | --- | --- | --- | --- | --- | --- | --- | --- | --- | --- |
| 4127—4152 | 13 | 2.0 | 13 | 100 | 0 | 52 | 53 | 7 | 7 | 30 | 1.57 |
| 7346—7393 | 24 | 2.0 | 24 | 100 | 0 | 96 | 41 | 8 | 8 | 41 | 1.65 |
| 23725—23786 | 31 | 2.0 | 31 | 100 | 0 | 124 | 48 | 6 | 3 | 41 | 1.45 |
| 34387—34415 | 14 | 2.1 | 14 | 100 | 0 | 58 | 34 | 20 | 13 | 31 | 1.92 |
| 51654—51683 | 15 | 2.0 | 15 | 93 | 0 | 51 | 36 | 16 | 13 | 33 | 1.88 |
| 54399—54430 | 16 | 2.0 | 16 | 100 | 0 | 64 | 43 | 25 | 0 | 31 | 1.55 |
| 58323—58360 | 19 | 2.0 | 19 | 100 | 0 | 76 | 68 | 5 | 15 | 10 | 1.36 |
| 58526—58558 | 15 | 2.2 | 15 | 100 | 0 | 66 | 60 | 0 | 0 | 39 | 0.97 |
| 58547—58624 | 19 | 4.1 | 19 | 100 | 0 | 156 | 48 | 0 | 5 | 46 | 1.24 |
| 58783—58836 | 20 | 2.6 | 21 | 91 | 8 | 92 | 48 | 3 | 5 | 42 | 1.44 |
| 62767—62809 | 21 | 2.0 | 21 | 100 | 0 | 86 | 55 | 4 | 9 | 30 | 1.52 |
| 63265—63303 | 16 | 2.4 | 16 | 91 | 0 | 60 | 35 | 5 | 2 | 56 | 1.35 |
| 65377—65401 | 12 | 2.1 | 12 | 100 | 0 | 50 | 40 | 8 | 8 | 44 | 1.63 |
| 67654—67694 | 21 | 2.0 | 21 | 95 | 0 | 73 | 31 | 24 | 9 | 34 | 1.88 |
| 91004—91084 | 18 | 4.5 | 18 | 90 | 0 | 108 | 24 | 9 | 27 | 38 | 1.87 |
| 106884—106945 | 32 | 1.9 | 32 | 93 | 0 | 106 | 41 | 22 | 8 | 27 | 1.82 |
| 123977—124018 | 21 | 2.0 | 21 | 95 | 0 | 75 | 50 | 30 | 0 | 19 | 1.48 |
| 126728—126818 | 45 | 2.0 | 45 | 93 | 0 | 155 | 27 | 15 | 10 | 46 | 1.79 |
| 129528—129589 | 32 | 1.9 | 32 | 93 | 0 | 106 | 27 | 8 | 22 | 41 | 1.82 |
| 145389—145469 | 18 | 4.5 | 18 | 90 | 0 | 108 | 38 | 27 | 9 | 24 | 1.87 |

表 2-71-5　牛蒡叶绿体基因组散在重复序列特征值

| 重复单元一长度（bp） | 重复单元一起点 | 重复类型 | 重复单元二长度（bp） | 重复单元二起点 | 重复单元间隔 | e-value |
| --- | --- | --- | --- | --- | --- | --- |
| 59 | 58546 | D | 59 | 58565 | 0 | 1.97E–26 |
| 42 | 42845 | D | 42 | 119355 | 0 | 3.39E–16 |
| 40 | 58546 | D | 40 | 58584 | 0 | 5.43E–15 |
| 41 | 42846 | D | 41 | 97800 | –1 | 1.67E–13 |
| 41 | 42846 | P | 41 | 138631 | –1 | 1.67E–13 |

续表

| 重复单元一长度（bp） | 重复单元一起点 | 重复类型 | 重复单元二长度（bp） | 重复单元二起点 | 重复单元间隔 | $e$-value |
|---|---|---|---|---|---|---|
| 41 | 97800 | D | 41 | 119356 | −1 | 1.67E−13 |
| 41 | 119356 | P | 41 | 138631 | −1 | 1.67E−13 |
| 46 | 91020 | D | 46 | 91038 | −3 | 5.43E−13 |
| 46 | 91020 | P | 46 | 145388 | −3 | 5.43E−13 |
| 46 | 91038 | P | 46 | 145406 | −3 | 5.43E−13 |
| 46 | 126727 | D | 46 | 126772 | −3 | 5.43E−13 |
| 46 | 145388 | D | 46 | 145406 | −3 | 5.43E−13 |
| 31 | 23724 | D | 31 | 23755 | 0 | 1.42E−09 |
| 39 | 11730 | D | 39 | 30435 | −3 | 5.35E−09 |
| 30 | 8477 | P | 30 | 44599 | 0 | 5.69E−09 |
| 38 | 126738 | D | 38 | 126783 | −3 | 1.98E−08 |
| 33 | 91033 | D | 33 | 91051 | −2 | 4.22E−07 |
| 33 | 91033 | P | 33 | 145388 | −2 | 4.22E−07 |
| 33 | 91051 | P | 33 | 145406 | −2 | 4.22E−07 |
| 35 | 42851 | D | 35 | 94757 | −3 | 9.82E−07 |
| 35 | 42851 | P | 35 | 141680 | −3 | 9.82E−07 |
| 35 | 94757 | D | 35 | 119361 | −3 | 9.82E−07 |
| 35 | 119361 | P | 35 | 141680 | −3 | 9.82E−07 |
| 30 | 106883 | D | 30 | 106915 | −2 | 2.23E−05 |
| 30 | 106883 | P | 30 | 129527 | −2 | 2.23E−05 |
| 30 | 106915 | P | 30 | 129559 | −2 | 2.23E−05 |
| 30 | 113362 | D | 30 | 113396 | −2 | 2.23E−05 |
| 30 | 129527 | D | 30 | 129559 | −2 | 2.23E−05 |
| 32 | 8475 | D | 32 | 34624 | −3 | 4.76E−05 |
| 31 | 98156 | D | 31 | 111920 | −3 | 1.73E−04 |
| 31 | 111920 | P | 31 | 138285 | −3 | 1.73E−04 |
| 31 | 122832 | P | 31 | 125196 | −3 | 1.73E−04 |
| 30 | 34626 | P | 30 | 44599 | −3 | 6.24E−04 |
| 30 | 42849 | P | 30 | 75252 | −3 | 6.24E−04 |
| 30 | 75252 | P | 30 | 119359 | −3 | 6.24E−04 |
| 30 | 91005 | D | 30 | 91023 | −3 | 6.24E−04 |
| 30 | 91005 | P | 30 | 145419 | −3 | 6.24E−04 |
| 30 | 91023 | P | 30 | 145437 | −3 | 6.24E−04 |
| 30 | 145419 | D | 30 | 145437 | −3 | 6.24E−04 |

注：P. palindromic repeat，回文重复序列；D. direct repeat，正向重复序列

**【系统发育】** 使用 MAFFT 对来自飞廉亚族的 28 个物种[8-11]和 1 个外类群物种[红花（*Carthamus tinctorius*）]的叶绿体基因组提取的 95 个共有蛋白质序列进行多重序列比对，使用 IQ-TREE 筛选得到最优的 TVM+F+G4 模型，并采用最大似然法（maximum likelihood method）构建进化树。结果显示，*Cynara baetica*[8]、*Cynara cornigera*[8]、*Cynara humilis*[9]、*Cirsium eriophorum*、水飞蓟（*Silybum marianum*）、*Cirsium rhinoceros*、*Cirsium arvense*、翼蓟（*Cirsium vulgare*）、*Cirsium japonicum* var. *spinosissimum* 9 个物种聚为一支，剩余 19 个物种聚为一支；随后，山牛蒡（*Synurus deltoides*）、牛蒡（*Arctium lappa*）分别独立为一支，其他 17 个物种又分为 2 支。其中，钟氏风毛菊（*Saussurea tsoongii*）[10]、*Saussurea chabyoungsanica*、风毛菊（*Saussurea japonica*）和 *Saussurea polylepis* 4 个物种聚为一支。在其余 13 个物种中，洛扎雪兔子（*Saussurea lhozhagensis*）[10]、怒江风毛菊（*Saussurea salwinensis*）[10]、大理雪兔子（*Saussurea delavayi*）[10]、弯齿风毛菊（*Saussurea przewalskii*）、毛背雪莲（*Saussurea pubifolia*）[10]、雪莲花（*Saussurea involucrata*）[11]、拉萨雪兔子（*Saussurea kingii*）[10]、*Saussurea durgae* 8 个物种聚为一支，椭圆风毛菊（*Saussurea hookeri*）、狮牙草状风毛菊（*Saussurea leontodontoides*）[10]、拟羽裂雪兔子（*Saussurea pseudoleucoma*）[10]、三指雪兔子（*Saussurea tridactyla*）[10]、苞叶雪莲（*Saussurea obvallata*）[10] 5 个物种聚为一支。牛蒡与山牛蒡和风毛菊属物种的亲缘关系较近（图 2-71-3）。

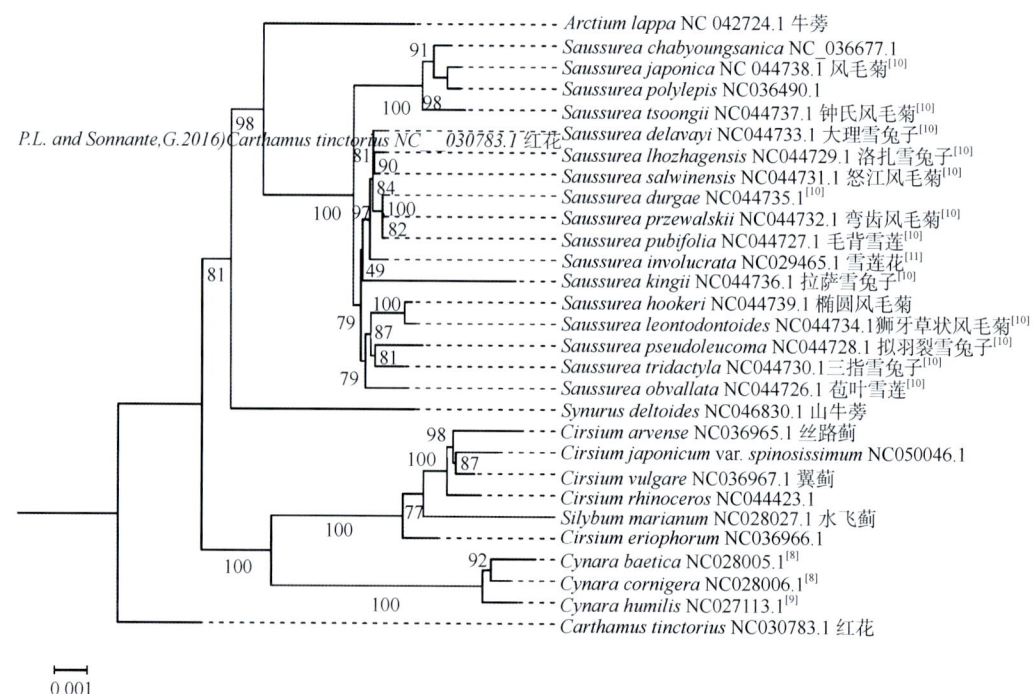

图 2-71-3 飞廉亚族植物系统发育进化分析

## 参 考 文 献

[1] 肖培根. 新编中药志. 第二卷. 北京：化学工业出版社，2002：749-752.

[2] 赵中振，肖培根. 当代药用植物典. 第四卷. 香港：香港赛马会中药研究院，2006：416-418.

[3] 陈士林，林余霖.中草药大典.上册.北京：军事医学科学出版社，2006：162.
[4] 《全国中草药汇编》编写组.全国中草药汇编.上册.北京：人民卫生出版社，1996：484-489.
[5] 郑虎占，董泽宏，余靖.中药现代研究与应用.第六卷.北京：学苑出版社，1997：5741-5745.
[6] 国家中医药管理局.中华本草.第六册第十六卷.上海：上海科学技术出版社，1999：32-35.
[7] 国家药典委员会.中华人民共和国药典（2015 年版）一部.北京：中国医药科技出版社，2015：226.
[8] Curci P L，de Paola D，Sonnante G. Development of chloroplast genomic resources for *Cynara*. Molecular Ecology Resources，2016，16（2）：562-573.
[9] Curci P L，Sonnante G. The complete chloroplast genome of *Cynara humilis*. Mitochondrial DNA Part A，DNA Mapping，Sequencing，and Analysis，2016，27（4）：2345-2346.
[10] Zhang X，Deng T，Moore M J，et al. Plastome phylogenomics of *Saussurea*（Asteraceae：Cardueae）. BMC Plant Biology，2019，19（1）：290.
[11] Xie Q，Shen K N，Hao X，et al. The complete chloroplast genome of Tianshan snow lotus（*Saussurea involucrata*），a famous traditional Chinese medicinal plant of the family Asteraceae. Mitochondrial DNA Part A，DNA Mapping，Sequencing，and Analysis，2017，28（2）：294-295.

# 72 茵陈蒿

【药材基本信息】 茵陈蒿（*Artemisia capillaris* Thunb.）为菊科蒿属药用植物[1]，其干燥地上部分为茵陈中药材（图2-72-1）。春季采收的称"绵茵陈"，秋季采收的称"花茵陈"。收载于《中国药典》（2020年版）[2]。茵陈蒿生于山坡、路边，全国各地均有分布。主产于山东、江苏、浙江、福建等地，药材来自野生。绵茵陈以质嫩、绵软、色灰白、香气浓者为佳；花茵陈以身干、色黄绿、花序与叶多者为佳。茵陈主要含有茵陈色原酮、4-甲基茵陈色原酮、6-去甲氧基-4-甲基茵陈色原酮、6-去甲氧基茵陈色原酮、中国蓟醇、茵陈蒿黄酮、异茵陈蒿黄酮及挥发油等成分。茵陈味苦、辛，性微寒。归脾、胃、肝、胆经。具有清利湿热、利胆退黄等功效。现代研究证明，茵陈具有利胆、保肝、促进免疫、解热镇痛消炎、抗病原微生物、抗肿瘤、降血压、降血脂等药理活性[3]。

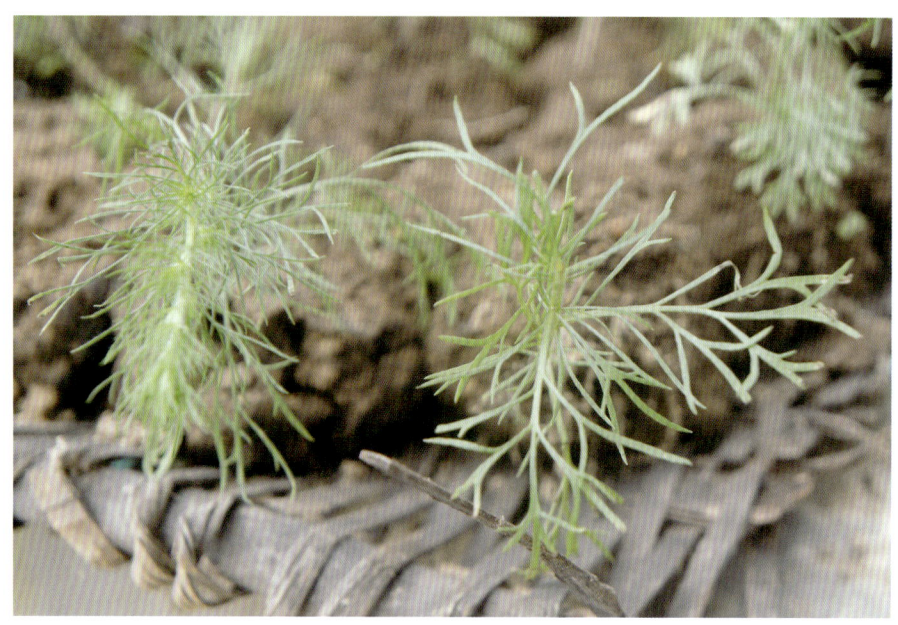

图2-72-1 茵陈蒿

【叶绿体基因组】 茵陈蒿的叶绿体DNA为环状分子，其叶绿体基因组（GenBank登录号：NC031400.1）总长度为151 056bp，具有保守的四分状结构，包括一个LSC区、一个SSC区和一对IR区，其长度分别为82 821bp、18 309bp和24 963bp（图2-72-2）。茵陈蒿叶绿体基因组的整体G/C含量为37.46%。其IR区的G/C含量（43.08%）高于SSC区的G/C含量（30.72%）和LSC区的G/C含量（35.56%）。

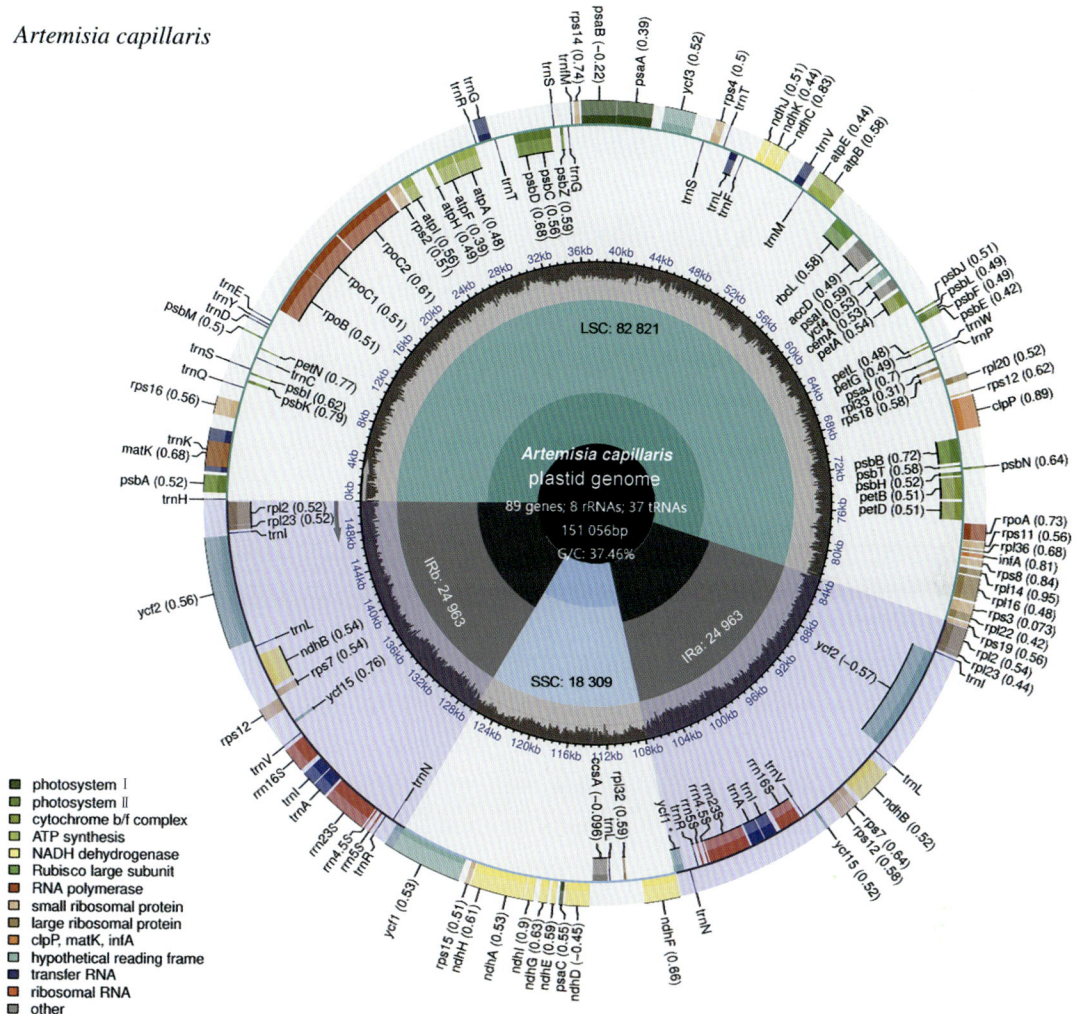

图 2-72-2　茵陈蒿叶绿体基因组图谱

该图包括 6 个圆形轨道。自内向外的第一轨道表示分散重复序列，红色弧线表示直接重复序列，绿色弧线表示回文重复序列；自内向外的第二轨道上的蓝色柱状线条表示长串联重复序列，其重复单元碱基长度 >7；自内向外的第三轨道以不同颜色的柱状线条表示不同类型的短串联重复序列（微卫星序列），其中黑色表示复杂重复序列，绿色表示重复单元碱基长度为 1 的重复序列，黄色表示重复单元碱基长度为 2 的重复序列，紫色表示重复单元碱基长度为 3 的重复序列，蓝色表示重复单元碱基长度为 4 的重复序列，橙色表示重复单元碱基长度为 5 的重复序列，红色表示重复单元碱基长度为 6 的重复序列；自内向外的第四轨道上以不同色块表示 SSC 区、反向重复区 IRa 和 IRb、LSC 区，数字代表相应区间的长度；自内向外的第五轨道表示 GC 含量；最外层第六轨道以不同色块表示不同功能的编码基因，功能分类详见图中左下角注释，基因名称后括号中的数字表示密码子使用偏差，轨道外侧的基因转录方向为顺时针方向，轨道内侧的基因转录方向为逆时针方向

【编码基因】　茵陈蒿的叶绿体基因组共编码 134 个基因，其中独特基因 113 个，包括蛋白质编码基因 89 个（独特基因 80 个）、转运 RNA（transfer RNA，tRNA）编码基因 37 个（独特基因 29 个）、核糖体 RNA（ribosomal RNA，rRNA）编码基因 8 个（独特基因 4 个）（表 2-72-1）。其中 8 个蛋白质独特编码基因（*ndhB*、*rpl2*、*rpl23*、*rps12*、 rps7、ycf1、ycf15、ycf2)、7个 tRNA 独特编码基因（trnA-UGC、trnI-CAU、trnI-GAU、trnL-CAA、trnN-GUU、trnR-ACG、trnV-GAC)、4 个 rRNA 独特编码基因（rrn16S、rrn23S、rrn4.5S、rrn5S)位于 IR 区。有 11 个蛋白质编码基因 [rps16、rpoC1、atpF、petB、petD、rpl16、rpl2（×2)、ndhB（×2)、ndhA] 各含有 1 个内含子（intron)，2 个蛋白质编码基因 [ycf3、clpP、rps12（×2)] 各含有 2 个内含子，8 个 tRNA 编码基因 [trnK-UUU、trnG-UCC、trnL-UAA、trnV-UAC、trnI-GAU（×2)、trnA-UGC（×2)] 各含有 1 个内含子（表 2-72-2)。茵陈蒿叶绿体基因组中蛋白质编码区（coding sequence，CDS）的长度为 78 888bp，占整个基因组长度的 52.22%。rRNA 基因的长度为 9048bp，占整个基因组长度的 5.99%。而 tRNA 基因的长度为 2796bp，占整个基因组长度的 1.85%。茵陈蒿叶绿体基因组非编码区主要包括内含子和基因间区，其长度占整个基因组长度的 39.94%。

表 2-72-1 茵陈蒿叶绿体基因组基因列表

| 基因功能 | 基因分类 | 基因名称 |
| --- | --- | --- |
| rRNA | rRNA genes | rrn16S（×2)、rrn23S（×2)、rrn5S（×2)、rrn4.5S（×2) |
| tRNA | tRNA genes | 37 trn genes（8 个基因各含有 1 个内含子) |
| 光合作用 | Subunits of ATP synthase | atpA、atpB、atpE、atpF、atpH、atpI |
| | Subunits of photosystem Ⅱ | psbA、psbB、psbC、psbD、psbE、psbF、psbH、psbI、psbJ、psbK、psbL、psbM、psbN、psbT、psbZ、ycf3 |
| | Subunits of NADH-dehydrogenase | ndhA、ndhB（×2)、ndhC、ndhD、ndhE、ndhF、ndhG、ndhH、ndhI、ndhJ、ndhK |
| | Subunits of cytochrome b/f complex | petA、petB、petD、petG、petL、petN |
| | Subunits of photosystem Ⅰ | psaA、psaB、psaC、psaI、psaJ |
| | Subunit of rubisco | rbcL |
| 自我复制 | Large subunit of ribosome | rpl14、rpl16、rpl2（×2)、rpl20、rpl22、rpl23（×2)、rpl32、rpl33、rpl36 |
| | DNA dependent RNA polymerase | rpoA、rpoB、rpoC1、rpoC2 |
| | Small subunit of ribosome | rps11、rps12（×3)、rps14、rps15、rps16、rps18、rps19、rps2、rps3、rps4、rps7（×2)、rps8 |
| 其他功能 | Subunit of acetyl-CoA-carboxylase | accD |
| | c-type cytochrome synthesis gene | ccsA |
| | Envelop membrane protein | cemA |
| | Protease | clpP |
| | Translational initiation factor | infA |
| | Maturase | matK |
| 未知功能 | | ycf1（×2)、ycf15（×2)、ycf2（×2)、ycf4 |

表 2-72-2　茵陈蒿叶绿体基因内含子和外显子位置及长度

| 基因名称 | 基因编码序列所在链 | 起始位置 | 终点位置 | 长度（bp） | | | | |
|---|---|---|---|---|---|---|---|---|
| | | | | 第一外显子 | 第一内含子 | 第二外显子 | 第二内含子 | 第三外显子 |
| trnK-UUU | − | 1721 | 4341 | 37 | 2549 | 35 | | |
| rps16 | − | 5191 | 6289 | 40 | 874 | 185 | | |
| rpoC1 | + | 15933 | 18735 | 434 | 730 | 1639 | | |
| atpF | + | 26651 | 27904 | 145 | 699 | 410 | | |
| trnG-UCC | − | 29907 | 30706 | 23 | 730 | 47 | | |
| ycf3 | − | 41809 | 43751 | 124 | 701 | 230 | 735 | 153 |
| trnL-UAA | + | 46544 | 47054 | 37 | 424 | 50 | | |
| trnV-UAC | − | 51018 | 51664 | 38 | 572 | 37 | | |
| rps12 | − | 68422 | 96786 | 114 | ND | 232 | 537 | 26 |
| clpP | − | 68690 | 70685 | 71 | 800 | 291 | 608 | 226 |
| petB | + | 73607 | 75000 | 6 | 746 | 642 | | |
| petD | + | 75189 | 76346 | 8 | 675 | 475 | | |
| rpl16 | − | 79806 | 81232 | 9 | 1019 | 399 | | |
| rpl2 | − | 82937 | 84426 | 397 | 662 | 431 | | |
| ndhB | − | 92975 | 95177 | 777 | 670 | 756 | | |
| trnI-GAU | + | 100701 | 101553 | 43 | 775 | 35 | | |
| trnA-UGC | + | 101618 | 102502 | 38 | 812 | 35 | | |
| ndhA | − | 117542 | 119695 | 553 | 1062 | 539 | | |
| trnA-UGC | − | 131376 | 132260 | 38 | 812 | 35 | | |
| trnI-GAU | − | 132325 | 133177 | 43 | 775 | 35 | | |
| rps12 | + | 137092 | 137884 | ND | ND | 232 | 537 | 26 |
| ndhB | + | 138701 | 140903 | 777 | 670 | 756 | | |
| rpl2 | + | 149452 | 150941 | 397 | 662 | 431 | | |

注："+"表示正链；"−"表示负链；"ND"表示未确定

【重复序列】　在茵陈蒿叶绿体基因组中，微卫星序列有 A/T、AT/AT 和 AAT/ATT 三种类型，各有 42 个、4 个和 2 个（表 2-72-3）。共发现 20 个串联重复序列，满足总长度超过 20bp 且重复单元之间的相似度 ≥ 90% 两个条件（表 2-72-4）。散在重复序列包括回文重复序列和正向重复序列。以 e-value 小于 1E–04 为阈值，茵陈蒿叶绿体基因组散在重复序列包括 18 条回文重复序列、18 条正向重复序列（表 2-72-5）。

表 2-72-3　茵陈蒿叶绿体基因组微卫星序列统计

| 重复单元类型 | 重复序列个数 |
|---|---|
| A/T | 42 |
| AT/AT | 4 |
| AAT/ATT | 2 |

表 2-72-4　茵陈蒿叶绿体基因组串联重复序列统计

| 起点—终点 | 重复单元长度(bp) | 重复单元拷贝数 | 重复单元一致序列长度(bp) | 重复单元之间的相似度(%) | 插入缺失比例(%) | 分值 | 碱基个数 A | C | G | T | 熵(0—2) |
|---|---|---|---|---|---|---|---|---|---|---|---|
| 5005—5052 | 15 | 3.3 | 15 | 85 | 2 | 71 | 52 | 12 | 10 | 25 | 1.71 |
| 8765—8789 | 12 | 2.1 | 12 | 100 | 0 | 50 | 60 | 8 | 0 | 32 | 1.26 |
| 25037—25061 | 12 | 2.1 | 12 | 100 | 0 | 50 | 60 | 8 | 8 | 24 | 1.52 |
| 30078—30120 | 21 | 2.0 | 22 | 90 | 4 | 70 | 48 | 25 | 6 | 18 | 1.73 |
| 45787—45820 | 17 | 2.0 | 17 | 100 | 0 | 68 | 70 | 0 | 17 | 11 | 1.16 |
| 47623—47657 | 15 | 2.4 | 14 | 90 | 9 | 52 | 60 | 20 | 0 | 20 | 1.37 |
| 51702—51736 | 15 | 2.3 | 15 | 90 | 0 | 52 | 34 | 14 | 14 | 37 | 1.86 |
| 56194—56243 | 24 | 2.1 | 24 | 96 | 0 | 91 | 36 | 14 | 18 | 32 | 1.90 |
| 65307—65342 | 17 | 2.1 | 17 | 100 | 0 | 72 | 58 | 5 | 19 | 16 | 1.58 |
| 66753—66793 | 21 | 2.0 | 21 | 95 | 0 | 73 | 31 | 24 | 9 | 34 | 1.88 |
| 76433—76460 | 14 | 2.0 | 14 | 100 | 0 | 56 | 42 | 7 | 7 | 42 | 1.59 |
| 82573—82602 | 15 | 2.0 | 15 | 100 | 0 | 60 | 66 | 0 | 0 | 33 | 0.92 |
| 90050—90127 | 18 | 4.3 | 18 | 95 | 0 | 129 | 29 | 10 | 26 | 33 | 1.89 |
| 97706—97730 | 10 | 2.5 | 10 | 100 | 0 | 50 | 40 | 8 | 0 | 52 | 1.31 |
| 105717—105778 | 32 | 1.9 | 32 | 96 | 0 | 115 | 41 | 20 | 8 | 29 | 1.81 |
| 107785—107818 | 16 | 2.1 | 17 | 94 | 5 | 61 | 50 | 0 | 0 | 50 | 1.00 |
| 111706—111731 | 11 | 2.4 | 11 | 100 | 0 | 52 | 53 | 11 | 7 | 26 | 1.63 |
| 128100—128161 | 32 | 1.9 | 32 | 96 | 0 | 115 | 29 | 8 | 20 | 41 | 1.81 |
| 136148—136172 | 10 | 2.5 | 10 | 100 | 0 | 50 | 52 | 0 | 8 | 40 | 1.31 |
| 143751—143828 | 18 | 4.3 | 18 | 95 | 0 | 129 | 33 | 26 | 10 | 29 | 1.89 |

表 2-72-5　茵陈蒿叶绿体基因组散在重复序列特征值

| 重复单元一长度(bp) | 重复单元一起点 | 重复类型 | 重复单元二长度(bp) | 重复单元二起点 | 重复单元间隔 | $e$-value |
|---|---|---|---|---|---|---|
| 60 | 90049 | D | 60 | 90067 | −3 | 4.46E−21 |
| 60 | 90049 | P | 60 | 143750 | −3 | 4.46E−21 |
| 60 | 90067 | P | 60 | 143768 | −3 | 4.46E−21 |
| 60 | 143750 | D | 60 | 143768 | −3 | 4.46E−21 |
| 45 | 90064 | D | 45 | 90082 | 0 | 5.18E−18 |
| 45 | 90064 | P | 45 | 143750 | 0 | 5.18E−18 |
| 45 | 90082 | P | 45 | 143768 | 0 | 5.18E−18 |
| 39 | 96825 | D | 39 | 118120 | 0 | 2.12E−14 |
| 39 | 118120 | P | 39 | 137013 | 0 | 2.12E−14 |
| 41 | 42960 | D | 41 | 96823 | −1 | 1.63E−13 |
| 41 | 42960 | P | 41 | 137013 | −1 | 1.63E−13 |
| 39 | 42962 | D | 39 | 118120 | −1 | 2.48E−12 |

续表

| 重复单元一长度（bp） | 重复单元一起点 | 重复类型 | 重复单元二长度（bp） | 重复单元二起点 | 重复单元间隔 | e-value |
|---|---|---|---|---|---|---|
| 42 | 90049 | D | 42 | 90085 | −3 | 1.03E-10 |
| 42 | 90049 | P | 42 | 143750 | −3 | 1.03E-10 |
| 42 | 90085 | P | 42 | 143786 | −3 | 1.03E-10 |
| 42 | 143750 | D | 42 | 143786 | −3 | 1.03E-10 |
| 30 | 8427 | P | 30 | 44641 | −1 | 5.01E-07 |
| 30 | 105716 | D | 30 | 105748 | −1 | 5.01E-07 |
| 30 | 105716 | P | 30 | 128099 | −1 | 5.01E-07 |
| 30 | 105748 | P | 30 | 128131 | −1 | 5.01E-07 |
| 30 | 128099 | D | 30 | 128131 | −1 | 5.01E-07 |
| 35 | 37960 | D | 35 | 40184 | −3 | 9.61E-07 |
| 35 | 42965 | D | 35 | 93774 | −3 | 9.61E-07 |
| 35 | 42965 | P | 35 | 140068 | −3 | 9.61E-07 |
| 30 | 34760 | P | 30 | 44641 | −2 | 2.18E-05 |
| 30 | 66261 | D | 30 | 97986 | −2 | 2.18E-05 |
| 30 | 66261 | P | 30 | 135861 | −2 | 2.18E-05 |
| 30 | 90061 | D | 30 | 90097 | −2 | 2.18E-05 |
| 30 | 90061 | P | 30 | 143750 | −2 | 2.18E-05 |
| 30 | 90097 | P | 30 | 143786 | −2 | 2.18E-05 |
| 31 | 8426 | D | 31 | 34759 | −3 | 1.69E-04 |
| 30 | 37974 | D | 30 | 40198 | −3 | 6.10E-04 |
| 30 | 56193 | D | 30 | 56217 | −3 | 6.10E-04 |
| 30 | 86475 | P | 30 | 86479 | −3 | 6.10E-04 |
| 30 | 86475 | D | 30 | 147368 | −3 | 6.10E-04 |
| 30 | 147368 | P | 30 | 147372 | −3 | 6.10E-04 |

注：P. palindromic repeat，回文重复序列；D. direct repeat，正向重复序列

【高可变区】 为了发现蒿属物种间的高可变区，从蒿属15个物种叶绿体基因组中提取了96个基因间区，采用K2p（Kimura 2-parameter）模型计算基因间区的遗传距离，遗传距离最大的30个基因间区参见图2-72-3。其K2p平均值分布于0.65～5.78，其中 rpl22-rps19、psbA-trnK-UUU 的 K2p 平均值较高，分别为5.78、1.75。由此可见，蒿属15个物种的叶绿体基因组在这2个区域的变异较大，这2个区域可作为潜在的分子标记开发区域。

【系统发育】 使用MAFFT对来自蒿属的15个物种[4-6]和1个外类群物种 [苍术（Atractylodes lancea）] 的叶绿体基因组中提取的77个共有蛋白质序列进行多重序列比对，使用IQ-TREE筛选得到最优的Blosumbz+F+I+G4模型，并采用最大似然法（maximum likelihood method）构建进化树。结果显示，黑苞千里光（Artemisia maritima）[5]、滨艾（Artemisia fukudo）、黄花蒿（Artemisia annua）聚为一支，其余12个物种聚为一支。萎

蒿（*Artemisia selengensis*）、*Artemisia hallaisanensis*、猪毛蒿（*Artemisia scoparia*）[6]、黑沙蒿（*Artemisia ordosica*）和茵陈蒿（*Artemisia capillaris*）5个物种聚为一支。绿栉齿叶蒿（*Artemisia freyniana*）、细裂叶莲蒿（*Artemisia gmelinii*）、冷蒿（*Artemisia frigida*）[4]、*Artemisia absinthium* var. *calcigena*、山地蒿（*Artemisia montana*）、宽叶山蒿（*Artemisia stolonifera*）和艾蒿（*Artemisia argyi*）7个物种聚为一支。茵陈蒿与黑沙蒿的亲缘关系最近（图2-72-4）。

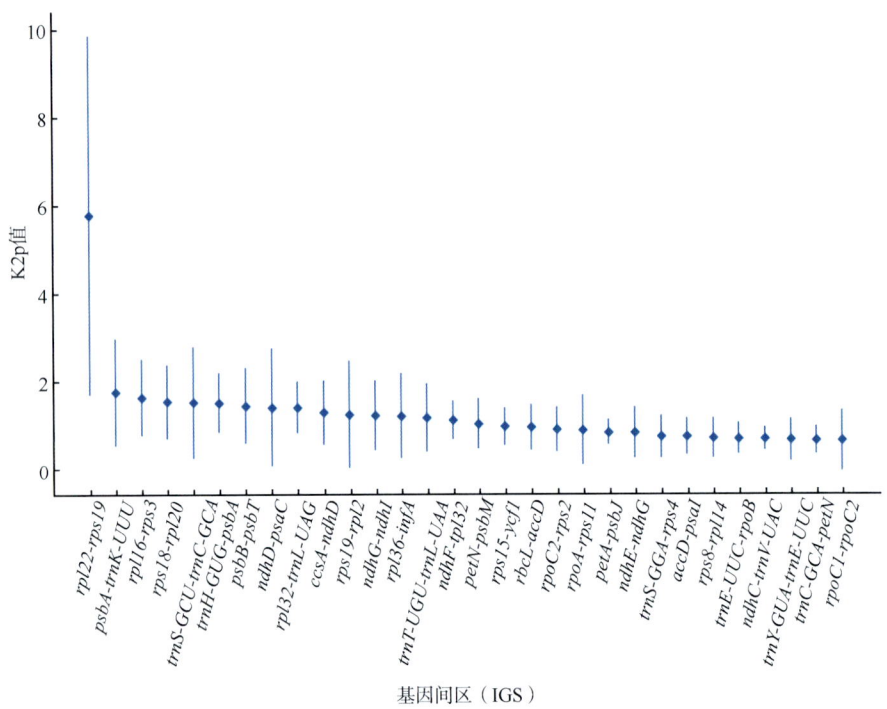

图 2-72-3　蒿属物种基因间区的遗传距离分析结果

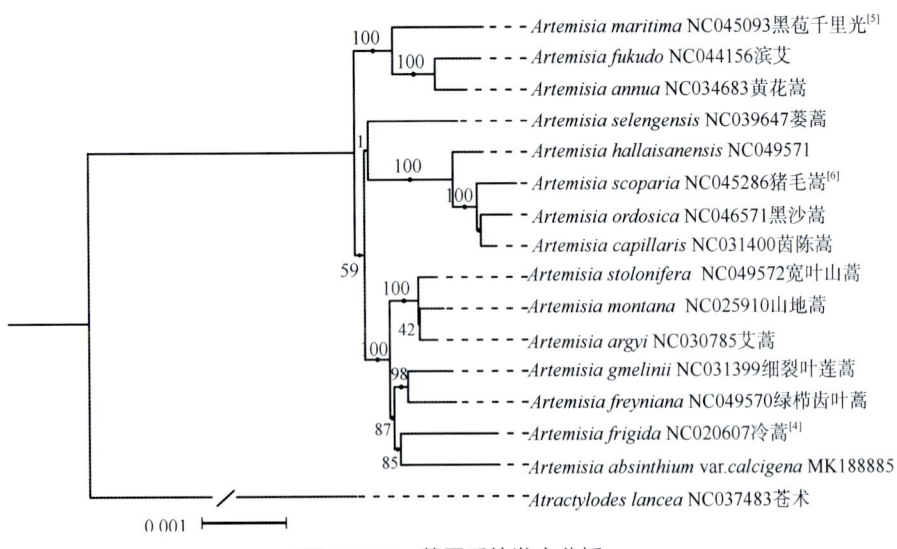

图 2-72-4　蒿属系统发育分析

【$K_A/K_S$ 选择压力分析】　以图 2-72-4 的进化树作为参考，利用 Hyphy 软件中的

aBSREL 模型对蛋白质编码基因进行选择压力分析。未发现有蒿属基因受到正向选择。

【宏 DNA 条形码的发现及其 PCR 扩增引物设计】 为了发现能够区分蒿属下物种的宏 DNA 条形码序列及其 PCR 扩增引物，利用 ecoPrimers 对蒿属植物叶绿体基因组序列进行分析。用于设计 PCR 扩增引物的保守区间见表 2-72-6。可以依据区间序列设计引物，使用这些引物对茵陈蒿 DNA 进行 PCR 扩增，对 PCR 产物进行桑格测序或高通量测序，通过序列比较和特征分析区分蒿属的 15 个物种。

表 2-72-6 部分基于 ecoPrimers 发现的引物设计保守区间

| 编号 | 保守区间序列 | 物种拉丁名 | GenBank 序列号 | 保守区间序列起点—终点 |
|---|---|---|---|---|
| 1 | CAACAGGAGCTGAATATGCAACAGCAA | A. absinthium var. calcigena | MK188885.1 | 1074—1592 |
| | TCCAAGGGCGCATACCCAGACGGAA | A. frigida | NC020607.1 | 1074—1592 |
| | ACTAAGTTCCCACTCACGACCCATGT | A. montana | NC025910 | 1074—1592 |
| | AACAAGCTACACCAAGTAAGAAGTG | A. argyi | NC030785.1 | 1077—1595 |
| | TAGAACGATTAGTTCATAAGGACCAC | A. gmelinii | NC031399.1 | 1156—1674 |
| | CATTGTATAACCATTCATCAACGGATG | A. capillaris | NC031400.1 | 1074—1592 |
| | CTGCTTCCCAGATTGGGTAAAAATGC | A. annua | NC034683.1 | 1065—1583 |
| | AAACCTATAGCTGCAGAAGTAGGAAT | A. selengensis | NC039647.1 | 1068—1586 |
| | AATGGCACCTGAAATAATATTGTTTC | A. fukudo | NC044156.1 | 1065—1583 |
| | CGTAAAGTAGAGATCCAGAAACAGG | A. maritima | NC045093.1 | 1074—1592 |
| | TTCACGAATACCATCAATATCTACTGG | A. scoparia | NC045286.1 | 1074—1592 |
| | AGGAGCAGCAATGAAGGCGATAATA | A. ordosica | NC046571.1 | 1201—1719 |
| | AATACAGAAGTTGCGGTCAATAAGGT | A. freyniana | NC049570.1 | 1074—1592 |
| | AGGGATCATCAAAACACCAAACCAT | A. hallaisanensis | NC049571.1 | 1074—1592 |
| | CCAATGTAAAGACGGTTTTCGGTGCT | A. stolonifera | NC049572.1 | 1072—1590 |
| | AGTTATCCAGTTACAGAAGCGACCCC | | | |
| | ATAGGCTTTCGCTTTCGCGTCTCTCTA | | | |
| | AAATTGCAGTCATGGTAAAAATTTGG | | | |
| | TTTATTTAATTATCAGGGACTCCCAAG | | | |
| | CACACAAATTTTCAAATGGAAAACT | | | |
| 2 | TTAGATTATTTAGTGATCCAATTTTTATTT | A. absinthium var. calcigena | MK188885.1 | 2025—2261 |
| | ATAACATTTCATAACGAATCATTCATG | A. frigida | NC020607.1 | 2016—2252 |
| | ATTGGCCAAATCATTGATACAAATAAT | A. montana | NC025910.1 | 2026—2262 |
| | ATCCAAATACCAAATCCGCCTTCTAG | A. argyi | NC030785.1 | 2063—2277 |
| | ATAACCTTCGCGAAATAGAAGAAACT | A. gmelinii | NC031399.1 | 2067—2281 |
| | CTTGGAAAGGTCAAGGAAAAAACTT | A. capillaris | NC031400.1 | 2110—2346 |
| | GTTGTTCTTCCGTAAAGAATTCTTCC | A. annua | NC034683.1 | 2009—2245 |
| | AATAATTCCGAACCAAATCTTTTCAA | A. selengensis | NC039647.1 | 2018—2254 |
| | AAAAGCACGTACAGTACTTTTATG | A. fukudo | NC044156.1 | 2008—2244 |
| | | A. maritima | NC045093.1 | 2019—2255 |
| | | A. scoparia | NC045286.1 | 2009—2245 |
| | | A. ordosica | NC046571.1 | 2011—2241 |
| | | A. freyniana | NC049570.1 | 2137—2373 |
| | | A. hallaisanensis | NC049571.1 | 2006—2242 |
| | | A. stolonifera | NC049572.1 | 2058—2272 |

续表

| 编号 | 保守区间序列 | 物种拉丁名 | GenBank 序列号 | 保守区间序列起点—终点 |
|---|---|---|---|---|
| 3 | CTATACGTATAATATAATTTAACTATGAC | A. absinthium var. calcigena | MK188885.1 | 1697—1947 |
| | AATGGGTTGCCCGGGATTCGAACCCG | A. frigida | NC020607.1 | 1693—1943 |
| | GAACTAGTCGGATGGAGTAGATAATT | A. montana | NC025910.1 | 1696—1946 |
| | TTCTTGTTAAATAAGTAAAAATCCCT | A. argyi | NC030785.1 | 1699—1949 |
| | CCCCAAGCCGTGCTTGCATTTTTCAT | A. gmelinii | NC031399.1 | 1786—2036 |
| | TGCACACGGCTTTCCCTCTGTATACAT | A. capillaris | NC031400.1 | 1689—1939 |
| | CTAAAACTAAGTTTCTTCATTAAACA | A. annua | NC034683.1 | 1688—1938 |
| | AGAAAAGATTGAATACTTGGTTGATT | A. selengensis | NC039647.1 | 1690—1940 |
| | TAATCCTTACTACATCAACATTTCAGA | A. fukudo | NC044156.1 | 1689—1939 |
| | ATAGAAATAAAT | A. maritima | NC045093.1 | 1696—1946 |
| | | A. scoparia | NC045286.1 | 1691—1941 |
| | | A. ordosica | NC046571.1 | 1817—2067 |
| | | A. freyniana | NC049570.1 | 1696—1946 |
| | | A. hallaisanensis | NC049571.1 | 1687—1937 |
| | | A. stolonifera | NC049572.1 | 1693—1943 |

## 参 考 文 献

[1] 国家中医药管理局《中华本草》编委会. 中华本草. 第 7 册. 上海：上海科学技术出版社，1999：587.

[2] 国家药典委员会. 中华人民共和国药典（2020 年版）一部. 北京：中国医药科技出版社，2020: 54.

[3] 黄丽平，许远航，邓敏贞，等. 茵陈的化学成分、药理作用机制与临床应用研究进展. 天然产物研究与开发，2021，33（4）：676-690.

[4] Liu Y，Huo N，Dong L，et al. Complete chloroplast genome sequences of mongolia medicine *Artemisia frigida* and phylogenetic relationships with other plants. PLoS One，2013，8（2）：e57533.

[5] Shahzadi I，Abdullah F，Mehmood Z，et al. Chloroplast genome sequences of *Artemisia maritima* and *Artemisia absinthium*：Comparative analyses，mutational hotspots in genus *Artemisia* and phylogeny in family Asteraceae. Genomics，2020，112（2）：1454-1463.

[6] Iram S，Hayat M Q，Tahir M，et al. Chloroplast genome sequence of *Artemisia scoparia*：Comparative analyses and screening of mutational hotspots. Plants（Basel），2019，8（11）：476.

# 73 菊 苣

【药材基本信息】 菊苣（*Cichorium intybus* L.）为菊科菊苣属药用植物[1]，其干燥地上部分或根为菊苣中药材（图 2-73-1）。收载于《中国药典》（2020 年版）[2]。菊苣分布于新疆和陕西等地，北京、山西、辽宁、江西等地也有栽培。商品药材来自野生和栽培。主产于新疆南疆。菊苣全草中含有倍半萜（如山莴苣素、山莴苣苦素、二氢莴苣素等）、三萜、黄酮、香豆素、生物碱、有机酸等成分。菊苣味微苦、咸，性凉。归肝、胆、胃经。具有清肝利胆、健胃消食、利尿消肿的功效。临床常用于治疗糖尿病和高脂血症。菊苣的叶可作蔬菜，菊苣根可制成饮品代咖啡[1, 2]。

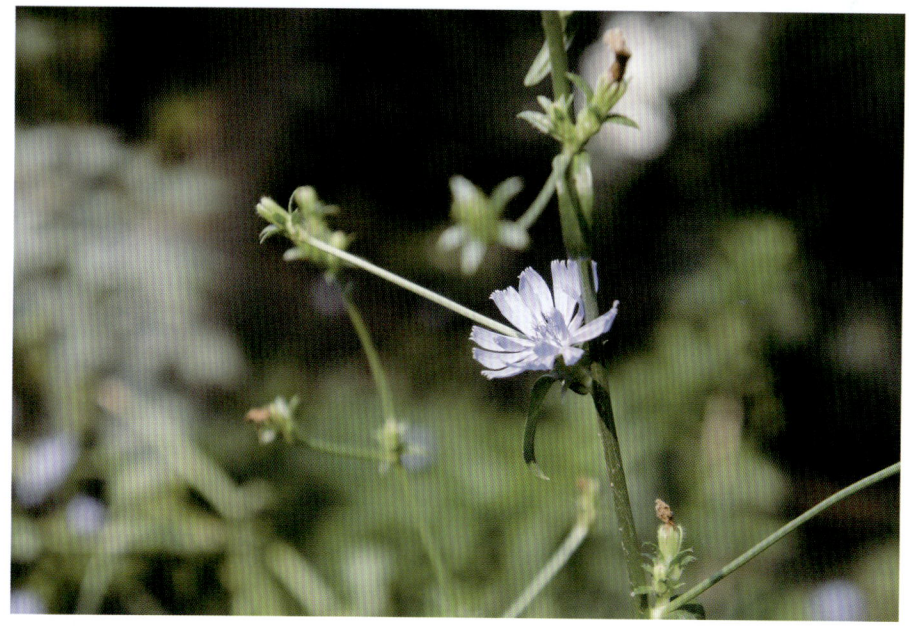

图 2-73-1 菊苣

【叶绿体基因组】 菊苣的叶绿体 DNA 为环形分子，其叶绿体基因组（GenBank 登录号：NC043842.1）总长度为 152 975bp，具有保守的四分状结构，包括一个 LSC 区、一个 SSC 区和一对 IR 区，其长度分别为 84 232bp、18 561bp 和 25 091bp（图 2-73-2）。菊苣叶绿体基因组的整体 G/C 含量为 37.65%。其 IR 区的 G/C 含量（43.22%）高于 SSC 区的 G/C 含量（31.19%）和 LSC 区的 G/C 含量（35.77%）。

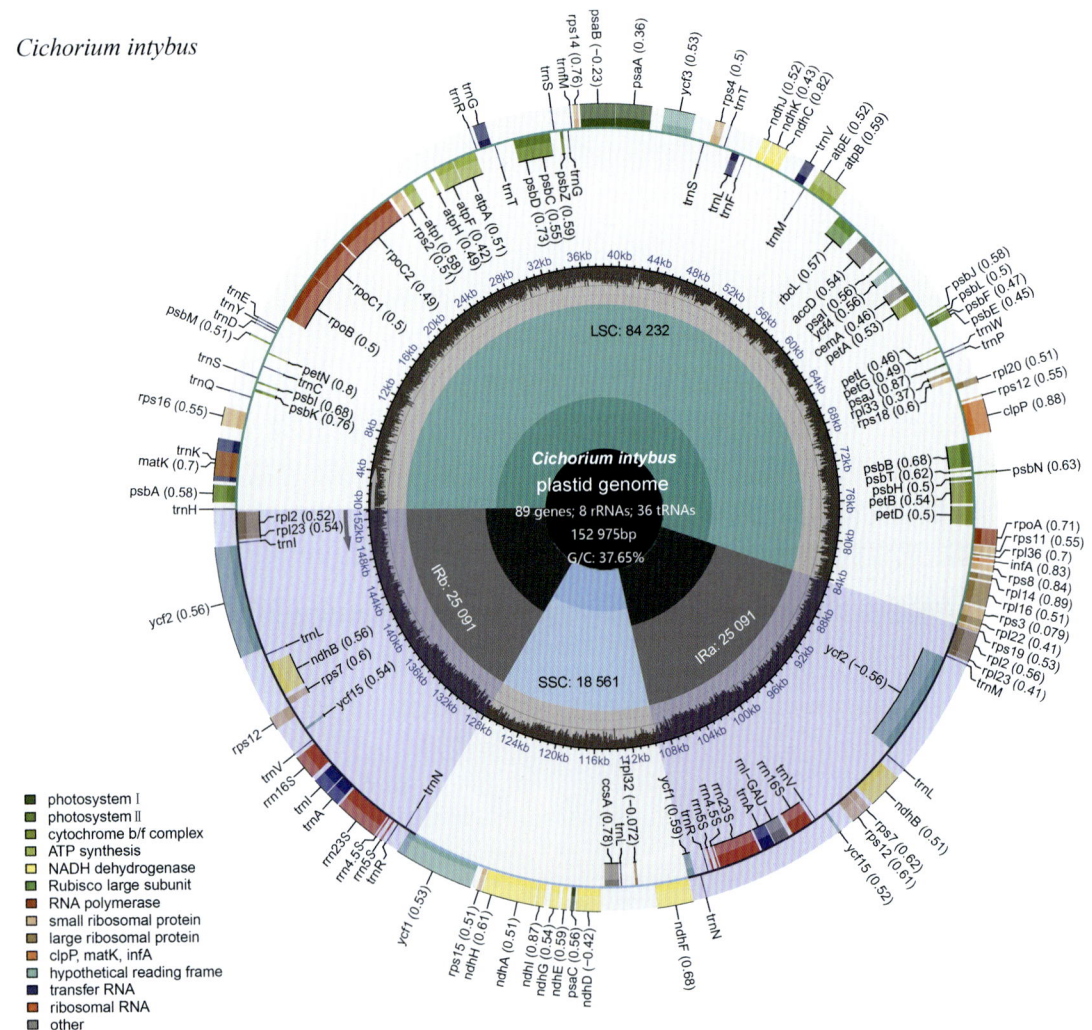

图 2-73-2 菊苣叶绿体基因组图谱

该图包括 6 个圆形轨道。自内向外的第一轨道表示分散重复序列，红色弧线表示直接重复序列，绿色弧线表示回文重复序列；自内向外的第二轨道上的蓝色柱状线条表示长串联重复序列，其重复单元碱基长度＞7；自内向外的第三轨道以不同颜色的柱状线条表示不同类型的短串联重复序列（微卫星序列），其中黑色表示复杂重复序列，绿色表示重复单元碱基长度为 1 的重复序列，黄色表示重复单元碱基长度为 2 的重复序列，紫色表示重复单元碱基长度为 3 的重复序列，蓝色表示重复单元碱基长度为 4 的重复序列，橙色表示重复单元碱基长度为 5 的重复序列，红色表示重复单元碱基长度为 6 的重复序列；自内向外的第四轨道上以不同色块表示 SSC 区、反向重复区 IRa 和 IRb、LSC 区，数字代表相应区间的长度；自内向外的第五轨道表示 GC 含量；最外层第六轨道以不同色块表示不同功能的编码基因，功能分类详见图中左下角注释，基因名称后括号中的数字表示密码子使用偏差，轨道外侧的基因转录方向为顺时针方向，轨道内侧的基因转录方向为逆时针方向

【编码基因】 菊苣的叶绿体基因组共编码 133 个基因，其中独特基因 113 个，包括蛋白质编码基因 89 个（独特基因 80 个）、转运 RNA（transfer RNA，tRNA）编码基因 36 个（独特基因 29 个）、核糖体 RNA（ribosomal RNA，rRNA）编码基因 8 个（独特基因 4 个）（表 2-73-1）。其中 8 个蛋白质独特编码基因（*ycf2*、*ndhB*、*rpl2*、*rpl23*、*rps12*、*rps7*、 *ycf1*、*ycf15*)、8 个 tRNA 独特编码基因 [*trnE-UUC*(×2)、*trnA-UGC*(×2)、*trnS-CGA*、*trnL-UAA*、*trnC-ACA*、*trnK-UUU*]、4 个 rRNA 独特编码基因(*rrn16S*、*rrn23S*、*rrn4.5S*、*rrn5S*)位于 IR 区。11 个蛋白质编码基因 [*rpl2*(×2)、*ndhB*(×2)、*ndhA*、*rpoC1*、*atpF*、*petB*、*petD*、*rps16*、*rpl16*] 各含有 1 个内含子(intron),3 个蛋白质编码基因(*ycf3*、*clnP*、*rps12*)含有 2 个内含子,8 个 tRNA 编码基因 [*trnE-UUC*(×2)、*trnA-UGC*(×2)、*trnK-UUU*、*trnS-CGA*、*trnL-UAA*、*trnC-ACA*] 各含有一个内含子(表 2-73-2)。菊苣叶绿体基因组中蛋白质编码区(coding sequence,CDS)的长度为 87 768bp,占整个基因组长度的 57.37%。rRNA 基因的长度为 10 626bp,占整个基因组长度的 6.94%。而 tRNA 基因的长度为 2186bp,占整个基因组长度的 1.43%。菊苣叶绿体基因组非编码区主要包括内含子和基因间区,其长度占整个基因组长度的 34.26%。

表 2-73-1 菊苣叶绿体基因组基因列表

| 基因功能 | 基因分类 | 基因名称 |
| --- | --- | --- |
| rRNA | rRNA genes | *rrn16S*(×2)、*rrn23S*(×2)、*rrn5S*(×2)、*rrn4.5S*(×2) |
| tRNA | tRNA genes | 36 *trn* genes(8 个基因各含有 1 个内含子) |
| 光合作用 | Subunits of ATP synthase | *atpA*、*atpB*、*atpE*、*atpF*、*atpH*、*atpI* |
| | Subunits of photosystem Ⅱ | *psbA*、*psbB*、*psbC*、*psbD*、*psbE*、*psbF*、*psbH*、*psbI*、*psbJ*、*psbK*、*psbL*、*psbM*、*psbN*、*psbT*、*psbZ*、*ycf3* |
| | Subunits of NADH-dehydrogenase | *ndhA*、*ndhB*(×2)、*ndhC*、*ndhD*、*ndhE*、*ndhF*、*ndhG*、*ndhH*、*ndhI*、*ndhJ*、*ndhK* |
| | Subunits of cytochrome b/f complex | *petA*、*petB*、*petD*、*petG*、*petL*、*petN* |
| | Subunits of photosystem Ⅰ | *psaA*、*psaB*、*psaC*、*psaI*、*psaJ* |
| | Subunit of rubisco | *rbcL* |
| 自我复制 | Large subunit of ribosome | *rpl14*、*rpl16*、*rpl2*(×2)、*rpl20*、*rpl22*、*rpl23*(×2)、*rpl32*、*rpl33*、*rpl36* |
| | DNA dependent RNA polymerase | *rpoA*、*rpoB*、*rpoC1*、*rpoC2* |
| | Small subunit of ribosome | *rps11*、*rps12*(×3)、*rps14*、*rps15*、*rps16*、*rps18*、*rps19*、*rps2*、*rps3*、*rps4*、*rps7*(×2)、*rps8* |
| 其他功能 | Subunit of acetyl-CoA-carboxylase | *accD* |
| | c-type cytochrome synthesis gene | *ccsA* |
| | Envelop membrane protein | *cemA* |
| | Protease | *clpP* |
| | Translational initiation factor | *infA* |
| | Maturase | *matK* |
| 未知功能 | | *ycf1*(×2)、*ycf15*(×2)、*ycf2*(×2)、*ycf4* |

表 2-73-2　菊苣叶绿体基因内含子和外显子位置及长度

| 基因名称 | 基因编码序列所在链 | 起始位置 | 终点位置 | 长度（bp） | | | | |
|---|---|---|---|---|---|---|---|---|
| | | | | 第一外显子 | 第一内含子 | 第二外显子 | 第二内含子 | 第三外显子 |
| *rpl2* | – | 50 | 1539 | 391 | 626 | 473 | | |
| *ndhB* | – | 10110 | 12311 | 777 | 669 | 756 | | |
| *trnE-UUC* | + | 17840 | 18859 | 33 | 947 | 40 | | |
| *trnA-UGC* | + | 18924 | 19816 | 37 | 820 | 36 | | |
| *ndhA* | – | 34940 | 37082 | 553 | 1048 | 542 | | |
| *trnA-UGC* | – | 48784 | 49676 | 37 | 820 | 36 | | |
| *trnE-UUC* | – | 49741 | 50760 | 33 | 947 | 40 | | |
| *ndhB* | + | 56289 | 58490 | 777 | 669 | 756 | | |
| *rpl2* | + | 67061 | 68550 | 391 | 626 | 473 | | |
| *rps12* | – | 69749 | 98290 | 114 | ND | 232 | 537 | 26 |
| *trnK-UUU* | – | 70419 | 73021 | 38 | 2529 | 36 | | |
| *rps16* | – | 73827 | 74956 | 40 | 869 | 227 | | |
| *petD* | + | 76591 | 77778 | 8 | 707 | 475 | | |
| *rpoC1* | + | 84836 | 87642 | 430 | 737 | 1640 | | |
| *atpF* | + | 95562 | 96824 | 145 | 708 | 410 | | |
| *trnS-CGA* | – | 98814 | 99592 | 31 | 688 | 60 | | |
| *ycf3* | – | 110827 | 112768 | 129 | 690 | 228 | 742 | 153 |
| *trnL-UAA* | + | 115670 | 116196 | 35 | 442 | 50 | | |
| *trnC-ACA* | – | 120134 | 120781 | 38 | 554 | 56 | | |
| *rps12* | + | 139062 | 139854 | ND | ND | 232 | 537 | 26 |
| *petB* | + | 143590 | 145001 | 6 | 764 | 642 | | |
| *rpl16* | – | 149891 | 151339 | 9 | 1041 | 399 | | |

注："+"表示正链；"–"表示负链；"ND"表示未确定。

【重复序列】　在菊苣叶绿体基因组中，微卫星序列有 A/T 和 AT/AT 两种类型，各有 27 个和 1 个（表 2-73-3）。共发现 9 个串联重复序列，满足总长度超过 20bp 且重复单元之间的相似度 ≥ 90% 两个条件（表 2-73-4）。散在重复序列包括回文重复序列和正向重复序列。以 *e*-value 小于 1E–04 为阈值，菊苣叶绿体基因组散在重复序列包括 14 条回文重复序列、17 条正向重复序列（表 2-73-5）。

表 2-73-3　菊苣叶绿体基因组微卫星序列统计

| 重复单元类型 | 重复序列个数 |
|---|---|
| A/T | 27 |
| AT/AT | 1 |

表 2-73-4　菊苣叶绿体基因组串联重复序列统计

| 起点—终点 | 重复单元长度（bp） | 重复单元拷贝数 | 重复单元一致序列长度（bp） | 重复单元之间的相似度（%） | 插入缺失比例（%） | 分值 | 碱基个数 A | C | G | T | 熵（0—2） |
|---|---|---|---|---|---|---|---|---|---|---|---|
| 23031—23092 | 32 | 1.9 | 32 | 93 | 0 | 106 | 41 | 22 | 8 | 27 | 1.82 |
| 27496—27541 | 23 | 2.0 | 23 | 100 | 0 | 92 | 39 | 13 | 4 | 43 | 1.63 |
| 45508—45569 | 32 | 1.9 | 32 | 93 | 0 | 106 | 27 | 8 | 22 | 41 | 1.82 |
| 81237—81275 | 19 | 2.0 | 20 | 95 | 5 | 71 | 38 | 10 | 15 | 35 | 1.81 |
| 98764—98804 | 21 | 2.0 | 21 | 90 | 9 | 66 | 60 | 0 | 7 | 31 | 1.24 |
| 99682—99721 | 20 | 2.0 | 20 | 100 | 0 | 80 | 40 | 5 | 0 | 55 | 1.22 |
| 127905—127952 | 20 | 2.3 | 21 | 92 | 7 | 89 | 45 | 4 | 4 | 45 | 1.41 |
| 136680—136720 | 21 | 2.0 | 21 | 95 | 0 | 73 | 31 | 24 | 9 | 34 | 1.88 |
| 150378—150430 | 20 | 2.7 | 21 | 94 | 5 | 85 | 41 | 9 | 9 | 39 | 1.70 |

表 2-73-5　菊苣叶绿体基因组散在重复序列特征值

| 重复单元一长度（bp） | 重复单元一起点 | 重复类型 | 重复单元二长度（bp） | 重复单元二起点 | 重复单元间隔 | e-value |
|---|---|---|---|---|---|---|
| 72 | 68599 | P | 72 | 152903 | 0 | 2.95E-34 |
| 42 | 7189 | D | 42 | 7207 | 0 | 3.40E-16 |
| 42 | 7189 | P | 42 | 61350 | 0 | 3.40E-16 |
| 42 | 7207 | P | 42 | 61368 | 0 | 3.40E-16 |
| 42 | 61350 | D | 42 | 61368 | 0 | 3.40E-16 |
| 39 | 13953 | D | 39 | 35518 | −1 | 2.55E-12 |
| 39 | 35518 | P | 39 | 54607 | −1 | 2.55E-12 |
| 39 | 35518 | D | 39 | 111987 | −1 | 2.55E-12 |
| 41 | 13951 | D | 41 | 111985 | −2 | 1.00E-11 |
| 41 | 54607 | P | 41 | 111985 | −2 | 1.00E-11 |
| 30 | 77231 | P | 30 | 113731 | 0 | 5.71E-09 |
| 36 | 106924 | D | 36 | 109148 | −3 | 2.69E-07 |
| 33 | 150377 | D | 33 | 150397 | −2 | 4.24E-07 |
| 35 | 10909 | D | 35 | 35521 | −3 | 9.85E-07 |
| 35 | 35521 | P | 35 | 57655 | −3 | 9.85E-07 |
| 30 | 23030 | D | 30 | 23062 | −2 | 2.23E-05 |
| 30 | 23030 | P | 30 | 45507 | −2 | 2.23E-05 |
| 30 | 23062 | P | 30 | 45539 | −2 | 2.23E-05 |
| 30 | 45507 | D | 30 | 45539 | −2 | 2.23E-05 |
| 32 | 77229 | D | 32 | 103737 | −3 | 4.78E-05 |
| 30 | 7183 | D | 30 | 7219 | −3 | 6.26E-04 |
| 30 | 7183 | P | 30 | 61350 | −3 | 6.26E-04 |
| 30 | 7219 | P | 30 | 61386 | −3 | 6.26E-04 |

续表

| 重复单元一长度（bp） | 重复单元一起点 | 重复类型 | 重复单元二长度（bp） | 重复单元二起点 | 重复单元间隔 | e-value |
| --- | --- | --- | --- | --- | --- | --- |
| 30 | 15120 | D | 30 | 136178 | −3 | 6.26E−04 |
| 30 | 27495 | D | 30 | 27518 | −3 | 6.26E−04 |
| 30 | 53449 | P | 30 | 136178 | −3 | 6.26E−04 |
| 30 | 54621 | P | 30 | 111982 | −3 | 6.26E−04 |
| 30 | 61350 | D | 30 | 61386 | −3 | 6.26E−04 |
| 30 | 80851 | D | 30 | 99510 | −3 | 6.26E−04 |
| 30 | 103739 | P | 30 | 113731 | −3 | 6.26E−04 |
| 30 | 106935 | D | 30 | 109159 | −3 | 6.26E−04 |

注：P. palindromic repeat，回文重复序列；D. direct repeat，正向重复序列

【系统发育】 使用MAFFT对来自菊苣亚族的15个物种和1个外类群物种[白术（*Atractylodes macrocephala*）]的81个共有蛋白质序列，进行多重序列比对，使用IQ-TREE筛选得到最优的TVM+F+G4模型，并采用最大似然法（maximum likelihood method）构建进化树。结果显示，菊苣（*Cichorium intybus*）独立成为一支，另外，6个苦苣菜属物种聚为一支，7个苦苣木属物种聚为一支[3,4]（图2-73-3）。

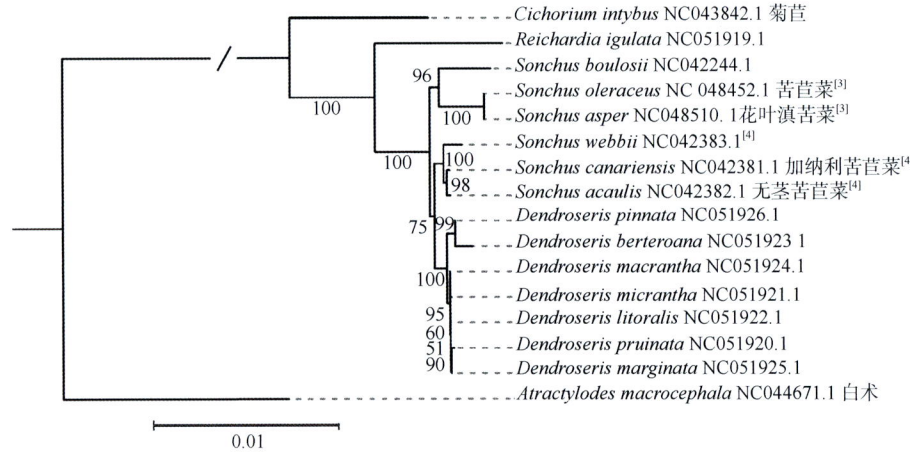

图2-73-3 菊苣亚族植物系统发育进化分析

## 参 考 文 献

[1] 国家中医药管理局《中华本草》编委会. 中华本草. 第7册. 上海：上海科学技术出版社，1999：805.

[2] 国家药典委员会. 中华人民共和国药典（2020年版）一部. 北京：中国医药科技出版社，2020：323.

[3] Cho M S, Kim J H, Kim C S, et al. Sow thistle chloroplast genomes: Insights into the plastome evolution and relationship of two weedy species, *Sonchus asper* and *Sonchus oleraceus*（Asteraceae）.Genes（Basel），2019，10（11）：881.

[4] Cho M S, Yang J Y, Yang T J, et al. Evolutionary comparison of the chloroplast genome in the woody *Sonchus alliance*（Asteraceae）on the Canary Islands. Genes（Basel），2019，10（3）：217.

# 74 野　菊

【药材基本信息】　野菊（*Chrysanthemum indicum* L.）又名山菊花、千层菊、黄菊花，为菊科菊属药用植物[1]，其干燥头状花序野菊花为中药材（图2-74-1）。收载于《中国药典》（2020年版）[2]。野菊广布于东北、华北、华东、华中及西南各地，商品药材野生。野菊花含黄酮类（如蒙花苷、木犀草素、芹菜素、槲皮素等）、挥发油（如樟烯、樟脑、葛缕酮等）、萜类及有机酸等。野菊花味苦、辛，性微寒。归肝、心经。具有清热解毒、泻火平肝的功效。现代研究证明，野菊花具有降压、抗心肌缺血、抗菌消炎、抗病毒、解热等作用。临床用于治疗流行性腮腺炎、慢性盆腔炎、前列腺炎和预防流行性感冒[3]。野菊花还可作为保健食品和饮料使用。

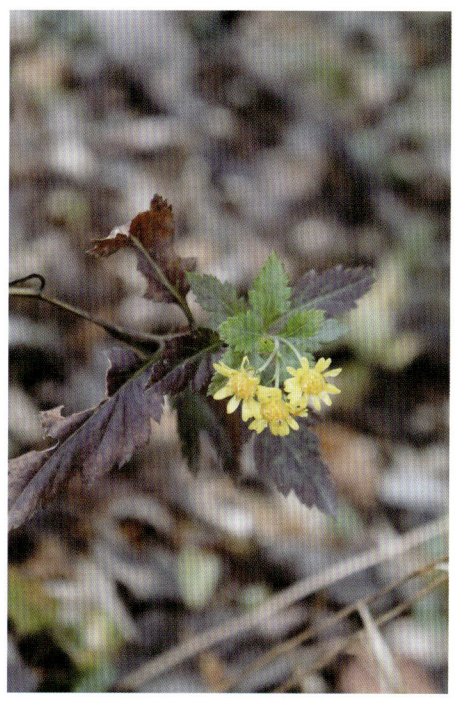

图 2-74-1　野菊

【叶绿体基因组】　野菊的叶绿体 DNA 为环状分子，其叶绿体基因组（GenBank 登录号：NC020320.1）总长度为 150 972bp，具有保守的四分状结构，包括一个 LSC 区、一个 SSC 区和一对 IR 区，其长度分别为 82 739bp、18 319bp 和 24 957bp（图2-74-2）。野菊叶绿体基因组的整体 G/C 含量为 37.48%。其 IR 区的 G/C 含量（43.07%）高于 SSC 区的

G/C 含量（30.84%）和 LSC 区的 G/C 含量（35.58%）。

*Chrysanthemum indicum*

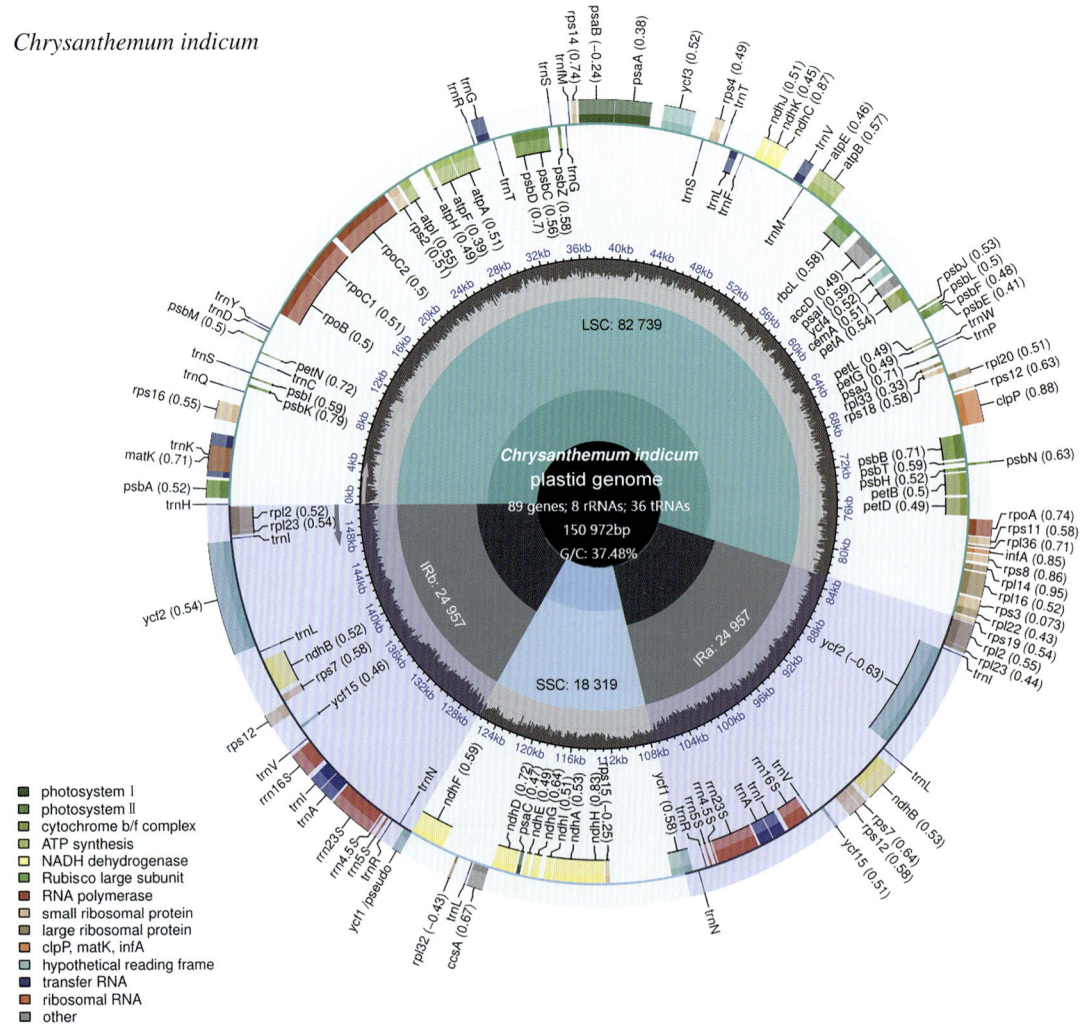

图 2-74-2　野菊叶绿体基因组图谱

该图包括 6 个圆形轨道。自内向外的第一轨道表示分散重复序列，红色弧线表示直接重复序列，绿色弧线表示回文重复序列；自内向外的第二轨道上的蓝色柱状线条表示长串联重复序列，其重复单元碱基长度＞7；自内向外的第三轨道以不同颜色的柱状线条表示不同类型的短串联重复序列（微卫星序列），其中黑色表示复杂重复序列，绿色表示重复单元碱基长度为 1 的重复序列，黄色表示重复单元碱基长度为 2 的重复序列，紫色表示重复单元碱基长度为 3 的重复序列，蓝色表示重复单元碱基长度为 4 的重复序列，橙色表示重复单元碱基长度为 5 的重复序列，红色表示重复单元碱基长度为 6 的重复序列；自内向外的第四轨道上以不同色块表示 SSC 区、反向重复区 IRa 和 IRb、LSC 区，数字代表相应区间的长度；自内向外的第五轨道表示 GC 含量；最外层第六轨道以不同色块表示不同功能的编码基因，功能分类详见图中左下角注释，基因名称后括号中的数字表示密码子使用偏差，轨道外侧的基因转录方向为顺时针方向，轨道内侧的基因转录方向为逆时针方向

【编码基因】　野菊的叶绿体基因组共编码 133 个基因，其中独特基因 111 个，包括蛋白质编码基因 89 个（独特基因 80 个）、转运 RNA（transfer RNA，tRNA）编码基因 36 个

（独特基因 27 个）、核糖体 RNA（ribosomal RNA，rRNA）编码基因 8 个（独特基因 4 个）（表 2-74-1）。其中 7 个蛋白质独特编码基因（*ndhB*、*rpl2*、*rpl23*、*rps12*、*rps7*、*ycf2*、*ycf5*）、9 个 tRNA 独特编码基因（*trnA-UGC*、*trnG-UCC*、*trnI-CAU*、*trnI-GAU*、*trnL-CAA*、*trnN-GUU*、*trnR-ACG*、*trnS-UGA*、*trnV-GAC*）、4 个 rRNA 独特编码基因（*rrn16S*、*rrn23S*、*rrn4.5S*、*rrn5S*）位于 IR 区。有 11 个蛋白质编码基因 [*rps16*、*rpoC1*、*atpF*、*petB*、*petD*、*rpl16*、*rpl2*（×2）、*ndhB*（×2）、*ndhA*] 各含有 1 个内含子（intron），4 个蛋白质编码基因 [*ycf3*、*clpP*、*rps12*（×2）] 各含有 2 个内含子，8 个 tRNA 编码基因 [*trnK-UUU*、*trnG-UCC*、*trnL-UAA*、*trnV-UAC*、*trnI-GAU*（×2）、*trnA-UGC*（×2）] 各含有 1 个内含子（表 2-74-2）。野菊叶绿体基因组中蛋白质编码区（coding sequence，CDS）的长度为 74 235bp，占整个基因组长度的 49.17%。rRNA 基因的长度为 9046bp，占整个基因组长度的 5.99%。而 tRNA 基因的长度为 2691bp，占整个基因组长度的 1.78%。野菊叶绿体基因组非编码区主要包括内含子和基因间区，其长度占整个基因组长度的 43.06%。

表 2-74-1 野菊叶绿体基因组基因列表

| 基因功能 | 基因分类 | 基因名称 |
| --- | --- | --- |
| rRNA | rRNA genes | *rrn16S*（×2）、*rrn23S*（×2）、*rrn5S*（×2）、*rrn4.5S*（×2） |
| tRNA | tRNA genes | 36 *trn* genes（8 个基因各含有 1 个内含子） |
| 自我复制 | Large subunit of ribosome | *rpl14*、*rpl16*、*rpl2*（×2）、*rpl20*、*rpl22*、*rpl23*（×2）、*rpl32*、*rpl33*、*rpl36* |
| | DNA dependent RNA polymerase | *rpoA*、*rpoB*、*rpoC1*、*rpoC2* |
| | Small subunit of ribosome | *rps11*、*rps12*（×3）、*rps14*、*rps15*、*rps16*、*rps18*、*rps19*、*rps2*、*rps3*、*rps4*、*rps7*（×2）、*rps8* |
| 光合作用 | Subunits of ATP synthase | *atpA*、*atpB*、*atpE*、*atpF*、*atpH*、*atpI* |
| | Subunits of photosystem Ⅱ | *psbA*、*psbB*、*psbC*、*psbD*、*psbE*、*psbF*、*psbH*、*psbI*、*psbJ*、*psbK*、*psbL*、*psbM*、*psbN*、*psbT*、*psbZ*、*ycf3* |
| | Subunits of NADH-dehydrogenase | *ndhA*、*ndhB*（×2）、*ndhC*、*ndhD*、*ndhE*、*ndhF*、*ndhG*、*ndhH*、*ndhI*、*ndhJ*、*ndhK* |
| | Subunits of cytochrome b/f complex | *petA*、*petB*、*petD*、*petG*、*petL*、*petN* |
| | Subunits of photosystem Ⅰ | *psaA*、*psaB*、*psaC*、*psaI*、*psaJ* |
| | Subunit of rubisco | *rbcL* |
| 其他功能 | Subunit of acetyl-CoA-carboxylase | *accD* |
| | c-type cytochrome synthesis gene | *ccsA* |
| | Envelop membrane protein | *cemA* |
| | Protease | *clpP* |
| | Translational initiation factor | *infA* |
| | Maturase | *matK* |
| 未知功能 | | *ycf1*（×2）、*ycf2*（×2）、*ycf4*、*ycf15*（×2） |

表 2-74-2　野菊叶绿体基因内含子和外显子位置及长度

| 基因名称 | 基因编码序列所在链 | 起始位置 | 终点位置 | 长度（bp） | | | | |
|---|---|---|---|---|---|---|---|---|
| | | | | 第一外显子 | 第一内含子 | 第二外显子 | 第二内含子 | 第三外显子 |
| trnK-UUU | – | 1719 | 4356 | 37 | 2571 | 30 | | |
| rps16 | – | 5188 | 6298 | 40 | 886 | 185 | | |
| rpoC1 | + | 15939 | 18461 | 432 | 732 | 1359 | | |
| atpF | + | 26663 | 27916 | 145 | 699 | 410 | | |
| trnG-UCC | – | 29926 | 30724 | 23 | 729 | 47 | | |
| ycf3 | – | 41856 | 43813 | 124 | 711 | 230 | 740 | 153 |
| trnL-UAA | + | 46595 | 47104 | 37 | 423 | 50 | | |
| trnV-UAC | – | 51056 | 51702 | 38 | 572 | 37 | | |
| rps12 | – | 68364 | 96697 | 114 | ND | 232 | 537 | 26 |
| clpP | – | 68632 | 70627 | 71 | 797 | 294 | 608 | 226 |
| petB | + | 73547 | 74941 | 6 | 747 | 642 | | |
| petD | + | 75130 | 76287 | 8 | 675 | 475 | | |
| rpl16 | – | 79747 | 81164 | 9 | 1012 | 399 | | |
| rpl2 | – | 82848 | 84337 | 391 | 665 | 434 | | |
| ndhB | – | 92886 | 95088 | 777 | 670 | 756 | | |
| trnI-GAU | + | 100611 | 101463 | 42 | 776 | 35 | | |
| trnA-UGC | + | 101528 | 102412 | 38 | 812 | 35 | | |
| ndhA | + | 114109 | 116264 | 553 | 1064 | 539 | | |
| trnA-UGC | – | 131284 | 132168 | 38 | 812 | 35 | | |
| trnI-GAU | – | 132233 | 133085 | 42 | 776 | 35 | | |
| rps12 | + | 136999 | 137241 | ND | ND | 237 | 537 | 26 |
| ndhB | + | 138608 | 140810 | 777 | 670 | 756 | | |
| rpl2 | + | 149359 | 150848 | 391 | 665 | 434 | | |

注："+"表示正链；"–"表示负链；"ND"表示未确定

【重复序列】　在野菊叶绿体基因组中，微卫星序列以 A/T 为主，有 37 个；其次为 AT/AT，有 3 个（表 2-74-3）。共发现 17 个串联重复序列，满足总长度超过 20bp 且重复单元之间的相似度 ≥ 90% 两个条件（表 2-74-4）。散在重复序列包括回文重复序列和正向重复序列。以 e-value 小于 1E–04 为阈值，野菊叶绿体基因组散在重复序列包括 19 条回文重复序列、17 条正向重复序列（表 2-74-5）。

表 2-74-3　野菊叶绿体基因组微卫星序列统计

| 重复单元类型 | 重复序列个数 |
|---|---|
| A/T | 37 |
| C/G | 1 |
| AT/AT | 3 |
| AAT/ATT | 1 |

表 2-74-4　野菊叶绿体基因组串联重复序列统计

| 起点—终点 | 重复单元长度（bp） | 重复单元拷贝数 | 重复单元一致序列长度（bp） | 重复单元之间的相似度（%） | 插入缺失比例（%） | 分值 | 碱基个数 A | C | G | T | 熵（0—2） |
|---|---|---|---|---|---|---|---|---|---|---|---|
| 5017—5049 | 15 | 2.3 | 15 | 94 | 5 | 59 | 54 | 9 | 12 | 24 | 1.66 |
| 8754—8795 | 21 | 2.0 | 21 | 100 | 0 | 84 | 33 | 14 | 9 | 42 | 1.78 |
| 25043—25067 | 12 | 2.1 | 12 | 100 | 0 | 50 | 60 | 8 | 8 | 24 | 1.52 |
| 30097—30139 | 21 | 2.0 | 22 | 90 | 4 | 70 | 48 | 25 | 6 | 18 | 1.73 |
| 45845—45878 | 17 | 2.0 | 17 | 100 | 0 | 68 | 70 | 0 | 17 | 11 | 1.16 |
| 47673—47707 | 15 | 2.4 | 14 | 90 | 9 | 52 | 60 | 20 | 0 | 20 | 1.37 |
| 51740—51774 | 15 | 2.3 | 15 | 90 | 0 | 52 | 34 | 14 | 14 | 37 | 1.86 |
| 56212—56261 | 24 | 2.1 | 24 | 100 | 0 | 100 | 36 | 16 | 16 | 32 | 1.90 |
| 65258—65293 | 17 | 2.1 | 17 | 100 | 0 | 72 | 58 | 5 | 19 | 16 | 1.58 |
| 66694—66734 | 21 | 2.0 | 21 | 95 | 0 | 73 | 31 | 24 | 9 | 34 | 1.88 |
| 76374—76401 | 14 | 2.0 | 14 | 100 | 0 | 56 | 42 | 7 | 7 | 42 | 1.59 |
| 89961—90038 | 18 | 4.3 | 18 | 96 | 0 | 138 | 29 | 10 | 25 | 34 | 1.89 |
| 97616—97640 | 10 | 2.5 | 10 | 100 | 0 | 50 | 40 | 8 | 0 | 52 | 1.31 |
| 105627—105688 | 32 | 1.9 | 32 | 96 | 0 | 115 | 41 | 20 | 8 | 29 | 1.81 |
| 128008—128069 | 32 | 1.9 | 32 | 96 | 0 | 115 | 29 | 8 | 20 | 41 | 1.81 |
| 136056—136080 | 10 | 2.5 | 10 | 100 | 0 | 50 | 52 | 0 | 8 | 40 | 1.31 |
| 143658—143735 | 18 | 4.3 | 18 | 96 | 0 | 138 | 34 | 25 | 10 | 29 | 1.89 |

表 2-74-5　野菊叶绿体基因组散在重复序列特征值

| 重复单元一长度（bp） | 重复单元一起点 | 重复类型 | 重复单元二长度（bp） | 重复单元二起点 | 重复单元间隔 | e-value |
|---|---|---|---|---|---|---|
| 60 | 89960 | D | 60 | 89978 | −2 | 7.68E−23 |
| 60 | 89960 | P | 60 | 143657 | −2 | 7.68E−23 |
| 60 | 89978 | P | 60 | 143675 | −2 | 7.68E−23 |
| 60 | 143657 | D | 60 | 143675 | −2 | 7.68E−23 |
| 45 | 89975 | D | 45 | 89993 | 0 | 5.18E−18 |
| 45 | 89975 | P | 45 | 143657 | 0 | 5.18E−18 |
| 45 | 89993 | P | 45 | 143675 | 0 | 5.18E−18 |
| 39 | 96736 | P | 39 | 115646 | 0 | 2.12E−14 |
| 39 | 115646 | D | 39 | 136920 | 0 | 2.12E−14 |
| 41 | 43012 | D | 41 | 96734 | −1 | 1.63E−13 |
| 41 | 43012 | P | 41 | 136920 | −1 | 1.63E−13 |

续表

| 重复单元一长度（bp） | 重复单元一起点 | 重复类型 | 重复单元二长度（bp） | 重复单元二起点 | 重复单元间隔 | e-value |
|---|---|---|---|---|---|---|
| 39 | 43014 | P | 39 | 115646 | −1 | 2.48E−12 |
| 42 | 89960 | D | 42 | 89996 | −2 | 2.57E−12 |
| 42 | 89960 | P | 42 | 143657 | −2 | 2.57E−12 |
| 42 | 89996 | P | 42 | 143693 | −2 | 2.57E−12 |
| 42 | 143657 | D | 42 | 143693 | −2 | 2.57E−12 |
| 30 | 8429 | P | 30 | 44693 | −1 | 5.00E−07 |
| 30 | 89972 | D | 30 | 90008 | −1 | 5.00E−07 |
| 30 | 89972 | P | 30 | 143657 | −1 | 5.00E−07 |
| 30 | 90008 | P | 30 | 143693 | −1 | 5.00E−07 |
| 30 | 105626 | D | 30 | 105658 | −1 | 5.00E−07 |
| 30 | 105626 | P | 30 | 128007 | −1 | 5.00E−07 |
| 30 | 105658 | P | 30 | 128039 | −1 | 5.00E−07 |
| 30 | 128007 | D | 30 | 128039 | −1 | 5.00E−07 |
| 35 | 37984 | D | 35 | 40208 | −3 | 9.60E−07 |
| 35 | 43017 | D | 35 | 93685 | −3 | 9.60E−07 |
| 35 | 43017 | P | 35 | 139975 | −3 | 9.60E−07 |
| 30 | 34782 | P | 30 | 44693 | −2 | 2.18E−05 |
| 30 | 56211 | D | 30 | 56235 | −2 | 2.18E−05 |
| 30 | 66206 | D | 30 | 97896 | −2 | 2.18E−05 |
| 30 | 66206 | P | 30 | 135769 | −2 | 2.18E−05 |
| 32 | 8427 | D | 32 | 34780 | −3 | 4.65E−05 |
| 30 | 37998 | D | 30 | 40222 | −3 | 6.10E−04 |
| 30 | 86386 | P | 30 | 86390 | −3 | 6.10E−04 |
| 30 | 86386 | D | 30 | 147275 | −3 | 6.10E−04 |
| 30 | 147275 | P | 30 | 147279 | −3 | 6.10E−04 |

注：P. palindromic repeat，回文重复序列；D. direct repeat，正向重复序列

【高可变区】 为了发现菊属物种间的高可变区，从菊属 8 个物种叶绿体基因组中提取了 88 个基因间区，采用 K2p（Kimura 2-parameter）模型计算基因间区的遗传距离，遗传距离最大的 30 个基因间区参见图 2-74-3。其 K2p 平均值分布于 0.15～1.33。其中 *rpl14-rpl16*、*rpl22-rps19* 的 K2p 平均值较高，分别为 1.33、1.17。由此可见，菊属 8 个物种的叶绿体基因组在这 2 个区域的变异较大，这 2 个区域可作为潜在的分子标记开发区域。

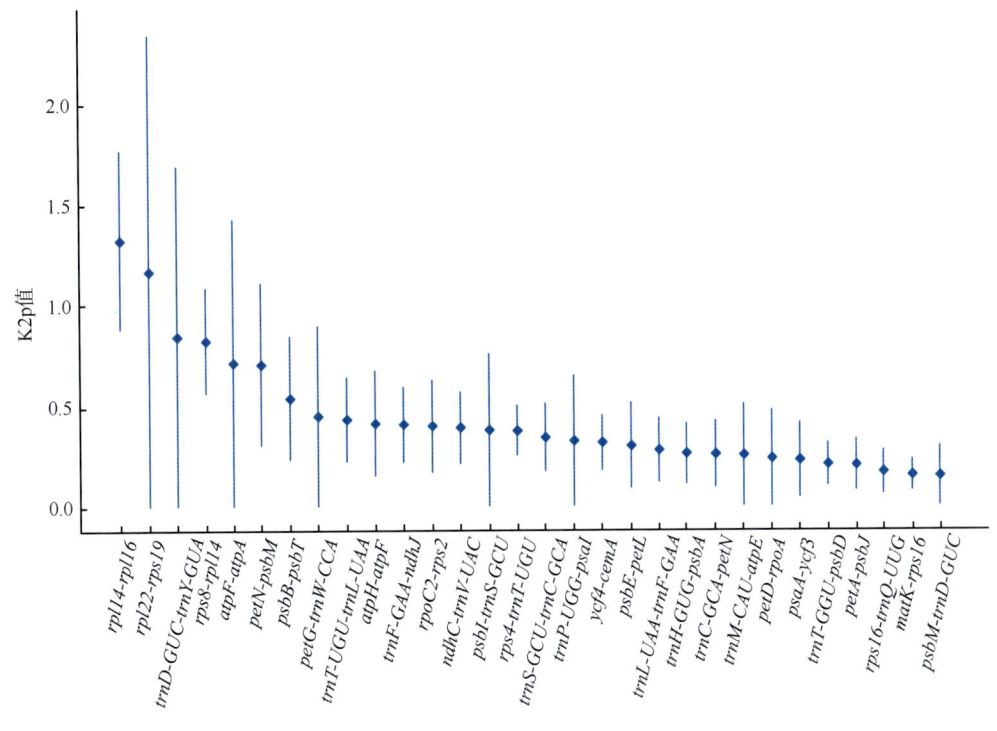

图 2-74-3 菊属物种基因间区的遗传距离分析结果

【系统发育】 使用 MAFFT 对来自菊属的 8 个物种[4-6]和 1 个外类群物种 [ 太行菊（*Opisthopappus taihangensis*）][7] 的 85 个共有蛋白质序列进行多重序列比对，使用 IQ-TREE 选择 TVM+F+G4 模型，并采用最大似然法（maximum likelihood method）构建进化树。结果显示，*Chrysanthemum chanetii* 独立为一支，紫花野菊（*Chrysanthemum zawadskii*）[4] 独立为一支。甘菊（*Chrysanthemum lavandulifolium*）和菊蒿（*Chrysanthemum boreale*）2 个物种聚为一支，*Chrysanthemum lucidum*[5]、毛华菊（*Chrysanthemum vestitum*）、野菊（*Chrysanthemum indicum*）[6] 和菊花（*Chrysanthemum* × *morifolium*）4 个物种聚为一支。野菊和菊花的亲缘关系最近（图 2-74-4）。

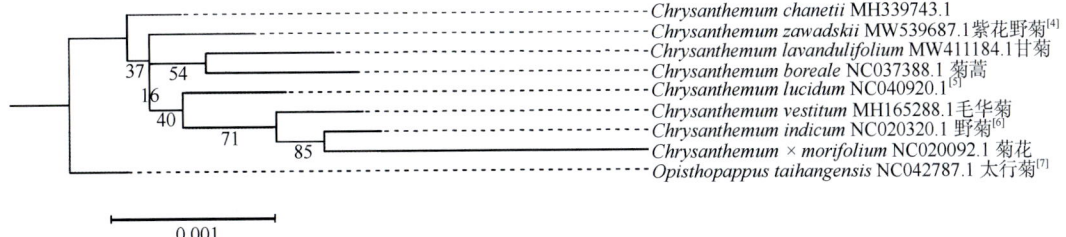

图 2-74-4 菊属植物系统发育进化分析

【$K_A/K_S$ 选择压力分析】 以图 2-74-4 的进化树作为参考，利用 Hyphy 软件中的 aBSREL 模型对蛋白质编码基因进行选择压力分析（表 2-74-6）。共发现 4 个菊属基因受到正向选择：ccsA、rbcL、rps11、ycf1。在物种野菊（C. indicum）中，ccsA、ycf1 基因被正向选择；在物种菊花（C.×morifolium）中，rbcL、rps11 基因被正向选择；在物种菊蒿（C. boreale）中，ycf1 基因被正向选择。这可能与菊属物种适应高海拔、高紫外辐射、低温环境等相关。

表 2-74-6　菊属植物 $K_A/K_S$ 选择压力分析

| 物种 | 基因 | 优化的枝长 | LRT | $p$-value |
|---|---|---|---|---|
| C. indicum | ccsA | 0.0010 | 10.8634 | 0.0075 |
|  | ycf1 | 0.0010 | 66.0163 | 0.0000* |
| C. × morifolium | rbcL | 0.0015 | 9.2753 | 0.0168 |
|  | rps11 | 0.0015 | 29.7136 | 0.0000* |
| C. boreale | ycf1 | 0.0008 | 30.5517 | 0.0000* |

注：LRT. likelihood ratio test，似然比检验；"*"表示值小于 0.0001

【宏 DNA 条形码的发现及其 PCR 扩增引物设计】　为了发现能够区分菊属下物种的宏 DNA 条形码序列及其 PCR 扩增引物，利用 ecoPrimers 对菊属植物叶绿体基因组序列进行分析。用于设计 PCR 扩增引物的保守区间见表 2-74-7。可以依据区间序列设计引物，使用这些引物对野菊 DNA 进行 PCR 扩增，对 PCR 产物进行桑格测序或高通量测序，通过序列比较和特征分析区分菊属的 4 个物种。

表 2-74-7　部分基于 ecoPrimers 发现的引物设计保守区间

| 编号 | 保守区间序列 | 物种拉丁名 | GenBank 序列号 | 保守区间序列起点—终点 |
|---|---|---|---|---|
| 1 | CATTGTTGTATTAGATCGAAATCGGAAGGTTCTTTCTTGACCTAACTA | C. × morifolium | NC020092.1 | 64014—64157 |
|  |  | C. indicum | NC020320.1 | 63985—64105 |
|  |  | C. boreale | NC037388.1 | 64041—64178 |
|  |  | C. lucidum | NC040920.1 | 64039—64160 |
| 2 | GAAAAAAATGAATATAAAATTCAAATAAATAAAAAA | C. × morifolium | NC020092.1 | 540—35650 |
|  |  | C. indicum | NC020320.1 | 35554—35664 |
|  |  | C. boreale | NC037388.1 | 35538—35693 |
|  |  | C. lucidum | NC040920.1 | 35491—35647 |
| 3 | AAATTTACTGATATTCTATTAAACATTAAAGAATAATGAGATGAGTTGGATAAATATCCATATCGTTATATTCTATATATAGAAAAAGAAAAGATATAGAAAAAGAAAGGATTCTTTTCGTGAGATAGTT | C. × morifolium | NC020092.1 | 45816—45878 |
|  |  | C. indicum | NC020320.1 | 45832—45911 |
|  |  | C. boreale | NC037388.1 | 45881—45926 |
|  |  | C. lucidum | NC040920.1 | 45826—45905 |

## 参 考 文 献

[1] 国家中医药管理局《中华本草》编委会. 中华本草（傣药卷）. 上海：上海科学技术出版社，1999.
[2] 国家药典委员会. 中华人民共和国药典（2020 年版）一部. 北京：中国医药科技出版社，2020：328.
[3] 陈芙蓉，汪涛，郭巧生，等. 基于 DNA 条形码的 psbA-trnH，matK，trnL 对不同地理居群野菊和药用菊的鉴定研究. 中国中药

杂志, 2019, 44（4）: 660-665.

[4] Baek J, Park S, Lee J, et al. The complete chloroplast genome of *Chrysanthemum zawadskii* Herbich（Asteraceae）isolated in Korea. Mitochondrial DNA Part B, 2021, 6（7）: 1956-1958.

[5] Kim J, Lee S W, Pak J H. The complete plastid genome sequence of *Chrysanthemum lucidum*（Asteraceae）: An endemic species of Ulleung Island of Korea. Mitochondrial DNA Part B, 2018, 3（2）: 476-477.

[6] Xia Y, Hu Z, Li X, et al. The complete chloroplast genome sequence of *Chrysanthemum indicum*. Mitochondrial DNA Part A, 2016, 27（6）: 4668-4669.

[7] Gu J, Wei Z, Yue C, et al. The complete chloroplast genome of *Opisthopappus taihangensis*（Ling）Shih. Mitochondrial DNA Part B: Resources, 2019, 4（1）: 1415-1416.

# 75 短葶飞蓬

【药材基本信息】 短葶飞蓬 [*Erigeron breviscapus* (Vant.) Hand.-Mazz.] 又名灯盏花,为菊科飞蓬属药用植物[1,2],其干燥全草为灯盏细辛中药材(图2-75-1)。收载于《中国药典》(2020年版)[3]。短葶飞蓬分布于云南、贵州、四川、重庆、湖南、广西等地。商品药材主要来自野生。主产于云南泸西。灯盏细辛含有黄酮(如野黄芩苷、芹菜素、木犀草素等)、萜、鞣质、挥发油、植物甾醇、内酯等化学成分。灯盏细辛性温,味辛、微苦。归心、肝经。具活血通络止痛、祛风散寒的功效。现代研究证明,灯盏细辛具有改善微循环、抗凝、抗氧化作用,用于治疗中风偏瘫、高血压、脑血栓、多发性神经炎、慢性视网膜炎、慢性喘息性支气管炎、小儿疳积等病症[1-3]。

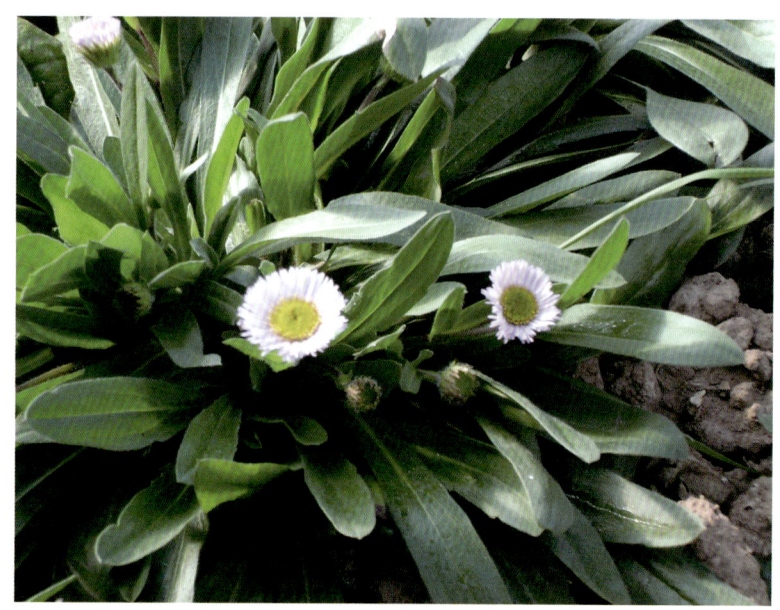

图 2-75-1 短葶飞蓬

【叶绿体基因组】 短葶飞蓬的叶绿体DNA为环状分子,其叶绿体基因组(GenBank登录号:NC043882.1)总长度为152 357bp,具有保守的四分状结构,包括一个LSC区、一个SSC区和一对IR区,其长度分别为84 871bp、18 102bp和24 692bp(图2-75-2)。短葶飞蓬叶绿体基因组的整体G/C含量为37.15%。其IR区的G/C含量(43.12%)高于SSC区的G/C含量(30.99%)和LSC区的G/C含量(34.99%)。

*Erigeron breviscapus*

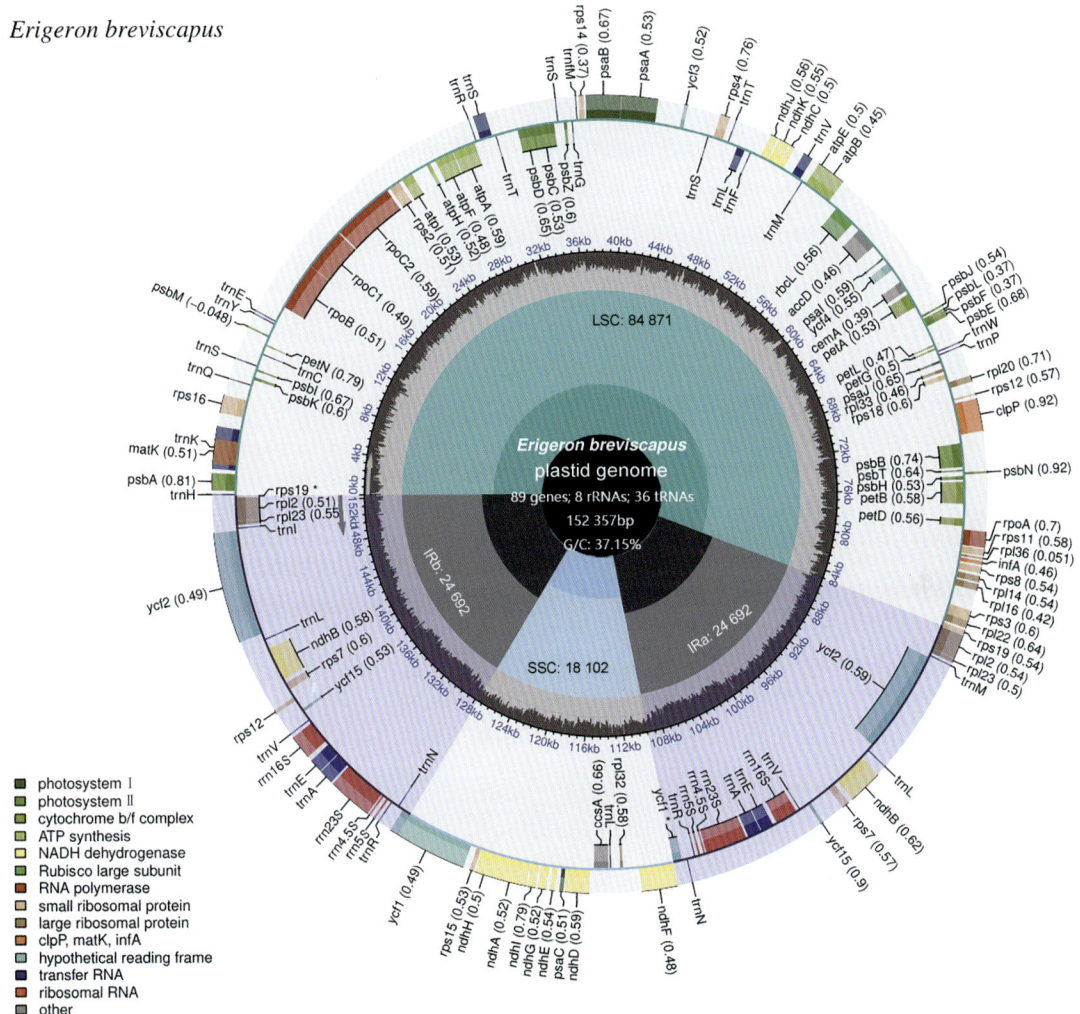

图 2-75-2 短葶飞蓬叶绿体基因组图谱

该图包括 6 个圆形轨道。自内向外的第一轨道表示分散重复序列，红色弧线表示直接重复序列，绿色弧线表示回文重复序列；自内向外的第二轨道上的蓝色柱状线条表示长串联重复序列，其重复单元碱基长度＞7；自内向外的第三轨道以不同颜色的柱状线条表示不同类型的短串联重复序列（微卫星序列），其中黑色表示复杂重复序列，绿色表示重复单元碱基长度为 1 的重复序列，黄色表示重复单元碱基长度为 2 的重复序列，紫色表示重复单元碱基长度为 3 的重复序列，蓝色表示重复单元碱基长度为 4 的重复序列，橙色表示重复单元碱基长度为 5 的重复序列，红色表示重复单元碱基长度为 6 的重复序列；自内向外的第四轨道上以不同色块表示 SSC 区、反向重复区 IRa 和 IRb、LSC 区，数字代表相应区间的长度；自内向外的第五轨道表示 GC 含量；最外层第六轨道以不同色块表示不同功能的编码基因，功能分类详见图中左下角注释，基因名称后括号中的数字表示密码子使用偏差，轨道外侧的基因转录方向为顺时针方向，轨道内侧的基因转录方向为逆时针方向

【编码基因】 短葶飞蓬的叶绿体基因组共编码 133 个基因，其中独特基因 111 个，包括蛋白质编码基因 89 个（独特基因 80 个）、转运 RNA（transfer RNA，tRNA）编码基因 36 个（独特基因 27 个）、核糖体 RNA（ribosomal RNA，rRNA）编码基因 8 个（独特基因 4 个）（表 2-75-1）。其中 7 个蛋白质编码基因（*ndhB*、*rpl2*、*rpl23*、*rps12*、 rps7、ycf15、ycf2）、9 个 tRNA 编码基因（trnA-UGC、trnI-GAU、trnI-CAU、trnL-CAA、trnN-GUU、trnR-ACG、trnS-UGA、trnG-UCC）、4 个 rRNA 编码基因（rrn16S、rrn23S、rrn4.5S、rrn5S）位于 IR 区。有 11 个蛋白质编码基因 [rps16、rpoC1、atpF、petB、petD、rpl16、rpl2（×2）、ndhB（×2）、ndhA] 各含有 1 个内含子（intron），4 个蛋白质编码基因 [rps12（×2）、ycf3、clpP] 含有 2 个内含子，8 个 tRNA 编码基因 [trnK-UUU、trnG-UCC、trnL-UAA、trnV-UAC、trnI-GAU（×2）、trnA-UGC（×2）] 各含有 1 个内含子（表 2-75-2）。短葶飞蓬叶绿体基因组中蛋白质编码区（coding sequence，CDS）的长度为 77 337bp，占整个基因组长度的 50.76%。rRNA 基因的长度为 9050bp，占整个基因组长度的 5.94%。而 tRNA 基因的长度为 2723bp，占整个基因组长度的 1.79%。短葶飞蓬叶绿体基因组非编码区主要包括内含子和基因间区，其长度占整个基因组长度的 41.51%。

表 2-75-1　短葶飞蓬叶绿体基因组基因列表

| 基因功能 | 基因分类 | 基因名称 |
| --- | --- | --- |
| rRNA | rRNA genes | rrn16S（×2）、rrn23S（×2）、rrn5S（×2）、rrn4.5S（×2） |
| tRNA | tRNA genes | 36 trn genes（8 个基因各含有 1 个内含子） |
| 自我复制 | Large subunit of ribosome | rpl14、rpl16、rpl2（×2）、rpl20、rpl22、rpl23（×2）、rpl32、rpl33、rpl36 |
| | DNA dependent RNA polymerase | rpoA、rpoB、rpoC1、rpoC2 |
| | Small subunit of ribosome | rps11、rps12（×3）、rps14、rps15、rps16、rps18、rps19、rps2、rps3、rps4、rps7（×2）、rps8 |
| 光合作用 | Subunits of ATP synthase | atpA、atpB、atpE、atpF、atpH、atpI |
| | Subunits of photosystem Ⅱ | psbA、psbB、psbC、psbD、psbE、psbF、psbH、psbI、psbJ、psbK、psbL、psbM、psbN、psbT、psbZ、ycf3 |
| | Subunits of NADH-dehydrogenase | ndhA、ndhB（×2）、ndhC、ndhD、ndhE、ndhF、ndhG、ndhH、ndhI、ndhJ、ndhK |
| | Subunits of cytochrome b/f complex | petA、petB、petD、petG、petL、petN |
| | Subunits of photosystem Ⅰ | psaA、psaB、psaC、psaI、psaJ |
| | Subunit of rubisco | rbcL |
| 其他功能 | Subunit of acetyl-CoA-carboxylase | accD |
| | c-type cytochrome synthesis gene | ccsA |
| | Envelop membrane protein | cemA |
| | Protease | clpP |
| | Translational initiation factor | infA |
| | Maturase | matK |
| 未知功能 | | ycf1（×2）、ycf15（×2）、ycf2（×2）、ycf4 |

表 2-75-2　短葶飞蓬叶绿体基因内含子和外显子位置及长度

| 基因名称 | 基因编码序列所在链 | 起始位置 | 终点位置 | 长度（bp） | | | | |
|---|---|---|---|---|---|---|---|---|
| | | | | 第一外显子 | 第一内含子 | 第二外显子 | 第二内含子 | 第三外显子 |
| trnK-UUU | − | 1621 | 4236 | 37 | 2543 | 36 | | |
| rps16 | − | 5084 | 6200 | 40 | 874 | 203 | | |
| rpoC1 | + | 15974 | 18797 | 432 | 754 | 1638 | | |
| atpF | + | 26746 | 28009 | 145 | 709 | 410 | | |
| trnG-UCC | − | 30072 | 30879 | 31 | 717 | 60 | | |
| ycf3 | − | 42504 | 44471 | 153 | 754 | 230 | 707 | 124 |
| trnL-UAA | + | 47436 | 47964 | 35 | 444 | 50 | | |
| trnV-UAC | − | 51456 | 52096 | 38 | 564 | 39 | | |
| rps12 | − | 70007 | 98914 | 114 | ND | 232 | 513 | 51 |
| clpP | − | 70338 | 72366 | 71 | 816 | 294 | 622 | 226 |
| petB | + | 75419 | 76833 | 6 | 767 | 642 | | |
| petD | + | 77022 | 78279 | 9 | 777 | 474 | | |
| rpl16 | − | 81732 | 83267 | 399 | 1340 | 9 | | |
| rpl2 | − | 84988 | 86483 | 391 | 671 | 434 | | |
| ndhB | − | 95095 | 97302 | 777 | 675 | 756 | | |
| trnI-GAU | + | 102489 | 103340 | 32 | 780 | 40 | | |
| trnA-UGC | + | 103405 | 104297 | 38 | 820 | 35 | | |
| ndhA | − | 119057 | 121216 | 553 | 1068 | 539 | | |
| trnA-UGC | − | 132932 | 133824 | 38 | 820 | 35 | | |
| trnI-GAU | − | 133889 | 134740 | 32 | 780 | 40 | | |
| rps12 | + | 138315 | 139107 | ND | ND | 232 | 513 | 51 |
| ndhB | + | 139927 | 142134 | 777 | 675 | 756 | | |
| rpl2 | + | 150746 | 152241 | 391 | 671 | 434 | | |

注："+"表示正链；"−"表示负链；"ND"表示未确定

【重复序列】　在短葶飞蓬叶绿体基因组中，微卫星序列以 A/T 为主，有 32 个；其次为 AT/AT，有 5 个（表 2-75-3）。共发现 30 个串联重复序列，满足总长度超过 20bp 且重复单元之间的相似度 ≥ 90% 两个条件（表 2-75-4）。散在重复序列包括回文重复序列和正向重复序列。以 e-value 小于 1E–04 为阈值，短葶飞蓬叶绿体基因组散在重复序列包括 20 条回文重复序列、23 条正向重复序（表 2-75-5）。

表 2-75-3　短葶飞蓬叶绿体基因组微卫星序列统计

| 重复单元类型 | 重复序列个数 |
|---|---|
| A/T | 32 |
| AT/AT | 5 |
| AAG/CTT | 1 |
| AATT/AATT | 1 |

表 2-75-4　短葶飞蓬叶绿体基因组串联重复序列统计

| 起点—终点 | 重复单元长度(bp) | 重复单元拷贝数 | 重复单元一致序列长度(bp) | 重复单元之间的相似度(%) | 插入缺失比例(%) | 分值 | 碱基个数 A | C | G | T | 熵(0—2) |
|---|---|---|---|---|---|---|---|---|---|---|---|
| 4916—4947 | 20 | 2.0 | 20 | 90 | 0 | 62 | 45 | 20 | 15 | 20 | 1.86 |
| 6314—6338 | 13 | 2.1 | 13 | 100 | 0 | 54 | 29 | 0 | 25 | 44 | 1.54 |
| 12277—12314 | 16 | 2.4 | 16 | 91 | 0 | 60 | 64 | 0 | 0 | 35 | 0.94 |
| 12351—12393 | 25 | 2.0 | 25 | 100 | 0 | 100 | 32 | 16 | 4 | 48 | 1.64 |
| 25114—25138 | 13 | 3.1 | 13 | 100 | 0 | 80 | 45 | 7 | 7 | 40 | 1.61 |
| 29903—29935 | 13 | 2.5 | 12 | 94 | 5 | 53 | 64 | 0 | 0 | 35 | 0.94 |
| 30244—30286 | 18 | 2.1 | 18 | 95 | 5 | 67 | 54 | 0 | 10 | 35 | 1.36 |
| 30244—30286 | 19 | 3.1 | 19 | 90 | 9 | 88 | 64 | 0 | 0 | 35 | 0.94 |
| 31816—31855 | 13 | 2.0 | 13 | 100 | 0 | 52 | 53 | 0 | 7 | 38 | 1.30 |
| 44922—44948 | 13 | 2.0 | 13 | 100 | 0 | 52 | 38 | 0 | 7 | 53 | 1.30 |
| 46954—46992 | 18 | 2.3 | 19 | 95 | 4 | 77 | 33 | 0 | 0 | 66 | 0.92 |
| 48431—48480 | 19 | 2.1 | 19 | 100 | 0 | 78 | 35 | 10 | 10 | 43 | 1.73 |
| 48923—48962 | 11 | 2.5 | 11 | 100 | 0 | 54 | 66 | 0 | 0 | 33 | 0.92 |
| 51067—51097 | 18 | 4.3 | 18 | 93 | 0 | 129 | 29 | 10 | 26 | 33 | 1.89 |
| 59468—59504 | 19 | 2.2 | 19 | 100 | 0 | 82 | 56 | 4 | 19 | 19 | 1.60 |
| 60876—60937 | 13 | 2.0 | 13 | 100 | 0 | 52 | 76 | 7 | 7 | 7 | 1.15 |
| 61543—61568 | 32 | 2.0 | 32 | 93 | 0 | 110 | 39 | 26 | 7 | 26 | 1.83 |
| 66604—66629 | 19 | 2.1 | 19 | 95 | 0 | 69 | 38 | 12 | 0 | 48 | 1.42 |
| 77620—77661 | 32 | 2.0 | 32 | 93 | 0 | 110 | 26 | 7 | 26 | 39 | 1.83 |
| 78370—78408 | 13 | 2.0 | 13 | 100 | 0 | 52 | 7 | 7 | 7 | 76 | 1.15 |
| 82495—82521 | 19 | 2.2 | 19 | 100 | 0 | 82 | 19 | 19 | 4 | 56 | 1.60 |
| 92116—92193 | 18 | 4.3 | 18 | 93 | 0 | 129 | 33 | 26 | 10 | 29 | 1.89 |
| 94735—94775 | 20 | 2.0 | 20 | 90 | 0 | 62 | 45 | 20 | 15 | 20 | 1.86 |
| 95077—95102 | 13 | 2.1 | 13 | 100 | 0 | 54 | 29 | 0 | 25 | 44 | 1.54 |
| 107512—107575 | 16 | 2.4 | 16 | 91 | 0 | 60 | 64 | 0 | 0 | 35 | 0.94 |
| 112262—112300 | 25 | 2.0 | 25 | 100 | 0 | 100 | 32 | 16 | 4 | 48 | 1.64 |
| 129654—129717 | 13 | 3.1 | 13 | 100 | 0 | 80 | 45 | 7 | 7 | 40 | 1.61 |
| 142127—142152 | 13 | 2.5 | 12 | 94 | 5 | 53 | 64 | 0 | 0 | 35 | 0.94 |
| 142454—142494 | 18 | 2.1 | 18 | 95 | 5 | 67 | 54 | 0 | 10 | 35 | 1.36 |
| 145036—145113 | 19 | 3.1 | 19 | 90 | 9 | 88 | 64 | 0 | 0 | 35 | 0.94 |

表 2-75-5　短葶飞蓬叶绿体基因组散在重复序列特征值

| 重复单元一长度（bp） | 重复单元一起点 | 重复类型 | 重复单元二长度（bp） | 重复单元二起点 | 重复单元间隔 | $e$-value |
| --- | --- | --- | --- | --- | --- | --- |
| 49 | 31306 | P | 49 | 31309 | −3 | 1.02E−14 |
| 39 | 43676 | D | 39 | 119635 | 0 | 2.16E−14 |
| 48 | 92127 | D | 48 | 92145 | −3 | 3.85E−14 |
| 48 | 92127 | P | 48 | 145035 | −3 | 3.85E−14 |
| 48 | 92145 | P | 48 | 145053 | −3 | 3.85E−14 |
| 48 | 145035 | D | 48 | 145053 | −3 | 3.85E−14 |
| 41 | 43674 | D | 41 | 98950 | −1 | 1.66E−13 |
| 41 | 43674 | P | 41 | 138237 | −1 | 1.66E−13 |
| 39 | 98952 | D | 39 | 119635 | −1 | 2.53E−12 |
| 39 | 119635 | P | 39 | 138237 | −1 | 2.53E−12 |
| 42 | 92115 | D | 42 | 92133 | −3 | 1.05E−10 |
| 42 | 92115 | D | 42 | 92151 | −3 | 1.05E−10 |
| 42 | 92115 | P | 42 | 145035 | −3 | 1.05E−10 |
| 42 | 92115 | P | 42 | 145053 | −3 | 1.05E−10 |
| 42 | 92133 | P | 42 | 145071 | −3 | 1.05E−10 |
| 42 | 92151 | P | 42 | 145071 | −3 | 1.05E−10 |
| 42 | 145035 | D | 42 | 145071 | −3 | 1.05E−10 |
| 42 | 145053 | D | 42 | 145071 | −3 | 1.05E−10 |
| 35 | 92140 | D | 35 | 92158 | −1 | 5.81E−10 |
| 35 | 92140 | P | 35 | 145035 | −1 | 5.81E−10 |
| 35 | 92158 | P | 35 | 145053 | −1 | 5.81E−10 |
| 30 | 8475 | P | 30 | 45401 | −1 | 5.10E−07 |
| 32 | 107511 | D | 32 | 107543 | −2 | 1.58E−06 |
| 32 | 107511 | P | 32 | 129653 | −2 | 1.58E−06 |
| 32 | 107543 | P | 32 | 129685 | −2 | 1.58E−06 |
| 32 | 129653 | D | 32 | 129685 | −2 | 1.58E−06 |
| 34 | 50972 | D | 34 | 77621 | −3 | 3.57E−06 |
| 31 | 48922 | D | 31 | 48935 | −2 | 5.92E−06 |
| 33 | 23998 | P | 33 | 46365 | −3 | 1.30E−05 |
| 33 | 31280 | D | 33 | 31360 | −3 | 1.30E−05 |
| 33 | 31294 | D | 33 | 31355 | −3 | 1.30E−05 |
| 33 | 77655 | P | 33 | 77658 | −3 | 1.30E−05 |
| 30 | 31311 | D | 30 | 31315 | −2 | 2.22E−05 |
| 30 | 31311 | P | 30 | 31319 | −2 | 2.22E−05 |
| 30 | 35298 | P | 30 | 45401 | −2 | 2.22E−05 |
| 30 | 48430 | D | 30 | 48455 | −2 | 2.22E−05 |

续表

| 重复单元一长度（bp） | 重复单元一起点 | 重复类型 | 重复单元二长度（bp） | 重复单元二起点 | 重复单元间隔 | e-value |
| --- | --- | --- | --- | --- | --- | --- |
| 32 | 8473 | D | 32 | 35296 | −3 | 4.74E−05 |
| 32 | 10378 | P | 32 | 10388 | −3 | 4.74E−05 |
| 32 | 24005 | P | 32 | 111957 | −3 | 4.74E−05 |
| 32 | 38594 | D | 32 | 40818 | −3 | 4.74E−05 |
| 31 | 31300 | D | 31 | 31357 | −3 | 1.72E−04 |
| 31 | 60887 | D | 31 | 60906 | −3 | 1.72E−04 |
| 30 | 31314 | D | 30 | 31371 | −3 | 6.21E−04 |

注：P. palindromic repeat，回文重复序列；D. direct repeat，正向重复序列

【高可变区】 为了发现飞蓬属物种间的高可变区，从飞蓬属3个物种叶绿体基因组中提取了64个基因间区，采用K2p（Kimura 2-parameter）模型计算基因间区的遗传距离，遗传距离最大的30个基因间区参见图2-75-3。其K2p平均值分布于1.10～12.85，其中 *rps16-trnQ-UUG*、*trnG-UCC-trnM-CAU*、*rpl22-rps19* 的K2p平均值较高，分别为12.85、7.88、6.25。由此可见，飞蓬属3个物种的叶绿体基因组在这3个区域的变异较大，这3个区域可作为潜在的分子标记开发区域。

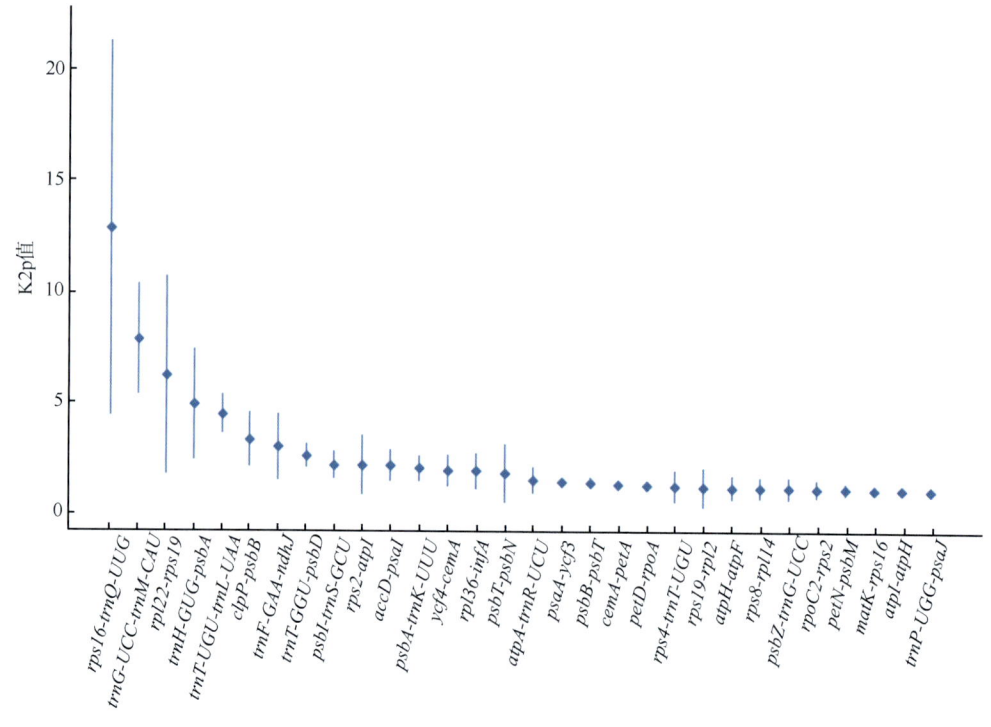

图 2-75-3 飞蓬属3个物种基因间区的遗传距离分析结果

【系统发育】 使用MAFFT对来自飞蓬属的3个物种和1个外类群物种（*Lagenophora cuchumatanica*）的叶绿体基因组中提取的80个共有蛋白质序列进行多重序列比对，使用

IQ-TREE 选择 TVM+F+G4 模型，并采用最大似然法（maximum likelihood method）构建进化树。结果显示，香丝草（*Erigeron bonariensis*）和小蓬草（*Erigeron canadensis*）聚为一支，短葶飞蓬（*Erigeron breviscapus*）独立成为一支[4]（图 2-75-4）。

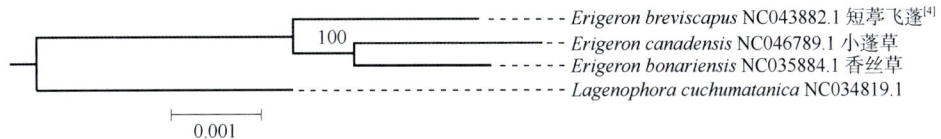

图 2-75-4　飞蓬属植物系统发育进化分析

【$K_A/K_S$ 选择压力分析】　以图 2-75-4 的进化树作为参考，利用 Hyphy 软件中的 aBSREL 模型对蛋白质编码基因进行选择压力分析。未发现有基因受到正向选择。

【宏 DNA 条形码的发现及其 PCR 扩增引物设计】　为了发现能够区分飞蓬属 3 个物种的宏 DNA 条形码序列及其 PCR 扩增引物，利用 ecoPrimers 对飞蓬属植物叶绿体基因组序列进行分析。用于设计 PCR 扩增引物的保守区间见表 2-75-6。可以依据区间序列设计引物，使用这些引物对飞蓬属植物 DNA 进行 PCR 扩增，对 PCR 产物进行桑格测序或高通量测序，通过序列比较和特征分析区分飞蓬属的 3 个物种。

表 2-75-6　部分基于 ecoPrimers 发现的引物设计保守区间

| 编号 | 保守区间序列 | 物种拉丁名 | GenBank 序列号 | 保守区间序列起点—终点 |
|---|---|---|---|---|
| 1 | GTATGGTCTGGCGAAGCCTACTTATC | *E. bonariensis* | NC035884.1 | 30901—3095 |
|  |  | *E. breviscapus* | NC043882.1 | 30923—31012 |
|  |  | *E. canadensis* | NC046789.1 | 30378—30449 |
| 2 | TATAGGAATAACTTGGCATTTCGTTCTTCCACAGAGAAC | *E. bonariensis* | NC035884.1 | 31705—31794 |
|  | CTTTTATTCTAAGTCACAAGATAAGAAAATTTTTCAC | *E. breviscapus* | NC043882.1 | 31836—31971 |
|  | TATCTTTCTTTGATTACAGGATAAATATTAATTTATTTA | *E. canadensis* | NC046789.1 | 31105—31245 |
|  | TTATTAGAGACCAACGTCTTGTTATATATTATATTATAT |  |  |  |
|  | ATCTATCTATACTATATACTATATAATAT |  |  |  |
| 3 | ATAATGAAACCATCCGGTCAAAACCAATCCAATAAGA | *E. bonariensis* | NC035884.1 | 35272—35334 |
|  | AACAAATCTATTCAACAAAAAGGAGAGAGAGGGA | *E. breviscapus* | NC043882.1 | 35451—35517 |
|  | TTCGAACCCTCGATAGTAAACTATACCGGTTTTCAAG | *E. canadensis* | NC046789.1 | 34727—34798 |
|  | ACCGGGACTTTCAACCACTCAGCCATCTCTCCGAAA |  |  |  |
|  | GACAATTTTATTTTATTACTCTGAATAGAACATGGCCA |  |  |  |
|  | TATGAGTGGATACCGCCACTATTAAA |  |  |  |

## 参 考 文 献

[1] 肖培根. 新编中药志（第三卷）. 北京：化学工业出版社，2002：115-177.
[2] 国家中医药管理局《中华本草》编委会. 中华本草. 第三册. 上海：上海科学技术出版社，1999：290-293.
[3] 国家药典委员会. 中华人民共和国药典（2020 年版）一部. 北京：中国医药科技出版社，2020：153.
[4] Vargas O M，Ortiz E M，Simpson B B. Conflicting phylogenomic signals reveal a pattern of reticulate evolution in a recent high-Andean diversification（Asteraceae：Astereae：*Diplostephium*）. New Phytol，2017，214（4）：1736-1750.

# 76 淫 羊 藿

**【药材基本信息】** 淫羊藿（*Epimedium brevicornu* Maxim.）又称短角淫羊藿，为小檗科淫羊藿属药用植物[1]，其干燥叶为淫羊藿中药材（图 2-76-1）。收载于《中国药典》（2020年版）[2]。淫羊藿分布于甘肃、陕西北部、山西南部、河南西部、青海、宁夏、四川及与上述区域邻近的少部区域，主产于甘肃南部。商品药材来自野生。淫羊藿药材以叶片多，色黄绿者为佳。淫羊藿中含有黄酮类（如淫羊藿苷，朝藿定 A、B、C，宝藿苷 I，鼠李糖基淫羊藿次苷 II，箭藿苷 B 等）、木脂素类、酚苷类、生物碱类和多糖类等化学成分，淫羊藿味辛、甘，性温。归肝、肾经[2]。具有补肾阳、强筋骨、祛风湿的功效。现代研究证明，淫羊藿具有促进性功能、调节免疫、抗衰老、促进代谢、抗骨质疏松、强心、降压和增加冠脉血流等作用，临床常用于治疗骨质疏松、妇女更年期疾病和肾虚引起的多种疾病[3]。淫羊藿还可作为保健食品。

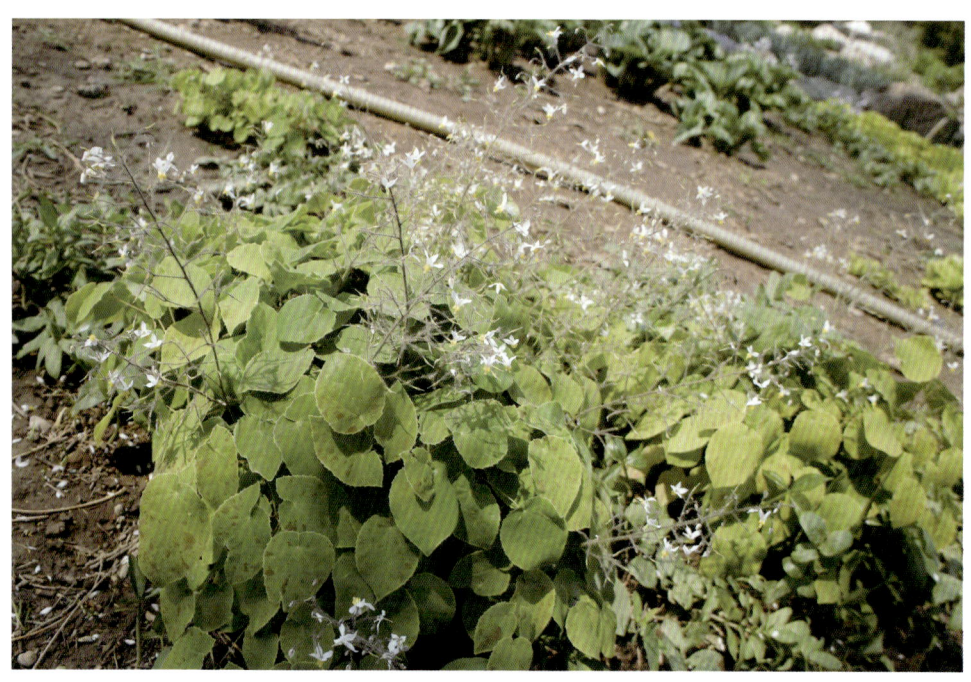

图 2-76-1 淫羊藿

**【叶绿体基因组】** 淫羊藿的叶绿体 DNA 为环状分子，其叶绿体基因组（GenBank 登录号：NC046776.1）总长度为 156 947bp，具有保守的四分状结构，包括一个 LSC 区、一个 SSC 区和一对 IR 区，其长度分别为 88 534bp、17 011bp 和 25 701bp（图 2-76-2）。淫羊藿叶绿体基因组的整体 G/C 含量为 38.79%。其 LSC 区的 G/C 含量（37.37%）低于 IR 区的 G/C 含量（43.24%），但高于 SSC 区的 G/C 含量（32.81%）。

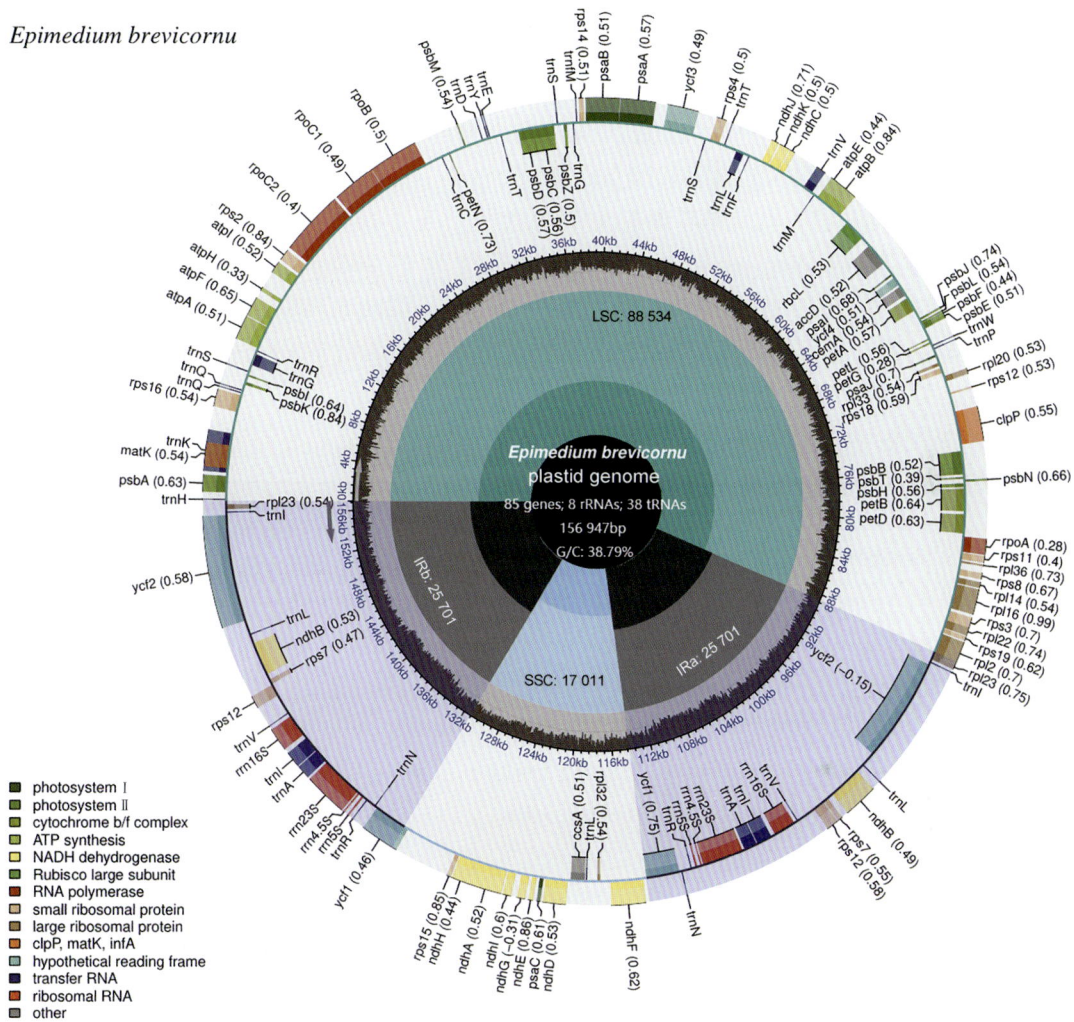

图 2-76-2　淫羊藿叶绿体基因组图谱

该图包括 6 个圆形轨道。自内向外的第一轨道表示分散重复序列，红色弧线表示直接重复序列，绿色弧线表示回文重复序列；自内向外的第二轨道上的蓝色柱线条表示长串联重复序列，其重复单元碱基长度＞7；自内向外的第三轨道以不同颜色的柱状线条表示不同类型的短串联重复序列（微卫星序列），其中黑色表示复杂重复序列，绿色表示重复单元碱基长度为 1 的重复序列，黄色表示重复单元碱基长度为 2 的重复序列，紫色表示重复单元碱基长度为 3 的重复序列，蓝色表示重复单元碱基长度为 4 的重复序列，橙色表示重复单元碱基长度为 5 的重复序列，红色表示重复单元碱基长度为 6 的重复序列；自内向外的第四轨道上以不同色块表示 SSC 区、反向重复区 IRa 和 IRb、LSC 区，数字代表相应区间的长度；自内向外的第五轨道表示 GC 含量；最外层第六轨道以不同色块表示不同功能的编码基因，功能分类详见图中左下角注释，基因名称后括号中的数字表示密码子使用偏差，轨道外侧的基因转录方向为顺时针方向，轨道内侧的基因转录方向为逆时针方向

【编码基因】　淫羊藿的叶绿体基因组共编码 131 个基因，其中独特基因 111 个，包括蛋白质编码基因 85 个（独特基因 77 个）、转运 RNA（transfer RNA，tRNA）编码基因 38

个（独特基因 30 个）、核糖体 RNA（ribosomal RNA，rRNA）编码基因 8 个（独特基因 4 个）（表 2-76-1）。其中 6 个蛋白质独特编码基因（ndhB、rpl23、rps12、rps7、ycf1、ycf2）、8 个 tRNA 独特编码基因（trnA-UGC、trnI-CAU、trnI-GAU、trnL-CAA、trnN-GUU、trnQ-UUG、trnR-ACG、trnV-GAC）、4 个 rRNA 独特编码基因（rrn16S、rrn23S、rrn4.5S、rrn5S）位于 IR 区。有 10 个蛋白质编码基因 [rps16、rpoC1、rpl2、rpl16、petD、petB、ndhB（×2）、ndhA、atpF] 各含有 1 个内含子（intron），4 个蛋白质编码基因 [ycf3、clpP、rps12（×2）] 各含有 2 个内含子，8 个 tRNA 编码基因 [trnV-UAC、trnL-UAA、trnK-UUU、trnI-GAU（×2）、trnG-UCC、trnA-UGC（×2）] 各含有 1 个内含子（表 2-76-2）。淫羊藿叶绿体基因组中蛋白质编码区（coding sequence，CDS）的长度为 77 466bp，占整个基因组长度的 49.36%。rRNA 基因的长度为 9040bp，占整个基因组长度的 5.76%。而 tRNA 基因的长度为 2860bp，占整个基因组长度的 1.82%。淫羊藿叶绿体基因组非编码区主要包括内含子和基因间区，其长度占整个基因组长度的 43.06%。

表 2-76-1　淫羊藿叶绿体基因组基因列表

| 基因功能 | 基因分类 | 基因名称 |
| --- | --- | --- |
| rRNA | rRNA genes | rrn16S（×2）、rrn23S（×2）、rrn5S（×2）、rrn4.5S（×2） |
| tRNA | tRNA genes | 38 trn genes（8 个基因各含有 1 个内含子） |
| 自我复制 | Small subunit of ribosome | rps11、rps12（×3）、rps14、rps15、rps16、rps18、rps19、rps2、rps3、rps4、rps7（×2）、rps8 |
| | Large subunit of ribosome | rpl14、rpl16、rpl2、rpl20、rpl22、rpl23（×2）、rpl32、rpl33、rpl36 |
| | DNA dependent RNA polymerase | rpoA、rpoB、rpoC1、rpoC2 |
| 光合作用 | Subunits of NADH-dehydrogenase | ndhA、ndhB（×2）、ndhC、ndhD、ndhE、ndhF、ndhG、ndhH、ndhI、ndhJ、ndhK |
| | Subunits of photosystem Ⅰ | psaA、psaB、psaC、psaI、psaJ |
| | Subunits of photosystem Ⅱ | psbA、psbB、psbC、psbD、psbE、psbF、psbH、psbI、psbJ、psbK、psbL、psbM、psbN、psbT、psbZ、ycf3 |
| | Subunits of cytochrome b/f complex | petA、petB、petD、petG、petL、petN |
| | Subunits of ATP synthase | atpA、atpB、atpE、atpF、atpH、atpI |
| | Large subunit of rubisco | rbcL |
| 其他功能 | Maturase | matK |
| | Protease | clpP |
| | Envelope membrane protein | cemA |
| | Subunit of acetyl-CoA-carboxylase | accD |
| | c-type cytochrome synthesis gene | ccsA |
| 未知功能 | | ycf1（×2）、ycf2（×2）、ycf4 |

表 2-76-2　淫羊藿叶绿体基因内含子和外显子位置及长度

| 基因名称 | 基因编码序列所在链 | 起始位置 | 终点位置 | 长度（bp） | | | | |
|---|---|---|---|---|---|---|---|---|
| | | | | 第一外显子 | 第一内含子 | 第二外显子 | 第二内含子 | 第三外显子 |
| trnK-UUU | - | 1848 | 4457 | 37 | 2538 | 35 | | |
| rps16 | - | 5914 | 7028 | 40 | 812 | 263 | | |
| trnG-UCC | + | 9160 | 9928 | 23 | 698 | 48 | | |
| atpF | - | 11918 | 13187 | 145 | 715 | 410 | | |
| rpoC1 | - | 21237 | 24011 | 432 | 741 | 1602 | | |
| ycf3 | - | 43739 | 45735 | 124 | 729 | 230 | 761 | 153 |
| trnL-UAA | + | 48879 | 49388 | 35 | 425 | 50 | | |
| trnV-UAC | - | 54024 | 54680 | 39 | 583 | 35 | | |
| rps12 | - | 71126 | 101942 | 114 | ND | 232 | 538 | 26 |
| clpP | - | 72413 | 74618 | 71 | 924 | 294 | 655 | 262 |
| petB | + | 77528 | 78996 | 6 | 821 | 642 | | |
| petD | + | 79216 | 80468 | 8 | 749 | 496 | | |
| rpl16 | - | 83862 | 85468 | 9 | 1166 | 432 | | |
| rpl2 | - | 87264 | 88772 | 403 | 672 | 434 | | |
| ndhB | - | 98111 | 100346 | 775 | 700 | 761 | | |
| trnI-GAU | + | 105368 | 106392 | 37 | 953 | 35 | | |
| trnA-UGC | + | 106457 | 107329 | 38 | 800 | 35 | | |
| ndhA | - | 123771 | 125879 | 556 | 1014 | 539 | | |
| trnA-UGC | - | 138153 | 139025 | 38 | 800 | 35 | | |
| trnI-GAU | - | 139090 | 140114 | 37 | 953 | 35 | | |
| rps12 | + | 143540 | 144333 | ND | ND | 232 | 538 | 26 |
| ndhB | + | 145136 | 147371 | 775 | 700 | 761 | | |

注："+"表示正链；"-"表示负链；"ND"表示未确定

【重复序列】　在淫羊藿叶绿体基因组中，微卫星序列有 A/T、C/G、AT/AT 三种类型，各有 69 个、3 个和 2 个（表 2-76-3）。共发现 15 个串联重复序列，满足总长度超过 20bp 且重复单元之间的相似度 ≥ 90% 两个条件（表 2-76-4）。散在重复序列包括回文重复序列和正向重复序列。以 e-value 小于 1E–04 为阈值，淫羊藿叶绿体基因组散在重复序列包括 19 条回文重复序列、24 条正向重复序列（表 2-76-5）。

表 2-76-3　淫羊藿叶绿体基因组微卫星序列统计

| 重复单元类型 | 重复序列个数 |
| --- | --- |
| A/T | 69 |
| C/G | 3 |
| AT/AT | 2 |

表 2-76-4　淫羊藿叶绿体基因组串联重复序列统计

| 起点—终点 | 重复单元长度（bp） | 重复单元拷贝数 | 重复单元一致序列长度（bp） | 重复单元之间的相似度（%） | 插入缺失比例（%） | 分值 | 碱基个数 A | C | G | T | 熵（0—2） |
| --- | --- | --- | --- | --- | --- | --- | --- | --- | --- | --- | --- |
| 41474—41504 | 15 | 2.1 | 15 | 93 | 0 | 53 | 9 | 25 | 41 | 22 | 1.84 |
| 52679—52705 | 14 | 1.9 | 14 | 100 | 0 | 54 | 70 | 0 | 7 | 22 | 1.12 |
| 72191—72282 | 45 | 2.0 | 45 | 97 | 0 | 175 | 35 | 15 | 20 | 28 | 1.93 |
| 74375—74472 | 48 | 2.0 | 48 | 96 | 0 | 178 | 31 | 20 | 14 | 33 | 1.92 |
| 87232—87257 | 13 | 2.0 | 13 | 100 | 0 | 52 | 23 | 7 | 7 | 61 | 1.49 |
| 94701—94754 | 27 | 2.0 | 27 | 96 | 0 | 99 | 33 | 0 | 35 | 31 | 1.58 |
| 110976—111006 | 15 | 2.1 | 15 | 100 | 0 | 62 | 61 | 0 | 32 | 6 | 1.21 |
| 113823—113877 | 12 | 4.6 | 12 | 93 | 0 | 83 | 45 | 12 | 34 | 7 | 1.70 |
| 113885—114023 | 66 | 2.1 | 67 | 91 | 4 | 226 | 43 | 18 | 20 | 17 | 1.89 |
| 113978—114071 | 48 | 2.0 | 48 | 97 | 0 | 179 | 44 | 17 | 20 | 18 | 1.87 |
| 131411—131504 | 48 | 2.0 | 48 | 97 | 0 | 179 | 18 | 20 | 17 | 44 | 1.87 |
| 131459—131597 | 66 | 2.1 | 67 | 91 | 4 | 226 | 17 | 20 | 18 | 43 | 1.89 |
| 131605—131659 | 12 | 4.6 | 12 | 93 | 0 | 83 | 7 | 34 | 12 | 45 | 1.70 |
| 134476—134506 | 15 | 2.1 | 15 | 100 | 0 | 62 | 6 | 32 | 0 | 61 | 1.21 |
| 150728—150781 | 27 | 2.0 | 27 | 96 | 0 | 99 | 31 | 35 | 0 | 33 | 1.58 |

表 2-76-5　淫羊藿叶绿体基因组散在重复序列特征值

| 重复单元一长度（bp） | 重复单元一起点 | 重复类型 | 重复单元二长度（bp） | 重复单元二起点 | 重复单元间隔 | e-value |
| --- | --- | --- | --- | --- | --- | --- |
| 139 | 5808 | P | 139 | 103532 | −3 | 1.69E−67 |
| 139 | 5808 | D | 139 | 141810 | −3 | 1.69E−67 |
| 107 | 4618 | D | 107 | 109542 | −1 | 8.45E−53 |
| 107 | 4618 | P | 107 | 135832 | −1 | 8.45E−53 |
| 82 | 113906 | D | 82 | 114020 | −3 | 7.08E−34 |
| 82 | 113906 | P | 82 | 131379 | −3 | 7.08E−34 |
| 82 | 114020 | P | 82 | 131493 | −3 | 7.08E−34 |
| 82 | 131379 | D | 82 | 131493 | −3 | 7.08E−34 |
| 77 | 4728 | D | 77 | 109654 | −3 | 5.99E−31 |
| 77 | 4728 | P | 77 | 135750 | −3 | 5.99E−31 |

续表

| 重复单元一长度（bp） | 重复单元一起点 | 重复类型 | 重复单元二长度（bp） | 重复单元二起点 | 重复单元间隔 | e-value |
|---|---|---|---|---|---|---|
| 62 | 131399 | D | 62 | 131513 | −1 | 6.06E−26 |
| 53 | 4672 | D | 53 | 109596 | 0 | 8.54E−23 |
| 53 | 4672 | P | 53 | 135832 | 0 | 8.54E−23 |
| 53 | 113904 | D | 53 | 113970 | −2 | 1.06E−18 |
| 53 | 113904 | P | 53 | 131458 | −2 | 1.06E−18 |
| 53 | 113970 | P | 53 | 131524 | −2 | 1.06E−18 |
| 53 | 131458 | D | 53 | 131524 | −2 | 1.06E−18 |
| 49 | 4756 | D | 49 | 109682 | −1 | 3.21E−18 |
| 49 | 4756 | P | 49 | 135750 | −1 | 3.21E−18 |
| 49 | 97964 | D | 49 | 147468 | −1 | 3.21E−18 |
| 51 | 72186 | D | 51 | 72231 | −2 | 1.57E−17 |
| 50 | 74374 | D | 50 | 74422 | −2 | 6.03E−17 |
| 46 | 113977 | D | 46 | 114025 | −1 | 1.93E−16 |
| 46 | 113977 | P | 46 | 131410 | −1 | 1.93E−16 |
| 46 | 114025 | P | 46 | 131458 | −1 | 1.93E−16 |
| 46 | 131410 | D | 46 | 131458 | −1 | 1.93E−16 |
| 40 | 131471 | D | 40 | 131537 | −1 | 6.88E−13 |
| 43 | 5904 | P | 43 | 103532 | −2 | 7.28E−13 |
| 43 | 5904 | D | 43 | 141906 | −2 | 7.28E−13 |
| 35 | 65708 | P | 35 | 65750 | 0 | 5.87E−12 |
| 43 | 113822 | D | 43 | 113834 | −3 | 2.98E−11 |
| 43 | 113822 | P | 43 | 131604 | −3 | 2.98E−11 |
| 43 | 113834 | P | 43 | 131616 | −3 | 2.98E−11 |
| 43 | 131604 | D | 43 | 131616 | −3 | 2.98E−11 |
| 33 | 131423 | D | 33 | 131471 | 0 | 9.39E−11 |
| 39 | 44919 | D | 39 | 101981 | −2 | 1.53E−10 |
| 39 | 44919 | P | 39 | 143461 | −2 | 1.53E−10 |
| 32 | 5485 | D | 32 | 5634 | 0 | 3.76E−10 |
| 40 | 60641 | D | 40 | 60716 | −3 | 1.53E−09 |
| 34 | 27900 | P | 34 | 28613 | −1 | 2.39E−09 |
| 30 | 117858 | P | 30 | 117892 | 0 | 6.01E−09 |
| 36 | 8617 | P | 36 | 46655 | −2 | 8.32E−09 |
| 33 | 74391 | D | 33 | 74439 | −1 | 9.30E−09 |

注：P. palindromic repeat，回文重复序列；D. direct repeat，正向重复序列

【高可变区】 为了发现淫羊藿属物种间的高可变区，从 14 个物种中提取了 116 个基因间区，采用 K2p（Kimura 2-parameter）模型计算基因间区的遗传距离（图 2-76-3）。对于其中变异最大的 30 个基因间区从高到低排序。其 K2p 平均值分布于 0.50～7.43，其中 *ndhD-psaC*、*psbI-trnS-GCU*、*trnC-GCA-petN* 的 K2p 平均值较高，分别为 4.66、7.43、3.74。由此可见，淫羊藿属 14 个物种的叶绿体基因组在这 3 个区域的变异较大，这 3 个区域可作为潜在的分子标记开发区域。

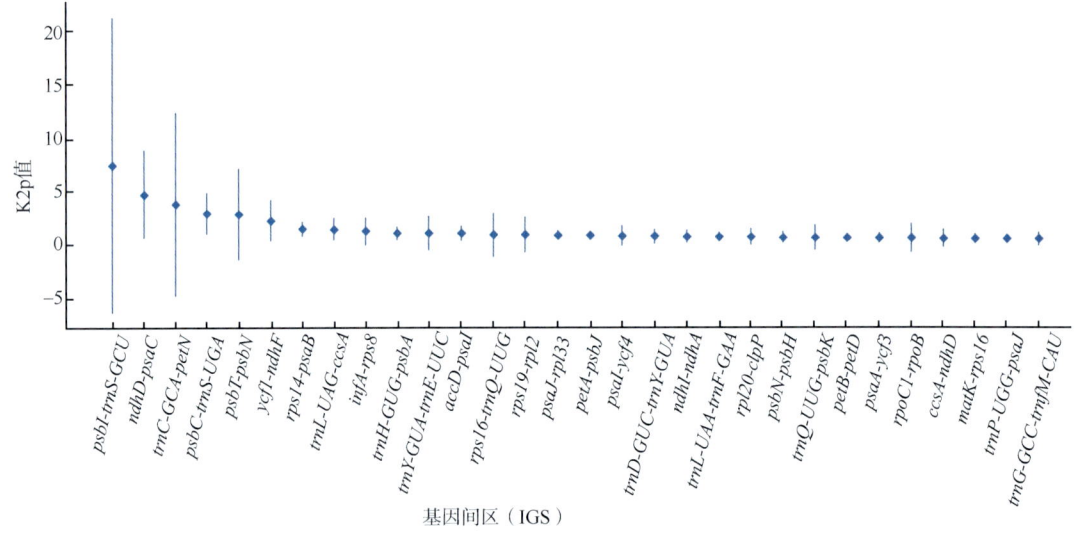

图 2-76-3 淫羊藿属物种基因间区的遗传距离分析结果

【系统发育】 使用 MAFFT 对来自淫羊藿属的 14 个物种[4-6]和 1 个外类群物种[折瓣花（*Vancouveria hexandra*）] 的 79 个共有蛋白质序列进行多重序列比对，使用 IQ-TREE 筛选得到 JTT+F+I+G4 模型，并采用最大似然法（maximum likelihood method）构建进化树。结果显示，朝鲜淫羊藿（*Epimedium koreanum*）[4]首先从 14 个淫羊藿属物种中独立分化为一支，其余 13 个物种聚为一支。随后，三枝九叶草（*Epimedium sagittatum*）[5]与西昌淫羊藿（*Epimedium xichangense*）2 个物种聚为一支，剩下 11 个物种又分为 2 支，其中，黔北淫羊藿（*Epimedium borealiguizhouense*）与箭叶淫羊藿（*Epimedium pudingense*）聚为一支，其他 9 个物种聚为一支。其中长蕊淫羊藿（*Epimedium dolichostemon*）[4]、直距淫羊藿（*Epimedium mikinorii*）聚为一支，淫羊藿（*Epimedium brevicornu*）、粗毛淫羊藿（*Epimedium acuminatum*）[4]、绿药淫羊藿（*Epimedium chlorandrum*）聚为一支，时珍淫羊藿（*Epimedium lishihchenii*）[4]、拟巫山淫羊藿（*Epimedium pseudowushanense*）[4]、巫山淫羊藿（*Epimedium wushanense*）[6]、镇坪淫羊藿（*Epimedium ilicifolium*）聚为一支，其中淫羊藿与粗毛淫羊藿和绿药淫羊藿的亲缘关系最近（图 2-76-4）。部分节点的支持率较低，可能是部分淫羊藿属物种的叶绿体基因组之间序列相似性比较高，信息位点比较少导致的[7]。

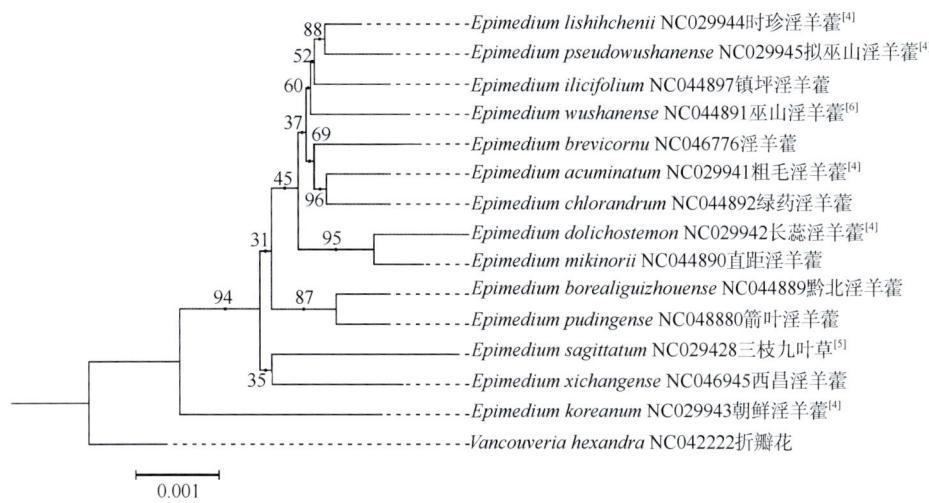

图 2-76-4　淫羊藿属植物系统发育进化分析

【$K_A/K_S$ 选择压力分析】　以图 2-76-4 的进化树作为参考，利用 Hyphy 软件中的 aBSREL 模型对蛋白质编码基因进行选择压力分析。未发现淫羊藿属物种有基因被正向选择。

【宏 DNA 条形码的发现及其 PCR 扩增引物设计】　为了发现能够区分淫羊藿属下物种的宏 DNA 条形码序列及其 PCR 扩增引物，利用 ecoPrimers 对淫羊藿属植物叶绿体基因组序列进行分析。用于设计 PCR 扩增引物的保守区间见表 2-76-6。可以依据区间序列设计引物，使用这些引物对淫羊藿属 DNA 进行 PCR 扩增，对 PCR 产物进行桑格测序或高通量测序，通过序列比较和特征分析区分淫羊藿属的 14 个物种。

表 2-76-6　部分基于 ecoPrimers 发现的引物设计保守区间

| 编号 | 保守区间序列 | 物种拉丁名 | GenBank 序列号 | 保守区间序列起点—终点 |
| --- | --- | --- | --- | --- |
| 1 | AGTATTAAAGAAAGAGAAAATGGGTATTCA | E. sagittatum | NC029428.1 | 68778—68872 |
| | ATCGCATCAAAACTTGTGCTTGGGTTCG | E. acuminatum | NC029941.1 | 68842—68998 |
| | AATTCATAGAGGGGGAGCGGAAATGGGA | E. dolichostemon | NC029942.1 | 68853—69013 |
| | TCCGGGGCAACAAAATCATAAAAAAAA | E. koreanum | NC029943.1 | 69237—69395 |
| | AA | E. lishihchenii | NC029944.1 | 68821—68980 |
| | | E. pseudowushanense | NC029945.1 | 68797—68957 |
| | | E. borealiguizhouense | NC044889.1 | 68872—69029 |
| | | E. mikinorii | NC044890.1 | 68787—68951 |
| | | E. wushanense | NC044891.1 | 68865—69017 |
| | | E. chlorandrum | NC044892.1 | 68908—69068 |
| | | E. ilicifolium | NC044897.1 | 68829—68987 |
| | | E. brevicornu | NC046776.1 | 68816—68968 |
| | | E. xichangense | NC046945.1 | 68769—68929 |
| | | E. pudingense | NC048880.1 | 68905—69064 |

续表

| 编号 | 保守区间序列 | 物种拉丁名 | GenBank 序列号 | 保守区间序列起点—终点 |
|---|---|---|---|---|
| 2 | TTTTTTTTTTTTTCGTTTCGGATCAAAATGAAAGAATTGAGTGAATCCAAAACTCAAAGGAGG | *E. sagittatum* | NC029428.1 | 68873—68922 |
| | | *E. acuminatum* | NC029941.1 | 68999—69048 |
| | | *E. dolichostemon* | NC029942.1 | 69014—69063 |
| | | *E. koreanum* | NC029943.1 | 69396—69445 |
| | | *E. lishihchenii* | NC029944.1 | 68981—69030 |
| | | *E. pseudowushanense* | NC029945.1 | 68958—69006 |
| | | *E. borealiguizhouense* | NC044889.1 | 69030—69079 |
| | | *E. mikinorii* | NC044890.1 | 68952—69001 |
| | | *E. wushanense* | NC044891.1 | 69018—69067 |
| | | *E. chlorandrum* | NC044892.1 | 69069—69118 |
| | | *E. ilicifolium* | NC044897.1 | 68988—69037 |
| | | *E. brevicornu* | NC046776.1 | 68969—69018 |
| | | *E. xichangense* | NC046945.1 | 68930—68979 |
| | | *E. pudingense* | NC048880.1 | 69065—69114 |

# 参 考 文 献

[1] 中国科学院《中国植物志》编委会. 中国植物志. 北京：科学出版社，2001，29：296.

[2] 国家药典委员会. 中华人民共和国药典（2020 版）一部. 北京：中国医药科技出版社，2020.

[3] 南京中医药大学. 中药大辞典. 上册. 上海：上海科学技术出版社，2006：995-998.

[4] Zhang Y，Du L，Liu A，et al. The complete chloroplast genome sequences of five *Epimedium* species：lights into phylogenetic and taxonomic analyses. Frontiers in Plant Science，2016，7：306-317.

[5] Sun Y，Moore M J，Zhang S，et al. Phylogenomic and structural analyses of 18 complete plastomes across nearly all families of early-diverging eudicots，including an angiosperm-wide analysis of IR gene content evolution. Molecular Phylogenetics and Evolution，2016，96：93-101.

[6] Guo M，Ren L，Xu Y，et al. Development of plastid genomic resources for discrimination and classification of *Epimedium wushanense*（Berberidaceae）. International Journal of Molecular Sciences，2019，20（16）：4003.

[7] Efron B. Better bootstrap confidence intervals. Journal of the American Statistical Association，1987，82（397）：171-185.

# 77　朝鲜淫羊藿

【药材基本信息】　朝鲜淫羊藿（*Epimedium koreanum* Nakai）为小檗科淫羊藿属药用植物[1]，其干燥叶为淫羊藿中药材（图2-77-1）。收载于《中国药典》（2020年版）[2]。朝鲜淫羊藿分布于辽宁、吉林等省，主产于辽宁和吉林的长白山地区。商品药材主要来自野生。淫羊藿药材以叶片多、色黄绿者为佳。淫羊藿中含有黄酮类（如淫羊藿苷，朝藿定A、B、C，宝藿苷Ⅰ，鼠李糖基淫羊藿次苷Ⅱ，箭藿苷B等）、木脂素类、酚苷类、生物碱类和多糖类等化学成分。淫羊藿味辛、甘，性温。归肝、肾经[2]。具有补肾阳、强筋骨、祛风湿的功效。现代研究证明，淫羊藿具有促进性功能、调节免疫、抗衰老、促进代谢、抗骨质疏松、强心、降压和增加冠脉血流等作用，临床常用于治疗骨质疏松、妇女更年期疾病和肾虚引起的多种疾病[3]。淫羊藿还可作为保健食品。

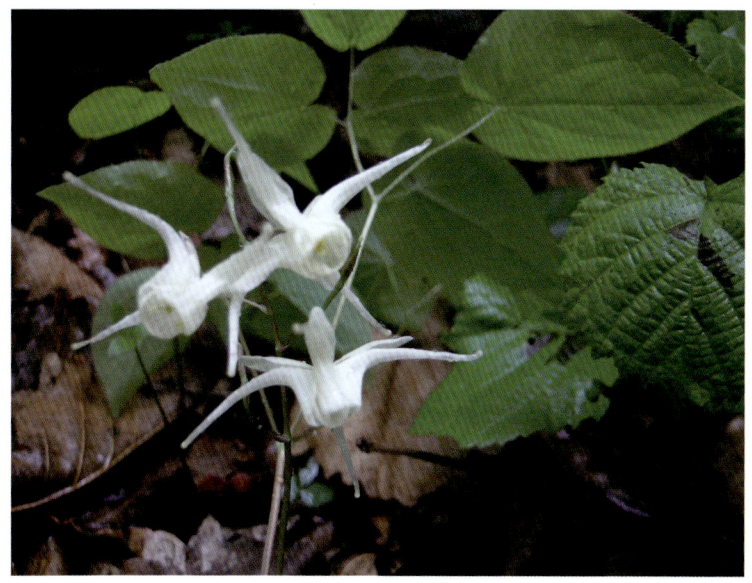

图 2-77-1　朝鲜淫羊藿

【叶绿体基因组】　朝鲜淫羊藿的叶绿体DNA为环状分子，其叶绿体基因组（GenBank登录号：NC029943.1）总长度为157 218bp，具有保守的四分状结构，包括一个LSC区、一个SSC区和一对IR区，其长度分别为89 560bp、17 222bp和25 218bp（图2-77-2）。朝鲜淫羊藿叶绿体基因组的整体G/C含量为38.72%。其LSC区的G/C含量（37.28%）低于IR区的G/C含量（43.31%），但高于SSC区的G/C含量（32.82%）。

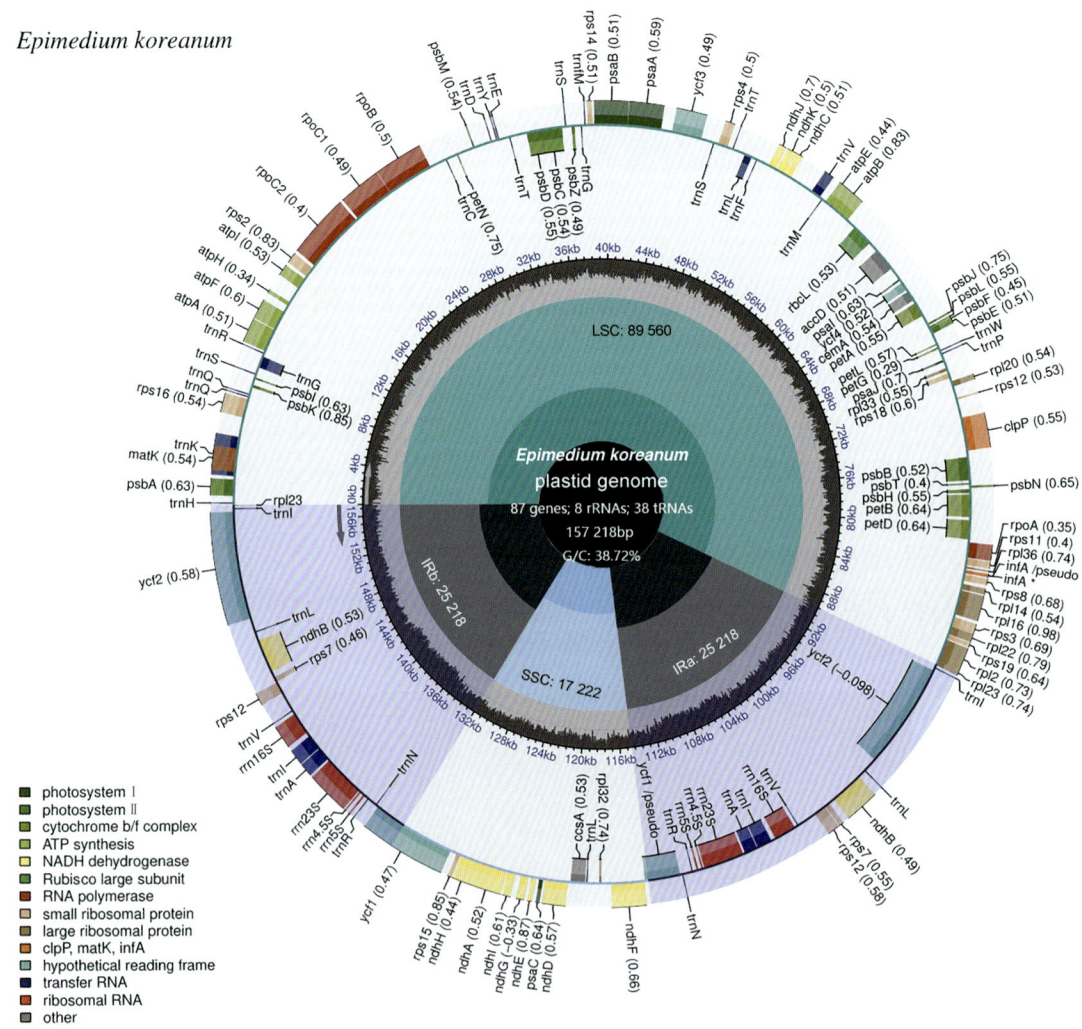

图 2-77-2　朝鲜淫羊藿叶绿体基因组图谱

该图包括 6 个圆形轨道。自内向外的第一轨道表示分散重复序列，红色弧线表示直接重复序列，绿色弧线表示回文重复序列；自内向外的第二轨道上的蓝色柱状线条表示长串联重复序列，其重复单元碱基长度 > 7；自内向外的第三轨道以不同颜色的柱状线条表示不同类型的短串联重复序列（微卫星序列），其中黑色表示复杂重复序列，绿色表示重复单元碱基长度为 1 的重复序列，黄色表示重复单元碱基长度为 2 的重复序列，紫色表示重复单元碱基长度为 3 的重复序列，蓝色表示重复单元碱基长度为 4 的重复序列，橙色表示重复单元碱基长度为 5 的重复序列，红色表示重复单元碱基长度为 6 的重复序列；自内向外的第四轨道上以不同色块表示 SSC 区、反向重复区 IRa 和 IRb、LSC 区，数字代表相应区间的长度；自内向外的第五轨道表示 GC 含量；最外层第六轨道以不同色块表示不同功能的编码基因，功能分类详见图中左下角注释，基因名称后括号中的数字表示密码子使用偏差，轨道外侧的基因转录方向为顺时针方向，轨道内侧的基因转录方向为逆时针方向

【编码基因】　朝鲜淫羊藿的叶绿体基因组共编码 133 个基因，其中独特基因 113 个，包括蛋白质编码基因 87 个（独特基因 79 个）、转运 RNA（transfer RNA，tRNA）编码基因 38 个（独特基因 30 个）、核糖体 RNA（ribosomal RNA，rRNA）编码基因 8 个（独

特基因 4 个）（表 2-77-1）。其中 5 个蛋白质独特编码基因（*ndhB*、*rps12*、*rps7*、*ycf1*、*ycf2*）、7 个 tRNA 独特编码基因（*trnA-UGC*、*trnI-CAU*、*trnI-GAU*、*trnL-CAA*、*trnN-GUU*、*trnR-ACG*、*trnV-GAC*）、4 个 rRNA 独特编码基因（*rrn16S*、*rrn23S*、*rrn4.5S*、*rrn5S*）位于 IR 区。有 10 个蛋白质编码基因 [*rps16*、*rpoC1*、*rpl2*、*rpl16*、*petD*、*petB*、*ndhB*（×2）、*ndhA*、*atpF*] 各含有 1 个内含子（intron），4 个蛋白质编码基因（*ycf3*、*clpP*、*rps12*）各含有 2 个内含子，8 个 tRNA 编码基因 [*trnV-UAC*、*trnL-UAA*、*trnK-UUU*、*trnI-GAU*（×2）、*trnG-UCC*、*trnA-UGC*（×2）] 各含有 1 个内含子（表 2-77-2）。朝鲜淫羊藿叶绿体基因组中蛋白质编码区（coding sequence，CDS）的长度为 78 399bp，占整个基因组长度的 49.87%。rRNA 基因的长度为 9040bp，占整个基因组长度的 5.75%。而 tRNA 基因的长度为 2860bp，占整个基因组长度的 1.82%。朝鲜淫羊藿叶绿体基因组非编码区主要包括内含子和基因间区，其长度占整个基因组长度的 42.56%。

表 2-77-1　朝鲜淫羊藿叶绿体基因组基因列表

| 基因功能 | 基因分类 | 基因名称 |
| --- | --- | --- |
| rRNA | rRNA genes | *rrn16S*（×2）、*rrn23S*（×2）、*rrn5S*（×2）、*rrn4.5S*（×2） |
| tRNA | tRNA genes | 38 *trn* genes（8 个基因各含有 1 个内含子） |
| 自我复制 | Small subunit of ribosome | *rps11*、*rps12*（×3）、*rps14*、*rps15*、*rps16*、*rps18*、*rps19*、*rps2*、*rps3*、*rps4*、*rps7*（×2）、*rps8* |
|  | Large subunit of ribosome | *rpl14*、*rpl16*、*rpl2*、*rpl20*、*rpl22*、*rpl23*（×2）、*rpl32*、*rpl33*、*rpl36* |
|  | DNA dependent RNA polymerase | *rpoA*、*rpoB*、*rpoC1*、*rpoC2* |
| 光合作用 | Subunits of NADH-dehydrogenase | *ndhA*、*ndhB*（×2）、*ndhC*、*ndhD*、*ndhE*、*ndhF*、*ndhG*、*ndhH*、*ndhI*、*ndhJ*、*ndhK* |
|  | Subunits of photosystem Ⅰ | *psaA*、*psaB*、*psaC*、*psaI*、*psaJ* |
|  | Subunits of photosystem Ⅱ | *psbA*、*psbB*、*psbC*、*psbD*、*psbE*、*psbF*、*psbH*、*psbI*、*psbJ*、*psbK*、*psbL*、*psbM*、*psbN*、*psbT*、*psbZ*、*ycf3* |
|  | Subunits of cytochrome b/f complex | *petA*、*petB*、*petD*、*petG*、*petL*、*petN* |
|  | Subunits of ATP synthase | *atpA*、*atpB*、*atpE*、*atpF*、*atpH*、*atpI* |
|  | Large subunit of rubisco | *rbcL* |
| 其他功能 | Maturase | *matK* |
|  | Protease | *clpP* |
|  | Envelope membrane protein | *cemA* |
|  | Subunit of acetyl-CoA-carboxylase | *accD* |
|  | Translational initiation factor | *infA*（×2） |
|  | c-type cytochrome synthesis gene | *ccsA* |
| 未知功能 |  | *ycf1*（×2）、*ycf2*（×2）、*ycf4* |

表 2-77-2　朝鲜淫羊藿叶绿体基因内含子和外显子位置及长度

| 基因名称 | 基因编码序列所在链 | 起始位置 | 终点位置 | 长度（bp） | | | | |
|---|---|---|---|---|---|---|---|---|
| | | | | 第一外显子 | 第一内含子 | 第二外显子 | 第二内含子 | 第三外显子 |
| trnK-UUU | − | 1888 | 4490 | 37 | 2531 | 35 | | |
| rps16 | − | 5805 | 7051 | 40 | 803 | 404 | | |
| trnG-UCC | + | 9290 | 10058 | 23 | 698 | 48 | | |
| atpF | − | 12037 | 13309 | 145 | 718 | 410 | | |
| rpoC1 | − | 21359 | 24129 | 432 | 737 | 1602 | | |
| ycf3 | − | 44138 | 46144 | 124 | 734 | 230 | 766 | 153 |
| trnL-UAA | + | 49295 | 49804 | 35 | 425 | 50 | | |
| trnV-UAC | − | 54437 | 55099 | 39 | 589 | 35 | | |
| rps12 | − | 71546 | 102541 | 114 | ND | 232 | 538 | 26 |
| clpP | − | 72903 | 75110 | 71 | 922 | 294 | 659 | 262 |
| petB | + | 78012 | 79479 | 6 | 820 | 642 | | |
| petD | + | 79699 | 80951 | 8 | 749 | 496 | | |
| rpl16 | − | 84387 | 86002 | 9 | 1175 | 432 | | |
| rpl2 | − | 87787 | 89283 | 391 | 672 | 434 | | |
| ndhB | − | 98710 | 100945 | 775 | 700 | 761 | | |
| trnI-GAU | + | 105967 | 106991 | 37 | 953 | 35 | | |
| trnA-UGC | + | 107056 | 107928 | 38 | 800 | 35 | | |
| ndhA | − | 124405 | 126490 | 556 | 991 | 539 | | |
| trnA-UGC | − | 138851 | 139723 | 38 | 800 | 35 | | |
| trnI-GAU | − | 139788 | 140812 | 37 | 953 | 35 | | |
| rps12 | + | 144238 | 145031 | ND | ND | 232 | 538 | 26 |
| ndhB | + | 145834 | 148069 | 775 | 700 | 761 | | |

注："+"表示正链；"−"表示负链；"ND"表示未确定

**【重复序列】**　在朝鲜淫羊藿叶绿体基因组中，微卫星序列有 A/T、C/G 和 AT/AT 三种类型，各有 70 个、2 个和 3 个（表 2-77-3）。共发现 19 个串联重复序列，满足总长度超过 20bp 且重复单元之间的相似度 ≥ 90% 两个条件（表 2-77-4）。散在重复序列包括回文重复序列和正向重复序列。以 $e$-value 小于 1E–04 为阈值，叶绿体基因组散在重复序列包括 21 条回文重复序列、23 条正向重复序列（表 2-77-5）。

表 2-77-3　朝鲜淫羊藿叶绿体基因组微卫星序列统计

| 重复单元类型 | 重复序列个数 |
|---|---|
| A/T | 70 |
| C/G | 2 |
| AT/AT | 3 |

表 2-77-4　朝鲜淫羊藿叶绿体基因组串联重复序列统计

| 起点—终点 | 重复单元长度（bp） | 重复单元拷贝数 | 重复单元一致序列长度（bp） | 重复单元之间的相似度（%） | 插入缺失比例（%） | 分值 | 碱基个数 | | | | 熵（0—2） |
|---|---|---|---|---|---|---|---|---|---|---|---|
| | | | | | | | A | C | G | T | |
| 5—35 | 11 | 2.7 | 12 | 90 | 10 | 55 | 64 | 0 | 22 | 12 | 1.27 |
| 7460—7637 | 87 | 2.0 | 87 | 100 | 0 | 356 | 35 | 12 | 6 | 44 | 1.69 |
| 30208—30239 | 15 | 2.1 | 15 | 94 | 0 | 55 | 21 | 12 | 15 | 50 | 1.77 |
| 41871—41901 | 15 | 2.1 | 15 | 100 | 0 | 62 | 12 | 25 | 38 | 22 | 1.90 |
| 74867—74964 | 48 | 2.0 | 48 | 96 | 0 | 178 | 31 | 20 | 14 | 33 | 1.92 |
| 89893—89927 | 13 | 2.6 | 13 | 95 | 4 | 61 | 62 | 5 | 11 | 20 | 1.48 |
| 95294—95346 | 27 | 2.0 | 27 | 96 | 0 | 97 | 33 | 0 | 33 | 32 | 1.58 |
| 111575—111605 | 15 | 2.1 | 15 | 100 | 0 | 62 | 61 | 0 | 32 | 6 | 1.21 |
| 114232—114267 | 15 | 2.4 | 15 | 95 | 0 | 63 | 55 | 5 | 19 | 19 | 1.62 |
| 114437—114491 | 12 | 4.6 | 12 | 93 | 0 | 83 | 45 | 12 | 34 | 7 | 1.70 |
| 114499—114637 | 66 | 2.1 | 67 | 91 | 4 | 226 | 43 | 18 | 20 | 17 | 1.89 |
| 114592—114685 | 48 | 2.0 | 48 | 93 | 0 | 161 | 44 | 17 | 20 | 18 | 1.87 |
| 132094—132187 | 48 | 2.0 | 48 | 93 | 0 | 161 | 18 | 20 | 17 | 44 | 1.87 |
| 132142—132280 | 66 | 2.1 | 67 | 91 | 4 | 226 | 17 | 20 | 18 | 43 | 1.89 |
| 132288—132342 | 12 | 4.6 | 12 | 93 | 0 | 83 | 7 | 34 | 12 | 45 | 1.70 |
| 132512—132547 | 15 | 2.4 | 15 | 95 | 0 | 63 | 19 | 19 | 5 | 55 | 1.62 |
| 135174—135204 | 15 | 2.1 | 15 | 100 | 0 | 62 | 6 | 32 | 0 | 61 | 1.21 |
| 151433—151485 | 27 | 2.0 | 27 | 96 | 0 | 97 | 32 | 33 | 0 | 33 | 1.58 |
| 156852—156886 | 13 | 2.6 | 13 | 95 | 4 | 61 | 20 | 11 | 5 | 62 | 1.48 |

表 2-77-5　朝鲜淫羊藿叶绿体基因组散在重复序列特征值

| 重复单元一长度（bp） | 重复单元一起点 | 重复类型 | 重复单元二长度（bp） | 重复单元二起点 | 重复单元间隔 | e-value |
|---|---|---|---|---|---|---|
| 107 | 4650 | D | 107 | 110141 | 0 | 2.64E−55 |
| 107 | 4650 | P | 107 | 136530 | 0 | 2.64E−55 |
| 91 | 7459 | D | 91 | 7546 | 0 | 1.13E−45 |
| 95 | 5839 | P | 95 | 104175 | −1 | 1.26E−45 |
| 95 | 5839 | D | 95 | 142508 | −1 | 1.26E−45 |
| 77 | 4760 | D | 77 | 110253 | −2 | 8.02E−33 |
| 77 | 4760 | P | 77 | 136448 | −2 | 8.02E−33 |
| 65 | 5869 | P | 65 | 104175 | 0 | 5.11E−30 |
| 65 | 5869 | D | 65 | 142538 | 0 | 5.11E−30 |
| 57 | 5934 | P | 57 | 104120 | 0 | 3.35E−25 |
| 57 | 5934 | D | 57 | 142601 | 0 | 3.35E−25 |
| 53 | 114518 | D | 53 | 114584 | −2 | 1.06E−18 |

续表

| 重复单元一长度（bp） | 重复单元一起点 | 重复类型 | 重复单元二长度（bp） | 重复单元二起点 | 重复单元间隔 | $e$-value |
| --- | --- | --- | --- | --- | --- | --- |
| 53 | 114518 | P | 53 | 132141 | −2 | 1.06E−18 |
| 53 | 114584 | P | 53 | 132207 | −2 | 1.06E−18 |
| 53 | 132141 | D | 53 | 132207 | −2 | 1.06E−18 |
| 49 | 98563 | D | 49 | 148166 | −1 | 3.22E−18 |
| 55 | 114541 | D | 55 | 114655 | −3 | 3.79E−18 |
| 55 | 114541 | P | 55 | 132068 | −3 | 3.79E−18 |
| 55 | 114655 | P | 55 | 132182 | −3 | 3.79E−18 |
| 55 | 132068 | D | 55 | 132182 | −3 | 3.79E−18 |
| 50 | 74866 | D | 50 | 74914 | −2 | 6.05E−17 |
| 49 | 114533 | D | 49 | 114647 | −3 | 1.09E−14 |
| 49 | 114533 | P | 49 | 132082 | −3 | 1.09E−14 |
| 49 | 114647 | P | 49 | 132196 | −3 | 1.09E−14 |
| 49 | 132082 | D | 49 | 132196 | −3 | 1.09E−14 |
| 37 | 92631 | D | 37 | 92688 | 0 | 3.68E−13 |
| 37 | 92631 | P | 37 | 154053 | 0 | 3.68E−13 |
| 37 | 92688 | P | 37 | 154110 | 0 | 3.68E−13 |
| 37 | 154053 | D | 37 | 154110 | 0 | 3.68E−13 |
| 46 | 114591 | D | 46 | 114639 | −3 | 5.75E−13 |
| 46 | 114591 | P | 46 | 132093 | −3 | 5.75E−13 |
| 46 | 114639 | P | 46 | 132141 | −3 | 5.75E−13 |
| 46 | 132093 | D | 46 | 132141 | −3 | 5.75E−13 |
| 40 | 132154 | D | 40 | 132220 | −1 | 6.90E−13 |
| 34 | 66136 | P | 34 | 66181 | 0 | 2.36E−11 |
| 43 | 114436 | D | 43 | 114448 | −3 | 2.99E−11 |
| 43 | 114436 | P | 43 | 132287 | −3 | 2.99E−11 |
| 43 | 114448 | P | 43 | 132299 | −3 | 2.99E−11 |
| 43 | 114559 | D | 43 | 114673 | −3 | 2.99E−11 |
| 43 | 114559 | P | 43 | 132062 | −3 | 2.99E−11 |
| 43 | 114673 | P | 43 | 132176 | −3 | 2.99E−11 |
| 43 | 132287 | D | 43 | 132299 | −3 | 2.99E−11 |
| 39 | 45323 | D | 39 | 102580 | −2 | 1.53E−10 |
| 39 | 45323 | P | 39 | 144159 | −2 | 1.53E−10 |

注：P. palindromic repeat，回文重复序列；D. direct repeat，正向重复序列

【高可变区】 为了发现淫羊藿属物种间的高可变区,从 14 个物种中提取了 116 个基因间区,采用 K2p(Kimura 2-parameter)模型计算基因间区的遗传距离(图 2-77-3)。对于其中变异最大的 30 个基因间区从高到低排序,其 K2p 平均值分布于 0.50~7.43。其中 *ndhD-psaC*、*psbI-trnS-GCU*、*trnC-GCA-petN* 的 K2p 平均值较高,分别为 4.66、7.43、3.74。由此可见,淫羊藿属 14 个物种的叶绿体基因组在这 3 个区域的变异较大,这 3 个区域可作为潜在的分子标记开发区域。

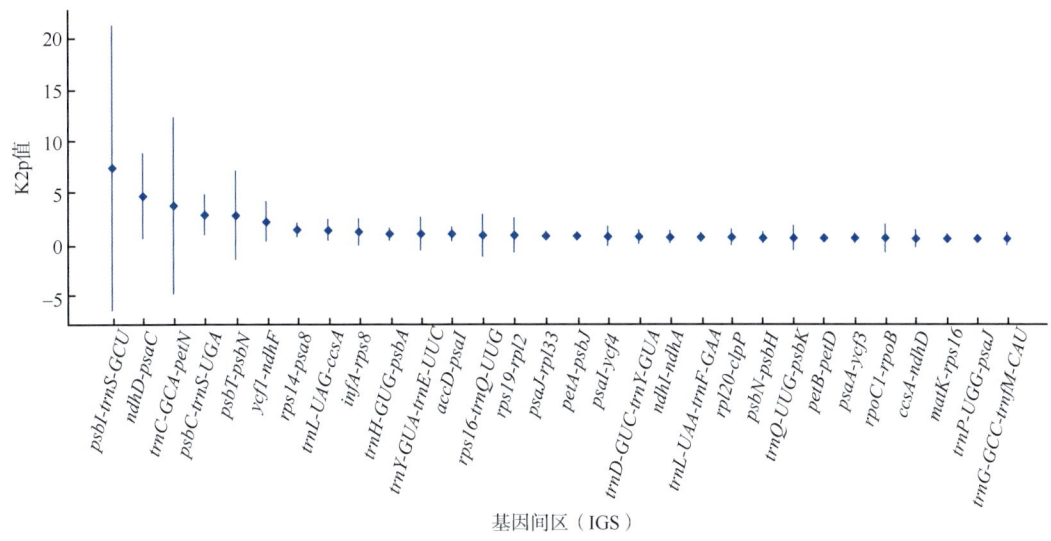

图 2-77-3 淫羊藿属物种基因间区的遗传距离分析结果

【系统发育】 使用 MAFFT 对来自淫羊藿属的 14 个物种[3-5]和 1 个外类群物种[折瓣花(*Vancouveria hexandra*)]的 79 个共有蛋白质序列进行多重序列比对,使用 IQ-TREE 筛选得到 JTT+F+I+G4 模型,并采用最大似然法(maximum likelihood method)构建进化树。结果显示,朝鲜淫羊藿(*Epimedium organum*)[4]先从 14 个淫羊藿物种中单分出来为一支,剩余 13 个物种聚为一支;随后,三枝九叶草(*Epimedium sagittatum*)[5]与西昌淫羊藿(*Epimedium xichangense*)2 个物种聚为一支,剩下的 11 个物种又分为 2 支,其中,黔北淫羊藿(*Epimedium borealiguizhouense*)与箭叶淫羊藿(*Epimedium pudingense*)聚为一支,其他 9 个物种聚为一支。其中长蕊淫羊藿(*Epimedium dolichostemon*)[4]、直距淫羊藿(*Epimedium mikinorii*)聚为一支,淫羊藿(*Epimedium brevicornu*)、粗毛淫羊藿(*Epimedium acuminatum*)[4]、绿药淫羊藿(*Epimedium chlorandrum*)聚为一支,时珍淫羊藿(*Epimedium lishihchenii*)、拟巫山淫羊藿(*Epimedium pseudowushanense*)[4]、巫山淫羊藿(*Epimedium wushanense*)[6]、镇坪淫羊藿(*Epimedium ilicifolium*)聚为一支,朝鲜淫羊藿与三枝九叶草和西昌淫羊藿的亲缘关系最近(图 2-77-4)。部分节点的支持率较低,可能是部分淫羊藿属物种的叶绿体基因组之间序列相似性比较高,信息位点比较少导致的[7]。

【$K_A/K_S$ 选择压力分析】 以图 2-77-4 的进化树作为参考,利用 Hyphy 软件中的 aBSREL 模型对蛋白质编码基因进行选择压力分析。在 14 个淫羊藿属物种中,没有基因被正向选择。

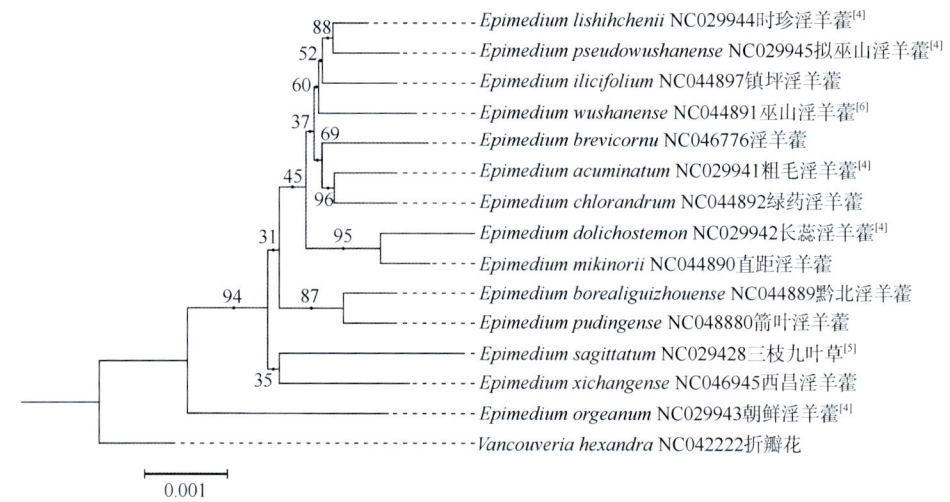

图 2-77-4  淫羊藿属植物系统发育进化分析

【宏 DNA 条形码的发现及其 PCR 扩增引物设计】 为了发现能够区分淫羊藿属下物种的宏 DNA 条形码序列及其 PCR 扩增引物，利用 ecoPrimers 对 14 个淫羊藿物种的叶绿体基因组序列进行分析。用来设计 PCR 扩增引物的保守区间见表 2-77-6。可以依据区间序列设计引物，使用这些引物对淫羊藿属 DNA 进行 PCR 扩增，对 PCR 产物进行桑格测序或是高通量测序，通过序列比较和特征分析区分淫羊藿属的 14 个物种。

表 2-77-6  部分基于 ecoPrimers 发现的引物设计保守区间

| 编号 | 保守区间序列 | 物种拉丁名 | GenBank 序列号 | 保守区间序列起点—终点 |
|---|---|---|---|---|
| 1 | AGTATTAAAGAAAGAGAAAATGGGTATTCAATC | E. sagittatum | NC029428.1 | 68778—68872 |
| | GCATCAAAACTTGTGCTTGGGTTCGAATTCA | E. acuminatum | NC029941.1 | 68842—68998 |
| | TAGAGGGGGAGCGGAAATGGGATCCGGGGC | E. dolichostemon | NC029942.1 | 68853—69013 |
| | AACAAAATCATAAAAAAAAAA | E. koreanum | NC029943.1 | 69237—69395 |
| | | E. lishihchenii | NC029944.1 | 68821—68980 |
| | | E. pseudowushanense | NC029945.1 | 68797—68957 |
| | | E. borealiguizhouense | NC044889.1 | 68872—69029 |
| | | E. mikinorii | NC044890.1 | 68787—68951 |
| | | E. wushanense | NC044891.1 | 68865—69017 |
| | | E. chlorandrum | NC044892.1 | 68908—69068 |
| | | E. ilicifolium | NC044897.1 | 68829—68987 |
| | | E. brevicornu | NC046776.1 | 68816—68968 |
| | | E. xichangense | NC046945.1 | 68769—68929 |
| | | E. pudingense | NC048880.1 | 68905—69064 |

续表

| 编号 | 保守区间序列 | 物种拉丁名 | GenBank 序列号 | 保守区间序列起点—终点 |
|---|---|---|---|---|
| 2 | TTTTTTTTTTTTTCGTTTCGGATCAAAATGAAA GAATTGAGTGAATCCAAAACTCAAAGGAGG | E. sagittatum | NC029428.1 | 68873—68922 |
| | | E. acuminatum | NC029941.1 | 68999—69048 |
| | | E. dolichostemon | NC029942.1 | 69014—69063 |
| | | E. koreanum | NC029943.1 | 69396—69445 |
| | | E. lishihchenii | NC029944.1 | 68981—69030 |
| | | E. pseudowushanense | NC029945.1 | 68958—69006 |
| | | E. borealiguizhouense | NC044889.1 | 69030—69079 |
| | | E. mikinorii | NC044890.1 | 68952—69001 |
| | | E. wushanense | NC044891.1 | 69018—69067 |
| | | E. chlorandrum | NC044892.1 | 69069—69118 |
| | | E. ilicifolium | NC044897.1 | 68988—69037 |
| | | E. brevicornu | NC046776.1 | 68969—69018 |
| | | E. xichangense | NC046945.1 | 68930—68979 |
| | | E. pudingense | NC048880.1 | 69065—69114 |

## 参 考 文 献

[1] 中国科学院《中国植物志》编委会. 中国植物志. 北京：科学出版社, 2001, 29: 278.

[2] 国家药典委员会. 中华人民共和国药典（2020 版）一部. 北京：中国医药科技出版社, 2020.

[3] 南京中医药大学. 中药大辞典. 上册. 上海：上海科学技术出版社, 2006: 995-998.

[4] Zhang Y, Du L, Liu A, et al. The complete chloroplast genome sequences of five *Epimedium* species: lights into phylogenetic and taxonomic analyses. Frontiers in Plant Science, 2016, 7: 306-317.

[5] Sun Y, Moore M J, Zhang S, et al. Phylogenomic and structural analyses of 18 complete plastomes across nearly all families of early-diverging eudicots, including an angiosperm-wide analysis of IR gene content evolution. Molecular Phylogenetics and Evolution, 2016, 96: 93-101.

[6] Guo M, Ren L, Xu Y, et al. Development of plastid genomic resources for discrimination and classification of *Epimedium wushanense*（Berberidaceae）. International Journal of Molecular Sciences, 2019, 20 (16): 4003.

[7] Efron B. Better bootstrap confidence intervals. Journal of the American statistical Association, 1987, 82 (397): 171-185.

# 78 三枝九叶草

**【药材基本信息】** 三枝九叶草 [*Epimedium sagittatum* (Sieb. et Zucc.) Maxim] 为小檗科淫羊藿属药用植物[1]，其干燥叶为淫羊藿中药材（图 2-78-1）。收载于《中国药典》（2020年版）[2]。三枝九叶草分布于华东、华南及江西、安徽、湖南和湖北，主产于安徽和江西。商品药材来自野生。淫羊藿药材以叶片多、色黄绿者为佳。淫羊藿中含有黄酮类（如淫羊藿苷，朝藿定 A、B、C，宝藿苷 I，鼠李糖基淫羊藿次苷 II，箭藿苷 B 等）、木脂素类、酚苷类、生物碱类和多糖类等化学成分。淫羊藿味辛、甘，性温。归肝、肾经[2]。具有补肾阳、强筋骨、祛风湿的功效。现代研究证明，淫羊藿具有促进性功能、调节免疫、抗衰老、促进代谢、抗骨质疏松、强心、降压和增加冠脉血流等作用，临床常用于治疗骨质疏松、妇女更年期疾病和肾虚引起的多种疾病[3]。淫羊藿还可作为保健食品。

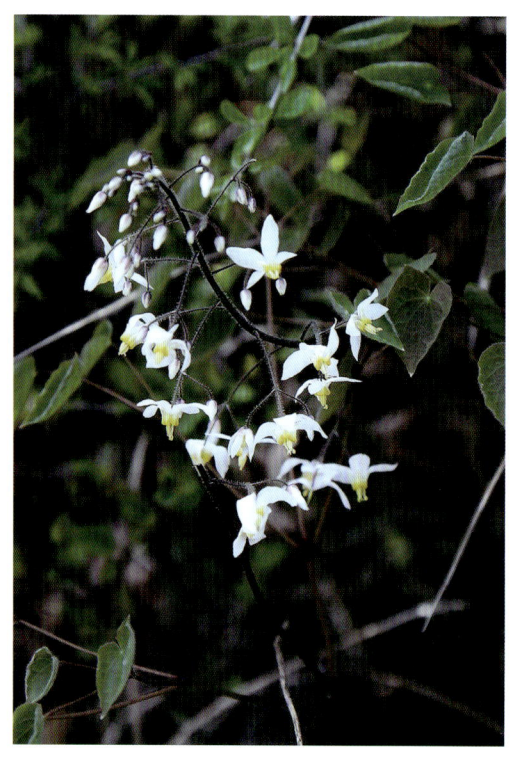

图 2-78-1 三枝九叶草

**【叶绿体基因组】** 三枝九叶草的叶绿体 DNA 为环状分子，其叶绿体基因组（GenBank 登录号：NC029428.1）总长度为 158 273bp，具有保守的四分状结构，包括一个 LSC 区、一个 SSC 区和一对 IR 区，其长度分别为 87 078bp、17 059bp 和 27 068bp（图 2-78-2）。

三枝九叶草叶绿体基因组的整体 G/C 含量为 38.85%。其 LSC 区的 G/C 含量（37.35%）低于 IR 区的 G/C 含量（43.16%），但高于 SSC 区的 G/C 含量（32.83%）。

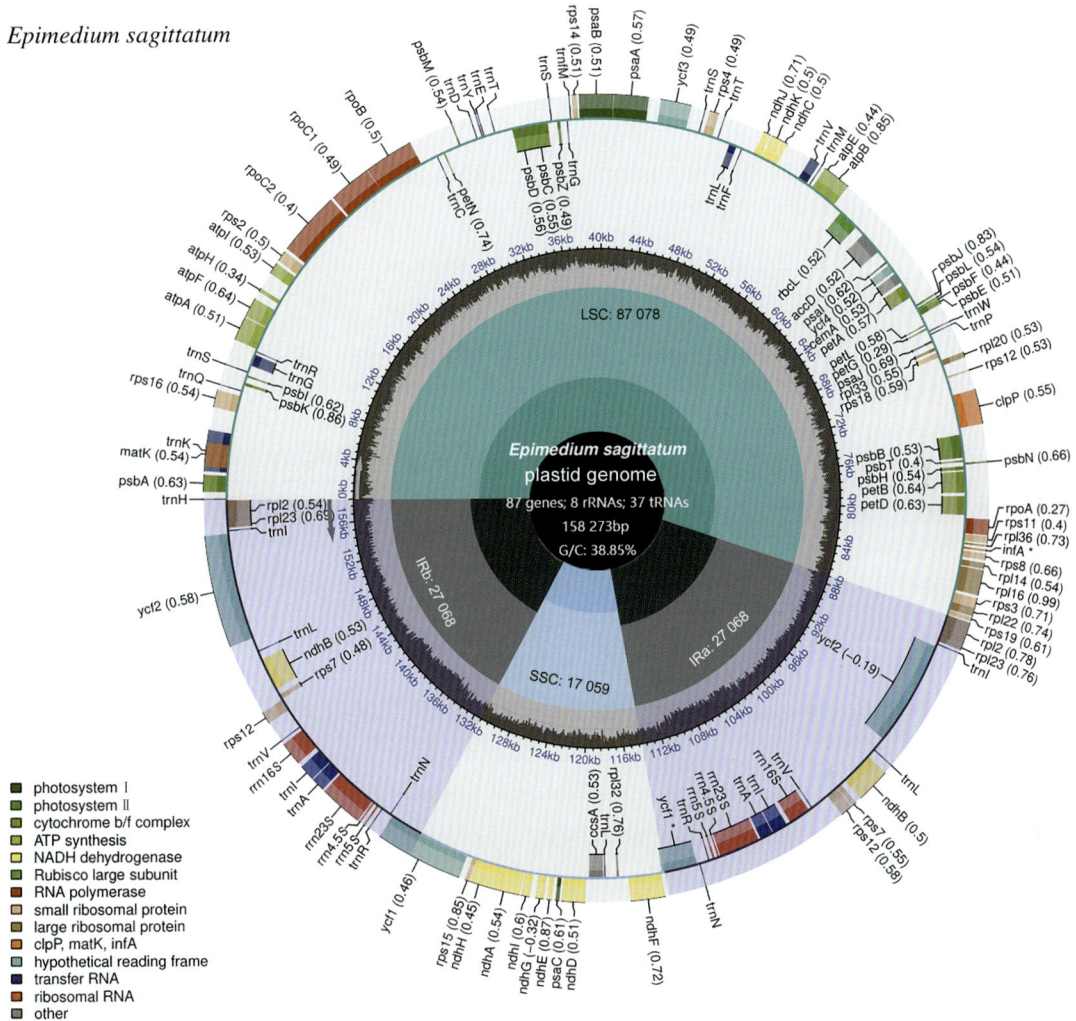

图 2-78-2　三枝九叶草叶绿体基因组图谱

该图包括 6 个圆形轨道。自内向外的第一轨道表示分散重复序列，红色弧线表示直接重复序列，绿色弧线表示回文重复序列；自内向外的第二轨道上的蓝色柱状线条表示长串联重复序列，其重复单元碱基长度＞7；自内向外的第三轨道以不同颜色的柱状线条表示不同类型的短串联重复序列（微卫星序列），其中黑色表示复杂重复序列，绿色表示重复单元碱基长度为 1 的重复序列，黄色表示重复单元碱基长度为 2 的重复序列，紫色表示重复单元碱基长度为 3 的重复序列，蓝色表示重复单元碱基长度为 4 的重复序列，橙色表示重复单元碱基长度为 5 的重复序列，红色表示重复单元碱基长度为 6 的重复序列；自内向外的第四轨道以不同色块表示 SSC 区、反向重复区 IRa 和 IRb、LSC 区，数字代表相应区间的长度；自内向外的第五轨道表示 GC 含量；最外层第六轨道以不同色块表示不同功能的编码基因，功能分类详见图中左下角注释，基因名称后括号中的数字表示密码子使用偏差，轨道外侧的基因转录方向为顺时针方向，轨道内侧的基因转录方向为逆时针方向

【编码基因】　三枝九叶草的叶绿体基因组共编码 132 个基因，其中独特基因 113 个，包括蛋白质编码基因 87 个（独特基因 79 个）、转运 RNA（transfer RNA，tRNA）编码

基因 37 个（独特基因 30 个）、核糖体 RNA（ribosomal RNA，rRNA）编码基因 8 个（独特基因 4 个）（表 2-78-1）。其中 7 个蛋白质独特编码基因（*ndhB*、*rpl2*、*rpl23*、*rps12*、*rps7*、*ycf1*、*ycf2*）、7 个 tRNA 独特编码基因（*trnA-UGC*、*trnI-CAU*、*trnI-GAU*、*trnL-CAA*、*trnN-GUU*、*trnR-ACG*、*trnV-GAC*）、4 个 rRNA 独特编码基因（*rrn16S*、*rrn23S*、*rrn4.5S*、*rrn5S*）位于 IR 区。有 11 个蛋白质编码基因 [*rps16*、*rpoC1*、*rpl2*（×2）、*rpl16*、*petD*、*petB*、*ndhB*（×2）、*ndhA*、*atpF*] 各含有 1 个内含子（intron），4 个蛋白质编码基因 [*ycf3*、*clpP*、*rps12*（×2）] 各含有 2 个内含子，8 个 tRNA 编码基因 [*trnV-UAC*、*trnL-UAA*、*trnK-UUU*、*trnI-GAU*（×2）、*trnG-UCC*、*trnA-UGC*（×2）] 各含有 1 个内含子（表 2-78-2）。三枝九叶草叶绿体基因组中蛋白质编码区（coding sequence，CDS）的长度为 79 347bp，占整个基因组长度的 50.13%。rRNA 基因的长度为 9040bp，占整个基因组长度的 5.71%。而 tRNA 基因的长度为 2786bp，占整个基因组长度的 1.76%。三枝九叶草叶绿体基因组非编码区主要包括内含子和基因间区，其长度占整个基因组长度的 42.40%。

表 2-78-1　三枝九叶草叶绿体基因组基因列表

| 基因功能 | 基因分类 | 基因名称 |
| --- | --- | --- |
| rRNA | rRNA genes | *rrn16S*（×2）、*rrn23S*（×2）、*rrn5S*（×2）、*rrn4.5S*（×2） |
| tRNA | tRNA genes | 37 *trn* genes（8 个基因各含有 1 个内含子） |
| 自我复制 | Small subunit of ribosome | *rps11*、*rps12*（×3）、*rps14*、*rps15*、*rps16*、*rps18*、*rps19*、*rps2*、*rps3*、*rps4*、*rps7*（×2）、*rps8* |
| | Large subunit of ribosome | *rpl14*、*rpl16*、*rpl2*（×2）、*rpl20*、*rpl22*、*rpl23*（×2）、*rpl32*、*rpl33*、*rpl36* |
| | DNA dependent RNA polymerase | *rpoA*、*rpoB*、*rpoC1*、*rpoC2* |
| 光合作用 | Subunits of NADH-dehydrogenase | *ndhA*、*ndhB*（×2）、*ndhC*、*ndhD*、*ndhE*、*ndhF*、*ndhG*、*ndhH*、*ndhI*、*ndhJ*、*ndhK* |
| | Subunits of photosystem Ⅰ | *psaA*、*psaB*、*psaC*、*psaI*、*psaJ* |
| | Subunits of photosystem Ⅱ | *psbA*、*psbB*、*psbC*、*psbD*、*psbE*、*psbF*、*psbH*、*psbI*、*psbJ*、*psbK*、*psbL*、*psbM*、*psbN*、*psbT*、*psbZ*、*ycf3* |
| | Subunits of cytochrome b/f complex | *petA*、*petB*、*petD*、*petG*、*petL*、*petN* |
| | Subunits of ATP synthase | *atpA*、*atpB*、*atpE*、*atpF*、*atpH*、*atpI* |
| | Large subunit of rubisco | *rbcL* |
| 其他功能 | Maturase | *matK* |
| | Protease | *clpP* |
| | Envelope membrane protein | *cemA* |
| | Subunit of acetyl-CoA-carboxylase | *accD* |
| | Translational initiation factor | *infA* |
| | c-type cytochrome synthesis gene | *ccsA* |
| 未知功能 | | *ycf1*（×2）、*ycf2*（×2）、*ycf4* |

表 2-78-2　三枝九叶草叶绿体基因内含子和外显子位置及长度

| 基因名称 | 基因编码序列所在链 | 起始位置 | 终点位置 | 长度（bp） | | | | |
|---|---|---|---|---|---|---|---|---|
| | | | | 第一外显子 | 第一内含子 | 第二外显子 | 第二内含子 | 第三外显子 |
| trnK-UUU | – | 1795 | 4406 | 37 | 2540 | 35 | | |
| rps16 | – | 5858 | 6963 | 40 | 803 | 263 | | |
| trnG-UCC | + | 9108 | 9876 | 23 | 698 | 48 | | |
| atpF | – | 11857 | 13125 | 145 | 1053 | 71 | | |
| rpoC1 | – | 21176 | 23949 | 432 | 740 | 1602 | | |
| ycf3 | – | 43700 | 45695 | 124 | 727 | 230 | 762 | 153 |
| trnL-UAA | + | 48838 | 49347 | 35 | 425 | 50 | | |
| trnV-UAC | – | 53993 | 54648 | 39 | 582 | 35 | | |
| rps12 | – | 71022 | 101827 | 114 | ND | 232 | 538 | 26 |
| clpP | – | 72317 | 74527 | 386 | 614 | 294 | 655 | 262 |
| petB | + | 77437 | 78845 | 6 | 761 | 642 | | |
| petD | + | 79065 | 80317 | 8 | 749 | 496 | | |
| rpl16 | – | 83712 | 85312 | 9 | 1160 | 432 | | |
| rpl2 | – | 87108 | 88604 | 391 | 674 | 434 | | |
| ndhB | – | 98012 | 100247 | 775 | 700 | 761 | | |
| trnI-GAU | + | 105253 | 106277 | 37 | 953 | 35 | | |
| trnA-UGC | + | 106342 | 107214 | 38 | 800 | 35 | | |
| ndhA | – | 123707 | 125817 | 556 | 1016 | 539 | | |
| trnA-UGC | – | 138138 | 139010 | 38 | 800 | 35 | | |
| trnI-GAU | – | 139075 | 140099 | 37 | 953 | 35 | | |
| rps12 | + | 143525 | 144318 | ND | ND | 232 | 538 | 26 |
| ndhB | + | 145105 | 147340 | 775 | 700 | 761 | | |
| rpl2 | + | 156748 | 158244 | 391 | 674 | 434 | | |

注："+"表示正链；"–"表示负链；"ND"表示未确定

【重复序列】　在三枝九叶草叶绿体基因组中，微卫星序列有 A/T、C/G 和 AT/AT 三种类型，各有 65 个、2 个和 2 个（表 2-78-3）。共发现 18 个串联重复序列，满足总长度超过 20bp 且重复单元之间的相似度≥90% 两个条件（表 2-78-4）。散在重复序列包括回文重复序列和正向重复序列。以 $e$-value 小于 1E–04 为阈值，三枝九叶草叶绿体基因组散在重复序列包括 20 条回文重复序列、24 条正向重复序列（表 2-78-5）。

表 2-78-3　三枝九叶草叶绿体基因组微卫星序列统计

| 重复单元类型 | 重复序列个数 |
|---|---|
| A/T | 65 |
| C/G | 2 |
| AT/AT | 2 |

表 2-78-4　三枝九叶草叶绿体基因组串联重复序列统计

| 起点—终点 | 重复单元长度（bp） | 重复单元拷贝数 | 重复单元一致序列长度（bp） | 重复单元之间的相似度（%） | 插入缺失比例（%） | 分值 | 碱基个数 A | C | G | T | 熵（0—2） |
|---|---|---|---|---|---|---|---|---|---|---|---|
| 41434—41464 | 15 | 2.1 | 15 | 93 | 0 | 53 | 9 | 25 | 41 | 22 | 1.84 |
| 52636—52662 | 14 | 1.9 | 14 | 100 | 0 | 54 | 70 | 0 | 7 | 22 | 1.12 |
| 65383—65426 | 22 | 2.0 | 22 | 100 | 0 | 88 | 27 | 22 | 13 | 36 | 1.92 |
| 72098—72189 | 45 | 2.0 | 45 | 97 | 0 | 175 | 35 | 15 | 20 | 28 | 1.93 |
| 74284—74381 | 48 | 2.0 | 48 | 96 | 0 | 178 | 31 | 20 | 14 | 33 | 1.92 |
| 87076—87101 | 13 | 2.0 | 13 | 100 | 0 | 52 | 23 | 7 | 7 | 61 | 1.49 |
| 94602—94655 | 27 | 2.0 | 27 | 96 | 0 | 99 | 33 | 0 | 35 | 31 | 1.58 |
| 110861—110891 | 15 | 2.1 | 15 | 100 | 0 | 62 | 61 | 0 | 32 | 6 | 1.21 |
| 113542—113577 | 15 | 2.4 | 15 | 95 | 0 | 63 | 55 | 5 | 19 | 19 | 1.62 |
| 113747—113801 | 12 | 4.6 | 12 | 93 | 0 | 83 | 45 | 12 | 34 | 7 | 1.70 |
| 113809—113947 | 66 | 2.1 | 67 | 91 | 4 | 226 | 43 | 18 | 20 | 17 | 1.89 |
| 113902—113995 | 48 | 2.0 | 48 | 97 | 0 | 179 | 44 | 17 | 20 | 18 | 1.87 |
| 131357—131450 | 48 | 2.0 | 48 | 97 | 0 | 179 | 18 | 20 | 17 | 44 | 1.87 |
| 131405—131543 | 66 | 2.1 | 67 | 91 | 4 | 226 | 17 | 20 | 18 | 43 | 1.89 |
| 131551—131605 | 12 | 4.6 | 12 | 93 | 0 | 83 | 7 | 34 | 12 | 45 | 1.70 |
| 131775—131810 | 15 | 2.4 | 15 | 95 | 0 | 63 | 19 | 19 | 5 | 55 | 1.62 |
| 134461—134491 | 15 | 2.1 | 15 | 100 | 0 | 62 | 6 | 32 | 0 | 61 | 1.21 |
| 150697—150750 | 27 | 2.0 | 27 | 96 | 0 | 99 | 31 | 35 | 0 | 33 | 1.58 |

表 2-78-5　三枝九叶草叶绿体基因组散在重复序列特征值

| 重复单元一长度（bp） | 重复单元一起点 | 重复类型 | 重复单元二长度（bp） | 重复单元二起点 | 重复单元间隔 | e-value |
|---|---|---|---|---|---|---|
| 139 | 5752 | P | 139 | 103417 | −3 | 1.72E−67 |
| 139 | 5752 | D | 139 | 141795 | −3 | 1.72E−67 |
| 107 | 4560 | D | 107 | 109427 | −1 | 8.59E−53 |
| 107 | 4560 | P | 107 | 135817 | −1 | 8.59E−53 |
| 82 | 113830 | D | 82 | 113944 | −3 | 7.20E−34 |
| 82 | 113830 | P | 82 | 131325 | −3 | 7.20E−34 |
| 82 | 113944 | P | 82 | 131439 | −3 | 7.20E−34 |
| 82 | 131325 | D | 82 | 131439 | −3 | 7.20E−34 |
| 77 | 4670 | D | 77 | 109539 | −3 | 6.09E−31 |
| 77 | 4670 | P | 77 | 135735 | −3 | 6.09E−31 |
| 62 | 131345 | D | 62 | 131459 | −1 | 6.16E−26 |
| 53 | 4614 | D | 53 | 109481 | 0 | 8.68E−23 |
| 53 | 4614 | P | 53 | 135817 | 0 | 8.68E−23 |

续表

| 重复单元一长度（bp） | 重复单元一起点 | 重复类型 | 重复单元二长度（bp） | 重复单元二起点 | 重复单元间隔 | $e$-value |
|---|---|---|---|---|---|---|
| 48 | 54679 | P | 48 | 54679 | 0 | 8.89E–20 |
| 53 | 113828 | D | 53 | 113894 | –2 | 1.08E–18 |
| 53 | 113828 | P | 53 | 131404 | –2 | 1.08E–18 |
| 53 | 113894 | P | 53 | 131470 | –2 | 1.08E–18 |
| 53 | 131404 | D | 53 | 131470 | –2 | 1.08E–18 |
| 49 | 4698 | D | 49 | 109567 | –1 | 3.27E–18 |
| 49 | 4698 | P | 49 | 135735 | –1 | 3.27E–18 |
| 49 | 97865 | D | 49 | 147437 | –1 | 3.27E–18 |
| 51 | 72093 | D | 51 | 72138 | –2 | 1.59E–17 |
| 50 | 74283 | D | 50 | 74331 | –2 | 6.13E–17 |
| 46 | 113901 | D | 46 | 113949 | –1 | 1.96E–16 |
| 46 | 113901 | P | 46 | 131356 | –1 | 1.96E–16 |
| 46 | 113949 | P | 46 | 131404 | –1 | 1.96E–16 |
| 46 | 131356 | D | 46 | 131404 | –1 | 1.96E–16 |
| 37 | 91939 | D | 37 | 91996 | 0 | 3.73E–13 |
| 37 | 91939 | P | 37 | 153318 | 0 | 3.73E–13 |
| 37 | 91996 | P | 37 | 153375 | 0 | 3.73E–13 |
| 37 | 153318 | D | 37 | 153375 | 0 | 3.73E–13 |
| 40 | 131417 | D | 40 | 131483 | –1 | 6.99E–13 |
| 43 | 5848 | P | 43 | 103417 | –2 | 7.40E–13 |
| 43 | 5848 | D | 43 | 141891 | –2 | 7.40E–13 |
| 35 | 65664 | P | 35 | 65706 | 0 | 5.97E–12 |
| 43 | 113746 | D | 43 | 113758 | –3 | 3.03E–11 |
| 43 | 113746 | P | 43 | 131550 | –3 | 3.03E–11 |
| 43 | 113758 | P | 43 | 131562 | –3 | 3.03E–11 |
| 43 | 131550 | D | 43 | 131562 | –3 | 3.03E–11 |
| 33 | 131369 | D | 33 | 131417 | 0 | 9.55E–11 |
| 39 | 44881 | D | 39 | 101866 | –2 | 1.55E–10 |
| 39 | 44881 | P | 39 | 143446 | –2 | 1.55E–10 |
| 36 | 8568 | P | 36 | 46615 | –1 | 1.61E–10 |
| 32 | 5427 | D | 32 | 5578 | 0 | 3.82E–10 |

注：P. palindromic repeat，回文重复序列；D. direct repeat，正向重复序列

【高可变区】 为了发现淫羊藿属物种间的高可变区，从14个物种中提取了116个基因间区，采用K2p（Kimura 2-parameter）模型计算基因间区的遗传距离（图2-78-3）。对

于其中变异最大的 30 个基因间区从高到低排序。其 K2p 平均值分布于 0.50～7.43。其中 *ndhD-psaC*、*psbI-trnS-GCU*、*trnC-GCA-petN* 的 K2p 平均值较高，分别为 4.66、7.43、3.74。由此可见，淫羊藿属 14 个物种的叶绿体基因组在这 3 个区域的变异较大，这 3 个区域可作为潜在的分子标记开发区域。

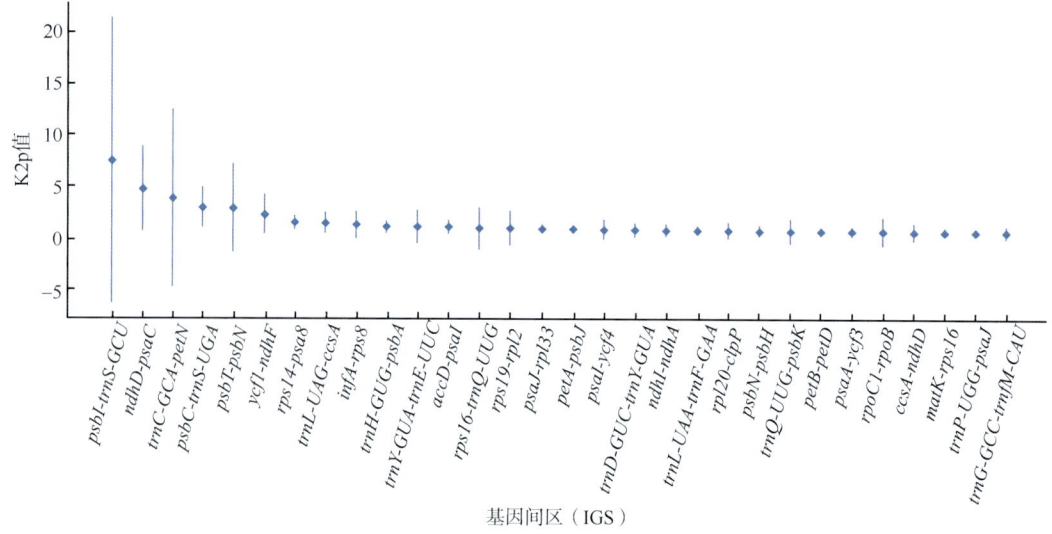

图 2-78-3　淫羊藿属物种基因间区的遗传距离分析结果

【系统发育】　使用 MAFFT 对来自淫羊藿属的 14 个物种[4-6]和 1 个外类群物种 [ 折瓣花（*Vancouveria hexandra*）] 的 79 个共有蛋白质序列进行多重序列比对，使用 IQ-TREE 筛选得到 JTT+F+I+G4 模型，并采用最大似然法（maximum likelihood method）构建进化树。结果显示，朝鲜淫羊藿（*Epimedium koreanum*）[4]先从 14 个淫羊藿物种中单分出来为一支，剩余 13 个物种聚为一支；随后，三枝九叶草（*Epimedium sagittatum*）[5]与西昌淫羊藿（*Epimedium xichangense*）2 个物种聚为一支，剩下 11 个物种又分为 2 支，其中，黔北淫羊藿（*Epimedium borealiguizhouense*）与箭叶淫羊藿（*Epimedium pudingense*）聚为一支，其他 9 个物种聚为一支。其中长蕊淫羊藿（*Epimedium dolichostemon*）[4]、直距淫羊藿（*Epimedium mikinorii*）聚为一支，淫羊藿（*Epimedium brevicornu*）、粗毛淫羊藿（*Epimedium acuminatum*）[4]、绿药淫羊藿（*Epimedium chlorandrum*）聚为一支，时珍淫羊藿（*Epimedium lishihchenii*）、拟巫山淫羊藿（*Epimedium pseudowushanense*）[4]、巫山淫羊藿（*Epimedium wushanense*）[6]、镇坪淫羊藿（*Epimedium ilicifolium*）聚为一支，其中三枝九叶草和西昌淫羊藿的亲缘关系最近（图 2-78-4）。部分节点的支持率较低，可能是部分淫羊藿属物种的叶绿体基因组之间序列相似性比较高，信息位点比较少导致的[7]。

【$K_A/K_S$ 选择压力分析】　以图 2-78-4 的进化树作为参考，利用 Hyphy 软件中的 aBSREL 模型对蛋白质编码基因进行选择压力分析。在 14 个淫羊藿属物种中，没有基因被正向选择。

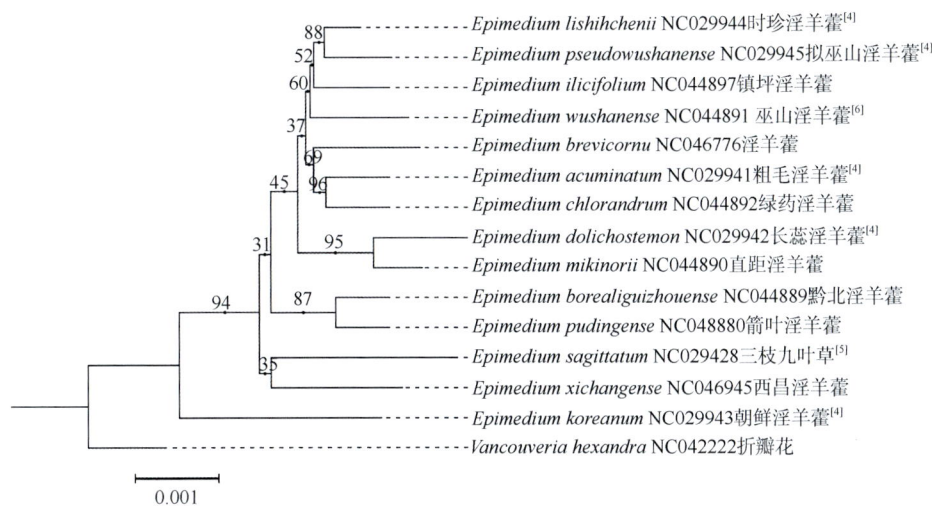

图 2-78-4 淫羊藿属植物系统发育进化分析

【宏 DNA 条形码的发现及其 PCR 扩增引物设计】 为了发现能够区分淫羊藿属下物种的宏 DNA 条形码序列及其 PCR 扩增引物，利用 ecoPrimers 对淫羊藿属植物叶绿体基因组序列进行分析。用来设计 PCR 扩增引物的保守区间见表 2-78-6。可以依据区间序列设计引物，使用这些引物对淫羊藿属 DNA 进行 PCR 扩增，对 PCR 产物进行桑格测序或是高通量测序，通过序列比较和特征分析区分淫羊藿属的 14 个物种。

表 2-78-6 部分基于 ecoPrimers 发现的引物设计保守区间

| 编号 | 保守区间序列 | 物种拉丁名 | GenBank 序列号 | 保守区间序列起点—终点 |
|---|---|---|---|---|
| 1 | AGTATTAAAGAAAGAGAAAATGGGTATTCAATC | E. sagittatum | NC029428.1 | 68778—68872 |
| | GCATCAAAACTTGTGCTTGGGTTCGAATTCAT | E. acuminatum | NC029941.1 | 68842—68998 |
| | AGAGGGGGAGCGGAAATGGGATCCGGGGCA | E. dolichostemon | NC029942.1 | 68853—69013 |
| | ACAAAATCATAAAAAAAAAA | E. koreanum | NC029943.1 | 69237—69395 |
| | | E. lishihchenii | NC029944.1 | 68821—68980 |
| | | E. pseudowushanense | NC029945.1 | 68797—68957 |
| | | E. borealiguizhouense | NC044889.1 | 68872—69029 |
| | | E. mikinorii | NC044890.1 | 68787—68951 |
| | | E. wushanense | NC044891.1 | 68865—69017 |
| | | E. chlorandrum | NC044892.1 | 68908—69068 |
| | | E. ilicifolium | NC044897.1 | 68829—68987 |
| | | E. brevicornu | NC046776.1 | 68816—68968 |
| | | E. xichangense | NC046945.1 | 68769—68929 |
| | | E. pudingense | NC048880.1 | 68905—69064 |

续表

| 编号 | 保守区间序列 | 物种拉丁名 | GenBank 序列号 | 保守区间序列起点—终点 |
|---|---|---|---|---|
| 2 | TTTTTTTTTTTTCGTTTCGGATCAAAATGAAAG AATTGAGTGAATCCAAAACTCAAAGGAGG | E. sagittatum | NC029428.1 | 68873—68922 |
| | | E. acuminatum | NC029941.1 | 68999—69048 |
| | | E. dolichostemon | NC029942.1 | 69014—69063 |
| | | E. koreanum | NC029943.1 | 69396—69445 |
| | | E. lishihchenii | NC029944.1 | 68981—69030 |
| | | E. pseudowushanense | NC029945.1 | 68958—69006 |
| | | E. borealiguizhouense | NC044889.1 | 69030—69079 |
| | | E. mikinorii | NC044890.1 | 68952—69001 |
| | | E. wushanense | NC044891.1 | 69018—69067 |
| | | E. chlorandrum | NC044892.1 | 69069—69118 |
| | | E. ilicifolium | NC044897.1 | 68988—69037 |
| | | E. brevicornu | NC046776.1 | 68969—69018 |
| | | E. xichangense | NC046945.1 | 68930—68979 |
| | | E. pudingense | NC048880.1 | 69065—69114 |

## 参 考 文 献

[1] 中国科学院《中国植物志》编委会. 中国植物志. 北京：科学出版社，2001，29：272.

[2] 国家药典委员会. 中华人民共和国药典（2020版）一部. 北京：中国医药科技出版社，2020.

[3] 南京中医药大学. 中药大辞典. 上册. 上海：上海科学技术出版社，2006：995-998.

[4] Zhang Y，Du L，Liu A，et al. The complete chloroplast genome sequences of five *Epimedium* species：lights into phylogenetic and taxonomic analyses. Frontiers in Plant Science，2016，7：306-317.

[5] Sun Y，Moore M J，Zhang S，et al. Phylogenomic and structural analyses of 18 complete plastomes across nearly all families of early-diverging eudicots, including an angiosperm-wide analysis of IR gene content evolution. Molecular Phylogenetics and Evolution，2016，96：93-101.

[6] Guo M，Ren L，Xu Y，et al. Development of plastid genomic resources for discrimination and classification of *Epimedium wushanense*（Berberidaceae）. International Journal of Molecular Sciences，2019，20（16）：4003.

[7] Efron B. Better bootstrap confidence intervals. Journal of the American Statistical Association，1987，82（397）：171-185.

# 79 巫山淫羊藿

**【药材基本信息】** 巫山淫羊藿（*Epimedium wushanense* T. S. Ying）为小檗科淫羊藿属药用植物[1]，其干燥叶为淫羊藿中药材（图2-79-1）。收载于《中国药典》（2020年版）[2]。巫山淫羊藿分布于四川、贵州、湖北和重庆，主产于贵州修文、龙里、雷山。商品药材来自野生。淫羊藿药材以叶片多、色黄绿者为佳。淫羊藿中含有黄酮类（如淫羊藿苷，朝藿定A、B、C，宝藿苷Ⅰ，鼠李糖基淫羊藿次苷Ⅱ，箭藿苷B等）、木脂素类、酚苷类、生物碱类和多糖类等化学成分。淫羊藿味辛、甘，性温。归肝、肾经。具有补肾阳、强筋骨、祛风湿的功效。现代研究证明，淫羊藿具有促进性功能、调节免疫、抗衰老、促进代谢、抗骨质疏松、强心、降压和增加冠脉血流等作用，临床常用于治疗骨质疏松、妇女更年期疾病和肾虚引起的多种疾病[3]。淫羊藿还可作为保健食品。

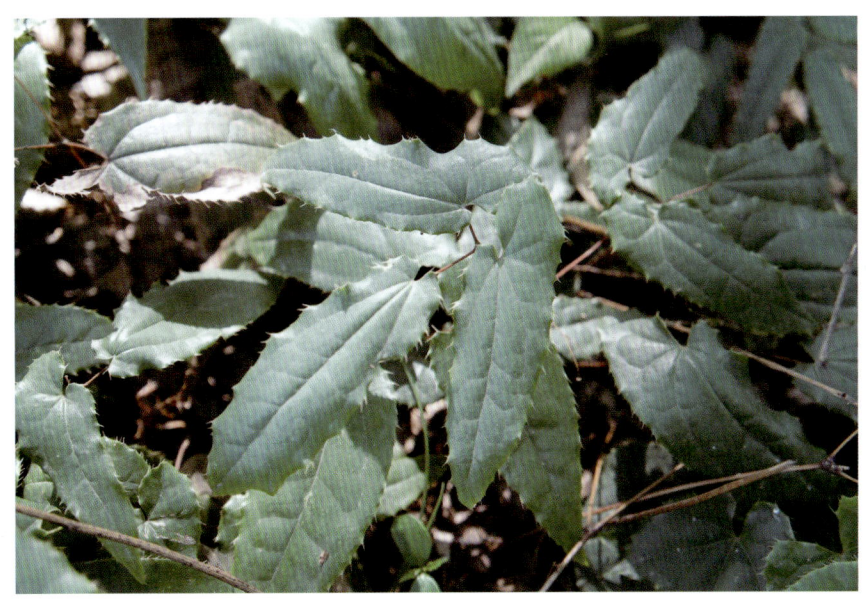

图2-79-1 巫山淫羊藿

**【叶绿体基因组】** 巫山淫羊藿的叶绿体DNA为环状分子，其叶绿体基因组（GenBank登录号：NC044891.1）总长度为157 194bp，具有保守的四分状结构，包括一个LSC区、一个SSC区和一对IR区，其长度分别为88 526bp、17 090bp和25 789bp（图2-79-2）。巫山淫羊藿叶绿体基因组的整体G/C含量为38.80%。其LSC区的G/C含量（37.39%）低于IR区的G/C含量（43.21%），但高于SSC区的G/C含量（32.75%）。

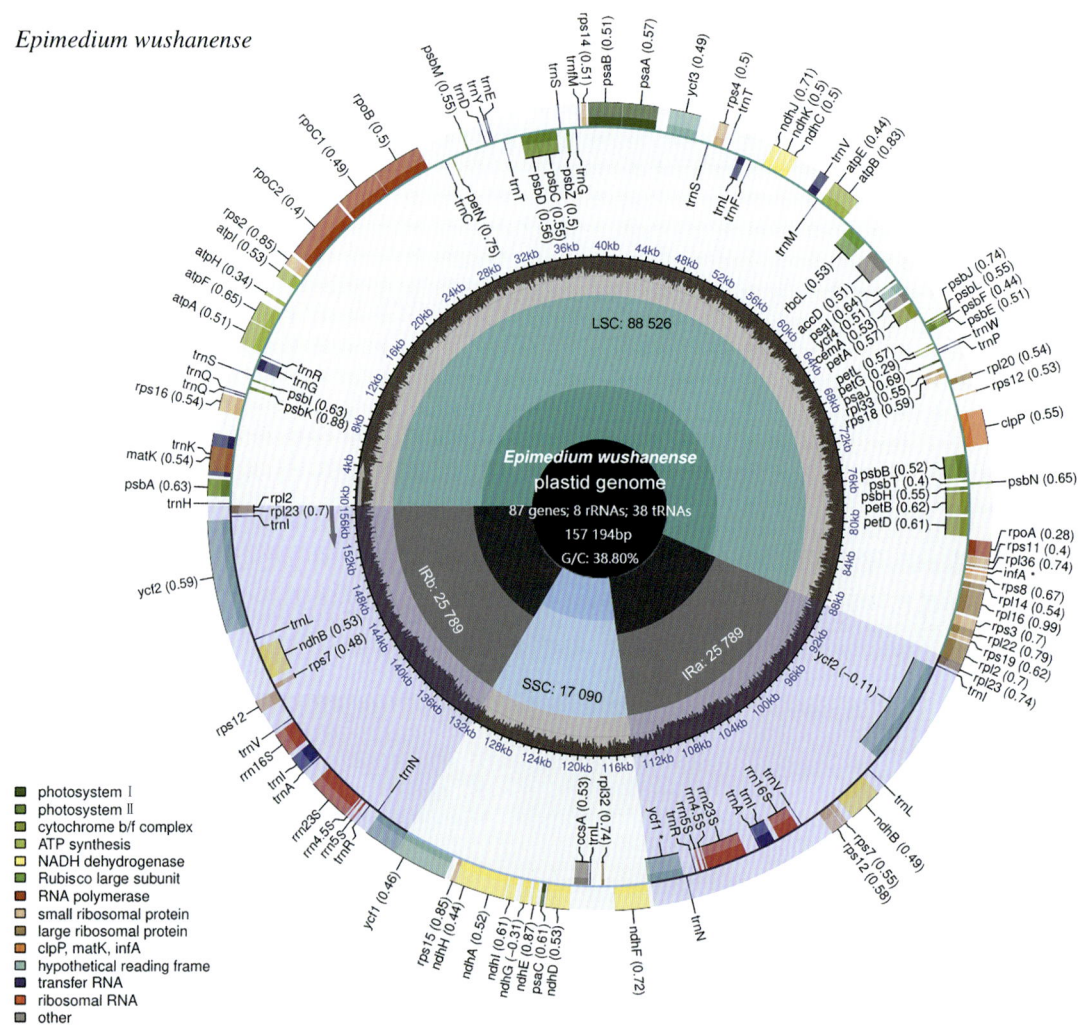

图 2-79-2　巫山淫羊藿叶绿体基因组图谱

该图包括 6 个圆形轨道。自内向外的第一轨道表示分散重复序列，红色弧线表示直接重复序列，绿色弧线表示回文重复序列；自内向外的第二轨道上的蓝色柱状线条表示长串联重复序列，其重复单元碱基长度＞7；自内向外的第三轨道以不同颜色的柱状线条表示不同类型的短串联重复序列（微卫星序列），其中黑色表示复杂重复序列，绿色表示重复单元碱基长度为 1 的重复序列，黄色表示重复单元碱基长度为 2 的重复序列，紫色表示重复单元碱基长度为 3 的重复序列，蓝色表示重复单元碱基长度为 4 的重复序列，橙色表示重复单元碱基长度为 5 的重复序列，红色表示重复单元碱基长度为 6 的重复序列；自内向外的第四轨道上以不同色块表示 SSC 区、反向重复区 IRa 和 IRb、LSC 区，数字代表相应区间的长度；自内向外的第五轨道表示 GC 含量；最外层第六轨道以不同色块表示不同功能的编码基因，功能分类详见图中左下角注释，基因名称后括号中的数字表示密码子使用偏差，轨道外侧的基因转录方向为顺时针方向，轨道内侧的基因转录方向为逆时针方向

【**编码基因**】　巫山淫羊藿的叶绿体基因组共编码 133 个基因，其中独特基因 113 个，包括蛋白质编码基因 87 个（独特基因 79 个）、转运 RNA（transfer RNA，tRNA）编码基因 38 个（独特基因 30 个）、核糖体 RNA（ribosomal RNA，rRNA）编码基因 8 个（独特

基因 4 个)(表 2-79-1)。其中 6 个蛋白质独特编码基因(*ndhB*、*rpl23*、*rps12*、*rps7*、*ycf1*、*ycf2*)、7 个 tRNA 独特编码基因(*trnA-UGC*、*trnI-CAU*、*trnI-GAU*、*trnL-CAA*、*trnN-GUU*、*trnR-ACG*、*trnV-GAC*)、4 个 rRNA 独特编码基因(*rrn16S*、*rrn23S*、*rrn4.5S*、*rrn5S*)位于 IR 区。有 10 个蛋白质编码基因 [*rps16*、*rpoC1*、*rpl2*、*rpl16*、*petD*、*petB*、*ndhB*(×2)、*ndhA*、*atpF*] 各含有 1 个内含子(intron),4 个蛋白质编码基因 [*ycf3*、*clpP*、*rps12*(×2)] 各含有 2 个内含子,8 个 tRNA 编码基因 [*trnV-UAC*、*trnL-UAA*、*trnK-UUU*、*trnI-GAU*(×2)、*trnG-UCC*、*trnA-UGC*(×2)] 各含有 1 个内含子(表 2-79-2)。巫山淫羊藿叶绿体基因组中蛋白质编码区(coding sequence,CDS)的长度为 78 015bp,占整个基因组长度的 49.63%。rRNA 基因的长度为 9350bp,占整个基因组长度的 5.95%。而 tRNA 基因的长度为 2988bp,占整个基因组长度的 1.90%。巫山淫羊藿叶绿体基因组非编码区主要包括内含子和基因间区,其长度占整个基因组长度的 42.52%。

表 2-79-1　巫山淫羊藿叶绿体基因组基因列表

| 基因功能 | 基因分类 | 基因名称 |
| --- | --- | --- |
| rRNA | rRNA genes | *rrn16S*(×2)、*rrn23S*(×2)、*rrn5S*(×2)、*rrn4.5S*(×2) |
| tRNA | tRNA genes | 38 *trn* genes(8 个基因各含有 1 个内含子) |
| 自我复制 | Small subunit of ribosome | *rps11*、*rps12*(×3)、*rps14*、*rps15*、*rps16*、*rps18*、*rps19*、*rps2*、*rps3*、*rps4*、*rps7*(×2)、*rps8* |
| | Large subunit of ribosome | *rpl14*、*rpl16*、*rpl2*(×2)、*rpl20*、*rpl22*、*rpl23*(×2)、*rpl32*、*rpl33*、*rpl36* |
| | DNA dependent RNA polymerase | *rpoA*、*rpoB*、*rpoC1*、*rpoC2* |
| 光合作用 | Subunits of NADH-dehydrogenase | *ndhA*、*ndhB*(×2)、*ndhC*、*ndhD*、*ndhE*、*ndhF*、*ndhG*、*ndhH*、*ndhI*、*ndhJ*、*ndhK* |
| | Subunits of photosystem Ⅰ | *psaA*、*psaB*、*psaC*、*psaI*、*psaJ* |
| | Subunits of photosystem Ⅱ | *psbA*、*psbB*、*psbC*、*psbD*、*psbE*、*psbF*、*psbH*、*psbI*、*psbJ*、*psbK*、*psbL*、*psbM*、*psbN*、*psbT*、*psbZ*、*ycf3* |
| | Subunits of cytochrome b/f complex | *petA*、*petB*、*petD*、*petG*、*petL*、*petN* |
| | Subunits of ATP synthase | *atpA*、*atpB*、*atpE*、*atpF*、*atpH*、*atpI* |
| | Large subunit of rubisco | *rbcL* |
| 其他功能 | Maturase | *matK* |
| | Protease | *clpP* |
| | Envelope membrane protein | *cemA* |
| | Subunit of acetyl-CoA-carboxylase | *accD* |
| | Translational initiation factor | *infA* |
| | c-type cytochrome synthesis gene | *ccsA* |
| 未知功能 | | *ycf1*(×2)、*ycf2*(×2)、*ycf4* |

表 2-79-2　巫山淫羊藿叶绿体基因内含子和外显子位置及长度

| 基因名称 | 基因编码序列所在链 | 起始位置 | 终点位置 | 长度（bp） | | | | |
|---|---|---|---|---|---|---|---|---|
| | | | | 第一外显子 | 第一内含子 | 第二外显子 | 第二内含子 | 第三外显子 |
| trnK-UUU | − | 1854 | 4481 | 37 | 2555 | 36 | | |
| rps16 | − | 5936 | 7043 | 40 | 805 | 263 | | |
| trnG-UCC | + | 9187 | 9955 | 23 | 698 | 48 | | |
| atpF | − | 11945 | 13214 | 145 | 715 | 410 | | |
| rpoC1 | − | 21266 | 24038 | 432 | 745 | 1596 | | |
| ycf3 | − | 43769 | 45767 | 124 | 728 | 230 | 764 | 153 |
| trnL-UAA | + | 48912 | 49421 | 35 | 425 | 50 | | |
| trnV-UAC | + | 54064 | 54719 | 39 | 582 | 35 | | |
| rps12 | − | 71167 | 101996 | 114 | ND | 232 | 538 | 26 |
| clpP | − | 72414 | 74614 | 71 | 924 | 294 | 650 | 262 |
| petB | + | 77524 | 78992 | 6 | 823 | 642 | | |
| petD | + | 79212 | 80464 | 8 | 749 | 496 | | |
| rpl16 | − | 83858 | 85456 | 9 | 1159 | 432 | | |
| rpl2 | − | 87252 | 88748 | 391 | 672 | 434 | | |
| ndhB | − | 98165 | 100400 | 775 | 700 | 761 | | |
| trnI-GAU | + | 105466 | 106490 | 37 | 953 | 35 | | |
| trnA-UGC | + | 106511 | 106615 | 37 | 40 | 28 | | |
| ndhA | − | 123907 | 126017 | 556 | 1016 | 539 | | |
| trnA-UGC | − | 139106 | 139210 | 37 | 40 | 28 | | |
| trnI-GAU | − | 139275 | 140299 | 37 | 953 | 35 | | |
| rps12 | + | 143525 | 144318 | ND | ND | 232 | 538 | 26 |
| ndhB | + | 145321 | 147556 | 775 | 700 | 761 | | |

注："+"表示正链；"−"表示负链；"ND"表示未确定

【重复序列】　在巫山淫羊藿叶绿体基因组中，微卫星序列有 A/T、C/G 和 AT/AT 三种类型，各有 69 个、2 个和 2 个（表 2-79-3）。共发现 17 个串联重复序列，满足总长度超过 20bp 且重复单元之间的相似度 ≥ 90% 两个条件（表 2-79-4）。散在重复序列包括回文重复序列和正向重复序列。以 e-value 小于 1E–04 为阈值，巫山淫羊藿的叶绿体基因组散在重复序列包括 20 条回文重复序列、23 条正向重复序列（表 2-79-5）。

表 2-79-3　巫山淫羊藿叶绿体基因组微卫星序列统计

| 重复单元类型 | 重复序列个数 |
|---|---|
| A/T | 69 |
| C/G | 2 |
| AT/AT | 2 |

表 2-79-4　巫山淫羊藿叶绿体基因组串联重复序列统计

| 起点—终点 | 重复单元长度（bp） | 重复单元拷贝数 | 重复单元一致序列长度（bp） | 重复单元之间的相似度（%） | 插入缺失比例（%） | 分值 | 碱基个数 | | | | 熵（0—2） |
|---|---|---|---|---|---|---|---|---|---|---|---|
| | | | | | | | A | C | G | T | |
| 33252—33280 | 15 | 1.9 | 15 | 100 | 0 | 58 | 24 | 20 | 0 | 55 | 1.44 |
| 52718—52744 | 14 | 1.9 | 14 | 100 | 0 | 54 | 70 | 0 | 7 | 22 | 1.12 |
| 74371—74468 | 48 | 2.0 | 48 | 96 | 0 | 178 | 31 | 20 | 14 | 33 | 1.92 |
| 82088—82134 | 24 | 2.0 | 24 | 91 | 0 | 76 | 25 | 34 | 14 | 25 | 1.94 |
| 87220—87245 | 13 | 2.0 | 13 | 100 | 0 | 52 | 23 | 7 | 7 | 61 | 1.49 |
| 94750—94806 | 9 | 6.3 | 9 | 91 | 0 | 87 | 33 | 0 | 35 | 31 | 1.58 |
| 111030—111060 | 15 | 2.1 | 15 | 100 | 0 | 62 | 61 | 0 | 32 | 6 | 1.21 |
| 113711—113746 | 15 | 2.4 | 15 | 95 | 0 | 63 | 55 | 5 | 19 | 19 | 1.62 |
| 113916—113970 | 12 | 4.6 | 12 | 93 | 0 | 83 | 45 | 12 | 34 | 7 | 1.70 |
| 113978—114116 | 66 | 2.1 | 67 | 91 | 4 | 226 | 43 | 18 | 20 | 17 | 1.89 |
| 114071—114164 | 48 | 2.0 | 48 | 97 | 0 | 179 | 44 | 17 | 20 | 18 | 1.87 |
| 131557—131650 | 48 | 2.0 | 48 | 97 | 0 | 179 | 18 | 20 | 17 | 44 | 1.87 |
| 131605—131743 | 66 | 2.1 | 67 | 91 | 4 | 226 | 17 | 20 | 18 | 43 | 1.89 |
| 131751—131805 | 12 | 4.6 | 12 | 93 | 0 | 83 | 7 | 34 | 12 | 45 | 1.70 |
| 131975—132010 | 15 | 2.4 | 15 | 95 | 0 | 63 | 19 | 19 | 5 | 55 | 1.62 |
| 134661—134691 | 15 | 2.1 | 15 | 100 | 0 | 62 | 6 | 32 | 0 | 61 | 1.21 |
| 150915—150971 | 9 | 6.3 | 9 | 91 | 0 | 87 | 31 | 35 | 0 | 33 | 1.58 |

表 2-79-5　巫山淫羊藿叶绿体基因组散在重复序列特征值

| 重复单元一长度（bp） | 重复单元一起点 | 重复类型 | 重复单元二长度（bp） | 重复单元二起点 | 重复单元间隔 | e-value |
|---|---|---|---|---|---|---|
| 139 | 5830 | P | 139 | 103586 | −3 | 1.69E−67 |
| 139 | 5830 | D | 139 | 141995 | −3 | 1.69E−67 |
| 107 | 4635 | D | 107 | 109596 | −1 | 8.47E−53 |
| 107 | 4635 | P | 107 | 136017 | −1 | 8.47E−53 |
| 77 | 4745 | D | 77 | 109708 | −3 | 6.01E−31 |
| 77 | 4745 | P | 77 | 135935 | −3 | 6.01E−31 |
| 77 | 114004 | D | 77 | 114118 | −3 | 6.01E−31 |
| 77 | 114004 | P | 77 | 131525 | −3 | 6.01E−31 |
| 77 | 114118 | P | 77 | 131639 | −3 | 6.01E−31 |
| 77 | 131525 | D | 77 | 131639 | −3 | 6.01E−31 |
| 62 | 131545 | D | 62 | 131659 | −1 | 6.08E−26 |
| 53 | 4689 | D | 53 | 109650 | 0 | 8.57E−23 |
| 53 | 4689 | P | 53 | 136017 | 0 | 8.57E−23 |
| 53 | 113997 | D | 53 | 114063 | −2 | 1.06E−18 |

续表

| 重复单元一长度（bp） | 重复单元一起点 | 重复类型 | 重复单元二长度（bp） | 重复单元二起点 | 重复单元间隔 | e-value |
|---|---|---|---|---|---|---|
| 53 | 113997 | P | 53 | 131604 | −2 | 1.06E−18 |
| 53 | 114063 | P | 53 | 131670 | −2 | 1.06E−18 |
| 53 | 131604 | D | 53 | 131670 | −2 | 1.06E−18 |
| 49 | 4773 | D | 49 | 109736 | −1 | 3.22E−18 |
| 49 | 4773 | P | 49 | 135935 | −1 | 3.22E−18 |
| 49 | 98018 | D | 49 | 147653 | −1 | 3.22E−18 |
| 50 | 74370 | D | 50 | 74418 | −2 | 6.04E−17 |
| 46 | 114070 | D | 46 | 114118 | −1 | 1.94E−16 |
| 46 | 114070 | P | 46 | 131556 | −1 | 1.94E−16 |
| 46 | 114118 | P | 46 | 131604 | −1 | 1.94E−16 |
| 46 | 131556 | D | 46 | 131604 | −1 | 1.94E−16 |
| 37 | 92083 | D | 37 | 92140 | 0 | 3.68E−13 |
| 37 | 92083 | P | 37 | 153543 | 0 | 3.68E−13 |
| 37 | 92140 | P | 37 | 153600 | 0 | 3.68E−13 |
| 37 | 153543 | D | 37 | 153600 | 0 | 3.68E−13 |
| 40 | 131617 | D | 40 | 131683 | −1 | 6.90E−13 |
| 43 | 5926 | P | 43 | 103586 | −2 | 7.30E−13 |
| 43 | 5926 | D | 43 | 142091 | −2 | 7.30E−13 |
| 35 | 65749 | P | 35 | 65791 | 0 | 5.89E−12 |
| 44 | 94749 | D | 44 | 94758 | −3 | 8.03E−12 |
| 44 | 94749 | P | 44 | 150918 | −3 | 8.03E−12 |
| 44 | 94758 | P | 44 | 150927 | −3 | 8.03E−12 |
| 44 | 150918 | D | 44 | 150927 | −3 | 8.03E−12 |
| 43 | 113915 | D | 43 | 113927 | −3 | 2.99E−11 |
| 43 | 113915 | P | 43 | 131750 | −3 | 2.99E−11 |
| 43 | 113927 | P | 43 | 131762 | −3 | 2.99E−11 |
| 43 | 131750 | D | 43 | 131762 | −3 | 2.99E−11 |
| 33 | 36465 | P | 33 | 36510 | 0 | 9.42E−11 |
| 33 | 131569 | D | 33 | 131617 | 0 | 9.42E−11 |

注：P．palindromic repeat，回文重复序列；D：direct repeat，正向重复序列

【高可变区】 为了发现淫羊藿属物种间的高可变区，从14个物种中提取了116个基因间区，采用K2p（Kimura 2-parameter）模型计算基因间区的遗传距离（图2-79-3）。对于其中变异最大的30个基因间区从高到低排序，其K2p平均值分布于0.50～7.43。其

中 *ndhD-psaC*、*psbI-trnS-GCU*、*trnC-GCA-petN* 的 K2p 平均值较高，分别为 4.66、7.43、3.74。由此可见，淫羊藿属 14 个物种的叶绿体基因组在这 3 个区域的变异较大，这 3 个区域可作为潜在的分子标记开发区域。

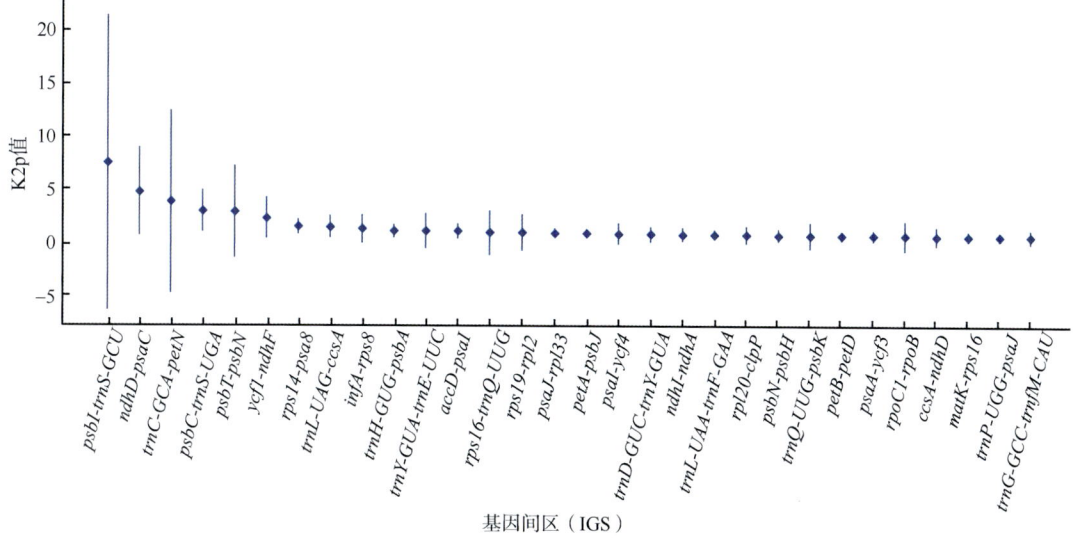

图 2-79-3　淫羊藿属物种基因间区的遗传距离分析结果

【系统发育】　使用 MAFFT 对来自淫羊藿属的 14 个物种[4-6] 和 1 个外类群物种 [ 折瓣花（*Vancouveria hexandra*）] 的 79 个共有蛋白质序列，进行多重序列比对，使用 IQ-TREE 筛选得到 JTT+F+I+G4 模型，并采用最大似然法（maximum likelihood method）构建进化树。结果显示，朝鲜淫羊藿（*Epimedium koreanum*）[4] 先从 14 个淫羊藿物种中单分出来为一支，剩余 13 个物种聚为一支；随后，三枝九叶草（*Epimedium sagittatum*）[5] 与西昌淫羊藿（*Epimedium xichangense*）2 个物种聚为一支，剩下 11 个物种又分为 2 支，其中，黔北淫羊藿（*Epimedium borealiguizhouense*）与箭叶淫羊藿（*Epimedium pudingense*）聚为一支，其他 9 个物种聚为一支。其中长蕊淫羊藿（*Epimedium dolichostemon*）[4]、直距淫羊藿（*Epimedium mikinorii*）聚为一支，淫羊藿（*Epimedium brevicornu*）、粗毛淫羊藿（*Epimedium acuminatum*）[4]、绿药淫羊藿（*Epimedium chlorandrum*）聚为一支，时珍淫羊藿（*Epimedium lishihchenii*）、拟巫山淫羊藿（*Epimedium pseudowushanense*）[4]、巫山淫羊藿（*Epimedium wushanense*）[6]、镇坪淫羊藿（*Epimedium ilicifolium*）聚为一支，巫山淫羊藿与镇坪淫羊藿的亲缘关系最近（图 2-79-4）。部分节点的支持率较低，可能是部分淫羊藿属物种的叶绿体基因组之间序列相似性比较高，信息位点比较少导致的[7]。

【$K_A/K_S$ 选择压力分析】　以图 2-79-4 的进化树作为参考，利用 Hyphy 软件中的 aBSREL 模型对蛋白质编码基因进行选择压力分析。在 14 个淫羊藿物种中，没有基因被正向选择。

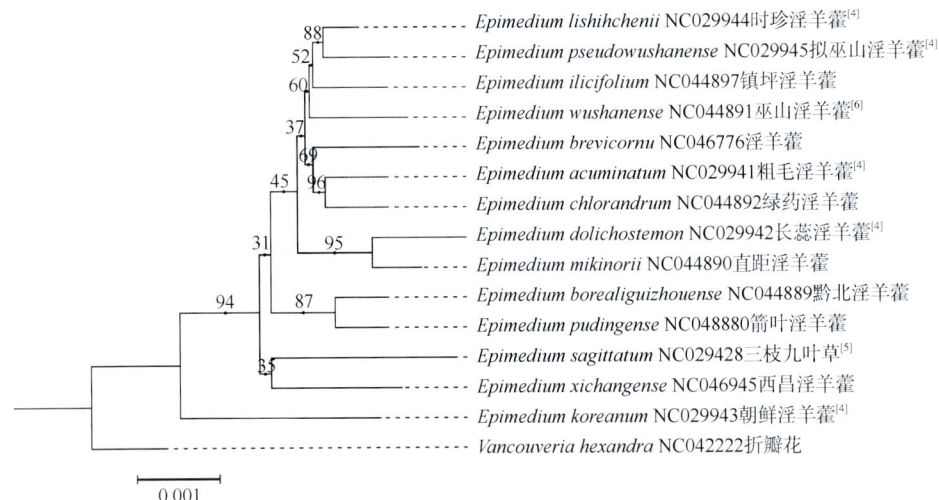

图 2-79-4　淫羊藿属植物系统发育进化分析

【宏 DNA 条形码的发现及其 PCR 扩增引物设计】　为了发现能够区分淫羊藿属下物种的宏 DNA 条形码序列及其 PCR 扩增引物，利用 ecoPrimers 对淫羊藿属植物叶绿体基因组序列进行分析。用来设计 PCR 扩增引物的保守区间见表 2-79-6。可以依据区间序列设计引物，使用这些引物对巫山淫羊藿 DNA 进行 PCR 扩增，对 PCR 产物进行桑格测序或是高通量测序，通过序列比较和特征分析区分淫羊藿属的 14 个物种。

表 2-79-6　部分基于 ecoPrimers 发现的引物设计保守区间

| 编号 | 保守区间序列 | 物种拉丁名 | GenBank 序列号 | 保守区间序列起点—终点 |
| --- | --- | --- | --- | --- |
| 1 | AGTATTAAAGAAAGAGAAAATGGGTATTCA | E. sagittatum | NC029428.1 | 68778—68872 |
|  | ATCGCATCAAAACTTGTGCTTGGGTTCGA | E. acuminatum | NC029941.1 | 68842—68998 |
|  | ATTCATAGAGGGGGAGCGGAAATGGGAT | E. dolichostemon | NC029942.1 | 68853—69013 |
|  | CCGGGGCAACAAAATCATAAAAAAAAAA | E. koreanum | NC029943.1 | 69237—69395 |
|  |  | E. lishihchenii | NC029944.1 | 68821—68980 |
|  |  | E. pseudowushanense | NC029945.1 | 68797—68957 |
|  |  | E. borealiguizhouense | NC044889.1 | 68872—69029 |
|  |  | E. mikinorii | NC044890.1 | 68787—68951 |
|  |  | E. wushanense | NC044891.1 | 68865—69017 |
|  |  | E. chlorandrum | NC044892.1 | 68908—69068 |
|  |  | E. ilicifolium | NC044897.1 | 68829—68987 |
|  |  | E. brevicornu | NC046776.1 | 68816—68968 |
|  |  | E. xichangense | NC046945.1 | 68769—68929 |
|  |  | E. pudingense | NC048880.1 | 68905—69064 |

续表

| 编号 | 保守区间序列 | 物种拉丁名 | GenBank 序列号 | 保守区间序列起点—终点 |
|---|---|---|---|---|
| 2 | TTTTTTTTTTTTTCGTTTCGGATCAAAATGAAAGAATTGAGTGAATCCAAAACTCAAAGGAGG | E. sagittatum | NC029428.1 | 68873—68922 |
| | | E. acuminatum | NC029941.1 | 68999—69048 |
| | | E. dolichostemon | NC029942.1 | 69014—69063 |
| | | E. koreanum | NC029943.1 | 69396—69445 |
| | | E. lishihchenii | NC029944.1 | 68981—69030 |
| | | E. pseudowushanense | NC029945.1 | 68958—69006 |
| | | E. borealiguizhouense | NC044889.1 | 69030—69079 |
| | | E. mikinorii | NC044890.1 | 68952—69001 |
| | | E. wushanense | NC044891.1 | 69018—69067 |
| | | E. chlorandrum | NC044892.1 | 69069—69118 |
| | | E. ilicifolium | NC044897.1 | 68988—69037 |
| | | E. brevicornu | NC046776.1 | 68969—69018 |
| | | E. xichangense | NC046945.1 | 68930—68979 |
| | | E. pudingense | NC048880.1 | 69065—69114 |

## 参 考 文 献

[1] 中国科学院《中国植物志》编委会. 中国植物志. 北京：科学出版社，2001，29：291.
[2] 国家药典委员会. 中华人民共和国药典（2020 版）一部. 北京：中国医药科技出版社，2020.
[3] 南京中医药大学. 中药大辞典. 上册. 上海：上海科学技术出版社，2006：995-998.
[4] Zhang Y，Du L，Liu A，et al. The complete chloroplast genome sequences of five *Epimedium* species：lights into phylogenetic and taxonomic analyses. Frontiers in Plant Science，2016，7：306-317.
[5] Sun Y，Moore M J，Zhang S，et al. Phylogenomic and structural analyses of 18 complete plastomes across nearly all families of early-diverging eudicots，including an angiosperm-wide analysis of IR gene content evolution. Molecular Phylogenetics and Evolution，2016，96：93-101.
[6] Guo M，Ren L，Xu Y，et al. Development of plastid genomic resources for discrimination and classification of *Epimedium wushanense*（Berberidaceae）. International Journal of Molecular Sciences，2019，20（16）：4003.
[7] Efron B. Better bootstrap confidence intervals. Journal of the American statistical Association，1987，82（397）：171-185.

# 80 桃 儿 七

【药材基本信息】 桃儿七 [*Sinopodophyllum hexandrum*（Royle）Ying] 为小檗科桃儿七属药用植物[1]，其干燥根茎为桃儿七中药材（图 2-80-1）。收载于《中国药典（2020 年版）》[2]。桃儿七分布于四川、云南、西藏、陕西、甘肃、青海等地。桃儿七含有木脂素类（如鬼臼毒素、去氧鬼臼毒素等）、黄酮类（如山荷叶素、山萘酚及槲皮素）等化学成分[3]。桃儿七味苦、微辛，性温。具有祛风除湿、活血止痛、祛痰止咳的功效。用于治疗风湿痹痛、跌打损伤、月经不调、痛经、脘腹疼痛、咳嗽。现代研究表明，桃儿七具有抗癌和抗病毒作用，用于治疗宫颈癌和慢性支气管炎[4]。

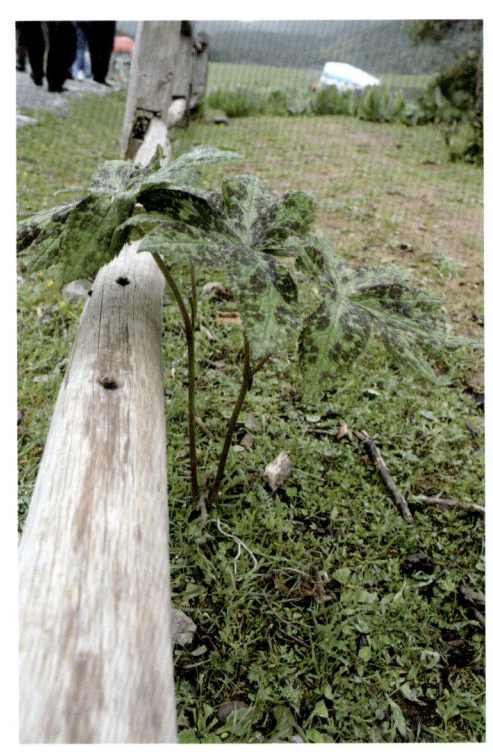

图 2-80-1 桃儿七

【叶绿体基因组】 桃儿七的叶绿体 DNA 为环状分子，其叶绿体基因组（GenBank 登录号：NC027732.1）总长度为 157 940bp，具有保守的四分状结构，包括一个 LSC 区、一个 SSC 区和一对 IR 区，其长度分别为 86 460bp、18 998bp 和 26 241bp（图 2-80-2）。桃儿七叶绿体基因组的整体 G/C 含量为 38.50%。其 LSC 区的 G/C 含量（36.79%）低于 IR

区的 G/C 含量（43.33%），但高于 SSC 区的 G/C 含量（32.98%）。

*Sinopodophyllum hexandrum*

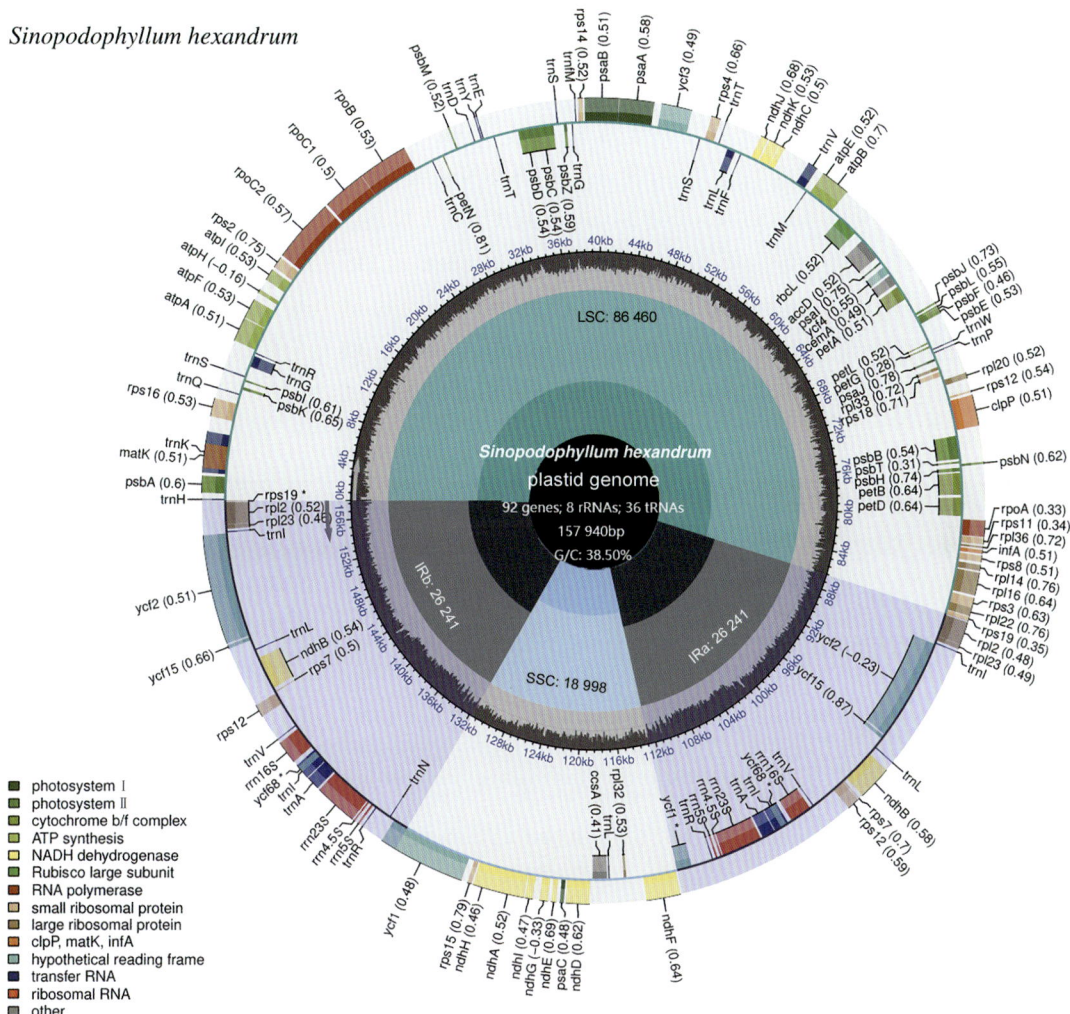

图 2-80-2　桃儿七叶绿体基因组图谱

该图包括 6 个圆形轨道。自内向外的第一轨道表示分散重复序列，红色弧线表示直接重复序列，绿色弧线表示回文重复序列；自内向外的第二轨道上的蓝色柱状线条表示长串联重复序列，其重复单元碱基长度＞7；自内向外的第三轨道以不同颜色的柱状线条表示不同类型的短串联重复序列（微卫星序列），其中黑色表示复杂重复序列，绿色表示重复单元碱基长度为 1 的重复序列，黄色表示重复单元碱基长度为 2 的重复序列，紫色表示重复单元碱基长度为 3 的重复序列，蓝色表示重复单元碱基长度为 4 的重复序列，橙色表示重复单元碱基长度为 5 的重复序列，红色表示重复单元碱基长度为 6 的重复序列；自内向外的第四轨道上以不同色块表示 SSC 区、反向重复区 IRa 和 IRb、LSC 区，数字代表相应区间的长度；自内向外的第五轨道表示 GC 含量；最外层第六轨道以不同色块表示不同功能的编码基因，功能分类详见图中左下角注释，基因名称后括号中的数字表示密码子使用偏差，轨道外侧的基因转录方向为顺时针方向，轨道内侧的基因转录方向为逆时针方向

【编码基因】　桃儿七的叶绿体基因组共编码 136 个基因，其中独特基因 115 个，包括蛋白质编码基因 92 个（独特基因 81 个）、转运 RNA（transfer RNA，tRNA）编码基因 36 个（独特基因 30 个）、核糖体 RNA（ribosomal RNA，rRNA）编码基因 8 个（独

特基因 4 个）（表 2-80-1）。其中 7 个蛋白质独特编码基因（ndhB、rpl2、rpl23、rps7、rps12、ycf2、ycf15）、6 个 tRNA 独特编码基因（trnA-UGC、trnI-CAU、trnI-GAU、trnL-CAA、trnV-GAC、trnR-ACG）、4 个 rRNA 独特编码基因（rrn16S、rrn23S、rrn4.5S、rrn5S）位于 IR 区。有 11 个蛋白质编码基因 [rps16、atpF、rpoC1、petB、petD、rpl2（×2）、rpl16、ndhB（×2）、ndhA] 各含有 1 个内含子（intron），4 个蛋白质编码基因 [ycf3、clpP、rps12（×2）] 各含有 2 个内含子，8 个 tRNA 编码基因 [trnK-UUU、trnG-UCC、trnV-UAC、trnL-UAA、trnI-GAU（×2）、trnA-UGC（×2）] 各含有 1 个内含子（表 2-80-2）。桃儿七叶绿体基因组中蛋白质编码区（coding sequence，CDS）的长度为 78 132bp，占整个基因组长度的 49.47%。rRNA 基因的长度为 9040bp，占整个基因组长度的 5.72%。而 tRNA 基因的长度为 2789bp，占整个基因组长度的 1.77%。桃儿七叶绿体基因组非编码区主要包括内含子和基因间区，其长度占整个基因组长度的 43.04%。

表 2-80-1　桃儿七叶绿体基因组基因列表

| 基因功能 | 基因分类 | 基因名称 |
| --- | --- | --- |
| rRNA | rRNA genes | rrn16S（×2）、rrn23S（×2）、rrn5S（×2）、rrn4.5S（×2） |
| tRNA | tRNA genes | 36 trn genes（8 个基因各含有 1 个内含子） |
| 自我复制 | Small subunit of ribosome | rps11、rps12（×3）、rps14、rps15、rps16、rps18、rps19（×2）、rps2、rps3、rps4、rps7（×2）、rps8 |
| | Large subunit of ribosome | rpl14、rpl16、rpl2（×2）、rpl20、rpl22、rpl23（×2）、rpl32、rpl33、rpl36 |
| | DNA dependent RNA polymerase | rpoA、rpoB、rpoC1、rpoC2 |
| 光合作用 | Subunits of NADH-dehydrogenase | ndhA、ndhB（×2）、ndhC、ndhD、ndhE、ndhF、ndhG、ndhH、ndhI、ndhJ、ndhK |
| | Subunits of photosystem Ⅰ | psaA、psaB、psaC、psaI、psaJ |
| | Subunits of photosystem Ⅱ | psbA、psbB、psbC、psbD、psbE、psbF、psbH、psbI、psbJ、psbK、psbL、psbM、psbN、psbT、psbZ、ycf3 |
| | Subunits of cytochrome b/f complex | petA、petB、petD、petG、petL、petN |
| | Subunits of ATP synthase | atpA、atpB、atpE、atpF、atpH、atpI |
| | Large subunit of rubisco | rbcL |
| 其他功能 | Maturase | matK |
| | Protease | clpP |
| | Envelope membrane protein | cemA |
| | Subunit of acetyl-CoA-carboxylase | accD |
| | c-type cytochrome synthesis gene | ccsA |
| | Translational initiation factor | infA |
| 未知功能 | | ycf1（×2）、ycf2（×2）、ycf4、ycf15（×2）、ycf68（×2） |

表 2-80-2　桃儿七叶绿体基因内含子和外显子位置及长度

| 基因名称 | 基因编码序列所在链 | 起始位置 | 终点位置 | 长度（bp） | | | | |
|---|---|---|---|---|---|---|---|---|
| | | | | 第一外显子 | 第一内含子 | 第二外显子 | 第二内含子 | 第三外显子 |
| trnK-UUU | − | 1741 | 4319 | 37 | 2507 | 35 | | |
| rps16 | − | 5278 | 6435 | 40 | 903 | 215 | | |
| trnG-UCC | + | 9088 | 9865 | 23 | 707 | 48 | | |
| atpF | − | 11849 | 13114 | 145 | 711 | 410 | | |
| rpoC1 | − | 20727 | 23519 | 432 | 750 | 1611 | | |
| ycf3 | − | 43746 | 45725 | 124 | 727 | 230 | 746 | 153 |
| trnL-UAA | + | 48729 | 49278 | 35 | 465 | 50 | | |
| trnV-UAC | − | 53883 | 54549 | 39 | 593 | 35 | | |
| rps12 | − | 71915 | 100677 | 114 | ND | 232 | 538 | 26 |
| clpP | − | 72201 | 74161 | 71 | 691 | 294 | 661 | 244 |
| petB | + | 77034 | 78498 | 6 | 817 | 642 | | |
| petD | + | 78708 | 79912 | 8 | 722 | 475 | | |
| rpl16 | − | 83410 | 84849 | 9 | 1032 | 399 | | |
| rpl2 | − | 86583 | 88079 | 403 | 660 | 434 | | |
| ndhB | − | 97282 | 99517 | 775 | 700 | 761 | | |
| trnI-GAU | + | 104477 | 105493 | 37 | 945 | 35 | | |
| trnA-UGC | + | 105558 | 106436 | 38 | 806 | 35 | | |
| ndhA | − | 122931 | 125091 | 556 | 1066 | 539 | | |
| trnA-UGC | − | 137965 | 138843 | 38 | 806 | 35 | | |
| trnI-GAU | − | 138908 | 139924 | 37 | 945 | 35 | | |
| rps12 | + | 143724 | 144517 | ND | ND | 232 | 538 | 26 |
| ndhB | + | 144884 | 147119 | 775 | 700 | 761 | | |
| rpl2 | + | 156322 | 157818 | 403 | 660 | 434 | | |

注："+"表示正链；"−"表示负链；"ND"表示未确定

【**重复序列**】　在桃儿七叶绿体基因组中，微卫星序列有 A/T、C/G 和 AT/AT 三种类型，各有 34 个、1 个和 2 个（表 2-80-3）。一共发现了 42 个串联重复序列，满足总长度超过 20bp 且重复单元之间的相似度 ≥ 90% 两个条件（表 2-80-4）。散在重复序列包括回文重复序列和正向重复序列。以 e-value 小于 1E–04 为阈值，桃儿七叶绿体基因组散在重复序列包括 11 条回文重复序列、36 条正向重复序列（表 2-80-5）。

表 2-80-3　桃儿七叶绿体基因组微卫星序列统计

| 重复单元类型 | 重复序列个数 |
|---|---|
| A/T | 34 |
| C/G | 1 |
| AT/AT | 2 |

表 2-80-4　桃儿七叶绿体基因组串联重复序列统计

| 起点—终点 | 重复单元长度（bp） | 重复单元拷贝数 | 重复单元一致序列长度（bp） | 重复单元之间的相似度（%） | 插入缺失比例（%） | 分值 | 碱基个数 A | C | G | T | 熵（0—2） |
|---|---|---|---|---|---|---|---|---|---|---|---|
| 4308—4629 | 162 | 2.0 | 162 | 100 | 0 | 644 | 37 | 15 | 18 | 28 | 1.92 |
| 4724—4748 | 11 | 2.3 | 11 | 100 | 0 | 50 | 84 | 8 | 8 | 0 | 0.79 |
| 5756—5869 | 54 | 2.2 | 53 | 95 | 3 | 203 | 25 | 17 | 9 | 47 | 1.78 |
| 9708—9736 | 12 | 2.5 | 12 | 94 | 5 | 51 | 24 | 41 | 0 | 34 | 1.55 |
| 10121—10200 | 38 | 2.2 | 38 | 95 | 4 | 146 | 33 | 7 | 7 | 51 | 1.58 |
| 13887—13914 | 9 | 3.1 | 9 | 100 | 0 | 56 | 57 | 21 | 0 | 21 | 1.41 |
| 27761—27939 | 89 | 2.0 | 89 | 100 | 0 | 358 | 36 | 10 | 22 | 30 | 1.87 |
| 30753—30834 | 41 | 2.0 | 40 | 97 | 2 | 155 | 26 | 21 | 19 | 31 | 1.97 |
| 31303—31522 | 110 | 2.0 | 110 | 100 | 0 | 440 | 32 | 12 | 13 | 40 | 1.83 |
| 33217—33280 | 31 | 2.1 | 31 | 100 | 0 | 128 | 40 | 12 | 12 | 34 | 1.81 |
| 33674—33834 | 80 | 2.0 | 80 | 100 | 0 | 322 | 53 | 7 | 9 | 29 | 1.61 |
| 37036—37155 | 52 | 2.3 | 52 | 92 | 2 | 199 | 29 | 20 | 25 | 24 | 1.99 |
| 46364—46540 | 87 | 2.0 | 87 | 100 | 0 | 354 | 27 | 14 | 14 | 43 | 1.85 |
| 52290—52379 | 42 | 2.1 | 42 | 97 | 0 | 171 | 31 | 15 | 17 | 35 | 1.92 |
| 52595—52630 | 18 | 2.0 | 18 | 100 | 0 | 72 | 44 | 11 | 5 | 38 | 1.63 |
| 53249—53319 | 34 | 2.1 | 34 | 100 | 0 | 142 | 22 | 28 | 32 | 16 | 1.96 |
| 53589—53892 | 152 | 2.0 | 152 | 100 | 0 | 608 | 37 | 10 | 19 | 32 | 1.86 |
| 64792—64866 | 35 | 2.1 | 35 | 100 | 0 | 150 | 41 | 5 | 20 | 33 | 1.75 |
| 67006—67506 | 250 | 2.0 | 250 | 100 | 0 | 1002 | 38 | 13 | 16 | 31 | 1.87 |
| 69461—69517 | 28 | 2.0 | 28 | 100 | 0 | 114 | 50 | 10 | 24 | 14 | 1.73 |
| 70564—70674 | 54 | 2.1 | 54 | 100 | 0 | 222 | 27 | 9 | 10 | 51 | 1.69 |
| 70564—70687 | 54 | 2.3 | 54 | 94 | 2 | 205 | 29 | 9 | 9 | 51 | 1.66 |
| 77664—77715 | 25 | 2.1 | 25 | 100 | 0 | 104 | 40 | 7 | 15 | 36 | 1.76 |
| 81567—81612 | 24 | 1.9 | 24 | 90 | 0 | 74 | 26 | 34 | 15 | 23 | 1.94 |
| 93758—93798 | 18 | 2.3 | 18 | 91 | 0 | 64 | 36 | 7 | 24 | 31 | 1.83 |
| 100888—101097 | 99 | 2.1 | 99 | 98 | 1 | 404 | 24 | 10 | 7 | 58 | 1.56 |
| 101068—101119 | 22 | 2.3 | 23 | 90 | 3 | 79 | 13 | 1 | 1 | 75 | 1.14 |
| 101855—102064 | 100 | 2.1 | 100 | 100 | 0 | 420 | 21 | 19 | 21 | 37 | 1.95 |
| 115024—115734 | 355 | 2.0 | 355 | 100 | 0 | 1422 | 35 | 13 | 11 | 39 | 1.81 |
| 116534—116755 | 110 | 2.0 | 110 | 100 | 0 | 444 | 31 | 9 | 22 | 37 | 1.85 |
| 117052—117128 | 37 | 2.1 | 37 | 100 | 0 | 154 | 28 | 24 | 19 | 27 | 1.99 |
| 117437—117519 | 41 | 2.0 | 41 | 100 | 0 | 166 | 49 | 12 | 7 | 31 | 1.67 |
| 122167—122265 | 49 | 2.0 | 49 | 100 | 0 | 198 | 33 | 18 | 10 | 38 | 1.84 |
| 123735—123982 | 124 | 2.0 | 124 | 100 | 0 | 496 | 44 | 8 | 12 | 33 | 1.74 |
| 124415—124558 | 71 | 2.0 | 70 | 98 | 1 | 279 | 45 | 20 | 15 | 18 | 1.86 |

续表

| 起点—终点 | 重复单元长度（bp） | 重复单元拷贝数 | 重复单元一致序列长度（bp） | 重复单元之间的相似度(%) | 插入缺失比例(%) | 分值 | 碱基个数 A | C | G | T | 熵(0—2) |
|---|---|---|---|---|---|---|---|---|---|---|---|
| 126292—126415 | 61 | 2.0 | 62 | 98 | 1 | 241 | 31 | 14 | 15 | 38 | 1.87 |
| 127981—128006 | 12 | 2.2 | 12 | 100 | 0 | 52 | 0 | 15 | 0 | 84 | 0.62 |
| 128009—128113 | 51 | 2.1 | 49 | 96 | 1 | 174 | 13 | 9 | 7 | 69 | 1.36 |
| 128522—128581 | 27 | 2.3 | 27 | 97 | 2 | 113 | 38 | 20 | 11 | 30 | 1.88 |
| 142337—142546 | 100 | 2.1 | 100 | 100 | 0 | 420 | 37 | 21 | 19 | 21 | 1.95 |
| 143282—143333 | 22 | 2.3 | 23 | 90 | 3 | 79 | 75 | 1 | 9 | 13 | 1.14 |
| 143304—143513 | 99 | 2.1 | 99 | 98 | 1 | 404 | 58 | 7 | 10 | 24 | 1.56 |

表 2-80-5　桃儿七叶绿体基因组散在重复序列特征值

| 重复单元一长度（bp） | 重复单元一起点 | 重复类型 | 重复单元二长度（bp） | 重复单元二起点 | 重复单元间隔 | e-value |
|---|---|---|---|---|---|---|
| 356 | 115023 | D | 356 | 115378 | 0 | 3.26E-205 |
| 251 | 67005 | D | 251 | 67255 | 0 | 5.36E-142 |
| 160 | 4307 | D | 160 | 4469 | 0 | 3.28E-87 |
| 152 | 53588 | D | 152 | 53740 | 0 | 2.15E-82 |
| 124 | 123734 | D | 124 | 123858 | 0 | 1.55E-65 |
| 112 | 116533 | D | 112 | 116643 | 0 | 2.60E-58 |
| 110 | 31302 | D | 110 | 31412 | 0 | 4.16E-57 |
| 110 | 101854 | D | 110 | 101954 | 0 | 4.16E-57 |
| 110 | 101854 | P | 110 | 142336 | 0 | 4.16E-57 |
| 110 | 101954 | P | 110 | 142436 | 0 | 4.16E-57 |
| 110 | 142336 | D | 110 | 142436 | 0 | 4.16E-57 |
| 115 | 100883 | D | 115 | 100982 | -3 | 2.71E-53 |
| 115 | 100883 | P | 115 | 143303 | -3 | 2.71E-53 |
| 115 | 100982 | P | 115 | 143402 | -3 | 2.71E-53 |
| 115 | 143303 | P | 115 | 143402 | -3 | 2.71E-53 |
| 102 | 100896 | D | 102 | 100995 | 0 | 2.73E-52 |
| 102 | 100896 | P | 102 | 143303 | 0 | 2.73E-52 |
| 102 | 100995 | P | 102 | 143402 | 0 | 2.73E-52 |
| 90 | 27760 | D | 90 | 27849 | 0 | 4.58E-45 |
| 90 | 46363 | D | 90 | 46450 | 0 | 4.58E-45 |
| 81 | 33673 | D | 81 | 33753 | 0 | 1.20E-39 |
| 68 | 124414 | D | 68 | 124485 | 0 | 8.05E-32 |
| 57 | 70563 | D | 57 | 70617 | 0 | 3.38E-25 |
| 55 | 126291 | D | 55 | 126352 | 0 | 5.40E-24 |
| 54 | 128008 | D | 54 | 128059 | 0 | 2.16E-23 |

续表

| 重复单元一长度（bp） | 重复单元一起点 | 重复类型 | 重复单元二长度（bp） | 重复单元二起点 | 重复单元间隔 | *e*-value |
|---|---|---|---|---|---|---|
| 50 | 122166 | D | 50 | 122215 | 0 | 5.53E–21 |
| 52 | 5755 | D | 52 | 5809 | –1 | 5.40E–20 |
| 49 | 97128 | D | 49 | 147223 | –1 | 3.25E–18 |
| 48 | 52289 | D | 48 | 52331 | –1 | 1.28E–17 |
| 42 | 37044 | D | 42 | 37096 | 0 | 3.63E–16 |
| 42 | 117436 | D | 42 | 117477 | 0 | 3.63E–16 |
| 44 | 64787 | D | 44 | 64822 | –1 | 2.99E–15 |
| 40 | 117051 | D | 40 | 117088 | 0 | 5.80E–15 |
| 39 | 44911 | D | 39 | 100716 | 0 | 2.32E–14 |
| 39 | 44911 | P | 39 | 143645 | 0 | 2.32E–14 |
| 37 | 53248 | D | 37 | 53282 | 0 | 3.71E–13 |
| 34 | 10124 | D | 34 | 10162 | 0 | 2.38E–11 |
| 33 | 33216 | D | 33 | 33247 | 0 | 9.51E–11 |
| 36 | 8279 | P | 36 | 46702 | –1 | 1.60E–10 |
| 30 | 30763 | D | 30 | 30804 | 0 | 6.09E–09 |
| 30 | 112609 | D | 30 | 112698 | 0 | 6.09E–09 |
| 30 | 112698 | P | 30 | 131761 | 0 | 6.09E–09 |
| 36 | 91297 | D | 36 | 91318 | –2 | 8.42E–09 |
| 36 | 91297 | P | 36 | 153046 | –2 | 8.42E–09 |
| 36 | 91318 | P | 36 | 153067 | –2 | 8.42E–09 |
| 36 | 153046 | D | 36 | 153067 | –2 | 8.42E–09 |
| 31 | 128525 | D | 31 | 128552 | –1 | 1.41E–07 |

注：P. palindromic repeat，回文重复序列；D. direct repeat，正向重复序列

【**系统发育**】 使用MAFFT对来自小檗科桃儿七属的1个物种（桃儿七[5]）和26个近缘物种[6-14]以及一个外类群物种［拟南芥（*Arabidopsis thaliana*[15]）］的82个共有蛋白质序列进行多重序列比对，使用IQ-TREE筛选得到JTT+F+I+G4模型，并采用最大似然法（maximum likelihood method）构建进化树。结果显示，黄芦木（*Berberis amurensis*）、朝鲜小檗（*Berberis koreana*）、具芒小檗（*Berberis aristata*）、阔叶十大功劳（*Berberis bealei*）、十大功劳（*Berberis fortunei*）、*Ranzania japonica* 6个物种聚为一支，其余21个物种聚为一支。其中红毛七（*Caulophyllum robustum*）、江南牡丹草（*Gymnospermium kiangnanense*）、牡丹草（*Gymnospermium microrrhynchum*）、囊果草（*Leontice incerta*）、*Leontice armeniaca*、南天竹（*Nandina domestica*）6个物种聚为一支，其余的15个物种聚为一支。随后，鲜黄连（*Plagiorhegma dubium*）单独聚为一支，剩下的物种聚为一支。最后山槐叶（*Bongardia chrysogonum*）独立成为一支，桃儿七（*Sinopodophyllum hexandrum*）等

13个物种聚为一支。桃儿七与日本山荷花和伞花山荷花的亲缘关系最近（图 2-80-3）。

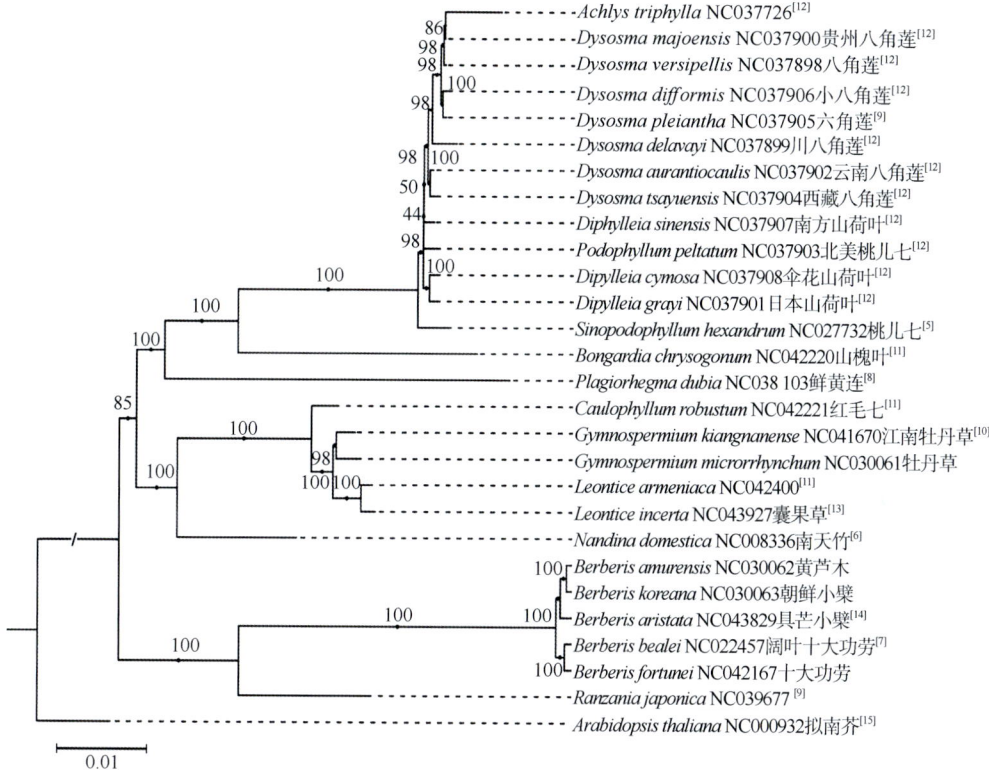

图 2-80-3　小檗科植物系统发育进化分析

## 参 考 文 献

[1] 中国科学院《中国植物志》编委会. 中国植物志. 北京：科学出版社，2001，29：249.

[2] 中国药典委员会. 中华人民共和国药典（2022版）一部. 北京：中国医药科技出版社，2020.

[3] Liu W，Yin DX，Tang N，et al. Quality evaluation of Sinopodophyllum hexandrum（Royle）Ying based on active compounds，bioactivities and RP-HPLC fingerprint. Industrial Corps and Products，2021，174：114259.

[4] Wang YW，Zhang GY，Chi XF，et al. Green and efficient extraction of podophyllotoxin from Sinopodophyllum hexandrum by optimized subcritical water extraction combined with macroporous resin enrichment. Industrial Crops and Products，2018，121：267-276.

[5] Li H，Guo Q. The complete chloroplast genome of Sinopodophyllum hexandrum（Berberidaceae）. Mitochondrial DNA，2015，27（4）：1-2.

[6] Moore M J，Dhingra A，Soltis P S，et al. Rapid and accurate pyrosequencing of angiosperm plastid genomes. BMC Plant Biology，2006，6（1）：1-13.

[7] Ma J，Yang B，Zhu W，et al. The complete chloroplast genome sequence of Mahonia bealei（Berberidaceae）reveals a significant expansion of the inverted repeat and phylogenetic relationship with other angiosperms. Gene，2013，528（2）：120-131.

[8] Wang C，Wang Y，Liang Q，et al. The complete chloroplast genome of Plagiorhegma dubia Maxim，a traditional Chinese medicinal herb. Mitochondrial DNA Part B：Resources，2018，3（1）：112-114.

[9] Wang M，Chen Y，Hina F，et al. The complete chloroplast genome of Ranzania japonica，an endangered species native to Japan. Conservation Genetics Resources，2018，10（4）：671-674.

[10] Yang Z，Peng Z，Zhang H，et al. The complete chloroplast genome of Gymnospermium kiangnanense（Berberidaceae）：an endangered species endemic to Eastern China. Mitochondrial DNA Part B：Resources，2018，3（2）：713-714.

[11] Sun Y, Michael J M, Jacob B, et al. Plastomephylogenomics of the early-diverging eudicot family Berberidaceae. Molecular Phylogenetics and Evolution, 2018, 128: 203-211.

[12] Ye W Q, Zhao Y Y, Pan L, et al. Plastome organization, genome-based phylogeny and evolution of plastid genes in Podophylloideae (Berberidaceae). Molecular Phylogenetics & Evolution, 2018, 127: 978-987.

[13] He P, Ma Q, Dong M, et al. The complete chloroplast genome of *Leontice incerta* and phylogeny of Berberidaceae. Mitochondrial DNA Part B: Resources, 2019, 4 (1): 101-102.

[14] Kreuzer M, Howard C, Adhikari B, et al. Phylogenomic approaches to DNA barcoding of herbal medicines: developing clade-specific diagnostic characters for *Berberis*. Frontiers in Plant Science, 2019, 10: 586.

[15] Sato S, Nakamura Y, Kaneko T, et al. Complete structure of the chloroplast genome of *Arabidopsis thaliana*. DNA Research, 1999, 6 (5): 283-290.

# 81 芥 菜

【药材基本信息】 芥菜 [*Brassica juncea*（Linnaeus）Czernajew][1-2] 为十字花科芸薹属药用植物[1,2]，其嫩茎和叶为芥菜中药材（图2-81-1）。收载于《中国药典（2020年版）》[3]。芥菜根茎含11种具挥发性的异硫氰酸酯（如异硫氰酸甲酯、异硫氰酸异丙酯、异硫氰酸烯内酯等），花粉含芥子油苷类[2]（如丙-2-烯基芥子油苷、2-羟基丁-3-烯基芥子油苷等）。芥菜具有防癌作用。现代研究证明，芥菜具有利肺豁痰、消肿散结等作用，主治寒饮咳嗽、痰滞气逆、胸膈满闷、砂淋、石淋、牙龈肿烂、乳痈、痔肿、冻疮、漆疮[4]。

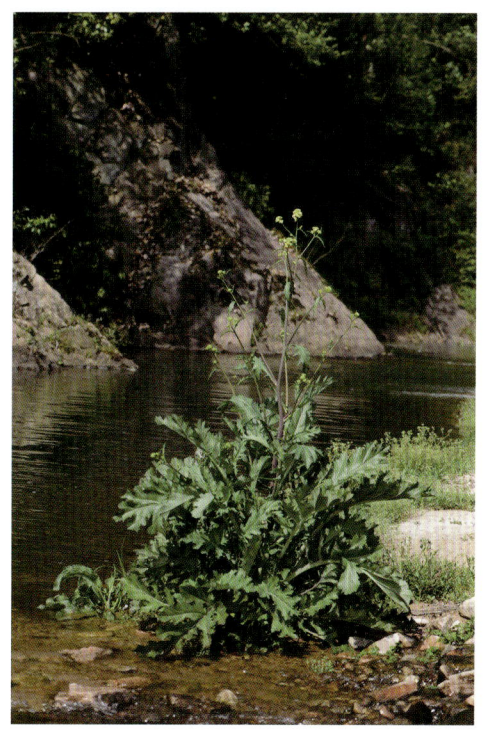

图2-81-1 芥菜

【叶绿体基因组】 芥菜的叶绿体DNA为环状分子，其叶绿体基因组（GenBank登录号：NC028272.1）[5]总长度为153 483bp，具有保守的四分状结构，包括一个LSC区、一个SSC区和一对IR区，其长度分别为83 286bp、17 775bp和26 211bp（图2-81-2）。芥菜叶绿体基因组的整体G/C含量为36.36%。其IR区的G/C含量（42.34%）高于SSC区的G/C含量（29.20%）和LSC区的G/C含量（34.12%）。

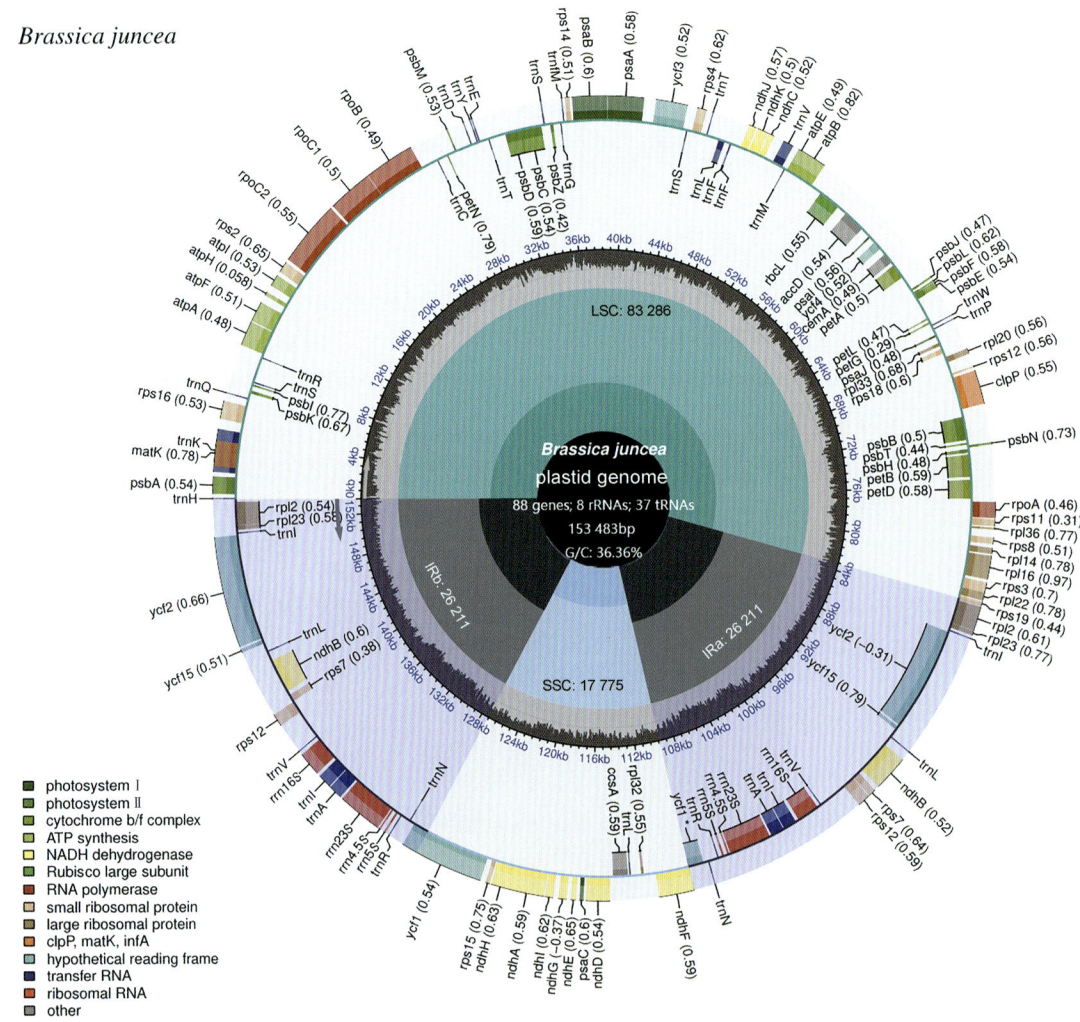

**图 2-81-2 芥菜叶绿体基因组图谱**

该图包括 6 个圆形轨道。自内向外的第一轨道表示分散重复序列，红色弧线表示直接重复序列，绿色弧线表示回文重复序列；自内向外的第二轨道上的蓝色柱状线条表示长串联重复序列，其重复单元碱基长度＞7；自内向外的第三轨道以不同颜色的柱状线条表示不同类型的短串联重复序列（微卫星序列），其中黑色表示复杂重复序列，绿色表示重复单元碱基长度为 1 的重复序列，黄色表示重复单元碱基长度为 2 的重复序列，紫色表示重复单元碱基长度为 3 的重复序列，蓝色表示重复单元碱基长度为 4 的重复序列，橙色表示重复单元碱基长度为 5 的重复序列，红色表示重复单元碱基长度为 6 的重复序列；自内向外的第四轨道上以不同色块表示 SSC 区、反向重复区 IRa 和 IRb、LSC 区，数字代表相应区间的长度；自内向外的第五轨道表示 GC 含量；最外层第六轨道以不同色块表示不同功能的编码基因，功能分类详见图中左下角注释，基因名称后括号中的数字表示密码子使用偏差，轨道外侧的基因转录方向为顺时针方向，轨道内侧的基因转录方向为逆时针方向

【编码基因】 芥菜的叶绿体基因组共编码 133 个基因，其中独特基因 112 个，包括蛋白质编码基因 88 个（独特基因 79 个）、转运 RNA（transfer RNA，tRNA）编码基因 37 个（独特基因 29 个）、核糖体 RNA（ribosomal RNA，rRNA）编码基因 8 个（独特基因 4 个）（表 2-81-1）。其中 7 个蛋白质独特编码基因（*ndhB*、*rpl2*、*rpl23*、*rps12*、*rps7*、*ycf15*、 *ycf2*）、8个 tRNA 独特编码基因（*trnA-UGC*、*trnF-GAA*、*trnI-CAU*、*trnI-GAU*、*trnL-CAA*、*trnN-GUU*、*trnR-ACG*、*trnV-GAC*）、4个 rRNA 独特编码基因（*rrn16S*、*rrn23S*、*rrn5S*、*rrn4.5S*）位于 IR 区。有 11 个蛋白质编码基因 [*rps16*、*atpF*、*rpoC1*、*petB*、*petD*、*rpl16*、*rpl2*（×2）、*ndhB*（×2）、*ndhA*] 各含有 1 个内含子（intron），4个蛋白质编码基因 [*ycf3*、*clpP*、*rps12*（×2）] 含有 2 个内含子，7 个 tRNA 编码基因 [*trnK-UUU*、*trnL-UAA*、*trnV-UAC*、*trnI-GAU*（×2）、*trnA-UGC*（×2）] 各含有 1 个内含子（表 2-81-2）。芥菜叶绿体基因组中蛋白质编码区（coding sequence，CDS）的长度为 79 974bp，占整个基因组长度的 52.11%。rRNA 基因的长度为 8602bp，占整个基因组长度的 5.60%。而 tRNA 基因的长度为 2763bp，占整个基因组长度的 1.80%。芥菜叶绿体基因组非编码区主要包括内含子和基因间区，其长度占整个基因组长度的 40.49%。

表 2-81-1 芥菜叶绿体基因组基因列表

| 基因功能 | 基因分类 | 基因名称 |
| --- | --- | --- |
| rRNA | rRNA genes | *rrn16S*（×2）、*rrn23S*（×2）、*rrn5S*（×2）、*rrn4.5S*（×2） |
| tRNA | tRNA genes | 37 *trn* genes（7 个基因各含有 1 个内含子） |
| 自我复制 | Small subunit of ribosome | *rps11*、*rps12*（×3）、*rps14*、*rps15*、*rps16*、*rps18*、*rps19*、*rps2*、*rps3*、*rps4*、*rps7*（×2）、*rps8* |
|  | Large subunit of ribosome | *rpl14*、*rpl16*、*rpl2*（×2）、*rpl20*、*rpl22*、*rpl23*（×2）、*rpl32*、*rpl33*、*rpl36* |
|  | DNA dependent RNA polymerase | *rpoA*、*rpoB*、*rpoC1*、*rpoC2* |
| 光合作用 | Subunits of NADH-dehydrogenase | *ndhA*、*ndhB*（×2）、*ndhC*、*ndhD*、*ndhE*、*ndhF*、*ndhG*、*ndhH*、*ndhI*、*ndhJ*、*ndhK* |
|  | Subunits of photosystem Ⅰ | *psaA*、*psaB*、*psaC*、*psaI*、*psaJ* |
|  | Subunits of photosystem Ⅱ | *psbA*、*psbB*、*psbC*、*psbD*、*psbE*、*psbF*、*psbH*、*psbI*、*psbJ*、*psbK*、*psbL*、*psbM*、*psbN*、*psbT*、*psbZ*、*ycf3* |
|  | Subunits of cytochrome b/f complex | *petA*、*petB*、*petD*、*petG*、*petL*、*petN* |
|  | Subunits of ATP synthase | *atpA*、*atpB*、*atpE*、*atpF*、*atpH*、*atpI* |
|  | Large subunit of rubisco | *rbcL* |
| 其他功能 | Maturase | *matK* |
|  | Protease | *clpP* |
|  | Envelope membrane protein | *cemA* |
|  | Subunit of acetyl-CoA-carboxylase | *accD* |
|  | c-type cytochrome synthesis gene | *ccsA* |
| 未知功能 |  | *ycf1*（×2）、*ycf15*（×2）、*ycf2*（×2）、*ycf4* |

表 2-81-2　芥菜叶绿体基因内含子和外显子位置及长度

| 基因名称 | 基因编码序列所在链 | 起始位置 | 终点位置 | 长度（bp） | | | | |
|---|---|---|---|---|---|---|---|---|
| | | | | 第一外显子 | 第一内含子 | 第二外显子 | 第二内含子 | 第三外显子 |
| trnK-UUU | − | 1658 | 4290 | 37 | 2561 | 35 | | |
| rps16 | − | 4929 | 6061 | 45 | 866 | 222 | | |
| atpF | − | 11203 | 12472 | 145 | 715 | 410 | | |
| rpoC1 | − | 19879 | 22706 | 428 | 773 | 1627 | | |
| ycf3 | − | 41742 | 43762 | 124 | 730 | 230 | 784 | 153 |
| trnL-UAA | + | 46250 | 46647 | 37 | 311 | 50 | | |
| trnV-UAC | − | 50084 | 50766 | 39 | 607 | 37 | | |
| rps12 | − | 68577 | 97884 | 114 | ND | 232 | 538 | 26 |
| clpP | − | 68872 | 70966 | 71 | 935 | 294 | 573 | 262 |
| petB | + | 73952 | 75380 | 6 | 783 | 642 | | |
| petD | + | 75578 | 76793 | 8 | 735 | 475 | | |
| rpl16 | − | 80277 | 81752 | 9 | 1070 | 399 | | |
| rpl2 | − | 83454 | 84965 | 397 | 684 | 431 | | |
| ndhB | − | 94038 | 96255 | 775 | 679 | 764 | | |
| trnI-GAU | + | 101801 | 102681 | 42 | 804 | 35 | | |
| trnA-UGC | + | 102746 | 103618 | 38 | 800 | 35 | | |
| ndhA | − | 118919 | 121092 | 553 | 1091 | 530 | | |
| trnA-UGC | − | 133152 | 134024 | 38 | 800 | 35 | | |
| trnI-GAU | − | 134089 | 134969 | 42 | 804 | 35 | | |
| rps12 | + | 138886 | 139680 | ND | ND | 232 | 538 | 26 |
| ndhB | + | 140515 | 142732 | 775 | 679 | 764 | | |
| rpl2 | + | 151805 | 153316 | 397 | 684 | 431 | | |

注："+"表示正链；"−"表示负链；"ND"表示未确定

【重复序列】　在芥菜叶绿体基因组中，微卫星序列有 A/T、C/G 和 AT/AT 三种类型，各有 60 个、1 个和 5 个（表 2-81-3）。共发现 12 个串联重复序列，满足总长度超过 20bp 且重复单元之间的相似度 ≥ 90% 两个条件（表 2-81-4）。散在重复序列包括回文重复序列和正向重复序列。以 e-value 小于 1E–04 为阈值，芥菜叶绿体基因组散在重复序列包括 9 条回文重复序列、12 条正向重复序列（表 2-81-5）。

表 2-81-3　芥菜叶绿体基因组微卫星序列统计

| 重复单元类型 | 重复序列个数 |
|---|---|
| A/T | 60 |
| C/G | 1 |
| AT/AT | 5 |

表 2-81-4　芥菜叶绿体基因组串联重复序列统计

| 起点—终点 | 重复单元长度（bp） | 重复单元拷贝数 | 重复单元一致序列长度（bp） | 重复单元之间的相似度（%） | 插入缺失比例（%） | 分值 | 碱基个数 A | C | G | T | 熵（0—2） |
|---|---|---|---|---|---|---|---|---|---|---|---|
| 4583—4623 | 20 | 2.0 | 20 | 100 | 0 | 82 | 41 | 0 | 0 | 58 | 0.98 |
| 4643—4668 | 13 | 2.0 | 13 | 100 | 0 | 52 | 46 | 15 | 0 | 38 | 1.46 |
| 7941—7965 | 11 | 2.3 | 11 | 100 | 0 | 50 | 48 | 0 | 0 | 52 | 1.00 |
| 27346—27407 | 20 | 3.1 | 20 | 100 | 0 | 124 | 38 | 9 | 25 | 25 | 1.86 |
| 30853—30883 | 15 | 2.1 | 15 | 93 | 0 | 53 | 32 | 9 | 6 | 51 | 1.60 |
| 31324—31356 | 17 | 2.0 | 17 | 94 | 5 | 59 | 48 | 6 | 12 | 33 | 1.65 |
| 47015—47122 | 54 | 2.0 | 54 | 98 | 0 | 207 | 25 | 23 | 25 | 25 | 2.00 |
| 47322—47351 | 14 | 2.1 | 14 | 100 | 0 | 60 | 30 | 20 | 0 | 50 | 1.49 |
| 90649—90694 | 18 | 2.6 | 18 | 92 | 0 | 74 | 32 | 8 | 23 | 34 | 1.86 |
| 106827—106898 | 32 | 1.9 | 32 | 96 | 0 | 115 | 41 | 24 | 9 | 24 | 1.84 |
| 129872—129933 | 32 | 1.9 | 32 | 96 | 0 | 115 | 24 | 9 | 24 | 41 | 1.84 |
| 146076—146121 | 18 | 2.6 | 18 | 92 | 0 | 74 | 34 | 23 | 8 | 32 | 1.86 |

表 2-81-5　芥菜叶绿体基因组散在重复序列特征值

| 重复单元一长度（bp） | 重复单元一起点 | 重复类型 | 重复单元二长度（bp） | 重复单元二起点 | 重复单元间隔 | e-value |
|---|---|---|---|---|---|---|
| 58 | 47010 | D | 58 | 47064 | −2 | 1.19E−21 |
| 42 | 27345 | D | 42 | 27365 | 0 | 3.43E−16 |
| 46 | 37865 | D | 46 | 40089 | −3 | 5.48E−13 |
| 43 | 37844 | D | 43 | 40068 | −3 | 2.85E−11 |
| 30 | 47038 | D | 30 | 47092 | 0 | 5.75E−09 |
| 37 | 97926 | D | 37 | 119491 | −3 | 7.36E−08 |
| 37 | 119491 | P | 37 | 138806 | −3 | 7.36E−08 |
| 34 | 106832 | D | 34 | 106864 | −2 | 1.13E−07 |
| 34 | 106862 | P | 34 | 129871 | −2 | 1.13E−07 |
| 34 | 106864 | P | 34 | 129903 | −2 | 1.13E−07 |
| 34 | 129017 | D | 34 | 129903 | −2 | 1.13E−07 |
| 33 | 172 | P | 33 | 175 | −3 | 1.32E−05 |
| 30 | 7636 | P | 30 | 44060 | −2 | 5.17E−07 |
| 30 | 42957 | D | 30 | 97935 | −2 | 2.25E−05 |
| 30 | 42957 | P | 30 | 138804 | −2 | 2.25E−05 |
| 30 | 122762 | P | 30 | 123307 | −2 | 2.25E−05 |
| 32 | 7949 | D | 32 | 35448 | −3 | 4.81E−05 |

续表

| 重复单元一长度（bp） | 重复单元一起点 | 重复类型 | 重复单元二长度（bp） | 重复单元二起点 | 重复单元间隔 | e-value |
|---|---|---|---|---|---|---|
| 32 | 88219 | D | 32 | 88240 | −3 | 4.81E−05 |
| 32 | 88219 | P | 32 | 148497 | −3 | 4.81E−05 |
| 32 | 88240 | P | 32 | 148518 | −3 | 4.81E−05 |
| 32 | 148497 | D | 32 | 148518 | −3 | 4.81E−05 |

注：P. palindromic repeat，回文重复序列；D. direct repeat，正向重复序列

【高可变区】 为了发现芸薹属物种间的高可变区，从 5 个物种叶绿体基因组中提取了 61 种基因间区，采用 K2p（Kimura 2-parameter）模型计算基因间区的遗传距离，遗传距离最大的 30 个基因间区见图 2-81-3。其 K2p 平均值分布于 2.06～4.39，其中 *rps11-rpl36*、*rpl22-rps19*、*psbT-psbN*、*ccsA-ndhD*、*matK-rps16* 的 K2p 平均值较高，分别为 4.39、4.08、3.84、3.23、3.01。由此可见，芸薹属 5 个物种的叶绿体基因组在这 5 个区域的变异较大，这 5 个区域可作为潜在的分子标记开发区域。

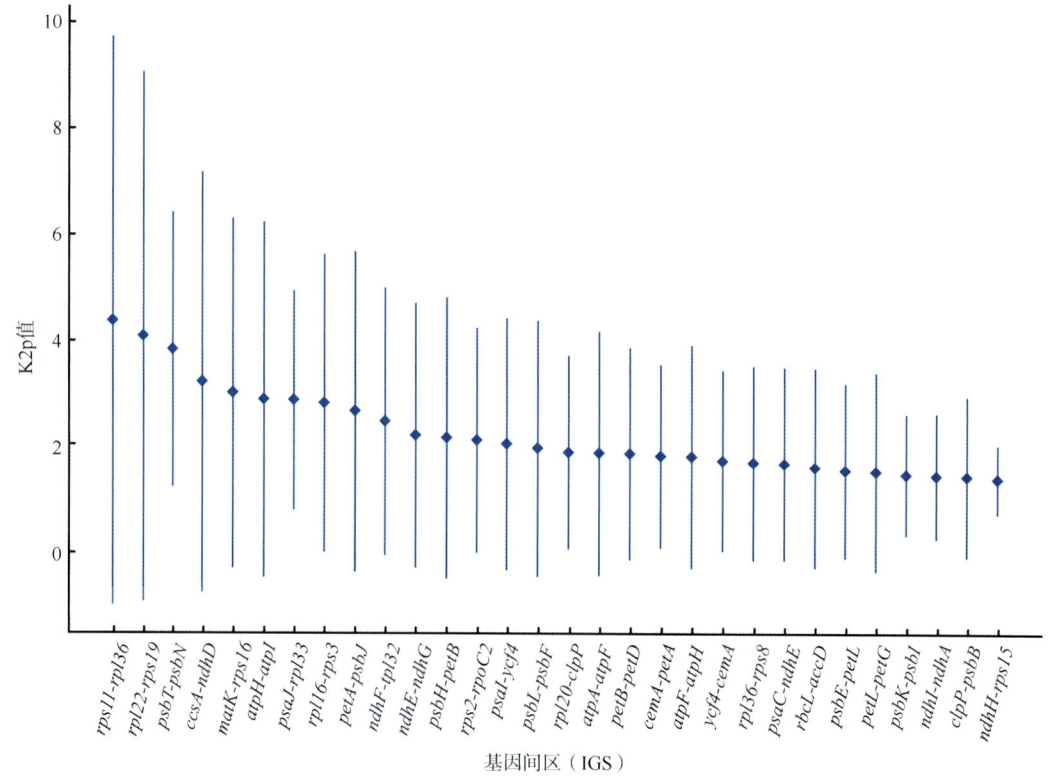

图 2-81-3　芸薹属物种基因间区的遗传距离分析结果

【系统发育】 使用 MAFFT 对来自芸薹属的 5 个物种[5-7]和 1 个外类群物种（*Murbeckiella boryi*）的叶绿体基因组中提取的 81 个共有蛋白质序列进行多重序列比对，

使用 IQ-TREE 筛选得到最优的 HIVb+F+I 模型，并采用最大似然法（maximum likelihood method）构建进化树。结果显示，黑芥（*Brassica nigra*）首先从属内分化，甘蓝（*Brassica oleracea*）独立分化为一支。芥菜（*Brassica juncea*）和白菜（*Brassica rapa*）聚为一支。*Brassica rapa* subsp. *rapa* 单独聚为一支。芥菜与白菜的亲缘关系最近（图 2-81-4）。

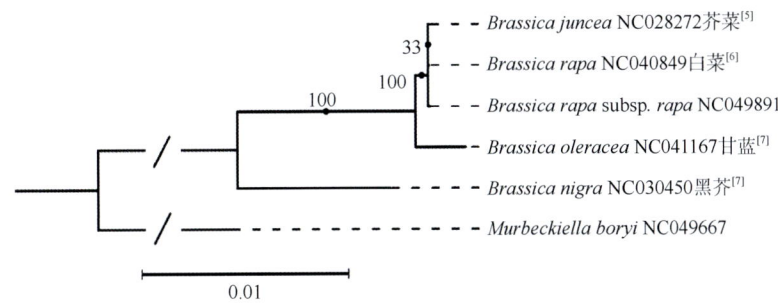

图 2-81-4　芸薹属植物系统发育进化分析

【$K_A/K_S$ 选择压力分析】　　以图 2-81-4 的进化树作为参考，利用 Hyphy 软件中的 aBSREL 模型对蛋白质编码基因进行选择压力分析（表 2-81-6）。共发现 3 个芸薹属基因受到正向选择，即 *matK*、*rpoC2*、*rps12*。在物种甘蓝（*Brassica oleracea*）中，*matK*、*rpoC2* 基因被正向选择；在物种芥菜（*Brassica juncea*）中，*rps12* 基因被正向选择。这些基因可能与芸薹属物种适应高海拔、高紫外辐射、低温环境等相关。

表 2-81-6　芸薹属植物 $K_A/K_S$ 选择压力分析

| 物种 | 基因 | 优化的枝长 | LRT | *p*-value |
| --- | --- | --- | --- | --- |
| B. oleracea | *matK* | 0.0024 | 15.8623 | 0.0009 |
|  | *rpoC2* | 0.0024 | 173.4737 | 0.0000* |
| B. juncea | *rps12* | 0.0003 | 22.9573 | 0.0000* |

注：LRT. likelihood ratio test，似然比检验；"*"表示值小于 0.0001

【宏 DNA 条形码的发现及其 PCR 扩增引物设计】　　为了发现能够区分芸薹属下物种的宏 DNA 条形码序列及其 PCR 扩增引物，利用 ecoPrimers 对芸薹属植物叶绿体基因组序列进行分析。用于设计 PCR 扩增引物的保守区间见表 2-81-7。可以依据区间序列设计引物，使用这些引物对芥菜 DNA 进行 PCR 扩增，对 PCR 产物进行桑格测序或高通量测序，通过序列比较和特征分析区分芸薹属的 3 个物种。

表 2-81-7　部分基于 ecoPrimers 发现的引物设计保守区间

| 保守区间序列 | 物种拉丁名 | GenBank 序列号 | 保守区间序列起点—终点 |
| --- | --- | --- | --- |
| AAAAAGTTCTTTTAGTATTGATCGAAAAAGG | B. juncea | NC028272.1 | 59403—59471 |
| GGGAATAACATCCTGGAAAT | B. nigra | NC030450.1 | 59631—59725 |
|  | B. rapa | NC040849.1 | 59398—59466 |

## 参 考 文 献

[1] 国家中医药管理局《中华本草》编委会．中华本草．第三册．上海：上海科学技术出版社，1999：689.

[2] 南京中医药大学．中药大辞典．上海：上海科学技术出版社，2006：1482.

[3] 中国药典委员会．中华人民共和国药典（2020年版）（一部）．北京：中国医药科技出版社，2020.

[4] 聂全荣．荠菜的解热、镇痛和抗菌作用的研究．现代药物与临床，1981，3：42-43.

[5] Prabhudas S K，Raju B，Kannan Thodi S，et al. The complete chloroplast genome sequence of Indian mustard（*Brassica juncea* L.）. Mitochondrial DNA Part A，2016，27（6）：4622-4623.

[6] Payá-Milans M，Poza-Viejo L，Martín-Uriz P S，et al. Genome-wide analysis of the H3K27me3 epigenome and transcriptome in *Brassica rapa*. GigaScience，2019，8（12）：giz147.

[7] Seol Y J，Kim K，Kang S H，et al. The complete chloroplast genome of two *Brassica* species，*Brassica nigra* and *B. oleracea*. Mitochondrial DNA Part A，2017，28（2）：167-168.

# 82 萝 卜

【药材基本信息】 萝卜（*Raphanus sativus* L.）是十字花科萝卜属药用植物[1]，其干燥成熟种子为中药莱菔子（图2-82-1）。收载于《中国药典》（2020年版）[2]。萝卜在全国普遍栽培，主产于河北、河南、浙江、黑龙江等地。莱菔子以粒大、饱满、坚实、色红棕、无杂质者为佳。莱菔子中含有脂肪油、挥发油（如甲硫醇）、生物碱类（如芥子碱）、甾醇类等化学成分，其中脂肪油内含芥酸、亚油酸、亚麻酸等。莱菔子性平，味辛、甘。归肺、脾、胃经。具有消食除胀、降气化痰的功效。现代研究表明，莱菔子具有降压、祛斑、抗菌、抗癌的作用。临床用于治疗高血压、高血脂、胃炎、便秘、腹胀、肠梗阻、急性胰腺炎、黄褐斑、湿疹、支气管哮喘等症[3]。此外，莱菔子还可作为食品用于药膳。江苏、上海等地习用同种植物的干燥根生叶，药材名为"莱菔叶"，具有消食理气、清肺利咽、散瘀消肿的功效。山东、甘肃、江苏、新疆和上海习用干燥老根，药材名为"地骷髅"。四川、贵州等地习用干枯老根，药材名为"莱菔头"或"枯萝卜"，具有行气消积、化痰、解渴、利水消肿的功效[4]。

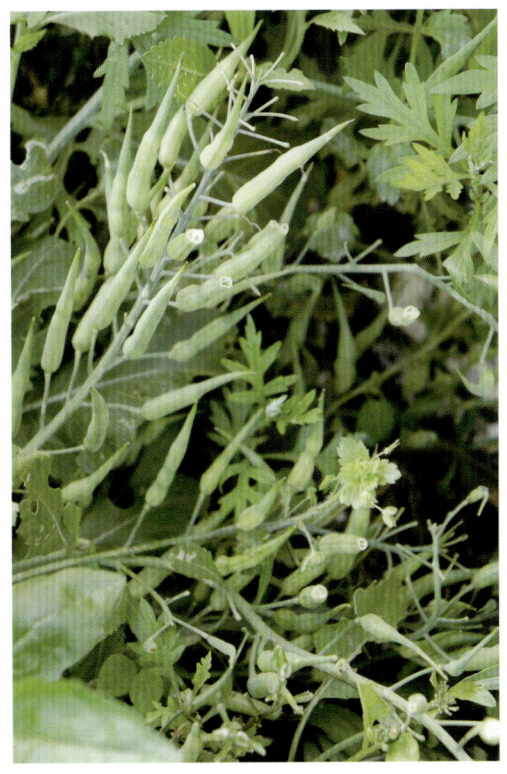

图 2-82-1 萝卜

【叶绿体基因组】 萝卜的叶绿体 DNA 为环状分子，其叶绿体基因组（GenBank 登录号：NC024469.1）[5] 总长度为 153 368bp，具有保守的四分状结构，包括一个 LSC 区、一个 SSC 区和一对 IR 区，其长度分别为 83 170bp、17 764bp 和 26 217bp（图 2-82-2）。萝卜叶绿体基因组的整体 G/C 含量为 36.34%。其 IR 区的 G/C 含量（43.32%）高于 SSC 区的 G/C 含量（29.17%）和 LSC 区的 G/C 含量（34.1%）。

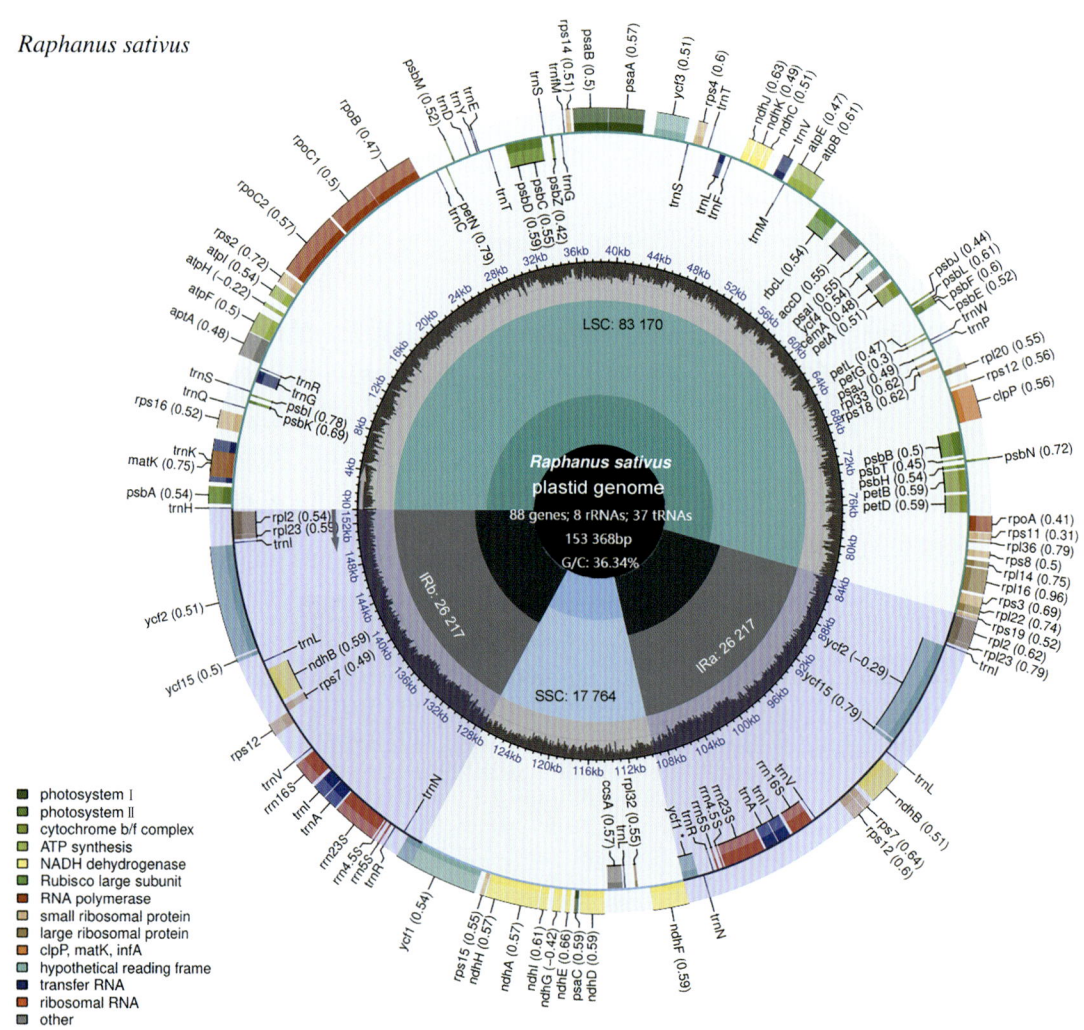

图 2-82-2　萝卜叶绿体基因组图谱

该图包括 6 个圆形轨道。自内向外的第一轨道表示分散重复序列，红色弧线表示直接重复序列，绿色弧线表示回文重复序列；自内向外的第二轨道上的蓝色柱状线条表示长串联重复序列，其重复单元碱基长度＞7；自内向外的第三轨道以不同颜色的柱状线条表示不同类型的短串联重复序列（微卫星序列），其中黑色表示复杂重复序列，绿色表示重复单元碱基长度为 1 的重复序列，黄色表示重复单元碱基长度为 2 的重复序列，紫色表示重复单元碱基长度为 3 的重复序列，蓝色表示重复单元碱基长度为 4 的重复序列，橙色表示重复单元碱基长度为 5 的重复序列，红色表示重复单元碱基长度为 6 的重复序列；自内向外的第四轨道上以不同色块表示 SSC 区、反向重复区 IRa 和 IRb、LSC 区，数字代表相应区间的长度；自内向外的第五轨道表示 GC 含量；最外层第六轨道以不同色块表示不同功能的编码基因，功能分类详见图中左下角注释，基因名称后括号中的数字表示密码子使用偏差，轨道外侧的基因转录方向为顺时针方向，轨道内侧的基因转录方向为逆时针方向

【编码基因】 萝卜的叶绿体基因组共编码 133 个基因,其中独特基因 113 个,包括蛋白质编码基因 88 个(独特基因 79 个)、转运 RNA(transfer RNA,tRNA)编码基因 37 个(独特基因 30 个)、核糖体 RNA(ribosomal RNA,rRNA)编码基因 8 个(独特基因 4 个)(表 2-82-1)。其中 7 个蛋白质独特编码基因(*ndhB*、*rpl2*、*rpl23*、*rps12*、*rps7*、*ycf2*、*ycf15*)、7 个 tRNA 独特编码基因(*trnA-UGC*、*trnI-CAU*、*trnV-GAC*、*trnL-CAA*、*trnN-GUU*、*trnR-ACG*、*trnI-GAU*)、4 个 rRNA 独特编码基因(*rrn16S*、*rrn5S*、*rrn4.5S*、*rrn23S*)位于 IR 区。有 11 个蛋白质编码基因 [*rps16*、*atpF*、*rpoC1*、*petB*、*petD*、*rpl16*、*rpl2*(×2)、*ndhB*(×2)、*ndhA*] 各含有 1 个内含子(intron),4 个蛋白质编码基因 [*ycf3*、*clpP*、*rps12*(×2)] 各含有 2 个内含子,8 个 tRNA 编码基因 [*trnK-UUU*、*trnG-GCC*、*trnL-UAA*、*trnV-UAC*、*trnI-GAU*(×2)、*trnA-UGC*(×2)] 各含有 1 个内含子(表 2-82-2)。萝卜叶绿体基因组中蛋白质编码区(coding sequence,CDS)的长度为 78 324bp,占整个基因组长度的 51.07%。rRNA 基因的长度为 9050bp,占整个基因组长度的 5.90%。而 tRNA 基因的长度为 2790bp,占整个基因组长度的 1.82%。萝卜叶绿体基因组非编码区主要包括内含子和基因间区,其长度占整个基因组长度的 41.21%。

表 2-82-1 萝卜叶绿体基因组基因列表

| 基因功能 | 基因分类 | 基因名称 |
|---|---|---|
| rRNA | rRNA genes | *rrn16S*(×2)、*rrn23S*(×2)、*rrn5S*(×2)、*rrn4.5S*(×2) |
| tRNA | tRNA genes | 37 *trn* genes(8 个基因各含有 1 个内含子) |
| 自我复制 | Small subunit of ribosome | *rps11*、*rps12*(×3)、*rps14*、*rps15*、*rps16*、*rps18*、*rps19*、*rps2*、*rps3*、*rps4*、*rps7*(×2)、*rps8* |
| | Large subunit of ribosome | *rpl14*、*rpl16*、*rpl2*(×2)、*rpl20*、*rpl22*、*rpl23*(×2)、*rpl32*、*rpl33*、*rpl36* |
| | DNA dependent RNA polymerase | *rpoA*、*rpoB*、*rpoC1*、*rpoC2* |
| 光合作用 | Subunits of NADH-dehydrogenase | *ndhA*、*ndhB*(×2)、*ndhC*、*ndhD*、*ndhE*、*ndhF*、*ndhG*、*ndhH*、*ndhI*、*ndhJ*、*ndhK* |
| | Subunits of photosystem Ⅰ | *psaA*、*psaB*、*psaC*、*psaI*、*psaJ* |
| | Subunits of photosystem Ⅱ | *psbA*、*psbB*、*psbC*、*psbD*、*psbE*、*psbF*、*psbH*、*psbI*、*psbJ*、*psbK*、*psbL*、*psbM*、*psbN*、*psbT*、*psbZ*、*ycf3* |
| | Subunits of cytochrome b/f complex | *petA*、*petB*、*petD*、*petG*、*petL*、*petN* |
| | Subunits of ATP synthase | *atpA*、*atpB*、*atpE*、*atpF*、*atpH*、*atpI* |
| | Large subunit of rubisco | *rbcL* |
| 其他功能 | Maturase | *matK* |
| | Protease | *clpP* |
| | Envelope membrane protein | *cemA* |
| | Subunit of acetyl-CoA-carboxylase | *accD* |
| | c-type cytochrome synthesis gene | *ccsA* |
| 未知功能 | | *ycf1*(×2)、*ycf15*(×2)、*ycf2*(×2)、*ycf4* |

表 2-82-2　萝卜叶绿体基因内含子和外显子位置及长度

| 基因名称 | 基因编码序列所在链 | 起始位置 | 终点位置 | 长度（bp） | | | | |
|---|---|---|---|---|---|---|---|---|
| | | | | 第一外显子 | 第一内含子 | 第二外显子 | 第二内含子 | 第三外显子 |
| trnK-UUU | − | 1642 | 4278 | 37 | 2565 | 35 | | |
| rps16 | − | 4945 | 6070 | 40 | 859 | 227 | | |
| trnG-GCC | + | 8370 | 9157 | 23 | 716 | 49 | | |
| atpF | − | 11174 | 12451 | 145 | 723 | 410 | | |
| rpoCl | − | 19866 | 22687 | 432 | 779 | 1611 | | |
| ycf3 | − | 41806 | 43831 | 124 | 722 | 230 | 797 | 153 |
| trnL-UAA | + | 46322 | 46719 | 35 | 313 | 50 | | |
| trnV-UAC | − | 50094 | 50782 | 39 | 615 | 35 | | |
| rsp12 | − | 68485 | 96968 | 114 | ND | 232 | 539 | 26 |
| clpP | − | 68780 | 70867 | 71 | 933 | 294 | 564 | 226 |
| petB | + | 73863 | 75298 | 6 | 788 | 642 | | |
| petD | + | 75496 | 76660 | 8 | 682 | 475 | | |
| rpl16 | − | 80140 | 81626 | 9 | 1079 | 399 | | |
| rpl2 | − | 83339 | 84845 | 391 | 682 | 434 | | |
| ndhB | − | 93898 | 96115 | 775 | 679 | 764 | | |
| trnI-GAU | + | 101683 | 102563 | 37 | 809 | 35 | | |
| trnA-UGC | + | 102628 | 103500 | 38 | 800 | 35 | | |
| ndhA | − | 118785 | 120953 | 553 | 1086 | 530 | | |
| trnA-UGC | − | 133039 | 133911 | 38 | 800 | 35 | | |
| trnI-GAU | − | 133976 | 134856 | 37 | 809 | 35 | | |
| rps12 | + | 138802 | 139596 | ND | ND | 232 | 539 | 26 |
| ndhB | + | 140424 | 142641 | 775 | 679 | 764 | | |
| rpl2 | + | 151694 | 153200 | 391 | 682 | 434 | | |

注："+"表示正链；"−"表示负链；"ND"表示未确定

【重复序列】　在萝卜叶绿体基因组中，微卫星序列有 A/T、C/G 和 AT/AT 三种类型，各有 57 个、1 个和 10 个（表 2-82-3）。共发现 10 个串联重复序列，满足总长度超过 20bp 且重复单元之间的相似度 ≥ 90% 两个条件（表 2-82-4）。散在重复序列包括回文重复序列和正向重复序列。以 e-value 小于 1E–04 为阈值，萝卜叶绿体基因组散在重复序列包括 10 条回文重复序列、11 条正向重复序列（表 2-82-5）。

表 2-82-3　萝卜叶绿体基因组微卫星序列统计

| 重复单元类型 | 重复序列个数 |
|---|---|
| A/T | 57 |
| C/G | 1 |
| AT/AT | 10 |

表 2-82-4　萝卜叶绿体基因组串联重复序列统计

| 起点—终点 | 重复单元长度（bp） | 重复单元拷贝数 | 重复单元一致序列长度（bp） | 重复单元之间的相似度（%） | 插入缺失比例（%） | 分值 | 碱基个数 A | C | G | T | 熵（0—2） |
|---|---|---|---|---|---|---|---|---|---|---|---|
| 6219—6254 | 18 | 2.0 | 18 | 100 | 0 | 72 | 38 | 16 | 5 | 38 | 1.72 |
| 31363—31395 | 17 | 2.0 | 17 | 94 | 5 | 59 | 48 | 6 | 12 | 33 | 1.65 |
| 36516—36566 | 22 | 2.3 | 22 | 93 | 0 | 84 | 54 | 0 | 0 | 45 | 0.99 |
| 58413—58491 | 30 | 2.0 | 30 | 96 | 0 | 113 | 31 | 3 | 13 | 52 | 1.56 |
| 81727—81751 | 12 | 2.1 | 12 | 100 | 0 | 50 | 8 | 8 | 0 | 84 | 0.79 |
| 90515—90560 | 18 | 2.6 | 18 | 92 | 0 | 74 | 32 | 8 | 23 | 34 | 1.86 |
| 106719—106780 | 32 | 1.9 | 32 | 96 | 0 | 115 | 41 | 24 | 9 | 24 | 1.84 |
| 122784—122844 | 30 | 2.1 | 31 | 96 | 3 | 115 | 34 | 13 | 3 | 49 | 1.58 |
| 129759—129820 | 32 | 1.9 | 32 | 96 | 0 | 115 | 24 | 9 | 24 | 41 | 1.84 |
| 145979—146024 | 18 | 2.6 | 18 | 92 | 0 | 74 | 34 | 23 | 8 | 32 | 1.86 |

表 2-82-5　萝卜叶绿体基因组散在重复序列特征值

| 重复单元一长度（bp） | 重复单元一起点 | 重复类型 | 重复单元二长度（bp） | 重复单元二起点 | 重复单元间隔 | e-value |
|---|---|---|---|---|---|---|
| 61 | 37909 | D | 61 | 40133 | −3 | 1.21E−21 |
| 41 | 73225 | P | 41 | 73228 | −3 | 3.94E−10 |
| 34 | 106714 | D | 34 | 106746 | −2 | 1.13E−07 |
| 34 | 106714 | P | 34 | 106746 | −2 | 1.13E−07 |
| 34 | 106746 | P | 34 | 129790 | −2 | 1.13E−07 |
| 34 | 129758 | D | 34 | 129790 | −2 | 1.13E−07 |
| 31 | 58430 | D | 31 | 58460 | −1 | 1.33E−07 |
| 30 | 7639 | P | 30 | 44129 | −1 | 5.16E−07 |
| 30 | 34610 | P | 30 | 44067 | −2 | 2.25E−05 |
| 30 | 43034 | D | 30 | 97788 | −2 | 2.25E−05 |
| 30 | 43034 | P | 30 | 138720 | −2 | 2.25E−05 |
| 32 | 88094 | D | 32 | 88115 | −3 | 4.80E−05 |
| 32 | 88094 | P | 32 | 148391 | −3 | 4.80E−05 |
| 32 | 88115 | P | 32 | 148412 | −3 | 4.80E−05 |
| 32 | 148391 | D | 32 | 148412 | −3 | 4.80E−05 |
| 31 | 7638 | D | 31 | 36535 | −3 | 1.74E−04 |
| 31 | 36513 | D | 31 | 36535 | −3 | 1.74E−04 |
| 31 | 97785 | D | 31 | 119363 | −3 | 1.74E−04 |
| 31 | 119363 | P | 31 | 138722 | −3 | 1.74E−04 |
| 30 | 26477 | D | 30 | 64285 | −3 | 6.29E−04 |
| 30 | 34542 | P | 30 | 44129 | −3 | 6.29E−04 |

注：P. palindromic repeat，回文重复序列；D. direct repeat，正向重复序列

【系统发育】 使用 MAFFT 对来自十字花科的 18 个物种[5-8]和 1 个外类群物种[白花菜（*Gynandropsis gynandra*）]的叶绿体基因组中提取的 79 个共有蛋白质序列进行多重序列比对，使用 IQ-TREE 筛选得到最优的 GTR+F+I+G4 模型，并采用最大似然法（maximum likelihood method）构建进化树。结果显示，家独行菜（*Lepidium sativum*）和 *Arabidopsis arenosa* 聚为一支，其余 16 个物种聚为一支。接着，在这 16 个物种中，紫罗兰（*Matthiola incana*）、*Ricotia davisiana* 和 *Arabis scabra* 单独分化出来。接着，菥蓂（*Thlaspi arvense*）和葱芥（*Alliaria petiolata*）聚为一支，其余 11 个物种聚为一支。在这 11 个物种中，萝卜与芥菜的亲缘关系最近，聚为一支（图 2-82-3）。

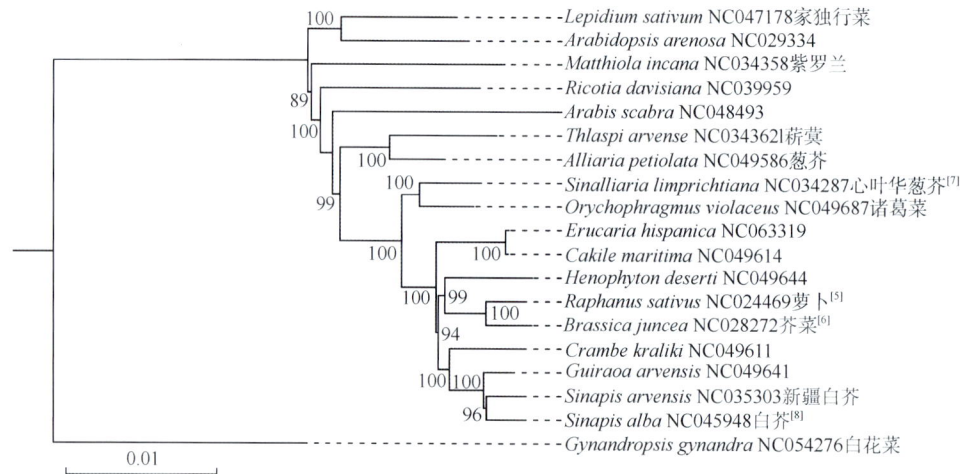

图 2-82-3　十字花科植物系统发育进化分析

## 参 考 文 献

[1] 国家中医药管理局《中华本草》编委会. 中华本草. 第 6 卷. 上海：上海科学技术出版社，1999：662-664.

[2] 国家药典委员会. 中华人民共和国药典（2020 年版）一部. 北京：中国医药科技出版社，2020：284.

[3] Manivannan A，Kim J H，Kim D S，et al. Deciphering the nutraceutical potential of Raphanus sativus-A comprehensive overview. Nutrients，2019，11：402.

[4] 南京中医药大学. 中药大辞典. 上册. 上海：上海科学技术出版社，2006.

[5] Jeong Y M，Chung W H，Mun J H，et al. *De novo* assembly and characterization of the complete chloroplast genome of radish（*Raphanus sativus* L.）. Gene，2014，551（1）：39-48.

[6] Prabhudas S K，Raju B，Kannan Thodi S，et al. The complete chloroplast genome sequence of Indian mustard（*Brassica juncea* L.）. Mitochondrial DNA Part A，2016，27（6）：4622-4623.

[7] Zeng T，Hu H，Guo X，et al. The complete chloroplast genomes of two *Sinalliaria* species and species delimitation（Brassicaceae）. Conservation Genetics Resources，2016，8（4）：379-381.

[8] Du X，Zeng T，Feng Q，et al. The complete chloroplast genome sequence of yellow mustard（*Sinapis alba* L.）and its phylogenetic relationship to other Brassicaceae species. Gene，2020，731：144340.

# 83 白　芥

【药材基本信息】　白芥（*Sinapis alba* L.）为十字花科白芥属药用植物[1]，其干燥成熟种子为中药芥子，习称"白芥子"（图2-83-1）。收载于《中国药典》（2020年版）[2]。白芥全国各地均有栽培，主产于安徽、河南、河北、山西、山东、四川等地。芥子以籽粒饱满、均匀、无杂质者为佳[3]。芥子主要含有生物碱（如芥子碱）、异硫氰酸酯、异硫氰酸糖脂（如芥子苷、白芥子苷）、有机酸（如芥子酸）、蛋白酶等化合物[4]。芥子味辛、性温。归肺经。具有温中散寒、豁痰利窍、通络消肿的功效。现代研究表明，芥子具有抗菌作用，并且对皮肤有刺激作用，临床常外用治疗神经痛、风湿痛、胸膜炎及扭伤等症[5]。

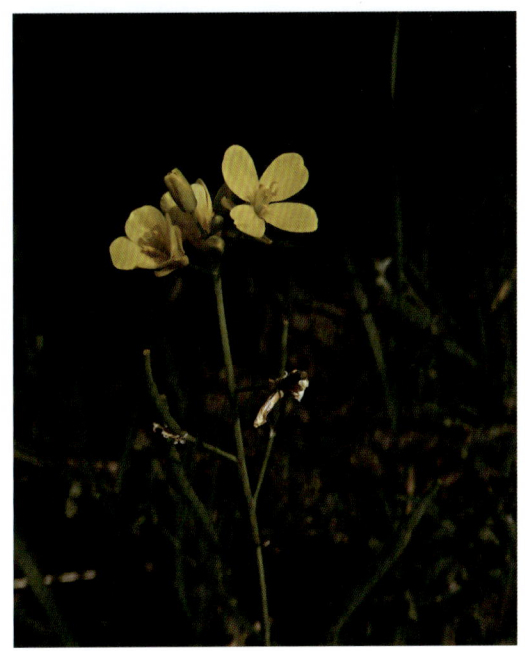

图 2-83-1　白芥

【叶绿体基因组】　白芥的叶绿体DNA为环状分子，其叶绿体基因组（GenBank登录号：NC045948.1）[6]总长度为153 760bp，具有保守的四分状结构，包括一个LSC区、一个SSC区和一对IR区，其长度分别为83 506bp、17 812bp和26 221bp（图2-83-2）。白芥叶绿体基因组的整体G/C含量为36.31%。其IR区的G/C含量（42.34%）高于SSC区的G/C含量（29.17%）和LSC区的G/C含量（34.04%）。

*Sinapis alba*

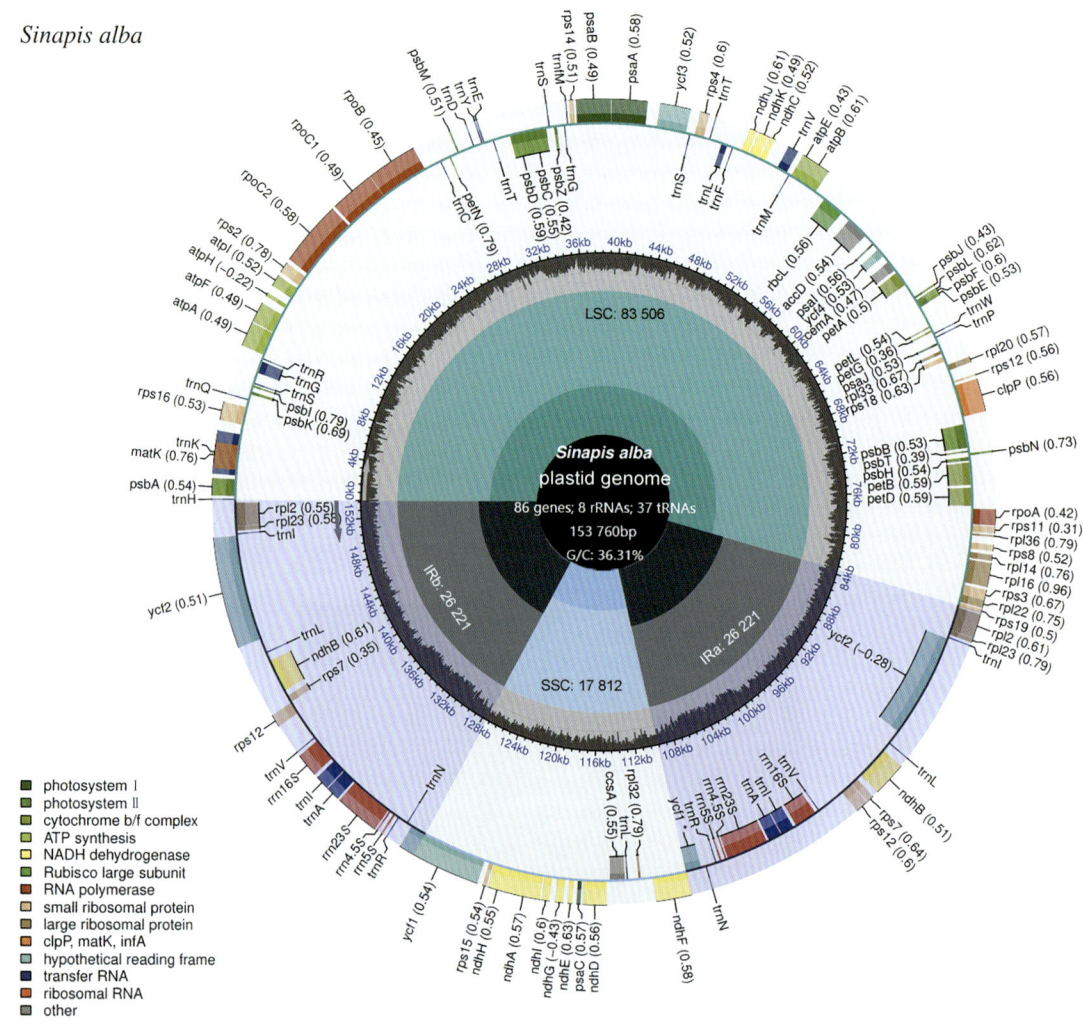

图 2-83-2　白芥叶绿体基因组图谱

该图包括 6 个圆形轨道。自内向外的第一轨道表示分散重复序列，红色弧线表示直接重复序列，绿色弧线表示回文重复序列；自内向外的第二轨道上的蓝色柱状线条表示长串联重复序列，其重复单元碱基长度>7；自内向外的第三轨道以不同颜色的柱状线条表示不同类型的短串联重复序列（微卫星序列），其中黑色表示复杂重复序列，绿色表示重复单元碱基长度为 1 的重复序列，黄色表示重复单元碱基长度为 2 的重复序列，紫色表示重复单元碱基长度为 3 的重复序列，蓝色表示重复单元碱基长度为 4 的重复序列，橙色表示重复单元碱基长度为 5 的重复序列，红色表示重复单元碱基长度为 6 的重复序列；自内向外的第四轨道上以不同色块表示 SSC 区、反向重复区 IRa 和 IRb、LSC 区，数字代表相应区间的长度；自内向外的第五轨道表示 GC 含量；最外层第六轨道以不同色块表示不同功能的编码基因，功能分类详见图中左下角注释，基因名称后括号中的数字表示密码子使用偏差，轨道外侧的基因转录方向为顺时针方向，轨道内侧的基因转录方向为逆时针方向

【编码基因】　白芥的叶绿体基因组共编码 131 个基因，其中独特基因 112 个，包括蛋白质编码基因 86 个（独特基因 78 个）、转运 RNA（transfer RNA，tRNA）编码基因 37 个（独特基因 30 个）、核糖体 RNA（ribosomal RNA，rRNA）编码基因 8 个（独特基因 4 个）（表 2-83-1）。其中 6 个蛋白质独特编码基因（*ndhB*、*rpl2*、*rpl23*、*rps12*、*rps7*、*ycf2*）、7 个 tRNA 独特编码基因（*trnA-UGC*、*trnI-CAU*、*trnI-GAU*、*trnL-CAA*、*trnN-GUU*、*trnR-*

*ACG*、*trnV-GAC*)、4 个 rRNA 独特编码基因(*rrn16S*、*rrn23S*、*rrn4.5S*、*rrn5S*)位于 IR 区。有 11 个蛋白质编码基因 [*rps16*、*atpF*、*rpoC1*、*petB*、*petD*、*rpl16*、*rpl2*(×2)、*ndhB*(×2)、*ndhA*] 各含有 1 个内含子(intron),4 个蛋白质编码基因 [*ycf3*、*clpP*、*rps12*(×2)] 各含有 2 个内含子,8 个 tRNA 编码基因 [*trnK-UUU*、*trnG-GCC*、*trnL-UAA*、*trnV-UAC*、*trnI-GAU*(×2)、*trnA-UGC*(×2)] 各含有 1 个内含子(表 2-83-2)。白芥叶绿体基因组中蛋白质编码区(coding sequence,CDS)的长度为 78 240bp,占整个基因组长度的 50.88%。rRNA 基因的长度为 9050bp,占整个基因组长度的 5.89%。而 tRNA 基因的长度为 2804bp,占整个基因组长度的 1.82%。白芥叶绿体基因组非编码区主要包括内含子和基因间区,其长度占整个基因组长度的 41.41%。

表 2-83-1　白芥叶绿体基因组基因列表

| 基因功能 | 基因分类 | 基因名称 |
| --- | --- | --- |
| rRNA | rRNA genes | *rrn16S*(×2)、*rrn23S*(×2)、*rrn5S*(×2)、*rrn4.5S*(×2) |
| tRNA | tRNA genes | 37 *trn* genes(8 个基因各含有 1 个内含子) |
| 自我复制 | Small subunit of ribosome | *rps11*、*rps12*(×3)、*rps14*、*rps14*、*rps15*、*rps16*、*rps18*、*rps19*、*rps2*、*rps3*、*rps4*、*rps7*(×2)、*rps8* |
| | Large subunit of ribosome | *rpl14*、*rpl16*、*rpl2*(×2)、*rpl20*、*rpl22*、*rpl23*(×2)、*rpl32*、*rpl33*、*rpl36* |
| | DNA dependent RNA polymerase | *rpoA*、*rpoB*、*rpoC1*、*rpoC2* |
| 光合作用 | Subunits of NADH-dehydrogenase | *ndhA*、*ndhB*(×2)、*ndhC*、*ndhD*、*ndhE*、*ndhF*、*ndhG*、*ndhH*、*ndhI*、*ndhJ*、*ndhK* |
| | Subunits of photosystem Ⅰ | *psaA*、*psaB*、*psaC*、*psaI*、*psaJ* |
| | Subunits of photosystem Ⅱ | *psbA*、*psbB*、*psbC*、*psbD*、*psbE*、*psbF*、*psbH*、*psbI*、*psbK*、*psbL*、*psbM*、*psbN*、*psbT*、*psbZ*、*ycf3* |
| | Subunits of cytochrome b/f complex | *petA*、*petB*、*petD*、*petG*、*petL*、*petN* |
| | Subunits of ATP synthase | *atpA*、*atpB*、*atpE*、*atpF*、*atpH*、*atpI* |
| | Large subunit of rubisco | *rbcL* |
| 其他功能 | Maturase | *matK* |
| | Protease | *clpP* |
| | Envelope membrane protein | *cemA* |
| | Subunit of acetyl-CoA-carboxylase | *accD* |
| | c-type cytochrome synthesis gene | *ccsA* |
| 未知功能 | | *ycf1*(×2)、*ycf2*(×2)、*ycf4* |

表 2-83-2　白芥叶绿体基因内含子和外显子位置及长度

| 基因名称 | 基因编码序列所在链 | 起始位置 | 终点位置 | 长度(bp) | | | | |
| --- | --- | --- | --- | --- | --- | --- | --- | --- |
| | | | | 第一外显子 | 第一内含子 | 第二外显子 | 第二内含子 | 第三外显子 |
| *trnK-UUU* | − | 1595 | 4238 | 37 | 2572 | 35 | | |
| *rps16* | − | 4901 | 6054 | 40 | 887 | 227 | | |
| *trnG-GCC* | + | 8406 | 9193 | 23 | 716 | 49 | | |

续表

| 基因名称 | 基因编码序列所在链 | 起始位置 | 终点位置 | 长度（bp） | | | | |
|---|---|---|---|---|---|---|---|---|
| | | | | 第一外显子 | 第一内含子 | 第二外显子 | 第二内含子 | 第三外显子 |
| atpF | − | 11221 | 12499 | 145 | 724 | 410 | | |
| rpoC1 | − | 20001 | 22836 | 432 | 793 | 1611 | | |
| ycf3 | − | 41939 | 43905 | 124 | 724 | 230 | 736 | 153 |
| trnL-UAA | + | 46386 | 46782 | 37 | 310 | 50 | | |
| trnV-UAC | − | 50361 | 51041 | 39 | 605 | 37 | | |
| rps12 | − | 68841 | 98089 | 114 | ND | 232 | 539 | 26 |
| clpP | − | 69142 | 71217 | 71 | 911 | 294 | 574 | 226 |
| petB | + | 74215 | 75651 | 6 | 789 | 642 | | |
| petD | + | 75849 | 77004 | 8 | 673 | 475 | | |
| rpl16 | − | 80500 | 81975 | 9 | 1068 | 399 | | |
| rpl2 | − | 83674 | 85180 | 391 | 682 | 434 | | |
| ndhB | − | 94242 | 96404 | 721 | 678 | 764 | | |
| trnI-GAU | + | 102023 | 102903 | 42 | 804 | 35 | | |
| trnA-UGC | + | 102968 | 103840 | 38 | 800 | 35 | | |
| ndhA | − | 119190 | 121364 | 553 | 1092 | 530 | | |
| trnA-UGC | − | 133427 | 134299 | 38 | 800 | 35 | | |
| trnI-GAU | − | 134364 | 135244 | 42 | 804 | 35 | | |
| rps12 | + | 139178 | 139972 | ND | ND | 232 | 539 | 26 |
| ndhB | + | 140863 | 143025 | 721 | 678 | 764 | | |
| rpl2 | + | 152087 | 153593 | 391 | 682 | 434 | | |

注："+"表示正链；"−"表示负链；"ND"表示未确定。

【重复序列】 在白芥叶绿体基因组中，微卫星序列有 A/T 和 AT/AT 两种类型，各有 62 个和 11 个（表 2-83-3）。共发现 15 个串联重复序列，满足总长度超过 20bp 且重复单元之间的相似度 ≥ 90% 两个条件（表 2-83-4）。散在重复序列包括回文重复序列和正向重复序列。以 $e$-value 小于 1E−04 为阈值，白芥叶绿体基因组散在重复序列包括 9 条回文重复序列、14 条正向重复序列（表 2-83-5）。

表 2-83-3 白芥叶绿体基因组微卫星序列统计

| 重复单元类型 | 重复序列个数 |
|---|---|
| A/T | 62 |
| AT/AT | 11 |

表 2-83-4　白芥叶绿体基因组串联重复序列统计

| 起点—终点 | 重复单元长度（bp） | 重复单元拷贝数 | 重复单元一致序列长度（bp） | 重复单元之间的相似度（%） | 插入缺失比例（%） | 分值 | 碱基个数 A | C | G | T | 熵（0—2） |
|---|---|---|---|---|---|---|---|---|---|---|---|
| 4604—4636 | 17 | 1.9 | 17 | 100 | 0 | 66 | 30 | 12 | 3 | 54 | 1.52 |
| 6249—6291 | 19 | 2.3 | 19 | 96 | 4 | 79 | 37 | 9 | 0 | 53 | 1.33 |
| 30085—30158 | 25 | 3.0 | 25 | 100 | 0 | 148 | 44 | 12 | 10 | 32 | 1.76 |
| 31591—31623 | 17 | 2.0 | 17 | 94 | 5 | 59 | 48 | 6 | 12 | 33 | 1.65 |
| 41443—41467 | 6 | 4.2 | 6 | 100 | 0 | 50 | 20 | 0 | 32 | 48 | 1.50 |
| 59797—59846 | 24 | 2.1 | 24 | 96 | 0 | 91 | 34 | 18 | 12 | 36 | 1.87 |
| 62450—62483 | 16 | 2.1 | 16 | 94 | 0 | 59 | 58 | 8 | 5 | 26 | 1.51 |
| 107059—107119 | 32 | 1.9 | 32 | 96 | 0 | 113 | 40 | 24 | 9 | 24 | 1.85 |
| 113286—113332 | 3 | 15.0 | 3 | 91 | 8 | 76 | 63 | 0 | 4 | 31 | 1.13 |
| 113287—113330 | 22 | 2.0 | 22 | 95 | 4 | 79 | 63 | 0 | 4 | 31 | 1.41 |
| 113286—113332 | 16 | 3.0 | 16 | 96 | 3 | 87 | 63 | 0 | 4 | 31 | 1.31 |
| 114812—114851 | 19 | 2.1 | 19 | 100 | 0 | 80 | 52 | 15 | 5 | 27 | 1.63 |
| 120078—120108 | 15 | 2.1 | 15 | 100 | 0 | 62 | 48 | 19 | 6 | 25 | 1.72 |
| 130148—130208 | 32 | 1.9 | 32 | 96 | 0 | 113 | 24 | 9 | 24 | 40 | 1.85 |
| 146363—146408 | 18 | 2.6 | 18 | 92 | 0 | 74 | 34 | 23 | 8 | 32 | 1.86 |

表 2-83-5　白芥叶绿体基因组散在重复序列特征值

| 重复单元一长度（bp） | 重复单元一起点 | 重复类型 | 重复单元二长度（bp） | 重复单元二起点 | 重复单元间隔 | $e$-value |
|---|---|---|---|---|---|---|
| 49 | 30084 | D | 49 | 30109 | 0 | 2.10E–20 |
| 46 | 38042 | D | 46 | 40266 | −3 | 5.50E–13 |
| 43 | 38021 | D | 43 | 40245 | −3 | 2.86E–11 |
| 39 | 43094 | D | 39 | 98128 | −3 | 5.43E–09 |
| 39 | 43094 | D | 39 | 139099 | −3 | 5.43E–09 |
| 37 | 98131 | D | 37 | 119762 | −3 | 7.38E–08 |
| 37 | 119762 | P | 37 | 139098 | −3 | 7.38E–08 |
| 33 | 66342 | P | 33 | 66369 | −2 | 4.28E–07 |
| 33 | 107054 | D | 33 | 107086 | −2 | 4.28E–07 |
| 33 | 107054 | P | 33 | 130147 | −2 | 4.28E–07 |
| 33 | 107086 | P | 33 | 130179 | −2 | 4.28E–07 |
| 33 | 130147 | D | 33 | 130179 | −2 | 4.28E–07 |
| 30 | 7632 | P | 30 | 44203 | −1 | 5.19E–07 |
| 35 | 113285 | D | 35 | 113288 | −3 | 9.95E–07 |
| 30 | 34839 | P | 30 | 44141 | −2 | 2.26E–05 |
| 32 | 88429 | D | 32 | 88450 | −3 | 4.83E–05 |

续表

| 重复单元一长度（bp） | 重复单元一起点 | 重复类型 | 重复单元二长度（bp） | 重复单元二起点 | 重复单元间隔 | e-value |
|---|---|---|---|---|---|---|
| 32 | 88429 | P | 32 | 148784 | −3 | 4.83E−05 |
| 32 | 88450 | P | 32 | 148805 | −3 | 4.83E−05 |
| 32 | 148784 | D | 32 | 148085 | −3 | 4.83E−05 |
| 31 | 7631 | D | 31 | 34770 | −3 | 1.75E−04 |
| 30 | 30901 | D | 30 | 35634 | −3 | 6.32E−04 |
| 30 | 34771 | P | 30 | 44203 | −3 | 6.32E−04 |
| 30 | 114802 | D | 30 | 114821 | −3 | 6.32E−04 |

注：P. palindromic repeat，回文重复序列；D. direct repeat，正向重复序列

【系统发育】 使用 MAFFT 对来自十字花科的 18 个物种[6-9]和 1 个外类群物种［白花菜（*Gynandropsis gynandra*）］的叶绿体基因组中提取的 79 个共有蛋白质序列进行多重序列比对，使用 IQ-TREE 筛选得到最优的 GTR+F+I+G4 模型，并采用最大似然法（maximum likelihood method）构建进化树。结果显示，家独行菜（*Lepidium sativum*）和 *Arabidopsis arenosa* 聚为一支，其余 16 个物种聚为一支。接着，在这 16 个物种中，紫罗兰（*Matthiola incana*）、*Ricotia davisiana* 和 *Arabis scabra* 单独分化出来。接着，菥蓂（*Thlaspi arvense*）和葱芥（*Alliaria petiolata*）聚为一支，其余 11 个物种聚为一支。在这 11 个物种中，白芥与新疆白芥的亲缘关系最近，二者均为白芥属（图 2-83-3）。

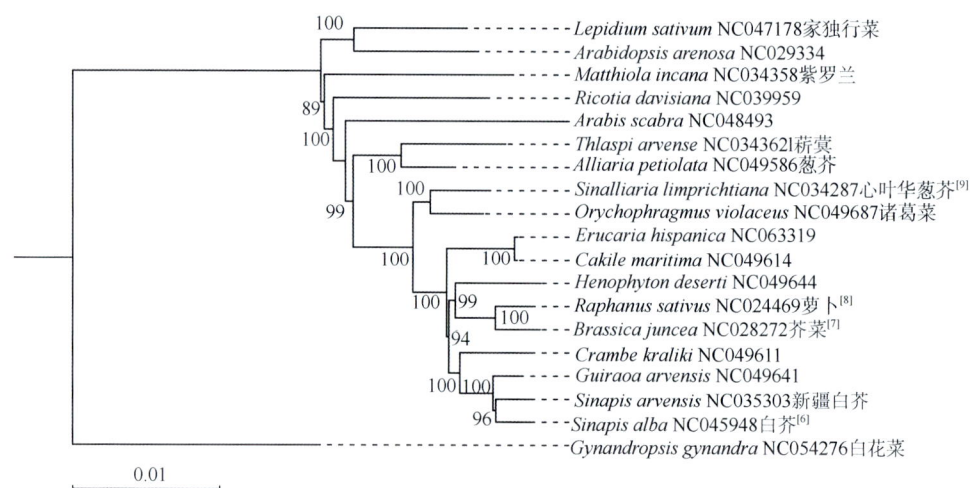

图 2-83-3 十字花科植物系统发育进化分析

## 参 考 文 献

[1] 南京中医药大学.全国中草药汇编（卷二）.3 版.北京：人民卫生出版社，2014.
[2] 国家药典委员会.中华人民共和国药典（2020 年版）一部.北京：中国医药科技出版社，2020：167.
[3] 湖北省食品药品监督管理局.湖北省中药材质量标准.武汉：湖北科学技术出版社，2009.
[4] 郑宏钧，詹亚华.现代中药材鉴别手册.北京：中国医药科技出版社，2001.

[5] 南京中医药大学. 中药大辞典. 下册. 上海：上海科学技术出版社, 2006：2933-2934.

[6] Du X, Zeng T, Feng Q, et al. The complete chloroplast genome sequence of yellow mustard (*Sinapis alba* L.) and its phylogenetic relationship to other Brassicaceae species. Gene, 2020, 731：144340.

[7] Prabhudas S K, Raju B, Kannan Thodi S, et al. The complete chloroplast genome sequence of Indian mustard (*Brassica juncea* L.). Mitochondrial DNA Part A, 2016, 27（6）：4622-4623.

[8] Jeong Y M, Chung W H, Mun J H, et al. *De novo* assembly and characterization of the complete chloroplast genome of radish (*Raphanus sativus* L.). Gene, 2014, 551（1）：39-48.

[9] Zeng T, Hu H, Guo X, et al. The complete chloroplast genomes of two *Sinalliaria* species and species delimitation (Brassicaceae). Conservation Genetics Resources, 2016, 8（4）：379-381.

# 84 菥蓂

【药材基本信息】 菥蓂（*Thlaspi arvense* L.）又称遏蓝菜，为十字花科菥蓂属药用植物[1,2]，其干燥地上部分为中药材菥蓂[3]（图2-84-1）。收载于《中国药典》（2020年版）[4]。菥蓂分布于全国各地。主产于江苏、浙江、湖北和安徽等地。商品药材来自野生。菥蓂以果实完整、色黄绿者为好。菥蓂含有芥子油苷类化学成分（如黑芥子苷）。菥蓂味辛、性微寒。归肝、胃、大肠经。具有清肝明目、和中利湿、解毒消肿的功效。现代研究证明，菥蓂具有杀菌作用[5]。菥蓂的种子油、幼苗茎叶可食用。

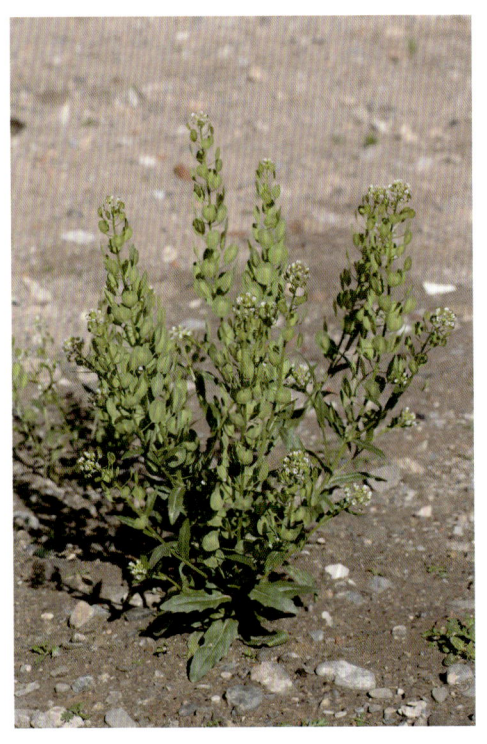

图2-84-1 菥蓂

【叶绿体基因组】 菥蓂的叶绿体DNA为环状分子，其叶绿体基因组（GenBank登录号：NC034362.1）总长度为153 892bp，具有保守的四分状结构，包括一个LSC区、一个SSC区和一对IR区，其长度分别为83 570bp、17 720bp和26 301bp（图2-84-2）。菥蓂叶绿体基因组的整体G/C含量为36.15%。其IR区的G/C含量（41.80%）高于SSC区的G/C含量（33.88%）和LSC区的G/C含量（33.82%）。

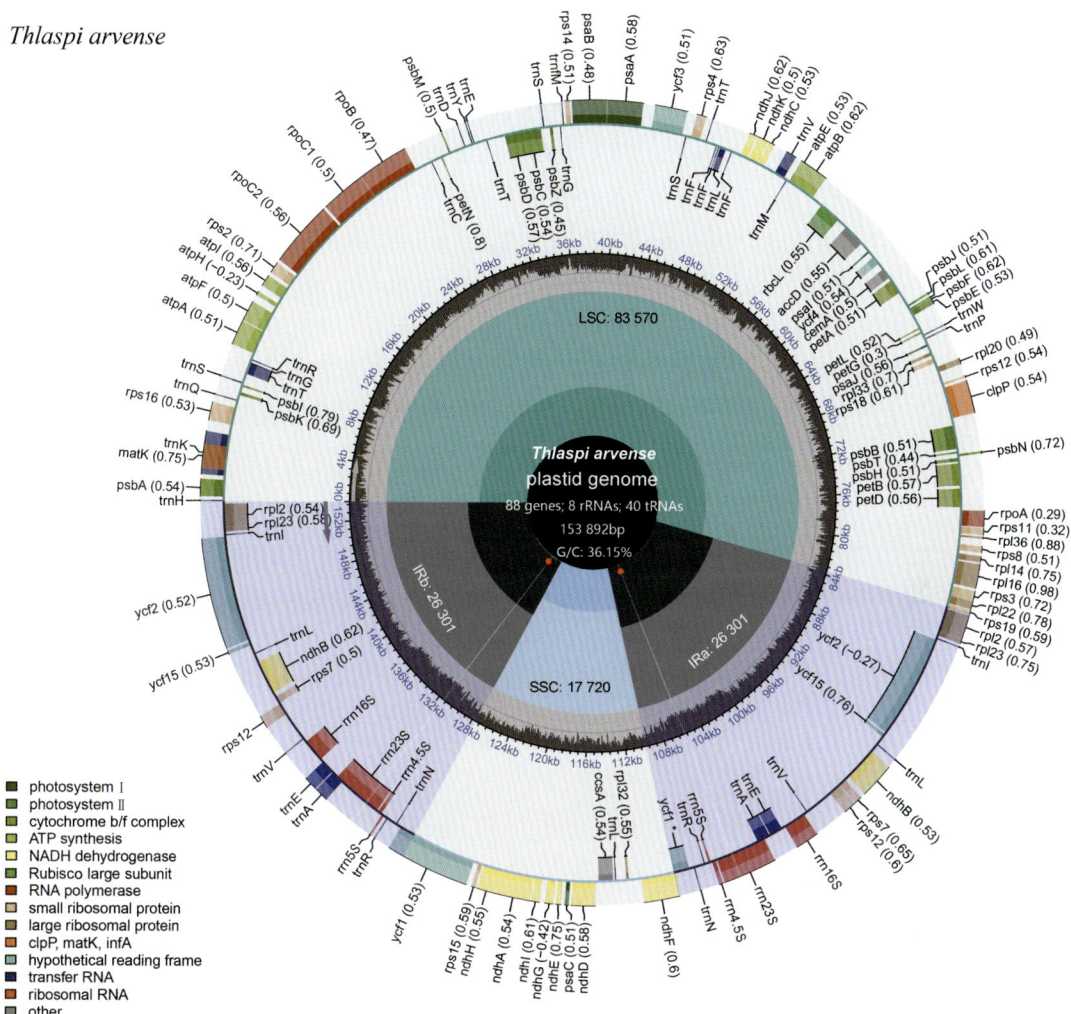

图 2-84-2 菥蓂叶绿体基因组图谱

该图包括 6 个圆形轨道。自内向外的第一轨道表示分散重复序列，红色弧线表示直接重复序列，绿色弧线表示回文重复序列；自内向外的第二轨道上的蓝色柱状线条表示长串联重复序列，其重复单元碱基长度＞7；自内向外的第三轨道以不同颜色的柱状线条表示不同类型的短串联重复序列（微卫星序列），其中黑色表示复杂重复序列，绿色表示重复单元碱基长度为 1 的重复序列，黄色表示重复单元碱基长度为 2 的重复序列，紫色表示重复单元碱基长度为 3 的重复序列，蓝色表示重复单元碱基长度为 4 的重复序列，橙色表示重复单元碱基长度为 5 的重复序列，红色表示重复单元碱基长度为 6 的重复序列；自内向外的第四轨道上以不同色块表示 SSC 区、反向重复区 IRa 和 IRb、LSC 区，数字代表相应区间的长度；自内向外的第五轨道表示 GC 含量；最外层第六轨道以不同色块表示不同功能的编码基因，功能分类详见图中左下角注释，基因名称后括号中的数字表示密码子使用偏差，轨道外侧的基因转录方向为顺时针方向，轨道内侧的基因转录方向为逆时针方向

【编码基因】 菥蓂的叶绿体基因组共编码 136 个基因，其中独特基因 113 个，包括蛋白质编码基因 88 个（独特基因 79 个）、转运 RNA（transfer RNA，tRNA）编码基因 40 个（独特基因 30 个）、核糖体 RNA（ribosomal RNA，rRNA）编码基因 8 个（独特基因 4 个）（表 2-84-1）。其中 7 个蛋白质独特编码基因（*ndhB*、*rpl2*、*rpl23*、*rps12*、 rps7、ycf15、ycf2）、8 个 tRNA 独特编码基因（trnA-TGC、trnE-TTC、trnF-GAA、trnI-CAT、trnL-CAA、trnN-GTT、trnR-ACG、trnV-GAC）、4 个 rRNA 独特编码基因（rrn16S、rrn23S、rrn4.5S、rrn5S）位于 IR 区。有 11 个蛋白质编码基因 [rps16、atpF、rpoC1、petB、petD、rpl16、rpl2（×2）、ndhB（×2）、ndhA] 各含有 1 个内含子（intron），4 个蛋白质编码基因 [ycf3、clpP、rps12（×2）] 各含有 2 个内含子，8 个 tRNA 编码基因 [trnK-TTT、trnT-CGT、trnL-TAA、trnV-TAC、trnE-TTC（×2）、trnA-TGC（×2）] 各含有 1 个内含子（表 2-84-2）。薜荔叶绿体基因组中蛋白质编码区（coding sequence，CDS）的长度为 79 942bp，占整个基因组长度的 51.95%。rRNA 基因的长度为 10 591bp，占整个基因组长度的 6.88%。而 tRNA 基因的长度为 2936bp，占整个基因组长度的 1.91%。薜荔叶绿体基因组非编码区主要包括内含子和基因间区，其长度占整个基因组长度的 39.26%。

表 2-84-1 薜荔叶绿体基因组基因列表

| 基因功能 | 基因分类 | 基因名称 |
| --- | --- | --- |
| rRNA | rRNA genes | rrn16S（×2）、rrn23S（×2）、rrn5S（×2）、rrn4.5S（×2） |
| tRNA | tRNA genes | 40 trn genes（8 个基因各含有 1 个内含子） |
| 自我复制 | Small subunit of ribosome | rps11、rps12（×3）、rps14、rps15、rps16、rps18、rps19、rps2、rps3、rps4、rps7（×2）、rps8 |
| | Large subunit of ribosome | rpl14、rpl16、rpl2（×2）、rpl20、rpl22、rpl23（×2）、rpl32、rpl33、rpl36 |
| | DNA dependent RNA polymerase | rpoA、rpoB、rpoC1、rpoC2 |
| 光合作用 | Subunits of NADH-dehydrogenase | ndhA、ndhB（×2）、ndhC、ndhD、ndhE、ndhF、ndhG、ndhH、ndhI、ndhJ、ndhK |
| | Subunits of photosystem Ⅰ | psaA、psaB、psaC、psaI、psaJ |
| | Subunits of photosystem Ⅱ | psbA、psbB、psbC、psbD、psbE、psbF、psbH、psbI、psbJ、psbK、psbL、psbM、psbN、psbT、psbZ、ycf3 |
| | Subunits of cytochrome b/f complex | petA、petB、petD、petG、petL、petN |
| | Subunits of ATP synthase | atpA、atpB、atpE、atpF、atpH、atpI |
| | Large subunit of rubisco | rbcL |
| 其他功能 | Maturase | matK |
| | Protease | clpP |
| | Envelope membrane protein | cemA |
| | Subunit of acetyl-CoA-carboxylase | accD |
| | c-type cytochrome synthesis gene | ccsA |
| 未知功能 | | ycf1（×2）、ycf15（×2）、ycf2（×2）、ycf4 |

表 2-84-2　薤蓴叶绿体基因内含子和外显子位置及长度

| 基因名称 | 基因编码序列所在链 | 起始位置 | 终点位置 | 长度（bp） | | | | |
|---|---|---|---|---|---|---|---|---|
| | | | | 第一外显子 | 第一内含子 | 第二外显子 | 第二内含子 | 第三外显子 |
| *trnK-TTT* | − | 1634 | 4275 | 37 | 2569 | 36 | | |
| *rps16* | − | 4942 | 6097 | 40 | 889 | 227 | | |
| *trnT-CGT* | + | 8411 | 9200 | 34 | 713 | 43 | | |
| *atpF* | − | 11393 | 12672 | 145 | 725 | 410 | | |
| *rpoC1* | − | 20074 | 22904 | 432 | 788 | 1611 | | |
| *ycf3* | − | 42247 | 44280 | 124 | 720 | 230 | 807 | 153 |
| *trnL-TAA* | + | 46954 | 47367 | 35 | 329 | 50 | | |
| *trnV-TAC* | − | 50927 | 51605 | 39 | 605 | 35 | | |
| *rps12* | − | 68939 | 98180 | 114 | ND | 232 | 539 | 26 |
| *clpP* | − | 69236 | 71282 | 71 | 885 | 294 | 571 | 226 |
| *petB* | + | 74247 | 75685 | 6 | 791 | 642 | | |
| *petD* | + | 75883 | 77075 | 8 | 712 | 475 | | |
| *rpl16* | − | 80558 | 82044 | 9 | 1079 | 399 | | |
| *rpl2* | − | 83738 | 85244 | 391 | 682 | 434 | | |
| *ndhB* | − | 94336 | 96551 | 775 | 677 | 764 | | |
| *trnE-TTC* | + | 102120 | 103000 | 32 | 809 | 40 | | |
| *trnA-TGC* | + | 103065 | 103937 | 37 | 800 | 36 | | |
| *ndhA* | − | 119230 | 121417 | 553 | 1105 | 530 | | |
| *trnA-TGC* | − | 133526 | 134398 | 37 | 800 | 36 | | |
| *trnE-TTC* | − | 134463 | 135343 | 32 | 809 | 40 | | |
| *rps12* | + | 139283 | 140077 | ND | ND | 232 | 539 | 26 |
| *ndhB* | + | 140912 | 143127 | 775 | 677 | 764 | | |
| *rpl2* | + | 152219 | 153725 | 391 | 682 | 434 | | |

注："+"表示正链；"−"表示负链；"ND"表示未确定

【重复序列】　在薤蓴叶绿体基因组中，微卫星序列有 A/T、C/G 和 AT/AT 三种类型，各有 61 个、1 个和 8 个（表 2-84-3）。共发现 27 个串联重复序列，满足总长度超过 20bp 且重复单元之间的相似度 ≥ 90% 两个条件（表 2-84-4）。散在重复序列包括回文重复序列和正向重复序列。以 *e*-value 小于 1E–04 为阈值，薤蓴叶绿体基因组散在重复序列包括 13 条回文重复序列、22 条正向重复序列（表 2-84-5）。

表 2-84-3　薤蓂叶绿体基因组微卫星序列统计

| 重复单元类型 | 重复序列个数 |
|---|---|
| A/T | 61 |
| C/G | 1 |
| AT/AT | 8 |

表 2-84-4　薤蓂叶绿体基因组串联重复序列统计

| 起点—终点 | 重复单元长度（bp） | 重复单元拷贝数 | 重复单元一致序列长度（bp） | 重复单元之间的相似度（%） | 插入缺失比例（%） | 分值 | 碱基个数 A | C | G | T | 熵（0—2） |
|---|---|---|---|---|---|---|---|---|---|---|---|
| 1872—1916 | 23 | 2.0 | 23 | 100 | 0 | 90 | 48 | 4 | 11 | 35 | 1.59 |
| 1919—1945 | 13 | 2.1 | 13 | 100 | 0 | 54 | 14 | 22 | 14 | 48 | 1.81 |
| 4455—4483 | 11 | 2.5 | 12 | 94 | 5 | 51 | 79 | 0 | 10 | 10 | 0.94 |
| 4620—4651 | 15 | 2.1 | 15 | 100 | 0 | 64 | 46 | 0 | 0 | 53 | 1.00 |
| 4726—4778 | 24 | 2.2 | 25 | 93 | 6 | 99 | 43 | 5 | 7 | 43 | 1.56 |
| 7302—7354 | 26 | 2.0 | 26 | 100 | 0 | 106 | 32 | 7 | 22 | 37 | 1.82 |
| 7983—8049 | 31 | 2.2 | 31 | 91 | 2 | 109 | 49 | 1 | 0 | 49 | 1.10 |
| 9468—9551 | 41 | 2.0 | 41 | 97 | 0 | 159 | 40 | 4 | 4 | 52 | 1.35 |
| 9533—9560 | 12 | 2.3 | 12 | 100 | 0 | 56 | 50 | 0 | 7 | 42 | 1.30 |
| 9720—9759 | 18 | 2.1 | 18 | 95 | 0 | 71 | 62 | 2 | 10 | 25 | 1.39 |
| 27132—27156 | 12 | 2.1 | 12 | 100 | 0 | 50 | 44 | 16 | 8 | 32 | 1.76 |
| 31262—31303 | 21 | 2.0 | 21 | 100 | 0 | 84 | 14 | 19 | 0 | 66 | 1.25 |
| 31346—31376 | 15 | 2.1 | 15 | 93 | 0 | 53 | 35 | 9 | 0 | 54 | 1.33 |
| 32347—32376 | 15 | 2.0 | 15 | 100 | 0 | 60 | 53 | 6 | 6 | 33 | 1.53 |
| 41934—41967 | 17 | 2.0 | 17 | 100 | 0 | 68 | 11 | 11 | 11 | 64 | 1.50 |
| 56163—56188 | 13 | 2.0 | 13 | 100 | 0 | 52 | 23 | 0 | 7 | 69 | 1.14 |
| 62706—62732 | 13 | 2.1 | 13 | 100 | 0 | 54 | 55 | 14 | 7 | 22 | 1.64 |
| 60354—63107 | 26 | 2.1 | 26 | 100 | 0 | 108 | 46 | 7 | 11 | 35 | 1.67 |
| 65189—65216 | 14 | 2.0 | 14 | 100 | 0 | 56 | 35 | 21 | 7 | 35 | 1.81 |
| 71386—71415 | 15 | 2.0 | 15 | 100 | 0 | 60 | 46 | 6 | 0 | 46 | 1.29 |
| 107155—107215 | 32 | 1.9 | 32 | 96 | 0 | 113 | 40 | 24 | 9 | 24 | 1.85 |
| 113161—113190 | 10 | 3.0 | 10 | 90 | 0 | 51 | 30 | 116 | 10 | 43 | 1.81 |
| 113202—113239 | 19 | 2.0 | 19 | 100 | 0 | 76 | 26 | 15 | 10 | 47 | 1.78 |
| 117216—117241 | 13 | 2.0 | 13 | 100 | 0 | 52 | 53 | 7 | 7 | 30 | 1.57 |
| 130247—130307 | 32 | 1.9 | 32 | 96 | 0 | 113 | 24 | 9 | 24 | 40 | 1.85 |
| 146447—146522 | 18 | 2.6 | 18 | 92 | 0 | 74 | 34 | 23 | 8 | 32 | 1.86 |
| 148912—148997 | 24 | 3.7 | 24 | 92 | 4 | 133 | 53 | 11 | 20 | 13 | 1.71 |

表 2-84-5　薙蓂叶绿体基因组散在重复序列特征值

| 重复单元一长度（bp） | 重复单元一起点 | 重复类型 | 重复单元二长度（bp） | 重复单元二起点 | 重复单元间隔 | e-value |
|---|---|---|---|---|---|---|
| 140 | 46775 | D | 140 | 47684 | −3 | 4.14E−68 |
| 131 | 46788 | D | 131 | 47697 | −3 | 8.89E−63 |
| 94 | 46611 | D | 94 | 47678 | −2 | 6.68E−43 |
| 70 | 46635 | D | 70 | 46793 | −3 | 7.06E−27 |
| 62 | 46550 | D | 62 | 47629 | −2 | 5.33E−24 |
| 60 | 46617 | D | 60 | 46775 | −3 | 4.63E−21 |
| 56 | 38314 | D | 56 | 40565 | −3 | 9.60E−19 |
| 43 | 9467 | D | 43 | 9508 | −1 | 1.11E−14 |
| 46 | 38362 | D | 46 | 40586 | −3 | 5.51E−13 |
| 45 | 88465 | D | 45 | 88489 | −3 | 2.06E−12 |
| 45 | 88465 | P | 45 | 148928 | −3 | 2.06E−12 |
| 45 | 88489 | P | 45 | 148952 | −3 | 2.06E−12 |
| 45 | 148928 | D | 45 | 148952 | −3 | 2.06E−12 |
| 37 | 62971 | P | 37 | 63024 | −2 | 2.11E−09 |
| 39 | 43473 | D | 39 | 98219 | −3 | 5.44E−09 |
| 39 | 43473 | P | 39 | 139204 | −3 | 5.44E−09 |
| 37 | 98222 | D | 37 | 119802 | −3 | 7.40E−08 |
| 37 | 119802 | P | 37 | 139203 | −3 | 7.40E−08 |
| 31 | 7301 | D | 31 | 7327 | −1 | 1.34E−07 |
| 31 | 63053 | D | 31 | 63079 | −1 | 1.34E−07 |
| 33 | 107150 | D | 33 | 107182 | −2 | 4.29E−07 |
| 33 | 107150 | P | 33 | 130246 | −2 | 4.29E−07 |
| 33 | 107182 | P | 33 | 130278 | −2 | 4.29E−07 |
| 33 | 103246 | D | 33 | 130278 | −2 | 4.29E−07 |
| 30 | 7726 | P | 30 | 44578 | −1 | 5.20E−07 |
| 32 | 88511 | D | 32 | 88532 | −2 | 1.61E−06 |
| 32 | 88511 | P | 32 | 148898 | −2 | 1.61E−06 |
| 32 | 88532 | P | 32 | 148919 | −2 | 1.61E−06 |
| 32 | 148898 | D | 32 | 148919 | −2 | 1.61E−06 |
| 34 | 7972 | P | 34 | 7976 | −3 | 3.65E−06 |
| 33 | 7973 | D | 33 | 7975 | −3 | 1.33E−05 |
| 30 | 35093 | P | 30 | 44516 | −2 | 2.26E−05 |
| 30 | 43485 | D | 30 | 98231 | −2 | 2.26E−05 |
| 30 | 43485 | P | 30 | 139201 | −2 | 2.26E−05 |
| 32 | 7724 | D | 32 | 35023 | −3 | 4.84E−05 |

注：P. palindromic repeat，回文重复序列；D. direct repeat，正向重复序列

【系统发育】 使用 MAFFT 对来自十字花科的 18 个物种[6-12]和 1 个外类群物种[白花菜（*Gynandropsis gynandra*）]的叶绿体基因组中提取的 79 个共有蛋白质序列进行多重序列比对，使用 IQ-TREE 筛选得到最优的 GTR+F+I+G4 模型，并采用最大似然法（maximum likelihood method）构建进化树。结果显示，家独行菜（*Lepidium sativum*）和 *Arabidopsis arenosa* 聚为一支，其余 16 个物种聚为一支。接着，在这 16 个物种中，紫罗兰（*Matthiola incana*）、*Ricotia davisiana* 和 *Arabis scabra* 单独分化出来。接着，菥蓂（*Thlaspi arvense*）和葱芥（*Alliaria petiolata*）聚为一支，其余 11 个物种聚为一支。在这 11 个物种中，菥蓂与葱芥的亲缘关系最近（图 2-84-3）。

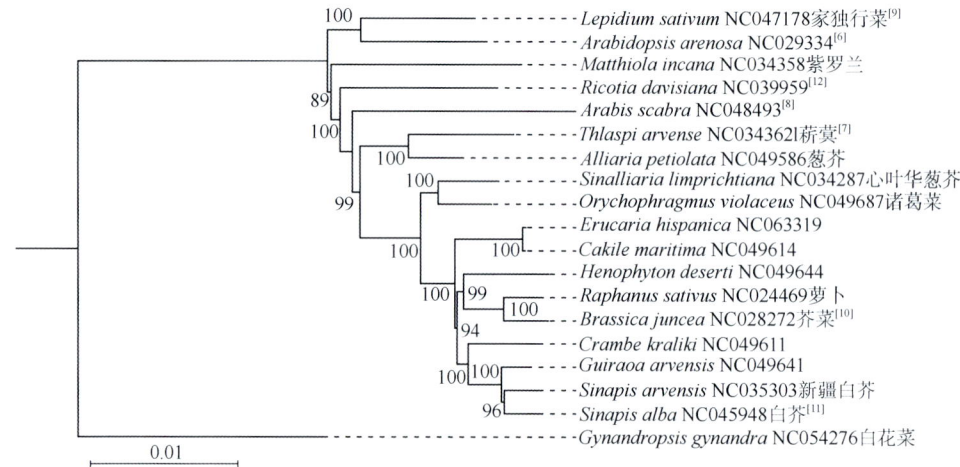

图 2-84-3　十字花科植物系统发育进化分析

## 参 考 文 献

[1] 国家中医药管理局《中华本草》编委会. 中华本草. 第八册. 上海：上海科学技术出版社，1999：261-264.

[2] 国家药典委员会. 中华人民共和国药典（2020 年版）一部. 北京：中国医药科技出版社，2020：167.

[3] 肖培根. 新编中药志. 第五卷. 北京：化学工业出版社，2007：959-962.

[4] 国家药典委员会. 中华人民共和国药典（2022 版）一部. 北京：中国医药科技出版社，2020.

[5] 刘静果，张宝山，张立红，等. 中草药菥蓂的研究现状及展望. 江苏农业科学，2020，48（22）：15-21.

[6] Hohmann N, Wolf E M, Lysak M A, et al. A time-calibrated road map of Brassicaceae species radiation and evolutionary history. Plant Cell，2015，27（10）：2770-2784.

[7] Guo X, Liu J, Hao G, et al. Plastome phylogeny and early diversification of Brassicaceae. BMC Genomics，2017，18（1）：176.

[8] Koch M A, Möbus J, Klöcker C A, et al. The quaternary evolutionary history of bristol rock cress（*Arabis scabra*，Brassicaceae），a Mediterranean element with an outpost in the north-western Atlantic region. Ann Bot，2020，126（1）：103-118.

[9] Zhu B Z, Gao X, Luo Q, et al. The complete chloroplast genome sequence of garden cress（*Lepidium sativum* L.）and its phylogenetic analysis in Brassicaceae family. Mitochondrial DNA Part B：Resources，2019，4（2）：3601-3602.

[10] Prabhudas S K, Raju B, Kannan S, et al. The complete chloroplast genome sequence of Indian mustard（*Brassica juncea* L.）. Mitochondrial DNA Part A，2016，27（6）：4622-4623.

[11] Du X, Zeng T, Feng Q, et al. The complete chloroplast genome sequence of yellow mustard（*Sinapis alba* L.）and its phylogenetic relationship to other Brassicaceae species. Gene，2020，731：144340.

[12] Mandáková T, Guo X, Özüdoğru B, et al. Hybridization-facilitated genome merger and repeated chromosome fusion after 8 million years. The Plant Journal，2018，96（4）：748-760.

# 85　小叶黄杨

【药材基本信息】　小叶黄杨（*Buxus sinica* var. *parvifolia* m. Cheng）为黄杨科黄杨属药用植物[1]，以根、叶入药（图2-85-1）。原产于我国北部及中部。各地有栽培。叶含生物碱，如黄杨醇碱E（buxaminol E）、环朝鲜黄杨碱B（cyclokoreanine B）、环小叶黄杨次碱（buxtamine，cyclomicrobuxinine）、环锦熟黄杨碱D（环常绿黄杨碱D）（cyclovirobuxine D）、黄杨碱E（buxamine E）、环小叶黄杨碱（黄杨批碱）（buxpiine）及4,4α-二氢环小叶黄杨碱（4,4α-hydrobuxpiine）。木质部主要含环锦熟黄杨碱D、环锦熟黄杨碱C（cycloxirobuxine C）及环原黄杨碱A（cycloprotobux-amine A）、环原黄杨碱C（cycloprotobuxamine C）等。黄杨味苦、辛，性平。可祛风除湿、行气活血。从黄杨木中分离提取的黄杨木生物碱具有强心、抗心绞痛、扩张血管及抗心律失常作用。现代研究表明，小叶黄杨主治风湿关节痛、痢疾、腹胀、牙痛、跌打损伤、疮痈肿毒[2]。

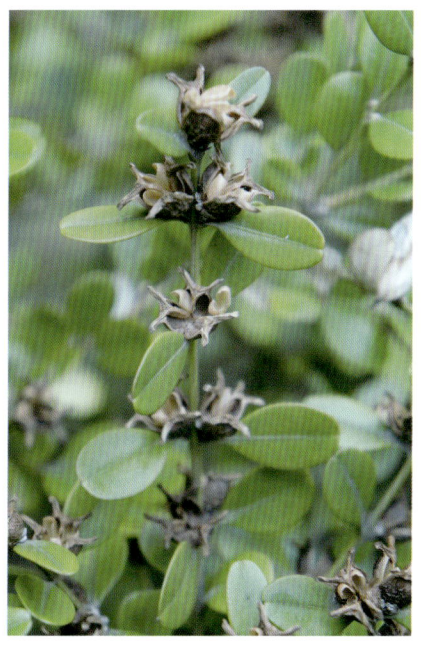

图 2-85-1　小叶黄杨

【叶绿体基因组】　小叶黄杨的叶绿体DNA为环状分子，其叶绿体基因组（GenBank登录号：NC009599.1）总长度为159 010bp，具有保守的四分状结构，包括一个LSC区、一个SSC区和一对IR区，其长度分别为88 144bp、17 764bp和26 551bp（图2-85-2）。小叶黄杨叶绿体基因组的整体G/C含量为38.07%。其IR区的G/C含量（43.01%）高于

SSC 区的 G/C 含量（32.20%）和 LSC 区的 G/C 含量（36.27%）。

*Buxus sinica* var. *parvifolia*

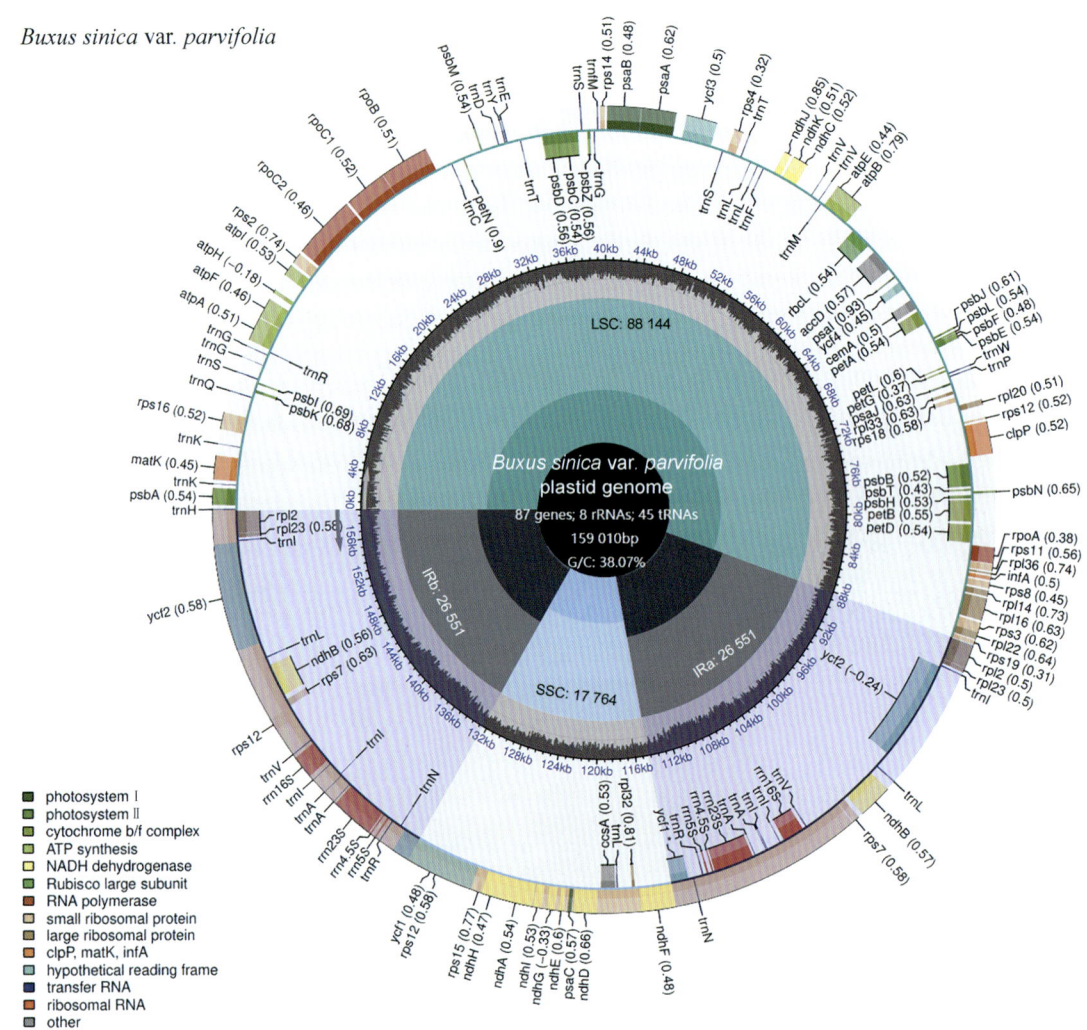

图 2-85-2　小叶黄杨叶绿体基因组图谱

该图包括 6 个圆形轨道。自内向外的第一轨道表示分散重复序列，红色弧线表示直接重复序列，绿色弧线表示回文重复序列；自内向外的第二轨道上的蓝色柱状线条表示长串联重复序列，其重复单元碱基长度＞7；自内向外的第三轨道以不同颜色的柱状线条表示不同类型的短串联重复序列（微卫星序列），其中黑色表示复杂重复序列，绿色表示重复单元碱基长度为 1 的重复序列，黄色表示重复单元碱基长度为 2 的重复序列，紫色表示重复单元碱基长度为 3 的重复序列，蓝色表示重复单元碱基长度为 4 的重复序列，橙色表示重复单元碱基长度为 5 的重复序列，红色表示重复单元碱基长度为 6 的重复序列；自内向外的第四轨道上以不同色块表示 SSC 区、反向重复区 IRa 和 IRb、LSC 区，数字代表相应区间的长度；自内向外的第五轨道表示 GC 含量；最外层第六轨道以不同色块表示不同功能的编码基因，功能分类详见图中左下角注释，基因名称后括号中的数字表示密码子使用偏差，轨道外侧的基因转录方向为顺时针方向，轨道内侧的基因转录方向为逆时针方向

【编码基因】　小叶黄杨的叶绿体基因组共编码 140 个基因，其中独特基因 113 个，包括蛋白质编码基因 87 个（独特基因 79 个）、转运 RNA（transfer RNA，tRNA）编码基因 45 个（独特基因 30 个）、核糖体 RNA（ribosomal RNA，rRNA）编码基因 8 个（独

特基因 4 个）（表 2-85-1）。其中 7 个蛋白质独特编码基因（*ndhB*、*rpl2*、*rpl23*、*rps12*、*rps7*、*ycf1*、*ycf2*）、7 个 tRNA 独特编码基因（*trnA-UGC*、*trnI-GAU*、*trnI-CAU*、*trnL-CAA*、*trnN-GUU*、*trnR-ACG*、*trnV-GAC*）、4 个 rRNA 独特编码基因（*rrn16S*、*rrn23S*、*rrn4.5S*、*rrn5S*）位于 IR 区。有 11 个蛋白质编码基因 [*rps16*、*atpF*、*rpoC1*、*petB*、*petD*、*rpl16*、*rpl2*（×2）、*ndhB*（×2）、*ndhA*] 各含有 1 个内含子（intron），4 个蛋白质编码基因 [*ycf3*、*clpP*、*rps12*（×2）] 各含有 2 个内含子（表 2-85-2）。小叶黄杨叶绿体基因组中蛋白质编码区（coding sequence，CDS）的长度为 80 109bp，占整个基因组长度的 50.38%。rRNA 基因的长度为 9054bp，占整个基因组长度的 5.69%。而 tRNA 基因的长度为 2795bp，占整个基因组长度的 1.76%。小叶黄杨叶绿体基因组非编码区主要包括内含子和基因间区，其长度占整个基因组长度的 42.17%。

表 2-85-1　小叶黄杨叶绿体基因组基因列表

| 基因功能 | 基因分类 | 基因名称 |
| --- | --- | --- |
| rRNA | rRNA genes | *rrn16S*（×2）、*rrn23S*（×2）、*rrn5S*（×2）、*rrn4.5S*（×2） |
| tRNA | tRNA genes | 45 *trn* genes |
| 自我复制 | Large subunit of ribosome | *rpl14*、*rpl16*、*rpl2*（×2）、*rpl20*、*rpl22*、*rpl23*（×2）、*rpl32*、*rpl33*、*rpl36* |
|  | DNA dependent RNA polymerase | *rpoA*、*rpoB*、*rpoC1*、*rpoC2* |
|  | Small subunit of ribosome | *rps11*、*rps12*（×3）、*rps14*、*rps15*、*rps16*、*rps18*、*rps19*、*rps2*、*rps3*、*rps4*、*rps7*（×2）、*rps8* |
| 光合作用 | Subunits of ATP synthase | *atpA*、*atpB*、*atpE*、*atpF*、*atpH*、*atpI* |
|  | Subunits of photosystem Ⅱ | *psbA*、*psbB*、*psbC*、*psbD*、*psbE*、*psbF*、*psbH*、*psbI*、*psbJ*、*psbK*、*psbL*、*psbM*、*psbN*、*psbT*、*psbZ*、*ycf3* |
|  | Subunits of NADH-dehydrogenase | *ndhA*、*ndhB*（×2）、*ndhC*、*ndhD*、*ndhE*、*ndhF*、*ndhG*、*ndhH*、*ndhI*、*ndhJ*、*ndhK* |
|  | Subunits of cytochrome b/f complex | *petA*、*petB*、*petD*、*petG*、*petL*、*petN* |
|  | Subunits of photosystem Ⅰ | *psaA*、*psaB*、*psaC*、*psaI*、*psaJ* |
|  | Subunit of rubisco | *rbcL* |
| 其他功能 | Subunit of acetyl-CoA-carboxylase | *accD* |
|  | c-type cytochrome synthesis gene | *ccsA* |
|  | Envelop membrane protein | *cemA* |
|  | Protease | *clpP* |
|  | Translational initiation factor | *infA* |
|  | Maturase | *matK* |
| 未知功能 |  | *ycf1*（×2）、*ycf2*（×2）、*ycf4* |

表 2-85-2　小叶黄杨叶绿体基因内含子和外显子位置及长度

| 基因名称 | 基因编码序列所在链 | 起始位置 | 终点位置 | 长度（bp） | | | | |
|---|---|---|---|---|---|---|---|---|
| | | | | 第一外显子 | 第一内含子 | 第二外显子 | 第二内含子 | 第三外显子 |
| *rps16* | – | 5099 | 6186 | 40 | 827 | 221 | | |
| *atpF* | – | 12599 | 13902 | 145 | 749 | 410 | | |
| *rpoC1* | – | 21930 | 24740 | 432 | 753 | 1626 | | |
| *ycf3* | – | 45168 | 47185 | 124 | 745 | 230 | 766 | 153 |
| *rps12* | – | 73625 | 102755 | 114 | ND | 232 | 538 | 26 |
| *clpP* | – | 73890 | 75943 | 71 | 794 | 294 | 651 | 244 |
| *petB* | + | 78864 | 80309 | 6 | 798 | 642 | | |
| *petD* | + | 80503 | 81711 | 8 | 726 | 475 | | |
| *rpl16* | – | 85104 | 86528 | 9 | 1014 | 402 | | |
| *rpl2* | – | 88210 | 89698 | 385 | 670 | 434 | | |
| *ndhB* | – | 98891 | 101123 | 775 | 700 | 758 | | |
| *ndhA* | – | 123948 | 126125 | 553 | 1071 | 554 | | |
| *rps12* | + | 144400 | 145193 | ND | ND | 232 | 538 | 26 |
| *ndhB* | + | 146032 | 148264 | 775 | 700 | 758 | | |
| *rpl2* | + | 157457 | 158945 | 385 | 670 | 434 | | |

注："+"表示正链；"–"表示负链；"ND"表示未确定

【重复序列】　在小叶黄杨叶绿体基因组中，微卫星序列有 A/T、C/G、AT/AT 和 AAT/ATT，各有 35 个、2 个、1 个和 1 个（表 2-85-3）。共发现 17 个串联重复序列，满足总长度超过 20bp 且重复单元之间的相似度 ≥ 90% 两个条件（表 2-85-4）。散在重复序列包括回文重复序列和正向重复序列。以 *e*-value 小于 1E–04 为阈值，小叶黄杨叶绿体基因组散在重复序列包括 13 条回文重复序列、14 条正向重复序列（表 2-85-5）。

表 2-85-3　小叶黄杨叶绿体基因组微卫星序列统计

| 重复单元类型 | 重复序列个数 |
|---|---|
| A/T | 35 |
| C/G | 2 |
| AT/AT | 1 |
| AAT/ATT | 1 |

表 2-85-4　小叶黄杨叶绿体基因组串联重复序列统计

| 起点—终点 | 重复单元长度（bp） | 重复单元拷贝数 | 重复单元一致序列长度（bp） | 重复单元之间的相似度（%） | 插入缺失比例（%） | 分值 | 碱基个数 | | | | 熵（0—2） |
|---|---|---|---|---|---|---|---|---|---|---|---|
| | | | | | | | A | C | G | T | |
| 10673—10704 | 16 | 2.0 | 16 | 100 | 0 | 64 | 31 | 0 | 18 | 50 | 1.48 |
| 30484—30521 | 19 | 2.0 | 19 | 100 | 0 | 76 | 42 | 21 | 15 | 21 | 1.89 |
| 31227—31276 | 25 | 2.0 | 25 | 100 | 0 | 100 | 44 | 12 | 20 | 24 | 1.85 |
| 45552—45603 | 26 | 2.0 | 26 | 100 | 0 | 104 | 38 | 19 | 15 | 26 | 1.91 |

续表

| 起点—终点 | 重复单元长度（bp） | 重复单元拷贝数 | 重复单元一致序列长度（bp） | 重复单元之间的相似度（%） | 插入缺失比例（%） | 分值 | 碱基个数 A | C | G | T | 熵（0—2） |
|---|---|---|---|---|---|---|---|---|---|---|---|
| 49159—49186 | 14 | 2.0 | 14 | 100 | 0 | 56 | 57 | 0 | 7 | 35 | 1.26 |
| 49608—49641 | 17 | 2.0 | 17 | 100 | 0 | 68 | 52 | 5 | 5 | 35 | 1.50 |
| 62635—62669 | 15 | 2.2 | 16 | 90 | 5 | 54 | 45 | 8 | 5 | 40 | 1.58 |
| 71898—71938 | 21 | 2.0 | 21 | 95 | 0 | 73 | 29 | 26 | 9 | 34 | 1.88 |
| 83288—83333 | 24 | 1.9 | 24 | 90 | 0 | 74 | 23 | 34 | 15 | 26 | 1.94 |
| 86385—86426 | 21 | 2.0 | 20 | 90 | 4 | 66 | 26 | 0 | 9 | 64 | 1.24 |
| 86393—86417 | 12 | 2.1 | 12 | 100 | 0 | 50 | 24 | 0 | 8 | 68 | 1.16 |
| 95355—95432 | 18 | 4.5 | 18 | 92 | 4 | 126 | 33 | 5 | 24 | 37 | 1.78 |
| 111845—111910 | 32 | 2.1 | 32 | 97 | 0 | 123 | 40 | 9 | 25 | 25 | 1.84 |
| 117416—117450 | 17 | 2.1 | 17 | 94 | 0 | 61 | 54 | 0 | 8 | 37 | 1.31 |
| 124152—124182 | 15 | 2.1 | 15 | 100 | 0 | 62 | 32 | 0 | 61 | | 1.21 |
| 135245—135310 | 32 | 2.1 | 32 | 97 | 0 | 123 | 25 | 9 | 24 | 40 | 1.84 |
| 151723—151800 | 18 | 4.5 | 18 | 92 | 4 | 126 | 37 | 24 | 5 | 33 | 1.78 |

表 2-85-5　小叶黄杨叶绿体基因组散在重复序列特征值

| 重复单元一长度（bp） | 重复单元一起点 | 重复类型 | 重复单元二长度（bp） | 重复单元二起点 | 重复单元间隔 | $e$-value |
|---|---|---|---|---|---|---|
| 52 | 41375 | D | 52 | 43599 | −3 | 2.09E−16 |
| 48 | 95366 | D | 48 | 95384 | −2 | 9.11E−16 |
| 48 | 95366 | P | 48 | 151722 | −2 | 9.11E−16 |
| 48 | 95384 | P | 48 | 151740 | −2 | 9.11E−16 |
| 48 | 151722 | D | 48 | 151740 | −2 | 9.11E−16 |
| 42 | 92938 | D | 42 | 92959 | −3 | 1.14E−10 |
| 42 | 92938 | P | 42 | 154153 | −3 | 1.14E−10 |
| 42 | 92959 | P | 42 | 154174 | −3 | 1.14E−10 |
| 42 | 154153 | D | 42 | 154174 | −3 | 1.14E−10 |
| 39 | 46353 | D | 39 | 102794 | −2 | 1.57E−10 |
| 39 | 46353 | P | 39 | 144321 | −2 | 1.57E−10 |
| 34 | 111844 | D | 34 | 111876 | −1 | 2.46E−09 |
| 34 | 111844 | P | 34 | 135244 | −1 | 2.46E−09 |
| 34 | 111876 | P | 34 | 135276 | −1 | 2.46E−09 |
| 34 | 135244 | D | 34 | 135276 | −1 | 2.46E−09 |
| 30 | 8815 | P | 30 | 48090 | 0 | 6.17E−09 |
| 34 | 34780 | P | 34 | 34780 | −2 | 1.22E−07 |
| 30 | 95366 | D | 30 | 95402 | −1 | 5.55E−07 |
| 30 | 95366 | P | 30 | 151722 | −1 | 5.55E−07 |

| 重复单元一<br>长度（bp） | 重复单元一起点 | 重复类型 | 重复单元二<br>长度（bp） | 重复单元二起点 | 重复单元间隔 | e-value |
| --- | --- | --- | --- | --- | --- | --- |
| 30 | 95402 | P | 30 | 151758 | –1 | 5.55E–07 |
| 30 | 151722 | D | 30 | 151758 | –1 | 5.55E–07 |
| 32 | 8813 | D | 32 | 38259 | –3 | 5.16E–05 |
| 30 | 31224 | D | 30 | 31249 | –3 | 6.76E–04 |
| 30 | 38261 | P | 30 | 48090 | –3 | 6.76E–04 |
| 30 | 45549 | D | 30 | 45575 | –3 | 6.76E–04 |
| 30 | 46365 | D | 30 | 102806 | –3 | 6.76E–04 |
| 30 | 46365 | P | 30 | 144318 | –3 | 6.76E–04 |

注：P. palindromic repeat，回文重复序列；D. direct repeat，正向重复序列。

【系统发育】 使用 MAFFT 对来自黄杨科的 3 个物种和 1 个外类群物种 [ 梅花草（*Parnassia palustris*）] 的叶绿体基因组中提取的 81 个共有蛋白质序列进行多重序列比对，使用 IQ-TREE 筛选得到最优的 TVM+F+G4 模型，并采用最大似然法（maximum likelihood method）构建进化树。结果显示，小叶黄杨（*Buxus microphylla*）[3] 和顶花板凳果（*Pachysandra terminalis*）[4] 2 个物种聚为一支。小叶黄杨和顶花板凳果的亲缘关系最近（图 2-85-3）。

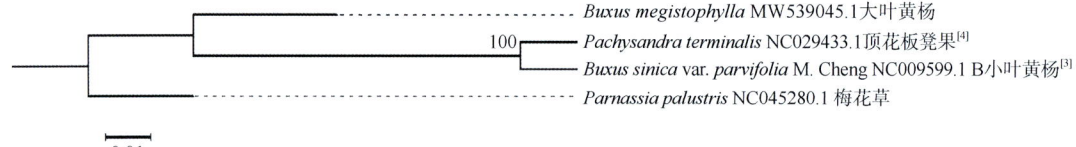

图 2-85-3 黄杨科植物系统发育进化分析

## 参 考 文 献

[1] 中国科学院《中国植物志》编委会. 中国植物志. 北京：科学出版社，1980，45（1）：38.

[2] 《全国中草药汇编》编写组. 全国中草药汇编. 下册. 2 版. 北京：人民卫生出版社，1996：540.

[3] Hansen D R，Dastidar S G，Cai Z，et al. Phylogenetic and evolutionary implications of complete chloroplast genome sequences of four early-diverging angiosperms：*Buxus*（Buxaceae），*Chloranthus*（Chloranthaceae），*Dioscorea*（Dioscoreaceae），and *Illicium*（Schisandraceae）. Mol Phylogenet Evol，2007，45（2）：547-563.

[4] Sun Y，Moore M J，Zhang S，et al. Phylogenomic and structural analyses of 18 complete plastomes across nearly all families of early-diverging eudicots，including an angiosperm- wide analysis of IR gene content evolution. Mol Phylogenet Evol，2016，96：93-101.

# 86 沙 参

【药材基本信息】 沙参（*Adenophora stricta* Miq.）是桔梗科沙参属药用植物[1]，其干燥根为南沙参中药材（图2-86-1）。收载于《中国药典》（2020年版）[2]。沙参分布于甘肃、陕西、贵州、四川、云南、湖南、湖北、安徽、江西、江苏、浙江、河南等省[3]。南沙参药材主要来自野生，其传统产区江苏、浙江等地的产量已非常少。目前，甘肃、陕西、贵州、湖北、安徽、湖南等地为南沙参主产区，其中以甘肃的商品药材产量为多。药材以根条长、粗细均匀、体结色白、味甘者为佳[4]。主要含三萜类（蒲公英萜酮、羽扇豆烯酮、环阿屯醇乙酸酯等）、挥发油、皂苷类及氨基酸等化学成分[6]。南沙参性微寒，味甘。归肺、胃经。现代研究证明，沙参具有养阴清肺、益胃生津、化痰、益气的功效[5]。

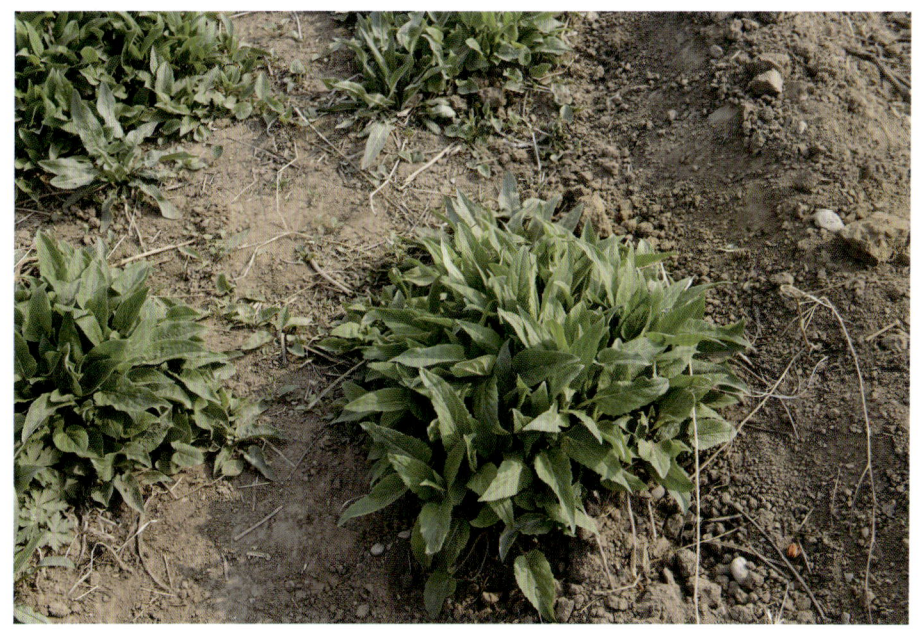

图2-86-1 沙参

【叶绿体基因组】 沙参的叶绿体DNA为环状分子，其叶绿体基因组（GenBank登录号：NC036223.1）总长度为159 759bp，具有保守的四分状结构，包括一个LSC区、一个SSC区和一对IR区，其长度分别为112 321bp、27 238bp和10 100bp（图2-86-2）。沙参叶绿体基因组的整体G/C含量为38.54%。其IR区的G/C含量（51.00%）高于SSC区的G/C含量（35.42%）和LSC区的G/C含量（37.05%）。

*Adenophora stricta*

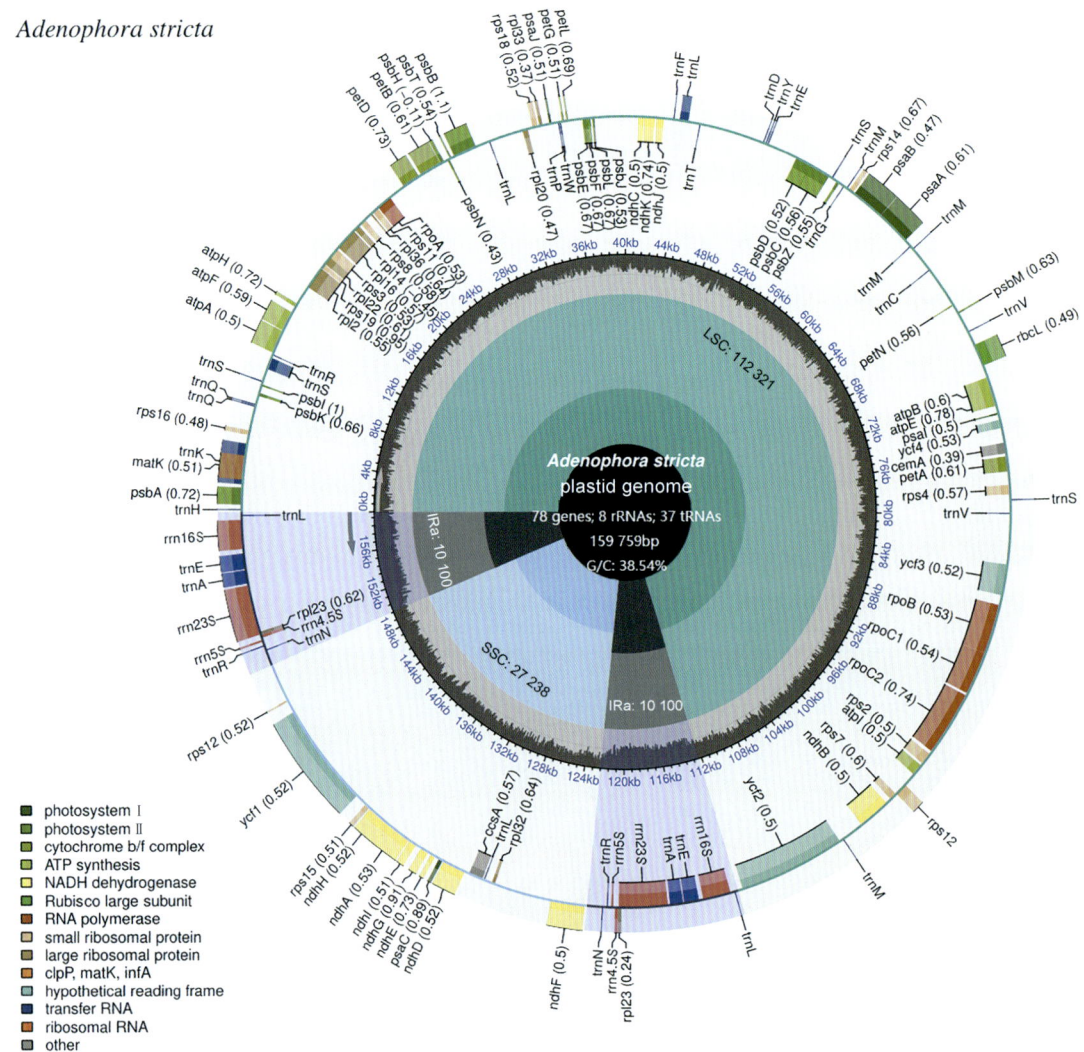

图 2-86-2 沙参叶绿体基因组图谱

该图包括 6 个圆形轨道。自内向外的第一轨道表示分散重复序列，红色弧线表示直接重复序列，绿色弧线表示回文重复序列；自内向外的第二轨道上的蓝色柱状线条表示长串联重复序列，其重复单元碱基长度 > 7；自内向外的第三轨道以不同颜色的柱状线条表示不同类型的短串联重复序列（微卫星序列），其中黑色表示复杂重复序列，绿色表示重复单元碱基长度为 1 的重复序列，黄色表示重复单元碱基长度为 2 的重复序列，紫色表示重复单元碱基长度为 3 的重复序列，蓝色表示重复单元碱基长度为 4 的重复序列，橙色表示重复单元碱基长度为 5 的重复序列，红色表示重复单元碱基长度为 6 的重复序列；自内向外的第四轨道上以不同色块表示 SSC 区、反向重复区 IRa 和 IRb、LSC 区，数字代表相应区间的长度；自内向外的第五轨道表示 GC 含量；最外层第六轨道以不同色块表示不同功能的编码基因，功能分类详见图中左下角注释，基因名称后括号中的数字表示密码子使用偏差，轨道外侧的基因转录方向为顺时针方向，轨道内侧的基因转录方向为逆时针方向

【编码基因】 沙参的叶绿体基因组共编码 123 个基因，其中独特基因 105 个，包括蛋白质编码基因 78 个（独特基因 76 个）、转运 RNA（transfer RNA，tRNA）编码基因 37 个（独特基因 25 个）、核糖体 RNA（ribosome RNA，rRNA）编码基因 8 个（独特基因 4 个）（表 2-86-1）。其中 1 个蛋白质独特编码基因（*psbA*）、5 个 tRNA 独特编码基因（*trnE-UCC*、*trnR-ACG*、*trnL-CAA*、*trnA-UGC*、*trnN-GUU*）、4 个 rRNA 独特编码基

因（*rrn16S*、*rrn23S*、*rrn4.5S*、*rrn5S*）位于 IR 区。有 8 个蛋白质编码基因（*atpF*、*rpl2*、*rpl16*、*petD*、*petB*、*rpoC1*、*ndhA*、*ndhB*）各含有 1 个内含子（intron），1 个蛋白质编码基因（*ycf3*）含有 2 个内含子，8 个 tRNA 编码基因 [*trnK-UUU*、*trnG-UCC*、*trnL-UAA*、*trnV-UAC*、*trnI-GAU*（×2）、*trnA-UGC*（×2）] 各含有 1 个内含子（表 2-86-2）。沙参叶绿体基因组中蛋白质编码区（coding sequence，CDS）的长度为 66 189bp，占整个基因组长度的 41.43%。rRNA 基因的长度为 11 054bp，占整个基因组长度的 6.92%。而 tRNA 基因的长度为 2501bp，占整个基因组长度的 1.57%。沙参叶绿体基因组非编码区主要包括内含子和基因间区，其长度占整个基因组长度的 50.08%。

表 2-86-1　沙参叶绿体基因组基因列表

| 基因功能 | 基因分类 | 基因名称 |
| --- | --- | --- |
| rRNA | rRNA genes | *rrn16S*（×2）、*rrn23S*（×3）、*rrn5S*（×2）、*rrn4.5S*（×2） |
| tRNA | tRNA genes | 33 *trn* genes（6 个基因各含有 1 个内含子） |
| 自我复制 | Small subunit of ribosome | *rps11*、*rps12*（×2）、*rps14*、*rps15*、*rps16*、*rps18*、*rps19*、*rps2*、*rps3*、*rps4*、*rps7*、*rps8* |
| | Large subunit of ribosome | *rpl14*、*rpl16*、*rpl2*、*rpl20*、*rpl22*、*rpl23*（×2）、*rpl32*、*rpl33*、*rpl36* |
| | DNA dependent RNA polymerase | *rpoA*、*rpoB*、*rpoC1*、*rpoC2* |
| 光合作用 | Large subunit of rubisco | *rbcL* |
| | Subunits of photosystem Ⅰ | *psaA*、*psaB*、*psaC*、*psaI*、*psaJ* |
| | Subunits of photosystem Ⅱ | *psbA*、*psbB*、*psbC*、*psbD*、*psbE*、*psbF*、*psbH*、*psbI*、*psbJ*、*psbK*、*psbL*、*psbM*、*psbN*、*psbT*、*psbZ*、*ycf3* |
| | Subunits of cytochrome b/f complex | *petA*、*petB*、*petD*、*petG*、*petL*、*petN* |
| | Subunits of ATP synthase | *atpA*、*atpB*、*atpE*、*atpF*、*atpH*、*atpI* |
| | Subunits of NADH-dehydrogenase | *ndhA*、*ndhB*、*ndhC*、*ndhD*、*ndhE*、*ndhF*、*ndhG*、*ndhH*、*ndhI*、*ndhJ*、*ndhK* |
| 其他功能 | Maturase | *matK* |
| | Envelope membrane protein | *cemA* |
| | c-type cytochrome synthesis gene | *ccsA* |
| 未知功能 | | *ycf1*、*ycf2*、*ycf4* |

表 2-86-2　沙参叶绿体基因内含子和外显子位置及长度

| 基因名称 | 基因编码序列所在链 | 起始位置 | 终点位置 | 长度（bp） | | | | |
| --- | --- | --- | --- | --- | --- | --- | --- | --- |
| | | | | 第一外显子 | 第一内含子 | 第二外显子 | 第二内含子 | 第三外显子 |
| *trnK-UUU* | − | 1790 | 4393 | 37 | 2532 | 35 | | |
| *trnG-UCC* | + | 9413 | 10186 | 23 | 703 | 48 | | |
| *atpF* | − | 12112 | 13411 | 145 | 745 | 410 | | |
| *rpl2* | + | 15402 | 16869 | 370 | 667 | 431 | | |
| *rpl16* | + | 18639 | 20105 | 9 | 1038 | 420 | | |
| *petD* | − | 24545 | 25714 | 8 | 684 | 478 | | |

续表

| 基因名称 | 基因编码序列所在链 | 起始位置 | 终点位置 | 长度（bp） | | | | |
|---|---|---|---|---|---|---|---|---|
| | | | | 第一外显子 | 第一内含子 | 第二外显子 | 第二内含子 | 第三外显子 |
| petB | – | 25906 | 27347 | 6 | 791 | 645 | | |
| trnL-UAA | – | 43568 | 44157 | 35 | 505 | 50 | | |
| trnV-UAC | + | 61636 | 62291 | 38 | 583 | 35 | | |
| ycf3 | + | 83263 | 85284 | 124 | 795 | 230 | 720 | 153 |
| rpoC1 | + | 89170 | 91994 | 453 | 755 | 1617 | | |
| rps12 | + | 99207 | 100020 | ND | ND | 232 | 548 | 26 |
| ndhB | + | 100893 | 103043 | 723 | 674 | 756 | | |
| trnI-GAU | + | 114977 | 115980 | 43 | 926 | 35 | | |
| trnA-UGC | + | 116053 | 116926 | 38 | 801 | 35 | | |
| ndhA | – | 134939 | 137056 | 553 | 1026 | 539 | | |
| rps12 | – | 147087 | 147200 | 114 | ND | ND | ND | ND |
| trnA-UGC | – | 155155 | 156028 | 38 | 801 | 35 | | |
| trnI-GAU | – | 156101 | 157104 | 43 | 926 | 35 | | |

注："+"表示正链；"–"表示负链；"ND"表示未确定

【重复序列】 在沙参叶绿体基因组中，微卫星序列有 A/T、C/G、AC/GT 和 AT/AT，各有 20 个、1 个、1 个和 3 个（表 2-86-3）。共发现 47 个串联重复序列，满足总长度超过 20bp 且重复单元之间的相似度 ≥ 90% 两个条件（表 2-86-4）。散在重复序列包括回文重复序列和正向重复序列。以 e-value 小于 1E–04 为阈值，沙参叶绿体基因组散在重复序列包括 26 条回文重复序列、23 条正向重复序列（表 2-86-5）。

表 2-86-3　沙参叶绿体基因组微卫星序列统计

| 重复单元类型 | 重复序列个数 |
|---|---|
| A/T | 20 |
| C/G | 1 |
| AC/GT | 1 |
| AT/AT | 3 |

表 2-86-4　沙参叶绿体基因组串联重复序列统计

| 起点—终点 | 重复单元长度（bp） | 重复单元拷贝数 | 重复单元一致序列长度（bp） | 重复单元之间的相似度（%） | 插入缺失比例（%） | 分值 | 碱基个数 | | | | 熵（0—2） |
|---|---|---|---|---|---|---|---|---|---|---|---|
| | | | | | | | A | C | G | T | |
| 5612—5643 | 16 | 2.0 | 16 | 93 | 0 | 55 | 40 | 18 | 3 | 37 | 1.67 |
| 6709—7096 | 114 | 3.4 | 114 | 92 | 1 | 571 | 27 | 24 | 22 | 26 | 2.00 |
| 8029—8063 | 18 | 1.9 | 18 | 94 | 0 | 61 | 42 | 11 | 5 | 40 | 1.65 |
| 8725—8749 | 13 | 1.9 | 13 | 100 | 0 | 50 | 44 | 0 | 8 | 48 | 1.32 |
| 27618—27819 | 70 | 2.9 | 70 | 94 | 1 | 352 | 26 | 19 | 15 | 38 | 1.92 |
| 28186—28220 | 17 | 2.1 | 17 | 100 | 0 | 70 | 17 | 28 | 0 | 54 | 1.43 |

续表

| 起点—终点 | 重复单元长度（bp） | 重复单元拷贝数 | 重复单元一致序列长度（bp） | 重复单元之间的相似度（%） | 插入缺失比例（%） | 分值 | 碱基个数 A | C | G | T | 熵（0—2） |
|---|---|---|---|---|---|---|---|---|---|---|---|
| 30182—30246 | 33 | 2.0 | 33 | 100 | 0 | 130 | 30 | 18 | 15 | 35 | 1.92 |
| 30412—30658 | 61 | 4.0 | 61 | 97 | 1 | 451 | 31 | 7 | 16 | 45 | 1.74 |
| 31026—31177 | 61 | 2.5 | 61 | 92 | 3 | 245 | 31 | 7 | 17 | 44 | 1.76 |
| 31118—31437 | 80 | 4.0 | 80 | 97 | 0 | 606 | 32 | 7 | 21 | 38 | 1.81 |
| 36469—36508 | 20 | 2.0 | 20 | 90 | 0 | 62 | 50 | 2 | 17 | 30 | 1.59 |
| 38357—38961 | 80 | 7.8 | 80 | 90 | 5 | 845 | 32 | 7 | 20 | 39 | 1.80 |
| 44798—44829 | 17 | 1.9 | 16 | 93 | 6 | 55 | 43 | 6 | 25 | 25 | 1.77 |
| 45464—45493 | 15 | 2.0 | 15 | 100 | 0 | 60 | 33 | 13 | 13 | 40 | 1.83 |
| 47164—47601 | 74 | 5.8 | 74 | 92 | 2 | 689 | 38 | 20 | 7 | 33 | 1.80 |
| 54560—54590 | 16 | 1.9 | 16 | 100 | 0 | 62 | 58 | 6 | 9 | 25 | 1.54 |
| 62294—62338 | 20 | 2.2 | 20 | 96 | 0 | 81 | 17 | 31 | 4 | 46 | 1.68 |
| 63345—63898 | 181 | 3.1 | 181 | 98 | 0 | 1045 | 27 | 9 | 17 | 44 | 1.80 |
| 65456—65485 | 15 | 2.0 | 15 | 100 | 0 | 60 | 40 | 13 | 13 | 33 | 1.83 |
| 68112—68184 | 20 | 3.7 | 20 | 100 | 0 | 146 | 43 | 5 | 35 | 15 | 1.69 |
| 70488—70512 | 12 | 2.1 | 12 | 100 | 0 | 50 | 36 | 24 | 0 | 40 | 1.55 |
| 81213—81333 | 61 | 2.0 | 60 | 93 | 1 | 206 | 28 | 9 | 15 | 46 | 1.77 |
| 81274—81588 | 80 | 4.0 | 80 | 94 | 4 | 543 | 32 | 7 | 20 | 39 | 1.81 |
| 81274—81588 | 154 | 2.0 | 155 | 93 | 3 | 533 | 32 | 7 | 20 | 39 | 1.81 |
| 94044—94179 | 45 | 3.0 | 45 | 94 | 0 | 227 | 39 | 9 | 25 | 25 | 1.86 |
| 105392—105431 | 15 | 2.7 | 15 | 100 | 0 | 80 | 47 | 20 | 32 | 0 | 1.50 |
| 106045—106108 | 33 | 1.9 | 33 | 100 | 0 | 128 | 39 | 3 | 28 | 29 | 1.72 |
| 107506—107575 | 36 | 1.9 | 36 | 97 | 0 | 131 | 32 | 15 | 11 | 40 | 1.83 |
| 107454—107626 | 87 | 2.0 | 87 | 97 | 0 | 328 | 32 | 16 | 16 | 35 | 1.90 |
| 107542—107874 | 102 | 3.3 | 102 | 90 | 1 | 472 | 30 | 18 | 18 | 33 | 1.94 |
| 108440—108473 | 12 | 2.8 | 12 | 100 | 0 | 68 | 44 | 0 | 41 | 14 | 1.45 |
| 108494—108545 | 24 | 2.2 | 24 | 100 | 0 | 104 | 36 | 7 | 32 | 23 | 1.83 |
| 108596—108627 | 12 | 2.7 | 12 | 100 | 0 | 64 | 59 | 15 | 0 | 25 | 1.36 |
| 108608—108681 | 33 | 2.2 | 33 | 97 | 0 | 139 | 54 | 12 | 13 | 20 | 1.71 |
| 109817—109842 | 12 | 2.2 | 12 | 100 | 0 | 52 | 34 | 0 | 19 | 46 | 1.50 |
| 122318—122383 | 18 | 3.7 | 18 | 93 | 0 | 114 | 57 | 1 | 30 | 10 | 1.42 |
| 126277—126316 | 20 | 2.0 | 20 | 95 | 0 | 71 | 45 | 10 | 7 | 37 | 1.66 |
| 138345—138457 | 57 | 2.0 | 57 | 91 | 0 | 181 | 21 | 15 | 11 | 52 | 1.73 |
| 139327—139397 | 26 | 2.7 | 27 | 95 | 4 | 135 | 15 | 33 | 25 | 25 | 1.95 |
| 140268—140445 | 57 | 3.1 | 57 | 100 | 0 | 356 | 15 | 20 | 8 | 55 | 1.66 |
| 141136—141208 | 18 | 4.1 | 18 | 100 | 0 | 146 | 10 | 10 | 5 | 72 | 1.26 |
| 141841—141894 | 18 | 3.0 | 18 | 100 | 0 | 108 | 16 | 22 | 5 | 55 | 1.62 |

续表

| 起点—终点 | 重复单元长度（bp） | 重复单元拷贝数 | 重复单元一致序列长度（bp） | 重复单元之间的相似度（%） | 插入缺失比例（%） | 分值 | 碱基个数 A | C | G | T | 熵（0—2） |
|---|---|---|---|---|---|---|---|---|---|---|---|
| 142721—142916 | 66 | 3.0 | 66 | 91 | 4 | 294 | 3 | 30 | 1 | 64 | 1.17 |
| 142838—142921 | 27 | 3.1 | 27 | 96 | 1 | 150 | 0 | 30 | 0 | 69 | 0.89 |
| 143287—143867 | 33 | 17.6 | 33 | 93 | 0 | 928 | 17 | 25 | 13 | 44 | 1.84 |
| 145691—145715 | 12 | 2.1 | 12 | 100 | 0 | 50 | 24 | 40 | 16 | 20 | 1.91 |
| 149698—149763 | 18 | 3.7 | 18 | 93 | 0 | 114 | 10 | 30 | 1 | 57 | 1.42 |

表 2-86-5　沙参叶绿体基因组散在重复序列特征值

| 重复单元一长度（bp） | 重复单元一起点 | 重复类型 | 重复单元二长度（bp） | 重复单元二起点 | 重复单元间隔 | $e$-value |
|---|---|---|---|---|---|---|
| 818 | 38650 | P | 818 | 46590 | −3 | 0.00E+00 |
| 771 | 38697 | P | 771 | 46590 | −2 | 0.00E+00 |
| 756 | 38712 | P | 756 | 46590 | −1 | 0.00E+00 |
| 744 | 38724 | P | 744 | 46590 | 0 | 0.00E+00 |
| 609 | 29604 | D | 609 | 121470 | −3 | 0.00E+00 |
| 609 | 29604 | P | 609 | 150001 | −3 | 0.00E+00 |
| 578 | 126176 | D | 578 | 126703 | −3 | 0.00E+00 |
| 567 | 47641 | P | 567 | 80624 | −1 | 0.00E+00 |
| 557 | 126197 | D | 557 | 126724 | −2 | 0.00E+00 |
| 545 | 47793 | P | 545 | 80494 | −1 | 0.00E+00 |
| 498 | 126256 | D | 498 | 126783 | −1 | 1.60E−287 |
| 493 | 48209 | P | 493 | 80130 | −1 | 1.62E−284 |
| 493 | 31446 | P | 493 | 46580 | −3 | 5.88E−279 |
| 482 | 31457 | P | 482 | 46580 | −1 | 6.66E−278 |
| 473 | 31466 | P | 473 | 46580 | 0 | 1.21E−275 |
| 482 | 31457 | D | 482 | 38996 | −2 | 4.80E−275 |
| 483 | 31446 | D | 483 | 38985 | −3 | 5.80E−273 |
| 473 | 31466 | D | 473 | 39005 | −1 | 1.71E−272 |
| 455 | 126299 | D | 455 | 126826 | 0 | 8.29E−265 |
| 424 | 119012 | P | 424 | 138945 | −2 | 3.09E−240 |
| 424 | 138945 | D | 424 | 152644 | −2 | 3.09E−240 |
| 415 | 138954 | D | 415 | 152653 | −1 | 1.25E−237 |
| 403 | 29810 | D | 403 | 121676 | −2 | 1.23E−227 |
| 403 | 29810 | P | 403 | 150001 | −2 | 1.23E−227 |
| 382 | 138987 | D | 382 | 152686 | 0 | 7.40E−221 |
| 387 | 29826 | D | 387 | 121692 | −1 | 8.39E−221 |
| 387 | 29826 | P | 387 | 150001 | −1 | 8.39E−221 |
| 363 | 48339 | P | 363 | 80130 | 0 | 2.03E−209 |

续表

| 重复单元一长度（bp） | 重复单元一起点 | 重复类型 | 重复单元二长度（bp） | 重复单元二起点 | 重复单元间隔 | e-value |
|---|---|---|---|---|---|---|
| 372 | 45448 | P | 372 | 65128 | -2 | 4.82E-209 |
| 313 | 29900 | D | 313 | 121766 | 0 | 2.58E-179 |
| 313 | 29900 | P | 313 | 150001 | 0 | 2.58E-179 |
| 305 | 39203 | D | 305 | 81817 | -2 | 7.05E-169 |
| 305 | 46550 | P | 305 | 81817 | -3 | 2.14E-166 |
| 301 | 31056 | D | 301 | 81212 | -3 | 5.25E-164 |
| 292 | 46563 | P | 292 | 81817 | -2 | 4.34E-161 |
| 284 | 46571 | P | 284 | 81817 | -1 | 6.33E-159 |
| 288 | 63361 | D | 288 | 63542 | -3 | 3.09E-156 |
| 275 | 31664 | D | 275 | 81817 | -1 | 1.61E-153 |
| 265 | 46590 | P | 265 | 81817 | 0 | 2.04E-150 |
| 277 | 63344 | D | 277 | 63525 | -3 | 1.15E-149 |
| 275 | 30731 | D | 275 | 129216 | -3 | 1.80E-148 |
| 273 | 67844 | P | 273 | 79743 | -3 | 2.82E-147 |
| 264 | 45556 | P | 264 | 65128 | -1 | 6.47E-147 |
| 247 | 67870 | P | 247 | 79743 | -1 | 1.04E-136 |
| 238 | 38089 | P | 238 | 47581 | -1 | 2.63E-131 |
| 235 | 32741 | D | 235 | 82861 | -3 | 1.36E-124 |
| 221 | 31136 | D | 221 | 81292 | -2 | 1.38E-118 |
| 211 | 38116 | P | 211 | 47581 | 0 | 6.63E-118 |
| 217 | 143485 | D | 217 | 143650 | -2 | 3.41E-116 |

注：P. palindromic repeat，回文重复序列；D. direct repeat，正向重复序列

【高可变区】 为了发现沙参属间的高可变区，从5个物种中提取了16个基因间区，采用K2p（Kimura 2-parameter）模型计算基因间区的遗传距离（图2-86-3）。对这16个基因间区，其K2p平均值分布于3.19～27.45。其中 trnR-UCU-atpA、matK-rps16、clpP-psbB、atpF-atpH、psbA-trnK-UUU、atpA-atpF、psbI-trnS-GCU、psbK-psbI 的K2p平均值较高，分别为27.45、15.89、15.51、14.37、13.99、13.62、12.38、11.54。由此可见，沙参属5个物种的叶绿体基因组在这8个区域的变异较大，这8个区域可作为潜在的分子标记开发区域。

【系统发育】 使用MAFFT对来自沙参属的5个物种[7]和1个外类群物种[党参（Codonopsis minima）]的72个共有蛋白质序列进行多重序列比对，使用IQ-TREE筛选得到最优的TVM+F+G4模型，并采用最大似然法（maximum likelihood method）构建进化树。结果显示，轮叶沙参（Adenophora triphylla）首先从5个沙参属物种中单分出来，其余4个物种又分为2支。Adenophora erecta 和薄叶荠苨（Adenophora remotiflora）2个物种聚为1支，展枝沙参（Adenophora divaricata）和沙参（Adenophora stricta）聚为1支。沙参与展枝沙参的亲缘关系最近。沙参和展枝沙参的亲缘关系最近（图2-86-4）。

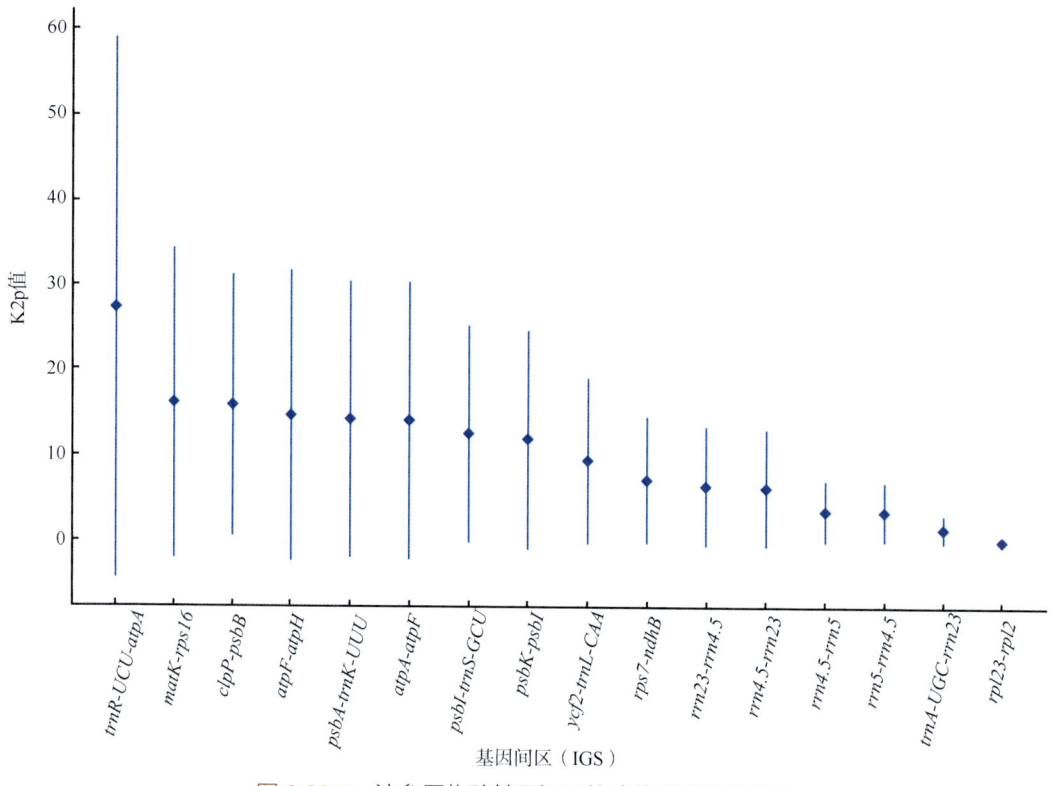

图 2-86-3　沙参属物种基因间区的遗传距离分析结果

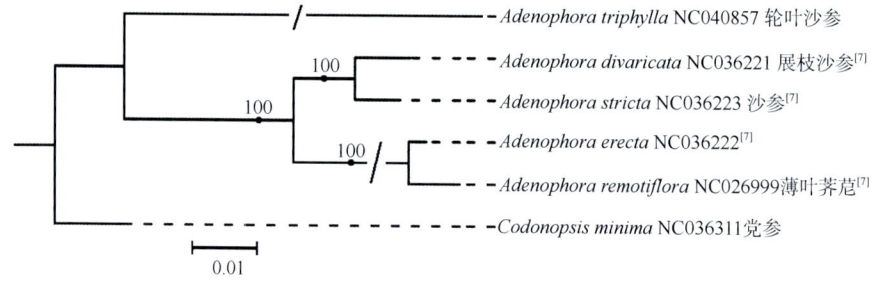

图 2-86-4　沙参属植物系统发育进化分析

【$K_A/K_S$ 选择压力分析】　以图 2-86-4 的进化树作为参考，利用 Hyphy 软件中的 aBSREL 模型对蛋白质编码基因进行选择压力分析（表 2-86-6）。共发现 7 个沙参属基因受到正向选择，即 ycf1、ycf2、rps4、rpoB、psbC、rpl2、rpl16。在物种沙参（Adenophora stricta）中，ycf1 基因被正向选择；在物种薄叶荠苨（Adenophora remotiflora）中，psbC、rpl2、ycf1 3 个基因被正向选择；在物种轮叶沙参（Adenophora triphylla）中，rpl16、ycf1、ycf2、rps4 4 个基因被正向选择；在物种展枝沙参（Adenophora divaricata）中，rpoB、ycf1、ycf2 基因被正向选择。这些基因的功能可能与沙参属物种适应高海拔、高紫外辐射、低温环境等相关。

表 2-86-6　沙参属植物 $K_A/K_S$ 选择压力分析

| 物种 | 基因 | 优化的枝长 | LRT | $p$-value |
| --- | --- | --- | --- | --- |
| Adenophora remotiflora | psbC | 0.0065 | 13.1549 | 0.0033 |
|  | rpl2 | 0.0065 | 11.7204 | 0.0069 |
|  | ycf1 | 0.0065 | 83.5614 | 0.0000* |
| Adenophora triphylla | rpl16 | 0.2359 | 14.9446 | 0.0013 |
|  | ycf1 | 0.2359 | 7.1333 | 0.0300 |
|  | ycf2 | 0.2359 | 91.3744 | 0.0000* |
|  | rps4 | 0.2359 | 21.9513 | 0.0000* |
| Adenophora divaricata | rpoB | 0.0077 | 14.6832 | 0.0013 |
|  | ycf1 | 0.0077 | 23.7569 | 0.0000* |
|  | ycf2 | 0.0077 | 8.6461 | 0.0232 |
| Adenophora stricta | ycf1 | 0.0182 | 36.2098 | 0.0000* |

注：LRT. likelihood ratio test，似然比检验；"*"表示值小于 0.0001

【宏 DNA 条形码的发现及其 PCR 扩增引物设计】　为了发现能够区分沙参属下物种的宏 DNA 条形码序列及其 PCR 扩增引物，利用 ecoPrimers 对沙参属植物叶绿体基因组序列进行分析。未发现可用于设计 PCR 扩增引物的保守区间。

## 参 考 文 献

[1] 中国科学院《中国植物志》编委会.中国植物志.北京：科学出版社，1983，73（2）：104.
[2] 国家药典委员会.中华人民共和国药典（2020 年版）一部.北京：中国医药科技出版社，2020：255.
[3] 魏巍，吴疆，郭章华.南沙参的化学成分和药理作用研究进展.药物评价研究，2011，34（4）：298-300.
[4] 吕蓉，韦翡翡，何微微，等.南沙参的本草考证与研究新进展.中兽医医药杂志，2020，39（1）：28-31.
[5] 徐谦，李振麟，赵彦敏，等.南沙参的化学成分.中国实验方剂学杂志，2016，22（7）：58-61.
[6] 王翠竹，陈金鸾，李平亚.轮叶沙参化学成分及生物活性的研究进展.中国医药指南，2014，12（28）：81-82.
[7] Cheon K S，Kim K A，Yoo K O. The complete chloroplast genome sequences of three Adenophora species and comparative analysis with Campanuloid species（Campanulaceae）. PLoS One，2017，12（8）：e0183652.

# 87 半边莲

【药材基本信息】 半边莲（*Lobelia chinensis* Lour.）又名"细米草"、"蛇脷草"（广东）、"长虫草"（河南），为桔梗科半边莲属药用植物[1]，其干燥全草为半边莲中药材（图2-87-1）。收载于《中国药典》（2020年版）[2]。半边莲分布于江苏、安徽、浙江、江西、福建、台湾、湖北、湖南、广东、广西、四川、贵州、云南等地。商品药材多来自野生。主产于江苏、浙江、安徽等地[3]。以干燥、叶绿、根黄、无泥沙者为佳。半边莲主含生物碱（如L-山梗菜碱、山梗菜酮碱等）、黄酮苷、皂苷等化学成分[3]。半边莲性平，味辛。归心、小肠、肺经。具有清热解毒、利尿消肿的功效。现代研究表明，半边莲具有利尿、利胆、呼吸兴奋、催吐、抗溃疡等作用，对神经系统和心血管系统也有作用，临床用于治疗急性蜂窝织炎、毒蛇咬伤、肝硬化腹水、晚期血吸虫病腹水、肾炎水肿、扁桃体炎、阑尾炎、带状疱疹等[3,4]。

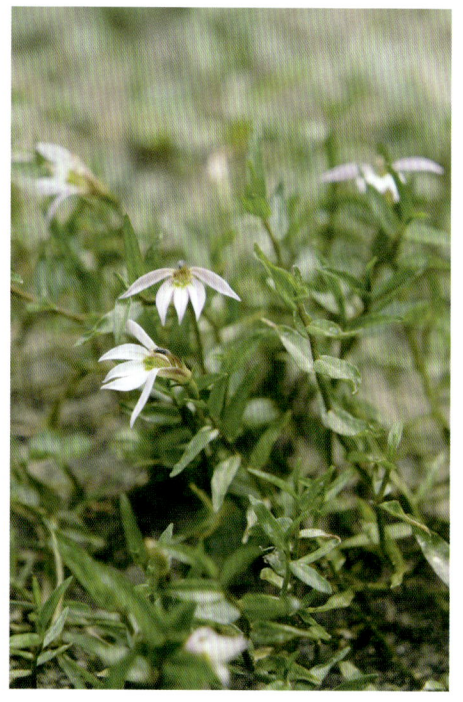

图2-87-1 半边莲

【叶绿体基因组】 半边莲的叶绿体DNA为环状分子，其叶绿体基因组（GenBank登录号：NC035370.1）总长度为164 396bp，具有保守的四分状结构，包括一个LSC区、一个SSC区和一对IR区，其长度分别为82 460bp、7962bp和36 987bp（图2-87-2）。半边莲叶绿体基因组的整体 G/C 含量为 39.01%。其 IR 区的 G/C 含量（40.82%）高于 SSC 区的 G/C 含量（31.84%）和 LSC 区的 G/C 含量（38.08%）。

*Lobelia chinensis*

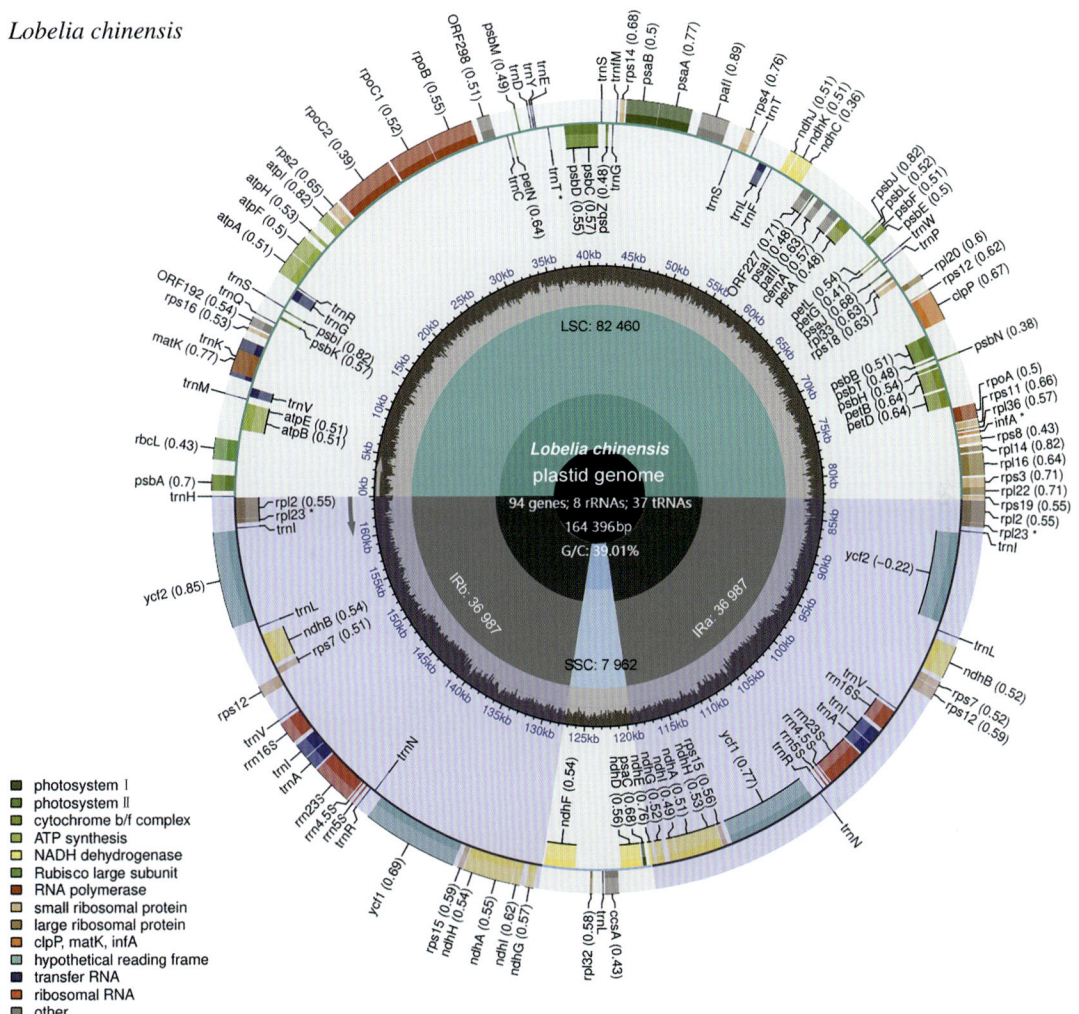

图 2-87-2　半边莲叶绿体基因组图谱

该图包括 6 个圆形轨道。自内向外的第一轨道表示分散重复序列，红色弧线表示直接重复序列，绿色弧线表示回文重复序列；自内向外的第二轨道上的蓝色柱状线条表示长串联重复序列，其重复单元碱基长度＞7；自内向外的第三轨道以不同颜色的柱状线条表示不同类型的短串联重复序列（微卫星序列），其中黑色表示复杂重复序列，绿色表示重复单元碱基长度为 1 的重复序列，黄色表示重复单元碱基长度为 2 的重复序列，紫色表示重复单元碱基长度为 3 的重复序列，蓝色表示重复单元碱基长度为 4 的重复序列，橙色表示重复单元碱基长度为 5 的重复序列，红色表示重复单元碱基长度为 6 的重复序列；自内向外的第四轨道上以不同色块表示 SSC 区、反向重复区 IRa 和 IRb、LSC 区，数字代表相应区间的长度；自内向外的第五轨道表示 GC 含量；最外层第六轨道以不同色块表示不同功能的编码基因，功能分类详见图中左下角注释，基因名称后括号中的数字表示密码子使用偏差，轨道外侧的基因转录方向为顺时针方向，轨道内侧的基因转录方向为逆时针方向

【编码基因】　半边莲的叶绿体基因组共编码 139 个基因，其中独特基因 114 个，包括蛋白质编码基因 94 个（独特基因 81 个）、转运 RNA（transfer RNA，tRNA）编码基

因 37 个（独特基因 29 个）、核糖体 RNA（ribosomal RNA，rRNA）编码基因 8 个（独特基因 4 个）（表 2-87-1）。其中 12 个蛋白质独特编码基因（*rps12*、*rps15*、*rps7*、*rpl2*、*ndhA*、*ndhB*、*ndhE*、*ndhG*、*ndhH*、*ndhI*、*ycf1*、*ycf2*）、7 个 tRNA 独特编码基因（*trnI-CAU*、*trnI-GAU*、*trnL-CAA*、*trnN-GUU*、*trnV-GAC*、*trnA-UGC*、*trnR-ACG*）、4 个 rRNA 独特编码基因（*rrn16S*、*rrn23S*、*rrn4.5S*、*rrn5S*）位于 IR 区。有 11 个蛋白质编码基因 [*atpF*、*rpoC1*、*petB*、*petD*、*rpl16*、*rpl2*（×2）、*ndhB*（×2）、*ndhA*（×2）] 各含有 1 个内含子（intron），4 个蛋白质编码基因 [*pafI*、*clpP*、*rps12*（×2）] 各含有 2 个内含子，8 个 tRNA 编码基因 [*trnK-UUU*、*trnG-UCC*、*trnL-UAA*、*trnV-UAC*、*trnI-GAU*（×2）、*trnA-UGC*（×2）] 各含有 1 个内含子（表 2-87-2）。在半边莲叶绿体基因组中蛋白质编码区（coding sequence，CDS）的长度为 87 264bp，占整个基因组长度的 53.08%。rRNA 基因的长度为 9064bp，占整个基因组长度的 5.51%。而 tRNA 基因的长度为 2716bp，占整个基因组长度的 1.65%。半边莲叶绿体基因组非编码区主要包括内含子和基因间区，其长度占整个基因组长度的 39.76%。

表 2-87-1　半边莲叶绿体基因组基因列表

| 基因功能 | 基因分类 | 基因名称 |
| --- | --- | --- |
| rRNA | rRNA genes | *rrn16S*（×2）、*rrn23S*（×2）、*rrn5S*（×2）、*rrn4.5S*（×2） |
| tRNA | tRNA genes | 37 *trn* genes（8 个基因各含有 1 个内含子） |
| 自我复制 | Small subunit of ribosome | *rps11*、*rps12*（×3）、*rps14*、*rps15*（×2）、*rps16*、*rps18*、*rps19*、*rps2*、*rps3*、*rps4*、*rps7*（×2）、*rps8* |
| | Large subunit of ribosome | *rpl14*、*rpl16*、*rpl2*（×2）、*rpl20*、*rpl22*、*rpl23*（×2）、*rpl32*、*rpl33*、*rpl36* |
| | DNA dependent RNA polymerase | *rpoA*、*rpoB*、*rpoC1*、*rpoC2* |
| 光合作用 | Large subunit of rubisco | *rbcL* |
| | Subunits of photosystem I | *psaA*、*psaB*、*psaC*、*psaI*、*psaJ* |
| | Subunits of photosystem II | *pafI*、*pafII*、*psbA*、*psbB*、*psbC*、*psbD*、*psbE*、*psbF*、*psbH*、*psbI*、*psbJ*、*psbK*、*psbL*、*psbM*、*psbN*、*psbT*、*psbZ* |
| | Subunits of cytochrome b/f complex | *petA*、*petB*、*petD*、*petG*、*petL*、*petN* |
| | Subunits of ATP synthase | *atpA*、*atpB*、*atpE*、*atpF*、*atpH*、*atpI* |
| | Subunits of NADH-dehydrogenase | *ndhA*（×2）、*ndhB*（×2）、*ndhC*、*ndhD*、*ndhE*、*ndhF*、*ndhG*（×2）、*ndhH*（×2）、*ndhI*（×2）、*ndhJ*、*ndhK* |
| 其他功能 | Maturase | *matK* |
| | Protease | *clpP* |
| | Envelope membrane protein | *cemA* |
| | Translational initiation factor | *infA* |
| | c-type cytochrome synthesis gene | *ccsA* |
| 未知功能 | | *ycf1*（×2）、*ycf2*（×2）、*ORF227*、*ORF298*、*ORF192* |

表 2-87-2　半边莲叶绿体基因内含子和外显子位置及长度

| 基因名称 | 基因编码序列所在链 | 起始位置 | 终点位置 | 长度（bp） | | | | |
|---|---|---|---|---|---|---|---|---|
| | | | | 第一外显子 | 第一内含子 | 第二外显子 | 第二内含子 | 第三外显子 |
| trnV-UAC | + | 7153 | 7798 | 38 | 573 | 35 | | |
| trnK-UUU | − | 8156 | 10748 | 37 | 2521 | 35 | | |
| trnG-UCC | + | 14669 | 15427 | 23 | 688 | 48 | | |
| atpF | − | 17292 | 18587 | 145 | 741 | 410 | | |
| rpoC1 | − | 26301 | 29099 | 432 | 750 | 1617 | | |
| pafI | − | 48163 | 50106 | 124 | 697 | 230 | 740 | 153 |
| trnL-UAA | + | 53093 | 53679 | 35 | 502 | 50 | | |
| rps12 | − | 67858 | 56247 | 114 | ND | 232 | 533 | 26 |
| clpP | − | 68088 | 70148 | 77 | 779 | 294 | 640 | 271 |
| petB | + | 73043 | 74448 | 6 | 758 | 642 | | |
| petD | + | 74634 | 75815 | 8 | 699 | 475 | | |
| rpl16 | − | 79328 | 80819 | 9 | 1084 | 399 | | |
| rpl2 | − | 82514 | 84002 | 391 | 664 | 434 | | |
| ndhB | − | 92417 | 94621 | 777 | 672 | 756 | | |
| trnI-GAU | + | 100131 | 101147 | 38 | 944 | 35 | | |
| trnA-UGC | + | 101212 | 102098 | 38 | 814 | 35 | | |
| ndhA | + | 115417 | 117530 | 553 | 1022 | 539 | | |
| ndhA | + | 129327 | 131440 | 553 | 1022 | 539 | | |
| trnA-UGC | − | 144759 | 145645 | 38 | 814 | 35 | | |
| trnI-GAU | − | 145710 | 146726 | 38 | 944 | 35 | | |
| rps12 | + | 150610 | 151398 | ND | ND | 232 | 533 | 26 |
| ndhB | + | 152236 | 154440 | 777 | 672 | 756 | | |
| rpl2 | + | 162855 | 164343 | 391 | 664 | 434 | | |

注："+"表示正链；"−"表示负链；"ND"表示未确定

【重复序列】　在半边莲叶绿体基因组中，微卫星序列的类型有 A/T、AT/AT、AAG/CTT 和 ATC/ATG，各有 21 个、2 个、2 个和 2 个（表 2-87-3）。共发现 39 个串联重复序列，满足总长度超过 20bp 且重复单元之间的相似度 ≥ 90% 两个条件（表 2-87-4）。散在重复序列包括回文重复序列和正向重复序列。以 e-value 小于 1E–04 为阈值，半边莲叶绿体基因组散在重复序列包括 24 条回文重复序列、25 条正向重复序列（表 2-87-5）。

表 2-87-3　半边莲叶绿体基因组微卫星序列统计

| 重复单元类型 | 重复序列个数 |
|---|---|
| A/T | 21 |
| AT/AT | 2 |
| AAG/CTT | 2 |
| ATC/ATG | 2 |

表 2-87-4　半边莲叶绿体基因组串联重复序列统计

| 起点—终点 | 重复单元长度（bp） | 重复单元拷贝数 | 重复单元一致序列长度（bp） | 重复单元之间的相似度（%） | 插入缺失比例（%） | 分值 | 碱基个数 A | C | G | T | 熵（0—2） |
|---|---|---|---|---|---|---|---|---|---|---|---|
| 32793—32834 | 21 | 2.0 | 21 | 100 | 0 | 84 | 38 | 19 | 9 | 33 | 1.84 |
| 32943—33070 | 63 | 2.0 | 63 | 96 | 0 | 238 | 28 | 21 | 23 | 25 | 1.99 |
| 36649—36684 | 15 | 2.4 | 15 | 90 | 0 | 54 | 30 | 5 | 19 | 44 | 1.73 |
| 52078—52130 | 26 | 2.0 | 26 | 92 | 0 | 88 | 28 | 13 | 5 | 52 | 1.62 |
| 66087—66148 | 21 | 3.0 | 21 | 92 | 0 | 106 | 29 | 27 | 11 | 32 | 1.91 |
| 66651—66688 | 18 | 2.1 | 18 | 95 | 0 | 67 | 10 | 10 | 7 | 71 | 1.32 |
| 68416—68450 | 16 | 2.2 | 16 | 90 | 5 | 54 | 71 | 0 | 22 | 5 | 1.07 |
| 84361—84540 | 51 | 3.5 | 51 | 97 | 0 | 333 | 47 | 11 | 16 | 24 | 1.80 |
| 87379—87535 | 84 | 1.9 | 84 | 98 | 0 | 305 | 32 | 17 | 16 | 33 | 1.92 |
| 87828—87868 | 21 | 2.0 | 21 | 95 | 0 | 73 | 24 | 9 | 14 | 51 | 1.72 |
| 87960—88023 | 21 | 3.0 | 21 | 97 | 0 | 119 | 45 | 6 | 29 | 18 | 1.74 |
| 90153—90200 | 24 | 2.0 | 24 | 95 | 0 | 87 | 29 | 20 | 31 | 18 | 1.97 |
| 106711—106771 | 31 | 1.9 | 32 | 90 | 3 | 97 | 57 | 9 | 3 | 29 | 1.47 |
| 107845—107875 | 12 | 2.6 | 12 | 94 | 0 | 53 | 64 | 3 | 32 | 0 | 1.09 |
| 108610—108686 | 18 | 4.3 | 18 | 93 | 0 | 127 | 36 | 24 | 27 | 11 | 1.90 |
| 108739—108822 | 30 | 2.8 | 30 | 96 | 0 | 159 | 50 | 15 | 17 | 16 | 1.79 |
| 109782—109866 | 12 | 7.1 | 12 | 94 | 0 | 152 | 64 | 8 | 27 | 0 | 1.21 |
| 110538—110586 | 21 | 2.3 | 21 | 96 | 0 | 89 | 57 | 10 | 18 | 14 | 1.65 |
| 112140—112226 | 24 | 3.6 | 24 | 92 | 0 | 138 | 47 | 5 | 18 | 28 | 1.71 |
| 112384—112416 | 15 | 2.2 | 15 | 94 | 0 | 57 | 39 | 9 | 27 | 24 | 1.85 |
| 112564—112605 | 15 | 2.8 | 15 | 100 | 0 | 84 | 61 | 11 | 21 | 4 | 1.48 |
| 112618—112646 | 15 | 1.9 | 15 | 100 | 0 | 58 | 41 | 27 | 17 | 13 | 1.87 |
| 114013—114131 | 57 | 2.1 | 57 | 98 | 0 | 229 | 52 | 10 | 16 | 20 | 1.74 |
| 132726—132844 | 57 | 2.1 | 57 | 98 | 0 | 229 | 20 | 16 | 10 | 52 | 1.74 |
| 134211—134239 | 15 | 1.9 | 15 | 100 | 0 | 58 | 13 | 17 | 27 | 41 | 1.87 |
| 134252—134293 | 15 | 2.8 | 15 | 100 | 0 | 84 | 4 | 21 | 11 | 61 | 1.48 |
| 134441—134473 | 15 | 2.2 | 15 | 94 | 0 | 57 | 24 | 27 | 9 | 39 | 1.85 |
| 134631—134717 | 24 | 3.6 | 24 | 92 | 0 | 138 | 28 | 18 | 5 | 47 | 1.71 |
| 136271—136319 | 21 | 2.3 | 21 | 96 | 0 | 89 | 14 | 18 | 10 | 57 | 1.65 |
| 136991—137075 | 12 | 7.1 | 12 | 94 | 0 | 152 | 0 | 27 | 8 | 64 | 1.21 |
| 138035—138118 | 30 | 2.8 | 30 | 96 | 0 | 159 | 16 | 17 | 15 | 50 | 1.79 |
| 138171—138247 | 18 | 4.3 | 18 | 93 | 0 | 127 | 11 | 27 | 24 | 36 | 1.90 |
| 138982—139024 | 12 | 3.6 | 12 | 90 | 0 | 59 | 0 | 34 | 4 | 60 | 1.17 |
| 140086—140146 | 31 | 1.9 | 32 | 90 | 3 | 97 | 29 | 3 | 9 | 57 | 1.47 |

续表

| 起点—终点 | 重复单元长度（bp） | 重复单元拷贝数 | 重复单元一致序列长度（bp） | 重复单元之间的相似度（%） | 插入缺失比例（%） | 分值 | 碱基个数 A | C | G | T | 熵（0—2） |
|---|---|---|---|---|---|---|---|---|---|---|---|
| 156657—156704 | 24 | 2.0 | 24 | 95 | 0 | 87 | 18 | 31 | 20 | 29 | 1.97 |
| 158834—158897 | 21 | 3.0 | 21 | 97 | 0 | 119 | 18 | 29 | 6 | 45 | 1.74 |
| 158989—159029 | 21 | 2.0 | 21 | 95 | 0 | 73 | 51 | 14 | 9 | 24 | 1.72 |
| 159322—159478 | 84 | 1.9 | 84 | 98 | 0 | 305 | 33 | 16 | 17 | 32 | 1.92 |
| 162317—162496 | 51 | 3.5 | 51 | 97 | 0 | 333 | 24 | 16 | 11 | 47 | 1.80 |

表 2-87-5　半边莲叶绿体基因组散在重复序列特征值

| 重复单元一长度（bp） | 重复单元一起点 | 重复类型 | 重复单元二长度（bp） | 重复单元二起点 | 重复单元间隔 | $e$-value |
|---|---|---|---|---|---|---|
| 129 | 84360 | D | 129 | 84411 | −3 | 1.55E−61 |
| 129 | 84360 | P | 129 | 162316 | −3 | 1.55E−61 |
| 129 | 84411 | P | 129 | 162367 | −3 | 1.55E−61 |
| 129 | 162316 | D | 129 | 162367 | −3 | 1.55E−61 |
| 103 | 84386 | D | 103 | 84437 | −1 | 2.28E−50 |
| 103 | 84386 | P | 103 | 162316 | −1 | 2.28E−50 |
| 103 | 84437 | P | 103 | 162367 | −1 | 2.28E−50 |
| 82 | 108457 | D | 82 | 108475 | −3 | 7.77E−34 |
| 82 | 108457 | D | 82 | 108493 | −3 | 7.77E−34 |
| 82 | 108457 | P | 82 | 138281 | −3 | 7.77E−34 |
| 82 | 108457 | P | 82 | 138299 | −3 | 7.77E−34 |
| 82 | 108465 | D | 82 | 108483 | −3 | 7.77E−34 |
| 82 | 108465 | P | 82 | 138291 | −3 | 7.77E−34 |
| 82 | 108475 | P | 82 | 138317 | −3 | 7.77E−34 |
| 82 | 108483 | P | 82 | 138309 | −3 | 7.77E−34 |
| 82 | 108493 | P | 82 | 138317 | −3 | 7.77E−34 |
| 82 | 138281 | D | 82 | 138317 | −3 | 7.77E−34 |
| 82 | 138291 | D | 82 | 138309 | −3 | 7.77E−34 |
| 82 | 138299 | D | 82 | 138317 | −3 | 7.77E−34 |
| 73 | 87378 | D | 73 | 87462 | −1 | 1.87E−32 |
| 73 | 87378 | P | 73 | 159321 | −1 | 1.87E−32 |
| 73 | 87462 | P | 73 | 159405 | −1 | 1.87E−32 |
| 73 | 159321 | D | 73 | 159405 | −1 | 1.87E−32 |
| 78 | 84360 | D | 78 | 84462 | −3 | 1.71E−31 |
| 78 | 84360 | P | 78 | 162316 | −3 | 1.71E−31 |
| 78 | 84462 | P | 78 | 162418 | −3 | 1.71E−31 |
| 78 | 162316 | D | 78 | 162418 | −3 | 1.71E−31 |
| 74 | 108465 | D | 74 | 108501 | −2 | 5.18E−31 |

续表

| 重复单元一长度（bp） | 重复单元一起点 | 重复类型 | 重复单元二长度（bp） | 重复单元二起点 | 重复单元间隔 | e-value |
|---|---|---|---|---|---|---|
| 74 | 108465 | P | 74 | 138281 | −2 | 5.18E−31 |
| 74 | 108501 | P | 74 | 138317 | −2 | 5.18E−31 |
| 72 | 138309 | D | 72 | 138327 | −2 | 7.84E−30 |
| 64 | 138317 | D | 64 | 138335 | −1 | 4.29E−27 |
| 66 | 32869 | D | 66 | 32941 | −2 | 2.70E−26 |
| 66 | 32870 | D | 66 | 33005 | −2 | 2.70E−26 |
| 62 | 114012 | D | 62 | 114069 | −1 | 6.65E−26 |
| 62 | 114012 | P | 62 | 132725 | −1 | 6.65E−26 |
| 62 | 114069 | P | 62 | 132782 | −1 | 6.65E−26 |
| 62 | 132725 | D | 62 | 132782 | −1 | 6.65E−26 |
| 65 | 32942 | D | 65 | 33005 | −2 | 1.05E−25 |
| 56 | 87395 | D | 56 | 87479 | 0 | 1.46E−24 |
| 56 | 87395 | P | 56 | 159321 | 0 | 1.46E−24 |
| 56 | 87479 | P | 56 | 159405 | 0 | 1.46E−24 |
| 66 | 109781 | D | 66 | 109793 | −3 | 1.72E−24 |
| 66 | 109781 | P | 66 | 136997 | −3 | 1.72E−24 |
| 66 | 109793 | P | 66 | 137009 | −3 | 1.72E−24 |
| 66 | 136990 | D | 66 | 137002 | −3 | 1.72E−24 |
| 65 | 108457 | D | 65 | 108511 | −3 | 6.59E−24 |
| 65 | 108457 | P | 65 | 138280 | −3 | 6.59E−24 |
| 65 | 108511 | P | 65 | 138334 | −3 | 6.59E−24 |

注：P. palindromic repeat，回文重复序列；D. direct repeat，正向重复序列

【高可变区】 为了发现半边莲属物种间的高可变区，从 10 个物种叶绿体基因组中提取了 56 种基因间区，采用 K2p（Kimura 2-parameter）模型计算基因间区的遗传距离，遗传距离最大的 30 个基因间区参见图 2-87-3。这 30 个基因间区的 K2p 平均值分布于 5.36 ～ 34.28。其中 rpl32-ndhF、trnL-rpl32、trnH-psbA 和 ccsA-trnL 的 K2p 平均值较高，分别为 34.28、29.30、25.77、21.18。由此可见，半边莲属 10 个物种的叶绿体基因组在这 4 个区域的变异较大，这 4 个区域可作为潜在的分子标记开发区域。

【系统发育】 使用 MAFFT 对来自半边莲属的 10 个物种[5]和 1 个外类群物种 [桔梗（Platycodon grandiflorus）] 的叶绿体基因组中提取的 74 个共有蛋白质序列进行多重序列比对，使用 IQ-TREE 筛选得到最优的 TVM+F+G4 模型，并采用最大似然法（maximum likelihood method）构建进化树。结果显示，Lobelia baumannii 和 Lobelia physaloides 2 个物种聚为 1 支，其余 8 个物种聚为 1 支。Lobelia thermalis 从 8 个物种中独立分化。Lobelia sonderiana 和六倍利（Lobelia erinus）分别又独立分化，剩余的 5 个物种分为 2 支。红花半边莲（Lobelia cardinalis）和 Lobelia spicata 2 个物种聚为 1 支，半边莲（Lobelia chinensis）、Lobelia gibberoa 和 Lobelia *acrochila* 3 个物种聚为 1 支。半边莲与 *Lobelia gibberoa* 和 *Lobelia acrochila* 的亲缘关系较近（图 2-87-4）。

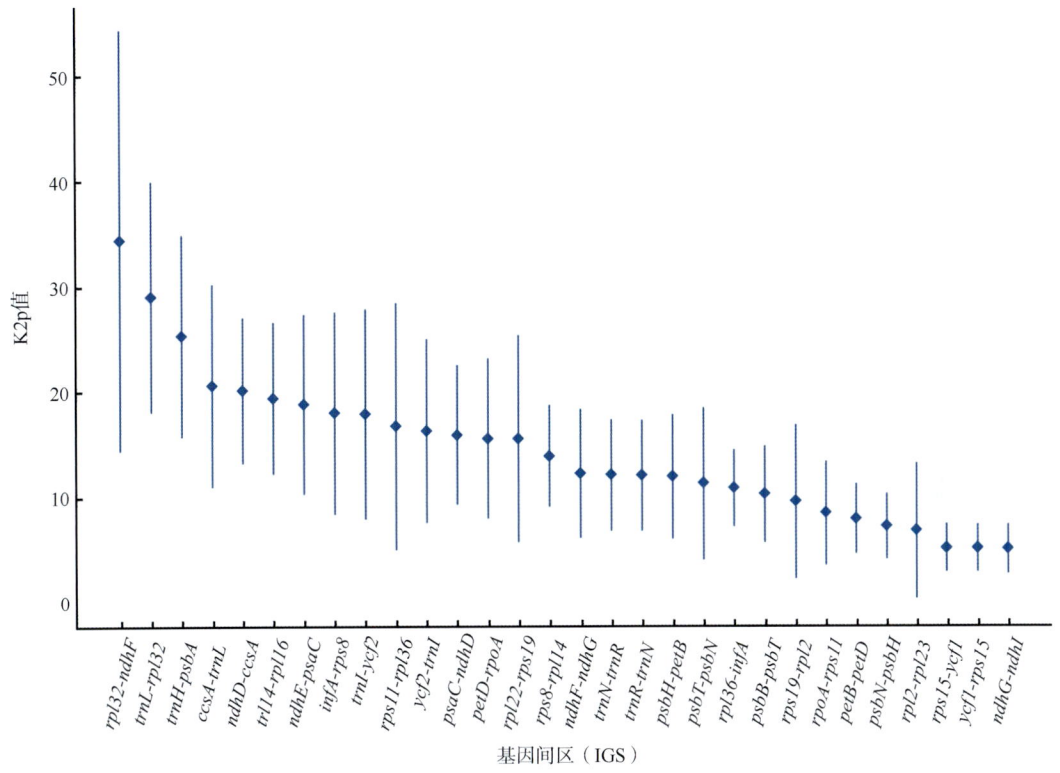

图 2-87-3 半边莲属物种基因间区的遗传距离分析结果

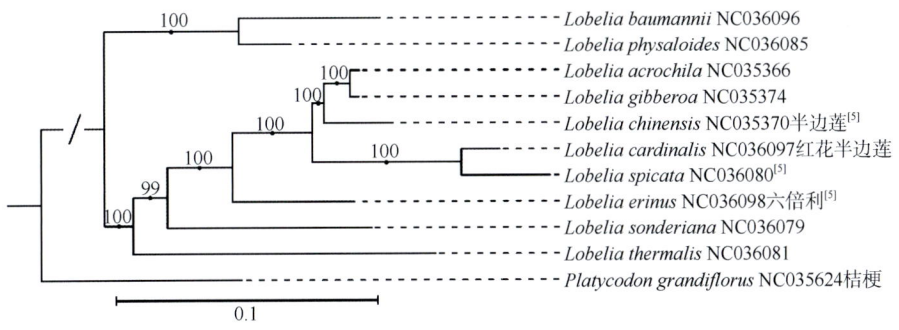

图 2-87-4 半边莲属植物系统发育进化分析

【$K_A/K_S$ 选择压力分析】 以图 2-87-4 的进化树作为参考，利用 Hyphy 软件中的 aBSREL 模型对蛋白质编码基因进行选择压力分析。未发现在半边莲属物种中有基因受到正向选择。

【宏 DNA 条形码的发现及其 PCR 扩增引物设计】 为了发现能够区分半边莲属下物种的宏 DNA 条形码序列及其 PCR 扩增引物，利用 ecoPrimers 对半边莲属 10 个物种叶绿体基因组序列进行分析，未发现可用于设计 PCR 扩增引物的保守区间。

## 参考文献

[1] 中国科学院《中国植物志》编委会. 中国植物志. 北京：科学出版社，1983，73（2）：154.

[2] 国家药典委员会. 中华人民共和国药典（2020年版）一部. 北京：中国医药科技出版社，2020：245.

[3] 国家中医药管理局《中华本草》编委会. 中华本草. 第20卷. 上海：上海科学技术出版社，1999：452-453.

[4] 肖培根. 新编中药志. 第1卷. 北京：化学工业出版社，2002：674-678.

[5] Cheon K S，Kim K A，Yoo K O. The complete chloroplast genome sequences of three *Adenophora* species and comparative analysis with Campanuloid species（Campanulaceae）. PLoS One，2017，12（8）：e0183652.

# 88 川续断

【药材基本信息】 川续断（*Dipsacus asper* Wall.）为忍冬科川续断属药用植物[1]，其干燥根为续断中药材（图2-88-1）。收载于《中国药典》（2020年版）[2]。川续断分布于湖北、重庆、四川、云南、贵州、湖南、陕西、河南、江西、广东、广西等地。商品药材主要来自野生，栽培药材少。因资源消耗，主产地变化，原主产于湖北、四川等地，现主产于云南。以条粗、质软、皮部绿褐色为佳[1,3]。川续断含有三萜皂苷类（如川续断皂苷Ⅵ、Ⅹ、Ⅻ，林生续断苷等）、环烯醚萜苷类（如当药苷、马前苷、马钱苷酸等）、有机酸类化合物[1]。续断味苦、辛，性微温。归肝、肾经。具有补肝肾、强筋骨、续折伤、止崩漏的功效。现代研究表明，续断具有兴奋子宫、改善骨质疏松、促进骨骼愈合等作用，临床用于预防先兆流产，治疗骨质疏松症和骨质增生[4]。

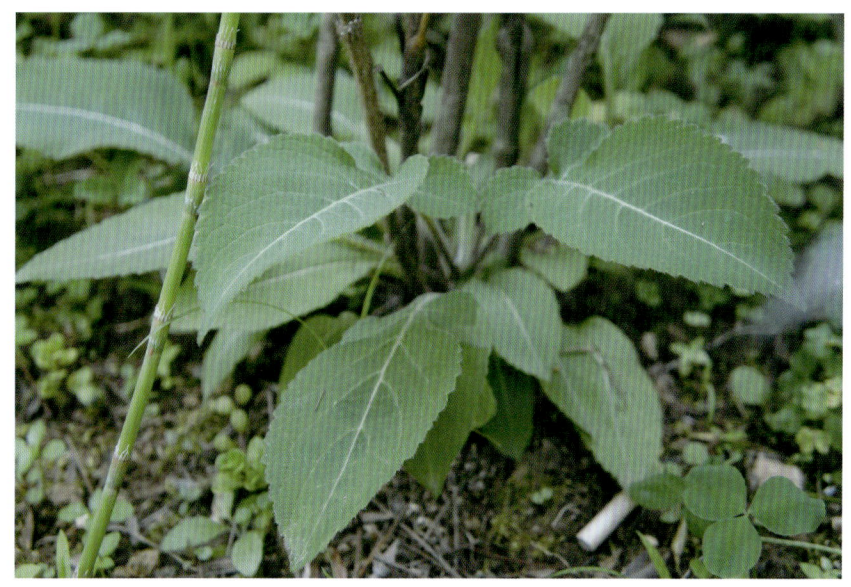

图2-88-1 川续断

【叶绿体基因组】 川续断的叶绿体DNA为环状分子，其叶绿体基因组（GenBank登录号：NC039748.1）总长度为160 530bp，具有保守的四分状结构，包括一个LSC区、一个SSC区和一对IR区，其长度分别为86 979bp、17 909bp和27 821bp（图2-88-2）。川续断叶绿体基因组的整体G/C含量为38.79%。其中IR区的G/C含量（42.80%）高于SSC区的G/C含量（34.14%）和LSC区的G/C含量（38.18%）。

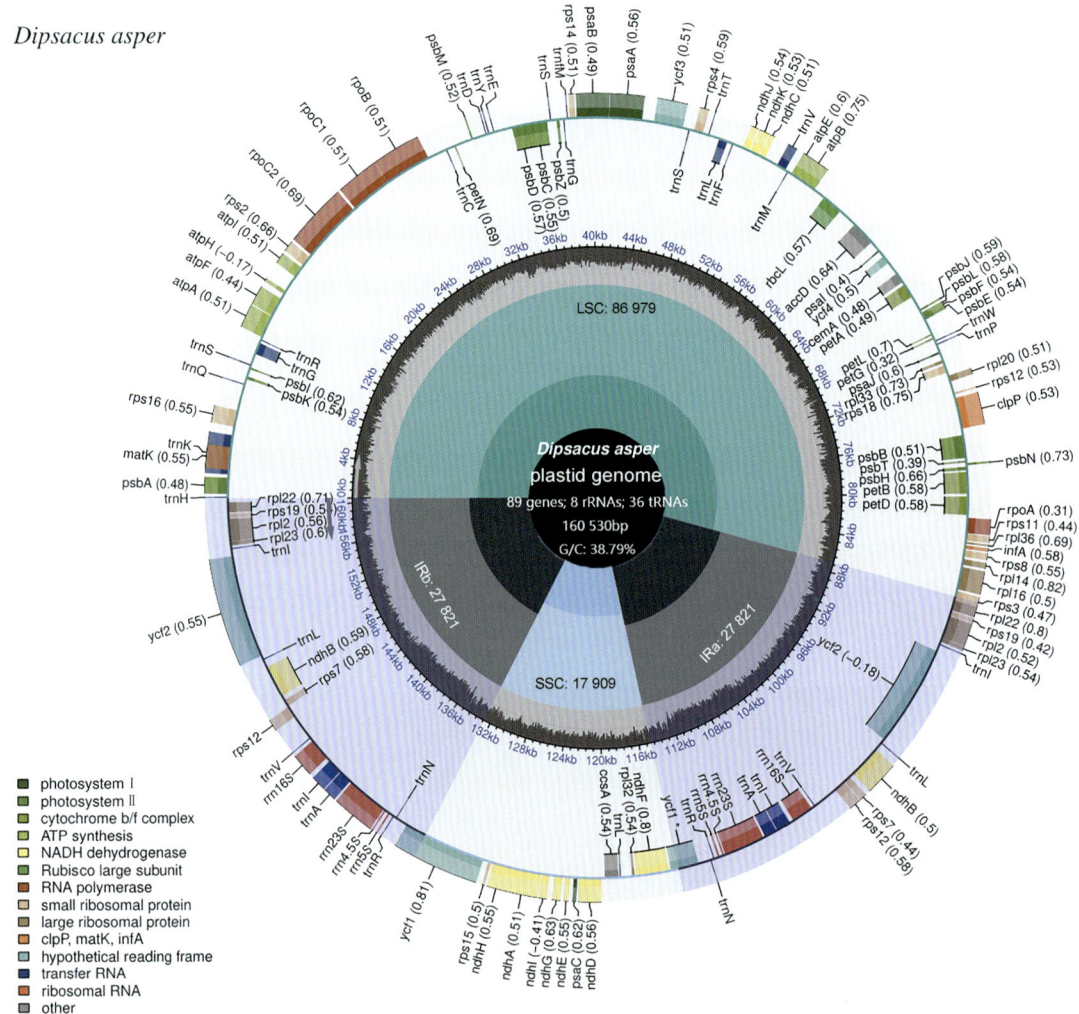

图 2-88-2 川续断叶绿体基因组图谱

该图包括 6 个圆形轨道。自内向外的第一轨道表示分散重复序列，红色弧线表示直接重复序列，绿色弧线表示回文重复序列；自内向外的第二轨道上的蓝色柱状线条表示长串联重复序列，其重复单元碱基长度＞7；自内向外的第三轨道以不同颜色的柱状线条表示不同类型的短串联重复序列（微卫星序列），其中黑色表示复杂重复序列，绿色表示重复单元碱基长度为 1 的重复序列，黄色表示重复单元碱基长度为 2 的重复序列，紫色表示重复单元碱基长度为 3 的重复序列，蓝色表示重复单元碱基长度为 4 的重复序列，橙色表示重复单元碱基长度为 5 的重复序列，红色表示重复单元碱基长度为 6 的重复序列；自内向外的第四轨道上以不同色块表示 SSC 区、反向重复区 IRa 和 IRb、LSC 区，数字代表相应区间的长度；自内向外的第五轨道表示 GC 含量；最外层第六轨道以不同色块表示不同功能的编码基因，功能分类详见图中左下角注释，基因名称后括号中的数字表示密码子使用偏差，轨道外侧的基因转录方向为顺时针方向，轨道内侧的基因转录方向为逆时针方向

【编码基因】 川续断的叶绿体基因组共编码 133 个基因，其中独特基因 112 个，包括蛋白质编码基因 89 个（独特基因 79 个）、转运 RNA（transfer RNA，tRNA）编码基因 36 个（独特基因 29 个）、核糖体 RNA（ribosomal RNA，rRNA）编码基因 8 个（独特基因 4 个）（表 2-88-1）。其中 9 个蛋白质独特编码基因（*rpl22*、*rps19*、*rpl2*、*rpl23*、*ycf2*、*ndhB*、 rps7、rps12、ycf1)、7个tRNA独特编码基因(trnI-CAU、trnL-CAA、trnV-GAC、trnI-GAU、trnA-UGC、trnR-ACG、trnN-GUU)、4个rRNA独特编码基因(rrn23S、rrn16S、rrn4.5S、rrn5S)位于IR区。有11个蛋白质编码基因[atpF、ndhA、ndhB(×2)、petB、petD、rpl16、rpl2(×2)、rpoC1、rps16]各含有1个内含子(intron),4个蛋白质编码基因[clpP、ycf3、rps12(×2)]各含有2个内含子,8个tRNA编码基因[trnA-UGC(×2)、trnG-UCC、trnI-GAU(×2)、trnK-UUU、trnL-UAA、trnV-UAC]各含有1个内含子(表2-88-2)。川续断叶绿体基因组中蛋白质编码区(coding sequence,CDS)的长度为83 409bp,占整个基因组长度的51.96%。rRNA基因的长度为9128bp,占整个基因组长度的5.69%。而tRNA基因的长度为2811bp,占整个基因组长度的1.75%。川续断叶绿体基因组非编码区主要包括内含子和基因间区,其长度占整个基因组长度的40.60%。

表2-88-1 川续断叶绿体基因组基因列表

| 基因功能 | 基因分类 | 基因名称 |
| --- | --- | --- |
| rRNA | rRNA genes | rrn16S(×2)、rrn23S(×2)、rrn5S(×2)、rrn4.5S(×2) |
| tRNA | tRNA genes | 36 trn genes(8个基因各含有1个内含子) |
| 自我复制 | Large subunit of ribosome | rpl14、rpl16、rpl2(×2)、rpl20、rpl22(×2)、rpl23(×2)、rpl32、rpl33、rpl36 |
| | DNA dependent RNA polymerase | rpoA、rpoB、rpoC1、rpoC2 |
| | Small subunit of ribosome | rps11、rps12(×3)、rps14、rps15、rps16、rps18、rps19(×2)、rps2、rps3、rps4、rps7(×2)、rps8 |
| 光合作用 | Subunits of ATP synthase | atpA、atpB、atpE、atpF、atpH、atpI |
| | Subunits of photosystem II | psbA、psbB、psbC、psbD、psbE、psbF、psbH、psbI、psbJ、psbK、psbL、psbM、psbN、psbT、psbZ、ycf3 |
| | Subunits of NADH-dehydrogenase | ndhA、ndhB(×2)、ndhC、ndhD、ndhE、ndhF、ndhG、ndhH、ndhI、ndhJ、ndhK |
| | Subunits of cytochrome b/f complex | petA、petB、petD、petG、petL、petN |
| | Subunits of photosystem I | psaA、psaB、psaC、psaI、psaJ |
| | Subunit of rubisco | rbcL |
| 其他功能 | Subunit of acetyl-CoA-carboxylase | accD |
| | c-type cytochrome synthesis gene | ccsA |
| | Envelop membrane protein | cemA |
| | Protease | clpP |
| | Translational initiation factor | infA |
| | Maturase | matK |
| 未知功能 | | ycf1(×2)、ycf2(×2)、ycf4 |

表 2-88-2　川续断叶绿体基因内含子和外显子位置及长度

| 基因名称 | 基因编码序列所在链 | 起始位置 | 终点位置 | 长度（bp） | | | | |
|---|---|---|---|---|---|---|---|---|
| | | | | 第一外显子 | 第一内含子 | 第二外显子 | 第二内含子 | 第三外显子 |
| *trnK-UUU* | − | 1588 | 4222 | 37 | 2563 | 35 | | |
| *rps16* | − | 4805 | 5931 | 40 | 851 | 236 | | |
| *trnG-UCC* | + | 9945 | 10732 | 26 | 715 | 47 | | |
| *atpF* | − | 12759 | 14040 | 145 | 727 | 410 | | |
| *rpoC1* | − | 22087 | 24937 | 455 | 784 | 1612 | | |
| *ycf3* | − | 44145 | 46137 | 124 | 735 | 230 | 751 | 153 |
| *trnL-UAA* | + | 48774 | 49371 | 37 | 511 | 50 | | |
| *trnV-UAC* | − | 53144 | 53794 | 39 | 575 | 37 | | |
| *rps12* | − | 73135 | 102627 | 114 | ND | 232 | 538 | 26 |
| *clpP* | − | 73506 | 75608 | 71 | 835 | 291 | 677 | 229 |
| *petB* | + | 78540 | 79996 | 6 | 809 | 642 | | |
| *petD* | + | 80190 | 81420 | 8 | 748 | 475 | | |
| *rpl16* | − | 84968 | 86465 | 9 | 1090 | 399 | | |
| *rpl2* | − | 88370 | 89870 | 391 | 676 | 434 | | |
| *ndhB* | − | 98778 | 100989 | 777 | 679 | 756 | | |
| *trnI-GAU* | + | 106453 | 107470 | 42 | 941 | 35 | | |
| *trnA-UGC* | + | 107535 | 108413 | 38 | 806 | 35 | | |
| *ndhA* | − | 124326 | 126499 | 553 | 1082 | 539 | | |
| *trnA-UGC* | − | 139097 | 139975 | 38 | 806 | 35 | | |
| *trnI-GAU* | − | 140040 | 141057 | 42 | 941 | 35 | | |
| *rps12* | + | 144883 | 145676 | ND | ND | 232 | 538 | 26 |
| *ndhB* | + | 146521 | 148732 | 777 | 679 | 756 | | |
| *rpl2* | + | 157640 | 159140 | 391 | 676 | 434 | | |

注："+"表示正链；"−"表示负链；"ND"表示未确定

【重复序列】　在川续断叶绿体基因组中，微卫星序列有 A/T、C/G 和 AT/AT 三种类型，各有 34 个、3 个和 2 个（表 2-88-3）。共发现 55 个串联重复序列，满足总长度在 20bp 以上且重复单元之间的相似度 ≥ 90% 两个条件（表 2-88-4）。散在重复序列包括回文重复序列和正向重复序列。以 *e*-value 小于 1E−04 为阈值，川续断叶绿体基因组散在重复序列包括 24 条回文重复序列和 25 条正向重复序列（表 2-88-5）。

表 2-88-3　川续断叶绿体基因组微卫星序列统计

| 重复单元类型 | 重复序列个数 |
|---|---|
| A/T | 34 |
| C/G | 3 |
| AT/AT | 2 |

表 2-88-4　川续断叶绿体基因组串联重复序列统计

| 起点—终点 | 重复单元长度（bp） | 重复单元拷贝数 | 重复单元一致序列长度（bp） | 重复单元之间的相似度（%） | 插入缺失比例（%） | 分值 | 碱基个数 A | C | G | T | 熵（0-2） |
|---|---|---|---|---|---|---|---|---|---|---|---|
| 32147—32407 | 137 | 1.9 | 137 | 94 | 0 | 459 | 34 | 16 | 18 | 30 | 1.93 |
| 60265—60474 | 114 | 1.8 | 114 | 93 | 0 | 366 | 36 | 15 | 23 | 24 | 1.94 |
| 58979—59178 | 111 | 1.8 | 110 | 96 | 1 | 373 | 41 | 12 | 21 | 26 | 1.87 |
| 93160—93372 | 105 | 2.0 | 105 | 100 | 0 | 426 | 35 | 22 | 15 | 26 | 1.94 |
| 154138—154350 | 105 | 2.0 | 105 | 100 | 0 | 426 | 26 | 15 | 22 | 35 | 1.94 |
| 90612—90866 | 51 | 5.0 | 51 | 96 | 0 | 449 | 31 | 14 | 10 | 43 | 1.79 |
| 156644—156898 | 51 | 5.0 | 51 | 96 | 0 | 449 | 43 | 10 | 14 | 31 | 1.79 |
| 59838—59934 | 48 | 2.0 | 48 | 95 | 0 | 176 | 40 | 16 | 22 | 20 | 1.91 |
| 90473—90651 | 39 | 4.6 | 39 | 99 | 0 | 349 | 32 | 18 | 7 | 41 | 1.79 |
| 156859—157037 | 39 | 4.6 | 39 | 99 | 0 | 349 | 41 | 7 | 18 | 32 | 1.79 |
| 60375—60487 | 33 | 3.4 | 33 | 98 | 0 | 217 | 35 | 15 | 24 | 23 | 1.94 |
| 59535—59613 | 33 | 2.4 | 33 | 95 | 0 | 140 | 34 | 15 | 27 | 22 | 1.94 |
| 60225—60360 | 33 | 4.1 | 33 | 93 | 0 | 227 | 34 | 16 | 25 | 23 | 1.95 |
| 114730—114786 | 30 | 1.9 | 30 | 100 | 0 | 114 | 64 | 15 | 7 | 12 | 1.47 |
| 132724—132780 | 30 | 1.9 | 30 | 100 | 0 | 114 | 12 | 7 | 15 | 64 | 1.47 |
| 114858—115029 | 27 | 6.4 | 27 | 100 | 0 | 344 | 45 | 11 | 31 | 11 | 1.76 |
| 38516—38569 | 27 | 2.0 | 27 | 96 | 0 | 99 | 29 | 29 | 5 | 35 | 1.80 |
| 71525—71603 | 27 | 2.9 | 27 | 96 | 0 | 140 | 54 | 13 | 13 | 17 | 1.71 |
| 152886—152942 | 27 | 2.1 | 27 | 90 | 0 | 87 | 28 | 17 | 21 | 33 | 1.96 |
| 87525—87573 | 24 | 2.0 | 24 | 96 | 0 | 89 | 26 | 16 | 16 | 40 | 1.89 |
| 159937—159985 | 24 | 2.0 | 24 | 96 | 0 | 89 | 40 | 16 | 16 | 26 | 1.89 |
| 129724—129793 | 24 | 2.9 | 24 | 95 | 0 | 122 | 37 | 20 | 4 | 38 | 1.72 |
| 73347—73399 | 24 | 2.3 | 23 | 93 | 3 | 88 | 33 | 9 | 15 | 41 | 1.79 |
| 6305—6346 | 21 | 2.0 | 21 | 100 | 0 | 84 | 42 | 14 | 14 | 28 | 1.84 |
| 71193—71253 | 21 | 2.9 | 21 | 97 | 0 | 113 | 26 | 34 | 16 | 22 | 1.95 |
| 71450—71549 | 21 | 4.8 | 21 | 96 | 0 | 173 | 47 | 13 | 18 | 22 | 1.82 |
| 92867—92913 | 21 | 2.2 | 21 | 96 | 0 | 85 | 10 | 21 | 10 | 57 | 1.62 |
| 154597—154643 | 21 | 2.2 | 21 | 96 | 0 | 85 | 57 | 10 | 21 | 10 | 1.62 |
| 68131—68169 | 20 | 2.0 | 20 | 94 | 0 | 69 | 5 | 5 | 5 | 84 | 0.86 |
| 110068—110124 | 19 | 3.0 | 19 | 100 | 0 | 114 | 10 | 15 | 36 | 36 | 1.82 |
| 137386—137442 | 19 | 3.0 | 19 | 100 | 0 | 114 | 36 | 36 | 15 | 10 | 1.82 |
| 73434—73468 | 18 | 1.9 | 18 | 100 | 0 | 70 | 45 | 17 | 11 | 25 | 1.81 |
| 91686—91737 | 18 | 2.9 | 18 | 100 | 0 | 104 | 46 | 9 | 23 | 21 | 1.80 |
| 113383—113418 | 18 | 2.0 | 18 | 100 | 0 | 72 | 33 | 16 | 27 | 22 | 1.95 |
| 128475—128510 | 18 | 2.0 | 18 | 100 | 0 | 72 | 27 | 27 | 5 | 38 | 1.79 |

续表

| 起点—终点 | 重复单元长度（bp） | 重复单元拷贝数 | 重复单元一致序列长度（bp） | 重复单元之间的相似度（%） | 插入缺失比例（%） | 分值 | 碱基个数 A | C | G | T | 熵（0—2） |
|---|---|---|---|---|---|---|---|---|---|---|---|
| 134092—134127 | 18 | 2.0 | 18 | 100 | 0 | 72 | 22 | 27 | 16 | 33 | 1.95 |
| 155773—155824 | 18 | 2.9 | 18 | 100 | 0 | 104 | 21 | 23 | 9 | 46 | 1.80 |
| 94960—95059 | 18 | 5.6 | 18 | 91 | 4 | 148 | 17 | 5 | 56 | 22 | 1.60 |
| 152451—152550 | 18 | 5.6 | 18 | 91 | 4 | 148 | 22 | 56 | 17 | 1.60 |  |
| 70157—70190 | 17 | 2.0 | 17 | 100 | 0 | 68 | 47 | 11 | 5 | 35 | 1.65 |
| 28291—28323 | 16 | 2.1 | 16 | 100 | 0 | 66 | 39 | 18 | 12 | 30 | 1.87 |
| 112003—112046 | 16 | 2.8 | 16 | 96 | 0 | 79 | 81 | 2 | 13 | 2 | 0.88 |
| 135464—135507 | 16 | 2.8 | 16 | 96 | 0 | 79 | 2 | 13 | 2 | 81 | 0.88 |
| 23769—23798 | 15 | 2.0 | 15 | 100 | 0 | 60 | 40 | 13 | 20 | 26 | 1.89 |
| 26786—26815 | 15 | 2.0 | 15 | 100 | 0 | 60 | 46 | 13 | 6 | 33 | 1.69 |
| 94927—94956 | 15 | 2.0 | 15 | 100 | 0 | 60 | 60 | 0 | 26 | 13 | 1.34 |
| 152554—152583 | 15 | 2.0 | 15 | 100 | 0 | 60 | 13 | 26 | 0 | 60 | 1.34 |
| 60190—60230 | 15 | 2.7 | 15 | 96 | 0 | 73 | 14 | 21 | 29 | 34 | 1.93 |
| 95886—95925 | 15 | 2.7 | 15 | 96 | 0 | 71 | 37 | 5 | 30 | 27 | 1.78 |
| 97356—97396 | 15 | 2.7 | 15 | 96 | 0 | 73 | 48 | 0 | 24 | 26 | 1.51 |
| 150114—150154 | 15 | 2.7 | 15 | 96 | 0 | 73 | 26 | 24 | 0 | 48 | 1.51 |
| 29781—29810 | 15 | 2.0 | 15 | 93 | 0 | 51 | 23 | 26 | 3 | 46 | 1.68 |
| 59401—59475 | 15 | 5.0 | 15 | 90 | 3 | 107 | 18 | 14 | 14 | 52 | 1.75 |
| 113283—113311 | 14 | 2.1 | 14 | 100 | 0 | 58 | 65 | 6 | 20 | 6 | 1.40 |
| 134199—134227 | 14 | 2.1 | 14 | 100 | 0 | 58 | 6 | 20 | 6 | 65 | 1.40 |

表 2-88-5　川续断叶绿体基因组散在重复序列特征值

| 重复单元一长度（bp） | 重复单元一起点 | 重复类型 | 重复单元二长度（bp） | 重复单元二起点 | 重复单元间隔 | e-value |
|---|---|---|---|---|---|---|
| 167 | 90635 | D | 167 | 90686 | −3 | 4.26E−84 |
| 167 | 90635 | P | 167 | 156656 | −3 | 4.26E−84 |
| 167 | 90686 | P | 167 | 156707 | −3 | 4.26E−84 |
| 167 | 156656 | D | 167 | 156707 | −3 | 4.26E−84 |
| 162 | 90625 | D | 162 | 90676 | −3 | 3.98E−81 |
| 162 | 90625 | P | 162 | 156671 | −3 | 3.98E−81 |
| 162 | 90676 | P | 162 | 156722 | −3 | 3.98E−81 |
| 162 | 156671 | D | 162 | 156722 | −3 | 3.98E−81 |
| 145 | 114857 | D | 145 | 114884 | 0 | 3.64E−78 |
| 135 | 90472 | D | 135 | 90511 | 0 | 3.82E−72 |
| 135 | 90472 | P | 135 | 156863 | 0 | 3.82E−72 |
| 135 | 90511 | P | 135 | 156902 | 0 | 3.82E−72 |
| 135 | 156863 | D | 135 | 156902 | 0 | 3.82E−72 |

续表

| 重复单元一长度（bp） | 重复单元一起点 | 重复类型 | 重复单元二长度（bp） | 重复单元二起点 | 重复单元间隔 | e-value |
|---|---|---|---|---|---|---|
| 138 | 73205 | P | 138 | 112961 | −1 | 2.47E−71 |
| 138 | 73205 | D | 138 | 134410 | −1 | 2.47E−71 |
| 118 | 114857 | D | 118 | 114911 | 0 | 6.56E−62 |
| 122 | 73888 | D | 122 | 88883 | −3 | 2.04E−57 |
| 122 | 73888 | P | 122 | 158504 | −3 | 2.04E−57 |
| 121 | 90686 | D | 121 | 90737 | −3 | 7.97E−57 |
| 121 | 90686 | P | 121 | 156651 | −3 | 7.97E−57 |
| 121 | 90737 | P | 121 | 156702 | −3 | 7.97E−57 |
| 120 | 31991 | P | 120 | 68166 | −3 | 3.11E−56 |
| 108 | 93159 | D | 108 | 93264 | 0 | 6.88E−56 |
| 108 | 93159 | P | 108 | 154137 | 0 | 6.88E−56 |
| 108 | 93264 | P | 108 | 154242 | 0 | 6.88E−56 |
| 108 | 154137 | D | 108 | 154242 | 0 | 6.88E−56 |
| 114 | 90701 | D | 114 | 90752 | −3 | 1.09E−52 |
| 114 | 90701 | P | 114 | 156643 | −3 | 1.09E−52 |
| 114 | 90752 | P | 114 | 156694 | −3 | 1.09E−52 |
| 114 | 156643 | D | 114 | 156694 | −3 | 1.09E−52 |
| 111 | 90625 | D | 111 | 90727 | −3 | 6.44E−51 |
| 111 | 90625 | P | 111 | 156671 | −3 | 6.44E−51 |
| 111 | 90727 | P | 111 | 156773 | −3 | 6.44E−51 |
| 111 | 156671 | D | 111 | 156773 | −3 | 6.44E−51 |
| 105 | 73873 | D | 105 | 88868 | −2 | 2.16E−49 |
| 105 | 73873 | P | 105 | 158536 | −2 | 2.16E−49 |
| 96 | 90472 | D | 96 | 90550 | 0 | 1.15E−48 |
| 96 | 90472 | P | 96 | 156863 | 0 | 1.15E−48 |
| 96 | 90550 | P | 96 | 156941 | 0 | 1.15E−48 |
| 96 | 156863 | D | 96 | 156941 | 0 | 1.15E−48 |
| 91 | 114857 | D | 91 | 114938 | 0 | 1.18E−45 |
| 101 | 90650 | D | 101 | 90752 | −3 | 5.07E−45 |
| 101 | 90650 | P | 101 | 156656 | −3 | 5.07E−45 |
| 101 | 90752 | P | 101 | 156758 | −3 | 5.07E−45 |
| 101 | 156656 | D | 101 | 156758 | −3 | 5.07E−45 |
| 99 | 59668 | D | 99 | 59995 | −3 | 7.64E−44 |
| 88 | 90625 | D | 88 | 90778 | −2 | 2.61E−39 |
| 88 | 90625 | P | 88 | 156643 | −2 | 2.61E−39 |
| 88 | 90778 | P | 88 | 156796 | −2 | 2.61E−39 |

注：P. palindromic repeat，回文重复序列；D. direct repeat，正向重复序列

【高可变区】 为了发现川续断属物种间的高可变区，从 2 个川续断物种中提取了 124 种基因间区，采用 K2p（Kimura 2-parameter）模型计算基因间区的遗传距离，其中距离最大的 30 个基因间区如图 2-88-3 所示。这 30 个基因间区的 K2p 平均值分布于 0.08～3.61。其中 ycf2-trnI-CAU、ccsA-ndhD、ycf1-ndhF、rps2-rpoC2、trnH-GUG-psbA 的 K2p 平均值较高，分别为 3.61、3.32、3.05、2.74、2.53。由此可见，川续断属 2 个物种的叶绿体基因组在这 5 个区域的变异较大，这 5 个区域可作为潜在的分子标记开发区域。

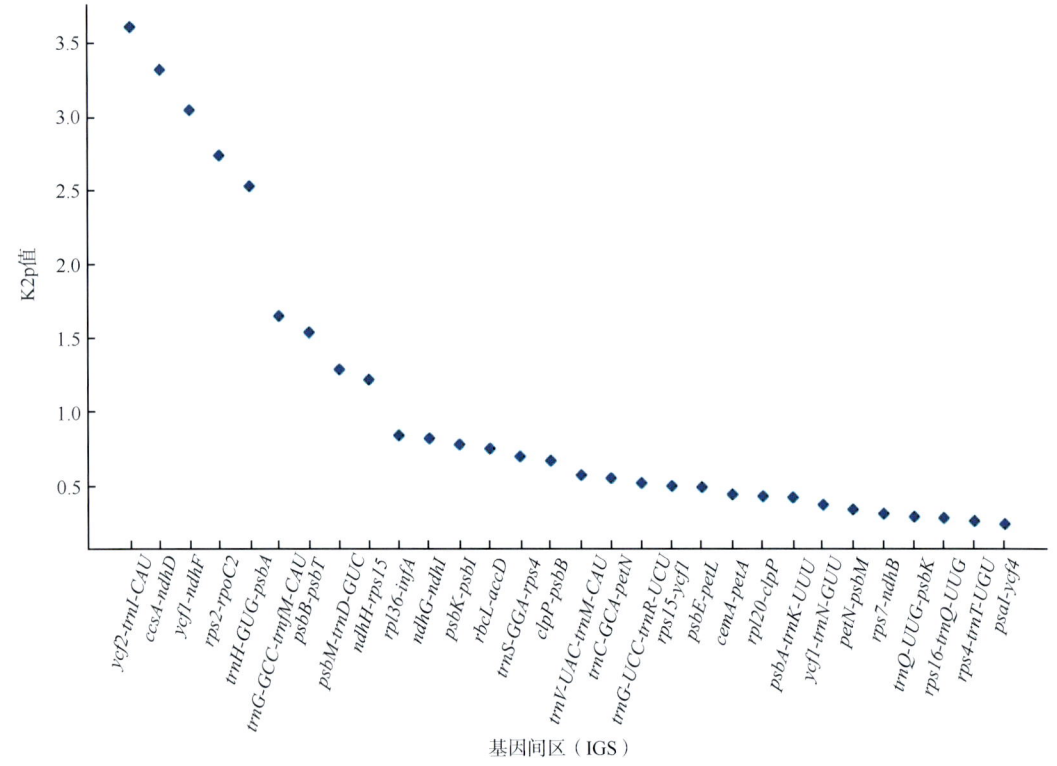

图 2-88-3　川续断属物种基因间区的遗传距离分析结果

【系统发育】 使用 MAFFT 对来自川续断科的 6 个物种[5,6]和 1 个外类群物种[败酱草（*Patrinia scabiosifolia*）]的叶绿体基因组中提取的 68 个共有蛋白质序列进行多重序列比对，使用 IQ-TREE 筛选得到最优的 JTT+F+I 模型，并采用最大似然法（maximum likelihood method）构建进化树。结果显示，长叶刺续断（*Morina longifolia*）[5]独立分化为一支，其余 5 个物种聚为一支。随后，双参（*Triplostegia glandulifera*）[5]独立分化为一支，其余 4 个物种聚为一支。在这 4 个物种中，翼首草（*Pterocephalus hookeri*）[5]独立为一支，蓝盆花（*Scabiosa tschiliensis*）[5]独立分化为一支，续断（*Dipsacus japonicus*）[5]和川续断（*Dipsacus asper*）[6]聚为一支。川续断和续断的亲缘关系最近（图 2-88-4）。

【$K_A/K_S$ 选择压力分析】 以图 2-88-4 的进化树作为参考，利用 Hyphy 软件中的 aBSREL 模型对蛋白质编码基因进行选择压力分析。未发现有川续断属基因受到正向选择。

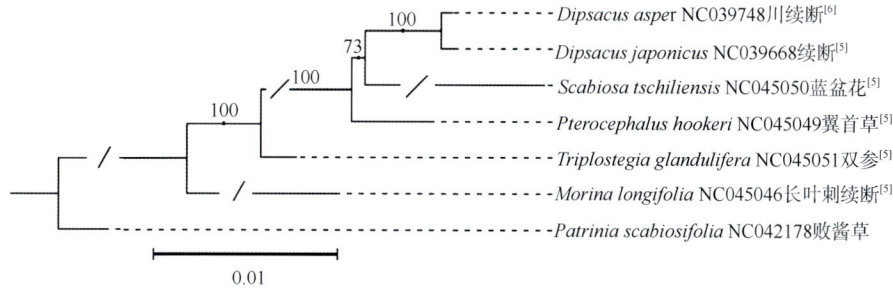

图 2-88-4 川续断科植物系统发育进化分析

【宏 DNA 条形码的发现及其 PCR 扩增引物设计】 为了发现能够区分川续断属下物种的宏 DNA 条形码序列及其 PCR 扩增引物,利用 ecoPrimers 对川续断属植物叶绿体基因组序列进行分析。用于设计 PCR 扩增引物的保守区间见表 2-88-6。可以依据区间序列设计引物,使用这些引物对续断属 DNA 进行 PCR 扩增,对 PCR 产物进行桑格测序或高通量测序,通过序列比较和特征分析区分川续断属的 2 个物种。

表 2-88-6 部分基于 ecoPrimers 发现的引物设计保守区间

| 编号 | 保守区间序列 | 物种拉丁名 | GenBank 序列号 | 保守区间序列起点—终点 |
|---|---|---|---|---|
| 1 | TCGTCAGAAAAATGCTAAGTTCTATTGAGGAGGCTTCCGCTAAA | D. japonicus | NC039668.1 | 60014—60201 |
|   | ATCAAAAGTACTACTGAAAA | D. asper | NC039748.1 | 59860—59903 |
| 2 | AAAAGGGTTCCACTAAGAAGGATGTCACTGAGGAGGATTCCTTT | D. japonicus | NC039668.1 | 60202—60326 |
|   | GATGAGGACTATTTCTCTGACTTAGATGAGGAGGATGAGGATG | D. asper | NC039748.1 | 59904—60028 |
|   | TCGCTAAATTCGCCGAACTCATCCTCAGAAAAGTCAAA | | | |
| 3 | AAAAGGGTTCCACTAAGAAGGATGTCACTGAGGAGGATTCCTTT | D. japonicus | NC039668.1 | 60327—60375 |
|   | GATGAGGACTATTTCTCTGACTTAGATGAGGAGGATGAGGATG | D. asper | NC039748.1 | 60029—60077 |
|   | TCGCTAAATTCGCCGAACTCATCCTCAGAAAAGTCAAA | | | |
| 4 | GTTCCACTGAGGAGGATTTGATTCGGGATGAGTTCTATCATCCTCTTTT | D. japonicus | NC039668.1 | 60376—60560 |
|   | CACTACTGAGGATGGGTTGTATGATCCTCGTTTCTCTGAGAATCCTT | D. asper | NC039748.1 | 60078—60262 |
|   | CTTTTGATGAGGATTCTTTCCCTGAGGATGGTTTCCCTGAGGATGAT | | | |
|   | TTCCCTGAGGGGGATTCCACTGAAGTCAAAAGTACTACTGAG | | | |
| 5 | AATAAGAAGCTCGTTGCTTTTTCTTTCCCTATAATTAATTGAAGCCA | D. japonicus | NC039668.1 | 4316—4480 |
|   | TAGGGCTCTATCTTTATCCATTTATTCATTCGACCCAACTTGAAAT | D. asper | NC039748.1 | 4323—4487 |
|   | TGAATTGAAATTGAATTCACTTAACTCCGTTTCAATAATTAAAAC | | | |
|   | AAGGTTTTATACTGAGCCGGAAAAAATGAAATATTCTCAGAACT | | | |
|   | CTTCGTTGATACGACATGCTATTTTTTCCATCCATTCCCTTTCCGG | | | |
|   | ATCAGTCGCGGTCTTCCAAACTTTACCGATGGTATGGACGAATC | | | |
|   | CCTCACTTCATCCCAATGTGTAAAAGATCCCAGTCGCACTTAAA | | | |
|   | AGCCGAGTACTCTACCGTTGAGTTAGCAACCCGAATAGGAATAA | | | |
|   | GAAGAATAAAGGATAAGGGGTGTATAGATACAATCAGAATCCAA | | | |
|   | ATAAATGATTATACGAGGCAATCAAACTATTGCACTAAGAAAGC | | | |
|   | AAAAAATCTAAAAAAAGCGATTTTCTAATTGATTCGGAACATCA | | | |
|   | AAATCAATTGAGCAGATGAAAATACAGGAAATTCTCCAATAAAA | | | |
|   | GAAAAAATCAAAAGATAGGTAAATGGCAAAGAATAGAACCACC | | | |
|   | TCTTCTCTTATGTTATCCCCCTTTCTTTCAAT | | | |

续表

| 编号 | 保守区间序列 | 物种拉丁名 | GenBank 序列号 | 保守区间序列起点—终点 |
|---|---|---|---|---|
| 6 | AAAAATTCTTGTATCAAAGCGCATCCAAAGAACCCACCATTTGA ATGAAGTAAGATAAAAACCAAACCTATGAGACGGAAAGCAA AAAACCCACTTATCACAATGAATTATATTTGTTCGATACACTGT TGTCAATATAG | *D. japonicus*<br>*D. asper* | NC039668.1<br>NC039748.1 | 4481—4620<br>4488—4627 |
| 7 | AAAAATCTAGAAATTCGAACTATAAGAGTCAGATGCTTATTTCAG ATTGCTCGAAACAAATAGATGTCTCAAAGAAATAGAATCGGGTCC TCTATCCATTCCATATATGGAATGAATGGAATTGATATCTAATCTACA TATTAGGAAGATCCTGTTGTAGATTGATCTATATTTAGCCTCTATCTT TATTAGAAAGTACAACTTTCTTTATACGCAGTCTAACTTTATAGACT ACAATAAAACTTTCACTAATAGATAGTATGGTAAGAAAGAAAGGT TCATCTATTTCTTTCTTACCGTACTATCGGATCTCATAGAATACGGC CAATTCTGGATCATTTCATTTAAGATGCGAAATGAGAATCTTTTTCA TTTTATTTCTTTAAGCATTAAGTCATTAATTAATCATTTTGACTGACT GTTTTTACGTAAATGATAAGTAGAAAGGCGGTAGGGACTAGAATG AACAGTGCAGTAGCAATAAATGCAAGAATATTTACTTCCATAATCT CATCGTTTTTTTACTTCAAAATAACTCGGGATTTAATCCCATAGAG ATAATCAATCTTTCGCCTGTCAATTCAATGAATTACCTCTCGATGAT CTTGAAATCGGATCAATATCATGAATAACAATATCTGAGCTCTCAA ATCAATTCGTCGTCGAGAATTGAATAGTATAACATAGAAAGATCTT TTATCCATACCGAATCCAAAATTTCTTTATTGATCATTCTTTTCTGTT CTTTCGTTATCTATAACCTATCTTAGGTCCTCCTTGTACAATCACGT CTGACCGCCCGTACGTTTCCATTAGTCACAAACGCCCAACAAACA ATAGAAGCGAAGTGGAAAAAGAAATGAGTTACGTTCTAAACTCC GTTTTTTAATGATCTAGTTTTCTTGGAAGACAAAGAAGTGTGATAA AGAGGAGTTCGGGGATAAAGGATGAAATATTCCATCAAACTCACT ATTTGGGTTTGGGGTTCGTTCTTTTCCTTGCTAGGT | *D. japonicus*<br>*D. asper* | NC039668.1<br>NC039748.1 | 31988—32120<br>32009—32141 |
| 8 | TTTTCACTATAAAAAAATAAAAAGCTAAAAAACAAAAAAGACA AATCAGGTTTCTATTTGAACCCAATCTTCCGTTTTTCGCG | *D. japonicus*<br>*D. asper* | NC039668.1<br>NC039748.1 | 32121—32164<br>32142—32185 |

## 参 考 文 献

[1] 国家中医药管理局《中华本草》编委会. 中华本草（苗药卷）. 上海：上海科学技术出版社，1999：86-87.

[2] 国家药典委员会. 中华人民共和国药典（2020年版）一部. 北京：中国医药科技出版社，2020：343.

[3] 陈大霞，张雪，李隆云. 川续断种质资源研究进展. 中华中医药杂志，2019，34（11）：5300-5304.

[4] 罗鹏. 川续断化学成分及药理作用研究进展. 化工管理，2015，7：199.

[5] Wang H X, Liu H, Moore M J, et al. Plastid phylogenomic insights into the evolution of the Caprifoliaceae s. l.（Dipsacales）. Molecular Phylogenetics and Evolution，2020，142：106641.

[6] Park I, Yang S, Kim W J, et al. Authentication of herbal medicines *Dipsacus asper* and *Phlomoides umbrosa* using DNA barcodes, chloroplast genome, and sequence characterized amplified region（SCAR）marker. Molecules（Basel, Switzerland），2018，23（7）：1748.

# 89 忍 冬

**【药材基本信息】** 忍冬（Lonicera japonica Thunb.）又名双花、二花、银花，为忍冬科忍冬属药用植物[1]，其干燥花蕾或初开的花为金银花中药材（图2-89-1）。收载于《中国药典》（2020年版）[2]。忍冬在全国大部分省份均有分布。金银花药材主产于山东平邑、河南封丘、河北巨鹿等地。山东产金银花习称"东银花""济银花"，河南产金银花习称"密银花"，其品质优良，均属于道地药材。金银花以花未开放、色黄白、肥大者为佳。金银花主要含有绿原酸、异绿原酸、木犀草素、木犀草苷、肌醇、芳樟醇等成分[3,4]。金银花味甘，性寒。归肺、心、胃经。金银花是中医临床清热解毒的首选药物，属于大宗常用中药材。现代研究证明，金银花具有抗菌、抗病毒、解热、抗炎、利胆、保肝、降脂、抗肿瘤、提高免疫力等药理活性，临床广泛用于治疗各种感染性、传染性疾病[5,6]。

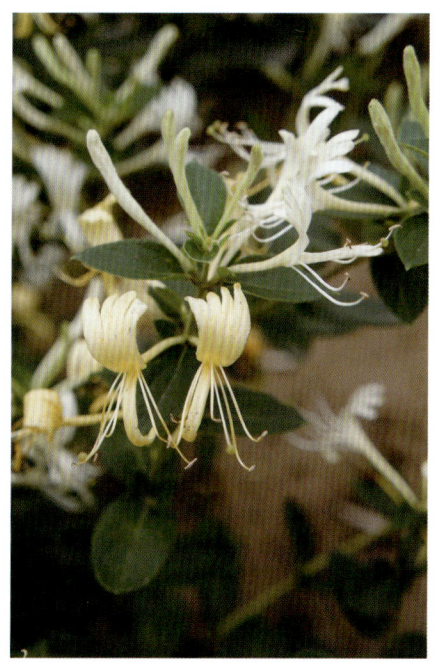

图 2-89-1　忍冬

**【叶绿体基因组】** 忍冬的叶绿体DNA为环状分子，其叶绿体基因组（GenBank登录号：NC026839.1）总长度为155 078bp，具有保守的四分状结构，包括一个LSC区、一个SSC区和一对IR区，其长度分别为88 858bp、18 672bp和23 774bp（图2-89-2）。忍冬叶绿体基因组的整体G/C含量为38.58%。其IR区的G/C含量（48.44%）高于SSC区的G/C含量（33.43%）和LSC区的G/C含量（37.06%）。

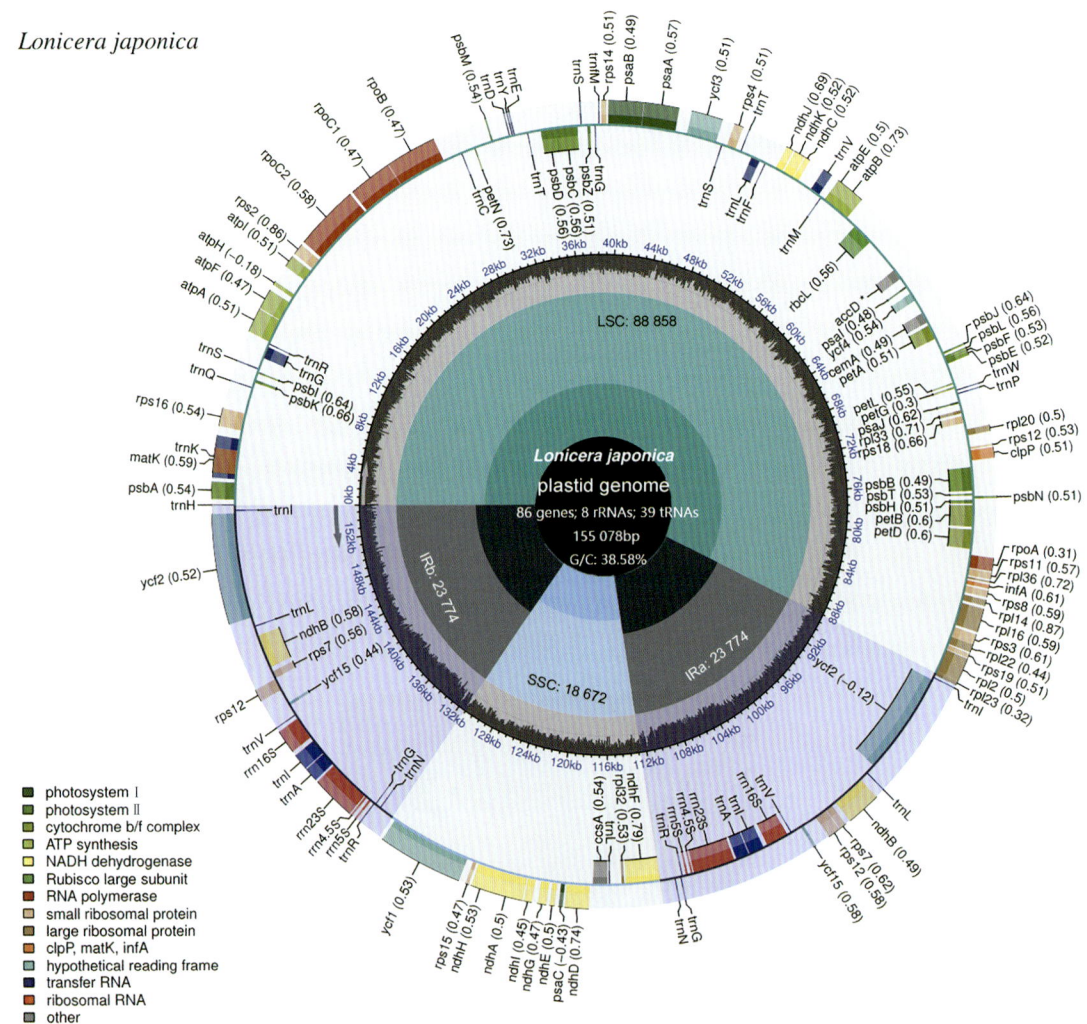

图 2-89-2 忍冬叶绿体基因组图谱

该图包括 6 个圆形轨道。自内向外的第一轨道表示分散重复序列，红色弧线表示直接重复序列，绿色弧线表示回文重复序列；自内向外的第二轨道上的蓝色柱状线条表示长串联重复序列，其重复单元碱基长度>7；自内向外的第三轨道以不同颜色的柱状线条表示不同类型的短串联重复序列（微卫星序列），其中黑色表示复杂重复序列，绿色表示重复单元碱基长度为 1 的重复序列，黄色表示重复单元碱基长度为 2 的重复序列，紫色表示重复单元碱基长度为 3 的重复序列，蓝色表示重复单元碱基长度为 4 的重复序列，橙色表示重复单元碱基长度为 5 的重复序列，红色表示重复单元碱基长度为 6 的重复序列；自内向外的第四轨道上以不同色块表示 SSC 区、反向重复区 IRa 和 IRb、LSC 区，数字代表相应区间的长度；自内向外的第五轨道表示 GC 含量；最外层第六轨道以不同色块表示不同功能的编码基因，功能分类详见图中左下角注释，基因名称后括号中的数字表示密码子使用偏差，轨道外侧的基因转录方向为顺时针方向，轨道内侧的基因转录方向为逆时针方向

【编码基因】 忍冬叶绿体基因组共编码 133 个基因，其中独特基因 114 个，包括蛋白质编码基因 86 个（独特基因 80 个）、转运 RNA（transfer RNA，tRNA）编码基因 39 个（独特基因 30 个）、核糖体 RNA（ribosome RNA，rRNA）编码基因 8 个（独特基因 4 个）（表 2-89-1）。其中 5 个蛋白质独特编码基因（*ndhB*、*ycf2*、*ycf15*、*rps12*、*rps7*）、4 个 rRNA 独特编码基因（*rrn16S*、*rrn23S*、*rrn4.5S*、*rrn5S*）、8 个 tRNA 独特编码基因（*trnA-UGC*、*trnG-UCC*、*trnH-GUG*、*trnI-GAU*、*trnL-CAA*、*trnN-GUU*、*trnR-ACG*、*trnV-GAC*）

位于 IR 区。有 10 个蛋白质编码基因 [ndhA、ndhB（×2）、rps16、rps18、rpl2、ycf2（×2）、atpF、rpoC1] 各含有 1 个内含子，3 个蛋白质编码基因 [ycf3、rps12（×2）] 含有 2 个内含子，8 个 tRNA 编码基因 [trnK-UUU、trnG-GCC、trnL-UAA、trnV-UAC、trnI-GAU（×2）、trnA-UGC（×2）] 各含有 1 个内含子（表 2-89-2）。忍冬叶绿体基因组中蛋白质编码区（coding sequence，CDS）的长度为 74 514bp，占整个基因组长度的 48.05%。rRNA 基因的长度为 9056bp，占整个基因组长度的 5.84%。而 tRNA 基因的长度为 2884bp，占整个基因组长度的 1.86%。忍冬叶绿体基因组非编码区主要包括内含子和基因间区，其长度占整个基因组长度的 44.25%。

表 2-89-1 忍冬叶绿体基因组基因列表

| 基因功能 | 基因分类 | 基因名称 |
| --- | --- | --- |
| rRNA | rRNA genes | rrn16S（×2）、rrn23S（×2）、rrn5S（×2）、rrn4.5S（×2） |
| tRNA | tRNA genes | 39 trn genes（8 个基因各含有 1 个内含子） |
| 自我复制 | Large subunit of ribosome | rpl14、rpl16、rpl2、rpl20、rpl22、rpl23、rpl32、rpl33、rpl36 |
| | DNA dependent RNA polymerase | rpoA、rpoB、rpoC1、rpoC2 |
| | Small subunit of ribosome | rps11、rps12（×3）、rps14、rps15、rps16、rps18、rps19、rps2、rps3、rps4、rps7（×2）、rps8 |
| 光合作用 | Subunits of ATP synthase | atpA、atpB、atpE、atpF、atpH、atpI |
| | Subunits of photosystem II | psbA、psbB、psbC、psbD、psbE、psbF、psbH、psbI、psbJ、psbK、psbL、psbM、psbN、psbT、psbZ、ycf3 |
| | Subunits of NADH-dehydrogenase | ndhA、ndhB（×2）、ndhC、ndhD、ndhE、ndhF、ndhG、ndhH、ndhI、ndhJ、ndhK |
| | Subunits of cytochrome b/f complex | petA、petB、petD、petG、petL、petN |
| | Subunits of photosystem I | psaA、psaB、psaC、psaI、psaJ |
| | Subunit of rubisco | rbcL |
| 其他功能 | c-type cytochrome synthesis gene | ccsA |
| | Subunit of acetyl-CoA-carboxylase | accD |
| | Envelop membrane protein | cemA |
| | Protease | clpP |
| | Translational initiation factor | infA |
| | Maturase | matK |
| 未知功能 | | ycf1、ycf2（×2）、ycf4、ycf15（×2） |

表 2-89-2 忍冬叶绿体基因内含子和外显子位置及长度

| 基因名称 | 基因编码序列所在链 | 起始位点 | 终止位点 | 长度（bp） | | | | |
| --- | --- | --- | --- | --- | --- | --- | --- | --- |
| | | | | 第一外显子 | 第一内含子 | 第二外显子 | 第二内含子 | 第三外显子 |
| trnK-UUU | − | 1698 | 4304 | 37 | 2535 | 35 | | |
| rps16 | − | 4886 | 6024 | 40 | 869 | 230 | | |
| trnG-GCC | + | 9841 | 10627 | 23 | 717 | 47 | | |

续表

| 基因名称 | 基因编码序列所在链 | 起始位点 | 终止位点 | 长度（bp） | | | | |
|---|---|---|---|---|---|---|---|---|
| | | | | 第一外显子 | 第一内含子 | 第二外显子 | 第二内含子 | 第三外显子 |
| *atpF* | – | 12569 | 13859 | 145 | 736 | 410 | | |
| *rpoC1* | – | 21829 | 24654 | 432 | 777 | 1617 | | |
| *ycf3* | – | 44454 | 46451 | 124 | 731 | 230 | 766 | 153 |
| *trnL-UAA* | + | 49044 | 49641 | 36 | 513 | 49 | | |
| *trnV-UAC* | – | 53476 | 54116 | 40 | 565 | 36 | | |
| *rps18* | + | 71901 | 72399 | 161 | 307 | 31 | | |
| *rps12* | – | 73817 | 101344 | 114 | ND | 232 | 538 | 26 |
| *rpl2* | – | 87196 | 88684 | 382 | 673 | 434 | | |
| *ycf2* | + | 89377 | 96228 | 6119 | 249 | 484 | | |
| *ndhB* | – | 97474 | 99685 | 777 | 679 | 756 | | |
| *trnI-GAU* | + | 105324 | 106342 | 37 | 947 | 35 | | |
| *trnA-UGC* | + | 106407 | 107288 | 38 | 809 | 35 | | |
| *ndhA* | – | 121481 | 123665 | 553 | 1093 | 539 | | |
| *trnA-UGC* | – | 136649 | 137530 | 38 | 809 | 35 | | |
| *trnI-GAU* | – | 137595 | 138613 | 37 | 947 | 35 | | |
| *rps12* | + | 142593 | 143386 | ND | ND | 232 | 538 | 26 |
| *ndhB* | + | 144252 | 146463 | 777 | 679 | 756 | | |
| *ycf2* | – | 147709 | 154560 | 6119 | 249 | 484 | | |

注："+"表示正链；"–"表示负链；"ND"表示未确定

【重复序列】 在忍冬叶绿体基因组中，微卫星序列有 A/T、C/G 和 AAT/ATT 三种类型，各有 25 个、4 个和 1 个（表 2-89-3）。共发现 37 个串联重复序列，满足总长度在 20bp 以上且重复单元之间的相似度 ≥ 90% 两个条件（表 2-89-4）。散在重复序列包括回文重复序列和正向重复序列。以 *e*-value 小于 1E–04 为阈值，忍冬叶绿体基因组散在重复序列包括 11 条回文重复序列和 37 条正向重复序列（表 2-89-5）。

表 2-89-3　忍冬叶绿体基因组微卫星序列统计

| 重复单元类型 | 重复序列个数 |
|---|---|
| A/T | 25 |
| C/G | 4 |
| AAT/ATT | 1 |

表 2-89-4　忍冬叶绿体基因组串联重复序列统计

| 起点—终点 | 重复单元长度（bp） | 重复单元拷贝数 | 重复单元一致序列长度（bp） | 重复单元之间的相似度（%） | 插入缺失比例（%） | 分值 | 碱基个数 | | | | 熵（0—2） |
|---|---|---|---|---|---|---|---|---|---|---|---|
| | | | | | | | A | C | G | T | |
| 60671—60821 | 81 | 1.9 | 81 | 94 | 2 | 268 | 26 | 21 | 26 | 25 | 2.00 |
| 60658—60823 | 54 | 3.1 | 54 | 92 | 1 | 271 | 25 | 22 | 27 | 24 | 2.00 |
| 59574—59681 | 45 | 2.4 | 45 | 100 | 0 | 216 | 28 | 25 | 25 | 20 | 1.99 |

续表

| 起点—终点 | 重复单元长度(bp) | 重复单元拷贝数 | 重复单元一致序列长度(bp) | 重复单元之间的相似度(%) | 插入缺失比例(%) | 分值 | 碱基个数 A | C | G | T | 熵(0—2) |
|---|---|---|---|---|---|---|---|---|---|---|---|
| 60487—60600 | 45 | 2.5 | 45 | 100 | 0 | 228 | 21 | 20 | 40 | 18 | 1.92 |
| 93340—93421 | 36 | 2.3 | 36 | 97 | 0 | 155 | 15 | 4 | 58 | 20 | 1.56 |
| 150516—150597 | 36 | 2.3 | 36 | 97 | 0 | 155 | 20 | 58 | 4 | 15 | 1.56 |
| 60956—61049 | 33 | 2.8 | 33 | 96 | 0 | 170 | 21 | 20 | 37 | 21 | 1.95 |
| 129488—129548 | 30 | 2.0 | 30 | 93 | 0 | 104 | 31 | 16 | 16 | 36 | 1.91 |
| 60671—60821 | 27 | 5.6 | 27 | 90 | 3 | 232 | 26 | 21 | 26 | 25 | 2.00 |
| 59936—59988 | 24 | 2.2 | 24 | 100 | 0 | 106 | 32 | 0 | 54 | 13 | 1.39 |
| 59983—60057 | 24 | 3.1 | 24 | 100 | 0 | 150 | 42 | 4 | 44 | 9 | 1.55 |
| 112130—112175 | 24 | 1.9 | 24 | 95 | 0 | 83 | 50 | 21 | 6 | 21 | 1.71 |
| 127934—127980 | 24 | 2.0 | 24 | 95 | 0 | 85 | 12 | 17 | 12 | 57 | 1.65 |
| 131762—131807 | 24 | 1.9 | 24 | 95 | 0 | 83 | 21 | 6 | 21 | 50 | 1.71 |
| 103347—103390 | 22 | 2.0 | 22 | 100 | 0 | 88 | 27 | 9 | 40 | 22 | 1.84 |
| 140547—140590 | 22 | 2.0 | 22 | 100 | 0 | 88 | 22 | 40 | 9 | 27 | 1.84 |
| 111732—111774 | 22 | 2.0 | 22 | 95 | 4 | 79 | 55 | 9 | 4 | 30 | 1.52 |
| 132163—132205 | 22 | 2.0 | 22 | 95 | 4 | 79 | 30 | 4 | 9 | 55 | 1.52 |
| 44290—44331 | 21 | 2.0 | 21 | 100 | 0 | 84 | 42 | 14 | 0 | 42 | 1.45 |
| 71748—71851 | 21 | 5.0 | 21 | 97 | 0 | 181 | 28 | 32 | 16 | 22 | 1.95 |
| 60079—60121 | 21 | 2.0 | 21 | 95 | 0 | 77 | 32 | 20 | 6 | 39 | 1.80 |
| 62785—62827 | 21 | 2.0 | 21 | 95 | 0 | 77 | 27 | 6 | 18 | 46 | 1.75 |
| 99970—100011 | 21 | 2.0 | 21 | 95 | 0 | 75 | 19 | 19 | 21 | 40 | 1.92 |
| 143926—143967 | 21 | 2.0 | 21 | 95 | 0 | 75 | 40 | 21 | 19 | 19 | 1.92 |
| 60618—60661 | 18 | 2.4 | 18 | 100 | 0 | 88 | 34 | 11 | 43 | 11 | 1.77 |
| 111790—111825 | 18 | 2.0 | 18 | 100 | 0 | 72 | 61 | 5 | 5 | 27 | 1.41 |
| 132112—132147 | 18 | 2.0 | 18 | 100 | 0 | 72 | 27 | 5 | 5 | 61 | 1.41 |
| 59957—60001 | 18 | 2.5 | 18 | 96 | 0 | 81 | 35 | 0 | 53 | 11 | 1.37 |
| 83928—83978 | 17 | 3.0 | 17 | 97 | 0 | 93 | 11 | 21 | 5 | 60 | 1.52 |
| 93309—93338 | 15 | 2.0 | 15 | 100 | 0 | 60 | 60 | 0 | 26 | 13 | 1.34 |
| 150599—150628 | 15 | 2.0 | 15 | 100 | 0 | 60 | 13 | 26 | 0 | 60 | 1.34 |
| 29421—29450 | 15 | 2.0 | 15 | 93 | 0 | 51 | 23 | 26 | 3 | 46 | 1.68 |
| 33145—33183 | 14 | 2.8 | 14 | 96 | 0 | 69 | 71 | 0 | 5 | 23 | 1.05 |
| 83369—83395 | 12 | 2.2 | 12 | 100 | 0 | 54 | 22 | 18 | 7 | 51 | 1.70 |
| 128320—128345 | 12 | 2.2 | 12 | 100 | 0 | 52 | 7 | 38 | 0 | 53 | 1.30 |
| 131246—131271 | 12 | 2.2 | 12 | 100 | 0 | 52 | 15 | 15 | 0 | 69 | 1.20 |
| 148320—148356 | 12 | 3.1 | 12 | 96 | 0 | 65 | 21 | 43 | 0 | 35 | 1.53 |

表 2-89-5　忍冬叶绿体基因组散在重复序列特征值

| 重复单元一长度（bp） | 重复单元一起点 | 重复类型 | 重复单元二长度（bp） | 重复单元二起点 | 重复单元间隔 | e-value |
| --- | --- | --- | --- | --- | --- | --- |
| 83 | 71747 | D | 83 | 71768 | −2 | 2.21E−36 |
| 69 | 60486 | D | 69 | 60531 | 0 | 1.94E−32 |
| 72 | 60724 | D | 72 | 60751 | −2 | 6.98E−30 |
| 63 | 59573 | D | 63 | 59618 | 0 | 7.95E−29 |
| 67 | 60653 | D | 67 | 60707 | −3 | 4.02E−25 |
| 61 | 60955 | D | 61 | 60988 | −2 | 2.10E−23 |
| 57 | 60516 | D | 57 | 60588 | −1 | 5.57E−23 |
| 62 | 71747 | D | 62 | 71789 | −3 | 3.25E−22 |
| 61 | 38269 | P | 61 | 111176 | −3 | 1.24E−21 |
| 61 | 38269 | D | 61 | 132699 | −3 | 1.24E−21 |
| 61 | 60424 | D | 61 | 60955 | −3 | 1.24E−21 |
| 51 | 59982 | D | 51 | 60006 | 0 | 1.33E−21 |
| 50 | 60670 | D | 50 | 60751 | 0 | 5.34E−21 |
| 51 | 72932 | D | 51 | 125599 | −1 | 2.04E−19 |
| 53 | 38287 | P | 53 | 111166 | −3 | 5.27E−17 |
| 53 | 38287 | D | 53 | 132717 | −3 | 5.27E−17 |
| 53 | 93335 | D | 53 | 93371 | −3 | 5.27E−17 |
| 53 | 93335 | P | 53 | 150512 | −3 | 5.27E−17 |
| 53 | 93371 | P | 53 | 150548 | −3 | 5.27E−17 |
| 53 | 150512 | D | 53 | 150548 | −3 | 5.27E−17 |
| 52 | 60444 | D | 52 | 61008 | −3 | 1.99E−16 |
| 50 | 91355 | D | 50 | 91379 | −3 | 2.82E−15 |
| 50 | 91355 | P | 50 | 152507 | −3 | 2.82E−15 |
| 50 | 91379 | P | 50 | 152531 | −3 | 2.82E−15 |
| 50 | 152507 | D | 50 | 152531 | −3 | 2.82E−15 |
| 39 | 45632 | D | 39 | 101383 | 0 | 2.24E−14 |
| 39 | 45632 | P | 39 | 142514 | 0 | 2.24E−14 |
| 39 | 60561 | D | 39 | 60588 | 0 | 2.24E−14 |
| 42 | 60486 | D | 42 | 60603 | −1 | 4.41E−14 |
| 42 | 71788 | D | 42 | 71809 | −1 | 4.41E−14 |
| 45 | 60670 | D | 45 | 60778 | −2 | 4.87E−14 |
| 47 | 60416 | D | 47 | 60980 | −3 | 1.50E−13 |
| 41 | 60444 | D | 41 | 60975 | −1 | 1.72E−13 |
| 41 | 101381 | D | 41 | 122057 | −1 | 1.72E−13 |
| 41 | 122057 | P | 41 | 142514 | −1 | 1.72E−13 |
| 43 | 38297 | P | 43 | 111166 | −2 | 7.10E−13 |
| 43 | 38297 | D | 43 | 132727 | −2 | 7.10E−13 |

续表

| 重复单元一长度（bp） | 重复单元一起点 | 重复类型 | 重复单元二长度（bp） | 重复单元二起点 | 重复单元间隔 | e-value |
|---|---|---|---|---|---|---|
| 45 | 95563 | D | 45 | 95641 | –3 | 2.09E–12 |
| 45 | 95563 | P | 45 | 148250 | –3 | 2.09E–12 |
| 45 | 95641 | P | 45 | 148328 | –3 | 2.09E–12 |
| 45 | 148250 | D | 45 | 148328 | –3 | 2.09E–12 |
| 39 | 45632 | D | 39 | 122059 | –1 | 2.62E–12 |
| 39 | 60757 | D | 39 | 60784 | –1 | 2.62E–12 |
| 42 | 71767 | D | 42 | 71809 | –2 | 2.71E–12 |
| 43 | 60431 | D | 43 | 60995 | –3 | 2.91E–11 |
| 43 | 60724 | D | 43 | 60778 | –3 | 2.91E–11 |
| 43 | 83927 | D | 43 | 83944 | –3 | 2.91E–11 |
| 43 | 129291 | D | 43 | 129411 | –3 | 2.91E–11 |

注：P. palindromic repeat，回文重复序列；D. direct repeat，正向重复序列

【高可变区】 为了发现忍冬属的高可变区，从14个忍冬属物种叶绿体基因组中提取了108种基因间区，采用K2p（Kimura 2-parameter）模型计算基因间区的遗传距离，遗传距离最大的30个基因间区见图 2-89-3。其 K2p 平均值分布于 1.93～28.58。其中 *ycf1-trnN-GUU*、*trnN-GUU-ndhF*、*trnH-GUG-psbA*、*petD-rpoA*、*rpl16-rps3*、*rps18-rpl20*、

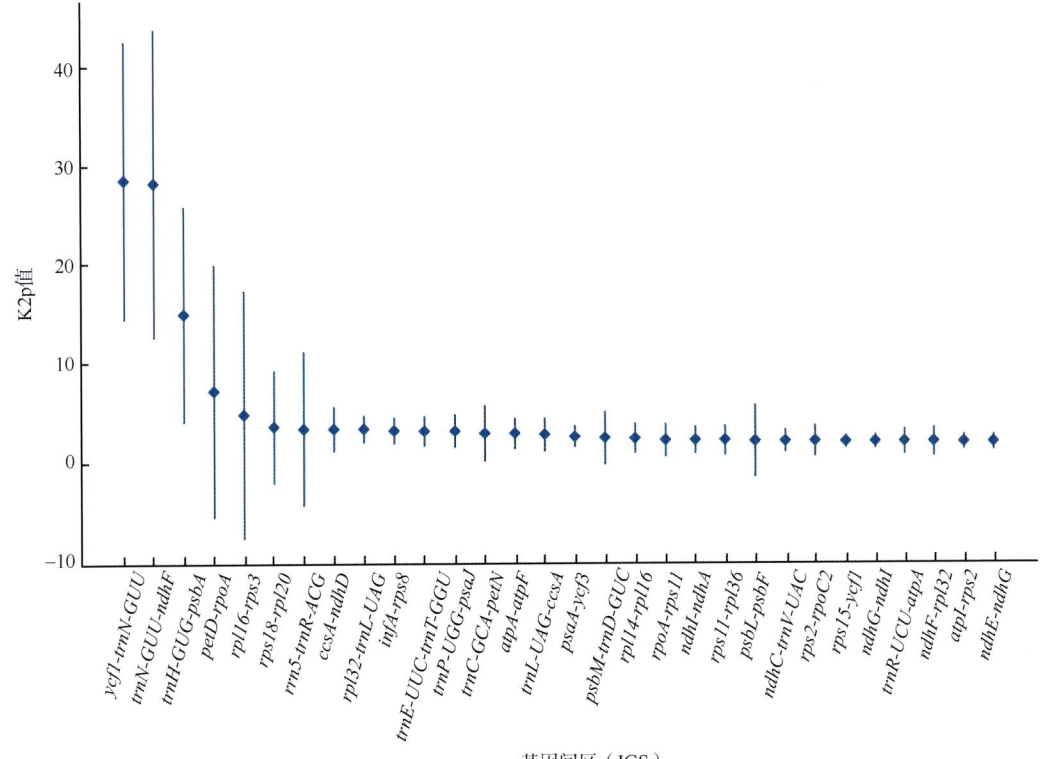

图 2-89-3 忍冬属物种基因间区的遗传距离分析结果

*rrn5-trnR-ACG*、*ccsA-ndhD*、*rpl32-trnL-UAG*、*infA-rps8*、*trnE-UUC-trnT-GGU*、*trnP-UGG-psaJ*、*trnC-GCA-petN*、*atpA-atpF*、*trnL-UAG-ccsA*、*psaA-ycf3*、*psbM-trnD-GUC*、*rpl14-rpl16*、*rpoA-rps11*、*ndhI-ndhA*、*rps11-rpl36*、*psbL-psbF*、*ndhC-trnV-UAC*、*rps2-rpoC2*、*rps15-ycf1*、*ndhG-ndhI*、*trnR-UCU-atpA* 的 K2p 平均值较高，分别为 28.58、28.26、15.02、7.25、4.87、3.62、3.42、3.41、3.37、3.23、3.15、3.14、2.90、2.89、2.76、2.55、2.41、2.37、2.20、2.19、2.17、2.08、2.07、2.06、2.01、2.01、2.00。由此可见，忍冬属 14 个物种的叶绿体基因组在这 27 个区域的变异较大，这 27 个区域可作为潜在的分子标记开发区域。

【系统发育】 使用 MAFFT 对来自忍冬属 15 个物种[7-13]和 1 个外类群物种 [ 莛子藨（*Triosteum pinnatifidum*）的叶绿体基因组中提取的 70 个共有蛋白质序列进行多重序列比对，使用 IQ-TREE 筛选得到最优的 TVJTT+F+I+G4 模型，并采用最大似然法（maximum likelihood method）构建进化树。结果显示，盘叶忍冬（*Lonicera tragophylla*）[7]独立分化为一支，其余 14 个物种聚为一支。随后，刚毛忍冬（*Lonicera hispida*）[8]和冠果忍冬（*Lonicera stephanocarpa*）[7]及早花忍冬（*Lonicera praeflorens*）[7]聚为一支，其余 11 个物种聚为一支。其中，长距忍冬（*Lonicera calcarata*）[9]独立分化为一支，剩余 10 个物种聚为一支。在这 10 个物种中，波叶忍冬（*Lonicera vesicaria*）[10]和葱皮忍冬（*Lonicera ferdinandi*）[7]聚为一支，库叶忍冬（*Lonicera sachalinensis*）[10]、*Lonicera insularis*[10]和金银忍冬（*Lonicera maackii*）[10]聚为一支。其余 5 个物种先分出红脉忍冬（*Lonicera nervosa*）[8]，其次是灰毡毛忍冬（*Lonicera macranthoides*）[11]、紫花忍冬（*Lonicera maximowiczii*）[12]、华南忍冬（*Lonicera confusa*）[9]和忍冬（*Lonicera japonica*）[13]；最后，紫花忍冬和灰毡毛忍冬聚为一支，华南忍冬和忍冬聚为一支。忍冬与华南忍冬的亲缘关系最近，与盘叶忍冬的亲缘关系最远（图 2-89-4）。

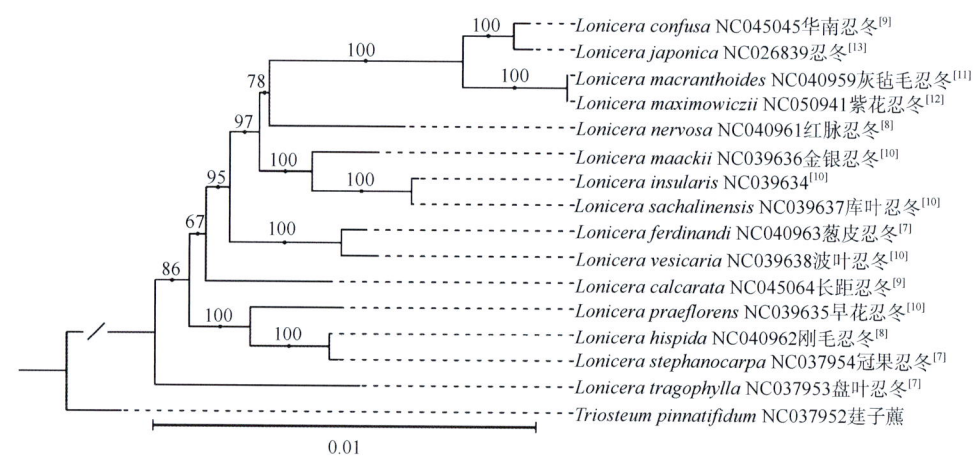

图 2-89-4 忍冬属植物系统发育进化分析

【$K_A$/$K_S$ 选择压力分析】 以图 2-89-4 的进化树作为参考，利用 Hyphy 软件中的 aBSREL 模型对蛋白质编码基因进行选择压力分析（表 2-89-6）。共发现 4 个忍冬属基因受到正向选择，即 *ccsA*、*matK*、*psaB*、*rps12*。在物种忍冬（*L. japonica*）中，*ccsA*、*psaB* 2 个基因被正向选择；在物种红脉忍冬（*L. nervosa*）中，*matK* 基因被正向选择；在物种早花忍冬（*L. praeflorens*）中，*rps12* 基因被正向选择。这些基因可能与忍冬属植物适应高海拔、高紫外辐射、低温环境相关。

表 2-89-6　忍冬属植物 $K_A/K_S$ 选择压力分析

| 物种 | 基因 | 优化的枝长 | LRT | *p*-value |
|---|---|---|---|---|
| *L. japonica* | *ccsA* | 0.0005 | 30.5994 | 0.0000* |
|  | *psaB* | 0.0005 | 0.5922 | 1.0000 |
| *L. nervosa* | *matK* | 0.0036 | 13.4958 | 0.0100 |
| *L. praeflorens* | *rps12* | 0.0026 | 19.5922 | 0.0004 |

注：LRT. likelihood ratio test，似然比检验；"*"表示值小于 0.0001

【宏 DNA 条形码的发现及其 PCR 扩增引物设计】　为了发现能够区分忍冬属下物种的宏 DNA 条形码序列及其 PCR 扩增引物，利用 ecoPrimers 对忍冬属植物叶绿体基因组序列进行分析。未发现可用于设计 PCR 扩增引物的保守区间。

## 参 考 文 献

[1] 中国科学院《中国植物志》编委会. 中国植物志. 北京：科学出版社，1988，72（2）：236.
[2] 国家药典委员会. 中华人民共和国药典（2020 年版）一部. 北京：中国医药科技出版社，2020：230.
[3] 国家中医药管理局编委会. 中华本草. 第 2 册. 上海：上海科学技术出版社，1999：529-536.
[4] 文庆，毕琼，丁野，等. 金银花与山银花的资源分布和种植技术发展概况. 中国药业，2018，27（2）：1-5.
[5] 禹勇军. 中药金银花的有效成分及药理作用分析. 内蒙古中医药，2017，14：131+150.
[6] 饶伟文，黄海燕. 金银花与山银花主要有效成分含量比较. 国际中医中药杂志，2016，10：926-993.
[7] Fan W B, Wu Y, Yang J, et al. Comparative chloroplast genomics of Dipsacales species: insights into sequence variation, adaptive evolution, and phylogenetic relationships. Front Plant Sci, 2018, 9: 689.
[8] Liu M L, Fan W B, Wang N, et al. Evolutionary analysis of plastid genomes of seven *Lonicera* L. species. implications for sequence divergence and phylogenetic relationships. International Journal of Molecular Sciences, 2018, 19（12）: 4039.
[9] Wang H X, Liu H, Moore M J, et al. Plastid phylogenomic insights into the evolution of the Caprifoliaceae s. l.（Dipsacales）. Molecular Phylogenetics and Evolution, 2020, 142: 106641.
[10] Kang K B, Kang S J, Kim M S, et al. Chemical and genomic diversity of six *Lonicera* species occurring in Korea. Phytochemistry, 2018, 155: 126-135.
[11] Hu H, Liu J G, Wang M, et al. Characterization of the complete chloroplast genome of *Lonicera macranthoides*. Mitochondrial DNA Part B: Resources, 2018, 3（2）: 1000-1001.
[12] Sui C H, Wang L. The complete chloroplast genome of horticultural plant *Lonicera maximowiczii*（Caprifoliaceae）. Mitochondrial DNA Part B: Resources, 2020, 5（2）: 1186-1187.
[13] He L, Qian J, Li X, et al. Complete chloroplast genome of medicinal plant *Lonicera japonica*: Genome rearrangement, intron gain and loss, and implications for phylogenetic studies. Molecules（Basel, Switzerland）, 2017, 22（2）: 249.

# 90 灰毡毛忍冬

【药材基本信息】 灰毡毛忍冬（*Lonicera macranthoides* Hand.-Mazz.）为忍冬科忍冬属药用植物[1]，其干燥花蕾或初开的花为山银花中药材（图2-90-1）。收载于《中国药典》（2020年版）[2]。灰毡毛忍冬分布于安徽、浙江、江西、福建、湖北、湖南、广西、四川、贵州、重庆等地。山东产金银花习称"东银花""济银花"，河南产金银花习称"密银花"，其品质优良，均属于道地药材。金银花以花未开放、色黄白、肥大者为佳。金银花主要含有绿原酸、异绿原酸、木犀草素、木犀草苷、肌醇、芳樟醇等成分[3,4]。金银花味甘，性寒。归肺、心、胃经。金银花是中医临床清热解毒的首选药物，属于大宗常用中药材。现代研究证明，金银花具有抗菌、抗病毒、解热、抗炎、利胆、保肝、降脂、抗肿瘤、提高免疫力等药理活性，临床广泛用于治疗各种感染性、传染性疾病[3-6]。

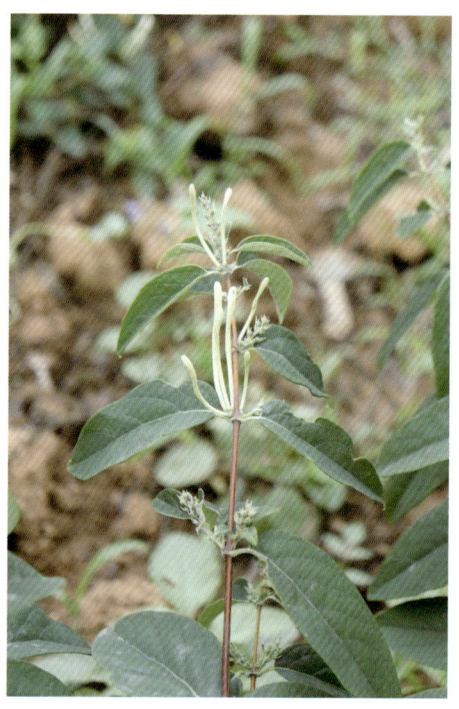

图 2-90-1 灰毡毛忍冬

【叶绿体基因组】 灰毡毛忍冬的叶绿体DNA为环状分子，其叶绿体基因组（GenBank登录号：NC040959.1）总长度为154 897bp，具有保守的四分状结构，包括一个LSC区、一个SSC区和一对IR区，其长度分别为88 692bp、18 623bp和23 791bp（图2-90-2）。灰毡毛忍冬叶绿体基因组的整体G/C含量为38.52%。其IR区的G/C含量（43.42%）高于 SSC 区的 G/C 含量（33.52%）和 LSC 区的 G/C 含量（36.90%）。

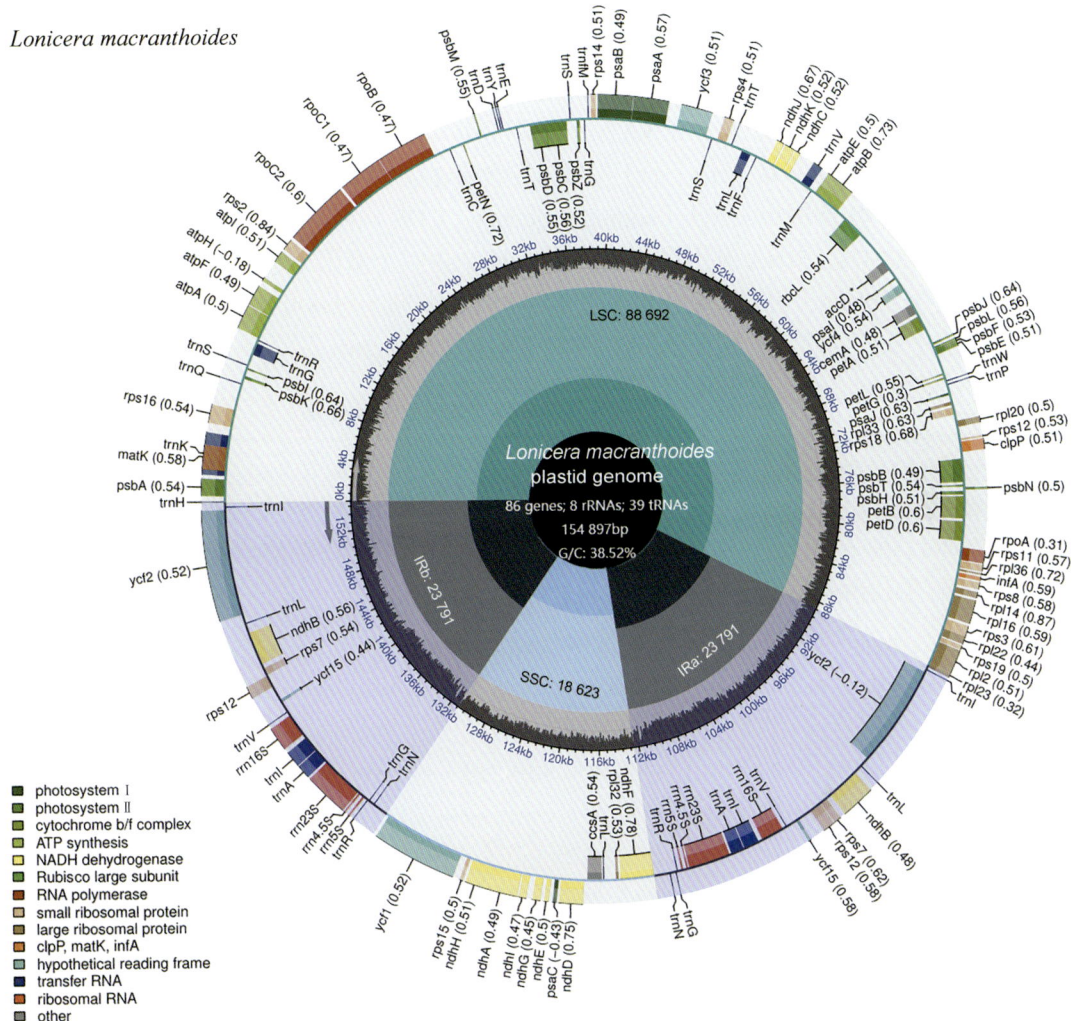

图 2-90-2 灰毡毛忍冬叶绿体基因组图谱

该图包括 6 个圆形轨道。自内向外的第一轨道表示分散重复序列，红色弧线表示直接重复序列，绿色弧线表示回文重复序列；自内向外的第二轨道上的蓝色柱状线条表示长串联重复序列，其重复单元碱基长度＞7；自内向外的第三轨道以不同颜色的柱状线条表示不同类型的短串联重复序列（微卫星序列），其中黑色表示复杂重复序列，绿色表示重复单元碱基长度为 1 的重复序列，黄色表示重复单元碱基长度为 2 的重复序列，紫色表示重复单元碱基长度为 3 的重复序列，蓝色表示重复单元碱基长度为 4 的重复序列，橙色表示重复单元碱基长度为 5 的重复序列，红色表示重复单元碱基长度为 6 的重复序列；自内向外的第四轨道上以不同色块表示 SSC 区、反向重复区 IRa 和 IRb、LSC 区，数字代表相应区间的长度；自内向外的第五轨道表示 GC 含量；最外层第六轨道以不同色块表示不同功能的编码基因，功能分类详见图中左下角注释，基因名称后括号中的数字表示密码子使用偏差，轨道外侧的基因转录方向为顺时针方向，轨道内侧的基因转录方向为逆时针方向

【编码基因】　灰毡毛忍冬叶绿体基因组共编码 133 个基因，其中独特基因 114 个，包括蛋白质编码基因 86 个（独特基因 80 个）、转运 RNA（transfer RNA，tRNA）编码基因 39 个（独特基因 30 个）、核糖体 RNA（ribosomal RNA，rRNA）编码基因 8 个（独特基因 4 个）（表 2-90-1）。其中有 5 个蛋白质独特编码基因（*ndhB*、*ycf2*、*ycf15*、*rps12*、 *rps7*)、8个 tRNA 独特编码基因（*trnA-UGC*、*trnG-UCC*、*trnI-CAU*、*trnI-GAU*、*trnL-CAA*、*trnN-GUU*、*trnR-ACG*、*trnV-GAC*）、4个 rRNA 独特编码基因（*rrn16S*、*rrn23S*、*rrn4.5S*、*rrn5S*）位于 IR 区。有 10 个蛋白质编码基因 [*ndhA*、*ndhB*（×2）、*rpl2*、*rps16*、*rpl16*、*petB*、*petD*、*atpF*、*rpoC1*] 各含有 1 个内含子（intron），3 个蛋白质编码基因 [*ycf3*、*rps12*（×2）] 含有 2 个内含子，8 个 tRNA 编码基因 [*trnA-UGC*（×2）、*trnG-GCC*、*trnI-GAU*（×2）、*trnK-UUU*、*trnL-UAA*、*trnV-UAC*] 各含有 1 个内含子（表 2-90-2）。灰毡毛忍冬叶绿体基因组中蛋白质编码区（coding sequence，CDS）的长度为 74 406bp，占整个基因组长度的 48.03%。rRNA 基因的长度为 9056bp，占整个基因组长度的 5.85%。而 tRNA 基因的长度为 2884bp，占整个基因组长度的 1.86%。灰毡毛忍冬叶绿体基因组非编码区主要包括内含子和基因间区，其长度占整个基因组长度的 44.26%。

表 2-90-1　灰毡毛忍冬叶绿体基因组基因列表

| 基因功能 | 基因分类 | 基因名称 |
|---|---|---|
| rRNA | rRNA genes | *rrn16S*（×2）、*rrn23S*（×2）、*rrn5S*（×2）、*rrn4.5S*（×2） |
| tRNA | tRNA genes | 39 *trn* genes（8 个基因各含有 1 个内含子） |
| 自我复制 | Large subunit of ribosome | *rpl14*、*rpl16*、*rpl2*、*rpl20*、*rpl22*、*rpl23*、*rpl32*、*rpl33*、*rpl36* |
| | DNA dependent RNA polymerase | *rpoA*、*rpoB*、*rpoC1*、*rpoC2* |
| | Small subunit of ribosome | *rps11*、*rps12*（×3）、*rps14*、*rps15*、*rps16*、*rps18*、*rps19*、*rps2*、*rps3*、*rps4*、*rps7*（×2）、*rps8* |
| 光合作用 | Subunits of ATP synthase | *atpA*、*atpB*、*atpE*、*atpF*、*atpH*、*atpI* |
| | Subunits of photosystem II | *psbA*、*psbB*、*psbC*、*psbD*、*psbE*、*psbF*、*psbH*、*psbI*、*psbJ*、*psbK*、*psbL*、*psbM*、*psbN*、*psbT*、*psbZ*、*ycf3* |
| | Subunits of NADH-dehydrogenase | *ndhA*、*ndhB*（×2）、*ndhC*、*ndhD*、*ndhE*、*ndhF*、*ndhG*、*ndhH*、*ndhI*、*ndhJ*、*ndhK* |
| | Subunits of cytochrome b/f complex | *petA*、*petB*、*petD*、*petG*、*petL*、*petN* |
| | Subunits of photosystem I | *psaA*、*psaB*、*psaC*、*psaI*、*psaJ* |
| | Subunit of rubisco | *rbcL* |
| 其他功能 | c-type cytochrome synthesis gene | *ccsA* |
| | Subunit of acetyl-CoA-carboxylase | *accD* |
| | Envelop membrane protein | *cemA* |
| | Protease | *clpP* |
| | Translational initiation factor | *infA* |
| | Maturase | *matK* |
| 未知功能 | | *ycf1*、*ycf2*（×2）、*ycf4*、*ycf15*（×2） |

表 2-90-2　灰毡毛忍冬叶绿体基因内含子和外显子位置及长度

| 基因名称 | 基因编码序列所在链 | 起始位置 | 终点位置 | 长度（bp） | | | | |
|---|---|---|---|---|---|---|---|---|
| | | | | 第一外显子 | 第一内含子 | 第二外显子 | 第二内含子 | 第三外显子 |
| trnK-UUU | − | 1705 | 4313 | 37 | 2537 | 35 | | |
| rps16 | − | 4897 | 6029 | 40 | 863 | 230 | | |
| trnG-GCC | + | 9840 | 10626 | 23 | 717 | 47 | | |
| atpF | − | 12570 | 13865 | 145 | 741 | 410 | | |
| rpoC1 | − | 21855 | 24677 | 432 | 783 | 1608 | | |
| ycf3 | − | 44361 | 46366 | 124 | 733 | 230 | 766 | 153 |
| trnL-UAA | + | 48956 | 49553 | 36 | 513 | 49 | | |
| trnV-UAC | − | 53399 | 54039 | 40 | 565 | 36 | | |
| rps12 | − | 73626 | 101178 | 114 | ND | 232 | 538 | 26 |
| petB | + | 77390 | 78824 | 6 | 781 | 642 | | |
| petD | + | 79019 | 80286 | 8 | 787 | 475 | | |
| rpl16 | − | 83823 | 85294 | 9 | 1066 | 399 | | |
| rpl2 | − | 87031 | 88518 | 387 | 672 | 429 | | |
| ndhB | − | 97308 | 99519 | 777 | 679 | 756 | | |
| trnI-GAU | + | 105159 | 106177 | 37 | 947 | 35 | | |
| trnA-UGC | + | 106242 | 107123 | 38 | 809 | 35 | | |
| ndhA | − | 121332 | 123516 | 553 | 1093 | 539 | | |
| trnA-UGC | − | 136467 | 137348 | 38 | 809 | 35 | | |
| trnI-GAU | − | 137413 | 138431 | 37 | 947 | 35 | | |
| rps12 | + | 142412 | 143205 | ND | ND | 232 | 538 | 26 |
| ndhB | + | 144071 | 146282 | 777 | 679 | 756 | | |

注："+"表示正链；"−"表示负链；"ND"表示未确定

【重复序列】　在灰毡毛忍冬叶绿体基因组中，微卫星序列有 A/T、C/G、AAT/ATT 三种类型，各有 33 个、1 个和 1 个（表 2-90-3）。共发现 28 个串联重复序列，满足总长度在 20bp 以上且重复单元之间的相似度 ≥ 90% 两个条件（表 2-90-4）。散在重复序列包括回文重复序列和正向重复序列。以 e-value 小于 1E–04 为阈值，灰毡毛忍冬叶绿体基因组散在重复序列包括 10 条回文重复序列和 47 条正向重复序列（表 2-90-5）。

表 2-90-3　灰毡毛忍冬叶绿体基因组微卫星序列统计

| 重复单元类型 | 重复序列个数 |
|---|---|
| A/T | 33 |
| C/G | 1 |
| AAT/ATT | 1 |

表 2-90-4　灰毡毛忍冬叶绿体基因组串联重复序列统计

| 起点—终点 | 重复单元长度（bp） | 重复单元拷贝数 | 重复单元一致序列长度（bp） | 重复单元之间的相似度（%） | 插入缺失比例（%） | 分值 | 碱基个数 A | C | G | T | 熵（0—2） |
|---|---|---|---|---|---|---|---|---|---|---|---|
| 29282—29311 | 15 | 2.0 | 15 | 93 | 0 | 51 | 23 | 26 | 3 | 46 | 1.68 |
| 30901—30928 | 13 | 2.2 | 13 | 100 | 0 | 56 | 60 | 0 | 7 | 32 | 1.24 |
| 59032—59469 | 141 | 3.0 | 141 | 91 | 5 | 664 | 30 | 18 | 20 | 30 | 1.96 |
| 59836—59980 | 45 | 3.2 | 45 | 96 | 0 | 272 | 29 | 22 | 26 | 21 | 1.99 |
| 60275—60335 | 18 | 3.4 | 18 | 93 | 0 | 104 | 39 | 0 | 49 | 11 | 1.39 |
| 60673—60826 | 33 | 4.5 | 33 | 95 | 3 | 263 | 21 | 20 | 37 | 20 | 1.95 |
| 62562—62604 | 21 | 2.0 | 21 | 90 | 0 | 68 | 30 | 6 | 16 | 46 | 1.73 |
| 63538—63567 | 14 | 2.1 | 14 | 100 | 0 | 60 | 66 | 13 | 6 | 13 | 1.43 |
| 70235—70283 | 24 | 2.1 | 24 | 96 | 3 | 91 | 71 | 0 | 12 | 16 | 1.14 |
| 71562—71665 | 21 | 5.0 | 21 | 97 | 0 | 181 | 28 | 32 | 16 | 22 | 1.95 |
| 79595—79631 | 18 | 2.1 | 18 | 94 | 0 | 65 | 59 | 18 | 5 | 16 | 1.55 |
| 83781—83814 | 17 | 2.0 | 17 | 94 | 0 | 59 | 11 | 20 | 5 | 61 | 1.50 |
| 93143—93172 | 15 | 2.0 | 15 | 100 | 0 | 60 | 60 | 0 | 26 | 13 | 1.34 |
| 93174—93255 | 36 | 2.3 | 36 | 97 | 0 | 155 | 15 | 4 | 58 | 20 | 1.56 |
| 99804—99845 | 21 | 2.0 | 21 | 95 | 0 | 75 | 19 | 19 | 21 | 40 | 1.92 |
| 103182—103225 | 22 | 2.0 | 22 | 100 | 0 | 88 | 27 | 9 | 40 | 22 | 1.84 |
| 111569—111611 | 22 | 2.0 | 22 | 95 | 4 | 79 | 55 | 9 | 4 | 30 | 1.52 |
| 111627—111662 | 18 | 2.0 | 18 | 94 | 0 | 63 | 63 | 5 | 5 | 25 | 1.38 |
| 127781—127827 | 24 | 2.0 | 24 | 95 | 0 | 85 | 12 | 17 | 12 | 57 | 1.65 |
| 128167—128204 | 12 | 3.2 | 12 | 100 | 0 | 76 | 7 | 39 | 0 | 52 | 1.31 |
| 129326—129386 | 30 | 2.0 | 30 | 90 | 6 | 97 | 31 | 18 | 14 | 36 | 1.91 |
| 131928—131963 | 18 | 2.0 | 18 | 94 | 0 | 63 | 25 | 5 | 5 | 63 | 1.38 |
| 131979—132021 | 22 | 2.0 | 22 | 95 | 4 | 79 | 30 | 4 | 9 | 55 | 1.52 |
| 140365—140408 | 22 | 2.0 | 22 | 100 | 0 | 88 | 22 | 40 | 9 | 27 | 1.84 |
| 143745—143786 | 21 | 2.0 | 21 | 95 | 0 | 75 | 40 | 21 | 19 | 19 | 1.92 |
| 148139—148175 | 12 | 3.1 | 12 | 96 | 0 | 65 | 21 | 43 | 0 | 35 | 1.53 |
| 150335—150416 | 36 | 2.3 | 36 | 97 | 0 | 155 | 20 | 58 | 4 | 15 | 1.56 |
| 150418—150447 | 15 | 2.0 | 15 | 100 | 0 | 60 | 13 | 26 | 0 | 60 | 1.34 |

表 2-90-5　灰毡毛忍冬叶绿体基因组散在重复序列特征值

| 重复单元一长度（bp） | 重复单元一起点 | 重复类型 | 重复单元二长度（bp） | 重复单元二起点 | 重复单元间隔 | $e$-value |
|---|---|---|---|---|---|---|
| 94 | 59116 | D | 94 | 59257 | 0 | 1.72E-47 |
| 84 | 59031 | D | 84 | 59176 | 0 | 1.80E-41 |
| 94 | 59835 | D | 94 | 59880 | −3 | 6.23E-41 |
| 86 | 60707 | D | 86 | 60740 | −1 | 2.91E-40 |

| 重复单元一长度（bp） | 重复单元一起点 | 重复类型 | 重复单元二长度（bp） | 重复单元二起点 | 重复单元间隔 | $e$-value |
| --- | --- | --- | --- | --- | --- | --- |
| 83 | 71561 | D | 83 | 71582 | −2 | 2.21E−36 |
| 83 | 59852 | D | 83 | 59897 | −3 | 1.79E−34 |
| 71 | 38177 | P | 71 | 111002 | −3 | 1.87E−27 |
| 71 | 38177 | D | 71 | 132516 | −3 | 1.87E−27 |
| 62 | 71561 | D | 62 | 71603 | −3 | 3.24E−22 |
| 55 | 59835 | D | 55 | 59925 | −1 | 8.58E−22 |
| 57 | 59243 | D | 57 | 59391 | −2 | 4.67E−21 |
| 53 | 60707 | D | 53 | 60773 | −1 | 1.32E−20 |
| 56 | 59231 | D | 56 | 59379 | −3 | 9.73E−19 |
| 56 | 129141 | D | 56 | 129261 | −3 | 9.73E−19 |
| 53 | 38195 | P | 53 | 111002 | −2 | 1.03E−18 |
| 53 | 38195 | D | 53 | 132534 | −2 | 1.03E−18 |
| 53 | 93169 | D | 53 | 93205 | −3 | 5.26E−17 |
| 53 | 93169 | P | 53 | 150331 | −3 | 5.26E−17 |
| 53 | 93205 | P | 53 | 150367 | −3 | 5.26E−17 |
| 53 | 129149 | D | 53 | 129269 | −3 | 5.26E−17 |
| 53 | 150331 | D | 53 | 150367 | −3 | 5.26E−17 |
| 50 | 59885 | D | 50 | 59930 | −2 | 5.87E−17 |
| 51 | 72747 | D | 51 | 125446 | −3 | 7.48E−16 |
| 50 | 91189 | D | 50 | 91213 | −3 | 2.82E−15 |
| 50 | 91189 | P | 50 | 152326 | −3 | 2.82E−15 |
| 50 | 91213 | P | 50 | 152350 | −3 | 2.82E−15 |
| 50 | 152326 | D | 50 | 152350 | −3 | 2.82E−15 |
| 39 | 45545 | D | 39 | 101217 | 0 | 2.23E−14 |
| 39 | 45545 | P | 39 | 142333 | 0 | 2.23E−14 |
| 42 | 71602 | D | 42 | 71623 | −1 | 4.40E−14 |
| 41 | 101215 | D | 41 | 121908 | −1 | 1.72E−13 |
| 41 | 121908 | P | 41 | 142333 | −1 | 1.72E−13 |
| 46 | 59113 | D | 46 | 59402 | −3 | 5.59E−13 |
| 45 | 95397 | D | 45 | 95475 | −3 | 2.09E−12 |
| 45 | 95397 | P | 45 | 148069 | −3 | 2.09E−12 |
| 45 | 95475 | P | 45 | 148147 | −3 | 2.09E−12 |
| 45 | 148069 | D | 45 | 148147 | −3 | 2.09E−12 |
| 39 | 45545 | D | 39 | 121910 | −1 | 2.61E−12 |
| 39 | 60668 | D | 39 | 60705 | −1 | 2.61E−12 |
| 42 | 71581 | D | 42 | 71623 | −2 | 2.70E−12 |

续表

| 重复单元一长度（bp） | 重复单元一起点 | 重复类型 | 重复单元二长度（bp） | 重复单元二起点 | 重复单元间隔 | e-value |
|---|---|---|---|---|---|---|
| 35 | 60672 | D | 35 | 60742 | 0 | 5.72E–12 |
| 35 | 60672 | D | 35 | 60775 | 0 | 5.72E–12 |
| 38 | 59897 | D | 38 | 59942 | –1 | 1.02E–11 |
| 41 | 129161 | D | 41 | 129281 | –2 | 1.03E–11 |
| 34 | 59031 | D | 34 | 59317 | 0 | 2.29E–11 |
| 43 | 60274 | D | 43 | 60292 | –3 | 2.91E–11 |
| 40 | 71561 | D | 40 | 71624 | –2 | 3.92E–11 |

注：P. palindromic repeat，回文重复序列；D. direct repeat，正向重复序列

【高可变区】 为了发现忍冬属的高可变区，从 14 个忍冬属物种中提取了 108 个基因间区，采用 K2p（Kimura 2-parameter）模型计算基因间区的遗传距离。遗传距离最大的 30 个基因间区参见图 2-90-3。其 K2p 平均值分布于 1.93～28.58。其中 *ycf1-trnN-GUU*、*trnN-GUU-ndhF*、*trnH-GUG-psbA*、*petD-rpoA*、*rpl16-rps3*、*rps18-rpl20*、*rrn5-trnR-ACG*、*ccsA-ndhD*、*rpl32-trnL-UAG*、*infA-rps8*、*trnE-UUC-trnT-GGU*、*trnP-UGG-psaJ*、*trnC-GCA-petN*、*atpA-atpF*、*trnL-UAG-ccsA*、*psaA-ycf3*、*psbM-trnD-GUC*、*rpl14-rpl16*、*rpoA-rps11*、*ndhI-ndhA*、*rps11-rpl36*、*psbL-psbF*、*ndhC-trnV-UAC*、*rps2-rpoC2*、*rps15-ycf1*、

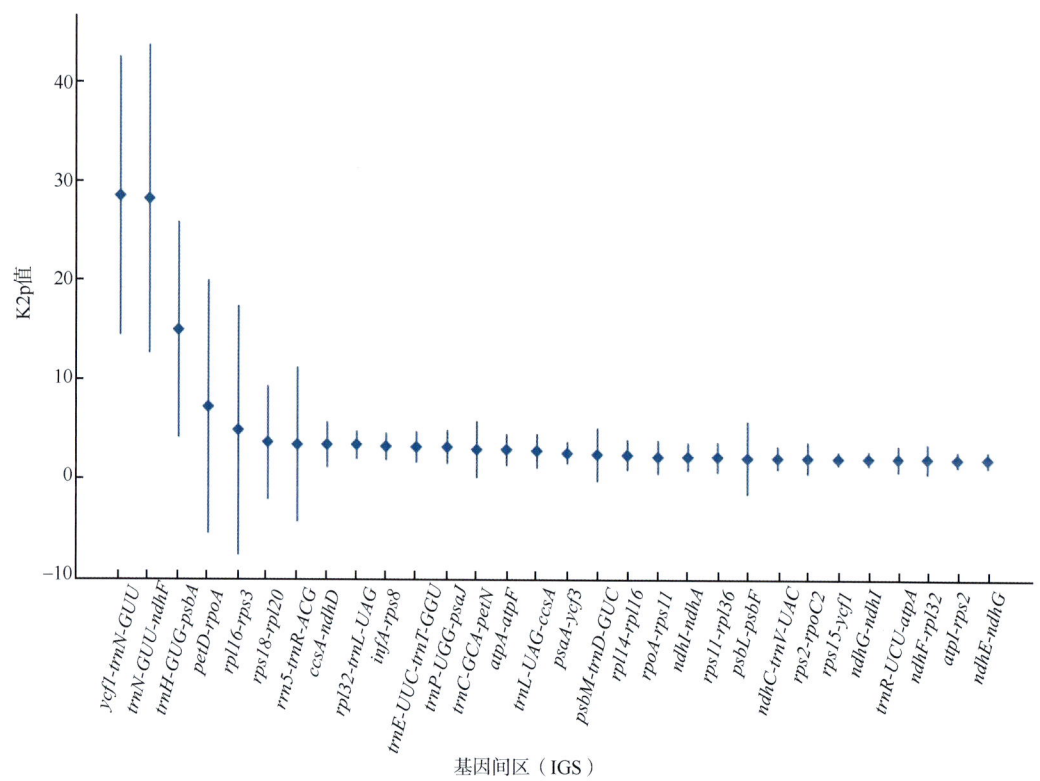

图 2-90-3 忍冬属物种基因间区的遗传距离分析结果

*ndhG-ndhI*、*trnR-UCU-atpA* 的 K2p 平均值较高，分别为 28.58、28.26、15.02、7.25、4.87、3.62、3.42、3.41、3.37、3.23、3.15、3.14、2.90、2.89、2.76、2.55、2.41、2.37、2.20、2.19、2.17、2.08、2.07、2.06、2.01、2.01、2.00。由此可见，忍冬属 14 个物种的叶绿体基因组在这 27 个区域的变异较大，这 27 个区域可作为潜在的分子标记开发区域。

【**系统发育**】 使用 MAFFT 对来自忍冬属 15 个物种[7-13]和 1 个外类群物种 [ 莛子藨（*Triosteum pinnatifidum*）] 的叶绿体基因组中提取的 70 个共有蛋白质序列进行多重序列比对，使用 IQ-TREE 筛选得到最优的 TVJTT+F+I+G4 模型，并采用最大似然法（maximum likelihood method）构建进化树。结果显示，盘叶忍冬（*Lonicera tragophylla*）[7]独立分化为一支，其余 14 个物种聚为一支。随后，刚毛忍冬（*Lonicera hispida*）[8]和冠果忍冬（*Lonicera stephanocarpa*）[7]及早花忍冬（*Lonicera praeflorens*）[7]聚为一支，其余 11 个物种聚为一支，其中，长距忍冬（*Lonicera calcarata*）[9]独立分化为一支，剩余 10 个物种聚为一支。在这 10 个物种中，波叶忍冬（*Lonicera vesicaria*）[10]和葱皮忍冬（*Lonicera ferdinandi*）[7]聚为一支，库叶忍冬（*Lonicera sachalinensis*）[10]、*Lonicera insularis*[10]和金银忍冬（*Lonicera maackii*）[10]聚为一支，其余 5 个物种先分出红脉忍冬（*Lonicera nervosa*）[8]，其次是灰毡毛忍冬（*Lonicera macranthoides*）[11]、紫花忍冬（*Lonicera maximowiczii*）[12]、华南忍冬（*Lonicera confusa*）[9]和忍冬（*Lonicera japonica*）[13]；最后，紫花忍冬和灰毡毛忍冬聚为一支，华南忍冬和忍冬聚为一支。可见灰毡毛忍冬与紫花忍冬的亲缘关系最近，与盘叶忍冬的亲缘关系最远（图 2-90-4）。

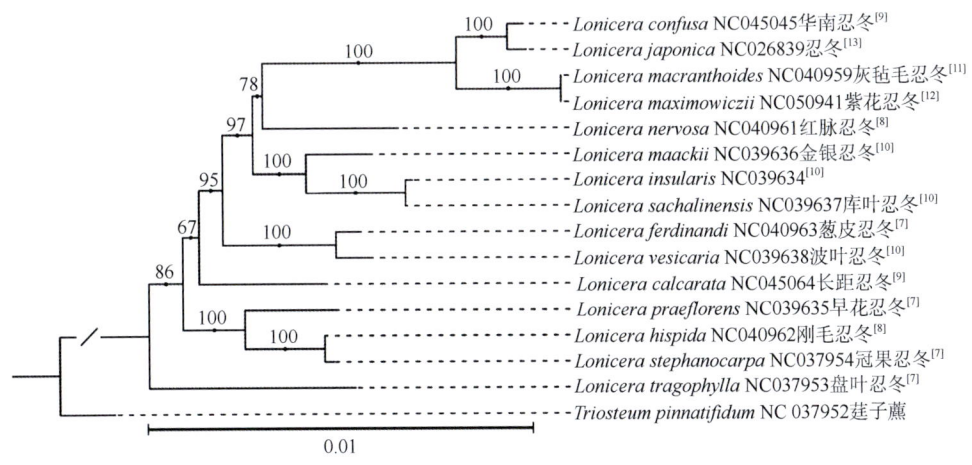

图 2-90-4 忍冬属植物系统发育进化分析

【**$K_A/K_S$ 选择压力分析**】 以图 2-90-4 的进化树作为参考，利用 Hyphy 软件中的 aBSREL 模型对蛋白质编码基因进行选择压力分析。共发现 4 个忍冬属基因受到正向选择，即 *ccsA*、*matK*、*psaB*、*rps12*。但在物种灰毡毛忍冬中，没有基因受到正向选择。

【**宏 DNA 条形码的发现及其 PCR 扩增引物设计**】 为了发现能够区分忍冬属下物种的宏 DNA 条形码序列及其 PCR 扩增引物，利用 ecoPrimers 对忍冬属植物叶绿体基因组序列进行分析。未发现可用于设计 PCR 扩增引物的保守区间。

## 参 考 文 献

[1] 中国科学院《中国植物志》编委会．中国植物志．北京：科学出版社，1988，72（2）：236.
[2] 国家药典委员会．中华人民共和国药典（2020年版）一部．北京：中国医药科技出版社，2020：230.
[3] 国家中医药管理局编委会．中华本草．第2册．上海：上海科学技术出版社，1999：529-536.
[4] 文庆，毕琼，丁野，等．金银花与山银花的资源分布和种植技术发展概况．中国药业，2018，27（2）：1-5.
[5] 禹勇军．中药金银花的有效成分及药理作用分析．内蒙古中药杂志，2017，14：131，150.
[6] 饶伟文，黄海燕．金银花与山银花主要有效成分含量比较．国际中医中药杂志，2016，10：926-993.
[7] Fan W B, Wu Y, Yang J, et al. Comparative chloroplast genomics of Dipsacales species: Insights into sequence variation, adaptive evolution, and phylogenetic relationships. Front Plant Sci, 2018, 9: 689.
[8] Liu M L, Fan W B, Wang N, et al. Evolutionary analysis of plastid genomes of seven *Lonicera* L. species: Implications for sequence divergence and phylogenetic relationships. International Journal of Molecular Sciences, 2018, 19（12）: 4039.
[9] Wang H X, Liu H, Moore M J, et al. Plastid phylogenomic insights into the evolution of the Caprifoliaceae s. l. (Dipsacales). Molecular Phylogenetics and Evolution, 2020, 142: 106641.
[10] Kang K B, Kang S J, Kim M S, et al. Chemical and genomic diversity of six *Lonicera* species occurring in Korea. Phytochemistry, 2018, 155: 126-135.
[11] Hu H, Liu J G, Wang M, et al. Characterization of the complete chloroplast genome of *Lonicera macranthoides*. Mitochondrial DNA Part B: Resources, 2018, 3（2）: 1000-1001.
[12] Sui C H, Wang L. The complete chloroplast genome of horticultural plant *Lonicera maximowiczii* (Caprifoliaceae). Mitochondrial DNA Part B: Resources, 2020, 5（2）: 1186-1187.
[13] He L, Qian J, Li X, et al. Complete chloroplast genome of medicinal plant *Lonicera japonica*: Genome rearrangement, intron gain and loss, and implications for phylogenetic studies. Molecules (Basel, Switzerland), 2017, 22（2）: 249.

# 91 翼 首 草

【药材基本信息】 翼首草[*Pterocephalus hookeri*（C. B. Clarke）Höeck]为川续断科蓬首花属药用植物[1]，其干燥全草为翼首草中药材（图2-91-1）。收载于《中国药典》（2020年版）[2]。为藏族习用药材。翼首草分布于青海、四川、云南和西藏。商品药材来自野生[1,3]。翼首草中主要含有皂苷类（如齐墩果酸及匙叶翼首花苷A、匙叶翼首花苷B、匙叶翼首花苷C、匙叶翼首花苷D）、环烯醚萜苷类（如马钱苷）和熊果酸等化学成分[4,5]。翼首草味苦，性寒；有小毒。具有解毒除瘟、清热止痢、祛风通痹的功效。现代研究证明，翼首草具有抗炎和免疫促进作用，临床用于治疗风湿性关节炎和类风湿性关节炎等[2]。

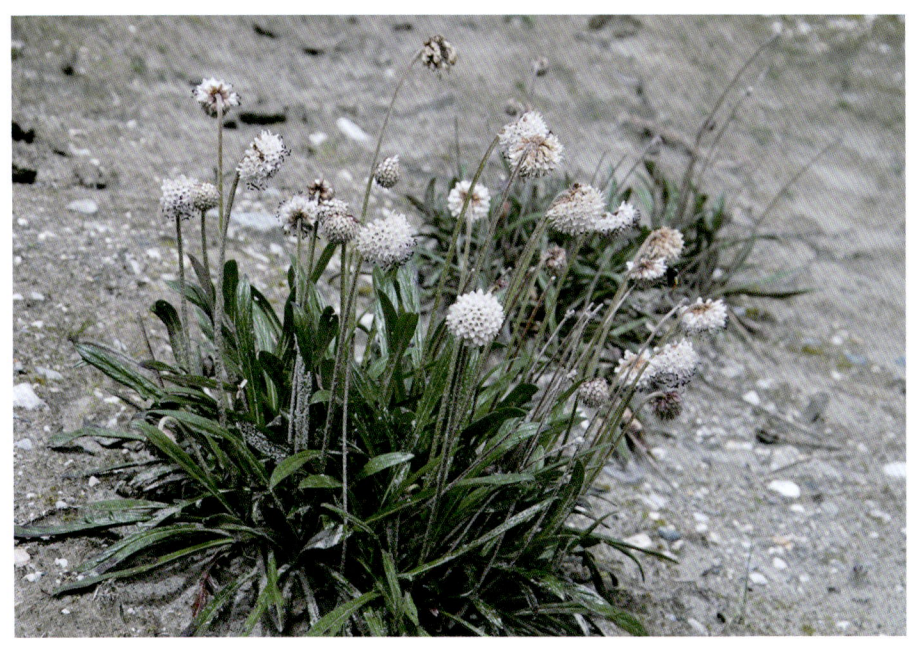

图 2-91-1 翼首草

【叶绿体基因组】 翼首草的叶绿体DNA为环状分子，其叶绿体基因组（GenBank登录号：NC040959.1）总长度为158 102bp，具有保守的四分状结构，包括一个LSC区、一个SSC区和一对IR区，其长度分别为90 794bp、22 064bp和22 622bp（图2-91-2）。翼首草叶绿体基因组的整体G/C含量为37.74%。其IR区的G/C含量（44.28%）高于SSC区的G/C含量（29.79%）和LSC区的G/C含量（36.40%）。

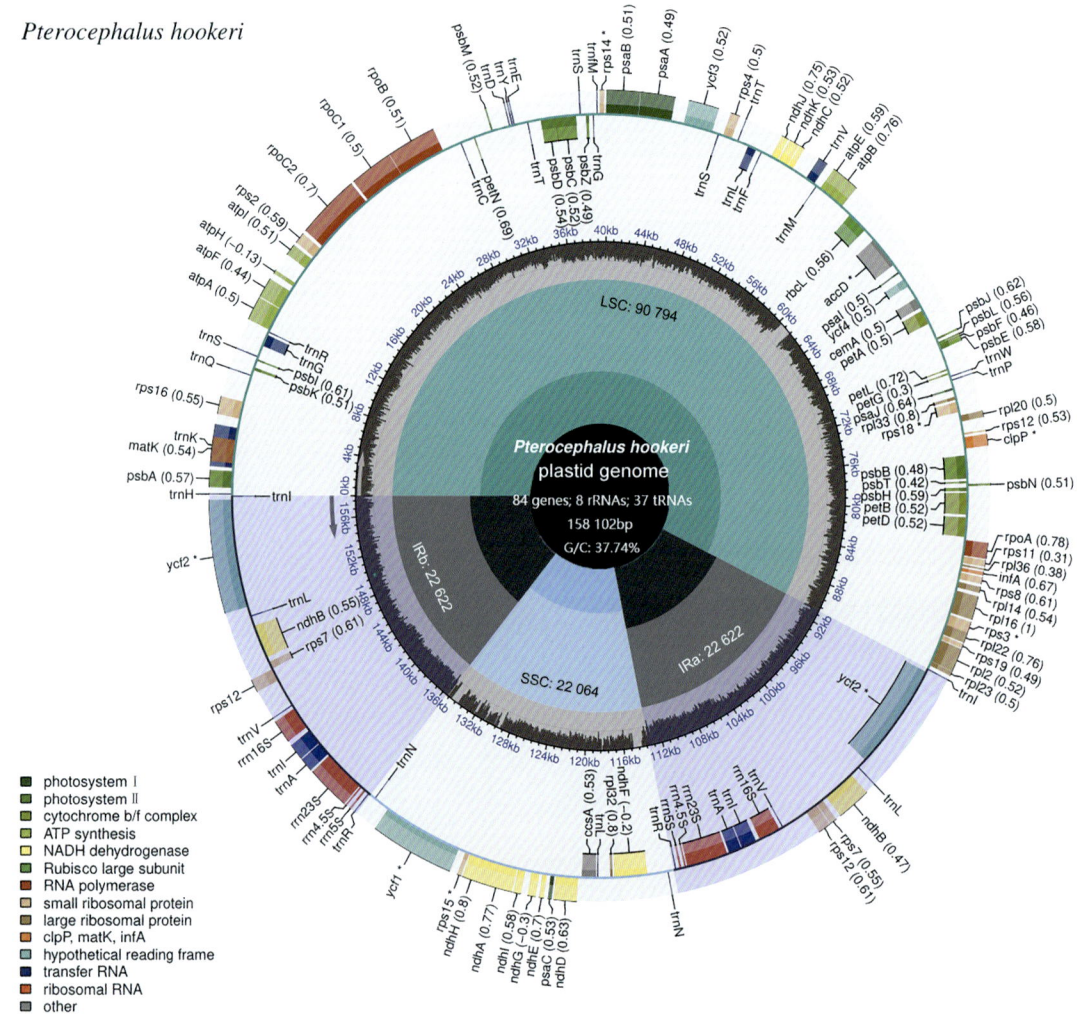

图 2-91-2 翼首草叶绿体基因组图谱

该图包括 6 个圆形轨道。自内向外的第一轨道表示分散重复序列,红色弧线表示直接重复序列,绿色弧线表示回文重复序列;自内向外的第二轨道上的蓝色柱状线条表示长串联重复序列,其重复单元碱基长度 > 7;自内向外的第三轨道以不同颜色的柱状线条表示不同类型的短串联重复序列(微卫星序列),其中黑色表示复杂重复序列,绿色表示重复单元碱基长度为 1 的重复序列,黄色表示重复单元碱基长度为 2 的重复序列,紫色表示重复单元碱基长度为 3 的重复序列,蓝色表示重复单元碱基长度为 4 的重复序列,橙色表示重复单元碱基长度为 5 的重复序列,红色表示重复单元碱基长度为 6 的重复序列;自内向外的第四轨道上以不同色块表示 SSC 区、反向重复区 IRa 和 IRb、LSC 区,数字代表相应区间的长度;自内向外的第五轨道表示 GC 含量;最外层第六轨道以不同色块表示不同功能的编码基因,功能分类详见图中左下角注释,基因名称后括号中的数字表示密码子使用偏差,轨道外侧的基因转录方向为顺时针方向,轨道内侧的基因转录方向为逆时针方向

【编码基因】 翼首草叶绿体基因组共编码 129 个基因,其中独特基因 114 个,包括蛋白质编码基因 84 个(独特基因 79 个)、转运 RNA(transfer RNA,tRNA)编码基因 37 个(独特基因 31 个)、核糖体 RNA(ribosomal RNA,rRNA)编码基因 8 个(独特基因 4 个)(表 2-91-1)。其中有 4 个蛋白质独特编码基因(*ndhB*、*rps12*、*rps7*、*ycf2*)、6 个 tRNA 独特编码基因(*trnA-UGC*、*trnI-CAU*、*trnI-GAU*、*trnL-CAA*、*trnR-ACG*、*trnV-GAC*)、4 个 rRNA

独特编码基因（*rrn16S*、*rrn23S*、*rrn4.5S*、*rrn5S*）位于 IR 区。有 10 个蛋白质编码基因 [*atpF*、*ndhA*、*ndhB*（×2）、*petB*、*petD*、*rpl16*、*rpl2*、*rpoC1*、*rps16*] 各含有 1 个内含子（intron），4 个蛋白质编码基因 [*ycf3*、*clpP*、*rps12*（×2）] 含有 2 个内含子，8 个 tRNA 编码基因 [*trnA-UGC*（×2）、*trnG-GCC*、*trnI-GAU*（×2）、*trnK-UUU*、*trnL-UAA*、*trnV-UAC*] 各含有 1 个内含子（表 2-91-2）。翼首草叶绿体基因组中蛋白质编码区（coding sequence，CDS）的长度为 54 924bp，占整个基因组长度的 34.74%。rRNA 基因的长度为 9104bp，占整个基因组长度的 5.76%。而 tRNA 基因的长度为 2806bp，占整个基因组长度的 1.77%。翼首草叶绿体基因组非编码区主要包括内含子和基因间区，其长度占整个基因组长度的 57.73%。

表 2-91-1　翼首草叶绿体基因组基因列表

| 基因功能 | 基因分类 | 基因名称 |
| --- | --- | --- |
| rRNA | rRNA genes | *rrn16S*（×2）、*rrn23S*（×2）、*rrn5S*（×2）、*rrn4.5S*（×2） |
| tRNA | tRNA genes | 37 *trn* genes（8 个基因各含有 1 个内含子） |
| 自我复制 | Large subunit of ribosome | *rpl14*、*rpl16*、*rpl2*、*rpl20*、*rpl22*、*rpl23*、*rpl32*、*rpl33*、*rpl36* |
|  | DNA dependent RNA polymerase | *rpoA*、*rpoB*、*rpoC1*、*rpoC2* |
|  | Small subunit of ribosome | *rps11*、*rps12*（×3）、*rps15*、*rps16*、*rps19*、*rps2*、*rps3*、*rps4*、*rps7*（×2）、*rps8*、*rps14*、*rps18* |
| 光合作用 | Subunits of ATP synthase | *atpA*、*atpB*、*atpE*、*atpF*、*atpH*、*atpI* |
|  | Subunits of photosystem Ⅱ | *psbA*、*psbB*、*psbC*、*psbD*、*psbE*、*psbF*、*psbH*、*psbI*、*psbJ*、*psbK*、*psbL*、*psbM*、*psbN*、*psbT*、*psbZ*、*ycf3* |
|  | Subunits of NADH-dehydrogenase | *ndhA*、*ndhB*（×2）、*ndhC*、*ndhD*、*ndhE*、*ndhF*、*ndhG*、*ndhH*、*ndhI*、*ndhJ*、*ndhK* |
|  | Subunits of cytochrome b/f complex | *petA*、*petB*、*petD*、*petG*、*petL*、*petN* |
|  | Subunits of photosystem Ⅰ | *psaA*、*psaB*、*psaC*、*psaI*、*psaJ* |
|  | Subunit of rubisco | *rbcL* |
| 其他功能 | c-type cytochrome synthesis gene | *ccsA* |
|  | Subunit of acetyl-CoA-carboxylase | *accD* |
|  | Envelop membrane protein | *cemA* |
|  | Protease | *clpP* |
|  | Translational initiation factor | *infA* |
|  | Maturase | *matK* |
| 未知功能 |  | *ycf1*、*ycf2*（×2）、*ycf4* |

表 2-91-2　翼首草叶绿体基因内含子和外显子位置及长度

| 基因名称 | 基因编码序列所在链 | 起始位置 | 终点位置 | 长度（bp） | | | | |
| --- | --- | --- | --- | --- | --- | --- | --- | --- |
| | | | | 第一外显子 | 第一内含子 | 第二外显子 | 第二内含子 | 第三外显子 |
| *trnK-UUU* | − | 1824 | 4447 | 37 | 2552 | 35 | | |
| *rps16* | − | 5082 | 6212 | 40 | 855 | 236 | | |
| *trnG-GCC* | + | 10150 | 10928 | 21 | 711 | 47 | | |
| *atpF* | − | 12879 | 14160 | 145 | 727 | 410 | | |

续表

| 基因名称 | 基因编码序列所在链 | 起始位置 | 终点位置 | 长度（bp） | | | | |
|---|---|---|---|---|---|---|---|---|
| | | | | 第一外显子 | 第一内含子 | 第二外显子 | 第二内含子 | 第三外显子 |
| rpoC1 | – | 22230 | 25047 | 432 | 769 | 1617 | | |
| ycf3 | – | 45178 | 47149 | 124 | 714 | 230 | 766 | 153 |
| trnL-UAA | + | 49798 | 50389 | 37 | 502 | 53 | | |
| trnV-UAC | – | 54310 | 54962 | 39 | 577 | 37 | | |
| rps12 | – | 69611 | 98793 | 114 | ND | 232 | 539 | 26 |
| clpP | – | 69910 | 71882 | 228 | 517 | 292 | 869 | 62 |
| petB | + | 78806 | 80228 | 6 | 775 | 642 | | |
| petD | + | 80424 | 81708 | 8 | 802 | 475 | | |
| rpl16 | – | 85308 | 86797 | 9 | 1082 | 399 | | |
| rpl2 | – | 88740 | 90240 | 391 | 676 | 434 | | |
| ndhB | – | 99567 | 101740 | 723 | 695 | 756 | | |
| trnI-GAU | + | 107447 | 108503 | 37 | 987 | 33 | | |
| trnA-UGC | + | 108570 | 109448 | 38 | 806 | 35 | | |
| ndhA | – | 124189 | 126362 | 553 | 1082 | 539 | | |
| trnA-UGC | – | 139449 | 140327 | 38 | 806 | 35 | | |
| rps12 | + | 139856 | 140650 | ND | ND | 232 | 539 | 26 |
| trnI-GAU | – | 140394 | 141450 | 37 | 987 | 33 | | |
| ndhB | + | 147157 | 149330 | 723 | 695 | 756 | | |

注："+"表示正链；"–"表示负链；"ND"表示未确定

【重复序列】 在翼首草叶绿体基因组中，微卫星序列有 A/T、C/G、AT/AT 和 AAG/CTT 四种类型，各有 49 个、1 个、1 个和 1 个（表 2-91-3）。共发现 78 个串联重复序列，满足总长度在 20bp 以上且重复单元之间的相似度 ≥ 90% 两个条件（表 2-91-4）。散在重复序列包括回文重复序列和正向重复序列。以 $e$-value 小于 1E–04 为阈值，翼首草叶绿体基因组未发现散在重复序列。

表 2-91-3 翼首草叶绿体基因组微卫星序列统计

| 重复单元类型 | 重复序列个数 |
|---|---|
| A/T | 49 |
| C/G | 1 |
| AT/AT | 1 |
| AAG/CTT | 1 |

表 2-91-4　翼首草叶绿体基因组串联重复序列统计

| 起点—终点 | 重复单元长度（bp） | 重复单元拷贝数 | 重复单元一致序列长度（bp） | 重复单元之间的相似度（%） | 插入缺失比例（%） | 分值 | 碱基个数 A | C | G | T | 熵（0—2） |
|---|---|---|---|---|---|---|---|---|---|---|---|
| 4987—5092 | 52 | 2.0 | 52 | 100 | 0 | 212 | 33 | 28 | 7 | 31 | 1.85 |
| 6318—6348 | 15 | 2.1 | 15 | 100 | 0 | 62 | 35 | 25 | 0 | 38 | 1.56 |
| 7522—7589 | 32 | 2.1 | 32 | 100 | 0 | 136 | 38 | 20 | 17 | 23 | 1.93 |
| 26917—26946 | 15 | 2.0 | 15 | 100 | 0 | 60 | 46 | 13 | 6 | 33 | 1.69 |
| 29886—29915 | 15 | 2.0 | 15 | 93 | 0 | 51 | 23 | 26 | 3 | 46 | 1.68 |
| 30238—30267 | 15 | 2.0 | 15 | 93 | 0 | 51 | 23 | 26 | 3 | 46 | 1.68 |
| 31813—31855 | 20 | 2.2 | 20 | 100 | 0 | 86 | 30 | 13 | 9 | 46 | 1.75 |
| 32494—32609 | 55 | 2.1 | 54 | 96 | 1 | 214 | 24 | 17 | 17 | 41 | 1.90 |
| 33653—33807 | 77 | 2.0 | 77 | 100 | 0 | 310 | 25 | 9 | 29 | 34 | 1.88 |
| 34246—34294 | 19 | 2.6 | 19 | 90 | 0 | 71 | 46 | 10 | 2 | 40 | 1.49 |
| 34258—34298 | 19 | 2.2 | 19 | 100 | 0 | 82 | 48 | 9 | 0 | 41 | 1.36 |
| 37814—37931 | 57 | 2.1 | 57 | 100 | 0 | 236 | 19 | 16 | 20 | 43 | 1.88 |
| 44984—45134 | 74 | 2.0 | 75 | 98 | 1 | 295 | 40 | 13 | 6 | 39 | 1.71 |
| 47681—47716 | 17 | 2.1 | 17 | 100 | 0 | 72 | 58 | 19 | 5 | 16 | 1.58 |
| 48760—48795 | 18 | 2.0 | 18 | 100 | 0 | 72 | 61 | 0 | 11 | 27 | 1.30 |
| 50563—50606 | 19 | 2.3 | 19 | 100 | 0 | 88 | 25 | 20 | 20 | 34 | 1.97 |
| 51437—51500 | 29 | 2.2 | 29 | 97 | 2 | 119 | 32 | 20 | 15 | 31 | 1.94 |
| 53423—53577 | 77 | 2.0 | 77 | 100 | 0 | 310 | 27 | 12 | 12 | 47 | 1.78 |
| 53501—53766 | 132 | 2.0 | 133 | 99 | 0 | 525 | 26 | 12 | 18 | 41 | 1.87 |
| 54215—54267 | 26 | 2.0 | 26 | 100 | 0 | 106 | 54 | 15 | 18 | 11 | 1.70 |
| 55039—55079 | 20 | 2.0 | 20 | 100 | 0 | 82 | 14 | 9 | 24 | 51 | 1.72 |
| 61620—61663 | 15 | 2.9 | 15 | 100 | 0 | 88 | 13 | 20 | 31 | 34 | 1.92 |
| 61621—61673 | 15 | 3.5 | 15 | 92 | 5 | 72 | 16 | 22 | 28 | 32 | 1.96 |
| 61698—61766 | 30 | 2.3 | 30 | 92 | 5 | 113 | 27 | 20 | 30 | 21 | 1.98 |
| 63091—63180 | 44 | 2.0 | 44 | 100 | 0 | 180 | 47 | 8 | 13 | 30 | 1.73 |
| 63504—63669 | 82 | 2.0 | 82 | 100 | 0 | 332 | 32 | 12 | 20 | 34 | 1.89 |
| 64896—64968 | 36 | 2.0 | 36 | 100 | 0 | 146 | 26 | 16 | 19 | 38 | 1.92 |
| 67241—67309 | 32 | 2.2 | 32 | 100 | 0 | 138 | 39 | 11 | 23 | 26 | 1.88 |
| 67527—67599 | 35 | 2.1 | 35 | 100 | 0 | 146 | 41 | 13 | 26 | 19 | 1.88 |
| 67763—67842 | 39 | 2.1 | 39 | 100 | 0 | 160 | 43 | 10 | 12 | 33 | 1.76 |
| 68399—68461 | 28 | 2.2 | 28 | 97 | 2 | 117 | 23 | 38 | 3 | 34 | 1.71 |
| 69539—69598 | 30 | 2.0 | 30 | 100 | 0 | 120 | 40 | 3 | 33 | 23 | 1.71 |
| 70151—70198 | 24 | 2.0 | 24 | 100 | 0 | 96 | 20 | 8 | 8 | 62 | 1.49 |
| 71718—71751 | 17 | 2.0 | 17 | 100 | 0 | 68 | 47 | 11 | 5 | 35 | 1.65 |
| 72743—72845 | 21 | 4.9 | 21 | 98 | 0 | 197 | 28 | 33 | 14 | 23 | 1.94 |
| 73055—73412 | 190 | 1.9 | 190 | 100 | 0 | 716 | 47 | 15 | 19 | 17 | 1.82 |

续表

| 起点—终点 | 重复单元长度（bp） | 重复单元拷贝数 | 重复单元一致序列长度（bp） | 重复单元之间的相似度（%） | 插入缺失比例（%） | 分值 | 碱基个数 A | C | G | T | 熵（0—2） |
|---|---|---|---|---|---|---|---|---|---|---|---|
| 81038—81133 | 47 | 2.0 | 47 | 100 | 0 | 192 | 36 | 4 | 18 | 40 | 1.70 |
| 84624—84665 | 18 | 2.3 | 18 | 100 | 0 | 84 | 40 | 16 | 9 | 33 | 1.81 |
| 85206—85308 | 47 | 2.2 | 47 | 98 | 0 | 197 | 11 | 18 | 5 | 64 | 1.46 |
| 87363—87489 | 62 | 2.0 | 62 | 100 | 0 | 254 | 28 | 18 | 15 | 37 | 1.92 |
| 90606—90777 | 86 | 2.0 | 86 | 100 | 0 | 344 | 32 | 17 | 18 | 31 | 1.94 |
| 90951—91048 | 51 | 1.9 | 51 | 93 | 2 | 171 | 31 | 15 | 7 | 45 | 1.73 |
| 91580—91637 | 29 | 2.0 | 29 | 100 | 0 | 116 | 17 | 13 | 44 | 24 | 1.85 |
| 93078—93209 | 66 | 2.0 | 66 | 100 | 0 | 264 | 10 | 24 | 12 | 53 | 1.69 |
| 95138—95167 | 15 | 2.0 | 15 | 100 | 0 | 60 | 60 | 0 | 26 | 13 | 1.34 |
| 95171—95270 | 18 | 5.6 | 18 | 91 | 4 | 148 | 17 | 5 | 56 | 22 | 1.60 |
| 97556—97613 | 24 | 2.4 | 24 | 94 | 0 | 98 | 39 | 3 | 31 | 25 | 1.73 |
| 97780—97949 | 85 | 2.0 | 85 | 100 | 0 | 340 | 31 | 14 | 27 | 27 | 1.94 |
| 99396—99544 | 74 | 2.0 | 74 | 100 | 0 | 298 | 24 | 22 | 20 | 32 | 1.98 |
| 100818—100847 | 15 | 2.0 | 15 | 100 | 0 | 60 | 33 | 6 | 20 | 40 | 1.78 |
| 102046—102096 | 25 | 2.0 | 25 | 100 | 0 | 102 | 15 | 23 | 15 | 45 | 1.85 |
| 102753—102828 | 37 | 2.1 | 37 | 100 | 0 | 152 | 27 | 18 | 18 | 35 | 1.94 |
| 103908—104164 | 129 | 2.0 | 129 | 100 | 0 | 514 | 24 | 21 | 11 | 42 | 1.86 |
| 108027—108108 | 41 | 2.0 | 41 | 100 | 0 | 164 | 31 | 14 | 34 | 19 | 1.92 |
| 111103—111159 | 19 | 3.0 | 19 | 100 | 0 | 114 | 10 | 15 | 36 | 36 | 1.82 |
| 113025—113053 | 15 | 1.9 | 15 | 100 | 0 | 58 | 82 | 0 | 13 | 3 | 0.79 |
| 113025—113061 | 16 | 2.4 | 15 | 90 | 4 | 56 | 81 | 2 | 13 | 2 | 0.92 |
| 123445—123603 | 78 | 2.0 | 78 | 100 | 0 | 318 | 40 | 17 | 15 | 26 | 1.89 |
| 128301—128437 | 67 | 2.0 | 67 | 100 | 0 | 274 | 35 | 21 | 10 | 32 | 1.87 |
| 130357—130405 | 24 | 2.0 | 24 | 96 | 0 | 89 | 36 | 18 | 8 | 36 | 1.81 |
| 133002—133096 | 48 | 2.0 | 48 | 100 | 0 | 190 | 2 | 40 | 6 | 51 | 1.39 |
| 133877—133912 | 18 | 2.0 | 18 | 100 | 0 | 72 | 22 | 27 | 16 | 33 | 1.95 |
| 135844—135872 | 15 | 1.9 | 15 | 100 | 0 | 58 | 3 | 13 | 0 | 82 | 0.79 |
| 137738—137794 | 19 | 3.0 | 19 | 100 | 0 | 114 | 36 | 36 | 15 | 10 | 1.82 |
| 140789—140870 | 41 | 2.0 | 41 | 100 | 0 | 164 | 19 | 34 | 14 | 31 | 1.92 |
| 144733—144989 | 129 | 2.0 | 129 | 100 | 0 | 514 | 42 | 11 | 21 | 24 | 1.86 |
| 146069—146144 | 37 | 2.1 | 37 | 100 | 0 | 152 | 35 | 18 | 18 | 27 | 1.94 |
| 146801—146851 | 25 | 2.0 | 25 | 100 | 0 | 102 | 45 | 15 | 23 | 15 | 1.85 |
| 148050—148079 | 15 | 2.0 | 15 | 100 | 0 | 60 | 40 | 20 | 6 | 33 | 1.78 |
| 149353—149501 | 74 | 2.0 | 74 | 100 | 0 | 298 | 32 | 20 | 22 | 24 | 1.98 |
| 150948—151117 | 85 | 2.0 | 85 | 100 | 0 | 340 | 27 | 27 | 14 | 31 | 1.94 |

续表

| 起点—终点 | 重复单元长度（bp） | 重复单元拷贝数 | 重复单元一致序列长度（bp） | 重复单元之间的相似度（%） | 插入缺失比例（%） | 分值 | 碱基个数 A | C | G | T | 熵（0—2） |
|---|---|---|---|---|---|---|---|---|---|---|---|
| 151284—151341 | 24 | 2.4 | 24 | 94 | 0 | 98 | 25 | 31 | 3 | 39 | 1.73 |
| 153627—153726 | 18 | 5.6 | 18 | 91 | 4 | 148 | 22 | 56 | 5 | 17 | 1.60 |
| 153730—153759 | 15 | 2.0 | 15 | 100 | 0 | 60 | 13 | 26 | 0 | 60 | 1.34 |
| 154063—154119 | 27 | 2.1 | 27 | 90 | 0 | 87 | 28 | 17 | 21 | 33 | 1.96 |
| 155688—155819 | 66 | 2.0 | 66 | 100 | 0 | 264 | 53 | 12 | 24 | 10 | 1.69 |
| 157260—157317 | 29 | 2.0 | 29 | 100 | 0 | 116 | 24 | 44 | 13 | 17 | 1.85 |
| 157849—157946 | 51 | 1.9 | 50 | 93 | 2 | 169 | 45 | 7 | 31 | 31 | 1.73 |

【系统发育】 使用 MAFFT 对来自川续断科的翼首草及其 5 个近缘物种[6,7]和 1 个外类群物种[败酱草（*Patrinia scabiosifolia*）]的叶绿体基因组中提取的 68 个共有蛋白质序列进行多重序列比对，使用 IQ-TREE 筛选得到最优的 JTT+F+I 模型，并采用最大似然法（maximum likelihood method）构建进化树。结果显示，长叶刺续断（*Morina longifolia*）[6]独立分化为一支，其余 5 个物种聚为一支。随后，双参（*Triplostegia glandulifera*）[6]独立分化为一支，其余 4 个物种聚为一支。在这 4 个物种中，翼首草（*Pterocephalus hookeri*）[6]独立为一支，蓝盆花（*Scabiosa tschiliensis*）[6]独立分化为一支，续断（*Dipsacus japonicus*）[6]和川续断（*Dipsacus asper*）[7]聚为一支。可见，翼首草与蓝盆花的亲缘关系较近（图 2-91-3）。

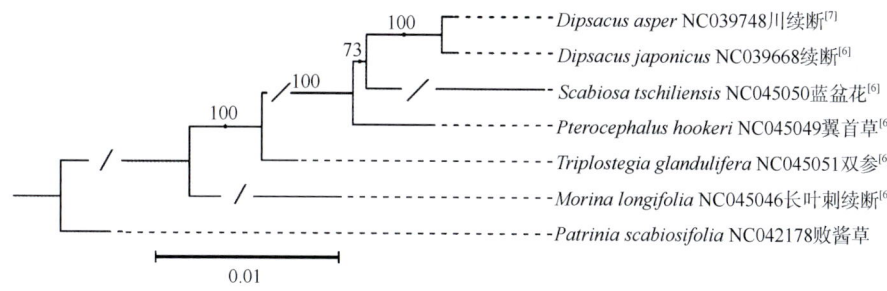

图 2-91-3 川续断科植物系统发育进化分析

## 参 考 文 献

[1] 国家中医药管理局《中华本草》编委会.中华本草.上海：上海科学技术出版社，2002：68.
[2] 国家药典委员会.中华人民共和国药典（2020 年版）一部.北京：中国医药科技出版社，2020：398.
[3] 朱建英，陈德道，孟宪，等.藏药匙叶翼首草代用品基源与研究现状的文献调查.中药与临床，2015，6（2）：11-14.
[4] 陈德道，陈根平，刘渊宏，等.藏药翼首草不同产地根和叶中齐墩果酸与熊果酸的含量测定.方药质量分析，2017，30（12）：16-19.
[5] 张隽荣，井宇星，赵佳文，等.藏药匙叶翼首草化学成分研究.医药导报，2019，4：445-451.
[6] Wang H X, Liu H, Moore M J, et al. Plastid phylogenomic insights into the evolution of the Caprifoliaceae s. l.（Dipsacales）. Molecular Phylogenetics and Evolution，2020，142：106641.
[7] Park I Y S, Kim W J, Noh P, et al. Authentication of herbal medicines dipsacus asper and *Phlomoides umbrosa* using DNA barcodes, chloroplast genome, and sequence characterized amplified region（SCAR）marker. Molecules（Basel, Switzerland），2018，23（7）：1748.

# 92 金铁锁

【药材基本信息】 金铁锁（*Psammosilene tunicoides* W. C. Wu et C. Y. Wu）为石竹科金铁锁属药用植物[1]，其干燥根为金铁锁中药材（图2-92-1）。收载于《中国药典》（2020年版）[2]。金铁锁分布于云南、四川、西藏、贵州。主产于云南东北部和西北部[3]。商品药材来自野生。金铁锁中含有三萜皂苷、环肽、内酰胺、有机酸等化合物，其中三萜皂苷类成分主要以齐墩果烷、丝石竹酸、棉根皂苷元为苷元[4, 5]。金铁锁味苦、辛，性温；有小毒。归肝经。具有祛风除湿、散瘀止痛、解毒消肿的功效。现代研究表明，金铁锁具有止痛、止血、抗炎、调节免疫等作用，临床用于治疗跌打损伤、风湿疼痛、胃痛、创伤出血、风湿性关节炎、妇科出血痛经等疾病。为"云南白药"和"百宝丹"的主要组成药味[4, 5]。金铁锁为《中国珍稀濒危保护植物》收录，被《国家重点保护野生植物》列为二级保护植物[6]。

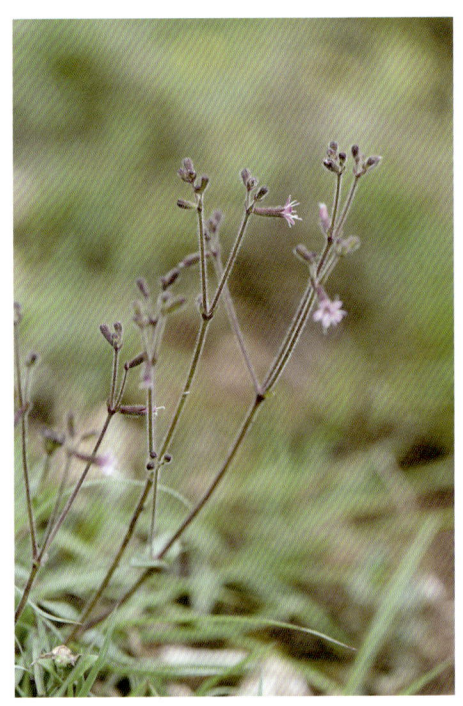

图 2-92-1　金铁锁

【叶绿体基因组】 金铁锁的叶绿体DNA为环状分子，其叶绿体基因组（GenBank登录号：NC045947.1）总长度为153 978bp，具有保守的四分状结构，包括一个LSC区、一个SSC区和一对IR区，其长度分别为83 981bp、17 489bp和26 254bp（图2-92-2）。金铁锁叶绿体基因组的整体 G/C 含量为 36.49%。其 IR 区的 G/C 含量（42.25%）高于 SSC 区的 G/C 含量（30.05%）和 LSC 区的 G/C 含量（34.23%）。

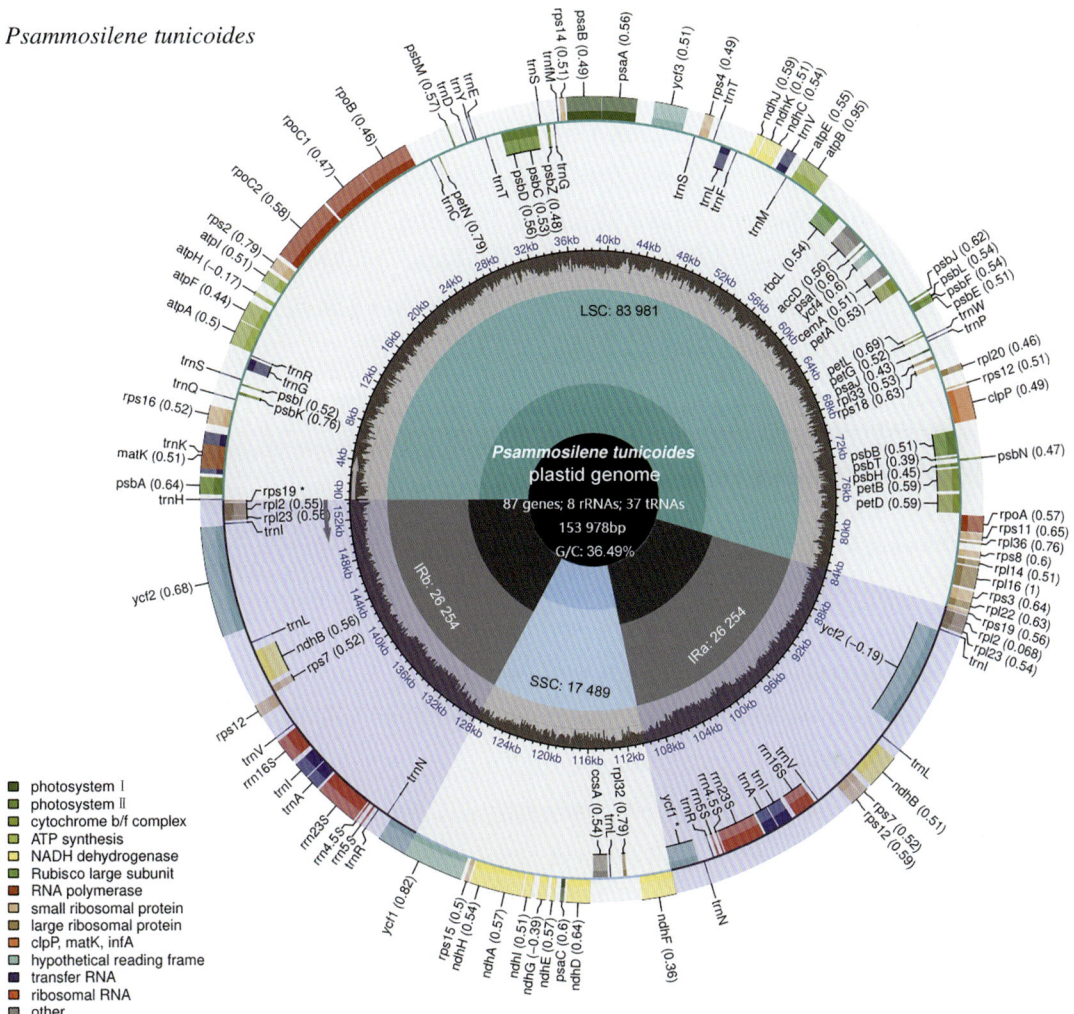

图 2-92-2　金铁锁叶绿体基因组图谱

该图包括 6 个圆形轨道。自内向外的第一轨道表示分散重复序列，红色弧线表示直接重复序列，绿色弧线表示回文重复序列；自内向外的第二轨道上的蓝色柱状线条表示长串联重复序列，其重复单元碱基长度 > 7；自内向外的第三轨道以不同颜色的柱状线条表示不同类型的短串联重复序列（微卫星序列），其中黑色表示复杂重复序列，绿色表示重复单元碱基长度为 1 的重复序列，黄色表示重复单元碱基长度为 2 的重复序列，紫色表示重复单元碱基长度为 3 的重复序列，蓝色表示重复单元碱基长度为 4 的重复序列，橙色表示重复单元碱基长度为 5 的重复序列，红色表示重复单元碱基长度为 6 的重复序列；自内向外的第四轨道上以不同色块表示 SSC 区、反向重复区 IRa 和 IRb、LSC 区，数字代表相应区间的长度；自内向外的第五轨道表示 GC 含量；最外层第六轨道以不同色块表示不同功能的编码基因，功能分类详见图中左下角注释，基因名称后括号中的数字表示密码子使用偏差，轨道外侧的基因转录方向为顺时针方向，轨道内侧的基因转录方向为逆时针方向

【编码基因】　金铁锁的叶绿体基因组共编码 132 个基因，其中独特基因 111 个，包括蛋白质编码基因 87 个（独特基因 78 个）、转运 RNA（transfer RNA，tRNA）编码基因 37 个（独特基因 29 个）、核糖体 RNA（ribosome RNA，rRNA）编码基因 8 个（独特基因 4 个）

（表2-92-1）。其中6个蛋白质独特编码基因（*rps12*、*rps7*、*rpl2*、*rpl23*、*ndhB*、*ycf2*）、8个tRNA独特编码基因（*trnS-GCU*、*trnI-CAU*、*trnL-CAA*、*trnA-UGC*、*trnV-GAC*、*trnN-GUU*、*trnI-GAU*、*trnR-ACG*）、4个rRNA独特编码基因（*rrn16S*、*rrn23S*、*rrn4.5S*、*rrn5S*）位于IR区。有9个蛋白质编码基因[*rpl16*、*petD*、*atpF*、*rpoC1*、*petB*、*ndhB*（×2）、*rps16*、*ndhA*]各含有1个内含子（intron），3个蛋白质编码基因（*clpP*、*rps12*、*ycf3*）含有2个内含子，8个tRNA编码基因[*trnK-UUU*、*trnG-UCC*、*trnL-UAA*、*trnV-UAC*、*trnI-GAU*（×2）、*trnA-UGC*（×2）]各含有1个内含子（表2-92-2）。金铁锁叶绿体基因组中蛋白质编码区（coding sequence，CDS）的长度为78 268bp，占整个基因组长度的50.83%。rRNA基因的长度为9324bp，占整个基因组长度的6.06%。而tRNA基因的长度为2809bp，占整个基因组长度的1.82%。金铁锁叶绿体基因组非编码区主要包括内含子和基因间区，其长度占整个基因组长度的41.29%。

表2-92-1　金铁锁叶绿体基因组基因列表

| 基因功能 | 基因分类 | 基因名称 |
| --- | --- | --- |
| rRNA | rRNA genes | *rrn16S*（×2）、*rrn23S*（×2）、*rrn5S*（×2）、*rrn4.5S*（×2） |
| tRNA | tRNA genes | 37 *trn* genes（8个基因各含有1个内含子） |
| 自我复制 | Small subunit of ribosome | *rps11*、*rps12*（×3）、*rps14*、*rps15*、*rps16*、*rps18*、*rps19*（×2）、*rps2*、*rps3*、*rps4*、*rps7*（×2）、*rps8* |
| | Large subunit of ribosome | *rpl14*、*rpl16*、*rpl2*（×2）、*rpl20*、*rpl22*、*rpl23*（×2）、*rpl33*、*rpl36* |
| | DNA dependent RNA polymerase | *rpoA*、*rpoB*、*rpoC1*、*rpoC2* |
| 光合作用 | Large subunit of rubisco | *rbcL* |
| | Subunits of photosystem Ⅰ | *psaA*、*psaB*、*psaC*、*psaI*、*psaJ* |
| | Subunits of photosystem Ⅱ | *psbA*、*psbB*、*psbC*、*psbD*、*psbE*、*psbF*、*psbH*、*psbI*、*psbJ*、*psbK*、*psbL*、*psbM*、*psbN*、*psbT*、*psbZ*、*ycf3* |
| | Subunits of cytochrome b/f complex | *petA*、*petB*、*petD*、*petG*、*petL*、*petN* |
| | Subunits of ATP synthase | *atpA*、*atpB*、*atpE*、*atpF*、*atpH*、*atpI* |
| | Subunits of NADH-dehydrogenase | *ndhA*、*ndhB*（×2）、*ndhC*、*ndhD*、*ndhE*、*ndhF*、*ndhG*、*ndhH*、*ndhI*、*ndhJ*、*ndhK* |
| 其他功能 | Maturase | *matK* |
| | Protease | *clpP* |
| | Envelope membrane protein | *cemA* |
| | c-type cytochrome synthesis gene | *ccsA* |
| | Subunit of acetyl-CoA-carboxylase | *accD* |
| 未知功能 | | *ycf1*（×2）、*ycf2*（×2）、*ycf4* |

表 2-92-2　金铁锁叶绿体基因内含子和外显子位置及长度

| 基因名称 | 基因编码序列所在链 | 起始位置 | 终点位置 | 长度（bp） | | | | |
|---|---|---|---|---|---|---|---|---|
| | | | | 第一外显子 | 第一内含子 | 第二外显子 | 第二内含子 | 第三外显子 |
| *trnK-UUU* | – | 1631 | 4199 | 37 | 2495 | 37 | | |
| *rps16* | – | 4700 | 5813 | 40 | 847 | 227 | | |
| *trnG-UCC* | + | 8634 | 9403 | 23 | 699 | 48 | | |
| *atpF* | – | 11353 | 12611 | 145 | 701 | 413 | | |
| *ropC1* | – | 20298 | 23110 | 432 | 761 | 1620 | | |
| *ycf3* | – | 42428 | 44500 | 124 | 787 | 230 | 787 | 153 |
| *trnL-UAA* | + | 47245 | 47928 | 35 | 599 | 50 | | |
| *trnV-UAC* | – | 51108 | 51784 | 39 | 603 | 35 | | |
| *rps12* | – | 69696 | 97880 | 114 | ND | 232 | 538 | 26 |
| *clpP* | – | 69942 | 72030 | 228 | 608 | 290 | 897 | 68 |
| *petB* | + | 74946 | 76393 | 6 | 800 | 642 | | |
| *petD* | + | 76591 | 77804 | 8 | 731 | 475 | | |
| *rpl16* | – | 81155 | 82458 | 9 | 896 | 399 | | |
| *ndhB* | – | 94039 | 96239 | 775 | 668 | 758 | | |
| *trnI-GAU* | + | 101498 | 102516 | 37 | 947 | 35 | | |
| *trnA-UGC* | + | 102587 | 103467 | 38 | 808 | 35 | | |
| *ndhA* | – | 120012 | 122107 | 553 | 1004 | 539 | | |
| *trnA-UGC* | – | 134462 | 135342 | 38 | 808 | 35 | | |
| *trnI-GAU* | – | 135413 | 136431 | 37 | 947 | 35 | | |
| *rps12* | + | 140066 | 140859 | ND | ND | 232 | 538 | 26 |
| *ndhB* | + | 141707 | 143907 | 775 | 668 | 758 | | |

注："+"表示正链；"–"表示负链；"ND"表示未确定

【**重复序列**】　在金铁锁叶绿体基因组中，微卫星序列有 A/T、C/G 和 AT/TA 三种类型，各有 66 个、1 个和 1 个（表 2-92-3）。共发现 18 个串联重复序列，满足总长度超过 20bp 且重复单元之间的相似度≥90% 两个条件（表 2-92-4）。散在重复序列包括回文重复序列和正向重复序列。以 *e*-value 小于 1E–04 为阈值，金铁锁叶绿体基因组散在重复序列包括 19 条回文重复序列、16 条正向重复序列（表 2-92-5）。

表 2-92-3　金铁锁叶绿体基因组微卫星序列统计

| 重复单元类型 | 重复序列个数 |
|---|---|
| A/T | 66 |
| C/G | 1 |
| AT/TA | 1 |

表 2-92-4　金铁锁叶绿体基因组串联重复序列统计

| 起点—终点 | 重复单元长度（bp） | 重复单元拷贝数 | 重复单元一致序列长度（bp） | 重复单元之间的相似度（%） | 插入缺失比例（%） | 分值 | 碱基个数 A | C | G | T | 熵（0—2） |
|---|---|---|---|---|---|---|---|---|---|---|---|
| 77—106 | 15 | 2.0 | 15 | 100 | 0 | 60 | 33 | 13 | 13 | 40 | 1.83 |
| 28594—28622 | 14 | 2.1 | 14 | 100 | 0 | 58 | 27 | 6 | 6 | 58 | 1.50 |
| 29457—29498 | 21 | 2 | 21 | 100 | 0 | 84 | 61 | 4 | 4 | 28 | 1.36 |
| 35271—35306 | 18 | 2.0 | 18 | 100 | 0 | 72 | 55 | 5 | 5 | 33 | 1.46 |
| 42098—42126 | 12 | 2.4 | 12 | 100 | 0 | 58 | 48 | 0 | 0 | 51 | 1.00 |
| 48042—48083 | 15 | 2.9 | 15 | 96 | 3 | 77 | 33 | 11 | 14 | 40 | 1.82 |
| 63111—63154 | 18 | 2.4 | 18 | 100 | 0 | 88 | 22 | 4 | 0 | 72 | 1.02 |
| 67222—67256 | 17 | 2.1 | 17 | 100 | 0 | 70 | 40 | 5 | 31 | 22 | 1.78 |
| 76390—76418 | 14 | 2.1 | 14 | 100 | 0 | 58 | 72 | 0 | 6 | 20 | 1.07 |
| 90634—90674 | 18 | 2.3 | 18 | 100 | 0 | 82 | 29 | 9 | 26 | 34 | 1.88 |
| 90612—90660 | 24 | 2.0 | 24 | 100 | 0 | 98 | 28 | 8 | 24 | 38 | 1.84 |
| 98460—98488 | 14 | 2.1 | 14 | 100 | 0 | 58 | 20 | 13 | 0 | 65 | 1.26 |
| 98476—98513 | 18 | 2.1 | 18 | 95 | 0 | 67 | 26 | 5 | 7 | 60 | 1.46 |
| 123303—123339 | 16 | 2.2 | 17 | 90 | 4 | 58 | 29 | 16 | 5 | 48 | 1.68 |
| 139433—139470 | 18 | 2.1 | 18 | 95 | 0 | 67 | 60 | 7 | 5 | 26 | 1.46 |
| 139458—139486 | 14 | 2.1 | 14 | 100 | 0 | 58 | 65 | 0 | 13 | 20 | 1.26 |
| 147272—147312 | 18 | 2.3 | 18 | 100 | 0 | 82 | 34 | 26 | 9 | 29 | 1.88 |
| 147286—147334 | 24 | 2.0 | 24 | 100 | 0 | 98 | 38 | 24 | 8 | 28 | 1.84 |

表 2-92-5　金铁锁叶绿体基因组散在重复序列特征值

| 重复单元一长度（bp） | 重复单元一起点 | 重复类型 | 重复单元二长度（bp） | 重复单元二起点 | 重复单元间隔 | $e$-value |
|---|---|---|---|---|---|---|
| 129 | 41852 | P | 98 | 59184 | −2 | 1.36E−61 |
| 59 | 41960 | P | 59 | 59146 | −3 | 1.76E−20 |
| 47 | 41972 | P | 47 | 59146 | −1 | 4.75E−17 |
| 41 | 97917 | D | 41 | 120588 | 0 | 1.38E−15 |
| 41 | 120588 | P | 41 | 139987 | 0 | 1.38E−15 |
| 37 | 41982 | P | 37 | 59146 | 0 | 3.53E−13 |
| 43 | 107045 | D | 43 | 130857 | −3 | 2.87E−11 |
| 39 | 43633 | D | 39 | 97919 | −3 | 5.44E−09 |
| 39 | 43633 | D | 39 | 120590 | −3 | 5.44E−09 |
| 39 | 43633 | P | 39 | 139987 | −3 | 5.44E−09 |
| 39 | 64935 | P | 39 | 64938 | −3 | 5.44E−09 |
| 30 | 7852 | P | 30 | 45376 | 0 | 5.78E−09 |

续表

| 重复单元一长度（bp） | 重复单元一起点 | 重复类型 | 重复单元二长度（bp） | 重复单元二起点 | 重复单元间隔 | e-value |
|---|---|---|---|---|---|---|
| 33 | 38207 | D | 33 | 40431 | −3 | 1.33E−05 |
| 30 | 35085 | P | 30 | 45308 | −2 | 2.26E−05 |
| 32 | 46773 | P | 32 | 47630 | −3 | 4.84E−05 |
| 32 | 90604 | D | 32 | 90628 | −3 | 4.84E−05 |
| 32 | 90604 | P | 32 | 147285 | −3 | 4.84E−05 |
| 32 | 90628 | P | 32 | 147309 | −3 | 4.84E−05 |
| 32 | 147285 | D | 32 | 147309 | −3 | 4.84E−05 |
| 31 | 157 | D | 31 | 8381 | −3 | 1.75E−04 |
| 31 | 9370 | D | 31 | 35966 | −3 | 1.75E−04 |
| 30 | 7852 | D | 30 | 35011 | −3 | 6.34E−04 |
| 30 | 35011 | P | 30 | 45376 | −3 | 6.34E−04 |
| 30 | 43645 | D | 30 | 97931 | −3 | 6.34E−04 |
| 30 | 43645 | P | 30 | 139984 | −3 | 6.34E−04 |
| 30 | 54224 | P | 30 | 54230 | −3 | 6.34E−04 |
| 30 | 63108 | D | 30 | 63126 | −3 | 6.34E−04 |
| 30 | 90611 | D | 30 | 90653 | −3 | 6.34E−04 |

注：P. palindromic repeat，回文重复序列；D. direct repeat，正向重复序列

【系统发育】 使用 MAFFT 对来自石竹科的 5 个物种[7]和 1 个外类群物种 [ 金银花（*Lonicera japonica*）] 的叶绿体基因组中提取的 65 个共有蛋白质序列进行多重序列比对，使用 IQ-TREE 筛选 TVM+F+G4 模型，并采用最大似然法（maximum likelihood method）构建进化树。结果显示，裸果木属的裸果木（*Gymnocarpos przewalskii*）首先独立分化为一支。随后，金铁锁（*Psammosilene tunicoides*）独立为一支，其余 3 个物种分为 2 支。剪秋罗属的麦瓶草（*Silene conoidea*）[7]和丝瓣剪秋萝（*Lychnis witfordil*）2 个物种聚为一支，麦仙翁属的麦仙翁（*Agrostemma githago*）[7]为一支。该进化树各分支节点的 bootstrap 分值均较高（100%），表明该进化树的可信度较高（图 2-92-3）。

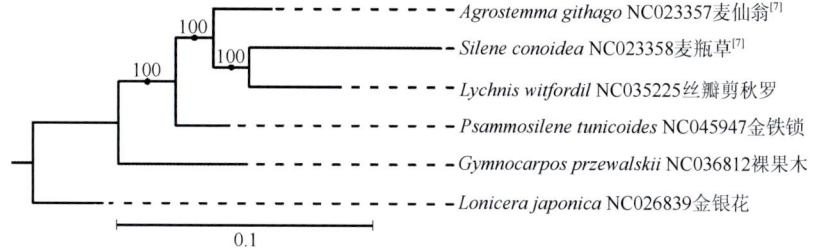

图 2-92-3 石竹科植物系统发育进化分析

## 参 考 文 献

[1] 中国科学院《中国植物志》编委会.中国植物志.北京：科学出版社，1996，26：448.

[2] 国家药典委员会.中华人民共和国药典（2020年版）一部.北京：中国医药科技出版社，2020：230.

[3] 李斌，李德龙，尹丽莎，等.金铁锁研究进展综述.安徽农学通报，2016，22（3）：23-26.

[4] 虞泓，周湘玲.珍稀濒危药用植物金铁锁研究进展.中华中医药杂志，2011，26（8）：795-797.

[5] 毛泽玲，沈云亨，周李刚.金铁锁的化学成分与生物活性的研究进展.中华中医药学刊，2016，34（12）：2883-2887.

[6] 白雪，张冠庆，刘同祥.金铁锁化学成分、药理作用及次生代谢研究进展.时珍国医国药，2014，25（2）：429-431.

[7] Sloan D B，Triant D A，Forrester N J，et al. A recurring syndrome of accelerated plastid genome evolution in the angiosperm tribe Sileneae（Caryophyllaceae）. Mol Phylogenet Evol，2014，72：82-89.

# 93 孩 儿 参

【药材基本信息】 孩儿参 [*Pseudostellaria heterophylla*（Miq.）Pax] 为石竹科孩儿参属药用植物[1]，其干燥块根为太子参中药材（图 2-93-1）。收载于《中国药典》（2020 年版）[2]。孩儿参生于山坡林下和岩石缝中，分布于福建、贵州、江苏、安徽、浙江、江西、山东、山西、湖南、湖北、辽宁、河北、河南、陕西、四川等地。主产于贵州施秉、黄平、雷山、凯里，福建柘荣等地。药材规格分为太子参和太子参须两种[3]。太子参以条粗肥润、有粉性、黄白色、无须根者为佳。太子参含有太子参皂苷 A、尖叶丝石竹皂苷 D、胡萝卜苷、Δ-豆甾-3β-烯醇、3-*O*-β-D-葡萄糖苷、太子参环肽 A、太子参环肽 B、太子参环肽 C、太子参环肽 D、太子参环肽 E、太子参环肽 F、蒲公英赛醇乙酯、蒲公英赛醇、二氢阿魏酸、腺嘌呤核苷、尿嘧啶核苷、乙醇-α-D-半乳糖苷等成分。太子参味甘、微苦，性平。归脾、肺经。具有益气健脾、生津润肺等功效。现代研究证明，太子参具有抗应激、抗疲劳、增强免疫力、延长寿命、镇咳、抗菌、抗病毒等药理活性[2, 4]。

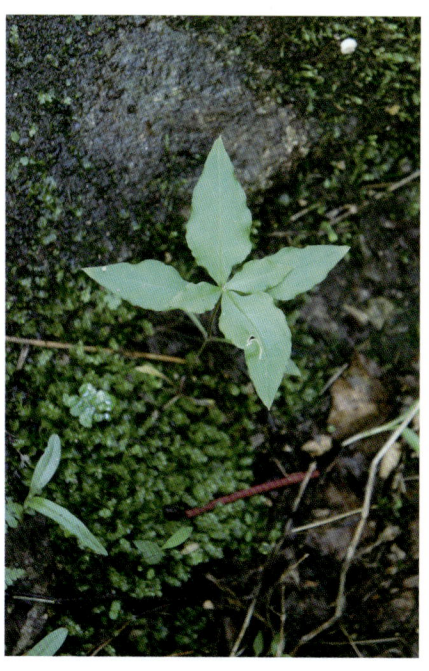

图 2-93-1 孩儿参

【叶绿体基因组】 孩儿参的叶绿体 DNA 为环状分子，其叶绿体基因组（GenBank 登录号：NC044183.1）[4] 总长度为 149 765bp，具有保守的四分状结构，包括一个 LSC 区、一个 SSC 区和一对 IR 区，其长度分别为 81 372bp、16 983bp 和 25 705bp（图 2-93-2）。

孩儿参叶绿体基因组的整体 G/C 含量为 36.49%。其 LSC 区的 G/C 含量（34.30%）低于 IR 区的 G/C 含量（42.34%），但高于 SSC 区的 G/C 含量（29.35%）。

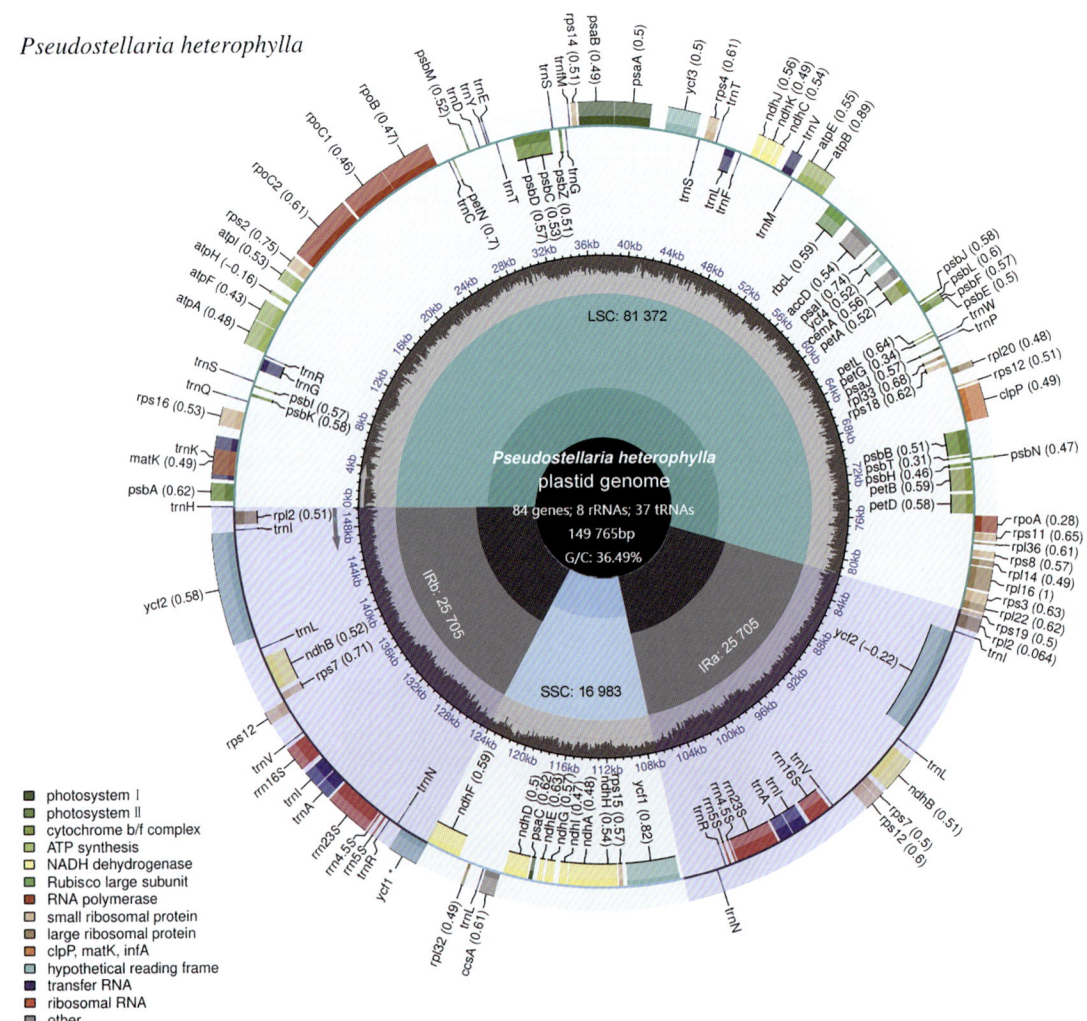

图 2-93-2　孩儿参叶绿体基因组图谱

该图包括 6 个圆形轨道。自内向外的第一轨道表示分散重复序列，红色弧线表示直接重复序列，绿色弧线表示回文重复序列；自内向外的第二轨道上的蓝色柱状线条表示长串联重复序列，其重复单元碱基长度 >7；自内向外的第三轨道以不同颜色的柱状线条表示不同类型的短串联重复序列（微卫星序列），其中黑色表示复杂重复序列，绿色表示重复单元碱基长度为 1 的重复序列，黄色表示重复单元碱基长度为 2 的重复序列，紫色表示重复单元碱基长度为 3 的重复序列，蓝色表示重复单元碱基长度为 4 的重复序列，橙色表示重复单元碱基长度为 5 的重复序列，红色表示重复单元碱基长度为 6 的重复序列；自内向外的第四轨道上以不同色块表示 SSC 区、反向重复区 IRa 和 IRb、LSC 区，数字代表相应区间的长度；自内向外的第五轨道表示 GC 含量；最外层第六轨道以不同色块表示不同功能的编码基因，功能分类详见图中左下角注释，基因名称后括号中的数字表示密码子使用偏差，轨道外侧的基因转录方向为顺时针方向，轨道内侧的基因转录方向为逆时针方向

【编码基因】　孩儿参的叶绿体基因组共编码 129 个基因，其中独特基因 111 个，包括蛋白质编码基因 84 个（独特基因 77 个）、转运 RNA（transfer RNA，tRNA）编码基因 37

个（独特基因 30 个）、核糖体 RNA（ribosomal RNA，rRNA）编码基因 8 个（独特基因 4 个）（表 2-93-1）。其中 5 个蛋白质独特编码基因（ndhB、rpl2、rps12、rps7、ycf2）、7 个 tRNA 独特编码基因（trnA-UGC、trnI-CAU、trnI-GAU、trnL-CAA、trnN-GUU、trnR-ACG、trnV-GAC）、4 个 rRNA 独特编码基因（rrn16S、rrn23S、rrn4.5S、rrn5S）位于 IR 区。有 9 个蛋白质编码基因 [rps16、rpoC1、rpl16、petD、petB、ndhB（×2）、ndhA、atpF] 各含有 1 个内含子（intron），4 个蛋白质编码基因 [ycf3、clpP、rps12（×2）] 各含有 2 个内含子，8 个 tRNA 编码基因 [trnV-UAC、trnL-UAA、trnK-UUU、trnI-GAU（×2）、trnG-UCC、trnA-UGC（×2）] 各含有 1 个内含子（表 2-93-2）。孩儿参叶绿体基因组中蛋白质编码区（coding sequence，CDS）的长度为 75 882bp，占整个基因组长度的 50.67%。rRNA 基因的长度为 9060bp，占整个基因组长度的 6.05%。而 tRNA 基因的长度为 2783bp，占整个基因组长度的 1.86%。孩儿参叶绿体基因组非编码区主要包括内含子和基因间区，其长度占整个基因组长度的 41.42%。

表 2-93-1 孩儿参叶绿体基因组基因列表

| 基因功能 | 基因分类 | 基因名称 |
|---|---|---|
| rRNA | rRNA genes | rrn16S（×2）、rrn23S（×2）、rrn5S（×2）、rrn4.5S（×2） |
| tRNA | tRNA genes | 37 trn genes（8 个基因各含有 1 个内含子） |
| 自我复制 | Small subunit of ribosome | rps11、rps12（×3）、rps14、rps15、rps16、rps18、rps19、rps2、rps3、rps4、rps7（×2）、rps8 |
| | Large subunit of ribosome | rpl14、rpl16、rpl2（×2）、rpl20、rpl22、rpl32、rpl33、rpl36 |
| | DNA dependent RNA polymerase | rpoA、rpoB、rpoC1、rpoC2 |
| 光合作用 | Subunits of NADH-dehydrogenase | ndhA、ndhB（×2）、ndhC、ndhD、ndhE、ndhF、ndhG、ndhH、ndhI、ndhJ、ndhK |
| | Subunits of photosystem I | psaA、psaB、psaC、psaI、psaJ |
| | Subunits of photosystem II | psbA、psbB、psbC、psbD、psbE、psbF、psbH、psbI、psbJ、psbK、psbL、psbM、psbN、psbT、psbZ、ycf3 |
| | Subunits of cytochrome b/f complex | petA、petB、petD、petG、petL、petN |
| | Subunits of ATP synthase | atpA、atpB、atpE、atpF、atpH、atpI |
| | Large subunit of rubisco | rbcL |
| 其他功能 | Maturase | matK |
| | Protease | clpP |
| | Envelope membrane protein | cemA |
| | Subunit of acetyl-CoA-carboxylase | accD |
| | c-type cytochrome synthesis gene | ccsA |
| 未知功能 | | ycf1（×2）、ycf2（×2）、ycf4 |

表 2-93-2　孩儿参叶绿体基因内含子和外显子位置及长度

| 基因名称 | 基因编码序列所在链 | 起始位置 | 终点位置 | 长度（bp） | | | | |
|---|---|---|---|---|---|---|---|---|
| | | | | 第一外显子 | 第一内含子 | 第二外显子 | 第二内含子 | 第三外显子 |
| trnK-UUU | – | 1759 | 4314 | 37 | 2485 | 34 | | |
| rps16 | – | 4955 | 6051 | 40 | 830 | 227 | | |
| trnG-UCC | + | 8865 | 9644 | 23 | 712 | 45 | | |
| atpF | – | 11577 | 12857 | 145 | 726 | 410 | | |
| rpoC1 | – | 20496 | 23292 | 432 | 754 | 1611 | | |
| ycf3 | – | 41466 | 43461 | 124 | 745 | 230 | 744 | 153 |
| trnL-UAA | + | 45508 | 46171 | 35 | 579 | 50 | | |
| trnV-UAC | – | 49377 | 50055 | 39 | 606 | 34 | | |
| rps12 | – | 67322 | 94968 | 114 | ND | 232 | 563 | 26 |
| clpP | – | 67567 | 69643 | 71 | 895 | 294 | 591 | 226 |
| petB | + | 72538 | 73966 | 6 | 781 | 642 | | |
| petD | + | 74179 | 75415 | 8 | 754 | 475 | | |
| rpl16 | – | 78664 | 80019 | 9 | 948 | 399 | | |
| ndhB | – | 91147 | 93347 | 775 | 668 | 758 | | |
| trnI-GAU | + | 98530 | 99544 | 37 | 943 | 35 | | |
| trnA-UGC | + | 99615 | 100497 | 38 | 810 | 35 | | |
| ndhA | – | 112630 | 114678 | 553 | 960 | 536 | | |
| trnA-UGC | – | 130809 | 131691 | 38 | 810 | 35 | | |
| trnI-GAU | – | 131762 | 132776 | 37 | 943 | 35 | | |
| rps12 | + | 136338 | 137131 | ND | ND | 232 | 563 | 26 |
| ndhB | + | 137959 | 140159 | 775 | 668 | 758 | | |

注："+"表示正链；"–"表示负链；"ND"表示未确定

【重复序列】　在孩儿参叶绿体基因组中，微卫星序列有 A/T、C/G、AT/AT 三种类型，各有 70 个、1 个和 3 个（表 2-93-3）。共发现 13 个串联重复序列，满足总长度超过 20bp 且重复单元之间的相似度 ≥ 90% 两个条件（表 2-93-4）。散在重复序列包括回文重复序列和正向重复序列。以 e-value 小于 1E–04 为阈值，孩儿参叶绿体基因组散在重复序列包括 8 条回文重复序列、6 条正向重复序列（表 2-93-5）。

表 2-93-3　孩儿参叶绿体基因组微卫星序列统计

| 重复单元类型 | 重复序列个数 |
|---|---|
| A/T | 70 |
| C/G | 1 |
| AT/AT | 3 |

表 2-93-4 孩儿参叶绿体基因组串联重复序列统计

| 起点—终点 | 重复单元长度（bp） | 重复单元拷贝数 | 重复单元一致序列长度（bp） | 重复单元之间的相似度（%） | 插入缺失比例（%） | 分值 | A | C | G | T | 熵（0—2） |
|---|---|---|---|---|---|---|---|---|---|---|---|
| 266—295 | 15 | 2.0 | 15 | 100 | 0 | 60 | 46 | 0 | 13 | 40 | 1.43 |
| 3679—3738 | 30 | 2.0 | 30 | 100 | 0 | 120 | 36 | 3 | 10 | 50 | 1.53 |
| 7898—7927 | 15 | 2.0 | 15 | 93 | 0 | 51 | 10 | 6 | 0 | 83 | 0.81 |
| 12094—12119 | 11 | 2.4 | 11 | 100 | 0 | 52 | 42 | 0 | 7 | 50 | 1.31 |
| 46350—46376 | 11 | 2.5 | 11 | 100 | 0 | 54 | 29 | 14 | 0 | 55 | 1.40 |
| 50306—50338 | 16 | 2.1 | 16 | 100 | 0 | 66 | 24 | 12 | 18 | 45 | 1.83 |
| 64890—64915 | 12 | 2.2 | 12 | 100 | 0 | 52 | 69 | 0 | 15 | 15 | 1.20 |
| 65589—65628 | 21 | 1.9 | 21 | 94 | 0 | 71 | 32 | 22 | 10 | 35 | 1.87 |
| 85598—85649 | 21 | 2.5 | 21 | 96 | 0 | 95 | 7 | 23 | 15 | 53 | 1.67 |
| 90309—90344 | 16 | 2.2 | 16 | 100 | 0 | 72 | 16 | 33 | 8 | 41 | 1.78 |
| 115459—115492 | 14 | 2.4 | 14 | 90 | 0 | 59 | 55 | 0 | 0 | 44 | 0.99 |
| 140962—140997 | 16 | 2.2 | 16 | 100 | 0 | 72 | 41 | 8 | 33 | 16 | 1.78 |
| 145657—145708 | 21 | 2.5 | 21 | 96 | 0 | 95 | 53 | 15 | 23 | 7 | 1.67 |

表 2-93-5 孩儿参叶绿体基因组散在重复序列特征值

| 重复单元一长度（bp） | 重复单元一起点 | 重复类型 | 重复单元二长度（bp） | 重复单元二起点 | 重复单元间隔 | $e$-value |
|---|---|---|---|---|---|---|
| 67 | 41091 | P | 67 | 57572 | 0 | 2.90E−31 |
| 50 | 41044 | P | 50 | 57678 | 0 | 4.98E−21 |
| 39 | 95005 | P | 39 | 114065 | 0 | 2.09E−14 |
| 39 | 114065 | D | 39 | 136261 | 0 | 2.09E−14 |
| 39 | 42628 | D | 39 | 95007 | −3 | 5.15E−09 |
| 39 | 42628 | P | 39 | 136259 | −3 | 5.15E−09 |
| 30 | 3678 | D | 30 | 3708 | 0 | 5.47E−09 |
| 30 | 8036 | P | 30 | 43763 | 0 | 5.47E−09 |
| 37 | 42628 | P | 37 | 114065 | −3 | 7.01E−08 |
| 34 | 85597 | D | 34 | 85618 | −2 | 1.08E−07 |
| 34 | 85597 | P | 34 | 145653 | −2 | 1.08E−07 |
| 34 | 85618 | P | 34 | 145674 | −2 | 1.08E−07 |
| 34 | 145653 | D | 34 | 145674 | −2 | 1.08E−07 |
| 33 | 37348 | D | 33 | 39572 | −3 | 1.26E−05 |

注：P. palindromic repeat，回文重复序列；D. direct repeat，正向重复序列

【高可变区】 为了发现孩儿参属物种间的高可变区，从 5 个物种叶绿体基因组中提取了 91 个基因间区，采用 K2p（Kimura 2-parameter）模型计算基因间区的遗传距离，

遗传距离最大的 30 个基因间区参见图 2-93-3。这 30 个基因间区的 K2p 平均值分布于 0.41 ~ 2.62。其中 *ycf4-cemA*、*psbI-trnS-GCU*、*trnG-UCC-trnR-UCU* 的 K2p 平均值较高，分别为 2.62、2.62、2.50。由此可见，孩儿参属 5 个物种的叶绿体基因组在这 3 个区域的变异较大，这 3 个区域可作为潜在的分子标记开发区域。

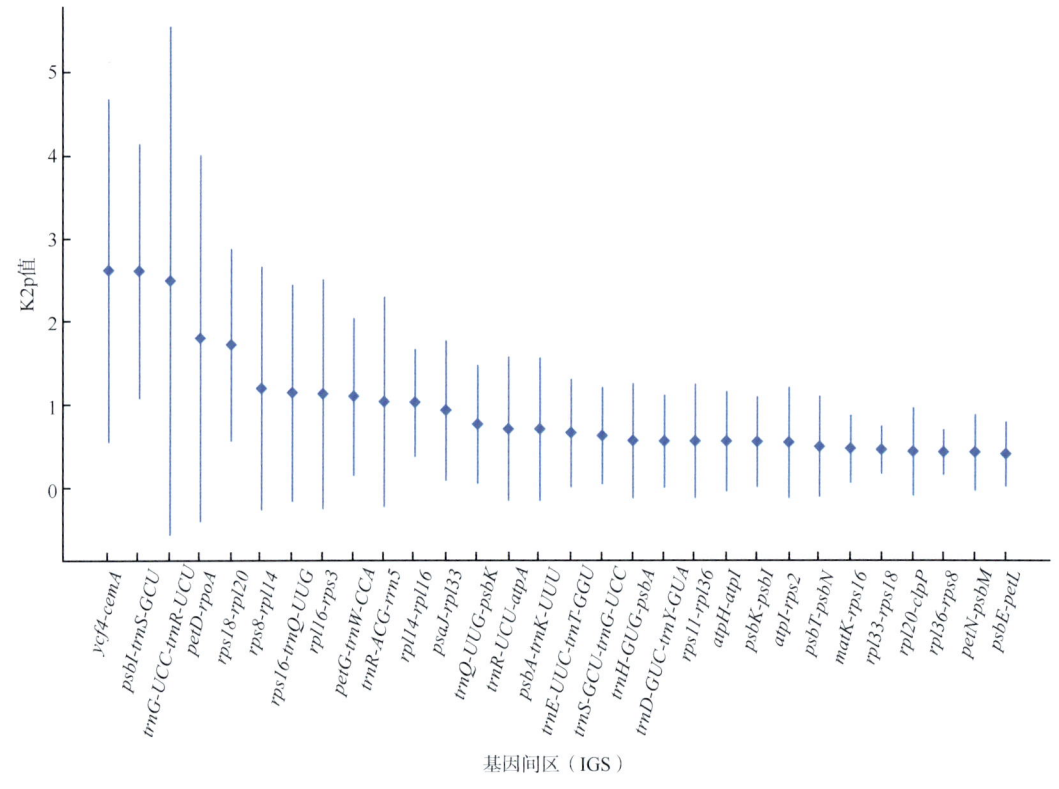

图 2-93-3　孩儿参属物种基因间区的遗传距离分析结果

【系统发育】　使用 MAFFT 对来自孩儿参属的 5 个物种[5-9]和 1 个外类群物种 [卷耳（*Cerastium arvense*)][10]的叶绿体基因组中提取的 77 个共有蛋白质序列进行多重序列比对，使用 IQ-TREE 筛选得到最优的 HIVb+F+I 模型，并采用最大似然法（maximum likelihood method）构建进化树。结果显示，孩儿参（*Pseudostellaria heterophylla*）[5]首先独立分化为一支。*Pseudostellaria longipedicellata*[6]与 *Pseudostellaria okamotoi*[7] 2 个物种聚为一支，*Pseudostellaria palibiniana*[8, 9]和 *Pseudostellaria setulosa*[9] 2 个物种聚为一支。孩子参独立进化为一支（图 2-93-4）。

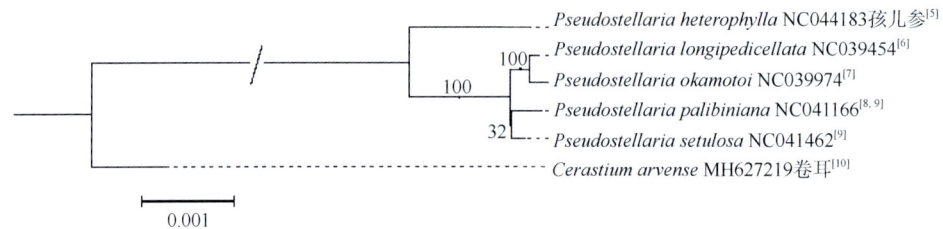

图 2-93-4　孩儿参属植物系统发育进化分析

【$K_A/K_S$ 选择压力分析】 以图 2-93-4 的进化树作为参考,利用 Hyphy 软件中的 aBSREL 模型对蛋白质编码基因进行选择压力分析。共发现 1 个孩儿参属基因受到正向选择,即 *rpoA* 基因。在物种孩儿参中,未发现有基因受到正向选择。

【宏 DNA 条形码的发现及其 PCR 扩增引物设计】 为了发现能够区分孩儿参属下物种的宏 DNA 条形码序列及其 PCR 扩增引物,利用 ecoPrimers 对孩儿参属植物叶绿体基因组序列进行分析。用于设计 PCR 扩增引物的保守区间见表 2-93-6。可以依据区间序列设计引物,使用这些引物对孩儿参 DNA 进行 PCR 扩增,对 PCR 产物进行桑格测序或高通量测序,通过序列比较和特征分析区分孩儿参属的 5 个物种。

表 2-93-6 部分基于 ecoPrimers 发现的引物设计保守区间

| 编号 | 保守区间序列 | 物种拉丁名 | GenBank 序列号 | 保守区间序列起点—终点 |
|---|---|---|---|---|
| 1 | TTTAAGATTTCATAATATATAAATTAAAAAAATGTTCGAATTCTAATTAATAAAGAAAA | *P. longipedicellata* | NC039454.1 | 7829—7887 |
| | | *P. okamotoi* | NC039974.2 | 7828—7886 |
| | | *P. palibiniana* | NC041166.1 | 7871—7929 |
| | | *P. setulosa* | NC041462.1 | 7836—7894 |
| | | *P. heterophylla* | NC044183.1 | 7925—7983 |
| 2 | GAACACGGAAAGAGAGGGATTCGAACCCTCGGTACGAATAACTCGTACAACGGATTAGCAATCCGACGCTTTCGTCCACTCAGCCATCTCTCCCTCTTGAAAATAAACTACTAAATATTCAAATACAAATTT | *P. longipedicellata* | NC039454.1 | 7943—8074 |
| | | *P. okamotoi* | NC039974.2 | 7942—8073 |
| | | *P. palibiniana* | NC041166.1 | 7985—8116 |
| | | *P. setulosa* | NC041462.1 | 7951—8082 |
| | | *P. heterophylla* | NC044183.1 | 8033—8164 |
| 3 | AAATCGTGAGCATCAGCATGTAGGTTCCAGATCCAAGTAGTAGTTTCAGGTCCTTTAGCTATTGTTCTTGAAAAATGACCGGGTCTGGCCCATTCCTCAAACGACGTTTTTACGGGATCCCTATCTACCAAAATTTTGACTTCTGATTCC-GGCGAACGAATAATCATTGAGTCC | *P. longipedicellata* | NC039454.1 | 40184—40550 |
| | | *P. okamotoi* | NC039974.2 | 40162—40528 |
| | | *P. palibiniana* | NC041166.1 | 40226—40592 |
| | | *P. setulosa* | NC041462.1 | 40185—40551 |
| | | *P. heterophylla* | NC044183.1 | 40306—40672 |
| 4 | TAGTCAGTAATATTTTCATTCTAACTATTTAAAATCGCACTAATAGTCATTATGAAGAAATACTTAATTTTTAGTCATTCGAAGGGTTTGTTTTTCCACTATTTTCTTATATATATTTTGGAATAACTATTCTATTTATAAAATA | *P. longipedicellata* | NC039454.1 | 40723—40868 |
| | | *P. okamotoi* | NC039974.2 | 40673—40818 |
| | | *P. palibiniana* | NC041166.1 | 40765—40910 |
| | | *P. setulosa* | NC041462.1 | 40718—40863 |
| | | *P. heterophylla* | NC044183.1 | 40818—40963 |

## 参 考 文 献

[1] 中国科学院《中国植物志》编委会.中国植物志.北京:科学出版社,1996,26:67.
[2] 国家药典委员会.中华人民共和国药典(2020 年版)一部.北京:中国医药科技出版社,2020:69.
[3] 中国药材公司.中国常用中药材.北京:科学出版社,1995:821.
[4] 王筠默.中药研究与临床应用.上海:上海中医药大学出版社,2006:766.
[5] Kim Y, Hong X, Park J. The complete chloroplast genome of prince ginseng, *Pseudostellaria heterophylla*(Miq.)Pax(Caryophyllaceae). Mitochondrial DNA Part B: Resources, 2019, 4(2): 2251-2253.
[6] Kim Y, Heo K I, Lee S, et al. Complete chloroplast genome sequence of the *Pseudostellaria longipedicellata* S. Lee, K. Heo & S.

C. Kim（Caryophyllaceae）. Mitochondrial DNA Part B: Resources, 2018, 3（2）: 1296-1297.

[7] Kim Y, Park J. The complete chloroplast genome sequence of the *Pseudostellaria okamotoi* Ohwi（Caryophyllaceae）. Mitochondrial DNA Part B: Resources, 2019, 4（1）: 174-175.

[8] Kim Y, Heo K I, Park J. The second complete chloroplast genome sequence of *Pseudostellaria palibiniana*（Takeda）Ohwi（Caryophyllaceae）: intraspecies variations based on geographical distribution. Mitochondrial DNA Part B: Resources, 2019, 4（1）: 1310-1311.

[9] Kim Y, Heo K I, Lee S, et al. The complete chloroplast genome sequence of *Pseudostellaria palibiniana*（Takeda）Ohwi（Caryophyllaceae）. Mitochondrial DNA Part B: Resources, 2019, 4（1）: 973-974.

[10] Yao G, Jin J J, Li H T, et al. Plastid phylogenomic insights into the evolution of Caryophyllales. Molecular Phylogenetics and Evolution, 2019, 134: 74-86.

# 94 草 珊 瑚

【药材基本信息】 草珊瑚 [*Sarcandra glabra*（Thunb.）Nakai] 为金粟兰科草珊瑚属药用植物[1]，其干燥全株为草珊瑚中药材（图 2-94-1）。草珊瑚又名肿节风、九节茶、接骨金粟兰等，主产于江西、浙江、广东、广西等长江以南各省份[2]。主要含挥发油、酯类、酚类、鞣质、黄酮、香豆素等化学成分[3]。其味辛、苦，性平，有小毒。具有清热解毒、祛风通络、活血祛瘀、接骨等功效。主要用于肺炎、胃肠炎等症，以及肿瘤、血小板减少性紫癜的治疗，也可用于痢疾、跌打损伤等。现代研究表明，草珊瑚具有抗菌消炎、抗肿瘤、增强免疫力、促进骨骼愈合及镇痛平喘等作用[4, 5]。

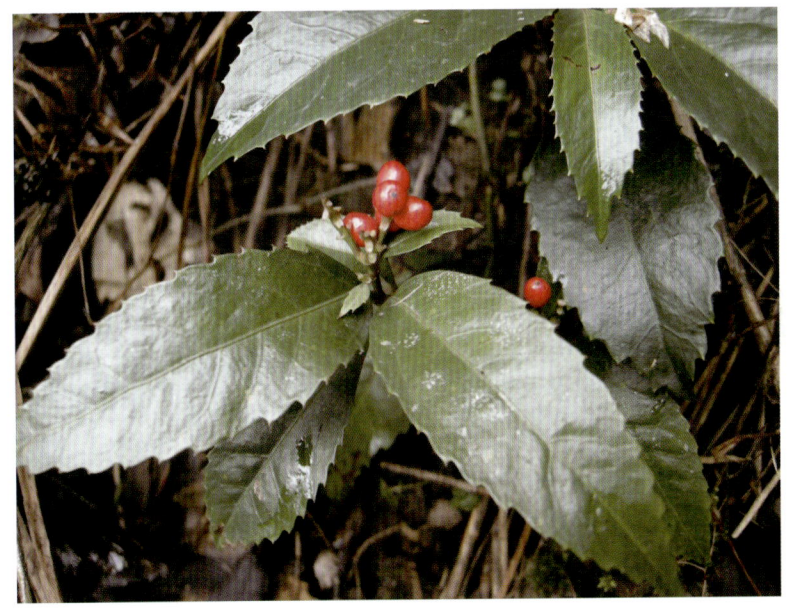

图 2-94-1 草珊瑚

【叶绿体基因组】 草珊瑚的叶绿体 DNA 为环状分子，其叶绿体基因组（GenBank 登录号：NC039621.1）总长度为 158 900bp，具有保守的四分状结构，包括一个 LSC 区、一个 SSC 区和一对 IR 区，其长度分别为 88 190bp、18 444bp 和 26 133bp（图 2-94-2）。草珊瑚叶绿体基因组的整体 G/C 含量为 39.23%。其 IR 区的 G/C 含量（43.29%）高于 SSC 区的 G/C 含量（34.65%）和 LSC 区的 G/C 含量（37.78%）。

*Sarcandra glabra*

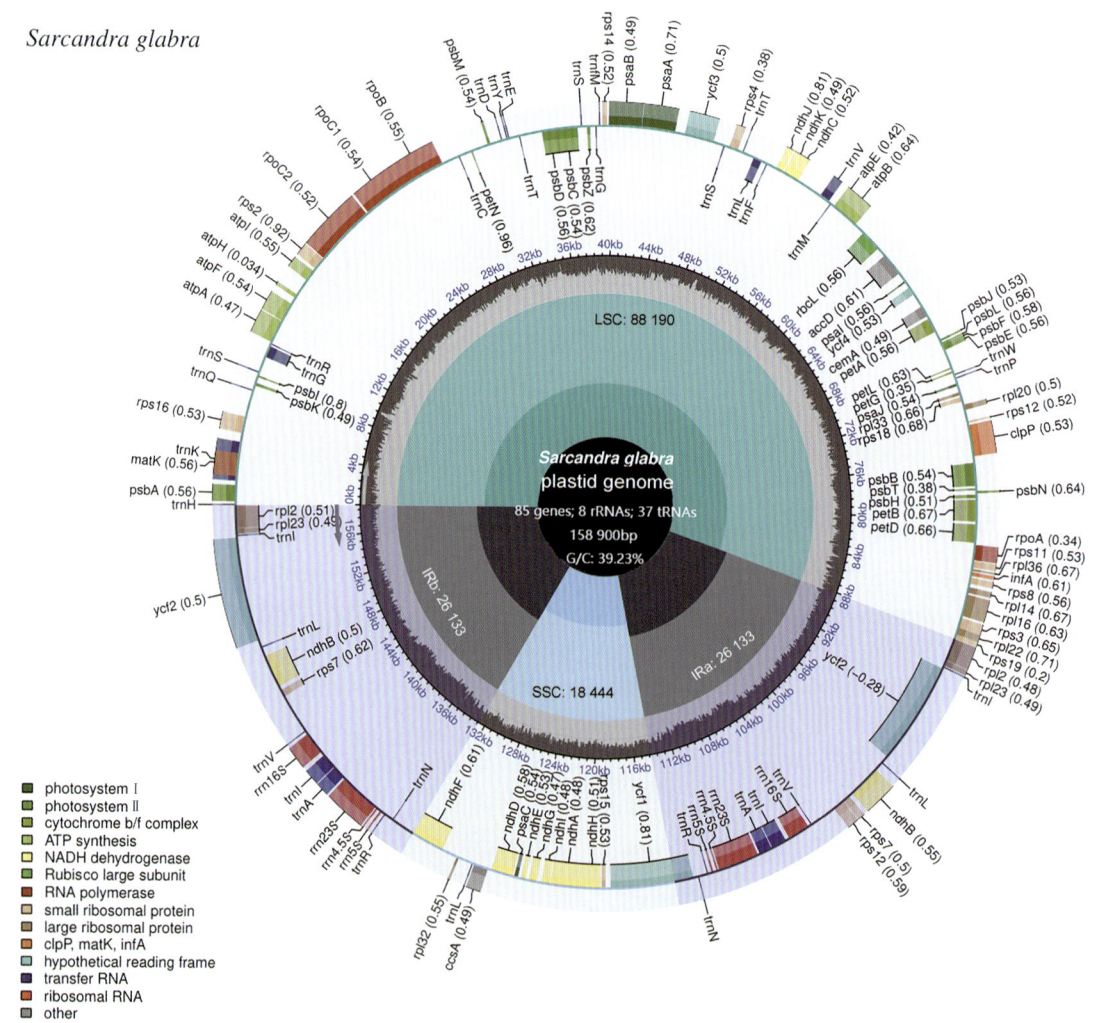

图 2-94-2　草珊瑚叶绿体基因组图谱

该图包括 6 个圆形轨道。自内向外的第一轨道表示分散重复序列，红色弧线表示直接重复序列，绿色弧线表示回文重复序列；自内向外的第二轨道上的蓝色柱状线条表示长串联重复序列，其重复单元碱基长度＞7；自内向外的第三轨道以不同颜色的柱状线条表示不同类型的短串联重复序列（微卫星序列），其中黑色表示复杂重复序列，绿色表示重复单元碱基长度为 1 的重复序列，黄色表示重复单元碱基长度为 2 的重复序列，紫色表示重复单元碱基长度为 3 的重复序列，蓝色表示重复单元碱基长度为 4 的重复序列，橙色表示重复单元碱基长度为 5 的重复序列，红色表示重复单元碱基长度为 6 的重复序列；自内向外的第四轨道上以不同色块表示 SSC 区、反向重复区 IRa 和 IRb、LSC 区，数字代表相应区间的长度；自内向外的第五轨道表示 GC 含量；最外层第六轨道以不同色块表示不同功能的编码基因，功能分类详见图中左下角注释，基因名称后括号中的数字表示密码子使用偏差，轨道外侧的基因转录方向为顺时针方向，轨道内侧的基因转录方向为逆时针方向

【编码基因】　草珊瑚的叶绿体基因组共编码 130 个基因，其中独特基因 113 个，包括蛋白质编码基因 85 个（独特基因 79 个）、转运 RNA（transfer RNA，tRNA）编码基因 37 个（独特基因 30 个）、核糖体 RNA（ribosomal RNA，rRNA）编码基因 8 个（独特基因 4 个）（表 2-94-1）。其中 6 个蛋白质编码基因（*rps12*、*rps7*、*rpl2*、*rpl23*、*ndhB*、*ycf2*）、

7个tRNA编码基因（*trnI-CAU*、*trnL-CAA*、*trnA-UGC*、*trnV-GAC*、*trnN-GUU*、*trnI-GAU*、*trnR-ACG*）、3个rRNA编码基因（*rrn16S*、*rrn4.5S*、*rrn5S*）位于IR区。有11个蛋白质编码基因[*rps16*、*atpF*、*rpoC1*、*petD*、*petB*、*rpl16*、*rpl2*（×2）、*ndhB*（×2）、*ndhA*]各含有1个内含子（intron），4个蛋白质编码基因[*ycf3*、*clpP*、*rps12*（×2）]各含有2个内含子，8个tRNA编码基因[*trnK-UUU*、*trnG-UCC*、*trnL-UAA*、*trnV-UAC*、*trnI-GAU*（×2）、*trnA-UGC*（×2）]各含有1个内含子（表2-94-2）。草珊瑚叶绿体基因组中蛋白质编码区（coding sequence，CDS）的长度为79 662bp，占整个基因组长度的50.13%。rRNA基因的长度为3428bp，占整个基因组长度的2.16%。而tRNA基因的长度为2790bp，占整个基因组长度的1.76%。草珊瑚叶绿体基因组非编码区主要包括内含子和基因间区，其长度占整个基因组长度的45.95%。

表 2-94-1　草珊瑚叶绿体基因组基因列表

| 基因功能 | 基因分类 | 基因名称 |
| --- | --- | --- |
| rRNA | rRNA genes | *rrn16S*（×2）、*rrn5S*（×2）、*rrn4.5S*（×2）、*rrn23*（×2） |
| tRNA | tRNA genes | 37 *trn* genes（8个基因各含有1个内含子） |
| 自我复制 | Small subunit of ribosome | *rps11*、*rps12*（×2）、*rps14*、*rps15*、*rps16*、*rps18*、*rps19*、*rps2*、*rps3*、*rps4*、*rps7*（×2）、*rps8* |
| | Large subunit of ribosome | *rpl14*、*rpl16*、*rpl2*（×2）、*rpl20*、*rpl22*、*rpl23*（×2）、*rpl32*、*rpl33*、*rpl36* |
| | DNA dependent RNA polymerase | *rpoA*、*rpoB*、*rpoC1*、*rpoC2* |
| 光合作用 | Large subunit of rubisco | *rbcL* |
| | Subunits of photosystem Ⅰ | *psaA*、*psaB*、*psaC*、*psaI*、*psaJ* |
| | Subunits of photosystem Ⅱ | *psbA*、*psbB*、*psbC*、*psbD*、*psbE*、*psbF*、*psbH*、*psbI*、*psbJ*、*psbK*、*psbL*、*psbM*、*psbN*、*psbT*、*psbZ*、*ycf3* |
| | Subunits of cytochrome b/f complex | *petA*、*petB*、*petD*、*petG*、*petL*、*petN* |
| | Subunits of ATP synthase | *atpA*、*atpB*、*atpE*、*atpF*、*atpH*、*atpI* |
| | Subunits of NADH-dehydrogenase | *ndhA*、*ndhB*（×2）、*ndhC*、*ndhD*、*ndhE*、*ndhF*、*ndhG*、*ndhH*、*ndhI*、*ndhJ*、*ndhK* |
| 其他功能 | Maturase | *matK* |
| | Protease | *clpP* |
| | Envelope membrane protein | *cemA* |
| | Translational initiation factor | *infA* |
| | Subunit of acetyl-CoA-carboxylase | *accD* |
| | c-type cytochrome synthesis gene | *ccsA* |
| 未知功能 | | *ycf1*、*ycf2*（×2）、*ycf4* |

表 2-94-2　草珊瑚叶绿体基因内含子和外显子位置及长度

| 基因名称 | 基因编码序列所在链 | 起始位置 | 终点位置 | 长度（bp） | | | | |
|---|---|---|---|---|---|---|---|---|
| | | | | 第一外显子 | 第一内含子 | 第二外显子 | 第二内含子 | 第三外显子 |
| trnK-UUU | − | 1512 | 4089 | 37 | 2506 | 35 | | |
| rps16 | − | 4697 | 5791 | 40 | 834 | 221 | | |
| trnG-UCC | + | 10018 | 10785 | 23 | 697 | 48 | | |
| atpF | − | 12699 | 13959 | 145 | 706 | 410 | | |
| rpoC1 | − | 22057 | 24869 | 453 | 737 | 1623 | | |
| ycf3 | − | 44937 | 46918 | 124 | 743 | 230 | 732 | 153 |
| trnL-UAA | + | 49893 | 50471 | 35 | 494 | 50 | | |
| trnV-UAC | − | 55061 | 55728 | 39 | 594 | 35 | | |
| rps12 | − | 73481 | 102233 | 114 | ND | 232 | 537 | 26 |
| clpP | − | 73746 | 75821 | 71 | 811 | 294 | 656 | 244 |
| petB | + | 78702 | 80140 | 6 | 791 | 642 | | |
| petD | + | 80336 | 81572 | 8 | 715 | 514 | | |
| rpl16 | − | 85062 | 86489 | 9 | 1020 | 399 | | |
| rpl2 | − | 88136 | 89622 | 388 | 665 | 434 | | |
| ndhB | − | 98363 | 100596 | 775 | 701 | 758 | | |
| trnI-GAU | + | 106151 | 107176 | 37 | 954 | 35 | | |
| trnA-UGC | + | 107241 | 108119 | 38 | 806 | 35 | | |
| ndhA | + | 120485 | 122665 | 553 | 1089 | 539 | | |
| trnA-UGC | − | 138794 | 139672 | 38 | 806 | 35 | | |
| trnI-GAU | − | 139737 | 140762 | 37 | 954 | 35 | | |
| rps12 | + | 144680 | 145472 | ND | ND | 232 | 537 | 26 |
| ndhB | + | 146317 | 148550 | 775 | 701 | 758 | | |
| rpl2 | + | 157291 | 158777 | 388 | 665 | 434 | | |

注："+"表示正链；"−"表示负链；"ND"表示未确定

【重复序列】　在草珊瑚叶绿体基因组中，微卫星序列有 A/T、C/G 和 AT/AT 三种类型，各有 32 个、1 个和 9 个（表 2-94-3）。共发现 19 个串联重复序列，满足总长度超过 20bp 且重复单元之间的相似度 ≥ 90% 两个条件（表 2-94-4）。散在重复序列包括回文重复序列和正向重复序列。以 e-value 小于 1E–04 为阈值，草珊瑚叶绿体基因组散在重复序列包括 17 条回文重复序列、19 条正向重复序列（表 2-94-5）。

表 2-94-3　草珊瑚叶绿体基因组微卫星序列统计

| 重复单元类型 | 重复序列个数 |
|---|---|
| A/T | 32 |
| C/G | 1 |
| AT/AT | 9 |

表 2-94-4  草珊瑚叶绿体基因组串联重复序列统计

| 起点—终点 | 重复单元长度（bp） | 重复单元拷贝数 | 重复单元一致序列长度（bp） | 重复单元之间的相似度（%） | 插入缺失比例（%） | 分值 | A | C | G | T | 熵（0—2） |
|---|---|---|---|---|---|---|---|---|---|---|---|
| 7546—7581 | 18 | 2.0 | 18 | 100 | 0 | 72 | 38 | 11 | 11 | 38 | 1.76 |
| 9571—9607 | 18 | 2.1 | 18 | 94 | 0 | 65 | 29 | 8 | 5 | 56 | 1.51 |
| 9601—9636 | 17 | 2.1 | 17 | 100 | 0 | 72 | 50 | 0 | 5 | 44 | 1.25 |
| 15009—15048 | 20 | 2.0 | 20 | 90 | 9 | 64 | 45 | 20 | 20 | 15 | 1.86 |
| 15412—15447 | 16 | 2.2 | 16 | 100 | 0 | 72 | 30 | 11 | 19 | 38 | 1.86 |
| 18822—18856 | 18 | 1.9 | 18 | 94 | 0 | 61 | 34 | 5 | 14 | 45 | 1.68 |
| 28772—28800 | 14 | 2.1 | 14 | 100 | 0 | 58 | 55 | 6 | 6 | 31 | 1.53 |
| 34108—34240 | 43 | 3.1 | 43 | 100 | 0 | 266 | 22 | 22 | 21 | 33 | 1.97 |
| 55727—55761 | 16 | 2.3 | 15 | 95 | 5 | 61 | 37 | 14 | 6 | 42 | 1.69 |
| 71790—71833 | 21 | 2.1 | 21 | 91 | 0 | 70 | 29 | 22 | 13 | 34 | 1.93 |
| 75451—75480 | 15 | 2.0 | 15 | 100 | 0 | 60 | 40 | 0 | 20 | 40 | 1.52 |
| 84378—84430 | 26 | 2.0 | 26 | 100 | 0 | 106 | 33 | 0 | 7 | 58 | 1.26 |
| 85665—85697 | 14 | 2.4 | 14 | 94 | 0 | 57 | 33 | 15 | 3 | 48 | 1.60 |
| 92855—92943 | 21 | 4.1 | 21 | 92 | 5 | 135 | 13 | 25 | 10 | 50 | 1.73 |
| 114596—114645 | 24 | 2.1 | 24 | 92 | 0 | 82 | 20 | 30 | 16 | 34 | 1.94 |
| 114989—115032 | 21 | 2.1 | 21 | 100 | 0 | 88 | 43 | 18 | 18 | 20 | 1.89 |
| 117667—117708 | 21 | 2.0 | 21 | 100 | 0 | 84 | 57 | 19 | 19 | 4 | 1.58 |
| 151481—151601 | 48 | 2.5 | 48 | 94 | 0 | 206 | 32 | 25 | 7 | 34 | 1.84 |
| 153970—154058 | 21 | 4.1 | 21 | 92 | 5 | 135 | 50 | 10 | 25 | 13 | 1.73 |

表 2-94-5  草珊瑚叶绿体基因组散在重复序列特征值

| 重复单元一长度（bp） | 重复单元一起点 | 重复类型 | 重复单元二长度（bp） | 重复单元二起点 | 重复单元间隔 | e-value |
|---|---|---|---|---|---|---|
| 90 | 34107 | D | 90 | 34150 | 0 | 4.63E-45 |
| 63 | 95321 | D | 63 | 95369 | −2 | 1.47E-24 |
| 63 | 95321 | P | 63 | 151480 | −2 | 1.47E-24 |
| 63 | 95369 | P | 63 | 151528 | −2 | 1.47E-24 |
| 63 | 151480 | D | 63 | 151528 | −2 | 1.47E-24 |
| 47 | 34107 | D | 47 | 34193 | 0 | 3.59E-19 |
| 49 | 92874 | D | 49 | 92895 | −2 | 2.37E-16 |
| 49 | 92874 | P | 49 | 153968 | −2 | 2.37E-16 |
| 49 | 92895 | P | 49 | 153989 | −2 | 2.37E-16 |
| 49 | 153968 | D | 49 | 153989 | −2 | 2.37E-16 |
| 44 | 41126 | D | 44 | 43350 | −3 | 8.21E-12 |

续表

| 重复单元一长度（bp） | 重复单元一起点 | 重复类型 | 重复单元二长度（bp） | 重复单元二起点 | 重复单元间隔 | e-value |
| --- | --- | --- | --- | --- | --- | --- |
| 39 | 46088 | D | 39 | 102272 | −2 | 1.57E−10 |
| 39 | 46088 | P | 39 | 144601 | −2 | 1.57E−10 |
| 31 | 49292 | P | 31 | 49355 | 0 | 1.54E−09 |
| 40 | 95321 | D | 40 | 95345 | −3 | 1.57E−09 |
| 40 | 95321 | P | 40 | 151527 | −3 | 1.57E−09 |
| 40 | 95345 | P | 40 | 151551 | −3 | 1.57E−09 |
| 40 | 151527 | D | 40 | 151551 | −3 | 1.57E−09 |
| 39 | 95321 | D | 39 | 95393 | −3 | 5.80E−09 |
| 39 | 95321 | P | 39 | 151480 | −3 | 5.80E−09 |
| 39 | 95393 | P | 39 | 151552 | −3 | 5.80E−09 |
| 39 | 151480 | D | 39 | 151552 | −3 | 5.80E−09 |
| 32 | 67607 | P | 32 | 67651 | −1 | 3.70E−08 |
| 36 | 8850 | P | 36 | 47723 | −3 | 2.90E−07 |
| 30 | 9502 | D | 30 | 34729 | −1 | 5.54E−07 |
| 35 | 151535 | D | 35 | 151559 | −3 | 1.06E−06 |
| 34 | 95338 | D | 34 | 95362 | −3 | 3.89E−06 |
| 34 | 95338 | P | 34 | 151516 | −3 | 3.89E−06 |
| 34 | 95362 | D | 34 | 95386 | −3 | 3.89E−06 |
| 34 | 95362 | P | 34 | 151492 | −3 | 3.89E−06 |
| 34 | 95362 | P | 34 | 151540 | −3 | 3.89E−06 |
| 34 | 95386 | P | 34 | 151516 | −3 | 3.89E−06 |
| 34 | 151492 | D | 34 | 151516 | −3 | 3.89E−06 |
| 34 | 151516 | D | 34 | 151540 | −3 | 3.89E−06 |
| 31 | 4392 | P | 31 | 4395 | −2 | 6.44E−06 |
| 31 | 13349 | D | 31 | 14030 | −2 | 6.44E−06 |

注：P. palindromic repeat，回文重复序列；D. direct repeat，正向重复序列

【系统发育】 使用 MAFFT 对来自金粟兰科的 4 个物种[6, 7]和 1 个外类群物种 [ 萝卜（Raphanus sativus）] 的叶绿体基因组中提取的 77 个共有蛋白质序列进行多重序列比对，使用 IQ-TREE 筛选得到最优的 cpREV 模型，并采用最大似然法（maximum likelihood method）构建进化树。结果显示，草珊瑚属的草珊瑚（Sarcandra glabra）首先独立分化为一支。其余的金粟兰属 3 个物种聚为 2 支，鱼子兰（Chloranthus erectus）和金粟兰（Chloranthus spicatus）2 个物种聚为一支，银线草（Chloranthus japonicus）独立分化为一支（图 2-94-3）。

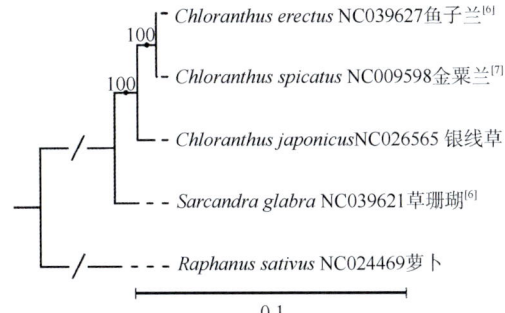

图 2-94-3　金粟兰科植物系统发育进化分析

## 参 考 文 献

[1] 国家药典委员会. 中华人民共和国药典. 北京：中国医药科技出版社，2015.
[2] 国家中医药管理局《中华本草》编委会. 中华本草. 第七册. 上海：上海科学技术出版社，1999.
[3] 郑学芳，刘海洋，钟惠民. 草珊瑚化学成分的研究. 天然产物研究与开发，2014，26（8）：1221-1224.
[4] 肖培根. 新编中药志. 第二卷. 北京：化学工业出版社，2002：482-486.
[5] 杨秀伟. 草珊瑚属药用植物的生物活性物质基础. 中国现代中药，2017，19（2）：155-164.
[6] Zeng C X，Hollingsworth P M，Yang J，et al. Genome skimming herbarium specimens for DNA barcoding and phylogenomics. Plant Methods，2018，14：43.
[7] Hansen D R，Dastidar S G，Cai Z，et al. Phylogenetic and evolutionary implications of complete chloroplast genome sequences of four early-diverging angiosperms：*Buxus*（Buxaceae），*Chloranthus*（Chloranthaceae），*Dioscorea*（Dioscoreaceae），and *Illicium*（Schisandraceae）. Mol Phylogenet Evol，2007，45（2）：547-563.

# 95　西　瓜

【药材基本信息】　西瓜 [*Citrullus lanatus*（Thunb.）Matsum. et Nakai ] 为葫芦科西瓜属药用植物[1]，其干燥果皮为西瓜皮中药材（图 2-95-1）。我国各地栽培品种甚多，以新疆、甘肃兰州、山东德州、江苏溧阳等地最为有名。其原种可能来自非洲，广泛栽培于世界热带到温带，金、元时始传入我国。西瓜皮味甘，性凉，有清热解暑、止渴、利小便的功效，用于治疗暑热烦渴、水肿、口舌生疮。除西瓜皮外，西瓜多个部位亦供药用。中果皮（西瓜翠）味甘、淡，性寒，有清热解暑、利尿的功效，用于暑热烦渴、浮肿、小便淋痛。整品加工品（西瓜黑霜）用于水肿、肝病腹水。瓤（西瓜）味甘，性寒，有清热解暑、解烦止渴、利尿的功效，用于暑热烦渴、热盛津伤、小便淋痛。种皮用于治疗吐血、肠风下血。种仁有清热润肠的功效。未成熟的果实与皮硝的加工品（西瓜霜）用于治疗热性咽喉肿痛[2, 3]。

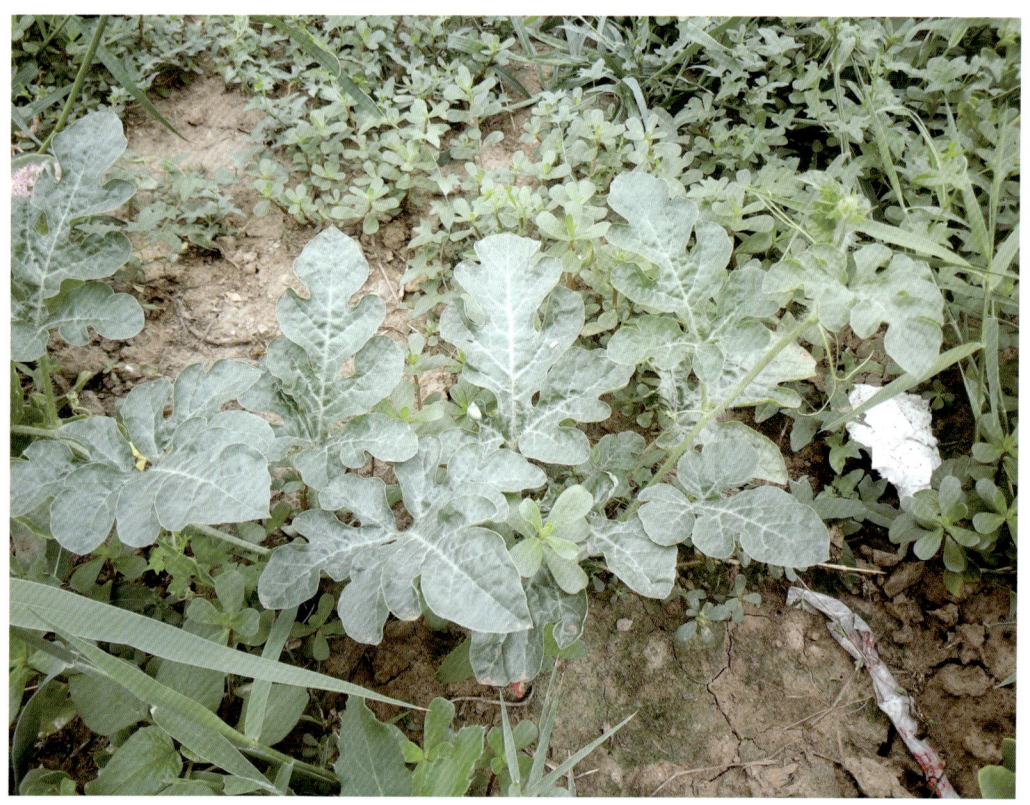

图 2-95-1　西瓜

【叶绿体基因组】 西瓜的叶绿体 DNA 为典型环状分子，其叶绿体基因组（GenBank 登录号：NC032008.1）总长度为 156 906bp，具有保守的四分状结构，包括一个 LSC 区、一个 SSC 区和一对 IR 区，其长度分别为 86 845bp、17 897bp 和 26 082bp（图 2-95-2）。西瓜叶绿体基因组的整体 G/C 含量为 37.18%。其 IR 区的 G/C 含量（42.83%）高于 SSC 区的 G/C 含量（31.54%）和 LSC 区的 G/C 含量（34.94%）。

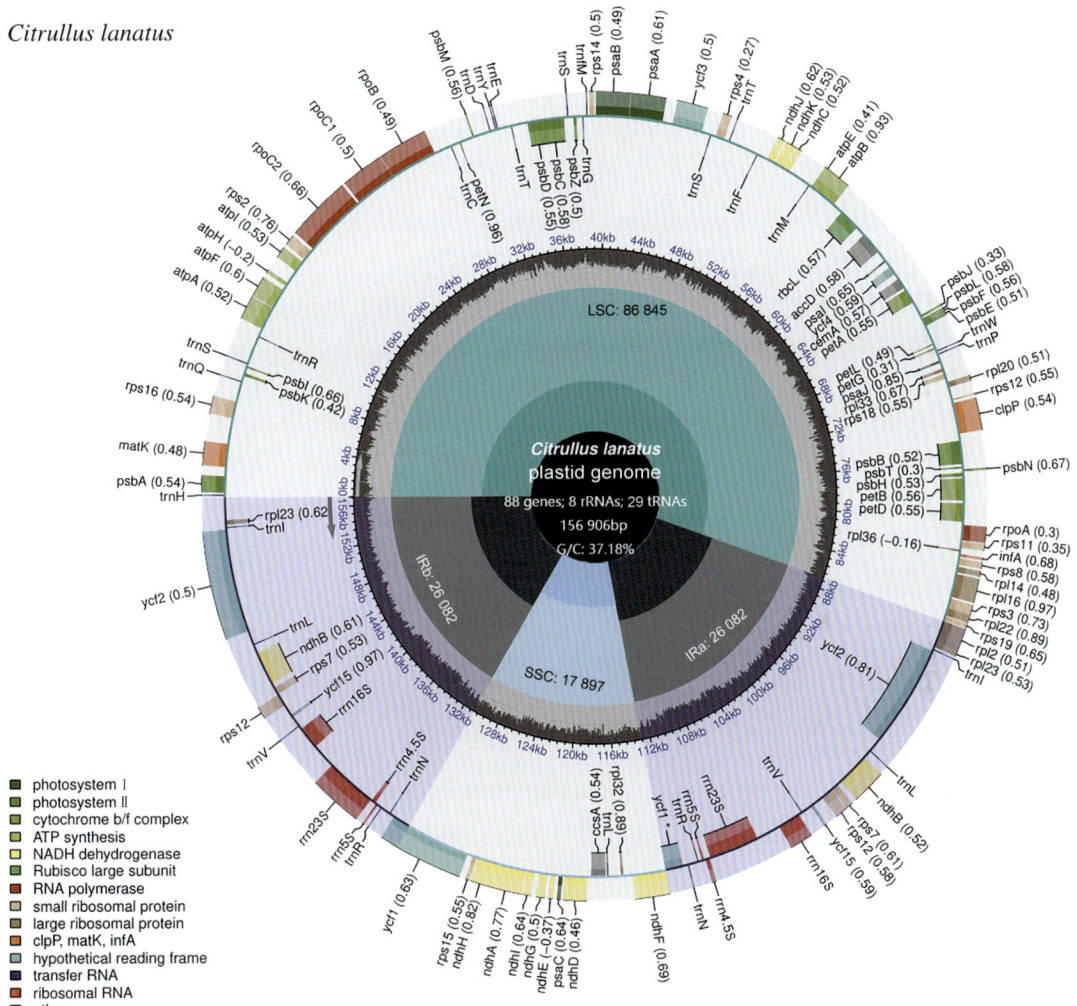

图 2-95-2 西瓜叶绿体基因组图谱

该图包括 6 个圆形轨道。自内向外的第一轨道表示分散重复序列，红色弧线表示直接重复序列，绿色弧线表示回文重复序列；自内向外的第二轨道上的蓝色柱状线条表示长串联重复序列，其重复单元碱基长度＞7；自内向外的第三轨道以不同颜色的柱状线条表示不同类型的短串联重复序列（微卫星序列），其中黑色表示复杂重复序列，绿色表示重复单元碱基长度为 1 的重复序列，黄色表示重复单元碱基长度为 2 的重复序列，紫色表示重复单元碱基长度为 3 的重复序列，蓝色表示重复单元碱基长度为 4 的重复序列，橙色表示重复单元碱基长度为 5 的重复序列，红色表示重复单元碱基长度为 6 的重复序列；自内向外的第四轨道上以不同色块表示 SSC 区、反向重复区 IRa 和 IRb、LSC 区，数字代表相应区间的长度；自内向外的第五轨道表示 GC 含量；最外层第六轨道以不同色块表示不同功能的编码基因，功能分类详见图中左下角注释，基因名称后括号中的数字表示密码子使用偏差，轨道外侧的基因转录方向为顺时针方向，轨道内侧的基因转录方向为逆时针方向

【编码基因】 西瓜的叶绿体基因组共编码 125 个基因，其中独特基因 108 个，包括蛋白质编码基因 88 个（独特基因 80 个）、转运 RNA（transfer RNA，tRNA）编码基因 29 个（独特基因 24 个）、核糖体 RNA（ribosomal RNA，rRNA）编码基因 8 个（独特基因 4 个）（表 2-95-1）。其中 7 个蛋白质独特编码基因（ndhB、rpl2、rpl23、rps12、rps7、ycf15、ycf2）、5 个 tRNA 独特编码基因（trnI-CAT、trnL-CAA、trnN-GTT、trnR-ACG、trnV-GAC）、4 个 rRNA 独特编码基因（rrn16S、rrn23S、rrn4.5S、rrn5S）位于 IR 区。有 10 个蛋白质编码基因 [atpF、rpoC1、rpl2、ndhB（×2）、ndhA、petB、petD、rpl16、rps16] 各含有 1 个内含子（intron），4 个蛋白质编码基因 [ycf3、clpP、rps12（×2）] 各含有 2 个内含子（表 2-95-2）。西瓜叶绿体基因组中蛋白质编码区（coding sequence，CDS）的长度为 25 784bp，占整个基因组长度的 16.78%。rRNA 基因的长度为 9042bp，占整个基因组长度的 5.88%。而 tRNA 基因的长度为 2862bp，占整个基因组长度的 1.86%。西瓜叶绿体基因组非编码区主要包括内含子和基因间区，其长度占整个基因组长度的 75.48%。

表 2-95-1 西瓜叶绿体基因组基因列表

| 基因功能 | 基因分类 | 基因名称 |
| --- | --- | --- |
| rRNA | rRNA genes | *rrn16S*（×2）、*rrn23S*（×2）、*rrn5S*（×2）、*rrn4.5S*（×2） |
| tRNA | tRNA genes | 29 *trn* genes |
| 自我复制 | Large subunit of ribosome | *rpl14*、*rpl16*、*rpl2*（×2）、*rpl20*、*rpl22*、*rpl23*（×2）、*rpl32*、*rpl33*、*rpl36* |
| | DNA dependent RNA polymerase | *rpoA*、*rpoB*、*rpoC1*、*rpoC2* |
| | Small subunit of ribosome | *rps11*、*rps12*（×3）、*rps14*、*rps15*、*rps18*、*rps19*、*rps2*、*rps3*、*rps4*、*rps7*（×2）、*rps8* |
| 光合作用 | Subunits of ATP synthase | *atpA*、*atpB*、*atpE*、*atpF*、*atpH*、*atpI* |
| | Subunits of photosystem Ⅱ | *psbA*、*psbB*、*psbC*、*psbD*、*psbE*、*psbF*、*psbH*、*psbI*、*psbJ*、*psbK*、*psbL*、*psbM*、*psbN*、*psbT*、*psbZ*、*ycf3* |
| | Subunits of NADH-dehydrogenase | *ndhA*、*ndhB*（×2）、*ndhC*、*ndhD*、*ndhE*、*ndhF*、*ndhG*、*ndhH*、*ndhI*、*ndhJ*、*ndhK* |
| | Subunits of cytochrome b/f complex | *petA*、*petB*、*petD*、*petG*、*petL*、*petN* |
| | Subunits of photosystem Ⅰ | *psaA*、*psaB*、*psaC*、*psaI*、*psaJ* |
| | Subunit of rubisco | *rbcL* |
| 其他功能 | Subunit of acetyl-CoA-carboxylase | *accD* |
| | c-type cytochrome synthesis gene | *ccsA* |
| | Envelop membrane protein | *cemA* |
| | Protease | *clpP* |
| | Translational initiation factor | *infA* |
| | Maturase | *matK* |
| 未知功能 | | *ycf1*（×2）、*ycf15*（×2）、*ycf2*（×2）、*ycf4* |

表 2-95-2　西瓜叶绿体基因内含子和外显子位置及长度

| 基因名称 | 基因编码序列所在链 | 起始位置 | 终点位置 | 长度（bp） | | | | |
|---|---|---|---|---|---|---|---|---|
| | | | | 第一外显子 | 第一内含子 | 第二外显子 | 第二内含子 | 第三外显子 |
| rps16 | – | 5528 | 6337 | 87 | 857 | 40 | | |
| atpF | – | 13029 | 14359 | 152 | 773 | 406 | | |
| rpoC1 | – | 22092 | 24890 | 434 | 753 | 1612 | | |
| ycf3 | – | 44504 | 46502 | 132 | 745 | 228 | 741 | 153 |
| rps12 | – | 72029 | 101265 | 114 | ND | 232 | 542 | 26 |
| clpP | – | 72322 | 74361 | 71 | 843 | 294 | 606 | 226 |
| petB | + | 77307 | 78746 | 6 | 794 | 642 | | |
| petD | + | 78939 | 80149 | 8 | 793 | 475 | | |
| rpl16 | – | 83634 | 85145 | 9 | 1106 | 399 | | |
| rpl2 | – | 86840 | 88329 | 391 | 626 | 473 | | |
| ndhB | – | 97391 | 99609 | 775 | 686 | 758 | | |
| ndhA | – | 122370 | 124511 | 553 | 1047 | 542 | | |
| rps12 | + | 142487 | 143284 | ND | ND | 232 | 542 | 26 |
| ndhB | + | 144143 | 146361 | 775 | 686 | 758 | | |

注："+"表示正链；"–"表示负链；"ND"表示未确定

【重复序列】　在西瓜叶绿体基因组中，微卫星序列有 A/T 和 AT/AT 两种类型，各有 40 个和 5 个（表 2-95-3）。共发现 12 个串联重复序列，满足总长度超过 20bp 且重复单元之间的相似度 ≥ 90% 两个条件（表 2-95-4）。散在重复序列包括回文重复序列和正向重复序列。以 e-value 小于 1E–04 为阈值，西瓜叶绿体基因组散在重复序列包括 8 条回文重复序列、9 条正向重复序列（表 2-95-5）。

表 2-95-3　西瓜叶绿体基因组微卫星序列统计

| 重复单元类型 | 重复序列个数 |
|---|---|
| A/T | 40 |
| AT/AT | 5 |

表 2-95-4　西瓜叶绿体基因组串联重复序列统计

| 起点—终点 | 重复单元长度（bp） | 重复单元拷贝数 | 重复单元一致序列长度（bp） | 重复单元之间的相似度（%） | 插入缺失比例（%） | 分值 | 碱基个数 | | | | 熵（0—2） |
|---|---|---|---|---|---|---|---|---|---|---|---|
| | | | | | | | A | C | G | T | |
| 4624—4654 | 11 | 2.8 | 11 | 95 | 0 | 53 | 64 | 0 | 0 | 35 | 0.94 |
| 9068—9107 | 19 | 2.0 | 20 | 90 | 4 | 64 | 15 | 22 | 0 | 62 | 1.32 |
| 10579—10641 | 17 | 3.8 | 17 | 91 | 4 | 94 | 50 | 0 | 0 | 49 | 1.00 |
| 11131—11157 | 13 | 2.1 | 13 | 100 | 0 | 54 | 55 | 7 | 14 | 22 | 1.64 |

续表

| 起点—终点 | 重复单元长度（bp） | 重复单元拷贝数 | 重复单元一致序列长度（bp） | 重复单元之间的相似度（%） | 插入缺失比例（%） | 分值 | 碱基个数 A | C | G | T | 熵（0—2） |
|---|---|---|---|---|---|---|---|---|---|---|---|
| 32911—32940 | 10 | 3.0 | 10 | 100 | 0 | 60 | 30 | 0 | 30 | 40 | 1.57 |
| 38270—38303 | 17 | 2.0 | 17 | 100 | 0 | 68 | 64 | 0 | 5 | 29 | 1.17 |
| 61692—61725 | 12 | 3.0 | 12 | 91 | 8 | 54 | 61 | 8 | 0 | 29 | 1.26 |
| 67821—67857 | 17 | 2.2 | 17 | 95 | 0 | 65 | 37 | 2 | 5 | 54 | 1.38 |
| 93965—94021 | 18 | 3.2 | 18 | 94 | 0 | 105 | 31 | 5 | 28 | 35 | 1.79 |
| 110063—110128 | 32 | 2.1 | 32 | 97 | 0 | 123 | 40 | 24 | 9 | 25 | 1.84 |
| 133624—133689 | 32 | 2.1 | 32 | 97 | 0 | 123 | 25 | 9 | 24 | 40 | 1.84 |
| 149731—149787 | 18 | 3.2 | 18 | 94 | 0 | 105 | 35 | 28 | 5 | 31 | 1.79 |

表 2-95-5　西瓜叶绿体基因组散在重复序列特征值

| 重复单元一长度（bp） | 重复单元一起点 | 重复类型 | 重复单元二长度（bp） | 重复单元二起点 | 重复单元间隔 | e-value |
|---|---|---|---|---|---|---|
| 51 | 4600 | P | 51 | 4603 | −3 | 7.68E−16 |
| 39 | 101303 | D | 39 | 122947 | −1 | 2.68E−12 |
| 39 | 122947 | P | 39 | 142409 | −1 | 2.68E−12 |
| 37 | 45667 | D | 37 | 101304 | −1 | 4.07E−11 |
| 37 | 45667 | P | 37 | 142410 | −1 | 4.07E−11 |
| 42 | 93964 | D | 42 | 93982 | −3 | 1.11E−10 |
| 42 | 93964 | P | 42 | 149727 | −3 | 1.11E−10 |
| 42 | 93982 | P | 42 | 149745 | −3 | 1.11E−10 |
| 42 | 149727 | D | 42 | 149745 | −3 | 1.11E−10 |
| 40 | 45664 | D | 40 | 122945 | −3 | 1.53E−09 |
| 37 | 8906 | P | 37 | 47165 | −2 | 2.20E−09 |
| 34 | 110062 | D | 34 | 110094 | −1 | 2.39E−09 |
| 34 | 110062 | P | 34 | 133623 | −1 | 2.39E−09 |
| 34 | 110094 | P | 34 | 133655 | −1 | 2.39E−09 |
| 34 | 133623 | D | 34 | 133655 | −1 | 2.39E−09 |
| 30 | 10528 | D | 30 | 38431 | −2 | 2.35E−05 |
| 32 | 8904 | D | 32 | 37372 | −3 | 5.03E−05 |

注：P. palindromic repeat，回文重复序列；D. direct repeat，正向重复序列

【高可变区】　为了发现西瓜属物种间的高可变区，从6个物种中提取了108个基因间区。采用 K2p（Kimura 2-parameter）模型计算基因间区的遗传距离。差异最大的30个基因间区的遗传距离参见图 2-95-3。在全部108个基因间区中，其 K2p 平均值分布于 0.02～

3.93。其中 *petG-trnW-CCA*、*rps4-trnT-TGT*、*trnL-TAG-ccsA* 的 K2p 平均值较高，分别为 3.93、1.30、1.01。西瓜属 6 个物种的叶绿体基因组在这 3 个区域的变异较大，这 3 个区域可作为潜在的分子标记开发区域。

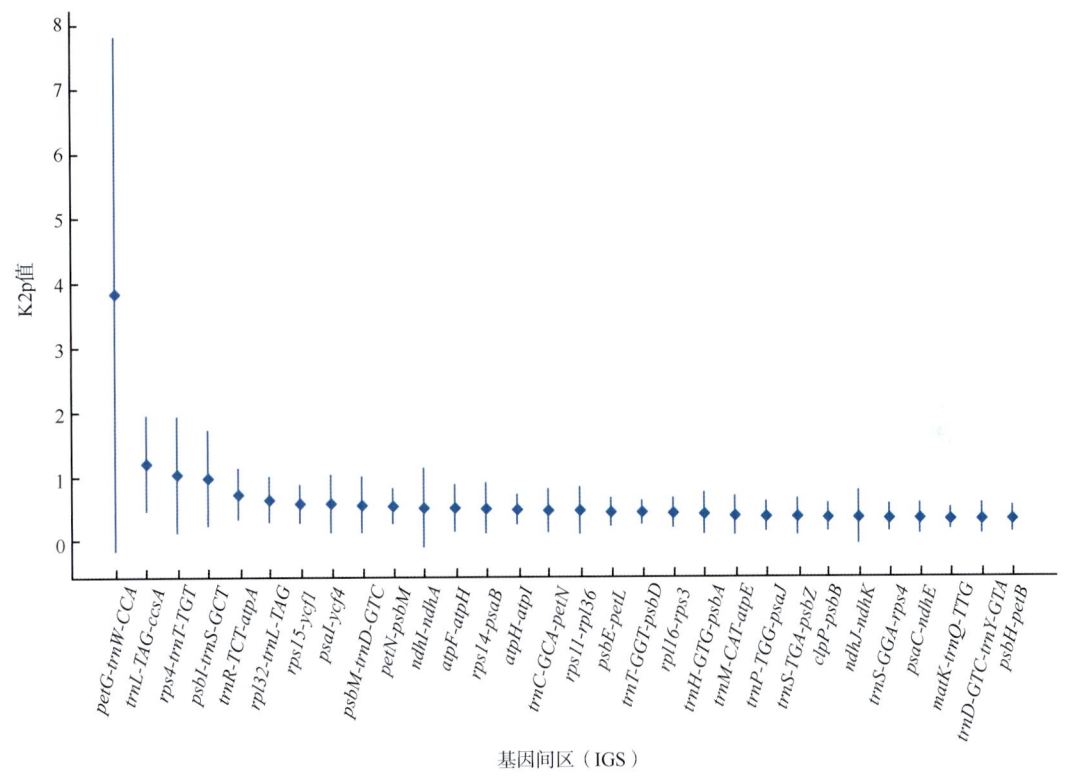

图 2-95-3　西瓜属物种基因间区的遗传距离分析结果

【系统发育】　使用 MAFFT 对来自西瓜属的 5 个物种[4,5]和 1 个外类群物种 [广西秋海棠（*Begonia guangxiensis*）] 的叶绿体基因组中提取的 89 个共有蛋白质序列进行多重序列比对，使用 IQ-TREE 筛选 cpREV 模型，并采用最大似然法（maximum likelihood method）构建进化树。结果显示，西瓜（*Citrullus lanatus*）、黏籽西瓜（*Citrullus mucosospermus*）和 *Citrullus amarus* 3 个物种聚为一支，药西瓜（*Citrullus colocynthis*）与热迷西瓜（*Citrullus rehmii*）2 个物种聚为一支。西瓜与黏籽西瓜的亲缘关系最近（图 2-95-4）。

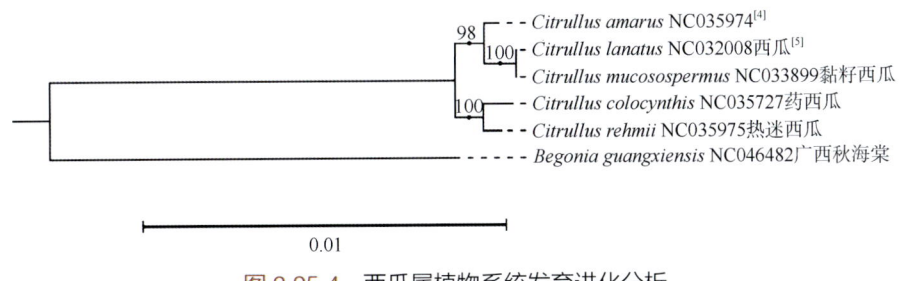

图 2-95-4　西瓜属植物系统发育进化分析

【$K_A/K_S$ 选择压力分析】 以图 2-95-4 的进化树作为参考，利用 Hyphy 软件中的 aBSREL 模型对蛋白质编码基因进行选择压力分析。未发现西瓜属基因受到正向选择。

【宏 DNA 条形码的发现及其 PCR 扩增引物设计】 为了发现能够区分西瓜属下物种的宏 DNA 条形码序列及其 PCR 扩增引物，利用 ecoPrimers 对 5 个西瓜属植物叶绿体基因组序列进行分析。用于设计 PCR 扩增引物的保守区间见表 2-95-6。可以依据区间序列设计引物，使用这些引物对叶绿体 DNA 进行 PCR 扩增，对 PCR 产物进行桑格测序或高通量测序，通过序列比较和特征分析区分西瓜属的 5 个物种。

表 2-95-6　部分基于 ecoPrimers 发现的引物设计保守区间

| 编号 | 保守区间序列 | 物种拉丁名 | GenBank 序列号 | 保守区间序列起点—终点 |
|---|---|---|---|---|
| 1 | AGAATGGATTCGCGAGTTTCACACTTCTTCGAGTACC | *C. lanatus* | NC032008.1 | 6785—6925 |
|  | AAGGACTCATAACAAATCATTAAAAAGATTTAATT | *C. mucosospermus* | NC033899.1 | 6785—6925 |
|  | GATTGAAAATTTCCTACCTCAAGATTATTATTTGAA | *C. colocynthis* | NC035727.1- | 6738—6879 |
|  | TAAAGTTTTGTAAAAAAA | *C. amarus* | NC035974.1 | 6731—6872 |
|  |  | *C. rehmii* | NC035975.1 | 6820—6961 |
| 2 | AGCATTTTCTACCGAGTTTATTTAACTTAAGAGACTC | *C. lanatus* | NC032008.1 | 6666—6784 |
|  | AAATAATCTTTCCCTAAAATAAAGTGAAAAAGATG | *C. mucosospermus* | NC033899.1 | 6666—6784 |
|  | TATGAATTGTTACCTGGATTTA | *C. colocynthis* | NC035727.1 | 6619—6737 |
|  |  | *C. amarus* | NC035974.1 | 6612—6730 |
|  |  | *C. rehmii* | NC035975.1 | 6701—6819 |

## 参 考 文 献

[1] 国家中医药管理局《中华本草》编委会. 中华本草（傣药卷）. 上海：上海科学技术出版社，1999：112.

[2] 南京中医药大学. 中药大辞典. 上海：上海科学技术出版社，2006：1164.

[3] 国家中医药管理局《中华本草》编委会. 中华本草（维吾尔族药卷）. 上海：上海科学技术出版社，1999：134.

[4] Rodriguez-Moreno L, Gonzalez V M, Benjak A, et al. Determination of the melon chloroplast and mitochondrial genome sequences reveals that the largest reported mitochondrial genome in plants contains a significant amount of DNA having a nuclear origin. BMC Genomics, 2011, 12（1）：424.

[5] Zhu Q, Cui H, Zhao Y, et al. The complete chloroplast genome sequence of the *Citrullus lanatus* L. subsp. *vulgaris* (Cucurbitaceae). Mitochondrial DNA B Resour, 2016, 1（1）：943-944.

# 96 甜 瓜

【药材基本信息】 甜瓜（*Cucumis melo* L.）为葫芦科黄瓜属药用植物[1]，其果实、叶和茎藤分别为甜瓜、甜瓜叶、甜瓜茎中药材（图2-96-1）。我国各地广泛栽培。甜瓜含球蛋白、柠檬酸等有机酸、β-胡萝卜素、维生素B、维生素C等。甜瓜味甘、性寒。归心、胃经。有清暑热、解烦渴、利小便的功效。甜瓜叶生捣汁（涂）能生发。研末酒服可去瘀血、治小儿疳。甜瓜茎又称甜瓜蔓、香瓜蔓。茎中含α菠菜甾醇（α-spinasterol）、7-豆甾烯-3β-醇（stigmast-7-en-3β-ol）。味苦、甘、性寒。归肺、肝经。为解毒药，有宣鼻窍、通经的功效，主治鼻中息肉、鼻塞不通、经闭[1-3]。

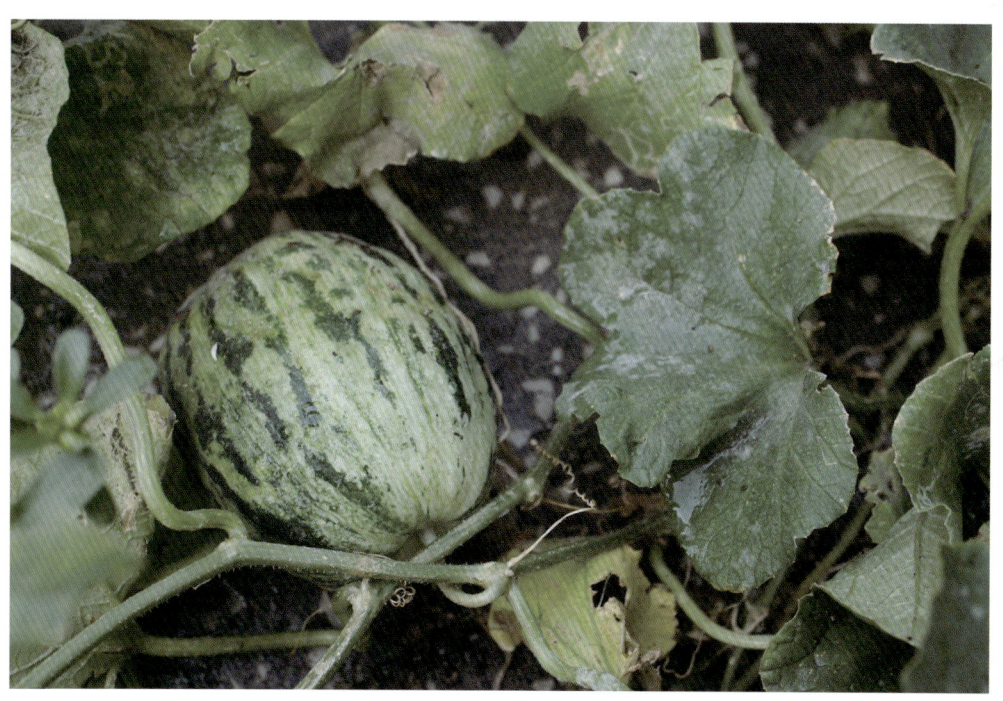

图 2-96-1 甜瓜

【叶绿体基因组】 甜瓜的叶绿体DNA为环状分子，其叶绿体基因组（GenBank登录号：NC057560.1）总长度为155 402bp，具有保守的四分状结构，包括一个LSC区、一个SSC区和一对IR区，其长度分别为86 287bp、18 087bp和25 514bp（图2-96-2）。甜瓜叶绿体基因组的整体G/C含量为36.90%。其IR区的G/C含量（42.78%）高于SSC区的G/C含量（30.94%）和LSC区的G/C含量（34.67%）。

*Cucumis melo*

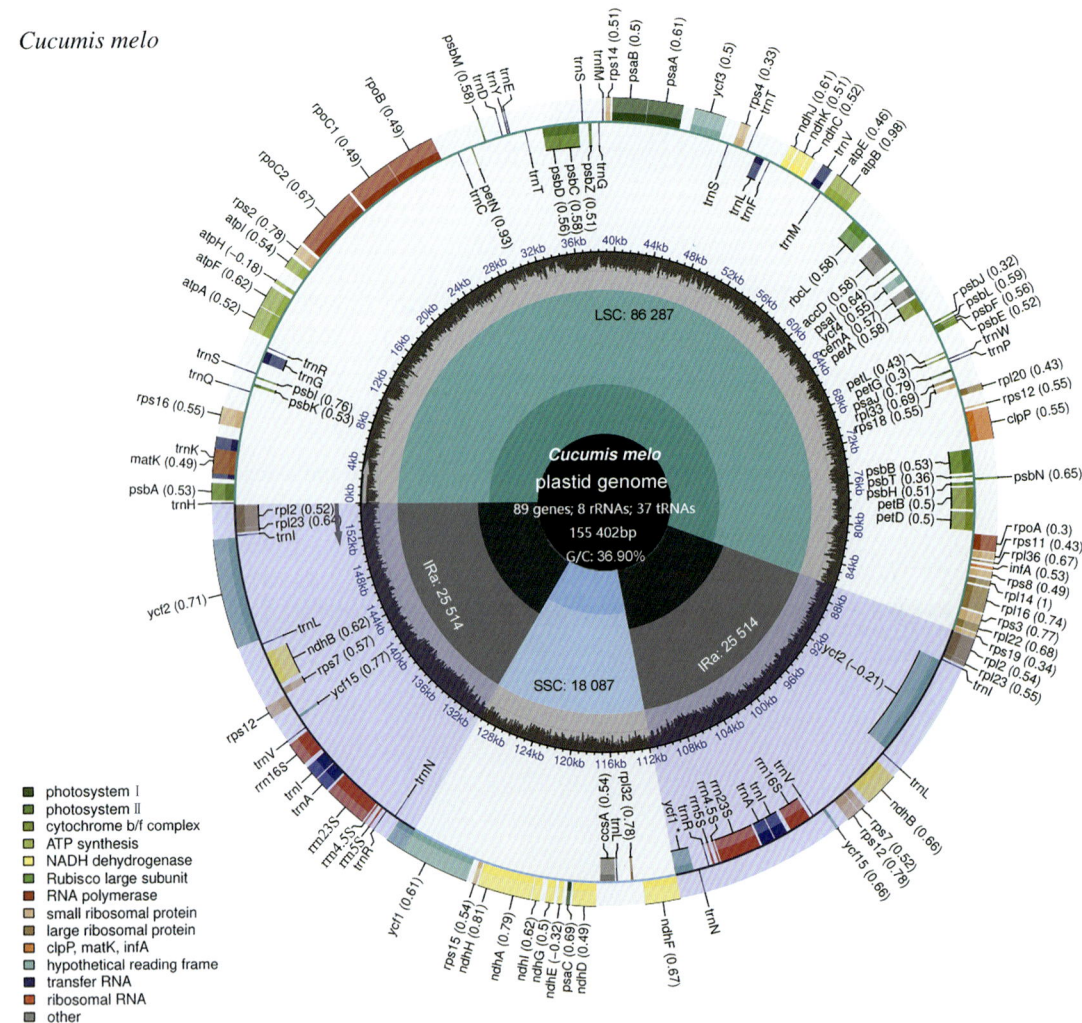

图 2-96-2 甜瓜叶绿体基因组图谱

该图包括 6 个圆形轨道。自内向外的第一轨道表示分散重复序列，红色弧线表示直接重复序列，绿色弧线表示回文重复序列；自内向外的第二轨道上的蓝色柱状线条表示长串联重复序列，其重复单元碱基长度 > 7；自内向外的第三轨道以不同颜色的柱状线条表示不同类型的短串联重复序列（微卫星序列），其中黑色表示复杂重复序列，绿色表示重复单元碱基长度为 1 的重复序列，黄色表示重复单元碱基长度为 2 的重复序列，紫色表示重复单元碱基长度为 3 的重复序列，蓝色表示重复单元碱基长度为 4 的重复序列，橙色表示重复单元碱基长度为 5 的重复序列，红色表示重复单元碱基长度为 6 的重复序列；自内向外的第四轨道上以不同色块表示 SSC 区、反向重复区 IRa 和 IRb、LSC 区，数字代表相应区间的长度；自内向外的第五轨道表示 GC 含量；最外层第六轨道以不同色块表示不同功能的编码基因，功能分类详见图中左下角注释，基因名称后括号中的数字表示密码子使用偏差，轨道外侧的基因转录方向为顺时针方向，轨道内侧的基因转录方向为逆时针方向

【编码基因】 甜瓜的叶绿体基因组共编码 134 个基因，其中独特基因 113 个，包括蛋白质编码基因 89 个（独特基因 80 个）、转运 RNA（transfer RNA，tRNA）编码基因 37 个（独特基因 29 个）、核糖体 RNA（ribosomal RNA，rRNA）编码基因 8 个（独特基因 4 个）（表 2-96-1）。其中 7 个蛋白质独特编码基因（*ndhB*、*rpl2*、*rpl23*、*rps12*、*rps7*、*ycf2*、 ycf15）、8个tRNA独特编码基因（*trnA-UGC*、*trnS-GCU*、*trnI-CAU*、*trnI-GAU*、*trnL-CAA*、*trnN-GUU*、*trnR-ACG*、*trnV-GAC*）、4个rRNA独特编码基因（*rrn16S*、*rrn23S*、*rrn4.5S*、*rrn5S*）位于IR区。有11个蛋白质编码基因 [*rps16*、*atpF*、*rpoC1*、*petB*、*petD*、*rpl16*、*rpl2*（×2）、*ndhB*（×2）、*ndhA*] 各含有1个内含子，4个蛋白质编码基因 [*ycf3*、*clpP*、*rps12*（×2）] 各含有2个内含子，8个tRNA编码基因 [*trnK-UUU*、*trnG-UCC*、*trnL-UAA*、*trnV-UAC*、*trnI-GAU*（×2）、*trnA-UGC*（×2）] 各含有1个内含子（表2-96-2）。甜瓜叶绿体基因组中蛋白质编码区（coding sequence，CDS）的长度为72 583bp，占整个基因组长度的46.71%。rRNA基因的长度为9052bp，占整个基因组长度的5.82%。而tRNA基因的长度为2724bp，占整个基因组长度的1.75%。甜瓜叶绿体基因组非编码区主要包括内含子和基因间区，其长度占整个基因组长度的45.72%。

表 2-96-1　甜瓜叶绿体基因组基因列表

| 基因功能 | 基因分类 | 基因名称 |
| --- | --- | --- |
| rRNA | rRNA genes | *rrn16S*（×2）、*rrn23S*（×2）、*rrn5S*（×2）、*rrn4.5S*（×2） |
| tRNA | tRNA genes | 37 *trn* genes（8个基因各含有1个内含子） |
| 自我复制 | Large subunit of ribosome | *rpl14*、*rpl16*、*rpl2*（×2）、*rpl20*、*rpl22*、*rpl23*（×2）、*rpl32*、*rpl33*、*rpl36* |
| | DNA dependent RNA polymerase | *rpoA*、*rpoB*、*rpoC1*、*rpoC2* |
| | Small subunit of ribosome | *rps11*、*rps12*（×3）、*rps14*、*rps15*、*rps16*、*rps18*、*rps19*、*rps2*、*rps3*、*rps4*、*rps7*（×2）、*rps8* |
| 光合作用 | Subunits of cytochrome b/f complex | *petA*、*petB*、*petD*、*petG*、*petL*、*petN* |
| | Subunits of photosystem Ⅰ | *psaA*、*psaB*、*psaC*、*psaI*、*psaJ* |
| | Subunit of rubisco | *rbcL* |
| | Subunits of ATP synthase | *atpA*、*atpB*、*atpE*、*atpF*、*atpH*、*atpI* |
| | Subunits of photosystem Ⅱ | *psbA*、*psbB*、*psbC*、*psbD*、*psbE*、*psbF*、*psbH*、*psbI*、*psbJ*、*psbK*、*psbL*、*psbM*、*psbN*、*psbT*、*psbZ*、*ycf3* |
| | Subunits of NADH-dehydrogenase | *ndhA*、*ndhB*（×2）、*ndhC*、*ndhD*、*ndhE*、*ndhF*、*ndhG*、*ndhH*、*ndhI*、*ndhJ*、*ndhK* |
| 其他功能 | Subunit of acetyl-CoA-carboxylase | *accD* |
| | c-type cytochrome synthesis gene | *ccsA* |
| | Envelop membrane protein | *cemA* |
| | Translational initiation factor | *infA* |
| | Protease | *clpP* |
| | Maturase | *matK* |
| 未知功能 | | *ycf1*（×2）、*ycf2*（×2）、*ycf4*、*ycf15*（×2） |

表 2-96-2　甜瓜叶绿体基因内含子和外显子位置及长度

| 基因名称 | 基因编码序列所在链 | 起始位置 | 终点位置 | 长度（bp） | | | | |
|---|---|---|---|---|---|---|---|---|
| | | | | 第一外显子 | 第一内含子 | 第二外显子 | 第二内含子 | 第三外显子 |
| trnK-UUU | − | 1582 | 4149 | 37 | 2496 | 35 | | |
| rps16 | − | 4935 | 6034 | 40 | 848 | 212 | | |
| trnG-UCC | + | 9463 | 10226 | 35 | 686 | 43 | | |
| atpF | − | 12652 | 13982 | 145 | 776 | 410 | | |
| rpoC1 | − | 21705 | 24528 | 432 | 781 | 1611 | | |
| ycf3 | − | 44694 | 46700 | 127 | 749 | 230 | 746 | 153 |
| trnL-UAA | + | 49348 | 49957 | 35 | 525 | 50 | | |
| trnV-UAC | − | 53419 | 54092 | 38 | 580 | 56 | | |
| rps12 | − | 71615 | 100131 | 114 | ND | 231 | 542 | 27 |
| clpP | − | 71897 | 73878 | 71 | 802 | 294 | 589 | 226 |
| petB | + | 76833 | 78264 | 6 | 732 | 696 | | |
| petD | + | 78456 | 79661 | 8 | 725 | 475 | | |
| rpl16 | − | 83159 | 84664 | 9 | 1020 | 399 | | |
| rpl2 | − | 86352 | 87841 | 391 | 626 | 473 | | |
| ndhB | − | 96266 | 98484 | 775 | 686 | 758 | | |
| trnI-GAU | + | 103880 | 104766 | 32 | 815 | 40 | | |
| trnA-UGC | + | 104839 | 105713 | 37 | 802 | 36 | | |
| ndhA | − | 121286 | 123536 | 553 | 1159 | 539 | | |
| trnA-UGC | − | 135977 | 136851 | 37 | 802 | 36 | | |
| trnI-GAU | − | 136924 | 137910 | 32 | 815 | 40 | | |
| rps12 | + | 141559 | 142356 | ND | ND | 231 | 542 | 27 |
| ndhB | + | 143206 | 145424 | 775 | 686 | 758 | | |
| rpl2 | + | 153849 | 155338 | 391 | 665 | 434 | | |

注："+"表示正链；"−"表示负链；"ND"表示未确定

【重复序列】　在甜瓜叶绿体基因组中，微卫星序列有 A/T 和 AT/AT 两种类型，各有 44 个和 5 个（表 2-96-3）。共发现 15 个串联重复序列，满足总长度超过 20bp 且重复单元之间的相似度≥90% 两个条件（表 2-96-4）。散在重复序列包括回文重复序列和正向重复序列。以 e-value 小于 1E−04 为阈值，甜瓜叶绿体基因组散在重复序列包括回文重复序列 11 条、正向重复序列 15 条（表 2-96-5）。

表 2-96-3　甜瓜叶绿体基因组微卫星序列统计

| 重复单元类型 | 重复序列个数 |
|---|---|
| A/T | 44 |
| AT/AT | 5 |

表 2-96-4　甜瓜叶绿体基因组串联重复序列统计

| 起点—终点 | 重复单元长度（bp） | 重复单元拷贝数 | 重复单元一致序列长度（bp） | 重复单元之间的相似度（%） | 插入缺失比例（%） | 分值 | 碱基个数 A | C | G | T | 熵（0—2） |
|---|---|---|---|---|---|---|---|---|---|---|---|
| 23530—23560 | 15 | 2.1 | 15 | 100 | 0 | 62 | 45 | 12 | 0 | 41 | 1.42 |
| 33037—33068 | 16 | 2.0 | 16 | 100 | 0 | 64 | 12 | 6 | 0 | 81 | 0.87 |
| 44646—44687 | 18 | 2.3 | 18 | 95 | 0 | 75 | 85 | 0 | 4 | 9 | 0.72 |
| 48302—48355 | 27 | 2.0 | 27 | 100 | 0 | 108 | 37 | 7 | 0 | 55 | 1.28 |
| 49656—49691 | 18 | 2.0 | 18 | 94 | 0 | 63 | 30 | 2 | 0 | 66 | 1.06 |
| 58551—58588 | 19 | 2.0 | 19 | 100 | 0 | 76 | 36 | 10 | 26 | 26 | 1.89 |
| 67398—67434 | 17 | 2.2 | 17 | 95 | 0 | 65 | 37 | 2 | 5 | 54 | 1.38 |
| 93460—93534 | 18 | 4.2 | 18 | 96 | 0 | 141 | 32 | 5 | 28 | 34 | 1.80 |
| 100881—100914 | 11 | 3.1 | 11 | 91 | 8 | 52 | 32 | 0 | 17 | 50 | 1.47 |
| 108928—108993 | 32 | 2.1 | 32 | 97 | 0 | 123 | 40 | 24 | 9 | 25 | 1.84 |
| 115457—115496 | 20 | 2.0 | 20 | 100 | 0 | 80 | 65 | 5 | 0 | 30 | 1.14 |
| 121974—122009 | 18 | 2 | 18 | 100 | 0 | 72 | 61 | 5 | 5 | 27 | 1.41 |
| 132697—132762 | 32 | 2.1 | 32 | 97 | 0 | 123 | 25 | 9 | 24 | 40 | 1.84 |
| 140776—140809 | 11 | 3.1 | 11 | 91 | 8 | 52 | 50 | 17 | 0 | 32 | 1.47 |
| 148156—148230 | 18 | 4.2 | 18 | 96 | 0 | 141 | 34 | 28 | 5 | 32 | 1.80 |

表 2-96-5　甜瓜叶绿体基因组散在重复序列特征值

| 重复单元一长度（bp） | 重复类型 | 重复单元一起点 | 重复单元二长度（bp） | 重复单元二起点 | 重复单元间隔 | e-value |
|---|---|---|---|---|---|---|
| 57 | D | 93459 | 57 | 93477 | −2 | 4.70E−21 |
| 57 | P | 93459 | 57 | 148155 | −2 | 4.70E−21 |
| 57 | P | 93477 | 57 | 148173 | −2 | 4.70E−21 |
| 57 | D | 148155 | 57 | 148173 | −2 | 4.70E−21 |
| 50 | D | 111192 | 50 | 130447 | 0 | 5.36E−21 |
| 39 | P | 93459 | 39 | 148155 | −1 | 2.63E−12 |
| 39 | P | 93495 | 39 | 148191 | −1 | 2.63E−12 |
| 39 | D | 100169 | 39 | 122863 | −1 | 2.63E−12 |
| 39 | P | 121863 | 39 | 141481 | −1 | 2.63E−12 |
| 39 | D | 148155 | 39 | 148191 | −1 | 2.63E−12 |
| 37 | D | 45864 | 37 | 100170 | −1 | 3.99E−11 |
| 37 | P | 45864 | 37 | 141482 | −1 | 3.99E−11 |
| 32 | D | 148180 | 32 | 148198 | 0 | 3.68E−10 |
| 40 | D | 45861 | 40 | 121861 | −3 | 1.50E−09 |
| 37 | P | 8588 | 37 | 47363 | −2 | 2.16E−09 |
| 34 | D | 108927 | 34 | 108959 | −1 | 2.35E−09 |
| 34 | P | 108927 | 34 | 132696 | −1 | 2.35E−09 |
| 34 | P | 108959 | 34 | 132728 | −1 | 2.35E−09 |

续表

| 重复单元一长度（bp） | 重复类型 | 重复单元一起点 | 重复单元二长度（bp） | 重复单元二起点 | 重复单元间隔 | e-value |
| --- | --- | --- | --- | --- | --- | --- |
| 34 | D | 132696 | 34 | 132728 | −1 | 2.35E−09 |
| 30 | D | 10194 | 30 | 38615 | −2 | 2.31E−05 |
| 30 | D | 48300 | 30 | 48327 | −2 | 2.31E−05 |
| 32 | D | 8586 | 32 | 37464 | −3 | 4.93E−05 |
| 30 | P | 37466 | 30 | 47370 | −3 | 6.46E−04 |
| 30 | D | 40849 | 30 | 43073 | −3 | 6.46E−04 |
| 30 | D | 100182 | 30 | 121876 | −3 | 6.46E−04 |
| 30 | P | 121876 | 30 | 141477 | −3 | 6.46E−04 |

注：P. palindromic repeat，回文重复序列；D. direct repeat，正向重复序列

【高可变区】 为了发现黄瓜属物种间的高可变区，从 6 个物种的叶绿体基因组中提取了 44 个基因间区，采用 K2p（Kimura 2-parameter）模型计算基因间区的遗传距离。遗传距离最大的 30 个基因间区参见图 2-96-3。这 30 个基因间区的 K2p 平均值分布于 0.67～8.92。其中 *ndhJ-ndhK*、*rps15-ycf1*、*rbcL-accD*、*psbB-psbT*、*psaI-ycf4* 的 K2p 平均值较高，分别为 8.92、3.84、3.67、2.68 和 2.54。由此可见，黄瓜属 6 个物种的叶绿体基因组在这 5 个区域的变异较大，这 5 个区域可作为潜在的分子标记开发区域。

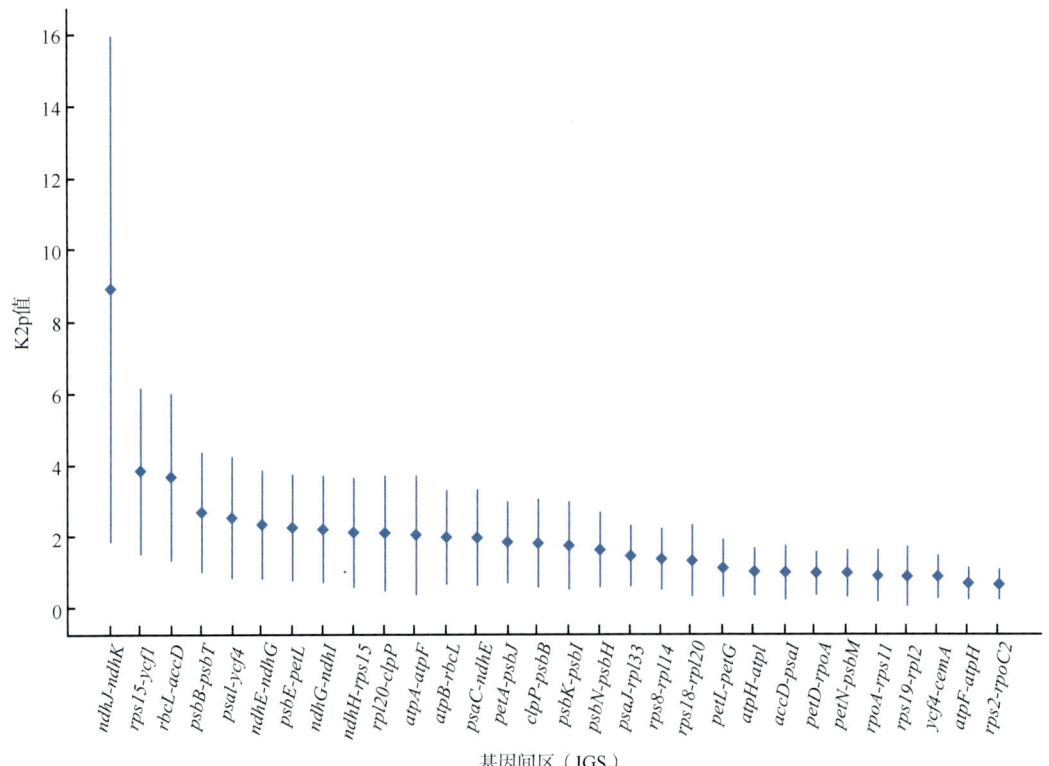

图 2-96-3 黄瓜属物种基因间区的遗传距离分析结果

【系统发育】 使用 MAFFT 对来自黄瓜属的 6 个物种[4, 5]和 1 个外类群物种[茵陈蒿（*Artemisia capillaris*）]的叶绿体基因组中提取的 64 个共有蛋白质序列进行多重序列比对，使用 IQ-TREE 筛选得到 cpREV 模型，并采用最大似然法（maximum likelihood method）构建进化树。结果显示，甜瓜（*Cucumis melo*）、甜瓜亚种（*Cucumis melo* subsp. *melo*）和菜瓜（*Cucumis melo* subsp. *agrestis*）聚为一支，野黄瓜（*Cucumis hystrix*）、黄瓜（*Cucumis sativus*）和 *Cucumis*×*hytivus* 3 个物种聚为一支。甜瓜和菜瓜的亲缘关系最近（图 2-96-4）。

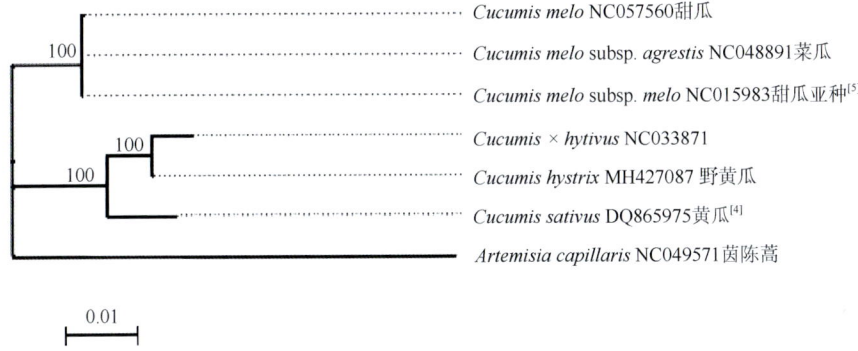

图 2-96-4 黄瓜属植物系统发育进化分析

【$K_A/K_S$ 选择压力分析】 以图 2-96-4 的进化树作为参考，利用 Hyphy 软件中的 aBSREL 模型对蛋白质编码基因进行选择压力分析。发现 1 个黄瓜属基因受到正向选择，即 *rpl2*。但在物种甜瓜中，没有发现有基因受到亚向选择。

【宏 DNA 条形码的发现及其 PCR 扩增引物设计】 为了发现能够区分黄瓜属下物种的宏 DNA 条形码序列及其 PCR 扩增引物，利用 ecoPrimers 对黄瓜属植物叶绿体基因组序列进行分析。未发现用于设计 PCR 扩增引物的保守区间。

## 参 考 文 献

[1] 南京中医药大学.中药大辞典.上海：上海科学技术出版社，2006：3030.
[2] 国家中医药管理局《中华本草》编委会.中华本草.第五册.上海：上海科学技术出版社，1999：519.
[3] 国家中医药管理局《中华本草》编委会.中华本草（维吾尔族药卷）.上海：上海科学技术出版社，1999：345.
[4] Plader W，Yukawa Y，Sugiura M，et al. The complete structure of the cucumber（*Cucumis sativus* L.）chloroplast genome：its composition and comparative analysis. Cell & Molecular Biology Letters，2007，12（4）：584-594.
[5] Rodriguez-Moreno L，Gonzalez V M，Benjak A，et al. Determination of the melon chloroplast and mitochondrial genome sequences reveals that the largest reported mitochondrial genome in plants contains a significant amount of DNA having a nuclear origin. BMC Genomics，2011，12（1）：424.

# 97 罗汉果

【药材基本信息】 罗汉果 [*Siraitia grosvenorii* (Swingle) C. Jeffrey ex A. M. Lu et Z. Y. Zhang] 为葫芦科罗汉果属药用植物[1]，其干燥果实为罗汉果中药材（图2-97-1）。收载于《中国药典》（2020年版）[2]。罗汉果分布于福建、湖南、广西、广东、江西、贵州等省份。栽培于广西、广东、湖南、江西、福建等省份。商品药材来自野生和栽培。以形圆、个大、坚实、摇之不响、色黄褐者为佳。罗汉果主要含皂苷类 [ 如罗汉果苷（mogrosides）Ⅲ、Ⅳ、Ⅴ等 ]、黄酮类 [ 如罗汉果黄素（grosvenorine）] 等化学成分。罗汉果性凉，味甘。归肺、大肠经。具有清热润肺、利咽开音和润肠通便等功效。现代研究表明，罗汉果具有镇咳、祛痰、降压、退热和抗菌等作用，临床用于治疗气管炎、咽炎、便秘、百日咳等症[3]。

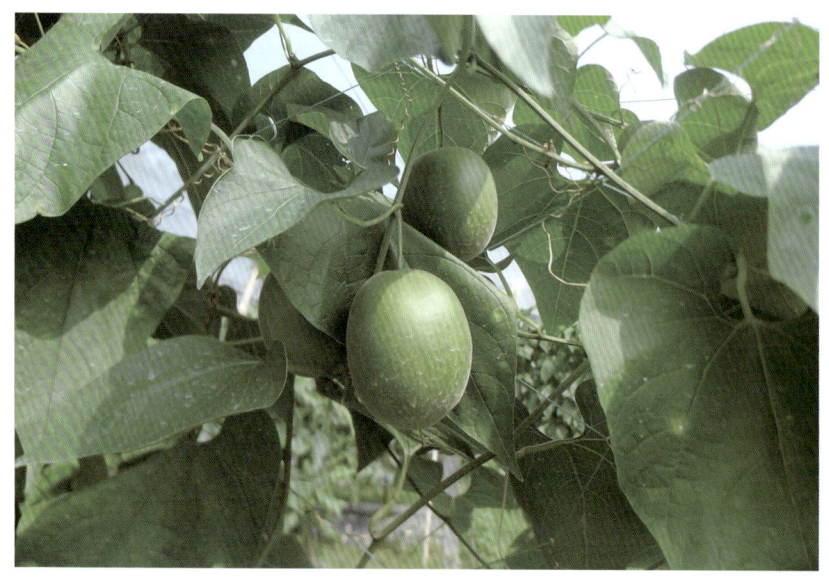

图 2-97-1　罗汉果

【叶绿体基因组】 罗汉果的叶绿体 DNA 为环状分子，其叶绿体基因组（GenBank 登录号：NC043881.1）总长度为 158 755bp，具有保守的四分状结构，包括一个 LSC 区、一个 SSC 区和一对 IR 区，其长度分别为 87 623bp、18 548bp 和 26 292bp（图 2-97-2）。罗汉果叶绿体基因组的整体 G/C 含量为 36.88%。其 IR 区的 G/C 含量（42.85%）高于 SSC 区的 G/C 含量（30.67%）和 LSC 区的 G/C 含量（34.61%）。

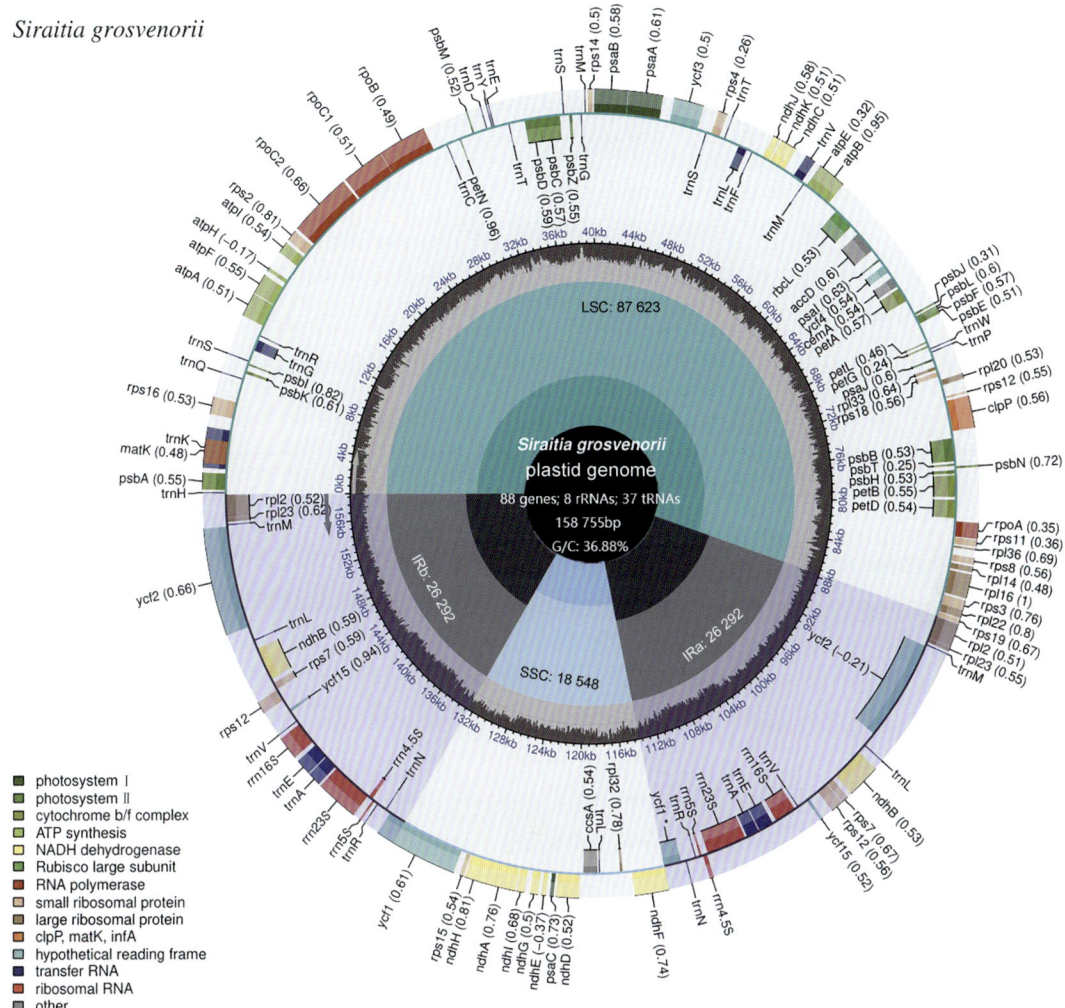

图 2-97-2 罗汉果叶绿体基因组图谱

该图包括 6 个圆形轨道。自内向外的第一轨道表示分散重复序列，红色弧线表示直接重复序列，绿色弧线表示回文重复序列；自内向外的第二轨道上的蓝色柱状线条表示长串联重复序列，其重复单元碱基长度＞7；自内向外的第三轨道以不同颜色的柱状线条表示不同类型的短串联重复序列（微卫星序列），其中黑色表示复杂重复序列，绿色表示重复单元碱基长度为1的重复序列，黄色表示重复单元碱基长度为2的重复序列，紫色表示重复单元碱基长度为3的重复序列，蓝色表示重复单元碱基长度为4的重复序列，橙色表示重复单元碱基长度为5的重复序列，红色表示重复单元碱基长度为6的重复序列；自内向外的第四轨道上以不同色块表示 SSC 区、反向重复区 IRa 和 IRb、LSC 区，数字代表相应区间的长度；自内向外的第五轨道表示 GC 含量；最外层第六轨道以不同色块表示不同功能的编码基因，功能分类详见图中左下角注释，基因名称后括号中的数字表示密码子使用偏差，轨道外侧的基因转录方向为顺时针方向，轨道内侧的基因转录方向为逆时针方向

【编码基因】 罗汉果的叶绿体基因组共编码 133 个基因，其中独特基因 109 个，包括蛋白质编码基因 88 个（独特基因 79 个）、转运 RNA（transfer RNA，tRNA）编码基因 37 个（独特基因 26 个）、核糖体 RNA（ribosomal RNA，rRNA）编码基因 8 个（独特基因 4 个）（表 2-97-1）。其中 7 个蛋白质独特编码基因（*ndhB*、*rpl2*、*rpl23*、*rps12*、*rps7*、*rps15*、*ycf2*）、8 个 tRNA 独特编码基因（*trnA-UGC*、*trnE-UUC*、*trnL-CAA*、*trnM-*

CAU、trnN-GUU、trnR-ACG、trnS-GCU、trnV-GAC)、4个rRNA独特编码基因(rrn16S、rrn23S、rrn4.5S、rrn5S)位于IR区。有11个蛋白质编码基因[rps16、atpF、rpoC1、petB、petD、rpl16、ndhB(×2)、ndhA、rpl2(×2)]各含有1个内含子(intron),2个蛋白质编码基因[ycf3、clpP、rps12(×2)]各含有2个内含子,8个tRNA编码基因[trnK-UUU、trnG-UCC、trnL-UAA、trnV-UAC、trnE-UUC(×2)、trnA-UGC(×2)]各含有1个内含子(表2-97-2)。罗汉果叶绿体基因组中蛋白质编码区(coding sequence,CDS)的长度为26 159bp,占整个基因组长度的16.48%。rRNA基因的长度为9400bp,占整个基因组长度的5.92%。而tRNA基因的长度为2810bp,占整个基因组长度的1.77%。罗汉果叶绿体基因组非编码区主要包括内含子和基因间区,其长度占整个基因组长度的75.83%。

表2-97-1 罗汉果叶绿体基因组基因列表

| 基因功能 | 基因分类 | 基因名称 |
| --- | --- | --- |
| rRNA | rRNA genes | rrn16S(×2)、rrn23S(×2)、rrn5S(×2)、rrn4.5S(×2) |
| tRNA | tRNA genes | 37 trn genes(8个基因各含有1个内含子) |
| 自我复制 | Large subunit of ribosome | rpl14、rpl16、rpl2(×2)、rpl20、rpl22、rpl23(×2)、rpl32、rpl33、rpl36 |
| | DNA dependent RNA polymerase | rpoA、rpoB、rpoC1、rpoC2 |
| | Small subunit of ribosome | rps11、rps12(×3)、rps14、rps15、rps16、rps18、rps19、rps2、rps3、rps4、rps7(×2)、rps8 |
| 光合作用 | Subunits of ATP synthase | atpA、atpB、atpE、atpF、atpH、atpI |
| | Subunits of photosystem II | psbA、psbB、psbC、psbD、psbE、psbF、psbH、psbI、psbJ、psbK、psbL、psbM、psbN、psbT、psbZ、ycf3 |
| | Subunits of NADH-dehydrogenase | ndhA、ndhB(×2)、ndhC、ndhD、ndhE、ndhF、ndhG、ndhH、ndhI、ndhJ、ndhK |
| | Subunits of cytochrome b/f complex | petA、petB、petD、petG、petL、petN |
| | Subunits of photosystem I | psaA、psaB、psaC、psaI、psaJ |
| | Subunit of rubisco | rbcL |
| 其他功能 | Subunit of acetyl-CoA-carboxylase | accD |
| | c-type cytochrome synthesis gene | ccsA |
| | Envelop membrane protein | cemA |
| | Protease | clpP |
| | Maturase | matK |
| 未知功能 | | ycf1(×2)、ycf15(×2)、ycf2(×2)、ycf4 |

表2-97-2 罗汉果叶绿体基因内含子和外显子位置及长度

| 基因名称 | 基因编码序列所在链 | 起始位置 | 终点位置 | 长度(bp) | | | | |
| --- | --- | --- | --- | --- | --- | --- | --- | --- |
| | | | | 第一外显子 | 第一内含子 | 第二外显子 | 第二内含子 | 第三外显子 |
| trnK-UUU | – | 1631 | 4198 | 37 | 2496 | 35 | | |
| rps16 | – | 5023 | 6136 | 40 | 859 | 215 | | |
| trnG-UCC | + | 9784 | 10537 | 22 | 681 | 51 | | |

续表

| 基因名称 | 基因编码序列所在链 | 起始位置 | 终点位置 | 长度（bp） | | | | |
|---|---|---|---|---|---|---|---|---|
| | | | | 第一外显子 | 第一内含子 | 第二外显子 | 第二内含子 | 第三外显子 |
| atpF | – | 13120 | 14433 | 152 | 756 | 406 | | |
| rpoC1 | – | 22408 | 25192 | 434 | 739 | 1612 | | |
| ycf3 | – | 45086 | 47063 | 124 | 729 | 230 | 742 | 153 |
| trnL-UAA | + | 50159 | 50772 | 35 | 529 | 50 | | |
| trnV-UAC | – | 54437 | 55121 | 38 | 610 | 37 | | |
| rps12 | – | 72871 | 102107 | 114 | ND | 232 | 542 | 26 |
| clpP | – | 73171 | 75215 | 71 | 834 | 294 | 620 | 226 |
| petB | + | 78155 | 79588 | 6 | 788 | 642 | | |
| petD | + | 79781 | 80992 | 8 | 731 | 475 | | |
| rpl16 | – | 84778 | 85999 | 9 | 1116 | 399 | | |
| rpl2 | – | 87688 | 89177 | 391 | 626 | 473 | | |
| ndhB | – | 98245 | 100463 | 775 | 686 | 758 | | |
| trnE-UUC | + | 105848 | 106877 | 42 | 953 | 35 | | |
| trnA-UGC | + | 106950 | 107824 | 38 | 802 | 35 | | |
| ndhA | – | 123908 | 126139 | 553 | 1137 | 542 | | |
| trnA-UGC | + | 138555 | 139429 | 38 | 802 | 35 | | |
| trnE-UUC | + | 139502 | 140531 | 42 | 953 | 35 | | |
| rps12 | + | 144272 | 145066 | ND | ND | 232 | 542 | 26 |
| ndhB | + | 145916 | 148134 | 775 | 686 | 758 | | |
| rpl2 | + | 157202 | 158691 | 391 | 626 | 473 | | |

注："+"表示正链；"–"表示负链；"ND"表示未确定

【重复序列】 在罗汉果叶绿体基因组中，微卫星序列有 A/T 和 AT/AT 两种类型各有 63 个和 3 个（表 2-97-3）。共发现 20 个串联重复序列，满足总长度超过 20bp 且重复单元之间的相似度 ≥ 90% 两个条件（表 2-97-4）。散在重复序列包括回文重复序列和正向重复序列。以 e-value 小于 1E–04 为阈值，罗汉果叶绿体基因组散在重复序列包括 12 条回文重复序列、17 条正向重复序列（表 2-97-5）。

表 2-97-3 罗汉果叶绿体基因组微卫星序列统计

| 重复单元类型 | 重复序列个数 |
|---|---|
| A/T | 63 |
| AT/AT | 3 |

表 2-97-4　罗汉果叶绿体基因组串联重复序列统计

| 起点—终点 | 重复单元长度（bp） | 重复单元拷贝数 | 重复单元一致序列长度（bp） | 重复单元之间的相似度（%） | 插入缺失比例（%） | 分值 | 碱基个数 A | C | G | T | 熵（0—2） |
|---|---|---|---|---|---|---|---|---|---|---|---|
| 6289—6314 | 13 | 2.0 | 13 | 100 | 0 | 52 | 23 | 0 | 7 | 69 | 1.14 |
| 10974—11001 | 14 | 2.0 | 14 | 100 | 0 | 56 | 57 | 0 | 0 | 42 | 0.99 |
| 14457—14486 | 14 | 2.1 | 14 | 100 | 0 | 60 | 26 | 16 | 0 | 56 | 1.40 |
| 34242—34284 | 18 | 2.4 | 18 | 92 | 0 | 68 | 46 | 4 | 6 | 41 | 1.51 |
| 34685—34714 | 15 | 2.0 | 15 | 93 | 0 | 51 | 56 | 6 | 23 | 13 | 1.60 |
| 34708—34752 | 20 | 2.2 | 21 | 92 | 4 | 74 | 40 | 11 | 4 | 44 | 1.60 |
| 38630—38667 | 17 | 2.2 | 17 | 95 | 0 | 67 | 57 | 2 | 0 | 39 | 1.12 |
| 38816—38887 | 29 | 2.5 | 29 | 97 | 0 | 135 | 36 | 20 | 9 | 33 | 1.86 |
| 49610—49662 | 21 | 2.5 | 21 | 90 | 6 | 72 | 32 | 11 | 1 | 54 | 1.47 |
| 50475—50506 | 14 | 2.2 | 15 | 94 | 5 | 57 | 25 | 0 | 0 | 75 | 0.81 |
| 62399—62452 | 20 | 2.7 | 20 | 100 | 0 | 108 | 44 | 0 | 9 | 46 | 1.35 |
| 62493—62526 | 12 | 3.0 | 12 | 91 | 8 | 54 | 61 | 8 | 0 | 29 | 1.26 |
| 63735—63766 | 16 | 2.0 | 16 | 100 | 0 | 64 | 50 | 6 | 6 | 37 | 1.53 |
| 73083—73129 | 23 | 2.0 | 23 | 95 | 0 | 67 | 42 | 21 | 17 | 19 | 1.89 |
| 94819—94875 | 18 | 3.2 | 18 | 94 | 0 | 105 | 31 | 5 | 28 | 35 | 1.79 |
| 111039—111104 | 32 | 2.1 | 32 | 97 | 0 | 123 | 40 | 24 | 9 | 25 | 1.84 |
| 117061—117110 | 20 | 2.6 | 19 | 93 | 6 | 91 | 36 | 0 | 0 | 64 | 0.94 |
| 117105—117141 | 18 | 2.1 | 18 | 100 | 0 | 74 | 64 | 0 | 0 | 35 | 0.94 |
| 135275—135340 | 32 | 2.1 | 32 | 97 | 0 | 123 | 25 | 9 | 24 | 40 | 1.84 |
| 151504—151560 | 18 | 3.2 | 18 | 94 | 0 | 105 | 35 | 28 | 5 | 31 | 1.79 |

表 2-97-5　罗汉果叶绿体基因组散在重复序列特征值

| 重复单元一长度（bp） | 重复单元一起点 | 重复类型 | 重复单元二长度（bp） | 重复单元二起点 | 重复单元间隔 | e-value |
|---|---|---|---|---|---|---|
| 43 | D | 38815 | 43 | 38844 | −1 | 1.18E-14 |
| 38 | D | 102149 | 38 | 124486 | 0 | 9.38E-14 |
| 38 | P | 124486 | 38 | 144191 | 0 | 9.38E-14 |
| 44 | D | 62388 | 44 | 62408 | −3 | 8.19E-12 |
| 40 | D | 46247 | 40 | 124483 | −2 | 4.12E-11 |
| 33 | D | 38825 | 33 | 38854 | 0 | 9.61E-11 |
| 42 | D | 94818 | 42 | 94836 | −3 | 1.14E-10 |
| 42 | P | 94818 | 42 | 151500 | −3 | 1.14E-10 |
| 42 | P | 94836 | 42 | 151518 | −3 | 1.14E-10 |
| 42 | D | 151500 | 42 | 151518 | −3 | 1.14E-10 |
| 37 | P | 8940 | 37 | 47726 | −2 | 2.25E-09 |
| 37 | D | 46250 | 37 | 102149 | −2 | 2.25E-09 |
| 37 | P | 46250 | 37 | 144192 | −2 | 2.25E-09 |

续表

| 重复单元一长度（bp） | 重复单元一起点 | 重复类型 | 重复单元二长度（bp） | 重复单元二起点 | 重复单元间隔 | e-value |
| --- | --- | --- | --- | --- | --- | --- |
| 34 | D | 111038 | 34 | 111070 | –1 | 2.45E–09 |
| 34 | P | 111038 | 34 | 135274 | –1 | 2.45E–09 |
| 34 | P | 111070 | 34 | 135306 | –1 | 2.45E–09 |
| 34 | D | 135274 | 34 | 135306 | –1 | 2.45E–09 |
| 35 | P | 34249 | 35 | 34252 | –3 | 1.06E–06 |
| 33 | D | 41219 | 33 | 43443 | –3 | 1.42E–05 |
| 30 | D | 10506 | 30 | 38984 | –2 | 2.41E–05 |
| 30 | P | 10543 | 30 | 10578 | –2 | 2.41E–05 |
| 30 | D | 113330 | 30 | 133018 | –2 | 2.41E–05 |
| 32 | D | 8938 | 32 | 37717 | –3 | 5.15E–05 |
| 32 | D | 85224 | 32 | 102338 | –3 | 5.15E–05 |
| 32 | P | 85224 | 32 | 144008 | –3 | 5.15E–05 |
| 32 | D | 92392 | 32 | 92413 | –3 | 5.15E–05 |
| 32 | P | 92392 | 32 | 153933 | –3 | 5.15E–05 |
| 32 | P | 92413 | 32 | 153954 | –3 | 5.15E–05 |
| 32 | D | 153933 | 32 | 153954 | –3 | 5.15E–05 |

注：P. palindromic repeat，回文重复序列；D. direct repeat，正向重复序列

【高可变区】 为发现罗汉果属物种间的高可变区，从2个物种叶绿体基因组中提取基因间区，采用K2p（Kimura 2-parameter）模型计算基因间区的遗传距离，未发现罗汉果属高可变区。

【系统发育】 使用MAFFT对来自罗汉果属的2个物种、葫芦科8个物种[4, 5]和1个外类群物种[拟南芥（Arabidopsis thaliana）][6]的叶绿体基因组中提取的81个共有蛋白质序列进行多重序列比对，使用IQ-TREE筛选cpREV模型，并采用最大似然法（maximum likelihood method）构建进化树。结果显示，云南白兼果（Baijiania yunnanensis）[4]独立分化为一支。罗汉果（Siraitia grosvenorii）和翅子罗汉果（Siraitia siamensis）[5] 2个物种聚为一支，其余7个物种聚为一支。罗汉果和翅子罗汉果的亲缘关系最近（图2-97-3）。

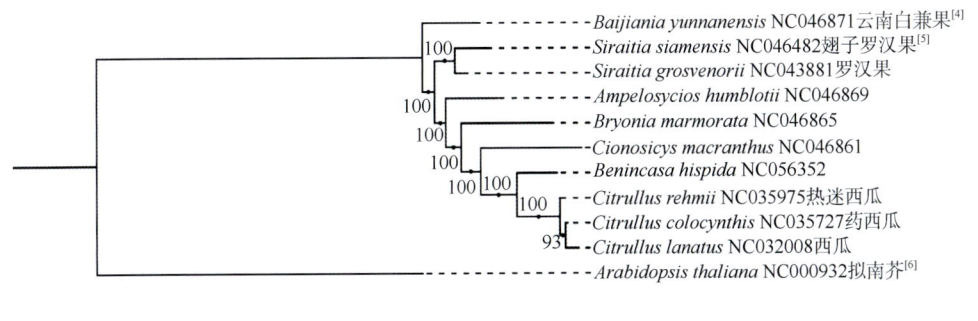

图2-97-3　葫芦科植物系统发育进化分析

【$K_A/K_S$ 选择压力分析】 以图 2-97-3 的进化树作为参考，利用 Hyphy 软件中的 aBSREL 模型对蛋白质编码基因进行选择压力分析（表 2-97-6）。共发现 2 个罗汉果属基因受到正向选择，即 ycf3 和 matK。在罗汉果（S. grosvenorii）物种中，matK 基因受到正向选择；在物种翅子罗汉果（S. siamensis）中，ycf3 基因受到正向选择。这些基因的功能可能与物种适应环境湿度相关。

表 2-97-6 罗汉果属植物 $K_A/K_S$ 选择压力分析

| 物种 | 基因 | 优化的枝长 | LRT | p-value |
| --- | --- | --- | --- | --- |
| S. siamensis | ycf3 | 0.0028 | 10.0042 | 0.0396 |
| S. grosvenorii | matK | 0.0027 | 157.8148 | 0.0000* |

注：LRT. likelihood ratio test，似然比检验；"*"表示小于 0.0001

【宏 DNA 条形码的发现及其 PCR 扩增引物设计】 为了发现能够区分罗汉果属 2 个物种的宏 DNA 条形码序列及其 PCR 扩增引物，利用 ecoPrimers 对罗汉果属植物叶绿体基因组序列进行分析。未发现可用于设计 PCR 扩增引物的保守区间。

## 参 考 文 献

[1] 中国科学院《中国植物志》编委会. 中国植物志. 北京：科学出版社，1986，73（1）：162.

[2] 国家药典委员会. 中华人民共和国药典（2020 年版）一部. 北京：中国医药科技出版社，2020.

[3] 南京中医药大学. 中药大辞典. 上海：上海科学技术出版社，2006.

[4] Bellot S，Mitchell T C，Schaefer H. Phylogenetic informativeness analyses to clarify past diversification processes in Cucurbitaceae. Scientific Reports，2020，10（1）：1-13.

[5] Shi H，Yang M，Mo C，et al. Complete chloroplast genomes of two *Siraitia* Merrill species：Comparative analysis，positive selection and novel molecular marker development. PLoS One，2019，14（12）：e0226865.

[6] Sato S，Nakamura Y，Kaneko T，et al. Complete structure of the chloroplast genome of *Arabidopsis thaliana*. DNA Research，1999，6（5）：283-290.

# 98　福州薯蓣

【**药材基本信息**】　福州薯蓣（*Dioscorea futschauensis* Uline ex R. Knuth）为薯蓣科薯蓣属药用植物[1]，其干燥根茎为中药绵草薢（图 2-98-1）。福州薯蓣主产于浙江南部、福建、湖南、广东北部、广西，其中福建福州为其最适宜生长区。绵草薢外皮灰黄色，周边多卷曲，切面浅黄色，粗糙，可见黄棕色点状维管束散在，质疏松，略呈海绵状。气微、味微苦。绵草薢含甾体类（如螺甾烷皂苷、呋甾烷皂苷、孕甾烷苷、胆甾烷苷、甾体皂苷元等）、二芳基庚烷类（如绵草薢素 A～C）、木脂素类、有机酸及酯类、（3R, 5S, 7S）-1, 7- 二苯基 -3, 7- 环氧 -5- 羟基 -1- 庚酮、（3S, 5S, 7S）-1, 7- 二苯基 -3, 7- 环氧 -5- 羟基 -1- 庚酮、（+）- 丁香树脂醇、胡椒醇、芝麻素酮等。绵草薢具有抗心肌缺血、抗动脉粥样硬化、抗炎、抗心肌缺血、降血糖、降血脂、抗肿瘤、抗骨质疏松作用。可用于小便淋浊、白带过多、风湿痹痛、湿热疮疡、臁疮、疮毒、腰膝疼痛、关节不利[2]。现代研究表明，绵草薢可用于治疗慢性前列腺炎、精液不液化症、骨关节炎、骨质疏松症、带状疱疹神经痛、非淋菌性尿道（宫颈）炎等。

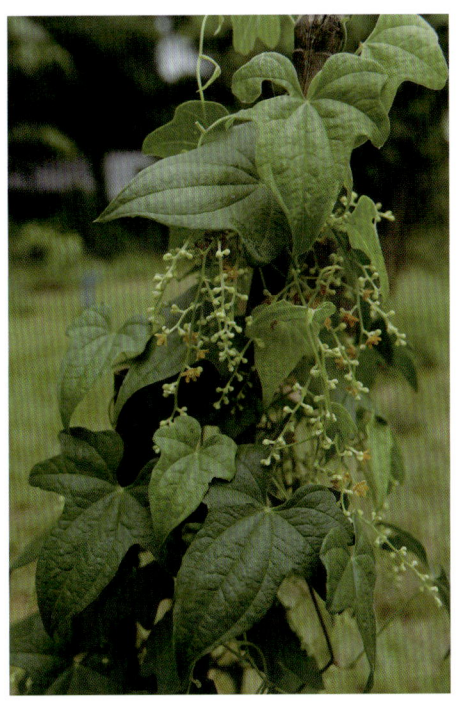

图 2-98-1　福州薯蓣

【**叶绿体基因组**】　福州薯蓣的叶绿体 DNA 为环状分子，其叶绿体基因组（GenBank

登录号：NC039808.1）总长度为 153 946bp，具有保守的四分状结构，包括一个 LSC 区、一个 SSC 区和一对 IR 区，其长度分别为 83 979bp、18 909bp 和 25 529bp（图 2-98-2）。福州薯蓣叶绿体基因组的整体 G/C 含量为 37.21%。其 IR 区的 G/C 含量（42.99%）高于 SSC 区的 G/C 含量（31.21%）和 LSC 区的 G/C 含量（35.04%）。

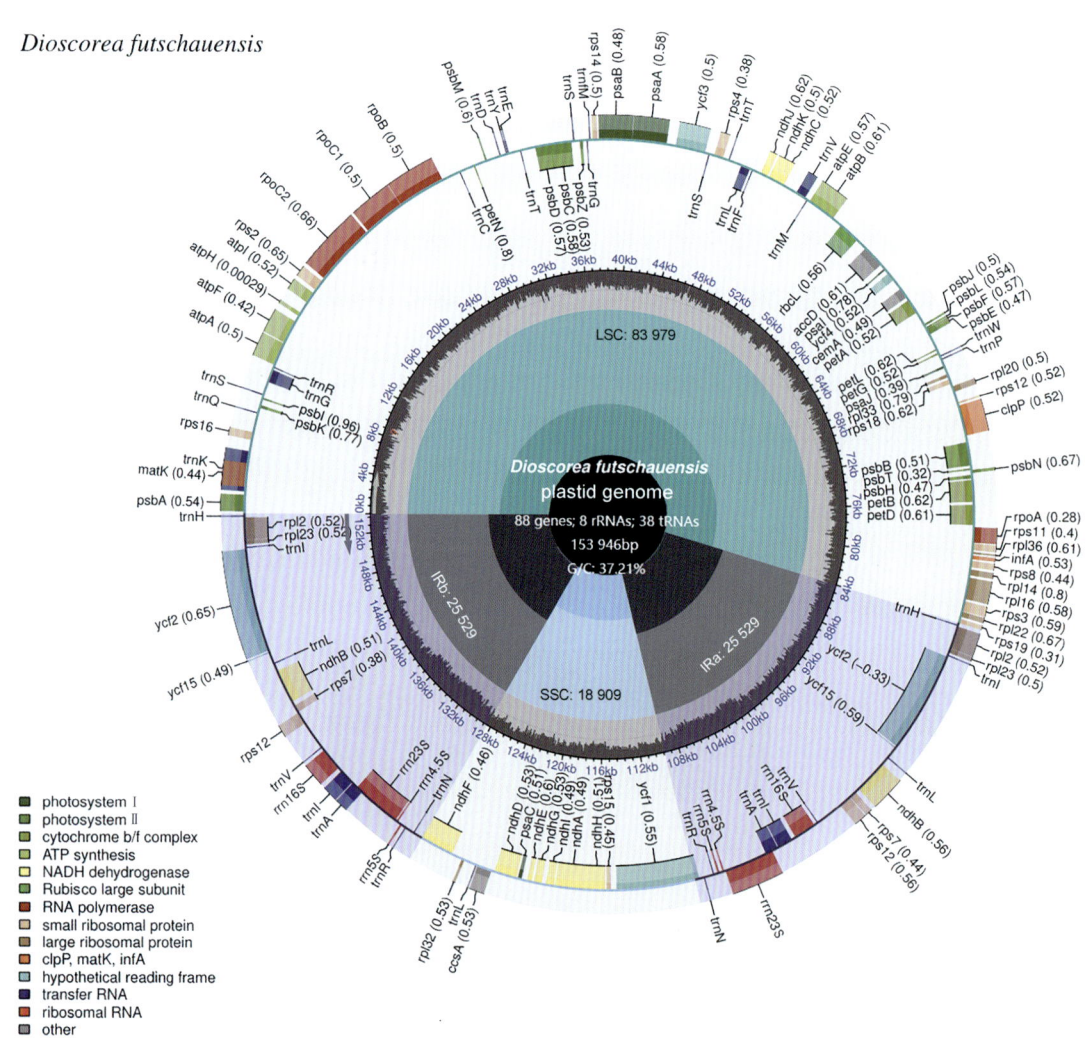

图 2-98-2　福州薯蓣叶绿体基因组图谱

该图包括 6 个圆形轨道。自内向外的第一轨道表示分散重复序列，红色弧线表示直接重复序列，绿色弧线表示回文重复序列；自内向外的第二轨道上的蓝色柱状线条表示长串联重复序列，其重复单元碱基长度＞7；自内向外的第三轨道以不同颜色的柱状线条表示不同类型的短串联重复序列（微卫星序列），其中黑色表示复杂重复序列，绿色表示重复单元碱基长度为 1 的重复序列，黄色表示重复单元碱基长度为 2 的重复序列，紫色表示重复单元碱基长度为 3 的重复序列，蓝色表示重复单元碱基长度为 4 的重复序列，橙色表示重复单元碱基长度为 5 的重复序列，红色表示重复单元碱基长度为 6 的重复序列；自内向外的第四轨道上以不同色块表示 SSC 区、反向重复区 IRa 和 IRb、LSC 区，数字代表相应区间的长度；自内向外的第五轨道表示 GC 含量；最外层第六轨道以不同色块表示不同功能的编码基因，功能分类详见图中左下角注释，基因名称后括号中的数字表示密码子使用偏差，轨道外侧的基因转录方向为顺时针方向，轨道内侧的基因转录方向为逆时针方向

【编码基因】 福州薯蓣的叶绿体基因组共编码 134 个基因，其中独特基因 113 个，包括蛋白质编码基因 88 个（独特基因 79 个）、转运 RNA（transfer RNA，tRNA）编码基因 38 个（独特基因 30 个）、核糖体 RNA（ribosomal RNA，rRNA）编码基因 8 个（独特基因 4 个）（表 2-98-1）。其中 8 个蛋白质独特编码基因（*ycf2*、*ycf15*、*rpl2*、*rpl23*、*rps11*、*rps12*、*rps7*、*ndhB*）、8 个 tRNA 独特编码基因（*trnA-UGC*、*trnH-GUG*、*trnV-GAC*、*trnL-CAA*、*trnN-GUU*、*trnR-ACG*、*trnI-GAU*、*trnI-CAU*）、4 个 rRNA 独特编码基因（*rrn16S*、*rrn5S*、*rrn4.5S*、*rrn23S*）位于 IR 区。有 10 个蛋白质编码基因 [*atpF*、*rpoC1*、*petB*、*petD*、*rpl16*、*rpl2*（×2）、*ndhB*（×2）、*ndhA*] 各含有 1 个内含子（intron），4 个蛋白质编码基因 [*ycf3*、*clpP*、*rps12*（×2）] 各含有 2 个内含子，8 个 tRNA 编码基因 [*trnK-UUU*、*trnG-UCC*、*trnL-UAA*、*trnV-UAC*、*trnI-GAU*（×2）、*trnA-UGC*（×2）] 各含有 1 个内含子（表 2-98-2）。福州薯蓣叶绿体基因组中蛋白质编码区（coding sequence，CDS）的长度为 78 564bp，占整个基因组长度的 51.03%。rRNA 基因的长度为 9040bp，占整个基因组长度的 5.87%。而 tRNA 基因的长度为 2868bp，占整个基因组长度的 1.86%。福州薯蓣叶绿体基因组非编码区主要包括内含子和基因间区，其长度占整个基因组长度的 41.24%。

表 2-98-1 福州薯蓣叶绿体基因组基因列表

| 基因功能 | 基因分类 | 基因名称 |
| --- | --- | --- |
| rRNA | rRNA genes | *rrn16S*（×2）、*rrn23S*（×2）、*rrn5S*（×2）、*rrn4.5S*（×2） |
| tRNA | tRNA genes | 38 *trn* genes（8 个基因各含有 1 个内含子） |
| 自我复制 | Small subunit of ribosome | *rps11*、*rps12*（×3）、*rps14*、*rps15*、*rps16*、*rps18*、*rps19*、*rps2*、*rps3*、*rps4*、*rps7*（×2）、*rps8* |
| | Large subunit of ribosome | *rpl14*、*rpl16*、*rpl2*（×2）、*rpl20*、*rpl22*、*rpl23*（×2）、*rpl32*、*rpl33*、*rpl36* |
| | DNA dependent RNA polymerase | *rpoA*、*rpoB*、*rpoC1*、*rpoC2* |
| 光合作用 | Subunits of NADH-dehydrogenase | *ndhA*、*ndhB*（×2）、*ndhC*、*ndhD*、*ndhE*、*ndhF*、*ndhG*、*ndhH*、*ndhI*、*ndhJ*、*ndhK* |
| | Subunits of photosystem Ⅰ | *psaA*、*psaB*、*psaC*、*psaI*、*psaJ* |
| | Subunits of photosystem Ⅱ | *psbA*、*psbB*、*psbC*、*psbD*、*psbE*、*psbF*、*psbH*、*psbI*、*psbJ*、*psbK*、*psbL*、*psbM*、*psbN*、*psbT*、*psbZ*、*ycf3* |
| | Subunits of cytochrome b/f complex | *petA*、*petB*、*petD*、*petG*、*petL*、*petN* |
| | Subunits of ATP synthase | *atpA*、*atpB*、*atpE*、*atpF*、*atpH*、*atpI* |
| | Subunit of rubisco | *rbcL* |
| 其他功能 | Maturase | *matK* |
| | Protease | *clpP* |
| | Envelope membrane protein | *cemA* |
| | Subunit of acetyl-CoA-carboxylase | *accD* |
| | c-type cytochrome synthesis gene | *ccsA* |
| | Translational initiation factor | *infA* |
| 未知功能 | | *ycf1*、*ycf2*（×2）、*ycf4*、*ycf15*（×2） |

表 2-98-2　福州薯蓣叶绿体基因内含子和外显子位置及长度

| 基因名称 | 基因编码序列所在链 | 起始位置 | 终点位置 | 长度（bp） | | | | |
|---|---|---|---|---|---|---|---|---|
| | | | | 第一外显子 | 第一内含子 | 第二外显子 | 第二内含子 | 第三外显子 |
| trnK-UUU | − | 1436 | 4058 | 37 | 2551 | 35 | | |
| trnG-UCC | + | 8787 | 9634 | 24 | 776 | 48 | | |
| atpF | − | 11576 | 13124 | 148 | 991 | 410 | | |
| rpoC1 | − | 20862 | 23652 | 434 | 739 | 1618 | | |
| ycf3 | − | 42892 | 44887 | 131 | 728 | 229 | 749 | 159 |
| trnL-UAA | + | 47468 | 48087 | 35 | 536 | 49 | | |
| trnV-UAC | − | 51577 | 52238 | 39 | 586 | 37 | | |
| rps12 | − | 69387 | 98505 | 114 | ND | 232 | 548 | 26 |
| clpP | − | 69633 | 71628 | 71 | 747 | 294 | 634 | 250 |
| petB | + | 74556 | 75977 | 6 | 774 | 642 | | |
| petD | + | 76172 | 77483 | 6 | 784 | 522 | | |
| rpl16 | − | 80960 | 82365 | 9 | 995 | 402 | | |
| rpl2 | − | 84240 | 85722 | 394 | 661 | 428 | | |
| ndhB | − | 94627 | 96858 | 775 | 699 | 758 | | |
| trnI-GAU | + | 102480 | 103503 | 42 | 947 | 35 | | |
| trnA-UGC | + | 103568 | 104432 | 38 | 792 | 35 | | |
| ndhA | + | 116739 | 118909 | 553 | 1079 | 539 | | |
| trnA-UGC | − | 133494 | 134358 | 38 | 792 | 35 | | |
| trnI-GAU | − | 134423 | 135446 | 42 | 947 | 35 | | |
| rps12 | + | 139421 | 140224 | ND | ND | 232 | 548 | 26 |
| ndhB | + | 141068 | 143299 | 775 | 699 | 758 | | |
| rpl2 | + | 152204 | 153686 | 394 | 661 | 428 | | |

注："+"表示正链；"−"表示负链；"ND"表示未确定

【重复序列】　在福州薯蓣叶绿体基因组中，微卫星序列有 A/T、C/G 和 AT/AT 三种类型，各有 34 个、1 个和 5 个（表 2-98-3）。共发现 18 个串联重复序列，满足总长度超过 20bp 且重复单元之间的相似度 ≥ 90% 两个条件（表 2-98-4）。散在重复序列包括回文重复序列和正向重复序列。以 e-value 小于 1E–04 为阈值，福州薯蓣叶绿体基因组散在重复序列包括 8 条回文重复序列、8 条正向重复序列（表 2-98-5）。

表 2-98-3　福州薯蓣叶绿体基因组微卫星序列统计

| 重复单元类型 | 重复序列个数 |
|---|---|
| A/T | 34 |
| C/G | 1 |
| AT/AT | 5 |

表 2-98-4　福州薯蓣叶绿体基因组串联重复序列统计

| 起点—终点 | 重复单元长度（bp） | 重复单元拷贝数 | 重复单元一致序列长度（bp） | 重复单元之间的相似度（%） | 插入缺失比例（%） | 分值 | 碱基个数 A | C | G | T | 熵（0—2） |
|---|---|---|---|---|---|---|---|---|---|---|---|
| 9061—9085 | 13 | 1.9 | 13 | 100 | 0 | 50 | 40 | 0 | 24 | 36 | 1.55 |
| 12240—12271 | 16 | 2.0 | 16 | 93 | 0 | 55 | 15 | 12 | 3 | 68 | 1.32 |
| 28844—28877 | 9 | 3.9 | 9 | 92 | 3 | 52 | 50 | 0 | 5 | 44 | 1.26 |
| 46257—46289 | 17 | 1.9 | 17 | 93 | 0 | 57 | 42 | 15 | 15 | 27 | 1.86 |
| 49385—49426 | 2.1 | 2.0 | 2.1 | 100 | 0 | 84 | 33 | 9 | 9 | 47 | 1.68 |
| 56662—56720 | 1.7 | 3.5 | 17 | 90 | 0 | 91 | 44 | 18 | 18 | 18 | 1.88 |
| 65440—65471 | 15 | 2.1 | 15 | 100 | 0 | 64 | 46 | 6 | 12 | 34 | 1.67 |
| 66562—66616 | 27 | 2.0 | 27 | 96 | 0 | 101 | 54 | 12 | 0 | 32 | 1.38 |
| 79073—79121 | 24 | 2.0 | 24 | 92 | 0 | 80 | 26 | 30 | 14 | 28 | 1.95 |
| 80815—80844 | 15 | 2.0 | 15 | 100 | 0 | 60 | 46 | 13 | 20 | 20 | 1.83 |
| 83659—83689 | 14 | 2.1 | 15 | 94 | 5 | 55 | 70 | 0 | 3 | 25 | 1.02 |
| 88861—88929 | 21 | 3.3 | 21 | 97 | 0 | 129 | 13 | 30 | 8 | 47 | 1.72 |
| 100253—100290 | 18 | 2.1 | 18 | 100 | 0 | 76 | 50 | 10 | 5 | 34 | 1.59 |
| 120864—120896 | 17 | 1.9 | 17 | 100 | 0 | 66 | 54 | 15 | 6 | 24 | 1.63 |
| 121107—121132 | 13 | 2.0 | 13 | 100 | 0 | 52 | 15 | 7 | 23 | 53 | 1.67 |
| 137636—137673 | 18 | 2.1 | 18 | 100 | 0 | 76 | 34 | 5 | 10 | 50 | 1.59 |
| 148997—149065 | 21 | 3.3 | 21 | 97 | 0 | 129 | 47 | 8 | 30 | 13 | 1.72 |
| 148997—149086 | 21 | 4.1 | 21 | 92 | 4 | 126 | 48 | 10 | 27 | 13 | 1.74 |

表 2-98-5　福州薯蓣叶绿体基因组散在重复序列特征值

| 重复单元一长度（bp） | 重复单元一起点 | 重复类型 | 重复单元二长度（bp） | 重复单元二起点 | 重复单元间隔 | e-value |
|---|---|---|---|---|---|---|
| 48 | 77473 | P | 48 | 77473 | 0 | 8.41E−20 |
| 49 | 88859 | D | 49 | 88880 | −1 | 3.09E−18 |
| 49 | 88859 | P | 49 | 148996 | −1 | 3.09E−18 |
| 49 | 88880 | P | 49 | 149017 | −1 | 3.09E−18 |
| 49 | 148996 | D | 49 | 149017 | −1 | 3.09E−18 |
| 41 | 56662 | D | 41 | 56679 | −3 | 3.97E−10 |
| 34 | 7809 | P | 34 | 45218 | −2 | 1.14E−07 |
| 30 | 36890 | P | 30 | 36892 | −2 | 2.26E−05 |
| 30 | 56673 | D | 30 | 56690 | −2 | 2.26E−05 |
| 30 | 66559 | D | 30 | 66586 | −2 | 2.26E−05 |
| 30 | 88881 | D | 30 | 88902 | −2 | 2.26E−05 |

续表

| 重复单元一长度（bp） | 重复单元一起点 | 重复类型 | 重复单元二长度（bp） | 重复单元二起点 | 重复单元间隔 | e-value |
|---|---|---|---|---|---|---|
| 30 | 88881 | P | 30 | 148993 | −2 | 2.26E−05 |
| 30 | 88902 | P | 30 | 149014 | −2 | 2.26E−05 |
| 32 | 7811 | D | 32 | 36039 | −3 | 4.84E−05 |
| 32 | 36039 | P | 32 | 45218 | −3 | 4.84E−05 |
| 32 | 39135 | D | 32 | 41358 | −3 | 4.84E−05 |

注：P. palindromic repeat，回文重复序列；D. direct repeat，正向重复序列

【高可变区】 为了发现薯蓣属物种间的高可变区，从 23 个物种叶绿体基因组中提取了 70 个基因间区，采用 K2p（Kimura 2-parameter）模型计算基因间区的遗传距离，遗传距离最大的 30 个基因间区参见图 2-98-3。这 30 个基因间区的 K2p 平均值分布于 1.64～9.31。其中 *atpF-atpH*、*trnS-GGA-rps4*、*rpl22-rps19* 的 K2p 平均值较高，分别为 9.31、7.44、6.93。薯蓣属 23 个物种的叶绿体基因组在这 3 个区域的变异较大，这 3 个区域可作为潜在的分子标记开发区域。

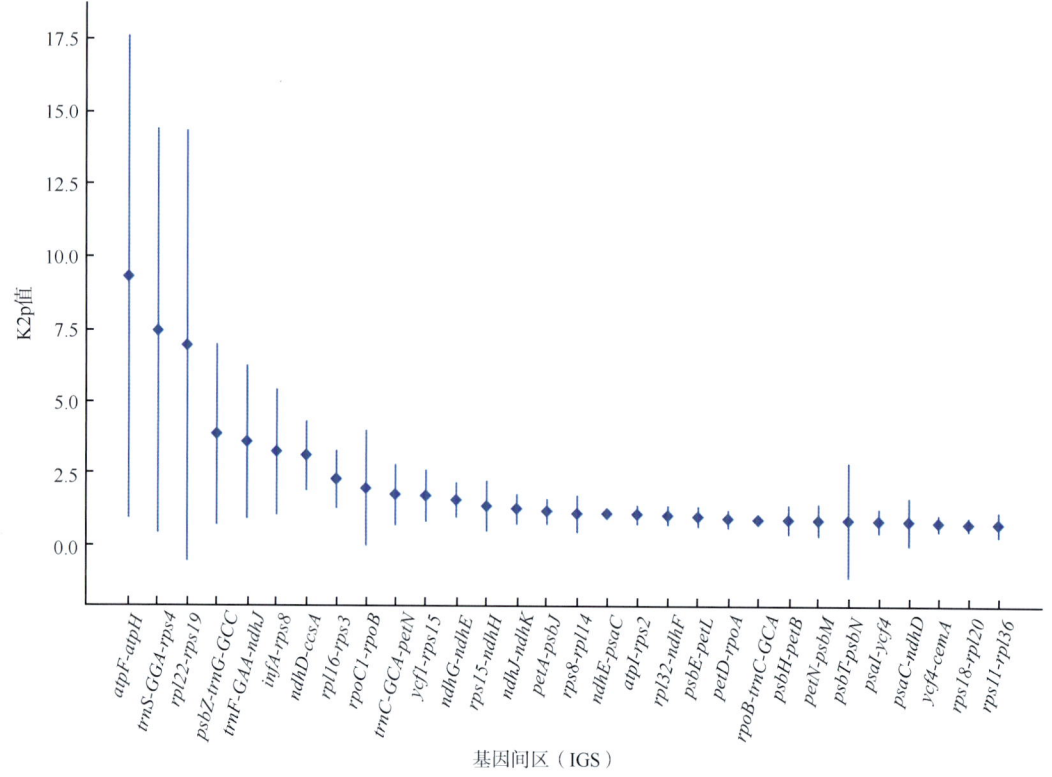

图 2-98-3 薯蓣属物种基因间区的遗传距离分析结果

【系统发育】 使用 MAFFT 对来自薯蓣属的 23 个物种[3-6]和 1 个外类群物种 [粉条儿菜（*Aletris spicata*）] 的叶绿体基因组中提取的 90 个共有蛋白质序列进行多重序列比对，使用 IQ-TREE 筛选得到最优的 cpREV 模型，并采用最大似然法（maximum likelihood method）构建进化树。结果显示，福州薯蓣（*Dioscorea futschauensis*）[6]、大西洋薯蓣（*Dioscorea villosa*）、盾叶薯蓣（*Dioscorea zingiberensis*）[7]和叉蕊薯蓣（*Dioscorea collettii*）4 个物种聚为一支，其余 19 个物种聚为一支。随后，龟甲龙（*Dioscorea elephantipes*）[4]独立分化为一支。*Dioscorea dumetorum*[5]、*Dioscorea quartiniana*[5]、黄独（*Dioscorea bulbifera*）[6]与善司芭润斯薯蓣（*Dioscorea sansibarensis*）[5] 4 个物种聚为一支，剩余 14 个物种聚为一支。福州薯蓣与大西洋薯蓣的亲缘关系最近（图 2-98-4）。

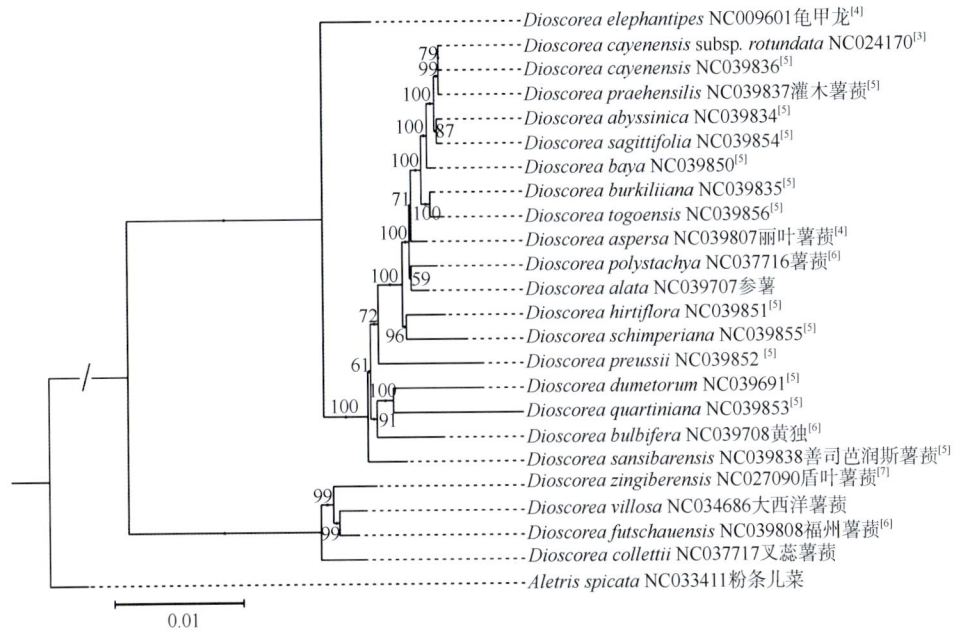

图 2-98-4　福州薯蓣植物系统发育进化分析

【$K_A/K_S$ 选择压力分析】 以图 2-98-4 的进化树作为参考，利用 Hyphy 软件中的 aBSREL 模型对蛋白质编码基因进行选择压力分析。未发现有薯蓣属基因受到正向选择。

【宏 DNA 条形码的发现及其 PCR 扩增引物设计】 为了发现能够区分薯蓣属下 4 个物种的宏 DNA 条形码序列及其 PCR 扩增引物，利用 ecoPrimers 对薯蓣属植物叶绿体基因组序列进行分析。用于设计 PCR 扩增引物的保守区间见表 2-98-6。可以依据区间序列设计引物，使用这些引物对福州薯蓣 DNA 进行 PCR 扩增，对 PCR 产物进行桑格测序或高通量测序，通过序列比较和特征分析区分薯蓣属的 4 个物种。

表 2-98-6  部分基于 ecoPrimers 发现的引物设计保守区间

| 编号 | 保守区间序列 | 物种拉丁名 | GenBank 序列号 | 保守区间序列起点—终点 |
|---|---|---|---|---|
| 1 | GATTCAACCATCTCTTTATGAACTCACCCACTTTAATA ATGAATCGATTATTTACAAGCAATCACATAAGATCA ATATCCCCAGTACTTTTTTTTTTTTTATTTATCTCTT TAAAATTTTTGAATTCCGGAATAATAACCGATCCA ATAAATCTATGGTATG | D. zingiberensis | NC027090.1 | 14679—14756 |
|  |  | D. villosa | NC034686.1 | 15315—15388 |
|  |  | D. collettii | NC037717.1 | 15460—15532 |
|  |  | D. futschauensis | NC039808.1 | 15483—15555 |
| 2 | TGTCATTTTACCCCACATTCCCTCTTTGTTTTTT | D. zingiberensis | NC027090.1 | 15549—15685 |
|  |  | D. villosa | NC034686.1 | 16181—16349 |
|  |  | D. collettii | NC037717.1 | 16325—16461 |
|  |  | D. futschauensis | NC039808.1 | 16348—16516 |
| 3 | TTAATGGACCACTTCTTAACAGAATAATGGA | D. zingiberensis | NC027090.1 | 28877—28920 |
|  |  | D. villosa | NC034686.1 | 29359—29403 |
|  |  | D. collettii | NC037717.1 | 29527—29569 |
|  |  | D. futschauensis | NC039808.1 | 29526—29569 |
| 4 | GTCTTTCTAGTAGCTATCCTTAATTCTCTCATCTCTTGA TCTCTTGAACTTAGTATTTCCCCGATCCAAAAATGC CACTTTTTTTTAGGATCCATATTCTAAGAG | D. zingiberensis | NC027090.1 | 36334—36524 |
|  |  | D. villosa | NC034686.1 | 36605—36693 |
|  |  | D. collettii | NC037717.1 | 36732—36847 |
|  |  | D. futschauensis | NC039808.1 | 36723—36838 |
| 5 | AAAAAAGAAGTATGTTCTAATCAATTATAAATTAAAAA ACAACAAAGAAATTCCTAACAAATTATATTCCTAA | D. zingiberensis | NC027090.1 | 4281—4327 |
|  |  | D. villosa | NC034686.1 | 4197—4251 |
|  |  | D. collettii | NC037717.1 | 4246—4298 |
|  |  | D. futschauensis | NC039808.1 | 4253—4305 |

# 参 考 文 献

[1] 彭成. 中华道地药材. 北京：中国中医药出版社，2011：1257-1258.

[2] 张伟锋. 刘宝山. 薯蓣皂苷的药理作用研究进展、世界中西医结合杂志，2010，5（6）：3.

[3] Mariac C，Scarcelli N，Pouzadou J，et al. Cost-effective enrichment hybridization capture of chloroplast genomes at deep multiplexing levels for population genetics and phylogeography studies. Mol Ecol Resour，2014，14（6）：1103-1113.

[4] Hansen D R，Dastidar S G，Cai Z，et al. Phylogenetic and evolutionary implications of complete chloroplast genome sequences of four early- diverging angiosperms：*Buxus*（Buxaceae），*Chloranthus*（Chloranthaceae），*Dioscorea*（Dioscoreaceae），and *Illicium*（Schisandraceae）. Mol Phylogenet Evol，2007，45（2）：547-563.

[5] Magwé-Tindo J，Wieringa J J，Sonké B，et al. Complete plastome sequences of 14 African yam species（*Dioscorea* spp.）. Mitochondrial DNA Part B：Resources，2019，4（1）：74-76.

[6] Cao J，Jiang D，Zhao Z，et al. Development of chloroplast genomic resources in Chinese Yam（*Dioscorea polystachya*）. BioMed Research International，2018，2018：6293847.

[7] Zhou W，Chen C，Hua W P，et al. The complete chloroplast genome sequence of *Dioscorea zingiberensis*（Dioscoreceae）. Mitochondrial DNA Part A，2016，27（4）：2730-2731.

# 99 柿

【药材基本信息】 柿（*Diospyros kaki* Thunb.）为柿科柿属药用植物[1]，其成熟的果实为柿子中药材（图2-99-1）。收载于《中国药典》（2020年版）[2]。柿原产于中国长江和黄河流域，多用于结果实，也有部分用于城市园林绿化。主要产地为山东、河北、河南、江苏、安徽、北京、天津等地。商品药材为栽培。味甘、涩，性寒。归肺经。柿（鲜果）味甘、涩，性凉，具有清热润肺、生津止渴、健脾益胃等功效。柿饼味甘，性平，具有润肺化痰、补脾涩肠、止血等功效。柿霜味甘，性凉，具有清热、润燥、止咳等功效。柿蒂味苦、涩，性平，具有降气止呃功效，适用于呃逆不止等症。柿叶具有降血压、软化血管的作用[3, 4]。

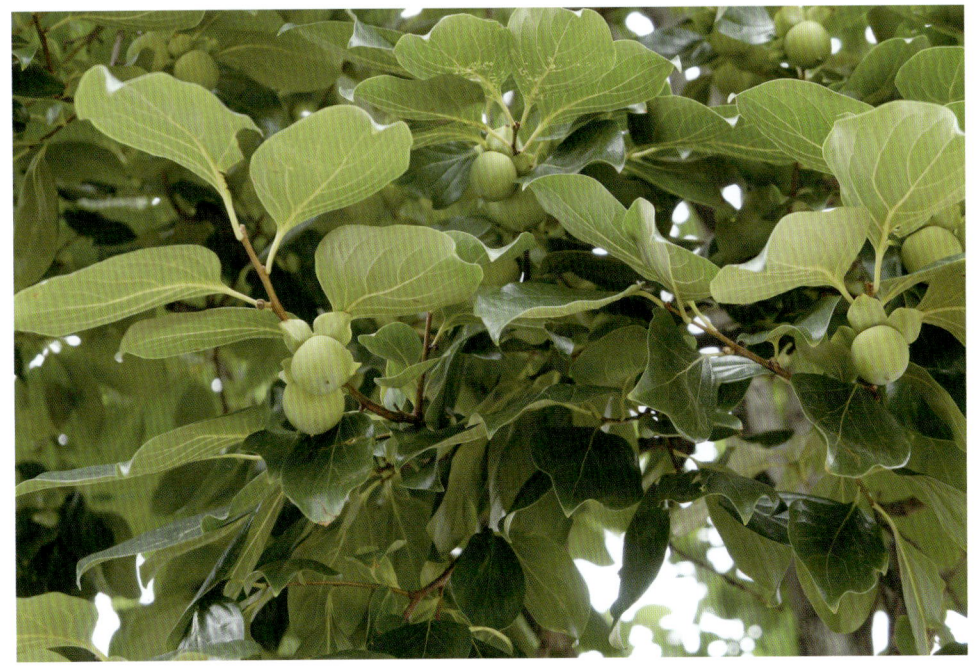

图2-99-1 柿

【叶绿体基因组】 柿的叶绿体DNA为环状分子，其叶绿体基因组（GenBank登录号：NC030789.1）[4]总长度为157 784bp，具有保守的四分状结构，包括一个LSC区、一个SSC区和一对IR区，其长度分别为87 106bp、18 536bp和26 071bp（图2-99-2）。柿叶绿体基因组的整体G/C含量为37.69%。其IR区的G/C含量（37.72%）低于SSC区的G/C含量（44.57%），但高于LSC区的G/C含量（30.77%）。

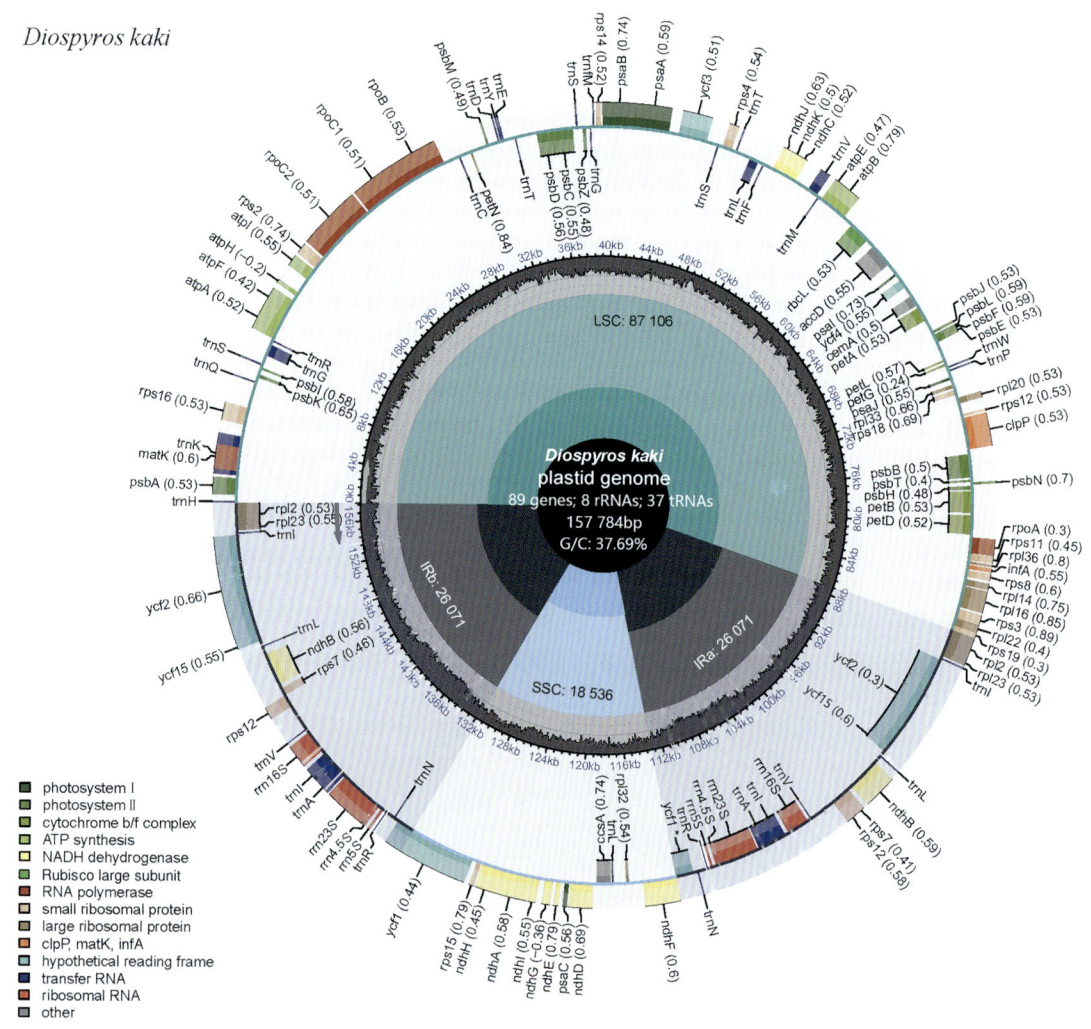

图 2-99-2　柿叶绿体基因组图谱

该图包括 6 个圆形轨道。自内向外的第一轨道表示分散重复序列，红色弧线表示直接重复序列，绿色弧线表示回文重复序列；自内向外的第二轨道上的蓝色柱状线条表示长串联重复序列，其重复单元碱基长度＞ 7；自内向外的第三轨道以不同颜色的柱状线条表示不同类型的短串联重复序列（微卫星序列），其中黑色表示复杂重复序列，绿色表示重复单元碱基长度为 1 的重复序列，黄色表示重复单元碱基长度为 2 的重复序列，紫色表示重复单元碱基长度为 3 的重复序列，蓝色表示重复单元碱基长度为 4 的重复序列，橙色表示重复单元碱基长度为 5 的重复序列，红色表示重复单元碱基长度为 6 的重复序列；自内向外的第四轨道上以不同色块表示 SSC 区、反向重复区 IRa 和 IRb、LSC 区，数字代表相应区间的长度；自内向外的第五轨道表示 GC 含量；最外层第六轨道以不同色块表示不同功能的编码基因，功能分类详见图中左下角注释，基因名称后括号中的数字表示密码子使用偏差，轨道外侧的基因转录方向为顺时针方向，轨道内侧的基因转录方向为逆时针方向

【编码基因】　柿的叶绿体基因组共编码 134 个基因，其中独特基因 114 个，包括蛋白质编码基因 89 个（独特基因 80 个）、转运 RNA（transfer RNA，tRNA）编码基因 37 个（独特基因 30 个）、核糖体 RNA（ribosomal RNA，rRNA）编码基因 8 个（独特基因 4 个）（表 2-99-1）。其中 7 个蛋白质独特编码基因（*ndhB*、*rpl2*、*rpl23*、*rps12*、*rps7*、*ycf15*、 *ycf2*)、7个 tRNA 独特编码基因（*trnA-UGC*、*trnI-GAU*、*trnI-CAU*、*trnL-CAA*、*trnN-GUU*、*trnV-GAC*、*trnR-ACG*）、4个 rRNA 独特编码基因（*rrn16S*、*rrn23S*、*rrn4.5S*、*rrn5S*）位于 IR 区。有11个蛋白质编码基因（*atpF*、*rpoC1*、*rps16*、*petB*、*petD*、*rpl16*、*rpl2*（×2）、*ndhB*（×2）、*ndhA*）各含有1个内含子（intron），4个蛋白质编码基因 [*ycf3*、*clpP*、*rps12*（×2）] 各含有2个内含子，8个 tRNA 编码基因 [*trnK-UUU*、*trnG-GCC*、*trnL-UAA*、*trnV-UAC*、*trnI-GAU*（×2）、*trnA-UGC*（×2）] 各含有1个内含子（表 2-99-2）。柿叶绿体基因组中蛋白质编码区（coding sequence，CDS）的长度为 79 590bp，占整个基因组长度的 50.44%。rRNA 基因的长度为 9050bp，占整个基因组长度的 5.74%。而 tRNA 基因的长度为 2812bp，占整个基因组长度的 1.78%。柿叶绿体基因组非编码区主要包括内含子和基因间区，其长度占整个基因组长度的 42.04%。

表 2-99-1　柿叶绿体基因组基因列表

| 基因功能 | 基因分类 | 基因名称 |
| --- | --- | --- |
| rRNA | rRNA genes | *rrn16S*（×2）、*rrn23S*（×2）、*rrn4.5S*（×2）、*rrn5S*（×2） |
| tRNA | tRNA genes | 38 *trn* genes（8个基因各含有1个内含子） |
| 自我复制 | Small subunit of ribosome | *rps11*、*rps12*（×3）、*rps14*、*rps15*、*rps16*、*rps18*、*rps19*、*rps2*、*rps3*、*rps4*、*rps7*（×2）、*rps8* |
|  | Large subunit of ribosome | *rpl14*、*rpl16*、*rpl2*（×2）、*rpl20*、*rpl22*、*rpl23*（×2）、*rpl32*、*rpl33*、*rpl36* |
|  | DNA dependent RNA polymerase | *rpoA*、*rpoB*、*rpoC1*、*rpoC2* |
| 光合作用 | Subunits of NADH-dehydrogenase | *ndhA*、*ndhB*（×2）、*ndhC*、*ndhD*、*ndhE*、*ndhF*、*ndhG*、*ndhH*、*ndhI*、*ndhJ*、*ndhK* |
|  | Subunits of photosystem Ⅰ | *psaA*、*psaB*、*psaC*、*psaI*、*psaJ* |
|  | Subunits of photosystem Ⅱ | *psbA*、*psbB*、*psbC*、*psbD*、*psbE*、*psbF*、*psbH*、*psbI*、*psbJ*、*psbK*、*psbL*、*psbM*、*psbN*、*psbT*、*psbZ*、*ycf3* |
|  | Subunits of cytochrome b/f complex | *petA*、*petB*、*petD*、*petG*、*petL*、*petN* |
|  | Subunits of ATP synthase | *atpA*、*atpB*、*atpE*、*atpF*、*atpH*、*atpI* |
|  | Large subunit of rubisco | *rbcL* |
| 其他功能 | Maturase | *matK* |
|  | Protease | *clpP* |
|  | Envelope membrane protein | *cemA* |
|  | Subunit of acetyl-CoA-carboxylase | *accD* |
|  | Translational initiation factor | *infA* |
|  | c-type cytochrome synthesis gene | *ccsA* |
| 未知功能 |  | *ycf1*（×2）、*ycf15*（×2）、*ycf2*（×2）、*ycf4* |

表 2-99-2　柿叶绿体基因内含子和外显子位置及长度

| 基因名称 | 基因编码序列所在链 | 起始位置 | 终点位置 | 长度（bp） | | | | |
|---|---|---|---|---|---|---|---|---|
| | | | | 第一外显子 | 第一内含子 | 第二外显子 | 第二内含子 | 第三外显子 |
| trnK-UUU | – | 1807 | 4382 | 37 | 2504 | 35 | | |
| rps16 | – | 5216 | 6326 | 39 | 847 | 225 | | |
| trnG-GCC | + | 10054 | 10802 | 23 | 678 | 48 | | |
| atpF | – | 12836 | 14121 | 145 | 731 | 410 | | |
| rpoC1 | – | 22072 | 24887 | 430 | 755 | 1631 | | |
| ycf3 | – | 44392 | 46334 | 124 | 711 | 230 | 725 | 153 |
| trnL-UAA | + | 49528 | 50123 | 37 | 509 | 50 | | |
| trnV-UAC | – | 53984 | 54643 | 38 | 585 | 37 | | |
| rps12 | – | 72611 | 101292 | 114 | ND | 232 | 538 | 26 |
| clpP | – | 72856 | 74934 | 71 | 834 | 291 | 657 | 226 |
| petB | + | 77774 | 79188 | 6 | 752 | 657 | | |
| petD | + | 79377 | 80620 | 9 | 710 | 525 | | |
| rpl16 | – | 84104 | 85493 | 9 | 982 | 399 | | |
| rpl2 | – | 87142 | 88631 | 391 | 665 | 434 | | |
| ndhB | – | 97444 | 99655 | 775 | 679 | 758 | | |
| trnI-GAU | + | 105221 | 106228 | 42 | 931 | 35 | | |
| trnA-UGC | + | 106293 | 107172 | 38 | 807 | 35 | | |
| ndhA | – | 123065 | 125292 | 553 | 1136 | 539 | | |
| trnA-UGC | – | 137709 | 138587 | 38 | 806 | 35 | | |
| trnI-GAU | – | 138652 | 139658 | 42 | 930 | 35 | | |
| rps12 | + | 143590 | 144383 | ND | ND | 232 | 538 | 26 |
| ndhB | + | 145227 | 147438 | 775 | 679 | 758 | | |
| rpl2 | + | 156253 | 157742 | 391 | 665 | 434 | | |

注："+"表示正链；"–"表示负链；"ND"表示未确定

【重复序列】　在柿叶绿体基因组中，微卫星序列有 A、T 和 A/T 三种类型，各有 22 个、37 个和 59 个（表 2-99-3）。共发现 12 个串联重复序列，满足总长度超过 20bp 且重复单元之间的相似度 ≥ 90% 两个条件（表 2-99-4）。散在重复序列包括回文重复序列和正向重复序列。以 e-value 小于 1E–04 为阈值，柿叶绿体基因组散在重复序列包括 19 条回文重复序列、17 条正向重复序列（表 2-99-5）。

表 2-99-3　柿叶绿体基因组微卫星序列统计

| 重复单元类型 | 重复序列个数 |
|---|---|
| A | 22 |
| T | 37 |
| A/T | 59 |

表 2-99-4　柿叶绿体基因组串联重复序列统计

| 起点—终点 | 重复单元长度（bp） | 重复单元拷贝数 | 重复单元一致序列长度（bp） | 重复单元之间的相似度（%） | 插入缺失比例（%） | 分值 | 碱基个数 A | C | G | T | 熵（0—2） |
|---|---|---|---|---|---|---|---|---|---|---|---|
| 5032—5065 | 17 | 2.0 | 17 | 94 | 0 | 59 | 23 | 14 | 11 | 50 | 1.76 |
| 10924—10948 | 12 | 2.1 | 12 | 100 | 0 | 50 | 32 | 16 | 0 | 52 | 1.44 |
| 22057—22086 | 15 | 2.0 | 15 | 93 | 0 | 51 | 33 | 10 | 20 | 36 | 1.86 |
| 29305—29337 | 17 | 1.9 | 17 | 93 | 0 | 57 | 21 | 24 | 12 | 42 | 1.86 |
| 63756—63798 | 21 | 2.0 | 21 | 100 | 0 | 86 | 16 | 13 | 0 | 69 | 1.19 |
| 94262—94351 | 18 | 5.2 | 18 | 92 | 4 | 132 | 31 | 8 | 25 | 34 | 1.87 |
| 102221—102258 | 18 | 2.1 | 18 | 90 | 0 | 58 | 23 | 7 | 7 | 60 | 1.51 |
| 110387—110452 | 32 | 2.1 | 32 | 94 | 0 | 114 | 42 | 22 | 9 | 25 | 1.83 |
| 116319—116357 | 18 | 2.2 | 18 | 100 | 0 | 78 | 58 | 0 | 15 | 25 | 1.37 |
| 123709—123737 | 14 | 2.1 | 14 | 100 | 0 | 58 | 20 | 6 | 6 | 65 | 1.40 |
| 124605—124634 | 15 | 2.0 | 15 | 100 | 0 | 60 | 13 | 13 | 20 | 53 | 1.72 |
| 126543—126645 | 43 | 2.3 | 43 | 93 | 3 | 170 | 32 | 16 | 14 | 36 | 1.89 |

表 2-99-5　柿叶绿体基因组散在重复序列特征值

| 重复单元一长度（bp） | 重复单元一起点 | 重复类型 | 重复单元二长度（bp） | 重复单元二起点 | 重复单元间隔 | $e$-value |
|---|---|---|---|---|---|---|
| 357 | 96752 | P | 357 | 147771 | 0 | 8.12E−206 |
| 219 | 110843 | P | 219 | 133816 | −1 | 6.48E−120 |
| 120 | 105877 | P | 120 | 138881 | 0 | 3.96E−63 |
| 77 | 106892 | P | 77 | 137910 | 0 | 3.07E−37 |
| 70 | 104720 | P | 70 | 140089 | 0 | 5.02E−33 |
| 69 | 104653 | P | 69 | 140158 | 0 | 2.01E−32 |
| 64 | 94273 | D | 64 | 94291 | −3 | 2.31E−23 |
| 64 | 94273 | P | 64 | 150528 | −3 | 2.31E−23 |
| 64 | 94291 | P | 64 | 150546 | −3 | 2.31E−23 |
| 64 | 150528 | D | 64 | 150546 | −3 | 2.31E−23 |
| 50 | 126552 | D | 50 | 126595 | −2 | 6.09E−17 |
| 39 | 45535 | D | 39 | 123643 | −1 | 2.71E−12 |
| 35 | 96726 | D | 35 | 148106 | 0 | 5.93E−12 |
| 42 | 94273 | D | 42 | 94309 | −3 | 1.12E−10 |
| 42 | 94273 | P | 42 | 150532 | −3 | 1.12E−10 |
| 42 | 94309 | P | 42 | 150568 | −3 | 1.12E−10 |
| 42 | 150528 | D | 42 | 150564 | −3 | 1.12E−10 |
| 39 | 45535 | D | 39 | 101331 | −2 | 1.55E−10 |
| 39 | 45535 | P | 39 | 143511 | −2 | 1.55E−10 |
| 41 | 101329 | D | 41 | 123641 | −3 | 4.17E−10 |

续表

| 重复单元一长度（bp） | 重复单元一起点 | 重复类型 | 重复单元二长度（bp） | 重复单元二起点 | 重复单元间隔 | e-value |
| --- | --- | --- | --- | --- | --- | --- |
| 41 | 123641 | P | 41 | 143511 | −3 | 4.17E−10 |
| 34 | 94303 | D | 34 | 94321 | −1 | 2.42E−09 |
| 34 | 94303 | P | 34 | 150528 | −1 | 2.42E−09 |
| 34 | 94321 | P | 34 | 150546 | −1 | 2.42E−09 |
| 30 | 9315 | P | 30 | 47190 | 0 | 6.07E−09 |
| 34 | 94285 | D | 34 | 94321 | −2 | 1.20E−07 |
| 34 | 94285 | P | 34 | 150528 | −2 | 1.20E−07 |
| 34 | 94321 | P | 34 | 150564 | −2 | 1.20E−07 |
| 34 | 110386 | D | 34 | 110418 | −2 | 1.20E−07 |
| 34 | 110386 | P | 34 | 134427 | −2 | 1.20E−07 |
| 34 | 110418 | P | 34 | 134459 | −2 | 1.20E−07 |
| 34 | 134427 | D | 34 | 134459 | −2 | 1.20E−07 |
| 30 | 150563 | D | 30 | 150581 | −2 | 2.38E−05 |
| 32 | 9313 | D | 32 | 37425 | −3 | 5.08E−05 |
| 32 | 40560 | D | 32 | 42784 | −3 | 5.08E−05 |
| 32 | 84530 | D | 32 | 123632 | −3 | 5.08E−05 |

注：P. palindromic repeat，回文重复序列；D. direct repeat，正向重复序列

【高可变区】 为了发现柿属物种间的高可变区，从柿叶绿体基因组中提取了293个基因间区，采用K2p（Kimura 2-parameter）模型计算基因间区的遗传距离，遗传距离最大的30个基因间区参见图2-99-3。这30个基因间区的K2p平均值分布于0～5.93。其中 *psbM-trnD-GUC*、*ccsA-ndhD*、*ndhF-rpl32*、*ndhG-ndhI*、*petA-psbJ* 等的K2p平均值较高，分别为5.93、5.12、2.77、2.58、2.28。由此可见，柿属13个物种的叶绿体基因组在这5个区域的变异较大，这5个区域可作为潜在的分子标记开发区域。

【系统发育】 使用MAFFT对来自柿属的13个物种[5-7]和1个外类群物种[单花山矾（*Symplocos ovatilobata*）][8]的叶绿体基因组中提取的82个共有蛋白质序列进行多重序列比对，使用IQ-TREE筛选得到最优的HIVb+F+I模型，并采用最大似然法（maximum likelihood method）构建进化树。结果显示，这13个物种分为两支，其中天鹅绒柿（*Diospyros blancoi*）[7]、苏拉威西乌木（*Diospyros celebica*）、琼岛柿（*Diospyros maclurei*）、粉叶柿（*Diospyros glaucifolia*）[5]、君迁子（*Diospyros lotus*）[5]、柿（*Diospyros kaki*）[5]、油柿（*Diospyros oleifera*）[5]和美洲柿（*Diospyros virginiana*）8个物种聚为一支，乌柿（*Diospyros cathayensis*）、老鸦柿（*Diospyros rhombifolia*）、岩柿（*Diospyros dumetorum*）[6]、毛柿（*Diospyros strigosa*）[6]和海南柿（*Diospyros hainanensis*）5个物种聚为一支。柿与油柿的亲缘关系最近（图2-99-4）。

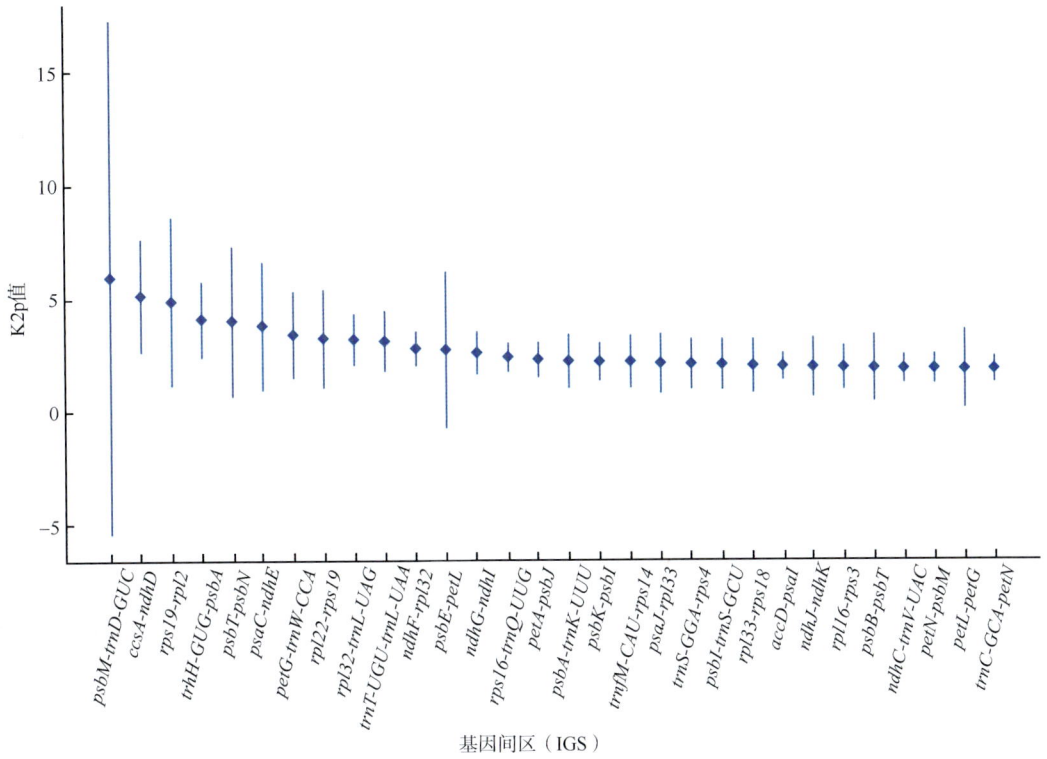

图 2-99-3　柿属物种基因间区的遗传距离分析结果

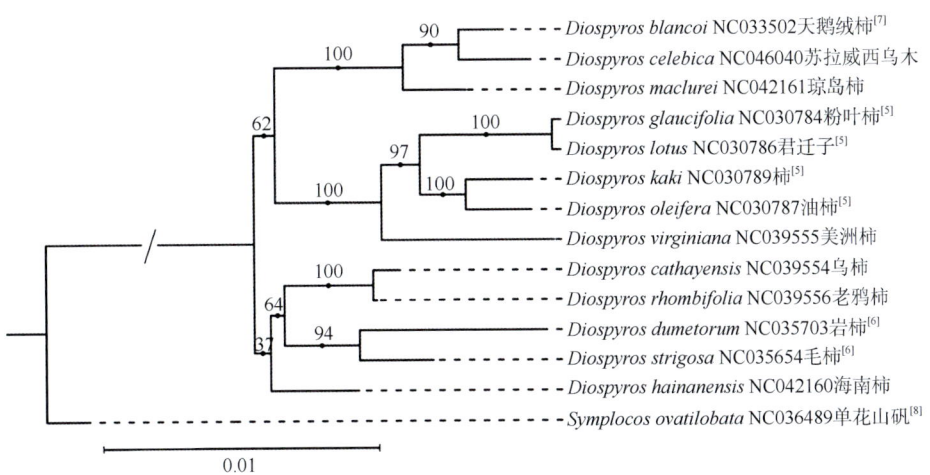

图 2-99-4　柿植物系统发育进化分析

【$K_A/K_S$ 选择压力分析】　以图 2-99-4 的进化树作为参考，利用 Hyphy 软件中的 aBSREL 模型对蛋白质编码基因进行选择压力分析。未发现有柿属基因受到正向选择。

【宏 DNA 条形码的发现及其 PCR 扩增引物设计】　为了发现能够区分柿属下物种的宏 DNA 条形码序列及其 PCR 扩增引物，利用 ecoPrimers 对柿属植物叶绿体基因组序列进行分析。未发现可以用于设计 PCR 扩增引物的保守区间。

## 参 考 文 献

[1] 中国科学院《中国植物志》编委会. 中国植物志. 北京：科学出版社，1987，60（1）：141.

[2] 国家药典委员会. 中华人民共和国药典（2020年版）一部. 北京：中国医药科技出版社，2020：261.

[3] 杨泽武. 柿的药用价值. 药膳食疗，2004，9：5.

[4] 林娇芬，林河通，谢联辉，等. 柿叶的化学成分、药理作用、临床应用及开发利用. 食品与发酵工业，2005，31（7）：90-96.

[5] Fu J，Liu H，Hu J，et al. Five complete chloroplast genome sequences from *Diospyros*：Genome organization and comparative analysis. PLoS One，2016，11（7）：e0159566.

[6] Yu X Q，Gao L M，Soltis D E，et al. Insights into the historical assembly of East Asian subtropicalevergreen broadleaved forests revealed by the temporal history of the tea family. New Phytol，2017，215（3）：1235-1248.

[7] Jo S，Kim H W，Kim Y K，et al. The complete plastome sequence of *Diospyros blancoi* A. DC.（Ebenaceae）. Mitochondrial DNA B Resour，2016，1（1）：690-692.

[8] Zhu Z X，Wang J H，Cai Y C，et al. Characterization of the complete chloroplast genome sequence of *Symplocos ovatilobata*（Symplocaceae）. Conserv Genet Resour，2018，3（10）：503-506.

# 100 沙　棘

**【药材基本信息】**　沙棘（*Hippophae rhamnoides* L.）为胡颓子科沙棘属药用植物[1]，其干燥成熟果实为沙棘中药材（图2-100-1）。收载于《中国药典》（2020年版）[2]。沙棘分布于山西、陕西、内蒙古、河北、甘肃、宁夏、辽宁、青海、四川、云南等地。商品药材来源于栽培。主产于山西。以粒大、肉厚、油润者为佳。沙棘含黄酮类（如芦丁、异鼠李素、槲皮素、杨梅素等）、维生素类（如维生素C、维生素E、维生素A、维生素$B_1$、维生素$B_{12}$等）等化学成分。沙棘气微，味酸、涩。归脾、胃、肺、心经。具有健脾消食、止咳祛痰、活血散瘀等功效。现代研究表明，沙棘具有改善心肌微循环、降低心肌耗氧量、改善心肌供血状态、增进心功能、抗肿瘤、增强免疫力、抗过敏等作用[3-5]。

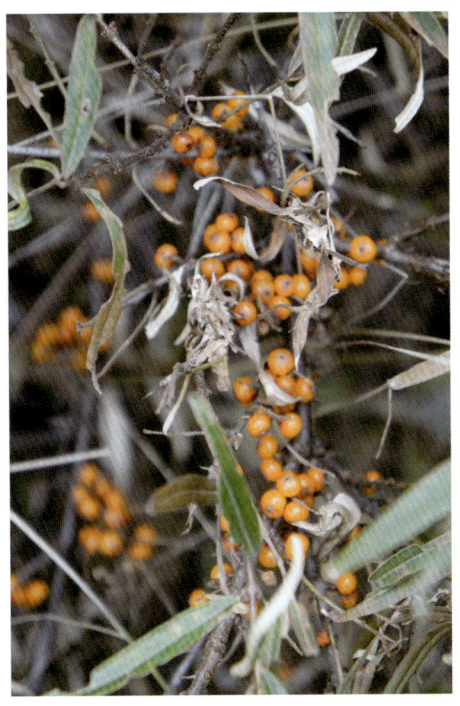

图2-100-1　沙棘

**【叶绿体基因组】**　沙棘的叶绿体DNA为环状分子，其叶绿体基因组（GenBank登录号：NC35548.1）总长度为156 132bp，具有保守的四分状结构，包括一个LSC区、一个SSC区和一对IR区，其长度分别为83 985bp、18 831bp和26 658bp（图2-100-2）。沙棘叶绿体基因组的整体G/C含量为36.66%。其IR区的G/C含量（42.41%）高于SSC区的G/C含量（29.90%）和LSC区的G/C含量（34.53%）。

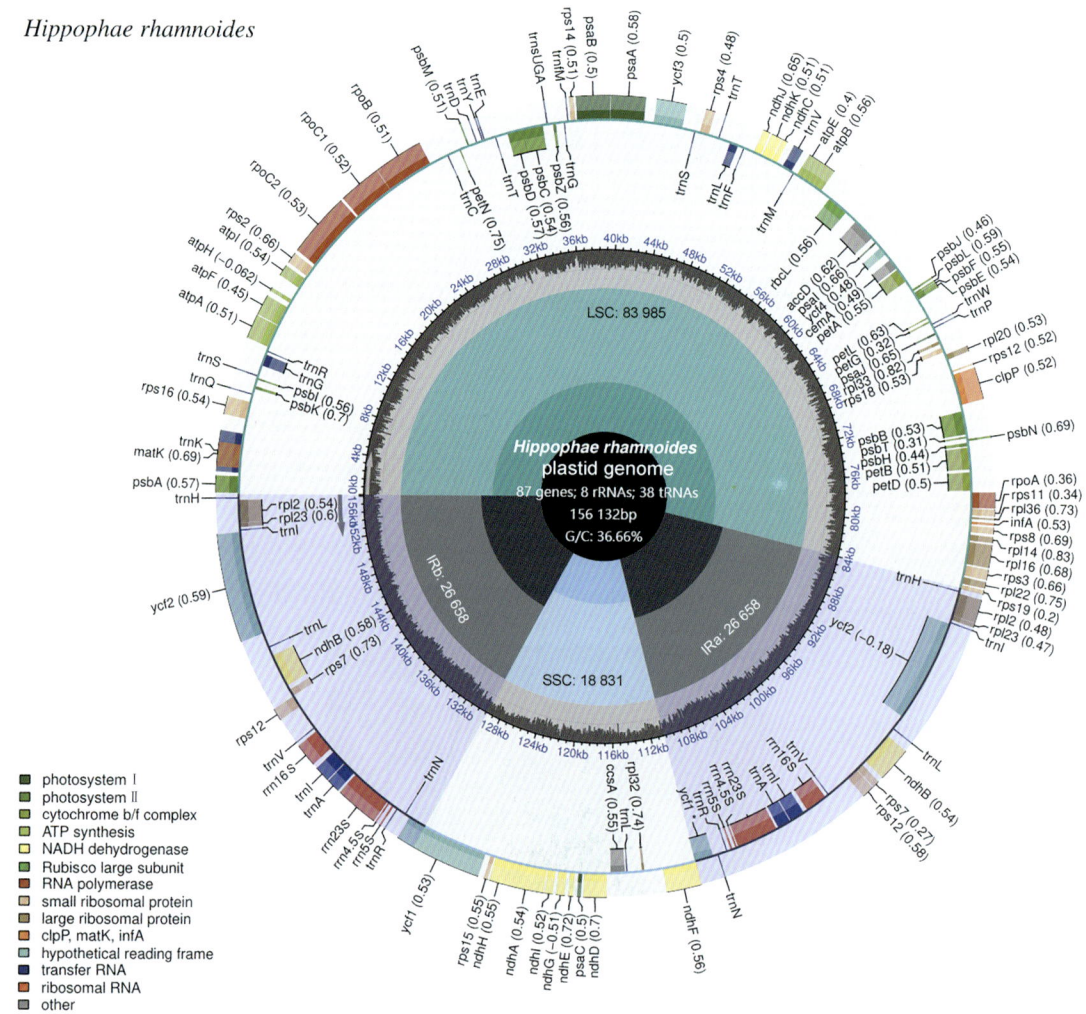

图 2-100-2 沙棘叶绿体基因组图谱

该图包括 6 个圆形轨道。自内向外的第一轨道表示分散重复序列，红色弧线表示直接重复序列，绿色弧线表示回文重复序列；自内向外的第二轨道上的蓝色柱状线条表示长串联重复序列，其重复单元碱基长度＞7；自内向外的第三轨道以不同颜色的柱状线条表示不同类型的短串联重复序列（微卫星序列），其中黑色表示复杂重复序列，绿色表示重复单元碱基长度为 1 的重复序列，黄色表示重复单元碱基长度为 2 的重复序列，紫色表示重复单元碱基长度为 3 的重复序列，蓝色表示重复单元碱基长度为 4 的重复序列，橙色表示重复单元碱基长度为 5 的重复序列，红色表示重复单元碱基长度为 6 的重复序列；自内向外的第四轨道上以不同色块表示 SSC 区、反向重复区 IRa 和 IRb、LSC 区，数字代表相应区间的长度；自内向外的第五轨道表示 GC 含量；最外层第六轨道以不同色块表示不同功能的编码基因，功能分类详见图中左下角注释，基因名称后括号中的数字表示密码子使用偏差，轨道外侧的基因转录方向为顺时针方向，轨道内侧的基因转录方向为逆时针方向

**【编码基因】** 沙棘的叶绿体基因组共编码 133 个基因，其中独特基因 113 个，包括蛋白质编码基因 87 个（独特基因 79 个）、转运 RNA（transfer RNA，tRNA）编码基因 38 个（独特基因 30 个）、核糖体 RNA（ribosomal RNA，rRNA）编码基因 8 个（独特基因 4 个）（表 2-100-1）。其中 6 个蛋白质独特编码基因（*ndhB*、*rpl2*、*rpl23*、*rps12*、*rps7*、 ycf2）、8个tRNA独特编码基因（trnA-UGC、trnH-GUG、trnI-CAU、trnI-GAU、trnL-CAA、trnN-GUU、trnR-ACG、trnV-GAC）、4个rRNA独特编码基因（rrn16S、rrn23S、rrn4.5S、rrn5S）位于IR区。有11个蛋白质编码基因[rps16、atpF、rpoC1、petB、petD、rpl16、rpl2（×2）、ndhB（×2）、ndhA]各含有1个内含子（intron），4个蛋白质编码基因[ycf3、clpP、rps12（×2）]各含有2个内含子，8个tRNA编码基因[trnK-UUU、trnG-GCC、trnL-UAA、trnV-UAC、trnI-GAU（×2）、trnA-UGC（×2）]各含有1个内含子（表2-100-2）。沙棘叶绿体基因组中蛋白质编码区（coding sequence，CDS）的长度为76 632bp，占整个基因组长度的49.87%。rRNA基因的长度为9050bp，占整个基因组长度的5.89%。而tRNA基因的长度为2892bp，占整个基因组长度的1.88%。沙棘叶绿体基因组非编码区主要包括内含子和基因间区，其长度占整个基因组长度的42.36%。

表 2-100-1　沙棘叶绿体基因组基因列表

| 基因功能 | 基因分类 | 基因名称 |
| --- | --- | --- |
| rRNA | rRNA genes | rrn16S（×2）、rrn23S（×2）、rrn5S（×2）、rrn4.5S（×2） |
| tRNA | tRNA genes | 38 trn genes（8个基因各含有1个内含子） |
| 自我复制 | Large subunit of ribosome | rpl14、rpl16、rpl2（×2）、rpl20、rpl22、rpl23（×2）、rpl32、rpl33、rpl36 |
|  | DNA dependent RNA polymerase | rpoA、rpoB、rpoC1、rpoC2 |
|  | Small subunit of ribosome | rps11、rps12（×3）、rps14、rps15、rps16、rps18、rps19、rps2、rps3、rps4、rps7（×2）、rps8 |
| 光合作用 | Subunits of ATP synthase | atpA、atpB、atpE、atpF、atpH、atpI |
|  | Subunits of photosystem Ⅱ | psbA、psbB、psbC、psbD、psbE、psbF、psbH、psbI、psbJ、psbK、psbL、psbM、psbN、psbT、psbZ、ycf3 |
|  | Subunits of NADH-dehydrogenase | ndhA、ndhB（×2）、ndhC、ndhD、ndhE、ndhF、ndhG、ndhH、ndhI、ndhJ、ndhK |
|  | Subunits of cytochrome b/f complex | petA、petB、petD、petG、petL、petN |
|  | Subunits of photosystem Ⅰ | psaA、psaB、psaC、psaI、psaJ |
|  | Subunit of rubisco | rbcL |
| 其他功能 | Subunit of acetyl-CoA-carboxylase | accD |
|  | c-type cytochrome synthesis gene | ccsA |
|  | Envelop membrane protein | cemA |
|  | Protease | clpP |
|  | Translational initiation factor | infA |
|  | Maturase | matK |
| 未知功能 |  | ycf1（×2）、ycf2（×2）、ycf4 |

表 2-100-2　沙棘叶绿体基因内含子和外显子位置及长度

| 基因名称 | 基因编码序列所在链 | 起始位置 | 终点位置 | 长度（bp） | | | | |
|---|---|---|---|---|---|---|---|---|
| | | | | 第一外显子 | 第一内含子 | 第二外显子 | 第二内含子 | 第三外显子 |
| *trnK-UUU* | − | 1408 | 3976 | 37 | 2497 | 35 | | |
| *trnG-GCC* | + | 8679 | 9447 | 23 | 698 | 48 | | |
| *atpF* | − | 11547 | 12862 | 145 | 761 | 410 | | |
| *rpoC1* | − | 20625 | 23394 | 434 | 733 | 1603 | | |
| *ycf3* | − | 42204 | 44141 | 124 | 733 | 232 | 698 | 151 |
| *trnL-UAA* | + | 47532 | 48094 | 37 | 476 | 50 | | |
| *trnV-UAC* | − | 51416 | 52081 | 39 | 590 | 37 | | |
| *rps12* | − | 69461 | 98843 | 114 | ND | 232 | 538 | 26 |
| *clpP* | − | 69749 | 71788 | 71 | 859 | 291 | 593 | 226 |
| *petB* | + | 74662 | 76097 | 6 | 788 | 642 | | |
| *petD* | + | 76305 | 77505 | 8 | 718 | 475 | | |
| *rpl16* | − | 80905 | 82331 | 9 | 1019 | 399 | | |
| *rpl2* | − | 84373 | 85862 | 391 | 665 | 434 | | |
| *ndhB* | − | 94993 | 97206 | 775 | 681 | 758 | | |
| *trnI-GAU* | + | 102623 | 103645 | 42 | 946 | 35 | | |
| *trnA-UGC* | + | 103711 | 104585 | 38 | 802 | 35 | | |
| *ndhA* | − | 120749 | 123098 | 553 | 1258 | 539 | | |
| *trnA-UGC* | − | 135533 | 136407 | 38 | 802 | 35 | | |
| *trnI-GAU* | − | 136473 | 137495 | 42 | 946 | 35 | | |
| *rps12* | + | 141275 | 142068 | ND | ND | 232 | 538 | 26 |
| *ndhB* | + | 142912 | 145125 | 775 | 681 | 758 | | |
| *rpl2* | + | 154256 | 155745 | 391 | 665 | 434 | | |

注："+"表示正链；"−"表示负链；"ND"表示未确定

【重复序列】　在沙棘叶绿体基因组中，微卫星序列有 A/T、AT/AT 和 AAT/ATT 三种类型，各有 62 个、5 个和 1 个（表 2-100-3）。共发现 7 个串联重复序列，满足总长度超过 20bp 且重复单元之间的相似度 ≥ 90% 两个条件（表 2-100-4）。散在重复序列包括回文重复序列和正向重复序列。以 *e*-value 小于 1E−04 为阈值，沙棘叶绿体基因组散在重复序列包括 8 条回文重复序列、13 条正向重复序列（表 2-100-5）。

表 2-100-3　沙棘叶绿体基因组微卫星序列统计

| 重复单元类型 | 重复序列个数 |
|---|---|
| A/T | 62 |
| AT/AT | 5 |
| AAT/ATT | 1 |

表 2-100-4　沙棘叶绿体基因组串联重复序列统计

| 起点—终点 | 重复单元长度（bp） | 重复单元拷贝数 | 重复单元一致序列长度（bp） | 重复单元之间的相似度（%） | 插入缺失比例（%） | 分值 | A | C | G | T | 熵（0—2） |
|---|---|---|---|---|---|---|---|---|---|---|---|
| 47173—47198 | 13 | 2.0 | 13 | 100 | 0 | 52 | 46 | 0 | 7 | 46 | 1.31 |
| 58179—58223 | 21 | 2.1 | 21 | 92 | 8 | 74 | 46 | 4 | 17 | 31 | 1.68 |
| 58193—58252 | 30 | 2.0 | 30 | 93 | 6 | 104 | 48 | 3 | 16 | 31 | 1.63 |
| 91525—91581 | 18 | 3.2 | 18 | 94 | 0 | 105 | 35 | 5 | 24 | 35 | 1.78 |
| 93698—93734 | 18 | 2.1 | 18 | 100 | 0 | 74 | 21 | 21 | 16 | 40 | 1.91 |
| 146384—146420 | 18 | 2.1 | 18 | 100 | 0 | 74 | 40 | 16 | 21 | 21 | 1.91 |
| 148537—148593 | 18 | 3.2 | 18 | 94 | 0 | 105 | 35 | 24 | 5 | 35 | 1.78 |

表 2-100-5　沙棘叶绿体基因组散在重复序列特征值

| 重复单元一长度（bp） | 重复单元一起点 | 重复类型 | 重复单元二长度（bp） | 重复单元二起点 | 重复单元间隔 | e-value |
|---|---|---|---|---|---|---|
| 40 | D | 98880 | 40 | 121325 | 0 | 5.67E-15 |
| 40 | P | 121325 | 40 | 141197 | 0 | 5.67E-15 |
| 39 | D | 43320 | 39 | 98882 | 0 | 2.27E-14 |
| 39 | P | 43320 | 39 | 141196 | 0 | 2.27E-14 |
| 38 | D | 43320 | 38 | 121327 | 0 | 9.07E-14 |
| 42 | D | 91524 | 42 | 91542 | -3 | 1.10E-10 |
| 42 | P | 91524 | 42 | 148533 | -3 | 1.10E-10 |
| 42 | P | 91542 | 42 | 148551 | -3 | 1.10E-10 |
| 42 | D | 148533 | 42 | 148551 | -3 | 1.10E-10 |
| 30 | P | 7880 | 30 | 45063 | 0 | 5.95E-09 |
| 38 | D | 38392 | 38 | 40616 | -3 | 2.07E-08 |
| 31 | D | 96240 | 31 | 143846 | -1 | 1.38E-07 |
| 31 | P | 143846 | 31 | 143846 | -1 | 1.38E-07 |
| 31 | D | 148544 | 31 | 148562 | -1 | 1.38E-07 |
| 33 | D | 38400 | 33 | 40624 | -3 | 1.37E-05 |
| 33 | D | 58192 | 33 | 58222 | -3 | 1.37E-05 |
| 33 | P | 74034 | 33 | 74045 | -3 | 1.37E-05 |
| 30 | D | 110012 | 30 | 130075 | -2 | 2.33E-05 |
| 32 | D | 7878 | 32 | 34950 | -3 | 4.98E-05 |
| 32 | D | 81339 | 32 | 98879 | -3 | 4.98E-05 |
| 32 | P | 81339 | 32 | 141206 | -3 | 4.98E-05 |

注：P. palindromic repeat，回文重复序列；D. direct repeat，正向重复序列

【高可变区】　为了发现沙棘属物种间的高可变区，从 5 个叶绿体基因组中提取了 7 个基因间区，采用 K2p（Kimura 2-parameter）模型计算基因间区的遗传距离，遗传距离最

大的 7 个基因间区参见图 2-100-3。这 7 个基因间区的 K2p 平均值分布于 0.73～2.91。其中 *trnG-GCC-trnR-UCU*、*trnD-GUC-trnY-GUA* 的 K2p 平均值较高，分别为 2.91、2.41。由此可见，沙棘属 5 个物种的叶绿体基因组在这 2 个区域的变异较大，这 2 个区域可作为潜在的分子标记开发区域。

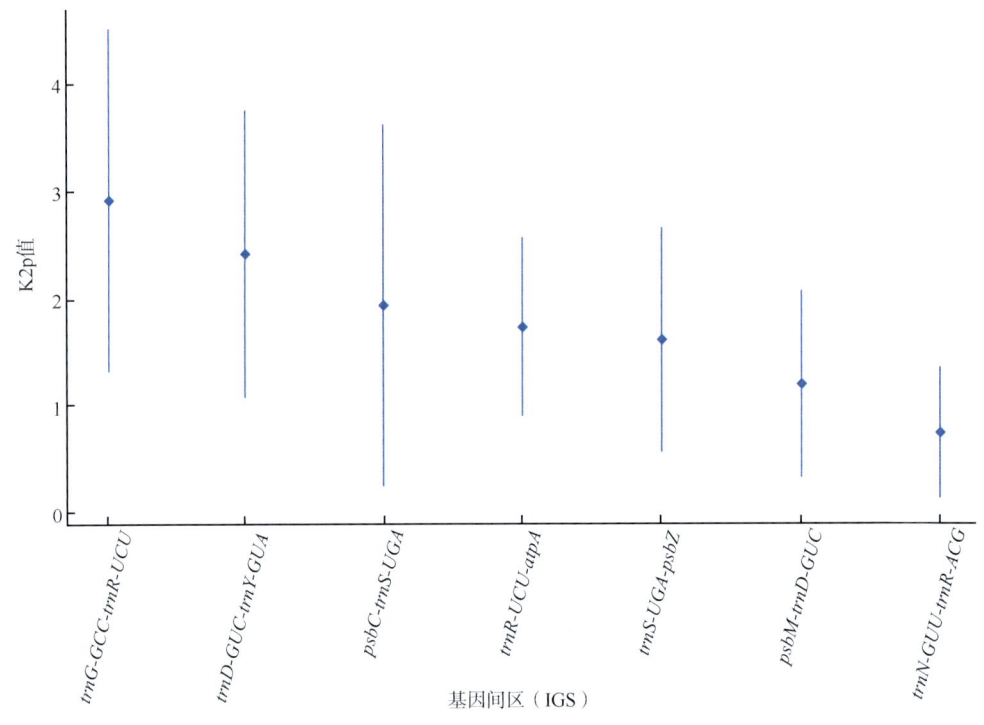

图 2-100-3　沙棘属物种基因间区的遗传距离分析结果

【系统发育】　使用 MAFFT 对来自沙棘属的 5 个物种[6-9]和 1 个外类群物种（*Pterocarya zhijiangensis*）的叶绿体基因组中提取的 80 个共有蛋白质序列进行多重序列比对，使用 IQ-TREE 筛选得到最优的 cpREV 模型，并采用最大似然法（maximum likelihood method）构建进化树。结果显示，江孜沙棘（*Hippophae gyantsensis*）从沙棘属独立分化为一支。随后，云南沙棘（*Hippophae rhamnoides* subsp. *yunnanensis*）独立为一支。其余 3 个物种中，肋果沙棘（*Hippophae neurocarpa*）分化为一支，沙棘（*Hippophae rhamnoides*）和中国沙棘（*Hippophae rhamnoides* subsp. *sinensis*）2 个物种聚为一支。沙棘与中国沙棘的亲缘关系最近（图 2-100-4）。

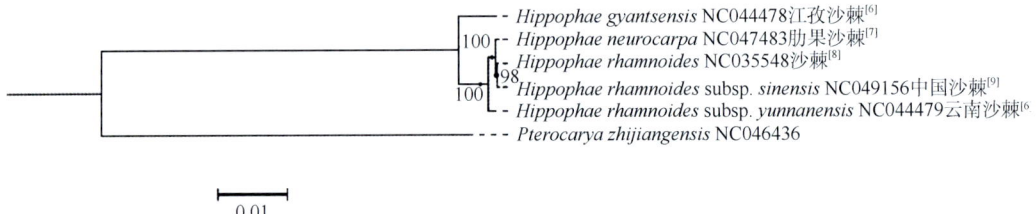

图 2-100-4　沙棘植物系统发育进化分析

【宏 DNA 条形码的发现及其 PCR 扩增引物设计】 为了发现能够区分沙棘属下物种的宏 DNA 条形码序列及其 PCR 扩增引物，利用 ecoPrimers 对沙棘属植物叶绿体基因组序列进行分析。未发现可用于设计 PCR 扩增引物的保守区间。

## 参 考 文 献

[1] 中国科学院《中国植物志》编委会. 中国植物志. 北京：科学出版社，1983，52（2）：64.
[2] 国家药典委员会. 中华人民共和国药典（2020 年版）一部. 北京：中国医药科技出版社，2020：191.
[3] 国家中医药管理局《中华本草》编委会. 中华本草（第五册）. 上海：上海科学技术出版社，1999.
[4] 国家中医药管理局《中华本草》编委会. 中华本草（蒙药卷）. 上海：上海科学技术出版社，1999.
[5] 国家中医药管理局《中华本草》编委会. 中华本草（藏药卷）. 上海：上海科学技术出版社，1999.
[6] Wang L，Jing W，He C，et al. Whole chloroplast genome characterization and comparison of two sympatric species in genus *Hippophae*（Elaeagnaceae）. Notpeer-Reviewed，2018：DOI：10.20944/preprints201810.0638.v1.
[7] Zhou W，Hu N，Dong Q，et al. Complete chloroplast genome sequences of *Hippophae neurocarpa*. Mitochondrial DNA Part B：Resources，2019，4（1）：2048-2049.
[8] Chen S Y，Zhang X Z. Characterization of the complete chloroplast genome of seabuckthorn（*Hippophae rhamnoides* L.）. Conservation Genetics Resources，2017，9（4）：623-626.
[9] Diao S，Zhang G，He C，et al. The complete chloroplast genome sequence of *Hippophae rhamnoides* subsp. *sinensis*. Mitochondrial DNA Part B：Resources，2020，5（1）：982-983.

# 101　木贼麻黄

【药材基本信息】　木贼麻黄（*Ephedra equisetina* Bunge）为麻黄科麻黄属药用植物[1]，其干燥草质茎为麻黄中药材（图2-101-1）。收载于《中国药典》（2020年版）[2]。木贼麻黄分布于内蒙古、甘肃、新疆、宁夏、青海、河北、陕西、山西等省（自治区）。商品药材来源于野生和栽培。木贼麻黄主产于河北、山西、甘肃、陕西、内蒙古、宁夏、新疆等地[1, 3]。麻黄以色淡绿或黄绿、内心色红棕、手拉不脱节、味苦涩者为佳。麻黄主要含有生物碱类（如麻黄碱、伪麻黄碱等）、黄酮类、鞣质类、挥发油类、有机酸类等化学成分[4]。麻黄味辛、微苦，性温。归肺、膀胱经。具有发汗散寒、宣肺平喘、利水消肿的功效。现代研究表明，麻黄具有兴奋中枢神经、解热发汗、平喘抗炎、利尿等作用。麻黄中的麻黄碱具有显著的中枢兴奋作用，长期使用可引起病态嗜好及耐受性，被纳入中国二类精神药品进行管制。麻黄碱是制造"冰毒"（甲基苯丙胺）的前体。麻黄碱还具有松弛支气管平滑肌、收缩血管等功效。临床用于治疗支气管哮喘、百日咳、枯草热及一些过敏性疾病，也用于治疗重症肌无力、痛经等疾患[5, 6]。

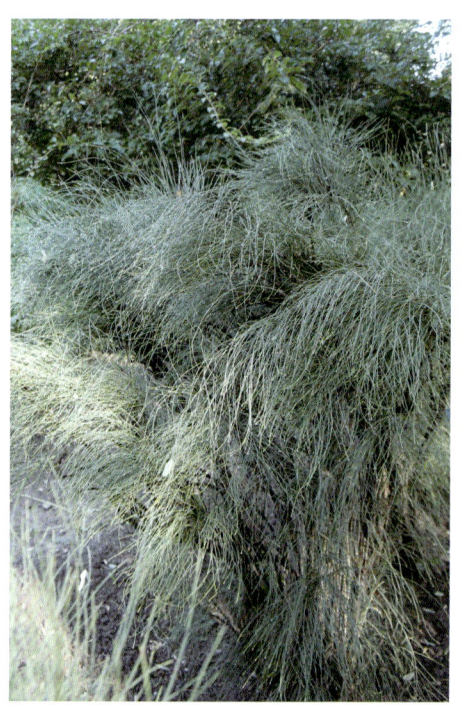

图2-101-1　木贼麻黄

【叶绿体基因组】 木贼麻黄的叶绿体 DNA 为环状分子，其叶绿体基因组（GenBank 登录号：NC011954.1）总长度为 109 518bp，具有保守的四分状结构，包括一个 LSC 区、一个 SSC 区和一对 IR 区，其长度分别为 59 936bp、8078bp 和 20 752bp（图 2-101-2）。木贼麻黄叶绿体基因组的整体 G/C 含量为 36.64%。其 IR 区的 G/C 含量（42.25%）高于 SSC 区的 G/C 含量（27.33%）和 LSC 区的 G/C 含量（34.18%）。

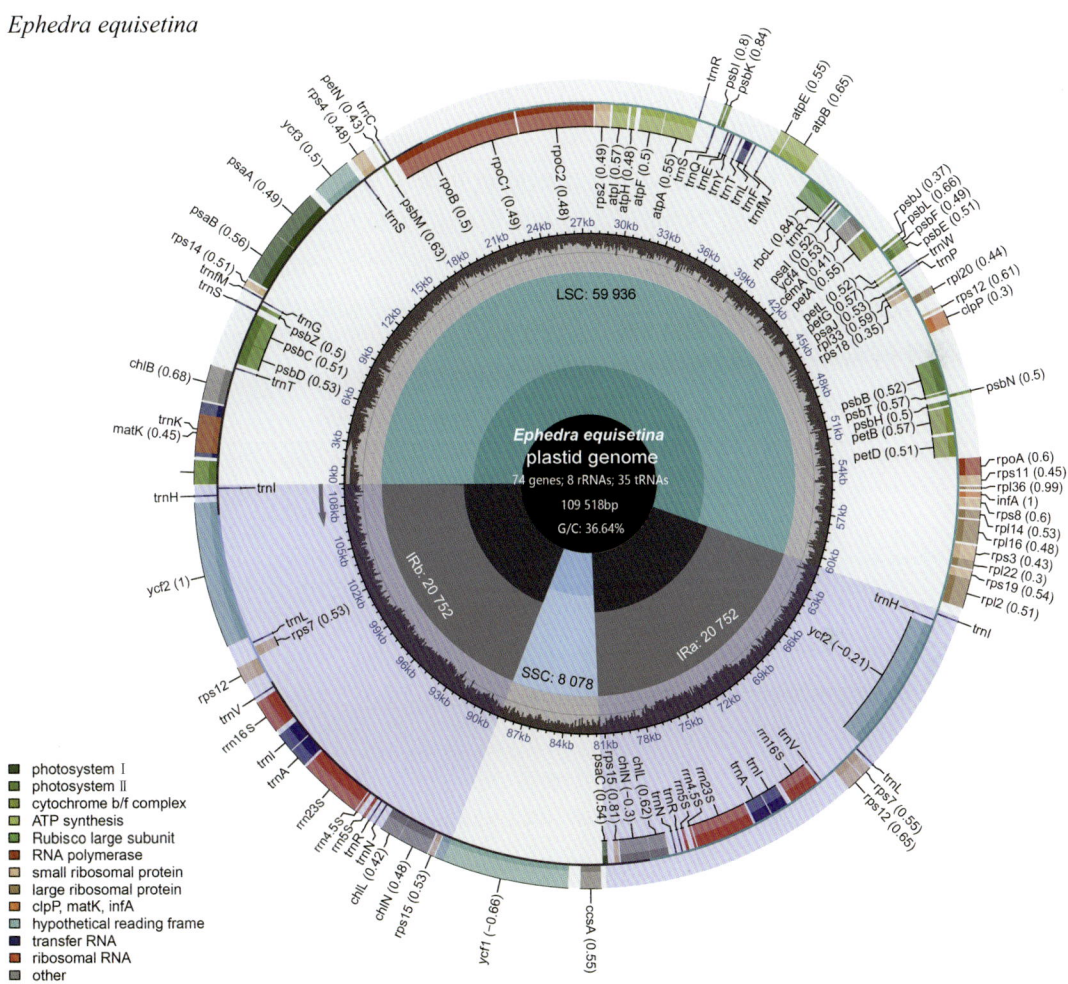

图 2-101-2　木贼麻黄叶绿体基因组图谱

该图包括 6 个圆形轨道。自内向外的第一轨道表示分散重复序列，红色弧线表示直接重复序列，绿色弧线表示回文重复序列；自内向外的第二轨道上的蓝色柱状线条表示长串联重复序列，其重复单元碱基长度＞7；自内向外的第三轨道以不同颜色的柱状线条表示不同类型的短串联重复序列（微卫星序列），其中黑色表示复杂重复序列，绿色表示重复单元碱基长度为 1 的重复序列，黄色表示重复单元碱基长度为 2 的重复序列，紫色表示重复单元碱基长度为 3 的重复序列，蓝色表示重复单元碱基长度为 4 的重复序列，橙色表示重复单元碱基长度为 5 的重复序列，红色表示重复单元碱基长度为 6 的重复序列；自内向外的第四轨道上以不同色块表示 SSC 区、反向重复区 IRa 和 IRb、LSC 区，数字代表相应区间的长度；自内向外的第五轨道表示 GC 含量；最外层第六轨道以不同色块表示不同功能的编码基因，功能分类详见图中左下角注释，基因名称后括号中的数字表示密码子使用偏差，轨道外侧的基因转录方向为顺时针方向，轨道内侧的基因转录方向为逆时针方向

【编码基因】 木贼麻黄叶绿体基因组共编码 117 个基因，其中独特基因 97 个，包括蛋白质编码基因 74 个（独特基因 67 个）、转运 RNA（transfer RNA，tRNA）编码基因 35 个（独特基因 26 个）、核糖体 RNA（ribosomal RNA，rRNA）编码基因 8 个（独特基因 4 个）（表 2-101-1）。其中有 6 个蛋白质独特编码基因（*chlL*、*chlN*、*rps12*、*rps15*、*rps7*、*ycf2*）、9 个 tRNA 独特编码基因（*trnM-CAU*、*trnA-UGC*、*trnH-GUG*、*trnI-GAU*、*trnI-CAU*、*trnL-CAA*、*trnN-GUU*、*trnR-ACG*、*trnV-GAU*）、4 个 rRNA 独特编码基因（*rrn16S*、*rrn23S*、*rrn4.5S*、*rrn5S*）位于 IR 区。有 7 个蛋白质编码基因（*rps16*、*atpF*、*petB*、*petD*、*rpl16*、*rpl2*、*rpoC1*）各含有 1 个内含子，3 个蛋白质编码基因 [*ycf3*、*rps12*（×2）] 含有 2 个内含子，6 个 tRNA 编码基因 [*trnA-UGC*（×2）、*trnI-GAU*（×2）、*trnK-UUU*、*trnL-UAA*] 各含有 1 个内含子（表 2-101-2）。木贼麻黄叶绿体基因组中蛋白质编码区（coding sequence，CDS）的长度为 68 787bp，占整个基因组长度的 62.81%。rRNA 基因的长度为 9142bp，占整个基因组长度的 8.35%。而 tRNA 基因的长度为 8562bp，占整个基因组长度的 7.82%。木贼麻黄叶绿体基因组非编码区主要包括内含子和基因间区，其长度占整个基因组长度的 21.02%。

表 2-101-1　木贼麻黄叶绿体基因组基因列表

| 基因功能 | 基因分类 | 基因名称 |
| --- | --- | --- |
| rRNA | rRNA genes | *rrn16S*（×2）、*rrn23S*（×2）、*rrn5S*（×2）、*rrn4.5S*（×2） |
| tRNA | tRNA genes | 35 *trn* genes（6 个基因各含有 1 个内含子） |
| 自我复制 | Large subunit of ribosome | *rpl14*、*rpl16*、*rpl2*、*rpl20*、*rpl22*、*rpl33*、*rpl36* |
| | DNA dependent RNA polymerase | *rpoA*、*rpoB*、*rpoC1*、*rpoC2* |
| | Small subunit of ribosome | *rps11*、*rps12*（×3）、*rps14*、*rps15*（×2）、*rps18*、*rps19*、*rps2*、*rps3*、*rps4*、*rps7*（×2）、*rps8* |
| 光合作用 | Subunits of ATP synthase | *atpA*、*atpB*、*atpE*、*atpF*、*atpH*、*atpI* |
| | Subunits of protochlorophyllide reductase | *chlB*、*chlL*（×2）、*chlN*（×2） |
| | Subunits of photosystem Ⅱ | *psbA*、*psbB*、*psbC*、*psbD*、*psbE*、*psbF*、*psbH*、*psbI*、*psbJ*、*psbK*、*psbL*、*psbM*、*psbN*、*psbT*、*psbZ*、*ycf3* |
| | Subunits of cytochrome b/f complex | *petA*、*petB*、*petD*、*petG*、*petL*、*petN* |
| | Subunits of photosystem Ⅰ | *psaA*、*psaB*、*psaC*、*psaI*、*psaJ* |
| | Subunit of rubisco | *rbcL* |
| 其他功能 | c-type cytochrome synthesis gene | *ccsA* |
| | Envelop membrane protein | *cemA* |
| | Protease | *clpP* |
| | Translational initiation factor | *infA* |
| | Maturase | *matK* |
| 未知功能 | | *ycf1*、*ycf2*（×2）、*ycf4* |

表 2-101-2　木贼麻黄叶绿体基因内含子和外显子位置及长度

| 基因名称 | 基因编码序列所在链 | 起始位置 | 终点位置 | 长度（bp） | | | | |
|---|---|---|---|---|---|---|---|---|
| | | | | 第一外显子 | 第一内含子 | 第二外显子 | 第二内含子 | 第三外显子 |
| trnK-UUU | − | 1209 | 3578 | 38 | 2297 | 35 | | |
| rps16 | − | 4968 | 6130 | 230 | 895 | 40 | | |
| ycf3 | − | 14192 | 15970 | 124 | 614 | 230 | 658 | 153 |
| rpoC1 | + | 21195 | 23862 | 459 | 577 | 1632 | | |
| atpF | + | 29911 | 31048 | 145 | 583 | 410 | | |
| trnL-UAA | + | 35050 | 35424 | 35 | 290 | 50 | | |
| rps12 | − | 46819 | 68882 | 114 | ND | 232 | 478 | 32 |
| petB | + | 51205 | 52368 | 6 | 516 | 642 | | |
| petD | + | 52506 | 53514 | 8 | 523 | 478 | | |
| rpl16 | − | 56362 | 57368 | 9 | 602 | 396 | | |
| rpl2 | − | 58911 | 60209 | 361 | 498 | 440 | | |
| trnI-GAU | + | 72283 | 73114 | 37 | 760 | 35 | | |
| trnA-UGC | + | 73163 | 73996 | 40 | 758 | 36 | | |
| trnA-UGC | − | 96165 | 96998 | 40 | 758 | 36 | | |
| trnI-GAU | − | 97047 | 97878 | 37 | 760 | 35 | | |
| rps12 | + | 100574 | 101310 | ND | ND | 232 | 478 | 32 |

注："+"表示正链；"−"表示负链

【重复序列】　在木贼麻黄叶绿体基因组中，微卫星序列有 A/T、C/G、AT/AT 和 AAT/ATT 四种类型，各有 44 个、1 个、3 个和 2 个（表 2-101-3）。共发现 5 个串联重复序列，满足总长度在 20bp 以上且重复单元之间的相似度 ≥ 90% 两个条件（表 2-101-4）。散在重复序列包括回文重复序列和正向重复序列。以 e-value 小于 1E−04 为阈值，木贼麻黄叶绿体基因组散在重复序列包括 3 条回文重复序列和 2 条正向重复序列（表 2-101-5）。

表 2-101-3　木贼麻黄叶绿体基因组微卫星序列统计

| 重复单元类型 | 重复序列个数 |
|---|---|
| A/T | 44 |
| C/G | 1 |
| AT/AT | 3 |
| AAT/ATT | 2 |

表 2-101-4  木贼麻黄叶绿体基因组串联重复序列统计

| 起点—终点 | 重复单元长度（bp） | 重复单元拷贝数 | 重复单元一致序列长度（bp） | 重复单元之间的相似度（%） | 插入缺失比例（%） | 分值 | 碱基个数 | | | | 熵（0—2） |
|---|---|---|---|---|---|---|---|---|---|---|---|
| | | | | | | | A | C | G | T | |
| 60256—60312 | 28 | 2.0 | 28 | 100 | 0 | 114 | 47 | 14 | 21 | 17 | 1.82 |
| 78277—78318 | 20 | 2.1 | 20 | 90 | 0 | 66 | 52 | 2 | 11 | 33 | 1.51 |
| 91843—91884 | 20 | 2.1 | 20 | 90 | 0 | 66 | 33 | 11 | 2 | 52 | 1.51 |
| 36022—36059 | 19 | 2.0 | 19 | 100 | 0 | 76 | 26 | 21 | 10 | 42 | 1.85 |
| 17578—17607 | 11 | 2.7 | 11 | 94 | 0 | 51 | 63 | 0 | 6 | 30 | 1.20 |

表 2-101-5  木贼麻黄叶绿体基因组散在重复序列特征值

| 重复单元一长度（bp） | 重复单元一起点 | 重复类型 | 重复单元二长度（bp） | 重复单元二起点 | 重复单元间隔 | $e$-value |
|---|---|---|---|---|---|---|
| 167 | 80874 | P | 167 | 89119 | −1 | 4.83E−89 |
| 134 | 80907 | P | 134 | 89119 | 0 | 7.11E−72 |
| 35 | 60249 | D | 35 | 60277 | −2 | 1.53E−08 |
| 31 | 8156 | P | 31 | 33515 | −2 | 3.06E−06 |
| 31 | 10632 | D | 31 | 12848 | −3 | 8.88E−05 |

注：P. palindromic repeat，回文重复序列；D. direct repeat，正向重复序列

【高可变区】  为了发现麻黄属物种间的高可变区，从 4 个麻黄属叶绿体基因组中提取了 41 种基因间区，采用 K2p（Kimura 2-parameter）模型计算基因间区的遗传距离，遗传距离最大的 30 个基因间区参见图 2-101-3。这 30 个基因间区的 K2p 平均值分布于 0.52～15.69。其中 *atpE-atpB*、*ycf1-rps15*、*psaC-ccsA*、*petL-petG*、*rps11-rpl36*、*rps19-rpl2*、*rps15-psaC*、*infA-rps8*、*rpl36-infA*、*rps18-rpl20* 的 K2p 平均值较高，分别为 15.69、5.82、5.70、5.38、5.19、4.77、3.88、3.32、2.50、2.48。由此可见，麻黄属 4 个物种的叶绿体基因组在这 10 个区域的变异较大，这 10 个区域可作为潜在的分子标记开发区域。

【系统发育】  使用 MAFFT 对来自麻黄属（*Ephedra*）的 4 个物种[7, 8] 及 1 个外类群物种 [百岁兰（*Welwitschia mirabilis*）] 的叶绿体基因组中提取的 61 个共有蛋白质序列进行多重序列比对，使用 IQ-TREE 筛选 JTT+F+G4 模型，并采用最大似然法（maximum likelihood method）构建进化树。结果显示，雌麻黄（*Ephedra foeminea*）[7] 独立分化为一支。随后，草麻黄（*Ephedra sinica*）[8] 独立分化为一支，木贼麻黄（*Ephedra equisetina*）[8] 和中麻黄（*Ephedra intermedia*）[8] 聚为一支。木贼麻黄和中麻黄的亲缘关系最近，与雌麻黄的亲缘关系相对较远（图 2-101-4）。

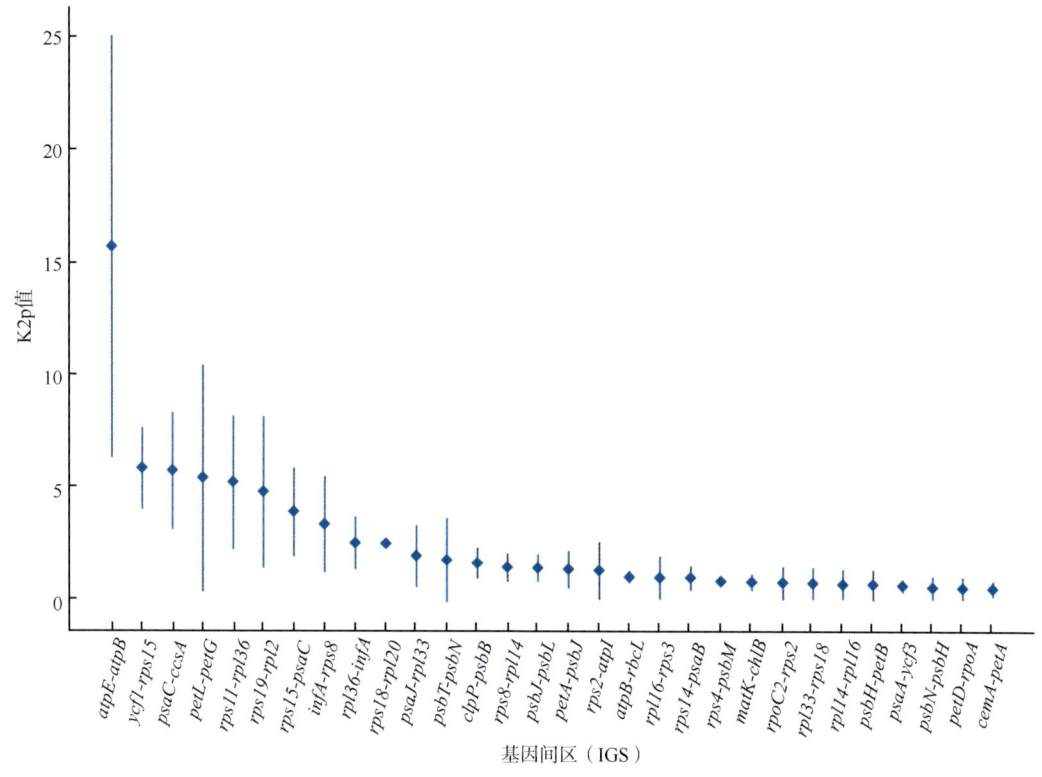

图 2-101-3 麻黄属物种基因间区的遗传距离分析结果

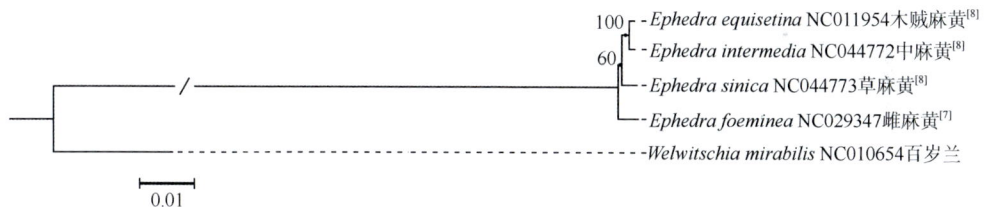

图 2-101-4 麻黄属植物系统发育进化分析

【$K_A/K_S$ 选择压力分析】 以图 2-101-4 的进化树作为参考，利用 Hyphy 软件中的 aBSREL 模型对蛋白质编码基因进行选择压力分析。共发现 2 个麻黄基因受到正向选择，即 rpoC2、clpP。在物种木贼麻黄中未发现有基因被正向选择。

【宏 DNA 条形码的发现及其 PCR 扩增引物设计】 为了发现能够区分麻黄属下物种的宏 DNA 条形码序列及其 PCR 扩增引物，利用 ecoPrimers 对麻黄属植物叶绿体基因组序列进行分析。用于设计 PCR 扩增引物的保守区间见表 2-101-6。可以依据区间序列设计引物，使用这些引物对麻黄 DNA 进行 PCR 扩增，对 PCR 产物进行桑格测序或高通量测序，通过序列比较和特征分析区分麻黄属的 4 个物种。

表 2-101-6　部分基于 ecoPrimers 发现的引物设计保守区间

| 编号 | 保守区间序列 | 物种拉丁名 | GenBank 序列号 | 保守区间序列起点—终点 |
|---|---|---|---|---|
| 1 | GCGAAAATTTCTCTTTTGTTTCAGTCGATCGCG | *E. equisetina* | NC011954.1 | 46043—46075 |
| | | *E. foeminea* | NC029347.1 | 46125—46157 |
| | | *E. intermedia* | NC044772.1 | 45721—45753 |
| | | *E. sinica* | NC044773.1 | 45716—45748 |
| 2 | TTAGCCGAGGTTAGAGCTTTTTGCTTCTGCTGCTTAGCAGCTCGGAACTGTTTGGAATGGGACCCGTGAAATCCTGACGCAAAAGCGAGATTTTTGTTTCGGCGACGTCGAGTTATATATCCGCGTTTTACTCTGGTCATTAATTTAAATTCTTATATATATATATGTTTAGTTTATTTATATACTGACTTTTCTTTTTTGGAAAAGAAATGTTCCAAAGGCTTTAGCTATTCTAACCTTCCCAACCAAAAAGAATCACTTATTTCACTAAAAGATTTGAATAATTATGGGTTTCTTCGTCTATATGGTTCTTTCTCTAACGGCGAGGTCCTCTCTATATGCCGGAGCTAAAACTAAAAGAGTATGCTTTTGGTAATTTGTATTATCTACCGTCTTCAGCTCTACCCC | *E. equisetina* | NC011954.1 | 46245—46486 |
| | | *E. foeminea* | NC029347.1 | 46323—46564 |
| | | *E. intermedia* | NC044772.1 | 45917—46158 |
| | | *E. sinica* | NC044773.1 | 45916—46157 |
| 3 | AAAGTTCCGACTAAAGGAGGAAAAGAAAATTAAATAAACAAACAAAAAG | *E. equisetina* | NC011954.1 | 50573—50592 |
| | | *E. foeminea* | NC029347.1 | 50659—50678 |
| | | *E. intermedia* | NC044772.1 | 50266—50285 |
| | | *E. sinica* | NC044773.1 | 50228—50247 |
| 4 | TTTGTTTTAGTCTTCATGATTGTCAAAGGGGTCTATAAGACCTTCAGAAGGTCGTCCAAAGGATGTATATAGGGCATATCCTGTTAAACTTACGAGCAAGCACGATACAAAGATAGCGACTAAGTTTGCAGTTTCCATTTTTAGGTAACTAATAAAAGAATTTA | *E. equisetina* | NC011954.1 | 50652—508165 |
| | | *E. foeminea* | NC029347.1 | 50734—50898 |
| | | *E. intermedia* | NC044772.1 | 50341—50505 |
| | | *E. sinica* | NC044773.1 | 50307—50471 |

# 参 考 文 献

[1] 国家中医药管理局《中华本草》编委会. 中华本草. 第二册. 上海: 上海科学技术出版社, 1999: 349-357.

[2] 国家药典委员会. 中华人民共和国药典 (2020 年版) 一部. 北京: 中国医药科技出版社, 2020: 333.

[3] 洪浩, 陈虎彪, 徐风, 等. 麻黄药材原植物资源和市场品种调查. 中国中药杂志, 2011, 36 (9): 1129-1132.

[4] 孙兴姣, 李红姣, 刘婷, 等. 麻黄属植物化学成分及临床应用的研究进展. 中国药事, 2018, 2: 201-220.

[5] 黄玲, 王艳宁, 吴曙粤. 中药麻黄药理作用研究进展. 中外医疗, 2018, 7: 196-198.

[6] 杨昕宇, 肖长芳, 张凯熠, 等. 麻黄临床应用与药理作用研究进展. 中华中医药学刊, 2015, 33 (12): 2874-2877.

[7] Hou C, Wikstrom N, Rydin C. The chloroplast genome of *Ephedra foeminea* (Ephedraceae, Gnetales), an entomophilous gymnosperm endemic to the Mediterranean area. Mitochondrial DNA Part A, DNA Mapping, Sequencing, and Analysis, 2017, 28 (3): 330-331.

[8] Chen X, Cui Y, Nie L, et al. Identification and phylogenetic analysis of the complete chloroplast genomes of three *Ephedra* herbs containing Ephedrine. BioMed Research International, 2019, 2019: 5921725.

## 102 中麻黄

**【药材基本信息】** 中麻黄（*Ephedra intermedia* Schrenk et C. A. Mey.）为麻黄科麻黄属药用植物[1]，其干燥草质茎为麻黄中药材（图2-102-1）。秋季采割绿色的草质茎，晒干。收载于《中国药典》（2020年版）[2]。中麻黄分布于甘肃、宁夏、青海、内蒙古、山西、陕西及新疆等地。商品药材来源于野生和栽培。中麻黄主产于甘肃、青海、内蒙古及新疆[1, 3]。麻黄以色淡绿或黄绿、内心色红棕、手拉不脱节、味苦涩者为佳。麻黄主要含有生物碱类（如麻黄碱、伪麻黄碱等）、黄酮类、鞣质类、挥发油类、有机酸类等化学成分[4]。麻黄味辛，微苦，性温。归肺、膀胱经。具有发汗散寒、宣肺平喘、利水消肿的功效。现代研究表明，麻黄具有兴奋中枢神经、解热发汗、平喘抗炎、利尿等作用。麻黄中的麻黄碱具有显著的中枢兴奋作用，长期使用可引起病态嗜好及耐受性，被纳入中国二类精神药品进行管制。麻黄碱是制造"冰毒"（甲基苯丙胺）的前体。麻黄碱还具有松弛支气管平滑肌、收缩血管等功效。临床用于治疗支气管哮喘、百日咳、枯草热及一些过敏性疾病，也用于治疗重症肌无力、痛经等疾患[5, 6]。中麻黄被列入中国第二批《国家重点保护野生植物名录》[7]。

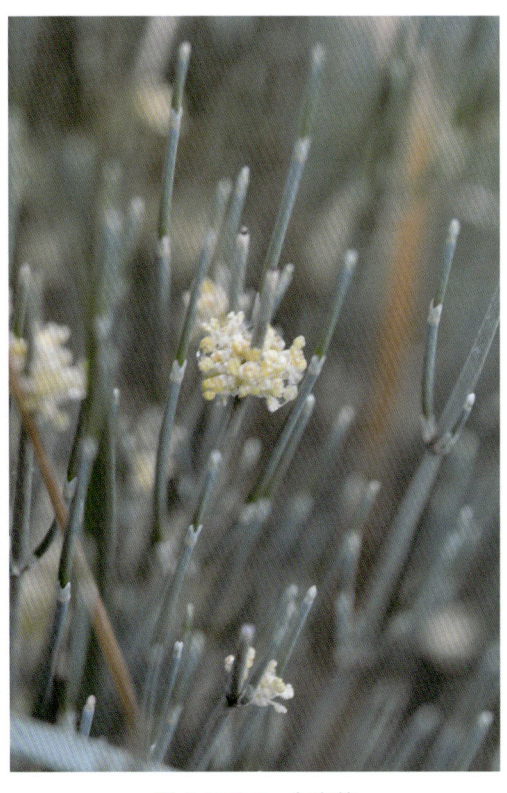

图 2-102-1　中麻黄

【叶绿体基因组】　中麻黄的叶绿体 DNA 为环状分子，其叶绿体基因组（GenBank 登录号：NC044772.1）总长度为 109 667bp，具有保守的四分状结构，包括一个 LSC 区、一个 SSC 区和一对 IR 区，其长度分别为 59 936bp、8247bp 和 20 742bp（图 2-102-2）。中麻黄叶绿体基因组的整体 G/C 含量为 36.63%。其 IR 区的 G/C 含量（42.00%）高于 SSC 区的 G/C 含量（27.30%）和 LSC 区的 G/C 含量（34.19%）。

*Ephedra intermedia*

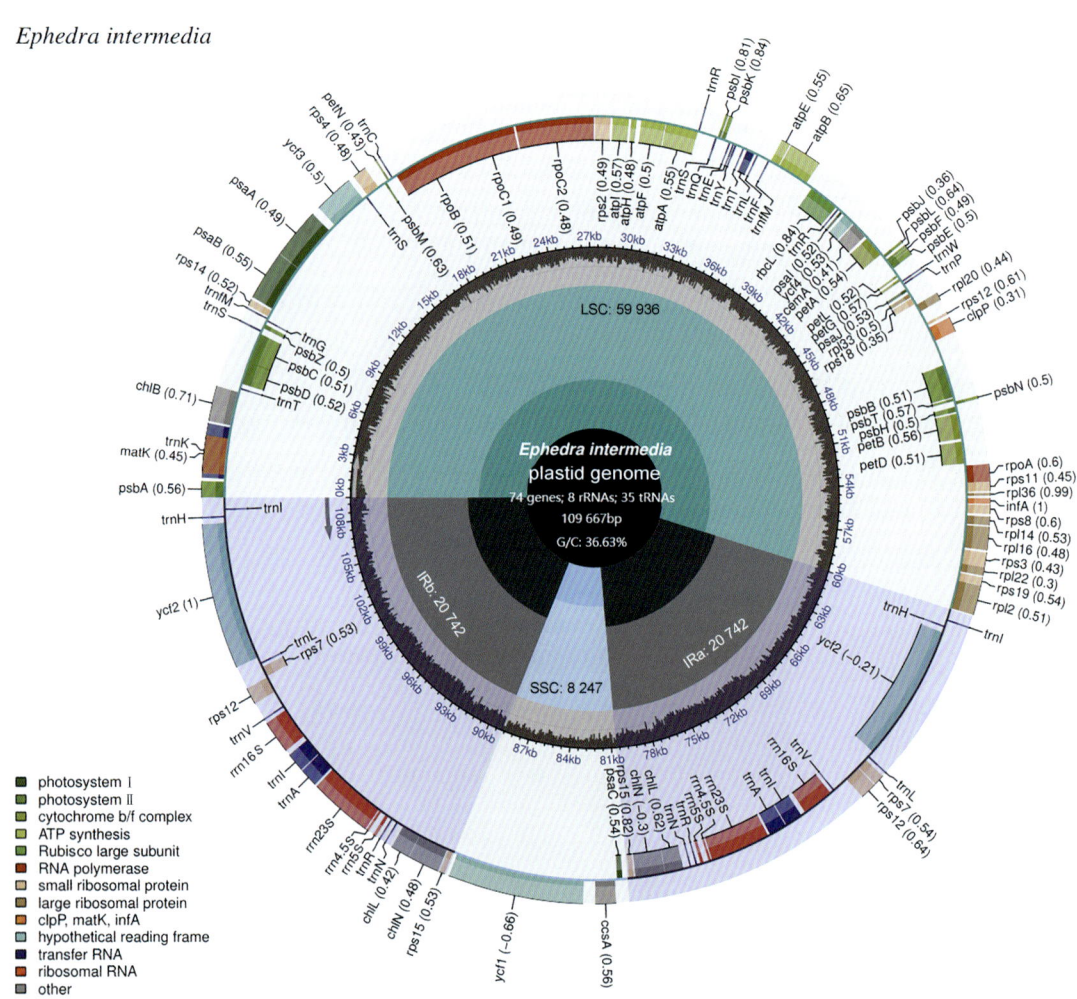

图 2-102-2　中麻黄叶绿体基因组图谱

该图包括 6 个圆形轨道。自内向外的第一轨道表示分散重复序列，红色弧线表示直接重复序列，绿色弧线表示回文重复序列；自内向外的第二轨道上的蓝色柱状线条表示长串联重复序列，其重复单元碱基长度＞7；自内向外的第三轨道以不同颜色的柱状线条表示不同类型的短串联重复序列（微卫星序列），其中黑色表示复杂重复序列，绿色表示重复单元碱基长度为 1 的重复序列，黄色表示重复单元碱基长度为 2 的重复序列，紫色表示重复单元碱基长度为 3 的重复序列，蓝色表示重复单元碱基长度为 4 的重复序列，橙色表示重复单元碱基长度为 5 的重复序列，红色表示重复单元碱基长度为 6 的重复序列；自内向外的第四轨道上以不同色块表示 SSC 区、反向重复区 IRa 和 IRb、LSC 区，数字代表相应区间的长度；自内向外的第五轨道表示 GC 含量；最外层第六轨道以不同色块表示不同功能的编码基因，功能分类详见图中左下角注释，基因名称后括号中的数字表示密码子使用偏差，轨道外侧的基因转录方向为顺时针方向，轨道内侧的基因转录方向为逆时针方向

【编码基因】 中麻黄叶绿体基因组共编码 117 个基因，其中独特基因 96 个，包括蛋白质编码基因 74 个（独特基因 67 个）、转运 RNA（transfer RNA，tRNA）编码基因 35 个（独特基因 25 个）、核糖体 RNA（ribosomal RNA，rRNA）编码基因 8 个（独特基因 4 个）（表 2-102-1）。其中有 6 个蛋白质独特编码基因（*ycf2*、*rps7*、*rps12*、*chlL*、*chlN*、*rps15*）、9 个 tRNA 独特编码基因（*trnA*-UGC、*trnH*-GUG、*trnL*-CAA、*trnM*-CAU、*trnR*-ACG、*trnV*-GAC、*trnI*-CAU、*trnI*-GAU、*trnN*-GUU）、4 个 rRNA 独特编码基因（*rrn16S*、*rrn23S*、*rrn4.5S*、*rrn5S*）位于 IR 区。6 个蛋白质编码基因（*atpF*、*petB*、*petD*、*rpl16*、*rpl2*、*rpoC1*）各含有 1 个内含子，3 个蛋白质编码基因 [*ycf3*、*rps12*（×2）] 含有 2 个内含子，6 个 tRNA 编码基因 [*trnA*-UGC（×2）、*trnI*-GAU（×2）、*trnK*-UUU、*trnL*-UAA] 各含有 1 个内含子（表 2-102-2）。中麻黄叶绿体基因组中蛋白质编码区（coding sequence，CDS）的长度为 68 616bp，占整个基因组长度的 62.57%。rRNA 基因的长度为 9142bp，占整个基因组长度的 8.34%。而 tRNA 基因的长度为 8413bp，占整个基因组长度的 7.67%。中麻黄叶绿体基因组非编码区主要包括内含子和基因间区，其长度占整个基因组长度的 21.42%。

表 2-102-1 中麻黄叶绿体基因组基因列表

| 基因功能 | 基因分类 | 基因名称 |
| --- | --- | --- |
| rRNA | rRNA genes | *rrn16S*（×2）、*rrn23S*（×2）、*rrn5S*（×2）、*rrn4.5S*（×2） |
| tRNA | tRNA genes | 35 *trn* genes（6 个基因各含有 1 个内含子） |
| 自我复制 | Large subunit of ribosome | *rpl14*、*rpl16*、*rpl2*、*rpl20*、*rpl22*、*rpl33*、*rpl36* |
| | DNA dependent RNA polymerase | *rpoA*、*rpoB*、*rpoC1*、*rpoC2* |
| | Small subunit of ribosome | *rps11*、*rps12*（×3）、*rps14*、*rps15*（×2）、*rps18*、*rps19*、*rps2*、*rps3*、*rps4*、*rps7*（×2）、*rps8* |
| 光合作用 | Subunits of ATP synthase | *atpA*、*atpB*、*atpE*、*atpF*、*atpH*、*atpI* |
| | Subunits of protochlorophyllide reductase | *chlB*、*chlL*（×2）、*chlN*（×2） |
| | Subunits of photosystem Ⅱ | *psbA*、*psbB*、*psbC*、*psbD*、*psbE*、*psbF*、*psbH*、*psbI*、*psbJ*、*psbK*、*psbL*、*psbM*、*psbN*、*psbT*、*psbZ*、*ycf3* |
| | Subunits of cytochrome b/f complex | *petA*、*petB*、*petD*、*petG*、*petL*、*petN* |
| | Subunits of photosystem Ⅰ | *psaA*、*psaB*、*psaC*、*psaI*、*psaJ* |
| | Subunit of rubisco | *rbcL* |
| 其他功能 | c-type cytochrome synthesis gene | *ccsA* |
| | Envelop membrane protein | *cemA* |
| | Protease | *clpP* |
| | Translational initiation factor | *infA* |
| | Maturase | *matK* |
| 未知功能 | | *ycf1*、*ycf2*（×2）、*ycf4* |

表 2-102-2　中麻黄叶绿体基因内含子和外显子位置及长度

| 基因名称 | 基因编码序列所在链 | 起始位置 | 终点位置 | 长度（bp） | | | | |
|---|---|---|---|---|---|---|---|---|
| | | | | 第一外显子 | 第一内含子 | 第二外显子 | 第二内含子 | 第三外显子 |
| trnK-UUU | – | 856 | 3225 | 35 | 2299 | 38 | | |
| ycf3 | – | 13860 | 15655 | 124 | 632 | 230 | 657 | 153 |
| rpoC1 | + | 20869 | 23535 | 459 | 576 | 1632 | | |
| atpF | + | 29579 | 30717 | 145 | 584 | 410 | | |
| trnL-UAA | + | 34731 | 35105 | 35 | 292 | 50 | | |
| rps12 | + | 46491 | 69231 | 114 | ND | 232 | 475 | 32 |
| petB | + | 50893 | 52056 | 6 | 516 | 642 | | |
| petD | + | 52195 | 53204 | 8 | 524 | 478 | | |
| rpl16 | – | 56043 | 57049 | 9 | 602 | 396 | | |
| rpl2 | – | 58592 | 59884 | 361 | 492 | 440 | | |
| trnI-GAU | + | 71931 | 72758 | 37 | 762 | 35 | | |
| trnA-UGC | + | 72807 | 73639 | 40 | 760 | 36 | | |
| trnA-UGC | + | 95965 | 96797 | 40 | 760 | 36 | | |
| trnI-GAU | – | 96846 | 97673 | 37 | 762 | 35 | | |
| rps12 | + | 100373 | 101109 | ND | ND | 232 | 475 | 32 |

注："+"表示正链；"–"表示负链；"ND"表示未确定

【重复序列】　在中麻黄叶绿体基因组中，微卫星序列有 A/T、C/G、AT/AT、AAT/ATT 四种类型，各有 40 个、2 个、1 个和 1 个（表 2-102-3）。共发现 6 个串联重复序列，满足总长度在 20bp 以上且重复单元之间的相似度 ≥ 90% 两个条件（表 2-102-4）。散在重复序列包括回文重复序列和正向重复序列。以 $e$-value 小于 1E–04 为阈值，中麻黄叶绿体基因组散在重复序列包括 7 条回文重复序列、8 条正向重复序列（表 2-102-5）。

表 2-102-3　中麻黄叶绿体基因组微卫星序列统计

| 重复单元类型 | 重复序列个数 |
|---|---|
| A/T | 40 |
| C/G | 2 |
| AT/AT | 1 |
| AAT/ATT | 1 |

表 2-102-4　中麻黄叶绿体基因组串联重复序列统计

| 起点—终点 | 重复单元长度（bp） | 重复单元拷贝数 | 重复单元一致序列长度（bp） | 重复单元之间的相似度（%） | 插入缺失比例（%） | 分值 | 碱基个数 | | | | 熵（0—2） |
|---|---|---|---|---|---|---|---|---|---|---|---|
| | | | | | | | A | C | G | T | |
| 8319—8357 | 19 | 2.1 | 19 | 100 | 0 | 78 | 46 | 10 | 10 | 33 | 1.72 |
| 17257—17286 | 11 | 2.7 | 11 | 94 | 0 | 51 | 63 | 0 | 6 | 30 | 1.20 |
| 32408—32435 | 13 | 2.2 | 13 | 100 | 0 | 56 | 57 | 0 | 7 | 35 | 1.26 |

续表

| 起点—终点 | 重复单元长度（bp） | 重复单元拷贝数 | 重复单元一致序列长度（bp） | 重复单元之间的相似度（%） | 插入缺失比例（%） | 分值 | 碱基个数 A | C | G | T | 熵（0—2） |
|---|---|---|---|---|---|---|---|---|---|---|---|
| 77920—77961 | 20 | 2.1 | 20 | 90 | 0 | 66 | 52 | 2 | 11 | 33 | 1.51 |
| 88798—88960 | 32 | 5.1 | 32 | 100 | 0 | 326 | 18 | 0 | 12 | 69 | 1.19 |
| 91643—91684 | 20 | 2.1 | 20 | 90 | 0 | 66 | 33 | 11 | 2 | 52 | 1.51 |

表 2-102-5　中麻黄叶绿体基因组散在重复序列特征值

| 重复单元一长度（bp） | 重复单元一起点 | 重复类型 | 重复单元二长度（bp） | 重复单元二起点 | 重复单元间隔 | e-value |
|---|---|---|---|---|---|---|
| 131 | 88797 | D | 131 | 88829 | 0 | 4.56E–70 |
| 99 | 88797 | D | 99 | 88861 | 0 | 8.42E–51 |
| 67 | 88797 | D | 67 | 88893 | 0 | 1.55E–31 |
| 53 | 80643 | P | 53 | 88779 | 0 | 4.17E–23 |
| 35 | 80643 | P | 35 | 88829 | 0 | 2.87E–12 |
| 35 | 80643 | P | 35 | 88861 | 0 | 2.87E–12 |
| 35 | 80643 | P | 35 | 88893 | 0 | 2.87E–12 |
| 35 | 88797 | D | 35 | 88925 | 0 | 2.87E–12 |
| 37 | 47750 | P | 37 | 47759 | –2 | 1.07E–09 |
| 30 | 44805 | D | 30 | 44809 | –1 | 2.64E–07 |
| 34 | 47753 | D | 34 | 47757 | –3 | 1.85E–06 |
| 31 | 7808 | P | 31 | 33198 | –2 | 3.07E–06 |
| 30 | 47758 | D | 30 | 47760 | –2 | 1.15E–05 |
| 30 | 47758 | D | 30 | 47760 | –2 | 1.15E–05 |
| 31 | 10300 | D | 31 | 12516 | –3 | 8.90E–05 |

注：P. palindromic repeat，回文重复序列；D. direct repeat，正向重复序列

【高可变区】　为了发现麻黄属物种间的高可变区，从 4 个麻黄属物种叶绿体基因组中提取了 41 种基因间区，采用 K2p（Kimura 2-parameter）模型计算基因间区的遗传距离，遗传距离最大的 30 个基因间区参见图 2-102-3。这 30 个基因间区的 K2p 平均值分布于 0.52～15.69。其中 atpE-atpB、ycf1-rps15、psaC-ccsA、petL-petG、rps11-rpl36、rps19-rpl2、rps15-psaC、infA-rps8、rpl36-infA、rps18-rpl20 的 K2p 平均值较高，分别为 15.69、5.82、5.70、5.38、5.19、4.77、3.88、3.32、2.50、2.48。由此可见，麻黄属 4 个物种的叶绿体基因组在这 10 个区域的变异较大，这 10 个区域可作为潜在的分子标记开发区域。

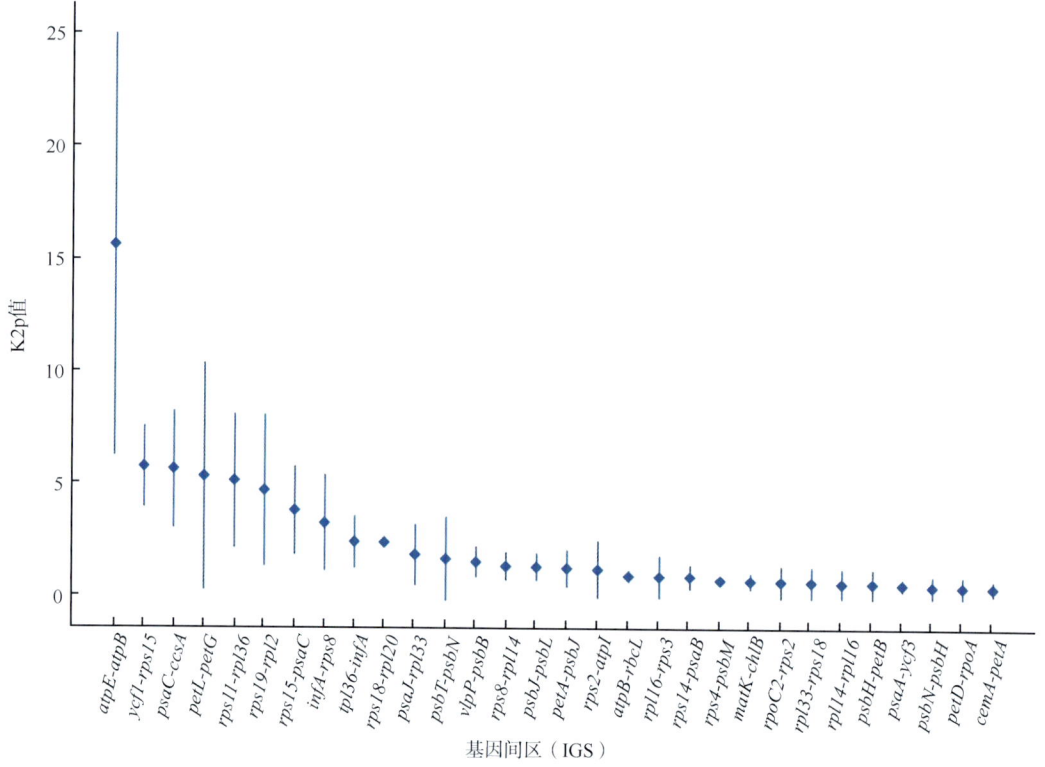

图 2-102-3　麻黄属物种基因间区的遗传距离分析结果

【系统发育】　用 MAFFT 对来自麻黄属（*Ephedra*）的 4 个物种[7,8]及 1 个外类群物种[百岁兰（*Welwitschia mirabilis*）]的叶绿体基因组中提取的 61 个共有蛋白质序列进行多重序列比对，使用 IQ-TREE 筛选 JTT+F+G4 模型，并采用最大似然法（maximum likelihood method）构建进化树（图 2-102-4）。结果显示，雌麻黄（*Ephedra foeminea*）[7]独立分化为一支。随后，草麻黄（*Ephedra sinica*）[8]独立分化为一支，木贼麻黄（*Ephedra equisetina*）[8]和中麻黄（*Ephedra intermedia*）[8]聚为一支。中麻黄与木贼麻黄的亲缘关系最近，与雌麻黄的亲缘关系相对较远（图 2-102-4）。

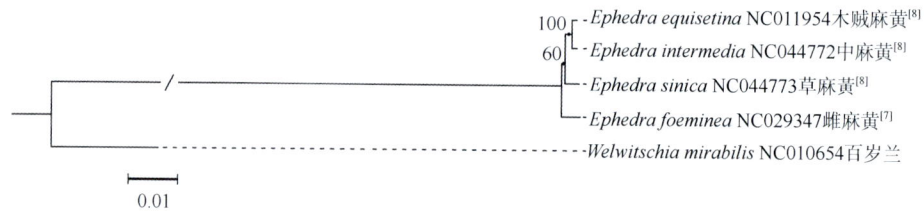

图 2-102-4　麻黄属植物系统发育进化分析

【$K_A/K_S$ 选择压力分析】　以图 2-102-4 的进化树作为参考，利用 Hyphy 软件中的 aBSREL 模型对蛋白质编码基因进行选择压力分析（表 2-102-6）。共发现 2 个麻黄属基因受到正向选择，即 *rpoC2*、*clpP*。在物种中麻黄（*E. intermedia*）中，*rpoC2* 基因被正向选择；在物种雌麻黄（E. foeminea）中，clpP 基因被正向选择。这些基因的功能可能与麻黄属物种适应高海拔、高紫外辐射、低温环境等相关。

表 2-102-6  麻黄属植物 $K_A/K_S$ 选择压力分析

| 物种 | 基因 | 优化的枝长 | LRT | $p$-value |
|---|---|---|---|---|
| E. intermedia | rpoC2 | 0.0006 | 23.2057 | 0.0000* |
| E. foeminea | clpP | 0.0042 | 9.0132 | 0.0192 |

注：LRT. likelihood ratio test，似然比检验；"*"表示值小于 0.0001

【宏 DNA 条形码的发现及其 PCR 扩增引物设计】 为了发现能够区分麻黄属下 4 个物种的宏 DNA 条形码序列及其 PCR 扩增引物，利用 ecoPrimers 对麻黄属植物叶绿体基因组序列进行分析。用于设计 PCR 扩增引物的保守区间见表 2-102-7。可以依据区间序列设计引物，使用这些引物对麻黄 DNA 进行 PCR 扩增，对 PCR 产物进行桑格测序或高通量测序，通过序列比较和特征分析区分麻黄属的 4 个物种。

表 2-102-7  部分基于 ecoPrimers 发现的引物设计保守区间

| 编号 | 保守区间序列 | 物种拉丁名 | GenBank 序列号 | 保守区间序列起点—终点 |
|---|---|---|---|---|
| 1 | GCGAAAATTTCTCTTTTGTTTCAGTCGATCGCG | E. equisetina | NC011954.1 | 46043—46075 |
| | | E. foeminea | NC029347.1 | 46125—46157 |
| | | E. intermedia | NC044772.1 | 45721—45753 |
| | | E. sinica | NC044773.1 | 45716—45748 |
| 2 | TTAGCCGAGGTTAGAGCTTTTTGCTTCTGCTGCTTAGCAGCTC GGAACTGTTTGGAATGGGACCCGTGAAATCCTGACGCAAA AGCGAGATTTTTGTTTCGGCGACGTCGAGTTATATATCCGC GTTTTACTCTGGTCATTAATTTAAATTCTTATATATATATAT GTTTAGTTTATTTATATACTGACTTTTCTTTTTTGGAAAAGA AATGTTCCAAAGGCTTTAGCTATTCTAACCTTCCCAACCAA AAAGAATCACTTATTTCACTAAAAGATTTGAATAATTATGG GTTTCTTCGTCTATATGGTTCTTTCTCTAACGGCGAGGTCCT CTCTATATGCCGGAGCTAAAACTAAAAGAGTATGCTTTTGG TAATTTGTATTATCTACCGTCTTCAGCTCTACCCC | E. equisetina | NC011954.1 | 46245—46486 |
| | | E. foeminea | NC029347.1 | 46323—46564 |
| | | E. intermedia | NC044772.1 | 45917—46158 |
| | | E. sinica | NC044773.1 | 45916—46157 |
| 3 | AAAGTTCCGACTAAAGGAGGAAAAGAAAATTAAATAAAACA AACAAAAAAG | E.equisetina | NC011954.1 | 50573—50592 |
| | | E. foeminea | NC029347.1 | 50659—50678 |
| | | E. intermedia | NC044772.1 | 50266—50285 |
| | | E. sinica | NC044773.1 | 50228—50247 |
| 4 | TTTGTTTTAGTCTTCATGATTGTCAAAGGGGTCTATAAGACCT TCAGAAGGTCGTCCAAAGGATGTATATAGGGCATATCCTGT TAAACTTACGAGCAAGCACGATACAAAGATAGCGACTAAG TTTGCAGTTTCCATTTTTAGGTAACTAATAAAAAGAATTTA | E. equisetina | NC011954.1 | 50652—508165 |
| | | E. foeminea | NC029347.1 | 50734—50898 |
| | | E. intermedia | NC044772.1 | 50341—50505 |
| | | E. sinica | NC044773.1 | 50307—50471 |

## 参 考 文 献

[1] 国家中医药管理局《中华本草》编委会.中华本草.第二册.上海：上海科学技术出版社，1999：349-357.
[2] 国家药典委员会.中华人民共和国药典（2020年版）一部.北京：中国医药科技出版社，2020：333.
[3] 洪浩，陈虎彪，徐风，等.麻黄药材原植物资源和市场品种调查.中国中药杂志，2011，36（9）：1129-1132.
[4] 孙兴姣，李红姣，刘婷，等.麻黄属植物化学成分及临床应用的研究进展.中国药事，2018，2：201-220.
[5] 黄玲，王艳宁，吴曙粤.中药麻黄药理作用研究进展.中外医疗，2018，7：196-198.
[6] 杨昕宇，肖长芳，张凯熠，等.麻黄临床应用与药理作用研究进展.中华中医药学刊，2015，33（12）：2874-2877.
[7] Hou C，Wikstrom N，Rydin C.The chloroplast genome of *Ephedra foeminea*（Ephedraceae，Gnetales），an entomophilous gymnosperm endemic to the Mediterranean area. Mitochondrial DNA Part A，DNA Mapping，Sequencing，and Analysis，2017，28（3）：330-331.
[8] Chen X，Cui Y，Nie L，et al. Identification and phylogenetic analysis of the complete chloroplast genomes of three *Ephedra* herbs containing ephedrine. BioMed Research International，2019，2019：5921725.

# 103 草麻黄

**【药材基本信息】** 草麻黄（*Ephedra sinica* Stapf）为麻黄科麻黄属药用植物[1]，其干燥草质茎为麻黄中药材（图2-103-1）。秋季采割绿色的草质茎，晒干。收载于《中国药典》（2020年版）[2]。草麻黄分布于内蒙古、辽宁、吉林、河北、河南、陕西、山西、宁夏、甘肃、新疆等地。商品药材来源于野生和栽培。草麻黄主产于内蒙古、宁夏、青海、新疆[2,3]。麻黄以色淡绿或黄绿、内心色红棕、手拉不脱节、味苦涩者为佳。麻黄主要含有生物碱类（如麻黄碱、伪麻黄碱等）、黄酮类、鞣质类、挥发油类、有机酸类等化学成分[4]。麻黄味辛、微苦，性温。归肺、膀胱经。具有发汗散寒、宣肺平喘、利水消肿的功效。现代研究表明，麻黄具有兴奋中枢神经、解热发汗、平喘抗炎、利尿等作用。麻黄中的麻黄碱具有显著的中枢兴奋作用，长期使用可引起病态嗜好及耐受性，被纳入中国二类精神药品进行管制。麻黄碱是制造"冰毒"（甲基苯丙胺）的前体。麻黄碱还具有松弛支气管平滑肌、收缩血管等功效，临床用于治疗支气管哮喘、百日咳、枯草热及一些过敏性疾病，也用于治疗重症肌无力、痛经等疾患[5,6]。草麻黄被列入中国第二批《国家重点保护野生植物名录》。

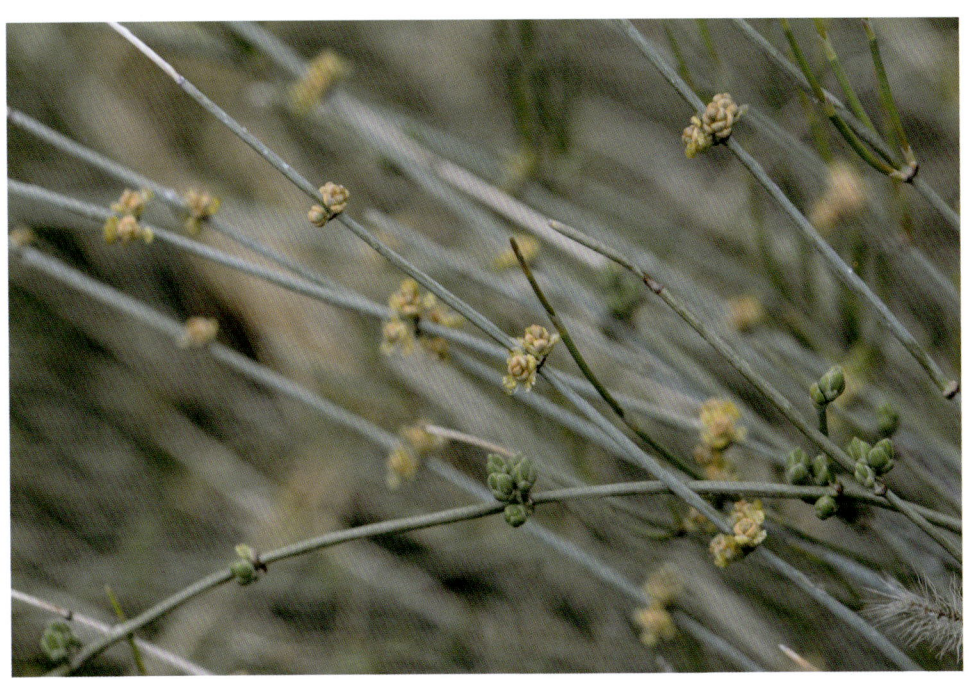

图2-103-1　草麻黄

【叶绿体基因组】 草麻黄的叶绿体 DNA 为环状分子，其叶绿体基因组（GenBank 登录号：NC044773.1）总长度为 109 550bp，具有保守的四分状结构，包括一个 LSC 区、一个 SSC 区和一对 IR 区，其长度分别为 59 961bp、8103bp 和 20 743bp（图 2-103-2）。草麻黄叶绿体基因组的整体 G/C 含量为 36.69%。其 IR 区的 G/C 含量（42.02%）高于 SSC 区的 G/C 含量（27.55%）和 LSC 区的 G/C 含量（34.20%）。

*Ephedra sinica*

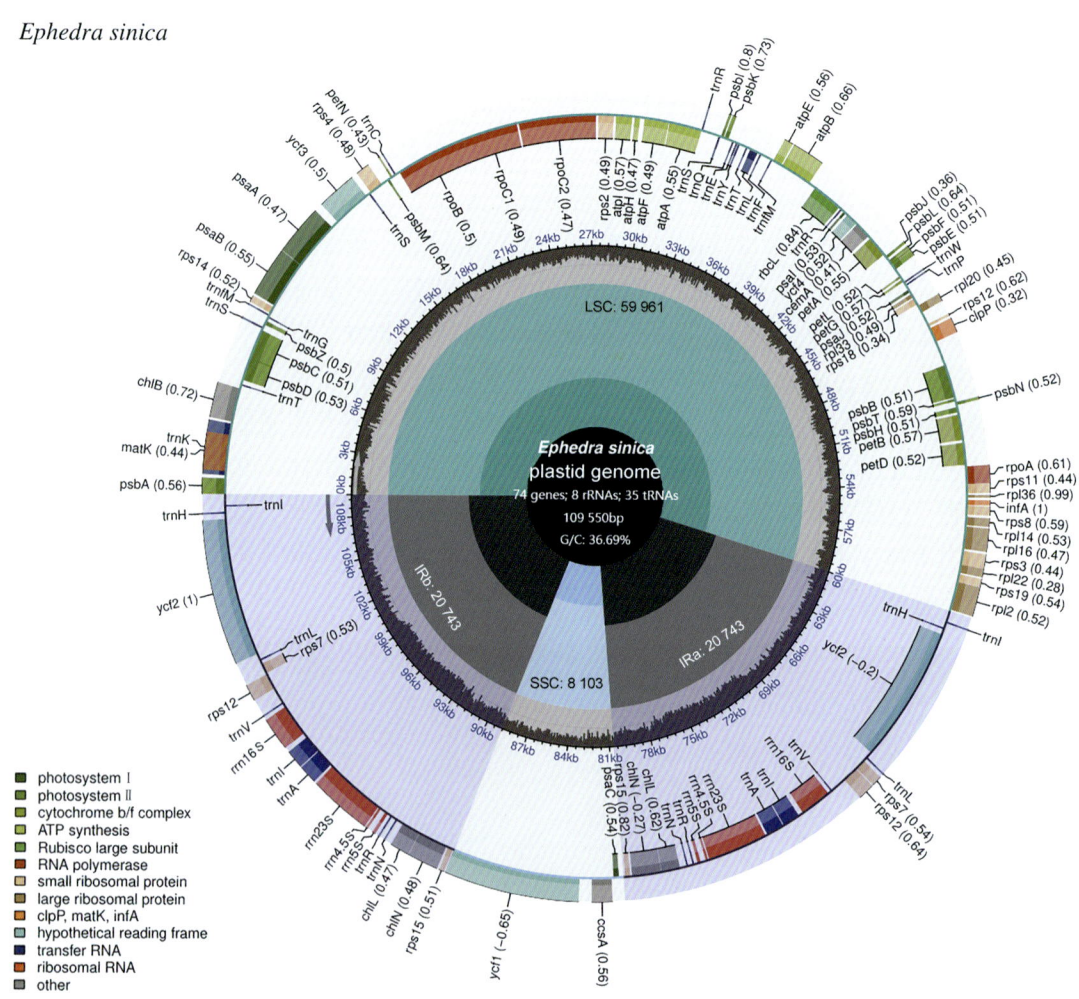

图 2-103-2 草麻黄叶绿体基因组图谱

该图包括 6 个圆形轨道。自内向外的第一轨道表示分散重复序列，红色弧线表示直接重复序列，绿色弧线表示回文重复序列；自内向外的第二轨道上的蓝色柱状线条表示长串联重复序列，其重复单元碱基长度＞7；自内向外的第三轨道以不同颜色的柱状线条表示不同类型的短串联重复序列（微卫星序列），其中黑色表示复杂重复序列，绿色表示重复单元碱基长度为 1 的重复序列，黄色表示重复单元碱基长度为 2 的重复序列，紫色表示重复单元碱基长度为 3 的重复序列，蓝色表示重复单元碱基长度为 4 的重复序列，橙色表示重复单元碱基长度为 5 的重复序列，红色表示重复单元碱基长度为 6 的重复序列；自内向外的第四轨道上以不同色块表示 SSC 区、反向重复区 IRa 和 IRb、LSC 区，数字代表相应区间的长度；自内向外的第五轨道表示 GC 含量；最外层第六轨道以不同色块表示不同功能的编码基因，功能分类详见图中左下角注释，基因名称后括号中的数字表示密码子使用偏差，轨道外侧的基因转录方向为顺时针方向，轨道内侧的基因转录方向为逆时针方向

【编码基因】 草麻黄叶绿体基因组共编码 117 个基因，其中独特基因 96 个，包括蛋白质编码基因 74 个（独特基因 67 个）、转运 RNA（transfer RNA，tRNA）编码基因 35 个（独特基因 25 个）、核糖体 RNA（ribosomal RNA，rRNA）编码基因 8 个（独特基因 4 个）（表 2-103-1）。其中有 6 个蛋白质独特编码基因（*ycf2*、*rps7*、*rps12*、*chlL*、*chlN*、*rps15*），9 个 tRNA 独特编码基因（*trnA-UGC*、*trnI-GAU*、*trnI-CAU*、*trnL-CAA*、*trnM-CAU*、*trnN-GUU*、*trnR-ACG*、*trnU-GAC*、*trnH-GUG*），4 个 rRNA 独特编码基因（*rrn16S*、*rrn23S*、*rrn4.5S*、*rrn5S*）位于 IR 区。6 个蛋白质编码基因（*atpF*、*petB*、*petD*、*rpl16*、*rpl2*、*rpoC1*）各含有 1 个内含子，2 个蛋白质编码基因（*ycf3*、*rps12*）含有 2 个内含子，6 个 tRNA 编码基因 [*trnA-UGC*（×2）、*trnI-GAU*（×2）、*trnK-UUU*、*trnL-UAA*] 各含有 1 个内含子（表 2-103-2）。草麻黄叶绿体基因组中蛋白质编码区（coding sequence，CDS）的长度为 68 544bp，占整个基因组长度的 62.57%。rRNA 基因的长度为 9142bp，占整个基因组长度的 8.34%。而 tRNA 基因的长度为 8401bp，占整个基因组长度的 7.67%。草麻黄叶绿体基因组非编码区主要包括内含子和基因间区，其长度占整个基因组长度的 21.42%。

表 2-103-1 草麻黄叶绿体基因组基因列表

| 基因功能 | 基因分类 | 基因名称 |
| --- | --- | --- |
| rRNA | rRNA genes | *rrn16S*（×2）、*rrn23S*（×2）、*rrn5S*（×2）、*rrn4.5S*（×2） |
| tRNA | tRNA genes | 35 *trn* genes（6 个基因各含有 1 个内含子） |
| 自我复制 | Large subunit of ribosome | *rpl14*、*rpl16*、*rpl2*、*rpl20*、*rpl22*、*rpl33*、*rpl36* |
| | DNA dependent RNA polymerase | *rpoA*、*rpoB*、*rpoC1*、*rpoC2* |
| | Small subunit of ribosome | *rps11*、*rps12*（×3）、*rps14*、*rps15*（×2）、*rps18*、*rps19*、*rps2*、*rps3*、*rps4*、*rps7*（×2）、*rps8* |
| 光合作用 | Subunits of ATP synthase | *atpA*、*atpB*、*atpE*、*atpF*、*atpH*、*atpI* |
| | Subunits of protochlorophyllide reductase | *chlB*、*chlL*（×2）、*chlN*（×2） |
| | Subunits of photosystem Ⅱ | *psbA*、*psbB*、*psbC*、*psbD*、*psbE*、*psbF*、*psbH*、*psbI*、*psbJ*、*psbK*、*psbL*、*psbM*、*psbN*、*psbT*、*psbZ*、*ycf3* |
| | Subunits of cytochrome b/f complex | *petA*、*petB*、*petD*、*petG*、*petL*、*petN* |
| | Subunits of photosystem Ⅰ | *psaA*、*psaB*、*psaC*、*psaI*、*psaJ* |
| 其他功能 | Subunit of rubisco | *rbcL* |
| | c-type cytochrome synthesis gene | *ccsA* |
| | Envelop membrane protein | *cemA* |
| | Protease | *clpP* |
| | Translational initiation factor | *infA* |
| | Maturase | *matK* |
| 未知功能 | | *ycf1*、*ycf2*（×2）、*ycf4* |

表 2-103-2　草麻黄叶绿体基因内含子和外显子位置及长度

| 基因名称 | 基因编码序列所在链 | 起始位置 | 终点位置 | 长度（bp） | | | | |
|---|---|---|---|---|---|---|---|---|
| | | | | 第一外显子 | 第一内含子 | 第二外显子 | 第二内含子 | 第三外显子 |
| *trnK-UUU* | − | 860 | 3229 | 35 | 2299 | 38 | | |
| *ycf3* | − | 13871 | 15671 | 124 | 640 | 230 | 654 | 153 |
| *rpoC1* | + | 20875 | 23535 | 459 | 570 | 1632 | | |
| *atpF* | + | 29585 | 30727 | 145 | 588 | 410 | | |
| *trnL-UAA* | + | 34729 | 35103 | 35 | 292 | 50 | | |
| *rps12* | − | 46493 | 69244 | 114 | ND | 232 | 475 | 32 |
| *petB* | + | 50891 | 52054 | 6 | 516 | 642 | | |
| *petD* | + | 52194 | 53196 | 8 | 517 | 478 | | |
| *rpl16* | − | 56042 | 57047 | 9 | 601 | 396 | | |
| *rpl2* | − | 58590 | 59883 | 361 | 493 | 440 | | |
| *trnI-GAU* | + | 71951 | 72770 | 37 | 762 | 35 | | |
| *trnA-UGC* | + | 72819 | 73653 | 40 | 760 | 36 | | |
| *trnA-UGC* | − | 95859 | 96691 | 40 | 760 | 36 | | |
| *trnI-GAU* | − | 96742 | 97561 | 37 | 762 | 35 | | |
| *rps12* | + | 100268 | 101004 | ND | ND | 232 | 475 | 32 |

注："+"表示正链；"−"表示负链；"ND"表示未确定

【重复序列】　在草麻黄叶绿体基因组中，微卫星序列有 A/T、C/G 和 AT/AT 三种类型，各有 46 个、3 个和 1 个（表 2-103-3）。共发现 8 个串联重复序列，满足总长度在 20bp 以上且重复单元之间的相似度 ≥ 90% 两个条件（表 2-103-4）。散在重复序列包括回文重复序列和正向重复序列。以 *e*-value 小于 1E–04 为阈值，草麻黄叶绿体基因组散在重复序列包括 2 条回文重复序列、5 条正向重复序列（表 2-103-5）。

表 2-103-3　草麻黄叶绿体基因组微卫星序列统计

| 重复单元类型 | 重复序列个数 |
|---|---|
| A/T | 46 |
| C/G | 3 |
| AT/AT | 1 |

表 2-103-4　草麻黄叶绿体基因组串联重复序列统计

| 起点—终点 | 重复单元长度（bp） | 重复单元拷贝数 | 重复单元一致序列长度（bp） | 重复单元之间的相似度（%） | 插入缺失比例（%） | 分值 | 碱基个数 | | | | 熵（0—2） |
|---|---|---|---|---|---|---|---|---|---|---|---|
| | | | | | | | A | C | G | T | |
| 59912—59967 | 26 | 2.2 | 26 | 96 | 3 | 105 | 51 | 14 | 10 | 23 | 1.73 |
| 43816—43866 | 24 | 2.1 | 24 | 96 | 0 | 93 | 33 | 15 | 13 | 37 | 1.87 |
| 77942—77983 | 20 | 2.1 | 20 | 90 | 0 | 66 | 52 | 2 | 11 | 33 | 1.51 |

续表

| 起点—终点 | 重复单元长度（bp） | 重复单元拷贝数 | 重复单元一致序列长度（bp） | 重复单元之间的相似度（%） | 插入缺失比例（%） | 分值 | 碱基个数 A | C | G | T | 熵（0—2） |
|---|---|---|---|---|---|---|---|---|---|---|---|
| 91529—91570 | 20 | 2.1 | 20 | 90 | 0 | 66 | 33 | 11 | 2 | 52 | 1.51 |
| 8324—8361 | 19 | 2.0 | 20 | 94 | 5 | 69 | 57 | 7 | 7 | 26 | 1.54 |
| 8279—8312 | 16 | 2.1 | 16 | 100 | 0 | 68 | 64 | 0 | 5 | 29 | 1.17 |
| 38070—38101 | 16 | 2.0 | 16 | 100 | 0 | 64 | 50 | 6 | 12 | 31 | 1.65 |
| 3244—3270 | 12 | 2.2 | 12 | 100 | 0 | 54 | 25 | 14 | 8 | 51 | 1.68 |

表 2-103-5　草麻黄叶绿体基因组散在重复序列特征值

| 重复单元一长度（bp） | 重复单元一起点 | 重复类型 | 重复单元二长度（bp） | 重复单元二起点 | 重复单元间隔 | e-value |
|---|---|---|---|---|---|---|
| 30 | 3253 | P | 30 | 3255 | −1 | 2.63E−07 |
| 34 | 82524 | D | 34 | 82525 | −3 | 1.85E−06 |
| 31 | 7819 | P | 31 | 33195 | −2 | 3.06E−06 |
| 31 | 43811 | D | 31 | 43835 | −2 | 3.06E−06 |
| 31 | 59911 | D | 31 | 59937 | −2 | 3.06E−06 |
| 32 | 82524 | D | 32 | 82527 | −3 | 2.45E−05 |
| 31 | 10311 | D | 31 | 12527 | −3 | 8.88E−05 |

注：P. palindromic repeat，回文重复序列；D. direct repeat，正向重复序列

【高可变区】　为了发现麻黄属物种间的高可变区，从 4 个物种叶绿体基因组中提取了 41 种基因间区，采用 K2p（Kimura 2-parameter）模型计算基因间区的遗传距离。遗传距离最大的 30 个基因间区参见图 2-103-3。这 30 个基因间区的 K2p 平均值分布于 0.52～15.69。其中 atpE-atpB、ycf1-rps15、psaC-ccsA、petL-petG、rps11-rpl36、rps19-rpl2、rps15-psaC、infA-rps8、rpl36-infA、rps18-rpl20 的 K2p 平均值较高，分别为 15.69、5.82、5.70、5.38、5.19、4.77、3.88、3.32、2.50、2.48。由此可见，麻黄属 4 个物种的叶绿体基因组在这 10 个区域的变异较大，这 10 个区域可作为潜在的分子标记开发区域。

【系统发育】　使用 MAFFT 对来自麻黄属（Ephedra）的 5 个物种[7,8]及 1 个外类群物种[百岁兰（Welwitschia mirabilis）]的叶绿体基因组中提取的 61 个共有蛋白质序列进行多重序列比对，使用 IQ-TREE 筛选得到最优的 JTT+F+G4 模型，并采用最大似然法（maximum likelihood method）构建进化树（图 2-103-4）。结果显示，雌麻黄（Ephedra foeminea）[7]独立分化为一支。随后，草麻黄（Ephedra sinica）[8]独立分化为一支，木贼麻黄（Ephedra equisetina）[8]和中麻黄（Ephedra intermedia）[8]聚为一支。草麻黄和中麻黄的亲缘关系较近，与木贼麻黄的亲缘关系相对较远（图 2-103-4）。

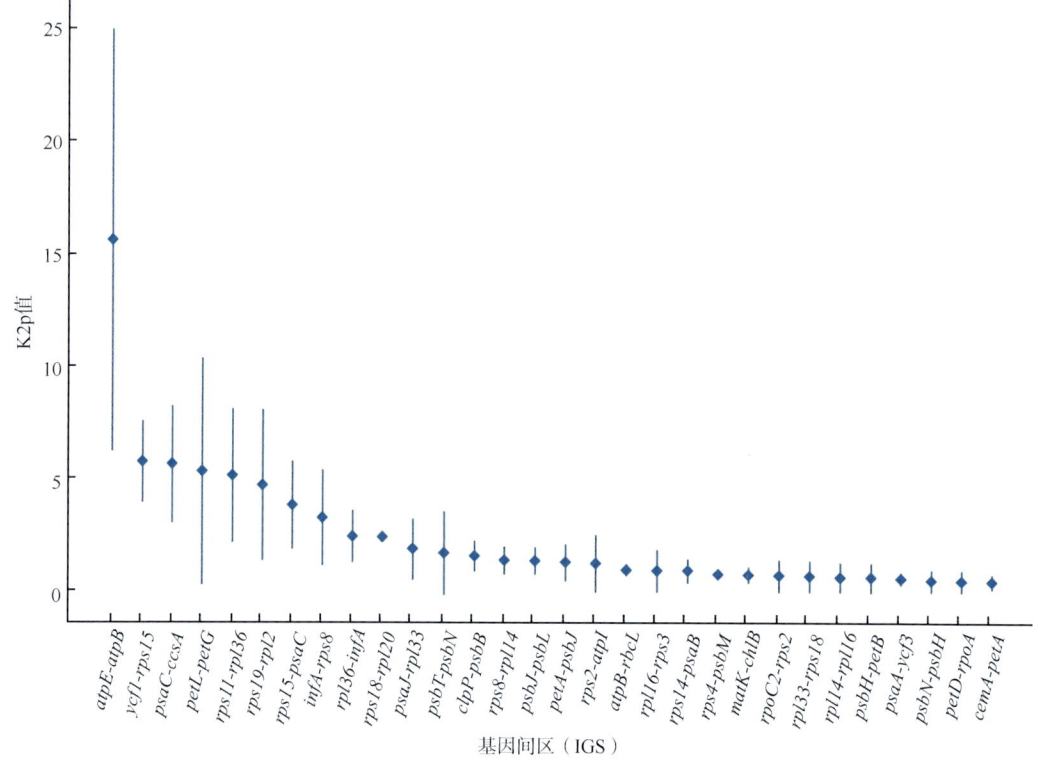

图 2-103-3 麻黄属物种基因间区的遗传距离分析结果

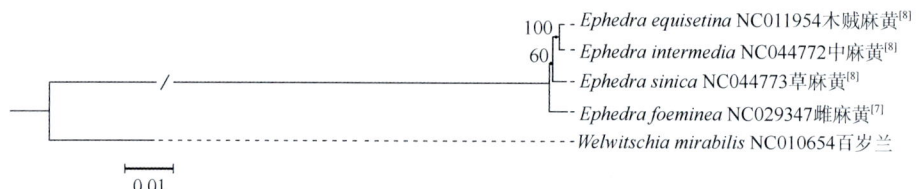

图 2-103-4 麻黄属植物系统发育进化分析

【$K_A/K_S$ 选择压力分析】 以图 2-103-4 的进化树作为参考,利用 Hyphy 软件中的 aBSREL 模型对蛋白质编码基因进行选择压力分析。共发现 2 个麻黄属基因受到正向选择,即 *rpoC2*、*clpP*。在物种草麻黄中,未发现有基因受到正向选择。

【宏 DNA 条形码的发现及其 PCR 扩增引物设计】 为了发现能够区分麻黄属下 4 个物种的宏 DNA 条形码序列及其 PCR 扩增引物,利用 ecoPrimers 对麻黄属植物叶绿体基因组序列进行分析。用于设计 PCR 扩增引物的保守区间见表 2-103-6。可以依据区间序列设计引物,使用这些引物对麻黄 DNA 进行 PCR 扩增,对 PCR 产物进行桑格测序或高通量测序,通过序列比较和特征分析区分麻黄属的 4 个物种。

表 2-103-6　部分基于 ecoPrimers 发现的引物设计保守区间

| 编号 | 保守区间序列 | 物种拉丁名 | GenBank 序列号 | 保守区间序列起点—终点 |
|---|---|---|---|---|
| 1 | GCGAAAATTTCTCTTTTGTTTCAGTCGATCGCG | E. equisetina | NC011954.1 | 46043—46075 |
|  |  | E. foeminea | NC029347.1 | 46125—46157 |
|  |  | E. intermedia | NC044772.1 | 45721—45753 |
|  |  | E. sinica | NC044773.1 | 45716—45748 |
| 2 | TTAGCCGAGGTTAGAGCTTTTTGCTTCTGCTGCTTAGCAGCTCGGAACTGTTTGGAATGGGACCCGTGAAATCCTGACGCAAAAGCGAGATTTTTGTTTCGGCGACGTCGAGTTATATATCCGCGTTTTACTCTGGTCATTAATTTAAATTCTTATATATATATATATGTTTAGTTTATTTATATACTGACTTTTCTTTTTTGGAAAAGAAATGTTCCAAAGGCTTTAGCTATTCTAACCTTCCCAACCAAAAAGAATCACTTATTTCACTAAAAGATTTGAATAATTATGGGTTTCTTCGTCTATATGGTTCTTTCTCTAACGGCGAGGTCCTCTCTATATGCCGGAGCTAAAACTAAAAGAGTATGCTTTTGGTAATTTGTATTATCTACCGTCTTCAGCTCTACCCC | E. equisetina | NC011954.1 | 46245—46486 |
|  |  | E. foeminea | NC029347.1 | 46323—46564 |
|  |  | E. intermedia | NC044772.1 | 45917—46158 |
|  |  | E. sinica | NC044773.1 | 45916—46157 |
| 3 | AAAGTTCCGACTAAAGGAGGAAAAGAAAATTAAATAAAACAAACAAAAAAG | E. equisetina | NC011954.1 | 50573—50592 |
|  |  | E. foeminea | NC029347.1 | 50659—50678 |
|  |  | E. intermedia | NC044772.1 | 50266—50285 |
|  |  | E. sinica | NC044773.1 | 50228—50247 |
| 4 | TTTGTTTTAGTCTTCATGATTGTCAAAGGGGTCTATAAGACCTTCAGAAGGTCGTCCAAAGGATGTATATAGGGCATATCCTGTTAAACTTACGAGCAAGCACGATACAAAGATAGCGACTAAGTTTGCAGTTTCCATTTTTAGGTAACTAATAAAAGAATTTA | E. equisetina | NC011954.1 | 50652—508165 |
|  |  | E. foeminea | NC029347.1 | 50734—50898 |
|  |  | E. intermedia | NC044772.1 | 50341—50505 |
|  |  | E. sinica | NC044773.1 | 50307—50471 |

## 参 考 文 献

[1] 国家中医药管理局《中华本草》编委会. 中华本草. 第二册. 上海: 上海科学技术出版社, 1999: 349-357.
[2] 国家药典委员会. 中华人民共和国药典(2020年版)一部. 北京: 中国医药科技出版社, 2020: 333.
[3] 洪浩, 陈虎彪, 徐风, 等. 麻黄药材原植物资源和市场品种调查. 中国中药杂志, 2011, 36(9): 1129-1132.
[4] 孙兴姣, 李红姣, 刘婷, 等. 麻黄属植物化学成分及临床应用的研究进展. 中国药事, 2018, 2: 201-220.
[5] 黄玲, 王艳宁, 吴曙粤. 中药麻黄药理作用研究进展. 中外医疗, 2018, 7: 196-198.
[6] 杨昕宇, 肖长芳, 张凯熤, 等. 麻黄临床应用与药理作用研究进展. 中华中医药学刊, 2015, 33(12): 1673-1717.
[7] Hou C, Wikstrom N, Rydin C. The chloroplast genome of *Ephedra foeminea*(Ephedraceae, Gnetales), an entomophilous gymnosperm endemic to the Mediterranean area. Mitochondrial DNA Part A, DNA Mapping, Sequencing, and Analysis, 2017, 28(3): 330-331.
[8] Chen X, Cui Y, Nie L, et al. Identification and phylogenetic analysis of the complete chloroplast genomes of three *Ephedra* herbs containing ephedrine. BioMed Research International, 2019, 2019: 5921725.

# 104　谷　精　草

**【药材基本信息】**　谷精草（*Eriocaulon buergerianum* Koern.）为谷精草科谷精草属药用植物[1]，其干燥带花茎的头状花序为谷精草中药材（图2-104-1）。又名戴星草、流星草、灌耳草等。秋季采收，将花序连同花茎拔出，晒干。收载于《中国药典》（2020年版）[2]。谷精草分布于华东、西南及湖南、台湾等地，商品药材来自于野生或栽培[3]。野生药材主产于浙江吴兴，湖北黄冈、孝感，江苏镇江、溧阳。此外，安徽、江西等地亦产。浙江、江苏、湖北等地有栽培。浙江、江苏产为道地药材[4]。谷精草以珠（花序）大而紧、色灰白、花茎短、色黄绿者为佳。谷精草主要含有谷精草素和挥发油等化学成分。谷精草味辛、甘，性平。归肝、肺经。具有疏散风热、明目退翳的功效[1]。现代研究表明，谷精草具有较为广谱的抗菌作用，临床用于治疗急性结膜炎、慢性鼻窦炎等疾病[5]。

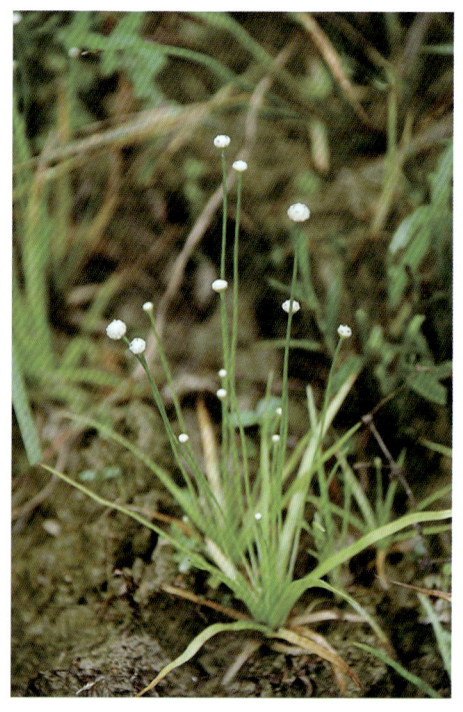

图2-104-1　谷精草

**【叶绿体基因组】**　谷精草的叶绿体DNA为环状分子，其叶绿体基因组（GenBank登录号：NC042211.1）总长度为151 434bp，具有保守的四分状结构，包括一个LSC区、一个SSC区和一对IR区，其长度分别为81 533bp、17 113bp和26 394bp（图2-104-2）。谷精草叶绿体基因组的整体G/C含量为35.75%。其IR区的G/C含量（43.04%）高于

SSC 区的 G/C 含量（27.91%）和 LSC 区的 G/C 含量（32.67%）。

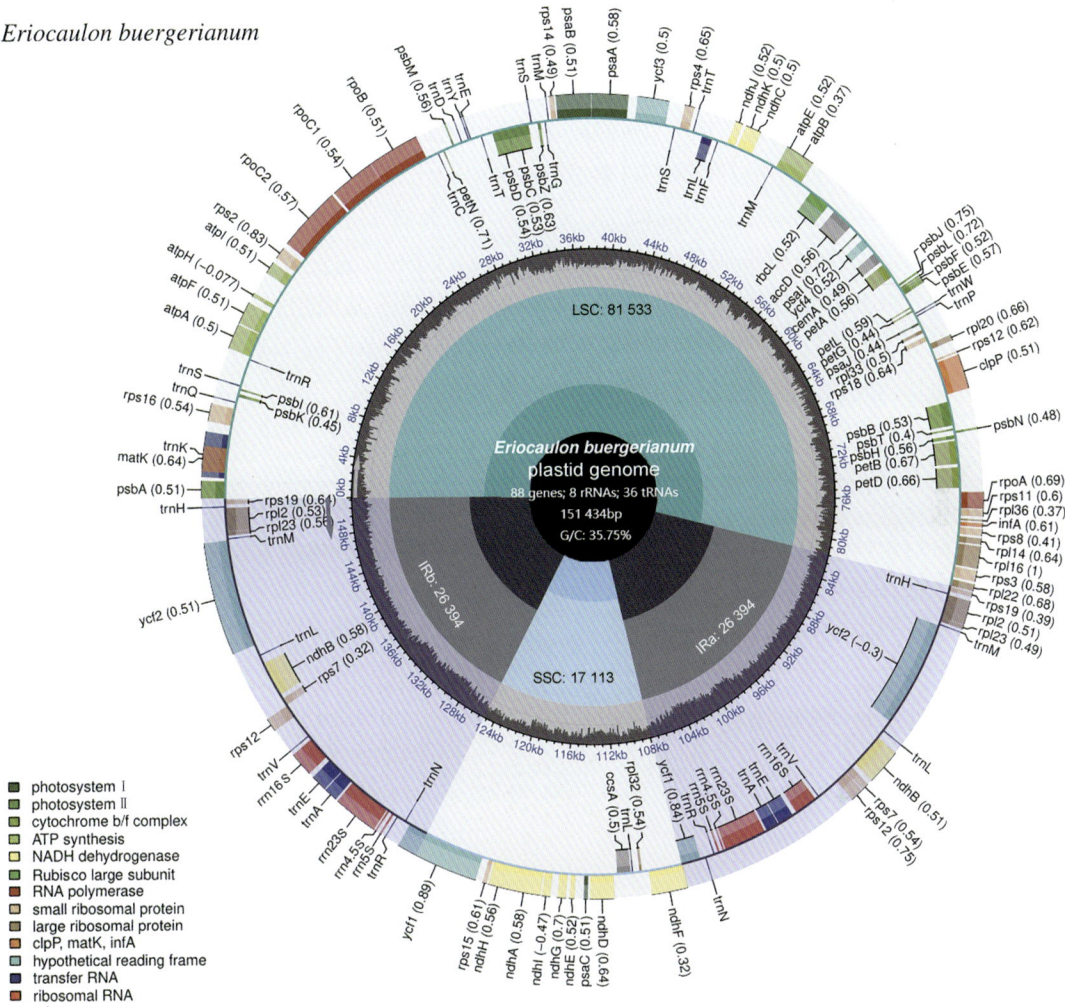

图 2-104-2　谷精草叶绿体基因组图谱

该图包括 6 个圆形轨道。自内向外的第一轨道表示分散重复序列，红色弧线表示直接重复序列，绿色弧线表示回文重复序列；自内向外的第二轨道上的蓝色柱线条表示长串联重复序列，其重复单元碱基长度＞7；自内向外的第三轨道以不同颜色的柱状条表示不同类型的短串联重复序列（微卫星序列），其中黑色表示复杂重复序列，绿色表示重复单元碱基长度为 1 的重复序列，黄色表示重复单元碱基长度为 2 的重复序列，紫色表示重复单元碱基长度为 3 的重复序列，蓝色表示重复单元碱基长度为 4 的重复序列，橙色表示重复单元碱基长度为 5 的重复序列，红色表示重复单元碱基长度为 6 的重复序列；自内向外的第四轨道上以不同色块表示 SSC 区、反向重复区 IRa 和 IRb、LSC 区，数字代表相应区间的长度；自内向外的第五轨道表示 GC 含量；最外层第六轨道以不同色块表示不同功能的编码基因，功能分类详见图中左下角注释，基因名称后括号中的数字表示密码子使用偏差，轨道外侧的基因转录方向为顺时针方向，轨道内侧的基因转录方向为逆时针方向

【编码基因】　谷精草的叶绿体基因组共编码 132 个基因，其中独特基因 108 个，包括蛋白质编码基因 88 个（独特基因 79 个）、转运 RNA（transfer RNA，tRNA）编码基因 36 个（独特基因 25 个）、核糖体 RNA（ribosome RNA，rRNA）编码基因 8 个（独

特基因 4 个）（表 2-104-1）。其中 8 个蛋白质独特编码基因（*rps12*、*rps19*、*rps7*、*rpl2*、*rpl23*、*ndhB*、*ycf1*、*ycf2*）、8 个 tRNA 独特编码基因（*trnH-GUG*、*trnL-CAA*、*trnE-UUC*、*trnM-CAU*、*trnR-ACG*、*trnV-GAC*、*trnA-UGC*、*trnN-GUU*）、4 个 rRNA 独特编码基因（*rrn16S*、*rrn23S*、*rrn4.5S*、*rrn5S*）位于 IR 区。有 11 个蛋白质编码基因 [*rps16*、*ndhB*（×2）、*petB*、*petD*、*rpl16*、*atpF*、*rpl2*（×2）、*rpoC1*、*ndhA*] 各含有 1 个内含子（intron），4 个蛋白质编码基因 [*clpP*、*ycf3*、*rps12*（×2）] 各含有 2 个内含子，6 个 tRNA 编码基因 [*trnK-UUU*、*trnL-UAA*、*trnE-UCC*（×2）、*trnA-UGC*（×2）] 各含有 1 个内含子（表 2-104-2）。谷精草叶绿体基因组中蛋白质编码区（coding sequence，CDS）的长度为 79 707bp，占整个基因组长度的 52.63%。rRNA 基因的长度为 9050bp，占整个基因组长度的 5.98%。而 tRNA 基因的长度为 2802bp，占整个基因组长度的 1.85%。谷精草叶绿体基因组非编码区主要包括内含子和基因间区，其长度占整个基因组长度的 39.54%。

表 2-104-1　谷精草叶绿体基因组基因列表

| 基因功能 | 基因分类 | 基因名称 |
| --- | --- | --- |
| rRNA | rRNA genes | *rrn16S*（×2）、*rrn23S*（×2）、*rrn5S*（×2）、*rrn4.5S*（×2） |
| tRNA | tRNA genes | 36 *trn* genes（6 个基因各含有 1 个内含子） |
| 自我复制 | Small subunit of ribosome | *rps11*、*rps12*（×3）、*rps14*、*rps15*、*rps16*、*rps18*、*rps19*（×2）、*rps2*、*rps3*、*rps4*、*rps7*（×2）、*rps8* |
| | Large subunit of ribosome | *rpl14*、*rpl16*、*rpl2*（×2）、*rpl20*、*rpl22*、*rpl23*（×2）、*rpl32*、*rpl33*、*rpl36* |
| | DNA dependent RNA polymerase | *rpoA*、*rpoB*、*rpoC1*、*rpoC2* |
| 光合作用 | Large subunit of rubisco | *rbcL* |
| | Subunits of photosystem Ⅰ | *psaA*、*psaB*、*psaC*、*psaI*、*psaJ* |
| | Subunits of photosystem Ⅱ | *psbA*、*psbB*、*psbC*、*psbD*、*psbE*、*psbF*、*psbH*、*psbI*、*psbJ*、*psbK*、*psbL*、*psbM*、*psbN*、*psbT*、*psbZ*、*ycf3* |
| | Subunits of cytochrome b/f complex | *petA*、*petB*、*petD*、*petG*、*petL*、*petN* |
| | Subunits of ATP synthase | *atpA*、*atpB*、*atpE*、*atpF*、*atpH*、*atpI* |
| | Subunits of NADH-dehydrogenase | *ndhA*、*ndhB*（×2）、*ndhC*、*ndhD*、*ndhE*、*ndhF*、*ndhG*、*ndhH*、*ndhI*、*ndhJ*、*ndhK* |
| 其他功能 | Maturase | *matK* |
| | Envelope membrane protein | *cemA* |
| | c-type cytochrome synthesis gene | *ccsA* |
| | Subunit of acetyl-CoA-carboxylase | *accD* |
| | Protease | *clpP* |
| | Translational initiation factor | *infA* |
| 未知功能 | | *ycf1*（×2）、*ycf2*（×2）、*ycf4* |

表 2-104-2　谷精草叶绿体基因内含子和外显子位置及长度

| 基因名称 | 基因编码序列所在链 | 起始位置 | 终点位置 | 长度（bp） | | | | |
|---|---|---|---|---|---|---|---|---|
| | | | | 第一外显子 | 第一内含子 | 第二外显子 | 第二内含子 | 第三外显子 |
| trnK-UUU | − | 1284 | 4028 | 37 | 2679 | 29 | | |
| rps16 | − | 4641 | 5728 | 42 | 800 | 246 | | |
| atpF | − | 10848 | 12215 | 145 | 816 | 407 | | |
| rpoC1 | − | 20683 | 23486 | 432 | 755 | 1617 | | |
| ycf3 | − | 40721 | 42692 | 124 | 730 | 230 | 729 | 159 |
| trnL-UAA | + | 45235 | 45917 | 35 | 598 | 50 | | |
| rps12 | − | 66896 | 96386 | 114 | ND | 240 | 565 | 27 |
| clpP | − | 67126 | 69248 | 68 | 831 | 294 | 692 | 238 |
| petB | + | 72243 | 73715 | 6 | 789 | 641 | | |
| petD | + | 73953 | 75273 | 8 | 787 | 475 | | |
| rpl16 | − | 78815 | 80169 | 9 | 1066 | 399 | | |
| rpl2 | − | 82156 | 83647 | 385 | 676 | 431 | | |
| ndhB | − | 92490 | 94728 | 775 | 706 | 758 | | |
| trnE-UUC | + | 100006 | 101040 | 42 | 958 | 35 | | |
| trnA-UGC | + | 101103 | 101947 | 38 | 772 | 35 | | |
| ndhA | − | 117018 | 119103 | 550 | 991 | 545 | | |
| trnA-UGC | − | 131021 | 131865 | 38 | 772 | 35 | | |
| trnE-UUC | − | 131928 | 132962 | 42 | 958 | 35 | | |
| rps12 | + | 136582 | 137411 | ND | ND | 240 | 565 | 27 |
| ndhB | + | 138240 | 140478 | 775 | 706 | 758 | | |
| rpl2 | + | 149321 | 150812 | 385 | 676 | 431 | | |

注："+"表示正链；"−"表示负链；"ND"表示未确定

【重复序列】　在谷精草叶绿体基因组中，微卫星序列的类型以 A/T 为主，有 16 个；其次为 AT/AT，有 8 个（表 2-104-3）。共发现 9 个串联重复序列，满足总长度超过 20bp 且重复单元之间的相似度≥90% 两个条件（表 2-104-4）。散在重复序列包括回文重复序列和正向重复序列。以 $e$-value 小于 1E–04 为阈值，谷精草叶绿体基因组散在重复序列包括 19 条回文重复序列、19 条正向重复序列（表 2-104-5）。

表 2-104-3　谷精草叶绿体基因组微卫星序列统计

| 重复单元类型 | 重复序列个数 |
|---|---|
| A/T | 16 |
| C/G | 2 |
| AT/AT | 8 |
| AAT/ATT | 1 |
| AATGG/ATTCC | 1 |

表 2-104-4　谷精草叶绿体基因组串联重复序列统计

| 起点—终点 | 重复单元长度（bp） | 重复单元拷贝数 | 重复单元一致序列长度（bp） | 重复单元之间的相似度（%） | 插入缺失比例（%） | 分值 | 碱基个数 A | C | G | T | 熵（0—2） |
|---|---|---|---|---|---|---|---|---|---|---|---|
| 13148—13173 | 12 | 2.2 | 12 | 100 | 0 | 52 | 34 | 15 | 7 | 42 | 1.75 |
| 56897—56925 | 14 | 2.1 | 14 | 100 | 0 | 58 | 58 | 13 | 0 | 27 | 1.36 |
| 58501—58531 | 16 | 1.9 | 16 | 100 | 0 | 62 | 61 | 6 | 0 | 32 | 1.21 |
| 58493—58525 | 10 | 3.4 | 10 | 91 | 4 | 50 | 60 | 9 | 0 | 30 | 1.27 |
| 65188—65214 | 14 | 1.9 | 14 | 100 | 0 | 54 | 59 | 11 | 0 | 29 | 1.32 |
| 77325—77353 | 12 | 2.4 | 12 | 100 | 0 | 58 | 31 | 0 | 0 | 68 | 0.89 |
| 89204—89328 | 24 | 5.2 | 24 | 91 | 1 | 189 | 32 | 10 | 26 | 30 | 1.90 |
| 116020—116054 | 13 | 2.6 | 13 | 95 | 4 | 61 | 34 | 5 | 0 | 60 | 1.21 |
| 143640—143764 | 24 | 5.2 | 24 | 91 | 1 | 189 | 30 | 26 | 10 | 32 | 1.90 |

表 2-104-5　谷精草叶绿体基因组散在重复序列特征值

| 重复单元一长度（bp） | 重复单元一起点 | 重复类型 | 重复单元二长度（bp） | 重复单元二起点 | 重复单元间隔 | e-value |
|---|---|---|---|---|---|---|
| 59 | 89216 | D | 59 | 89240 | −3 | 1.70E−20 |
| 59 | 89216 | P | 59 | 143668 | −3 | 1.70E−20 |
| 59 | 89240 | P | 59 | 143692 | −3 | 1.70E−20 |
| 59 | 143668 | D | 59 | 143692 | −3 | 1.70E−20 |
| 53 | 89240 | D | 53 | 89264 | −3 | 5.03E−17 |
| 53 | 89240 | P | 53 | 143650 | −3 | 5.03E−17 |
| 53 | 89264 | P | 53 | 143674 | −3 | 5.03E−17 |
| 53 | 143650 | D | 53 | 143674 | −3 | 5.03E−17 |
| 47 | 89222 | D | 47 | 89270 | −3 | 1.43E−13 |
| 47 | 89222 | P | 47 | 143650 | −3 | 1.43E−13 |
| 47 | 89270 | P | 47 | 143698 | −3 | 1.43E−13 |
| 47 | 143650 | D | 47 | 143698 | −3 | 1.43E−13 |
| 44 | 89204 | D | 44 | 89276 | −3 | 7.45E−12 |
| 44 | 89204 | P | 44 | 143647 | −3 | 7.45E−12 |
| 44 | 89276 | P | 44 | 143719 | −3 | 7.45E−12 |
| 44 | 143647 | D | 44 | 143719 | −3 | 7.45E−12 |
| 42 | 143698 | D | 42 | 143722 | −3 | 1.03E−10 |
| 38 | 36197 | D | 38 | 38433 | −2 | 5.40E−10 |
| 31 | 7196 | P | 31 | 43350 | 0 | 1.40E−09 |
| 35 | 143656 | D | 35 | 143728 | −2 | 2.93E−08 |
| 36 | 41884 | D | 36 | 96428 | −3 | 2.63E−07 |
| 36 | 41884 | P | 36 | 136503 | −3 | 2.63E−07 |
| 36 | 89203 | D | 36 | 89251 | −3 | 2.63E−07 |

续表

| 重复单元一长度（bp） | 重复单元一起点 | 重复类型 | 重复单元二长度（bp） | 重复单元二起点 | 重复单元间隔 | e-value |
| --- | --- | --- | --- | --- | --- | --- |
| 36 | 89203 | P | 36 | 143680 | −3 | 2.63E−07 |
| 36 | 89251 | P | 36 | 143728 | −3 | 2.63E−07 |
| 36 | 143680 | D | 36 | 143728 | −3 | 2.63E−07 |
| 35 | 41881 | D | 35 | 117602 | −3 | 9.65E−07 |
| 32 | 89240 | D | 32 | 89288 | −2 | 1.56E−06 |
| 32 | 89240 | P | 32 | 143647 | −2 | 1.56E−06 |
| 32 | 89288 | P | 32 | 143695 | −2 | 1.56E−06 |
| 34 | 89222 | D | 34 | 89294 | −3 | 3.53E−06 |
| 34 | 89222 | P | 34 | 143639 | −3 | 3.53E−06 |
| 34 | 89294 | P | 34 | 143711 | −3 | 3.53E−06 |
| 33 | 96812 | D | 33 | 117960 | −3 | 1.29E−05 |
| 33 | 117960 | P | 33 | 136122 | −3 | 1.29E−05 |
| 32 | 33917 | P | 32 | 43350 | −3 | 4.68E−05 |
| 32 | 96428 | D | 32 | 117605 | −3 | 4.68E−05 |
| 32 | 117605 | P | 32 | 136507 | −3 | 4.68E−05 |

注：P. palindromic repeat，回文重复序列；D. direct repeat，正向重复序列

【高可变区】 为了发现谷精草属间的高可变区，从2个物种的叶绿体基因组中提取了104个基因间区，采用K2p（Kimura 2-parameter）模型计算基因间区的遗传距离（图2-104-3）其K2p平均值分布于2.26～37.78。其中 psbM-trnD-GUC、ndhH-rps15、rps3-rpl22、psbT-psbN、psbC-trnS-UGA、ndhF-rpl32 的K2p平均值较高，分别为37.78、29.38、26.78、19.14、17.99、16.62。由此可见，谷精草属2个物种叶绿体基因组在这6个区域的变异较大，这6个区域可作为潜在的分子标记开发区域。

【系统发育】 使用MAFFT对来自禾本目的16个物种[6-10]和1个外类群物种（拟南芥）[11]的叶绿体基因组中提取的87个共有蛋白质序列进行多重序列比对，使用IQ-TREE筛选得到最优的TIM+F+I模型，并采用最大似然法（maximum likelihood method）构建进化树。结果显示，谷精草（Eriocaulon buergerianum）和长苞谷精草（Eriocaulon decemflorum）2个物种聚为一支，香附子（Cyperus rotundus）和凤梨（Ananas comosus）等14个物种聚为一支。随后，香附子（Cyperus rotundus）和凤梨（Ananas comosus）各自相继分化，其余的12个物种分为2支。其中 Arundinaria appalachiana、裂籜铁竹（Ferrocalamus rimosivaginus）、华赤竹（Sinosasa longiligulata）、片马箭竹（Fargesia albocerea）、斑苦竹（Pleioblastus maculatus）和 Arundo plinii 6个物种聚为一支，其余6个物种聚为一支。在这6个物种中，镰芒针茅（Stipa caucasica）和 Stipa borysthenica 2个物种聚为一支，Tricholaena monachne、齿桴草（Schismus arabicus）、马甲竹（Bambusa teres）和日本看麦娘（Alopecurus japonicus）4个物种聚为一支。谷精草与同属植物长苞谷精草的亲缘关系最近（图2-104-4）。

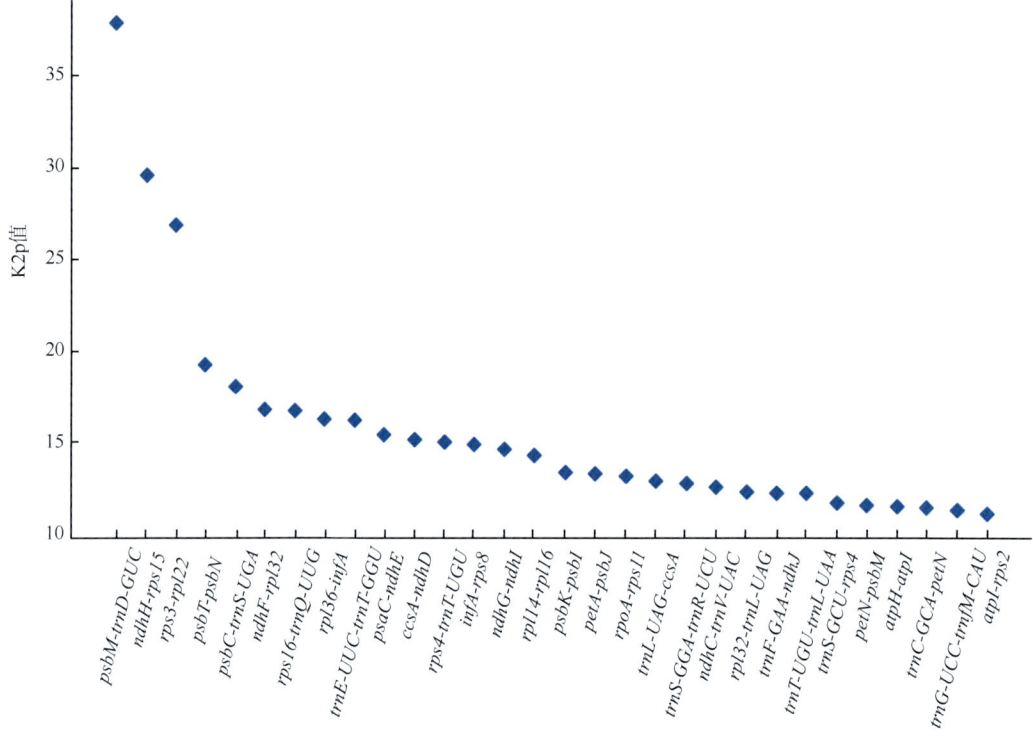

图 2-104-3　谷精草属物种基因间区的遗传距离分析结果

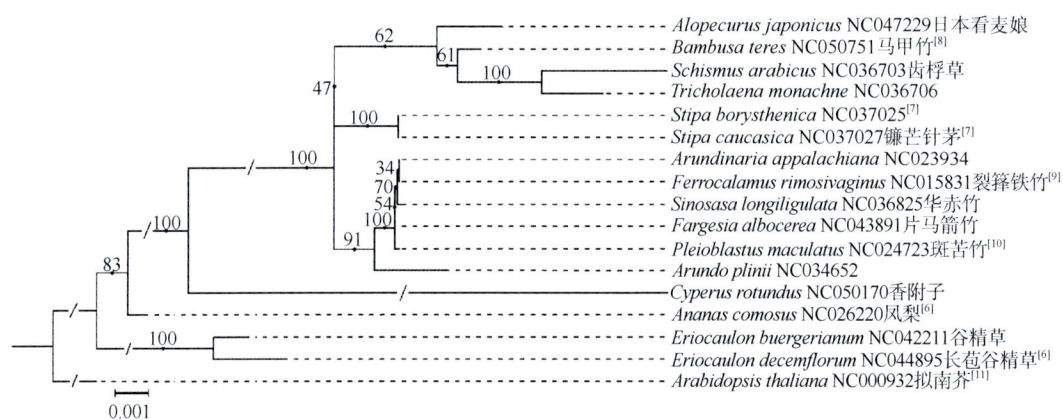

图 2-104-4　禾本目植物系统发育进化分析

## 参 考 文 献

[1] 中国科学院《中国植物志》编委会. 中国植物志. 北京：科学出版社，1997，13（3）：53.
[2] 国家药典委员会. 中华人民共和国药典（2020年版）一部. 北京：中国医药科技出版社，2020：187.
[3] 南京中医药大学. 中药大辞典. 2版. 下册. 上海：上海科学技术出版社，2006：2246-2250.
[4] 黄和，黄涛阳，陈龙浩，等. 谷精草科药学研究综述. 世界中医药，2014，9（5）：676-678.
[5] 张菲，王斌. 谷精草属植物的化学成分和药理活性的研究进展. 中成药，2014，36（11）：2372-2377.
[6] Liu J X, Zhou M Y, Yang G Q, et al. ddRAD analyses reveal a credible phylogenetic relationship of the four main genera of Bambusa-Dendrocalamus-Gigantochloa complex（Poaceae；Bambusoideae）. Mol Phylogenet Evol，2020，146：106758.

[7] Krawczyk K, Nobis M, Myszczynski K, et al. Plastid super-barcodes as a tool for species discrimination in feather grasses( Poaceae, *Stipa*). Sci Rep, 2018, 8（1）: 1924.

[8] Ma F, Vorontsova M S, Nanjarisoa O, et al. Negative correlation between rates of molecular evolution and flowering cycles in temperate woody bamboos revealed by plastid phylogenomics. BMC Plant Biol, 2017, 17（1）: 260.

[9] Ma F, Zhang Y X, Zeng C X, et al. Chloroplast phylogenomic analyses resolve deep-level relationships of an intractable bamboo tribe *Arundinarieae*（Poaceae）. Syst Biol, 2014, 63（6）: 933-950.

[10] Darshetkar A M, Datar M N, Tamhankar S, et al. Understanding evolution in Poales: Insights from Eriocaulaceae plastome. PLoS One, 2019, 14（8）: e0221423.

[11] Sato S, Nakamura Y, Kaneko T, et al. Complete structure of the chloroplast genome of *Arabidopsis thaliana*. DNA Res, 1999, 6（5）: 283-290.

# 105 巴　豆

【药材基本信息】　巴豆（*Croton tiglium* L.）为大戟科巴豆属药用植物[1]，其干燥成熟果实为中药材巴豆（图 2-105-1）。收载于《中国药典》（2020 年版）[2]。巴豆产于浙江南部、福建、江西、湖南、广东、海南、广西、贵州、四川和云南等地。巴豆味辛、性热、有大毒。归胃、大肠经。用于恶疮疥癣、疣痣。现代研究表明，巴豆具有峻泻、抗菌、抗癌的作用，临床用于治疗溃疡性结肠炎及久泻等胃肠病、肠梗阻、癌症等症[3]。巴豆还可用来杀虫，其根、叶入药，能治风湿骨痛等[3]。

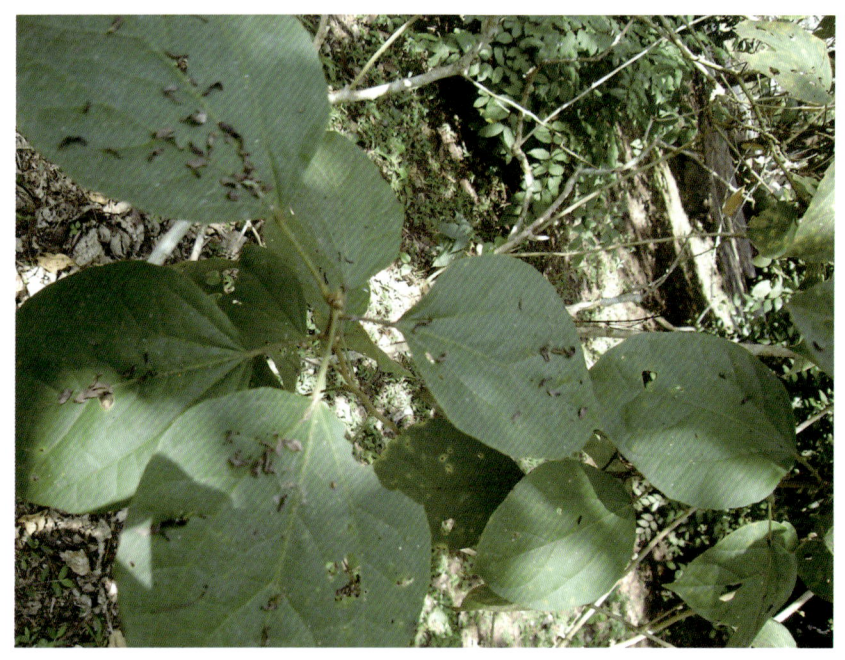

图 2-105-1　巴豆

【叶绿体基因组】　巴豆的叶绿体 DNA 为环状分子，其叶绿体基因组（GenBank 登录号：NC040103.1）总长度为 150 021bp，具有保守的四分状结构，包括一个 LSC 区、一个 SSC 区和一对 IR 区，其长度分别为 111 654bp、18 167bp 和 10 100bp（图 2-105-2）。巴豆叶绿体基因组的整体 G/C 含量为 35.41%。其 IR 区的 G/C 含量（49.11%）高于 SSC 区的 G/C 含量（29.53%）和 LSC 区的 G/C 含量（33.89%）。

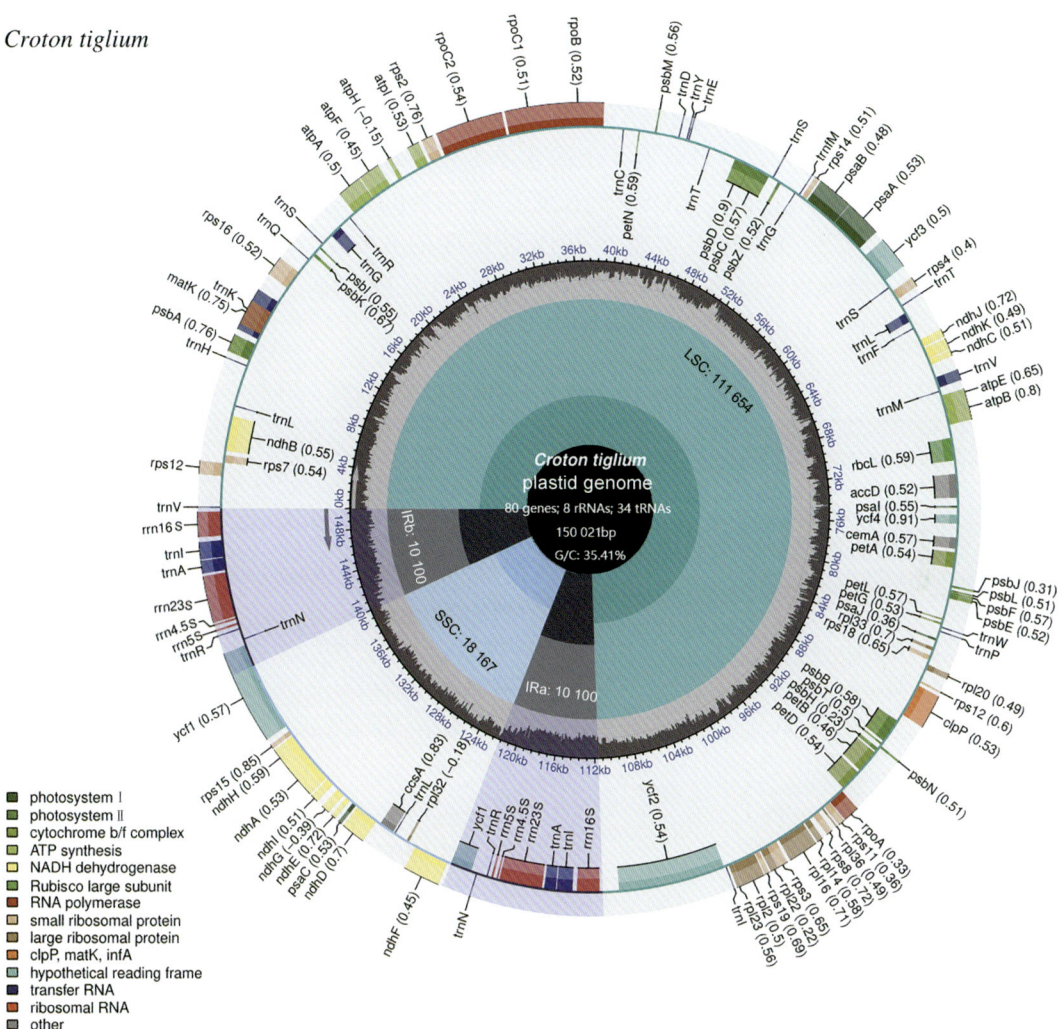

图 2-105-2　巴豆叶绿体基因组图谱

该图包括6个圆形轨道。自内向外的第一轨道表示分散重复序列，红色弧线表示直接重复序列，绿色弧线表示回文重复序列；自内向外的第二轨道上的蓝色柱状线条表示长串联重复序列，其重复单元碱基长度＞7；自内向外的第三轨道以不同颜色的柱状线条表示不同类型的短串联重复序列（微卫星序列），其中黑色表示复杂重复序列，绿色表示重复单元碱基长度为1的重复序列，黄色表示重复单元碱基长度为2的重复序列，紫色表示重复单元碱基长度为3的重复序列，蓝色表示重复单元碱基长度为4的重复序列，橙色表示重复单元碱基长度为5的重复序列，红色表示重复单元碱基长度为6的重复序列；自内向外的第四轨道上以不同色块表示SSC区、反向重复区IRa和IRb、LSC区，数字代表相应区间的长度；自内向外的第五轨道表示GC含量；最外层第六轨道以不同色块表示不同功能的编码基因，功能分类详见图中左下角注释，基因名称后括号中的数字表示密码子使用偏差，轨道外侧的基因转录方向为顺时针方向，轨道内侧的基因转录方向为逆时针方向

【编码基因】　巴豆的叶绿体基因组共编码122个基因，其中独特基因113个，包括蛋白质编码基因80个（独特基因79个）、转运RNA（transfer RNA，tRNA）编码基因34个（独特基因30个）、核糖体RNA（ribosome RNA，rRNA）编码基因8个（独特基因4个）（表2-105-1）。其中4个tRNA独特编码基因（*trnA-UGC*、*trnI-GAU*、*trnN-GUU*、*trnR-ACG*）、4个rRNA独特编码基因（*rrn4.5S*、*rrn5S*、*rrn16S*、*rrn23S*）位于IR区。

有9个蛋白质编码基因（*ndhB*、*rps16*、*atpF*、*rpoC1*、*petB*、*petD*、*rpl16*、*rpl2*、*ndhA*）各含有1个内含子（intron），4个蛋白质编码基因 [*ycf3*、*clpP*、*rps12*（×2）] 各含有2个内含子，8个tRNA编码基因 [*trnK-UUU*、*trnG-UCC*、*trnL-UAA*、*trnV-UAC*、*trnI-GAU*（×2）、*trnA-UGC*（×2）] 各含有1个内含子（表2-105-2）。巴豆叶绿体基因组中蛋白质编码区（coding sequence，CDS）的长度为68 571bp，占整个基因组长度的45.71%。rRNA基因的长度为9050bp，占整个基因组长度的6.03%。而tRNA基因的长度为2560bp，占整个基因组长度的1.71%。巴豆叶绿体基因组非编码区主要包括内含子和基因间区，其长度占整个基因组长度的46.55%。

表 2-105-1　巴豆叶绿体基因组基因列表

| 基因功能 | 基因分类 | 基因名称 |
| --- | --- | --- |
| rRNA | rRNA genes | *rrn16S*（×2）、*rrn23S*（×2）、*rrn5S*（×2）、*rrn4.5S*（×2） |
| tRNA | tRNA genes | 34 *trn* genes（8个基因各含有1个内含子） |
| 自我复制 | Small subunit of ribosome | *rps11*、*rps12*、*rps14*、*rps15*、*rps16*、*rps18*、*rps19*、*rps2*、*rps3*、*rps4*、*rps7*、*rps8* |
| | Large subunit of ribosome | *rpl14*、*rpl16*、*rpl2*、*rpl20*、*rpl22*、*rpl23*、*rpl32*、*rpl33*、*rpl36* |
| | DNA dependent RNA polymerase | *rpoA*、*rpoB*、*rpoC1*、*rpoC2* |
| 光合作用 | Subunits of NADH-dehydrogenase | *ndhA*、*ndhB*、*ndhC*、*ndhD*、*ndhE*、*ndhF*、*ndhG*、*ndhH*、*ndhI*、*ndhJ*、*ndhK* |
| | Subunits of photosystem Ⅰ | *psaA*、*psaB*、*psaC*、*psaI*、*psaJ* |
| | Subunits of photosystem Ⅱ | *psbA*、*psbB*、*psbC*、*psbD*、*psbE*、*psbF*、*psbH*、*psbI*、*psbJ*、*psbK*、*psbL*、*psbM*、*psbN*、*psbT*、*psbZ*、*ycf3* |
| | Subunits of cytochrome b/f complex | *petA*、*petB*、*petD*、*petG*、*petL*、*petN* |
| | Subunits of ATP synthase | *atpA*、*atpB*、*atpE*、*atpF*、*atpH*、*atpI* |
| | Large subunit of rubisco | *rbcL* |
| 其他功能 | Maturase | *matK* |
| | Protease | *clpP* |
| | Envelope membrane protein | *cemA* |
| | Subunit of acetyl-CoA-carboxylase | *accD* |
| | Translational initiation factor | *infA* |
| | c-type cytochrome synthesis gene | *ccsA* |
| 未知功能 | Genes of unknown functions open reading | *ycf1*（×2）、*ycf2*、*ycf4* |

表 2-105-2　巴豆叶绿体基因内含子和外显子位置及长度

| 基因名称 | 基因编码序列所在链 | 起始位置 | 终点位置 | 长度（bp） | | | | |
| --- | --- | --- | --- | --- | --- | --- | --- | --- |
| | | | | 第一外显子 | 第一内含子 | 第二外显子 | 第二内含子 | 第三外显子 |
| *rps12* | + | 2017 | 2810 | ND | ND | 232 | 538 | 26 |
| *ndhB* | + | 3647 | 5861 | 775 | 682 | 758 | | |
| *trnK-UUU* | − | 10896 | 13571 | 37 | 2604 | 35 | | |

续表

| 基因名称 | 基因编码序列所在链 | 起始位置 | 终点位置 | 长度(bp) | | | | |
|---|---|---|---|---|---|---|---|---|
| | | | | 第一外显子 | 第一内含子 | 第二外显子 | 第二内含子 | 第三外显子 |
| rps16 | – | 14652 | 15859 | 40 | 941 | 227 | | |
| trnG-UCC | + | 19013 | 19765 | 23 | 682 | 48 | | |
| atpF | – | 22641 | 23955 | 145 | 760 | 410 | | |
| rpoC1 | – | 32311 | 35181 | 453 | 807 | 1611 | | |
| ycf3 | – | 57638 | 59643 | 124 | 733 | 230 | 766 | 153 |
| trnL-UAA | + | 62049 | 62661 | 35 | 528 | 50 | | |
| trnV-UAC | – | 66522 | 67186 | 39 | 591 | 35 | | |
| rps12 | – | 85995 | 86108 | 114 | ND | ND | ND | ND |
| clpP | – | 86318 | 88390 | 71 | 843 | 291 | 642 | 226 |
| petB | + | 91378 | 92831 | 6 | 808 | 642 | | |
| petD | + | 93025 | 94374 | 7 | 870 | 473 | | |
| rpl16 | – | 97838 | 99691 | 9 | 1446 | 399 | | |
| rpl2 | – | 101517 | 103016 | 382 | 684 | 434 | | |
| trnI-GAU | + | 113634 | 114660 | 37 | 955 | 35 | | |
| trnA-UGC | + | 114725 | 115485 | 38 | 688 | 35 | | |
| ndhA | – | 131495 | 133690 | 553 | 1104 | 539 | | |
| trnA-UGC | – | 146191 | 146951 | 38 | 688 | 35 | | |
| trnI-GAU | – | 147016 | 148042 | 37 | 955 | 35 | | |

注："+"表示正链;"–"表示负链;"ND"表示未确定

【重复序列】 在巴豆叶绿体基因组中,微卫星序列的类型以 A/T 为主,有 85 个;其次为 AT/AT,有 12 个(表 2-105-3)。共发现 69 个串联重复序列,满足总长度超过 20bp 且重复单元之间的相似度 ≥ 90% 两个条件(表 2-105-4)。散在重复序列包括回文重复序列和正向重复序列。以 e-value 小于 1E–04 为阈值,巴豆叶绿体基因组散在重复序列包括 7 条回文重复序列、25 条正向重复序列(表 2-105-5)。

表 2-105-3 巴豆叶绿体基因组微卫星序列统计

| 重复单元类型 | 重复序列个数 |
|---|---|
| A/T | 85 |
| C/G | 2 |
| AT/AT | 12 |
| AAT/ATT | 4 |

表 2-105-4　巴豆叶绿体基因组串联重复序列统计

| 起点—终点 | 重复单元长度（bp） | 重复单元拷贝数 | 重复单元一致序列长度（bp） | 重复单元之间的相似度（%） | 插入缺失比例（%） | 分值 | 碱基个数 A | C | G | T | 熵（0—2） |
|---|---|---|---|---|---|---|---|---|---|---|---|
| 692—728 | 17 | 2.1 | 17 | 100 | 0 | 74 | 48 | 5 | 10 | 35 | 1.61 |
| 1555—1580 | 12 | 2.2 | 10 | 100 | 0 | 52 | 84 | 0 | 7 | 7 | 0.77 |
| 9275—9301 | 12 | 2.2 | 12 | 100 | 0 | 54 | 59 | 7 | 0 | 33 | 1.25 |
| 10805—10829 | 11 | 2.3 | 11 | 100 | 0 | 50 | 28 | 8 | 0 | 64 | 1.22 |
| 10824—10867 | 21 | 2.1 | 21 | 100 | 0 | 88 | 40 | 0 | 13 | 45 | 1.44 |
| 11188—11228 | 12 | 3.5 | 12 | 93 | 3 | 66 | 31 | 0 | 12 | 56 | 1.36 |
| 15086—15110 | 13 | 1.9 | 13 | 100 | 0 | 50 | 96 | 0 | 4 | 0 | 0.24 |
| 16253—16283 | 15 | 2.1 | 15 | 100 | 0 | 62 | 67 | 6 | 0 | 25 | 1.14 |
| 17659—17688 | 14 | 2.1 | 14 | 100 | 0 | 60 | 40 | 0 | 20 | 40 | 1.52 |
| 18412—18447 | 15 | 2.4 | 15 | 100 | 0 | 72 | 25 | 0 | 0 | 75 | 0.81 |
| 18653—18728 | 31 | 2.5 | 31 | 100 | 0 | 152 | 30 | 9 | 2 | 57 | 1.43 |
| 20032—20071 | 18 | 2.2 | 19 | 90 | 4 | 64 | 72 | 0 | 5 | 22 | 1.04 |
| 20023—20067 | 22 | 2.0 | 23 | 91 | 4 | 74 | 73 | 0 | 4 | 22 | 1.01 |
| 20206—20233 | 13 | 2.2 | 13 | 100 | 0 | 56 | 78 | 0 | 0 | 21 | 0.75 |
| 20288—20314 | 13 | 2.1 | 13 | 100 | 0 | 54 | 55 | 0 | 7 | 37 | 1.28 |
| 20427—20462 | 15 | 2.3 | 16 | 95 | 4 | 65 | 52 | 5 | 8 | 33 | 1.55 |
| 20865—20895 | 15 | 2.1 | 15 | 100 | 0 | 62 | 35 | 6 | 6 | 51 | 1.53 |
| 20953—20989 | 15 | 2.4 | 16 | 95 | 4 | 67 | 56 | 5 | 8 | 29 | 1.51 |
| 23523—23566 | 22 | 2.0 | 22 | 100 | 0 | 88 | 50 | 9 | 22 | 18 | 1.75 |
| 25815—25846 | 16 | 2.0 | 16 | 100 | 0 | 64 | 56 | 0 | 25 | 18 | 1.42 |
| 26960—26991 | 16 | 2.0 | 16 | 100 | 0 | 64 | 21 | 12 | 0 | 56 | 1.37 |
| 38944—38994 | 18 | 2.8 | 18 | 100 | 0 | 102 | 45 | 13 | 11 | 29 | 1.79 |
| 39043—39075 | 16 | 2.1 | 16 | 100 | 0 | 66 | 24 | 24 | 6 | 45 | 1.75 |
| 40876—40916 | 20 | 2.0 | 20 | 100 | 0 | 82 | 31 | 9 | 4 | 53 | 1.55 |
| 40922—40947 | 13 | 2.0 | 13 | 100 | 0 | 52 | 38 | 7 | 0 | 53 | 1.30 |
| 42477—42524 | 17 | 2.9 | 17 | 93 | 3 | 80 | 22 | 14 | 0 | 62 | 1.32 |
| 43116—43163 | 12 | 4.0 | 12 | 100 | 0 | 96 | 75 | 0 | 16 | 8 | 1.04 |
| 44293—44325 | 15 | 2.2 | 15 | 94 | 0 | 57 | 57 | 0 | 6 | 36 | 1.23 |
| 44428—44453 | 13 | 2.0 | 13 | 100 | 0 | 52 | 61 | 7 | 7 | 23 | 1.49 |
| 44581—44612 | 15 | 2.1 | 15 | 100 | 0 | 64 | 31 | 12 | 0 | 56 | 1.37 |
| 45078—45111 | 17 | 2.0 | 17 | 100 | 0 | 68 | 41 | 5 | 0 | 52 | 1.25 |
| 45079—45116 | 17 | 2.2 | 17 | 90 | 4 | 58 | 44 | 5 | 2 | 47 | 1.39 |
| 45255—45294 | 20 | 2.0 | 20 | 100 | 0 | 80 | 25 | 10 | 0 | 65 | 1.24 |
| 45481—45512 | 14 | 2.3 | 14 | 100 | 0 | 64 | 21 | 12 | 25 | 40 | 1.88 |
| 45990—46025 | 17 | 2.1 | 17 | 100 | 0 | 72 | 16 | 16 | 0 | 66 | 1.25 |

续表

| 起点—终点 | 重复单元长度（bp） | 重复单元拷贝数 | 重复单元一致序列长度（bp） | 重复单元之间的相似度（%） | 插入缺失比例（%） | 分值 | A | C | G | T | 熵（0—2） |
|---|---|---|---|---|---|---|---|---|---|---|---|
| 50845—50886 | 21 | 2.0 | 21 | 90 | 0 | 66 | 45 | 4 | 14 | 35 | 1.66 |
| 51386—51415 | 11 | 2.7 | 11 | 94 | 0 | 51 | 56 | 0 | 6 | 36 | 1.26 |
| 51313—51404 | 48 | 1.9 | 48 | 91 | 4 | 150 | 53 | 5 | 11 | 29 | 1.60 |
| 51816—51849 | 17 | 2.0 | 17 | 94 | 0 | 59 | 41 | 8 | 8 | 41 | 1.67 |
| 55538—55566 | 15 | 1.9 | 15 | 100 | 0 | 58 | 13 | 27 | 37 | 20 | 1.91 |
| 57584—57616 | 13 | 2.6 | 13 | 95 | 4 | 59 | 54 | 9 | 6 | 30 | 1.56 |
| 57971—58026 | 28 | 2.0 | 28 | 100 | 0 | 112 | 21 | 28 | 7 | 42 | 1.79 |
| 59840—59872 | 16 | 2.1 | 16 | 100 | 0 | 66 | 36 | 24 | 12 | 27 | 1.91 |
| 61679—61712 | 16 | 2.1 | 16 | 94 | 0 | 59 | 17 | 8 | 8 | 64 | 1.47 |
| 65844—65883 | 20 | 2.0 | 20 | 100 | 0 | 80 | 60 | 0 | 0 | 40 | 0.97 |
| 69731—69760 | 14 | 2.1 | 14 | 100 | 0 | 60 | 50 | 26 | 0 | 23 | 1.50 |
| 71959—71995 | 18 | 2.0 | 19 | 94 | 5 | 67 | 10 | 8 | 5 | 75 | 1.17 |
| 72007—72067 | 28 | 2.2 | 28 | 93 | 0 | 104 | 39 | 11 | 11 | 37 | 1.78 |
| 72583—72607 | 12 | 2.1 | 12 | 100 | 0 | 50 | 24 | 8 | 0 | 68 | 1.16 |
| 74541—74574 | 16 | 2.1 | 16 | 100 | 0 | 68 | 44 | 0 | 0 | 55 | 0.99 |
| 81001—81035 | 17 | 2.1 | 17 | 100 | 0 | 70 | 31 | 11 | 11 | 45 | 1.76 |
| 81428—81468 | 12 | 3.4 | 12 | 100 | 0 | 82 | 31 | 7 | 0 | 60 | 1.24 |
| 81908—81934 | 13 | 2.1 | 13 | 100 | 0 | 54 | 44 | 0 | 7 | 48 | 1.31 |
| 83538—83575 | 19 | 2.0 | 19 | 94 | 0 | 67 | 47 | 7 | 7 | 36 | 1.62 |
| 88736—88771 | 18 | 2.0 | 18 | 100 | 0 | 72 | 44 | 11 | 0 | 44 | 1.39 |
| 96369—96396 | 12 | 2.3 | 12 | 100 | 0 | 56 | 60 | 25 | 0 | 14 | 1.34 |
| 97137—97165 | 14 | 2.1 | 14 | 100 | 0 | 58 | 37 | 6 | 0 | 55 | 1.27 |
| 98765—98794 | 15 | 2.0 | 15 | 93 | 0 | 51 | 56 | 0 | 3 | 40 | 1.16 |
| 99369—99400 | 15 | 2.1 | 15 | 100 | 0 | 64 | 0 | 25 | 0 | 75 | 0.81 |
| 99604—99634 | 15 | 2.1 | 15 | 100 | 0 | 62 | 51 | 6 | 12 | 29 | 1.65 |
| 102089—102113 | 12 | 2.1 | 12 | 100 | 0 | 50 | 48 | 0 | 8 | 44 | 1.32 |
| 107346—107370 | 12 | 2.1 | 12 | 100 | 0 | 50 | 40 | 28 | 16 | 16 | 1.89 |
| 108695—108805 | 36 | 3.1 | 36 | 94 | 0 | 195 | 34 | 5 | 26 | 34 | 1.79 |
| 120266—120292 | 13 | 2.1 | 13 | 100 | 0 | 54 | 22 | 14 | 0 | 62 | 1.31 |
| 125360—125396 | 17 | 2.2 | 17 | 95 | 0 | 65 | 24 | 5 | 0 | 70 | 1.08 |
| 131466—131496 | 13 | 2.4 | 13 | 94 | 0 | 53 | 6 | 9 | 3 | 80 | 0.99 |
| 135280—135312 | 17 | 1.9 | 17 | 93 | 0 | 57 | 27 | 0 | 9 | 63 | 1.24 |
| 138905—138953 | 18 | 2.7 | 18 | 93 | 6 | 82 | 4 | 14 | 6 | 75 | 1.14 |
| 141384—141410 | 13 | 2.1 | 13 | 100 | 0 | 54 | 62 | 0 | 14 | 22 | 1.31 |

表 2-105-5　巴豆叶绿体基因组散在重复序列特征值

| 重复单元一长度（bp） | 重复单元一起点 | 重复类型 | 重复单元二长度（bp） | 重复单元二起点 | 重复单元间隔 | e-value |
| --- | --- | --- | --- | --- | --- | --- |
| 63 | 108694 | D | 63 | 108730 | −3 | 7.98E−23 |
| 63 | 108706 | D | 63 | 108742 | −3 | 7.98E−23 |
| 59 | 74279 | D | 59 | 74694 | −3 | 1.67E−20 |
| 45 | 18652 | D | 45 | 18683 | 0 | 5.11E−18 |
| 47 | 108722 | D | 47 | 108758 | −1 | 4.51E−17 |
| 42 | 1937 | P | 42 | 132071 | −1 | 4.12E−14 |
| 40 | 53919 | D | 40 | 56143 | −1 | 6.28E−13 |
| 36 | 43115 | D | 36 | 43127 | 0 | 1.34E−12 |
| 45 | 20682 | D | 45 | 20696 | −3 | 1.96E−12 |
| 39 | 74344 | D | 39 | 74754 | −1 | 2.45E−12 |
| 35 | 20692 | D | 35 | 20706 | 0 | 5.36E−12 |
| 43 | 119022 | D | 43 | 142610 | −3 | 2.73E−11 |
| 33 | 38943 | D | 33 | 38961 | 0 | 8.58E−11 |
| 39 | 1938 | P | 39 | 58822 | −2 | 1.40E−10 |
| 39 | 108694 | D | 39 | 108766 | −2 | 1.40E−10 |
| 32 | 51312 | D | 32 | 51360 | 0 | 3.43E−10 |
| 39 | 58822 | D | 39 | 132073 | −3 | 5.17E−09 |
| 37 | 18636 | D | 37 | 18649 | −3 | 7.03E−08 |
| 36 | 72003 | D | 36 | 72031 | −3 | 2.58E−07 |
| 33 | 18640 | D | 33 | 18684 | −2 | 4.08E−07 |
| 30 | 18190 | P | 30 | 60167 | −1 | 4.94E−07 |
| 30 | 57970 | D | 30 | 57998 | −1 | 4.94E−07 |
| 30 | 81426 | D | 30 | 81438 | −1 | 4.94E−07 |
| 35 | 67649 | P | 35 | 67652 | −3 | 9.47E−07 |
| 31 | 138904 | D | 31 | 138922 | −2 | 5.74E−06 |
| 33 | 18647 | P | 33 | 44355 | −3 | 1.26E−05 |
| 33 | 43118 | P | 33 | 61656 | −3 | 1.26E−05 |
| 33 | 43130 | P | 33 | 61656 | −3 | 1.26E−05 |
| 30 | 51283 | D | 30 | 51339 | −2 | 2.15E−05 |
| 30 | 74313 | D | 30 | 74728 | −2 | 2.15E−05 |
| 32 | 108706 | D | 32 | 108724 | −3 | 4.60E−05 |
| 32 | 108706 | D | 32 | 108760 | −3 | 4.60E−05 |

注：P. palindromic repeat，回文重复序列；D. direct repeat，正向重复序列

**【系统发育】** 使用 MAFFT 对来自大戟科的 10 个物种[4-12]和 1 个外类群物种[狭叶天料木（*Homalium stenophyllum*）][13]的叶绿体基因组中提取的 82 个共有蛋白质序列进行多重序列比对，使用 IQ-TREE 筛选得到最优的 cpREV 模型，并采用最大似然法（maximum likelihood method）构建进化树。结果显示，巴豆（*Croton tiglium*）[4]、麻疯树（*Jatropha curcas*）[5]、东京桐（*Deutzianthus tonkinensis*）[6]和油桐（*Vernicia fordii*）[7] 4 个物种聚为一支，其余 6 个物种聚为一支。随后，橡胶树（*Hevea brasiliensis*）[8]与木薯（*Manihot esculenta*）[9] 2 个物种聚为一支。乳浆大戟（*Euphorbia esula*）与绿玉树（*Euphorbia tirucalli*）[10]聚为一支，山苦茶（*Mallotus peltatus*）[11]和蓖麻（*Ricinus communis*）[12]聚为一支。巴豆与麻疯树的亲缘关系最近，与乳浆大戟等物种的亲缘关系较远（图 2-105-3）。

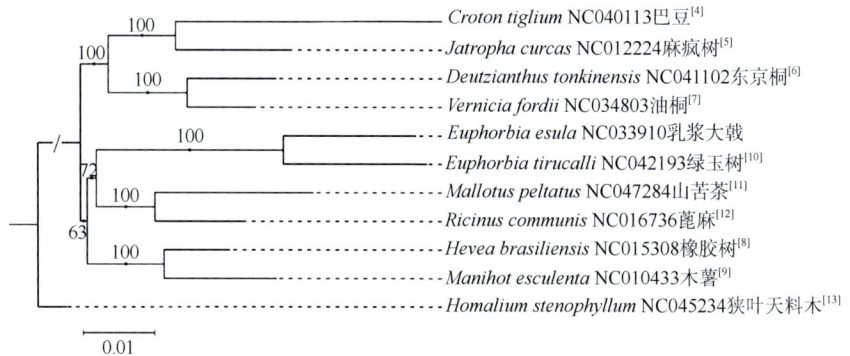

图 2-105-3　大戟科植物系统发育进化分析

## 参 考 文 献

[1] 中国科学院《中国植物志》编委会. 中国植物志. 第 44（2）卷. 北京：科学出版社，1996：133.

[2] 国家药典委员会. 中华人民共和国药典（2020 年版）一部. 北京：中国医药科技出版社，2020：82.

[3] 胡静，秦贝贝，马琳，等. 巴豆化学成分、药理作用及其质量标志物预测分析. 中草药，2021，52（21）：6743-6754.

[4] Jo S, Kim K J. Two-step contractions of inverted repeat region and psaI gene duplication from the plastome of *Croton tiglium*（Euphorbiaceae）. ResearchGate，DOI：10.20944/preprints201807.0458.v1.

[5] Asif M H, Mantri S S, Sharma A, et al. Complete sequence and organisation of the *Jatropha curcas*（Euphorbiaceae）chloroplast genome. Tree Genetics & Genomes，2010，6（6）：941-952.

[6] Wang Q, Qu Z, Tian X. Complete chloroplast genome of an endangered oil tree, *Deutzianthus tonkinensis*（Euphorbiaceae）. Mitochondrial DNA Part B：Resources，2019，4（1）：299-300.

[7] Li Z, Long H, Zhang L, et al. The complete chloroplast genome sequence of tung tree（*Vernicia fordii*）：Organization and phylogenetic relationships with other angiosperms. Sci Rep，2017，7（1）：1869.

[8] Tangphatsornruang S, Uthaipaisanwong P, Sangsrakru D, et al. Characterization of the complete chloroplast genome of *Hevea brasiliensis* reveals genome rearrangement，RNA editing sites and phylogenetic relationships. Gene，2011，475（2）：104-112.

[9] Daniell H, Wurdack K J, Kanagaraj A, et al. The complete nucleotide sequence of the cassava（*Manihot esculenta*）chloroplast genome and the evolution of atpF in Malpighiales：RNA editing and multiple losses of a group Ⅱ intron. Theor Appl Genet，2008，116（5）：723-737.

[10] Zhang Y, Shi Y, Duan N, et al. Complete chloroplast genome of *Euphorbia tirucalli*（Euphorbiaceae），a potential biofuel plant. Mitochondrial DNA Part B：Resources，2019，4（1）：1973-1974.

[11] Ke X R, Zhang X F, Wang H X, et al. Complete plastome sequence of *Mallotus peltatus*（Geiseler）Müll. Arg.（Euphorbiaceae）：

A beverage and medicinal plant in Hainan, China. Mitochondrial DNA Part B: Resources, 2020, 5 (1): 953-954.

[12] Rivarola M, Foster J T, Chan A P, et al. Castor bean organelle genome sequencing and worldwide genetic diversity analysis. PLoS One, 2011, 6 (7): e21743.

[13] Chen D Y, Wang J H, Zhao K K, et al. Complete plastome sequences of *H. paniculiflorum*, *H. stenophyllum* and *Homalium ceylanicum* (Salicaceae): Three valuable forest tree species. Mitochondrial DNA Part B: Resources, 2019, 4 (1): 143-144.

# 106  广东金钱草

【药材基本信息】 广东金钱草[*Desmodium styracifolium*（Osbeck）Merr.]又名金钱草、落地钱、铜钱草，为豆科山蚂蝗属药用植物[1]，其干燥地上部分为广东金钱草中药材（图2-106-1）。收载于《中国药典》（2020年版）[2]。广东金钱草分布于广东、广西、海南、福建、湖南、云南、四川等地。商品药材主要来源于栽培。主产于广东遂溪、饶平、平远、阳春等地，广西玉林、金秀、北海、桂平等地，海南万宁、澄迈、琼中、陵水等地。商品药材以叶多、色绿者为佳。广东金钱草主要含黄酮（如夏佛塔苷、异牡荆苷、洋芹素、异荭草苷等）[3]、生物碱（如广东金钱草碱）、内酯（如广东金钱草内酯）、三萜等化学成分[4]。味甘、淡，性凉。归肝、肾、膀胱经。具有利湿退黄、利尿通淋的功效。现代研究表明，广东金钱草具有抗菌、利尿、抗泌尿系统结石、镇痛等作用。临床用于治疗尿路结石、泌尿系感染、肾炎水肿、胆结石等[5]。

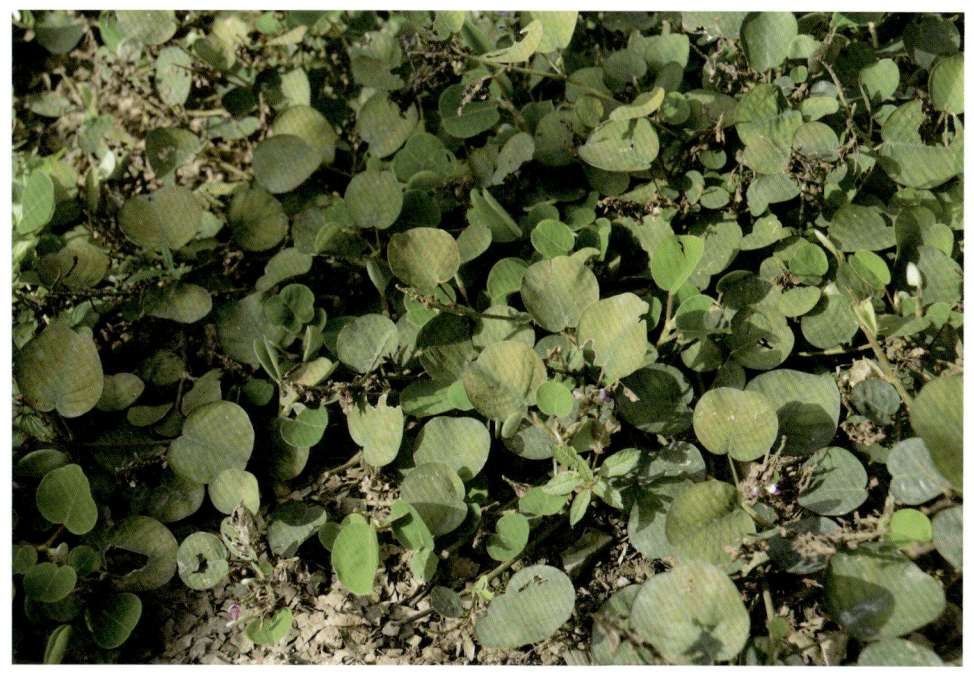

图 2-106-1  广东金钱草

【叶绿体基因组】 广东金钱草的叶绿体DNA为环状分子，其叶绿体基因组（GenBank登录号：NC046791.1）总长度为149 155bp，具有保守的四分状结构，包括一个LSC区、一个SSC区和一对IR区，其长度分别为82 476bp、18 433bp和24 123bp（图2-106-2）。广东金钱草叶绿体基因组的整体G/C含量为35.23%。其LSC区的G/C含量（32.79%）低于 IR 区的 G/C 含量（38.86%）和 SSC 区的 G/C 含量（37.72%）。

*Desmodium styracifolium*

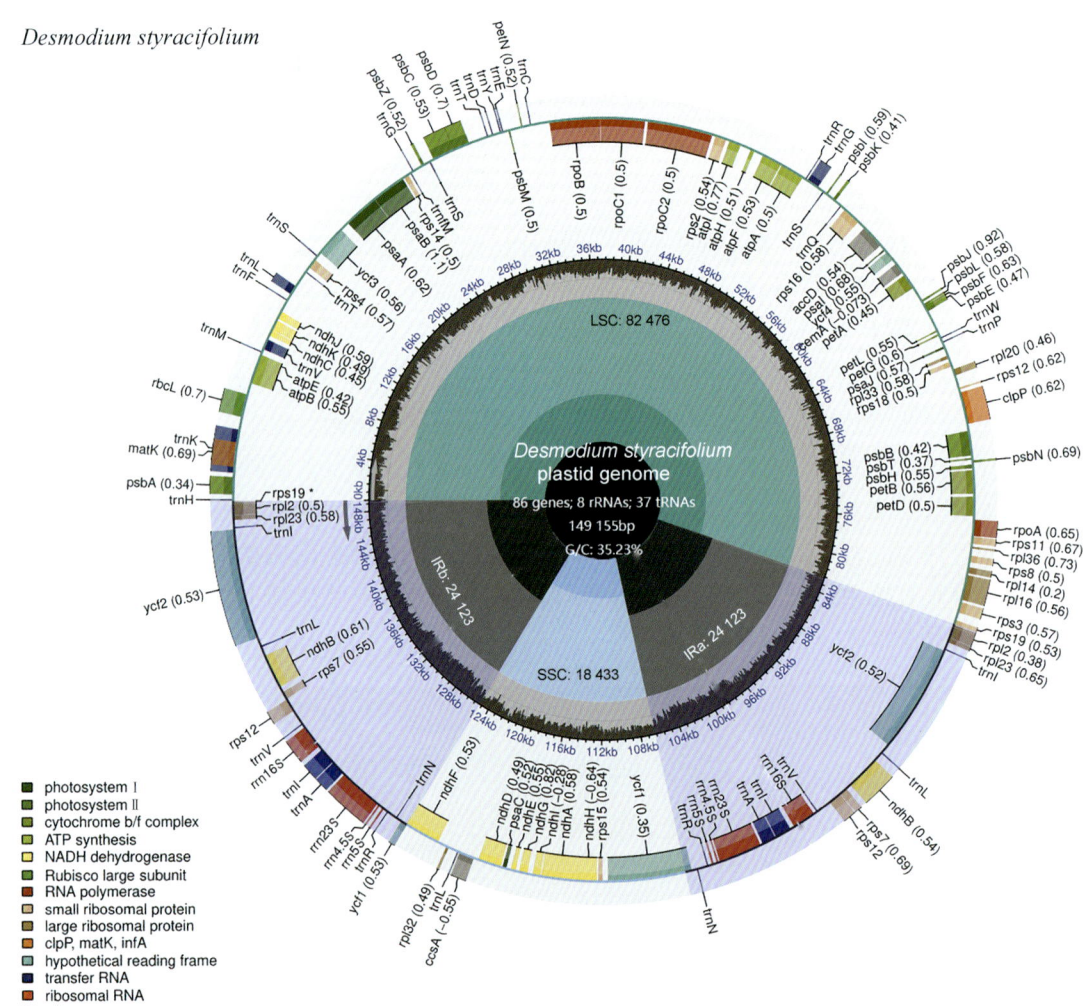

图 2-106-2　广东金钱草叶绿体基因组图谱

该图包括 6 个圆形轨道。自内向外的第一轨道表示分散重复序列，红色弧线表示直接重复序列，绿色弧线表示回文重复序列；自内向外的第二轨道上的蓝色柱状线条表示长串联重复序列，其重复单元碱基长度＞7；自内向外的第三轨道以不同颜色的柱状线条表示不同类型的短串联重复序列（微卫星序列），其中黑色表示复杂重复序列，绿色表示重复单元碱基长度为 1 的重复序列，黄色表示重复单元碱基长度为 2 的重复序列，紫色表示重复单元碱基长度为 3 的重复序列，蓝色表示重复单元碱基长度为 4 的重复序列，橙色表示重复单元碱基长度为 5 的重复序列，红色表示重复单元碱基长度为 6 的重复序列；自内向外的第四轨道上以不同色块表示 SSC 区、反向重复区 IRa 和 IRb、LSC 区，数字代表相应区间的长度；自内向外的第五轨道表示 GC 含量；最外层第六轨道以不同色块表示不同功能的编码基因，功能分类详见图中左下角注释，基因名称后括号中的数字表示密码子使用偏差，轨道外侧的基因转录方向为顺时针方向，轨道内侧的基因转录方向为逆时针方向

【编码基因】　广东金钱草的叶绿体基因组共编码 131 个基因，其中独特基因 113 个，包括蛋白质编码基因 86 个（独特基因 79 个）、转运 RNA（transfer RNA，tRNA）编码基因 37 个（独特基因 30 个）、核糖体 RNA（ribosomal RNA，rRNA）编码基因 8 个（独特基因 4 个）（表 2-106-1）。其中 7 个蛋白质独特编码基因（*ndhB*、*rpl2*、*rpl23*、*rps12*、*rps7*、 *ycf1*、*ycf2*）、8 个 tRNA 独特编码基因（*trnA-UGC*、*trnI-CAU*、*trnI-GAU*、*trnL-CAA*、*trnN-GUU*、*trnR-ACG*、*trnS-GCU*、*trnV-GAC*）、4 个 rRNA 独特编码基因（*rrn16S*、*rrn23S*、*rrn4.5S*、*rrn5S*）位于 IR 区。有 9 个蛋白质编码基因 [*rps16*、*atpF*、*rpoC1*、*petB*、*petD*、*rpl16*、*ndhB*（×2）、*ndhA*] 各含有 1 个内含子（intron），4 个蛋白质编码基因 [*ycf3*、*clpP*、*rps12*（×2）] 各含有 2 个内含子，8 个 tRNA 编码基因 [*trnK-UUU*、*trnV-UAC*、*trnL-UAA*、*trnG-UCC*、*trnI-GAU*（×2）、*trnA-UGC*（×2）] 各含有 1 个内含子（表 2-106-2）。广东金钱草叶绿体基因组中蛋白质编码区（coding sequence，CDS）的长度为 77 682bp，占整个基因组长度的 52.08%。rRNA 基因的长度为 9062bp，占整个基因组长度的 6.08%。而 tRNA 基因的长度为 2853bp，占整个基因组长度的 1.91%。广东金钱草叶绿体基因组非编码区主要包括内含子和基因间区，其长度占整个基因组长度的 39.93%。

表 2-106-1　广东金钱草叶绿体基因组基因列表

| 基因功能 | 基因分类 | 基因名称 |
|---|---|---|
| rRNA | rRNA genes | *rrn16S*（×2）、*rrn23S*（×2）、*rrn5S*（×2）、*rrn4.5S*（×2） |
| tRNA | tRNA genes | 37 *trn* genes（8 个基因中各含有 1 个内含子） |
| 自我复制 | Small subunit of ribosome | *rps11*、*rps12*（×3）、*rps14*、*rps15*、*rps16*、*rps18*、*rps19*（×2）、*rps2*、*rps3*、*rps4*、*rps7*（×2）、*rps8* |
|  | Large subunit of ribosome | *rpl14*、*rpl16*、*rpl2*（×2）、*rpl20*、*rpl23*（×2）、*rpl32*、*rpl33*、*rpl36* |
|  | DNA dependent RNA polymerase | *rpoA*、*rpoB*、*rpoC1*、*rpoC2* |
| 光合作用 | Subunits of NADH-dehydrogenase | *ndhA*、*ndhB*（×2）、*ndhC*、*ndhD*、*ndhE*、*ndhF*、*ndhG*、*ndhH*、*ndhI*、*ndhJ*、*ndhK* |
|  | Subunits of photosystem Ⅰ | *psaA*、*psaB*、*psaC*、*psaI*、*psaJ* |
|  | Subunits of photosystem Ⅱ | *psbA*、*psbB*、*psbC*、*psbD*、*psbE*、*psbF*、*psbH*、*psbI*、*psbJ*、*psbK*、*psbL*、*psbM*、*psbN*、*psbT*、*psbZ*、*ycf3* |
|  | Subunits of cytochrome b/f complex | *petA*、*petB*、*petD*、*petG*、*petL*、*petN* |
|  | Subunits of ATP synthase | *atpA*、*atpB*、*atpE*、*atpF*、*atpH*、*atpI* |
|  | Large subunit of rubisco | *rbcL* |
| 其他功能 | Maturase | *matK* |
|  | Protease | *clpP* |
|  | Envelope membrane protein | *cemA* |
|  | Subunit of acetyl-CoA-carboxylase | *accD* |
|  | c-type cytochrome synthesis gene | *ccsA* |
| 未知功能 |  | *ycf1*（×2）、*ycf2*（×2）、*ycf4* |

表 2-106-2　广东金钱草叶绿体基因内含子和外显子位置及长度

| 基因名称 | 基因编码序列所在链 | 起始位置 | 终点位置 | 长度（bp） | | | | |
|---|---|---|---|---|---|---|---|---|
|  |  |  |  | 第一外显子 | 第一内含子 | 第二外显子 | 第二内含子 | 第三外显子 |
| *trnK-UUU* | − | 1744 | 4438 | 37 | 2623 | 35 | | |
| *trnV-UAC* | + | 9703 | 10361 | 39 | 583 | 37 | | |
| *trnL-UAA* | − | 13539 | 14136 | 37 | 511 | 50 | | |

续表

| 基因名称 | 基因编码序列所在链 | 起始位置 | 终点位置 | 长度（bp） | | | | |
|---|---|---|---|---|---|---|---|---|
| | | | | 第一外显子 | 第一内含子 | 第二外显子 | 第二内含子 | 第三外显子 |
| ycf3 | + | 16751 | 18705 | 124 | 679 | 230 | 769 | 153 |
| rpoC1 | + | 37168 | 40011 | 432 | 789 | 1623 | | |
| atpF | + | 47882 | 49150 | 145 | 717 | 407 | | |
| trnG-UCC | − | 51109 | 51876 | 23 | 696 | 49 | | |
| rps16 | + | 54094 | 55250 | 41 | 887 | 229 | | |
| rps12 | − | 67539 | 96301 | 114 | ND | 232 | 559 | 26 |
| clpP | − | 67851 | 69876 | 71 | 702 | 294 | 733 | 226 |
| petB | + | 72778 | 74233 | 6 | 808 | 642 | | |
| petD | + | 74431 | 75629 | 8 | 716 | 475 | | |
| rpl16 | − | 79335 | 80893 | 9 | 1151 | 399 | | |
| ndhB | − | 92425 | 94601 | 721 | 698 | 758 | | |
| trnI-GAU | + | 99341 | 100370 | 36 | 959 | 35 | | |
| trnA-UGC | + | 100429 | 101305 | 38 | 804 | 35 | | |
| ndhA | + | 113462 | 115795 | 553 | 1242 | 539 | | |
| trnA-UGC | − | 130321 | 131197 | 38 | 804 | 35 | | |
| trnI-GAU | − | 131256 | 132285 | 36 | 959 | 35 | | |
| rps12 | + | 135325 | 136141 | ND | ND | 232 | 559 | 26 |
| ndhB | + | 137025 | 139201 | 721 | 698 | 758 | | |

注："+"表示正链；"−"表示负链；"ND"表示未确定

**【重复序列】** 在广东金钱草叶绿体基因组中，微卫星序列有 A/T 和 AT/AT 两种类型，各有 49 个和 8 个（表 2-106-3）。共发现 32 个串联重复序列，满足总长度超过 20bp 且重复单元之间的相似度≥90% 两个条件（表 2-106-4）。散在重复序列包括回文重复序列和正向重复序列。以 $e$-value 小于 1E–04 为阈值，广东金钱草叶绿体基因组散在重复序列包括 22 条回文重复序列、20 条正向重复序列（表 2-106-5）。

表 2-106-3　广东金钱草叶绿体基因组微卫星序列统计

| 重复单元类型 | 重复序列个数 |
|---|---|
| A/T | 49 |
| AT/AT | 8 |

表 2-106-4　广东金钱草叶绿体基因组串联重复序列统计

| 起点—终点 | 重复单元长度（bp） | 重复单元拷贝数 | 重复单元一致序列长度（bp） | 重复单元之间的相似度（%） | 插入缺失比例（%） | 分值 | 碱基个数 | | | | 熵（0—2） |
|---|---|---|---|---|---|---|---|---|---|---|---|
| | | | | | | | A | C | G | T | |
| 10424—10455 | 12 | 2.7 | 12 | 95 | 0 | 55 | 43 | 18 | 0 | 37 | 1.51 |
| 15115—15150 | 12 | 2.8 | 12 | 91 | 8 | 54 | 63 | 13 | 0 | 22 | 1.29 |
| 24831—24863 | 17 | 1.9 | 17 | 93 | 0 | 57 | 30 | 9 | 0 | 60 | 1.27 |

续表

| 起点—终点 | 重复单元长度（bp） | 重复单元拷贝数 | 重复单元一致序列长度（bp） | 重复单元之间的相似度（%） | 插入缺失比例（%） | 分值 | A | C | G | T | 熵（0—2） |
|---|---|---|---|---|---|---|---|---|---|---|---|
| 24902—24941 | 19 | 2.1 | 19 | 100 | 0 | 80 | 50 | 0 | 15 | 35 | 1.44 |
| 28789—28814 | 13 | 2.0 | 13 | 100 | 0 | 52 | 38 | 0 | 23 | 38 | 1.55 |
| 31567—31607 | 21 | 2.0 | 21 | 100 | 0 | 82 | 63 | 4 | 7 | 24 | 1.40 |
| 45420—45454 | 17 | 2.1 | 17 | 100 | 0 | 70 | 48 | 5 | 17 | 28 | 1.69 |
| 47697—47737 | 13 | 3.1 | 13 | 92 | 3 | 64 | 43 | 0 | 4 | 51 | 1.23 |
| 52136—52172 | 19 | 1.9 | 19 | 94 | 0 | 65 | 51 | 0 | 0 | 48 | 1.00 |
| 53923—53957 | 16 | 2.2 | 16 | 100 | 0 | 70 | 17 | 17 | 0 | 65 | 1.27 |
| 55350—55381 | 15 | 2.2 | 15 | 94 | 5 | 57 | 6 | 0 | 12 | 81 | 0.87 |
| 57470—57515 | 23 | 2.0 | 23 | 100 | 0 | 92 | 52 | 8 | 8 | 30 | 1.62 |
| 61307—61336 | 14 | 2.1 | 14 | 100 | 0 | 60 | 53 | 0 | 6 | 40 | 1.27 |
| 61384—61447 | 21 | 3.0 | 21 | 100 | 0 | 128 | 23 | 14 | 4 | 57 | 1.55 |
| 64410—64439 | 14 | 2.1 | 14 | 93 | 0 | 51 | 23 | 13 | 3 | 60 | 1.48 |
| 64431—64462 | 16 | 2.0 | 16 | 100 | 0 | 64 | 43 | 12 | 6 | 37 | 1.68 |
| 77474—77517 | 22 | 1.9 | 24 | 90 | 9 | 74 | 15 | 9 | 0 | 75 | 1.05 |
| 78593—78645 | 17 | 3.1 | 17 | 94 | 2 | 88 | 20 | 13 | 0 | 66 | 1.25 |
| 81952—82036 | 17 | 5.0 | 17 | 100 | 0 | 170 | 47 | 0 | 0 | 41 | 1.40 |
| 88143—88184 | 21 | 2.0 | 21 | 100 | 0 | 84 | 38 | 4 | 28 | 28 | 1.77 |
| 89292—89383 | 18 | 5.1 | 18 | 94 | 0 | 166 | 33 | 4 | 28 | 33 | 1.77 |
| 96343—96368 | 13 | 2.0 | 13 | 100 | 0 | 52 | 23 | 7 | 7 | 61 | 1.49 |
| 96673—96697 | 12 | 2.1 | 12 | 100 | 0 | 50 | 44 | 8 | 8 | 40 | 1.63 |
| 110293—110324 | 15 | 2.1 | 15 | 100 | 0 | 64 | 34 | 0 | 18 | 46 | 1.49 |
| 114130—114159 | 13 | 2.2 | 13 | 94 | 5 | 51 | 26 | 0 | 0 | 73 | 0.84 |
| 120240—120266 | 13 | 2.1 | 13 | 100 | 0 | 54 | 14 | 7 | 7 | 70 | 1.32 |
| 121853—121891 | 19 | 2.1 | 19 | 100 | 0 | 78 | 51 | 0 | 5 | 43 | 1.24 |
| 121883—121914 | 14 | 2.4 | 14 | 94 | 5 | 57 | 50 | 0 | 12 | 37 | 1.41 |
| 134929—134953 | 12 | 2.1 | 12 | 100 | 0 | 50 | 40 | 0 | 0 | 44 | 1.63 |
| 135258—135283 | 13 | 2.0 | 13 | 100 | 0 | 52 | 61 | 7 | 7 | 23 | 1.49 |
| 142243—142334 | 18 | 5.1 | 18 | 94 | 0 | 166 | 33 | 28 | 4 | 33 | 1.77 |
| 143442—143483 | 21 | 2.0 | 21 | 100 | 0 | 84 | 28 | 28 | 4 | 38 | 1.77 |

表 2-106-5　广东金钱草叶绿体基因组散在重复序列特征值

| 重复单元一长度（bp） | 重复单元一起点 | 重复类型 | 重复单元二长度（bp） | 重复单元二起点 | 重复单元间隔 | e-value |
|---|---|---|---|---|---|---|
| 7800 | 98796 | P | 7800 | 125029 | 0 | 0.00E+00 |
| 257 | 83798 | D | 257 | 85752 | 0 | 1.17E−145 |
| 257 | 83798 | P | 257 | 145616 | 0 | 1.17E−145 |
| 257 | 85752 | P | 257 | 147570 | 0 | 1.17E−145 |

续表

| 重复单元一长度（bp） | 重复单元一起点 | 重复类型 | 重复单元二长度（bp） | 重复单元二起点 | 重复单元间隔 | $e$-value |
|---|---|---|---|---|---|---|
| 257 | 145616 | D | 257 | 147570 | 0 | 1.17E–145 |
| 68 | 81951 | D | 68 | 81968 | 0 | 7.18E–32 |
| 51 | 81951 | D | 51 | 81985 | 0 | 1.23E–21 |
| 58 | 89307 | D | 58 | 89325 | −3 | 6.27E–20 |
| 58 | 89307 | P | 58 | 142242 | −3 | 6.27E–20 |
| 58 | 89325 | P | 58 | 142260 | −3 | 6.27E–20 |
| 58 | 142242 | D | 58 | 142260 | −3 | 6.27E–20 |
| 57 | 29644 | P | 57 | 29647 | −3 | 2.38E–19 |
| 57 | 89294 | D | 57 | 89330 | −3 | 2.38E–19 |
| 57 | 89294 | P | 57 | 142238 | −3 | 2.38E–19 |
| 57 | 89330 | P | 57 | 142274 | −3 | 2.38E–19 |
| 57 | 142238 | D | 57 | 142274 | −3 | 2.38E–19 |
| 43 | 61383 | D | 43 | 61404 | 0 | 8.09E–17 |
| 50 | 79760 | P | 50 | 115178 | −3 | 2.61E–15 |
| 42 | 79770 | D | 42 | 95779 | −1 | 4.08E–14 |
| 42 | 79770 | P | 42 | 135804 | −1 | 4.08E–14 |
| 42 | 89291 | D | 42 | 89345 | −1 | 4.08E–14 |
| 42 | 89291 | P | 42 | 142238 | −1 | 4.08E–14 |
| 42 | 89345 | P | 42 | 142292 | −1 | 4.08E–14 |
| 42 | 142238 | D | 42 | 142292 | −1 | 4.08E–14 |
| 44 | 89325 | D | 44 | 89343 | −2 | 1.72E–13 |
| 44 | 89325 | P | 44 | 142238 | −2 | 1.72E–13 |
| 44 | 89343 | P | 44 | 142256 | −2 | 1.72E–13 |
| 37 | 98762 | P | 37 | 132825 | 0 | 3.31E–13 |
| 35 | 18487 | P | 35 | 79773 | 0 | 5.30E–12 |
| 44 | 20185 | D | 44 | 22409 | −3 | 7.23E–12 |
| 38 | 17479 | D | 38 | 115178 | −1 | 9.44E–12 |
| 34 | 81951 | D | 34 | 82002 | 0 | 2.12E–11 |
| 40 | 20271 | D | 40 | 22495 | −2 | 3.63E–11 |
| 33 | 142247 | D | 33 | 142301 | 0 | 8.48E–11 |
| 42 | 17478 | P | 42 | 79769 | −3 | 1.00E–10 |
| 32 | 61478 | P | 32 | 61526 | 0 | 3.39E–10 |
| 38 | 142260 | D | 38 | 142296 | −2 | 5.24E–10 |
| 35 | 18487 | P | 35 | 95782 | −1 | 5.56E–10 |
| 35 | 18487 | D | 35 | 135808 | −1 | 5.56E–10 |

续表

| 重复单元一长度（bp） | 重复单元一起点 | 重复类型 | 重复单元二长度（bp） | 重复单元二起点 | 重复单元间隔 | e-value |
| --- | --- | --- | --- | --- | --- | --- |
| 31 | 25951 | P | 31 | 26000 | 0 | 1.36E–09 |
| 31 | 65307 | P | 31 | 66118 | 0 | 1.36E–09 |
| 39 | 17478 | P | 39 | 95781 | –3 | 5.11E–09 |

注：P. palindromic repeat，回文重复序列；D. direct repeat，正向重复序列

【高可变区】 为了发现山蚂蝗属的高可变区，从 6 个物种的叶绿体基因组中提取了 30 个基因间区，采用 K2p（Kimura 2-parameter）模型计算基因间区的遗传距离，遗传距离最大的 30 个基因间区参见图 2-106-3。这 30 个基因间区的 K2p 平均值分布于 2.21～18.04。其中 trnH-GUG-psbA、ycf4-cemA、trnE-UUC-psbM、rpl16-rps3 的 K2p 平均值较高，分别为 18.04、16.09、11.68、7.34。山蚂蝗属 6 个物种的叶绿体基因组在这 4 个区域的变异较大，这 4 个区域可作为潜在的分子标记开发区域。

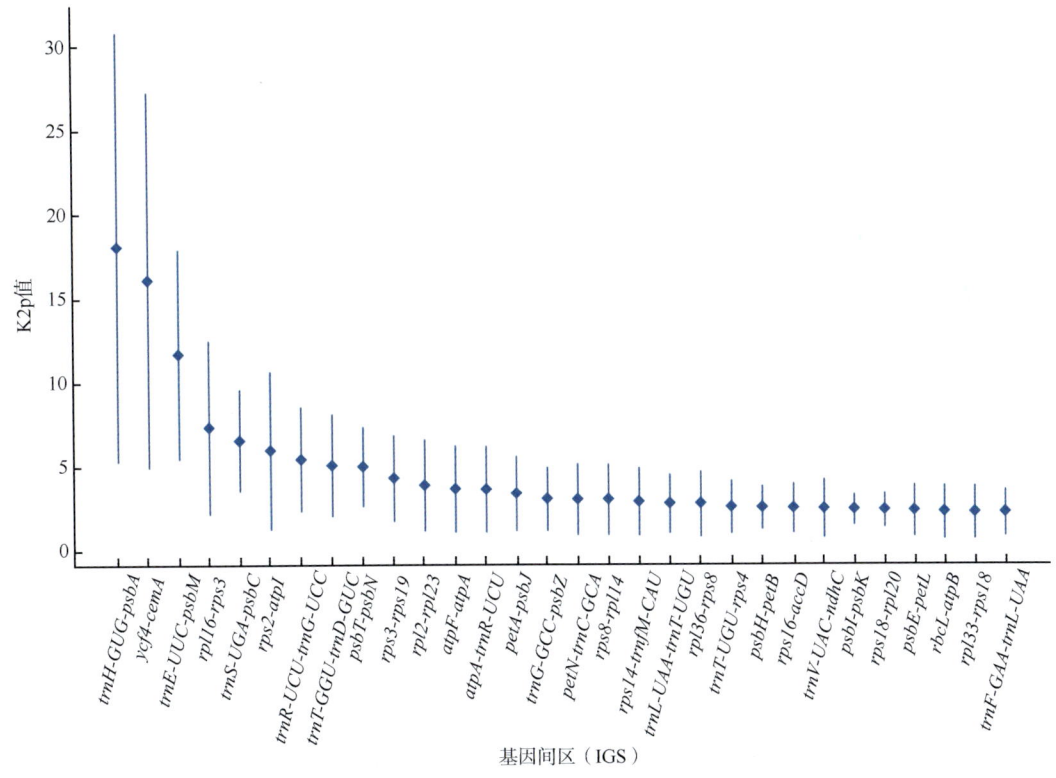

图 2-106-3 山蚂蝗属基因间区的遗传距离分析结果

【系统发育】 使用 MAFFT 对来自山蚂蝗属的 3 个物种[6, 7]及 1 个外类群物种[瓜儿豆（Cyamopsis tetragonoloba）][8]的叶绿体基因组中提取的 77 个共有蛋白质序列进行多重序列比对，使用 IQ-TREE 筛选得到最优的 TVM+F+G4 模型，并采用最大似然法（maximum likelihood method）构建进化树。结果显示，假地豆（Desmodium heterocarpon）[6]和广东

金钱草（*Desmodium styracifolium*）聚为一支，肾叶山蚂蝗（*Desmodium renifolium*）[7]独立分化为一支。广东金钱草与假地豆的亲缘关系最近（图2-106-4）。

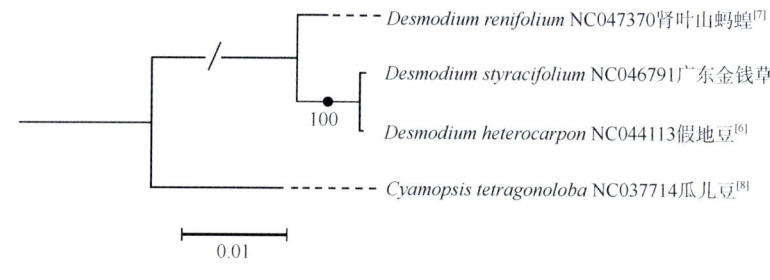

图 2-106-4　山蚂蝗属植物系统发育进化分析

【$K_A/K_S$ 选择压力分析】　以图2-106-4的进化树作为参考，利用Hyphy 软件中的aBSREL 模型对蛋白质编码基因进行选择压力分析。发现在4个山蚂蝗属物种中，没有基因受到正向选择。

【宏 DNA 条形码的发现及其 PCR 扩增引物设计】　为了发现能够区分山蚂蝗属下物种的宏 DNA 条形码序列及其 PCR 扩增引物，利用 ecoPrimers 对山蚂蝗属植物叶绿体基因组序列进行分析。用于设计 PCR 扩增引物的保守区间见表 2-106-6。可以依据区间序列设计引物，使用这些引物对广东金钱草 DNA 进行 PCR 扩增，对 PCR 产物进行桑格测序或高通量测序，通过序列比较和特征分析区分山蚂蝗属及近缘种的 3 个物种。

表 2-106-6　部分基于 ecoPrimers 发现的引物设计保守区间

| 编号 | 保守区间序列 | 物种拉丁名 | GenBank 序列号 | 保守区间序列起点—终点 |
| --- | --- | --- | --- | --- |
| 1 | TCATTTTTTAGTTTTTCTTTCAATAAACAATCCATT | *D. heterocarpon* | NC044113 | 14564—14638 |
|  |  | *D. styracifolium* | NC046791 | 14550—14618 |
|  |  | *D. renifolium* | NC047370 | 14342—14410 |
| 2 | CAAATCAAGAAAAGAACCTACTTTTTTTATTTTTTT | *D. heterocarpon* | NC044113 | 15384—15441 |
|  |  | *D. styracifolium* | NC046791 | 15395—15454 |
|  |  | *D. renifolium* | NC047370 | 15138—15192 |
| 3 | TTTATAGTATTAAGCGAAAGGTTATACCTATATTTATGAGGTTAGGTCAACCCTACTAGTACCGATAGGCAGCATAGGGAAAGAAGCACTACGCTTGGGAATCAACAACACGAAAACTTTGAAAAAAAAAA | *D. heterocarpon* | NC044113 | 17183—17350 |
|  |  | *D. styracifolium* | NC046791 | 17192—17359 |
|  |  | *D. renifolium* | NC047370 | 16926—17093 |
| 4 | ATTATATAAATTATTCTAAAATTTTTT | *D. heterocarpon* | NC044113 | 30041—30082 |
|  |  | *D. styracifolium* | NC046791 | 30070—30111 |
|  |  | *D. renifolium* | NC047370 | 29803—29844 |
| 5 | AATGATTGAATAAAAAAATGAACAAGGTTTTCAATTTGGGGTTTTAGTCTTAAAAAA | *D. heterocarpon* | NC044113 | 32060—32101 |
|  |  | *D. styracifolium* | NC046791 | 31478—31519 |
|  |  | *D. renifolium* | NC047370 | 31842—31883 |

## 参 考 文 献

[1] Wu Z, Raven P H. Flova of China. Beijing: Science Press & Missouri Botanical Garden Press (st. Louis), 2010, 10: 1-642.
[2] 国家药典委员会. 中华人民共和国药典 (2020年版) 一部. 北京: 中国医药科技出版社, 2020: 46.
[3] 苏亚伦, 王玉兰. 广金钱草黄酮类化学成分的研究. 中草药, 1993, 24 (7): 3.
[4] 王植柔, 平山英雄. 广金钱草化学成分的研究. 广西医科大学学报, 1998, 15 (3): 5.
[5] 范文昌, 梅全喜, 赖海标. 广金钱草的药理作用和临床应用研究进展. 中国药房, 2010, (31): 3.
[6] Jin D P, Choi I S, Choi B H. Plastid genome evolution in tribe Desmodieae (Fabaceae: Papilionoideae). PLoS One, 2019, 14 (6): e0218743.
[7] Zhang R, Wang Y H, Jin J J, et al. Exploration of plastid phylogenomic conflict yields new insights into the deep relationships of Leguminosae. Syst Biol, 2020, 69 (4): 613-622.
[8] Kaila T, Chaduvla P K, Rawal H C, et al. Chloroplast genome sequence of clusterbean (*Cyamopsis tetragonoloba* L.): Genome structure and comparative analysis. Genes, 2017, 8 (9): 212.

# 107 大　　豆

【药材基本信息】　大豆 [*Glycine max*（L.）Merr.] 是豆科大豆属药用植物[1]，其种子经加工发酵后为淡豆豉中药材（图 2-107-1）。收载于《中国药典》（2020 年版）[2]。大豆又称菽、黄豆，是我国重要的粮食作物之一。原产于中国，我国各地均有栽培，以东北大豆最著名。淡豆豉味苦、辛，性寒。归肺、胃经。具有解表、除烦、宣郁、解毒的功效。用于伤寒热病、寒热、头痛、烦躁、胸闷。临床上用于治疗多发性神经炎。其药理作用主要有抗癌、降低胆固醇、抗氧化和雌激素作用[3]。

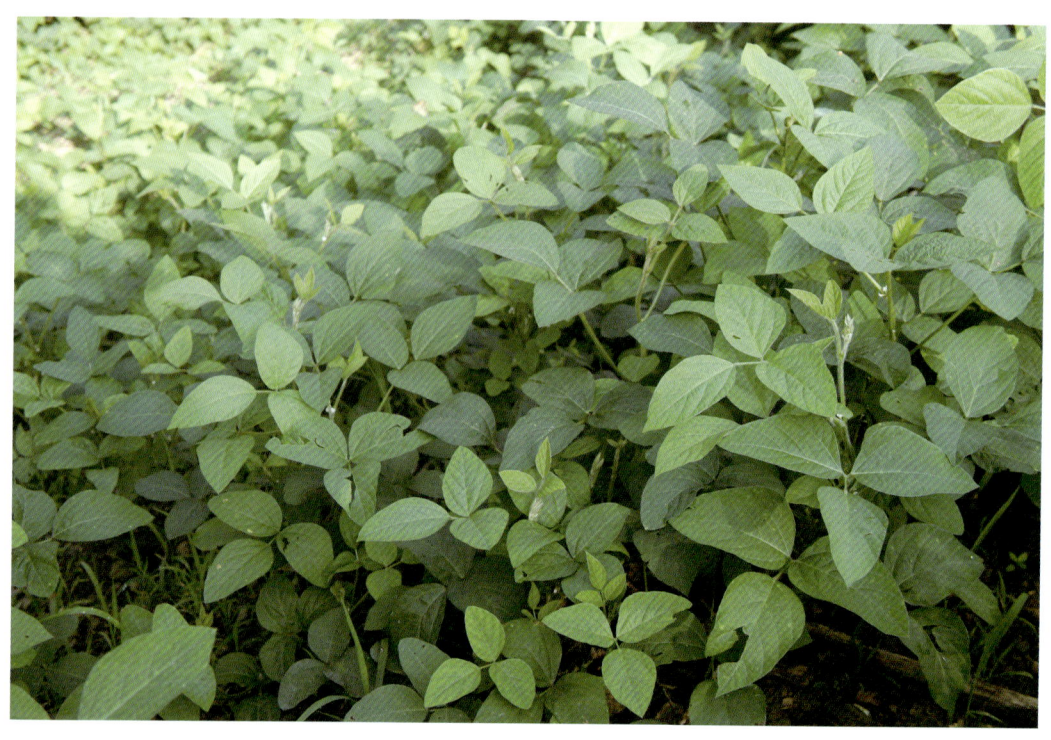

图 2-107-1　大豆

【叶绿体基因组】　大豆的叶绿体 DNA 为环状分子，其叶绿体基因组（GenBank 登录号：NC007942.1）总长度为 152 218bp，具有保守的四分状结构，包括一个 LSC 区、一个 SSC 区和一对 IR 区，其长度分别为 83 175bp、17 895bp 和 25 574bp（图 2-107-2）。大豆叶绿体基因组的整体 G/C 含量为 35.37%。其 LSC 区的 G/C 含量（32.81%）低于 IR 区的 G/C 含量（41.86%），但高于 SSC 区的 G/C 含量（28.76%）。

*Glycine max*

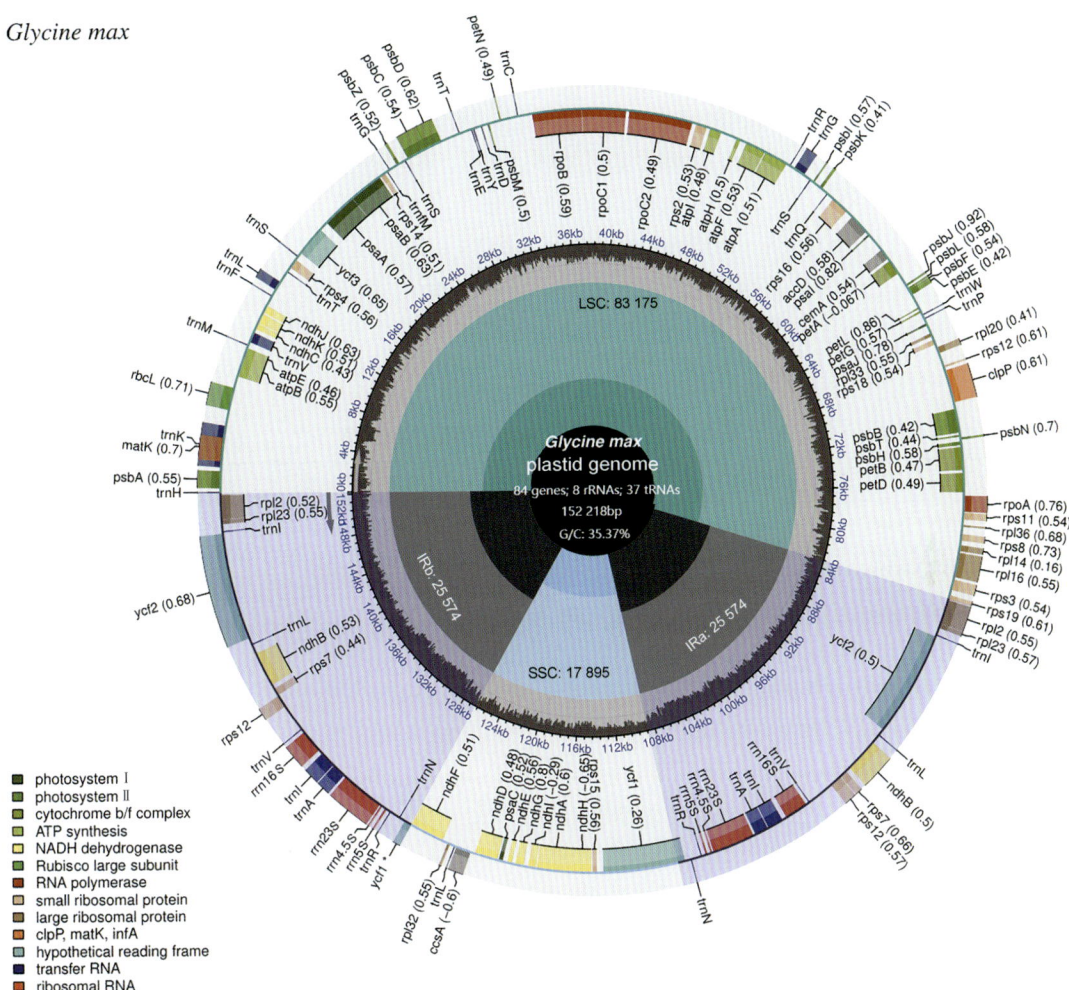

**图 2-107-2　大豆叶绿体基因组图谱**

该图包括 6 个圆形轨道。自内向外的第一轨道表示分散重复序列，红色弧线表示直接重复序列，绿色弧线表示回文重复序列；自内向外的第二轨道上的蓝色柱状线条表示长串联重复序列，其重复单元碱基长度＞7；自内向外的第三轨道以不同颜色的柱状线条表示不同类型的短串联重复序列（微卫星序列），其中黑色表示复杂重复序列，绿色表示重复单元碱基长度为 1 的重复序列，黄色表示重复单元碱基长度为 2 的重复序列，紫色表示重复单元碱基长度为 3 的重复序列，蓝色表示重复单元碱基长度为 4 的重复序列，橙色表示重复单元碱基长度为 5 的重复序列，红色表示重复单元碱基长度为 6 的重复序列；自内向外的第四轨道上以不同色块表示 SSC 区、反向重复区 IRa 和 IRb、LSC 区，数字代表相应区间的长度；自内向外的第五轨道表示 GC 含量；最外层第六轨道以不同色块表示不同功能的编码基因，功能分类详见图中左下角注释，基因名称后括号中的数字表示密码子使用偏差，轨道外侧的基因转录方向为顺时针方向，轨道内侧的基因转录方向为逆时针方向

【编码基因】　大豆的叶绿体基因组共编码 129 个基因，其中独特基因 111 个，包括蛋白质编码基因 84 个（独特基因 76 个）、转运 RNA（transfer RNA，tRNA）编码基因 37 个（独特基因 31 个）、核糖体 RNA（ribosomal RNA，rRNA）编码基因 8 个（独特基因 4 个）（表 2-107-1）。其中 7 个蛋白质独特编码基因（*ndhB*、*rpl2*、*rpl23*、*rps12*、*rps7*、*ycf1*、*ycf2*）、6 个 tRNA 独特编码基因（*trnA-UGC*、*trnI-CAU*、*trnL-CAA*、*trnN-GUU*、 trnR-ACG、trnV-GAC)、4个rRNA独特编码基因(rrn16S、rrn23S、rrn4.5S、rrn5S)位于IR区。有11个蛋白质编码基因[rps16、atpF、rpoC1、petB、petD、rpl16、rpl2(×2)、ndhB(×2)、ndhA]各含有1个内含子(intron),4个蛋白质编码基因[ycf3、clpP、rps12(×2)]各含有2个内含子,8个tRNA编码基因[trnK-UUU、trnV-UAC、trnL-UAA、trnG-UCC、trnI-UAG、trnA-UGC(×2)、trnI-GAU]各含有1个内含子(表2-107-2)。大豆叶绿体基因组中蛋白质编码区(coding sequence,CDS)的长度为83 028bp,占整个基因组长度的54.55%。rRNA基因的长度为9054bp,占整个基因组长度的5.95%。而tRNA基因的长度为2647bp,占整个基因组长度的1.74%。大豆叶绿体基因组非编码区主要包括内含子和基因间区,其长度占整个基因组长度的37.76%。

表2-107-1 大豆叶绿体基因组基因列表

| 基因功能 | 基因分类 | 基因名称 |
|---|---|---|
| rRNA | rRNA genes | rrn16S(×2)、rrn23S(×2)、rrn5S(×2)、rrn4.5S(×2) |
| tRNA | tRNA genes | 37 trn genes(8个基因各含有1个内含子) |
| 自我复制 | Small subunit of ribosome | rps11、rps12(×3)、rps14、rps15、rps16、rps18、rps19、rps3、rps4、rps7(×2)、rps8 |
|  | Large subunit of ribosome | rpl14、rpl16、rpl2(×2)、rpl20、rpl23(×2)、rpl32、rpl33、rpl36 |
|  | DNA dependent RNA polymerase | rpoA、rpoB、rpoC1、rpoC2 |
| 光合作用 | Subunits of NADH-dehydrogenase | ndhA、ndhB(×2)、ndhC、ndhD、ndhE、ndhF、ndhG、ndhH、ndhI、ndhJ、ndhK |
|  | Subunits of photosystem Ⅰ | psaA、psaB、psaC、psaI、psaJ |
|  | Subunits of photosystem Ⅱ | psbA、psbB、psbC、psbD、psbE、psbF、psbH、psbI、psbJ、psbK、psbL、psbM、psbN、psbT、psbZ、ycf3 |
|  | Subunits of cytochrome b/f complex | petA、petB、petD、petG、petL、petN |
|  | Subunits of ATP synthase | atpA、atpB、atpE、atpF、atpH、atpI |
|  | Large subunit of rubisco | rbcL |
| 其他功能 | Maturase | matK |
|  | Protease | clpP |
|  | Envelope membrane protein | cemA |
|  | Subunit of acetyl-CoA-carboxylase | accD |
|  | c-type cytochrome synthesis gene | ccsA |
| 未知功能 |  | ycf1(×2)、ycf2(×2)、ycf4 |

表2-107-2 大豆叶绿体基因内含子和外显子位置及长度

| 基因名称 | 基因编码序列所在链 | 起始位置 | 终点位置 | 长度(bp) | | | | |
|---|---|---|---|---|---|---|---|---|
| | | | | 第一外显子 | 第一内含子 | 第二外显子 | 第二内含子 | 第三外显子 |
| trnK-UUU | − | 1638 | 4286 | 37 | 2577 | 35 | | |
| trnV-UAC | + | 9832 | 10493 | 39 | 588 | 35 | | |
| trnL-UAA | − | 13562 | 14154 | 35 | 510 | 48 | | |
| ycf3 | + | 16430 | 18376 | 124 | 696 | 230 | 744 | 153 |

续表

| 基因名称 | 基因编码序列所在链 | 起始位置 | 终点位置 | 长度（bp） | | | | |
|---|---|---|---|---|---|---|---|---|
| | | | | 第一外显子 | 第一内含子 | 第二外显子 | 第二内含子 | 第三外显子 |
| rpoC1 | + | 37489 | 40354 | 432 | 802 | 1632 | | |
| atpF | + | 48505 | 49798 | 145 | 736 | 413 | | |
| trnG-UCC | − | 51973 | 52736 | 23 | 692 | 49 | | |
| rps16 | + | 55216 | 56371 | 40 | 886 | 230 | | |
| rps12 | − | 68190 | 96768 | 114 | ND | 232 | 533 | 26 |
| clpP | − | 68517 | 70593 | 71 | 712 | 294 | 774 | 226 |
| petB | + | 73482 | 74936 | 6 | 807 | 642 | | |
| petD | + | 75133 | 76343 | 8 | 728 | 475 | | |
| rpl16 | − | 80200 | 81774 | 9 | 1167 | 399 | | |
| rpl2 | − | 83298 | 84841 | 391 | 719 | 434 | | |
| ndhB | − | 93692 | 95915 | 775 | 691 | 758 | | |
| rps12 | + | 100574 | 101310 | ND | ND | 232 | 533 | 26 |
| trnI-UAG | + | 101393 | 102418 | 38 | 953 | 35 | | |
| trnA-UGC | + | 102483 | 103365 | 38 | 810 | 35 | | |
| ndhA | + | 115642 | 118001 | 553 | 1268 | 539 | | |
| trnA-UGC | − | 132029 | 132911 | 38 | 810 | 35 | | |
| trnI-UAG | − | 132976 | 134001 | 38 | 953 | 35 | | |
| ndhB | + | 139479 | 141702 | 775 | 691 | 758 | | |
| rpl2 | + | 150553 | 152096 | 391 | 719 | 434 | | |

注："+"表示正链；"−"表示负链；"ND"表示未确定

【重复序列】　在大豆叶绿体基因组中，微卫星序列的类型以 A/T 为主，有 56 个；其次为 AT/AT，有 7 个（表 2-107-3）。共发现 35 个串联重复序列，满足总长度超过 20bp 且重复单元之间的相似度 ≥ 90% 两个条件（表 2-107-4）。散在重复序列包括回文重复序列和正向重复序列。以 e-value 小于 1E–04 为阈值，大豆叶绿体基因组散在重复序列包括 13 条回文重复序列、14 条正向重复序列（表 2-107-5）。

表 2-107-3　大豆叶绿体基因组微卫星序列统计

| 重复单元类型 | 重复序列个数 |
|---|---|
| A/T | 56 |
| C/G | 1 |
| AT/AT | 7 |
| AAT/ATT | 1 |

表 2-107-4　大豆叶绿体基因组串联重复序列统计

| 起点—终点 | 重复单元长度（bp） | 重复单元拷贝数 | 重复单元一致序列长度（bp） | 重复单元之间的相似度（%） | 插入缺失比例（%） | 分值 | 碱基个数 A | C | G | T | 熵（0—2） |
|---|---|---|---|---|---|---|---|---|---|---|---|
| 1891—1925 | 17 | 2.1 | 17 | 100 | 0 | 70 | 65 | 5 | 5 | 22 | 1.36 |
| 4503—4536 | 13 | 2.5 | 13 | 95 | 4 | 59 | 44 | 2 | 0 | 52 | 1.16 |
| 4914—4946 | 16 | 2.1 | 16 | 100 | 0 | 66 | 39 | 18 | 6 | 36 | 1.75 |
| 4981—5007 | 13 | 2.1 | 13 | 100 | 0 | 54 | 48 | 14 | 7 | 29 | 1.71 |
| 5223—5254 | 12 | 2.5 | 13 | 90 | 10 | 57 | 18 | 0 | 21 | 59 | 1.38 |
| 25302—25331 | 15 | 2.0 | 15 | 100 | 0 | 60 | 60 | 0 | 13 | 26 | 1.34 |
| 25609—25634 | 12 | 2.2 | 12 | 100 | 0 | 52 | 46 | 0 | 7 | 46 | 1.31 |
| 29497—29525 | 9 | 3.0 | 10 | 90 | 10 | 51 | 51 | 0 | 0 | 48 | 1.00 |
| 40340—40375 | 15 | 2.4 | 15 | 100 | 0 | 72 | 38 | 13 | 5 | 41 | 1.68 |
| 46819—46849 | 14 | 2.2 | 14 | 94 | 0 | 53 | 48 | 0 | 22 | 29 | 1.51 |
| 46854—46886 | 10 | 3.3 | 10 | 95 | 0 | 57 | 39 | 6 | 9 | 45 | 1.61 |
| 48737—48762 | 13 | 2.0 | 13 | 100 | 0 | 52 | 38 | 15 | 7 | 38 | 1.76 |
| 51576—51609 | 10 | 3.4 | 10 | 91 | 0 | 50 | 38 | 11 | 11 | 38 | 1.79 |
| 51753—51796 | 22 | 2.0 | 22 | 100 | 0 | 88 | 36 | 9 | 9 | 45 | 1.68 |
| 51843—51875 | 13 | 2.5 | 13 | 95 | 5 | 57 | 60 | 15 | 0 | 24 | 1.35 |
| 55397—55423 | 13 | 2.1 | 13 | 100 | 0 | 54 | 33 | 0 | 29 | 37 | 1.58 |
| 63725—63750 | 12 | 2.2 | 12 | 100 | 0 | 52 | 61 | 7 | 7 | 23 | 1.49 |
| 64627—64672 | 24 | 1.9 | 24 | 95 | 0 | 83 | 26 | 17 | 21 | 34 | 1.95 |
| 64877—64904 | 12 | 2.3 | 12 | 100 | 0 | 56 | 50 | 7 | 14 | 28 | 1.69 |
| 66304—66345 | 21 | 2.0 | 21 | 100 | 0 | 84 | 66 | 9 | 0 | 23 | 1.21 |
| 68357—68388 | 16 | 2.0 | 16 | 93 | 0 | 55 | 31 | 12 | 3 | 53 | 1.54 |
| 68386—68429 | 22 | 2.0 | 22 | 100 | 0 | 88 | 50 | 4 | 9 | 36 | 1.55 |
| 78149—78190 | 21 | 2.0 | 21 | 100 | 0 | 84 | 38 | 9 | 0 | 52 | 1.34 |
| 81892—81936 | 21 | 2.1 | 21 | 100 | 0 | 90 | 55 | 8 | 8 | 26 | 1.60 |
| 82814—82849 | 17 | 2.1 | 18 | 94 | 5 | 65 | 44 | 0 | 0 | 55 | 0.99 |
| 83864—83899 | 14 | 2.6 | 14 | 95 | 0 | 54 | 50 | 0 | 16 | 33 | 1.46 |
| 89622—89663 | 21 | 2.0 | 21 | 100 | 0 | 84 | 38 | 4 | 28 | 28 | 1.77 |
| 90774—90811 | 18 | 2.1 | 18 | 95 | 0 | 67 | 34 | 5 | 23 | 36 | 1.78 |
| 108206—108253 | 25 | 1.9 | 25 | 95 | 0 | 87 | 58 | 12 | 12 | 16 | 1.63 |
| 111152—111198 | 24 | 2.0 | 24 | 91 | 0 | 76 | 42 | 10 | 10 | 36 | 1.74 |
| 123656—123690 | 12 | 2.9 | 12 | 100 | 0 | 70 | 34 | 14 | 0 | 51 | 1.42 |
| 127141—127188 | 25 | 1.9 | 25 | 95 | 0 | 87 | 16 | 12 | 12 | 58 | 1.63 |
| 144583—144620 | 18 | 2.1 | 18 | 95 | 0 | 67 | 36 | 23 | 5 | 34 | 1.78 |
| 145731—145772 | 21 | 2.0 | 21 | 100 | 0 | 84 | 28 | 28 | 4 | 38 | 1.77 |
| 151495—151528 | 14 | 2.4 | 14 | 100 | 0 | 68 | 35 | 14 | 0 | 50 | 1.44 |

表 2-107-5　大豆叶绿体基因组散在重复序列特征值

| 重复单元一长度（bp） | 重复单元一起点 | 重复类型 | 重复单元二长度（bp） | 重复单元二起点 | 重复单元间隔 | $e$-value |
|---|---|---|---|---|---|---|
| 287 | 85265 | D | 287 | 87216 | 0 | 1.05E–163 |
| 287 | 85265 | P | 287 | 147890 | 0 | 1.05E–163 |
| 287 | 87216 | P | 287 | 149841 | 0 | 1.05E–163 |
| 287 | 147890 | D | 287 | 149841 | 0 | 1.05E–163 |
| 49 | 80625 | P | 49 | 117385 | –1 | 3.02E–18 |
| 44 | 106908 | D | 44 | 128441 | 0 | 2.11E–17 |
| 49 | 19827 | D | 49 | 22051 | –3 | 1.02E–14 |
| 42 | 80635 | D | 42 | 97568 | –2 | 2.61E–12 |
| 42 | 80635 | P | 42 | 137783 | –2 | 2.61E–12 |
| 39 | 17174 | P | 39 | 80637 | –2 | 1.44E–10 |
| 39 | 97568 | P | 39 | 117385 | –2 | 1.44E–10 |
| 39 | 117385 | D | 39 | 137786 | –2 | 1.44E–10 |
| 38 | 83844 | D | 38 | 123671 | –2 | 5.46E–10 |
| 38 | 123671 | P | 38 | 151511 | –2 | 5.46E–10 |
| 37 | 17176 | D | 37 | 117385 | –2 | 2.07E–09 |
| 39 | 5156 | P | 39 | 5159 | –3 | 5.32E–09 |
| 36 | 65851 | P | 36 | 66718 | –2 | 7.82E–09 |
| 36 | 83844 | P | 36 | 123667 | –2 | 7.82E–09 |
| 36 | 83846 | D | 36 | 151511 | –2 | 7.82E–09 |
| 36 | 123667 | D | 36 | 151513 | –2 | 7.82E–09 |
| 35 | 5158 | D | 35 | 5160 | –2 | 2.96E–08 |
| 35 | 16086 | P | 35 | 53265 | –2 | 2.96E–08 |
| 37 | 19913 | D | 37 | 22137 | –3 | 7.24E–08 |
| 36 | 28797 | P | 36 | 28825 | –3 | 2.66E–07 |
| 33 | 5158 | D | 33 | 5162 | –2 | 4.20E–07 |
| 30 | 19846 | D | 30 | 22070 | –1 | 5.09E–07 |
| 30 | 66878 | P | 30 | 66915 | –1 | 5.09E–07 |

注：P. palindromic repeat，回文重复序列；D. direct repeat，正向重复序列

【高可变区】　为了发现大豆属的高可变区，从 10 个物种的叶绿体基因组中提取了 30 个基因间区，采用 K2p（Kimura 2-parameter）模型计算基因间区的遗传距离，遗传距离最大的 30 个基因间区参见图 2-107-3。这 30 个基因间区的 K2p 平均值分布于 2.16～5.26。其中 trnC-GCA-rpoB、trnH-GUG-psbA、rps18-rpl20、rps4-trnS-GGA 的 K2p 平均值较高，分别为 5.26、4.72、4.31、3.93。大豆属 10 个物种的叶绿体基因组在这 4 个区域的变异

较大，这 4 个区域可作为潜在的分子标记开发区域。

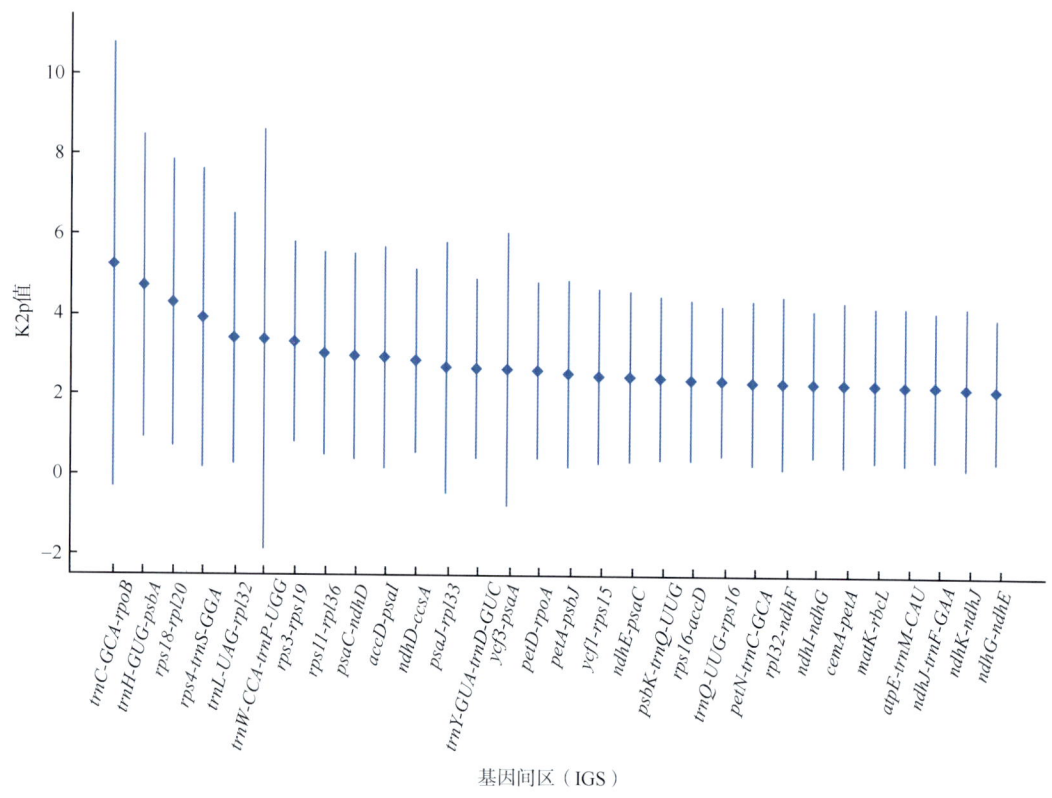

图 2-107-3　大豆属基因间区的遗传距离分析结果

【系统发育】　使用 MAFFT 对来自大豆属的 10 个物种[4-6]以及 1 个外类群物种 [非洲相思子（*Abrus precatorius*）][7]的叶绿体基因组中提取的 77 个共有蛋白质序列进行多重序列比对，使用 IQ-TREE 筛选 TVM+F+G4 模型，并采用最大似然法（maximum likelihood method）构建进化树。结果显示，*Glycine canescens*[4]、*Glycine syndetika*[4]、扁豆荚大豆（*Glycine dolichocarpa*）[4]、短绒野大豆（*Glycine tomentella*）[4]、*Glycine falcata*[4]、*Glycine cyrtoloba*[4]和 *Glycine stenophita*[4] 7 个物种聚为一支，宽叶蔓豆（*Glycine gracilis*）[5]、大豆（*Glycine max*）[6]和野大豆（*Glycine soja*）[5] 3 个物种聚为一支。大豆与宽叶蔓豆的亲缘关系最近（图 2-107-4）。

【$K_A$/$K_S$ 选择压力分析】　以图 2-107-4 的进化树作为参考，利用 Hyphy 软件中的 aBSREL 模型对蛋白质编码基因进行选择压力分析。共发现 1 个大豆属基因受到正向选择，即 *ycf2* 基因。在物种大豆中，未发现有基因受到正向选择。

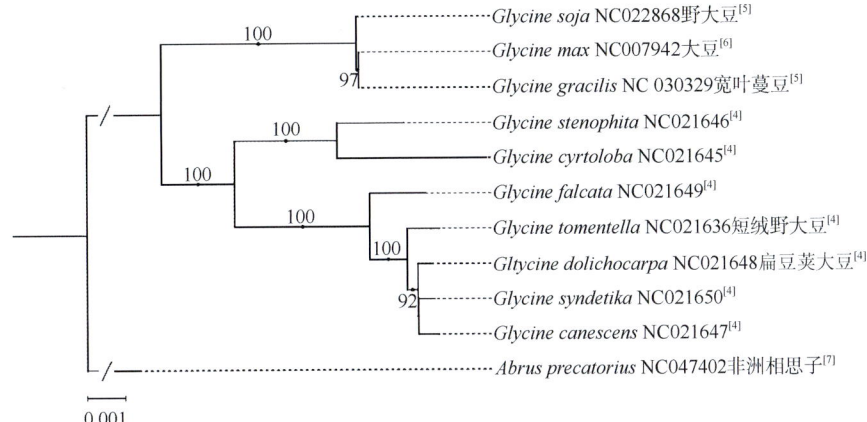

图 2-107-4　大豆属植物系统发育进化分析

【宏 DNA 条形码的发现及其 PCR 扩增引物设计】　为了发现能够区分大豆属下物种的宏 DNA 条形码序列及其 PCR 扩增引物，利用 ecoPrimers 对大豆属植物叶绿体基因组序列进行分析。未找见用来设计 PCR 扩增引物的保守区间。

## 参 考 文 献

[1] 中国科学院《中国植物志》编委会. 中国植物志. 北京：科学出版社，1995，41：234.
[2] 国家药典委员会. 中华人民共和国药典（2020 年版）一部. 北京：中国医药科技出版社，2020：342.
[3] 李健. 大豆化学成分和药理作用. 国外医药植物药分册，2004，19（6）：240-242.
[4] Sherman-Broyles S，Bombarely A，Grimwood J，et al. Complete plastome sequences from *Glycine syndetika* and six additional perennial wild relatives of soybean. G3：Genes，Genomes，Genetics，2014，4（10）：2023-2033.
[5] Gao C W，Gao L Z. The complete chloroplast genome sequence of semi-wild soybean，*Glycine gracilis*（Fabales：Fabaceae）. Conservation Genetics Resources，2017，9（2）：343-345.
[6] Saski C，Lee S B，Daniell H，et al. Complete chloroplast genome sequence of *Glycine max* and comparative analyses with other legume genomes. Plant Mol Biol，2005，59（2）：309-322.
[7] Zhang R，Wang Y H，Jin J J，et al. Exploration of plastid phylogenomic conflict yields new insights into the deep relationships of Leguminosae. Syst Biol，2020，69（4）：613-622.

# 108　光果甘草

【药材基本信息】　光果甘草（*Glycyrrhiza glabra* L.）为豆科植物甘草属药用植物[1]，其干燥根及根茎为甘草中药材（图2-108-1）。又名洋甘草。收载于《中国药典》（2020年版）[2]。本种原产于欧洲地中海区域，北非、中亚细亚和西伯利亚也有生长，我国新疆有分布，可生于干旱的盐碱性荒地[1]。甘草含有甘草甜素、甘草酸、18β-甘草次酸、三萜类化合物 [ 如18α-羟基甘草次酸（18α-hydroxyglycyrrhetic acid）、24-羟基甘草次酸（24-by-hydroxyglycyrrhetic acid）、24-羟基-11-去氧甘草次酸（24-hydroxyglycyrrhetic acid）] 等化学成分[3]。甘草味甘，性平。归心、肺、脾、胃经。具有补脾益气、清热解毒、祛痰止咳、缓急止痛、调和诸药的功能。用于脾胃虚弱，倦怠乏力，心悸气短，咳嗽痰多，脘腹、四肢挛急疼痛，痈肿疮毒，缓解药物毒性、烈性。经蜜炙法加工的甘草为炙甘草，略有黏性。具焦香气，味甜。具有补脾和胃、益气复脉的功效，常用于脾胃虚弱、体倦乏力、心动悸、脉结代[4]。

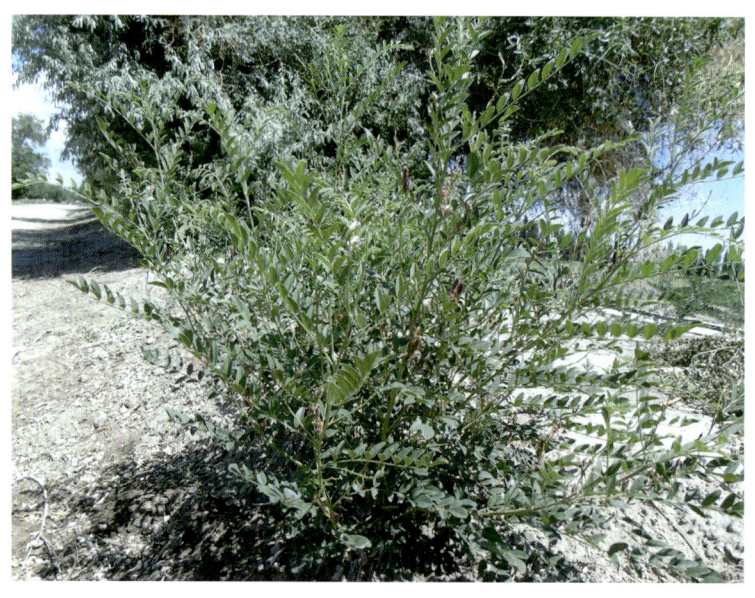

图 2-108-1　光果甘草

【叶绿体基因组】　光果甘草的叶绿体DNA为环状分子，其叶绿体基因组（GenBank登录号：NC024038.1）总长度为127 943bp。光果甘草叶绿体不是典型的四分状结构，包括一个LSC区、一个SSC区，没有IR区（图2-108-2）。光果甘草叶绿体基因组的整体G/C含量为34.24%。

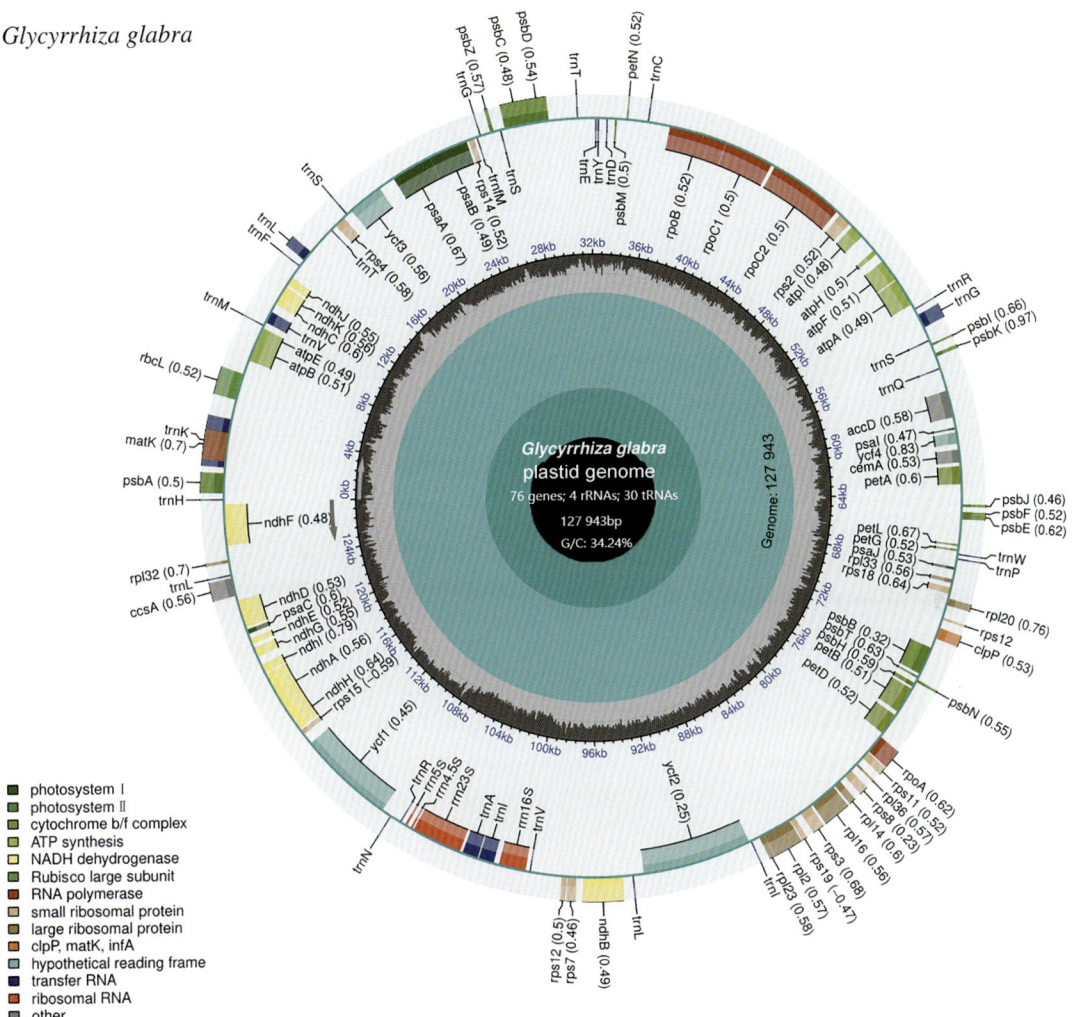

图 2-108-2　光果甘草叶绿体基因组图谱

该图包括 6 个圆形轨道。自内向外的第一轨道表示分散重复序列，红色弧线表示直接重复序列，绿色弧线表示回文重复序列；自内向外的第二轨道上的蓝色柱状线条表示长串联重复序列，其重复单元碱基长度＞7；自内向外的第三轨道以不同颜色的柱状线条表示不同类型的短串联重复序列（微卫星序列），其中黑色表示复杂重复序列，绿色表示重复单元碱基长度为 1 的重复序列，黄色表示重复单元碱基长度为 2 的重复序列，紫色表示重复单元碱基长度为 3 的重复序列，蓝色表示重复单元碱基长度为 4 的重复序列，橙色表示重复单元碱基长度为 5 的重复序列，红色表示重复单元碱基长度为 6 的重复序列；自内向外的第四轨道上以不同色块表示 SSC 区、反向重复区 IRa 和 IRb、LSC 区，数字代表相应区间的长度；自内向外的第五轨道表示 GC 含量；最外层第六轨道以不同色块表示不同功能的编码基因，功能分类详见图中左下角注释，基因名称后括号中的数字表示密码子使用偏差，轨道外侧的基因转录方向为顺时针方向，轨道内侧的基因转录方向为逆时针方向

【编码基因】　光果甘草的叶绿体基因组共编码 110 个基因，其中独特基因 108 个，包括蛋白质编码基因 76 个（独特基因 75 个）、转运 RNA（transfer RNA，tRNA）编码基因 30 个（独特基因 29 个）、核糖体 RNA（ribosome RNA，rRNA）编码基因 4 个（独特基因 4 个）（表 2-108-1）。有 9 个蛋白质编码基因（*rps12*、*atpF*、*rpoC1*、*petB*、*petD*、*rpl16*、*rpl2*、*ndhB*、*ndhA*）各含有 1 个内含子（intron），1 个蛋白质编码基因（*ycf3*）

含有 2 个内含子，6 个 tRNA 编码基因（trnK-UUU、trnV-UAC、trnL-UAA、trnG-UCC、trnI-GAU、trnA-UGC）各含有 1 个内含子（表 2-108-2）。光果甘草叶绿体基因组中蛋白质编码区（coding sequence，CDS）的长度为 66 576bp，占整个基因组长度的 52.04%。rRNA 基因的长度为 4525bp，占整个基因组长度的 3.54%。而 tRNA 基因的长度为 2287bp，占整个基因组长度的 1.79%。光果甘草叶绿体基因组非编码区主要包括内含子和基因间区，其长度占整个基因组长度的 42.63%。

表 2-108-1　光果甘草叶绿体基因组基因列表

| 基因功能 | 基因分类 | 基因名称 |
| --- | --- | --- |
| rRNA | rRNA genes | rrn16S、rrn23S、rrn5S、rrn4.5S |
| tRNA | tRNA genes | 30 trn genes（6 个基因各含有 1 个内含子） |
| 自我复制 | Small subunit of ribosome | rps11、rps12（×2）、rps14、rps15、rps18、rps19、rps2、rps3、rps4、rps7、rps8 |
| | Large subunit of ribosome | rpl14、rpl16、rpl2、rpl20、rpl23、rpl32、rpl33、rpl36 |
| | DNA dependent RNA polymerase | rpoA、rpoB、rpoC1、rpoC2 |
| 光合作用 | Subunits of NADH-dehydrogenase | ndhA、ndhB、ndhC、ndhD、ndhE、ndhF、ndhG、ndhH、ndhI、ndhJ、ndhK |
| | Subunits of photosystem Ⅰ | psaA、psaB、psaC、psaI、psaJ |
| | Subunits of photosystem Ⅱ | psbA、psbB、psbC、psbD、psbE、psbF、psbH、psbI、psbJ、psbK、psbM、psbN、psbT、psbZ、ycf3 |
| | Subunits of cytochrome b/f complex | petA、petB、petD、petG、petL、petN |
| | Subunits of ATP synthase | atpA、atpB、atpE、atpF、atpH、atpI |
| | Large subunit of rubisco | rbcL |
| 其他功能 | Maturase | matK |
| | Protease | clpP |
| | Envelope membrane protein | cemA |
| | Subunit of acetyl-CoA-carboxylase | accD |
| | c-type cytochrome synthesis gene | ccsA |
| 未知功能 | | ycf1、ycf2、ycf4 |

表 2-108-2　光果甘草叶绿体基因内含子和外显子位置及长度

| 基因名称 | 基因编码序列所在链 | 起始位置 | 终点位置 | 长度（bp） | | | | |
| --- | --- | --- | --- | --- | --- | --- | --- | --- |
| | | | | 第一外显子 | 第一内含子 | 第二外显子 | 第二内含子 | 第三外显子 |
| trnK-UUU | − | 1765 | 4367 | 37 | 2537 | 29 | | |
| trnV-UAC | + | 9933 | 10580 | 39 | 572 | 37 | | |
| trnL-UAA | − | 13891 | 14473 | 37 | 496 | 50 | | |
| ycf3 | + | 17605 | 19560 | 124 | 715 | 230 | 734 | 153 |
| rpoC1 | + | 39580 | 42328 | 432 | 694 | 1623 | | |
| atpF | + | 50405 | 51623 | 172 | 640 | 407 | | |

续表

| 基因名称 | 基因编码序列所在链 | 起始位置 | 终点位置 | 长度（bp） | | | | |
|---|---|---|---|---|---|---|---|---|
| | | | | 第一外显子 | 第一内含子 | 第二外显子 | 第二内含子 | 第三外显子 |
| trnG-UCC | − | 53903 | 54660 | 23 | 686 | 49 | | |
| rps12 | − | 70642 | 97760 | 114 | | 384 | | 270 |
| petB | + | 74865 | 76321 | 6 | 809 | 642 | | |
| petD | + | 76563 | 77752 | 8 | 707 | 475 | | |
| rpl16 | − | 81721 | 83221 | 9 | 1093 | 399 | | |
| rpl2 | − | 84779 | 86319 | 403 | 707 | 431 | | |
| ndhB | − | 94482 | 96645 | 721 | 685 | 758 | | |
| trnI-GAU | + | 101613 | 102467 | 42 | 778 | 35 | | |
| trnA-UGC | + | 102536 | 103420 | 38 | 812 | 35 | | |
| ndhA | + | 115918 | 118219 | 553 | 1210 | 539 | | |

注："+"表示正链；"−"表示负链

【重复序列】 在光果甘草叶绿体基因组中，微卫星序列有 A/T、C/G 和 AT/AT 三种类型，各有 44 个、1 个和 10 个（表 2-108-3）。共发现 36 个串联重复序列，满足总长度超过 20bp 且重复单元之间的相似度 ≥ 90% 两个条件（表 2-108-4）。散在重复序列包括回文重复序列和正向重复序列。以 $e$-value 小于 1E–04 为阈值，光果甘草叶绿体基因组散在重复序列包括 6 条回文重复序列、38 条正向重复序列（表 2-108-5）。

表 2-108-3 光果甘草叶绿体基因组微卫星序列统计

| 重复单元类型 | 重复序列个数 |
|---|---|
| A/T | 44 |
| C/G | 1 |
| AT/AT | 10 |

表 2-108-4 光果甘草叶绿体基因组串联重复序列统计

| 起点—终点 | 重复单元长度（bp） | 重复单元拷贝数 | 重复单元一致序列长度（bp） | 重复单元之间的相似度（%） | 插入缺失比例（%） | 分值 | 碱基个数 | | | | 熵（0—2） |
|---|---|---|---|---|---|---|---|---|---|---|---|
| | | | | | | | A | C | G | T | |
| 5268—5296 | 15 | 1.9 | 15 | 100 | 0 | 58 | 34 | 6 | 6 | 51 | 1.55 |
| 5306—5336 | 15 | 2.1 | 15 | 100 | 0 | 62 | 54 | 6 | 0 | 38 | 1.26 |
| 7501—7547 | 17 | 2.8 | 17 | 93 | 6 | 78 | 40 | 4 | 19 | 36 | 1.71 |
| 15003—15033 | 15 | 2.1 | 15 | 93 | 0 | 53 | 29 | 6 | 12 | 51 | 1.65 |
| 15111—15139 | 14 | 2.1 | 14 | 100 | 0 | 58 | 65 | 0 | 6 | 27 | 1.18 |
| 15335—15361 | 13 | 2.1 | 13 | 100 | 0 | 54 | 62 | 0 | 0 | 37 | 0.95 |
| 15439—15470 | 13 | 2.5 | 13 | 94 | 0 | 55 | 46 | 0 | 0 | 53 | 1.00 |
| 15501—15537 | 18 | 2.1 | 18 | 100 | 0 | 74 | 56 | 5 | 16 | 21 | 1.59 |
| 15861—15889 | 14 | 2.1 | 14 | 100 | 0 | 58 | 65 | 6 | 0 | 27 | 1.18 |

| 起点—终点 | 重复单元长度（bp） | 重复单元拷贝数 | 重复单元一致序列长度（bp） | 重复单元之间的相似度（%） | 插入缺失比例（%） | 分值 | 碱基个数 A | C | G | T | 熵（0—2） |
|---|---|---|---|---|---|---|---|---|---|---|---|
| 19110—19142 | 17 | 1.9 | 17 | 93 | 0 | 57 | 48 | 3 | 12 | 36 | 1.56 |
| 19615—19662 | 16 | 2.9 | 16 | 96 | 3 | 87 | 31 | 6 | 0 | 62 | 1.20 |
| 19642—19717 | 28 | 2.8 | 28 | 95 | 2 | 136 | 28 | 10 | 2 | 57 | 1.45 |
| 26077—26108 | 16 | 1.9 | 17 | 93 | 6 | 57 | 9 | 12 | 0 | 78 | 0.97 |
| 30850—30959 | 48 | 2.3 | 48 | 95 | 3 | 195 | 55 | 0 | 1 | 42 | 1.10 |
| 31357—31401 | 23 | 2.0 | 23 | 90 | 0 | 72 | 48 | 4 | 17 | 28 | 1.66 |
| 46781—46810 | 13 | 2.3 | 13 | 94 | 0 | 51 | 73 | 0 | 0 | 26 | 0.84 |
| 53293—53338 | 23 | 2.0 | 23 | 100 | 0 | 92 | 52 | 4 | 4 | 39 | 1.41 |
| 55153—55195 | 19 | 2.1 | 21 | 91 | 8 | 72 | 51 | 0 | 0 | 48 | 1.00 |
| 57387—57462 | 22 | 3.5 | 22 | 92 | 3 | 120 | 40 | 1 | 6 | 51 | 1.36 |
| 57999—58023 | 12 | 2.1 | 12 | 100 | 0 | 50 | 44 | 8 | 16 | 32 | 1.76 |
| 64093—64129 | 15 | 2.4 | 16 | 90 | 4 | 58 | 54 | 8 | 0 | 37 | 1.30 |
| 64136—64196 | 30 | 2.0 | 30 | 96 | 0 | 113 | 40 | 9 | 1 | 47 | 1.46 |
| 68459—68521 | 30 | 2.1 | 30 | 100 | 0 | 126 | 58 | 9 | 12 | 19 | 1.61 |
| 69924—69963 | 20 | 2.0 | 20 | 100 | 0 | 80 | 15 | 15 | 15 | 55 | 1.71 |
| 70843—70879 | 18 | 2.1 | 18 | 100 | 0 | 74 | 48 | 5 | 5 | 40 | 1.49 |
| 71021—71066 | 23 | 2.0 | 23 | 100 | 0 | 92 | 39 | 13 | 4 | 43 | 1.63 |
| 79537—79562 | 13 | 2.0 | 13 | 100 | 0 | 52 | 30 | 23 | 0 | 46 | 1.53 |
| 79625—79651 | 11 | 2.5 | 11 | 100 | 0 | 54 | 55 | 0 | 11 | 33 | 1.35 |
| 91203—91254 | 18 | 2.9 | 18 | 94 | 5 | 88 | 38 | 5 | 21 | 34 | 1.77 |
| 92549—92801 | 27 | 9.7 | 27 | 93 | 1 | 326 | 34 | 10 | 24 | 30 | 1.89 |
| 108245—108294 | 26 | 1.9 | 26 | 100 | 0 | 100 | 60 | 8 | 0 | 32 | 1.26 |
| 108259—108350 | 44 | 2.1 | 44 | 91 | 2 | 150 | 54 | 9 | 0 | 35 | 1.34 |
| 108370—108408 | 19 | 2.1 | 19 | 90 | 0 | 60 | 71 | 7 | 17 | 2 | 1.21 |
| 112832—112896 | 21 | 3.1 | 21 | 95 | 0 | 112 | 46 | 15 | 10 | 27 | 1.79 |
| 113943—113971 | 14 | 2.1 | 14 | 100 | 0 | 58 | 51 | 0 | 0 | 48 | 1.00 |
| 125051—125087 | 18 | 2.1 | 18 | 100 | 0 | 74 | 54 | 10 | 10 | 24 | 1.67 |

表 2-108-5　光果甘草叶绿体基因组散在重复序列特征值

| 重复单元一长度（bp） | 重复单元一起点 | 重复类型 | 重复单元二长度（bp） | 重复单元二起点 | 重复单元间隔 | e-value |
|---|---|---|---|---|---|---|
| 268 | 86780 | D | 268 | 87709 | −2 | 6.59E−147 |
| 200 | 86848 | D | 200 | 87777 | −1 | 1.07E−108 |
| 98 | 21368 | D | 98 | 23593 | −3 | 1.88E−43 |
| 97 | 92596 | D | 97 | 92623 | −3 | 7.30E−43 |
| 86 | 60137 | P | 86 | 71054 | 0 | 7.69E−43 |

续表

| 重复单元一长度（bp） | 重复单元一起点 | 重复类型 | 重复单元二长度（bp） | 重复单元二起点 | 重复单元间隔 | e-value |
|---|---|---|---|---|---|---|
| 94 | 92548 | D | 94 | 92602 | −3 | 4.25E−41 |
| 90 | 92559 | D | 90 | 92613 | −3 | 9.53E−39 |
| 81 | 21351 | D | 81 | 23576 | −2 | 2.30E−35 |
| 76 | 92590 | D | 76 | 92644 | −3 | 1.53E−30 |
| 67 | 92710 | D | 67 | 92734 | −1 | 4.25E−29 |
| 70 | 92623 | D | 70 | 92650 | −2 | 7.18E−29 |
| 73 | 92569 | D | 73 | 92596 | −3 | 8.67E−29 |
| 66 | 6308 | P | 66 | 127717 | −1 | 1.67E−28 |
| 67 | 92590 | D | 67 | 92671 | −3 | 2.73E−25 |
| 56 | 92721 | D | 56 | 92745 | 0 | 8.87E−25 |
| 61 | 92650 | D | 61 | 92677 | −3 | 8.41E−22 |
| 49 | 30862 | D | 49 | 30910 | 0 | 1.45E−20 |
| 49 | 82147 | P | 49 | 117602 | 0 | 1.45E−20 |
| 52 | 937 | D | 52 | 127788 | −1 | 3.54E−20 |
| 53 | 92616 | D | 53 | 92670 | −3 | 3.59E−17 |
| 42 | 82156 | D | 42 | 97833 | 0 | 2.38E−16 |
| 50 | 92562 | D | 50 | 92670 | −3 | 1.92E−15 |
| 47 | 57386 | D | 47 | 57408 | −2 | 2.26E−15 |
| 40 | 19641 | D | 40 | 19669 | 0 | 3.81E−15 |
| 40 | 97833 | P | 40 | 117602 | 0 | 3.81E−15 |
| 43 | 92710 | D | 43 | 92758 | −1 | 7.68E−15 |
| 41 | 92616 | D | 41 | 92697 | −1 | 1.17E−13 |
| 44 | 112831 | D | 44 | 112852 | −2 | 1.27E−13 |
| 46 | 92569 | D | 46 | 92650 | −3 | 3.81E−13 |
| 44 | 92559 | D | 44 | 92694 | −3 | 5.32E−12 |
| 44 | 108262 | D | 44 | 108306 | −3 | 5.32E−12 |
| 40 | 92548 | D | 40 | 92629 | −2 | 2.67E−11 |
| 40 | 92548 | D | 40 | 92656 | −2 | 2.67E−11 |
| 33 | 68458 | D | 33 | 68488 | 0 | 6.24E−11 |
| 42 | 18365 | P | 42 | 97835 | −3 | 7.38E−11 |
| 42 | 18368 | P | 42 | 82155 | −3 | 7.38E−11 |
| 32 | 92721 | D | 32 | 92769 | 0 | 2.50E−10 |
| 41 | 18369 | D | 41 | 117602 | −3 | 2.74E−10 |
| 41 | 92548 | D | 41 | 92575 | −3 | 2.74E−10 |
| 41 | 92548 | D | 41 | 92683 | −3 | 2.74E−10 |

续表

| 重复单元一长度（bp） | 重复单元一起点 | 重复类型 | 重复单元二长度（bp） | 重复单元二起点 | 重复单元间隔 | e-value |
|---|---|---|---|---|---|---|
| 40 | 21434 | D | 40 | 23659 | −3 | 1.02E−09 |
| 40 | 92590 | D | 40 | 92698 | −3 | 1.02E−09 |
| 34 | 92542 | D | 34 | 92728 | −1 | 1.59E−09 |
| 34 | 92542 | D | 34 | 92752 | −1 | 1.59E−09 |

注：P. palindromic repeat，回文重复序列；D. direct repeat，正向重复序列

【高可变区】 为了发现甘草属的高可变区，从 19 个物种的叶绿体基因组中提取了 30 个基因间区，采用 K2p（Kimura 2-parameter）模型计算基因间区的遗传距离，遗传距离最大的 30 个基因间区参见图 2-108-3。这 30 个基因间区的 K2p 平均值分布于 1.86～6.35。其中 *trnN-GUU-ycf1*、*trnL-UAA-trnT-UGU*、*trnL-UAG-rpl32*、*rps11-rpl36* 的 K2p 平均值较高，分别为 6.35、5.25、4.66、3.92。由此可见，甘草属 6 个物种的叶绿体基因组在这 4 个区域的变异较大，这 4 个区域可作为潜在的分子标记开发区域。

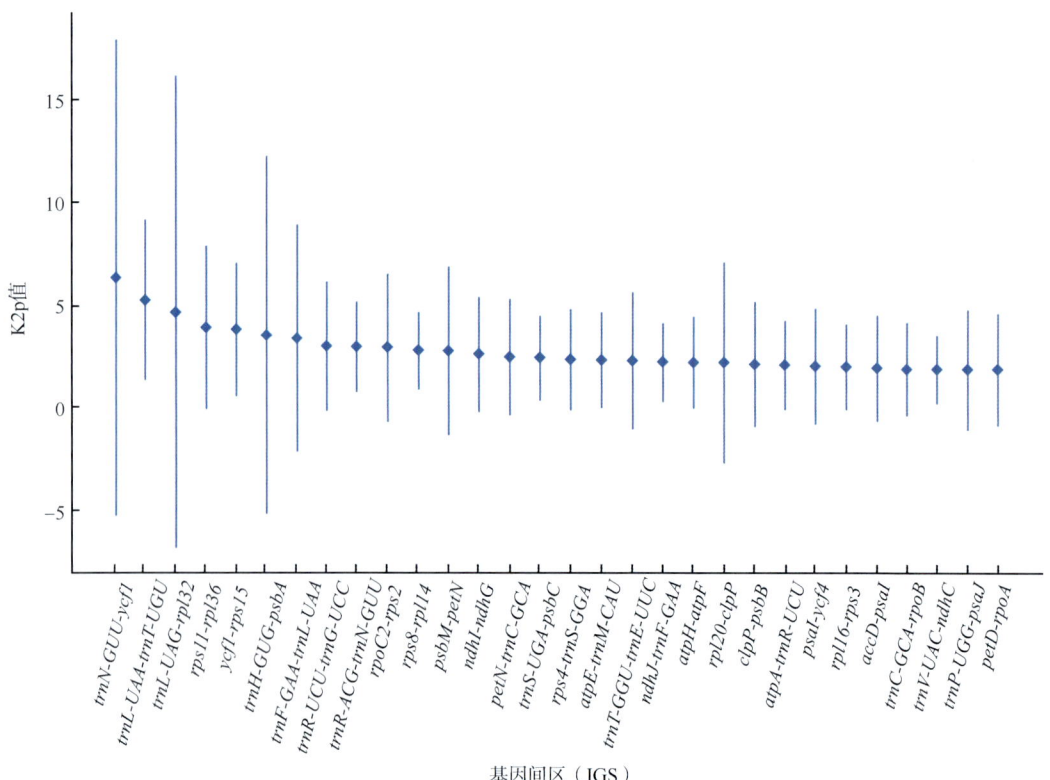

图 2-108-3 甘草属基因间区的遗传距离分析结果

【系统发育】 使用 MAFFT 对来自甘草属的 19 个物种[5-9]以及一个外类群物种[蒙古黄耆（Astragalus mongholicus）][10]的叶绿体基因组中提取的 76 个共有蛋白质序列进行多重序列比对，使用 IQ-TREE 筛选 JTT+F+R2 模型，并采用最大似然法（maximum likelihood method）构建进化树。结果显示，Glycyrrhiza asymmetrica 首先从 19 个甘草属物种中独立分化为一支。Glycyrrhiza acanthocarpa、Glycyrrhiza echinata、Glycyrrhiza macedonica、刺果甘草（Glycyrrhiza pallidiflora）、圆果甘草（Glycyrrhiza squamulosa）、云南甘草（Glycyrrhiza yunnanensis）和 Glycyrrhiza astragalina 聚为一支，粗毛甘草（Glycyrrhiza aspera）[5]、Glycyrrhiza laxissima、Glycyrrhiza iconica、乌拉尔甘草（Glycyrrhiza uralensis）[6]、光果甘草（Glycyrrhiza glabra）[7]、Glycyrrhiza glabra×Glycyrrhiza uralensis、北美甘草（Glycyrrhiza lepidota）[8]、Glycyrrhiza glandulifera、胀果甘草（Glycyrrhiza inflata）[9]、Glycyrrhiza foetida 和 Glycyrrhiza triphylla 聚为一支。光果甘草与 Glycyrrhiza glabra×Glycyrrhiza uralensis、北美甘草的亲缘关系最近（图 2-108-4）。

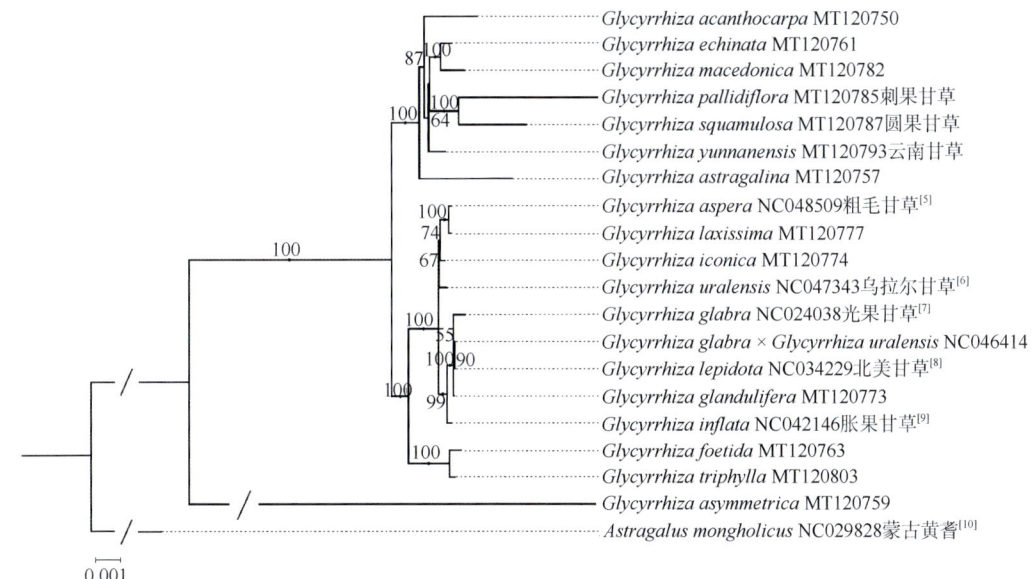

图 2-108-4　甘草属植物系统发育进化分析

【$K_A/K_S$ 选择压力分析】 以图 2-108-4 的进化树作为参考，利用 Hyphy 软件中的 aBSREL 模型对蛋白质编码基因进行选择压力分析（表 2-108-6）。共发现 7 个甘草属基因受到正向选择，即 ccsA、psaA、psbJ、rpoC2、rps18、ycf1、ycf2 基因。在物种 G. acanthocarpa 中，ccsA 基因被正向选择；在物种光果甘草（G. glabra）中，psaA 基因被正向选择；在物种 G. asymmetrica 中，psbJ、rps18、ycf1、ycf2 4 个基因被正向选择；在 G. pallidiflora 中，rpoC2 和 ycf2 两个基因被正向选择。

表 2-108-6　甘草属植物 $K_A/K_S$ 选择压力分析

| 物种 | 基因 | 优化的枝长 | LRT | $p$-value |
|---|---|---|---|---|
| G. acanthocarpa | ccsA | 0.0024 | 19.4740 | 0.0007 |
| G. glabra | psaA | 0.0006 | 88.1282 | 0.0000* |
| G. asymmetrica | psbJ | 0.0327 | 13.7916 | 0.0003 |
|  | rps18 | 0.0327 | 11.3443 | 0.0012 |
|  | ycf1 | 0.0327 | 26.7709 | 0.0000* |
|  | ycf2 | 0.0327 | 15.3660 | 0.0053 |
| G. pallidiflora | rpoC2 | 0.0060 | 19.9282 | 0.0006 |
|  | ycf2 | 0.0060 | 29.8745 | 0.0000* |

注：LRT. likelihood ratio test，似然比检验；"*"表示值小于 0.0001

【宏 DNA 条形码的发现及其 PCR 扩增引物设计】　为了发现能够区分甘草属下物种的宏 DNA 条形码序列及其 PCR 扩增引物，利用 ecoPrimers 对甘草属植物叶绿体基因组序列进行分析。未发现用于设计 PCR 扩增引物的保守区间。

## 参 考 文 献

[1] 国家中医药管理局《中华本草》编委会.中华本草.第 12 卷.上海：上海科学技术出版社，1999：93-94.

[2] 国家药典委员会.中华人民共和国药典（2020 年版）一部.北京：中国医药科技出版社，2020：88.

[3] 雷少波，王玉山.甘草甜素对急性乙醇中毒大鼠脂质代谢的影响.武汉大学学报（医学版），1993，14（1）：32-33.

[4] 张宝恒.甘草药理作用研究的进展.药学学报，1963，（11）：688-700.

[5] Duan L，Zhang Z R，Deng S W，et al. The complete chloroplast genomes of rare medical herb *Glycyrrhiza inflata* and its relative *G. aspera*（Fabaceae）. Mitochondrial DNA Part B：Resources，2019，4（2）：4083-4084.

[6] Zhang R，Wang Y H，Jin J J，et al. Exploration of plastid phylogenomic conflict yields new insights into the deep relationships of Leguminosae. Syst Biol，2020，69（4）：613-622.

[7] Sabir J，Schwarz E，Ellison N，et al. Evolutionary and biotechnology implications of plastid genome variation in the inverted-repeat-lacking clade of legumes. Plant Biotechnol J，2014，12（6）：743-754.

[8] Raveendar S，So Y S，Lee K J，et al. The complete chloroplast genome sequence of *Glycyrrhiza lepidota*（Nutt.）Pursh-An American wild licorice. Journal of Crop Science and Biotechnology，2017，20（4）：295-303.

[9] Jiang W，Tan W，Gao H，et al. Transcriptome and complete chloroplast genome of *Glycyrrhiza inflata* and comparative analyses with the other two licorice species. Genomics，2020，112（6）：4179-4188.

[10] Lei W，Ni D，Wang Y，et al. Intraspecific and heteroplasmic variations，gene losses and inversions in the chloroplast genome of *Astragalus membranaceus*. Sci Rep，2016，6：21669.

# 109 胀果甘草

【药材基本信息】 胀果甘草（*Glycyrrhiza inflata* Bat.）为豆科甘草属药用植物[1]，其干燥根及根茎为甘草中药材（图2-109-1）。收载于《中国药典》（2020年版）[2]。胀果甘草分布于新疆和甘肃酒泉以西地区[1]。根含三萜类 [ 如甘草甜素、甘草次酸-3-阿拉伯糖葡糖醛酸苷（apioglycyrrhizin）、甘草次酸-3-阿拉伯糖葡糖醛酸苷（araboglycyrrhizin）]、黄酮类（如甘草苷元、甘草苷、异甘草苷元）等成分[3]。甘草味甘，性平。归心、肺、脾、胃经。具有补脾益气、清热解毒、祛痰止咳、缓急止痛、调和诸药的功能。用于脾胃虚弱，倦怠乏力，心悸气短，咳嗽痰多，脘腹、四肢挛急疼痛，痈肿疮毒，缓解药物毒性、烈性。经蜜炙法加工的甘草为炙甘草，略有黏性，具焦香气，味甜。具有补脾和胃、益气复脉的功效，常用于脾胃虚弱、体倦乏力、心动悸、脉结代[4]。

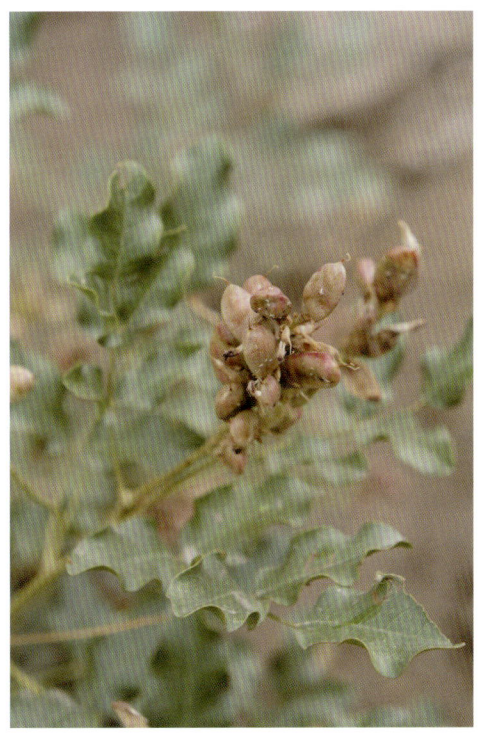

图 2-109-1　胀果甘草

【叶绿体基因组】 胀果甘草的叶绿体DNA为环状分子，其基因组（GenBank 登录号：NC042146.1）总长度为 127 927bp。胀果甘草叶绿体不是典型的四分状结构，包括一个 LSC 区、一个 SSC 区，没有 IR 区（图 2-109-2）。胀果甘草叶绿体基因组的整体 G/C

含量为 34.25%。

*Glycyrrhiza inflata*

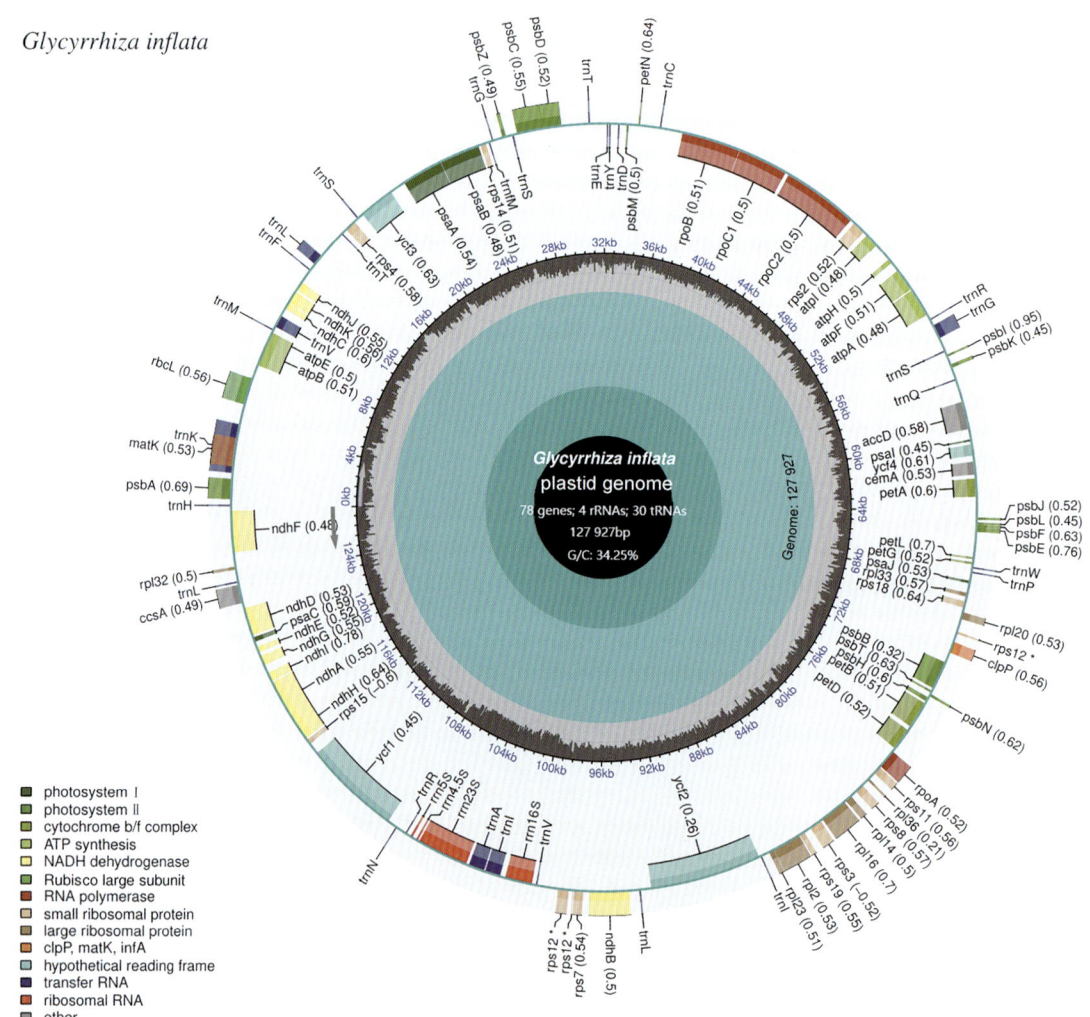

图 2-109-2 胀果甘草叶绿体基因组图谱

该图包括 6 个圆形轨道。自内向外的第一轨道表示分散重复序列，红色弧线表示直接重复序列，绿色弧线表示回文重复序列；自内向外的第二轨道上的蓝色柱状线条表示长串联重复序列，其重复单元碱基长度 > 7；自内向外的第三轨道以不同颜色的柱状线条表示不同类型的短串联重复序列（微卫星序列），其中黑色表示复杂重复序列，绿色表示重复单元碱基长度为 1 的重复序列，黄色表示重复单元碱基长度为 2 的重复序列，紫色表示重复单元碱基长度为 3 的重复序列，蓝色表示重复单元碱基长度为 4 的重复序列，橙色表示重复单元碱基长度为 5 的重复序列，红色表示重复单元碱基长度为 6 的重复序列；自内向外的第四轨道上以不同色块表示 SSC 区、反向重复区 IRa 和 IRb、LSC 区，数字代表相应区间的长度；自内向外的第五轨道表示 GC 含量；最外层第六轨道以不同色块表示不同功能的编码基因，功能分类详见图中左下角注释，基因名称后括号中的数字表示密码子使用偏差，轨道外侧的基因转录方向为顺时针方向，轨道内侧的基因转录方向为逆时针方向

【编码基因】 胀果甘草的叶绿体基因组共编码 112 个基因，其中独特基因 110 个，包括蛋白质编码基因 78 个（独特基因 76 个）、转运 RNA（transfer RNA，tRNA）编码基因 30 个（独特基因 30 个）、核糖体 RNA（ribosomal RNA，rRNA）编码基因 4 个（独特基因 4 个）（表 2-109-1）。有 8 个蛋白质编码基因（*atpF*、*rpoC1*、*petB*、*petD*、*rpl16*、 *rpl2*、*ndhB*、*ndhA*）各含有 1 个内含子（intron），1 个蛋白质编码基因（*ycf3*）含有 2 个内含子，6 个 tRNA 编码基因（*trnK-UUU*、*trnV-UAC*、*trnL-UAA*、*trnG-UCC*、*trnI-GAU*、*trnA-UGC*）各含有 1 个内含子（表 2-109-2）。胀果甘草叶绿体基因组中蛋白质编码区（coding sequence，CDS）的长度为 66 198bp，占整个基因组长度的 51.75%。rRNA 基因的长度为 4525bp，占整个基因组长度的 3.54%。而 tRNA 基因的长度为 2282bp，占整个基因组长度的 1.78%。胀果甘草叶绿体基因组非编码区主要包括内含子和基因间区，其长度占整个基因组长度的 42.93%。

表 2-109-1 胀果甘草叶绿体基因组基因列表

| 基因功能 | 基因分类 | 基因名称 |
|---|---|---|
| rRNA | rRNA genes | *rrn16S*、*rrn23S*、*rrn5S*、*rrn4.5S* |
| tRNA | tRNA genes | 30 *trn* genes（6 个基因各含有 1 个内含子） |
| 自我复制 | Small subunit of ribosome | *rps11*、*rps12*（×2）、*rps14*、*rps15*、*rps18*、*rps19*、*rps2*、*rps3*、*rps4*、*rps7*、*rps8* |
| | Large subunit of ribosome | *rpl14*、*rpl16*、*rpl2*、*rpl20*、*rpl23*、*rpl32*、*rpl33*、*rpl36* |
| | DNA dependent RNA polymerase | *rpoA*、*rpoB*、*rpoC1*、*rpoC2* |
| 光合作用 | Subunits of NADH-dehydrogenase | *ndhA*、*ndhB*、*ndhC*、*ndhD*、*ndhE*、*ndhF*、*ndhG*、*ndhH*、*ndhI*、*ndhJ*、*ndhK* |
| | Subunits of photosystem Ⅰ | *psaA*、*psaB*、*psaC*、*psaI*、*psaJ* |
| | Subunits of photosystem Ⅱ | *psbA*、*psbB*、*psbC*、*psbD*、*psbE*、*psbF*、*psbH*、*psbI*、*psbJ*、*psbK*、*psbL*、*psbM*、*psbN*、*psbT*、*psbZ*、*ycf3* |
| | Subunits of cytochrome b/f complex | *petA*、*petB*、*petD*、*petG*、*petL*、*petN* |
| | Subunits of ATP synthase | *atpA*、*atpB*、*atpE*、*atpF*、*atpH*、*atpI* |
| | Large subunit of rubisco | *rbcL* |
| 其他功能 | Maturase | *matK* |
| | Protease | *clpP* |
| | Envelope membrane protein | *cemA* |
| | Subunit of acetyl-CoA-carboxylase | *accD* |
| | Translational initiation factor | *infA* |
| | c-type cytochrome synthesis gene | *ccsA* |
| 未知功能 | | *ycf1*、*ycf2*、*ycf4* |

表 2-109-2 胀果甘草叶绿体基因内含子和外显子位置及长度

| 基因名称 | 基因编码序列所在链 | 起始位置 | 终点位置 | 长度（bp） | | | | |
|---|---|---|---|---|---|---|---|---|
| | | | | 第一外显子 | 第一内含子 | 第二外显子 | 第二内含子 | 第三外显子 |
| *trnK-UUU* | − | 1765 | 4361 | 37 | 2531 | 29 | | |
| *trnV-UAC* | + | 9927 | 10574 | 39 | 572 | 37 | | |
| *trnL-UAA* | − | 13885 | 14467 | 37 | 496 | 50 | | |
| *ycf3* | + | 17617 | 19578 | 124 | 715 | 230 | 740 | 153 |

续表

| 基因名称 | 基因编码序列所在链 | 起始位置 | 终点位置 | 长度（bp） | | | | |
|---|---|---|---|---|---|---|---|---|
| | | | | 第一外显子 | 第一内含子 | 第二外显子 | 第二内含子 | 第三外显子 |
| *rpoC1* | + | 39497 | 42245 | 432 | 694 | 1623 | | |
| *atpF* | + | 50331 | 51549 | 172 | 640 | 407 | | |
| *trnG-UCC* | − | 53823 | 54580 | 23 | 684 | 51 | | |
| *petB* | + | 74795 | 76251 | 6 | 809 | 642 | | |
| *petD* | + | 76493 | 77682 | 8 | 707 | 475 | | |
| *rpl16* | − | 81652 | 83151 | 9 | 1092 | 399 | | |
| *rpl2* | − | 84709 | 86249 | 403 | 707 | 431 | | |
| *ndhB* | − | 94442 | 96605 | 721 | 685 | 758 | | |
| *trnI-GAU* | + | 101573 | 102427 | 42 | 778 | 35 | | |
| *trnA-UGC* | + | 102496 | 103380 | 38 | 810 | 37 | | |
| *ndhA* | + | 115893 | 118194 | 553 | 1210 | 539 | | |

注："+"表示正链；"−"表示负链

【重复序列】 在胀果甘草叶绿体基因组中，微卫星序列有 A/T 和 AT/AT 两种类型，各有 41 个和 13 个（表 2-109-3）。共发现 30 个串联重复序列，满足总长度超过 20bp 且重复单元之间的相似度 ≥ 90% 两个条件（表 2-109-4）。散在重复序列包括回文重复序列和正向重复序列。以 *e*-value 小于 1E–04 为阈值，胀果甘草叶绿体基因组散在重复序列包括 6 条回文重复序列、40 条正向重复序列（表 2-109-5）。

表 2-109-3 胀果甘草叶绿体基因组微卫星序列统计

| 重复单元类型 | 重复序列个数 |
|---|---|
| A/T | 41 |
| AT/AT | 13 |

表 2-109-4 胀果甘草叶绿体基因组串联重复序列统计

| 起点—终点 | 重复单元长度（bp） | 重复单元拷贝数 | 重复单元一致序列长度（bp） | 重复单元之间的相似度（%） | 插入缺失比例（%） | 分值 | 碱基个数 | | | | 熵（0—2） |
|---|---|---|---|---|---|---|---|---|---|---|---|
| | | | | | | | A | C | G | T | |
| 5263—5291 | 15 | 1.9 | 15 | 100 | 0 | 58 | 34 | 6 | 6 | 51 | 1.55 |
| 5301—5331 | 15 | 2.1 | 15 | 100 | 0 | 62 | 54 | 6 | 0 | 38 | 1.26 |
| 7496—7542 | 17 | 2.8 | 17 | 93 | 6 | 78 | 40 | 4 | 19 | 36 | 1.71 |
| 10723—10772 | 24 | 2.1 | 24 | 92 | 0 | 82 | 46 | 8 | 8 | 38 | 1.63 |
| 14997—15027 | 15 | 2.1 | 15 | 93 | 0 | 53 | 29 | 6 | 12 | 51 | 1.65 |
| 15315—15341 | 13 | 2.1 | 13 | 100 | 0 | 54 | 62 | 0 | 0 | 37 | 0.95 |
| 15459—15549 | 18 | 5.1 | 18 | 100 | 0 | 182 | 56 | 5 | 16 | 21 | 1.61 |
| 15873—15901 | 14 | 2.1 | 14 | 100 | 0 | 58 | 65 | 6 | 0 | 27 | 1.18 |
| 19122—19154 | 17 | 1.9 | 17 | 93 | 0 | 57 | 48 | 3 | 12 | 36 | 1.56 |

续表

| 起点—终点 | 重复单元长度（bp） | 重复单元拷贝数 | 重复单元一致序列长度（bp） | 重复单元之间的相似度（%） | 插入缺失比例（%） | 分值 | 碱基个数 A | C | G | T | 熵（0—2） |
|---|---|---|---|---|---|---|---|---|---|---|---|
| 31277—31321 | 23 | 2.0 | 23 | 90 | 0 | 72 | 48 | 4 | 17 | 28 | 1.66 |
| 53219—53264 | 23 | 2.0 | 23 | 100 | 0 | 92 | 52 | 4 | 4 | 39 | 1.41 |
| 57314—57389 | 22 | 3.5 | 22 | 92 | 3 | 120 | 40 | 1 | 6 | 51 | 1.36 |
| 57747—57772 | 13 | 2.0 | 13 | 100 | 0 | 52 | 53 | 0 | 15 | 30 | 1.42 |
| 57924—57948 | 12 | 2.1 | 12 | 100 | 0 | 50 | 44 | 8 | 16 | 32 | 1.76 |
| 64019—64055 | 15 | 2.4 | 16 | 90 | 4 | 58 | 54 | 8 | 0 | 37 | 1.30 |
| 64062—64122 | 30 | 2.0 | 30 | 96 | 0 | 113 | 40 | 9 | 1 | 47 | 1.46 |
| 68384—68446 | 30 | 2.1 | 30 | 100 | 0 | 126 | 58 | 9 | 12 | 19 | 1.61 |
| 69849—69888 | 20 | 2.0 | 20 | 100 | 0 | 80 | 15 | 15 | 15 | 55 | 1.71 |
| 70768—70804 | 18 | 2.1 | 18 | 100 | 0 | 74 | 48 | 5 | 5 | 40 | 1.49 |
| 70946—70991 | 23 | 2.0 | 23 | 100 | 0 | 92 | 39 | 13 | 4 | 43 | 1.63 |
| 79467—79492 | 13 | 2.0 | 13 | 100 | 0 | 52 | 30 | 23 | 0 | 46 | 1.53 |
| 79555—79581 | 11 | 2.5 | 11 | 100 | 0 | 54 | 55 | 0 | 11 | 33 | 1.35 |
| 91133—91184 | 18 | 2.9 | 18 | 94 | 5 | 88 | 38 | 5 | 21 | 34 | 1.77 |
| 92479—92761 | 27 | 10.7 | 27 | 94 | 1 | 425 | 35 | 9 | 24 | 30 | 1.87 |
| 108205—108254 | 26 | 1.9 | 26 | 100 | 0 | 100 | 60 | 8 | 0 | 32 | 1.26 |
| 108219—108310 | 44 | 2.1 | 44 | 91 | 2 | 150 | 54 | 9 | 0 | 35 | 1.34 |
| 108330—108368 | 19 | 2.1 | 19 | 90 | 0 | 60 | 71 | 7 | 17 | 2 | 1.21 |
| 112792—112856 | 21 | 3.1 | 21 | 95 | 0 | 112 | 46 | 15 | 10 | 27 | 1.79 |
| 125015—125051 | 18 | 2.1 | 18 | 100 | 0 | 74 | 54 | 10 | 10 | 24 | 1.67 |
| 125145—125186 | 21 | 2.0 | 21 | 100 | 0 | 84 | 52 | 0 | 0 | 47 | 1.00 |

表 2-109-5　胀果甘草叶绿体基因组散在重复序列特征值

| 重复单元一长度（bp） | 重复单元一起点 | 重复类型 | 重复单元二长度（bp） | 重复单元二起点 | 重复单元间隔 | e-value |
|---|---|---|---|---|---|---|
| 266 | 86710 | D | 266 | 87639 | −2 | 1.04E−145 |
| 198 | 86778 | D | 198 | 87707 | −1 | 1.69E−107 |
| 178 | 92499 | D | 178 | 92526 | −3 | 7.82E−91 |
| 161 | 92526 | D | 161 | 92553 | −3 | 9.93E−81 |
| 130 | 92520 | D | 130 | 92574 | −3 | 2.40E−62 |
| 110 | 92489 | D | 110 | 92543 | −3 | 1.59E−50 |
| 98 | 21349 | D | 98 | 23573 | −3 | 1.88E−43 |
| 97 | 92526 | D | 97 | 92607 | −3 | 7.30E−43 |
| 86 | 60063 | P | 86 | 70979 | 0 | 7.69E−43 |
| 95 | 92600 | D | 95 | 92627 | −3 | 1.10E−41 |
| 94 | 92478 | D | 94 | 92532 | −3 | 4.25E−41 |

续表

| 重复单元一长度（bp） | 重复单元一起点 | 重复类型 | 重复单元二长度（bp） | 重复单元二起点 | 重复单元间隔 | $e$-value |
| --- | --- | --- | --- | --- | --- | --- |
| 87 | 92573 | D | 87 | 92627 | −3 | 5.50E−37 |
| 81 | 21332 | D | 81 | 23556 | −2 | 2.30E−35 |
| 73 | 15458 | D | 73 | 15476 | 0 | 5.16E−35 |
| 83 | 92489 | D | 83 | 92570 | −3 | 1.22E−34 |
| 77 | 92546 | D | 77 | 92627 | −2 | 5.31E−33 |
| 80 | 92526 | D | 80 | 92634 | −3 | 6.99E−33 |
| 66 | 6303 | P | 66 | 127701 | −1 | 1.67E−28 |
| 68 | 92546 | D | 68 | 92654 | −3 | 7.15E−26 |
| 68 | 92600 | D | 68 | 92654 | −3 | 7.15E−26 |
| 67 | 92478 | D | 67 | 92559 | −3 | 2.73E−25 |
| 55 | 15458 | D | 55 | 15494 | 0 | 3.55E−24 |
| 61 | 92526 | D | 61 | 92661 | −3 | 8.41E−22 |
| 60 | 92573 | D | 60 | 92654 | −3 | 3.20E−21 |
| 49 | 82078 | P | 49 | 117577 | 0 | 1.45E−20 |
| 52 | 937 | D | 52 | 127772 | −1 | 3.54E−20 |
| 56 | 92489 | D | 56 | 92597 | −3 | 6.63E−19 |
| 53 | 92492 | D | 53 | 92627 | −3 | 3.59E−17 |
| 42 | 82087 | D | 42 | 97793 | 0 | 2.38E−16 |
| 50 | 92492 | D | 50 | 92654 | −3 | 1.92E−15 |
| 40 | 97793 | P | 40 | 117577 | 0 | 3.81E−15 |
| 43 | 92694 | D | 43 | 92718 | −1 | 7.67E−15 |
| 47 | 92478 | D | 47 | 92586 | −3 | 1.02E−13 |
| 41 | 57313 | D | 41 | 57335 | −1 | 1.17E−13 |
| 44 | 112791 | D | 44 | 112812 | −2 | 1.27E−13 |
| 37 | 15458 | D | 37 | 15512 | 0 | 2.44E−13 |
| 44 | 92489 | D | 44 | 92678 | −3 | 5.32E−12 |
| 44 | 108222 | D | 44 | 108266 | −3 | 5.32E−12 |
| 41 | 92546 | D | 41 | 92681 | −2 | 7.02E−12 |
| 41 | 92573 | D | 41 | 92681 | −2 | 7.02E−12 |
| 40 | 92478 | D | 40 | 92613 | −2 | 2.67E−11 |
| 40 | 92478 | D | 40 | 92640 | −2 | 2.67E−11 |
| 33 | 68383 | D | 33 | 68413 | 0 | 6.24E−11 |
| 42 | 18377 | P | 42 | 97795 | −3 | 7.38E−11 |
| 42 | 18380 | P | 42 | 82086 | −3 | 7.38E−11 |
| 32 | 92705 | D | 32 | 92729 | 0 | 2.50E−10 |

注：P. palindromic repeat，回文重复序列；D. direct repeat，正向重复序列

【高可变区】 为了发现甘草属的高可变区，从19个物种的叶绿体基因组中提取了30个基因间区，采用K2p（Kimura 2-parameter）模型计算基因间区的遗传距离，遗传距离最大的30个基因间区参见图2-109-3。这30个基因间区的K2p平均值分布于1.86～6.35。其中trnN-GUU-ycf1、trnL-UAA-trnT-UGU、trnL-UAG-rpl32、rps11-rpl36的K2p平均值较高，分别为6.35、5.25、4.66、3.92。由此可见，甘草属6个物种的叶绿体基因组在这4个区域的变异较大，这4个区域可作为潜在的分子标记开发区域。

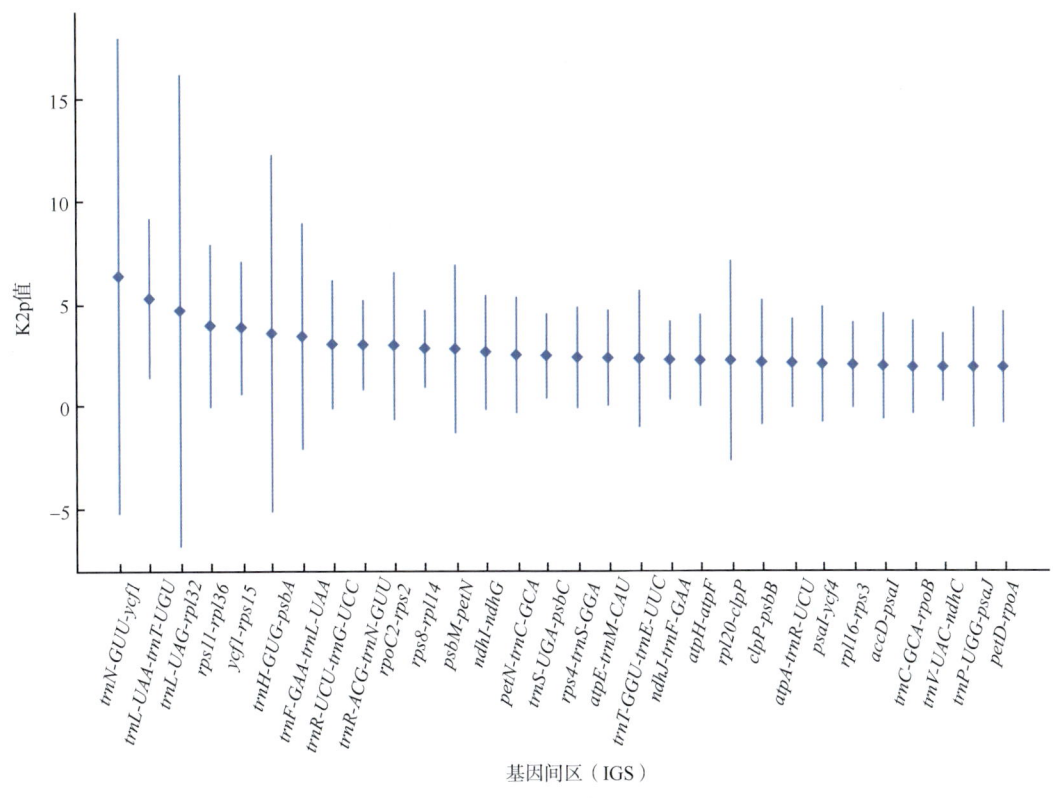

图 2-109-3　甘草属基因间区的遗传距离分析结果

【系统发育】 使用MAFFT对来自甘草属的19个物种[5-9]以及一个外类群物种[蒙古黄耆（*Astragalus mongholicus*）][10]的叶绿体基因组中提取的76个共有蛋白质序列进行多重序列比对，使用IQ-TREE筛选JTT+F+R2模型，并采用最大似然法（maximum likelihood method）构建进化树。结果显示，*Glycyrrhiza asymmetrica* 首先从19个甘草属物种中独立分化。*Glycyrrhiza acanthocarpa*、*Glycyrrhiza echinata*、*Glycyrrhiza macedonica*、刺果甘草（*Glycyrrhiza pallidiflora*）、圆果甘草（*Glycyrrhiza squamulosa*）、云南甘草（*Glycyrrhiza yunnanensis*）和 *Glycyrrhiza astragalina* 聚为一支，粗毛甘草（*Glycyrrhiza aspera*）[5]、*Glycyrrhiza laxissima*、*Glycyrrhiza iconica*、乌拉尔甘草（*Glycyrrhiza uralensis*）[6]、光果甘草（*Glycyrrhiza glabra*）[7]、*Glycyrrhiza glabra*×*Glycyrrhiza uralensis*、北美甘草（*Glycyrrhiza lepidota*）[8]、*Glycyrrhiza glandulifera*、胀果甘草（*Glycyrrhiza inflata*）[9]、*Glycyrrhiza foetida* 和 *Glycyrrhiza triphylla* 聚为一支。胀果甘草与光果甘草、北美甘草等4个物种的亲缘关系最近（图2-109-4）。

【$K_A/K_S$ 选择压力分析】 以图 2-109-4 的进化树作为参考，利用 Hyphy 软件中的 aBSREL 模型对蛋白质编码基因进行选择压力分析。共发现 7 个甘草属基因受到正向选择，即 *ccsA*、*psaA*、*psbJ*、*rpoC2*、*rps18*、*ycf1*、*ycf2* 基因。但在胀果甘草中，未发现有基因受到正向选择。

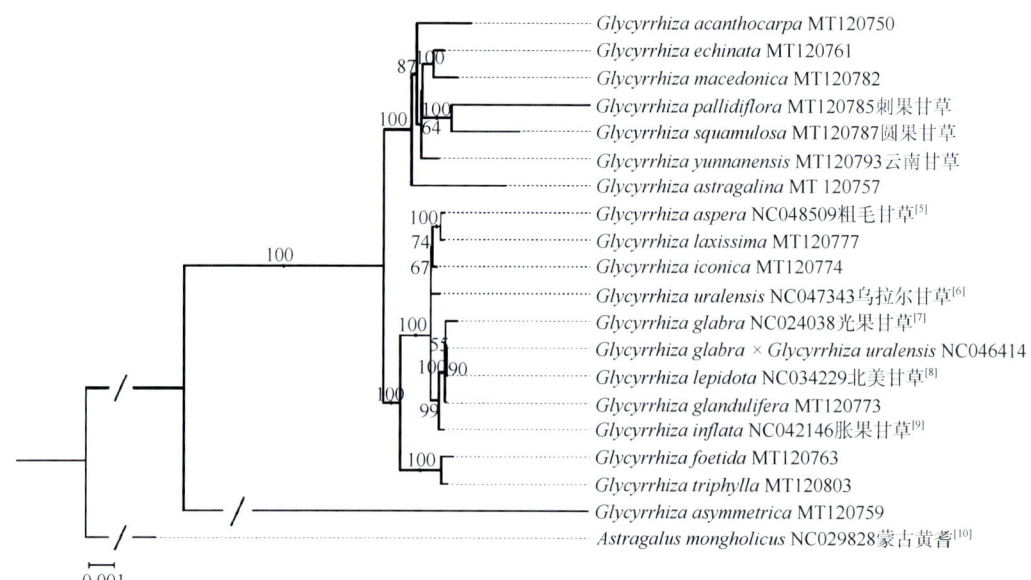

图 2-109-4　甘草属植物系统发育进化分析

【宏 DNA 条形码的发现及其 PCR 扩增引物设计】 为了发现能够区分甘草属下物种的宏 DNA 条形码序列及其 PCR 扩增引物，利用 ecoPrimers 对甘草属植物叶绿体基因组序列进行分析。未找见用来设计 PCR 扩增引物的保守区间。

## 参 考 文 献

[1] 国家中医药管理局《中华本草》编委会.中华本草.第 12 卷.上海：上海科学技术出版社，1999：93-94.
[2] 国家药典委员会.中华人民共和国药典（2020 年版）一部.北京：中国医药科技出版社，2020：88.
[3] 赵玉英，张如意，刘鸣.胀果甘草化学成分的研究（Ⅰ）.北京医科大学学报，1990，22（4）：283.
[4] 张宝恆.甘草药理作用研究的进展.药学学报，1963，(11)：668-700.
[5] Duan L，Zhang Z R，Deng S W，et al. The complete chloroplast genomes of rare medical herb *Glycyrrhiza inflata* and its relative *G. aspera*（Fabaceae）. Mitochondrial DNA Part B：Resources，2019，4（2）：4083-4084.
[6] Zhang R，Wang Y H，Jin J J，et al. Exploration of plastid phylogenomic conflict yields new insights into the deep relationships of Leguminosae. Syst Biol，2020，69（4）：613-622.
[7] Sabir J，Schwarz E，Ellison N，et al. Evolutionary and biotechnology implications of plastid genome variation in the inverted-repeat-lacking clade of legumes. Plant Biotechnol J，2014，12（6）：743-754.
[8] Raveendar S，So Y S，Lee K J，et al. The complete chloroplast genome sequence of *Glycyrrhiza lepidota*（Nutt.）Pursh-An American wild licorice. Journal of Crop Science and Biotechnology，2017，20（4）：295-303.
[9] Jiang W，Tan W，Gao H，et al. Transcriptome and complete chloroplast genome of *Glycyrrhiza inflata* and comparative analyses with the other two licorice species. Genomics，2020，112（6）：4179-4188.
[10] Lei W，Ni D，Wang Y，et al. Intraspecific and heteroplasmic variations，gene losses and inversions in the chloroplast genome of *Astragalus membranaceus*. Sci Rep，2016，6：21669.

# 110　达乌里秦艽

【药材基本信息】　达乌里秦艽(*Gentiana dahurica* Fisch.)为龙胆科龙胆属药用植物[1]，其干燥成熟根、花为达乌里秦艽中药材（图2-110-1）。收载于《中国药典》（2020年版）[2]。分布于中国、俄罗斯和蒙古。在我国分布于四川北部及西北部、西北、华北、东北等地区。商品药材为栽培或野生[3]。味辛、苦，性平。归胃、肝、胆经。具有祛风湿、止痹痛、清虚热和利湿退黄等功效。蒙药以其花入药，收载于《中华人民共和国卫生部药品标准》（蒙药分册）。蒙药名为"呼和朱力根-其木格"，具有清热、解毒、止咳、祛痰的功效。主治肺热咳嗽、咽喉热、咽喉肿痛、毒热、瘟热等症[4]。根入药，有祛风湿、退虚热、止痛等功效，主治风湿性关节炎、结核病潮热、黄疸等症。现代研究表明，达乌里秦艽具有抗酒精肝的作用，还有抗炎和抗氧化的作用[5-7]。

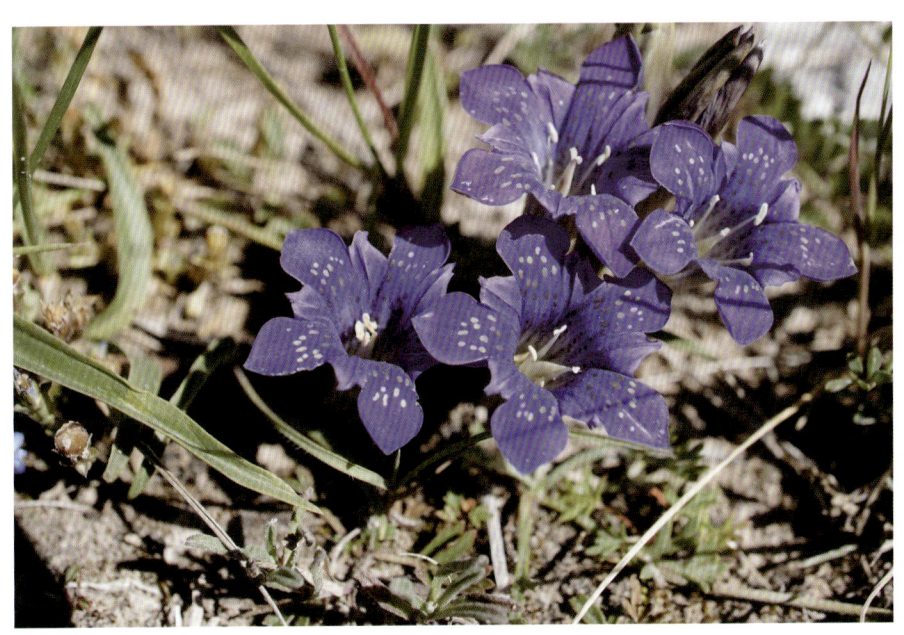

图 2-110-1　达乌里秦艽

【叶绿体基因组】　达乌里秦艽的叶绿体DNA为典型环状分子，其叶绿体基因组（GenBank登录号：MH261259.1）[8]总长度为148 803bp，具有保守的四分状结构，包括一个LSC区、一个SSC区和一对IR区，其长度分别为81 150bp、17 093bp和25 280bp（图2-110-2）。达乌里秦艽叶绿体基因组的整体G/C含量为37.71%。其IR区的G/C含量（43.38%）高于SSC区的G/C含量（31.60%）和LSC区的G/C含量（35.46%）。

*Gentiana dahurica*

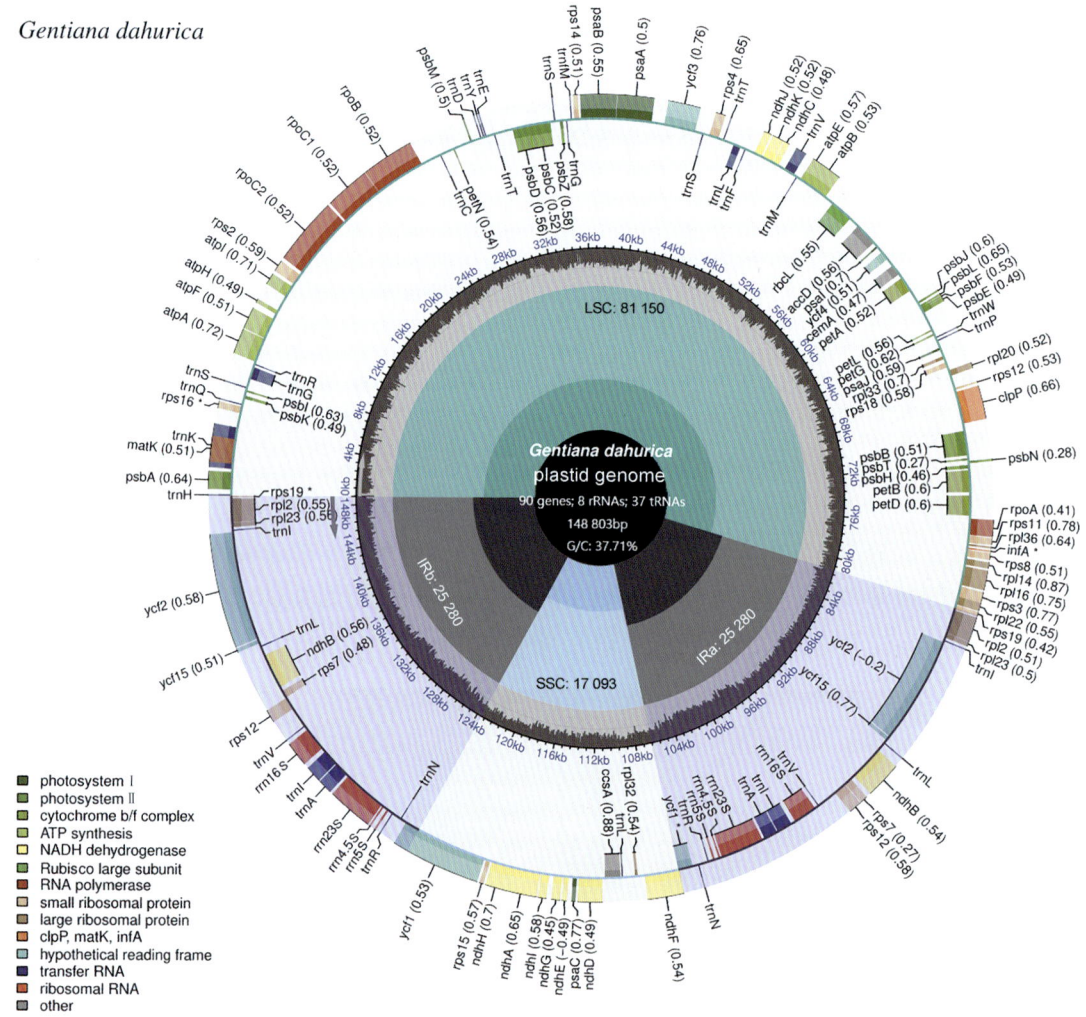

图 2-110-2　达乌里秦艽叶绿体基因组图谱

该图包括 6 个圆形轨道。自内向外的第一轨道表示分散重复序列，红色弧线表示直接重复序列，绿色弧线表示回文重复序列；自内向外的第二轨道上的蓝色柱状线条表示长串联重复序列，其重复单元碱基长度＞7；自内向外的第三轨道以不同颜色的柱状线条表示不同类型的短串联重复序列（微卫星序列），其中黑色表示复杂重复序列，绿色表示重复单元碱基长度为 1 的重复序列，黄色表示重复单元碱基长度为 2 的重复序列，紫色表示重复单元碱基长度为 3 的重复序列，蓝色表示重复单元碱基长度为 4 的重复序列，橙色表示重复单元碱基长度为 5 的重复序列，红色表示重复单元碱基长度为 6 的重复序列；自内向外的第四轨道上以不同色块表示 SSC 区、反向重复区 IRa 和 IRb、LSC 区，数字代表相应区间的长度；自内向外的第五轨道表示 GC 含量；最外层第六轨道以不同色块表示不同功能的编码基因，功能分类详见图中左下角注释，基因名称后括号中的数字表示密码子使用偏差，轨道外侧的基因转录方向为顺时针方向，轨道内侧的基因转录方向为逆时针方向

【编码基因】　达乌里秦艽叶绿体基因组共编码 135 个基因，其中独特基因 114 个，包括蛋白质编码基因 90 个（独特基因 80 个）、转运 tRNA（transfer RNA，tRNA）编码基因 37 个（独特基因 30 个）、核糖体 rRNA（ribosomal RNA，rRNA）编码基因 8 个（独特基因 4 个）

（表 2-110-1）。其中 8 个蛋白质独特编码基因（*rps12*、*rps7*、*ycf1*、*ycf2*、*ycf15*、*ndhB*、*rpl2*、*rpl23*）、7 个 tRNA 独特编码基因（*trnI-GAU*、*trnI-CAU*、*trnL-CAA*、*trnR-ACG*、*trnN-GUU*、*trnV-GAC*、*trnA-UGC*）、4 个 rRNA 独特编码基因（*rrn16S*、*rrn23S*、*rrn4.5S*、*rrn5S*）位于 IR 区。10 个蛋白质编码基因 [*atpF*、*rpoC1*、*petB*、*petD*、*ndhA*、*rpl16*、*rpl2*（×2）、*ndhB*（×2）] 各含有 1 个内含子（intron），4 个蛋白质编码基因 [*ycf3*、*clpP*、*rps12*（×2）] 各含有 2 个内含子，8 个 tRNA 编码基因 [*trnK-UUU*、*trnG-UCC*、*trnL-UAA*、*trnV-UAC*、*trnI-GAU*（×2）、*trnA-UGC*（×2）] 各含有 1 个内含子（表 2-110-2）。达乌里秦艽叶绿体基因组中蛋白质编码区（coding sequence，CDS）的长度为 78 603bp，占整个基因组长度的 52.82%。rRNA 基因的长度为 9048bp，占整个基因组长度的 6.08%。而 tRNA 基因的长度为 2791bp，占整个基因组长度的 1.88%。达乌里秦艽叶绿体基因组非编码区主要包括内含子和基因间区，其长度占整个基因组长度的 39.22%。

表 2-110-1　达乌里秦艽叶绿体基因组基因列表

| 基因功能 | 基因分类 | 基因名称 |
| --- | --- | --- |
| rRNA | rRNA genes | *rrn16S*（×2）、*rrn23S*（×2）、*rrn5S*（×2）、*rrn4.5S*（×2） |
| tRNA | tRNA genes | 37 *trn* genes（8 个基因各含有 1 个内含子） |
| 自我复制 | Small subunit of ribosome | *rps11*、*rps12*（×3）、*rps14*、*rps15*、*rps16*、*rps18*、*rps19*（×2）、*rps2*、*rps3*、*rps4*、*rps7*（×2）、*rps8* |
| | Large subunit of ribosome | *rpl14*、*rpl16*、*rpl2*（×2）、*rpl20*、*rpl22*、*rpl23*（×2）、*rpl32*、*rpl33*、*rpl36* |
| | DNA dependent RNA polymerase | *rpoA*、*rpoB*、*rpoC1*、*rpoC2* |
| 光合作用 | Subunits of NADH-dehydrogenase | *ndhA*、*ndhB*（×2）、*ndhC*、*ndhD*、*ndhE*、*ndhF*、*ndhG*、*ndhH*、*ndhI*、*ndhJ*、*ndhK* |
| | Large subunit of rubisco | *rbcL* |
| | Subunits of photosystem Ⅰ | *psaA*、*psaB*、*psaC*、*psaI*、*psaJ* |
| | Subunits of photosystem Ⅱ | *psbA*、*psbB*、*psbC*、*psbD*、*psbE*、*psbF*、*psbH*、*psbI*、*psbJ*、*psbK*、*psbL*、*psbM*、*psbN*、*psbT*、*psbZ*、*ycf3* |
| | Subunits of cytochrome b/f complex | *petA*、*petB*、*petD*、*petG*、*petL*、*petN* |
| | Subunits of ATP synthase | *atpA*、*atpB*、*atpE*、*atpF*、*atpH*、*atpI* |
| 其他功能 | c-type cytochrome synthesis gene | *ccsA* |
| | Protease | *clpP* |
| | Translational initiation factor | *infA* |
| | Envelope membrane protein | *cemA* |
| | Subunit of acetyl-CoA-carboxylase | *accD* |
| | Maturase | *matK* |
| 未知功能 | | *ycf1*（×2）、*ycf2*（×2）、*ycf15*（×2）、*ycf4* |

表 2-110-2　达乌里秦艽叶绿体基因内含子和外显子位置及长度

| 基因名称 | 基因编码序列所在链 | 起始位置 | 终点位置 | 长度（bp） | | | | |
|---|---|---|---|---|---|---|---|---|
| | | | | 第一外显子 | 第一内含子 | 第二外显子 | 第二内含子 | 第三外显子 |
| trnK-UUU | − | 1668 | 4250 | 37 | 2511 | 35 | | |
| trnG-UCC | + | 7427 | 8186 | 23 | 689 | 48 | | |
| atpF | − | 10129 | 11445 | 160 | 744 | 413 | | |
| rpoC1 | − | 19208 | 22007 | 430 | 742 | 1628 | | |
| ycf3 | − | 41242 | 43228 | 124 | 742 | 230 | 738 | 153 |
| trnL-UAA | + | 45859 | 46321 | 37 | 376 | 50 | | |
| trnV-UAC | − | 49456 | 50126 | 38 | 596 | 37 | | |
| rps12 | − | 67253 | 95214 | 114 | ND | 232 | 536 | 26 |
| clpP | − | 67521 | 69540 | 71 | 755 | 263 | 686 | 245 |
| petB | + | 72483 | 73834 | 6 | 704 | 642 | | |
| petD | + | 74059 | 75304 | 8 | 763 | 475 | | |
| rpl16 | + | 78502 | 79670 | 9 | 761 | 399 | | |
| ndhB | − | 91403 | 93618 | 775 | 683 | 758 | | |
| trnI-GAU | + | 98605 | 99605 | 37 | 929 | 35 | | |
| trnA-UGC | + | 99675 | 100561 | 38 | 814 | 35 | | |
| ndhA | − | 115339 | 117306 | 562 | 867 | 539 | | |
| trnA-UGC | − | 129397 | 130283 | 38 | 814 | 35 | | |
| trnI-GAU | − | 130353 | 131353 | 37 | 929 | 35 | | |
| rps12 | + | 134744 | 135535 | ND | ND | 232 | 536 | 26 |
| ndhB | + | 136340 | 138555 | 775 | 683 | 758 | | |
| rpl2 | + | 147151 | 148631 | 397 | 653 | 431 | | |

注："+"表示正链；"−"表示负链；"ND"表示未确定

【重复序列】　达乌里秦艽叶绿体基因组中，微卫星序列有 A/T 和 AT/AT 两种类型，各有 27 个和 1 个（表 2-110-3）。共发现 23 个串联重复序列，满足总长度超过 20bp 且重复单元之间的相似度≥90% 两个条件（表 2-110-4）。散在重复序列包括回文重复序列和正向重复序列。以 $e$-value 小于 1E–04 为阈值，达乌里秦艽叶绿体基因组散在重复序列包括回文重复序列 11 条、正向重复序列 9 条（表 2-110-5）。

表 2-110-3　达乌里秦艽叶绿体基因组微卫星序列统计

| 重复单元类型 | 重复序列个数 |
|---|---|
| A/T | 27 |
| AT/AT | 1 |

表 2-110-4　达乌里秦艽叶绿体基因组串联重复序列统计

| 起点—终点 | 重复单元长度（bp） | 重复单元拷贝数 | 重复单元一致序列长度（bp） | 重复单元之间的相似度（%） | 插入缺失比例（%） | 分值 | 碱基个数 A | C | G | T | 熵（0—2） |
|---|---|---|---|---|---|---|---|---|---|---|---|
| 193—226 | 17 | 2.0 | 17 | 94 | 59 | | 47 | 0 | 8 | 44 | 1.34 |
| 237—262 | 13 | 2.0 | 13 | 100 | 52 | | 46 | 7 | 0 | 46 | 1.31 |
| 7475—7499 | 12 | 2.1 | 12 | 100 | 50 | | 52 | 0 | 24 | 24 | 1.48 |
| 13899—13926 | 14 | 2.0 | 14 | 100 | 56 | | 35 | 14 | 7 | 42 | 1.73 |
| 25662—25686 | 12 | 2.1 | 12 | 100 | 50 | | 32 | 0 | 32 | 36 | 1.58 |
| 29808—29855 | 24 | 2.0 | 24 | 91 | 78 | | 47 | 2 | 14 | 35 | 1.56 |
| 34822—34848 | 12 | 2.2 | 12 | 100 | 54 | | 44 | 0 | 0 | 55 | 0.99 |
| 34868—34894 | 11 | 2.5 | 11 | 100 | 54 | | 55 | 0 | 7 | 37 | 1.28 |
| 46407—46436 | 15 | 2.0 | 15 | 100 | 60 | | 20 | 13 | 6 | 60 | 1.55 |
| 55262—55289 | 14 | 2.0 | 14 | 100 | 56 | | 21 | 7 | 0 | 71 | 1.09 |
| 56925—56954 | 15 | 1.9 | 16 | 93 | 53 | | 40 | 6 | 0 | 53 | 1.27 |
| 62714—62738 | 12 | 2.1 | 12 | 100 | 50 | | 64 | 8 | 8 | 20 | 1.46 |
| 65051—65080 | 15 | 2.0 | 15 | 100 | 60 | | 13 | 26 | 6 | 53 | 1.64 |
| 65566—65606 | 21 | 2.0 | 21 | 90 | 64 | | 34 | 26 | 7 | 31 | 1.84 |
| 69965—69992 | 14 | 2.0 | 14 | 100 | 56 | | 35 | 14 | 7 | 42 | 1.73 |
| 88411—88463 | 15 | 3.5 | 15 | 100 | 106 | | 37 | 5 | 15 | 41 | 1.70 |
| 88455—88494 | 18 | 2.2 | 18 | 100 | 80 | | 30 | 10 | 25 | 35 | 1.88 |
| 103797—103859 | 31 | 2.0 | 31 | 90 | 99 | | 42 | 22 | 9 | 25 | 1.83 |
| 104305—104340 | 18 | 2.0 | 18 | 100 | 72 | | 44 | 16 | 16 | 22 | 1.86 |
| 125618—125653 | 18 | 2.0 | 18 | 100 | 72 | | 22 | 16 | 16 | 44 | 1.86 |
| 126099—126161 | 31 | 2.0 | 31 | 90 | 99 | | 25 | 9 | 22 | 42 | 1.83 |
| 141464—141503 | 18 | 2.2 | 18 | 100 | 80 | | 35 | 25 | 10 | 30 | 1.88 |
| 141495—141547 | 15 | 3.5 | 15 | 100 | 106 | | 41 | 15 | 5 | 37 | 1.70 |

表 2-110-5　达乌里秦艽叶绿体基因组散在重复序列特征值

| 重复单元一长度（bp） | 重复单元一起点 | 重复类型 | 重复单元二长度（bp） | 重复单元二起点 | 重复单元间隔 | e-value |
|---|---|---|---|---|---|---|
| 38 | 42398 | D | 38 | 95253 | 0 | 8.24E–14 |
| 38 | 42398 | P | 38 | 134666 | 0 | 8.24E–14 |
| 38 | 88410 | D | 38 | 88425 | 0 | 8.24E–14 |
| 38 | 88410 | P | 38 | 141494 | 0 | 8.24E–14 |
| 38 | 88425 | P | 38 | 141509 | 0 | 8.24E–14 |
| 38 | 141494 | D | 38 | 141509 | 0 | 8.24E–14 |
| 39 | 95253 | D | 39 | 115917 | –2 | 1.37E–10 |

续表

| 重复单元一长度（bp） | 重复单元一起点 | 重复类型 | 重复单元二长度（bp） | 重复单元二起点 | 重复单元间隔 | e-value |
| --- | --- | --- | --- | --- | --- | --- |
| 39 | 115917 | P | 39 | 134665 | −2 | 1.37E−10 |
| 41 | 42395 | D | 41 | 115914 | −3 | 3.71E−10 |
| 38 | 37278 | D | 38 | 39502 | −2 | 5.21E−10 |
| 38 | 92199 | D | 38 | 115917 | −3 | 1.88E−08 |
| 38 | 115917 | P | 38 | 137720 | −3 | 1.88E−08 |
| 32 | 8493 | P | 32 | 120791 | −1 | 3.24E−08 |
| 32 | 349 | P | 32 | 354 | −3 | 4.52E−05 |
| 32 | 6784 | P | 32 | 43795 | −3 | 4.52E−05 |
| 32 | 34153 | P | 32 | 43798 | −3 | 4.52E−05 |
| 32 | 103796 | D | 32 | 103827 | −3 | 4.52E−05 |
| 32 | 103796 | P | 32 | 126098 | −3 | 4.52E−05 |
| 32 | 103827 | P | 32 | 126129 | −3 | 4.52E−05 |
| 32 | 126098 | D | 32 | 126129 | −3 | 4.52E−05 |

注：P. palindromic repeat，回文重复序列；D. direct repeat，正向重复序列

【高可变区】 为了发现龙胆属物种间的高可变区，从 26 个龙胆属物种的叶绿体基因组中提取了 40 个基因间区，采用 K2p（Kimura 2-parameter）模型计算基因间区的遗传距离，遗传距离最大的 30 个基因间区参见图 2-110-3。这 30 个基因间区的 K2p 平均值分布于 2.33～18.40，其中 accD-psaI、ycf4-cemA、petA-psbJ、petN-psbM、rpoC2-rpoC1 的 K2p 平均值较高，分别为 18.40、15.80、11.82、9.46、9.33。由此可见，龙胆属 26 个物种的叶绿体基因组在这 5 个区域的变异较大，这 5 个区域可作为潜在的分子标记开发区域。

【系统发育】 使用 MAFFT 对来自龙胆属的 26 个物种[9-14]和 1 个外类群物种 [ 黄秦艽（Veratrilla baillonii）][13]的叶绿体基因组中提取的 25 个共有蛋白质序列进行多重序列比对，使用 IQ-TREE 筛选得到最优的 TVM+F+G4 模型，并采用最大似然法（maximum likelihood method）构建进化树。结果显示，滇龙胆草（Gentiana rigescens）、龙胆（Gentiana scabra）、太白龙胆（Gentiana apiata）[9]、东俄洛龙胆（Gentiana tongolensis）、黑紫龙胆（Gentiana atropurpurea）[10]、华丽龙胆（Gentiana ornata）[11]、天蓝龙胆（Gentiana caelestis）[11]、倒锥花龙胆（Gentiana obconica）[11]、蓝玉簪龙胆（Gentiana veitchiorum）[11]、六叶龙胆（Gentiana hexaphylla）[11]、山景龙胆（Gentiana oreodoxa）[11]、线叶龙胆（Gentiana lawrencei var. farreri）[11] 12 个物种聚为一支。其余 14 个物种中，微籽龙胆（Gentiana delavayi）[12]、乌奴龙胆（Gentiana urnula）[13]、短柄龙胆（Gentiana stipitata）[11]、条叶龙胆（Gentiana manshurica）、西藏秦艽（Gentiana tibetica）、粗茎秦艽（Gentiana crassicaulis）[11]、长梗秦艽（Gentiana waltonii）、全萼秦艽（Gentiana lhassica）、黄管秦艽（Gentiana officinalis）、管花秦艽（Gentiana siphonantha）、达乌里秦艽（Gentiana dahurica）11 个物种聚为一支。秦艽（Gentiana macrophylla）[14]、麻花艽（Gentiana straminea）[11]、

粗壮秦艽（*Gentiana robusta*）[11]3个物种聚为一支。达乌里秦艽与管花秦艽的亲缘关系更近（图2-110-4）。

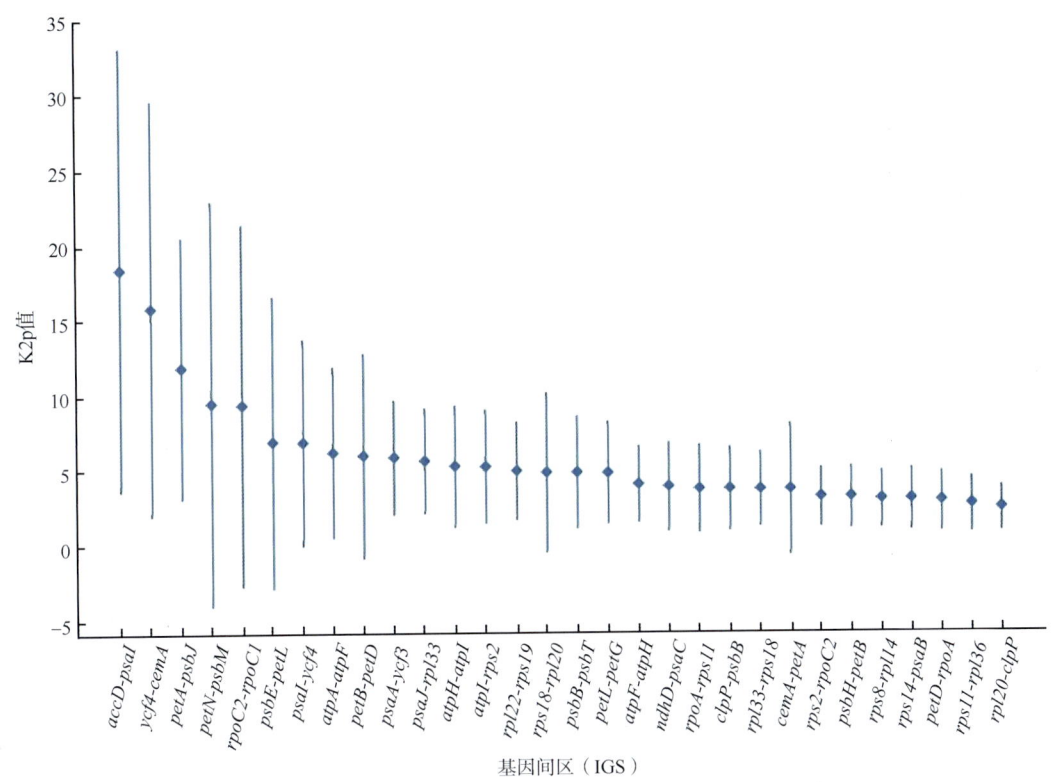

图2-110-3 龙胆属物种基因间区的遗传距离分析结果

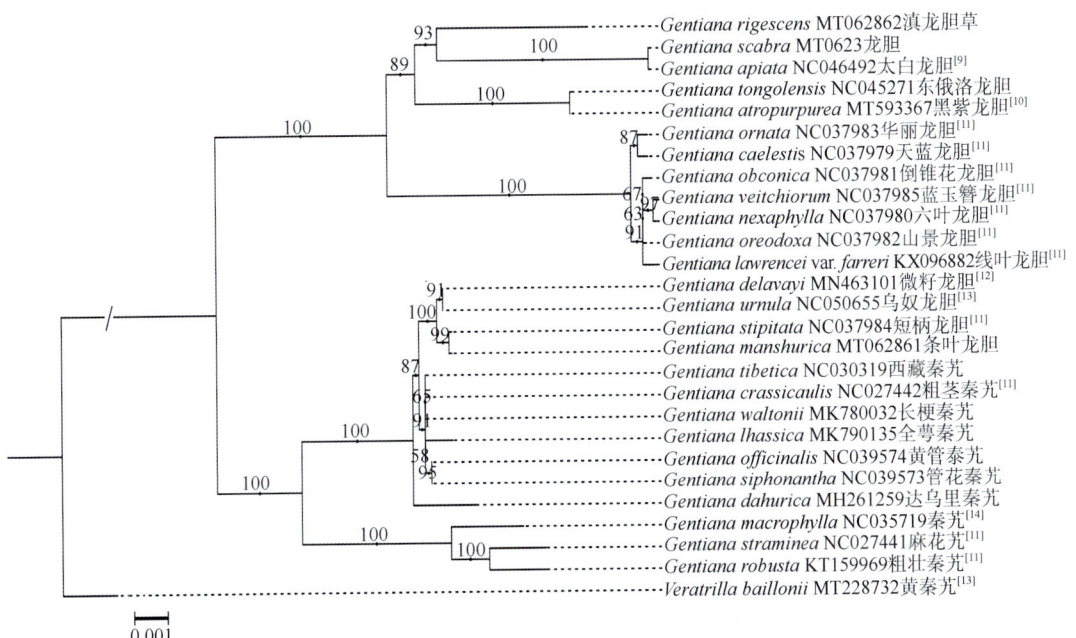

图2-110-4 龙胆属植物系统发育进化分析

【$K_A/K_S$ 选择压力分析】 以图 2-110-4 的进化树作为参考，利用 Hyphy 软件中的 aBSREL 模型对 26 个龙胆属物种中叶绿体基因组的蛋白质编码基因进行选择压力分析。共发现 4 个基因受到正向选择，即 *atpA*、*rps11*、*rps12*、*clpP*。在物种达乌里秦艽中，未发现有基因受到正向选择。

【宏 DNA 条形码的发现及其 PCR 扩增引物设计】 为了发现能够区分龙胆属下 26 个物种的宏 DNA 条形码序列及其 PCR 扩增引物，利用 ecoPrimers 对龙胆属植物叶绿体基因组序列进行分析。未发现用于设计 PCR 扩增引物的保守区间。

## 参 考 文 献

[1] 中国科学院《中国植物志》编委会. 中国植物志. 北京: 科学出版社, 1988, 62: 73.

[2] 国家药典委员会. 中华人民共和国药典（2020 年版）一部. 北京: 中国医药科技出版社, 2020: 282.

[3] 国家中医药管理局《中华本草》编委会. 中华本草. 第六卷. 上海: 上海科学技术出版社, 1999, 6: 231.

[4] 卫生部药典委员会. 中华人民共和国卫生部药品标准（蒙药分册）. 北京: 人民卫生出版社, 1998.

[5] Cao H, Xi S, He W, et al. The effects of *Gentiana dahurica* Fisch on alcoholic liver disease revealed by RNA sequencing. Journal of Ethnopharmacology, 2020, 279（Pt 3）: 113422.

[6] Zhang Y W, Xu M, Wang D, et al. Anti-inflammatory compounds of "Qin-Jiao", the roots of *Gentiana dahurica*（Gentianaceae）. Journal of Ethnopharmacology, 2013, 147（2）: 341-348.

[7] 邬卫东, 杨来秀, 王玉华, 等. 蒙药小秦艽花总黄酮超声波提取工艺及其抗氧化研究. 内蒙古师范大学学报（自然科学汉文版）, 2016, 45（4）: 510-514.

[8] Zhou T, Wang J, Jia Y, et al. Comparative chloroplast genome analyses of species in *Gentiana* section *cruciata*（Gentianaceae）and the development of authentication markers. International Journal of Molecular Sciences, 2018, 19: 1962.

[9] Huang C X, Liu M L, Zhang H J, et al. The complete nucleotide sequence of chloroplast genome of *Gentiana apiata*（Gentianaceae）, an endemic medicinal herb in China. Mitochondrial DNA B Resour, 2019, 4（2）: 2596-2597.

[10] Liu C, Hou Z. The complete chloroplast genome sequence of *Gentiana atropurpurea* and phylogenetic analysis. Mitochondrial DNA B Resour, 2021, 6（2）: 629-630.

[11] Sun S S, Fu C, Zhou X J, et al. The complete plastome sequences of seven species in *Gentiana* sect. *kudoa*（Gentianaceae）: Insights into plastid gene loss and molecular evolution. Front Plant Sci, 2018, 9: 493.

[12] Tao A E, Zhao F Y, Xia C L. Characterisation of the complete chloroplast genome of *Gentiana delavayi* Franch.（Gentianaceae）, a medicinal plant in southwest of China. Mitochondrial DNA B Resour, 2019, 4（2）: 3638-3639.

[13] Zhang X, Sun Y, Landis J B, et al. Plastome phylogenomic study of Gentianeae（Gentianaceae）: widespread gene tree discordance and its association with evolutionary rate heterogeneity of plastid genes. BMC Plant Biol, 2020, 20（1）: 340.

[14] Wang X, Yang N, Su J, et al. The complete chloroplast genome of *Gentiana macrophylla*. Mitochondrial DNA Part B: Resources, 2017, 2（2）: 395-396.

# 111 秦 艽

【药材基本信息】 秦艽（*Gentiana macrophylla* Pall.）为龙胆科药用植物[1]，其干燥成熟根、花为秦艽中药材（图2-111-1）。收载于《中国药典》（2020年版）[2]。分布于蒙古、俄罗斯及中国的内蒙古、宁夏、河北、陕西、新疆、东北、山西等地[3]。商品药材为栽培或野生。秦艽味辛、苦，性平。归胃、肝、胆经[4]。蒙药以其花入药，收载于《中华人民共和国卫生部药品标准》（蒙药分册）。蒙药名为"呼和朱力根-其木格"，具有清热、解毒、止咳、祛痰的功效，主治肺热咳嗽、咽喉热、咽喉肿痛、毒热、瘟热等症[5]。现代研究表明，秦艽具有抗炎镇痛、镇静、解热、降压、抗肿瘤、保肝、调节免疫、抗菌、抗氧化、利尿、降温、调节中枢系统、促进胃排空、促进胃液分泌、提高胃蛋白酶活性及增加胃蛋白酶排出量等作用[6]。

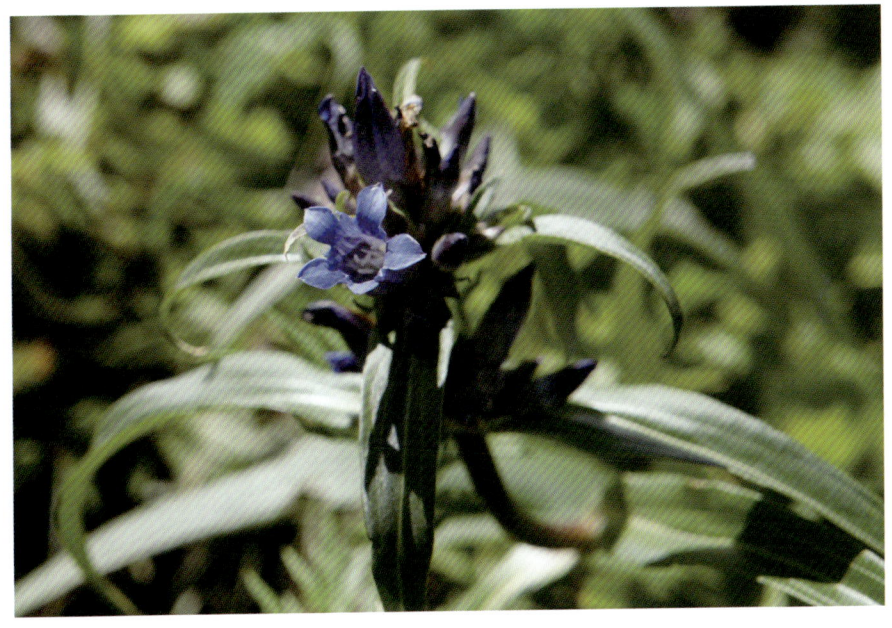

图 2-111-1 秦艽

【叶绿体基因组】 秦艽的叶绿体DNA为环状分子[7]，其叶绿体基因组（GenBank登录号：NC035719.1）[8]总长度为149 916bp，具有保守的四分状结构，包括一个LSC区、一个SSC区和一对IR区，其长度分别为82 911bp、17 095bp和24 955bp（图2-111-2）。叶绿体基因组的整体G/C含量为37.67%。其IR区的G/C含量（43.72%）高于SSC区的G/C含量（33.24%）和LSC区的G/C含量（35.48%）。

*Gentiana macrophylla*

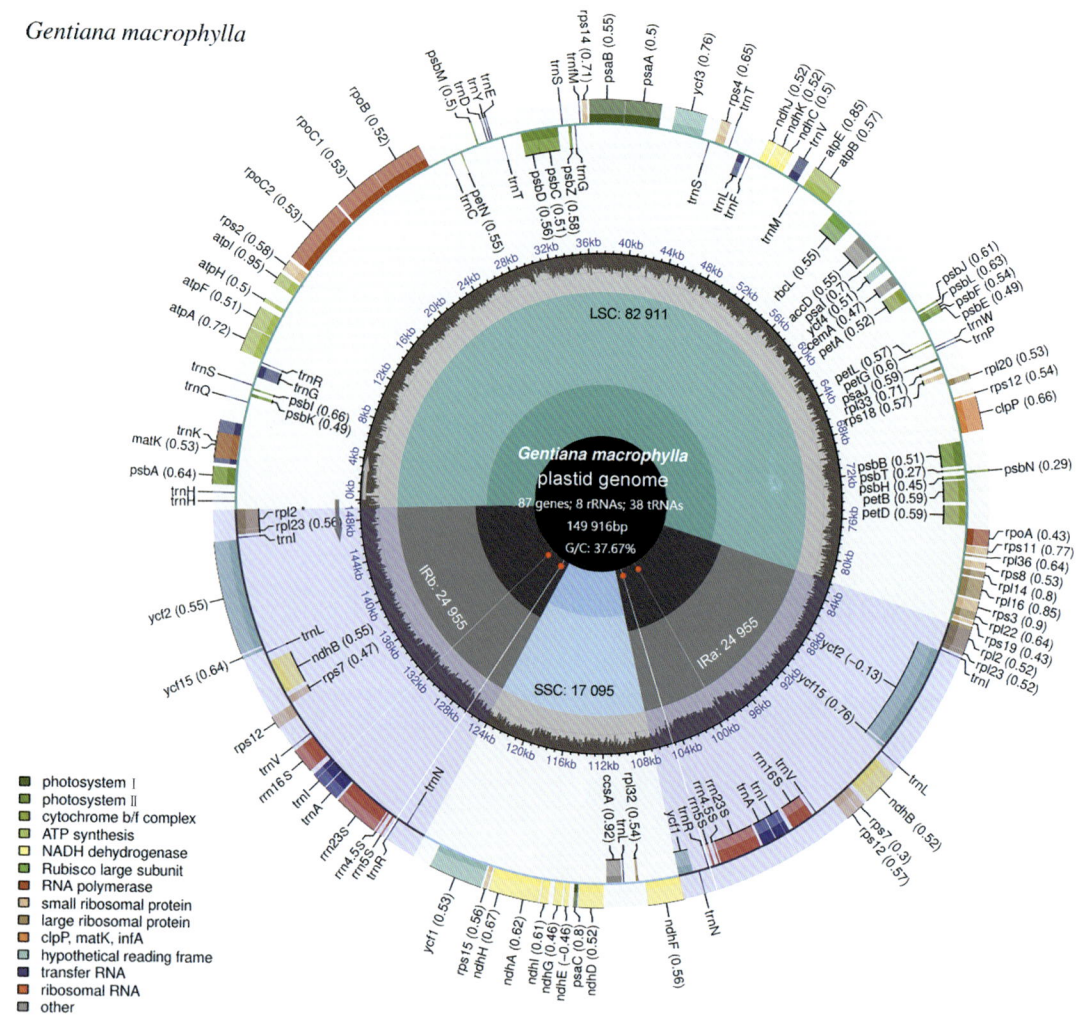

图 2-111-2 秦艽叶绿体基因组图谱

该图包括 6 个圆形轨道。自内向外的第一轨道表示分散重复序列，红色弧线表示直接重复序列，绿色弧线表示回文重复序列；自内向外的第二轨道上的蓝色柱状线条表示长串联重复序列，其重复单元碱基长度＞7；自内向外的第三轨道以不同颜色的柱状线条表示不同类型的短串联重复序列（微卫星序列），其中黑色表示复杂重复序列，绿色表示重复单元碱基长度为 1 的重复序列，黄色表示重复单元碱基长度为 2 的重复序列，紫色表示重复单元碱基长度为 3 的重复序列，蓝色表示重复单元碱基长度为 4 的重复序列，橙色表示重复单元碱基长度为 5 的重复序列，红色表示重复单元碱基长度为 6 的重复序列；自内向外的第四轨道上以不同色块表示 SSC 区、反向重复区 IRa 和 IRb、LSC 区，数字代表相应区间的长度；自内向外的第五轨道表示 GC 含量；最外层第六轨道以不同色块表示不同功能的编码基因，功能分类详见图中左下角注释，基因名称后括号中的数字表示密码子使用偏差，轨道外侧的基因转录方向为顺时针方向，轨道内侧的基因转录方向为逆时针方向

【编码基因】 秦艽叶绿体基因组共编码 133 个基因，其中独特基因 112 个，包括蛋白质编码基因 87 个（独特基因 78 个）、转运 tRNA（transfer RNA，tRNA）编码基因 38 个（独特基因 30 个）、核糖体 RNA（ribosome RNA，rRNA）编码基因 8 个（独特基因 4 个）（表 2-111-1）。其中 6 个蛋白质独特编码基因（*ndhB*、*rps12*、*rps7*、*ycf2*、*rpl23*、*ycf15*）、7 个 tRNA 独特编码基因（*trnA-UGC*、*trnI-CAU*、*trnL-CAA*、*trnI-GAU*、*trnN-GUU*、*trnR-ACG*、 trnV-GAC）、4 个 rRNA 独特编码基因（rrn16S、rrn23S、rrn4.5S、rrn5S）位于 IR 区。有 10 个蛋白质编码基因 [atpF、rpoC1、petB、petD、rpl16、rpl2（×2）、ndhB（×2）、ndhA] 各含有 1 个内含子（intron），4 个蛋白质编码基因 [ycf3、clpP、rps12（×2）] 各含有 2 个内含子，8 个 tRNA 编码基因 [trnK-UUU、trnG-UCC、trnL-UAA、trnV-UAC、trnI-GAU（×2）、trnA-UGC（×2）] 各含有 1 个内含子（表 2-111-2）。秦艽叶绿体基因组中蛋白质编码区（coding sequence，CDS）的长度为 76 943bp，占整个基因组长度的 51.32%。rRNA 基因的长度为 9048bp，占整个基因组长度的 6.04%。而 tRNA 基因的长度为 2868bp，占整个基因组长度的 1.91%。秦艽叶绿体基因组非编码区主要包括内含子和基因间区，其长度占整个基因组长度的 40.73%。

表 2-111-1 秦艽叶绿体基因组基因列表

| 基因功能 | 基因分类 | 基因名称 |
| --- | --- | --- |
| rRNA | rRNA genes | rrn16S（×2）、rrn23S（×2）、rrn5S（×2）、rrn4.5S（×2） |
| tRNA | tRNA genes | 38 trn genes（8 个基因各含有 1 个内含子） |
| 自我复制 | Small subunit of ribosome | rps11、rps12（×3）、rps14、rps15、rps18、rps19、rps2、rps3、rps4、rps7（×2）、rps8 |
| | Large subunit of ribosome | rpl14、rpl16、rpl2（×2）、rpl20、rpl22、rpl23（×2）、rpl32、rpl33、rpl36 |
| | DNA dependent RNA polymerase | rpoA、rpoB、rpoC1、rpoC2 |
| 光合作用 | Subunits of NADH-dehydrogenase | ndhA、ndhB（×2）、ndhC、ndhD、ndhE、ndhF、ndhG、ndhH、ndhI、ndhJ、ndhK |
| | Large subunit of rubisco | rbcL |
| | Subunits of photosystem I | psaA、psaB、psaC、psaI、psaJ |
| | Subunits of photosystem II | psbA、psbB、psbC、psbD、psbE、psbF、psbH、psbI、psbJ、psbK、psbL、psbM、psbN、psbT、psbZ、ycf3 |
| | Subunits of cytochrome b/f complex | petA、petB、petD、petG、petL、petN |
| | Subunits of ATP synthase | atpA、atpB、atpE、atpF、atpH、atpI |
| 其他功能 | c-type cytochrome synthesis gene | ccsA |
| | Protease | clpP |
| | Envelope membrane protein | cemA |
| | Subunit of acetyl-CoA-carboxylase | accD |
| | Maturase | matK |
| 未知功能 | | ycf1（×2）、ycf15（×2）、ycf2（×2）、ycf4 |

表 2-111-2 秦艽叶绿体基因内含子和外显子位置及长度

| 基因名称 | 基因编码序列所在链 | 起始位置 | 终点位置 | 长度（bp） | | | | |
| --- | --- | --- | --- | --- | --- | --- | --- | --- |
| | | | | 第一外显子 | 第一内含子 | 第二外显子 | 第二内含子 | 第三外显子 |
| trnK-UUU | – | 2075 | 4658 | 37 | 2511 | 35 | | |
| trnG-UCC | + | 7774 | 8534 | 23 | 690 | 48 | | |
| atpF | – | 10477 | 11793 | 160 | 744 | 413 | | |

续表

| 基因名称 | 基因编码序列所在链 | 起始位置 | 终点位置 | 长度（bp） | | | | |
|---|---|---|---|---|---|---|---|---|
| | | | | 第一外显子 | 第一内含子 | 第二外显子 | 第二内含子 | 第三外显子 |
| *rpoC1* | − | 19555 | 22360 | 430 | 748 | 1628 | | |
| *ycf3* | − | 41800 | 43785 | 124 | 741 | 230 | 738 | 153 |
| *trnL-UAA* | + | 46420 | 46882 | 37 | 376 | 50 | | |
| *trnV-UAC* | − | 49954 | 50624 | 38 | 596 | 37 | | |
| *rps12* | − | 67871 | 95852 | 114 | ND | 232 | 536 | 26 |
| *clpP* | − | 68139 | 70160 | 71 | 756 | 290 | 660 | 245 |
| *petB* | + | 73103 | 74455 | 6 | 705 | 642 | | |
| *petD* | + | 74680 | 75925 | 8 | 763 | 475 | | |
| *rpl16* | − | 79126 | 80295 | 9 | 762 | 399 | | |
| *rpl2* | − | 81964 | 83444 | 397 | 653 | 431 | | |
| *ndhB* | − | 92040 | 94255 | 775 | 683 | 758 | | |
| *trnI-GAU* | + | 99308 | 100310 | 37 | 931 | 35 | | |
| *trnA-UGC* | + | 100380 | 101266 | 38 | 814 | 35 | | |
| *ndhA* | − | 116045 | 118012 | 562 | 867 | 539 | | |
| *trnA-UGC* | − | 130104 | 130990 | 38 | 814 | 35 | | |
| *trnI-GAU* | − | 131060 | 132062 | 37 | 931 | 35 | | |
| *rps12* | + | 135518 | 136309 | ND | ND | 232 | 536 | 26 |
| *ndhB* | + | 137115 | 139330 | 775 | 683 | 758 | | |
| *rpl2* | + | 147926 | 149208 | 397 | 653 | 233 | | |

注："+"表示正链；"−"表示负链；"ND"表示未确定

【重复序列】 在秦艽叶绿体基因组中，微卫星序列有 A/T 和 AT/AT 两种类型，各有 37 个和 1 个（表 2-111-3）。共发现 33 个串联重复序列，满足总长度超过 20bp 且重复单元之间的相似度 ≥ 90% 两个条件（表 2-111-4）。散在重复序列包括回文重复序列和正向重复序列。以 *e*-value 小于 1E–04 为阈值，秦艽叶绿体基因组散在重复序列包括 14 条回文重复序列、22 条正向重复序列（表 2-111-5）。

表 2-111-3　秦艽叶绿体基因组微卫星序列统计

| 重复单元类型 | 重复序列个数 |
|---|---|
| A/T | 37 |
| AT/AT | 1 |

表 2-111-4　秦艽叶绿体基因组串联重复序列统计

| 起点—终点 | 重复单元长度（bp） | 重复单元拷贝数 | 重复单元一致序列长度（bp） | 重复单元之间的相似度（%） | 插入缺失比例（%） | 分值 | 碱基个数 A | C | G | T | 熵（0—2） |
|---|---|---|---|---|---|---|---|---|---|---|---|
| 424—469 | 12 | 3.7 | 12 | 77 | 11 | 56 | 13 | 13 | 0 | 73 | 1.09 |
| 419—485 | 26 | 2.6 | 26 | 95 | 4 | 118 | 14 | 8 | 1 | 74 | 1.13 |
| 469—613 | 71 | 2.0 | 71 | 96 | 2 | 265 | 30 | 4 | 9 | 55 | 1.51 |
| 592—625 | 17 | 2.0 | 17 | 94 | 0 | 59 | 47 | 0 | 8 | 44 | 1.34 |
| 636—661 | 13 | 2.0 | 13 | 100 | 0 | 52 | 46 | 7 | 0 | 46 | 1.31 |
| 7822—7846 | 12 | 2.1 | 12 | 100 | 0 | 50 | 52 | 0 | 24 | 24 | 1.48 |
| 14246—14273 | 14 | 2.0 | 14 | 100 | 0 | 56 | 35 | 14 | 7 | 42 | 1.73 |
| 26016—26040 | 12 | 2.1 | 12 | 100 | 0 | 50 | 32 | 0 | 32 | 36 | 1.58 |
| 30142—30189 | 24 | 2.0 | 24 | 91 | 0 | 78 | 47 | 2 | 14 | 35 | 1.56 |
| 30432—30492 | 30 | 2.0 | 30 | 100 | 0 | 122 | 24 | 29 | 22 | 22 | 1.99 |
| 30520—30622 | 52 | 2.0 | 50 | 96 | 3 | 188 | 46 | 3 | 10 | 38 | 1.57 |
| 31322—31434 | 56 | 2.0 | 55 | 98 | 1 | 217 | 36 | 15 | 8 | 39 | 1.78 |
| 34829—34973 | 73 | 2.0 | 73 | 100 | 0 | 290 | 30 | 19 | 22 | 28 | 1.98 |
| 35377—35403 | 12 | 2.2 | 12 | 100 | 0 | 54 | 44 | 0 | 0 | 55 | 0.99 |
| 35423—35451 | 13 | 2.2 | 13 | 100 | 0 | 58 | 55 | 0 | 6 | 37 | 1.27 |
| 46968—46997 | 15 | 2.0 | 15 | 100 | 0 | 60 | 20 | 13 | 6 | 60 | 1.55 |
| 55510—55689 | 97 | 1.9 | 97 | 100 | 0 | 360 | 32 | 6 | 14 | 46 | 1.71 |
| 55871—55898 | 14 | 2.0 | 14 | 100 | 0 | 56 | 21 | 7 | 0 | 71 | 1.09 |
| 57506—57535 | 15 | 1.9 | 16 | 93 | 6 | 53 | 40 | 6 | 0 | 53 | 1.27 |
| 57826—57850 | 8 | 3.1 | 8 | 100 | 0 | 50 | 24 | 0 | 24 | 52 | 1.48 |
| 63304—63328 | 12 | 2.1 | 12 | 100 | 0 | 50 | 64 | 8 | 8 | 20 | 1.46 |
| 65645—65674 | 15 | 2.0 | 15 | 100 | 0 | 60 | 13 | 26 | 6 | 53 | 1.64 |
| 65967—66002 | 18 | 2.0 | 18 | 100 | 0 | 72 | 33 | 0 | 55 | 11 | 1.35 |
| 66178—66218 | 21 | 2.0 | 21 | 90 | 0 | 64 | 34 | 26 | 7 | 31 | 1.84 |
| 70585—70612 | 14 | 2.0 | 14 | 100 | 0 | 56 | 35 | 14 | 7 | 42 | 1.73 |
| 89048—89100 | 15 | 3.5 | 15 | 100 | 0 | 106 | 37 | 5 | 15 | 41 | 1.70 |
| 89092—89131 | 18 | 2.2 | 18 | 100 | 0 | 80 | 30 | 10 | 25 | 35 | 1.88 |
| 104502—104564 | 31 | 2.0 | 31 | 90 | 0 | 99 | 42 | 22 | 9 | 25 | 1.83 |
| 105010—105045 | 18 | 2.0 | 18 | 100 | 0 | 72 | 44 | 16 | 16 | 22 | 1.86 |
| 126806—126868 | 31 | 2.0 | 31 | 90 | 0 | 99 | 25 | 9 | 22 | 42 | 1.83 |
| 142239—142278 | 18 | 2.2 | 18 | 100 | 0 | 80 | 35 | 25 | 10 | 30 | 1.88 |
| 142270—142322 | 15 | 3.5 | 15 | 100 | 0 | 106 | 41 | 15 | 5 | 37 | 1.70 |
| 149488—149531 | 11 | 4.1 | 11 | 97 | 2 | 81 | 93 | 6 | 0 | 0 | 0.36 |

表 2-111-5　秦艽叶绿体基因组散在重复序列特征值

| 重复单元一长度（bp） | 重复单元一起点 | 重复类型 | 重复单元二长度（bp） | 重复单元二起点 | 重复单元间隔 | $e$-value |
| --- | --- | --- | --- | --- | --- | --- |
| 165 | 138 | P | 165 | 81789 | 0 | 2.89E−90 |
| 117 | 296 | D | 117 | 149682 | 0 | 2.29E−61 |
| 83 | 55509 | D | 83 | 55606 | 0 | 6.76E−41 |
| 72 | 34828 | D | 72 | 34901 | 0 | 2.83E−34 |
| 41 | 30529 | D | 41 | 30581 | 0 | 1.31E−15 |
| 38 | 42956 | D | 38 | 95891 | 0 | 8.37E−14 |
| 38 | 42956 | P | 38 | 135440 | 0 | 8.37E−14 |
| 38 | 89047 | D | 38 | 89062 | 0 | 8.37E−14 |
| 38 | 89047 | P | 38 | 142269 | 0 | 8.37E−14 |
| 38 | 89062 | P | 38 | 142284 | 0 | 8.37E−14 |
| 38 | 142269 | D | 38 | 142284 | 0 | 8.37E−14 |
| 44 | 149254 | D | 44 | 149612 | −2 | 1.74E−13 |
| 35 | 31343 | D | 35 | 31399 | 0 | 5.35E−12 |
| 41 | 418 | D | 41 | 444 | −2 | 9.65E−12 |
| 39 | 95891 | D | 39 | 116623 | −2 | 1.39E−10 |
| 39 | 116623 | P | 39 | 135439 | −2 | 1.39E−10 |
| 32 | 468 | D | 32 | 539 | 0 | 3.43E−10 |
| 32 | 149215 | D | 32 | 149578 | 0 | 3.43E−10 |
| 41 | 42953 | D | 41 | 116620 | −3 | 3.76E−10 |
| 38 | 37835 | D | 38 | 40059 | −2 | 5.29E−10 |
| 31 | 500 | D | 31 | 572 | 0 | 1.37E−09 |
| 31 | 30431 | D | 31 | 30461 | 0 | 1.37E−09 |
| 33 | 149487 | D | 33 | 149498 | −1 | 8.48E−09 |
| 38 | 92836 | D | 38 | 116623 | −3 | 1.91E−08 |
| 38 | 116623 | P | 38 | 138495 | −3 | 1.91E−08 |
| 32 | 8841 | P | 32 | 121497 | −1 | 3.29E−08 |
| 36 | 81983 | P | 36 | 149397 | −3 | 2.58E−07 |
| 30 | 149185 | D | 30 | 149555 | −1 | 4.93E−07 |
| 32 | 756 | P | 32 | 761 | −3 | 4.59E−05 |
| 32 | 7132 | P | 32 | 44353 | −3 | 4.59E−05 |
| 32 | 34635 | P | 32 | 44356 | −3 | 4.59E−05 |
| 32 | 81974 | P | 32 | 149410 | −3 | 4.59E−05 |
| 32 | 104501 | D | 32 | 104532 | −3 | 4.59E−05 |
| 32 | 104501 | P | 32 | 126805 | −3 | 4.59E−05 |
| 32 | 104532 | P | 32 | 126836 | −3 | 4.59E−05 |
| 32 | 126805 | D | 32 | 126836 | −3 | 4.59E−05 |

注：P. palindromic repeat，回文重复序列；D. direct repeat，正向重复序列

【高可变区】 为了发现龙胆属物种间的高可变区，从 26 个龙胆属物种的叶绿体基因组中提取了 40 个基因间区，采用 K2p（Kimura 2-parameter）模型计算基因间区的遗传距离，遗传距离最大的 30 个基因间区参见图 2-111-3。这 30 个基因间区的 K2p 平均值分布于 2.33～18.40，其中 *accD-psaI*、*ycf4-cemA*、*petA-psbJ*、*petN-psbM*、*rpoC2-rpoC1* 的 K2p 平均值较高，分别为 18.40、15.80、11.82、9.46、9.33。由此可见，龙胆属 26 个物种的叶绿体基因组在这 5 个区域间变异较大，这 5 个区域可作为潜在的分子标记开发区域。

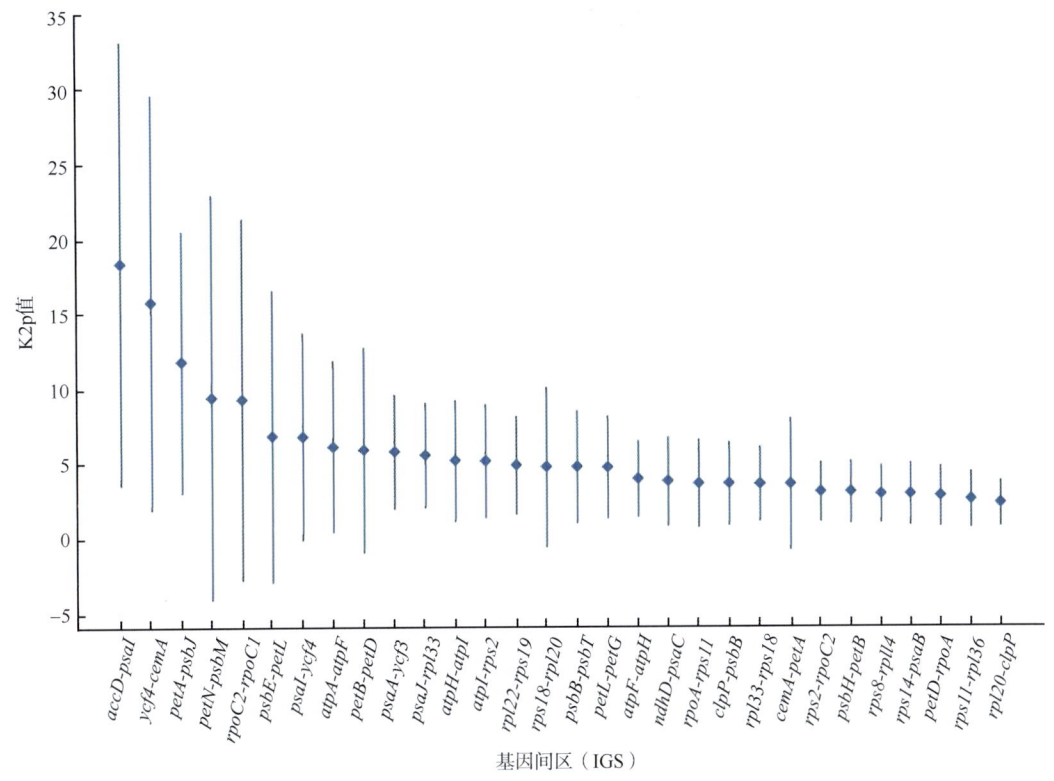

图 2-111-3 龙胆属物种基因间区的遗传距离分析结果

【系统发育】 使用 MAFFT 对来自龙胆属的 26 个物种[8-13] 和 1 个外类群物种 [黄秦艽（*Veratrilla baillonii*）][12] 的叶绿体基因组中提取的 25 个共有蛋白质序列进行多重序列比对，使用 IQ-TREE 筛选得到最优的 TVM+F+G4 模型，并采用最大似然法（maximum likelihood method）构建进化树。结果显示，滇龙胆草（*Gentiana rigescens*）、龙胆（*Gentiana scabra*）、太白龙胆（*Gentiana apiata*）[8]、东俄洛龙胆（*Gentiana tongolensis*）、黑紫龙胆（*Gentiana atropurpurea*）[9]、华丽龙胆（*Gentiana ornata*）[10]、天蓝龙胆（*Gentiana caelestis*）[10]、倒锥花龙胆（*Gentiana obconica*）[10]、蓝玉簪龙胆（*Gentiana veitchiorum*）[10]、六叶龙胆（*Gentiana hexaphylla*）[10]、山景龙胆（*Gentiana oreodoxa*）[10]、线叶龙胆（*Gentiana lawrencei* var. *farreri*）[10] 12 个物种聚为一支。其余 14 个物种中，微籽龙胆（*Gentiana delavayi*）[11]、乌奴龙胆（*Gentiana urnula*）[12]、短柄龙胆（*Gentiana stipitata*）[10]、条叶龙胆（*Gentiana manshurica*）、西藏秦艽（*Gentiana tibetica*）、粗茎秦艽（*Gentiana crassicaulis*）[10]、长梗秦艽（*Gentiana waltonii*）、全萼秦艽（*Gentiana lhassica*）、黄管

秦艽（*Gentiana officinalis*）、管花秦艽（*Gentiana siphonantha*）、达乌里秦艽（*Gentiana dahurica*）11个物种聚为一支，秦艽（*Gentiana macrophylla*）[13]、麻花艽（*Gentiana straminea*）[10]、粗壮秦艽（*Gentiana robusta*）[10] 3个物种聚为一支。秦艽与麻花艽、粗壮秦艽的亲缘关系较近（图2-111-4）。

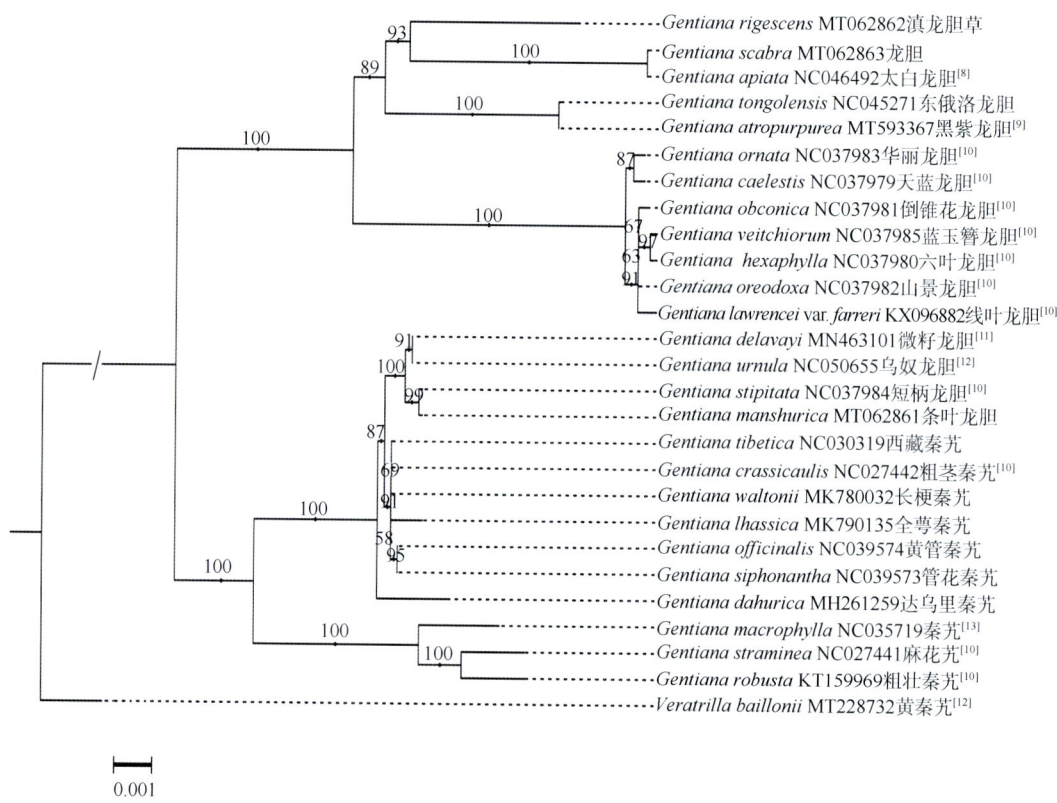

图 2-111-4　龙胆属植物系统发育进化分析

【$K_A/K_S$ 选择压力分析】　以图2-111-4的进化树作为参考，利用Hyphy软件中的aBSREL模型对26个龙胆科龙胆属物种中叶绿体基因组的蛋白质编码基因进行选择压力分析（表2-111-6）。共发现4个基因受到正向选择，即 *atpA*、*rps11*、*rps12*、*clpP*。在物种短柄龙胆（*G. stipitata*）中，*atpA*、*rps12* 基因被正向选择；在物种东俄洛龙胆（*G. tongolensis*）中，*rps12* 基因被正向选择；在物种太白龙胆（*G. apiata*）和乌奴龙胆（*G. urnula*）中，*clpP* 基因被正向选择；在物种秦艽（*G. macrophylla*）和六叶龙胆（*G. hexaphylla*）中，*rps11* 基因被正向选择。这些基因的功能可能与龙胆科龙胆属植物适应高海拔、高紫外辐射、低温环境等相关。

表 2-111-6　龙胆属植物 $K_A/K_S$ 选择压力分析

| 物种 | 基因 | 优化的枝长 | LRT | *p*-value |
| --- | --- | --- | --- | --- |
| *G. stipitata* | *atpA* | 0.0030 | 21.9600 | 0.0000* |
|  | *rps12* | 0.0030 | 35.6489 | 0.0000* |
| *G. tongolensis* | *rps12* | 0.0003 | 29.5724 | 0.0000* |

续表

| 物种 | 基因 | 优化的枝长 | LRT | *p*-value |
|---|---|---|---|---|
| G. apiata | clpP | 0.0112 | 25.2125 | 0.0000* |
| G. urnula | clpP | 0.0038 | 18.0515 | 0.0000* |
| G. macrophylla | rps11 | 0.0008 | 42.4673 | 0.0000* |
| G. hexaphylla | rps11 | 0.0026 | 35.7619 | 0.0000* |

注：LRT. likelihood ratio test，似然比检验；"*"表示值小于 0.0001

**【宏 DNA 条形码的发现及其 PCR 扩增引物设计】** 为了发现能够区分龙胆属下 26 个物种的宏 DNA 条形码序列及其 PCR 扩增引物，利用 ecoPrimers 对龙胆属植物叶绿体基因组序列进行分析。未发现用于设计 PCR 扩增引物的保守区间。

## 参 考 文 献

[1] 中国科学院《中国植物志》编委会.中国植物志.北京：科学出版社，1988，62：73.
[2] 国家药典委员会：中华人民共和国药典（2020 年版）一部.北京：中国医药科技出版社，2020：282.
[3] 国家中医药管理局《中华本草》编委会.中华本草.第六卷.上海：上海科学技术出版社，1999，6：231.
[4]《全国中草药汇编》编写组.全国中草药汇编.上册.北京：人民卫生出版社，1996：692.
[5] 穆祯强，于洋，高昊，等：龙胆属秦艽组植物的化学成分和药理作用研究进展.中国中药杂志，2009，34（16）：2012-2013.
[6] 黄璐琳，杨晓，丰先红，等.秦艽的研究进展.中国现代中药，2011，13（5）：41-45.
[7] 董博然，赵志礼，倪梁红，等.龙胆科叶绿体基因组结构特征及其药用植物鉴定意义.中草药，2020，51（6）：1641-1649.
[8] Huang C X，Liu M L，Zhang H J，et al. The complete nucleotide sequence of chloroplast genome of *Gentiana apiata* (Gentianaceae), an endemic medicinal herb in China. Mitochondrial DNA B Resour，2019，4（2）：2596-2597.
[9] Liu C，Hou Z. The complete chloroplast genome sequence of *Gentiana atropurpurea* and phylogenetic analysis. Mitochondrial DNA B Resour，2021，6（2）：629-630.
[10] Sun S S，Fu P C，Zhou X J，et al. The complete plastome sequences of seven species in *Gentiana* sect. *kudoa* (Gentianaceae): Insights into plastid gene loss and molecular evolution. Front Plant Sci，2018，9：493.
[11] Tao A E，Zhao F Y，Xia C L. Characterisation of the complete chloroplast genome of *Gentiana delavayi* Franch.(Gentianaceae), a medicinal plant in southwest of China. Mitochondrial DNA B Resour，2019，4（2）：3638-3639.
[12] Zhang X，Sun Y，Landis J B，et al. Plastome phylogenomic study of Gentianeae (Gentianaceae): widespread gene tree discordance and its association with evolutionary rate heterogeneity of plastid genes. BMC Plant Biol，2020，20（1）：340.
[13] Wang X F，Yang N，Su J，et al. The complete chloroplast genome of *Gentiana macrophylla*. Mitochondrial DNA Part B: Resources，2017，2（2）：395-396.

# 112 麻花艽

【药材基本信息】 麻花艽（*Gentiana straminea* Maxim.）为龙胆科龙胆属药用植物[1]，其干燥成熟的根为麻花艽中药材（图2-112-1）。收载于《中国药典》（2020年版）[2]。麻花艽分布于中国西藏、四川、青海、甘肃、宁夏及湖北西部，尼泊尔也有分布[3]。生长在海拔2000～4950m的高山草甸、灌木丛、林下、林间空地、山沟、多石干山坡及河滩等地[4]。商品药材为栽培或野生。麻花艽味苦，性凉。具有清热，消炎利胆等功效。用于腹泻、肝热、胆热、乳腺热。外用消肿瘀伤，可治疗麻风病[5]。麻花艽是我国重要的常用中藏药材之一[6]，藏药称之为"解吉嘎保"。现代研究表明，麻花艽花、茎、叶和根均具有抗氧化活性，其抗氧化能力的强弱顺序为花＞茎、叶＞根[7]，还具有抗炎、镇痛、中枢镇静、抗过敏作用[8]。

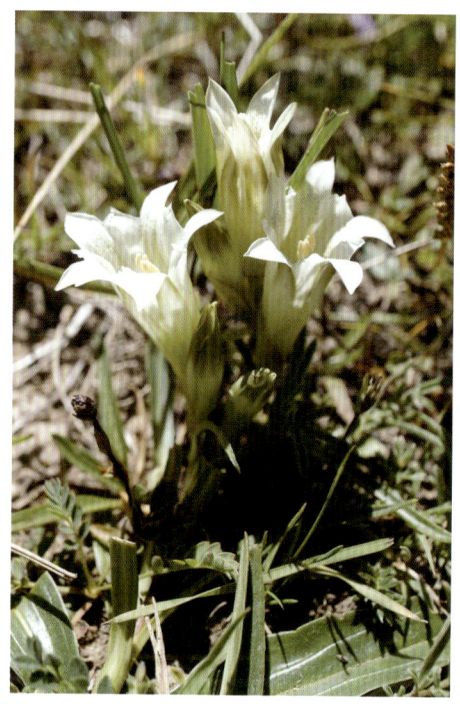

图2-112-1 麻花艽

【叶绿体基因组】 麻花艽的叶绿体DNA为环状分子，其基因组序列（GenBank登录号：NC027441.1）[9]总长度为148 991bp，具有保守的四分状结构，包括一个LSC区、一个SSC区和一对IR区，其长度分别为81 236bp、17 085bp和25 335bp（图2-112-2）。麻花艽叶绿体基因组的整体G/C含量为37.70%。其IR区的G/C含量（43.35%）高于

SSC 区的 G/C 含量（31.58%）和 LSC 区的 G/C 含量（35.46%）。

*Gentiana straminea*

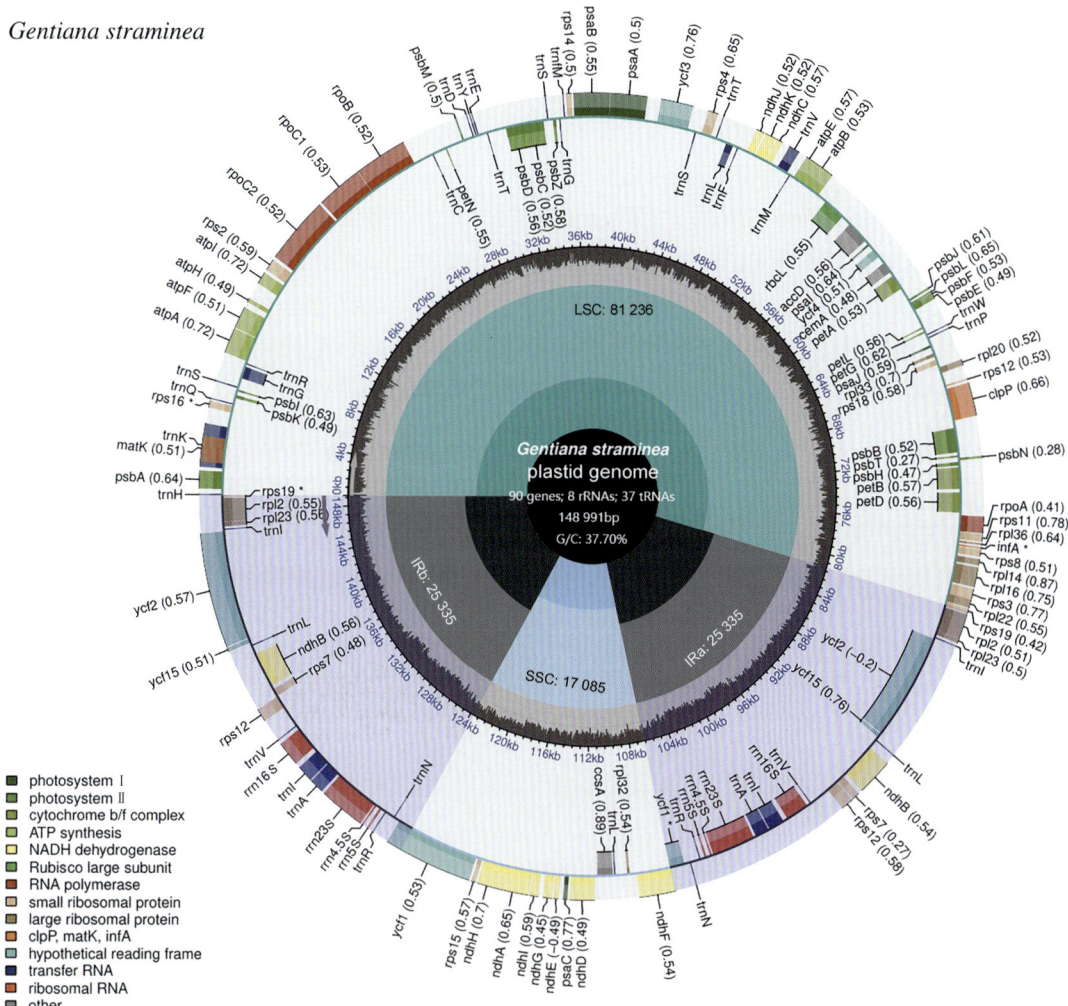

图 2-112-2　麻花艽叶绿体基因组图谱

该图包括 6 个圆形轨道。自内向外的第一轨道表示分散重复序列，红色弧线表示直接重复序列，绿色弧线表示回文重复序列；自内向外的第二轨道上的蓝色柱状线条表示长串联重复序列，其重复单元碱基长度＞7；自内向外的第三轨道以不同颜色的柱状线条表示不同类型的短串联重复序列（微卫星序列），其中黑色表示复杂重复序列，绿色表示重复单元碱基长度为 1 的重复序列，黄色表示重复单元碱基长度为 2 的重复序列，紫色表示重复单元碱基长度为 3 的重复序列，蓝色表示重复单元碱基长度为 4 的重复序列，橙色表示重复单元碱基长度为 5 的重复序列，红色表示重复单元碱基长度为 6 的重复序列；自内向外的第四轨道上以不同色块表示 SSC 区、反向重复区 IRa 和 IRb、LSC 区，数字代表相应区间的长度；自内向外的第五轨道表示 GC 含量；最外层第六轨道以不同色块表示不同功能的编码基因，功能分类详见图中左下角注释，基因名称后括号中的数字表示密码子使用偏差，轨道外侧的基因转录方向为顺时针方向，轨道内侧的基因转录方向为逆时针方向

【编码基因】　麻花艽叶绿体基因组共编码 135 个基因，其中独特基因 114 个，包括蛋白质编码基因 90 个（独特基因 80 个）、转运 RNA（transfer RNA，tRNA）编码基因 37 个（独特基因 30 个）、核糖体 RNA（ribosome RNA，rRNA）编码基因 8 个（独特基因 4 个）

（表 2-112-1）。其中 8 个蛋白质独特编码基因（*ndhB*、*rps12*、*rps7*、*ycf1*、*ycf2*、*rpl23*、*ycf15*、*rpl2*）、7 个 tRNA 独特编码基因（*trnA-UGC*、*trnI-CAU*、*trnL-CAA*、*trnI-GAU*、*trnN-GUU*、*trnR-ACG*、*trnV-GAC*）、4 个 rRNA 独特编码基因（*rrn16S*、*rrn23S*、*rrn4.5S*、*rrn5S*）位于 IR 区。有 10 个蛋白质编码基因 [*atpF*、*rpoC1*、*petB*、*petD*、*rpl2*（×2）、*rpl16*、*ndhB*（×2）、*ndhA*] 各含有 1 个内含子（intron），4 个蛋白质编码基因 [*ycf3*、*clpP*、*rps12*（×2）] 各含有 2 个内含子，8 个 tRNA 编码基因 [*trnK-UUU*、*trnG-UCC*、*trnL-UAA*、*trnV-UAC*、*trnI-GAU*（×2）、*trnA-UGC*（×2）] 各含有 1 个内含子（表 2-112-2）。麻花艽叶绿体基因组中蛋白质编码区（coding sequence，CDS）的长度为 78 591bp，占整个基因组长度的 52.75%。rRNA 基因的长度为 9046bp，占整个基因组长度的 6.07%。而 tRNA 基因的长度为 2791bp，占整个基因组长度的 1.87%。麻花艽叶绿体基因组非编码区主要包括内含子和基因间区，其长度占整个基因组长度的 39.31%。

表 2-112-1　麻花艽叶绿体基因组基因列表

| 基因功能 | 基因分类 | 基因名称 |
| --- | --- | --- |
| rRNA | rRNA genes | *rrn16S*（×2）、*rrn23S*（×2）、*rrn5S*（×2）、*rrn4.5S*（×2） |
| tRNA | tRNA genes | 37 *trn* genes（8 个基因各含有 1 个内含子） |
| 自我复制 | Small subunit of ribosome | *rps11*、*rps12*（×3）、*rps14*、*rps15*、*rps16*、*rps18*、*rps19*（×2）、*rps2*、*rps3*、*rps4*、*rps7*（×2）、*rps8* |
| | Large subunit of ribosome | *rpl14*、*rpl16*、*rpl2*（×2）、*rpl20*、*rpl22*、*rpl23*（×2）、*rpl32*、*rpl33*、*rpl36* |
| | DNA dependent RNA polymerase | *rpoA*、*rpoB*、*rpoC1*、*rpoC2* |
| 光合作用 | Subunits of NADH-dehydrogenase | *ndhA*、*ndhB*（×2）、*ndhC*、*ndhD*、*ndhE*、*ndhF*、*ndhG*、*ndhH*、*ndhI*、*ndhJ*、*ndhK* |
| | Large subunit of rubisco | *rbcL* |
| | Subunits of photosystem Ⅰ | *psaA*、*psaB*、*psaC*、*psaI*、*psaJ* |
| | Subunits of photosystem Ⅱ | *psbA*、*psbB*、*psbC*、*psbD*、*psbE*、*psbF*、*psbH*、*psbI*、*psbJ*、*psbK*、*psbL*、*psbM*、*psbN*、*psbT*、*psbZ*、*ycf3* |
| | Subunits of cytochrome b/f complex | *petA*、*petB*、*petD*、*petG*、*petL*、*petN* |
| | Subunits of ATP synthase | *atpA*、*atpB*、*atpE*、*atpF*、*atpH*、*atpI* |
| 其他功能 | c-type cytochrome synthesis gene | *ccsA* |
| | Protease | *clpP* |
| | Envelope membrane protein | *cemA* |
| | Subunit of acetyl-CoA-carboxylase | *accD* |
| | Maturase | *matK* |
| | Translational initiation factor | *infA* |
| 未知功能 | | *ycf1*（×2）、*ycf2*（×2）、*ycf4*、*ycf15*（×2） |

表 2-112-2　麻花芃叶绿体基因内含子和外显子位置及长度

| 基因名称 | 基因编码序列所在链 | 起始位置 | 终点位置 | 长度（bp） | | | | |
|---|---|---|---|---|---|---|---|---|
| | | | | 第一外显子 | 第一内含子 | 第二外显子 | 第二内含子 | 第三外显子 |
| trnK-UUU | – | 1668 | 4238 | 37 | 2499 | 35 | | |
| trnG-UCC | + | 7449 | 8208 | 23 | 689 | 48 | | |
| atpF | – | 10151 | 11467 | 160 | 744 | 413 | | |
| rpoC1 | – | 19228 | 22026 | 430 | 741 | 1628 | | |
| ycf3 | – | 41320 | 43303 | 124 | 739 | 230 | 738 | 153 |
| trnL-UAA | + | 45931 | 46393 | 37 | 376 | 50 | | |
| trnV-UAC | – | 49529 | 50199 | 38 | 596 | 37 | | |
| rps12 | – | 67322 | 95300 | 114 | ND | 232 | 536 | 26 |
| clpP | – | 67590 | 69608 | 71 | 754 | 263 | 686 | 245 |
| petB | + | 72551 | 73902 | 6 | 704 | 642 | | |
| petD | + | 74127 | 75372 | 8 | 763 | 475 | | |
| rpl16 | – | 78580 | 79756 | 9 | 769 | 399 | | |
| rpl2 | – | 81414 | 82893 | 397 | 652 | 431 | | |
| ndhB | – | 91489 | 93704 | 775 | 683 | 758 | | |
| trnI-GAU | + | 98755 | 99754 | 37 | 928 | 35 | | |
| trnA-UGC | + | 99824 | 100709 | 38 | 813 | 35 | | |
| ndhA | – | 115484 | 117451 | 562 | 867 | 539 | | |
| trnA-UGC | – | 129523 | 130408 | 38 | 813 | 35 | | |
| trnI-GAU | – | 130478 | 131477 | 37 | 928 | 35 | | |
| rps12 | + | 134932 | 135723 | ND | ND | 232 | 536 | 26 |
| ndhB | + | 136528 | 138743 | 775 | 683 | 758 | | |
| rpl2 | + | 147339 | 148818 | 397 | 652 | 431 | | |

注："+"表示正链；"–"表示负链；"ND"表示未确定

【重复序列】　在麻花芃叶绿体基因组中，微卫星序列有 A/T 和 AT/AT 两种类型，各有 27 个和 1 个（表 2-112-3）。共发现 28 个串联重复序列，满足总长度超过 20bp 且重复单元之间的相似度≥90% 两个条件（表 2-112-4）。散在重复序列包括回文重复序列和正向重复序列。以 e-value 小于 1E–04 为阈值，麻花芃叶绿体基因组散在重复序列包括 10 条回文重复序列、9 条正向重复序列（表 2-112-5）。

表 2-112-3　麻花艽叶绿体基因组微卫星序列统计

| 重复单元类型 | 重复序列个数 |
| --- | --- |
| A/T | 27 |
| AT/AT | 1 |

表 2-112-4　麻花艽叶绿体基因组串联重复序列统计

| 起点—终点 | 重复单元长度（bp） | 重复单元拷贝数 | 重复单元一致序列长度（bp） | 重复单元之间的相似度（%） | 插入缺失比例（%） | 分值 | 碱基个数 A | C | G | T | 熵（0—2） |
| --- | --- | --- | --- | --- | --- | --- | --- | --- | --- | --- | --- |
| 193—226 | 17 | 2.0 | 17 | 94 | 0 | 59 | 47 | 0 | 8 | 44 | 1.34 |
| 237—262 | 13 | 2.0 | 13 | 100 | 0 | 52 | 46 | 7 | 0 | 46 | 1.31 |
| 6919—6968 | 25 | 2.0 | 25 | 100 | 0 | 100 | 40 | 8 | 16 | 36 | 1.77 |
| 7497—7521 | 12 | 2.1 | 12 | 100 | 0 | 50 | 52 | 0 | 24 | 24 | 1.48 |
| 13920—13947 | 14 | 2.0 | 14 | 100 | 0 | 56 | 35 | 14 | 7 | 42 | 1.73 |
| 25680—25704 | 12 | 2.1 | 12 | 100 | 0 | 50 | 32 | 0 | 32 | 36 | 1.58 |
| 29322—29349 | 14 | 2.0 | 14 | 100 | 0 | 56 | 35 | 0 | 14 | 50 | 1.43 |
| 29827—29874 | 24 | 2.0 | 24 | 91 | 0 | 78 | 47 | 2 | 14 | 35 | 1.56 |
| 30112—30136 | 13 | 1.9 | 13 | 100 | 0 | 50 | 32 | 20 | 8 | 40 | 1.81 |
| 34907—34933 | 12 | 2.2 | 12 | 100 | 0 | 54 | 44 | 0 | 0 | 55 | 0.99 |
| 34953—34979 | 11 | 2.5 | 11 | 100 | 0 | 54 | 55 | 0 | 7 | 37 | 1.28 |
| 46479—46508 | 15 | 2.0 | 15 | 100 | 0 | 60 | 20 | 13 | 6 | 60 | 1.55 |
| 55334—55361 | 14 | 2.0 | 14 | 100 | 0 | 56 | 21 | 7 | 0 | 71 | 1.09 |
| 56997—57026 | 15 | 1.9 | 16 | 93 | 6 | 53 | 40 | 6 | 0 | 53 | 1.27 |
| 62784—62808 | 12 | 2.1 | 12 | 100 | 0 | 50 | 64 | 8 | 8 | 20 | 1.46 |
| 65117—65146 | 15 | 2.0 | 15 | 100 | 0 | 60 | 13 | 26 | 6 | 53 | 1.64 |
| 65429—65458 | 15 | 2.0 | 15 | 93 | 0 | 51 | 40 | 10 | 43 | 6 | 1.64 |
| 65638—65678 | 21 | 2.0 | 21 | 90 | 0 | 64 | 34 | 26 | 7 | 31 | 1.84 |
| 70033—70060 | 14 | 2.0 | 14 | 100 | 0 | 56 | 35 | 14 | 7 | 42 | 1.73 |
| 88499—88549 | 15 | 3.4 | 15 | 100 | 0 | 102 | 37 | 5 | 15 | 41 | 1.72 |
| 88541—88580 | 18 | 2.2 | 18 | 100 | 0 | 80 | 30 | 10 | 25 | 35 | 1.88 |
| 103945—104007 | 31 | 2.0 | 31 | 90 | 0 | 99 | 42 | 22 | 9 | 25 | 1.83 |
| 104446—104481 | 18 | 2.0 | 18 | 100 | 0 | 72 | 44 | 16 | 16 | 22 | 1.86 |
| 122634—122677 | 21 | 2.1 | 21 | 100 | 0 | 88 | 27 | 4 | 9 | 59 | 1.48 |
| 125751—125786 | 18 | 2.0 | 18 | 100 | 0 | 72 | 22 | 16 | 16 | 44 | 1.86 |
| 126225—126287 | 31 | 2.0 | 31 | 90 | 0 | 99 | 25 | 9 | 22 | 42 | 1.83 |
| 141652—141691 | 18 | 2.2 | 18 | 100 | 0 | 80 | 35 | 25 | 10 | 30 | 1.88 |
| 141683—141733 | 15 | 3.4 | 15 | 100 | 0 | 102 | 41 | 15 | 5 | 37 | 1.72 |

表 2-112-5　麻花艽叶绿体基因组散在重复序列特征值

| 重复单元一长度（bp） | 重复单元一起点 | 重复类型 | 重复单元二长度（bp） | 重复单元二起点 | 重复单元间隔 | e-value |
| --- | --- | --- | --- | --- | --- | --- |
| 38 | 42476 | D | 38 | 95339 | 0 | 8.26E–14 |
| 38 | 42476 | P | 38 | 134854 | 0 | 8.26E–14 |
| 36 | 88498 | D | 36 | 88513 | 0 | 1.32E–12 |
| 36 | 88498 | P | 36 | 141682 | 0 | 1.32E–12 |
| 36 | 88513 | P | 36 | 141697 | 0 | 1.32E–12 |
| 36 | 141682 | D | 36 | 141697 | 0 | 1.32E–12 |
| 39 | 95339 | D | 39 | 116062 | –2 | 1.38E–10 |
| 39 | 116062 | P | 39 | 134853 | –2 | 1.38E–10 |
| 41 | 42473 | D | 41 | 116059 | –3 | 3.72E–10 |
| 38 | 37357 | D | 38 | 39581 | –2 | 5.23E–10 |
| 38 | 92285 | D | 38 | 116062 | –3 | 1.88E–08 |
| 38 | 116062 | P | 38 | 137908 | –3 | 1.88E–08 |
| 32 | 8515 | P | 32 | 120936 | –1 | 3.25E–08 |
| 32 | 6778 | P | 32 | 43867 | –3 | 4.53E–05 |
| 32 | 34238 | P | 32 | 43870 | –3 | 4.53E–05 |
| 32 | 103944 | D | 32 | 103975 | –3 | 4.53E–05 |
| 32 | 103944 | P | 32 | 126224 | –3 | 4.53E–05 |
| 32 | 103975 | P | 32 | 126255 | –3 | 4.53E–05 |
| 32 | 126224 | D | 32 | 126255 | –3 | 4.53E–05 |

注：P. palindromic repeat，回文重复序列；D. direct repeat，正向重复序列

【高可变区】　为了发现龙胆属物种间的高可变区，从 26 个龙胆属物种的叶绿体基因组中提取了 40 个基因间区，采用 K2p（Kimura 2-parameter）模型计算基因间区的遗传距离，遗传距离最大的 30 个基因间区参见图 2-112-3。这 30 个基因间区的 K2p 平均值分布于 2.33～18.40，其中 accD-psaI、ycf4-cemA、petA-psbJ、petN-psbM、rpoC2-rpoC1 的 K2p 平均值较高，分别为 18.40、15.80、11.82、9.46、9.33。由此可见，龙胆属 26 个物种的叶绿体基因组在这 5 个区域间变异较大，这 5 个区域可作为潜在的分子标记开发区域。

【系统发育】　使用 MAFFT 对来自龙胆属的 26 个物种[10-15] 和 1 个外类群物种 [ 黄秦艽（Veratrilla baillonii）][14] 的叶绿体基因组中提取的 25 个共有蛋白质序列进行多重序列比对，使用 IQ-TREE 筛选得到最优的 TVM+F+G4 模型，并采用最大似然法（maximum likelihood method）构建进化树。结果显示，滇龙胆草（Gentiana rigescens）、龙胆（Gentiana scabra）、太白龙胆（Gentiana apiata）[10]、东俄洛龙胆（Gentiana tongolensis）、黑紫龙胆（Gentiana atropurpurea）[11]、华丽龙胆（Gentiana ornata）[12]、天蓝龙胆（Gentiana caelestis）[12]、倒锥花龙胆（Gentiana obconica）[12]、蓝玉簪龙胆（Gentiana veitchiorum）[12]、

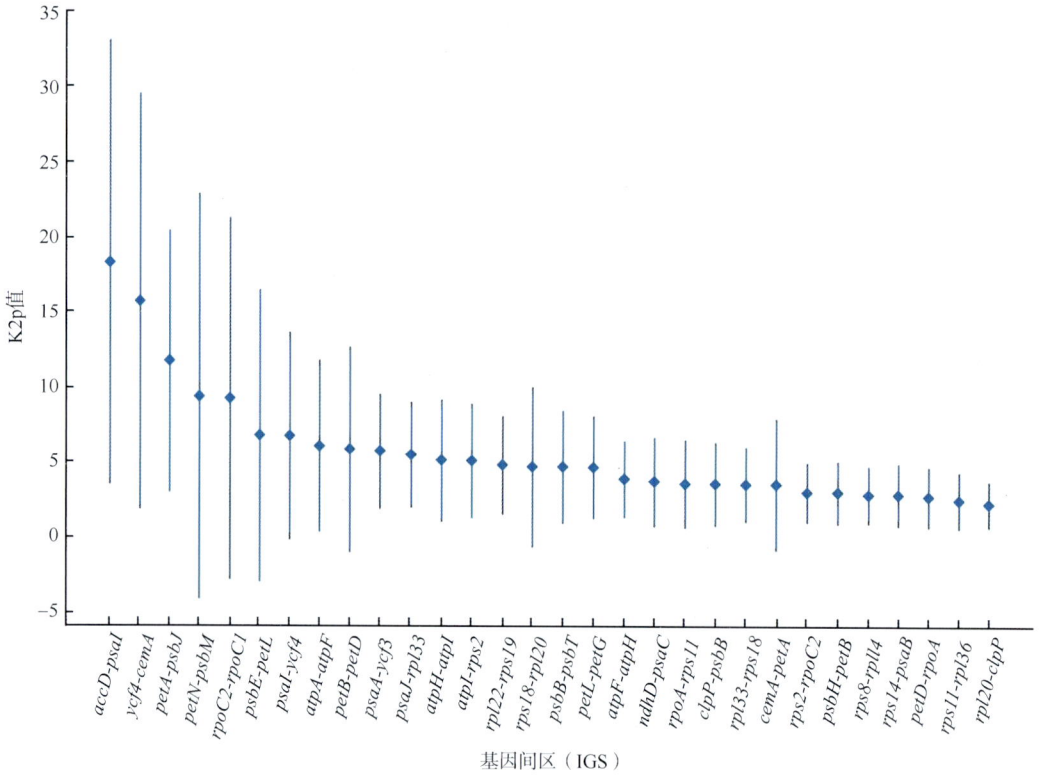

图 2-112-3　龙胆属物种基因间区的遗传距离分析结果

六叶龙胆（*Gentiana hexaphylla*）[12]、山景龙胆（*Gentiana oreodoxa*）[12]、线叶龙胆（*Gentiana lawrencei* var. *farreri*）[12] 12 个物种聚为一支。其余 14 个物种中，微籽龙胆（*Gentiana delavayi*）[13]、乌奴龙胆（*Gentiana urnula*）[14]、短柄龙胆（*Gentiana stipitata*）[12]、条叶龙胆（*Gentiana manshurica*）、西藏秦艽（*Gentiana tibetica*）、粗茎秦艽（*Gentiana crassicaulis*）[12]、长梗秦艽（*Gentiana waltonii*）、全萼秦艽（*Gentiana lhassica*）、黄管秦艽（*Gentiana officinalis*）、管花秦艽（*Gentiana siphonantha*）、达乌里秦艽（*Gentiana dahurica*）11 个物种聚为一支，秦艽（*Gentiana macrophylla*）[15]、麻花艽（*Gentiana straminea*）[12]、粗壮秦艽（*Gentiana robusta*）[12] 3 个物种聚为一支。麻花艽与粗壮秦艽的亲缘关系最近，与秦艽次之（图 2-112-4）。

【$K_A/K_S$ 选择压力分析】　以图 2-112-4 的进化树作为参考，利用 Hyphy 软件中的 aBSREL 模型对 26 个龙胆科龙胆属物种中叶绿体基因组的蛋白质编码基因进行选择压力分析。共发现 4 个基因受到正向选择，即 *atpA*、*rps11*、*rps12*、*clpP*。但在物种麻花艽中，未发现有基因受到正向选择。

【宏 DNA 条形码的发现及其 PCR 扩增引物设计】　为了发现能够区分龙胆属下 26 个物种的宏 DNA 条形码序列及其 PCR 扩增引物，利用 ecoPrimers 对龙胆属植物叶绿体基因组序列进行分析。未发现用于设计 PCR 扩增引物的保守区间。

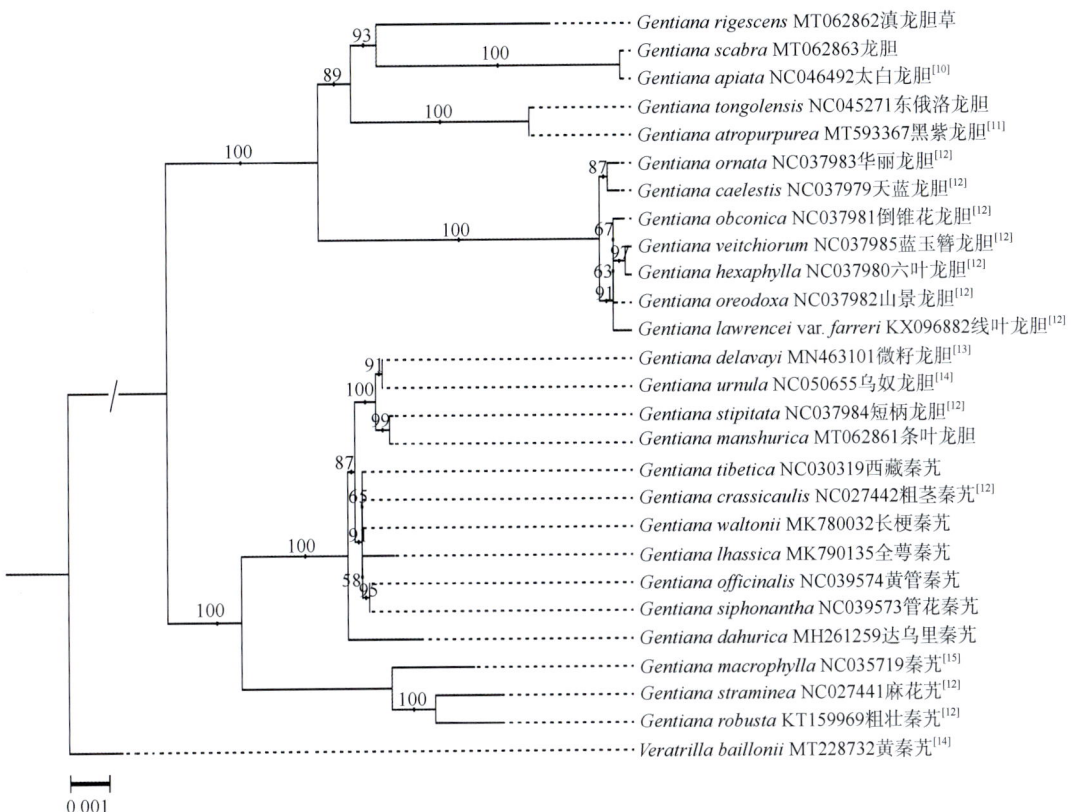

图 2-112-4　龙胆属植物系统发育进化分析

## 参 考 文 献

[1] 中国科学院《中国植物志》编委会. 中国植物志. 北京：科学出版社，1988，62：73.
[2] 国家药典委员会. 中华人民共和国药典（2020年版）一部. 北京：中国医药科技出版社，2020：282.
[3] 国家中医药管理局《中华本草》编委会. 中华本草. 第六卷. 上海：上海科学技术出版社，1999，6：231.
[4] 《全国中草药汇编》编写组. 全国中草药汇编. 上册. 北京：人民卫生出版社，1996：692.
[5] 南京中医药大学. 中药大辞典. 2版. 上册. 上海：上海科学技术出版社，2006.
[6] 国家中医药管理局《中华本草》编委会. 中华本草（藏药卷）. 上海：上海科学技术出版社，2002：12.
[7] 秦龙王，黄燕，王晓飞，等. 麻花艽不同部位抗氧化活性研究. 天然产物研究与开发，2016，（12）：1924-1928.
[8] 王笠，许亮. 麻花艽的研究进展. 中国民族民间医药，2015，（6）：17-19.
[9] Ni L, Zhao Z, Xu H, et al. The complete chloroplast genome of *Gentiana straminea*（Gentianaceae），an endemic species to the Sino-Himalayan subregion. Gene，2016，577（2）：281-288.
[10] Huang C X, Liu M L, Zhang H J, et al. The complete nucleotide sequence of chloroplast genome of *Gentiana apiata*（Gentianaceae），an endemic medicinal herb in China. Mitochondrial DNA B Resour，2019，4（2）：2596-2597.
[11] Liu C, Hou Z. The complete chloroplast genome sequence of *Gentiana atropurpurea* and phylogenetic analysis. Mitochondrial DNA B Resour，2021，6（2）：629-630.
[12] Sun S S, Fu C, Zhou X J, et al. The complete plastome sequences of seven species in *Gentiana* sect. kudoa（Gentianaceae）：Insights into plastid gene loss and molecular evolution. Front Plant Sci，2018，9：493.
[13] Tao A E, Zhao F Y, Xia C L. Characterisation of the complete chloroplast genome of *Gentiana delavayi* Franch.（Gentianaceae），

a medicinal plant in southwest of China. Mitochondrial DNA B Resour, 2019, 4 (2): 3638-3639.

[14] Zhang X, Sun Y, Landis J B, et al. Plastome phylogenomic study of Gentianeae (Gentianaceae): widespread gene tree discordance and its association with evolutionary rate heterogeneity of plastid genes. BMC Plant Biol, 2020, 20 (1): 340.

[15] Wang X, Yang N, Su J, et al. The complete chloroplast genome of *Gentiana macrophylla*. Mitochondrial DNA Part B: Resources, 2017, 2 (2): 395-396.

# 113　银　杏

**【药材基本信息】**　银杏（*Ginkgo biloba* L.）为银杏科银杏属药用植物[1]，其干燥叶为银杏叶中药材（图 2-113-1）。收载于《中国药典》（2020 年版）[2]。野生银杏生于海拔 500～1000m 的酸性土壤、排水良好地带的天然林中。银杏商品药材为栽培。北自沈阳，南达广州，东起华东，西南至贵州、云南都有种植[2]。银杏叶味甘、苦、涩，性平。归心、肺经。具有活血化瘀、通络止痛、敛肺平喘、化浊降脂的功效。用于瘀血阻络、胸痹心痛、中风偏瘫、肺虚咳喘、高脂血症。现代研究表明，银杏叶具有对脑细胞损伤的保护作用，可改善脑功能障碍、保护神经，还具有抗凝、抗血栓，降血脂、降血糖及对糖尿病的治疗等作用。因此，以银杏叶为基本原料已开发出不少药品及保健食品[3, 4]。

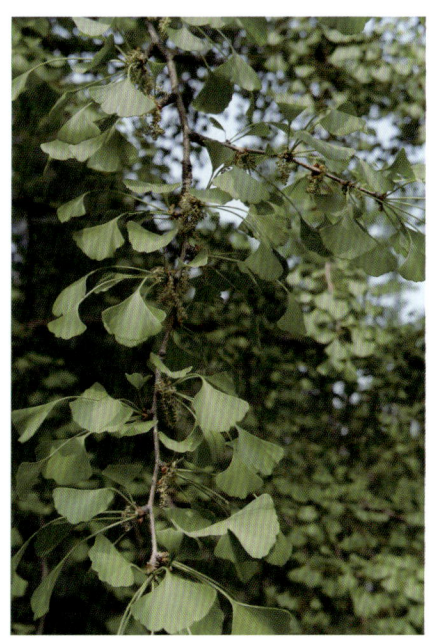

图 2-113-1　银杏

银杏的干燥成熟种子为白果中药材，收载于《中国药典》（2020 年版）[1]。白果味甘、苦、涩，性平；有毒。归肺经。种子含有 4-*O*- 甲基吡哆醇（4-*O*-methylpyridoxine），称为银杏毒素（ginkgotoxin）[2-5]；还含有 6-（8- 十五碳烯基）-2，4- 二羟基苯甲酸 [6-（pentadec-8-enyl）-2，4-dihy-droxybenzoicacid]、6- 十三烷基 -2，4- 二羟基苯甲酸（6-tridecy-2，4-dihydroxybenzoicacid）和腰果酸（anacaridc acid），以及钾、磷、镁、钙、锌、铜等 25 种元素。种仁含蛋白质、脂肪、糖等。银杏种子具有敛肺定喘，止带浊，缩小便的功效。临床用于痰多喘咳、带下白浊、遗尿尿频[6, 7]。银杏被《国家重点保护野生植物》列为一级保护植物[8]。

【**叶绿体基因组**】 银杏的叶绿体 DNA 为环状分子，其叶绿体基因组（GenBank 登录号：NC016986.1）总长度为 156 988bp，具有保守的四分状结构，包括一个 LSC 区、一个 SSC 区和一对 IR 区，其长度分别为 99 254bp、22 268bp 和 17 733bp（图 2-113-2）。银杏叶绿体基因组的整体 G/C 含量为 39.56%。其 IR 区的 G/C 含量（45.02%）高于 SSC 区的 G/C 含量（36.16%）和 LSC 区的 G/C 含量（38.46%）。

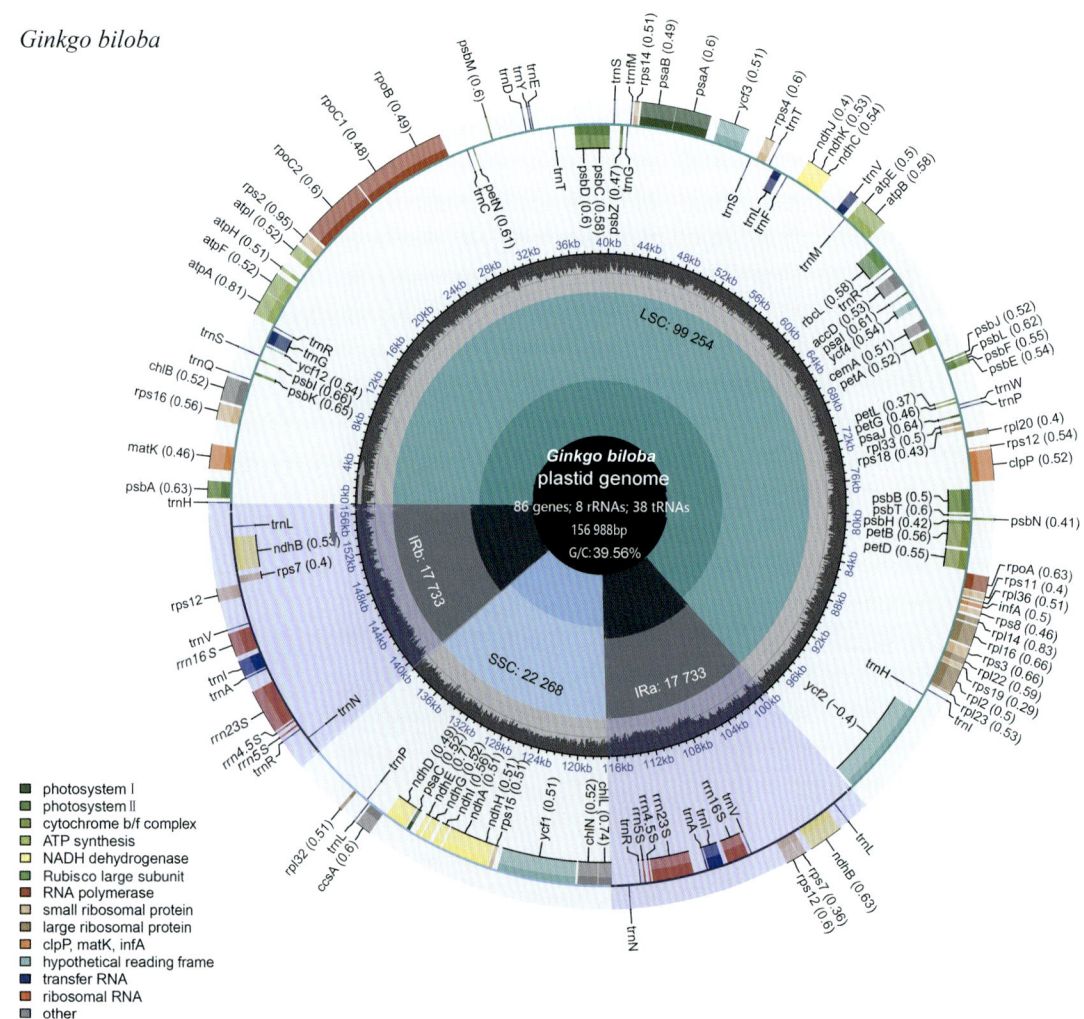

图 2-113-2　银杏叶绿体基因组图谱

该图包括 6 个圆形轨道。自内向外的第一轨道表示分散重复序列，红色弧线表示直接重复序列，绿色弧线表示回文重复序列；自内向外的第二轨道上的蓝色柱状线条表示长串联重复序列，其重复单元碱基长度＞7；自内向外的第三轨道以不同颜色的柱状线条表示不同类型的短串联重复序列（微卫星序列），其中黑色表示复杂重复序列，绿色表示重复单元碱基长度为 1 的重复序列，黄色表示重复单元碱基长度为 2 的重复序列，紫色表示重复单元碱基长度为 3 的重复序列，蓝色表示重复单元碱基长度为 4 的重复序列，橙色表示重复单元碱基长度为 5 的重复序列，红色表示重复单元碱基长度为 6 的重复序列；自内向外的第四轨道上以不同色块表示 SSC 区、反向重复区 IRa 和 IRb、LSC 区，数字代表相应区间的长度；自内向外的第五轨道表示 GC 含量；最外层第六轨道以不同色块表示不同功能的编码基因，功能分类详见图中左下角注释，基因名称后括号中的数字表示密码子使用偏差，轨道外侧的基因转录方向为顺时针方向，轨道内侧的基因转录方向为逆时针方向

【编码基因】 银杏叶绿体基因组共编码132个基因，其中独特基因116个，包括蛋白质编码基因86个（独特基因82个）、转运RNA（transfer RNA，tRNA）编码基因38个（独特基因30个）、核糖体RNA（ribosomal RNA，rRNA）编码基因8个（独特基因4个）（表2-113-1）。其中3个蛋白质独特编码基因（*ndhB*、*rps7*、*rps12*）、8个tRNA独特编码基因（*trnG-GCC*、*trnH-GUG*、*trnL-CAA*、*trnI-GAU*、*trnV-GAC*、*trnA-UGC*、*trnR-ACG*、*trnN-GUU*）、4个rRNA独特编码基因（*rrn16S*、*rrn23S*、*rrn5S*、*rrn4.5S*）位于IR区。有10个蛋白质编码基因[*atpF*、*petB*、*petD*、*rpl16*、*ndhB*（×2）、*ndhA*、*rpl2*、*rpoC1*、*rps16*]各含有1个内含子（intron），3个蛋白质编码基因[*ycf3*、*clpP*、*rps12*（×2）]各含有2个内含子，有7个tRNA编码基因[*trnA-UGC*（×2）、*trnG-GCC*、*trnI-GAU*（×2）、*trnL-UAA*、*trnV-UAC*]各含有1个内含子（表2-113-2）。银杏叶绿体基因组中蛋白质编码区（coding sequence，CDS）的长度为67 661bp，占整个基因组长度的43.10%。rRNA基因的长度为8854bp，占整个基因组长度的5.64%。而tRNA基因的长度为2929bp，占整个基因组长度的1.87%。银杏叶绿体基因组非编码区主要包括内含子和基因间区，其长度占整个基因组长度的49.39%。

表2-113-1 银杏叶绿体基因组基因列表

| 基因功能 | 基因分类 | 基因名称 |
| --- | --- | --- |
| rRNA | rRNA genes | *rrn16S*（×2）、*rrn23S*（×2）、*rrn5S*（×2）、*rrn4.5S*（×2） |
| tRNA | tRNA genes | 38 *trn* genes（7个基因各含有1个内含子） |
| 自我复制 | Large subunit of ribosome | *rpl14*、*rpl16*、*rpl2*、*rpl20*、*rpl22*、*rpl23*、*rpl32*、*rpl33*、*rpl36* |
| | DNA dependent RNA polymerase | *rpoA*、*rpoB*、*rpoC1*、*rpoC2* |
| | Small subunit of ribosome | *rps11*、*rps12*（×2）、*rps14*、*rps15*、*rps16*、*rps18*、*rps19*、*rps2*、*rps3*、*rps4*、*rps7*（×2）、*rps8* |
| 光合作用 | Subunits of ATP synthase | *atpA*、*atpB*、*atpE*、*atpF*、*atpH*、*atpI* |
| | Subunits of protochlorophyllide reductase | *chlB*、*chlL*、*chlN* |
| | Subunits of photosystem Ⅱ | *psbA*、*psbB*、*psbC*、*psbD*、*psbE*、*psbF*、*psbH*、*psbI*、*psbJ*、*psbK*、*psbL*、*psbM*、*psbN*、*psbT*、*psbZ*、*ycf3* |
| | Subunits of NADH-dehydrogenase | *ndhA*、*ndhB*（×2）、*ndhC*、*ndhD*、*ndhE*、*ndhF*、*ndhG*、*ndhH*、*ndhI*、*ndhJ*、*ndhK* |
| | Subunits of cytochrome b/f complex | *petA*、*petB*、*petD*、*petG*、*petL*、*petN* |
| | Subunits of photosystem Ⅰ | *psaA*、*psaB*、*psaC*、*psaI*、*psaJ* |
| | Subunit of rubisco | *rbcL* |
| 其他功能 | Subunit of acetyl-CoA-carboxylase | *accD* |
| | c-type cytochrome synthesis gene | *ccsA* |
| | Envelop membrane protein | *cemA* |
| | Protease | *clpP* |
| | Translational initiation factor | *infA* |
| | Maturase | *matK* |
| 未知功能 | | *ycf1*、*ycf2*、*ycf4* |

表 2-113-2　银杏叶绿体基因内含子和外显子位置及长度

| 基因名称 | 基因编码序列所在链 | 起始位置 | 终点位置 | 长度（bp） | | | | |
|---|---|---|---|---|---|---|---|---|
| | | | | 第一外显子 | 第一内含子 | 第二外显子 | 第二内含子 | 第三外显子 |
| rps16 | − | 5225 | 6270 | 39 | 815 | 192 | | |
| trnG-GCC | + | 10910 | 11823 | 23 | 843 | 48 | | |
| atpF | − | 13788 | 15098 | 160 | 741 | 410 | | |
| rpoC1 | − | 22665 | 25439 | 455 | 696 | 1624 | | |
| ycf3 | − | 46868 | 48811 | 126 | 704 | 231 | 727 | 156 |
| trnL-UAA | − | 51335 | 51919 | 50 | 501 | 34 | | |
| trnV-UAC | − | 56265 | 56878 | 38 | 539 | 37 | | |
| rps12 | − | 74628 | 105393 | 114 | ND | 232 | 577 | 26 |
| clpP | − | 74880 | 76838 | 66 | 779 | 292 | 580 | 242 |
| petB | + | 79524 | 81184 | 6 | 648 | 641 | | |
| petD | + | 81392 | 82637 | 8 | 537 | 475 | | |
| rpl16 | − | 85979 | 87277 | 9 | 417 | 399 | | |
| rpl2 | − | 88856 | 90403 | 400 | 720 | 428 | | |
| ndhB | − | 101442 | 103661 | 723 | 735 | 762 | | |
| trnI-GAU | + | 109075 | 110086 | 37 | 940 | 35 | | |
| trnA-UGC | − | 110335 | 111186 | 35 | 779 | 38 | | |
| ndhA | + | 126706 | 128791 | 559 | 1107 | 548 | | |
| trnA-UGC | + | 145059 | 145910 | 35 | 779 | 38 | | |
| trnI-GAU | − | 146159 | 147170 | 37 | 940 | 35 | | |
| rps12 | + | 150852 | 151684 | ND | ND | 232 | 577 | 26 |
| ndhB | + | 152584 | 154803 | 723 | 735 | 762 | | |

注："+"表示正链；"−"表示负链；"ND"表示未确定

【重复序列】　在银杏叶绿体基因组中，微卫星序列的类型以 A/T 为主，有 21 个；其次为 AT/TA，有 11 个（表 2-113-3）。共发现 15 个串联重复序列，满足总长度超过 20bp 且重复单元之间的相似度 ≥ 90% 两个条件（表 2-113-4）。散在重复序列包括回文重复序列和正向重复序列。以 e-value 小于 1E−04 为阈值，银杏叶绿体基因组散在重复序列包括 15 条回文重复序列和 29 条正向重复序列（表 2-113-5）。

表 2-113-3　银杏叶绿体基因组微卫星序列统计

| 重复单元类型 | 重复序列个数 |
|---|---|
| A/T | 21 |
| C/G | 2 |
| CT | 1 |
| AT/TA | 11 |
| GGAGTG | 1 |

表 2-113-4　银杏叶绿体基因组串联重复序列统计

| 起点—终点 | 重复单元长度（bp） | 重复单元拷贝数 | 重复单元一致序列长度（bp） | 重复单元之间的相似度（%） | 插入缺失比例（%） | 分值 | A | C | G | T | 熵（0—2） |
|---|---|---|---|---|---|---|---|---|---|---|---|
| 103—131 | 14 | 2.1 | 14 | 100 | 0 | 58 | 27 | 13 | 0 | 58 | 1.36 |
| 3806—3835 | 16 | 1.9 | 15 | 93 | 6 | 51 | 33 | 16 | 10 | 40 | 1.82 |
| 9709—9733 | 12 | 2.1 | 12 | 100 | 0 | 50 | 28 | 24 | 24 | 24 | 2.00 |
| 11841—11884 | 22 | 2.0 | 22 | 90 | 0 | 70 | 34 | 15 | 15 | 34 | 1.90 |
| 15901—15946 | 23 | 2.0 | 23 | 100 | 0 | 92 | 39 | 21 | 8 | 30 | 1.84 |
| 29121—29155 | 16 | 2.2 | 16 | 100 | 0 | 70 | 31 | 14 | 31 | 22 | 1.94 |
| 51659—51685 | 12 | 2.2 | 12 | 100 | 0 | 54 | 25 | 22 | 7 | 44 | 1.79 |
| 63139—63173 | 18 | 1.9 | 18 | 94 | 0 | 61 | 40 | 11 | 14 | 34 | 1.82 |
| 63990—64031 | 20 | 2.1 | 20 | 90 | 0 | 66 | 38 | 7 | 19 | 35 | 1.79 |
| 69587—69628 | 21 | 2.0 | 21 | 100 | 0 | 84 | 42 | 14 | 19 | 23 | 1.87 |
| 72682—72706 | 12 | 2.1 | 12 | 100 | 0 | 50 | 36 | 16 | 0 | 48 | 1.46 |
| 76197—76222 | 13 | 2.0 | 13 | 100 | 0 | 52 | 38 | 15 | 7 | 38 | 1.76 |
| 88113—88144 | 16 | 2.0 | 16 | 93 | 0 | 55 | 12 | 34 | 12 | 40 | 1.81 |
| 116769—116795 | 14 | 1.9 | 14 | 100 | 0 | 54 | 51 | 0 | 18 | 29 | 1.46 |
| 139450—139476 | 14 | 1.9 | 14 | 100 | 0 | 54 | 29 | 18 | 0 | 51 | 1.46 |

表 2-113-5　银杏叶绿体基因组散在重复序列特征值

| 重复单元一长度（bp） | 重复单元一起点 | 重复类型 | 重复单元二长度（bp） | 重复单元二起点 | 重复单元间隔 | $e$-value |
|---|---|---|---|---|---|---|
| 396 | 99254 | P | 396 | 156592 | 0 | 2.66E–229 |
| 172 | 116817 | P | 172 | 139256 | 0 | 1.93E–94 |
| 72 | 116744 | P | 72 | 139428 | 0 | 3.11E–34 |
| 80 | 22 | P | 80 | 91355 | –3 | 1.05E–32 |
| 71 | 29325 | D | 71 | 29420 | –3 | 1.92E–27 |
| 68 | 29294 | D | 68 | 29332 | –3 | 1.08E–25 |
| 63 | 29383 | D | 63 | 29421 | –2 | 1.43E–24 |
| 64 | 29042 | D | 64 | 29136 | –3 | 2.29E–23 |
| 54 | 48 | P | 54 | 91355 | –1 | 3.46E–21 |
| 56 | 29294 | D | 56 | 29351 | –3 | 9.99E–19 |
| 53 | 29315 | D | 53 | 29448 | –2 | 1.06E–18 |
| 53 | 29008 | D | 53 | 29086 | –3 | 5.40E–17 |
| 51 | 109123 | D | 51 | 147070 | –3 | 7.69E–16 |
| 47 | 29353 | D | 47 | 29448 | –2 | 3.40E–15 |
| 49 | 29294 | D | 49 | 29313 | –3 | 1.09E–14 |
| 43 | 29018 | D | 43 | 29096 | –2 | 7.28E–13 |

续表

| 重复单元一长度（bp） | 重复单元一起点 | 重复类型 | 重复单元二长度（bp） | 重复单元二起点 | 重复单元间隔 | $e$-value |
| --- | --- | --- | --- | --- | --- | --- |
| 43 | 29345 | D | 43 | 29364 | −2 | 7.28E−13 |
| 38 | 9157 | D | 38 | 9163 | −1 | 1.05E−11 |
| 38 | 29408 | D | 38 | 29446 | −1 | 1.05E−11 |
| 43 | 29651 | D | 43 | 29925 | −3 | 2.99E−11 |
| 42 | 29282 | D | 42 | 29301 | −3 | 1.11E−10 |
| 42 | 29301 | D | 42 | 29453 | −3 | 1.11E−10 |
| 32 | 135243 | D | 32 | 135244 | 0 | 3.76E−10 |
| 35 | 11931 | P | 35 | 135241 | −1 | 6.16E−10 |
| 31 | 135243 | D | 31 | 135245 | 0 | 1.50E−09 |
| 37 | 99649 | P | 37 | 156555 | −2 | 2.20E−09 |
| 39 | 48017 | D | 39 | 105432 | −3 | 5.66E−09 |
| 39 | 48017 | P | 39 | 150773 | −3 | 5.66E−09 |
| 30 | 11934 | P | 30 | 135248 | 0 | 6.01E−09 |
| 30 | 135243 | D | 30 | 135246 | 0 | 6.01E−09 |
| 36 | 29326 | D | 36 | 29345 | −2 | 8.32E−09 |
| 36 | 29353 | D | 36 | 29410 | −2 | 8.32E−09 |
| 33 | 29028 | D | 33 | 29106 | −1 | 9.30E−09 |
| 35 | 29659 | D | 35 | 29933 | −2 | 3.14E−08 |
| 32 | 9157 | D | 32 | 9169 | −1 | 3.61E−08 |
| 32 | 11931 | P | 32 | 135243 | −1 | 3.61E−08 |
| 32 | 11932 | P | 32 | 135244 | −1 | 3.61E−08 |
| 37 | 63700 | P | 37 | 63703 | −3 | 7.70E−08 |
| 34 | 29535 | D | 34 | 29962 | −2 | 1.19E−07 |
| 34 | 29735 | D | 34 | 29925 | −2 | 1.19E−07 |
| 34 | 135237 | D | 34 | 135242 | −2 | 1.19E−07 |
| 31 | 11931 | P | 31 | 135243 | −1 | 1.40E−07 |
| 31 | 11933 | P | 31 | 135245 | −1 | 1.40E−07 |
| 31 | 81299 | P | 31 | 135237 | −1 | 1.40E−07 |

注：P. palindromic repeat，回文重复序列；D. direct repeat，正向重复序列

【系统发育】 使用 MAFFT 对银杏及 9 个裸子植物模式物种[9-18]和 1 个外类群物种 [ 银白杨（*Populus alba*）][19]的叶绿体基因组中提取的 57 个共有蛋白质序列进行多重序列比对，使用 IQ-TREE 筛选得到最优的 cpREV+F+I+G4 模型，并采用最大似然法（maximum likelihood method）构建进化树。结果显示，银杏（*Ginkgo biloba*）[9]和苏铁（*Cycas revoluta*）[10]聚为一支。随后，欧洲赤松（*Pinus sylvestris*）[11]独立分化为一支，其余7个物种聚为一支。在这7个物种中，雌麻黄（*Ephedra foeminea*）[12]和灌状买麻藤（*Gnetum gnemon*）[13]聚为一支，智利南洋杉（*Araucaria araucana*）[14]单独分化为一支，落羽杉（*Taxodium distichum*）[15]和地中海柏木（*Cupressus sempervirens*）[16]聚为一支，红豆杉（*Taxus baccata*）[17]和三尖杉（*Cephalotaxus oliveri*）[18]聚为一支。银杏和苏铁的亲缘关系最近，和三尖杉及红豆杉的亲缘关系最远（图2-113-3）。

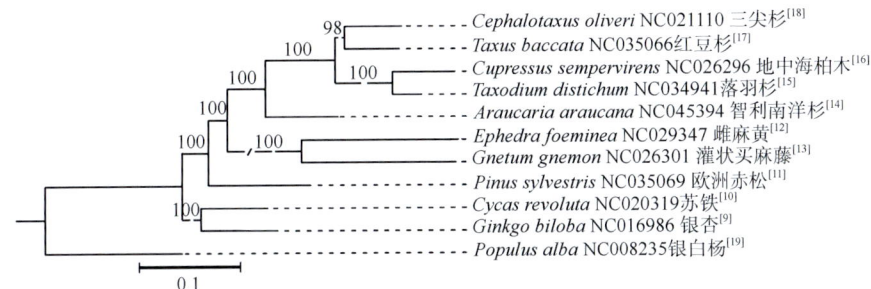

图2-113-3　银杏及9个裸子植物模式物种系统发育进化分析

## 参 考 文 献

[1] 国家中药管理局《中华本草》编委会.中华本草.第二册.上海：上海科学技术出版社，1999：276-284.
[2] 国家药典委员会.中华人民共和国药典（2020年版）一部.北京：中国医药科技出版社，2020，112：329.
[3] 齐惠珍，周霞瑾，王明霞.银杏叶提取物的药理作用及其临床应用研究进展.河北中医，2013，35（12）：1899-1901.
[4] 兰炜.银杏叶的药理作用研究.海峡药学，2010，22（9）：82-83.
[5] 张旭帆，胡金涛，贾守凯，等.银杏果药理、药效、毒性及安全食用述评.国医论坛，2020，199（1）：64-67.
[6] 赵珮妮，和法涛，宋烨，等.白果的特异生物活性和药理作用研究进展.化工进展，2017，36（S1）：366-371.
[7] 张旭帆，张雪，王云，等.白果的炮制方法、化学成分、药理活性及临床应用的研究进展.中国药房，2020，31（1）：123-128.
[8] 中华人民共和国林业和草原局.国家重点保护野生植物名录[2021-09-07].
[9] Jiao P, Qi Z, Jiang Z, et al. Characterization of the complete chloroplast genome of *Ginkgo biloba* L.（Ginkgoaceae），an endangered species endemic to China. Mitochondrial DNA B Resour, 2019, 4（2）：4128-4129.
[10] Wang Y L, Wang Z F, Zhang L, et al. The complete chloroplast genome of *Cycas szechuanensis*, an extremely endangered species. Mitochondrial DNA Part B：Resources, 2018, 3（2）：974-975.
[11] Yang M Q, Du Y, Ling L Z. Characterization of the complete chloroplast genome of *Pinus wangii*（Pinaceae），an endangered and endemic species in China. Mitochondrial DNA Part B：Resources, 2018, 3（2）：1195-1197.
[12] Hou C, Wikstrom N, Rydin C. The chloroplast genome of *Ephedra foeminea*（Ephedraceae，Gnetales），an entomophilous gymnosperm endemic to the Mediterranean area. Mitochondrial DNA Part A，DNA Mapping，Sequencing，and Analysis，2017，28（3）：330-331.
[13] Hsu C Y, Wu C S, Surveswaran S, et al. The complete plastome sequence of *Gnetum ula*（Gnetales：Gnetaceae）. Mitochondrial DNA Part A, 2016, 27（5）：3721-3722.
[14] Ping J Y, Luo X, Zhu M Z, et al. The complete chloroplast genome of *Araucaria cunninghamii*（Araucariaceae）. Mitochondrial DNA Part B：Resources, 2020, 5（3）：2934-2935.
[15] Wu C S, Chaw S M. Large-scale comparative analysis reveals the mechanisms driving plastomic compaction, reduction, and inversions in conifers Ⅱ（Cupressophytes）. Genome Biology and Evolution, 2016, 8（12）：3740-3750.

[16] Li H E, Guo Q Q, Zheng W L. The complete chloroplast genome of *Cupressus gigantea*, an endemic conifer species to Qinghai-Tibetan Plateau. Mitochondrial DNA Part A, 2016, 27（5）: 3743-3744.

[17] Ruan T, Tan R J, Ma W J, et al. Characterization of the complete chloroplast genome of *Taxus wallichiana* as the medicinal plant from China. Mitochondrial DNA Part B: Resources, 2020, 5（3）: 3757-3758.

[18] Yi X, Gao L, Wang B, et al. The complete chloroplast genome sequence of *Cephalotaxus oliveri*（Cephalotaxaceae）: evolutionary comparison of cephalotaxus chloroplast DNAs and insights into the loss of inverted repeat copies in gymnosperms. Genome Biol Evol, 2013, 5（4）: 688-698.

[19] Okumura S, Sawada M, Park Y W, et al. Transformation of poplar（*Populus alba*）plastids and expression of foreign proteins in tree chloroplasts. Transgenic Research, 2006, 15（5）: 637-646.

# 114 枫香树

【药材基本信息】 枫香树（*Liquidambar formosana* Hance）为金缕梅科枫香树属药用植物[1-3]，又称台湾枫香，其干燥成熟果序为中药路路通（图2-114-1）。收载于《中国药典》（2020年版）[1]。枫香树产于秦岭淮河以南各省份。商品药材为栽培，主产于江苏、浙江、安徽、福建、湖北等地。路路通含28-去甲齐墩果酮酸、桂皮酸桂皮醇酯、左旋桂皮酸龙脑酯、环氧苏合香素、异环氧苏合香等。路路通味苦，性平。归肝、肾经。具有祛风活络、利水、通经的功效。用于关节痹痛、麻木拘挛、水肿胀满、乳少、经闭。现代研究表明，路路通有明显的保肝、抗炎作用[4,5]。

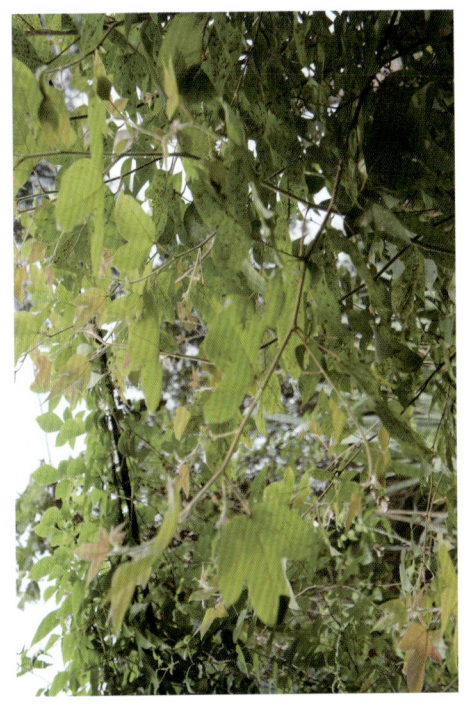

图 2-114-1 枫香树

【叶绿体基因组】 枫香树的叶绿体DNA为环状分子，其叶绿体基因组（GenBank登录号：NC023092.1）总长度为160 410bp，具有保守的四分状结构，包括一个LSC区、一个SSC区和一对IR区，其长度分别为88 945bp、18 917bp和26 274bp（图2-114-2）。枫香树叶绿体基因组的整体G/C含量为37.95%。其IR区的G/C含量（43.08%）高于SSC区的G/C含量（32.42%）和LSC区的G/C含量（36.1%）。

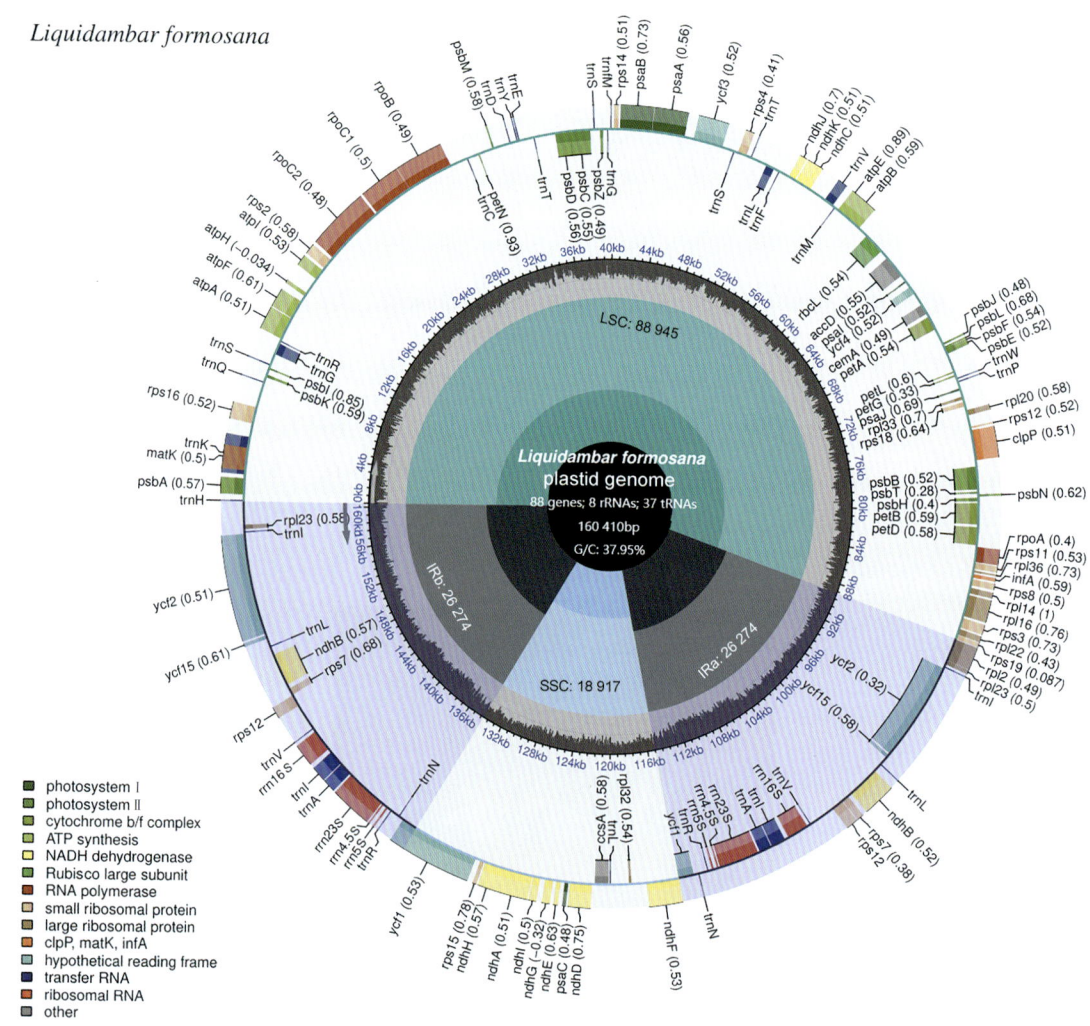

图 2-114-2 枫香树叶绿体基因组图谱

该图包括 6 个圆形轨道。自内向外的第一轨道表示分散重复序列，红色弧线表示直接重复序列，绿色弧线表示回文重复序列；自内向外的第二轨道上的蓝色柱状线条表示长串联重复序列，其重复单元碱基长度 > 7；自内向外的第三轨道以不同颜色的柱状线条表示不同类型的短串联重复序列（微卫星序列），其中黑色表示复杂重复序列，绿色表示重复单元碱基长度为 1 的重复序列，黄色表示重复单元碱基长度为 2 的重复序列，紫色表示重复单元碱基长度为 3 的重复序列，蓝色表示重复单元碱基长度为 4 的重复序列，橙色表示重复单元碱基长度为 5 的重复序列，红色表示重复单元碱基长度为 6 的重复序列；自内向外的第四轨道上以不同色块表示 SSC 区、反向重复区 IRa 和 IRb、LSC 区，数字代表相应区间的长度；自内向外的第五轨道表示 GC 含量；最外层第六轨道以不同色块表示不同功能的编码基因，功能分类详见图中左下角注释，基因名称后括号中的数字表示密码子使用偏差，轨道外侧的基因转录方向为顺时针方向，轨道内侧的基因转录方向为逆时针方向

【编码基因】 枫香树的叶绿体基因组共编码 133 个基因，其中独特基因 114 个，包括蛋白质编码基因 88 个（独特基因 80 个）、转运 RNA（transfer RNA，tRNA）编码基因 37 个（独特基因 30 个）、核糖体 RNA（ribosomal RNA，rRNA）编码基因 8 个（独特基因 4 个）（表 2-114-1）。其中 6 个蛋白质独特编码基因（*ndhB*、*ycf2*、*rpl23*、*rps12*、*rps7*、*ycf15*）、

7个tRNA独特编码基因(trnA-UGC、trnI-CAU、trnV-GAC、trnL-CAA、trnN-GUU、trnR-ACG、trnI-GAU)、4个rRNA独特编码基因(rrn16S、rrn23S、rrn5S、rrn4.5S)位于IR区。有10个蛋白质编码基因[rps16、atpF、rpoC1、petB、petD、rpl16、rpl2、ndhB(×2)、ndhA]各含有1个内含子(intron),4个蛋白质编码基因[ycf3、clpP、rps12(×2)]各含有2个内含子,8个tRNA编码基因[trnK-UUU、trnG-GCC、trnL-UAA、trnV-UAC、trnI-GAU(×2)、trnA-UGC(×2)]各含有1个内含子(表2-114-2)。枫香树叶绿体基因组中蛋白质编码区(coding sequence,CDS)的长度为79 539bp,占整个基因组长度的49.58%。rRNA基因的长度为9048bp,占整个基因组长度的5.64%。而tRNA基因的长度为2826bp,占整个基因组长度的1.76%。枫香树叶绿体基因组非编码区主要包括内含子和基因间区,其长度占整个基因组长度的43.02%。

表2-114-1 枫香树叶绿体基因组基因列表

| 基因功能 | 基因分类 | 基因名称 |
| --- | --- | --- |
| rRNA | rRNA genes | *rrn16S*(×2)、*rrn23S*(×2)、*rrn5S*(×2)、*rrn4.5S*(×2) |
| tRNA | tRNA genes | 37 *trn* genes(8个基因各含有1个内含子) |
| 自我复制 | Small subunit of ribosome | *rps11*、*rps12*(×3)、*rps14*、*rps15*、*rps16*、*rps18*、*rps19*、*rps2*、*rps3*、*rps4*、*rps7*(×2)、*rps8* |
| | Large subunit of ribosome | *rpl14*、*rpl16*、*rpl2*、*rpl20*、*rpl22*、*rpl23*(×2)、*rpl32*、*rpl33*、*rpl36* |
| | DNA dependent RNA polymerase | *rpoA*、*rpoB*、*rpoC1*、*rpoC2* |
| 光合作用 | Subunits of NADH-dehydrogenase | *ndhA*、*ndhB*(×2)、*ndhC*、*ndhD*、*ndhE*、*ndhF*、*ndhG*、*ndhH*、*ndhI*、*ndhJ*、*ndhK* |
| | Subunits of photosystem Ⅰ | *psaA*、*psaB*、*psaC*、*psaI*、*psaJ* |
| | Subunits of photosystem Ⅱ | *psbA*、*psbB*、*psbC*、*psbD*、*psbE*、*psbF*、*psbH*、*psbI*、*psbJ*、*psbK*、*psbL*、*psbM*、*psbN*、*psbT*、*psbZ*、*ycf3* |
| | Subunits of cytochrome b/f complex | *petA*、*petB*、*petD*、*petG*、*petL*、*petN* |
| | Subunits of ATP synthase | *atpA*、*atpB*、*atpE*、*atpF*、*atpH*、*atpI* |
| 其他功能 | Large subunit of rubisco | *rbcL* |
| | Maturase | *matK* |
| | Protease | *clpP* |
| | Envelope membrane protein | *cemA* |
| | Subunit of acetyl-CoA-carboxylase | *accD* |
| | c-type cytochrome synthesis gene | *ccsA* |
| | Translational initiation factor | *infA* |
| 未知功能 | | *ycf1*(×2)、*ycf15*(×2)、*ycf2*(×2)、*ycf4* |

表 2-114-2　枫香树叶绿体基因内含子和外显子位置及长度

| 基因名称 | 基因编码序列所在链 | 起始位置 | 终点位置 | 长度（bp） | | | | |
|---|---|---|---|---|---|---|---|---|
| | | | | 第一外显子 | 第一内含子 | 第二外显子 | 第二内含子 | 第三外显子 |
| trnK-UUU | − | 1826 | 4373 | 37 | 2476 | 35 | | |
| rps16 | − | 5318 | 6431 | 42 | 853 | 219 | | |
| trnG-GCC | + | 10275 | 11052 | 34 | 696 | 48 | | |
| atpF | − | 12987 | 14274 | 145 | 733 | 410 | | |
| rpoC1 | − | 22353 | 25134 | 432 | 733 | 1617 | | |
| ycf3 | − | 45639 | 47657 | 124 | 754 | 230 | 758 | 153 |
| trnL-UAA | + | 50999 | 51581 | 37 | 496 | 50 | | |
| trnV-UAC | − | 55640 | 56304 | 39 | 589 | 37 | | |
| rps12 | − | 74391 | 103435 | 114 | ND | 232 | 539 | 30 |
| clpP | − | 74661 | 76698 | 71 | 804 | 294 | 643 | 226 |
| petB | + | 79599 | 81028 | 6 | 782 | 642 | | |
| petD | + | 81227 | 82430 | 9 | 700 | 495 | | |
| rpl16 | − | 85873 | 87315 | 9 | 1035 | 399 | | |
| rpl2 | − | 89013 | 90502 | 397 | 659 | 434 | | |
| ndhB | − | 99594 | 101814 | 775 | 682 | 764 | | |
| trnI-GAU | + | 107346 | 108363 | 42 | 941 | 35 | | |
| trnA-UGC | + | 108428 | 109296 | 38 | 796 | 35 | | |
| ndhA | − | 125441 | 127646 | 553 | 1114 | 539 | | |
| trnA-UGC | − | 140060 | 140928 | 38 | 796 | 35 | | |
| trnI-GAU | − | 140993 | 142010 | 42 | 941 | 35 | | |
| rps12 | + | 145921 | 146718 | ND | ND | 232 | 539 | 30 |
| ndhB | + | 147542 | 149762 | 775 | 682 | 764 | | |

注："+"表示正链；"−"表示负链；"ND"表示未确定

【重复序列】　在枫香树叶绿体基因组中，微卫星序列有 A/T、C/G 和 AT/AT 三种类型，各有 56 个、1 个和 7 个（表 2-114-3）。共发现 30 个串联重复序列，满足总长度超过 20bp 且重复单元之间的相似度 ≥ 90% 两个条件（表 2-114-4）。散在重复序列包括回文重复序列和正向重复序列。以 e-value 小于 1E–04 为阈值，枫香树叶绿体基因组散在重复序列包括 11 条回文重复序列、15 条正向重复序列（表 2-114-5）。

表 2-114-3　枫香树叶绿体基因组微卫星序列统计

| 重复单元类型 | 重复序列个数 |
|---|---|
| A/T | 56 |
| C/G | 1 |
| AT/AT | 7 |

表 2-114-4　枫香树叶绿体基因组串联重复序列统计

| 起点—终点 | 重复单元长度（bp） | 重复单元拷贝数 | 重复单元一致序列长度（bp） | 重复单元之间的相似度（%） | 插入缺失比例（%） | 分值 | 碱基个数 A | C | G | T | 熵（0—2） |
|---|---|---|---|---|---|---|---|---|---|---|---|
| 6628—6659 | 15 | 2.1 | 15 | 94 | 0 | 55 | 62 | 12 | 3 | 21 | 1.43 |
| 11344—11378 | 15 | 2.3 | 15 | 90 | 0 | 52 | 60 | 0 | 0 | 40 | 0.97 |
| 15618—15670 | 13 | 4.1 | 13 | 100 | 0 | 106 | 39 | 15 | 22 | 22 | 1.91 |
| 22338—22367 | 15 | 2.0 | 15 | 93 | 0 | 51 | 33 | 10 | 23 | 33 | 1.88 |
| 31293—31322 | 15 | 2.0 | 15 | 93 | 0 | 51 | 40 | 23 | 3 | 33 | 1.71 |
| 32218—32266 | 20 | 2.5 | 20 | 96 | 0 | 89 | 16 | 20 | 0 | 63 | 1.31 |
| 33699—33746 | 24 | 2.0 | 24 | 100 | 0 | 96 | 54 | 0 | 4 | 41 | 1.20 |
| 34358—34387 | 13 | 2.2 | 14 | 94 | 5 | 53 | 43 | 0 | 10 | 46 | 1.37 |
| 34690—34714 | 13 | 1.9 | 13 | 100 | 0 | 50 | 56 | 0 | 8 | 36 | 1.29 |
| 38453—38494 | 21 | 2.0 | 21 | 100 | 0 | 84 | 38 | 14 | 19 | 28 | 1.90 |
| 38888—38913 | 13 | 2.0 | 13 | 100 | 0 | 52 | 15 | 23 | 15 | 46 | 1.83 |
| 39429—39456 | 14 | 2.0 | 14 | 100 | 0 | 56 | 42 | 0 | 0 | 57 | 0.99 |
| 39533—39564 | 14 | 2.1 | 14 | 100 | 0 | 60 | 36 | 0 | 13 | 50 | 1.42 |
| 50818—50860 | 21 | 2.0 | 21 | 100 | 0 | 86 | 51 | 0 | 34 | 13 | 1.42 |
| 66137—66170 | 17 | 2.0 | 17 | 100 | 0 | 68 | 52 | 5 | 23 | 17 | 1.66 |
| 71359—71435 | 20 | 2.0 | 20 | 100 | 0 | 82 | 65 | 4 | 0 | 29 | 1.13 |
| 74287—74319 | 16 | 2.1 | 16 | 100 | 0 | 66 | 24 | 33 | 0 | 42 | 1.55 |
| 87208—87238 | 15 | 2.1 | 14 | 94 | 5 | 53 | 29 | 3 | 12 | 54 | 1.53 |
| 95770—95799 | 15 | 2.0 | 15 | 100 | 0 | 60 | 26 | 13 | 13 | 46 | 1.80 |
| 96190—96249 | 18 | 2.3 | 18 | 100 | 0 | 120 | 28 | 11 | 26 | 33 | 1.91 |
| 104340—104377 | 18 | 2.1 | 18 | 95 | 0 | 67 | 23 | 7 | 5 | 63 | 1.42 |
| 112512—112577 | 32 | 2.1 | 32 | 97 | 0 | 123 | 40 | 24 | 9 | 25 | 1.84 |
| 117540—117575 | 18 | 2.0 | 18 | 100 | 0 | 72 | 55 | 11 | 11 | 22 | 1.66 |
| 119043—119067 | 12 | 2.1 | 12 | 100 | 0 | 50 | 40 | 8 | 8 | 44 | 1.63 |
| 126733—126759 | 14 | 1.9 | 14 | 100 | 0 | 54 | 37 | 7 | 18 | 37 | 1.79 |
| 134091—134128 | 18 | 2.1 | 18 | 100 | 0 | 76 | 15 | 10 | 0 | 73 | 1.09 |
| 136779—136844 | 32 | 2.1 | 32 | 97 | 0 | 123 | 25 | 9 | 24 | 40 | 1.84 |
| 144979—145016 | 18 | 2.1 | 18 | 95 | 0 | 67 | 63 | 5 | 7 | 23 | 1.42 |
| 153107—153166 | 18 | 3.3 | 18 | 100 | 0 | 120 | 33 | 26 | 11 | 28 | 1.91 |
| 153557—153586 | 15 | 2.0 | 15 | 100 | 0 | 60 | 46 | 13 | 13 | 26 | 1.80 |

表 2-114-5 枫香树叶绿体基因组散在重复序列特征值

| 重复单元一长度（bp） | 重复类型 | 重复单元一起点 | 重复单元二长度（bp） | 重复单元二起点 | 重复单元间隔 | e-value |
|---|---|---|---|---|---|---|
| 46 | 96189 | D | 46 | 96207 | −1 | 2.02E−16 |
| 46 | 96189 | P | 46 | 153102 | −1 | 2.02E−16 |
| 46 | 96207 | P | 46 | 153120 | −1 | 2.02E−16 |
| 46 | 153102 | D | 46 | 153120 | −1 | 2.02E−16 |
| 42 | 103472 | D | 42 | 125017 | 0 | 3.74E−16 |
| 42 | 126017 | P | 42 | 145841 | 0 | 3.74E−16 |
| 40 | 15617 | D | 40 | 15630 | 0 | 5.99E−15 |
| 38 | 33751 | D | 38 | 33777 | −1 | 1.09E−11 |
| 42 | 46812 | D | 42 | 126016 | −3 | 1.16E−10 |
| 39 | 46815 | D | 39 | 103474 | −2 | 1.60E−10 |
| 39 | 46815 | P | 39 | 145842 | −2 | 1.60E−10 |
| 41 | 41847 | D | 41 | 44071 | −3 | 4.31E−10 |
| 37 | 9419 | P | 37 | 48539 | −2 | 2.30E−09 |
| 34 | 112511 | D | 34 | 112543 | −1 | 2.50E−09 |
| 34 | 112511 | P | 34 | 136778 | −1 | 2.50E−09 |
| 34 | 112543 | P | 34 | 136810 | −1 | 2.50E−09 |
| 34 | 136778 | D | 34 | 136810 | −1 | 2.50E−09 |
| 36 | 68317 | P | 36 | 68369 | −2 | 8.69E−09 |
| 30 | 33762 | D | 30 | 33788 | −1 | 5.65E−07 |
| 31 | 4737 | P | 31 | 4740 | −2 | 6.57E−06 |
| 31 | 15615 | D | 31 | 15641 | −2 | 6.57E−06 |
| 30 | 10860 | P | 30 | 12939 | −2 | 2.46E−05 |
| 30 | 30606 | D | 30 | 33690 | −2 | 2.46E−05 |
| 30 | 32216 | D | 30 | 32236 | −2 | 2.46E−05 |
| 32 | 9417 | D | 32 | 38645 | −3 | 5.25E−05 |
| 32 | 10860 | P | 32 | 68223 | −3 | 5.25E−05 |

注：P. palindromic repeat，回文重复序列；D. direct repeat，正向重复序列

【高可变区】 为了发现枫香属物种间的高可变区，从 4 个物种叶绿体基因组中提取了 62 个基因间区，采用 K2p（Kimura 2-parameter）模型计算基因间区的遗传距离，遗传距离最大的 30 个基因间区参见图 2-114-3。这 30 个基因间区的 K2p 平均值分布于 0.62～1.94。其中 petA-psbJ、atpA-atpF、rpl36-infA、rpl16-rps3 的 K2p 平均值较高，分别为 1.94、1.87、1.70、1.66。由此可见，枫香属 4 个物种的叶绿体基因组在这 4 个区域的变异较大，这 4 个区域可作为潜在的分子标记开发区域。

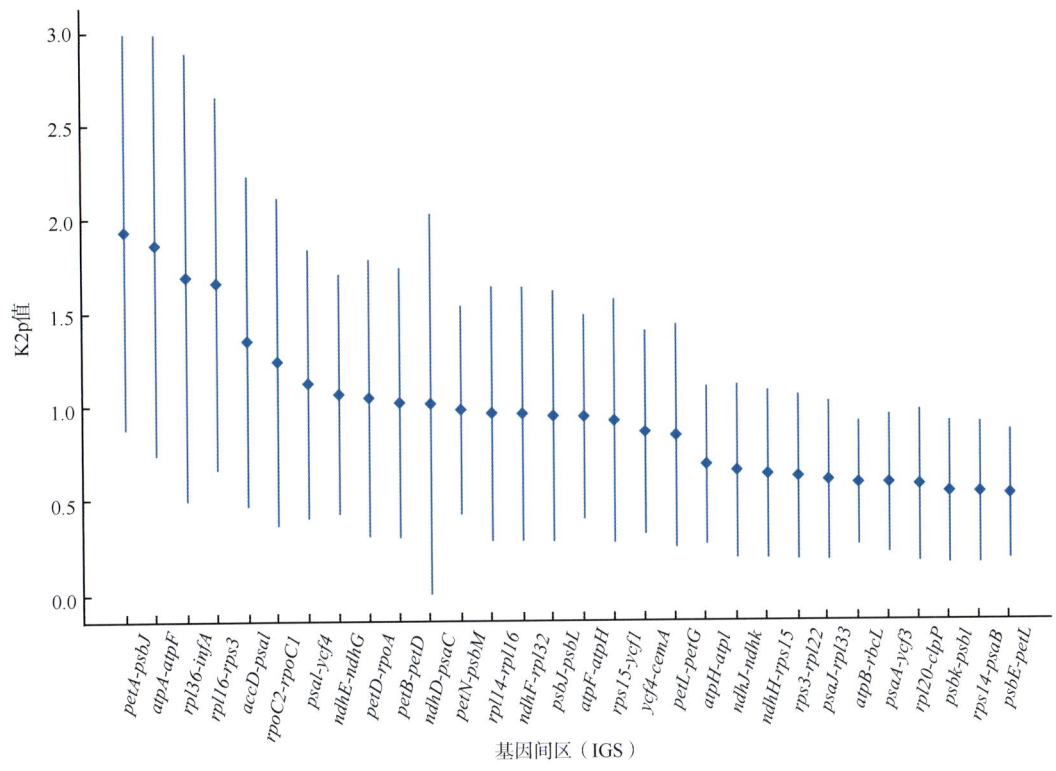

图 2-114-3　枫香属物种基因间区的遗传距离分析结果

【系统发育】　使用 MAFFT 对来自枫香属的 4 个物种[6,7]和 1 个外类群物种[细青皮（*Altingia excelsa*）][8]的 80 个共有蛋白质序列进行多重序列比对，使用 IQ-TREE 筛选得到最优的 cpREV 模型，并采用最大似然法（maximum likelihood method）构建进化树。结果显示，枫香树（*Liquidambar formosana*）[6]、缺萼枫香树（*Liquidambar acalycina*）聚为一支，枫香（*Liquidambar orientalis*）与北美枫香（*Liquidambar styraciflua*）聚为一支。枫香树与缺萼枫香树的亲缘关系最近，与枫香的亲缘关系较远（图 2-114-4）。

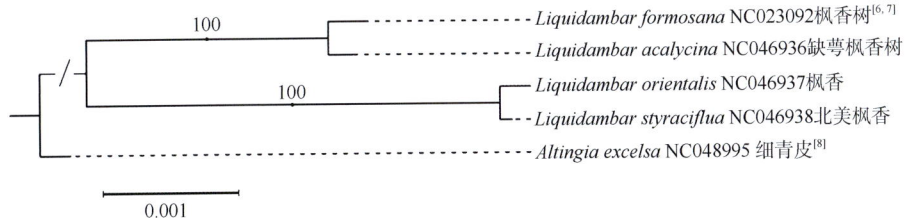

图 2-114-4　枫香属植物系统发育进化分析

【$K_A/K_S$ 选择压力分析】　以图 2-114-4 的进化树作为参考，利用 Hyphy 软件中的 aBSREL 模型对蛋白质编码基因进行选择压力分析（表 2-114-6）。共发现 1 个枫香属基因受到正向选择，即 *rps12*。在物种枫香树中，*rps12* 基因被正向选择，这可能与枫香树适应高海拔、高紫外辐射、低温环境等相关。

表 2-114-6　枫香属植物 $K_A/K_S$ 选择压力分析

| 物种 | 基因 | 优化的枝长 | LRT | $p$-value |
|---|---|---|---|---|
| *Liquidambar formosana* | rps12 | 0.0003 | 32.6740 | 0.0000* |

注：LRT. likelihood ratio test，似然比检验；"*"表示值小于 0.0001

**【宏 DNA 条形码的发现及其 PCR 扩增引物设计】** 为了发现能够区分枫香属下物种的宏 DNA 条形码序列及其 PCR 扩增引物，利用 ecoPrimers 对枫香属植物叶绿体基因组序列进行分析。用于设计 PCR 扩增引物的保守区间见表 2-114-7。可以依据区间序列设计引物，使用这些引物对枫香属 DNA 进行 PCR 扩增，对 PCR 产物进行桑格测序或高通量测序，通过序列比较和特征分析区分枫香属的 4 个物种。

表 2-114-7　部分基于 ecoPrimers 发现的引物设计保守区间

| 编号 | 保守区间序列 | 物种拉丁名 | GenBank 序列号 | 保守区间序列起点—终点 |
|---|---|---|---|---|
| 1 | ATTCTGGTGGAGTAATGTATTATATGAATAATACTCTTT CAATCAAAGAGATATTTCAATGATTCCCATGTTCGT ATTTCGAAAGTAAAAGGGATACGGATGATAGGAAA TTTCTTCCAACCGAATTCTTCCTAAACTTTCTATTT CGATGAACCGGTTCTTA | *L. formosana* *L. acalycina* *L. styraciflua* *L. orientalis* | NC023092.1 NC046936.1 NC046938.1 NC046937.1 | 30674—30836 30658—30820 30641—30803 30633—30795 |
| 2 | CCCTTGTCCCCATTTTCACAGAAAATGGAGAGATGAA TTGAGTATTTATTGGATCCGTCGGGACTGACGGGG CTCGAACCCGCAGCTTCCGCCTTGACAGGGCGGT GCTCTGACCAATTGAACTACAATCCCAGGGAAGTG TATAGCATACATATTCTTATGATTTCATTCAAAT | *L. formosana* *L. acalycina* *L. styraciflua* *L. orientalis* | NC023092.1 NC046936.1 NC046938.1 NC046937.1 | 32682—32856 32666—32845 32665—32844 32668—32842 |
| 3 | CATTGTTGTATTAGATCGAAAGGTTCTTGCTTGACCTA ACTACAAGGCTGGGGCTTTATAATATAGAAAGAAA AAATGTAG | *L. formosana* *L. acalycina* *L. styraciflua* *L. orientalis* | NC023092.1 NC046936.1 NC046938.1 NC046937.1 | 69804—69884 69822—69902 69732—69812 69733—69813 |
| 4 | AAAAAAAAGATACAAAGTTTCACTTTTTTTAGTAT GTTTTATCATTTCCGGGATGGGGATTCTTATTTTCC CCATCAACCCATTTGTTACAATAATTGTTACAATAA TAATTTTTTCTATATCTATAGAAGAGCAGATATAAG ATCTTTAGTCAAAATCAACGTCCTTGAAAC | *L. formosana* *L. acalycina* *L. styraciflua* *L. orientalis* | NC023092.1 NC046936.1 NC046938.1 NC046937.1 | 118990—119133 119013—119156 119110—119226 119109—119225 |
| 5 | AAAAGATAAAATACATTTTTTCGATTCATGAAATCA GATAAATAAGAGAGATGAATCATTAAAAAATGAAA AAAAAAAAGAAACGAGAAAGGGGCGTTTTGTTT TGAGTTCTATCCCTGACAGAACTATCTAGTTACAAC AATTCCATT | *L. formosana* *L. acalycina* *L. styraciflua* *L. orientalis* | NC023092.1 NC046936.1 NC046938.1 NC046937.1 | 119644—119713 119666—119735 119789—119858 119788—119857 |

## 参 考 文 献

[1] 国家药典委员会. 中华人民共和国药典（2020年版）一部. 北京：中国医药科技出版社，2020：372.

[2] 江苏新医学院. 中药大辞典. 下册. 上海：上海人民出版社，1977.

[3] 中国医学科学院药用植物资源开发研究所，中国医学科学院药物研究所. 中药志. 第四册. 北京：人民卫生出版社，1993.

[4] 江苏省植物研究所. 新华本草纲要. 第三册. 上海：上海科学技术出版社，1990.

[5] 肖培根. 新编中药志. 第3卷. 北京：化学工业出版社，2002：310-316.

[6] DeCarlo A，Zeng T，Dosoky N S，et al. The essential oil composition and antimicrobial activity of *Liquidambar formosana* oleoresin. Plants（Basel），2020，9（7）：822.

[7] Dong W，Xu C，Cheng T，et al. Sequencing angiosperm plastid genomes made easy：a complete set of universal primers and a case study on the phylogeny of Saxifragales. Genome Biology and Evolution，2013，5（5）：989-997.

[8] Yang D，Qiu Q，Xu L，et al. The complete chloroplast genome sequence of *Altingia excelsa*. Mitochondrial DNA Part B：Resources，2020，5（1）：534-535.

# 115 番 红 花

【药材基本信息】 番红花（*Crocus sativus* L.）为鸢尾科番红花属药用植物[1]，其干燥柱头为西红花中药材（图2-115-1）。收载于《中国药典》（2020年版）[2]。番红花分布于我国北京、上海、江苏、浙江、江西等地。原产于欧洲南部至伊朗。商品药材主要来自栽培。番红花含有苦番红花素、黄酮等化学成分[1]。味甘，性平。归心、肝经。具有活血祛瘀、凉血解毒、解郁安神的功效。临床用于主治痛经、经闭、月经不调、产后恶露不净、腹中包块疼痛、跌扑损伤、忧郁痞闷、惊悸、温病发斑、麻疹[3]。

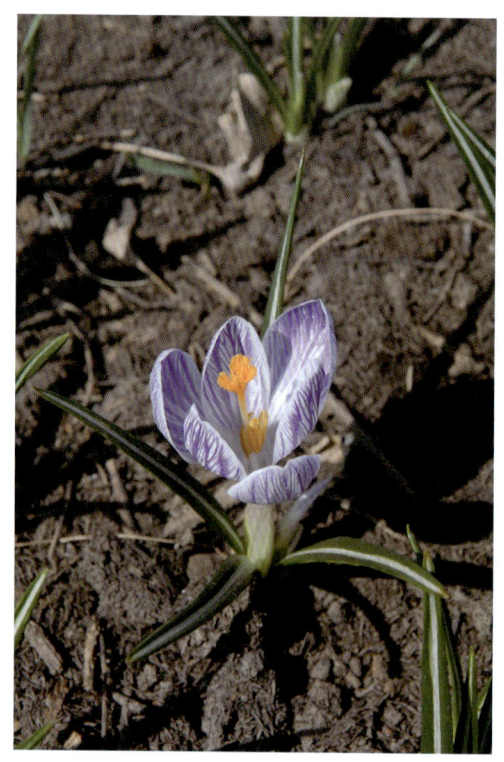

图 2-115-1 番红花

【叶绿体基因组】 番红花的叶绿体DNA为环状分子，其叶绿体基因组（GenBank登录号：NC041460.1）总长度为150 820bp，具有保守的四分状结构，包括一个LSC区、一个SSC区和一对IR区，其长度分别为81 310bp、17 396bp和26 057bp（图2-115-2）。番红花叶绿体基因组的整体G/C含量为37.64%。其IR区的G/C含量（42.79%）高于SSC区的G/C含量（30.76%）和LSC区的G/C含量（35.57%）。

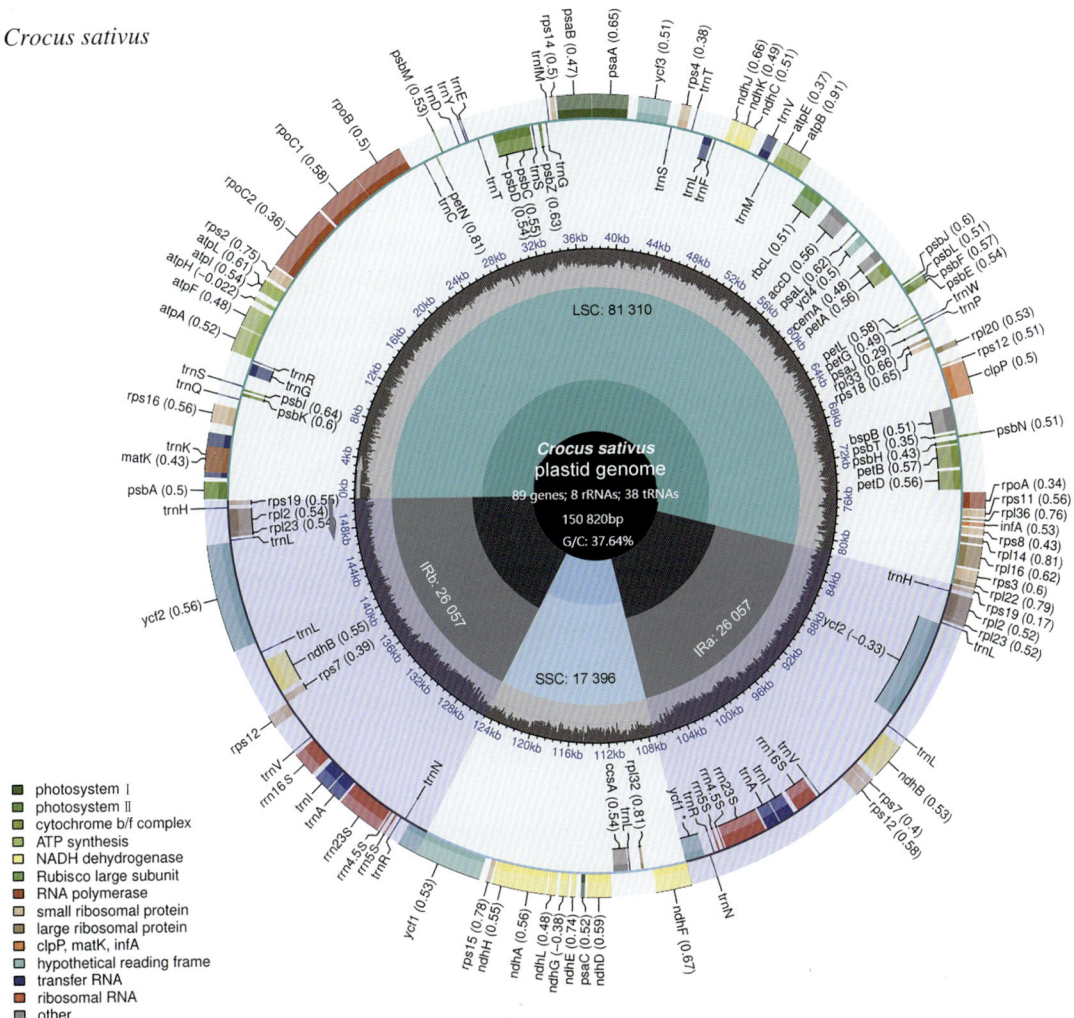

图 2-115-2  番红花叶绿体基因组图谱

该图包括 6 个圆形轨道。自内向外的第一轨道表示分散重复序列，红色弧线表示直接重复序列，绿色弧线表示回文重复序列；自内向外的第二轨道上的蓝色柱状线条表示长串联重复序列，其重复单元碱基长度 > 7；自内向外的第三轨道以不同颜色的柱状线条表示不同类型的短串联重复序列（微卫星序列），其中黑色表示复杂重复序列，绿色表示重复单元碱基长度为 1 的重复序列，黄色表示重复单元碱基长度为 2 的重复序列，紫色表示重复单元碱基长度为 3 的重复序列，蓝色表示重复单元碱基长度为 4 的重复序列，橙色表示重复单元碱基长度为 5 的重复序列，红色表示重复单元碱基长度为 6 的重复序列；自内向外的第四轨道上以不同色块表示 SSC 区、反向重复区 IRa 和 IRb、LSC 区，数字代表相应区间的长度；自内向外的第五轨道表示 GC 含量；最外层第六轨道以不同色块表示不同功能的编码基因，功能分类详见图中左下角注释，基因名称后括号中的数字表示密码子使用偏差，轨道外侧的基因转录方向为顺时针方向，轨道内侧的基因转录方向为逆时针方向

【编码基因】 番红花的叶绿体基因组共编码 135 个基因，其中独特基因 114 个，包括蛋白质编码基因 89 个（独特基因 81 个）、转运 RNA（transfer RNA，tRNA）编码基因 38 个（独特基因 29 个）、核糖体 RNA（ribosomal RNA，rRNA）编码基因 8 个（独特基因 4 个）（表 2-115-1）。其中 8 个蛋白质独特编码基因（ndhB、rpl2、rpl23、rps12、rps7、ycf2、 *rps19*、*ycf1*)、9 个 tRNA 独特编码基因(*trnA-UGC*、*trnI-CAU*、*trnI-GAU*、*trnL-CAA*、*trnN-GUU*、*trnR-ACG*、*trnV-GAC*、*trnH-GUG*、*trnL-CAU*)、4 个 rRNA 独特编码基因(*rrn16S*、*rrn23S*、*rrn4.5S*、*rrn5S*)位于 IR 区。有 11 个蛋白质编码基因(*rps16*、*atpF*、*rpoC1*、*petB*、*petD*、*rpl16*、*rpl2*(×2)、*ndhB*(×2)、*ndhA*]各含有 1 个内含子(intron),4 个蛋白质编码基因[*ycf3*、*clpP*、*rps12*(×2)]各含有 2 个内含子,8 个 tRNA 编码基因(*trnK-UUU*、*trnG-UCC*、*trnL-UAA*、*trnV-UAC*、*trnI-GUA*(×2)、*trnA-UGC*(×2)]各含有 1 个内含子(表 2-115-2)。番红花叶绿体基因组中蛋白质编码区(coding sequence,CDS)的长度为 75 231bp,占整个基因组长度的 49.88%。rRNA 基因的长度为 9050bp,占整个基因组长度的 6.00%。而 tRNA 基因的长度为 2574bp,占整个基因组长度的 1.71%。番红花叶绿体基因组非编码区主要包括内含子和基因间区,其长度占整个基因组长度的 42.41%。

表 2-115-1　番红花叶绿体基因组基因列表

| 基因功能 | 基因分类 | 基因名称 |
| --- | --- | --- |
| rRNA | rRNA genes | *rrn16S*(×2)、*rrn23S*(×2)、*rrn5S*(×2)、*rrn4.5S*(×2) |
| tRNA | tRNA genes | 38 *trn* genes(8 个基因各含有 1 个内含子) |
| 自我复制 | Large subunit of ribosome | *rpl14*、*rpl16*、*rpl2*(×2)、*rpl20*、*rpl22*、*rpl23*(×2)、*rpl32*、*rpl33*、*rpl36* |
|  | DNA dependent RNA polymerase | *rpoA*、*rpoB*、*rpoC1*、*rpoC2* |
|  | Small subunit of ribosome | *rps11*、*rps12*(×3)、*rps14*、*rps15*、*rps16*、*rps18*、*rps19*(×2)、*rps2*、*rps3*、*rps4*、*rps7*(×2)、*rps8* |
| 光合作用 | Subunits of ATP synthase | *atpA*、*atpB*、*atpE*、*atpF*、*atpH*、*atpI*、*atpL* |
|  | Subunits of photosystem Ⅱ | *psbA*、*psbC*、*psbD*、*psbE*、*psbF*、*psbI*、*psbH*、*psbJ*、*psbK*、*psbL*、*psbM*、*psbN*、*psbT*、*psbZ*、*ycf3* |
|  | Subunits of NADH-dehydrogenase | *ndhA*、*ndhB*(×2)、*ndhC*、*ndhD*、*ndhE*、*ndhF*、*ndhG*、*ndhH*、*ndhJ*、*ndhK*、*ndhL* |
|  | Subunits of cytochrome b/f complex | *petA*、*petB*、*petD*、*petG*、*petL*、*petN* |
|  | Subunits of photosystem Ⅰ | *psaA*、*psaB*、*psaC*、*psaJ*、*psaL* |
|  | Subunit of rubisco | *rbcL* |
| 其他功能 | Subunit of acetyl-CoA-carboxylase | *accD* |
|  | c-type cytochrome synthesis gene | *ccsA* |
|  | Envelop membrane protein | *cemA* |
|  | Protease | *clpP* |
|  | Translational initiation factor | *infA* |
|  | Maturase | *matK* |
| 未知功能 |  | *ycf1*(×2)、*ycf2*(×2)、*ycf4*、*bspB* |

表 2-115-2 番红花叶绿体基因内含子和外显子位置及长度

| 基因名称 | 基因编码序列所在链 | 起始位置 | 终点位置 | 长度（bp） | | | | |
|---|---|---|---|---|---|---|---|---|
| | | | | 第一外显子 | 第一内含子 | 第二外显子 | 第二内含子 | 第三外显子 |
| trnK-UUU | – | 1400 | 4127 | 37 | 2656 | 35 | | |
| rps16 | – | 4716 | 5848 | 40 | 881 | 212 | | |
| trnG-UCC | + | 8139 | 8903 | 23 | 694 | 48 | | |
| atpF | – | 10771 | 12090 | 145 | 765 | 410 | | |
| rpoC1 | – | 19299 | 22102 | 430 | 755 | 1629 | | |
| ycf3 | – | 40594 | 42584 | 126 | 741 | 228 | 743 | 153 |
| trnL-UAA | + | 45117 | 45683 | 35 | 482 | 50 | | |
| trnV-UAC | – | 48824 | 49506 | 39 | 607 | 37 | | |
| rps12 | – | 67185 | 95006 | 114 | ND | 232 | 543 | 26 |
| clpP | – | 67432 | 69485 | 71 | 795 | 294 | 644 | 250 |
| petB | + | 72403 | 73814 | 6 | 758 | 648 | | |
| petD | + | 74025 | 75260 | 8 | 747 | 481 | | |
| rpl16 | – | 78721 | 80064 | 9 | 936 | 399 | | |
| rpl2 | – | 81874 | 83356 | 388 | 664 | 431 | | |
| ndhB | – | 91907 | 94135 | 775 | 696 | 758 | | |
| trnI-GUA | + | 99684 | 100702 | 42 | 942 | 35 | | |
| trnA-UGC | + | 100767 | 101657 | 37 | 819 | 35 | | |
| ndhA | – | 116445 | 118591 | 553 | 1070 | 524 | | |
| trnA-UGC | – | 130474 | 131364 | 37 | 819 | 35 | | |
| trnI-GUA | – | 131429 | 132447 | 42 | 942 | 35 | | |
| rps12 | + | 136352 | 137150 | ND | ND | 232 | 543 | 26 |
| ndhB | + | 137996 | 140224 | 775 | 696 | 758 | | |
| rpl2 | + | 148775 | 150257 | 388 | 664 | 431 | | |

注："+"表示正链；"–"表示负链；"ND"表示未确定

【重复序列】 在番红花叶绿体基因组中，微卫星序列有 A/T、C/G、AT/AT 三种类型，各有 60 个、4 个和 1 个（表 2-115-3）。共发现 13 个串联重复序列，满足总长度超过 20bp 且重复单元之间的相似度 ≥ 90% 两个条件（表 2-115-4）。散在重复序列包括回文重复序列和正向重复序列。以 e-value 小于 1E–04 为阈值，番红花叶绿体基因组散在重复序列包括 4 条回文重复序列、8 条正向重复序列（表 2-115-5）。

表 2-115-3 番红花叶绿体基因组微卫星序列统计

| 重复单元类型 | 重复序列个数 |
|---|---|
| A/T | 60 |
| C/G | 4 |
| AT/AT | 1 |

表 2-115-4　番红花叶绿体基因组串联重复序列统计

| 起点—终点 | 重复单元长度（bp） | 重复单元拷贝数 | 重复单元一致序列长度（bp） | 重复单元之间的相似度（%） | 插入缺失比例（%） | 分值 | 碱基个数 A | C | G | T | 熵（0—2） |
|---|---|---|---|---|---|---|---|---|---|---|---|
| 3479—3512 | 12 | 2.8 | 12 | 100 | 0 | 68 | 41 | 5 | 8 | 44 | 1.60 |
| 26553—26579 | 14 | 1.9 | 14 | 100 | 0 | 54 | 29 | 14 | 0 | 55 | 1.40 |
| 34487—34516 | 15 | 2.0 | 15 | 100 | 0 | 60 | 33 | 13 | 6 | 46 | 1.69 |
| 56820—56852 | 16 | 2.1 | 16 | 94 | 0 | 57 | 48 | 15 | 0 | 36 | 1.45 |
| 62717—62746 | 15 | 2.0 | 15 | 100 | 0 | 60 | 66 | 13 | 0 | 20 | 1.24 |
| 83944—83995 | 23 | 2.3 | 23 | 96 | 3 | 97 | 46 | 7 | 21 | 25 | 1.77 |
| 84312—84343 | 15 | 2.1 | 15 | 100 | 0 | 64 | 18 | 31 | 0 | 50 | 1.48 |
| 105295—105330 | 18 | 2.0 | 18 | 100 | 0 | 72 | 50 | 5 | 27 | 16 | 1.68 |
| 110727—110760 | 12 | 2.8 | 12 | 95 | 0 | 59 | 23 | 8 | 0 | 67 | 1.18 |
| 124222—124286 | 12 | 5.4 | 12 | 100 | 0 | 130 | 0 | 40 | 0 | 60 | 0.97 |
| 126801—126836 | 18 | 2.0 | 18 | 100 | 0 | 72 | 16 | 27 | 5 | 50 | 1.68 |
| 147788—147819 | 15 | 2.1 | 15 | 100 | 0 | 64 | 50 | 0 | 31 | 18 | 1.48 |
| 148136—148187 | 23 | 2.3 | 23 | 96 | 3 | 97 | 25 | 21 | 7 | 46 | 1.77 |

表 2-115-5　叶绿体基因组散在重复序列特征值

| 重复单元一长度（bp） | 重复类型 | 重复单元一起点 | 重复单元二长度（bp） | 重复单元二起点 | 重复单元间隔 | e-value |
|---|---|---|---|---|---|---|
| 53 | 124221 | D | 53 | 124233 | 0 | 7.89E−23 |
| 49 | 91751 | D | 49 | 140330 | −1 | 2.97E−18 |
| 41 | 124221 | D | 41 | 124245 | 0 | 1.32E−15 |
| 39 | 41756 | D | 39 | 95818 | −2 | 1.41E−10 |
| 39 | 41756 | P | 39 | 136273 | −2 | 1.41E−10 |
| 41 | 36859 | D | 41 | 39083 | −3 | 3.81E−10 |
| 31 | 55158 | D | 31 | 55164 | 0 | 1.39E−09 |
| 32 | 124218 | D | 32 | 124254 | −1 | 3.33E−08 |
| 31 | 61336 | P | 31 | 61380 | −1 | 1.29E−07 |
| 31 | 7276 | P | 31 | 42926 | −2 | 5.81E−06 |
| 30 | 55158 | D | 30 | 55170 | −2 | 2.17E−05 |
| 32 | 33689 | P | 32 | 42926 | −3 | 4.64E−05 |

注：P. palindromic repeat，回文重复序列；D. direct repeat，正向重复序列

【系统发育】　使用 MAFFT 对来自鸢尾科的 7 个物种[4-7]和 1 个外类群物种 [拟南芥（*Arabidopsis thaliana*）] 的叶绿体基因组中提取的 84 个共有蛋白质序列进行多重序列比对，使用 IQ-TREE 筛选得到最优的 TVM+F+G4 模型，并采用最大似然法（maximum likelihood method）构建进化树。结果显示，番红花（*Crocus sativus*）[4]、卡莱番红花（*Crocus cartwrightianus*）[4]和 *Geosiris australiensis*[5] 3 个物种聚为一支，射干（*Iris domestica*）[6]、

*Iris gatesii*[7]、密苏里鸢尾（*Iris missouriensis*）[5]和溪荪（*Iris sanguinea*）4 个物种聚为一支。番红花和卡莱番红花的亲缘关系最近（图 2-115-3）。

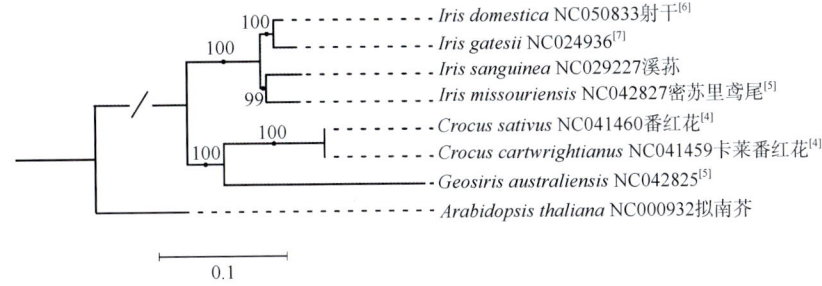

图 2-115-3　鸢尾科植物系统发育进化分析

【$K_A/K_S$ 选择压力分析】　以图 2-115-3 的进化树作为参考，利用 Hyphy 软件中的 aBSREL 模型对蛋白质编码基因进行选择压力分析（表 2-115-6）。共发现 2 个基因受到正向选择，即 *rpl16*、*rps16*。在物种番红花（*Crocus sativus*）中，*rpl16*、*rps16* 基因被正向选择。这些基因的功能可能与番红花适应高海拔、高紫外辐射、低温的环境等相关。

表 2-115-6　番红花属植物 $K_A/K_S$ 选择压力分析

| 物种 | 基因 | 优化的枝长 | LRT | *p*-value |
| --- | --- | --- | --- | --- |
| *Crocus sativus* | *rpl16* | 0.0782 | 6.4481 | 0.0142 |
|  | *rps16* | 0.0782 | 20.8802 | 0.0000* |

注：LRT. likelihood ratio test，似然比检验；"*"表示值小于 0.0001

## 参 考 文 献

[1] 国家中医药管理局《中华本草》编委会. 中华本草. 上海：上海科学技术出版社，1999：261-262.
[2] 国家药典委员会. 中华人民共和国药典（2020 年版）一部. 北京：中国医药科技出版社，2020.
[3] 南京中医药大学. 中药大辞典. 2 版. 上海：上海科学技术出版社，2006：3365-3366.
[4] Nemati Z, Harpke D, Gemicioglu A, et al. Saffron（*Crocus sativus*）is an autotriploid that evolved in Attica（Greece）from wild *Crocus cartwrightianus*. Molecular Phylogenetics and Evolution，2019，136：14-20.
[5] Joyce E M, Crayn D M, Lam V K Y, et al. Evolution of Geosiris（Iridaceae）: historical biogeography and plastid-genome evolution in a genus of non-photosynthetic tropical rainforest herbs disjunct across the Indian Ocean. Australian Systematic Botany，2018，31（6）：504-522.
[6] Li C, Hu S, Ding Y, et al. The complete chloroplast genome of Chinese medicinal herb *Belamcanda chinensis*（L.）Redouté（Iridaceae）. Mitochondrial DNA Part B：Resources，2021，6（2）：331-332.
[7] Wilson C A. The complete plastid genome sequence of *Iris gatesii*（section *Oncocyclus*），a bearded species from southeastern Turkey. Aliso：A Journal of Systematic and Evolutionary Botany，2014，32（1）：47-54.

# 116 紫 苏

【药材基本信息】 紫苏 [*Perilla frutescens*（L.）Britt.] 为唇形科紫苏属药用植物[1]，其干燥茎、叶及成熟果实为紫苏中药材（图 2-116-1）。收载于《中国药典》（2020 年版）[2]。紫苏原产于喜马拉雅山及中国的中南部地区，现主要分布于印度、缅甸、印度尼西亚、日本、中国、朝鲜、韩国和俄罗斯等国，美国、加拿大近年来也出现了商业性栽培区[1]。在我国，紫苏属植物分布甚广，在各地均有栽培，主要产于四川、陕西、宁夏、甘肃、黑龙江、辽宁、安徽和湖北等省份，长江以南各省份有野生，紫苏资源丰富。紫苏性温、味辛[3]。叶为发汗、镇咳、芳香性健胃利尿剂，有镇痛、镇静、解毒作用，可治疗感冒；梗有平气安胎之功；子能镇咳、祛痰、平喘、发散精神之沉闷[4, 5]。现代研究表明，紫苏具有抑菌、抗炎、抗过敏、降血糖、降血脂、解热、止呕、止血、镇静、抗肿瘤等多重功效。临床被用于治疗胃炎、萎缩性胃炎、食管炎、呕吐、出血性疾病、咳嗽等症[5]。

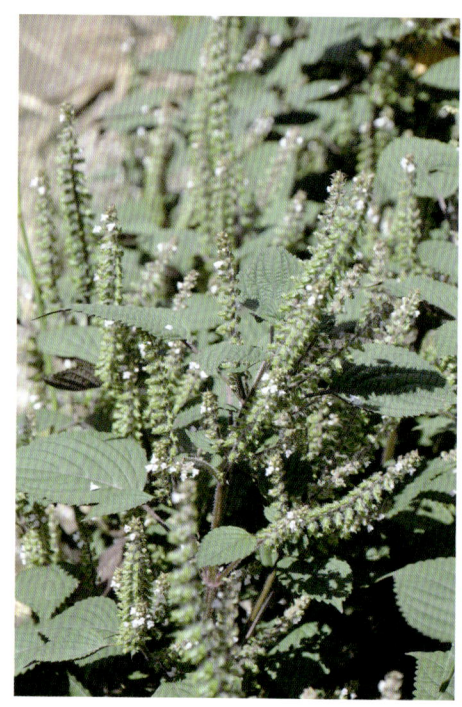

图 2-116-1 紫苏

【叶绿体基因组】 紫苏的叶绿体 DNA 为环状分子，其叶绿体基因组（GenBank 登录号：NC030756.1）总长度为 152 588bp，具有保守的四分状结构，包括一个 LSC 区、一个 SSC 区和一对 IR 区，其长度分别为 83 699bp、17 537bp 和 25 676bp（图 2-116-2）。紫苏叶绿体基因组的整体 G/C 含量为 37.82%。其 IR 区的 G/C 含量（43.11%）高于 SSC 区的 G/C 含量（31.86%）和 LSC 区的 G/C 含量（35.83%）。

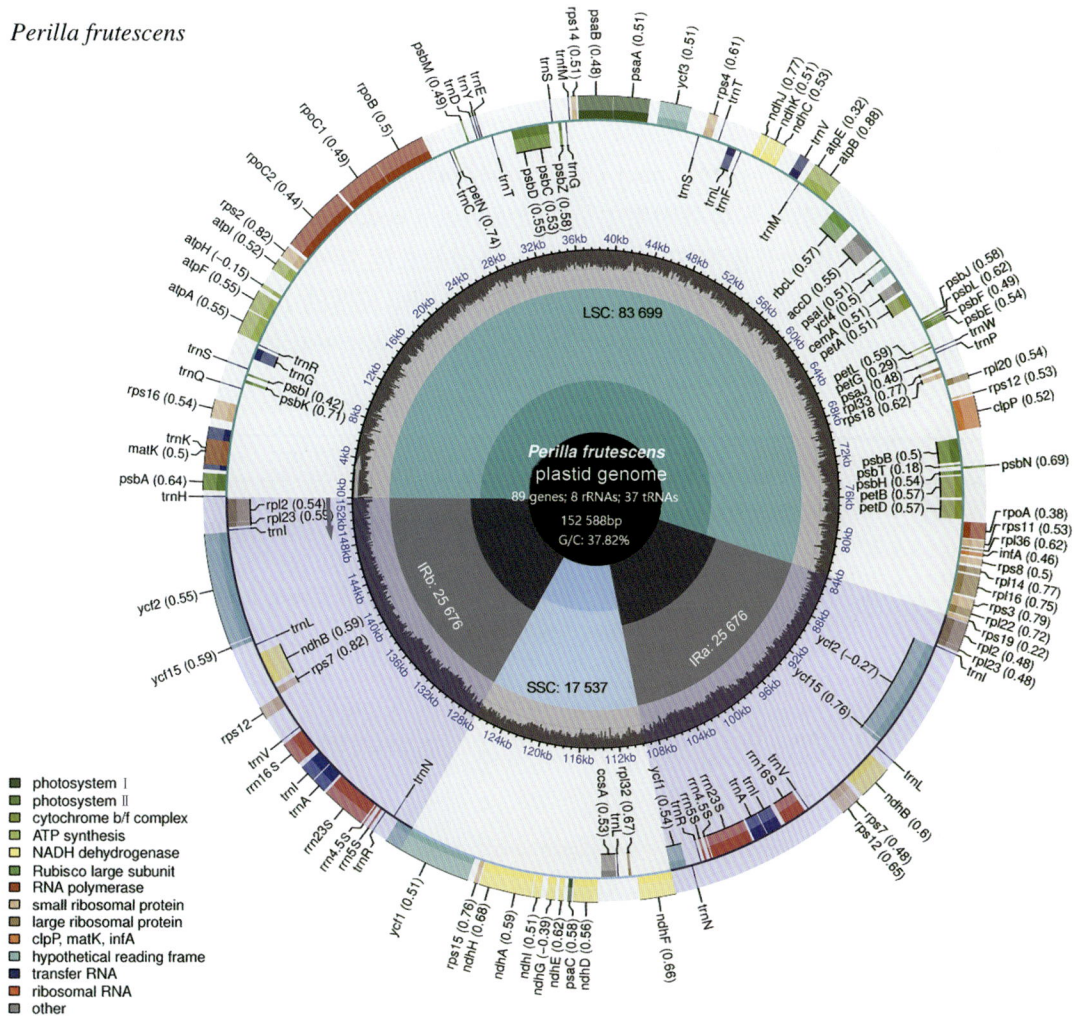

图 2-116-2　紫苏叶绿体基因组图谱

该图包括 6 个圆形轨道。自内向外的第一轨道表示分散重复序列，红色弧线表示直接重复序列，绿色弧线表示回文重复序列；自内向外的第二轨道上的蓝色柱状线条表示长串联重复序列，其重复单元碱基长度 > 7；自内向外的第三轨道以不同颜色的柱状线条表示不同类型的短串联重复序列（微卫星序列），其中黑色表示复杂重复序列，绿色表示重复单元碱基长度为 1 的重复序列，黄色表示重复单元碱基长度为 2 的重复序列，紫色表示重复单元碱基长度为 3 的重复序列，蓝色表示重复单元碱基长度为 4 的重复序列，橙色表示重复单元碱基长度为 5 的重复序列，红色表示重复单元碱基长度为 6 的重复序列；自内向外的第四轨道上以不同色块表示 SSC 区、反向重复区 IRa 和 IRb、LSC 区，数字代表相应区间的长度；自内向外的第五轨道表示 GC 含量；最外层第六轨道以不同色块表示不同功能的编码基因，功能分类详见图中左下角注释，基因名称后括号中的数字表示密码子使用偏差。轨道外侧的基因转录方向为顺时针方向，轨道内侧的基因转录方向为逆时针方向

【编码基因】　紫苏的叶绿体基因组共编码 134 个基因，其中独特基因 114 个，包括蛋白质编码基因 89 个（独特基因 80 个）、转运 RNA（transfer RNA，tRNA）编码基因 37 个（独特基因 30 个）、核糖体 RNA（ribosomal RNA，rRNA）编码基因 8 个（独特基因 4 个）

（表 2-116-1）。其中 8 个蛋白质独特编码基因（*rps12*、*rps7*、*rpl2*、*rpl23*、*ndhB*、*ycf1*、*ycf2*、*ycf15*），7 个 tRNA 独特编码基因（*trnI-CAU*、*trnI-GAU*、*trnL-CAA*、*trnN-GUU*、*trnV-GAC*、*trnA-UGC*、*trnR-ACG*），4 个 rRNA 独特编码基因（*rrn16S*、*rrn23S*、*rrn4.5S*、*rrn5S*）位于 IR 区。有 11 个蛋白质编码基因（*rps16*、*atpF*、*rpoC1*、*petB*、*petD*、*rpl16*、*rpl2*（×2）、*ndhB*（×2）、*ndhA*）各含有 1 个内含子（intron），4 个蛋白质编码基因 [*clpP*、*ycf3*、*rps12*（×2）] 各含有 2 个内含子，8 个 tRNA 编码基因（*trnK-UUU*、*trnG-UCC*、*trnL-UAA*、*trnV-UAC*、*trnI-GAU*、*trnA-UGC*、*trnI-GAU*、*trnA-UGC*）各含有 1 个内含子（表 2-116-2）。在紫苏叶绿体基因组中蛋白质编码区（coding sequence，CDS）的长度为 80 436bp，占整个基因组长度的 52.71%。rRNA 基因的长度为 9084bp，占整个基因组长度的 5.95%。而 tRNA 基因的长度为 2790bp，占整个基因组长度的 1.83%。紫苏叶绿体基因组非编码区主要包括内含子和基因间区，其长度占整个基因组长度的 39.51%。

表 2-116-1　紫苏叶绿体基因组基因列表

| 基因功能 | 基因分类 | 基因名称 |
| --- | --- | --- |
| rRNA | rRNA genes | *rrn16S*（×2）、*rrn23S*（×2）、*rrn5S*（×2）、*rrn4.5S*（×2） |
| tRNA | tRNA genes | 37 *trn* genes（8 个基因各含有 1 个内含子） |
| 自我复制 | Small subunit of ribosome | *rps11*、*rps12*（×3）、*rps14*、*rps15*、*rps16*、*rps18*、*rps19*、*rps2*、*rps3*、*rps4*、*rps7*（×2）、*rps8* |
| | Large subunit of ribosome | *rpl14*、*rpl16*、*rpl2*（×2）、*rpl20*、*rpl22*、*rpl23*（×2）、*rpl32*、*rpl33*、*rpl36* |
| | DNA dependent RNA polymerase | *rpoA*、*rpoB*、*rpoC1*、*rpoC2* |
| 光合作用 | Large subunit of rubisco | *rbcL* |
| | Subunits of photosystem Ⅰ | *psaA*、*psaB*、*psaC*、*psaI*、*psaJ* |
| | Subunits of photosystem Ⅱ | *psbA*、*psbB*、*psbC*、*psbD*、*psbE*、*psbF*、*psbH*、*psbI*、*psbJ*、*psbK*、*psbL*、*psbM*、*psbN*、*psbT*、*psbZ*、*ycf3* |
| | Subunits of cytochrome b/f complex | *petA*、*petB*、*petD*、*petG*、*petL*、*petN* |
| | Subunits of ATP synthase | *atpA*、*atpB*、*atpE*、*atpF*、*atpH*、*atpI* |
| | Subunits of NADH-dehydrogenase | *ndhA*、*ndhB*（×2）、*ndhC*、*ndhD*、*ndhE*、*ndhF*、*ndhG*、*ndhH*、*ndhI*、*ndhJ*、*ndhK* |
| 其他功能 | Maturase | *matK* |
| | Protease | *clpP* |
| | Envelope membrane protein | *cemA* |
| | Subunit of acetyl-CoA-carboxylase | *accD* |
| | Translational initiation factor | *infA* |
| | c-type cytochrome synthesis gene | *ccsA* |
| 未知功能 | | *ycf1*（×2）、*ycf2*（×2）、*ycf4*、*ycf15*（×2） |

表 2-116-2　紫苏叶绿体基因内含子和外显子位置及长度

| 基因名称 | 基因编码序列所在链 | 起始位置 | 终点位置 | 长度（bp） | | | | |
|---|---|---|---|---|---|---|---|---|
| | | | | 第一外显子 | 第一内含子 | 第二外显子 | 第二内含子 | 第三外显子 |
| trnK-UUU | − | 1703 | 4293 | 38 | 2518 | 35 | | |
| rps16 | − | 4830 | 5963 | 40 | 867 | 227 | | |
| trnG-UCC | + | 9098 | 9846 | 36 | 671 | 42 | | |
| rpoC1 | − | 20886 | 23706 | 432 | 772 | 1617 | | |
| atpF | − | 11831 | 13079 | 145 | 691 | 413 | | |
| ycf3 | − | 42064 | 44023 | 126 | 715 | 228 | 738 | 153 |
| trnL-UAA | + | 47003 | 47579 | 36 | 492 | 49 | | |
| trnV-UAC | − | 51311 | 51953 | 38 | 570 | 35 | | |
| rps12 | − | 69630 | 97809 | 114 | ND | 229 | 528 | 26 |
| clpP | − | 69868 | 71785 | 71 | 685 | 300 | 636 | 226 |
| petB | + | 74691 | 76055 | 6 | 717 | 642 | | |
| petD | + | 76244 | 77443 | 8 | 717 | 475 | | |
| rpl16 | − | 80885 | 82160 | 9 | 868 | 399 | | |
| rpl2 | − | 83828 | 85316 | 391 | 628 | 470 | | |
| ndhB | − | 94041 | 96185 | 721 | 666 | 758 | | |
| trnI-GAU | + | 101496 | 102518 | 33 | 949 | 41 | | |
| trnA-UGC | + | 102581 | 103471 | 38 | 818 | 35 | | |
| ndhA | − | 118350 | 120483 | 559 | 1036 | 539 | | |
| trnA-UGC | − | 132837 | 133727 | 38 | 818 | 35 | | |
| trnI-GAU | − | 133790 | 134812 | 33 | 949 | 41 | | |
| rps12 | + | 138479 | 139269 | ND | ND | 229 | 528 | 26 |
| ndhB | + | 140123 | 142267 | 721 | 666 | 758 | | |
| rpl2 | + | 150992 | 152480 | 391 | 628 | 470 | | |

注："+"表示正链；"−"表示负链；"ND"表示未确定

【重复序列】　在紫苏叶绿体基因组中，微卫星序列有 A/T、C/G 和 AT/AT 三种类型，各有 26 个、3 个和 1 个（表 2-116-3）。共发现 20 个串联重复序列，满足总长度超过 20bp 且重复单元之间的相似度 ≥ 90% 两个条件（表 2-116-4）。散在重复序列包括回文重复序列和正向重复序列。以 $e$-value 小于 1E−04 为阈值，紫苏叶绿体基因组散在重复序列包括回文重复序列 22 条、正向重复序列 24 条（表 2-116-5）。

表 2-116-3　紫苏叶绿体基因组微卫星序列统计

| 重复单元类型 | 重复序列个数 |
|---|---|
| A/T | 26 |
| C/G | 3 |
| AT/AT | 1 |

表 2-116-4　紫苏叶绿体基因组串联重复序列统计

| 起点—终点 | 重复单元长度（bp） | 重复单元拷贝数 | 重复单元一致序列长度（bp） | 重复单元之间的相似度（%） | 插入缺失比例（%） | 分值 | 碱基个数 A | C | G | T | 熵（0—2） |
|---|---|---|---|---|---|---|---|---|---|---|---|
| 6142—6174 | 16 | 2.0 | 17 | 94 | 5 | 59 | 54 | 3 | 12 | 30 | 1.52 |
| 6233—6257 | 10 | 2.5 | 10 | 100 | 0 | 50 | 40 | 8 | 8 | 44 | 1.63 |
| 8283—8312 | 15 | 2.0 | 15 | 93 | 0 | 51 | 53 | 23 | 6 | 16 | 1.66 |
| 8897—8928 | 15 | 2.1 | 16 | 94 | 5 | 57 | 37 | 3 | 0 | 59 | 1.13 |
| 27291—27325 | 17 | 2.1 | 17 | 100 | 0 | 70 | 42 | 11 | 5 | 40 | 1.65 |
| 27482—27510 | 10 | 3.0 | 10 | 95 | 5 | 51 | 41 | 0 | 10 | 48 | 1.37 |
| 32095—32124 | 15 | 2.0 | 15 | 100 | 0 | 60 | 60 | 6 | 13 | 20 | 1.55 |
| 35328—35357 | 15 | 2.0 | 15 | 93 | 0 | 51 | 26 | 16 | 0 | 56 | 1.40 |
| 50554—50578 | 12 | 2.1 | 12 | 100 | 0 | 50 | 24 | 8 | 16 | 52 | 1.70 |
| 58799—58830 | 16 | 2.0 | 16 | 93 | 0 | 55 | 28 | 21 | 12 | 37 | 1.90 |
| 59900—59945 | 21 | 2.2 | 21 | 92 | 0 | 74 | 30 | 21 | 15 | 32 | 1.94 |
| 62028—62057 | 14 | 2.1 | 14 | 93 | 0 | 51 | 30 | 13 | 3 | 53 | 1.56 |
| 67759—67794 | 15 | 2.4 | 15 | 95 | 0 | 63 | 55 | 8 | 13 | 22 | 1.65 |
| 67902—67942 | 21 | 2.0 | 21 | 90 | 0 | 64 | 29 | 24 | 9 | 36 | 1.87 |
| 90941—91018 | 18 | 4.3 | 18 | 93 | 0 | 138 | 30 | 10 | 25 | 33 | 1.89 |
| 98726—98760 | 17 | 2.0 | 18 | 94 | 5 | 63 | 28 | 0 | 22 | 48 | 1.51 |
| 106712—106772 | 31 | 2.0 | 31 | 93 | 0 | 104 | 40 | 21 | 9 | 27 | 1.85 |
| 129536—129596 | 31 | 2.0 | 31 | 93 | 0 | 104 | 27 | 9 | 21 | 40 | 1.85 |
| 137548—137582 | 17 | 2.0 | 18 | 94 | 5 | 63 | 48 | 22 | 0 | 28 | 1.51 |
| 145290—145367 | 18 | 4.3 | 18 | 93 | 0 | 138 | 33 | 25 | 10 | 30 | 1.89 |

表 2-116-5　紫苏叶绿体基因组散在重复序列特征值

| 重复单元一长度（bp） | 重复单元一起点 | 重复类型 | 重复单元二长度（bp） | 重复单元二起点 | 重复单元间隔 | e-value |
|---|---|---|---|---|---|---|
| 41 | 97855 | D | 41 | 118926 | 0 | 1.35E−15 |
| 41 | 118926 | P | 41 | 138411 | 0 | 1.35E−15 |
| 48 | 90952 | D | 48 | 90970 | −3 | 3.86E−14 |
| 48 | 90952 | P | 48 | 145289 | −3 | 3.86E−14 |
| 48 | 90970 | P | 48 | 145307 | −3 | 3.86E−14 |
| 48 | 145289 | D | 48 | 145307 | −3 | 3.86E−14 |
| 44 | 90942 | D | 44 | 90978 | −3 | 7.57E−12 |
| 44 | 90942 | P | 44 | 145285 | −3 | 7.57E−12 |
| 44 | 90960 | D | 44 | 90978 | −3 | 7.57E−12 |
| 44 | 90960 | P | 44 | 145285 | −3 | 7.57E−12 |
| 44 | 90978 | P | 44 | 145303 | −3 | 7.57E−12 |
| 44 | 90978 | P | 44 | 145321 | −3 | 7.57E−12 |
| 44 | 145285 | D | 44 | 145321 | −3 | 7.57E−12 |

续表

| 重复单元一长度（bp） | 重复单元一起点 | 重复类型 | 重复单元二长度（bp） | 重复单元二起点 | 重复单元间隔 | e-value |
|---|---|---|---|---|---|---|
| 42 | 43217 | D | 42 | 118925 | −3 | 1.05E−10 |
| 39 | 43220 | D | 39 | 97857 | −2 | 1.45E−10 |
| 39 | 43220 | P | 39 | 138411 | −2 | 1.45E−10 |
| 40 | 45977 | P | 40 | 45981 | −3 | 1.45E−09 |
| 37 | 90940 | D | 37 | 90958 | −3 | 7.27E−08 |
| 37 | 90940 | P | 37 | 145312 | −3 | 7.27E−08 |
| 37 | 90958 | P | 37 | 145330 | −3 | 7.27E−08 |
| 37 | 145312 | D | 37 | 145330 | −3 | 7.27E−08 |
| 34 | 90970 | D | 34 | 90988 | −2 | 1.12E−07 |
| 34 | 90970 | P | 34 | 145285 | −2 | 1.12E−07 |
| 34 | 90988 | P | 34 | 145303 | −2 | 1.12E−07 |
| 30 | 8316 | P | 30 | 44927 | −1 | 5.11E−07 |
| 34 | 43232 | D | 34 | 97869 | −3 | 3.59E−06 |
| 34 | 43232 | P | 34 | 138404 | −3 | 3.59E−06 |
| 31 | 45994 | D | 31 | 46036 | −2 | 5.94E−06 |
| 30 | 106711 | D | 30 | 106742 | −2 | 2.22E−05 |
| 30 | 106711 | P | 30 | 129535 | −2 | 2.22E−05 |
| 30 | 106742 | P | 30 | 129566 | −2 | 2.22E−05 |
| 30 | 129535 | D | 30 | 129566 | −2 | 2.22E−05 |
| 30 | 145302 | D | 30 | 145338 | −2 | 2.22E−05 |
| 32 | 8314 | D | 32 | 35137 | −3 | 4.75E−05 |
| 32 | 38290 | D | 32 | 40514 | −3 | 4.75E−05 |
| 31 | 6219 | P | 31 | 6222 | −3 | 1.72E−04 |
| 31 | 6225 | P | 31 | 6232 | −3 | 1.72E−04 |
| 31 | 6226 | P | 31 | 6241 | −3 | 1.72E−04 |
| 31 | 90937 | D | 31 | 90991 | −3 | 1.72E−04 |
| 31 | 90937 | P | 31 | 145285 | −3 | 1.72E−04 |
| 31 | 90991 | P | 31 | 145339 | −3 | 1.72E−04 |
| 31 | 145282 | D | 31 | 145336 | −3 | 1.72E−04 |
| 30 | 9814 | D | 30 | 36075 | −3 | 6.23E−04 |
| 30 | 43232 | D | 30 | 118940 | −3 | 6.23E−04 |
| 30 | 45986 | D | 30 | 45998 | −3 | 6.23E−04 |
| 30 | 88540 | D | 30 | 88582 | −3 | 6.23E−04 |

注：P. palindromic repeat，回文重复序列；D. direct repeat，正向重复序列

【高可变区】 为了发现紫苏属物种间的高可变区，从5个物种叶绿体基因组中提取了113种基因间区，采用K2p（Kimura 2-parameter）模型计算基因间区的遗传距离，

遗传距离最大的 30 个基因间区参见图 2-116-3。这 30 个基因间区的 K2p 平均值分布于 0.09～2.09。其中 *trnH-GUG-psbA*、*rpoC2-rpoC1*、*ndhF-rpl32*、*rps8-rpl14* 的 K2p 平均值较高，分别为 2.09、0.74、0.72、0.70。由此可见，紫苏属 5 个物种的叶绿体基因组在这 4 个区域的变异较大，这 4 个区域可作为潜在的分子标记开发区域。

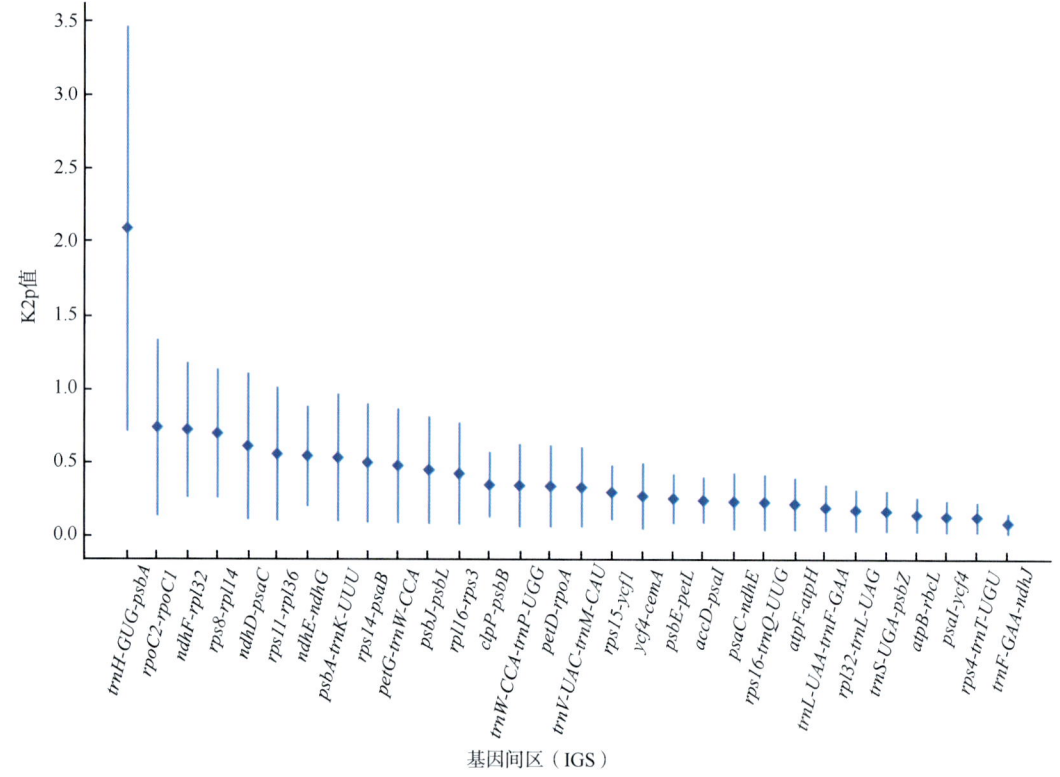

图 2-116-3　紫苏属物种基因间区的遗传距离分析结果

**【系统发育】** 使用 MAFFT 对来自紫苏属的 5 个物种[6]和 1 个外类群物种[薄荷（*Mentha canadensis*）]的叶绿体基因组中提取的 80 个共有蛋白质序列进行多重序列比对，使用 IQ-TREE 筛选 TVM+F+G4 模型，并采用最大似然法（maximum likelihood method）构建进化树。结果显示，濑户紫苏（*Perilla setoyensis*）[6]和虎尾紫苏（*Perilla frutescens* var. *hirtella*）[6] 2 个物种聚为一支，紫苏（*Perilla frutescens*）[6]、柠檬薄荷（*Perilla citriodora*）[6]和野生紫苏（*Perilla frutescens* var. *acuta*）[6] 3 个物种聚为一支（图 2-116-4）。

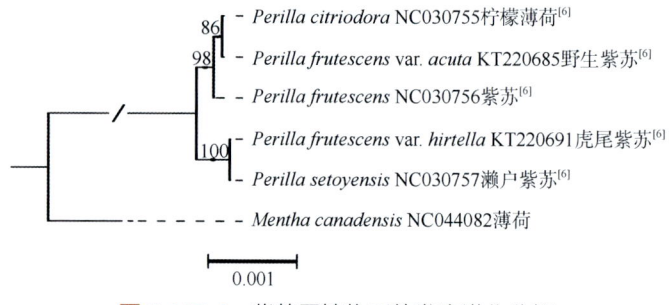

图 2-116-4　紫苏属植物系统发育进化分析

【$K_A/K_S$ 选择压力分析】 以图 2-116-4 的进化树作为参考，利用 Hyphy 软件中的 aBSREL 模型对蛋白质编码基因进行选择压力分析。在 5 个紫苏属物种中，未发现有基因受到正向选择。

【宏 DNA 条形码的发现及其 PCR 扩增引物设计】 为了发现能够区分紫苏属下物种的宏 DNA 条形码序列及其 PCR 扩增引物，利用 ecoPrimers 对 5 个紫苏属植物叶绿体基因组序列进行分析。未发现可用于设计 PCR 扩增引物的保守区间。

## 参 考 文 献

[1] 国家中医药管理局《中华本草》编委会.中华本草.第七册.上海：上海科学技术出版社，1999.
[2] 国家药典委员会.中华人民共和国药典（2020 年版）.北京：中国医药科技出版社，2020：353-354.
[3] 赵中振，肖培根.当代药用植物典.第一卷.香港：香港赛马会中药研究院，2006：82-85.
[4] 宋明明，尚志春，付晓雪，等.紫苏梗的化学成分研究.中国药房，2014，25（31）：2947-2948.
[5] 王玉萍，杨峻山，赵杨景，等.紫苏类中药化学和药理的研究概况.中国药学杂志，2003，38（4）：250-253.
[6] Bae S H, Jeong I S, Lee Y J, et al. Comparative analysis of chloroplast genomes and 45S nuclear ribosomal DNAs within 9 perilla species. Scientific Reports，2015，10：15799.

# 117 广 藿 香

【药材基本信息】 广藿香 [*Pogostemon cablin* (Blanco) Benth.] 为唇形科刺蕊草属药用植物[1],其干燥地上部分为广藿香中药材(图 2-117-1)。收载于《中国药典》(2020年版)[2]。分布于印度、斯里兰卡经马来西亚至印度尼西亚及菲律宾[3];中国台湾、广东、海南、广西、福建等地广为栽培[4]。商品药材为栽培或野生[5]。广藿香味辛,性微温。归脾、胃、肺经。具有芳香化浊、和中止呕、发表解暑的功效。用于湿浊中阻、脘痞呕吐、暑湿表证、湿温初起、发热倦怠、胸闷不舒、寒湿闭暑、腹痛吐泻、鼻渊头痛[1, 2]。现代研究表明,广藿香具有调节胃肠运动功能、促进消化液分泌、抗细菌、抗真菌、抗病毒、抗炎镇痛、解热等药理活性[6]。

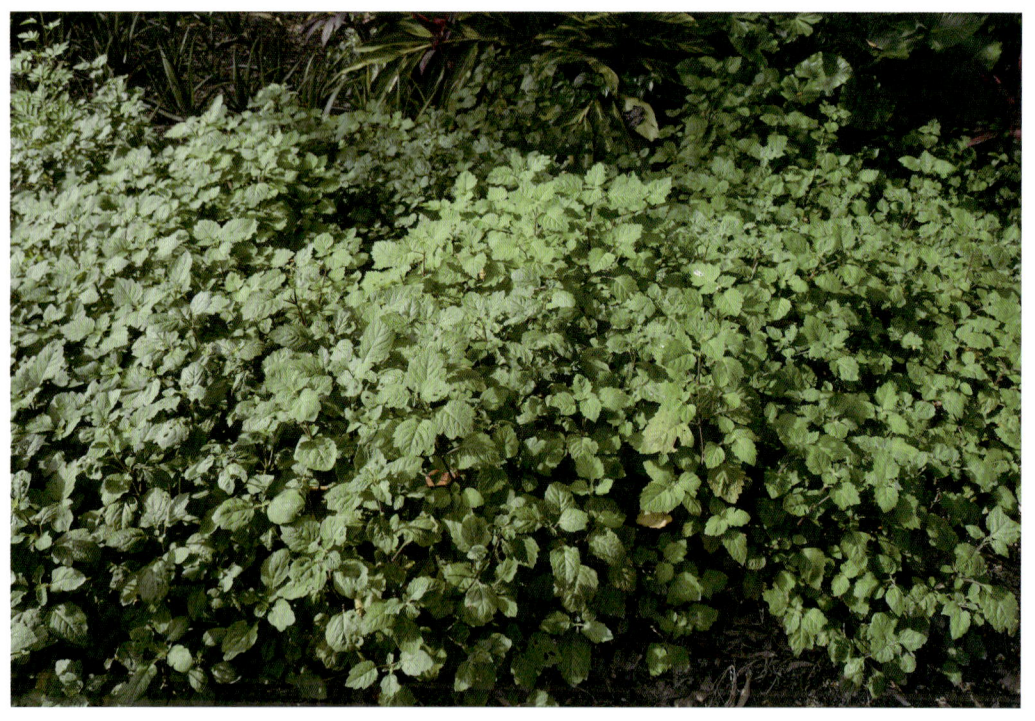

图 2-117-1 广藿香

【叶绿体基因组】 广藿香的叶绿体 DNA 为环状分子,其叶绿体基因组(GenBank 登录号:NC042796.1)[7]总长度为 152 461bp,具有保守的四分状结构,包括一个 LSC 区、一个 SSC 区和一对 IR 区,其长度分别为 83 553bp、17 584bp 和 25 662bp(图 2-117-2)。广藿香叶绿体基因组的整体 G/C 含量为 38.24%。其 IR 区的 G/C 含量(43.42%)高于 SSC 区的 G/C 含量(32.10%)和 LSC 区的 G/C 含量(36.35%)。

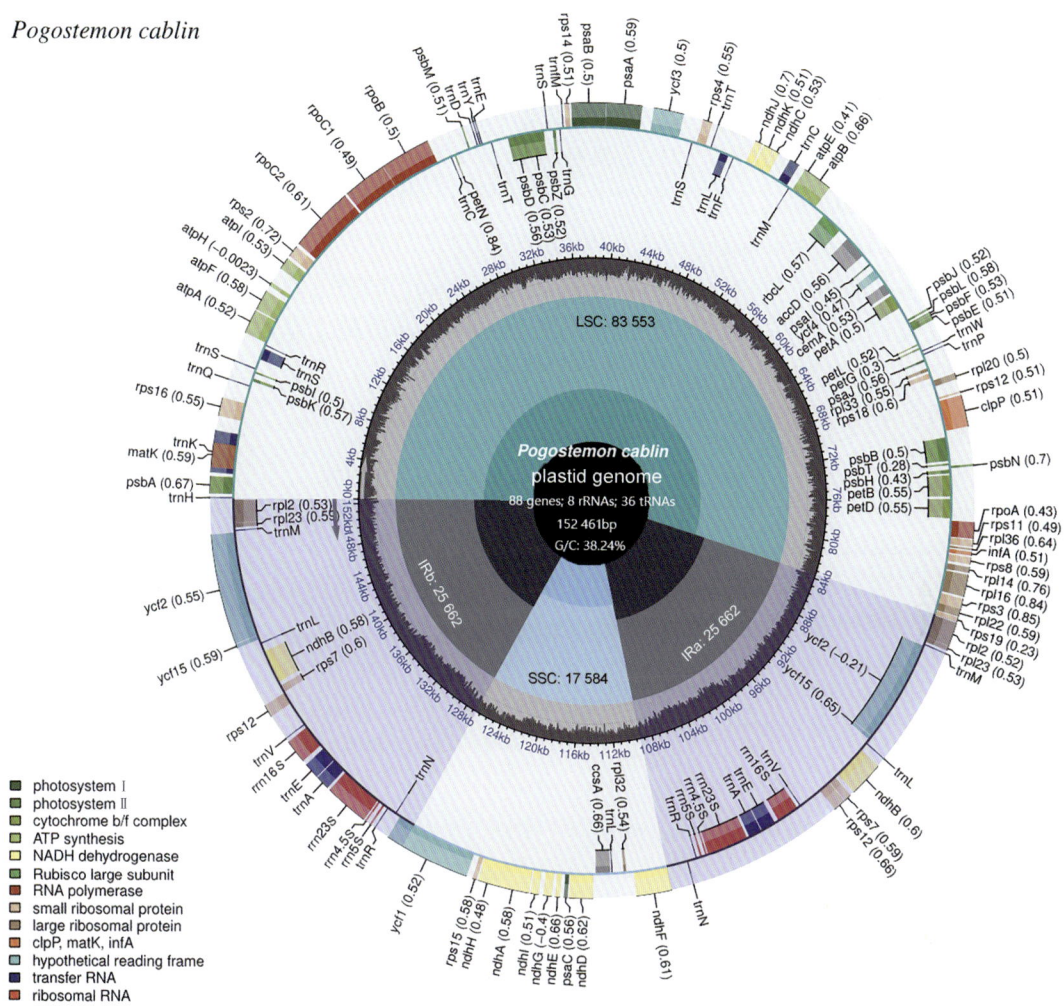

图 2-117-2 广藿香叶绿体基因组图谱

该图包括 6 个圆形轨道。自内向外的第一轨道表示分散重复序列，红色弧线表示直接重复序列，绿色弧线表示回文重复序列；自内向外的第二轨道上的蓝色柱状线条表示长串联重复序列，其重复单元碱基长度 > 7；自内向外的第三轨道以不同颜色的柱状线条表示不同类型的短串联重复序列（微卫星序列），其中黑色表示复杂重复序列，绿色表示重复单元碱基长度为 1 的重复序列，黄色表示重复单元碱基长度为 2 的重复序列，紫色表示重复单元碱基长度为 3 的重复序列，蓝色表示重复单元碱基长度为 4 的重复序列，橙色表示重复单元碱基长度为 5 的重复序列，红色表示重复单元碱基长度为 6 的重复序列；自内向外的第四轨道上以不同色块表示 SSC 区、反向重复区 IRa 和 IRb、LSC 区，数字代表相应区间的长度；自内向外的第五轨道表示 GC 含量；最外层第六轨道以不同色块表示不同功能的编码基因，功能分类详见图中左下角注释，基因名称后括号中的数字表示密码子使用偏差，轨道外侧的基因转录方向为顺时针方向，轨道内侧的基因转录方向为逆时针方向

【编码基因】 广藿香叶绿体基因组共编码 132 个基因，其中独特基因 112 个，包括蛋白质编码基因 88 个（独特基因 80 个）、转运 RNA（transfer RNA，tRNA）编码基因 36 个（独特基因 28 个）、核糖体 RNA（ribosome RNA，rRNA）编码基因 8 个（独特基因 4 个）（表 2-117-1）。其中 7 个蛋白质独特编码基因（*ndhB*、*rps12*、*rps7*、*ycf2*、 ycf15、rpl2、rpl23)、8个tRNA独特编码基因[trnA-UGC、trnM-CAU（×2）、trnL-CAA、trnI-GAU、trnN-GUU、trnR-ACG、trnV-GAC]、4个rRNA独特编码基因（rrn16S、rrn23S、rrn4.5S、rrn5S）位于IR区。有11个蛋白质编码基因[atpF、rps16、rpoC1、petB、petD、rpl2（×2）、rpl16、ndhB（×2）、ndhA]各含有1个内含子（intron），4个蛋白质编码基因[ycf3、clpP、rps12（×2）]各含有2个内含子，7个tRNA编码基因[trnK-UUU、trnS-CGA、trnL-UAA、trnI-GAU（×2）、trnA-UGC（×2）]各含有1个内含子（表2-117-2）。广藿香叶绿体基因组中蛋白质编码区（coding sequence，CDS）的长度为79 478bp，占整个基因组长度的52.13%。rRNA基因的长度为9064bp，占整个基因组长度的5.95%。而tRNA基因的长度为2766bp，占整个基因组长度的1.81%。广藿香叶绿体基因组非编码区主要包括内含子和基因间区，其长度占整个基因组长度的40.11%。

表2-117-1　广藿香叶绿体基因组基因列表

| 基因功能 | 基因分类 | 基因名称 |
| --- | --- | --- |
| rRNA | rRNA genes | *rrn16S*（×2）、*rrn23S*（×2）、*rrn5S*（×2）、*rrn4.5S*（×2） |
| tRNA | tRNA genes | 36 *trn* genes（7个基因各含有1个内含子） |
| 自我复制 | Small subunit of ribosome | *rps11*、*rps12*（×3）、*rps14*、*rps15*、*rps16*、*rps18*、*rps19*、*rps2*、*rps3*、*rps4*、*rps7*（×2）、*rps8* |
| | Large subunit of ribosome | *rpl14*、*rpl16*、*rpl2*（×2）、*rpl20*、*rpl22*、*rpl23*（×2）、*rpl32*、*rpl33*、*rpl36* |
| | DNA dependent RNA polymerase | *rpoA*、*rpoB*、*rpoC1*、*rpoC2* |
| 光合作用 | Subunits of NADH-dehydrogenase | *ndhA*、*ndhB*（×2）、*ndhC*、*ndhD*、*ndhE*、*ndhF*、*ndhG*、*ndhH*、*ndhI*、*ndhJ*、*ndhK* |
| | Large subunit of rubisco | *rbcL* |
| | Subunits of photosystem Ⅰ | *psaA*、*psaB*、*psaC*、*psaI*、*psaJ* |
| | Subunits of photosystem Ⅱ | *psbA*、*psbB*、*psbC*、*psbD*、*psbE*、*psbF*、*psbH*、*psbI*、*psbJ*、*psbK*、*psbL*、*psbM*、*psbN*、*psbT*、*psbZ*、*ycf3* |
| | Subunits of cytochrome b/f complex | *petA*、*petB*、*petD*、*petG*、*petL*、*petN* |
| | Subunits of ATP synthase | *atpA*、*atpB*、*atpE*、*atpF*、*atpH*、*atpI* |
| 其他功能 | c-type cytochrome synthesis gene | *ccsA* |
| | Protease | *clpP* |
| | Envelope membrane protein | *cemA* |
| | Subunit of acetyl-CoA-carboxylase | *accD* |
| | Maturase | *matK* |
| | Translational initiation factor | *infA* |
| 未知功能 | | *ycf1*、*ycf2*（×2）、*ycf4*、*ycf15*（×2） |

表 2-117-2　广藿香叶绿体基因内含子和外显子位置及长度

| 基因名称 | 基因编码序列所在链 | 起始位置 | 终点位置 | 长度（bp） | | | | |
|---|---|---|---|---|---|---|---|---|
| | | | | 第一外显子 | 第一内含子 | 第二外显子 | 第二内含子 | 第三外显子 |
| trnK-UUU | − | 1577 | 4180 | 37 | 2531 | 36 | | |
| rps16 | − | 5070 | 6216 | 42 | 871 | 234 | | |
| trnS-CGA | + | 9281 | 10038 | 32 | 666 | 60 | | |
| atpF | − | 12041 | 13318 | 145 | 729 | 404 | | |
| rpoC1 | − | 21166 | 23992 | 430 | 772 | 1625 | | |
| ycf3 | − | 41910 | 43844 | 129 | 702 | 228 | 723 | 153 |
| trnL-UAA | + | 46839 | 47410 | 35 | 487 | 50 | | |
| rps12 | − | 69303 | 97610 | 114 | ND | 232 | 538 | 26 |
| clpP | − | 69542 | 71499 | 71 | 729 | 294 | 638 | 226 |
| petB | + | 74419 | 75790 | 6 | 724 | 642 | | |
| petD | + | 75977 | 77203 | 6 | 747 | 474 | | |
| rpl16 | − | 80642 | 81992 | 9 | 943 | 399 | | |
| rpl2 | − | 83647 | 85138 | 391 | 667 | 434 | | |
| ndhB | − | 93806 | 96017 | 775 | 679 | 758 | | |
| trnI-GAU | + | 101302 | 102308 | 37 | 935 | 35 | | |
| trnA-UGC | + | 102377 | 103261 | 38 | 812 | 35 | | |
| ndhA | − | 118235 | 120384 | 553 | 1058 | 539 | | |
| trnA-UGC | − | 132745 | 133629 | 38 | 812 | 35 | | |
| trnI-GAU | − | 133698 | 134704 | 37 | 935 | 35 | | |
| rps12 | + | 138405 | 139198 | ND | ND | 232 | 538 | 26 |
| ndhB | + | 139989 | 142200 | 775 | 679 | 758 | | |
| rpl2 | + | 150873 | 152364 | 391 | 667 | 434 | | |

注："+"表示正链；"−"表示负链；"ND"表示未确定

【重复序列】　在广藿香叶绿体基因组中，微卫星序列有 A/T 和 C/G 两种类型，各有 57 个和 1 个（表 2-117-3）。共发现 26 个串联重复序列，满足总长度超过 20bp 且重复单元之间的相似度 ≥ 90% 两个条件（表 2-117-4）。散在重复序列包括回文重复序列和正向重复序列。以 e-value 小于 1E–04 为阈值，广藿香叶绿体基因组散在重复序列包括 10 条回文重复序列、9 条正向重复序列（表 2-117-5）。

表 2-117-3　广藿香叶绿体基因组微卫星序列统计

| 重复单元类型 | 重复序列个数 |
|---|---|
| A/T | 57 |
| C/G | 1 |

表 2-117-4　广藿香叶绿体基因组串联重复序列统计

| 起点—终点 | 重复单元长度（bp） | 重复单元拷贝数 | 重复单元一致序列长度（bp） | 重复单元之间的相似度（%） | 插入缺失比例（%） | 分值 | A | C | G | T | 熵（0—2） |
|---|---|---|---|---|---|---|---|---|---|---|---|
| 6303—6329 | 14 | 1.9 | 14 | 100 | 0 | 54 | 29 | 18 | 7 | 44 | 1.77 |
| 10366—10391 | 13 | 2.0 | 13 | 100 | 0 | 52 | 7 | 15 | 15 | 61 | 1.55 |
| 12757—12784 | 9 | 3.1 | 9 | 100 | 0 | 56 | 57 | 10 | 0 | 32 | 1.33 |
| 13421—13455 | 16 | 2.2 | 16 | 100 | 0 | 70 | 48 | 5 | 5 | 40 | 1.51 |
| 15784—15820 | 19 | 1.9 | 19 | 94 | 0 | 65 | 37 | 16 | 5 | 40 | 1.71 |
| 27932—27960 | 14 | 2.1 | 14 | 100 | 0 | 58 | 58 | 13 | 0 | 27 | 1.36 |
| 28743—28768 | 11 | 2.4 | 11 | 100 | 0 | 52 | 15 | 0 | 19 | 65 | 1.27 |
| 29324—29349 | 13 | 2.0 | 13 | 100 | 0 | 52 | 38 | 7 | 15 | 38 | 1.76 |
| 44570—44595 | 13 | 2.0 | 13 | 100 | 0 | 52 | 15 | 0 | 15 | 69 | 1.20 |
| 56391—56421 | 12 | 2.6 | 12 | 100 | 0 | 62 | 45 | 0 | 45 | 9 | 1.36 |
| 60541—60570 | 15 | 2.0 | 15 | 100 | 0 | 60 | 26 | 13 | 6 | 53 | 1.64 |
| 63512—63538 | 13 | 2.1 | 13 | 100 | 0 | 54 | 62 | 0 | 7 | 29 | 1.22 |
| 67645—67684 | 21 | 1.9 | 21 | 100 | 0 | 80 | 30 | 25 | 12 | 32 | 1.92 |
| 81576—81612 | 18 | 2.1 | 18 | 100 | 0 | 74 | 21 | 16 | 0 | 62 | 1.33 |
| 90770—90815 | 18 | 2.6 | 18 | 100 | 0 | 92 | 28 | 10 | 26 | 34 | 1.90 |
| 98540—98574 | 17 | 2.0 | 18 | 94 | 5 | 63 | 28 | 0 | 22 | 48 | 1.51 |
| 106519—106579 | 31 | 2.0 | 31 | 96 | 0 | 113 | 39 | 22 | 9 | 27 | 1.86 |
| 111654—111682 | 14 | 2.1 | 14 | 100 | 0 | 58 | 20 | 0 | 13 | 65 | 1.26 |
| 112056—112089 | 17 | 2.0 | 17 | 100 | 0 | 68 | 70 | 17 | 0 | 11 | 1.16 |
| 112428—112458 | 15 | 2.1 | 15 | 93 | 0 | 53 | 25 | 35 | 6 | 32 | 1.82 |
| 118197—118223 | 14 | 1.9 | 14 | 100 | 0 | 54 | 22 | 22 | 0 | 55 | 1.44 |
| 118209—118249 | 20 | 2.0 | 20 | 100 | 0 | 82 | 31 | 14 | 9 | 43 | 1.78 |
| 122099—122132 | 17 | 2.0 | 17 | 100 | 0 | 68 | 41 | 0 | 17 | 41 | 1.50 |
| 129436—129496 | 31 | 2.0 | 31 | 96 | 0 | 113 | 27 | 9 | 22 | 39 | 1.86 |
| 137441—137475 | 17 | 2.0 | 18 | 94 | 5 | 63 | 48 | 22 | 0 | 28 | 1.51 |
| 145200—145245 | 18 | 2.6 | 18 | 100 | 0 | 92 | 34 | 26 | 10 | 28 | 1.90 |

表 2-117-5　广藿香叶绿体基因组散在重复序列特征值

| 重复单元一长度（bp） | 重复单元一起点 | 重复类型 | 重复单元二长度（bp） | 重复单元二起点 | 重复单元间隔 | $e$-value |
|---|---|---|---|---|---|---|
| 205 | 48037 | P | 205 | 78723 | 0 | 2.47E–114 |
| 39 | 43054 | D | 39 | 97649 | 0 | 2.16E–14 |
| 39 | 43054 | P | 39 | 138326 | 0 | 2.16E–14 |
| 39 | 43054 | D | 39 | 118817 | –1 | 2.53E–12 |

续表

| 重复单元一长度（bp） | 重复单元一起点 | 重复类型 | 重复单元二长度（bp） | 重复单元二起点 | 重复单元间隔 | e-value |
|---|---|---|---|---|---|---|
| 39 | 97649 | D | 39 | 118817 | −1 | 2.53E−12 |
| 39 | 118817 | P | 39 | 138326 | −1 | 2.53E−12 |
| 30 | 8539 | P | 30 | 44819 | 0 | 5.67E−09 |
| 31 | 42118 | D | 31 | 97671 | −1 | 1.32E−07 |
| 31 | 42118 | P | 31 | 138312 | −1 | 1.32E−07 |
| 30 | 106518 | D | 30 | 106549 | −1 | 5.10E−07 |
| 30 | 106518 | P | 30 | 129435 | −1 | 5.10E−07 |
| 30 | 106549 | P | 30 | 129466 | −1 | 5.10E−07 |
| 30 | 129435 | D | 30 | 129466 | −1 | 5.10E−07 |
| 34 | 38051 | D | 34 | 40275 | −3 | 3.58E−06 |
| 31 | 90766 | D | 31 | 90784 | −2 | 5.93E−06 |
| 31 | 90766 | P | 31 | 145199 | −2 | 5.93E−06 |
| 31 | 90784 | P | 31 | 145217 | −2 | 5.93E−06 |
| 31 | 145196 | D | 31 | 145214 | −2 | 5.93E−06 |
| 33 | 29500 | P | 33 | 29503 | −3 | 1.31E−05 |

注：P. palindromic repeat，回文重复序列；D. direct repeat，正向重复序列

【高可变区】 为了发现刺蕊草属物种间的高可变区，从 3 个刺蕊草属植物的叶绿体基因组中提取了 67 个基因间区，采用 K2p（Kimura 2-parameter）模型计算基因间区的遗传距离，遗传距离最大的 30 个基因间区参见图 2-117-3。这 30 个基因间区的 K2p 平均值分布于 2.20 ~ 6.26。其中 atpA-atpF、ccsA-ndhD、ndhD-psaC、psbT-psbN、ndhF-rpl32 的 K2p 平均值较高，分别为 6.26、6.14、5.76、5.65、5.46。由此可见，刺蕊草属 3 个物种的叶绿体基因组在这 5 个区域的变异较大，这 5 个区域可作为潜在的分子标记开发区域。

【系统发育】 使用 MAFFT 对来自刺蕊草属的 3 个物种[8,9]和 2 个外类群物种 [ 丹参（Salvia miltiorrhiza）[10]、甘西鼠尾草（Salvia przewalskii）] 的叶绿体基因组中提取的 49 个共有蛋白质序列进行多重序列比对，使用 IQ-TREE 筛选 TVM+F+G4 模型，并采用最大似然法（maximum likelihood method）构建进化树。结果显示，广藿香（Pogostemon cablin）[8]独立分化为一支，水虎尾（Pogostemon stellatus）[9]和水蜡烛（Pogostemon yatabeanus）[9]聚为一支（图 2-117-4）。

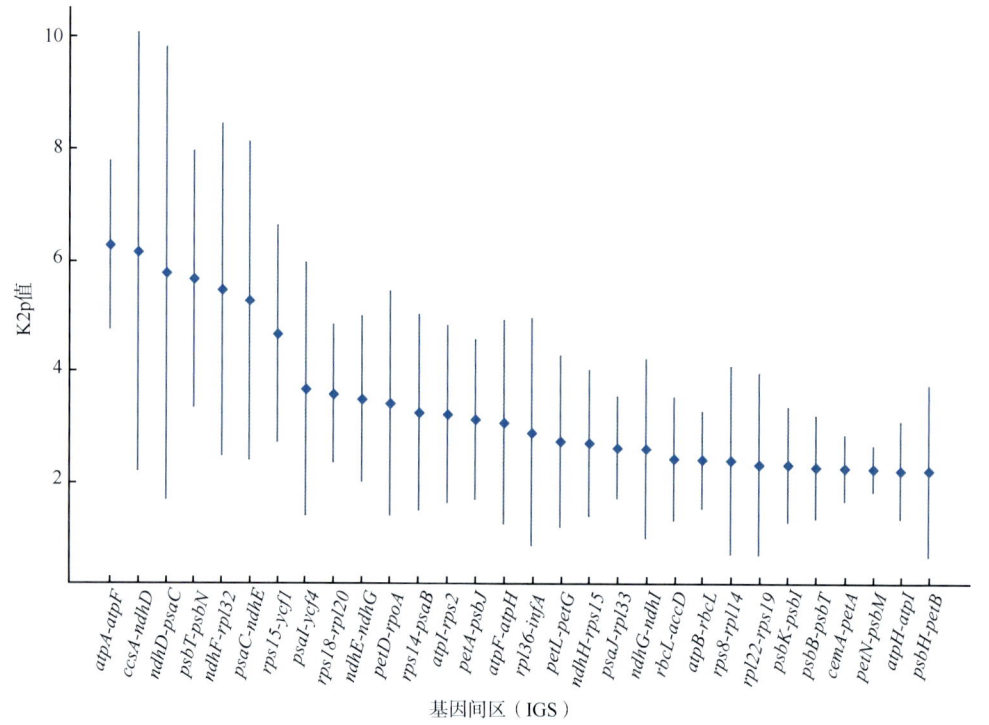

图 2-117-3 刺蕊草属物种基因间区的遗传距离分析结果

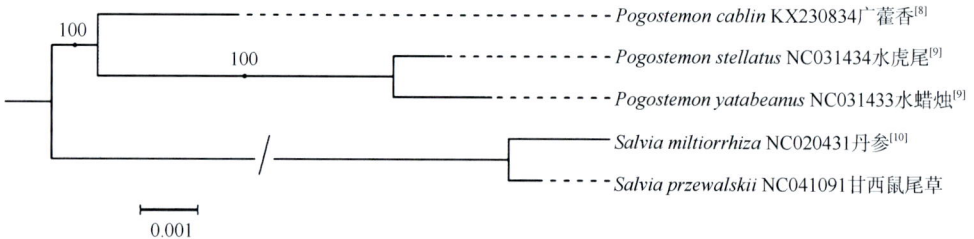

图 2-117-4 刺蕊草属植物系统发育进化分析

【$K_A/K_S$ 选择压力分析】 以图 2-117-4 的进化树作为参考，利用 Hyphy 软件中的 aBSREL 模型对 3 个唇形科刺蕊草属植物的蛋白质编码基因进行选择压力分析（表 2-117-6）。共发现 3 个刺蕊草属基因受到正向选择，即 *ndhF*、*rbcL*、*rpoB*。在物种广藿香（*P. cablin*）中，*ndhF*、*rbcL* 基因被正向选择；在物种水蜡烛（*P. yatabeanus*）中，*rpoB* 基因被正向选择。这些基因的功能可能与刺蕊草属植物适应高海拔、高紫外辐射、低温环境等相关。

表 2-117-6 刺蕊草属植物 $K_A/K_S$ 选择压力分析

| 物种 | 基因 | 优化的枝长 | LRT | *p*-value |
| --- | --- | --- | --- | --- |
| *P. cablin* | *ndhF* | 0.0169 | 24.2058 | 0.0000* |
|  | *rbcL* | 0.0169 | 9.0272 | 0.0115 |
| *P. yatabeanus* | *rpoB* | 0.0034 | 8.2176 | 0.0173 |

注：LRT. likelihood ratio test，似然比检验；"*"表示值小于 0.0001

【宏 DNA 条形码的发现及其 PCR 扩增引物设计】 为了发现能够区分刺蕊草属下 3 个物种的宏 DNA 条形码序列及其 PCR 扩增引物，利用 ecoPrimers 对刺蕊草属植物叶绿体基因组序列进行分析。用于设计 PCR 扩增引物的保守区间见表 2-117-7。可以依据表中的 10 个区间序列设计引物，使用这些引物对刺蕊草属 DNA 进行 PCR 扩增，对 PCR 产物进行桑格测序或高通量测序，通过序列比较和特征分析区分刺蕊草属的 3 个物种。

表 2-117-7　部分基于 ecoPrimers 发现的引物设计保守区间

| 编号 | 保守区间序列 | 物种拉丁名 | GenBank 序列号 | 保守区间序列起点—终点 |
| --- | --- | --- | --- | --- |
| 1 | TCATTTTTGATTACGAAAAAGAATTCG | P. yatabeanus | NC031433 | 119404—119470 |
|  |  | P. stellatus | NC031434 | 118572—118638 |
|  |  | P. cablin | NC042796 | 119148—119214 |
| 2 | TGATTTATCTGATTTGAAAACAAAAAGACTTTT | P. yatabeanus | NC031433 | 8917—9003 |
|  |  | P. stellatus | NC031434 | 8839—8932 |
|  |  | P. cablin | NC042796 | 8937—9012 |
| 3 | TTTGAACCCGCTTCAAGACAAGATGACTAATCAACCAATCTTGGGATAAACAGTCTCG | P. yatabeanus | NC031433 | 119885—119902 |
|  |  | P. stellatus | NC031434 | 119050—119067 |
|  |  | P. cablin | NC042796 | 119626—119643 |
| 4 | ATTCTTCCACAATGCATTTTTCTGTTATGATTTTACT | P. yatabeanus | NC031433 | 9082—9109 |
|  |  | P. stellatus | NC031434 | 9011—9038 |
|  |  | P. cablin | NC042796 | 9091—9119 |
| 5 | TCAAAATTTAAACGACTAAGCTCAAA | P. yatabeanus | NC031433 | 121911—121941 |
|  |  | P. stellatus | NC031434 | 121076—121106 |
|  |  | P. cablin | NC042796 | 121655—121685 |
| 6 | TACCGATCAGTAATAATAATGCCATTAATTTGAATGTGGTATATACAATAATCTAATC | P. yatabeanus | NC031433 | 122296—122472 |
|  |  | P. stellatus | NC031434 | 121461—121625 |
|  |  | P. cablin | NC042796 | 122041—122222 |
| 7 | TGTATCCTTAACATACCGAAACGACTGCCATTATTGGTATCAAACCAATAACGATTCATACAAGCTAAATCTTCTAATCGATAATTAGGCCAAAGAAA | P. yatabeanus | NC031433 | 122715—122852 |
|  |  | P. stellatus | NC031434 | 121868—122005 |
|  |  | P. cablin | NC042796 | 122474—122611 |
| 8 | GATTTTTGTCTCTATTTTCAGTTATTCTTTGATGTGGTGAAATAATTT | P. yatabeanus | NC031433 | 122963—122987 |
|  |  | P. stellatus | NC031434 | 122116—122140 |
|  |  | P. cablin | NC042796 | 122722—122746 |
| 9 | TATTTGCTCTTGGTATTTTTGATGCTTATGCTTATTCTTATGAACCGACGAAATACCTAT | P. yatabeanus | NC031433 | 123048—123114 |
|  |  | P. stellatus | NC031434 | 122195—122261 |
|  |  | P. cablin | NC042796 | 122801—122867 |
| 10 | GATTCCTATTGGTATCGATTATGATCCAGG | P. yatabeanus | NC031433 | 123827—123886 |
|  |  | P. stellatus | NC031434 | 122974—123033 |
|  |  | P. cablin | NC042796 | 123574—123633 |

## 参 考 文 献

[1] 中国科学院《中国植物志》编委会. 中国植物志. 北京：科学出版社，1988，62：73.

[2] 国家药典委员会. 中华人民共和国药典（2020年版）一部. 北京：中国医药科技出版社，2020：282.

[3] 南京中医药大学. 中药大辞典. 2版. 上海：上海科学技术出版社，2006.

[4] 中国医学科学院药用植物资源发展研究所. 中草药栽培技术. 北京：人民卫生出版社，1990：402-405.

[5] 陈士林，林余霖. 中草药大典. 北京：军事医学科学出版社，2006：454.

[6] 彦培傲，彭成，李芸霞，等. 广藿香抗菌作用的研究进展. 华西药学杂志，2016，（5）：540-543.

[7] Zhang C Y，Liu T，Yuan X，et al. The plastid genome and its implications in barcoding specific-chemotypes of the medicinal herb *Pogostemon cablin* in China. PLoS One，2018，14（4）：e0215512.

[8] He Y，Xiao H，Deng C，et al. The complete chloroplast genome sequences of the medicinal plant *Pogostemon cablin*. Int J Mol Sci，2016，17（6）：820.

[9] Yi D K，Kim K J. The complete chloroplast genome sequences of *Pogostemon stellatus* and *Pogostemon yatabeanus*（Lamiaceae）. Mitochondrial DNA B Resour，2016，1（1）：571-573.

[10] Hu J，Zhao M，Hou Z，et al. The complete chloroplast genome sequence of *Salvia miltiorrhiza*，a medicinal plant for preventing and treating vascular dementia. Mitochondrial DNA B Resour，2020，5（3）：2460-2462.

# 118　甘西鼠尾草

【药材基本信息】　甘西鼠尾草（*Salvia przewalskii* Maxim.）为唇形科鼠尾草属药用植物[1]，其干燥成熟根为甘西鼠尾草中药材（图 2-118-1）。收载于《中国药典》（2020 年版）[2]。分布于中国甘肃西部、四川西部、云南西北部、西藏。常生于海拔 2100～4050m 的林缘、路旁、沟边、灌木丛下[3]。商品药材为栽培或野生[4]。甘西鼠尾草味苦，性微寒。归心、心包、肝经[5]。具有活血祛瘀、安神宁心、排脓、止痛的功效[6]。临床用于治疗心绞痛、月经不调、痛经、经闭、血崩带下、癥瘕、积聚、瘀血腹痛、骨节疼痛、惊悸不眠、恶疮肿毒[7]。现代研究表明，甘西鼠尾草具有抗炎、降血糖、抑菌、保肝、抗肿瘤、抗氧化的作用[8, 9]。

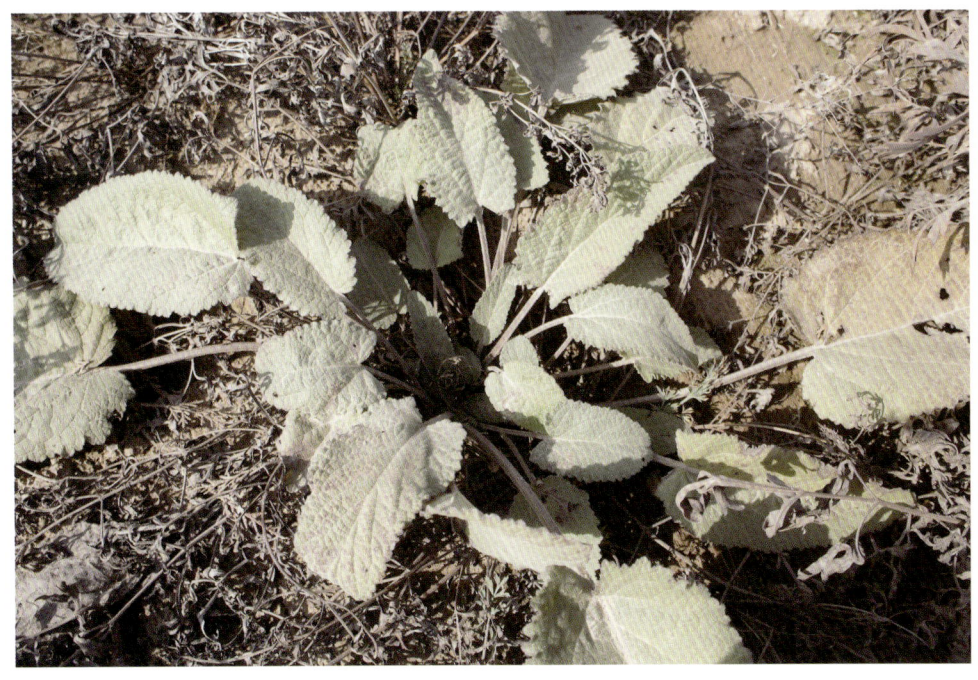

图 2-118-1　甘西鼠尾草

【叶绿体基因组】　甘西鼠尾草的叶绿体 DNA 为环状分子，其叶绿体基因组（GenBank 登录号：NC041091.1）[10]总长度为 151 319bp，具有保守的四分状结构，包括一个 LSC 区、一个 SSC 区和一对 IR 区，其长度分别为 82 732bp、17 605bp 和 25 491bp（图 2-118-2）。叶绿体基因组的整体 G/C 含量为 37.96%。其 IR 区的 G/C 含量（43.11%）高于 SSC 区的

G/C 含量（31.88%）和 LSC 区的 G/C 含量（36.08%）。

*Salvia przewalskii*

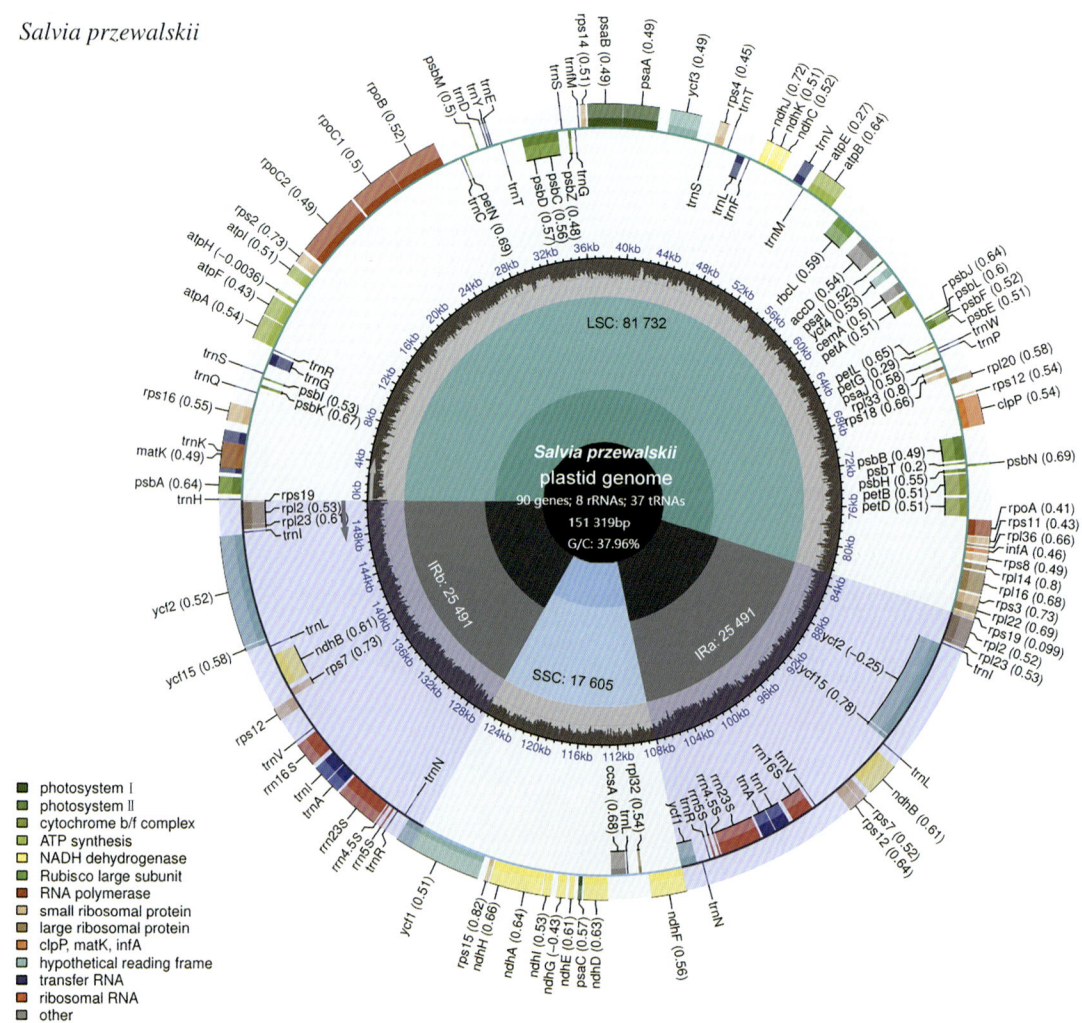

图 2-118-2　甘西鼠尾草叶绿体基因组图谱

该图包括 6 个圆形轨道。自内向外的第一轨道表示分散重复序列，红色弧线表示直接重复序列，绿色弧线表示回文重复序列；自内向外的第二轨道上的蓝色柱状线条表示长串联重复序列，其重复单元碱基长度＞7；自内向外的第三轨道以不同颜色的柱状线条表示不同类型的短串联重复序列（微卫星序列），其中黑色表示复杂重复序列，绿色表示重复单元碱基长度为 1 的重复序列，黄色表示重复单元碱基长度为 2 的重复序列，紫色表示重复单元碱基长度为 3 的重复序列，蓝色表示重复单元碱基长度为 4 的重复序列，橙色表示重复单元碱基长度为 5 的重复序列，红色表示重复单元碱基长度为 6 的重复序列；自内向外的第四轨道上以不同色块表示 SSC 区、反向重复区 IRa 和 IRb、LSC 区，数字代表相应区间的长度；自内向外的第五轨道表示 GC 含量；最外层第六轨道以不同色块表示不同功能的编码基因，功能分类详见图中左下角注释，基因名称后括号中的数字表示密码子使用偏差，轨道外侧的基因转录方向为顺时针方向，轨道内侧的基因转录方向为逆时针方向

【编码基因】　甘西鼠尾草叶绿体基因组共编码 135 个基因，其中独特基因 114 个，包括蛋白质编码基因 90 个（独特基因 80 个）、转运 RNA（transfer RNA，tRNA）编码基因 37 个（独特基因 30 个）、核糖体 RNA（ribosome RNA，rRNA）编码基因 8 个（独

特基因4个）（表2-118-1）。其中9个蛋白质独特编码基因（*rps19*、*ndhB*、*rps12*、*rps7*、*ycf2*、*ycf1*、*rpl23*、*ycf15*、*rpl2*），7个tRNA独特编码基因（*trnA-UGC*、*trnI-CAU*、*trnL-CAA*、*trnI-GAU*、*trnN-GUU*、*trnR-ACG*、*trnV-GAC*），4个rRNA独特编码基因（*rrn16S*、*rrn23S*、*rrn4.5S*、*rrn5S*）位于IR区。有11个蛋白质编码基因[*atpF*、*rps16*、*rpoC1*、*petB*、*petD*、*rpl2*（×2）、*rpl16*、*ndhB*（×2）、*ndhA*]各含有1个内含子（intron），4个蛋白质编码基因[*ycf3*、*clpP*、*rps12*（×2）]各含有2个内含子，8个tRNA编码基因[*trnK-UUU*、*trnG-UCC*、*trnL-UAA*、*trnV-UAC*、*trnI-GAU*（×2）、*trnA-UGC*（×2）]各含有1个内含子（表2-118-2）。甘西鼠尾草叶绿体基因组中蛋白质编码区（coding sequence，CDS）的长度为79 218bp，占整个基因组长度的52.35%。rRNA基因的长度为9052bp，占整个基因组长度的5.98%。而tRNA基因的长度为2791bp，占整个基因组长度的1.85%。甘西鼠尾草叶绿体基因组非编码区主要包括内含子和基因间区，其长度占整个基因组长度的39.82%。

表 2-118-1 甘西鼠尾草叶绿体基因组基因列表

| 基因功能 | 基因分类 | 基因名称 |
| --- | --- | --- |
| rRNA | rRNA genes | *rrn16S*（×2）、*rrn23S*（×2）、*rrn5S*（×2）、*rrn4.5S*（×2） |
| tRNA | tRNA genes | 37 *trn* genes（8个基因各含有1个内含子） |
| 自我复制 | Small subunit of ribosome | *rps11*、*rps12*（×3）、*rps14*、*rps15*、*rps16*、*rps18*、*rps19*（×2）、*rps2*、*rps3*、*rps4*、*rps7*（×2）、*rps8* |
| | Large subunit of ribosome | *rpl14*、*rpl16*、*rpl2*（×2）、*rpl20*、*rpl22*、*rpl23*（×2）、*rpl32*、*rpl33*、*rpl36* |
| | DNA dependent RNA polymerase | *rpoA*、*rpoB*、*rpoC1*、*rpoC2* |
| 光合作用 | Subunits of NADH-dehydrogenase | *ndhA*、*ndhB*（×2）、*ndhC*、*ndhD*、*ndhE*、*ndhF*、*ndhG*、*ndhH*、*ndhI*、*ndhJ*、*ndhK* |
| | Large subunit of rubisco | *rbcL* |
| | Subunits of photosystem Ⅰ | *psaA*、*psaB*、*psaC*、*psaI*、*psaJ* |
| | Subunits of photosystem Ⅱ | *psbA*、*psbB*、*psbC*、*psbD*、*psbE*、*psbF*、*psbH*、*psbI*、*psbJ*、*psbK*、*psbL*、*psbM*、*psbN*、*psbT*、*psbZ*、*ycf3* |
| | Subunits of cytochrome b/f complex | *petA*、*petB*、*petD*、*petG*、*petL*、*petN* |
| | Subunits of ATP synthase | *atpA*、*atpB*、*atpE*、*atpF*、*atpH*、*atpI* |
| 其他功能 | c-type cytochrome synthesis gene | *ccsA* |
| | Protease | *clpP* |
| | Envelope membrane protein | *cemA* |
| | Subunit of acetyl-CoA-carboxylase | *accD* |
| | Maturase | *matK* |
| | Translational initiation factor | *infA* |
| 未知功能 | | *ycf1*（×2）、*ycf2*（×2）、*ycf4*、*ycf15*（×2） |

表 2-118-2　甘西鼠尾草叶绿体基因内含子和外显子位置及长度

| 基因名称 | 基因编码序列所在链 | 起始位置 | 终点位置 | 长度（bp） | | | | |
|---|---|---|---|---|---|---|---|---|
| | | | | 第一外显子 | 第一内含子 | 第二外显子 | 第二内含子 | 第三外显子 |
| trnK-UUU | − | 1689 | 4290 | 37 | 2530 | 35 | | |
| rps16 | − | 4862 | 5968 | 42 | 870 | 195 | | |
| trnG-UCC | + | 9012 | 9767 | 23 | 685 | 48 | | |
| atpF | − | 11741 | 12989 | 145 | 694 | 410 | | |
| rpoC1 | − | 20743 | 23563 | 430 | 766 | 1625 | | |
| ycf3 | − | 41859 | 43795 | 129 | 698 | 228 | 729 | 153 |
| trnL-UAA | + | 46678 | 47217 | 37 | 453 | 50 | | |
| trnV-UAC | − | 50748 | 51396 | 36 | 576 | 37 | | |
| rps12 | − | 68661 | 96803 | 114 | ND | 232 | 528 | 26 |
| clpP | − | 68898 | 70800 | 71 | 692 | 294 | 620 | 226 |
| petB | + | 73714 | 75062 | 6 | 701 | 642 | | |
| petD | + | 75256 | 76453 | 8 | 715 | 475 | | |
| rpl16 | − | 79898 | 81176 | 9 | 871 | 399 | | |
| rpl2 | − | 82834 | 84316 | 391 | 658 | 434 | | |
| ndhB | − | 93017 | 95170 | 721 | 675 | 758 | | |
| trnI-GAU | + | 100469 | 101481 | 37 | 941 | 35 | | |
| trnA-UGC | + | 101546 | 102422 | 38 | 804 | 35 | | |
| ndhA | − | 117277 | 119378 | 553 | 1010 | 539 | | |
| trnA-UGC | − | 131630 | 132506 | 38 | 804 | 35 | | |
| trnI-GAU | − | 132571 | 133583 | 37 | 941 | 35 | | |
| rps12 | + | 137249 | 138032 | ND | ND | 232 | 528 | 26 |
| ndhB | + | 138882 | 141035 | 721 | 675 | 758 | | |
| rpl2 | + | 149736 | 151218 | 391 | 658 | 434 | | |

注："+"表示正链；"−"表示负链；"ND"表示未确定

【重复序列】　在甘西鼠尾草叶绿体基因组中，微卫星序列有 A/T 和 AT/AT 两种类型，各有 23 个和 1 个（表 2-118-3）。共发现 8 个串联重复序列，满足总长度超过 20bp 且重复单元之间的相似度 ≥ 90% 两个条件（表 2-118-4）。散在重复序列包括回文重复序列和正向重复序列。以 e-value 小于 1E–04 为阈值，甘西鼠尾草叶绿体基因组散在重复序列包括 18 条回文重复序列、17 条正向重复序列（表 2-118-5）。

表 2-118-3　甘西鼠尾草叶绿体基因组微卫星序列统计

| 重复单元类型 | 重复序列个数 |
|---|---|
| A/T | 23 |
| AT/AT | 1 |

表 2-118-4　甘西鼠尾草叶绿体基因组串联重复序列统计

| 起点一终点 | 重复单元长度（bp） | 重复单元拷贝数 | 重复单元一致序列长度（bp） | 重复单元之间的相似度（%） | 插入缺失比例（%） | 分值 | 碱基个数 | | | | 熵（0—2） |
|---|---|---|---|---|---|---|---|---|---|---|---|
| | | | | | | | A | C | G | T | |
| 6191—6218 | 13 | 2.2 | 13 | 100 | 0 | 56 | 64 | 7 | 7 | 21 | 1.43 |
| 62366—62399 | 17 | 2.0 | 17 | 94 | 0 | 59 | 29 | 26 | 11 | 32 | 1.92 |
| 89920—90010 | 18 | 5.1 | 18 | 91 | 0 | 128 | 31 | 7 | 26 | 34 | 1.85 |
| 97740—97773 | 17 | 2.0 | 17 | 100 | 0 | 68 | 29 | 0 | 23 | 47 | 1.52 |
| 105651—105711 | 31 | 2.0 | 31 | 93 | 0 | 104 | 40 | 21 | 9 | 27 | 1.85 |
| 128341—128401 | 31 | 2.0 | 31 | 93 | 0 | 104 | 27 | 9 | 21 | 40 | 1.85 |
| 136279—136312 | 17 | 2.0 | 17 | 100 | 0 | 68 | 47 | 23 | 0 | 29 | 1.52 |
| 144042—144132 | 18 | 5.1 | 18 | 91 | 0 | 128 | 34 | 26 | 7 | 31 | 1.85 |

表 2-118-5　甘西鼠尾草叶绿体基因组散在重复序列特征值

| 重复单元一长度（bp） | 重复单元一起点 | 重复类型 | 重复单元二长度（bp） | 重复单元二起点 | 重复单元间隔 | $e$-value |
|---|---|---|---|---|---|---|
| 41 | 96840 | D | 41 | 117853 | 0 | 1.33E–15 |
| 41 | 117853 | P | 41 | 137170 | 0 | 1.33E–15 |
| 39 | 43006 | D | 39 | 96842 | −1 | 2.49E–12 |
| 39 | 43006 | D | 39 | 117855 | −1 | 2.49E–12 |
| 39 | 43006 | P | 39 | 137170 | −1 | 2.49E–12 |
| 44 | 89919 | D | 44 | 89937 | −3 | 7.44E–12 |
| 44 | 89919 | P | 44 | 144070 | −3 | 7.44E–12 |
| 44 | 89937 | P | 44 | 144088 | −3 | 7.44E–12 |
| 44 | 89948 | D | 44 | 89966 | −3 | 7.44E–12 |
| 44 | 89948 | P | 44 | 144041 | −3 | 7.44E–12 |
| 44 | 89966 | P | 44 | 144059 | −3 | 7.44E–12 |
| 44 | 144041 | D | 44 | 144059 | −3 | 7.44E–12 |
| 44 | 144070 | D | 44 | 144088 | −3 | 7.44E–12 |
| 34 | 89929 | D | 34 | 89947 | −2 | 1.10E–07 |
| 34 | 89929 | P | 34 | 144070 | −2 | 1.10E–07 |
| 34 | 89947 | P | 34 | 144088 | −2 | 1.10E–07 |
| 30 | 8248 | P | 30 | 44670 | −1 | 5.03E–07 |
| 34 | 89919 | D | 34 | 89973 | −3 | 3.53E–06 |
| 34 | 89919 | P | 34 | 144044 | −3 | 3.53E–06 |
| 34 | 89973 | P | 34 | 144098 | −3 | 3.53E–06 |
| 34 | 144044 | D | 34 | 144098 | −3 | 3.53E–06 |
| 33 | 89930 | D | 33 | 89966 | −3 | 1.29E–05 |
| 33 | 89930 | P | 33 | 144052 | −3 | 1.29E–05 |
| 33 | 89966 | P | 33 | 144088 | −3 | 1.29E–05 |
| 33 | 144052 | D | 33 | 144088 | −3 | 1.29E–05 |

续表

| 重复单元一长度（bp） | 重复单元一起点 | 重复类型 | 重复单元二长度（bp） | 重复单元二起点 | 重复单元间隔 | e-value |
|---|---|---|---|---|---|---|
| 30 | 43018 | D | 30 | 96854 | −2 | 2.19E−05 |
| 30 | 43018 | P | 30 | 137167 | −2 | 2.19E−05 |
| 30 | 105650 | D | 30 | 105681 | −2 | 2.19E−05 |
| 30 | 105650 | P | 30 | 128340 | −2 | 2.19E−05 |
| 30 | 105681 | P | 30 | 128371 | −2 | 2.19E−05 |
| 30 | 128340 | D | 30 | 128371 | −2 | 2.19E−05 |
| 32 | 38035 | D | 32 | 40259 | −3 | 4.68E−05 |
| 32 | 89966 | D | 32 | 89984 | −3 | 4.68E−05 |
| 32 | 89966 | P | 32 | 144035 | −3 | 4.68E−05 |
| 32 | 89984 | P | 32 | 144053 | −3 | 4.68E−05 |

注：P. palindromic repeat，回文重复序列；D. direct repeat，正向重复序列

【高可变区】 为了发现鼠尾草属物种间的高可变区，从 17 个鼠尾草属植物的叶绿体基因组中提取了 113 种基因间区，采用 K2p（Kimura 2-parameter）模型计算基因间区的遗传距离，遗传距离最大的 30 个基因间区参见图 2-118-3。这 30 个基因间区的 K2p 平均值分布于 4.06～18.14。其中 *trnL-UAG-ccsA*、*rps16-trnQ-UUG*、*ndhC-trnV-UAC*、*psbI-trnS-GCU*、*rpl32-trnL-UAG* 的 K2p 平均值较高，分别为 18.14、15.06、12.79、9.93、8.80。由此可见，鼠尾草属 17 个物种的叶绿体基因组在这 5 个区域的变异较大，这 5 个区域可作为潜在的分子标记开发区域。

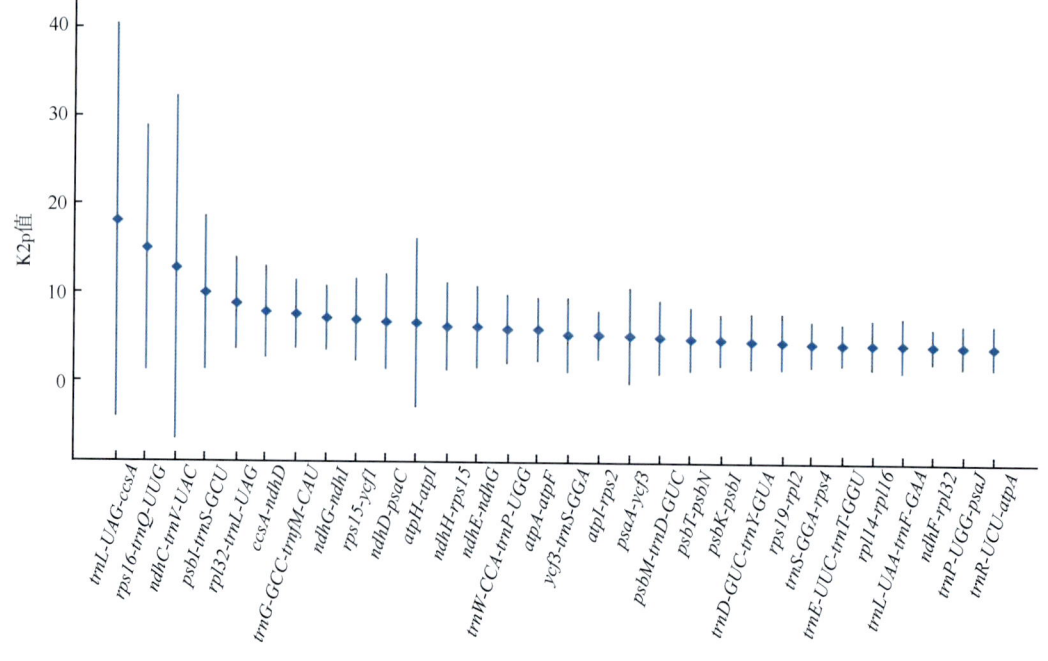

图 2-118-3 鼠尾草属物种基因间区的遗传距离分析结果

【系统发育】 使用 MAFFT 对来自鼠尾草属的 17 个物种[11-16]和 1 个外类群物种 [薄荷（*Mentha canadensis*）][17]的叶绿体基因组中提取的 45 个共有蛋白质序列进行多重序列比对，使用 IQ-TREE 筛选 TVM+F+G4 模型，并采用最大似然法（maximum likelihood method）构建进化树。结果显示，鼠尾草（*Salvia japonica*）、*Salvia merjamie*、南欧丹参（*Salvia sclarea*）、药用鼠尾草（*Salvia officinalis*）、俄罗斯鼠尾草滨藜叶分药花（*Salvia yangii*）[15] 5 个物种聚为一支，其余 12 个物种聚为一支。随后，西班牙鼠尾草（*Salvia hispanica*）、椴叶鼠尾草（*Salvia tiliifolia*）[14]、一串红（*Salvia splendens*）3 个物种聚为一支，其余 9 个物种聚为一支。在这 9 个物种中，岩生鼠尾草（*Salvia petrophila*）独立分化为一支。戟叶鼠尾草（*Salvia bulleyana*）、甘西鼠尾草（*Salvia przewalskii*）、*Salvia chanryoenica*[16]、毛地黄鼠尾草（*Salvia digitaloides*）4 个物种聚为一支。美丽鼠尾草（*Salvia meiliensis*）、丹参（*Salvia miltiorrhiza*）[11]、云南鼠尾草（*Salvia yunnanensis*）[12]、荔枝草（*Salvia plebeia*）[13] 4 个物种聚为一支。甘西鼠尾草与戟叶鼠尾草的亲缘关系最近，与鼠尾草等的亲缘关系较远（图 2-118-4）。

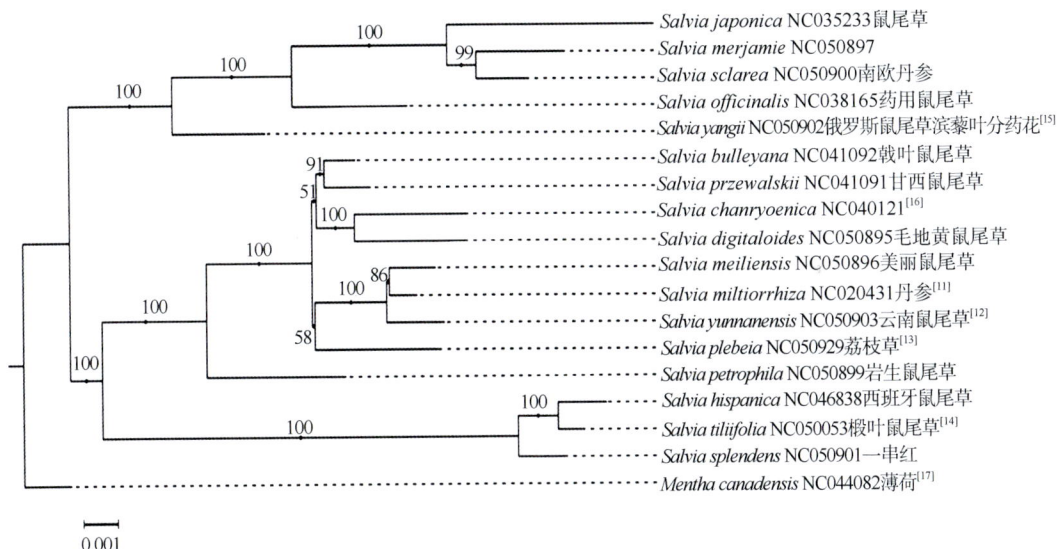

图 2-118-4　鼠尾草属植物系统发育进化分析

【$K_A/K_S$ 选择压力分析】 以图 2-118-4 的进化树作为参考，利用 Hyphy 软件中的 aBSREL 模型对 6 个鼠尾草属植物的蛋白质编码基因进行选择压力分析，未发现有基因受到正向选择。

【宏 DNA 条形码的发现及其 PCR 扩增引物设计】 为了发现能够区分鼠尾草属下物种的宏 DNA 条形码序列及其 PCR 扩增引物，利用 ecoPrimers 对鼠尾草属植物叶绿体基因组序列进行分析，用于设计 PCR 扩增引物的保守区间见表 2-118-6。可以依据表中的两个区间序列设计引物，使用这些引物对鼠尾草属 DNA 进行 PCR 扩增，对 PCR 产物进行桑格测序或高通量测序，通过序列比较和特征分析区分鼠尾草属的 16 个物种。

表 2-118-6　鼠尾草属部分基于 ecoPrimers 发现的引物设计保守区间

| 编号 | 保守区间序列 | 物种拉丁名 | GenBank 序列号 | 保守区间序列起点—终点 |
| --- | --- | --- | --- | --- |
| 1 | ATGTTCCAATATCTTCTTGTCATTTCTCCCCACACCCCCC | S. miltiorrhiza | NC020431.1 | 16097—16283 |
| | | S. japonica | NC035233.1 | 17856—18049 |
| | | S. officinalis | NC038165.1 | 15857—16044 |
| | | S. chanryoenica | NC040121.1 | 15816—16004 |
| | | S. przewalskii | NC041091.1 | 16203—16393 |
| | | S. bulleyana | NC041092.1 | 16179—16365 |
| | | S. hispanica | NC046838.1 | 16005—16186 |
| | | S. tiliifolia | NC050053.1 | 15988—16171 |
| | | S. digitaloides | NC050895.1 | 16221—16398 |
| | | S. merjamie | NC050897.1 | 15724—15916 |
| | | S. petrophila | NC050899.1 | 16130—16315 |
| | | S. sclarea | NC050900.1 | 15690—15884 |
| | | S. splendens | NC050901.1 | 15990—16169 |
| | | S. yangii | NC050902.1 | 15782—15971 |
| | | S. yunnanensis | NC050903.1 | 16170—16356 |
| | | S. plebeia | NC050929.1 | 16139—16325 |
| 2 | GCGGATATGGTCGAATGGTAAAATTTCTCTTTGCCAAGGAGAAGATGCGGGTTCGATTCCCGCTATCCGCC | S. miltiorrhiza | NC020431.1 | 35788—35961 |
| | | S. japonica | NC035233.1 | 37586—37749 |
| | | S. officinalis | NC038165.1 | 35534—35702 |
| | | S. chanryoenica | NC040121.1 | 35528—35696 |
| | | S. przewalskii | NC041091.1 | 35845—36014 |
| | | S. bulleyana | NC041092.1 | 35871—36040 |
| | | S. hispanica | NC046838.1 | 35537—35688 |
| | | S. tiliifolia | NC050053.1 | 35543—35693 |
| | | S. digitaloides | NC050895.1 | 35638—35806 |
| | | S. merjamie | NC050897.1 | 35419—35589 |
| | | S. petrophila | NC050899.1 | 35823—35996 |
| | | S. sclarea | NC050900.1 | 35375—35541 |
| | | S. splendens | NC050901.1 | 35513—35665 |
| | | S. yangii | NC050902.1 | 35513—35664 |
| | | S. yunnanensis | NC050903.1 | 35848—36022 |
| | | S. plebeia | NC050929.1 | 35645—35820 |

## 参考文献

[1] 中国科学院《中国植物志》编委会. 中国植物志. 北京：科学出版社，1988，62：73.
[2] 国家药典委员会. 中华人民共和国药典（2020年版）一部. 北京：中国医药科技出版社，2020：282.
[3] 国家中医药管理局《中华本草》编委会. 中华本草. 第六卷. 上海：上海科学技术出版社，1999，6：231.
[4] 中国医学科学院药用植物资源发展研究所. 中草药栽培技术. 北京：人民卫生出版社，1990：402-405.
[5] 陈士林，林余霖. 中草药大典. 北京：军事医学科学出版社，2006：454.
[6] 《全国中草药汇编》编写组. 全国中草药汇编. 北京：人民卫生出版社，1996：692.
[7] 南京中医药大学. 中药大辞典. 2版. 上海：上海科学技术出版社，2006.
[8] 杨阳，张凤，蔡飞，等. 甘西鼠尾草化学成分及药理作用研究进展. 中药材，2008，（5）：787-790.
[9] 陆丽萍. 甘西鼠尾草化学成分及药理作用研究进展. 中医临床研究，2016，（20）：140-141.
[10] Liang C, Wang L, Lei J, et al. A comparative analysis of the chloroplast genomes of four *Salvia* medicinal plants. Engineering, 2019, 5（5）：1-9.
[11] Hu J, Zhao M, Hou Z, et al. The complete chloroplast genome sequence of *Salvia miltiorrhiza*, a medicinal plant for preventing and treating vascular dementia. Mitochondrial DNA B Resour, 2020, 5（3）：2460-2462.
[12] Tao A, Zhao F, Qian J. The complete chloroplast genome sequence of the medicinal plant *Salvia yunnanensis* C. H. Wright.（Lamiaceae）. Mitochondrial DNA B Resour, 2019, 4（2）：3603-3605.
[13] Cui N, Liao B S, Liang C L, et al. Complete chloroplast genome of *Salvia plebeia*：organization, specific barcode and phylogenetic analysis. Chin J Nat Med, 2020, 18（8）：563-572.
[14] Wang J, Feng D, Qian J, et al. Characterization of the complete chloroplast genome of *Salvia tiliifolia* Vahl（Lamiaceae）. Mitochondrial DNA B Resour, 2020, 5（3）：2174-2175.
[15] Gao C, Wu C, Zhang Q, et al. Characterization of chloroplast genomes from two *Salvia* medicinal plants and gene transfer among their mitochondrial and chloroplast genomes. Front Genet, 2020, 11：574962.
[16] Ha Y H, Choi K S, Choi K. Characterization of complete chloroplast genome of endemic species of Korea Peninsular, *Salvia chanryoenica*（Lamiaceae）. Mitochondrial DNA B Resour, 2018, 3（2）：992-993.
[17] Li H, Yang L, Bai J, et al. The complete chloroplast genome sequence of *Mentha canadensis*（Labiatae）, a traditional Chinese herbal medicine. Mitochondrial DNA B Resour, 2019, 5（1）：55-56.

# 119 木 通

【药材基本信息】 木通 [*Akebia quinata*（Houtt.）Decne.][1] 为木通科木通属药用植物[1]，其干燥藤茎为木通中药材（图 2-119-1）。收载于《中国药典》（2020 年版）[2]。木通分布于我国陕西、山东、江苏、安徽、江西、河南、湖北、湖南、广东、四川、贵州等地。商品药材来自野生或栽培。栽培品主产于江西。木通主要含三萜皂苷、苯丙素类和甾醇类成分[2]。味苦，性寒。归心、小肠、膀胱经。具有利尿通淋、清心除烦、通经下乳的功效。现代研究表明，木通具有利尿和抑菌的作用，临床上被用于治疗肾病[3]。

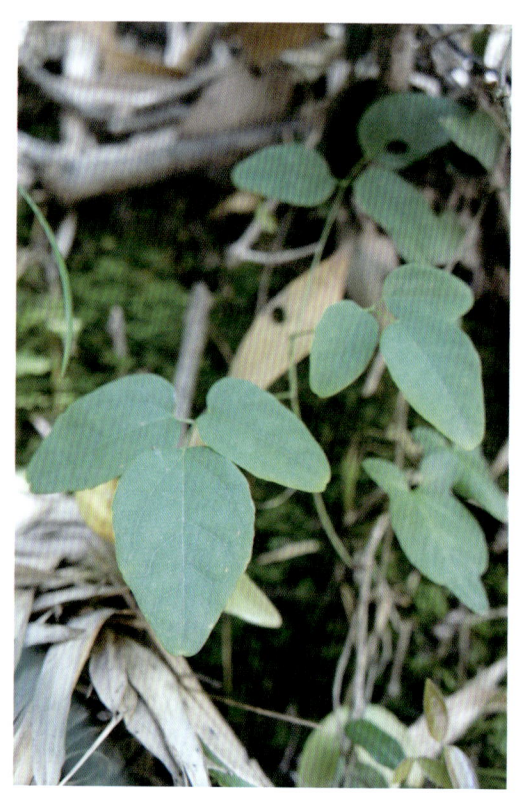

图 2-119-1 木通

【叶绿体基因组】 木通的叶绿体 DNA 为环状分子，其叶绿体基因组（GenBank 登录号：NC033913.1）总长度为 157 817bp，具有保守的四分状结构，包括一个 LSC 区、一个 SSC 区和一对 IR 区，其长度分别为 86 543bp、18 988bp 和 26 143bp（图 2-119-2）。木通叶绿体基因组的整体 G/C 含量为 38.67%。其 IR 区的 G/C 含量（43.09%）高于 SSC 区的 G/C 含量（33.68%）和 LSC 区的 G/C 含量（37.09%）。

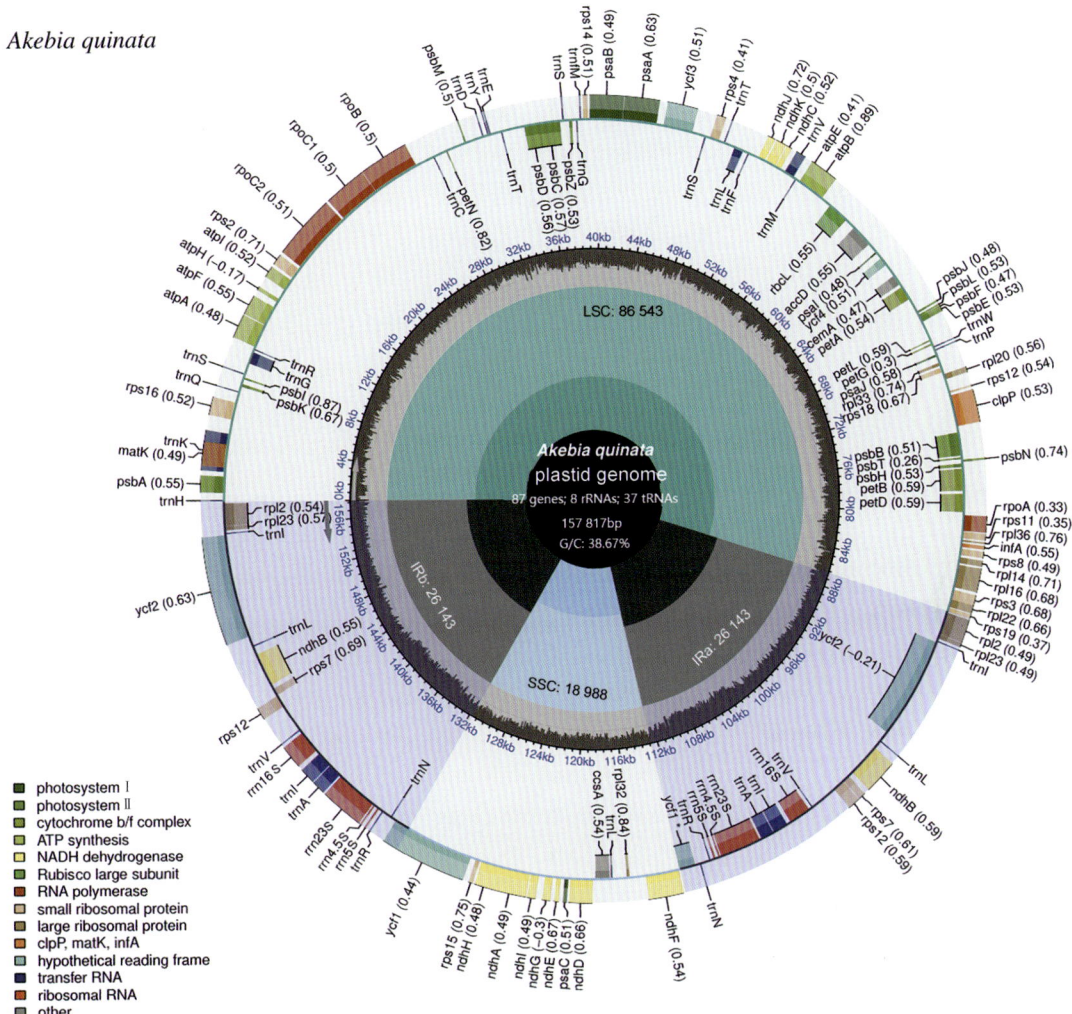

图 2-119-2 木通叶绿体基因组图谱

该图包括 6 个圆形轨道。自内向外的第一轨道表示分散重复序列，红色弧线表示直接重复序列，绿色弧线表示回文重复序列；自内向外的第二轨道上的蓝色柱状线条表示长串联重复序列，其重复单元碱基长度＞7；自内向外的第三轨道以不同颜色的柱状线条表示不同类型的短串联重复序列（微卫星序列），其中黑色表示复杂重复序列，绿色表示重复单元碱基长度为 1 的重复序列，黄色表示重复单元碱基长度为 2 的重复序列，紫色表示重复单元碱基长度为 3 的重复序列，蓝色表示重复单元碱基长度为 4 的重复序列，橙色表示重复单元碱基长度为 5 的重复序列，红色表示重复单元碱基长度为 6 的重复序列；自内向外的第四轨道上以不同色块表示 SSC 区、反向重复区 IRa 和 IRb、LSC 区，数字代表相应区间的长度；自内向外的第五轨道表示 GC 含量；最外层第六轨道以不同色块表示不同功能的编码基因，功能分类详见图中左下角注释，基因名称后括号中的数字表示密码子使用偏差，轨道外侧的基因转录方向为顺时针方向，轨道内侧的基因转录方向为逆时针方向

【编码基因】 木通的叶绿体基因组共编码 132 个基因，其中独特基因 113 个，包括蛋白质编码基因 87 个（独特基因 79 个）、转运 RNA（transfer RNA，tRNA）编码基因 37 个（独特基因 30 个）、核糖体 RNA（ribosome RNA，rRNA）编码基因 8 个（独特基因 4 个）（表 2-119-1）。其中 7 个蛋白质独特编码基因（*ndhB*、*rpl2*、*rpl23*、*rps12*、*rps7*、*ycf1*、 *ycf2*）、7 个 tRNA 独特编码基因（*trnA-UGC*、*trnI-CAU*、*trnI-GAU*、*trnL-CAA*、*trnN-GUU*、*trnR-ACG*、*trnV-GAC*）、4 个 rRNA 独特编码基因（*rrn16S*、*rrn23S*、*rrn4.5S*、*rrn5S*）位于 IR 区。11 个蛋白质编码基因 [*rps16*、*atpF*、*rpoC1*、*petB*、*petD*、*rpl16*、*rpl2*（×2）、*ndhB*（×2）、*ndhA*] 各含有 1 个内含子（intron），4 个蛋白质编码基因 [*ycf3*、*clpP*、*rps12*（×2）] 各含有 2 个内含子，8 个 tRNA 编码基因 [*trnK-UUU*、*trnG-UCC*、*trnL-UAA*、*trnV-UAC*、*trnI-GAU*（×2）、*trnA-UGC*（×2）] 各含有 1 个内含子（表 2-119-2）。木通叶绿体基因组中蛋白质编码区（coding sequence，CDS）的长度为 78 726bp，占整个基因组长度的 49.88%。rRNA 基因的长度为 9060bp，占整个基因组长度的 5.74%。而 tRNA 基因的长度为 2788bp，占整个基因组长度的 1.77%。木通叶绿体基因组非编码区主要包括内含子和基因间区，其长度占整个基因组长度的 42.61%。

表 2-119-1 木通叶绿体基因组基因列表

| 基因功能 | 基因分类 | 基因名称 |
| --- | --- | --- |
| rRNA | rRNA genes | *rrn16S*（×2）、*rrn23S*（×2）、*rrn5S*（×2）、*rrn4.5S*（×2） |
| tRNA | tRNA genes | 37 *trn* genes（8 个基因各含有 1 个内含子） |
| 自我复制 | Small subunit of ribosome | *rps11*、*rps12*（×3）、*rps14*、*rps15*、*rps16*、*rps18*、*rps19*、*rps2*、*rps3*、*rps4*、*rps7*（×2）、*rps8* |
|  | Large subunit of ribosome | *rpl14*、*rpl16*、*rpl2*（×2）、*rpl20*、*rpl22*、*rpl23*（×2）、*rpl32*、*rpl33*、*rpl36* |
|  | DNA dependent RNA polymerase | *rpoA*、*rpoB*、*rpoC1*、*rpoC2* |
| 光合作用 | Subunits of NADH-dehydrogenase | *ndhA*、*ndhB*（×2）、*ndhC*、*ndhD*、*ndhE*、*ndhF*、*ndhG*、*ndhH*、*ndhI*、*ndhJ*、*ndhK* |
|  | Subunits of photosystem Ⅰ | *psaA*、*psaB*、*psaC*、*psaI*、*psaJ* |
|  | Subunits of photosystem Ⅱ | *psbA*、*psbB*、*psbC*、*psbD*、*psbE*、*psbF*、*psbH*、*psbI*、*psbJ*、*psbK*、*psbL*、*psbM*、*psbN*、*psbT*、*psbZ*、*ycf3* |
|  | Subunits of cytochrome b/f complex | *petA*、*petB*、*petD*、*petG*、*petL*、*petN* |
|  | Subunits of ATP synthase | *atpA*、*atpB*、*atpE*、*atpF*、*atpH*、*atpI* |
|  | Large subunit of rubisco | *rbcL* |
| 其他功能 | Maturase | *matK* |
|  | Protease | *clpP* |
|  | Envelope membrane protein | *cemA* |
|  | Translational initiation factor | *infA* |
|  | Subunit of acetyl-CoA-carboxylase | *accD* |
|  | c-type cytochrome synthesis gene | *ccsA* |
| 未知功能 |  | *ycf1*（×2）、*ycf2*（×2）、*ycf4* |

表 2-119-2　木通叶绿体基因内含子和外显子位置及长度

| 基因名称 | 基因编码序列所在链 | 起始位置 | 终点位置 | 长度（bp） | | | | |
|---|---|---|---|---|---|---|---|---|
| | | | | 第一外显子 | 第一内含子 | 第二外显子 | 第二内含子 | 第三外显子 |
| trnK-UUU | – | 1952 | 4499 | 37 | 2476 | 35 | | |
| rps16 | – | 5451 | 6591 | 40 | 874 | 227 | | |
| trnG-UCC | + | 9352 | 10135 | 23 | 713 | 48 | | |
| atpF | – | 12095 | 13398 | 145 | 1088 | 71 | | |
| rpoC1 | – | 20984 | 23793 | 432 | 764 | 1614 | | |
| ycf3 | – | 44254 | 46218 | 124 | 721 | 230 | 737 | 153 |
| trnL-UAA | + | 49317 | 49909 | 35 | 508 | 50 | | |
| trnV-UAC | – | 53055 | 53715 | 39 | 587 | 35 | | |
| rps12 | – | 71828 | 100848 | 114 | ND | 232 | 544 | 26 |
| clpP | – | 72129 | 74187 | 71 | 798 | 294 | 652 | 244 |
| petB | + | 77038 | 78492 | 6 | 807 | 642 | | |
| petD | + | 78706 | 79897 | 8 | 709 | 475 | | |
| rpl16 | – | 83396 | 84905 | 9 | 1102 | 399 | | |
| rpl2 | – | 86667 | 88152 | 388 | 664 | 434 | | |
| ndhB | – | 96976 | 99204 | 775 | 696 | 758 | | |
| trnI-GAU | + | 104831 | 105841 | 37 | 939 | 35 | | |
| trnA-UGC | + | 105906 | 106778 | 38 | 800 | 35 | | |
| ndhA | – | 122941 | 125118 | 553 | 1086 | 539 | | |
| trnA-UGC | – | 137583 | 138455 | 38 | 800 | 35 | | |
| trnI-GAU | – | 138520 | 139530 | 37 | 939 | 35 | | |
| rps12 | + | 143513 | 144312 | ND | ND | 232 | 544 | 26 |
| ndhB | + | 145157 | 147385 | 775 | 696 | 758 | | |
| rpl2 | + | 156209 | 157694 | 388 | 664 | 434 | | |

注："+"表示正链；"–"表示负链；"ND"表示未确定

【重复序列】　在木通叶绿体基因组中，微卫星序列有 A/T、C/G、AT/AT 三种类型，各有 34 个、1 个和 1 个（表 2-119-3）。共发现 25 个串联重复序列，满足总长度超过 20bp 且重复单元之间的相似度 ≥ 90% 两个条件（表 2-119-4）。散在重复序列包括回文重复序列和正向重复序列。以 e-value 小于 1E–04 为阈值，木通叶绿体基因组散在重复序列包括 8 条回文重复序列、7 条正向重复序列（表 2-119-5）。

表 2-119-3　木通叶绿体基因组微卫星序列统计

| 重复单元类型 | 重复序列个数 |
|---|---|
| A/T | 34 |
| C/G | 1 |
| AT/AT | 1 |

表 2-119-4　木通叶绿体基因组串联重复序列统计

| 起点—终点 | 重复单元长度（bp） | 重复单元拷贝数 | 重复单元一致序列长度（bp） | 重复单元之间的相似度（%） | 插入缺失比例（%） | 分值 | 碱基个数 A | C | G | T | 熵（0—2） |
|---|---|---|---|---|---|---|---|---|---|---|---|
| 33356—33390 | 17 | 2.1 | 17 | 100 | 0 | 70 | 54 | 5 | 5 | 34 | 1.48 |
| 48824—48870 | 22 | 2.1 | 22 | 100 | 0 | 94 | 55 | 0 | 0 | 44 | 0.99 |
| 48889—48920 | 16 | 2.0 | 16 | 93 | 0 | 55 | 31 | 6 | 9 | 53 | 1.58 |
| 56751—56776 | 13 | 2.0 | 13 | 100 | 0 | 52 | 38 | 0 | 15 | 46 | 1.46 |
| 58811—58853 | 20 | 2.1 | 21 | 91 | 4 | 70 | 44 | 0 | 6 | 48 | 1.29 |
| 60867—60901 | 17 | 2.1 | 17 | 100 | 0 | 70 | 28 | 11 | 0 | 60 | 1.32 |
| 60924—60948 | 12 | 2.1 | 12 | 100 | 0 | 50 | 76 | 0 | 0 | 24 | 0.80 |
| 65699—65740 | 21 | 2.0 | 21 | 100 | 0 | 84 | 33 | 0 | 9 | 57 | 1.31 |
| 69544—69570 | 13 | 2.1 | 13 | 100 | 0 | 54 | 62 | 14 | 14 | 7 | 1.51 |
| 69636—69666 | 14 | 2.2 | 14 | 94 | 0 | 53 | 45 | 0 | 16 | 38 | 1.47 |
| 81555—81600 | 24 | 1.9 | 24 | 95 | 0 | 83 | 28 | 28 | 13 | 30 | 1.94 |
| 84371—84401 | 15 | 2.1 | 15 | 100 | 0 | 62 | 25 | 12 | 0 | 61 | 1.32 |
| 84491—84530 | 20 | 2.0 | 20 | 100 | 0 | 80 | 50 | 0 | 5 | 45 | 1.23 |
| 91360—91448 | 21 | 4.1 | 21 | 91 | 5 | 126 | 13 | 24 | 10 | 51 | 1.71 |
| 95842—95875 | 17 | 2.0 | 17 | 100 | 0 | 68 | 41 | 17 | 11 | 29 | 1.85 |
| 101120—101168 | 19 | 2.6 | 19 | 93 | 3 | 82 | 44 | 10 | 4 | 40 | 1.57 |
| 111126—111155 | 14 | 2.1 | 14 | 100 | 0 | 60 | 60 | 13 | 13 | 13 | 1.60 |
| 111579—111613 | 17 | 2.1 | 17 | 100 | 0 | 70 | 48 | 11 | 11 | 28 | 1.74 |
| 120776—120816 | 17 | 2.3 | 18 | 91 | 4 | 66 | 34 | 12 | 4 | 48 | 1.62 |
| 130621—130662 | 21 | 2.0 | 21 | 90 | 9 | 68 | 28 | 11 | 16 | 42 | 1.84 |
| 132748—132782 | 17 | 2.1 | 17 | 100 | 0 | 70 | 28 | 11 | 11 | 48 | 1.74 |
| 133206—133235 | 14 | 2.1 | 14 | 100 | 0 | 60 | 13 | 13 | 13 | 60 | 1.60 |
| 143193—143241 | 19 | 2.6 | 19 | 93 | 3 | 82 | 40 | 4 | 10 | 44 | 1.57 |
| 148486—148519 | 17 | 2.0 | 17 | 100 | 0 | 68 | 29 | 11 | 17 | 41 | 1.85 |
| 152913—153001 | 21 | 4.1 | 21 | 91 | 5 | 126 | 51 | 10 | 24 | 13 | 1.71 |

表 2-119-5　木通叶绿体基因组散在重复序列特征值

| 重复单元一长度（bp） | 重复单元一起点 | 重复类型 | 重复单元二长度（bp） | 重复单元二起点 | 重复单元间隔 | e-value |
|---|---|---|---|---|---|---|
| 73 | 40602 | D | 73 | 42826 | −3 | 1.32E−28 |
| 49 | 91379 | D | 49 | 91400 | −3 | 1.10E−14 |
| 49 | 91379 | P | 49 | 152911 | −3 | 1.10E−14 |
| 49 | 91400 | P | 49 | 152932 | −3 | 1.10E−14 |
| 49 | 152911 | D | 49 | 152932 | −3 | 1.10E−14 |
| 39 | 45412 | D | 39 | 100887 | 0 | 2.32E−14 |

续表

| 重复单元一长度（bp） | 重复单元一起点 | 重复类型 | 重复单元二长度（bp） | 重复单元二起点 | 重复单元间隔 | e-value |
|---|---|---|---|---|---|---|
| 39 | 45412 | P | 39 | 143434 | 0 | 2.32E–14 |
| 31 | 152929 | D | 31 | 152950 | 0 | 1.52E–09 |
| 35 | 65991 | P | 35 | 66043 | –2 | 3.18E–08 |
| 36 | 48824 | P | 36 | 48834 | –3 | 2.86E–07 |
| 30 | 8526 | P | 30 | 47199 | –1 | 5.47E–07 |
| 31 | 4837 | P | 31 | 4840 | –2 | 6.36E–06 |
| 31 | 48817 | D | 31 | 48839 | –2 | 6.36E–06 |
| 33 | 8520 | D | 33 | 37408 | –3 | 1.40E–05 |
| 30 | 8404 | P | 30 | 8444 | –2 | 2.38E–05 |

注：P. palindromic repeat，回文重复序列；D. direct repeat，正向重复序列

**【系统发育】** 使用 MAFFT 对来自木通科的 5 个物种[4-7] 和 1 个外类群物种 [普定淫羊藿（*Epimedium pudingense*）][8] 的叶绿体基因组中提取的 82 个共有蛋白质序列进行多重序列比对，使用 IQ-TREE 筛选 cpREV 模型，并采用最大似然法（maximum likelihood method）构建进化树。结果显示，猫儿屎（*Decaisnea insignis*）[4] 独立分化为一支，其余 4 个物种聚为一支。随后，串果藤（*Sinofranchetia chinensis*）独立分化为一支。在剩下的 3 个物种中，三叶木通（*Akebia trifoliata*）[5] 独立分化为一支，木通（*Akebia quinata*）[6] 和八月瓜（*Holboellia latifolia*）[7] 聚为一支。木通与八月瓜的亲缘关系最近（图 2-119-3）。

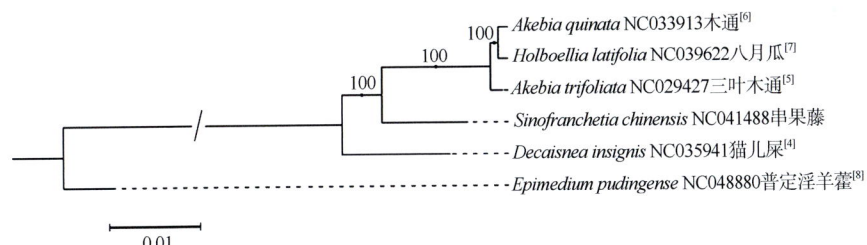

图 2-119-3 木通科植物系统发育进化分析

## 参 考 文 献

[1] 国家中医药管理局《中华本草》编委会. 中华本草. 第 3 册. 上海：上海科学技术出版社，1999：341-356.
[2] 国家药典委员会. 中华人民共和国药典（2020 年版）一部. 北京：中国医药科技出版社，2020：65.
[3] 张卫华. 三种木通利尿作用及其毒性的比较研究. 中国药学杂志，1989，10：3.
[4] Li B, Lin F, Huang P, et al. Complete chloroplast genome sequence of *Decaisnea insignis*: Genome organization, genomic resources and comparative analysis. Sci Rep, 2017, 7（1）：10073.
[5] Sun Y, Moore M J, Zhang S, et al. Phylogenomic and structural analyses of 18 complete plastomes across nearly all families of early-diverging eudicots, including an angiosperm-wide analysis of IR gene content evolution. Mol Phylogenet Evol, 2016, 96: 93-101.

[6] Li B, Li Y, Cai Q, et al. Development of chloroplast genomic resources for *Akebia quinata* (Lardizabalaceae). Conservation Genetics Resources, 2016, 8 (4): 447-449.

[7] Zeng C X, Hollingsworth P M, Yang J, et al. Genome skimming herbarium specimens for DNA barcoding and phylogenomics. Plant Methods, 2018, 14: 43.

[8] Zhang Y, Liu X, Yao Y, et al. The complete chloroplast genome of *Epimedium pudingense* (Berberidaceae), a narrowly distributed plant species in China. Mitochondrial DNA Part B: Resources, 2020, 5 (3): 2631-2633.

# 120 樟

**【药材基本信息】** 樟 [*Cinnamomum camphora*（L.）Presl] 为樟科樟属药用植物[1]，其根茎为香樟中药材（图 2-120-1）。主要分布于我国长江以南，尤以台湾、福建、江西、湖南、四川等地栽培较多。樟含有挥发油、黄酮类、木脂素类、糖苷类等化学成分[1]。味微辛，性温，具有温中散寒、消食化滞的功效，用于治疗胃肠炎、胃寒腹痛、消化不良、百日咳、痢疾。香樟的根、干、枝、叶经蒸馏精制而成的颗粒状物为樟脑中药材[1]，具有通关窍、利滞气、辟秽浊、杀虫止痒、消肿止痛的功效，主治热病神昏、中恶猝倒、痧胀吐泻腹痛、寒湿脚气、疥疮顽癣、秃疮、冻疮、臁疮、水火烫伤、跌打伤痛、牙痛、风火赤眼。现代研究表明，香樟具有抑菌、抗氧化、抗炎、杀虫、止痛、抗癌等多种药理活性，在食品、化工、医药及香料领域具有重要的开发和利用价值[2]。

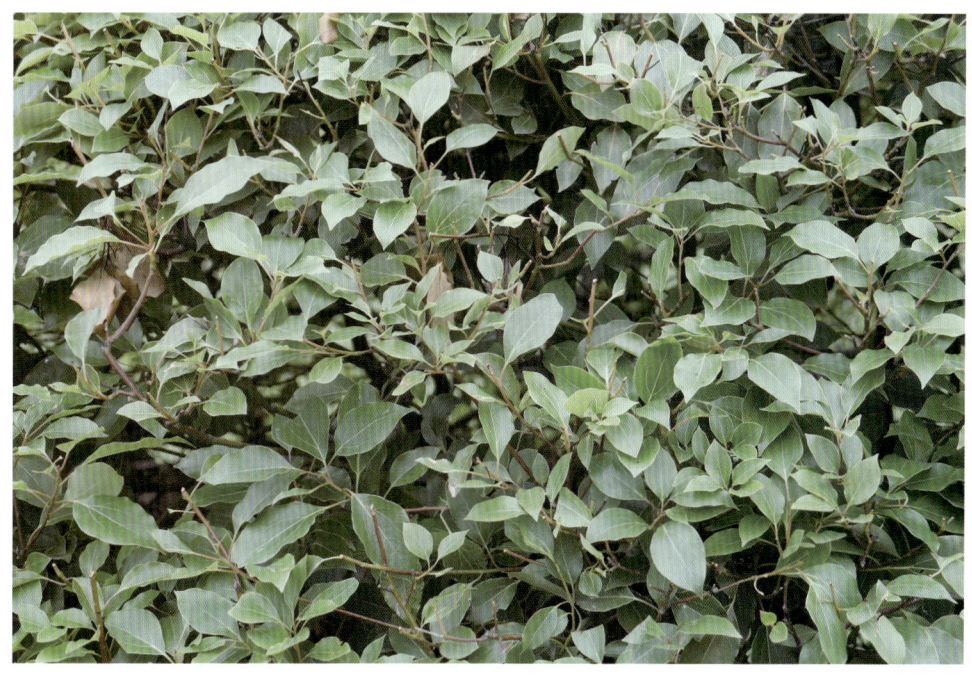

图 2-120-1 樟

**【叶绿体基因组】** 樟的叶绿体 DNA 为环状分子，其叶绿体基因组（GenBank 登录号：NC035882）总长度为 152 570bp，具有保守的四分状结构，包括一个 LSC 区、一个 SSC 区和一对 IR 区，其长度分别为 87 869bp、18 837bp 和 22 932bp（图 2-120-2）。樟叶绿体基因组的整体 G/C 含量为 39.13%。其 IR 区的 G/C 含量（44.42%）高于 SSC 区的 G/C 含量（37.96%）和 LSC 区的 G/C 含量（33.92%）。

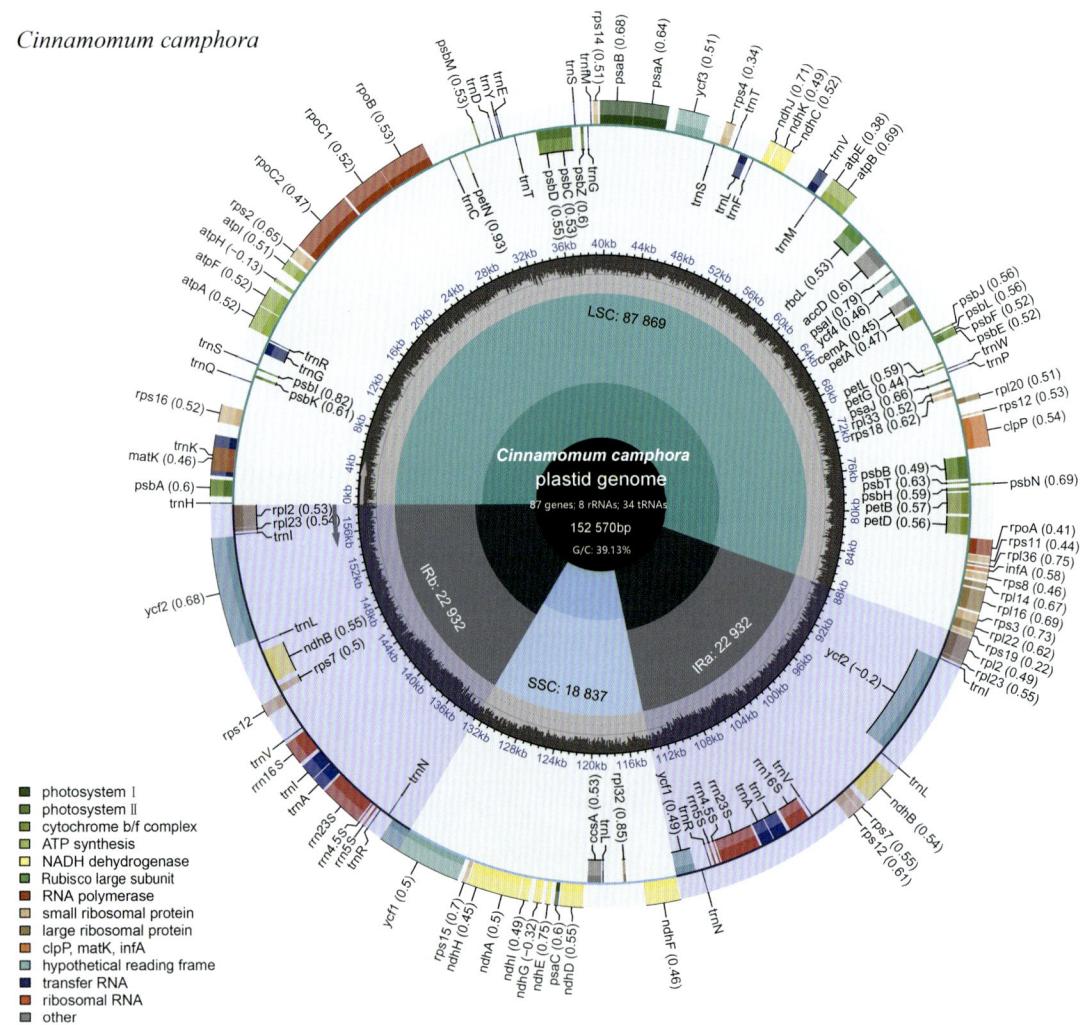

图 2-120-2　樟叶绿体基因组图谱

该图包括 6 个圆形轨道。自内向外的第一轨道表示分散重复序列，红色弧线表示直接重复序列，绿色弧线表示回文重复序列；自内向外的第二轨道上的蓝色柱状线条表示长串联重复序列，其重复单元碱基长度>7；自内向外的第三轨道以不同颜色的柱状线条表示不同类型的短串联重复序列（微卫星序列），其中黑色表示复杂重复序列，绿色表示重复单元碱基长度为 1 的重复序列，黄色表示重复单元碱基长度为 2 的重复序列，紫色表示重复单元碱基长度为 3 的重复序列，蓝色表示重复单元碱基长度为 4 的重复序列，橙色表示重复单元碱基长度为 5 的重复序列，红色表示重复单元碱基长度为 6 的重复序列；自内向外的第四轨道上以不同色块表示 SSC 区、反向重复区 IRa 和 IRb、LSC 区，数字代表相应区间的长度；自内向外的第五轨道表示 GC 含量；最外层第六轨道以不同色块表示不同功能的编码基因，功能分类详见图中左下角注释，基因名称后括号中的数字表示密码子使用偏差，轨道外侧的基因转录方向为顺时针方向，轨道内侧的基因转录方向为逆时针方向

【编码基因】　樟的叶绿体基因组共编码 129 个基因，其中独特基因 112 个，包括蛋白质编码基因 87 个（独特基因 79 个）、转运 RNA（transfer RNA，tRNA）编码基因 34 个（独特基因 29 个）、核糖体 RNA（ribosome RNA，rRNA）编码基因 8 个（独特基因 4 个）（表 2-120-1）。其中 4 个蛋白质独特编码基因（*ndhB*、*rps7*、*rpl2*、*ycf1*）、6 个 tRNA 独

特编码基因（*trnI-GAU*、*trnL-CAA*、*trnM-CAU*、*trnN-GUU*、*trnR-ACG*、*trnV-GAC*）、4个rRNA独特编码基因（*rrn16S*、*rrn23S*、*rrn4.5S*、*rrn5S*）位于IR区。有9个蛋白质编码基因[*rps16*、*atpF*、*rpoC1*、*petB*、*petD*、*rpl2*、*ndhB*（×2）、*ndhA*]各含有1个内含子（intron），4个蛋白质编码基因[*ycf3*、*clpP*、*rps12*（×2）]各含有2个内含子，6个tRNA编码基因[*trnK-UUU*、*trnL-UAA*、*trnE-UUC*（×2）、*trnA-UGC*（×2）]各含有1个内含子（表2-120-2）。樟叶绿体基因组中蛋白质编码区（coding sequence，CDS）的长度为64 335bp，占整个基因组长度的42.17%。rRNA基因的长度为9040bp，占整个基因组长度的5.92%。而tRNA基因的长度为2732bp，占整个基因组长度的1.79%。樟叶绿体基因组非编码区主要包括内含子和基因间区，其长度占整个基因组长度的50.12%。

表 2-120-1　樟叶绿体基因组基因列表

| 基因功能 | 基因分类 | 基因名称 |
| --- | --- | --- |
| rRNA | rRNA genes | *rrn16S*（×2）、*rrn23S*（×2）、*rrn4.5S*（×2）、*rrn5S*（×2） |
| tRNA | tRNA genes | 34 *trn* genes（8个基因各含有1个内含子） |
| 自我复制 | Small subunit of ribosome | *rps2*、*rps3*、*rps4*、*rps7*（×2）、*rps8*、*rps11*、*rps12*（×3）、*rps14*、*rps15*、*rps16*、*rps18*、*rps19* |
| | Large subunit of ribosome | *rpl2*（×2）、*rpl14*、*rpl16*、*rpl20*、*rpl22*、*rpl23*（×2）、*rpl32*、*rpl33*、*rpl36* |
| | DNA dependent RNA polymerase | *rpoA*、*rpoB*、*rpoC1*、*rpoC2* |
| 光合作用 | Subunits of NADH-dehydrogenase | *ndhA*、*ndhB*（×2）、*ndhC*、*ndhD*、*ndhE*、*ndhF*、*ndhG*、*ndhH*、*ndhI*、*ndhJ*、*ndhK* |
| | Subunits of photosystem Ⅰ | *psaA*、*psaB*、*psaC*、*psaI*、*psaJ* |
| | Subunits of photosystem Ⅱ | *psbA*、*psbB*、*psbC*、*psbD*、*psbE*、*psbF*、*psbH*、*psbI*、*psbJ*、*psbK*、*psbL*、*psbM*、*psbN*、*psbT*、*psbZ*、*ycf3* |
| | Subunits of cytochrome b/f complex | *petA*、*petB*、*petD*、*petG*、*petL*、*petN* |
| | Subunits of ATP synthase | *atpA*、*atpB*、*atpE*、*atpF*、*atpH*、*atpI* |
| | Large subunit of rubisco | *rbcL* |
| 其他功能 | Maturase | *matK* |
| | Protease | *clpP* |
| | Envelope membrane protein | *cemA* |
| | Subunit of acetyl-CoA-carboxylase | *accD* |
| | c-type cytochrome synthesis gene | *ccsA* |
| | Translational initiation factor | *infA* |
| 未知功能 | | *ycf1*（×2）、*ycf2*（×2）、*ycf4* |

表 2-120-2　樟叶绿体基因内含子和外显子位置及长度

| 基因名称 | 基因编码序列所在链 | 起始位置 | 终点位置 | 长度（bp） | | | | |
|---|---|---|---|---|---|---|---|---|
| | | | | 第一外显子 | 第一内含子 | 第二外显子 | 第二内含子 | 第三外显子 |
| trnK-UUU | − | 1787 | 4371 | 37 | 2513 | 35 | | |
| rps16 | − | 5188 | 6305 | 43 | 848 | 227 | | |
| atpF | − | 13046 | 14326 | 145 | 726 | 410 | | |
| rpoC1 | − | 21851 | 24621 | 432 | 719 | 1620 | | |
| ycf3 | − | 44696 | 46668 | 124 | 735 | 230 | 731 | 153 |
| trnL-UAA | + | 49411 | 49974 | 35 | 479 | 50 | | |
| rps12 | − | 73307 | 101724 | 114 | ND | 212 | 557 | 31 |
| clpP | − | 73547 | 75582 | 71 | 772 | 294 | 655 | 244 |
| petB | + | 78460 | 79894 | 6 | 787 | 642 | | |
| rpl2 | − | 87825 | 89319 | 388 | 676 | 431 | | |
| ndhB | − | 97837 | 100017 | 721 | 702 | 758 | | |
| trnE-UUC | + | 105599 | 106614 | 42 | 939 | 35 | | |
| trnA-UGC | + | 106679 | 107549 | 38 | 798 | 35 | | |
| ndhA | + | 119896 | 122114 | 553 | 1127 | 539 | | |
| trnA-UGC | − | 139048 | 139918 | 38 | 798 | 35 | | |
| trnE-UUC | − | 139983 | 140998 | 42 | 939 | 35 | | |
| rps12 | + | 144824 | 145564 | ND | ND | 212 | 500 | 31 |
| ndhB | + | 146401 | 148581 | 721 | 702 | 758 | | |

注："+"表示正链；"−"表示负链；"ND"表示未确定

【重复序列】　在樟叶绿体基因组中，微卫星序列有 A/T、C/G、AG/CT 三种类型，各有 60 个、2 个和 3 个（表 2-120-3）。共发现 12 个串联重复序列，满足总长度超过 20bp 且重复单元之间的相似度 ≥ 90% 两个条件（表 2-120-4）。散在重复序列包括回文重复序列和正向重复序列。以 e-value 小于 1E–04 为阈值，樟叶绿体基因组散在重复序列包括 7 条回文重复序列、18 条正向重复序列（表 2-120-5）。

表 2-120-3　樟叶绿体基因组微卫星序列统计

| 重复单元类型 | 重复序列个数 |
|---|---|
| A/T | 60 |
| C/G | 2 |
| AG/CT | 3 |

表 2-120-4　樟叶绿体基因组串联重复序列统计

| 起点—终点 | 重复单元长度（bp） | 重复单元拷贝数 | 重复单元一致序列长度（bp） | 重复单元之间的相似度（%） | 插入缺失比例（%） | 分值 | 碱基个数 A | C | G | T | 熵（0—2） |
|---|---|---|---|---|---|---|---|---|---|---|---|
| 3900—3924 | 12 | 2.1 | 12 | 100 | 0 | 50 | 60 | 8 | 16 | 16 | 1.58 |
| 34934—34966 | 17 | 1.9 | 17 | 93 | 0 | 57 | 57 | 0 | 30 | 12 | 1.35 |
| 48533—48564 | 13 | 2.4 | 13 | 94 | 5 | 55 | 59 | 12 | 18 | 9 | 1.59 |
| 91852—91989 | 36 | 3.8 | 36 | 96 | 0 | 240 | 16 | 10 | 8 | 64 | 1.48 |
| 92226—92276 | 21 | 2.4 | 20 | 90 | 9 | 75 | 45 | 21 | 15 | 17 | 1.86 |
| 95017—95073 | 24 | 2.4 | 24 | 100 | 0 | 114 | 33 | 8 | 24 | 33 | 1.86 |
| 112169—112208 | 19 | 2.1 | 19 | 100 | 0 | 80 | 32 | 35 | 0 | 32 | 1.58 |
| 113747—113836 | 18 | 5.0 | 18 | 94 | 0 | 153 | 62 | 11 | 15 | 11 | 1.55 |
| 113935—113970 | 18 | 2.0 | 18 | 100 | 0 | 72 | 38 | 11 | 27 | 22 | 1.88 |
| 117018—117058 | 18 | 2.2 | 19 | 91 | 4 | 66 | 65 | 9 | 7 | 17 | 1.44 |
| 134210—134249 | 19 | 2.1 | 19 | 100 | 0 | 80 | 32 | 0 | 35 | 32 | 1.58 |
| 151345—151401 | 24 | 2.4 | 24 | 100 | 0 | 114 | 33 | 24 | 8 | 33 | 1.86 |

表 2-120-5　樟叶绿体基因组散在重复序列特征值

| 重复单元一长度（bp） | 重复单元一起点 | 重复类型 | 重复单元二长度（bp） | 重复单元二起点 | 重复单元间隔 | $e$-value |
|---|---|---|---|---|---|---|
| 88 | 91865 | D | 88 | 91901 | −3 | 2.03E−37 |
| 66 | 113752 | D | 66 | 113770 | −3 | 1.49E−24 |
| 51 | 91902 | D | 51 | 91938 | 0 | 1.29E−21 |
| 54 | 113764 | D | 54 | 113782 | −2 | 2.60E−19 |
| 54 | 113746 | D | 54 | 113782 | −3 | 1.35E−17 |
| 52 | 91848 | D | 52 | 91884 | −3 | 1.93E−16 |
| 52 | 91848 | D | 52 | 91920 | −3 | 1.93E−16 |
| 40 | 95013 | D | 40 | 95037 | −2 | 3.81E−11 |
| 40 | 95013 | P | 40 | 151340 | −2 | 3.81E−11 |
| 40 | 95037 | P | 40 | 151364 | −2 | 3.81E−11 |
| 40 | 151340 | D | 40 | 151364 | −2 | 3.81E−11 |
| 39 | 45846 | D | 39 | 101753 | −2 | 1.45E−10 |
| 39 | 45846 | P | 39 | 144625 | −2 | 1.45E−10 |
| 36 | 113746 | D | 36 | 113800 | −1 | 1.50E−10 |
| 36 | 113764 | D | 36 | 113800 | −1 | 1.50E−10 |
| 41 | 40934 | D | 41 | 43158 | −3 | 3.90E−10 |
| 34 | 87791 | D | 34 | 93722 | −1 | 2.27E−09 |
| 34 | 87791 | P | 34 | 152661 | −1 | 2.27E−09 |
| 30 | 67400 | P | 30 | 67446 | −1 | 5.12E−07 |

续表

| 重复单元一长度（bp） | 重复单元一起点 | 重复类型 | 重复单元二长度（bp） | 重复单元二起点 | 重复单元间隔 | e-value |
| --- | --- | --- | --- | --- | --- | --- |
| 30 | 113788 | D | 30 | 113806 | –1 | 5.12E–07 |
| 33 | 91848 | D | 33 | 91956 | –3 | 1.31E–05 |
| 33 | 97159 | D | 33 | 149225 | –3 | 1.31E–05 |
| 30 | 9416 | P | 30 | 47536 | –2 | 2.23E–05 |
| 30 | 38617 | P | 30 | 38619 | –2 | 2.23E–05 |
| 32 | 9414 | D | 32 | 37800 | –3 | 4.76E–05 |

注：P. palindromic repeat，回文重复序列；D. direct repeat，正向重复序列

【高可变区】 为了发现樟属物种间的高可变区，从 6 个物种的叶绿体基因组中提取了 81 个基因间区，采用 K2p（Kimura 2-parameter）模型计算基因间区的遗传距离，遗传距离最大的 30 个基因间区参见图 2-120-3。这 30 个基因间区的 K2p 平均值分布于 0.25～1.75。其中 *trnH-GUG-psbA*、*rps19-rpl2*、*psbC-trnS-UGA* 的 K2p 平均值较高，分别为 1.75、1.64、1.60。由此可见，樟属 6 个物种的叶绿体基因组在这 3 个区域的变异较大，这 3 个区域可作为潜在的分子标记开发区域。

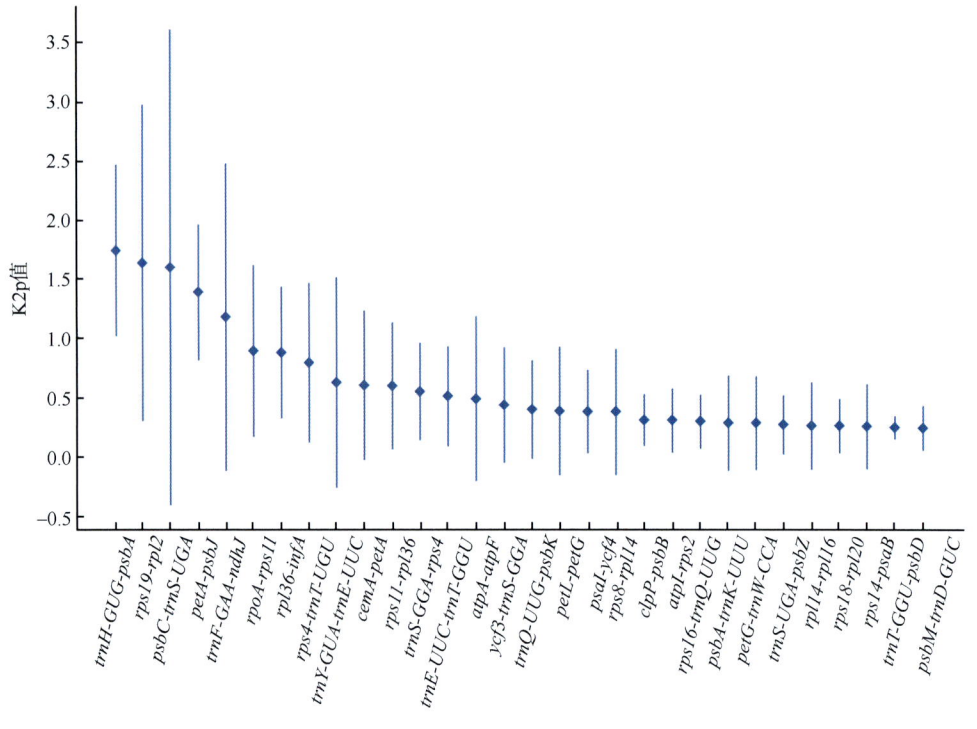

图 2-120-3　樟属物种基因间区的遗传距离分析结果

【系统发育】 使用 MAFFT 对来自樟属的 6 个物种[3-5]和 1 个外类群物种[绒毛钓樟（*Lindera floribunda*）][3]的叶绿体基因组中提取的 74 个共有蛋白质序列进行多重序列比对，使用 IQ-TREE 筛选 TVM+F+G4 模型，并采用最大似然法（maximum likelihood method）构建进化树。结果显示，沉水樟（*Cinnamomum micranthum*）独立分化为一支，其余 5 个物种聚为一支。随后，刀把木（*Cinnamomum pittosporoides*）[3]独立分化为一支，锡兰肉桂（*Cinnamomum verum*）[4]独立为一支。最后，肉桂（*Cinnamomum aromaticum*）[5]独立分化为一支。樟（*Cinnamomum camphora*）[5]与 *Cinnamomum yabunikkei*[5]的亲缘关系最近（图 2-120-4）。

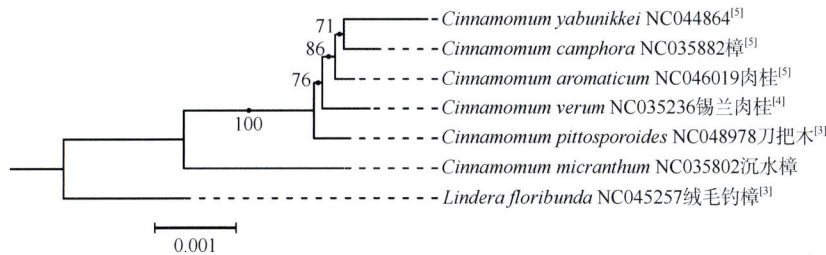

图 2-120-4 樟属植物系统发育进化分析

【$K_A/K_S$ 选择压力分析】 以图 2-120-4 的进化树作为参考，利用 Hyphy 软件中的 aBSREL 模型对蛋白质编码基因进行选择压力分析。共发现 2 个樟属基因受到正向选择，即 *rps2* 和 *rps12* 基因。在物种樟中，未发现有基因受到正向选择。

【宏 DNA 条形码的发现及其 PCR 扩增引物设计】 为了发现能够区分樟属下物种的宏 DNA 条形码序列及其 PCR 扩增引物，利用 ecoPrimers 对樟属植物叶绿体基因组序列进行分析。未发现用于设计 PCR 扩增引物的保守区间。

## 参 考 文 献

[1] 中国科学院《中国植物志》编委会. 中国植物志. 北京：科学出版社，1988，62：73.
[2] 张笙晦，童永清，钱信怡，等. 香樟化学成分及药理作用研究进展. 食品工业科技，2019，40（10）：320-333.
[3] Zhou X L, Zhang L Q, Yang L, et al. The complete chloroplast genome of *Cinnamomum pittosporoides* reveals its phylogenetic relationship in Lauraceae. Mitochondrial DNA Part B：Resources，2019，4（2）：3246-3247.
[4] Rabah S O, Lee C, Hajrah N H, et al. Plastome sequencing of ten nonmodel crop species uncovers a large insertion of mitochondrial DNA in cashew. The Plant Genome，2017，10（3）：DOI：10.3835/plantgenome2017.03.0020.
[5] Chen C, Zheng Y, Liu S, et al. The complete chloroplast genome of *Cinnamomum camphora* and its comparison with related Lauraceae species. Peer J，2017，5：e3820.

# 121 乌 药

【药材基本信息】 乌药 [Lindera aggregata（Sims）Kosterm.] 为樟科山胡椒属药用植物[1]，其干燥块根为乌药中药材（图 2-121-1）。收载于《中国药典》（2020年版）[2]。乌药分布于我国陕西、安徽、浙江、江西、福建、台湾、湖北、湖南、广西、四川等地。商品为野生。浙江天台所产乌药量大而质优，故有"天台乌药""台乌"之称。乌药以平整不卷、色淡、无黑斑、不破碎者为佳。质老、不成纺锤状直根的乌药不可供药用[1]。乌药根茎含生物碱（如新木姜子碱、去甲异波尔定）、挥发油（如倍半萜、乌药醚内酯、钓樟内酯、异钓樟内酯、钓樟烯醇）等成分[3]。味辛，性温。归肺、脾、肾、膀胱经。具有顺气止痛、温肾散寒的功效。现代研究表明，乌药具镇痛、抗炎、调节胃肠运动等作用，临床被用于消化性溃疡、风湿性关节炎、盆腔炎等病的治疗[1]。

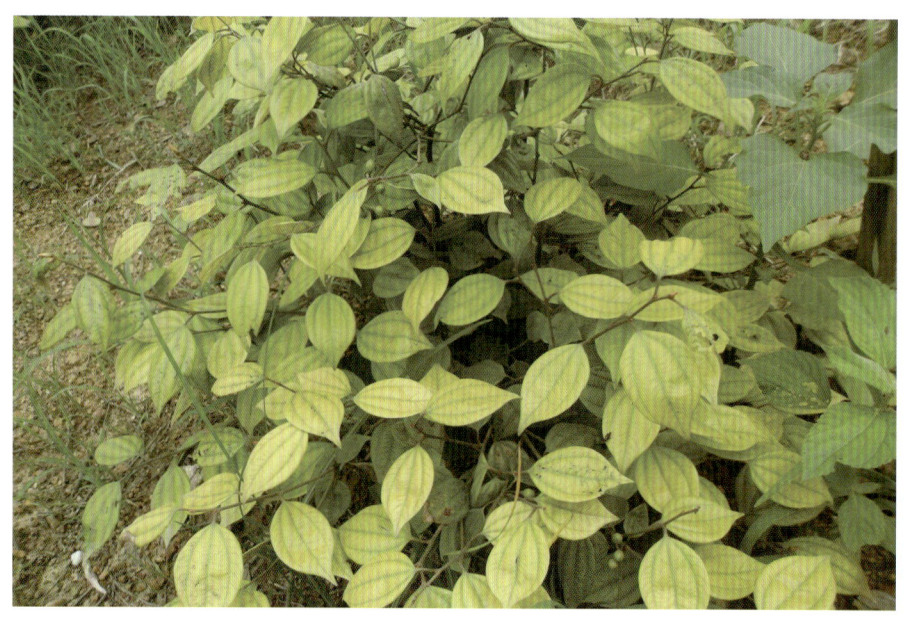

图 2-121-1 乌药

【叶绿体基因组】 乌药的叶绿体 DNA 为环状分子，其叶绿体基因组（GenBank 登录号：NC045252.1）总长度为 152 664bp，具有保守的四分状结构，包括一个 LSC 区、一个 SSC 区和一对 IR 区，其长度分别为 93 728bp、18 804bp 和 20 066bp（图 2-121-2）。乌药叶绿体基因组的整体 G/C 含量为 39.17%。其 LSC 区的 G/C 含量（37.97%）低于 IR 区的 G/C 含量（44.41%），但高于 SSC 区的 G/C 含量（33.96%）。

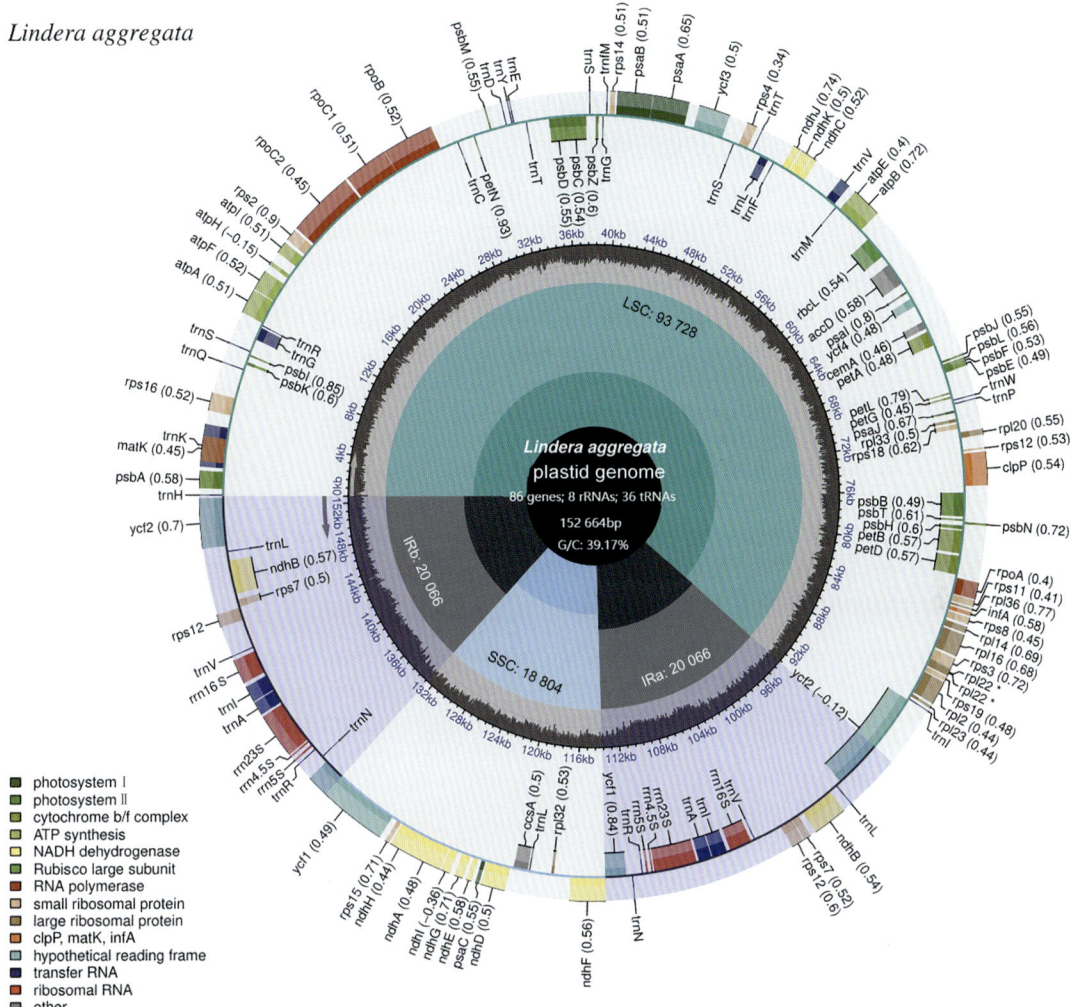

图 2-121-2 乌药叶绿体基因组图谱

该图包括 6 个圆形轨道。自内向外的第一轨道表示分散重复序列，红色弧线表示直接重复序列，绿色弧线表示回文重复序列；自内向外的第二轨道上的蓝色柱状线条表示长串联重复序列，其重复单元碱基长度>7；自内向外的第三轨道以不同颜色的柱状线条表示不同类型的短串联重复序列（微卫星序列），其中黑色表示复杂重复序列，绿色表示重复单元碱基长度为 1 的重复序列，黄色表示重复单元碱基长度为 2 的重复序列，紫色表示重复单元碱基长度为 3 的重复序列，蓝色表示重复单元碱基长度为 4 的重复序列，橙色表示重复单元碱基长度为 5 的重复序列，红色表示重复单元碱基长度为 6 的重复序列；自内向外的第四轨道上以不同色块表示 SSC 区、反向重复区 IRa 和 IRb、LSC 区，数字代表相应区间的长度；自内向外的第五轨道表示 GC 含量；最外层第六轨道以不同色块表示不同功能的编码基因，功能分类详见图中左下角注释，基因名称后括号中的数字表示密码子使用偏差，轨道外侧的基因转录方向为顺时针方向，轨道内侧的基因转录方向为逆时针方向

【编码基因】 乌药的叶绿体基因组共编码 130 个基因，其中独特基因 112 个，包括蛋白质编码基因 86 个（独特基因 78 个）、转运 RNA（transfer RNA，tRNA）编码基因 36 个（独特基因 30 个）、核糖体 RNA（ribosomal RNA，rRNA）编码基因 8 个（独特基因 4 个）（表 2-121-1）。其中 5 个蛋白质独特编码基因（*ndhB*、*rps12*、*rps7*、*ycf1*、*ycf2*）、6 个

tRNA 独特编码基因（*trnA-UGC*、*trnI-GAU*、*trnL-CAA*、*trnN-GUU*、*trnR-ACG*、*trnV-GAC*）、4 个 rRNA 独特编码基因（*rrn16S*、*rrn23S*、*rrn4.5S*、*rrn5S*）位于 IR 区。有 10 个蛋白质编码基因 [*rps16*、*rpoC1*、*rpl2*、*rpl16*、*petD*、*petB*、*ndhB*（×2）、*ndhA*、*atpF*] 各含有 1 个内含子（intron），4 个蛋白质编码基因 [*ycf3*、*clpP*、*rps12*（×2）] 各含有 2 个内含子，8 个 tRNA 编码基因 [*trnV-UAC*、*trnL-UAA*、*trnK-UUU*、*trnI-GAU*（×2）、*trnG-UCC*、*trnA-UGC*（×2）] 各含有 1 个内含子（表 2-121-2）。乌药叶绿体基因组中蛋白质编码区（coding sequence，CDS）的长度为 70 032bp，占整个基因组长度的 45.87%。rRNA 基因的长度为 9054bp，占整个基因组长度的 5.93%。而 tRNA 基因的长度为 2716bp，占整个基因组长度的 1.78%。乌药叶绿体基因组非编码区主要包括内含子和基因间区，其长度占整个基因组长度的 46.42%。

表 2-121-1　乌药叶绿体基因组基因列表

| 基因功能 | 基因分类 | 基因名称 |
| --- | --- | --- |
| rRNA | rRNA genes | *rrn16S*（×2）、*rrn23S*（×2）、*rrn5S*（×2）、*rrn4.5S*（×2） |
| tRNA | tRNA genes | 36 *trn* genes（8 个基因各含有 1 个内含子） |
| 自我复制 | Small subunit of ribosome | *rps11*、*rps12*（×3）、*rps14*、*rps15*、*rps16*、*rps18*、*rps19*、*rps2*、*rps3*、*rps4*、*rps7*（×2）、*rps8* |
| | Large subunit of ribosome | *rpl14*、*rpl16*、*rpl2*、*rpl20*、*rpl22*（×2）、*rpl23*、*rpl32*、*rpl33*、*rpl36* |
| | DNA dependent RNA polymerase | *rpoA*、*rpoB*、*rpoC1*、*rpoC2* |
| 光合作用 | Subunits of NADH-dehydrogenase | *ndhA*、*ndhB*（×2）、*ndhC*、*ndhD*、*ndhE*、*ndhF*、*ndhG*、*ndhH*、*ndhI*、*ndhJ*、*ndhK* |
| | Subunits of photosystem Ⅰ | *psaA*、*psaB*、*psaC*、*psaI*、*psaJ* |
| | Subunits of photosystem Ⅱ | *psbA*、*psbB*、*psbC*、*psbD*、*psbE*、*psbF*、*psbH*、*psbI*、*psbJ*、*psbK*、*psbL*、*psbM*、*psbN*、*psbT*、*psbZ*、*ycf3* |
| | Subunits of cytochrome b/f complex | *petA*、*petB*、*petD*、*petG*、*petL*、*petN* |
| | Subunits of ATP synthase | *atpA*、*atpB*、*atpE*、*atpF*、*atpH*、*atpI* |
| | Large subunit of rubisco | *rbcL* |
| 其他功能 | Maturase | *matK* |
| | Protease | *clpP* |
| | Envelope membrane protein | *cemA* |
| | Subunit of acetyl-CoA-carboxylase | *accD* |
| | Translational initiation factor | *infA* |
| | c-type cytochrome synthesis gene | *ccsA* |
| 未知功能 | | *ycf1*（×2）、*ycf2*（×2）、*ycf4* |

表 2-121-2　乌药叶绿体基因内含子和外显子位置及长度

| 基因名称 | 基因编码序列所在链 | 起始位置 | 终点位置 | 长度（bp） | | | | |
|---|---|---|---|---|---|---|---|---|
| | | | | 第一外显子 | 第一内含子 | 第二外显子 | 第二内含子 | 第三外显子 |
| trnK-UUU | − | 1767 | 4366 | 37 | 2528 | 35 | | |
| rps16 | − | 5187 | 6298 | 40 | 842 | 230 | | |
| trnG-UCC | + | 10301 | 11129 | 23 | 758 | 48 | | |
| atpF | − | 13032 | 14315 | 145 | 729 | 410 | | |
| rpoC1 | − | 21861 | 24632 | 432 | 720 | 1620 | | |
| ycf3 | − | 44719 | 46692 | 124 | 736 | 230 | 731 | 153 |
| trnL-UAA | + | 49461 | 50024 | 35 | 479 | 50 | | |
| trnV-UAC | − | 54530 | 55193 | 39 | 590 | 35 | | |
| rps12 | − | 73371 | 101742 | 114 | ND | 232 | 538 | 28 |
| clpP | − | 73631 | 75668 | 71 | 776 | 291 | 656 | 244 |
| petB | + | 78546 | 79984 | 6 | 791 | 642 | | |
| petD | + | 80182 | 81380 | 8 | 716 | 475 | | |
| rpl16 | − | 84814 | 86189 | 9 | 971 | 396 | | |
| rpl2 | − | 87911 | 89407 | 388 | 678 | 431 | | |
| ndhB | − | 97865 | 100045 | 721 | 702 | 758 | | |
| trnI-GAU | + | 105617 | 106632 | 37 | 944 | 35 | | |
| trnA-UGC | + | 106697 | 107567 | 38 | 798 | 35 | | |
| ndhA | − | 124253 | 126458 | 553 | 1114 | 539 | | |
| trnA-UGC | − | 138826 | 139696 | 38 | 798 | 35 | | |
| trnI-GAU | − | 139761 | 140776 | 37 | 944 | 35 | | |
| rps12 | + | 144651 | 145444 | ND | ND | 232 | 538 | 26 |
| ndhB | + | 146348 | 148528 | 721 | 702 | 758 | | |

注："+"表示正链；"−"表示负链；"ND"表示未确定

【重复序列】　在乌药叶绿体基因组中，微卫星序列的类型以 A/T 为主，有 60 个；其次为 AT/AT，有 3 个（表 2-121-3）。共发现 15 个串联重复序列，满足总长度超过 20bp 且重复单元之间的相似度≥ 90% 两个条件（表 2-121-4）。散在重复序列包括回文重复序列和正向重复序列。以 e-value 小于 1E–04 为阈值，乌药叶绿体基因组散在重复序列包括 7 条回文重复序列、7 条正向重复序列（表 2-121-5）。

表 2-121-3　乌药叶绿体基因组微卫星序列统计

| 重复单元类型 | 重复序列个数 |
|---|---|
| A/T | 60 |
| C/G | 2 |
| AT/AT | 3 |
| AG/CT | 2 |

表 2-121-4　乌药叶绿体基因组串联重复序列统计

| 起点—终点 | 重复单元长度（bp） | 重复单元拷贝数 | 重复单元一致序列长度（bp） | 重复单元之间的相似度（%） | 插入缺失比例（%） | 分值 | 碱基个数 A | C | G | T | 熵（0—2） |
|---|---|---|---|---|---|---|---|---|---|---|---|
| 1826—1855 | 15 | 2.0 | 15 | 93 | 0 | 51 | 56 | 6 | 3 | 33 | 1.42 |
| 3895—3919 | 12 | 2.1 | 12 | 100 | 0 | 50 | 60 | 8 | 16 | 16 | 1.58 |
| 31986—32015 | 15 | 2.0 | 15 | 100 | 0 | 60 | 53 | 6 | 0 | 40 | 1.27 |
| 33568—33606 | 15 | 2.5 | 15 | 91 | 4 | 60 | 43 | 12 | 5 | 38 | 1.65 |
| 34963—34995 | 17 | 1.9 | 17 | 93 | 0 | 57 | 57 | 0 | 30 | 12 | 1.35 |
| 48564—48595 | 13 | 2.4 | 13 | 94 | 5 | 55 | 59 | 12 | 18 | 9 | 1.59 |
| 50712—50747 | 18 | 2.0 | 18 | 100 | 0 | 72 | 11 | 50 | 0 | 38 | 1.38 |
| 95057—95113 | 24 | 2.4 | 24 | 100 | 0 | 114 | 33 | 8 | 24 | 33 | 1.86 |
| 102119—102149 | 15 | 2.1 | 15 | 93 | 0 | 53 | 16 | 0 | 0 | 83 | 0.64 |
| 112201—112240 | 19 | 2.1 | 19 | 100 | 0 | 80 | 32 | 35 | 0 | 32 | 1.58 |
| 117947—117973 | 13 | 2.1 | 13 | 100 | 0 | 54 | 33 | 7 | 7 | 51 | 1.58 |
| 132561—132614 | 18 | 3.0 | 18 | 91 | 0 | 90 | 11 | 12 | 11 | 64 | 1.49 |
| 134153—134192 | 19 | 2.1 | 19 | 100 | 0 | 80 | 32 | 0 | 35 | 32 | 1.58 |
| 144244—144274 | 15 | 2.1 | 15 | 93 | 0 | 53 | 83 | 0 | 0 | 16 | 0.64 |
| 151280—151336 | 24 | 2.4 | 24 | 100 | 0 | 114 | 33 | 24 | 8 | 33 | 1.86 |

表 2-121-5　乌药叶绿体基因组散在重复序列特征值

| 重复单元一长度（bp） | 重复单元一起点 | 重复类型 | 重复单元二长度（bp） | 重复单元二起点 | 重复单元间隔 | e-value |
|---|---|---|---|---|---|---|
| 40 | 95053 | D | 40 | 95077 | −2 | 3.81E−11 |
| 40 | 95053 | P | 40 | 151275 | −2 | 3.81E−11 |
| 40 | 95077 | P | 40 | 151299 | −2 | 3.81E−11 |
| 40 | 151275 | D | 40 | 151299 | −2 | 3.81E−11 |
| 39 | 45869 | D | 39 | 101781 | −2 | 1.45E−10 |
| 39 | 45869 | P | 39 | 144572 | −2 | 1.45E−10 |
| 34 | 87877 | D | 34 | 93762 | −1 | 2.27E−09 |
| 34 | 87877 | P | 34 | 152596 | −1 | 2.27E−09 |
| 35 | 132560 | D | 35 | 132578 | −2 | 2.97E−08 |
| 30 | 67459 | P | 30 | 67505 | −1 | 5.12E−07 |
| 33 | 97187 | D | 33 | 149172 | −3 | 1.31E−05 |
| 30 | 9394 | P | 30 | 47559 | −2 | 2.23E−05 |
| 30 | 38643 | P | 30 | 38645 | −2 | 2.23E−05 |
| 32 | 9392 | D | 32 | 37826 | −3 | 4.76E−05 |

注：P. palindromic repeat，回文重复序列；D. direct repeat，正向重复序列

【高可变区】 为了发现山胡椒属物种间的高可变区，从 18 个叶绿体基因组中提取了 116 种基因间区，采用 K2p（Kimura 2-parameter）模型计算基因间区的遗传距离，遗传距离最大的 30 个基因间区参见图 2-121-3。这 30 个基因间区的 K2p 平均值分布于 0.81～8.12。其中 *atpF-atpH*、*ycf1-ndhF*、*trnH-GUG-psbA* 的 K2p 平均值较高，分别为 8.12、5.75、3.85。由此可见，山胡椒属 18 个物种的叶绿体基因组在这 3 个区域的变异较大，这 3 个区域可作为潜在的分子标记开发区域。

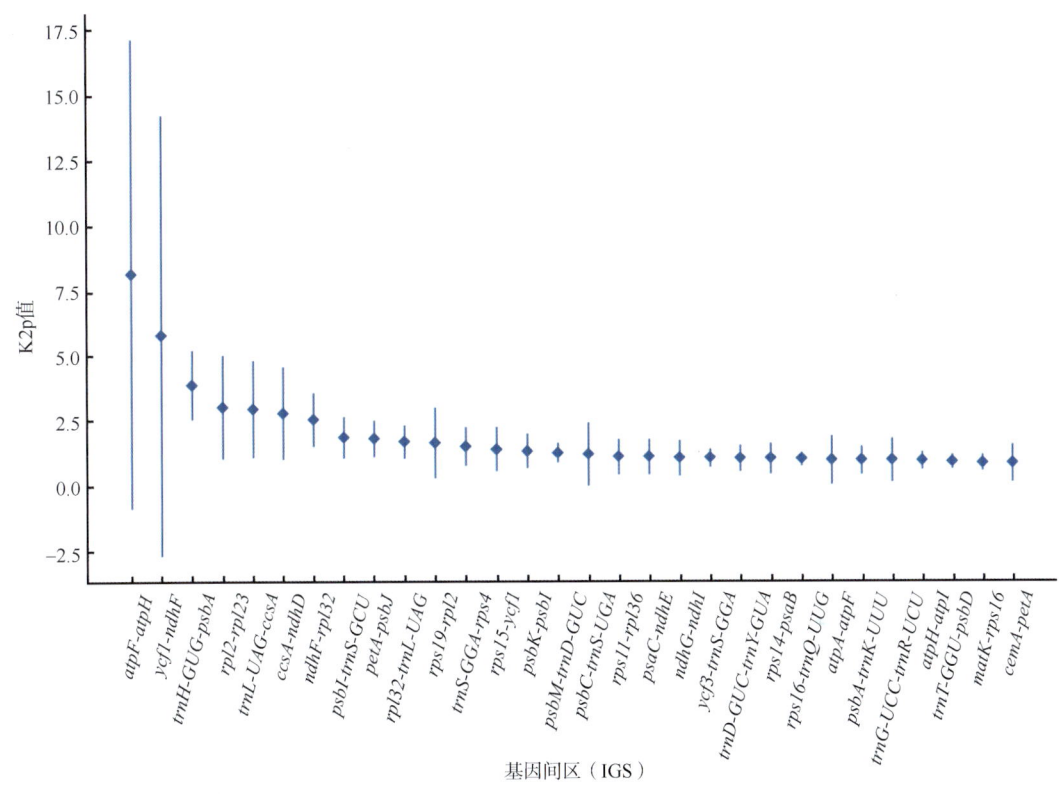

图 2-121-3　山胡椒属物种基因间区的遗传距离分析结果

【系统发育】 用 MAFFT 对来自山胡椒属的 18 个物种[4-6]和 1 个外类群物种 [ 鳄梨（*Persea americana*）][7] 的叶绿体基因组中提取的 76 个共有蛋白质序列进行多重序列比对，使用 IQ-TREE 选择最优的 TVM+F+I 模型，并采用最大似然法（maximum likelihood method）构建进化树。结果显示，狭叶山胡椒（*Lindera angustifolia*）[6]、山胡椒（*Lindera glauca*）[3]、香叶树（*Lindera communis*）[6] 和绒毛山胡椒（*Lindera nacusua*）[6] 4 个物种聚为一支。在其余 14 个物种中，三桠乌药（*Lindera obtusiloba*）[6]、红果山胡椒（*Lindera erythrocarpa*）[6]、滇粤山胡椒（*Lindera metcalfiana*）[6]、香粉叶（*Lindera pulcherrima* var. *attenuata*）[6]、川钓樟（*Lindera pulcherrima* var. *hemsleyana*）[5]、乌药（*Lindera aggregata*）[6] 和鼎湖钓樟（*Lindera chunii*）[6] 7 个物种聚为一支。绒毛钓樟（*Lindera floribunda*）[6]、山橿（*Lindera reflexa*）[6]、绢毛木姜子（*Lindera sericea*）[6]、绿叶甘橿（*Lindera neesiana*）[6]、大果山胡椒（*Lindera praecox*）[6]、红脉钓樟（*Lindera rubronervia*）[6] 和黑壳楠（*Lindera megaphylla*）[6] 7 个物种聚为一支。乌药与鼎湖钓樟的亲缘关系最近（图 2-121-4）。

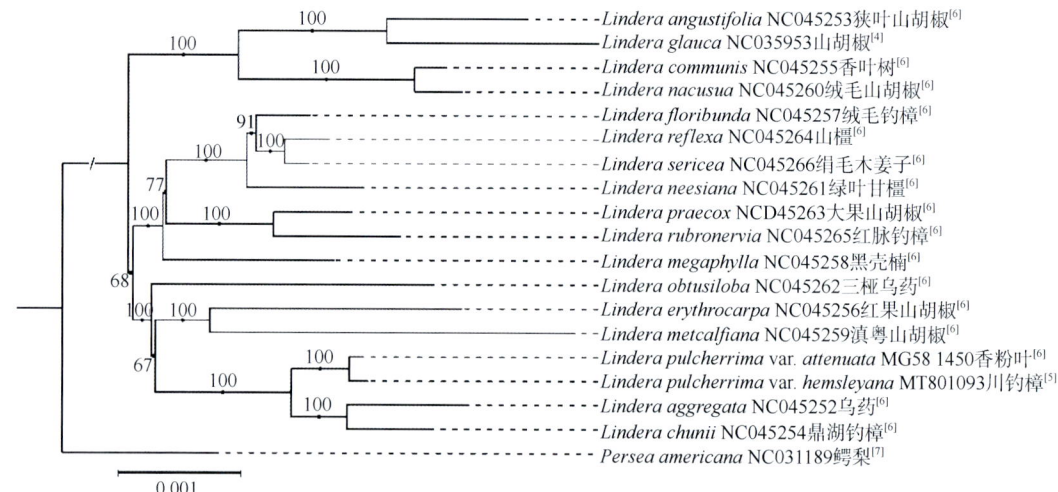

图 2-121-4　山胡椒属植物系统发育进化分析

【$K_A/K_S$ 选择压力分析】　以图 2-121-4 的进化树作为参考，利用 Hyphy 软件中的 aBSREL 模型对蛋白质编码基因进行选择压力分析。在 18 个山胡椒属物种中，未发现有基因受到正向选择。

【宏 DNA 条形码的发现及其 PCR 扩增引物设计】　为了发现能够区分山胡椒属下物种的宏 DNA 条形码序列及其 PCR 扩增引物，利用 ecoPrimers 对山胡椒属植物叶绿体基因组序列进行分析。未发现用于设计 PCR 扩增引物的保守区间。

## 参 考 文 献

[1] 肖培根. 新编中药志. 第二卷. 北京：化学工业出版社，2002：162-165.

[2] 国家药典委员会. 中华人民共和国药典（2020 年版）一部. 北京：中国医药科技出版社，2020：79.

[3] 袁昌齐. 天然药物资源开发利用. 南京：江苏科学技术出版社，2000.

[4] Xiong B，Zhang L，Xie L，et al. Complete chloroplast genome of a valuable economic tree，*Lindera glauca*（Lauraceae）and comparison with its congeners. Pakistan Journal of Botany，2018，50：2189-2196.

[5] Qian S J，Zhang Y H. The complete chloroplast genome of *Lindera pulcherrima* var. *hemsleyana*（Lauraceae）. Mitochondrial DNA Part B：Resources，2020，5（3）：3249-3250.

[6] Jo S，Kim Y K，Se-Hwan C，et al. Characterization of 20 complete plastomes from the tribe Laureae（Lauraceae）and distribution of small inversions. PLoS One，2019，14：e0224622.

[7] Song Y，Yao X，Tan Y，et al. Complete chloroplast genome sequence of the avocado：Gene organization，comparative analysis，and phylogenetic relationships with other Lauraceae. Canadian Journal of Forest Research，2016，46：1293-1301.

# 122 香叶树

**【药材基本信息】** 香叶树（*Lindera communis* Hemsl.）为樟科山胡椒属药用植物[1]，其枝叶或茎皮为香叶树中药材（图2-122-1）。收载于《中药大辞典》[1]。香叶树分布于陕西、甘肃、江西、浙江、福建、台湾、湖北、湖南、广东、四川、贵州、云南等地[2]。香叶树叶油的主要成分是斯巴醇、双（2-羟乙基）月桂酰胺和正癸酸等。味涩、微辛，性微寒。具有解毒消肿、散瘀止痛的功效[3]。主治跌打肿痛、外伤出血、疮疖。现代研究表明，香叶树叶对金黄色葡萄球菌高度敏感，对宋氏痢疾杆菌、伤寒杆菌及大肠杆菌中度敏感。具有镇咳祛痰作用，能轻度舒张气管平滑肌。用于治疗外伤出血、尿路结石、化脓性感染和小儿高热不退等，对慢性气管炎也有效。

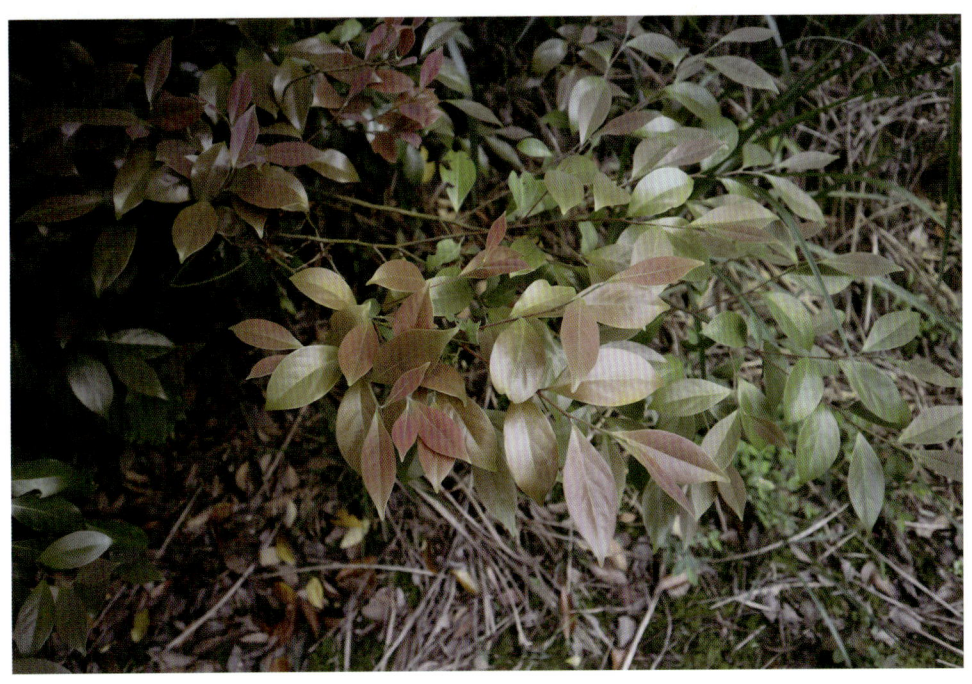

图 2-122-1 香叶树

**【叶绿体基因组】** 香叶树的叶绿体 DNA 为环状分子，其叶绿体基因组（GenBank 登录号：NC045255.1）总长度为 152 668bp，具有保守的四分状结构，包括一个 LSC 区、一个 SSC 区和一对 IR 区，其长度分别为 93 680bp、18 894bp 和 20 047bp（图2-122-2）。香叶树叶绿体基因组的整体 G/C 含量为 39.21%。其 LSC 区的 G/C 含量（38.04%）低于 IR 区的 G/C 含量（44.45%），但高于 SSC 区的 G/C 含量（33.93%）。

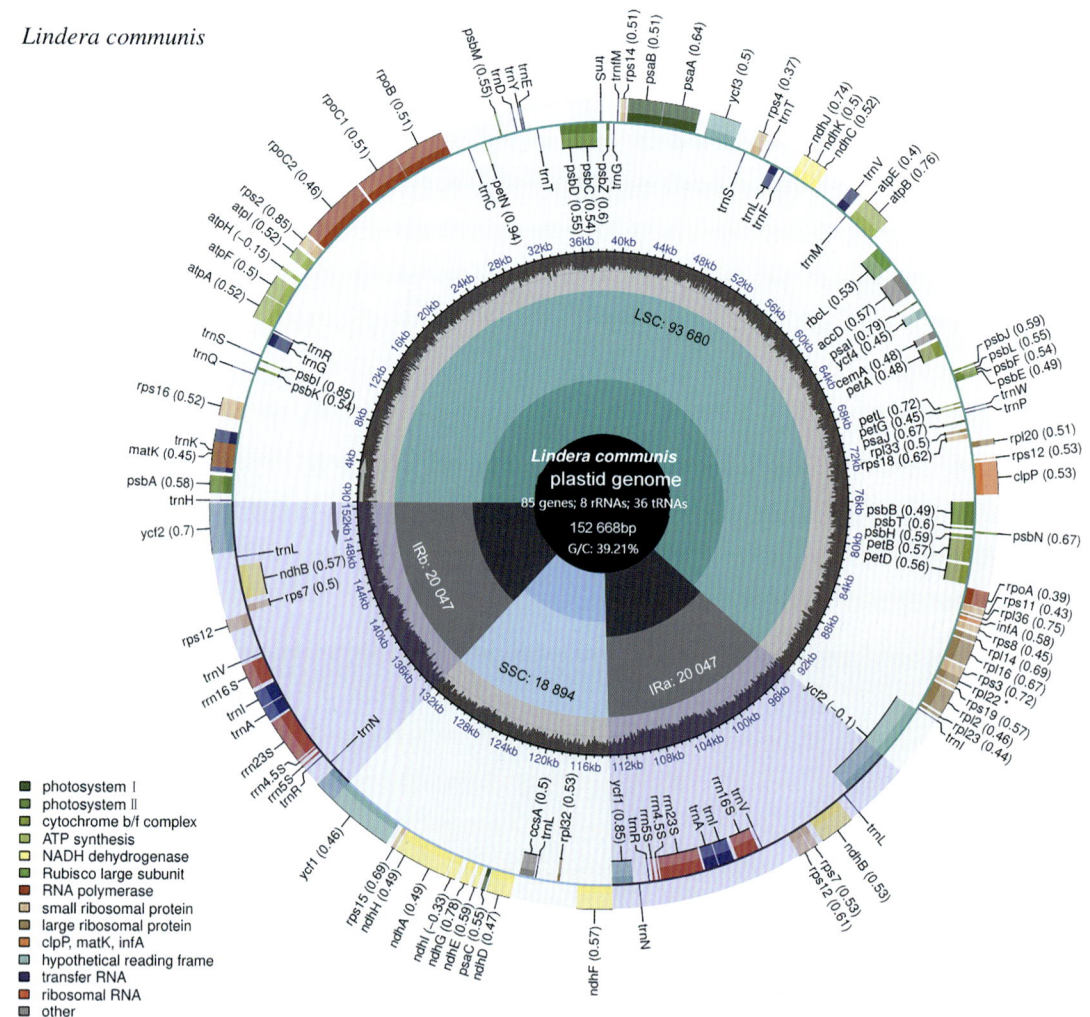

图 2-122-2　香叶树叶绿体基因组图谱

该图包括 6 个圆形轨道。自内向外的第一轨道表示分散重复序列，红色弧线表示直接重复序列，绿色弧线表示回文重复序列；自内向外的第二轨道上的蓝色柱状线条表示长串联重复序列，其重复单元碱基长度＞7；自内向外的第三轨道以不同颜色的柱状线条表示不同类型的短串联重复序列（微卫星序列），其中黑色表示复杂重复序列，绿色表示重复单元碱基长度为 1 的重复序列，黄色表示重复单元碱基长度为 2 的重复序列，紫色表示重复单元碱基长度为 3 的重复序列，蓝色表示重复单元碱基长度为 4 的重复序列，橙色表示重复单元碱基长度为 5 的重复序列，红色表示重复单元碱基长度为 6 的重复序列；自内向外的第四轨道上以不同色块表示 SSC 区、反向重复区 IRa 和 IRb、LSC 区，数字代表相应区间的长度；自内向外的第五轨道表示 GC 含量；最外层第六轨道以不同色块表示不同功能的编码基因，功能分类详见图中左下角注释，基因名称后括号中的数字表示密码子使用偏差，轨道外侧的基因转录方向为顺时针方向，轨道内侧的基因转录方向为逆时针方向

【编码基因】　香叶树的叶绿体基因组共编码 129 个基因，其中独特基因 113 个，包括蛋白质编码基因 85 个（独特基因 79 个）、转运 RNA（transfer RNA，tRNA）编码基因 36 个（独特基因 30 个）、核糖体 RNA（ribosome RNA，rRNA）编码基因 8 个（独特基因 4 个）（表 2-122-1）。其中 5 个蛋白质编码基因（*ndhB*、*rps12*、*rps7*、*ycf1*、 *ycf2*)、6个tRNA编码基因（*trnA-UGC*、*trnI-GAU*、*trnL-CAA*、*trnN-GUU*、*trnR-ACG*、*trnV-GAC*）、4个rRNA编码基因（*rrn16S*、*rrn23S*、*rrn4.5S*、*rrn5S*）位于IR区。有10个蛋白质编码基因[*rps16*、*rpoC1*、*rpl2*、*rpl16*、*petD*、*petB*、*ndhB*（×2）、*ndhA*、*atpF*]各含有1个内含子（intron），4个蛋白质编码基因[*ycf3*、*clpP*、*rps12*（×2）]各含有2个内含子，8个tRNA编码基因[*trnV-UAC*、*trnL-UAA*、*trnK-UUU*、*trnI-GAU*（×2）、*trnG-UCC*、*trnA-UGC*（×2）]各含有1个内含子（表2-122-2）。香叶树叶绿体基因组中蛋白质编码区（coding sequence，CDS）的长度为70 044bp，占整个基因组长度的45.88%。rRNA基因的长度为9054bp，占整个基因组长度的5.93%。而tRNA基因的长度为2716bp，占整个基因组长度的1.78%。香叶树叶绿体基因组非编码区主要包括内含子和基因间区，其长度占整个基因组长度的46.41%。

表2-122-1 香叶树叶绿体基因组基因列表

| 基因功能 | 基因分类 | 基因名称 |
| --- | --- | --- |
| rRNA | rRNA genes | *rrn16S*（×2）、*rrn23S*（×2）、*rrn5S*（×2）、*rrn4.5S*（×2） |
| tRNA | tRNA genes | 36 *trn* genes（8个基因各含有1个内含子） |
| 自我复制 | Small subunit of ribosome | *rps11*、*rps12*（×3）、*rps14*、*rps15*、*rps16*、*rps18*、*rps19*、*rps2*、*rps3*、*rps4*、*rps7*（×2）、*rps8* |
| | Large subunit of ribosome | *rpl14*、*rpl16*、*rpl2*、*rpl20*、*rpl22*、*rpl23*、*rpl32*、*rpl33*、*rpl36* |
| | DNA dependent RNA polymerase | *rpoA*、*rpoB*、*rpoC1*、*rpoC2* |
| 光合作用 | Subunits of NADH-dehydrogenase | *ndhA*、*ndhB*（×2）、*ndhC*、*ndhD*、*ndhE*、*ndhF*、*ndhG*、*ndhH*、*ndhI*、*ndhJ*、*ndhK* |
| | Subunits of photosystem Ⅰ | *psaA*、*psaB*、*psaC*、*psaI*、*psaJ* |
| | Subunits of photosystem Ⅱ | *psbA*、*psbB*、*psbC*、*psbD*、*psbE*、*psbF*、*psbH*、*psbI*、*psbJ*、*psbK*、*psbL*、*psbM*、*psbN*、*psbT*、*psbZ*、*ycf3* |
| | Subunits of cytochrome b/f complex | *petA*、*petB*、*petD*、*petG*、*petL*、*petN* |
| | Subunits of ATP synthase | *atpA*、*atpB*、*atpE*、*atpF*、*atpH*、*atpI* |
| | Large subunit of rubisco | *rbcL* |
| 其他功能 | Maturase | *matK* |
| | Protease | *clpP* |
| | Envelope membrane protein | *cemA* |
| | Subunit of acetyl-CoA-carboxylase | *accD* |
| | c-type cytochrome synthesis gene | *ccsA* |
| | Translational initiation factor | *infA* |
| 未知功能 | | *ycf1*（×2）、*ycf2*（×2）、*ycf4* |

表 2-122-2　香叶树叶绿体基因内含子和外显子位置及长度

| 基因名称 | 基因编码序列所在链 | 起始位置 | 终点位置 | 长度（bp） | | | | |
|---|---|---|---|---|---|---|---|---|
| | | | | 第一外显子 | 第一内含子 | 第二外显子 | 第二内含子 | 第三外显子 |
| trnK-UUU | − | 1796 | 4381 | 37 | 2514 | 35 | | |
| rps16 | − | 5201 | 6312 | 40 | 842 | 230 | | |
| trnG-UCC | + | 10335 | 11165 | 23 | 760 | 48 | | |
| atpF | − | 13064 | 14351 | 145 | 733 | 410 | | |
| rpoC1 | − | 21881 | 24650 | 432 | 718 | 1620 | | |
| ycf3 | − | 44723 | 46698 | 124 | 735 | 230 | 734 | 153 |
| trnL-UAA | + | 49439 | 50003 | 35 | 480 | 50 | | |
| trnV-UAC | − | 54490 | 55152 | 39 | 589 | 35 | | |
| rps12 | − | 73316 | 101694 | 114 | ND | 232 | 538 | 26 |
| clpP | − | 73576 | 75608 | 71 | 774 | 291 | 653 | 244 |
| petB | + | 78486 | 79931 | 6 | 798 | 642 | | |
| petD | + | 80129 | 81327 | 8 | 716 | 475 | | |
| rpl16 | − | 84762 | 86136 | 9 | 970 | 396 | | |
| rpl2 | − | 87860 | 89356 | 388 | 678 | 431 | | |
| ndhB | − | 97817 | 99997 | 721 | 702 | 758 | | |
| trnI-GAU | + | 105569 | 106584 | 37 | 944 | 35 | | |
| trnA-UGC | + | 106649 | 107519 | 38 | 798 | 35 | | |
| ndhA | − | 124293 | 126483 | 553 | 1099 | 539 | | |
| trnA-UGC | − | 138830 | 139700 | 38 | 798 | 35 | | |
| trnI-GAU | − | 139765 | 140780 | 37 | 944 | 35 | | |
| rps12 | + | 144655 | 145448 | ND | ND | 232 | 538 | 26 |
| ndhB | + | 146352 | 148532 | 721 | 702 | 758 | | |

注："+"表示正链；"−"表示负链；"ND"表示未确定

【重复序列】　在香叶树叶绿体基因组中，微卫星序列的类型以 A/T 为主，有 52 个；其次为 AG/CT，有 3 个（表 2-122-3）。共发现 9 个串联重复序列，满足总长度超过 20bp 且重复单元之间的相似度 ≥ 90% 两个条件（表 2-122-4）。散在重复序列包括回文重复序列和正向重复序列。以 e-value 小于 1E–04 为阈值，香叶树叶绿体基因组散在重复序列包括 7 条回文重复序列、9 条正向重复序列（表 2-122-5）。

表 2-122-3　香叶树叶绿体基因组微卫星序列统计

| 重复单元类型 | 重复序列个数 |
|---|---|
| A/T | 52 |
| C/G | 2 |
| AT/AT | 2 |
| AG/CT | 3 |

表 2-122-4　香叶树叶绿体基因组串联重复序列统计

| 起点—终点 | 重复单元长度(bp) | 重复单元拷贝数 | 重复单元一致序列长度(bp) | 重复单元之间的相似度(%) | 插入缺失比例(%) | 分值 | 碱基个数 A | C | G | T | 熵(0—2) |
|---|---|---|---|---|---|---|---|---|---|---|---|
| 3909—3933 | 12 | 2.1 | 12 | 100 | 0 | 50 | 60 | 8 | 16 | 16 | 1.58 |
| 31983—32012 | 15 | 2.0 | 15 | 100 | 0 | 60 | 53 | 6 | 0 | 40 | 1.27 |
| 33570—33608 | 15 | 2.5 | 15 | 91 | 4 | 60 | 43 | 12 | 5 | 38 | 1.65 |
| 34972—35004 | 17 | 1.9 | 17 | 93 | 0 | 57 | 57 | 0 | 30 | 12 | 1.35 |
| 48561—48592 | 13 | 2.4 | 13 | 94 | 5 | 55 | 59 | 12 | 18 | 9 | 1.59 |
| 50690—50743 | 18 | 3.0 | 18 | 100 | 0 | 108 | 11 | 50 | 0 | 38 | 1.38 |
| 95009—95065 | 24 | 2.4 | 24 | 100 | 0 | 114 | 33 | 8 | 24 | 33 | 1.86 |
| 132584—132637 | 18 | 3.0 | 18 | 94 | 0 | 90 | 11 | 16 | 11 | 61 | 1.57 |
| 151284—151340 | 24 | 2.4 | 24 | 100 | 0 | 114 | 33 | 24 | 8 | 33 | 1.86 |

表 2-122-5　香叶树叶绿体基因组散在重复序列特征值

| 重复单元一长度(bp) | 重复单元一起点 | 重复类型 | 重复单元二长度(bp) | 重复单元二起点 | 重复单元间隔 | e-value |
|---|---|---|---|---|---|---|
| 36 | 50689 | D | 36 | 50707 | 0 | 1.39E-12 |
| 40 | 95005 | D | 40 | 95029 | −2 | 3.81E-11 |
| 40 | 95005 | P | 40 | 151279 | −2 | 3.81E-11 |
| 40 | 95029 | P | 40 | 151303 | −2 | 3.81E-11 |
| 40 | 151279 | D | 40 | 151303 | −2 | 3.81E-11 |
| 39 | 45876 | D | 39 | 101733 | −2 | 1.45E-10 |
| 39 | 45876 | P | 39 | 144576 | −2 | 1.45E-10 |
| 41 | 40964 | D | 41 | 43188 | −3 | 3.90E-10 |
| 34 | 87826 | D | 34 | 93714 | −1 | 2.27E-09 |
| 34 | 87826 | P | 34 | 152600 | −1 | 2.27E-09 |
| 36 | 132583 | D | 36 | 132601 | −2 | 7.87E-09 |
| 30 | 67418 | P | 30 | 67464 | −1 | 5.12E-07 |
| 33 | 97139 | D | 33 | 149176 | −3 | 1.31E-05 |
| 30 | 9433 | P | 30 | 47565 | −2 | 2.23E-05 |
| 30 | 38652 | P | 30 | 38654 | −2 | 2.23E-05 |
| 32 | 9431 | D | 32 | 37835 | −3 | 4.76E-05 |

注：P. palindromic repeat，回文重复序列；D. direct repeat，正向重复序列

【高可变区】　为了发现山胡椒属物种间的高可变区，从 18 个物种的叶绿体基因组中提取了 116 种基因间区，采用 K2p（Kimura 2-parameter）模型计算基因间区的遗传距离，遗传距离最大的 30 个基因间区参见图 2-122-3。这 30 个基因间区的 K2p 平均值分布于 0.81～8.12。其中 *atpF-atpH*、*ycf1-ndhF*、*trnH-GUG-psbA* 的 K2p 平均值较高，分别为 8.12、5.75、3.85。由此可见，山胡椒属 18 个物种的叶绿体基因组在这 3 个区域的变异较大，这

3个区域可作为潜在的分子标记开发区域。

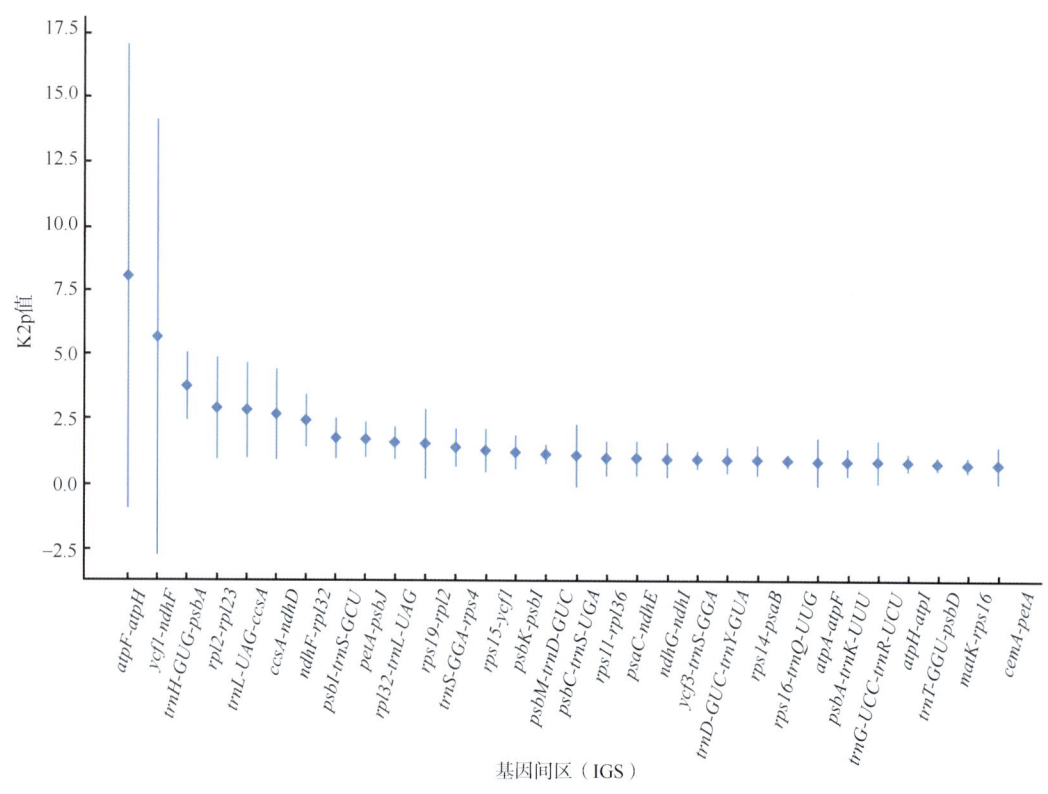

图 2-122-3　山胡椒属物种基因间区的遗传距离分析结果

【系统发育】　用 MAFFT 对来自山胡椒属的 18 个物种[4-6]和 1 个外类群物种 [ 鳄梨（*Persea americana*）][7]的叶绿体基因组中提取的 76 个共有蛋白质序列进行多重序列比对，使用 IQ-TREE 选择最优的 TVM+F+I 模型，并采用最大似然法（maximum likelihood method）构建进化树。结果显示，狭叶山胡椒（*Lindera angustifolia*）[6]、山胡椒（*Lindera glauca*）[3]、香叶树（*Lindera communis*）[6]和绒毛山胡椒（*Lindera nacusua*）[6] 4 个物种聚为一支。在其余 14 个物种中，三桠乌药（*Lindera obtusiloba*）[6]、红果山胡椒（*Lindera erythrocarpa*）[6]、滇粤山胡椒（*Lindera metcalfiana*）[6]、香粉叶（*Lindera pulcherrima* var. *attenuata*）[6]、川钓樟（*Lindera pulcherrima* var. *hemsleyana*）[5]、乌药（*Lindera aggregata*）[6]和鼎湖钓樟（*Lindera chunii*）[6] 7 个物种聚为一支。绒毛钓樟（*Lindera floribunda*）[6]、山檀（*Lindera reflexa*）[6]、绢毛木姜子（*Lindera sericea*）[6]、绿叶甘檀（*Lindera neesiana*）[6]、大果山胡椒（*Lindera praecox*）[6]、红脉钓樟（*Lindera rubronervia*）[6]和黑壳楠（*Lindera megaphylla*）[6] 7 个物种聚为一支。香叶树和绒毛山胡椒的亲缘关系最近（图 2-122-4）。

【$K_A/K_S$ 选择压力分析】　以图 2-122-4 的进化树作为参考，利用 Hyphy 软件中的 aBSREL 模型对蛋白质编码基因进行选择压力分析。在 18 个山胡椒属物种中未发现有基因受到正向选择。

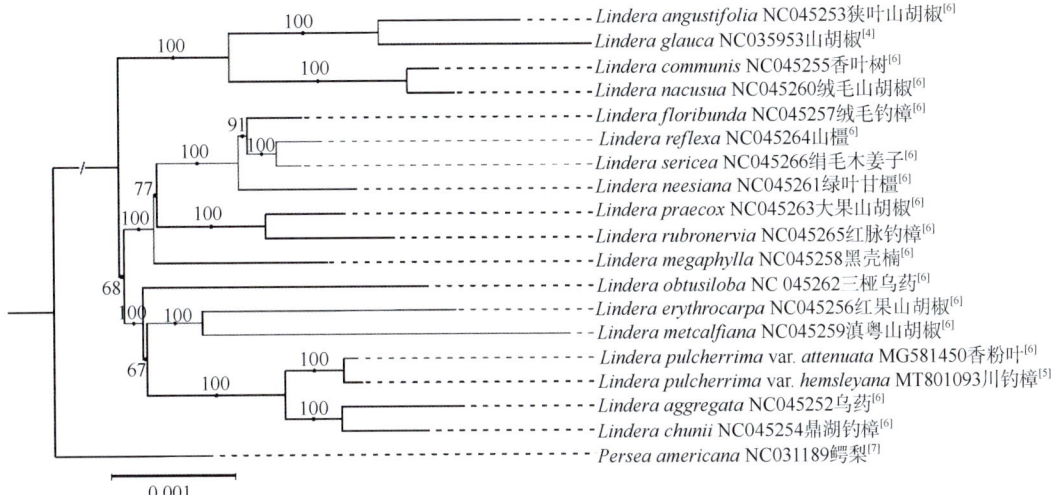

图 2-122-4　山胡椒属植物系统发育进化分析

【宏 DNA 条形码的发现及其 PCR 扩增引物设计】　为了发现能够区分山胡椒属下物种的宏 DNA 条形码序列及其 PCR 扩增引物，利用 ecoPrimers 对山胡椒属植物叶绿体基因组序列进行分析。未发现用于设计 PCR 扩增引物的保守区间。

## 参 考 文 献

[1] 南京中医药大学. 中药大辞典. 上海: 上海科学技术出版社, 2006.
[2] 肖培根. 新编中药志. 第三卷. 北京: 化学工业出版社, 2002: 355-358.
[3] 袁昌齐. 天然药物资源开发利用. 南京: 江苏科学技术出版社, 2000.
[4] Xiong B, Zhang L, Xie L, et al. Complete chloroplast genome of a valuable economic tree, *Lindera glauca* (Lauraceae) and comparison with its congeners. Pakistan Journal of Botany, 2018, 50: 2189-2196.
[5] Qian S J, Zhang Y H. The complete chloroplast genome of *Lindera pulcherrima* var. *hemsleyana* (Lauraceae). Mitochondrial DNA Part B: Resources, 2020, 5 (3): 3249-3250.
[6] Jo S, Kim Y K, Se-Hwan C, et al. Characterization of 20 complete plastomes from the tribe Laureae (Lauraceae) and distribution of small inversions. PLoS One, 2019, 14: e0224622.
[7] Song Y, Yao X, Tan Y, et al. Complete chloroplast genome sequence of the avocado: Gene organization, comparative analysis, and phylogenetic relationships with other Lauraceae. Canadian Journal of Forest Research, 2016, 46: 1293-1301.

# 123 暗紫贝母

【药材基本信息】 暗紫贝母（*Fritillaria unibracteata* Hsiao et K. C. Hsia）为百合科贝母属药用植物[1]，其干燥鳞茎为川贝母中药材（图2-123-1）。收载于《中国药典》（2020年版）[2]。按性状不同分别习称"松贝""青贝""炉贝"和"栽培品"。药材以质坚实、粉性足、味苦者为佳。暗紫贝母分布于中国四川西北部（松潘、若尔盖、马尔康、刷经寺、洪源、理县）和青海东南部（兴海、河南、果洛、班玛）[1]。川贝母主要含生物碱（如贝母碱、西贝母碱等）、有机酸（如阿魏酸等）、核苷、皂苷等化学成分。味甘、苦，性微寒[3]。归肺、心经。具有清热润肺、化痰止咳、散结消痈的功效[4]。现代研究表明，川贝母具有抑菌、镇痛镇静、降压和抗缺氧等作用。临床用于治疗上呼吸道感染、支气管哮喘、百日咳等病症。川贝母是国家卫生健康委员会公布的可用于保健食品的中药（保健品51号文）[5]。

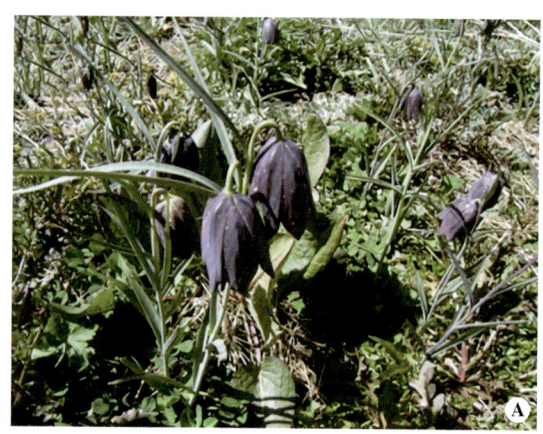 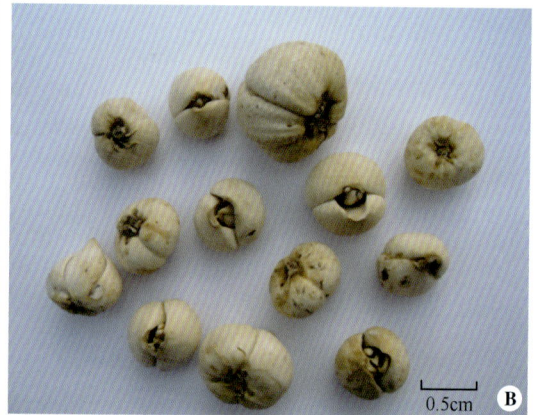

图 2-123-1　暗紫贝母

【叶绿体基因组】 暗紫贝母的叶绿体DNA为典型环状分子，其叶绿体基因组（GenBank登录号：NC044629.1）总长度为151 058bp，具有保守的四分状结构，包括一个LSC区、一个SSC区和一对IR区，其长度分别为81 339bp、17 539bp和26 090bp（图2-123-2）。暗紫贝母叶绿体基因组的整体G/C含量为36.97%。其IR区的G/C含量（42.55%）高于SSC区的G/C含量（30.41%）和LSC区的G/C含量（34.80%）。

【编码基因】 暗紫贝母的叶绿体基因组共编码133个基因，其中独特基因113个，包括蛋白质编码基因87个（独特基因79个）、转运RNA（transfer RNA，tRNA）编码基因38个（独特基因30个）、核糖体RNA（ribosome RNA，rRNA）编码基因8个（独特基因4个）（表2-123-1）。其中7个蛋白质编码基因（*ndhB*、*rpl2*、*rpl23*、*rps12*、*ycf1*、*rps7*、*ycf2*）、8个tRNA编码基因（*trnA-UGC*、*trnH-GUG*、*trnI-CAU*、*trnI-GAU*、*trnL-CAA*、*trnN-GUU*、 trnR-ACG、trnV-GAC)、4个rRNA编码基因(rrn16S、rrn23S、rrn4.5S、rrn5S)位于IR区。有11个蛋白质编码基因[rps16、atpF、rpoC1、petB、petD、rpl16、rpl2(×2)、ndhB(×2)、ndhA]各含有1个内含子(intron),4个蛋白质编码基因[ycf3、clpP、rps12(×2)]各含有2个内含子,8个tRNA编码基因[trnK-UUU、trnG-GCC、trnL-UAA、trnV-UAC、trnI-GAU(×2)、trnA-UGC(×2)]各含有1个内含子(表2-123-2)。暗紫贝母叶绿体

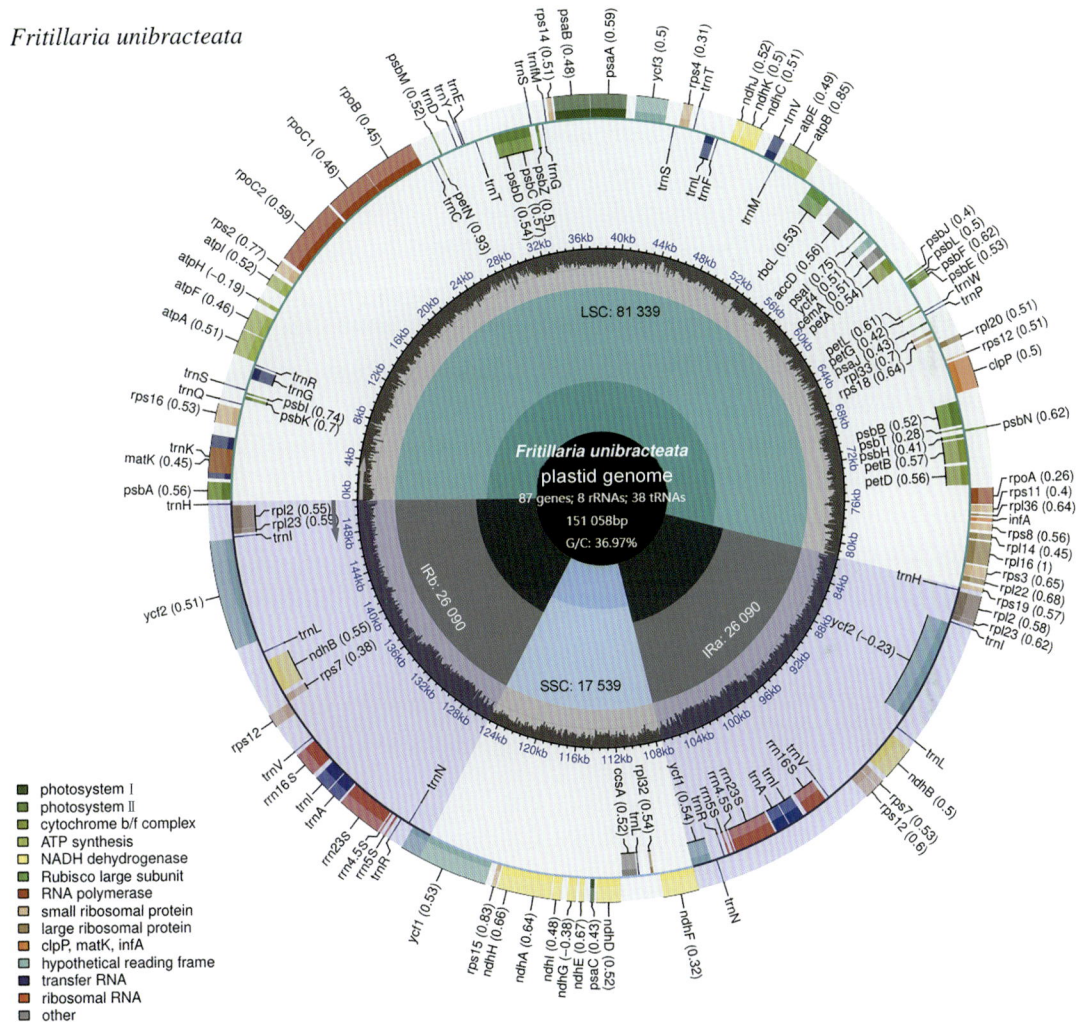

图2-123-2　暗紫贝母叶绿体基因组图谱

该图包括6个圆形轨道。自内向外的第一轨道表示分散重复序列,红色弧线表示直接重复序列,绿色弧线表示回文重复序列;自内向外的第二轨道上的蓝色柱状线条表示长串联重复序列,其重复单元碱基长度＞7;自内向外的第三轨道以不同颜色的柱状线条表示不同类型的短串联重复序列(微卫星序列),其中黑色表示复杂重复序列,绿色表示重复单元碱基长度为1的重复序列,黄色表示重复单元碱基长度为2的重复序列,紫色表示重复单元碱基长度为3的重复序列,蓝色表示重复单元碱基长度为4的重复序列,橙色表示重复单元碱基长度为5的重复序列,红色表示重复单元碱基长度为6的重复序列;自内向外的第四轨道上以不同色块表示SSC区、反向重复区IRa和IRb、LSC区,数字代表相应区间的长度;自内向外的第五轨道表示GC含量;最外层第六轨道以不同色块表示不同功能的编码基因,功能分类详见图中左下角注释,基因名称后括号中的数字表示密码子使用偏差,轨道外侧的基因转录方向为顺时针方向,轨道内侧的基因转录方向为逆时针方向

基因组中蛋白质编码区（coding sequence，CDS）的长度为 78 687bp，占整个基因组长度的 52.09%。rRNA 基因的长度为 9048bp，占整个基因组长度的 5.99%。而 tRNA 基因的长度为 2857bp，占整个基因组长度的 1.89%。暗紫贝母叶绿体基因组非编码区主要包括内含子和基因间区，其长度占整个基因组长度的 40.03%。

表 2-123-1　暗紫贝母叶绿体基因组基因列表

| 基因功能 | 基因分类 | 基因名称 |
|---|---|---|
| rRNA | rRNA genes | *rrn16S*（×2）、*rrn23S*（×2）、*rrn5S*（×2）、*rrn4.5S*（×2） |
| tRNA | tRNA genes | 38 *trn* genes（8 个基因各含有 1 个内含子） |
| 自我复制 | Small subunit of ribosome | *rps11*、*rps12*（×3）、*rps14*、*rps15*、*rps16*、*rps18*、*rps19*、*rps2*、*rps3*、*rps4*、*rps7*（×2）、*rps8* |
|  | Large subunit of ribosome | *rpl14*、*rpl16*、*rpl2*（×2）、*rpl20*、*rpl22*、*rpl23*（×2）、*rpl32*、*rpl33*、*rpl36* |
|  | DNA dependent RNA polymerase | *rpoA*、*rpoB*、*rpoC1*、*rpoC2* |
| 光合作用 | Subunits of NADH-dehydrogenase | *ndhA*、*ndhB*（×2）、*ndhC*、*ndhD*、*ndhE*、*ndhF*、*ndhG*、*ndhH*、*ndhI*、*ndhJ*、*ndhK* |
|  | Subunits of photosystem Ⅰ | *psaA*、*psaB*、*psaC*、*psaI*、*psaJ* |
|  | Subunits of photosystem Ⅱ | *psbA*、*psbB*、*psbC*、*psbD*、*psbE*、*psbF*、*psbH*、*psbI*、*psbJ*、*psbK*、*psbL*、*psbM*、*psbN*、*psbT*、*psbZ*、*ycf3* |
|  | Subunits of cytochrome b/f complex | *petA*、*petB*、*petD*、*petG*、*petL*、*petN* |
|  | Subunits of ATP synthase | *atpA*、*atpB*、*atpE*、*atpF*、*atpH*、*atpI* |
|  | Large subunit of rubisco | *rbcL* |
| 其他功能 | Maturase | *matK* |
|  | Protease | *clpP* |
|  | Envelope membrane protein | *cemA* |
|  | Subunit of acetyl-CoA-carboxylase | *accD* |
|  | Translational initiation factor | *infA* |
|  | c-type cytochrome synthesis gene | *ccsA* |
| 未知功能 |  | *ycf1*（×2）、*ycf2*（×2）、*ycf4* |

表 2-123-2　暗紫贝母叶绿体基因内含子和外显子位置及长度

| 基因名称 | 基因编码序列所在链 | 起始位置 | 终点位置 | 长度（bp） | | | | |
|---|---|---|---|---|---|---|---|---|
|  |  |  |  | 第一外显子 | 第一内含子 | 第二外显子 | 第二内含子 | 第三外显子 |
| *trnK-UUU* | − | 1364 | 3995 | 37 | 2560 | 35 |  |  |
| *rps16* | − | 4732 | 5854 | 39 | 874 | 210 |  |  |
| *trnG-GCC* | + | 7882 | 8637 | 23 | 685 | 48 |  |  |
| *atpF* | − | 10581 | 11915 | 145 | 780 | 410 |  |  |
| *rpoC1* | − | 19771 | 22602 | 432 | 777 | 1623 |  |  |
| *ycf3* | − | 40094 | 42060 | 124 | 745 | 230 | 709 | 159 |
| *trnL-UAA* | + | 44807 | 45424 | 35 | 533 | 50 |  |  |
| *trnV-UAC* | − | 48850 | 49527 | 39 | 602 | 37 |  |  |

续表

| 基因名称 | 基因编码序列所在链 | 起始位置 | 终点位置 | 长度（bp） | | | | |
|---|---|---|---|---|---|---|---|---|
| | | | | 第一外显子 | 第一内含子 | 第二外显子 | 第二内含子 | 第三外显子 |
| rps12 | – | 66737 | 95619 | 114 | ND | 232 | 543 | 26 |
| clpP | – | 67004 | 68977 | 71 | 772 | 291 | 590 | 250 |
| petB | + | 71903 | 73371 | 6 | 821 | 642 | | |
| petD | + | 73577 | 74833 | 6 | 759 | 492 | | |
| rpl16 | – | 78326 | 79731 | 9 | 989 | 408 | | |
| rpl2 | – | 81631 | 83121 | 391 | 672 | 428 | | |
| ndhB | – | 91805 | 93985 | 775 | 648 | 758 | | |
| trnI-GAU | + | 99544 | 100552 | 36 | 938 | 35 | | |
| trnA-UGC | + | 100616 | 101498 | 38 | 810 | 35 | | |
| ndhA | – | 116584 | 118708 | 553 | 1033 | 539 | | |
| trnA-UGC | – | 130900 | 131782 | 38 | 810 | 35 | | |
| trnI-GAU | – | 131846 | 132854 | 36 | 938 | 35 | | |
| rps12 | + | 136779 | 137577 | ND | ND | 232 | 543 | 26 |
| ndhB | + | 138413 | 140593 | 775 | 648 | 758 | | |
| rpl2 | + | 149277 | 150767 | 391 | 672 | 428 | | |

注："+"表示正链；"–"表示负链；"ND"表示未确定

【重复序列】 在暗紫贝母叶绿体基因组中，微卫星序列有 A/T、C/G 和 AT/AT 三种类型，各有 55 个、1 个和 4 个（表 2-123-3）。共发现 14 个串联重复序列，满足总长度超过 20bp 且重复单元之间的相似度≥90% 两个条件（表 2-123-4）。散在重复序列包括回文重复序列和正向重复序列。以 $e$-value 小于 1E–04 为阈值，暗紫贝母叶绿体基因组散在重复序列包括 14 条回文重复序列、19 条正向重复序列（表 2-123-5）。

表 2-123-3 暗紫贝母叶绿体基因组微卫星序列统计

| 重复单元类型 | 重复序列个数 |
|---|---|
| A/T | 55 |
| C/G | 1 |
| AT/AT | 4 |

表 2-123-4 暗紫贝母叶绿体基因组串联重复序列统计

| 起点—终点 | 重复单元长度（bp） | 重复单元拷贝数 | 重复单元一致序列长度（bp） | 重复单元之间的相似度（%） | 插入缺失比例（%） | 分值 | 碱基个数 | | | | 熵（0—2） |
|---|---|---|---|---|---|---|---|---|---|---|---|
| | | | | | | | A | C | G | T | |
| 3301—3328 | 14 | 2.0 | 14 | 100 | 0 | 56 | 42 | 7 | 21 | 28 | 1.79 |
| 7586—7619 | 17 | 2.0 | 17 | 100 | 0 | 68 | 52 | 5 | 0 | 41 | 1.25 |
| 30214—30275 | 22 | 2.9 | 22 | 90 | 4 | 92 | 53 | 9 | 1 | 35 | 1.44 |
| 30236—30262 | 9 | 3.0 | 9 | 100 | 0 | 54 | 55 | 11 | 0 | 33 | 1.35 |
| 44302—44328 | 12 | 2.2 | 12 | 100 | 0 | 54 | 48 | 0 | 0 | 51 | 1.00 |
| 44350—44392 | 21 | 2.1 | 20 | 95 | 4 | 77 | 58 | 4 | 13 | 23 | 1.55 |

续表

| 起点—终点 | 重复单元长度（bp） | 重复单元拷贝数 | 重复单元一致序列长度（bp） | 重复单元之间的相似度（%） | 插入缺失比例（%） | 分值 | 碱基个数 A | C | G | T | 熵（0—2） |
|---|---|---|---|---|---|---|---|---|---|---|---|
| 45928—45953 | 13 | 2.0 | 13 | 100 | 0 | 52 | 46 | 15 | 0 | 38 | 1.46 |
| 54053—54082 | 14 | 2.1 | 14 | 93 | 0 | 51 | 53 | 3 | 6 | 36 | 1.44 |
| 86176—86223 | 21 | 2.3 | 21 | 96 | 0 | 87 | 12 | 33 | 8 | 45 | 1.72 |
| 88516—88596 | 24 | 3.4 | 24 | 94 | 0 | 144 | 32 | 8 | 23 | 35 | 1.85 |
| 122193—122222 | 15 | 2.0 | 15 | 93 | 0 | 51 | 43 | 10 | 0 | 46 | 1.37 |
| 124195—124225 | 15 | 2.1 | 15 | 93 | 0 | 53 | 38 | 6 | 6 | 48 | 1.55 |
| 143802—143882 | 24 | 3.4 | 24 | 94 | 0 | 144 | 35 | 23 | 8 | 32 | 1.85 |
| 146175—146222 | 21 | 2.2 | 22 | 92 | 7 | 89 | 45 | 8 | 33 | 12 | 1.72 |

表 2-123-5　暗紫贝母叶绿体基因组散在重复序列特征值

| 重复单元一长度（bp） | 重复单元一起点 | 重复类型 | 重复单元二长度（bp） | 重复单元二起点 | 重复单元间隔 | $e$-value |
|---|---|---|---|---|---|---|
| 57 | 88515 | D | 57 | 88539 | −3 | 2.44E−19 |
| 57 | 88515 | P | 57 | 143801 | −3 | 2.44E−19 |
| 57 | 88539 | P | 57 | 143825 | −3 | 2.44E−19 |
| 57 | 143801 | D | 57 | 143825 | −3 | 2.44E−19 |
| 53 | 36337 | D | 53 | 38561 | −3 | 5.00E−17 |
| 40 | 143821 | D | 40 | 143845 | −2 | 3.73E−11 |
| 39 | 41228 | D | 39 | 95658 | −2 | 1.42E−10 |
| 39 | 41228 | P | 39 | 136700 | −2 | 1.42E−10 |
| 35 | 91137 | D | 35 | 141225 | −1 | 5.71E−10 |
| 37 | 88515 | D | 37 | 88563 | −3 | 7.13E−08 |
| 37 | 88515 | P | 37 | 143797 | −3 | 7.13E−08 |
| 37 | 88563 | P | 37 | 143845 | −3 | 7.13E−08 |
| 37 | 143797 | D | 37 | 143845 | −3 | 7.13E−08 |
| 31 | 143830 | D | 31 | 143854 | −1 | 1.29E−07 |
| 36 | 30217 | D | 36 | 30239 | −3 | 2.62E−07 |
| 30 | 112126 | P | 30 | 112169 | −1 | 5.01E−07 |
| 31 | 7053 | P | 31 | 42681 | −2 | 5.82E−06 |
| 33 | 36363 | D | 33 | 38587 | −3 | 1.28E−05 |
| 33 | 44295 | P | 33 | 44302 | −3 | 1.28E−05 |
| 32 | 33317 | P | 32 | 42681 | −3 | 4.66E−05 |
| 32 | 88544 | D | 32 | 88568 | −3 | 4.66E−05 |
| 32 | 88544 | P | 32 | 143797 | −3 | 4.66E−05 |
| 32 | 88568 | P | 32 | 143821 | −3 | 4.66E−05 |
| 31 | 7053 | D | 31 | 33318 | −3 | 1.69E−04 |
| 30 | 7658 | D | 30 | 7672 | −3 | 6.10E−04 |

续表

| 重复单元一长度（bp） | 重复单元一起点 | 重复类型 | 重复单元二长度（bp） | 重复单元二起点 | 重复单元间隔 | e-value |
|---|---|---|---|---|---|---|
| 30 | 8606 | D | 30 | 34117 | −3 | 6.10E−04 |
| 30 | 44282 | P | 30 | 44284 | −3 | 6.10E−04 |
| 30 | 44461 | D | 30 | 58219 | −3 | 6.10E−04 |
| 30 | 44652 | D | 30 | 58207 | −3 | 6.10E−04 |
| 30 | 86172 | D | 30 | 86193 | −3 | 6.10E−04 |
| 30 | 86172 | P | 30 | 146174 | −3 | 6.10E−04 |
| 30 | 86193 | P | 30 | 146195 | −3 | 6.10E−04 |
| 30 | 146171 | D | 30 | 146192 | −3 | 6.10E−04 |

注：P. palindromic repeat，回文重复序列；D. direct repeat，正向重复序列

【高可变区】 为了发现贝母属物种间的高可变区，从26个物种的叶绿体基因组中提取了110种基因间区，采用K2p（Kimura 2-parameter）模型计算基因间区的遗传距离，遗传距离最大的30个基因间区参见图2-123-3。这30个基因间区的K2p平均值分布于1.90～10.70。其中 *accD-psaI*、*psaJ-rpl33*、*rpl16-rps3*、*rps16-trnQ-UUG* 的K2p平均值较高，分别为4.67、4.26、4.96、10.70。由此可见，贝母属26个物种的叶绿体基因组在这4个区域的变异较大，这4个区域可作为潜在的分子标记开发区域。

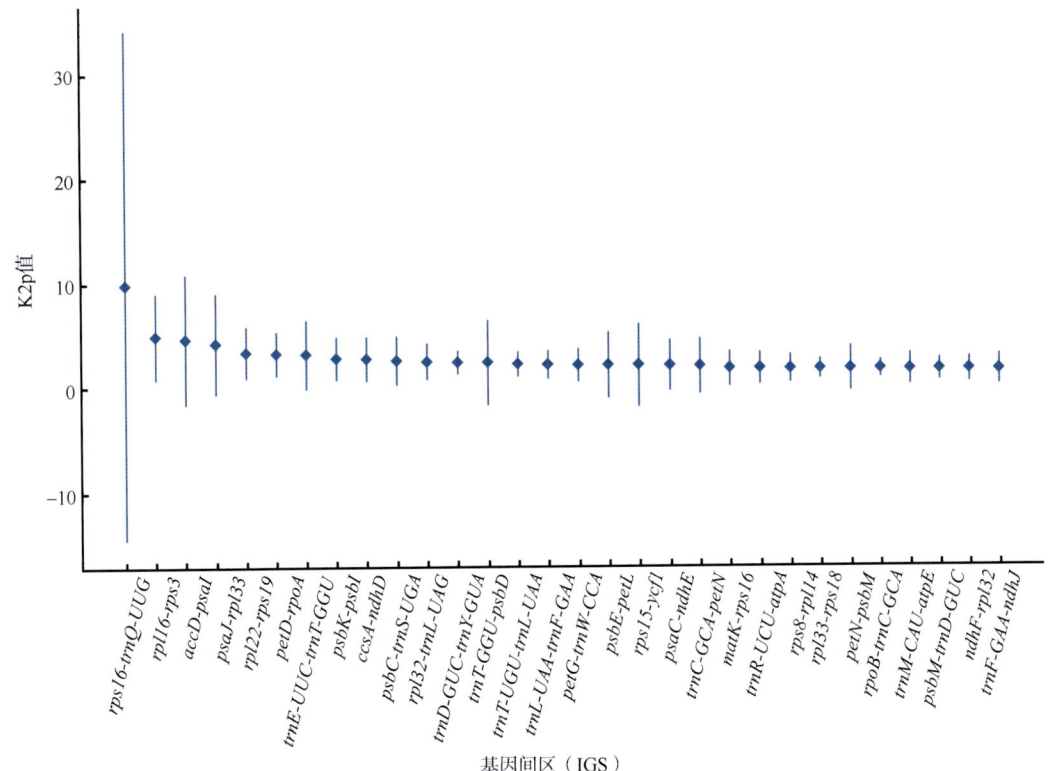

图2-123-3 贝母属物种基因间区的遗传距离分析结果

【系统发育】 使用 MAFFT 对来自贝母属的 26 个物种[6]和 1 个外类群物种 [ 秋水仙（*Colchicum antumnale*）] 的叶绿体基因组中提取的 34 个共有蛋白质序列进行多重序列比对，使用 IQ-TREE 筛选出最优的 cpREV 模型，用最大似然法（maximum likelihood method）构建进化树。结果显示，在这 26 个贝母属物种中，轮叶贝母（*Fritillaria maximowiczii*）最先分化出来，其次是米贝母（*Fritillaria davidii*）。然后，砂贝母（*Fritillaria karelinii*）、平贝母（*Fritillaria ussuriensis*）和额敏贝母（*Fritillaria meleagroides*）3 个物种聚为一支，其他 21 个物种为一支。接着，波斯贝母（*Fritillaria persica*）和 *Fritillaria eduardii* 聚为一支，其余 19 个物种又分为 2 支。其中，新疆贝母（*Fritillaria walujewii*）、伊犁贝母（*Fritillaria pallidiflora*）、裕民贝母（*Fritillaria yuminensis*）、黄花贝母（*Fritillaria verticillata*）、托里贝母（*Fritillaria tortifolia*）5 个物种聚为一支，另 14 个物种为一支。最后，这 14 个物种又分为 2 支，其中，湖北贝母（*Fritillaria hupehensis*）、安徽贝母（*Fritillaria anhuiensis*）、浙贝母（*Fritillaria thunbergii*）、天目贝母（*Fritillaria monantha*）4 个物种聚为一支，榆中贝母（*Fritillaria yuzhongensis*）、太白贝母（*Fritillaria taipaiensis*）、暗紫贝母（*Fritillaria unibracteata*）、华西贝母（*Fritillaria sichuanica*）、大金贝母（*Fritillaria dajinensis*）、粗茎贝母（*Fritillaria crassicaulis*）、梭砂贝母（*Fritillaria delavayi*）、中华贝母（*Fritillaria sinica*）、甘肃贝母（*Fritillaria przewalskii*）和川贝母（*Fritillaria cirrhosa*）10 个物种聚为一支。暗紫贝母与华西贝母和大金贝母的亲缘关系最近（图 2-123-4）。

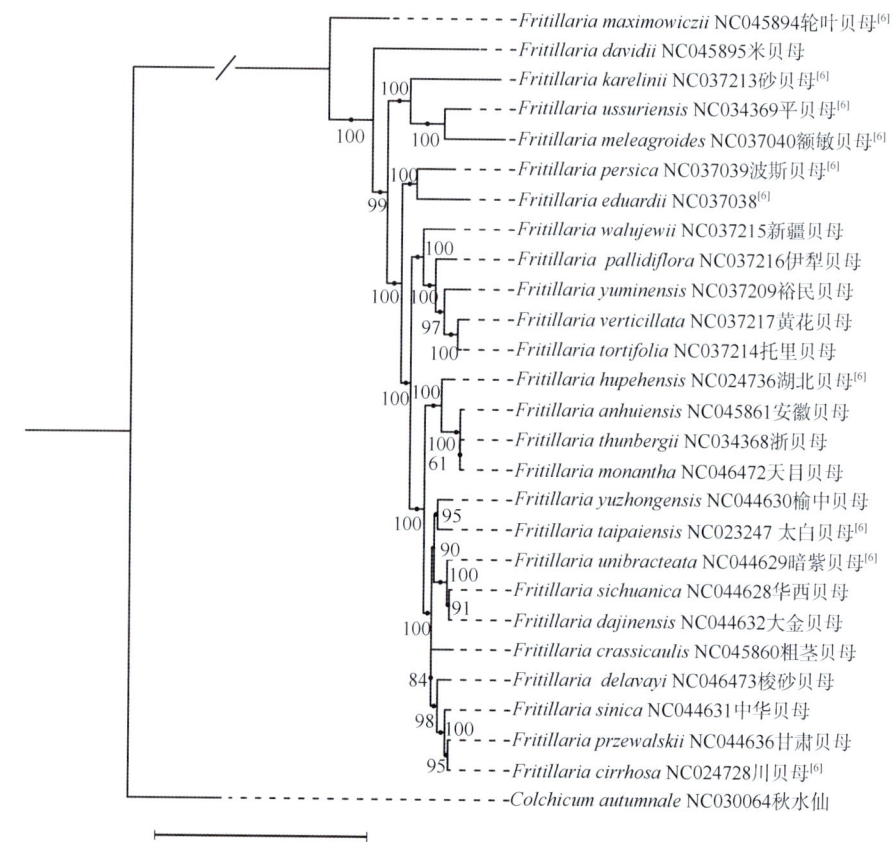

图 2-123-4 贝母属植物系统发育进化分析

【$K_A/K_S$ 选择压力分析】 以图 2-123-4 的进化树作为参考，利用 Hyphy 软件中的 aBSREL 模型对蛋白质编码基因进行选择压力分析。未发现有贝母属基因受到正向选择。

【宏 DNA 条形码的发现及其 PCR 扩增引物设计】 为了发现能够区分贝母属下 26 个物种的宏 DNA 条形码序列及其 PCR 扩增引物，利用 ecoPrimers 对贝母属植物叶绿体基因组序列进行分析。未发现用于设计 PCR 扩增引物的保守区间。

## 参 考 文 献

[1] 陈文年，蔡平原. 海拔高度对暗紫贝母叶特征的影响. 广西植物，2021，41（9）：1450-1456.
[2] 国家药典委员会. 中华人民共和国药典（2020 年版）一部. 北京：中国医药科技出版社，2020：38.
[3] 国家中医药管理局《中华本草》编委会. 中华本草. 第 2 卷. 上海：上海科学技术出版社，1999：470 - 472.
[4] 赵婉，姜海，王知斌，等. 贝母属植物的药理作用概述. 上海中医药杂志，2018，52（11）：97-100.
[5] 中华人民共和国食品安全标准与检测评估司. 关于进一步规范保健品食品原料管理的通知. 2002-02-28.
[6] Bi Y，Zhang M F，Xue J，et al. Chloroplast genomic resources for phylogeny and DNA barcoding：a case study on *Fritillaria*. Sci Rep，2018，8（1）：1184.

# 124 甘肃贝母

【药材基本信息】 甘肃贝母（*Fritillaria przewalskii* Maxim.）为百合科贝母属药用植物[1]，其干燥鳞茎为川贝母中药材（图 2-124-1）。收载于《中国药典》（2020 年版）[2]。甘肃贝母分布于中国甘肃南部、青海东部和南部及四川西部，为药材"川贝"主要来源之一。按性状不同分别习称"松贝""青贝""炉贝"和"贝母栽培品"。药材以质坚实、粉性足、味苦者为佳。川贝母主要含生物碱（如贝母碱、西贝母碱等）、有机酸（如阿魏酸等）、核苷、皂苷等化学成分[1]。味甘、苦，性微寒。归肺、心经。具有清热润肺、化痰止咳、散结消痈的功效。现代研究表明，川贝母具有抑菌、镇痛镇静、降压和抗缺氧等作用，临床用于治疗上呼吸道感染、支气管哮喘、百日咳等病症[3]。

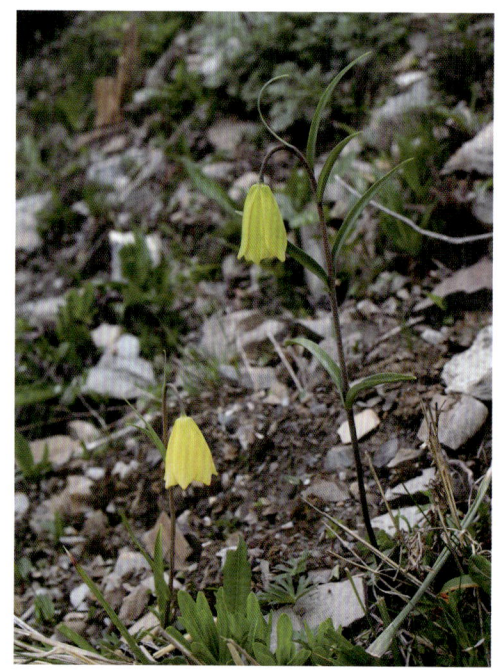

图 2-124-1 甘肃贝母

【叶绿体基因组】 甘肃贝母的叶绿体 DNA 为环状分子，其叶绿体基因组（GenBank 登录号：NC044636.1）总长度为 151 983bp，具有保守的四分状结构，包括一个 LSC 区、一个 SSC 区和一对 IR 区，其长度分别为 81 744bp、17 539bp 和 26 350bp（图 2-124-2）。甘肃贝母叶绿体基因组的整体 G/C 含量为 36.95%。其 IR 区的 G/C 含量（42.51%）高于 SSC 区的 G/C 含量（30.45%）和 LSC 区的 G/C 含量（34.77%）。

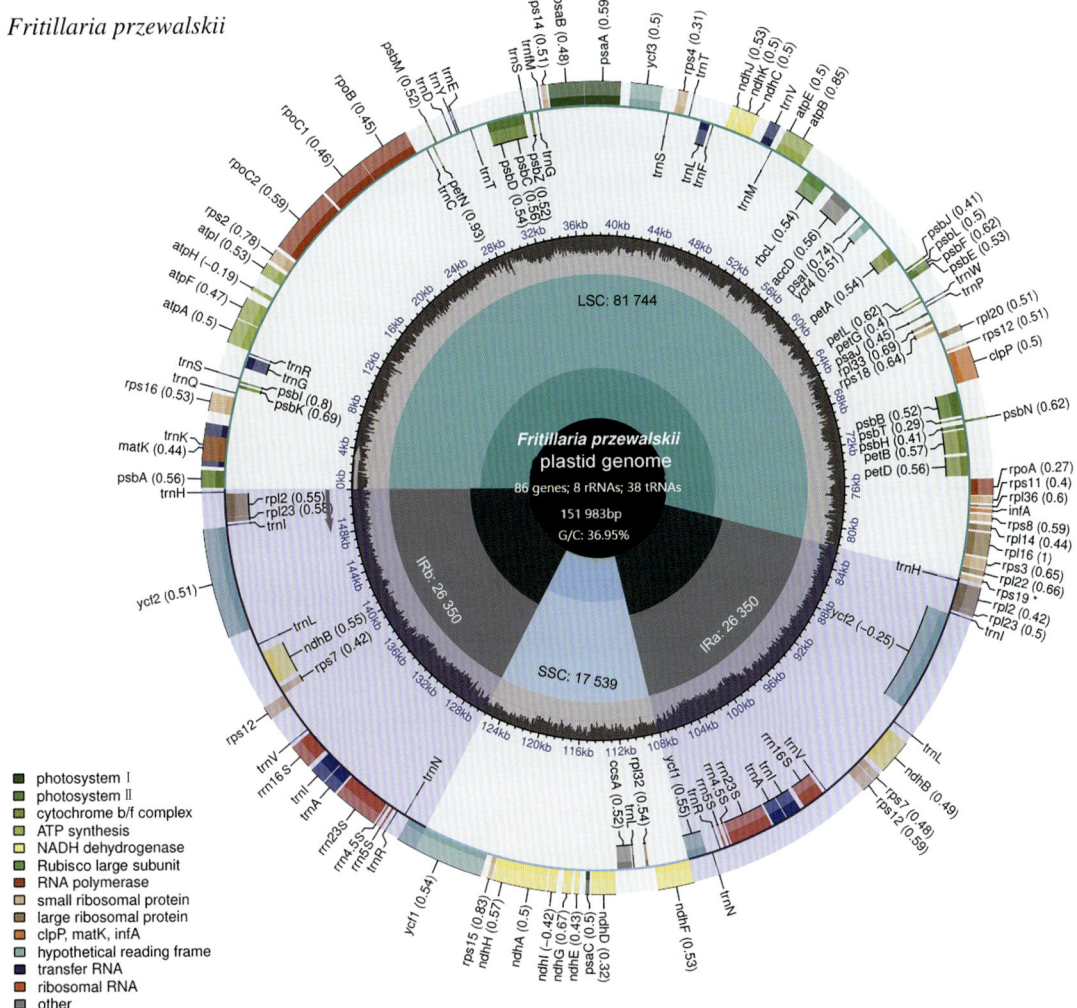

图 2-124-2　甘肃贝母叶绿体基因组图谱

该图包括 6 个圆形轨道。自内向外的第一轨道表示分散重复序列，红色弧线表示直接重复序列，绿色弧线表示回文重复序列；自内向外的第二轨道上的蓝色柱线线条表示长串联重复序列，其重复单元碱基长度＞7；自内向外的第三轨道以不同颜色的柱状线条表示不同类型的短串联重复序列（微卫星序列），其中黑色表示复杂重复序列，绿色表示重复单元碱基长度为 1 的重复序列，黄色表示重复单元碱基长度为 2 的重复序列，紫色表示重复单元碱基长度为 3 的重复序列，蓝色表示重复单元碱基长度为 4 的重复序列，橙色表示重复单元碱基长度为 5 的重复序列，红色表示重复单元碱基长度为 6 的重复序列；自内向外的第四轨道上以不同色块表示 SSC 区、反向重复区 IRa 和 IRb、LSC 区，数字代表相应区间的长度；自内向外的第五轨道表示 GC 含量；最外层第六轨道以不同色块表示不同功能的编码基因，功能分类详见图中左下角注释，基因名称后括号中的数字表示密码子使用偏差，轨道外侧的基因转录方向为顺时针方向，轨道内侧的基因转录方向为逆时针方向

【编码基因】　甘肃贝母的叶绿体基因组共编码 132 个基因，其中 113 个独特基因，包括蛋白质编码基因 86 个（独特基因 79 个）、转运 RNA（transfer RNA，tRNA）编码基因 38 个（独特基因 30 个）、核糖体 RNA（ribosome RNA，rRNA）编码基因 8 个（独特基因 4 个）（表 2-124-1）。其中 6 个蛋白质编码基因（*ndhB*、*rpl2*、*rpl23*、*rps12*、*rps7*、*ycf2*）、

8个tRNA编码基因（*trnA-UGC*、*trnH-GUG*、*trnI-CAU*、*trnI-GAU*、*trnL-CAA*、*trnN-GUU*、*trnR-ACG*、*trnV-GAC*）、4个rRNA编码基因（*rrn16S*、*rrn23S*、*rrn4.5S*、*rrn5S*）位于IR区。有11个蛋白质编码基因[*rps16*、*atpF*、*rpoC1*、*petB*、*petD*、*rpl16*、*rpl2*（×2）、*ndhB*（×2）、*ndhA*]各含有1个内含子（intron），4个蛋白质编码基因[*ycf3*、*clpP*、*rps12*（×2）]各含有2个内含子，8个tRNA编码基因[*trnK-UUU*、*trnG-GCC*、*trnL-UAA*、*trnV-UAC*、*trnI-GAU*（×2）、*trnA-UGC*（×2）]各含有1个内含子（表2-124-2）。甘肃贝母叶绿体基因组中蛋白质编码区（coding sequence，CDS）的长度为78 018bp，占整个基因组长度的51.33%。rRNA基因的长度为9050bp，占整个基因组长度的5.96%。而tRNA基因的长度为2877bp，占整个基因组长度的1.89%。甘肃贝母叶绿体基因组非编码区主要包括内含子和基因间区，其长度占整个基因组长度的40.82%。

表 2-124-1　甘肃贝母叶绿体基因组基因列表

| 基因功能 | 基因分类 | 基因名称 |
| --- | --- | --- |
| rRNA | rRNA genes | *rrn16S*（×2）、*rrn23S*（×2）、*rrn5S*（×2）、*rrn4.5S*（×2） |
| tRNA | tRNA genes | 38 *trn* genes（8个基因各含有1个内含子） |
| 自我复制 | Small subunit of ribosome | *rps11*、*rps12*（×3）、*rps14*、*rps15*、*rps16*、*rps18*、*rps19*、*rps2*、*rps3*、*rps4*、*rps7*（×2）、*rps8* |
| | Large subunit of ribosome | *rpl14*、*rpl16*、*rpl2*（×2）、*rpl20*、*rpl22*、*rpl23*（×2）、*rpl32*、*rpl33*、*rpl36* |
| | DNA dependent RNA polymerase | *rpoA*、*rpoB*、*rpoC1*、*rpoC2* |
| 光合作用 | Subunits of NADH-dehydrogenase | *ndhA*、*ndhB*（×2）、*ndhC*、*ndhD*、*ndhE*、*ndhF*、*ndhG*、*ndhH*、*ndhI*、*ndhJ*、*ndhK* |
| | Subunits of photosystem Ⅰ | *psaA*、*psaB*、*psaC*、*psaI*、*psaJ* |
| | Subunits of photosystem Ⅱ | *psbA*、*psbB*、*psbC*、*psbD*、*psbE*、*psbF*、*psbH*、*psbI*、*psbJ*、*psbK*、*psbL*、*psbM*、*psbN*、*psbT*、*psbZ*、*ycf3* |
| | Subunits of cytochrome b/f complex | *petA*、*petB*、*petD*、*petG*、*petL*、*petN* |
| | Subunits of ATP synthase | *atpA*、*atpB*、*atpE*、*atpF*、*atpH*、*atpI* |
| | Large subunit of rubisco | *rbcL* |
| 其他功能 | Maturase | *matK* |
| | Protease | *clpP* |
| | Subunit of acetyl-CoA-carboxylase | *accD* |
| | Translational initiation factor | *infA* |
| | c-type cytochrome synthesis gene | *ccsA* |
| 未知功能 | | *ycf1*（×2）、*ycf2*（×2）、*ycf4* |

表 2-124-2　甘肃贝母叶绿体基因内含子和外显子位置及长度

| 基因名称 | 基因编码序列所在链 | 起始位置 | 终点位置 | 长度（bp） | | | | |
|---|---|---|---|---|---|---|---|---|
| | | | | 第一外显子 | 第一内含子 | 第二外显子 | 第二内含子 | 第三外显子 |
| *trnK-UUU* | – | 1458 | 4086 | 37 | 2557 | 35 | | |
| *rps16* | – | 4792 | 5919 | 39 | 879 | 210 | | |
| *trnG-GCC* | + | 7921 | 8681 | 23 | 690 | 48 | | |
| *atpF* | – | 10625 | 11962 | 145 | 783 | 410 | | |
| *rpoC1* | – | 19813 | 22650 | 432 | 783 | 1623 | | |
| *ycf3* | – | 40157 | 42116 | 124 | 738 | 230 | 709 | 159 |
| *trnL-UAA* | + | 44881 | 45498 | 35 | 533 | 50 | | |
| *trnV-UAC* | – | 48942 | 49619 | 39 | 602 | 37 | | |
| *rps12* | – | 67234 | 96379 | 114 | ND | 232 | 543 | 26 |
| *clpP* | – | 67501 | 69468 | 71 | 772 | 291 | 584 | 250 |
| *petB* | + | 72394 | 73870 | 6 | 829 | 642 | | |
| *petD* | + | 74081 | 75343 | 6 | 765 | 492 | | |
| *rpl16* | – | 78836 | 80250 | 9 | 998 | 408 | | |
| *rpl2* | – | 82131 | 83622 | 391 | 673 | 428 | | |
| *ndhB* | – | 92566 | 94745 | 775 | 647 | 758 | | |
| *trnI-GAU* | + | 100304 | 101312 | 36 | 938 | 35 | | |
| *trnA-UGC* | + | 101376 | 102258 | 38 | 810 | 35 | | |
| *ndhA* | – | 117342 | 119468 | 553 | 1035 | 539 | | |
| *trnA-UGC* | – | 131660 | 132542 | 38 | 810 | 35 | | |
| *trnI-GAU* | – | 132606 | 133614 | 36 | 938 | 35 | | |
| *rps12* | + | 137539 | 138337 | ND | ND | 232 | 543 | 26 |
| *ndhB* | + | 139173 | 141352 | 775 | 647 | 758 | | |
| *rpl2* | + | 150296 | 151787 | 391 | 673 | 428 | | |

注："+"表示正链；"–"表示负链；"ND"表示未确定

【重复序列】　在甘肃贝母叶绿体基因组中，微卫星序列有 A/T 和 AT/AT 两种类型，各有 53 个和 6 个（表 2-124-3）。共发现 15 个串联重复序列，满足总长度超过 20bp 且重复单元之间的相似度≥90% 两个条件（表 2-124-4）。散在重复序列包括回文重复序列和正向重复序列。以 *e*-value 小于 1E–04 为阈值，甘肃贝母叶绿体基因组散在重复序列包括 15 条回文重复序列、17 条正向重复序列（表 2-124-5）。

表 2-124-3　甘肃贝母叶绿体基因组微卫星序列统计

| 重复单元类型 | 重复序列个数 |
| --- | --- |
| A/T | 53 |
| AT/AT | 6 |

表 2-124-4　甘肃贝母叶绿体基因组串联重复序列统计

| 起点—终点 | 重复单元长度（bp） | 重复单元拷贝数 | 重复单元一致序列长度（bp） | 重复单元之间的相似度（%） | 插入缺失比例（%） | 分值 | 碱基个数 A | C | G | T | 熵（0—2） |
| --- | --- | --- | --- | --- | --- | --- | --- | --- | --- | --- | --- |
| 3392—3419 | 14 | 2.0 | 14 | 100 | 0 | 56 | 42 | 7 | 21 | 28 | 1.79 |
| 7647—7680 | 17 | 2.0 | 17 | 100 | 0 | 68 | 52 | 5 | 0 | 41 | 1.25 |
| 30289—30335 | 13 | 3.6 | 13 | 94 | 0 | 67 | 53 | 8 | 2 | 36 | 1.44 |
| 30281—30320 | 22 | 1.9 | 20 | 90 | 10 | 62 | 52 | 12 | 0 | 35 | 1.39 |
| 30466—30490 | 11 | 2.3 | 11 | 100 | 0 | 50 | 44 | 0 | 0 | 56 | 0.99 |
| 44399—44425 | 12 | 2.2 | 12 | 100 | 0 | 54 | 48 | 0 | 0 | 51 | 1.00 |
| 46021—46046 | 13 | 2.0 | 13 | 100 | 0 | 52 | 46 | 15 | 0 | 38 | 1.46 |
| 54143—54172 | 14 | 2.1 | 14 | 93 | 0 | 51 | 53 | 3 | 6 | 36 | 1.44 |
| 58569—58627 | 29 | 2.0 | 29 | 100 | 0 | 118 | 38 | 13 | 10 | 37 | 1.79 |
| 86677—86724 | 21 | 2.3 | 21 | 96 | 0 | 87 | 12 | 33 | 8 | 45 | 1.72 |
| 89017—89097 | 24 | 3.4 | 24 | 94 | 0 | 144 | 32 | 8 | 23 | 35 | 1.85 |
| 122953—122982 | 15 | 2.0 | 15 | 93 | 0 | 51 | 43 | 10 | 0 | 46 | 1.37 |
| 124955—124985 | 15 | 2.1 | 15 | 93 | 0 | 53 | 38 | 6 | 6 | 48 | 1.55 |
| 144821—144901 | 24 | 3.4 | 24 | 94 | 0 | 144 | 35 | 23 | 8 | 32 | 1.85 |
| 147194—147241 | 21 | 2.2 | 22 | 92 | 7 | 89 | 45 | 8 | 33 | 12 | 1.72 |

表 2-124-5　甘肃贝母叶绿体基因组散在重复序列特征值

| 重复单元一长度（bp） | 重复单元一起点 | 重复类型 | 重复单元二长度（bp） | 重复单元二起点 | 重复单元间隔 | $e$-value |
| --- | --- | --- | --- | --- | --- | --- |
| 57 | 89016 | D | 57 | 89040 | −3 | 2.47E−19 |
| 57 | 89016 | P | 57 | 144820 | −3 | 2.47E−19 |
| 57 | 89040 | P | 57 | 144844 | −3 | 2.47E−19 |
| 57 | 144820 | D | 57 | 144844 | −3 | 2.47E−19 |
| 50 | 36403 | D | 50 | 38627 | −3 | 2.71E−15 |
| 40 | 144840 | D | 40 | 144864 | −2 | 3.77E−11 |
| 39 | 41291 | D | 39 | 96418 | −2 | 1.43E−10 |
| 39 | 41291 | P | 39 | 137460 | −2 | 1.43E−10 |
| 35 | 91898 | D | 35 | 141984 | −1 | 5.78E−10 |

续表

| 重复单元一长度（bp） | 重复单元一起点 | 重复类型 | 重复单元二长度（bp） | 重复单元二起点 | 重复单元间隔 | $e$-value |
|---|---|---|---|---|---|---|
| 34 | 58568 | D | 34 | 58597 | −1 | 2.25E−09 |
| 33 | 44276 | P | 33 | 44276 | −1 | 8.72E−09 |
| 38 | 30288 | D | 38 | 30301 | −3 | 1.96E−08 |
| 37 | 89016 | D | 37 | 89064 | −3 | 7.22E−08 |
| 37 | 89016 | P | 37 | 144816 | −3 | 7.22E−08 |
| 37 | 89064 | P | 37 | 144864 | −3 | 7.22E−08 |
| 37 | 144816 | D | 37 | 144864 | −3 | 7.22E−08 |
| 31 | 144849 | D | 31 | 144873 | −1 | 1.31E−07 |
| 30 | 112886 | P | 30 | 112929 | −1 | 5.07E−07 |
| 35 | 36421 | D | 35 | 38645 | −3 | 9.72E−07 |
| 31 | 7114 | P | 31 | 42737 | −2 | 5.90E−06 |
| 33 | 44392 | P | 33 | 44399 | −3 | 1.30E−05 |
| 32 | 33376 | P | 32 | 42737 | −3 | 4.72E−05 |
| 32 | 89045 | D | 32 | 89069 | −3 | 4.72E−05 |
| 32 | 89045 | P | 32 | 144816 | −3 | 4.72E−05 |
| 32 | 89069 | P | 32 | 144840 | −3 | 4.72E−05 |
| 31 | 7114 | D | 31 | 33377 | −3 | 1.71E−04 |
| 30 | 8650 | D | 30 | 34181 | −3 | 6.18E−04 |
| 30 | 44379 | P | 30 | 44381 | −3 | 6.18E−04 |
| 30 | 86673 | D | 30 | 86694 | −3 | 6.18E−04 |
| 30 | 86673 | P | 30 | 147193 | −3 | 6.18E−04 |
| 30 | 86694 | P | 30 | 147214 | −3 | 6.18E−04 |
| 30 | 147190 | D | 30 | 147211 | −3 | 6.18E−04 |

注：P. palindromic repeat，回文重复序列；D. direct repeat，正向重复序列

**【高可变区】** 为了发现贝母属物种间的高可变区，从26个物种的叶绿体基因组中提取了110种基因间区，采用K2p（Kimura 2-parameter）模型计算基因间区的遗传距离，遗传距离最大的30个基因间区参见图2-124-3。这30个基因间区的K2p平均值分布于1.90～9.97。其中 *accD-psaI*、*psaJ-rpl33*、*rpl16-rps3*、*rps16-trnQ-UUG* 的K2p平均值较高，分别为4.67、4.26、4.96、9.97。由此可见，贝母属26个物种的叶绿体基因组在这4个区域的变异较大，这4个区域可作为潜在的分子标记开发区域。

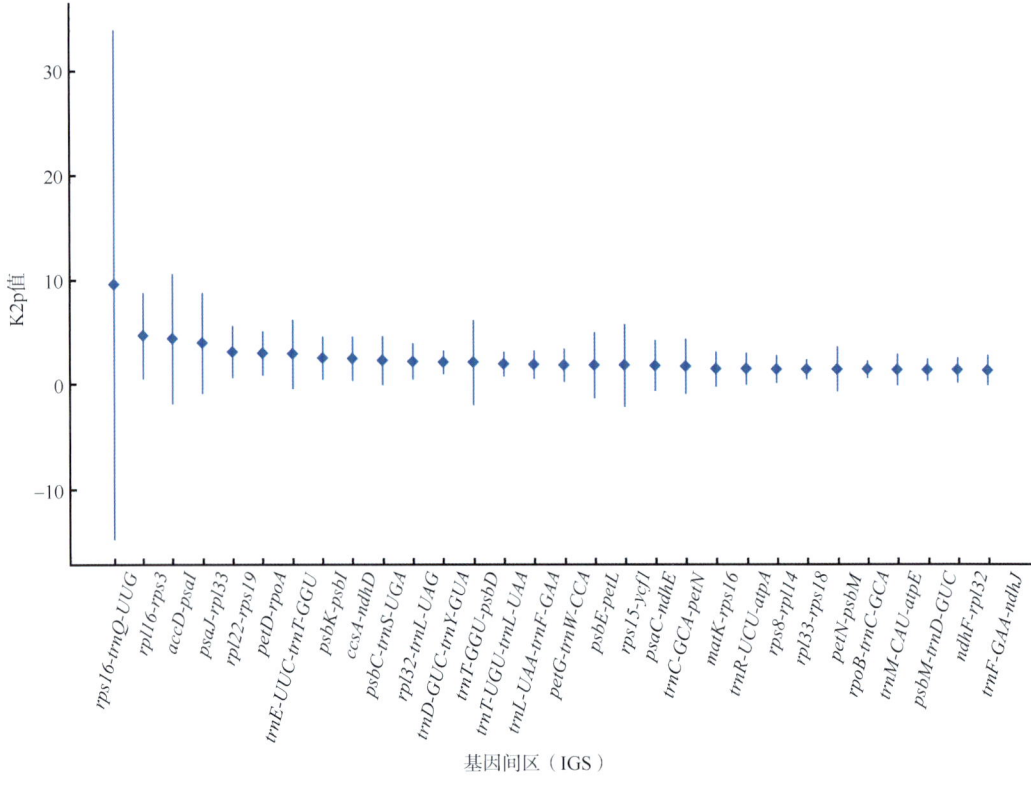

图 2-124-3　贝母属物种基因间区的遗传距离分析结果

**【系统发育】**　　使用 MAFFT 对来自贝母属的 26 个物种[4]和 1 个外类群物种 [ 秋水仙（*Colchicum antumnale*）] 的叶绿体基因组中提取的 34 个共有蛋白质序列进行多重序列比对，使用 IQ-TREE 筛选出最优的 cpREV 模型，并采用最大似然法（maximum likelihood method）构建进化树。结果显示，在这 26 个贝母属物种中，轮叶贝母（*Fritillaria maximowiczii*）最先分化出来，其次是米贝母（*Fritillaria davidii*）。然后，砂贝母（*Fritillaria karelinii*）、平贝母（*Fritillaria ussuriensis*）和额敏贝母（*Fritillaria meleagroides*）3 个物种聚为一支，其他 21 个物种为一支。接着，波斯贝母（*Fritillaria persica*）和 *Fritillaria eduardii* 聚为一支，其余 19 个物种又分为 2 支。其中，新疆贝母（*Fritillaria walujewii*）、伊犁贝母（*Fritillaria pallidiflora*）、裕民贝母（*Fritillaria yuminensis*）、黄花贝母（*Fritillaria verticillata*）、托里贝母（*Fritillaria tortifolia*）5 个物种聚为一支，另 14 个物种为一支。最后，这 14 个物种又分为 2 支，其中，湖北贝母（*Fritillaria hupehensis*）、安徽贝母（*Fritillaria anhuiensis*）、浙贝母（*Fritillaria thunbergii*）、天目贝母（*Fritillaria monantha*）4 个物种聚为一支，榆中贝母（*Fritillaria yuzhongensis*）、太白贝母（*Fritillaria taipaiensis*）、暗紫贝母（*Fritillaria unibracteata*）、华西贝母（*Fritillaria sichuanica*）、大金贝母（*Fritillaria dajinensis*）、粗茎贝母（*Fritillaria crassicaulis*）、梭砂贝母（*Fritillaria delavayi*）、中华贝母（*Fritillaria sinica*）、甘肃贝母（*Fritillaria przewalskii*）和川贝母（*Fritillaria cirrhosa*）10 个物种聚为一支。甘肃贝母与川贝母的亲缘关系最近（图 2-124-4）。

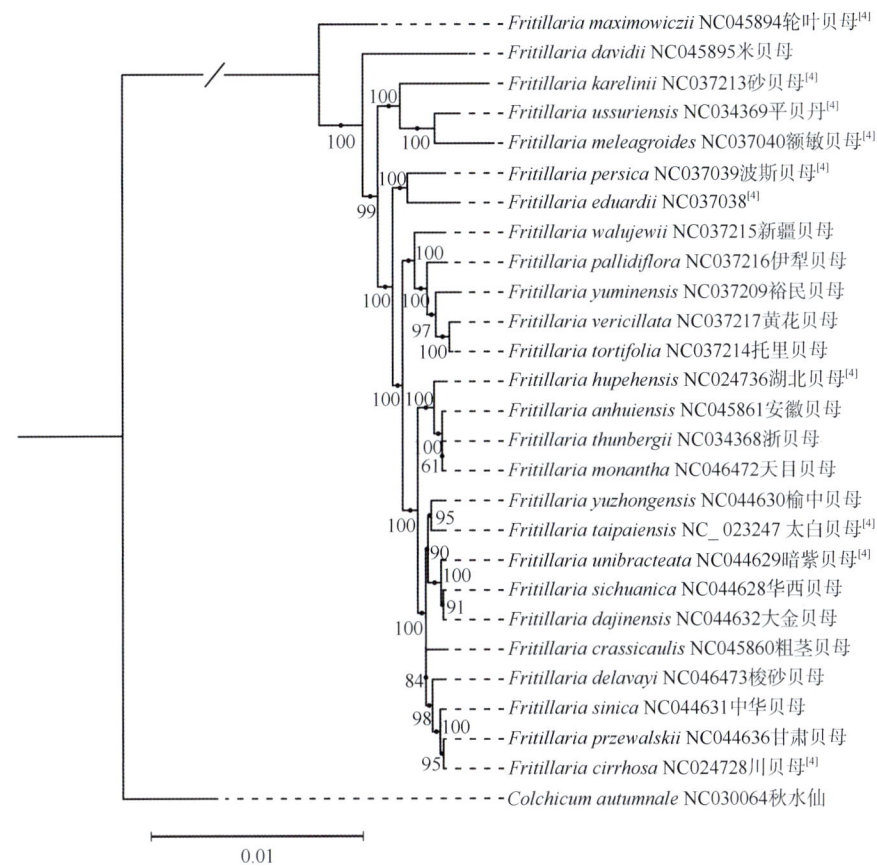

图 2-124-4　贝母属植物系统发育进化分析

**【$K_A/K_S$ 选择压力分析】**　以图 2-124-4 的进化树作为参考,利用 Hyphy 软件中的 aBSREL 模型对蛋白质编码基因进行选择压力分析。未发现有贝母属基因受到正向选择。

**【宏 DNA 条形码的发现及其 PCR 扩增引物设计】**　为了发现能够区分贝母属下物种的宏 DNA 条形码序列及其 PCR 扩增引物,利用 ecoPrimers 对贝母属植物叶绿体基因组序列进行分析。未发现用于设计 PCR 扩增引物的保守区间。

## 参 考 文 献

[1] Chen Z, Lu Y, Xu P, et al. Studies on the water soluble constituents of Chinese drug Beimu, the bulbs of *Fritillaria plants*. Zhongguo Zhong Yao Za Zhi, 1996, 21（7）: 420-422.

[2] 常彦莉. 甘肃贝母种子发育及发芽特性研究. 兰州: 甘肃农业大学硕士学位论文, 2010.

[3] 周宜, 丁红, 阎博华, 等. 不同基源川贝母镇咳、祛痰功效差异性实验研究. 中国临床药理学与治疗学, 2010, （6）: 612-616.

[4] Bi Y, Zhang M F, Xue J, et al. Chloroplast genomic resources for phylogeny and DNA barcoding: a case study on *Fritillaria*. Sci Rep, 2018, 8（1）: 1184.

# 125 湖北贝母

【药材基本信息】 湖北贝母（*Fritillaria hupehensis* Hsiao et K. C. Hsia）又名板贝、平贝，为百合科贝母属植物[1]，其干燥鳞茎为湖北贝母中药材（图2-125-1）。收载于《中国药典》（2020年版）[2]。湖北贝母分布于湖北、重庆等地。主产于湖北恩施地区及重庆奉节，商品药材来自栽培。以色白、粉性足、粒小者为佳[1]。湖北贝母主要含甾体生物碱（如贝母素甲、贝母素乙、湖贝甲素、湖贝甲素苷、湖贝乙素）、非碱性成分二萜、聚合二萜等[3]。味微苦，性凉。归肺、心经。具有清热化痰、止咳、散结的功效[4]。现代研究表明，湖北贝母具有镇咳、祛痰、平喘、解痉、降压、耐缺氧、扩瞳和抑菌等作用。临床用于治疗热痰咳嗽、痰核瘰疬、痈肿疮毒[5]。

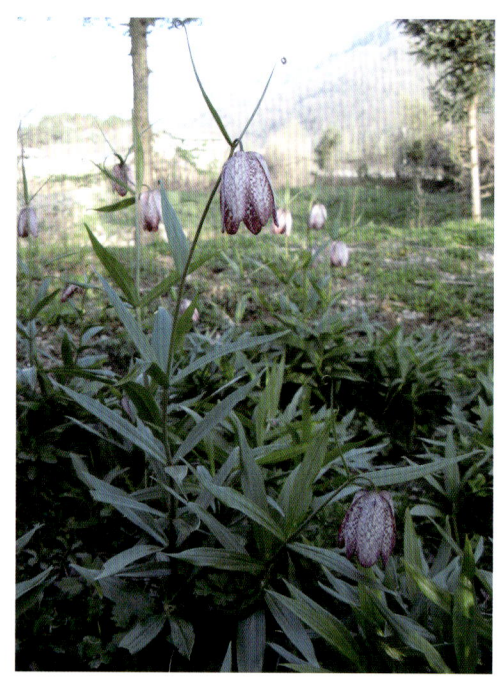

图 2-125-1 湖北贝母

【叶绿体基因组】 湖北贝母的叶绿体DNA为环状分子，其叶绿体基因组（GenBank登录号：NC024736.1）总长度为152 145bp，具有保守的四分状结构，包括一个LSC区、一个SSC区和一对IR区，其长度分别为81 898bp、17 553bp和26 347bp（图2-125-2）。湖北贝母叶绿体基因组的整体G/C含量为36.97%。其IR区的G/C含量（42.48%）高于SSC区的G/C含量（30.48%）和LSC区的G/C含量（34.81%）。

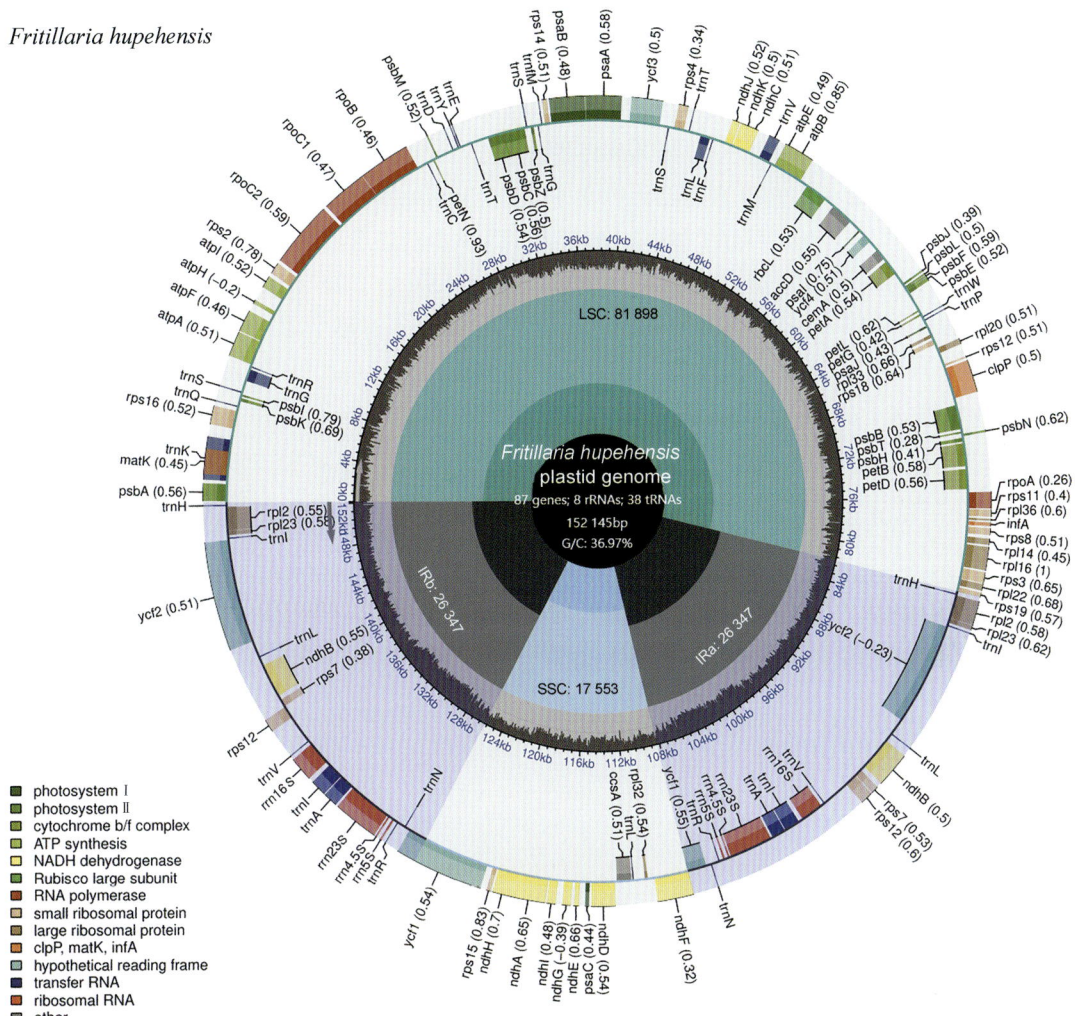

图 2-125-2　湖北贝母叶绿体基因组图谱

该图包括 6 个圆形轨道。自内向外的第一轨道表示分散重复序列，红色弧线表示直接重复序列，绿色弧线表示回文重复序列；自内向外的第二轨道上的蓝色柱线条表示长串联重复序列，其重复单元碱基长度＞7；自内向外的第三轨道以不同颜色的柱状线条表示不同类型的短串联重复序列（微卫星序列），其中黑色表示复杂重复序列，绿色表示重复单元碱基长度为 1 的重复序列，黄色表示重复单元碱基长度为 2 的重复序列，紫色表示重复单元碱基长度为 3 的重复序列，蓝色表示重复单元碱基长度为 4 的重复序列，橙色表示重复单元碱基长度为 5 的重复序列，红色表示重复单元碱基长度为 6 的重复序列；自内向外的第四轨道上以不同色块表示 SSC 区、反向重复区 IRa 和 IRb、LSC 区，数字代表相应区间的长度；自内向外的第五轨道表示 GC 含量；最外层第六轨道以不同色块表示不同功能的编码基因，功能分类详见图中左下角注释，基因名称后括号中的数字表示密码子使用偏差，轨道外侧的基因转录方向为顺时针方向，轨道内侧的基因转录方向为逆时针方向

【编码基因】　湖北贝母的叶绿体基因组共编码 133 个基因，其中 113 个独特基因，包括蛋白质编码基因 87 个（独特基因 79 个）、转运 RNA（transfer RNA，tRNA）编码基因 38 个（独特基因 30 个）、核糖体 RNA（ribosome RNA，rRNA）编码基因 8 个（独特基因 4 个）（表 2-125-1）。其中 7 个蛋白质编码基因（*ndhB*、*rpl2*、*rpl23*、*rps12*、 rps7、ycf1、ycf2)、8个tRNA编码基因(trnA-UGC、trnH-GUG、trnI-CAU、trnI-GAU、trnL-CAA、trnN-GUU、trnR-ACG、trnV-GAC)、4个rRNA编码基因(rrn16S、rrn23S、rrn4.5S、rrn5S)位于IR区。有11个蛋白质编码基因[rps16、atpF、rpoC1、petB、petD、rpl16、rpl2(×2)、ndhB(×2)、ndhA]各含有1个内含子(intron),4个蛋白质编码基因[ycf3、rps12(×2)、clpP]含有2个内含子,8个tRNA编码基因[trnK-UUU、trnG-GCC、trnL-UAA、trnV-UAC、trnI-GAU(×2)、trnA-UGC(×2)]各含有1个内含子(表2-125-2)。湖北贝母叶绿体基因组中蛋白质编码区(coding sequence,CDS)的长度为72 255bp,占整个基因组长度的47.49%。rRNA基因的长度为9048bp,占整个基因组长度的5.95%。而tRNA基因的长度为2887bp,占整个基因组长度的1.90%。湖北贝母叶绿体基因组非编码区主要包括内含子和基因间区,其长度占整个基因组长度的44.66%。

表2-125-1 湖北贝母叶绿体基因组基因列表

| 基因功能 | 基因分类 | 基因名称 |
| --- | --- | --- |
| rRNA | rRNA genes | *rrn16S*(×2)、*rrn23S*(×2)、*rrn5S*(×2)、*rrn4.5S*(×2) |
| tRNA | tRNA genes | 38 *trn* genes(8个基因各含有1个内含子) |
| 自我复制 | Small subunit of ribosome | *rps11*、*rps12*(×3)、*rps14*、*rps15*、*rps16*、*rps18*、*rps19*、*rps2*、*rps3*、*rps4*、*rps7*(×2)、*rps8* |
|  | Large subunit of ribosome | *rpl14*、*rpl16*、*rpl2*(×2)、*rpl20*、*rpl22*、*rpl23*(×2)、*rpl32*、*rpl33*、*rpl36* |
|  | DNA dependent RNA polymerase | *rpoA*、*rpoB*、*rpoC1*、*rpoC2* |
| 光合作用 | Subunits of NADH-dehydrogenase | *ndhA*、*ndhB*(×2)、*ndhC*、*ndhD*、*ndhE*、*ndhF*、*ndhG*、*ndhH*、*ndhI*、*ndhJ*、*ndhK* |
|  | Subunits of photosystem Ⅰ | *psaA*、*psaB*、*psaC*、*psaI*、*psaJ* |
|  | Subunits of photosystem Ⅱ | *psbA*、*psbB*、*psbC*、*psbD*、*psbE*、*psbF*、*psbH*、*psbI*、*psbJ*、*psbK*、*psbL*、*psbM*、*psbN*、*psbT*、*psbZ*、*ycf3* |
|  | Subunits of cytochrome b/f complex | *petA*、*petB*、*petD*、*petG*、*petL*、*petN* |
|  | Subunits of ATP synthase | *atpA*、*atpB*、*atpE*、*atpF*、*atpH*、*atpI* |
|  | Large subunit of rubisco | *rbcL* |
| 其他功能 | Maturase | *matK* |
|  | Protease | *clpP* |
|  | Envelope membrane protein | *cemA* |
|  | Subunit of acetyl-CoA-carboxylase | *accD* |
|  | Translational initiation factor | *infA* |
|  | c-type cytochrome synthesis gene | *ccsA* |
| 未知功能 |  | *ycf1*(×2)、*ycf2*(×2)、*ycf4* |

表 2-125-2　湖北贝母叶绿体基因内含子和外显子位置及长度

| 基因名称 | 基因编码序列所在链 | 起始位置 | 终点位置 | 长度（bp） | | | | |
|---|---|---|---|---|---|---|---|---|
| | | | | 第一外显子 | 第一内含子 | 第二外显子 | 第二内含子 | 第三外显子 |
| trnK-UUU | − | 1365 | 3986 | 37 | 2550 | 35 | | |
| rps16 | − | 4720 | 5847 | 39 | 879 | 210 | | |
| trnG-GCC | + | 7871 | 8629 | 23 | 688 | 48 | | |
| clpP | − | 67535 | 69508 | 250 | 588 | 294 | 771 | 71 |
| atpF | − | 10571 | 11919 | 145 | 794 | 410 | | |
| rpoC1 | − | 19777 | 22608 | 432 | 777 | 1623 | | |
| ycf3 | − | 40148 | 42106 | 124 | 736 | 230 | 710 | 159 |
| trnL-UAA | + | 44864 | 45481 | 35 | 533 | 50 | | |
| trnV-UAC | + | 48920 | 49599 | 37 | 604 | 39 | | |
| rps12 | − | 67268 | 96431 | 114 | ND | 232 | 543 | 26 |
| petB | + | 72435 | 73903 | 6 | 821 | 642 | | |
| petD | + | 74109 | 75370 | 6 | 764 | 492 | | |
| rpl16 | − | 78884 | 80294 | 9 | 991 | 411 | | |
| rpl2 | − | 82188 | 83680 | 391 | 674 | 428 | | |
| ndhB | − | 92618 | 94797 | 805 | 614 | 761 | | |
| trnI-GAU | − | 100360 | 101367 | 35 | 931 | 42 | | |
| trnA-UGC | + | 101431 | 102312 | 38 | 809 | 35 | | |
| ndhA | − | 117418 | 119542 | 553 | 1033 | 539 | | |
| trnA-UGC | − | 131732 | 132613 | 38 | 809 | 35 | | |
| trnI-GAU | + | 132677 | 133684 | 35 | 931 | 42 | | |
| rps12 | + | 137613 | 138411 | ND | ND | 232 | 543 | 26 |
| ndhB | + | 139247 | 141426 | 805 | 614 | 761 | | |
| rpl2 | + | 150364 | 151856 | 391 | 674 | 428 | | |

注："+"表示正链；"−"表示负链；"ND"表示未确定

【重复序列】　在湖北贝母叶绿体基因组中，微卫星序列有 A/T 和 AT/AT 两种类型，各有 58 个和 3 个（表 2-125-3）。共发现 16 个串联重复序列，满足总长度超过 20bp 且重复单元之间的相似度 ≥ 90% 两个条件（表 2-125-4）。散在重复序列包括回文重复序列和正向重复序列。以 e-value 小于 1E–04 为阈值，湖北贝母叶绿体基因组散在重复序列包括 12 条回文重复序列、19 条正向重复序（表 2-125-5）。

表 2-125-3　湖北贝母叶绿体基因组微卫星序列统计

| 重复单元类型 | 重复序列个数 |
|---|---|
| A/T | 58 |
| AT/AT | 3 |

表 2-125-4　湖北贝母叶绿体基因组串联重复序列统计

| 起点—终点 | 重复单元长度（bp） | 重复单元拷贝数 | 重复单元一致序列长度（bp） | 重复单元之间的相似度（%） | 插入缺失比例（%） | 分值 | 碱基个数 | | | | 熵（0—2） |
|---|---|---|---|---|---|---|---|---|---|---|---|
| | | | | | | | A | C | G | T | |
| 3294—3321 | 14 | 2.0 | 14 | 100 | 0 | 56 | 42 | 7 | 21 | 28 | 1.79 |
| 7441—7487 | 23 | 2.0 | 23 | 100 | 0 | 94 | 21 | 25 | 10 | 42 | 1.85 |
| 7601—7634 | 17 | 2.0 | 17 | 94 | 0 | 59 | 50 | 5 | 0 | 44 | 1.26 |
| 12046—12072 | 13 | 2.1 | 13 | 100 | 0 | 54 | 44 | 0 | 14 | 40 | 1.46 |
| 30276—30312 | 13 | 2.8 | 13 | 95 | 0 | 65 | 54 | 10 | 0 | 35 | 1.36 |
| 30268—30307 | 22 | 1.9 | 20 | 90 | 10 | 62 | 52 | 12 | 0 | 35 | 1.39 |
| 30279—30318 | 13 | 3.1 | 13 | 92 | 0 | 62 | 55 | 7 | 2 | 35 | 1.42 |
| 45992—46017 | 13 | 2.0 | 13 | 100 | 0 | 52 | 46 | 15 | 0 | 38 | 1.46 |
| 78240—78291 | 19 | 2.7 | 19 | 96 | 0 | 95 | 46 | 0 | 0 | 53 | 1.00 |
| 86735—86782 | 21 | 2.3 | 21 | 96 | 0 | 87 | 12 | 33 | 8 | 45 | 1.72 |
| 89075—89155 | 24 | 3.4 | 24 | 94 | 0 | 144 | 32 | 8 | 23 | 35 | 1.85 |
| 110613—110657 | 18 | 2.5 | 18 | 100 | 0 | 90 | 40 | 8 | 15 | 35 | 1.79 |
| 123024—123053 | 15 | 2.0 | 15 | 93 | 0 | 51 | 43 | 10 | 0 | 46 | 1.37 |
| 125026—125056 | 15 | 2.1 | 15 | 93 | 0 | 53 | 38 | 6 | 6 | 48 | 1.55 |
| 144889—144969 | 24 | 3.4 | 24 | 94 | 0 | 144 | 35 | 23 | 8 | 32 | 1.85 |
| 147262—147309 | 21 | 2.2 | 22 | 92 | 7 | 89 | 45 | 8 | 33 | 12 | 1.72 |

表 2-125-5　湖北贝母叶绿体基因组散在重复序列特征值

| 重复单元一长度（bp） | 重复单元一起点 | 重复类型 | 重复单元二长度（bp） | 重复单元二起点 | 重复单元间隔 | $e$-value |
|---|---|---|---|---|---|---|
| 57 | 89074 | D | 57 | 89098 | −3 | 2.48E−19 |
| 57 | 89074 | P | 57 | 144888 | −3 | 2.48E−19 |
| 57 | 89098 | P | 57 | 144912 | −3 | 2.48E−19 |
| 57 | 144888 | D | 57 | 144912 | −3 | 2.48E−19 |
| 53 | 36388 | D | 53 | 38612 | −3 | 5.08E−17 |
| 40 | 144908 | D | 40 | 144932 | −2 | 3.78E−11 |
| 39 | 41283 | D | 39 | 96470 | −2 | 1.44E−10 |
| 39 | 41283 | P | 39 | 137534 | −2 | 1.44E−10 |

续表

| 重复单元一长度（bp） | 重复单元一起点 | 重复类型 | 重复单元二长度（bp） | 重复单元二起点 | 重复单元间隔 | e-value |
|---|---|---|---|---|---|---|
| 35 | 91950 | D | 35 | 142058 | −1 | 5.79E−10 |
| 30 | 112956 | P | 30 | 112995 | 0 | 5.65E−09 |
| 33 | 78239 | D | 33 | 78258 | −1 | 8.74E−09 |
| 37 | 89074 | D | 37 | 89122 | −3 | 7.23E−08 |
| 37 | 89074 | P | 37 | 144884 | −3 | 7.23E−08 |
| 37 | 89122 | P | 37 | 144932 | −3 | 7.23E−08 |
| 37 | 144884 | D | 37 | 144932 | −3 | 7.23E−08 |
| 31 | 110608 | D | 31 | 110626 | −1 | 1.31E−07 |
| 31 | 144917 | D | 31 | 144941 | −1 | 1.31E−07 |
| 31 | 7039 | P | 31 | 42736 | −2 | 5.91E−06 |
| 33 | 36414 | D | 33 | 38638 | −3 | 1.30E−05 |
| 30 | 30275 | D | 30 | 30288 | −2 | 2.21E−05 |
| 32 | 33370 | P | 32 | 42736 | −3 | 4.73E−05 |
| 32 | 89103 | D | 32 | 89127 | −3 | 4.73E−05 |
| 32 | 89103 | P | 32 | 144884 | −3 | 4.73E−05 |
| 32 | 89127 | P | 32 | 144908 | −3 | 4.73E−05 |
| 31 | 7039 | D | 31 | 33371 | −3 | 1.71E−04 |
| 31 | 65029 | D | 31 | 78252 | −3 | 1.71E−04 |
| 30 | 8598 | D | 30 | 34168 | −3 | 6.19E−04 |
| 30 | 86731 | D | 30 | 86752 | −3 | 6.19E−04 |
| 30 | 86731 | P | 30 | 147261 | −3 | 6.19E−04 |
| 30 | 86752 | P | 30 | 147282 | −3 | 6.19E−04 |
| 30 | 147258 | D | 30 | 147279 | −3 | 6.19E−04 |

注：P. palindromic repeat，回文重复序列；D. direct repeat，正向重复序列

【高可变区】 为了发现贝母属物种间的高可变区，从 26 个叶绿体基因组中提取了 110 种基因间区，采用 K2p（Kimura 2-parameter）模型计算基因间区的遗传距离，遗传距离最大的 30 个基因间区参见图 2-125-3。这 30 个基因间区的 K2p 平均值分布于 1.90～10.70。其中 *accD-psaI*、*psaJ-rpl33*、*rpl16-rps3*、*rps16-trnQ-UUG* 的 K2p 平均值较高，分别为 4.67、4.26、4.96、10.70。贝母属 26 个物种的叶绿体基因组在这 4 个区域的变异较大，这 4 个区域可作为潜在的分子标记开发区域。

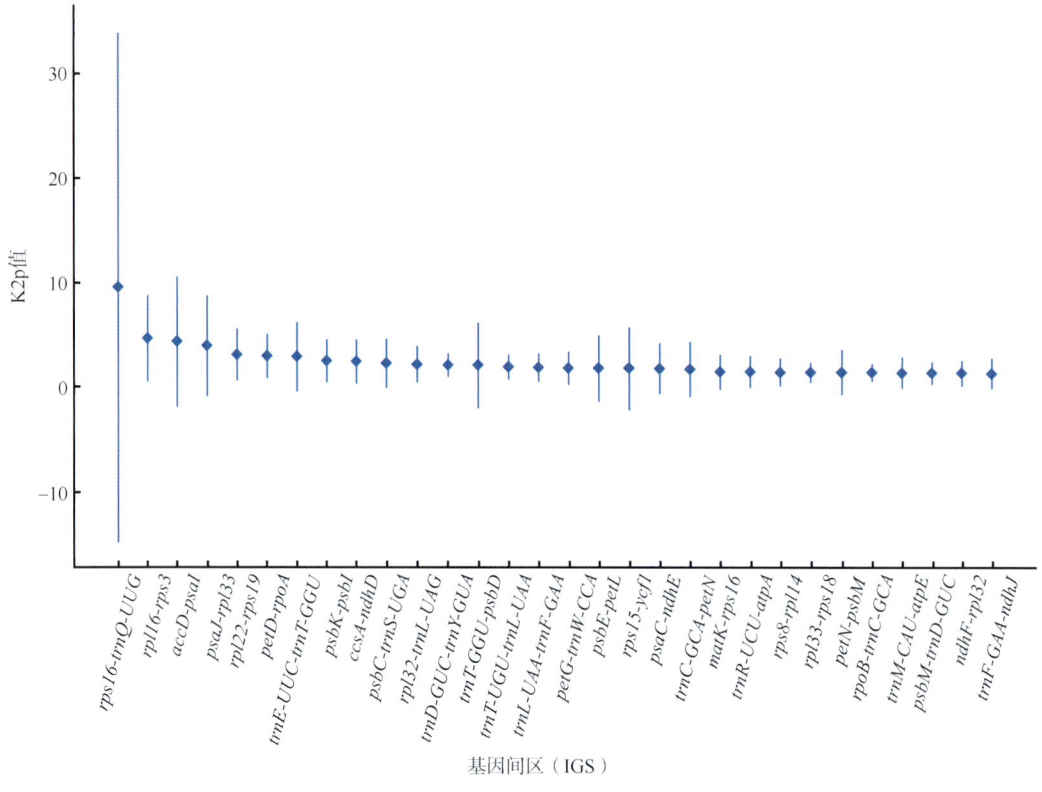

图 2-125-3 贝母属物种基因间区的遗传距离分析结果

【系统发育】 使用 MAFFT 对来自贝母属的 26 个物种[6]和 1 个外类群物种 [秋水仙（*Colchicum antumnale*）] 的叶绿体基因组中提取的 34 个共有蛋白质序列进行多重序列比对，使用 IQ-TREE 筛选出最优的 cpREV 模型，并采用最大似然法（maximum likelihood method）构建进化树。结果显示，在这 26 个贝母属物种中，轮叶贝母（*Fritillaria maximowiczii*）最先分化出来，其次是米贝母（*Fritillaria davidii*）。然后，砂贝母（*Fritillaria karelinii*）、平贝母（*Fritillaria ussuriensis*）和额敏贝母（*Fritillaria meleagroides*）3 个物种聚为一支，其他 21 个物种为一支。接着，波斯贝母（*Fritillaria persica*）和 *Fritillaria eduardii* 聚为一支，其余 19 个物种又分为 2 支。其中，新疆贝母（*Fritillaria walujewii*）、伊犁贝母（*Fritillaria pallidiflora*）、裕民贝母（*Fritillaria yuminensis*）、黄花贝母（*Fritillaria verticillata*）、托里贝母（*Fritillaria tortifolia*）5 个物种聚为一支，另 14 个物种为一支。最后，这 14 个物种又分为 2 支，其中，湖北贝母（*Fritillaria hupehensis*）、安徽贝母（*Fritillaria anhuiensis*）、浙贝母（*Fritillaria thunbergii*）、天目贝母（*Fritillaria monantha*）4 个物种聚为一支，榆中贝母（*Fritillaria yuzhongensis*）、太白贝母（*Fritillaria taipaiensis*）、暗紫贝母（*Fritillaria unibracteata*）、华西贝母（*Fritillaria sichuanica*）、大金贝母（*Fritillaria dajinensis*）、粗茎贝母（*Fritillaria crassicaulis*）、梭砂贝母（*Fritillaria delavayi*）、中华贝母（*Fritillaria sinica*）、甘肃贝母（*Fritillaria przewalskii*）和川贝母（*Fritillaria cirrhosa*）10 个物种聚为一支。湖北贝母与安徽贝母、浙贝母、天目贝母的亲缘关系较近（图 2-125-4）。

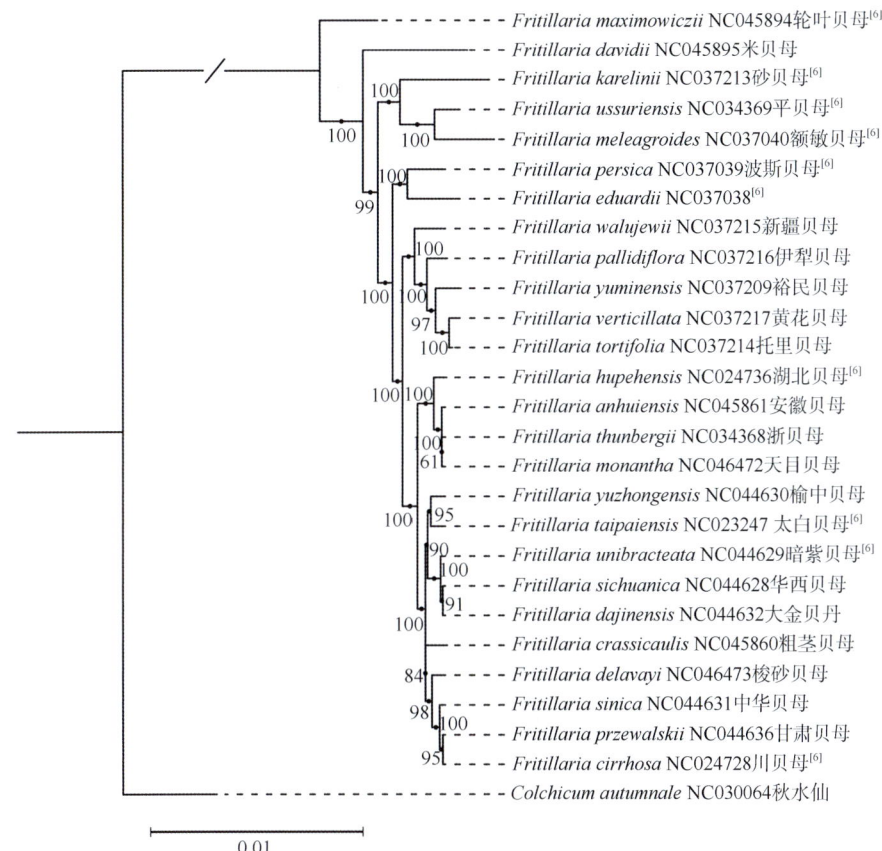

图 2-125-4 贝母属植物系统发育进化分析

【$K_A/K_S$ 选择压力分析】 以图 2-125-4 的进化树作为参考，利用 Hyphy 软件中的 aBSREL 模型对蛋白质编码基因进行选择压力分析。未发现有贝母属基因受到正向选择。

【宏 DNA 条形码的发现及其 PCR 扩增引物设计】 为了发现能够区分贝母属下物种的宏 DNA 条形码序列及其 PCR 扩增引物，利用 ecoPrimers 对贝母属植物叶绿体基因组序列进行分析。未发现用于设计 PCR 扩增引物的保守区间。

## 参 考 文 献

[1] 朱利霞, 汪旭, 张汉扬, 等. 湖北贝母药材的质量标准研究. 中华中医药学刊, 2017, 35 (4): 838-842.
[2] 国家药典委员会. 中华人民共和国药典 (2020 年版) 一部. 北京: 中国医药科技出版社, 2020: 363.
[3] 徐定平, 吴晶晶, 周鑫堂, 等. 湖北贝母化学成分和药理作用研究进展. 中国药业, 2015, 24 (6): 92-94.
[4] 林国华, 林可钦. 浅谈五种贝母的应用区别. 实用中医药杂志, 2003, 19 (8): 446.
[5] 张勇慧, 阮汉利, 曾凡波, 等. 湖北贝母镇咳、祛痰、平喘药效部位的筛选. 中草药, 2003, (11): 59-61.
[6] Bi Y, Zhang M F, Xue J, et al. Chloroplast genomic resources for phylogeny and DNA barcoding: a case study on *Fritillaria*. Sci Rep, 2018, 8 (1): 1184.

# 126 平贝母

【药材基本信息】 平贝母（*Fritillaria ussuriensis* Maxim.）为百合科贝母属药用植物[1]，其干燥鳞茎为平贝母中药材（图2-126-1）。收载于《中国药典》（2020年版）[2]。以表面乳白色，外层鳞叶肥厚，质坚硬而脆者为佳[1]。平贝母分布于黑龙江、吉林、辽宁等省。主产于黑龙江铁力等地，商品药材来源于栽培。平贝母含有生物碱类（如贝母素乙、贝母辛碱、西贝素等）、核苷类等化学成分。平贝母味苦、甘，性微寒。归肺、心经。具有清热润肺、化痰止咳等功效[3]。现代研究表明，平贝母具有抗溃疡、祛痰、降血压等作用。平贝母现已被开发成保健食品[4]。平贝母为《中国珍稀濒危保护植物》收录，被《国家重点保护野生植物》列为三级保护植物[5]。

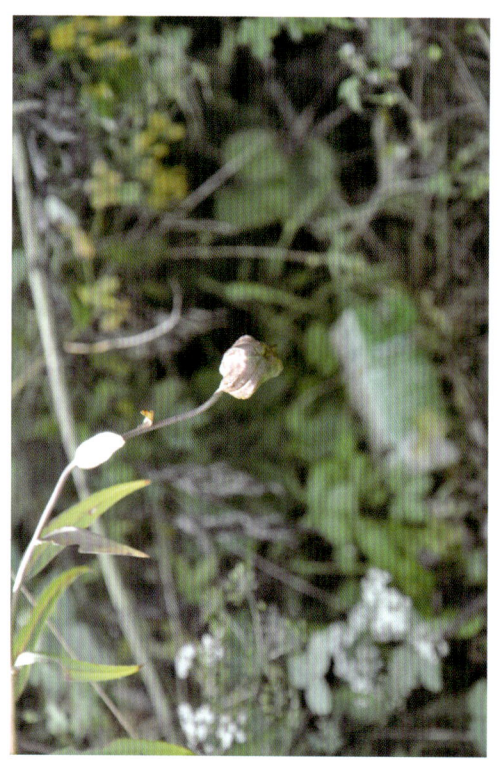

图 2-126-1 平贝母

【叶绿体基因组】 平贝母的叶绿体 DNA 为环状分子，其叶绿体基因组（GenBank 登录号：NC034369.1）总长度为 151 524bp，具有保守的四分状结构，包括一个 LSC 区、一个 SSC 区和一对 IR 区，其长度分别为 81 732bp、17 114bp 和 26 339bp（图 2-126-2）。

平贝母叶绿体基因组的整体 G/C 含量为 36.95%。其 IR 区的 G/C 含量（42.48%）高于 SSC 区的 G/C 含量（30.63%）和 LSC 区的 G/C 含量（34.71%）。

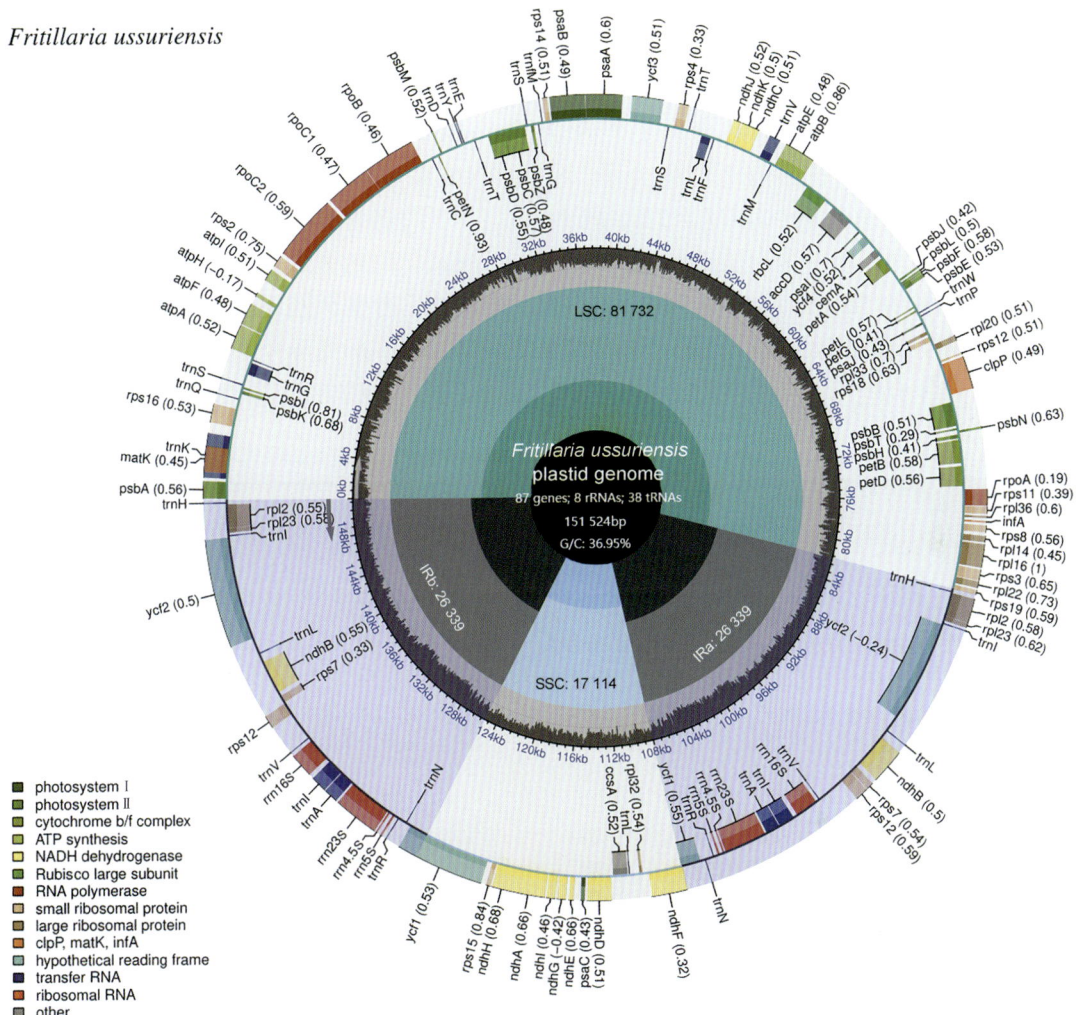

图 2-126-2　平贝母叶绿体基因组图谱

该图包括 6 个圆形轨道。自内向外的第一轨道表示分散重复序列，红色弧线表示直接重复序列，绿色弧线表示回文重复序列；自内向外的第二轨道上的蓝色柱状线条表示长串联重复序列，其重复单元碱基长度＞7；自内向外的第三轨道以不同颜色的柱状线条表示不同类型的短串联重复序列（微卫星序列），其中黑色表示复杂重复序列，绿色表示重复单元碱基长度为 1 的重复序列，黄色表示重复单元碱基长度为 2 的重复序列，紫色表示重复单元碱基长度为 3 的重复序列，蓝色表示重复单元碱基长度为 4 的重复序列，橙色表示重复单元碱基长度为 5 的重复序列，红色表示重复单元碱基长度为 6 的重复序列；自内向外的第四轨道上以不同色块表示 SSC 区、反向重复区 IRa 和 IRb、LSC 区，数字代表相应区间的长度；自内向外的第五轨道表示 GC 含量；最外层第六轨道以不同色块表示不同功能的编码基因，功能分类详见图中左下角注释，基因名称后括号中的数字表示密码子使用偏差，轨道外侧的基因转录方向为顺时针方向，轨道内侧的基因转录方向为逆时针方向

【编码基因】　平贝母的叶绿体基因组共编码 133 个基因，其中 113 个独特基因，包括蛋白质编码基因 87 个（独特基因 79 个）、转运 RNA（transfer RNA，tRNA）编码基因 38

个（独特基因30个）、核糖体RNA（ribosome RNA，rRNA）编码基因8个（独特基因4个）（表2-126-1）。其中7个蛋白质编码基因（*ndhB*、*rpl2*、*rpl23*、*rps12*、*rps7*、*ycf1*、*ycf2*）、8个tRNA编码基因（*trnA-UGC*、*trnH-GUG*、*trnI-CAU*、*trnI-GAU*、*trnL-CAA*、*trnN-GUU*、*trnR-ACG*、*trnV-GAC*）、4个rRNA编码基因（*rrn16S*、*rrn23S*、*rrn4.5S*、*rrn5S*）位于IR区。有11个蛋白质编码基因 [*rpl2*（×2）、*ndhB*（×2）、*ndhA*、*rpl16*、*petD*、*petB*、*rpoC1*、*atpF*、*rps16*] 各含有1个内含子（intron），4个蛋白质编码基因 [*clpP*、*ycf3*、*rps12*（×2）] 各含有2个内含子，8个tRNA编码基因 [*trnK-UUU*、*trnG-UCC*、*trnL-UAA*、*trnV-UAC*、*trnI-GAU*（×2）、*trnA-UGC*（×2）] 各含有1个内含子（表2-126-2）。平贝母叶绿体基因组中蛋白质编码区（coding sequence，CDS）的长度为78 930bp，占整个基因组长度的52.09%。rRNA基因的长度为9048bp，占整个基因组长度的5.97%。而tRNA基因的长度为2876bp，占整个基因组长度的1.90%。平贝母叶绿体基因组非编码区主要包括内含子和基因间区，其长度占整个基因组长度的40.04%。

表2-126-1　平贝母叶绿体基因组基因列表

| 基因功能 | 基因分类 | 基因名称 |
|---|---|---|
| rRNA | rRNA genes | *rrn16S*（×2）、*rrn23S*（×2）、*rrn5S*（×2）、*rrn4.5S*（×2） |
| tRNA | tRNA genes | 38 *trn* genes（8个基因各含有1个内含子） |
| 自我复制 | Small subunit of ribosome | *rps11*、*rps12*（×3）、*rps14*、*rps15*、*rps16*、*rps18*、*rps19*、*rps2*、*rps3*、*rps4*、*rps7*（×2）、*rps8* |
|  | Large subunit of ribosome | *rpl14*、*rpl16*、*rpl2*（×2）、*rpl20*、*rpl22*、*rpl23*（×2）、*rpl32*、*rpl33*、*rpl36* |
|  | DNA dependent RNA polymerase | *rpoA*、*rpoB*、*rpoC1*、*rpoC2* |
| 光合作用 | Subunits of NADH-dehydrogenase | *ndhA*、*ndhB*（×2）、*ndhC*、*ndhD*、*ndhE*、*ndhF*、*ndhG*、*ndhH*、*ndhI*、*ndhJ*、*ndhK* |
|  | Subunits of photosystem Ⅰ | *psaA*、*psaB*、*psaC*、*psaI*、*psaJ* |
|  | Subunits of photosystem Ⅱ | *psbA*、*psbB*、*psbC*、*psbD*、*psbE*、*psbF*、*psbH*、*psbI*、*psbJ*、*psbK*、*psbL*、*psbM*、*psbN*、*psbT*、*psbZ*、*ycf3* |
|  | Subunits of cytochrome b/f complex | *petA*、*petB*、*petD*、*petG*、*petL*、*petN* |
|  | Subunits of ATP synthase | *atpA*、*atpB*、*atpE*、*atpF*、*atpH*、*atpI* |
|  | Large subunit of rubisco | *rbcL* |
| 其他功能 | Maturase | *matK* |
|  | Protease | *clpP* |
|  | Envelope membrane protein | *cemA* |
|  | Subunit of acetyl-CoA-carboxylase | *accD* |
|  | Translational initiation factor | *infA* |
|  | c-type cytochrome synthesis gene | *ccsA* |
| 未知功能 |  | *ycf1*（×2）、*ycf2*（×2）、*ycf4* |

表 2-126-2　平贝母叶绿体基因内含子和外显子位置及长度

| 基因名称 | 基因编码序列所在链 | 起始位置 | 终点位置 | 长度（bp） | | | | |
|---|---|---|---|---|---|---|---|---|
| | | | | 第一外显子 | 第一内含子 | 第二外显子 | 第二内含子 | 第三外显子 |
| trnK-UUU | − | 1356 | 4038 | 37 | 2611 | 35 | | |
| rps16 | − | 4685 | 5813 | 39 | 880 | 210 | | |
| trnG-UCC | + | 8154 | 8912 | 23 | 699 | 37 | | |
| atpF | − | 10887 | 12230 | 145 | 789 | 410 | | |
| rpoC1 | − | 20133 | 22955 | 432 | 768 | 1623 | | |
| ycf3 | − | 40197 | 42149 | 124 | 731 | 230 | 709 | 159 |
| trnL-UAA | + | 44984 | 45599 | 35 | 531 | 50 | | |
| trnV-UAC | − | 49026 | 49703 | 39 | 602 | 37 | | |
| rps12 | − | 67011 | 95462 | 114 | ND | 232 | 543 | 26 |
| clpP | − | 67278 | 69276 | 71 | 793 | 294 | 591 | 250 |
| petB | + | 72198 | 73672 | 6 | 827 | 642 | | |
| petD | + | 73878 | 75145 | 6 | 770 | 492 | | |
| rpl16 | − | 78702 | 80115 | 9 | 994 | 411 | | |
| rpl2 | − | 82030 | 83523 | 394 | 672 | 428 | | |
| ndhB | − | 92440 | 94619 | 805 | 614 | 761 | | |
| trnI-GAU | + | 100168 | 101175 | 42 | 931 | 35 | | |
| trnA-UGC | + | 101239 | 102121 | 38 | 810 | 35 | | |
| ndhA | − | 116898 | 119023 | 553 | 1034 | 539 | | |
| trnA-UGC | − | 131136 | 132018 | 38 | 810 | 35 | | |
| trnI-GAU | − | 132082 | 133089 | 42 | 931 | 35 | | |
| rps12 | + | 137022 | 137820 | ND | ND | 232 | 543 | 26 |
| ndhB | + | 138638 | 140817 | 805 | 614 | 761 | | |
| rpl2 | + | 149734 | 151227 | 394 | 672 | 428 | | |

注："+"表示正链；"−"表示负链；"ND"表示未确定

【**重复序列**】　在平贝母叶绿体基因组中，微卫星序列有 A/T 和 AT/AT 两种类型，各有 60 个和 4 个（表 2-126-3）。共发现 16 个串联重复序列，满足总长度超过 20bp 且重复单元之间的相似度 ≥ 90% 两个条件（表 2-126-4）。散在重复序列包括回文重复序列和正向重复序列。以 e-value 小于 1E–04 为阈值，平贝母叶绿体基因组散在重复序列包括 14 条回文重复序列、28 条正向重复序列（表 2-126-5）。

表 2-126-3　平贝母叶绿体基因组微卫星序列统计

| 重复单元类型 | 重复序列个数 |
|---|---|
| A/T | 60 |
| AT/AT | 4 |

表 2-126-4　平贝母叶绿体基因组串联重复序列统计

| 起点—终点 | 重复单元长度（bp） | 重复单元拷贝数 | 重复单元一致序列长度（bp） | 重复单元之间的相似度（%） | 插入缺失比例（%） | 分值 | 碱基个数 A | C | G | T | 熵（0—2） |
|---|---|---|---|---|---|---|---|---|---|---|---|
| 5492—5521 | 13 | 2.3 | 13 | 94 | 0 | 51 | 46 | 0 | 0 | 53 | 1.00 |
| 5974—6007 | 14 | 2.5 | 14 | 95 | 4 | 61 | 58 | 0 | 0 | 41 | 0.98 |
| 9238—9263 | 13 | 2.0 | 13 | 100 | 0 | 52 | 30 | 7 | 0 | 61 | 1.24 |
| 44416—44530 | 54 | 2.1 | 54 | 98 | 0 | 221 | 49 | 3 | 1 | 45 | 1.29 |
| 46104—46129 | 13 | 2.0 | 13 | 100 | 0 | 52 | 46 | 15 | 0 | 38 | 1.46 |
| 54355—54387 | 15 | 2.1 | 16 | 94 | 5 | 59 | 18 | 0 | 9 | 72 | 1.10 |
| 64853—64880 | 13 | 2.2 | 13 | 100 | 0 | 56 | 7 | 0 | 0 | 92 | 0.37 |
| 75273—75340 | 33 | 2.1 | 33 | 97 | 0 | 127 | 48 | 8 | 1 | 41 | 1.43 |
| 76805—76853 | 24 | 2.0 | 24 | 92 | 0 | 80 | 28 | 32 | 12 | 26 | 1.92 |
| 78043—78094 | 24 | 2.2 | 24 | 100 | 0 | 104 | 55 | 0 | 0 | 44 | 0.99 |
| 86575—86622 | 21 | 2.3 | 21 | 96 | 0 | 87 | 12 | 33 | 8 | 45 | 1.72 |
| 88915—88971 | 24 | 2.4 | 24 | 100 | 0 | 114 | 29 | 8 | 24 | 36 | 1.86 |
| 115024—115123 | 47 | 2.1 | 47 | 94 | 1 | 173 | 48 | 3 | 6 | 43 | 1.43 |
| 122437—122466 | 15 | 2.0 | 15 | 93 | 0 | 51 | 43 | 10 | 0 | 46 | 1.37 |
| 144286—144342 | 24 | 2.4 | 24 | 100 | 0 | 114 | 36 | 24 | 8 | 29 | 1.86 |
| 146635—146682 | 21 | 2.2 | 22 | 92 | 7 | 89 | 45 | 8 | 33 | 12 | 1.72 |

表 2-126-5　平贝母叶绿体基因组散在重复序列特征值

| 重复单元一长度（bp） | 重复单元一起点 | 重复类型 | 重复单元二长度（bp） | 重复单元二起点 | 重复单元间隔 | e-value |
|---|---|---|---|---|---|---|
| 61 | 44415 | D | 61 | 44469 | −1 | 2.22E−25 |
| 53 | 36435 | D | 53 | 38659 | −3 | 5.03E−17 |
| 48 | 115023 | D | 48 | 115070 | −2 | 8.27E−16 |
| 40 | 88911 | D | 40 | 88935 | −2 | 3.75E−11 |
| 40 | 88911 | P | 40 | 144281 | −2 | 3.75E−11 |
| 40 | 88935 | P | 40 | 144305 | −2 | 3.75E−11 |
| 40 | 144281 | D | 40 | 144305 | −2 | 3.75E−11 |
| 39 | 41332 | D | 39 | 96274 | −2 | 1.42E−10 |
| 39 | 41332 | P | 39 | 136943 | −2 | 1.42E−10 |
| 38 | 75272 | D | 38 | 75305 | −2 | 5.41E−10 |
| 35 | 91751 | D | 35 | 141470 | −1 | 5.74E−10 |
| 36 | 7053 | D | 36 | 81446 | −3 | 2.64E−07 |
| 33 | 78037 | D | 33 | 78061 | −2 | 4.16E−07 |
| 30 | 112669 | P | 30 | 112712 | −1 | 5.04E−07 |

续表

| 重复单元一长度（bp） | 重复单元一起点 | 重复类型 | 重复单元二长度（bp） | 重复单元二起点 | 重复单元间隔 | e-value |
| --- | --- | --- | --- | --- | --- | --- |
| 35 | 75272 | P | 35 | 75329 | −3 | 9.67E−07 |
| 31 | 7367 | P | 31 | 42779 | −2 | 5.86E−06 |
| 33 | 36461 | D | 33 | 38685 | −3 | 1.29E−05 |
| 33 | 64846 | D | 33 | 64849 | −3 | 1.29E−05 |
| 30 | 7058 | D | 30 | 80184 | −2 | 2.19E−05 |
| 30 | 7061 | D | 30 | 81455 | −2 | 2.19E−05 |
| 30 | 33973 | D | 30 | 80194 | −2 | 2.19E−05 |
| 30 | 80191 | D | 30 | 105663 | −2 | 2.19E−05 |
| 30 | 80191 | P | 30 | 127563 | −2 | 2.19E−05 |
| 30 | 81460 | D | 30 | 110381 | −2 | 2.19E−05 |
| 32 | 33397 | P | 32 | 42779 | −3 | 4.69E−05 |
| 32 | 81454 | D | 32 | 81455 | −3 | 4.69E−05 |
| 31 | 7367 | D | 31 | 33398 | −3 | 1.70E−04 |
| 31 | 33968 | D | 31 | 105665 | −3 | 1.70E−04 |
| 31 | 33968 | P | 31 | 127560 | −3 | 1.70E−04 |
| 31 | 33969 | P | 31 | 64848 | −3 | 1.70E−04 |
| 31 | 64856 | P | 31 | 105661 | −3 | 1.70E−04 |
| 31 | 64856 | D | 31 | 127564 | −3 | 1.70E−04 |
| 31 | 81454 | D | 31 | 81456 | −3 | 1.70E−04 |
| 30 | 8882 | D | 30 | 34210 | −3 | 6.14E−04 |
| 30 | 9157 | P | 30 | 64700 | −3 | 6.14E−04 |
| 30 | 33963 | P | 30 | 64858 | −3 | 6.14E−04 |
| 30 | 33963 | D | 30 | 81456 | −3 | 6.14E−04 |
| 30 | 33964 | D | 30 | 81458 | −3 | 6.14E−04 |
| 30 | 33969 | D | 30 | 81461 | −3 | 6.14E−04 |
| 30 | 33969 | D | 30 | 81464 | −3 | 6.14E−04 |
| 30 | 44636 | D | 30 | 81460 | −3 | 6.14E−04 |
| 30 | 44637 | P | 30 | 64851 | −3 | 6.14E−04 |

注：P. palindromic repeat，回文重复序列；D. direct repeat，正向重复序列

【高可变区】 为了发现贝母属物种间的高可变区，从 26 个物种的叶绿体基因组中提取了 110 种基因间区，采用 K2p（Kimura 2-parameter）模型计算基因间区的遗传距离，遗传距离最大的 30 个基因间区参见图 2-126-3。这 30 个基因间区的 K2p 平均值分布于 1.90～10.70。其中 *accD-psaI*、*psaJ-rpl33*、*rpl16-rps3*、*rps16-trnQ-UUG* 的 K2p 平均值较高，分

别为 4.67、4.26、4.96、10.70。由此可见，贝母属 26 个物种的叶绿体基因组在这 4 个区域的变异较大，这 4 个区域可作为潜在的分子标记开发区域。

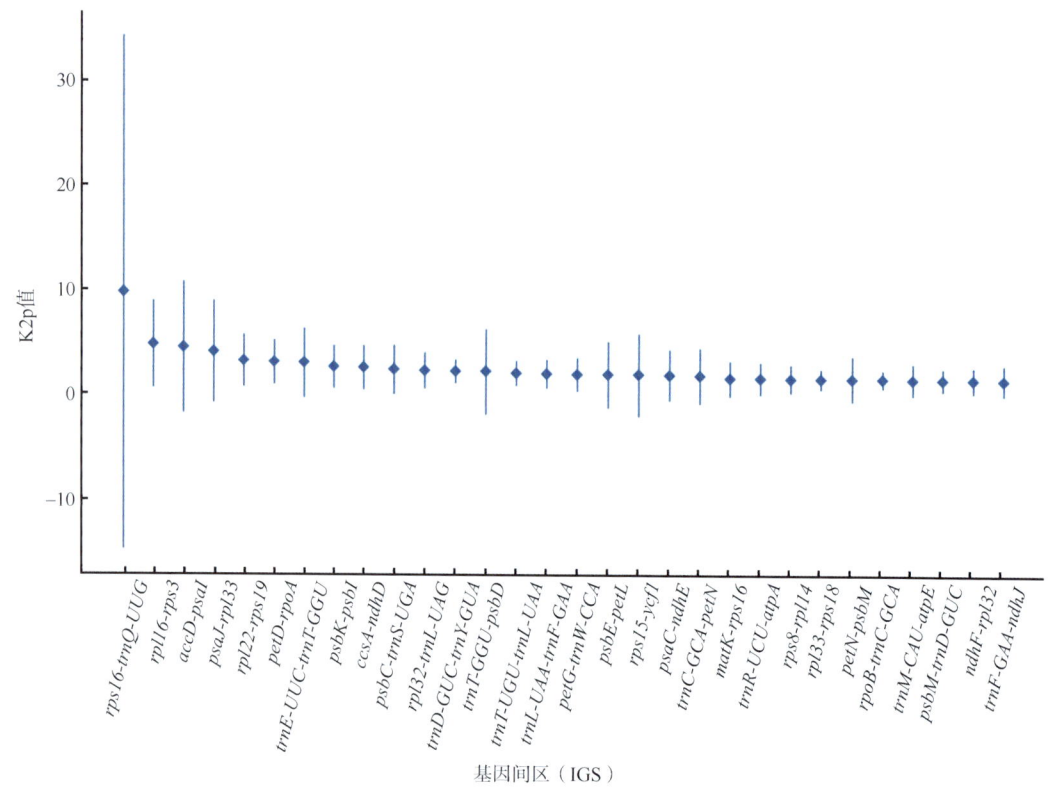

图 2-126-3　贝母属物种基因间区的遗传距离分析结果

【系统发育】　使用 MAFFT 对来自贝母属的 26 个物种[6]和 1 个外类群物种 [ 秋水仙（*Colchicum antumnale*）] 的叶绿体基因组中提取的 34 个共有蛋白质序列进行多重序列比对，使用 IQ-TREE 筛选出最优的 cpREV 模型，用最大似然法（maximum likelihood method）构建进化树。结果显示，在这 26 个贝母属物种中，轮叶贝母（*Fritillaria maximowiczii*）最先分化出来，其次是米贝母（*Fritillaria davidii*）。然后，砂贝母（*Fritillaria karelinii*）、平贝母（*Fritillaria ussuriensis*）和额敏贝母（*Fritillaria meleagroides*）3 个物种聚为一支，其他 21 个物种为一支。接着，波斯贝母（*Fritillaria persica*）和 *Fritillaria eduardii* 聚为一支，其余 19 个物种又分为 2 支。其中，新疆贝母（*Fritillaria walujewii*）、伊犁贝母（*Fritillaria pallidiflora*）、裕民贝母（*Fritillaria yuminensis*）、黄花贝母（*Fritillaria verticillata*）、托里贝母（*Fritillaria tortifolia*）5 个物种聚为一支，另 14 个物种为一支。最后，这 14 个物种又分为 2 支，其中，湖北贝母（*Fritillaria hupehensis*）、安徽贝母（*Fritillaria anhuiensis*）、浙贝母（*Fritillaria thunbergii*）、天目贝母（*Fritillaria monantha*）4 个物种聚为一支，榆中贝母（*Fritillaria yuzhongensis*）、太白贝母（*Fritillaria taipaiensis*）、暗紫贝母（*Fritillaria unibracteata*）、华西贝母（*Fritillaria sichuanica*）、大金贝母（*Fritillaria dajinensis*）、粗茎贝母（*Fritillaria crassicaulis*）、梭砂贝母（*Fritillaria delavayi*）、中华贝母（*Fritillaria sinica*)、甘肃贝母（*Fritillaria przewalskii*）和川贝母（*Fritillaria cirrhosa*）10 个物种聚为一支。平贝母与额敏贝母的亲缘关系最近（图 2-126-4）。

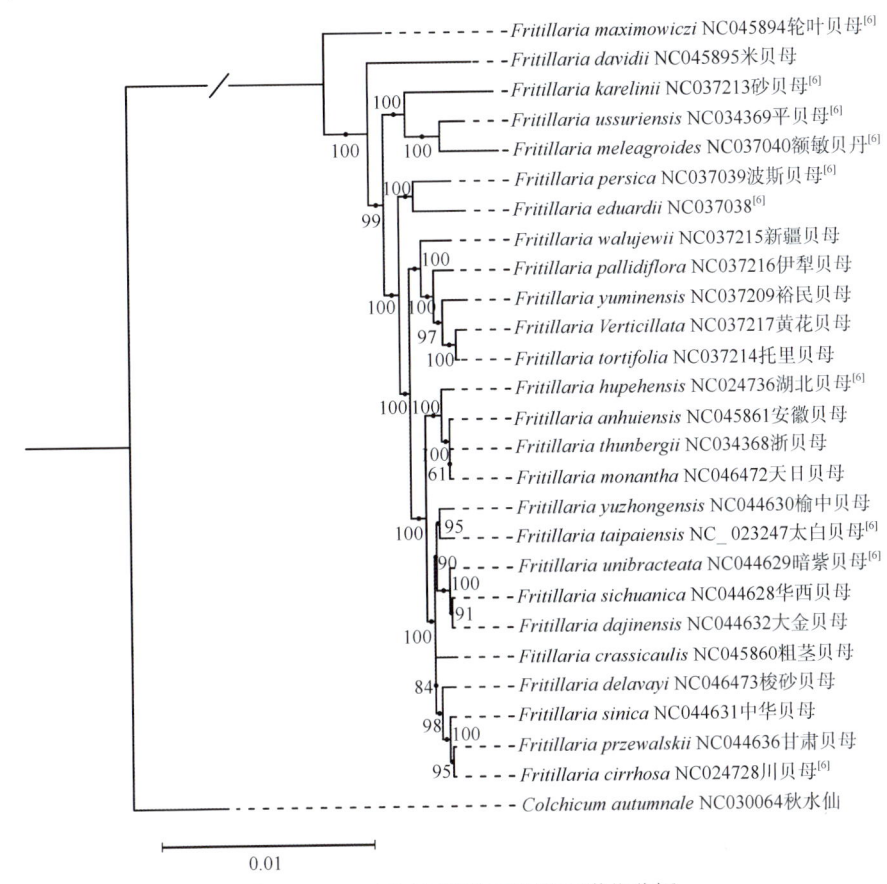

图 2-126-4　贝母属植物系统发育进化分析

【$K_A/K_S$ 选择压力分析】　以图 2-126-4 的进化树作为参考，利用 Hyphy 软件中的 aBSREL 模型对蛋白质编码基因进行选择压力分析。未发现有贝母属基因受到正向选择。

【宏 DNA 条形码的发现及其 PCR 扩增引物设计】　为了发现能够区分贝母属下物种的宏 DNA 条形码序列及其 PCR 扩增引物，利用 ecoPrimers 对贝母属植物叶绿体基因组序列进行分析。未发现用于设计 PCR 扩增引物的保守区间。

## 参 考 文 献

[1] 李娜. 中药川贝母与平贝母的鉴别. 农业科技与装备，2019，（4）：33-35.
[2] 国家药典委员会. 中华人民共和国药典（2020 年版）一部. 北京：中国医药科技出版社，2020：101.
[3] 赵婉，姜海，王知斌，等. 贝母属植物的药理作用概述. 上海中医药杂志，2018，52（11）：97-100.
[4] 李慧婷. 平贝母资源调查与品质评价. 沈阳：辽宁中医药大学硕士学位论文，2010.
[5] 肖培根. 新编中药志. 第三卷. 北京：化学工业出版社，2002：458-462.
[6] Bi Y, Zhang M F, Xue J, et al. Chloroplast genomic resources for phylogeny and DNA barcoding: a case study on *Fritillaria*. Sci Rep, 2018, 8（1）: 1184.

# 127 梭砂贝母

【药材基本信息】 梭砂贝母（*Fritillaria delavayi* Franch.）为百合科贝母属药用植物[1]，其干燥鳞茎为川贝母中药材（图2-127-1）。收载于《中国药典》（2020年版）[2]。产于中国云南（西北部）、四川（西部）、青海南部（杂多、囊谦）和西藏（拉萨至亚东）。梭砂贝母为药材"炉贝"的来源，鳞茎含植物碱贝母素丁[1,3]。川贝母主要含生物碱（如贝母碱、西贝母碱等）、有机酸（如阿魏酸等）、核苷、皂苷等化学成分。其味甘、苦，性微寒。归肺、心经。具有清热润肺、化痰止咳、散结消痈的功效。现代研究表明，川贝母具有抑菌、镇痛镇静、降压和抗缺氧等作用，临床用其治疗上呼吸道感染、支气管哮喘、百日咳等病症[4]。

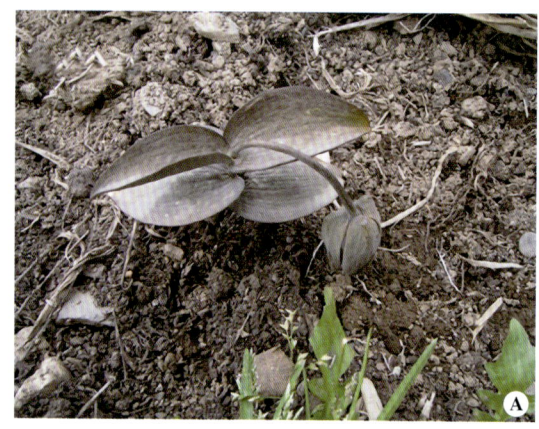 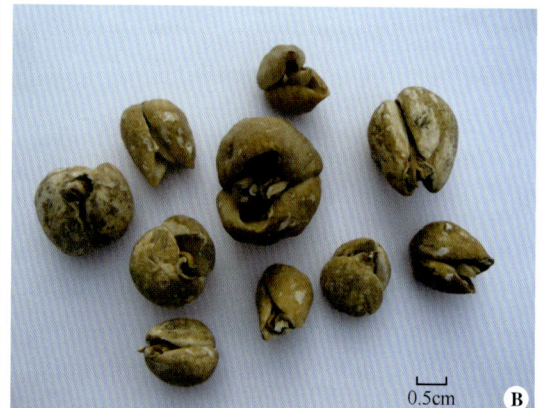

图2-127-1 梭砂贝母

【叶绿体基因组】 梭砂贝母的叶绿体DNA为环状分子，其叶绿体基因组（GenBank登录号：NC046473.1）总长度为151 948bp，具有保守的四分状结构，包括一个LSC区、一个SSC区和一对IR区，其长度分别为81 683bp、17 551bp和26 357bp（图2-127-2）。梭砂贝母叶绿体基因组的整体G/C含量为36.94%。其IR区的G/C含量（42.46%）高于SSC区的G/C含量（30.44%）和LSC区的G/C含量（34.78%）。

【编码基因】 梭砂贝母的叶绿体基因组共编码133个基因，其中独特基因113个，包括蛋白质编码基因87个（独特基因79个）、转运RNA（transfer RNA，tRNA）编码基因38个（独特基因30个）、核糖体RNA（ribosome RNA，rRNA）编码基因8个（独特基因4个）（表2-127-1）。其中6个蛋白质编码基因（*ndhB*、*rpl2*、*rpl23*、*rps12*、*rps7*、*ycf2*）、8个tRNA编码基因（*trnA-UGC*、*trnH-GUG*、*trnI-CAU*、*trnI-GAU*、*trnL-CAA*、*trnN-GUU*、*trnR-ACG*、*trnV-GAC*）、4个rRNA编码基因（*rrn16S*、*rrn23S*、*rrn4.5S*、*rrn5S*）位于IR区。有11个蛋白质编码基因[*rps16*、*atpF*、*rpoC1*、*petB*、*petD*、*rpl16*、*rpl2*（×2）、*ndhB*（×2）、*ndhA*]各含有1个内含子（intron），4个蛋白质编码基因[*ycf3*、*clpP*、*rps12*（×2）]

各含有2个内含子，8个tRNA编码基因 [trnI-GAU（×2）、trnA-UGC（×2）、trnV-UAC、trnL-UAA、trnG-GCC、trnK-UUU] 各含有1个内含子（表2-127-2）。梭砂贝母叶绿体基因组中蛋白质编码区（coding sequence，CDS）的长度为78 264bp，占整个基因组长度的51.51%。rRNA基因的长度为9050bp，占整个基因组长度的5.96%。而tRNA基因的长度为2877bp，占整个基因组长度的1.89%。梭砂贝母叶绿体基因组非编码区主要包括内含子和基因间区，其长度占整个基因组长度的40.64%。

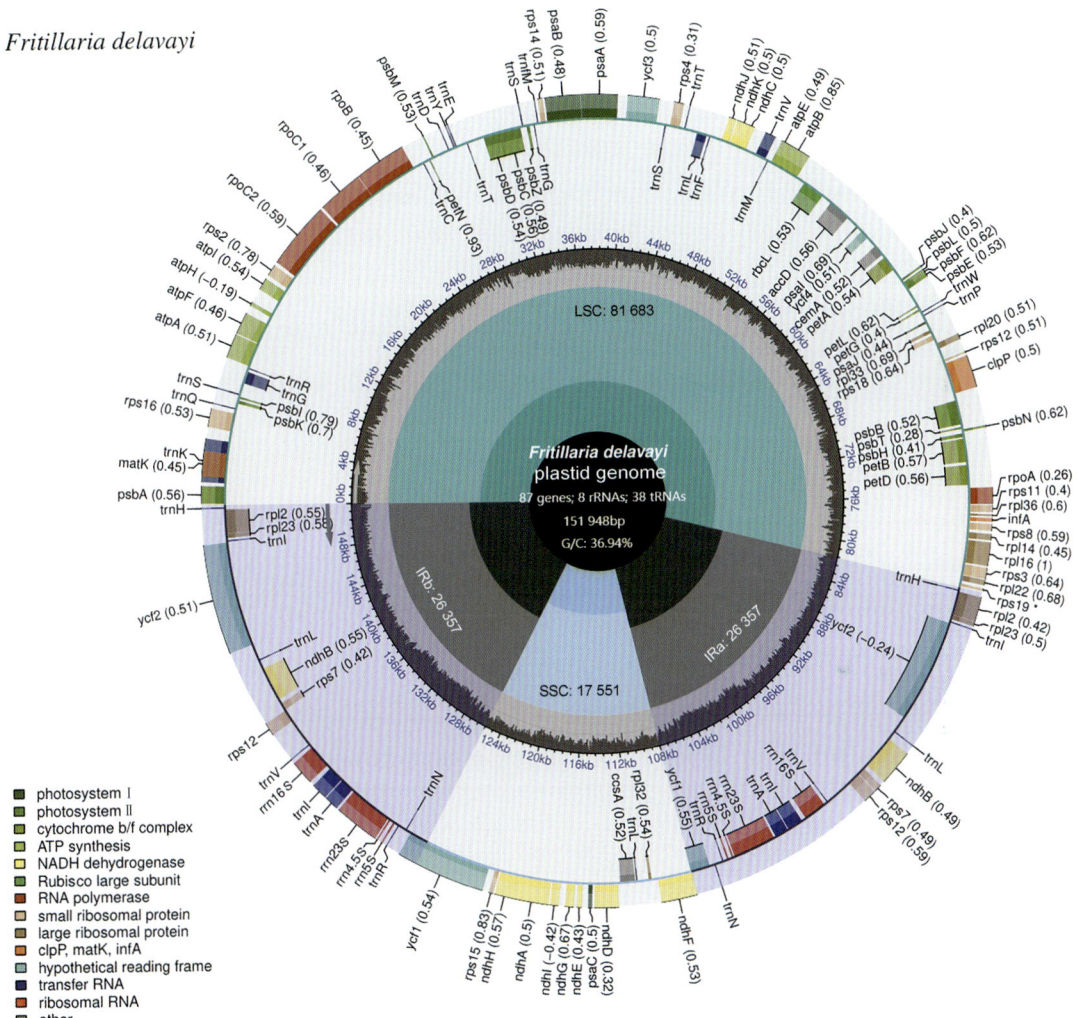

图2-127-2 梭砂贝母叶绿体基因组图谱

该图包括6个圆形轨道。自内向外的第一轨道表示分散重复序列，红色弧线表示直接重复序列，绿色弧线表示回文重复序列；自内向外的第二轨道上的蓝色柱状线条表示长串联重复序列，其重复单元碱基长度＞7；自内向外的第三轨道以不同颜色的柱状线条表示不同类型的短串联重复序列（微卫星序列），其中黑色表示复杂重复序列，绿色表示重复单元碱基长度为1的重复序列，黄色表示重复单元碱基长度为2的重复序列，紫色表示重复单元碱基长度为3的重复序列，蓝色表示重复单元碱基长度为4的重复序列，橙色表示重复单元碱基长度为5的重复序列，红色表示重复单元碱基长度为6的重复序列；自内向外的第四轨道上以不同色块表示SSC区、反向重复区IRa和IRb、LSC区，数字代表相应区间的长度；自内向外的第五轨道表示GC含量；最外层第六轨道以不同色块表示不同功能的编码基因，功能分类详见图中左下角注释，基因名称后括号中的数字表示密码子使用偏差，轨道外侧的基因转录方向为顺时针方向，轨道内侧的基因转录方向为逆时针方向

表 2-127-1　梭砂贝母叶绿体基因组基因列表

| 基因功能 | 基因分类 | 基因名称 |
|---|---|---|
| rRNA | rRNA genes | *rrn16S*（×2）、*rrn23S*（×2）、*rrn5S*（×2）、*rrn4.5S*（×2） |
| tRNA | tRNA genes | 38 *trn* genes（8个基因各含有1个内含子） |
| 自我复制 | Small subunit of ribosome | *rps11*、*rps12*（×3）、*rps14*、*rps15*、*rps16*、*rps18*、*rps19*、*rps2*、*rps3*、*rps4*、*rps7*（×2）、*rps8* |
| | Large subunit of ribosome | *rpl14*、*rpl16*、*rpl2*（×2）、*rpl20*、*rpl22*、*rpl23*（×2）、*rpl32*、*rpl33*、*rpl36* |
| | DNA dependent RNA polymerase | *rpoA*、*rpoB*、*rpoC1*、*rpoC2* |
| 光合作用 | Subunits of NADH-dehydrogenase | *ndhA*、*ndhB*（×2）、*ndhC*、*ndhD*、*ndhE*、*ndhF*、*ndhG*、*ndhH*、*ndhI*、*ndhJ*、*ndhK* |
| | Subunits of photosystem Ⅰ | *psaA*、*psaB*、*psaC*、*psaI*、*psaJ* |
| | Subunits of photosystem Ⅱ | *psbA*、*psbB*、*psbC*、*psbD*、*psbE*、*psbF*、*psbH*、*psbI*、*psbJ*、*psbK*、*psbL*、*psbM*、*psbN*、*psbT*、*psbZ*、*ycf3* |
| | Subunits of cytochrome b/f complex | *petA*、*petB*、*petD*、*petG*、*petL*、*petN* |
| | Subunits of ATP synthase | *atpA*、*atpB*、*atpE*、*atpF*、*atpH*、*atpI* |
| | Large subunit of rubisco | *rbcL* |
| 其他功能 | Maturase | *matK* |
| | Protease | *clpP* |
| | Envelope membrane protein | *cemA* |
| | Subunit of acetyl-CoA-carboxylase | *accD* |
| | Translational initiation factor | *infA* |
| | c-type cytochrome synthesis gene | *ccsA* |
| 未知功能 | | *ycf1*（×2）、*ycf2*（×2）、*ycf4* |

表 2-127-2　梭砂贝母叶绿体基因内含子和外显子位置及长度

| 基因名称 | 基因编码序列所在链 | 起始位置 | 终点位置 | 长度（bp） | | | | |
|---|---|---|---|---|---|---|---|---|
| | | | | 第一外显子 | 第一内含子 | 第二外显子 | 第二内含子 | 第三外显子 |
| *trnK-UUU* | − | 1363 | 3989 | 37 | 2555 | 35 | | |
| *rps16* | − | 4687 | 5815 | 39 | 880 | 210 | | |
| *trnG-GCC* | + | 7820 | 8580 | 23 | 690 | 48 | | |
| *atpF* | − | 10522 | 11867 | 145 | 791 | 410 | | |
| *rpoC1* | − | 19709 | 22546 | 432 | 783 | 1623 | | |
| *ycf3* | − | 40049 | 42008 | 124 | 738 | 230 | 709 | 159 |
| *trnL-UAA* | + | 44724 | 45347 | 35 | 539 | 50 | | |
| *trnV-UAC* | − | 48774 | 49452 | 39 | 603 | 37 | | |
| *rps12* | − | 67066 | 96230 | 114 | ND | 232 | 543 | 26 |
| *clpP* | − | 67333 | 69302 | 71 | 772 | 291 | 586 | 250 |
| *petB* | + | 72229 | 73701 | 6 | 825 | 642 | | |

续表

| 基因名称 | 基因编码序列所在链 | 起始位置 | 终点位置 | 长度（bp） | | | | |
|---|---|---|---|---|---|---|---|---|
| | | | | 第一外显子 | 第一内含子 | 第二外显子 | 第二内含子 | 第三外显子 |
| petD | + | 73907 | 75170 | 6 | 766 | 492 | | |
| rpl16 | − | 78665 | 80078 | 9 | 997 | 408 | | |
| rpl2 | − | 81975 | 83466 | 391 | 673 | 428 | | |
| ndhB | − | 92416 | 94596 | 775 | 648 | 758 | | |
| trnI-GAU | + | 100155 | 101163 | 36 | 938 | 35 | | |
| trnA-UGC | + | 101227 | 102109 | 38 | 810 | 35 | | |
| ndhA | − | 117203 | 119334 | 553 | 1040 | 539 | | |
| trnA-UGC | − | 131523 | 132405 | 38 | 810 | 35 | | |
| trnI-GAU | − | 132469 | 133477 | 36 | 938 | 35 | | |
| rps12 | + | 137402 | 138200 | ND | ND | 232 | 543 | 26 |
| ndhB | + | 139036 | 141216 | 775 | 648 | 758 | | |
| rpl2 | + | 150166 | 151657 | 391 | 673 | 428 | | |

注："+"表示正链；"−"表示负链；"ND"表示未确定

【重复序列】 在梭砂贝母叶绿体基因组中，微卫星序列的类型有A/T、AT/AT二类，各有50个和5个（表2-127-3）。共发现15个串联重复序列，满足总长度超过20bp且重复单元之间的相似度≥90%两个条件（表2-127-4）。散在重复序列包括回文重复序列和正向重复序列。以 e-value 小于1E−04为阈值，梭砂贝母叶绿体基因组散在重复序列包括14条回文重复序列、18条正向重复序列（表2-127-5）。

表2-127-3 梭砂贝母叶绿体基因组微卫星序列统计

| 重复单元类型 | 重复序列个数 |
|---|---|
| A/T | 50 |
| AT/AT | 5 |

表2-127-4 梭砂贝母叶绿体基因组串联重复序列统计

| 起点—终点 | 重复单元长度（bp） | 重复单元拷贝数 | 重复单元一致序列长度（bp） | 重复单元之间的相似度（%） | 插入缺失比例（%） | 分值 | 碱基个数 | | | | 熵（0—2） |
|---|---|---|---|---|---|---|---|---|---|---|---|
| | | | | | | | A | C | G | T | |
| 3296—3323 | 14 | 2.0 | 14 | 100 | 0 | 56 | 42 | 7 | 21 | 28 | 1.79 |
| 7544—7577 | 17 | 2.0 | 17 | 100 | 0 | 68 | 52 | 5 | 0 | 41 | 1.25 |
| 8698—8793 | 47 | 2.0 | 48 | 97 | 2 | 185 | 42 | 8 | 22 | 26 | 1.82 |
| 30028—30057 | 13 | 2.3 | 13 | 100 | 0 | 60 | 53 | 0 | 0 | 46 | 1.00 |
| 30195—30225 | 13 | 2.4 | 13 | 94 | 0 | 53 | 54 | 3 | 3 | 38 | 1.32 |
| 30356—30380 | 11 | 2.3 | 11 | 100 | 0 | 50 | 44 | 0 | 0 | 56 | 0.99 |
| 44224—44250 | 12 | 2.2 | 12 | 100 | 0 | 54 | 48 | 0 | 0 | 51 | 1.00 |
| 44269—44307 | 19 | 2.0 | 20 | 95 | 5 | 71 | 56 | 5 | 15 | 23 | 1.59 |

续表

| 起点—终点 | 重复单元长度（bp） | 重复单元拷贝数 | 重复单元一致序列长度（bp） | 重复单元之间的相似度（%） | 插入缺失比例（%） | 分值 | 碱基个数 A | C | G | T | 熵（0—2） |
|---|---|---|---|---|---|---|---|---|---|---|---|
| 45853—45878 | 13 | 2.0 | 13 | 100 | 0 | 52 | 46 | 15 | 0 | 38 | 1.46 |
| 86521—86568 | 21 | 2.3 | 21 | 96 | 0 | 87 | 12 | 33 | 8 | 45 | 1.72 |
| 88861—88941 | 24 | 3.4 | 24 | 94 | 0 | 144 | 32 | 8 | 23 | 35 | 1.85 |
| 122816—122845 | 15 | 2.0 | 15 | 93 | 0 | 51 | 43 | 10 | 0 | 46 | 1.37 |
| 124818—124848 | 15 | 2.1 | 15 | 93 | 0 | 53 | 38 | 6 | 6 | 48 | 1.55 |
| 144691—144771 | 24 | 3.4 | 24 | 94 | 0 | 144 | 35 | 23 | 8 | 32 | 1.85 |
| 147064—147111 | 21 | 2.2 | 22 | 92 | 7 | 89 | 45 | 8 | 33 | 12 | 1.72 |

表 2-127-5　梭砂贝母叶绿体基因组散在重复序列特征值

| 重复单元一长度（bp） | 重复单元一起点 | 重复类型 | 重复单元二长度（bp） | 重复单元二起点 | 重复单元间隔 | $e$-value |
|---|---|---|---|---|---|---|
| 57 | 88860 | D | 57 | 88884 | −3 | 2.47E−19 |
| 57 | 88860 | P | 57 | 144690 | −3 | 2.47E−19 |
| 57 | 88884 | P | 57 | 144714 | −3 | 2.47E−19 |
| 57 | 144690 | D | 57 | 144714 | −3 | 2.47E−19 |
| 50 | 36288 | D | 50 | 38512 | −3 | 2.71E−15 |
| 40 | 144710 | D | 40 | 144734 | −2 | 3.77E−11 |
| 39 | 41183 | D | 39 | 96269 | −2 | 1.43E−10 |
| 39 | 41183 | P | 39 | 137323 | −2 | 1.43E−10 |
| 32 | 8714 | D | 32 | 8761 | 0 | 3.52E−10 |
| 35 | 91742 | D | 35 | 141854 | −1 | 5.78E−10 |
| 30 | 112745 | P | 30 | 112784 | 0 | 5.63E−09 |
| 37 | 88860 | D | 37 | 88908 | −3 | 7.21E−08 |
| 37 | 88860 | P | 37 | 144686 | −3 | 7.21E−08 |
| 37 | 88908 | P | 37 | 144734 | −3 | 7.21E−08 |
| 37 | 144686 | D | 37 | 144734 | −3 | 7.21E−08 |
| 31 | 144719 | D | 31 | 144743 | −1 | 1.31E−07 |
| 35 | 36306 | D | 35 | 38530 | −3 | 9.72E−07 |
| 31 | 7011 | P | 31 | 42629 | −2 | 5.89E−06 |
| 31 | 30027 | D | 31 | 30195 | −2 | 5.89E−06 |
| 33 | 44217 | P | 33 | 44224 | −3 | 1.30E−05 |
| 32 | 33266 | P | 32 | 42629 | −3 | 4.71E−05 |
| 32 | 88889 | D | 32 | 88913 | −3 | 4.71E−05 |
| 32 | 88889 | P | 32 | 144686 | −3 | 4.71E−05 |
| 32 | 88913 | P | 32 | 144710 | −3 | 4.71E−05 |
| 31 | 7011 | D | 31 | 33267 | −3 | 1.71E−04 |

续表

| 重复单元一长度（bp） | 重复单元一起点 | 重复类型 | 重复单元二长度（bp） | 重复单元二起点 | 重复单元间隔 | e-value |
|---|---|---|---|---|---|---|
| 30 | 6703 | D | 30 | 64526 | −3 | 6.17E−04 |
| 30 | 8549 | D | 30 | 34065 | −3 | 6.17E−04 |
| 30 | 44204 | P | 30 | 44206 | −3 | 6.17E−04 |
| 30 | 86517 | D | 30 | 86538 | −3 | 6.17E−04 |
| 30 | 86517 | P | 30 | 147063 | −3 | 6.17E−04 |
| 30 | 86538 | P | 30 | 147084 | −3 | 6.17E−04 |
| 30 | 147060 | D | 30 | 147081 | −3 | 6.17E−04 |

注：P. palindromic repeat，回文重复序列；D. direct repeat，正向重复序列

【高可变区】 为了发现贝母属物种间的高可变区，从26个物种的叶绿体基因组中提取了110种基因间区，采用K2p（Kimura 2-parameter）模型计算基因间区的遗传距离，遗传距离最大的30个基因间区参见图2-127-3。这30个基因间区的K2p平均值分布于1.90～10.70。其中 *accD-psaI*、*psaJ-rpl33*、*rpl16-rps3*、*rps16-trnQ-UUG* 的K2p平均值较高，分别为4.67、4.26、4.96、10.70。贝母属26个物种的叶绿体基因组在这4个区域的变异较大，这4个区域可作为潜在的分子标记开发区域。

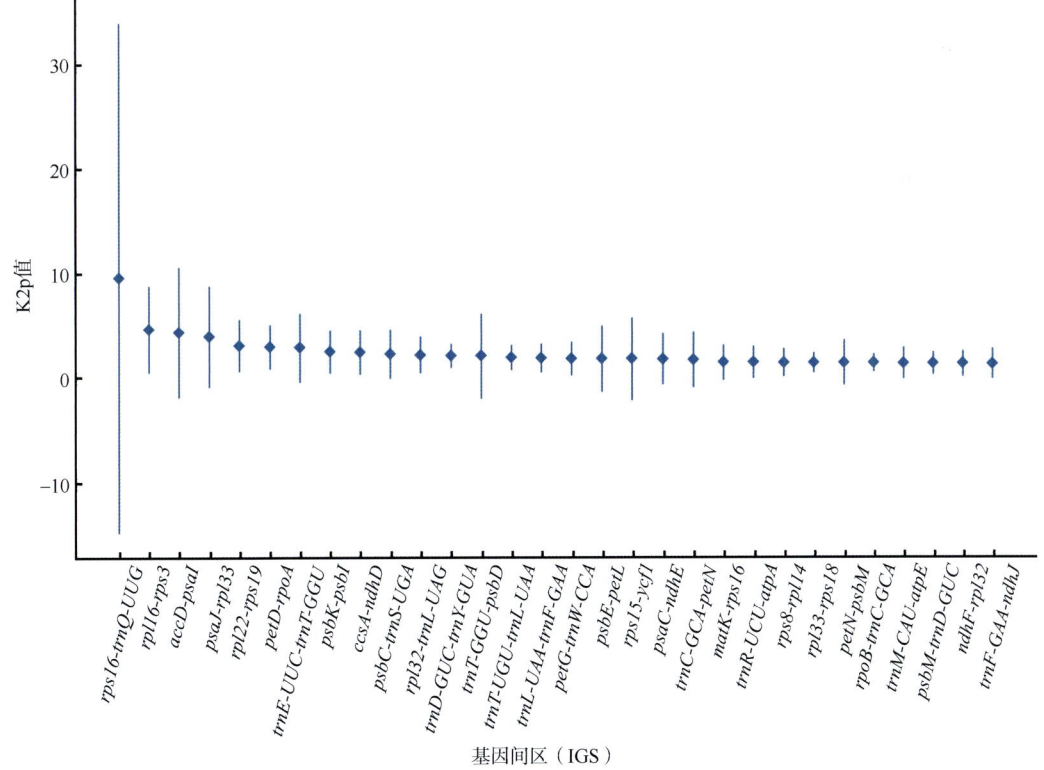

图2-127-3　贝母属物种基因间区的遗传距离分析结果

【系统发育】 使用 MAFFT 对来自贝母属的 26 个物种[5]和 1 个外类群物种[秋水仙（*Colchicum antumnale*）]的叶绿体基因组中提取的 34 个共有蛋白质序列进行多重序列比对，使用 IQ-TREE 筛选出最优的 cpREV 模型，并采用最大似然法（maximum likelihood method）构建进化树。结果显示，在这 26 个贝母属物种中，轮叶贝母（*Fritillaria maximowiczii*）最先分化出来，其次是米贝母（*Fritillaria davidii*）。然后，砂贝母（*Fritillaria karelinii*）、平贝母（*Fritillaria ussuriensis*）和额敏贝母（*Fritillaria meleagroides*）3 个物种聚为一支，其他 21 个物种为一支。接着，波斯贝母（*Fritillaria persica*）和 *Fritillaria eduardii* 聚为一支，其余 19 个物种又分为 2 支。其中，新疆贝母（*Fritillaria walujewii*）、伊犁贝母（*Fritillaria pallidiflora*）、裕民贝母（*Fritillaria yuminensis*）、黄花贝母（*Fritillaria verticillata*）、托里贝母（*Fritillaria tortifolia*）5 个物种聚为一支，另 14 个物种为一支。最后，这 14 个物种又分为 2 支，其中，湖北贝母（*Fritillaria hupehensis*）、安徽贝母（*Fritillaria anhuiensis*）、浙贝母（*Fritillaria thunbergii*）、天目贝母（*Fritillaria monantha*）4 个物种聚为一支，榆中贝母（*Fritillaria yuzhongensis*）、太白贝母（*Fritillaria taipaiensis*）、暗紫贝母（*Fritillaria unibracteata*）、华西贝母（*Fritillaria sichuanica*）、大金贝母（*Fritillaria dajinensis*）、粗茎贝母（*Fritillaria crassicaulis*）、梭砂贝母（*Fritillaria delavayi*）、中华贝母（*Fritillaria sinica*）、甘肃贝母（*Fritillaria przewalskii*）和川贝母（*Fritillaria cirrhosa*）10 个物种聚为一支。梭砂贝母与中华贝母、甘肃贝母、川贝母的亲缘关系较近（图 2-127-4）。

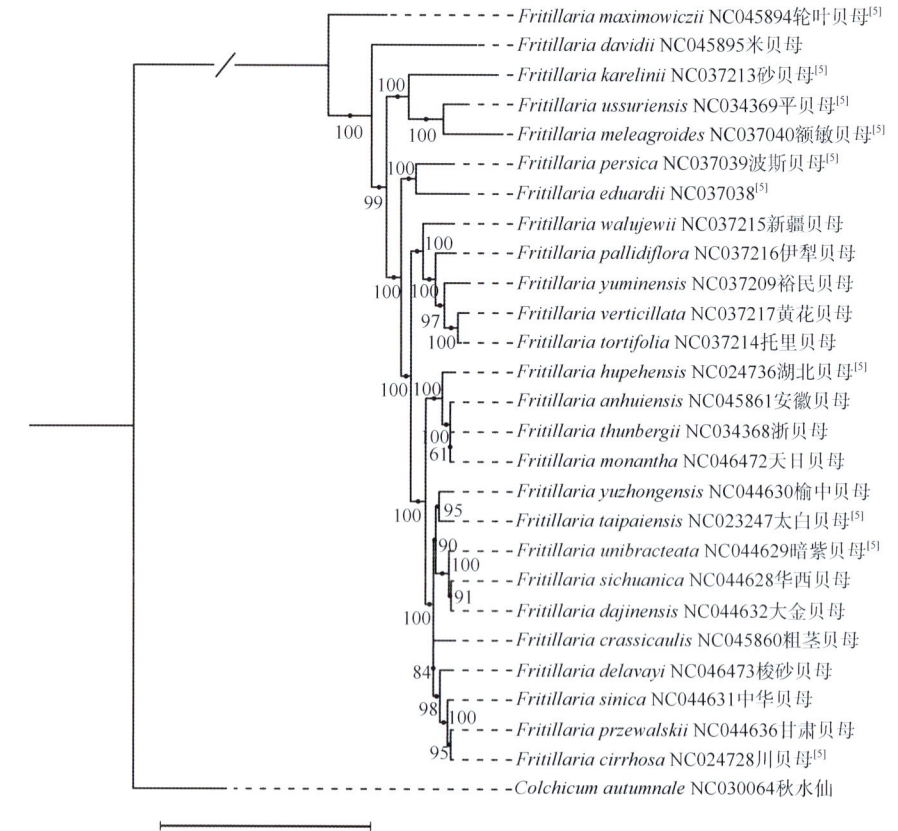

图 2-127-4　贝母属植物系统发育进化分析

【$K_A/K_S$ 选择压力分析】 以图 2-127-4 的进化树作为参考，利用 Hyphy 软件中的 aBSREL 模型对蛋白质编码基因进行选择压力分析。未发现有贝母属基因受到正向选择。

【宏 DNA 条形码的发现及其 PCR 扩增引物设计】 为了发现能够区分贝母属下物种的宏 DNA 条形码序列及其 PCR 扩增引物，利用 ecoPrimers 对贝母属植物叶绿体基因组序列进行分析。未发现用于设计 PCR 扩增引物的保守区间。

## 参 考 文 献

[1] 徐惠波，孙晓波，温富春，等. 伊犁贝母和梭砂贝母生理活性的初步比较. 中国中药杂志，2000，（7）：7-9.
[2] 国家药典委员会. 中华人民共和国药典（2020 年版）一部. 北京：中国医药科技出版社，2020：8.
[3] 张鹏葛. 新疆贝母属 8 种药用贝母组织化学及活性成分研究. 乌鲁木齐：新疆医科大学硕士学位论文，2016.
[4] 赵婉，姜海，王知斌，等. 贝母属植物的药理作用概述. 上海中医药杂志，2018，52（11）：97-100.
[5] Bi Y，Zhang M F，Xue J，et al. Chloroplast genomic resources for phylogeny and DNA barcoding：a case study on *Fritillaria*. Sci Rep，2018，8（1）：1184.

# 128 太白贝母

【药材基本信息】 太白贝母（*Fritillaria taipaiensis* P. Y. Li）为百合科贝母属药用植物[1]，其干燥鳞茎为川贝母中药材（图 2-128-1）。收载于《中国药典》（2020 年版）[2]。太白贝母分布于中国陕西（秦岭及其以南地区）、甘肃（东南部）、四川（东北部）和湖北（西北部）[1]。太白贝母味苦、甘，性微寒。具有清热润肺、化痰止咳、散结消痈等功效。长期以来，太白贝母在陕、甘、宁、川、渝等省份被作为川贝母的地方习用品广泛使用。太白贝母临床上主要用于治疗肺热咳嗽、咳痰不爽、支气管炎、肺阴虚等病症[3]。现代研究表明，太白贝母具有抗菌、抗炎、镇静、镇痛、心血管活性、抗血小板聚集、溃疡愈合、抗肿瘤等现代药理学作用。太白贝母被列入《中国生物多样性红色名录》，属濒危植物[4]。

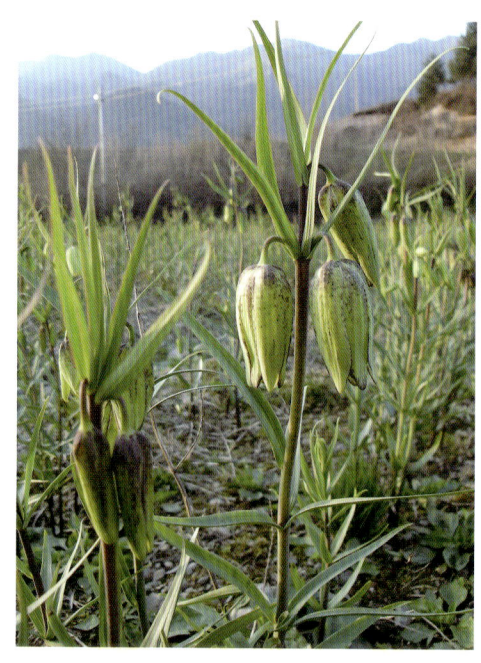

图 2-128-1　太白贝母

【叶绿体基因组】 太白贝母的叶绿体 DNA 为环状分子，其叶绿体基因组（GenBank 登录号：NC023247.1）总长度为 151 693bp，具有保守的四分状结构，包括一个 LSC 区、一个 SSC 区和一对 IR 区，其长度分别为 81 437bp、17 552bp 和 26 352bp（图 2-128-2）。太白贝母叶绿体基因组的整体 G/C 含量为 36.97%。其 IR 区的 G/C 含量（42.49%）高于 SSC 区的 G/C 含量（30.36%）和 LSC 区的 G/C 含量（34.82%）。

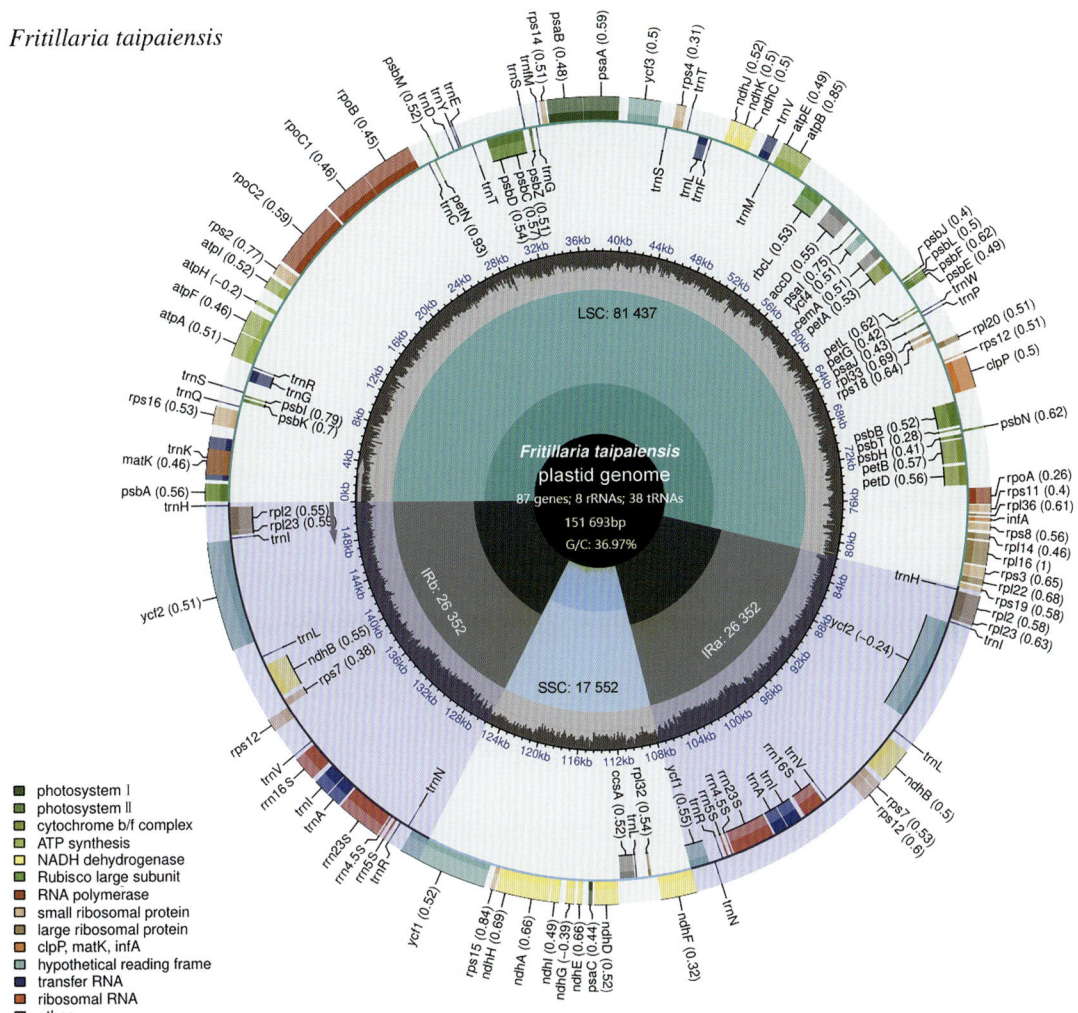

图 2-128-2　太白贝母叶绿体基因组图谱

该图包括6个圆形轨道。自内向外的第一轨道表示分散重复序列，红色弧线表示直接重复序列，绿色弧线表示回文重复序列；自内向外的第二轨道上的蓝色柱状线条表示长串联重复序列，其重复单元碱基长度 > 7；自内向外的第三轨道以不同颜色的柱状线条表示不同类型的短串联重复序列（微卫星序列），其中黑色表示复杂重复序列，绿色表示重复单元碱基长度为1的重复序列，黄色表示重复单元碱基长度为2的重复序列，紫色表示重复单元碱基长度为3的重复序列，蓝色表示重复单元碱基长度为4的重复序列，橙色表示重复单元碱基长度为5的重复序列，红色表示重复单元碱基长度为6的重复序列；自内向外的第四轨道上以不同色块表示SSC区、反向重复区IRa和IRb、LSC区，数字代表相应区间的长度；自内向外的第五轨道表示GC含量；最外层第六轨道以不同色块表示不同功能的编码基因，功能分类详见图中左下角注释，基因名称后括号中的数字表示密码子使用偏差，轨道外侧的基因转录方向为顺时针方向，轨道内侧的基因转录方向为逆时针方向

【编码基因】　太白贝母的叶绿体基因组共编码133个基因，其中独特基因113个，包括蛋白质编码基因87个（独特基因79个）、转运RNA（transfer RNA，tRNA）编码基因38个（独特基因30个）、核糖体RNA（ribosome RNA，rRNA）编码基因8个（独特基因4个）（表2-128-1）。其中7个蛋白质编码基因（*ndhB*、*rpl2*、*rpl23*、*rps12*、 rps7、ycf1、ycf2)、8 个 tRNA 编码基因(trnA-UGC、trnH-GUG、trnI-CAU、trnI-GAU、trnL-CAA、trnN-GUU、trnR-ACG、trnV-GAC)、4 个 rRNA 编码基因(rrn16S、rrn23S、rrn4.5S、rrn5S)位于 IR 区。有 10 个蛋白质编码基因 [atpF、rpoC1、petB、petD、rpl16、rpl2(×2)、ndhB(×2)、ndhA] 各含有 1 个内含子(intron),4 个蛋白质编码基因 [ycf3、clpP、rps12(×2)] 各含有 2 个内含子,8 个 tRNA 编码基因 [trnK-UUU、trnG-GCC、trnL-UAA、trnV-UAC、trnI-GAU(×2)、trnA-UGC(×2)] 各含有 1 个内含子(表 2-128-2)。太白贝母叶绿体基因组中蛋白质编码区(coding sequence,CDS)的长度为 78 216bp,占整个基因组长度的 51.56%。rRNA 基因的长度为 9050bp,占整个基因组长度的 5.97%。而 tRNA 基因的长度为 2888bp,占整个基因组长度的 1.90%。太白贝母叶绿体基因组非编码区主要包括内含子和基因间区,其长度占整个基因组长度的 40.57%。

表 2-128-1 太白贝母叶绿体基因组基因列表

| 基因功能 | 基因分类 | 基因名称 |
|---|---|---|
| rRNA | rRNA genes | *rrn16S*(×2)、*rrn23S*(×2)、*rrn5S*(×2)、*rrn4.5S*(×2) |
| tRNA | tRNA genes | 38 *trn* genes(8 个基因各含有 1 个内含子) |
| 自我复制 | Small subunit of ribosome | *rps11*、*rps12*(×3)、*rps14*、*rps15*、*rps16*、*rps18*、*rps19*、*rps2*、*rps3*、*rps4*、*rps7*(×2)、*rps8* |
|  | Large subunit of ribosome | *rpl14*、*rpl16*、*rpl2*(×2)、*rpl20*、*rpl22*、*rpl23*(×2)、*rpl32*、*rpl33*、*rpl36* |
|  | DNA dependent RNA polymerase | *rpoA*、*rpoB*、*rpoC1*、*rpoC2* |
| 光合作用 | Subunits of NADH-dehydrogenase | *ndhA*、*ndhB*(×2)、*ndhC*、*ndhD*、*ndhE*、*ndhF*、*ndhG*、*ndhH*、*ndhI*、*ndhJ*、*ndhK* |
|  | Subunits of photosystem Ⅰ | *psaA*、*psaB*、*psaC*、*psaI*、*psaJ* |
|  | Subunits of photosystem Ⅱ | *psbA*、*psbB*、*psbC*、*psbD*、*psbE*、*psbF*、*psbH*、*psbI*、*psbJ*、*psbK*、*psbL*、*psbM*、*psbN*、*psbT*、*psbZ*、*ycf3* |
|  | Subunits of cytochrome b/f complex | *petA*、*petB*、*petD*、*petG*、*petL*、*petN* |
|  | Subunits of ATP synthase | *atpA*、*atpB*、*atpE*、*atpF*、*atpH*、*atpI* |
|  | Large subunit of rubisco | *rbcL* |
| 其他功能 | Maturase | *matK* |
|  | Protease | *clpP* |
|  | Envelope membrane protein | *cemA* |
|  | Subunit of acetyl-CoA-carboxylase | *accD* |
|  | Translational initiation factor | *infA* |
|  | c-type cytochrome synthesis gene | *ccsA* |
| 未知功能 |  | *ycf1*(×2)、*ycf2*(×2)、*ycf4* |

表 2-128-2　太白贝母叶绿体基因内含子和外显子位置及长度

| 基因名称 | 基因编码序列所在链 | 起始位置 | 终点位置 | 长度（bp） | | | | |
|---|---|---|---|---|---|---|---|---|
| | | | | 第一外显子 | 第一内含子 | 第二外显子 | 第二内含子 | 第三外显子 |
| trnK-UUU | − | 1380 | 4005 | 37 | 2554 | 35 | | |
| rps16 | − | 4730 | 5848 | 39 | 870 | 210 | | |
| trnG-GCC | + | 7867 | 8625 | 24 | 687 | 48 | | |
| atpF | − | 10568 | 11905 | 145 | 783 | 410 | | |
| rpoC1 | − | 19749 | 22580 | 432 | 777 | 1623 | | |
| ycf3 | − | 39877 | 41833 | 124 | 740 | 230 | 704 | 159 |
| trnL-UAA | + | 44612 | 45229 | 35 | 533 | 50 | | |
| trnV-UAC | − | 48664 | 49341 | 39 | 602 | 37 | | |
| rps12 | − | 66831 | 95996 | 114 | ND | 232 | 543 | 26 |
| clpP | − | 67098 | 69074 | 71 | 777 | 291 | 588 | 250 |
| petB | + | 72000 | 73470 | 6 | 823 | 642 | | |
| petD | + | 73676 | 74938 | 6 | 768 | 489 | | |
| rpl16 | − | 78433 | 79846 | 9 | 994 | 411 | | |
| rpl2 | − | 81746 | 83241 | 394 | 674 | 428 | | |
| ndhB | − | 92182 | 94362 | 775 | 648 | 758 | | |
| trnI-GAU | + | 99921 | 100929 | 42 | 932 | 35 | | |
| trnA-UGC | + | 100993 | 101875 | 38 | 810 | 35 | | |
| ndhA | − | 116975 | 119098 | 553 | 1032 | 539 | | |
| trnA-UGC | − | 131290 | 132172 | 38 | 810 | 35 | | |
| trnI-GAU | − | 132236 | 133244 | 42 | 932 | 35 | | |
| rps12 | + | 137169 | 137967 | ND | ND | 232 | 543 | 26 |
| ndhB | + | 138803 | 140983 | 775 | 648 | 758 | | |
| rpl2 | + | 149924 | 151419 | 394 | 674 | 428 | | |

注："+"表示正链；"−"表示负链；"ND"表示未确定

【重复序列】　在太白贝母叶绿体基因组中，微卫星序列有 A/T、AT/AT 和 AAT/AAT 三种类型，各有 56 个、5 个和 1 个（表 2-128-3）。共发现 16 个串联重复序列，满足总长度超过 20bp 且重复单元之间的相似度 ≥ 90% 两个条件（表 2-128-4）。散在重复序列包括回文重复序列和正向重复序列。以 e-value 小于 1E–04 为阈值，太白贝母叶绿体基因组散在重复序列包括 13 条回文重复序列、16 条正向重复序列（表 2-128-5）。

表 2-128-3　太白贝母叶绿体基因组微卫星序列统计

| 重复单元类型 | 重复序列个数 |
| --- | --- |
| A/T | 56 |
| AT/AT | 5 |
| AAT/AAT | 1 |

表 2-128-4　太白贝母叶绿体基因组串联重复序列统计

| 起点—终点 | 重复单元长度（bp） | 重复单元拷贝数 | 重复单元一致序列长度（bp） | 重复单元之间的相似度（%） | 插入缺失比例（%） | 分值 | 碱基个数 A | C | G | T | 熵（0—2） |
| --- | --- | --- | --- | --- | --- | --- | --- | --- | --- | --- | --- |
| 3312—3339 | 14 | 2.0 | 14 | 100 | 0 | 56 | 42 | 7 | 21 | 28 | 1.79 |
| 7272—7306 | 17 | 2.1 | 17 | 100 | 0 | 70 | 48 | 5 | 0 | 45 | 1.26 |
| 7593—7626 | 17 | 2.0 | 17 | 100 | 0 | 68 | 52 | 5 | 0 | 41 | 1.25 |
| 12032—12057 | 13 | 2.0 | 13 | 100 | 0 | 52 | 46 | 0 | 15 | 38 | 1.46 |
| 30015—30061 | 13 | 3.6 | 13 | 94 | 0 | 67 | 53 | 8 | 2 | 36 | 1.44 |
| 30007—30046 | 22 | 1.9 | 20 | 90 | 10 | 62 | 52 | 12 | 0 | 35 | 1.39 |
| 44159—44198 | 20 | 2.0 | 20 | 100 | 0 | 80 | 60 | 5 | 15 | 20 | 1.53 |
| 45743—45768 | 13 | 2.0 | 13 | 100 | 0 | 52 | 46 | 15 | 0 | 38 | 1.46 |
| 53865—53894 | 14 | 2.1 | 14 | 93 | 0 | 51 | 53 | 3 | 6 | 36 | 1.44 |
| 81122—81157 | 15 | 2.4 | 15 | 90 | 0 | 54 | 52 | 0 | 0 | 47 | 1.00 |
| 86293—86340 | 21 | 2.3 | 21 | 96 | 0 | 87 | 12 | 33 | 8 | 45 | 1.72 |
| 88633—88713 | 24 | 3.4 | 24 | 94 | 0 | 144 | 32 | 8 | 23 | 35 | 1.85 |
| 122583—122612 | 15 | 2.0 | 15 | 93 | 0 | 51 | 43 | 10 | 0 | 46 | 1.37 |
| 124585—124615 | 15 | 2.1 | 15 | 93 | 0 | 53 | 38 | 6 | 6 | 48 | 1.55 |
| 144452—144532 | 24 | 3.4 | 24 | 94 | 0 | 144 | 35 | 23 | 8 | 32 | 1.85 |
| 146825—146872 | 21 | 2.2 | 22 | 92 | 7 | 89 | 45 | 8 | 33 | 12 | 1.72 |

表 2-128-5　太白贝母叶绿体基因组散在重复序列特征值

| 重复单元一长度（bp） | 重复单元一起点 | 重复类型 | 重复单元二长度（bp） | 重复单元二起点 | 重复单元间隔 | $e$-value |
| --- | --- | --- | --- | --- | --- | --- |
| 57 | 88632 | D | 57 | 88656 | −3 | 2.46E−19 |
| 57 | 88632 | P | 57 | 144451 | −3 | 2.46E−19 |
| 57 | 88656 | P | 57 | 144475 | −3 | 2.46E−19 |
| 57 | 144451 | D | 57 | 144475 | −3 | 2.46E−19 |
| 53 | 36121 | D | 53 | 38345 | −3 | 5.05E−17 |
| 40 | 144471 | D | 40 | 144495 | −2 | 3.76E−11 |

续表

| 重复单元一长度（bp） | 重复单元一起点 | 重复类型 | 重复单元二长度（bp） | 重复单元二起点 | 重复单元间隔 | e-value |
|---|---|---|---|---|---|---|
| 39 | 41006 | D | 39 | 96035 | −2 | 1.43E−10 |
| 39 | 41006 | P | 39 | 137090 | −2 | 1.43E−10 |
| 35 | 91514 | D | 35 | 141615 | −1 | 5.76E−10 |
| 38 | 30014 | D | 38 | 30027 | −3 | 1.95E−08 |
| 37 | 88632 | D | 37 | 88680 | −3 | 7.19E−08 |
| 37 | 88632 | P | 37 | 144447 | −3 | 7.19E−08 |
| 37 | 88680 | P | 37 | 144495 | −3 | 7.19E−08 |
| 37 | 144447 | D | 37 | 144495 | −3 | 7.19E−08 |
| 31 | 144480 | D | 31 | 144504 | −1 | 1.31E−07 |
| 30 | 112509 | P | 30 | 112552 | −1 | 5.05E−07 |
| 31 | 7043 | P | 31 | 42454 | −2 | 5.87E−06 |
| 33 | 36147 | D | 33 | 38371 | −3 | 1.29E−05 |
| 30 | 7276 | P | 30 | 7277 | −2 | 2.20E−05 |
| 32 | 33101 | P | 32 | 42454 | −3 | 4.70E−05 |
| 32 | 88661 | D | 32 | 88685 | −3 | 4.70E−05 |
| 32 | 88661 | P | 32 | 144447 | −3 | 4.70E−05 |
| 32 | 88685 | P | 32 | 144471 | −3 | 4.70E−05 |
| 31 | 7043 | D | 31 | 33102 | −3 | 1.70E−04 |
| 30 | 8594 | D | 30 | 33901 | −3 | 6.15E−04 |
| 30 | 86289 | D | 30 | 86310 | −3 | 6.15E−04 |
| 30 | 86289 | P | 30 | 146824 | −3 | 6.15E−04 |
| 30 | 86310 | P | 30 | 146845 | −3 | 6.15E−04 |
| 30 | 146821 | D | 30 | 146842 | −3 | 6.15E−04 |

注：P. palindromic repeat，回文重复序列；D. direct repeat，正向重复序列。

【高可变区】 为了发现贝母属物种间的高可变区，从 26 个物种的叶绿体基因组中提取了 110 种基因间区，采用 K2p（Kimura 2-parameter）模型计算基因间区的遗传距离，遗传距离最大的 30 个基因间区参见图 2-128-3。这 30 个基因间区的 K2p 平均值分布于 1.90～10.70。其中 *accD-psaI*、*psaJ-rpl33*、*rpl16-rps3*、*rps16-trnQ-UUG* 的 K2p 平均值较高，分别为 4.67、4.26、4.96、10.70。贝母属 26 个物种的叶绿体基因组在这 4 个区域的变异较大，这 4 个区域可作为潜在的分子标记开发区域。

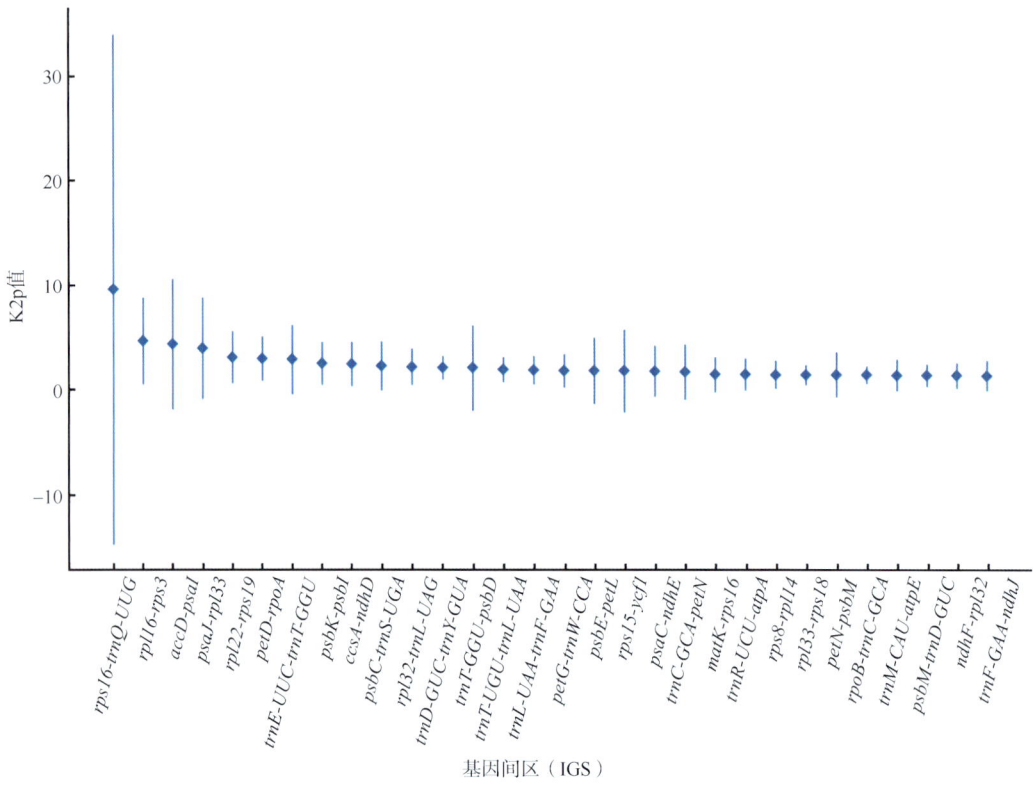

图 2-128-3 贝母属物种基因间区的遗传距离分析结果

【系统发育】 使用 MAFFT 对来自贝母属的 26 个物种[5]和 1 个外类群物种 [秋水仙（*Colchicum antumnale*）] 的叶绿体基因组中提取的 34 个共有蛋白质序列进行多重序列比对，使用 IQ-TREE 筛选出最优的 cpREV 模型，并采用最大似然法（maximum likelihood method）构建进化树。结果显示，在这 26 个贝母属物种中，轮叶贝母（*Fritillaria maximowiczii*）最先分化出来，其次是米贝母（*Fritillaria davidii*）。然后，砂贝母（*Fritillaria karelinii*）、平贝母（*Fritillaria ussuriensis*）和额敏贝母（*Fritillaria meleagroides*）3 个物种聚为一支，其他 21 个物种为一支。接着，波斯贝母（*Fritillaria persica*）和 *Fritillaria eduardii* 聚为一支，其余 19 个物种又分为 2 支。其中，新疆贝母（*Fritillaria walujewii*）、伊犁贝母（*Fritillaria pallidiflora*）、裕民贝母（*Fritillaria yuminensis*）、黄花贝母（*Fritillaria verticillata*）、托里贝母（*Fritillaria tortifolia*）5 个物种聚为一支，另 14 个物种为一支。最后，这 14 个物种又分为 2 支，其中，湖北贝母（*Fritillaria hupehensis*）、安徽贝母（*Fritillaria anhuiensis*）、浙贝母（*Fritillaria thunbergii*）、天目贝母（*Fritillaria monantha*）4 个物种聚为一支，榆中贝母（*Fritillaria yuzhongensis*）、太白贝母（*Fritillaria taipaiensis*）、暗紫贝母（*Fritillaria unibracteata*）、华西贝母（*Fritillaria sichuanica*）、大金贝母（*Fritillaria dajinensis*）、粗茎贝母（*Fritillaria crassicaulis*）、梭砂贝母（*Fritillaria delavayi*）、中华贝母（*Fritillaria sinica*）、甘肃贝母（*Fritillaria przewalskii*）和川贝母（*Fritillaria cirrhosa*）10 个物种聚为一支。太白贝母与榆中贝母的亲缘关系最近（图 2-128-4）。

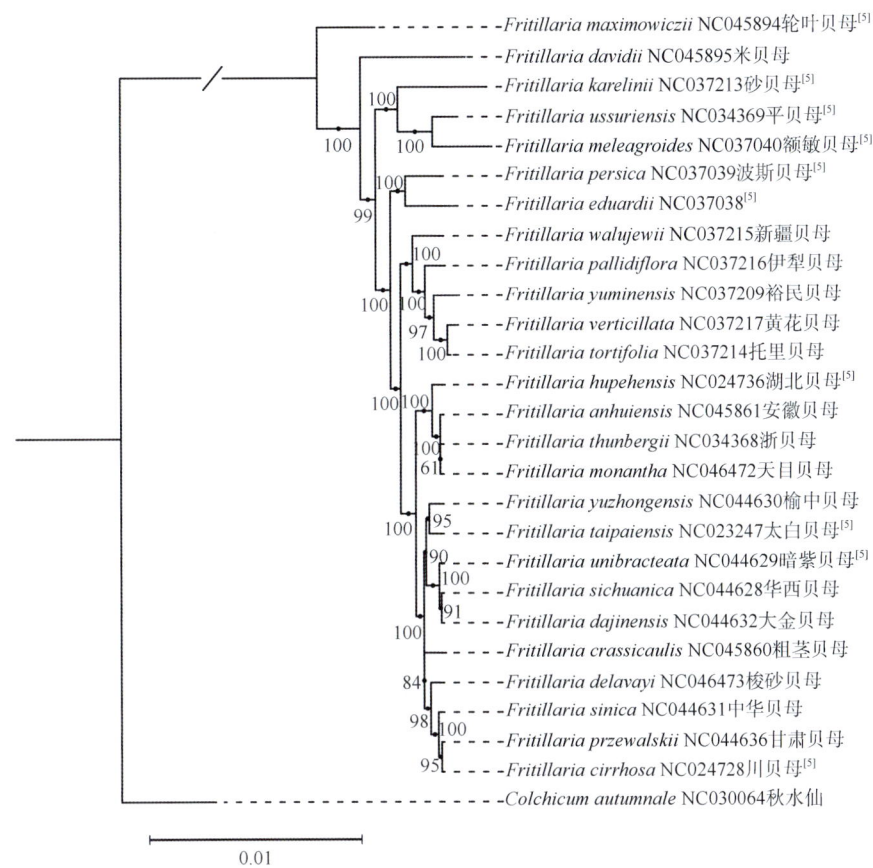

图 2-128-4　贝母属植物系统发育进化分析

**【$K_A/K_S$ 选择压力分析】**　以图 2-128-4 的进化树作为参考，利用 Hyphy 软件中的 aBSREL 模型对蛋白质编码基因进行选择压力分析。未发现有贝母属基因受到正向选择。

**【宏 DNA 条形码的发现及其 PCR 扩增引物设计】**　为了发现能够区分贝母属下物种的宏 DNA 条形码序列及其 PCR 扩增引物，利用 ecoPrimers 对贝母属植物叶绿体基因组序列进行分析。未发现用于设计 PCR 扩增引物的保守区间。

## 参 考 文 献

[1] 中国科学院植物研究所. 中国植物志. 第 14 卷. 北京：科学出版社，1980：107.
[2] 国家药典委员会. 中华人民共和国药典（2020 年版）一部. 北京：中国医药科技出版社，2020：38.
[3] 马鹏，王丽，王娅民，等. 太白贝母的止咳、祛痰和抗炎作用研究. 中药药理与临床，2014，30（1）：87-89.
[4] 中华人民共和国环境保护部. 中国生物多样性红色名录——高等植物卷. 2013-09-02.
[5] Bi Y, Zhang M F, Xue J, et al. Chloroplast genomic resources for phylogeny and DNA barcoding: a case study on *Fritillaria*. Sci Rep, 2018, 8（1）：1184.

# 129 新疆贝母

【药材基本信息】 新疆贝母（*Fritillaria walujewii* Regel）为百合科贝母属药用植物[1]，又称生贝、西贝等。其干燥鳞茎为伊贝母中药材（图2-129-1）。收载于《中国药典》（2020年版）[2]。新疆贝母分布于新疆天山和阿尔泰山，河北、内蒙古等地有引种[1]。商品药材来自栽培。伊贝母以质量坚实、粉性足、味苦者为优质药材。新疆贝母主要含甾体类生物碱（如西贝母碱、西贝母碱苷、贝母辛等）[3,4]。伊贝母味苦、甘，性微寒。归肺、心经。具有清热润肺、化痰止咳的功效。现代研究表明，伊贝母具有降压、解痉、抗炎、止咳、祛痰和抑菌等作用，临床用于治疗肺热咳嗽、干咳少痰、阴虚劳嗽、咯痰带血[5]。新疆贝母属渐危种，被列入《中国珍稀、濒危植物》和《国家重点保护野生药材物种名录》Ⅲ级保护野生植物[6]。

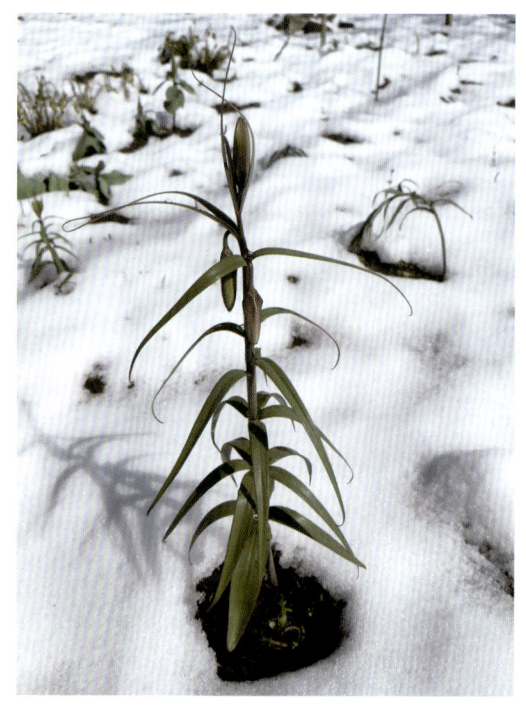

图2-129-1　新疆贝母

【叶绿体基因组】 新疆贝母的叶绿体DNA为环状分子，其叶绿体基因组（GenBank登录号：NC037215.1）总长度为151 920bp，具有保守的四分状结构，包括一个LSC区、一个SSC区和一对IR区，其长度分别为81 743bp、17 521bp和26 328bp（图2-129-2）。新疆贝母叶绿体基因组的整体G/C含量为36.94%。其IR区的G/C含量（42.46%）高于

SSC 区的 G/C 含量（30.55%）和 LSC 区的 G/C 含量（34.77%）。

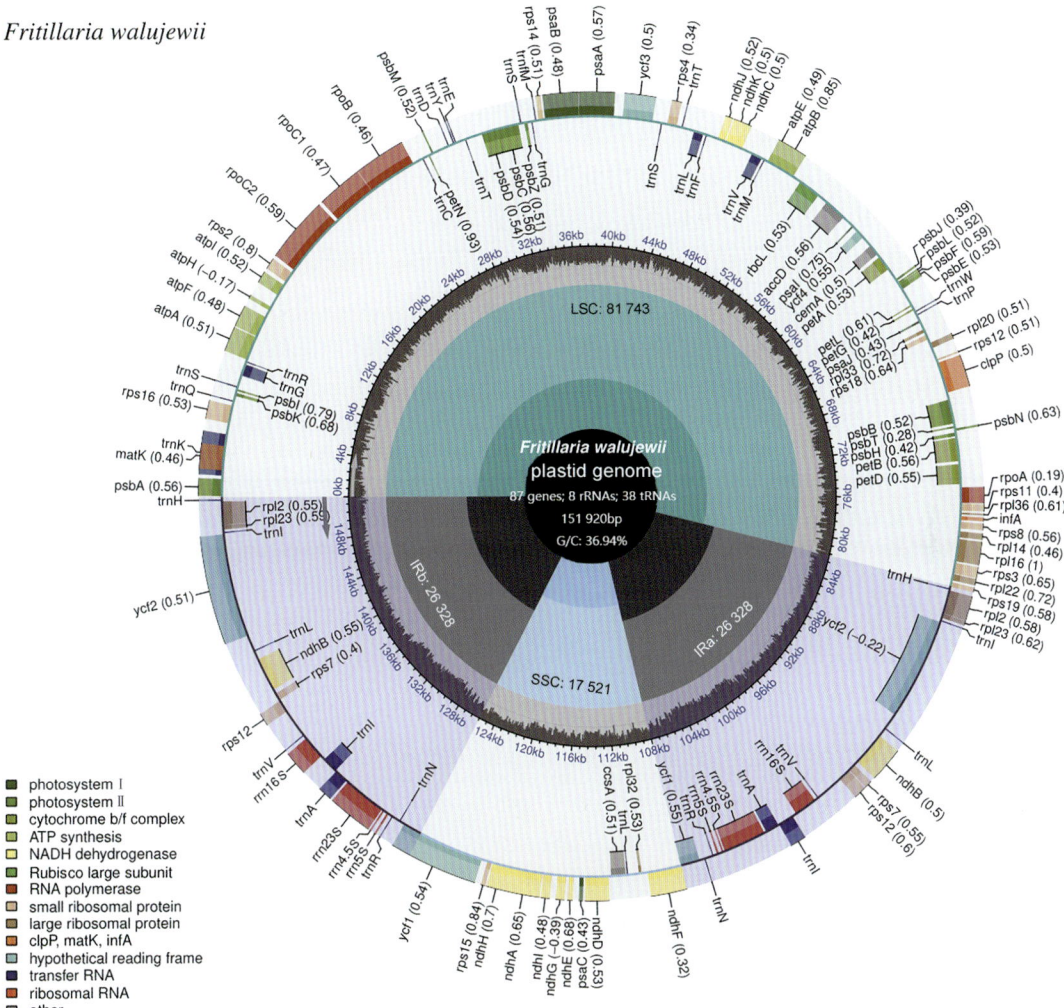

图 2-129-2　新疆贝母叶绿体基因组图谱

该图包括 6 个圆形轨道。自内向外的第一轨道表示分散重复序列，红色弧线表示直接重复序列，绿色弧线表示回文重复序列；自内向外的第二轨道上的蓝色柱状线条表示长串联重复序列，其重复单元碱基长度＞7；自内向外的第三轨道以不同颜色的柱状线条表示不同类型的短串联重复序列（微卫星序列），其中黑色表示复杂重复序列，绿色表示重复单元碱基长度为 1 的重复序列，黄色表示重复单元碱基长度为 2 的重复序列，紫色表示重复单元碱基长度为 3 的重复序列，蓝色表示重复单元碱基长度为 4 的重复序列，橙色表示重复单元碱基长度为 5 的重复序列，红色表示重复单元碱基长度为 6 的重复序列；自内向外的第四轨道上以不同色块表示 SSC 区、反向重复区 IRa 和 IRb、LSC 区，数字代表相应区间的长度；自内向外的第五轨道表示 GC 含量；最外层第六轨道以不同色块表示不同功能的编码基因，功能分类详见图中左下角注释，基因名称后括号中的数字表示密码子使用偏差，轨道外侧的基因转录方向为顺时针方向，轨道内侧的基因转录方向为逆时针方向

【编码基因】　新疆贝母的叶绿体基因组共编码 133 个基因，其中独特基因 113 个，包括蛋白质编码基因 87 个（独特基因 79 个）、转运 RNA（transfer RNA，tRNA）编码基因 38 个（独特基因 30 个）、核糖体 RNA（ribosome RNA，rRNA）编码基因 8 个（独特基因 4 个）

（表2-129-1）。其中7个蛋白质编码基因（*ndhB*、*rpl2*、*rpl23*、*rps12*、*rps7*、*ycf1*、*ycf2*）、8个tRNA编码基因（*trnA-UGC*、*trnH-GUG*、*trnI-CAU*、*trnI-GAU*、*trnL-CAA*、*trnN-GUU*、*trnR-ACG*、*trnV-GAC*）、4个rRNA编码基因（*rrn16S*、*rrn23S*、*rrn4.5S*、*rrn5S*）位于IR区。有11个蛋白质编码基因 [*rpl2*（×2）、*ndhB*（×2）、*ndhA*、*rpl16*、*petD*、*petB*、*rpoC1*、*atpF*、*rps16*] 各含有1个内含子（intron），4个蛋白质编码基因 [*clpP*、*ycf3*、*rps12*（×2）] 各含有2个内含子，8个tRNA编码基因 [*trnK-UUU*、*trnG-GCC*、*trnL-UAA*、*trnV-UAC*、*trnI-GAU*（×2）、*trnA-UGC*（×2）] 各含有1个内含子（表2-129-2）。新疆贝母叶绿体基因组中蛋白质编码区（coding sequence，CDS）的长度为72 837bp，占整个基因组长度的47.94%。rRNA基因的长度为9050bp，占整个基因组长度的5.96%。而tRNA基因的长度为2887bp，占整个基因组长度的1.90%。新疆贝母叶绿体基因组非编码区主要包括内含子和基因间区，其长度占整个基因组长度的44.20%。

表 2-129-1　新疆贝母叶绿体基因组基因列表

| 基因功能 | 基因分类 | 基因名称 |
| --- | --- | --- |
| rRNA | rRNA genes | *rrn16S*（×2）、*rrn23S*（×2）、*rrn5S*（×2）、*rrn4.5S*（×2） |
| tRNA | tRNA genes | 38 *trn* genes（8个基因各含有1个内含子） |
| 自我复制 | Small subunit of ribosome | *rps11*、*rps12*（×3）、*rps14*、*rps15*、*rps16*、*rps18*、*rps19*、*rps2*、*rps3*、*rps4*、*rps7*（×2）、*rps8* |
|  | Large subunit of ribosome | *rpl14*、*rpl16*、*rpl2*（×2）、*rpl20*、*rpl22*、*rpl23*（×2）、*rpl32*、*rpl33*、*rpl36* |
|  | DNA dependent RNA polymerase | *rpoA*、*rpoB*、*rpoC1*、*rpoC2* |
| 光合作用 | Subunits of NADH-dehydrogenase | *ndhA*、*ndhB*（×2）、*ndhC*、*ndhD*、*ndhE*、*ndhF*、*ndhG*、*ndhH*、*ndhI*、*ndhJ*、*ndhK* |
|  | Subunits of photosystem Ⅰ | *psaA*、*psaB*、*psaC*、*psaI*、*psaJ* |
|  | Subunits of photosystem Ⅱ | *psbA*、*psbB*、*psbC*、*psbD*、*psbE*、*psbF*、*psbH*、*psbI*、*psbJ*、*psbK*、*psbL*、*psbM*、*psbN*、*psbT*、*psbZ*、*ycf3* |
|  | Subunits of cytochrome b/f complex | *petA*、*petB*、*petD*、*petG*、*petL*、*petN* |
|  | Subunits of ATP synthase | *atpA*、*atpB*、*atpE*、*atpF*、*atpH*、*atpI* |
|  | Large subunit of rubisco | *rbcL* |
| 其他功能 | Maturase | *matK* |
|  | Protease | *clpP* |
|  | Envelope membrane protein | *cemA* |
|  | Subunit of acetyl-CoA-carboxylase | *accD* |
|  | Translational initiation factor | *infA* |
|  | c-type cytochrome synthesis gene | *ccsA* |
| 未知功能 |  | *ycf1*（×2）、*ycf2*（×2）、*ycf4* |

表 2-129-2　新疆贝母叶绿体基因内含子和外显子位置及长度

| 基因名称 | 基因编码序列所在链 | 起始位置 | 终点位置 | 长度（bp） | | | | |
|---|---|---|---|---|---|---|---|---|
| | | | | 第一外显子 | 第一内含子 | 第二外显子 | 第二内含子 | 第三外显子 |
| trnK-UUU | − | 1364 | 3991 | 37 | 2556 | 35 | | |
| rps16 | − | 4713 | 5840 | 39 | 879 | 210 | | |
| trnG-GCC | + | 7861 | 8618 | 23 | 687 | 48 | | |
| atpF | − | 10563 | 11897 | 145 | 780 | 410 | | |
| rpoC1 | − | 19739 | 22577 | 432 | 784 | 1623 | | |
| ycf3 | − | 40008 | 41955 | 124 | 726 | 230 | 709 | 159 |
| trnL-UAA | + | 44731 | 45348 | 35 | 533 | 50 | | |
| trnV-UAC | + | 48778 | 49455 | 37 | 602 | 39 | | |
| rps12 | − | 67057 | 96245 | 114 | ND | 232 | 543 | 26 |
| clpP | − | 67324 | 69300 | 71 | 778 | 294 | 584 | 250 |
| petB | + | 72239 | 73710 | 6 | 824 | 642 | | |
| petD | + | 73916 | 75179 | 6 | 766 | 492 | | |
| rpl16 | − | 78709 | 80113 | 9 | 985 | 411 | | |
| rpl2 | − | 82023 | 83514 | 391 | 673 | 428 | | |
| ndhB | − | 92432 | 94611 | 805 | 614 | 761 | | |
| trnI-GAU | − | 100174 | 101182 | 35 | 932 | 42 | | |
| trnA-UGC | + | 101246 | 102128 | 38 | 810 | 35 | | |
| ndhA | − | 117214 | 119333 | 553 | 1028 | 539 | | |
| trnA-UGC | − | 131536 | 132418 | 38 | 810 | 35 | | |
| trnI-GAU | + | 132482 | 133490 | 35 | 932 | 42 | | |
| rps12 | + | 137419 | 138217 | ND | ND | 232 | 543 | 26 |
| ndhB | + | 139053 | 141232 | 805 | 614 | 761 | | |
| rpl2 | + | 150150 | 151641 | 391 | 673 | 428 | | |

注："+"表示正链；"−"表示负链；"ND"表示未确定

【重复序列】　在新疆贝母叶绿体基因组中，微卫星序列有 A/T 和 AT/AT 两种类型，各有 54 个和 5 个（表 2-129-3）。共发现 13 个串联重复序列，满足总长度超过 20bp 且重复单元之间的相似度 ≥ 90% 两个条件（表 2-129-4）。散在重复序列包括回文重复序列和正向重复序列。以 e-value 小于 1E–04 为阈值，新疆贝母叶绿体基因组散在重复序列包括 11 条回文重复序列、16 条正向重复序列（表 2-129-5）。

表 2-129-3　新疆贝母叶绿体基因组微卫星序列统计

| 重复单元类型 | 重复序列个数 |
|---|---|
| A/T | 54 |
| AT/AT | 5 |

表 2-129-4　新疆贝母叶绿体基因组串联重复序列统计

| 起点—终点 | 重复单元长度（bp） | 重复单元拷贝数 | 重复单元一致序列长度（bp） | 重复单元之间的相似度（%） | 插入缺失比例（%） | 分值 | 碱基个数 A | C | G | T | 熵（0—2） |
|---|---|---|---|---|---|---|---|---|---|---|---|
| 3299—3326 | 14 | 2.0 | 14 | 100 | 0 | 56 | 42 | 7 | 21 | 28 | 1.79 |
| 7429—7475 | 23 | 2.0 | 23 | 95 | 0 | 85 | 21 | 23 | 10 | 44 | 1.83 |
| 7588—7621 | 17 | 2.0 | 17 | 100 | 0 | 68 | 52 | 5 | 0 | 41 | 1.25 |
| 30152—30198 | 13 | 3.6 | 13 | 94 | 0 | 67 | 53 | 8 | 2 | 36 | 1.44 |
| 30144—30183 | 22 | 1.9 | 20 | 90 | 10 | 62 | 52 | 12 | 0 | 35 | 1.39 |
| 45856—45881 | 13 | 2.0 | 13 | 100 | 0 | 52 | 46 | 15 | 0 | 38 | 1.46 |
| 53984—54013 | 14 | 2.1 | 14 | 93 | 0 | 51 | 53 | 3 | 6 | 36 | 1.44 |
| 75316—75351 | 17 | 2.1 | 17 | 100 | 0 | 72 | 44 | 8 | 0 | 47 | 1.33 |
| 77302—77345 | 21 | 2.1 | 21 | 100 | 0 | 88 | 22 | 13 | 4 | 59 | 1.53 |
| 79284—79320 | 18 | 2.1 | 18 | 90 | 10 | 58 | 21 | 0 | 10 | 67 | 1.21 |
| 88888—88968 | 24 | 3.4 | 24 | 94 | 0 | 144 | 32 | 8 | 23 | 35 | 1.85 |
| 122817—122846 | 15 | 2.0 | 15 | 93 | 0 | 51 | 43 | 10 | 0 | 46 | 1.37 |
| 144696—144776 | 24 | 3.4 | 24 | 94 | 0 | 144 | 35 | 23 | 8 | 32 | 1.85 |

表 2-129-5　新疆贝母叶绿体基因组散在重复序列特征值

| 重复单元一长度（bp） | 重复单元一起点 | 重复类型 | 重复单元二长度（bp） | 重复单元二起点 | 重复单元间隔 | e-value |
|---|---|---|---|---|---|---|
| 58 | 36244 | D | 58 | 38468 | −3 | 6.51E−20 |
| 57 | 88887 | D | 57 | 88911 | −3 | 2.47E−19 |
| 57 | 88887 | P | 57 | 144695 | −3 | 2.47E−19 |
| 57 | 88911 | P | 57 | 144719 | −3 | 2.47E−19 |
| 57 | 144695 | D | 57 | 144719 | −3 | 2.47E−19 |
| 40 | 144715 | D | 40 | 144739 | −2 | 3.77E−11 |
| 39 | 41142 | D | 39 | 96284 | −2 | 1.43E−10 |
| 39 | 41142 | P | 39 | 137340 | −2 | 1.43E−10 |
| 35 | 91764 | D | 35 | 141864 | −1 | 5.77E−10 |
| 39 | 36275 | D | 39 | 38499 | −3 | 5.30E−09 |
| 38 | 30151 | D | 38 | 30164 | −3 | 1.96E−08 |
| 37 | 88887 | D | 37 | 88935 | −3 | 7.21E−08 |
| 37 | 88887 | P | 37 | 144691 | −3 | 7.21E−08 |
| 37 | 88935 | P | 37 | 144739 | −3 | 7.21E−08 |
| 37 | 144691 | D | 37 | 144739 | −3 | 7.21E−08 |
| 31 | 144724 | D | 31 | 144748 | −1 | 1.31E−07 |
| 30 | 44235 | P | 30 | 44237 | −1 | 5.07E−07 |
| 30 | 112754 | P | 30 | 112797 | −1 | 5.07E−07 |
| 31 | 7030 | P | 31 | 42576 | −2 | 5.89E−06 |

续表

| 重复单元一长度（bp） | 重复单元一起点 | 重复类型 | 重复单元二长度（bp） | 重复单元二起点 | 重复单元间隔 | e-value |
|---|---|---|---|---|---|---|
| 32 | 33240 | P | 32 | 42576 | −3 | 4.71E−05 |
| 32 | 88916 | D | 32 | 88940 | −3 | 4.71E−05 |
| 32 | 88916 | P | 32 | 144691 | −3 | 4.71E−05 |
| 32 | 88940 | P | 32 | 144715 | −3 | 4.71E−05 |
| 31 | 7030 | D | 31 | 33241 | −3 | 1.71E−04 |
| 31 | 27020 | D | 31 | 74189 | −3 | 1.71E−04 |
| 31 | 28551 | D | 31 | 62852 | −3 | 1.71E−04 |
| 30 | 8587 | D | 30 | 34029 | −3 | 6.17E−04 |

注：P. palindromic repeat，回文重复序列；D. direct repeat，正向重复序列

【高可变区】 为了发现贝母属物种间的高可变区，从26个物种的叶绿体基因组中提取了110种基因间区，采用K2p（Kimura 2-parameter）模型计算基因间区的遗传距离，遗传距离最大的30个基因间区参见图2-129-3。这30个基因间区的K2p平均值分布于1.90～10.70。其中 accD-psaI、psaJ-rpl33、rpl16-rps3、rps16-trnQ-UUG 的K2p平均值较高，分别为4.67、4.26、4.96、10.70。由此可见，贝母属26个物种的叶绿体基因组在这4个区域的变异较大，这4个区域可作为潜在的分子标记开发区域。

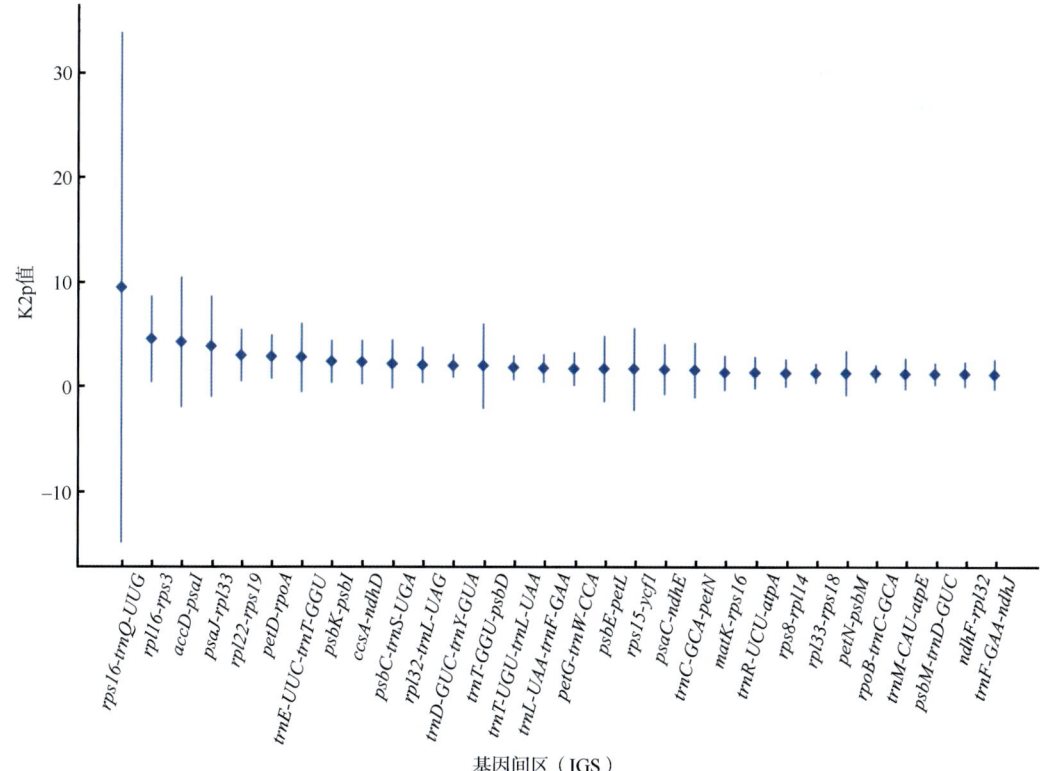

图2-129-3 贝母属物种基因间区的遗传距离分析结果

【系统发育】 使用MAFFT对来自贝母属的26个物种[7]和1个外类群物种[秋水仙（*Colchicum antumnale*)]的叶绿体基因组中提取的34个共有蛋白质序列进行多重序列比对，使用IQ-TREE筛选出最优的cpREV模型，并采用最大似然法（maximum likelihood method）构建进化树。结果显示，在这26个贝母属物种中，轮叶贝母（*Fritillaria maximowiczii*）最先分化出来，其次是米贝母（*Fritillaria davidii*）。然后，砂贝母（*Fritillaria karelinii*）、平贝母（*Fritillaria ussuriensis*）和额敏贝母（*Fritillaria meleagroides*）3个物种聚为一支，其他21个物种为一支。接着，波斯贝母（*Fritillaria persica*）和*Fritillaria eduardii*聚为一支，其余19个物种又分为2支。其中，新疆贝母（*Fritillaria walujewii*）、伊犁贝母（*Fritillaria pallidiflora*）、裕民贝母（*Fritillaria yuminensis*）、黄花贝母（*Fritillaria verticillata*）、托里贝母（*Fritillaria tortifolia*）5个物种聚为一支，另14个物种为一支。最后，这14个物种又分为2支，其中，湖北贝母（*Fritillaria hupehensis*）、安徽贝母（*Fritillaria anhuiensis*）、浙贝母（*Fritillaria thunbergii*）、天目贝母（*Fritillaria monantha*）4个物种聚为一支，榆中贝母（*Fritillaria yuzhongensis*）、太白贝母（*Fritillaria taipaiensis*）、暗紫贝母（*Fritillaria unibracteata*）、华西贝母（*Fritillaria sichuanica*）、大金贝母（*Fritillaria dajinensis*）、粗茎贝母（*Fritillaria crassicaulis*）、梭砂贝母（*Fritillaria delavayi*）、中华贝母（*Fritillaria sinica*）、甘肃贝母（*Fritillaria przewalskii*）和川贝母（*Fritillaria cirrhosa*）10个物种聚为一支。新疆贝母与伊犁贝母、裕民贝母、黄花贝母、托里贝母的亲缘关系较近（图2-129-4）。

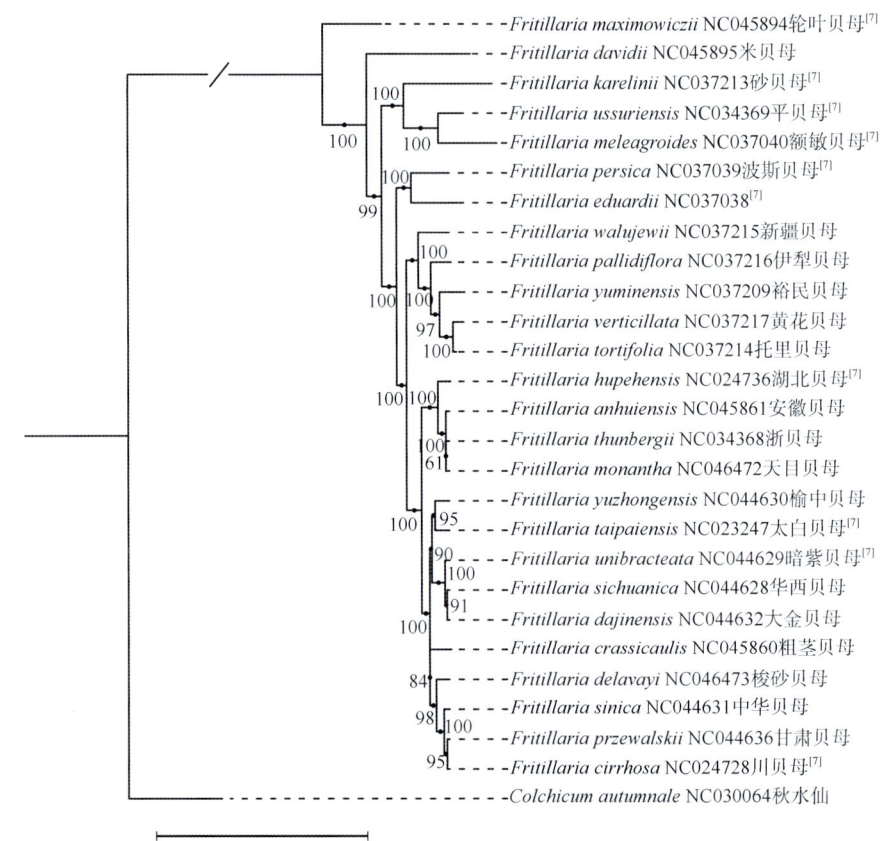

图 2-129-4　贝母属植物系统发育进化分析

**【$K_A/K_S$ 选择压力分析】** 以图 2-129-4 的进化树作为参考,利用 Hyphy 软件中的 aBSREL 模型对蛋白质编码基因进行选择压力分析。未发现有贝母属基因受到正向选择。

**【宏 DNA 条形码的发现及其 PCR 扩增引物设计】** 为了发现能够区分贝母属下物种的宏 DNA 条形码序列及其 PCR 扩增引物,利用 ecoPrimers 对贝母属植物叶绿体基因组序列进行分析。未发现用于设计 PCR 扩增引物的保守区间。

## 参 考 文 献

[1] 国家中医药管理局《中华本草》编委会.中华本草.第 2 卷.上海:上海科学技术出版社,1999:470-472.
[2] 国家药典委员会.中华人民共和国药典(2020 年版)一部.北京:中国医药科技出版社,2020:148.
[3] 路熹.新疆贝母化学成分研究.天津:天津理工大学硕士学位论文,2015.
[4] 赖宏武.多基源贝母类药材的资源学研究.北京:北京协和医学院硕士学位论文,2014.
[5] 张鹏葛.新疆贝母属 8 种药用贝母组织化学及活性成分研究.乌鲁木齐:新疆医科大学硕士学位论文,2016.
[6] 中华人民共和国医药管理局.国家重点保护野生药材物种名录.1987-10-30.
[7] Bi Y,Zhang M F,Xue J,et al. Chloroplast genomic resources for phylogeny and DNA barcoding:a case study on *Fritillaria*. Sci Rep,2018,8(1):1184.

# 130 伊犁贝母

【药材基本信息】 伊犁贝母（*Fritillaria pallidiflora* Schrenk）为百合科贝母属药用植物[1]，又称生贝、西贝。其干燥鳞茎为伊贝母中药材（图 2-130-1）。收载于《中国药典》（2020 年版）[2]。伊犁贝母分布于新疆，河北、内蒙古等地有引种[1]。商品药材来自栽培。伊贝母以质量坚实、粉性足、味苦者为优质药材。伊贝母主要含甾体类生物碱（如西贝母碱、西贝母碱苷、贝母辛等）[3]。伊贝母味苦、甘，性微寒。归肺、心经。具有清热润肺、化痰止咳的功效。现代研究表明，伊贝母具有降压、解痉、抗炎、止咳、祛痰和抑菌等作用。临床用于治疗肺热咳嗽、干咳少痰、阴虚劳嗽、咯痰带血[4]。伊犁贝母属渐危种，被列入《中国珍稀、濒危植物》和《国家重点保护野生药材物种名录》[5] Ⅲ 级保护野生植物。

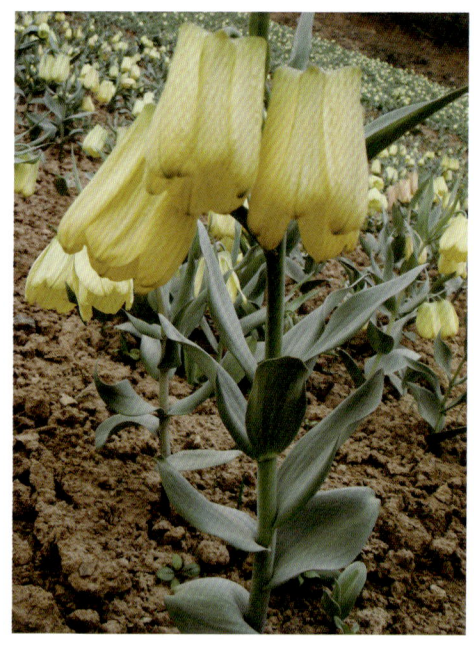

图 2-130-1 伊犁贝母

【叶绿体基因组】 伊犁贝母的叶绿体 DNA 为环状分子，其叶绿体基因组（GenBank 登录号：NC037216.1）总长度为 152 078bp，具有保守的四分状结构，包括一个 LSC 区、一个 SSC 区和一对 IR 区，其长度分别为 81 783bp、17 513bp 和 26 391bp（图 2-130-2）。伊犁贝母叶绿体基因组的整体 G/C 含量为 36.98%。其 IR 区的 G/C 含量（42.48%）高于 SSC 区的 G/C 含量（30.53%）和 LSC 区的 G/C 含量（34.82%）。

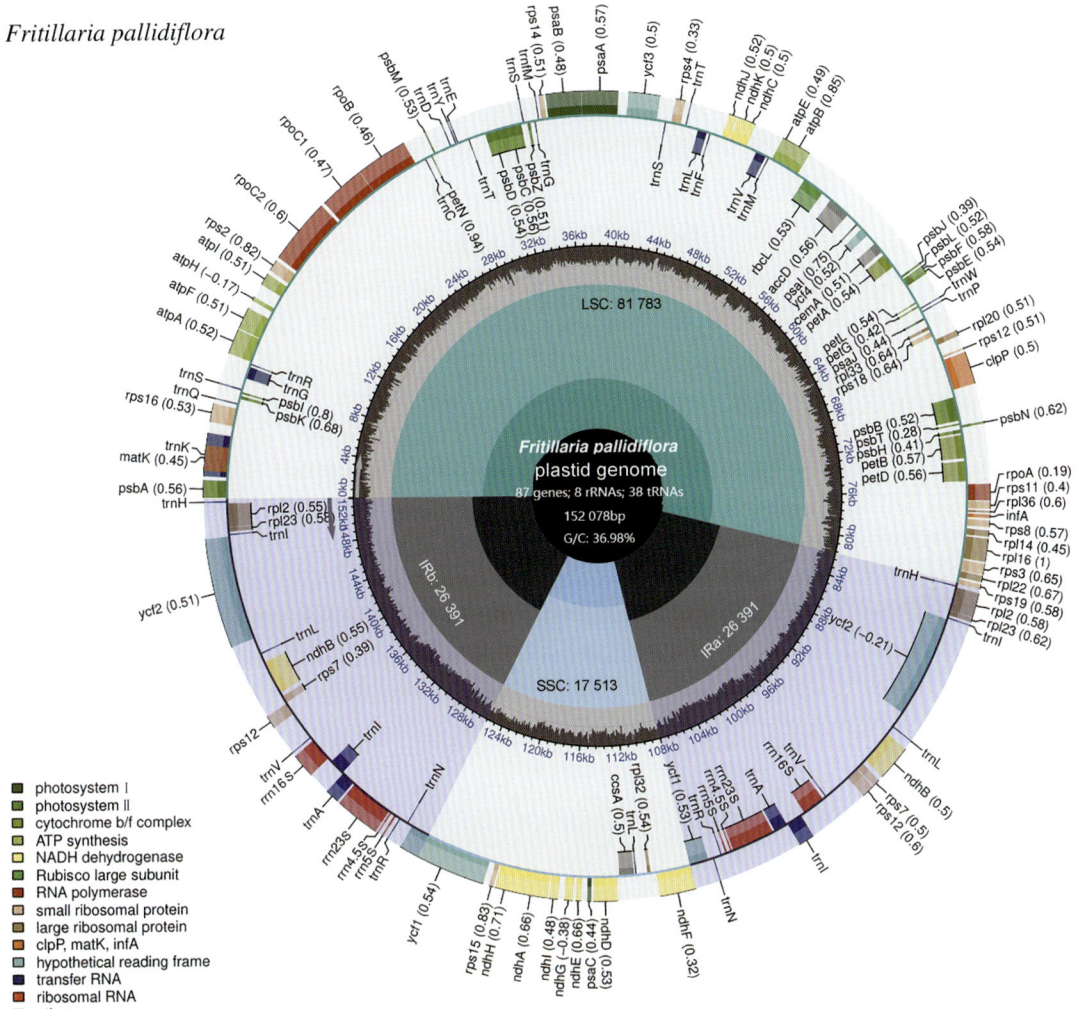

**图 2-130-2 伊犁贝母叶绿体基因组图谱**

该图包括 6 个圆形轨道。自内向外的第一轨道表示分散重复序列，红色弧线表示直接重复序列，绿色弧线表示回文重复序列；自内向外的第二轨道上的蓝色柱状线条表示长串联重复序列，其重复单元碱基长度＞7；自内向外的第三轨道以不同颜色的柱状线条表示不同类型的短串联重复序列（微卫星序列），其中黑色表示复杂重复序列，绿色表示重复单元碱基长度为 1 的重复序列，黄色表示重复单元碱基长度为 2 的重复序列，紫色表示重复单元碱基长度为 3 的重复序列，蓝色表示重复单元碱基长度为 4 的重复序列，橙色表示重复单元碱基长度为 5 的重复序列，红色表示重复单元碱基长度为 6 的重复序列；自内向外的第四轨道上以不同色块表示 SSC 区、反向重复区 IRa 和 IRb、LSC 区，数字代表相应区间的长度；自内向外的第五轨道表示 GC 含量；最外层第六轨道以不同色块表示不同功能的编码基因，功能分类详见图中左下角注释，基因名称后括号中的数字表示密码子使用偏差，轨道外侧的基因转录方向为顺时针方向，轨道内侧的基因转录方向为逆时针方向

**【编码基因】** 伊犁贝母的叶绿体基因组共编码 133 个基因，其中独特基因 113 个，包括蛋白质编码基因 87 个（独特基因 79 个）、转运 RNA（transfer RNA，tRNA）编码基因 38 个（独特基因 30 个）、核糖体 RNA（ribosome RNA，rRNA）编码基因 8 个（独特基因 4 个）（表 2-130-1）。其中 6 个蛋白质编码基因（*ndhB*、*rpl2*、*rpl23*、*rps12*、*rps7*、 *ycf2*）、8 个 tRNA 编码基因（*trnA-UGC*、*trnH-GUG*、*trnI-CAU*、*trnI-GAU*、*trnL-CAA*、*trnN-GUU*、*trnR-ACG*、*trnV-GAC*）、4 个 rRNA 编码基因（*rrn16S*、*rrn23S*、*rrn4.5S*、*rrn5S*）位于 IR 区。有 11 个蛋白质编码基因 [*rpl2*（×2）、*ndhB*（×2）、*ndhA*、*rpl16*、*petD*、*petB*、*rpoC1*、*atpF*、*rps16*] 各含有 1 个内含子（intron），4 个蛋白质编码基因 [*clpP*、*ycf3*、*rps12*（×2）] 各含有 2 个内含子，8 个 tRNA 编码基因 [*trnK-UUU*、*trnG-GCC*、*trnL-UAA*、*trnV-UAC*、*trnI-GAU*（×2）、*trnA-UGC*（×2）] 各含有 1 个内含子（表 2-130-2）。伊犁贝母叶绿体基因组中蛋白质编码区（coding sequence，CDS）的长度为 72 942bp，占整个基因组长度的 47.96%。rRNA 基因的长度为 9050bp，占整个基因组长度的 5.95%。而 tRNA 基因的长度为 2887bp，占整个基因组长度的 1.90%。伊犁贝母叶绿体基因组非编码区主要包括内含子和基因间区，其长度占整个基因组长度的 44.19%。

表 2-130-1　伊犁贝母叶绿体基因组基因列表

| 基因功能 | 基因分类 | 基因名称 |
| --- | --- | --- |
| rRNA | rRNA genes | *rrn16S*（×2）、*rrn23S*（×2）、*rrn5S*（×2）、*rrn4.5S*（×2） |
| tRNA | tRNA genes | 38 *trn* genes（8 个基因各含有 1 个内含子） |
| 自我复制 | Small subunit of ribosome | *rps11*、*rps12*（×3）、*rps14*、*rps15*、*rps16*、*rps18*、*rps19*、*rps2*、*rps3*、*rps4*、*rps7*（×2）、*rps8* |
| | Large subunit of ribosome | *rpl14*、*rpl16*、*rpl2*（×2）、*rpl20*、*rpl22*、*rpl23*（×2）、*rpl32*、*rpl33*、*rpl36* |
| | DNA dependent RNA polymerase | *rpoA*、*rpoB*、*rpoC1*、*rpoC2* |
| 光合作用 | Subunits of NADH-dehydrogenase | *ndhA*、*ndhB*（×2）、*ndhC*、*ndhD*、*ndhE*、*ndhF*、*ndhG*、*ndhH*、*ndhI*、*ndhJ*、*ndhK* |
| | Subunits of photosystem Ⅰ | *psaA*、*psaB*、*psaC*、*psaI*、*psaJ* |
| | Subunits of photosystem Ⅱ | *psbA*、*psbB*、*psbC*、*psbD*、*psbE*、*psbF*、*psbH*、*psbI*、*psbJ*、*psbK*、*psbL*、*psbM*、*psbN*、*psbT*、*psbZ*、*ycf3* |
| | Subunits of cytochrome b/f complex | *petA*、*petB*、*petD*、*petG*、*petL*、*petN* |
| | Subunits of ATP synthase | *atpA*、*atpB*、*atpE*、*atpF*、*atpH*、*atpI* |
| | Large subunit of rubisco | *rbcL* |
| 其他功能 | Maturase | *matK* |
| | Protease | *clpP* |
| | Envelope membrane protein | *cemA* |
| | Subunit of acetyl-CoA-carboxylase | *accD* |
| | Translational initiation factor | *infA* |
| | c-type cytochrome synthesis gene | *ccsA* |
| 未知功能 | | *ycf1*（×2）、*ycf2*（×2）、*ycf4* |

表 2-130-2　伊犁贝母叶绿体基因内含子和外显子位置及长度

| 基因名称 | 基因编码序列所在链 | 起始位置 | 终点位置 | 长度（bp） | | | | |
|---|---|---|---|---|---|---|---|---|
| | | | | 第一外显子 | 第一内含子 | 第二外显子 | 第二内含子 | 第三外显子 |
| *trnK-UUU* | − | 1345 | 3953 | 37 | 2537 | 35 | | |
| *rps16* | − | 4633 | 5760 | 39 | 879 | 210 | | |
| *trnG-GCC* | + | 7787 | 8547 | 23 | 690 | 48 | | |
| *atpF* | − | 10495 | 11843 | 145 | 794 | 410 | | |
| *rpoC1* | − | 19700 | 22537 | 432 | 783 | 1623 | | |
| *ycf3* | − | 40059 | 42006 | 124 | 726 | 230 | 709 | 159 |
| *trnL-UAA* | + | 44782 | 45400 | 35 | 534 | 50 | | |
| *trnV-UAC* | + | 48846 | 49523 | 37 | 602 | 39 | | |
| *rps12* | − | 67117 | 96338 | 114 | ND | 232 | 543 | 26 |
| *clpP* | − | 67390 | 69365 | 71 | 773 | 294 | 588 | 250 |
| *petB* | + | 72292 | 73768 | 6 | 829 | 642 | | |
| *petD* | + | 73974 | 75236 | 6 | 765 | 492 | | |
| *rpl16* | − | 78753 | 80166 | 9 | 994 | 411 | | |
| *rpl2* | − | 82070 | 83562 | 391 | 674 | 428 | | |
| *ndhB* | − | 92525 | 94704 | 805 | 614 | 761 | | |
| *trnI-GAU* | − | 100267 | 101275 | 35 | 932 | 42 | | |
| *trnA-UGC* | + | 101339 | 102221 | 38 | 810 | 35 | | |
| *ndhA* | − | 117304 | 119425 | 553 | 1030 | 539 | | |
| *trnA-UGC* | − | 131631 | 132513 | 38 | 810 | 35 | | |
| *trnI-GAU* | + | 132577 | 133585 | 35 | 932 | 42 | | |
| *rps12* | + | 137514 | 138312 | ND | ND | 232 | 543 | 26 |
| *ndhB* | + | 139148 | 141327 | 805 | 614 | 761 | | |
| *rpl2* | + | 150290 | 151782 | 391 | 674 | 428 | | |

注："+"表示正链；"−"表示负链；"ND"表示未确定

【重复序列】　在伊犁贝母叶绿体基因组中，微卫星序列有 A/T 和 AT/AT 两种类型，各有 50 个和 6 个（表 2-130-3）。共发现 16 个串联重复序列，满足总长度超过 20bp 且重复单元之间的相似度 ≥ 90% 两个条件（表 2-130-4）。散在重复序列包括回文重复序列和正向重复序列。以 e-value 小于 1E–04 为阈值，伊犁贝母叶绿体基因组散在重复序列包括 20 条回文重复序列、22 条正向重复序列（表 2-130-5）。

表 2-130-3　伊犁贝母叶绿体基因组微卫星序列统计

| 重复单元类型 | 重复序列个数 |
|---|---|
| A/T | 50 |
| AT/AT | 6 |

表 2-130-4　伊犁贝母叶绿体基因组串联重复序列统计

| 起点—终点 | 重复单元长度（bp） | 重复单元拷贝数 | 重复单元一致序列长度（bp） | 重复单元之间的相似度（%） | 插入缺失比例（%） | 分值 | 碱基个数 A | C | G | T | 熵（0—2） |
|---|---|---|---|---|---|---|---|---|---|---|---|
| 7352—7398 | 23 | 2.0 | 23 | 95 | 0 | 85 | 21 | 23 | 10 | 44 | 1.83 |
| 7511—7544 | 17 | 2.0 | 17 | 94 | 0 | 59 | 50 | 5 | 0 | 44 | 1.26 |
| 11162—11191 | 15 | 1.9 | 16 | 93 | 6 | 53 | 16 | 0 | 6 | 76 | 0.99 |
| 30194—30240 | 13 | 3.6 | 13 | 94 | 0 | 67 | 53 | 8 | 2 | 36 | 1.44 |
| 30186—30225 | 22 | 1.9 | 20 | 90 | 10 | 62 | 52 | 12 | 0 | 35 | 1.39 |
| 30372—30396 | 11 | 2.3 | 11 | 100 | 0 | 50 | 44 | 0 | 0 | 56 | 0.99 |
| 44265—44305 | 19 | 2.2 | 19 | 100 | 0 | 82 | 58 | 0 | 0 | 41 | 0.98 |
| 45913—45938 | 13 | 2.0 | 13 | 100 | 0 | 52 | 46 | 15 | 0 | 38 | 1.46 |
| 54051—54080 | 14 | 2.1 | 14 | 93 | 0 | 51 | 53 | 3 | 6 | 36 | 1.44 |
| 75382—75427 | 17 | 2.8 | 17 | 93 | 3 | 76 | 45 | 4 | 0 | 50 | 1.21 |
| 79328—79364 | 18 | 2.1 | 18 | 90 | 10 | 58 | 21 | 0 | 10 | 67 | 1.21 |
| 86617—86664 | 21 | 2.3 | 21 | 96 | 0 | 87 | 12 | 33 | 8 | 45 | 1.72 |
| 88957—89061 | 24 | 4.4 | 24 | 96 | 0 | 192 | 31 | 8 | 23 | 36 | 1.85 |
| 122908—122937 | 15 | 2.0 | 15 | 93 | 0 | 51 | 43 | 10 | 0 | 46 | 1.37 |
| 144791—144895 | 24 | 4.4 | 24 | 96 | 0 | 192 | 36 | 23 | 8 | 31 | 1.85 |
| 147188—147235 | 21 | 2.2 | 22 | 92 | 7 | 89 | 45 | 8 | 33 | 12 | 1.72 |

表 2-130-5　伊犁贝母叶绿体基因组散在重复序列特征值

| 重复单元一长度（bp） | 重复单元一起点 | 重复类型 | 重复单元二长度（bp） | 重复单元二起点 | 重复单元间隔 | e-value |
|---|---|---|---|---|---|---|
| 81 | 88956 | D | 81 | 88980 | −3 | 2.56E−33 |
| 81 | 88956 | P | 81 | 144790 | −3 | 2.56E−33 |
| 81 | 88980 | P | 81 | 144814 | −3 | 2.56E−33 |
| 81 | 144790 | D | 81 | 144814 | −3 | 2.56E−33 |
| 61 | 144810 | D | 61 | 144834 | −1 | 2.24E−25 |
| 52 | 144819 | D | 52 | 144843 | 0 | 3.21E−22 |
| 61 | 88956 | D | 61 | 89004 | −3 | 1.19E−21 |
| 61 | 88956 | P | 61 | 144786 | −3 | 1.19E−21 |
| 61 | 89004 | P | 61 | 144834 | −3 | 1.19E−21 |
| 61 | 144786 | D | 61 | 144834 | −3 | 1.19E−21 |
| 58 | 36295 | D | 58 | 38519 | −3 | 6.52E−20 |
| 34 | 112425 | P | 34 | 112425 | 0 | 2.20E−11 |
| 40 | 144810 | D | 40 | 144858 | −2 | 3.78E−11 |
| 39 | 41193 | D | 39 | 96377 | −2 | 1.44E−10 |
| 39 | 41193 | P | 39 | 137435 | −2 | 1.44E−10 |

续表

| 重复单元一长度（bp） | 重复单元一起点 | 重复类型 | 重复单元二长度（bp） | 重复单元二起点 | 重复单元间隔 | *e*-value |
| --- | --- | --- | --- | --- | --- | --- |
| 35 | 91857 | D | 35 | 141959 | −1 | 5.79E−10 |
| 39 | 36326 | D | 39 | 38550 | −3 | 5.31E−09 |
| 38 | 30193 | D | 38 | 30206 | −3 | 1.96E−08 |
| 37 | 88956 | D | 37 | 89028 | −3 | 7.22E−08 |
| 37 | 88956 | P | 37 | 144786 | −3 | 7.22E−08 |
| 37 | 89028 | P | 37 | 144858 | −3 | 7.22E−08 |
| 37 | 144786 | D | 37 | 144858 | −3 | 7.22E−08 |
| 31 | 144819 | D | 31 | 144867 | −1 | 1.31E−07 |
| 30 | 29065 | P | 30 | 29098 | −1 | 5.08E−07 |
| 30 | 112846 | P | 30 | 112889 | −1 | 5.08E−07 |
| 32 | 88985 | D | 32 | 89033 | −2 | 1.57E−06 |
| 32 | 88985 | P | 32 | 144786 | −2 | 1.57E−06 |
| 32 | 89033 | P | 32 | 144834 | −2 | 1.57E−06 |
| 31 | 6962 | P | 31 | 42616 | −2 | 5.90E−06 |
| 30 | 72927 | P | 30 | 105761 | −2 | 2.21E−05 |
| 30 | 72927 | D | 30 | 128060 | −2 | 2.21E−05 |
| 32 | 33282 | P | 32 | 42616 | −3 | 4.72E−05 |
| 32 | 89009 | D | 32 | 89033 | −3 | 4.72E−05 |
| 32 | 89009 | P | 32 | 144786 | −3 | 4.72E−05 |
| 32 | 89033 | P | 32 | 144810 | −3 | 4.72E−05 |
| 31 | 6962 | D | 31 | 33283 | −3 | 1.71E−04 |
| 31 | 44064 | P | 31 | 105759 | −3 | 1.71E−04 |
| 31 | 44064 | D | 31 | 128061 | −3 | 1.71E−04 |
| 31 | 62854 | P | 31 | 72928 | −3 | 1.71E−04 |
| 30 | 8516 | D | 30 | 34080 | −3 | 6.18E−04 |
| 30 | 62854 | P | 30 | 72930 | −3 | 6.18E−04 |
| 30 | 86613 | D | 30 | 86634 | −3 | 6.18E−04 |

注：P. palindromic repeat，回文重复序列；D. direct repeat，正向重复序列

【高可变区】 为了发现贝母属物种间的高可变区，从26个物种的叶绿体基因组中提取了110种基因间区，采用K2p（Kimura 2-parameter）模型计算基因间区的遗传距离，遗传距离最大的30个基因间区参见图2-130-3。这30个基因间区的K2p平均值分布于1.90～10.70。其中*accD-psaI*、*psaJ-rpl33*、*rpl16-rps3*、*rps16-trnQ-UUG*的K2p平均值较高，分别为4.67、4.26、4.96、10.70。贝母属26个物种的叶绿体基因组在这4个区域的变异较大，

这 4 个区域可作为潜在的分子标记开发区域。

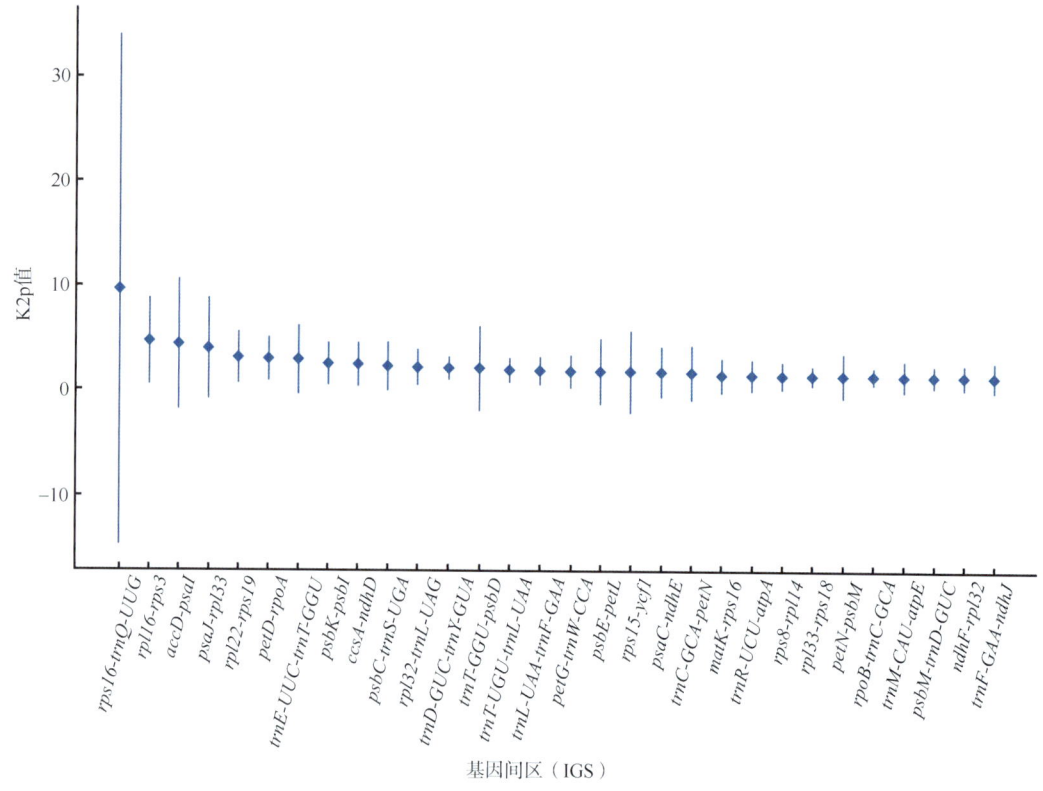

图 2-130-3　贝母属物种基因间区的遗传距离分析结果

【系统发育】　使用 MAFFT 对来自贝母属的 26 个物种[6]和 1 个外类群物种[秋水仙（*Colchicum antumnale*）]的叶绿体基因组中提取的 34 个共有蛋白质序列进行多重序列比对，使用 IQ-TREE 筛选出最优的 cpREV 模型，并采用最大似然法（maximum likelihood method）构建进化树。结果显示，在这 26 个贝母属物种中，轮叶贝母（*Fritillaria maximowiczii*）最先分化出来，其次是米贝母（*Fritillaria davidii*）。然后，砂贝母（*Fritillaria karelinii*）、平贝母（*Fritillaria ussuriensis*）和额敏贝母（*Fritillaria meleagroides*）3 个物种聚为一支，其他 21 个物种为一支。接着，波斯贝母（*Fritillaria persica*）和 *Fritillaria eduardii* 聚为一支，其余 19 个物种又分为 2 支。其中，新疆贝母（*Fritillaria walujewii*）、伊犁贝母（*Fritillaria pallidiflora*）、裕民贝母（*Fritillaria yuminensis*）、黄花贝母（*Fritillaria verticillata*）、托里贝母（*Fritillaria tortifolia*）5 个物种聚为一支，另 14 个物种为一支。最后，这 14 个物种又分为 2 支，其中，湖北贝母（*Fritillaria hupehensis*）、安徽贝母（*Fritillaria anhuiensis*）、浙贝母（*Fritillaria thunbergii*）、天目贝母（*Fritillaria monantha*）4 个物种聚为一支，榆中贝母（*Fritillaria yuzhongensis*）、太白贝母（*Fritillaria taipaiensis*）、暗紫贝母（*Fritillaria unibracteata*）、华西贝母（*Fritillaria sichuanica*）、大金贝母（*Fritillaria dajinensis*）、粗茎贝母（*Fritillaria crassicaulis*）、梭砂贝母（*Fritillaria delavayi*）、中华贝母（*Fritillaria sinica*）、甘肃贝母（*Fritillaria przewalskii*）和川贝

母（*Fritillaria cirrhosa*）10 个物种聚为一支。伊犁贝母与裕民贝母、黄花贝母、托里贝母的亲缘关系较近（图 2-130-4）。

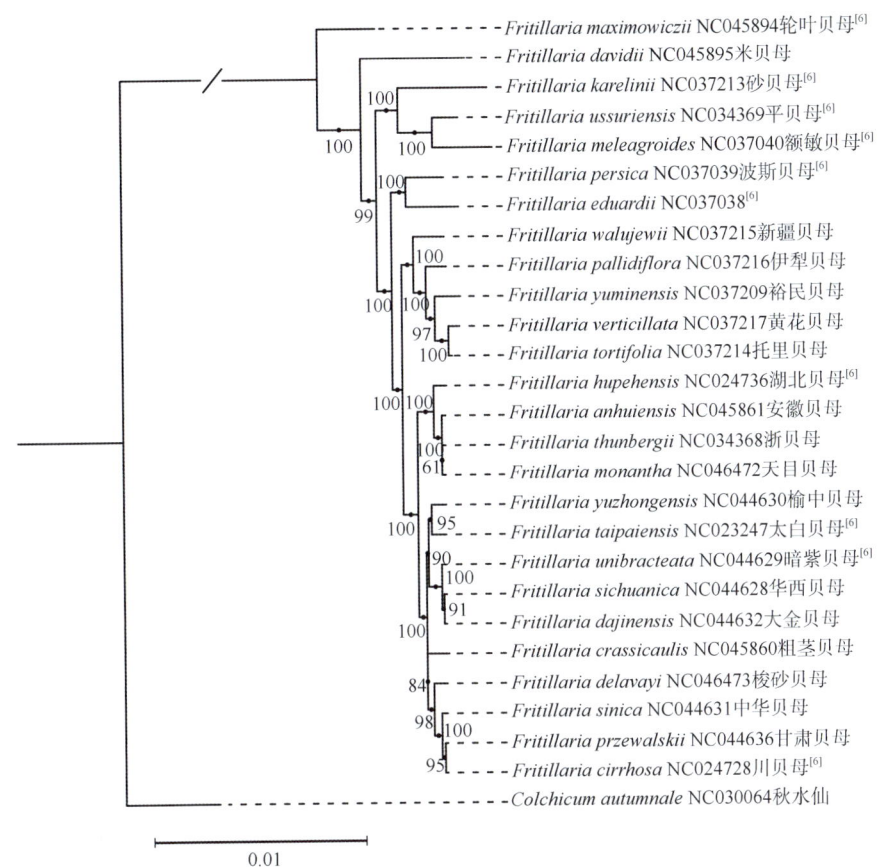

图 2-130-4　贝母属植物系统发育进化分析

【$K_A/K_S$ 选择压力分析】　以图 2-130-4 的进化树作为参考，利用 Hyphy 软件中的 aBSREL 模型对蛋白质编码基因进行选择压力分析。未发现有贝母属基因受到正向选择。

【宏 DNA 条形码的发现及其 PCR 扩增引物设计】　为了发现能够区分贝母属下物种的宏 DNA 条形码序列及其 PCR 扩增引物，利用 ecoPrimers 对贝母属植物叶绿体基因组序列进行分析。未发现用于设计 PCR 扩增引物的保守区间。

## 参 考 文 献

[1] 国家中医药管理局《中华本草》编委会. 中华本草. 第 2 卷. 上海：上海科学技术出版社，1999：470-472.
[2] 国家药典委员会. 中华人民共和国药典（2020 年版）一部. 北京：中国医药科技出版社，2020：148.
[3] 黄恩盈，李超生，徐东铭. 伊贝母生物碱成分的研究. 中国中药杂志，1990，15（9）：39-40，65.
[4] 赵婉，姜海，王知斌，等. 贝母属植物的药理作用概述. 上海中医药杂志，2018，52（11）：97-100.
[5] 中华人民共和国医药管理局. 国家重点保护野生药材物种名录. 1987-10-30.
[6] Bi Y, Zhang M F, Xue J, et al. Chloroplast genomic resources for phylogeny and DNA barcoding: a case study on *Fritillaria*. Sci Rep，2018，8（1）：1184.

# 131 浙 贝 母

【药材基本信息】 浙贝母（*Fritillaria thunbergii* Miq.）为百合科贝母属药用植物[1]，其干燥鳞茎为浙贝母中药材（图2-131-1）。收载于《中国药典》（2020年版）[2]。浙贝母野生资源目前只分布于浙江宁波一带。浙江、湖南、安徽、江西、福建等省均有栽培。商品药材来自栽培。浙贝母以鳞叶肥厚、质坚实、粉性足、断面色白者为佳。浙贝母主要含甾醇类、生物碱类（如贝母素甲、贝母素乙、浙贝宁、浙贝酮）等化学成分。浙贝母味苦，性寒。归肺、心经[2]。具有清热化痰止咳、解毒散结消痈的功效[3]。现代研究表明，浙贝母具有镇咳、解痉等作用，临床用于治疗慢性支气管炎、百日咳等疾病[4]。

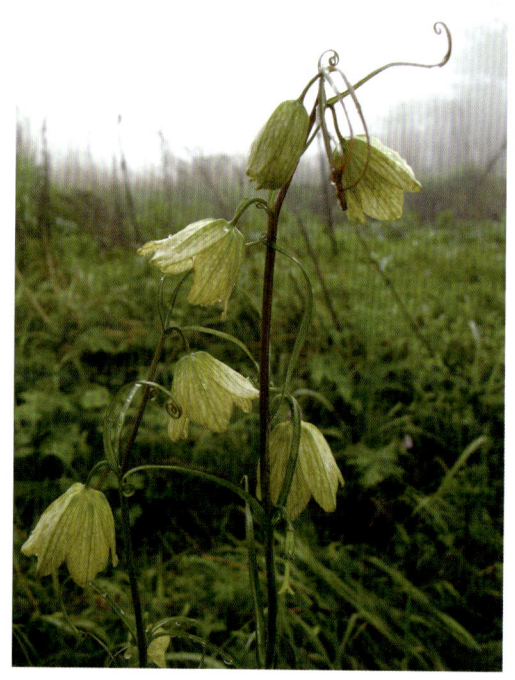

图 2-131-1 浙贝母

【叶绿体基因组】 浙贝母的叶绿体DNA为环状分子，其叶绿体基因组（GenBank登录号：NC034368.1）总长度为152 155bp，具有保守的四分状结构，包括一个LSC区、一个SSC区和一对IR区，其长度分别为81 890bp、17 565bp和26 350bp（图2-131-2）。浙贝母叶绿体基因组的整体G/C含量为36.95%。其IR区的G/C含量（42.49%）高于SSC区的G/C含量（30.46%）和LSC区的G/C含量（34.79%）。

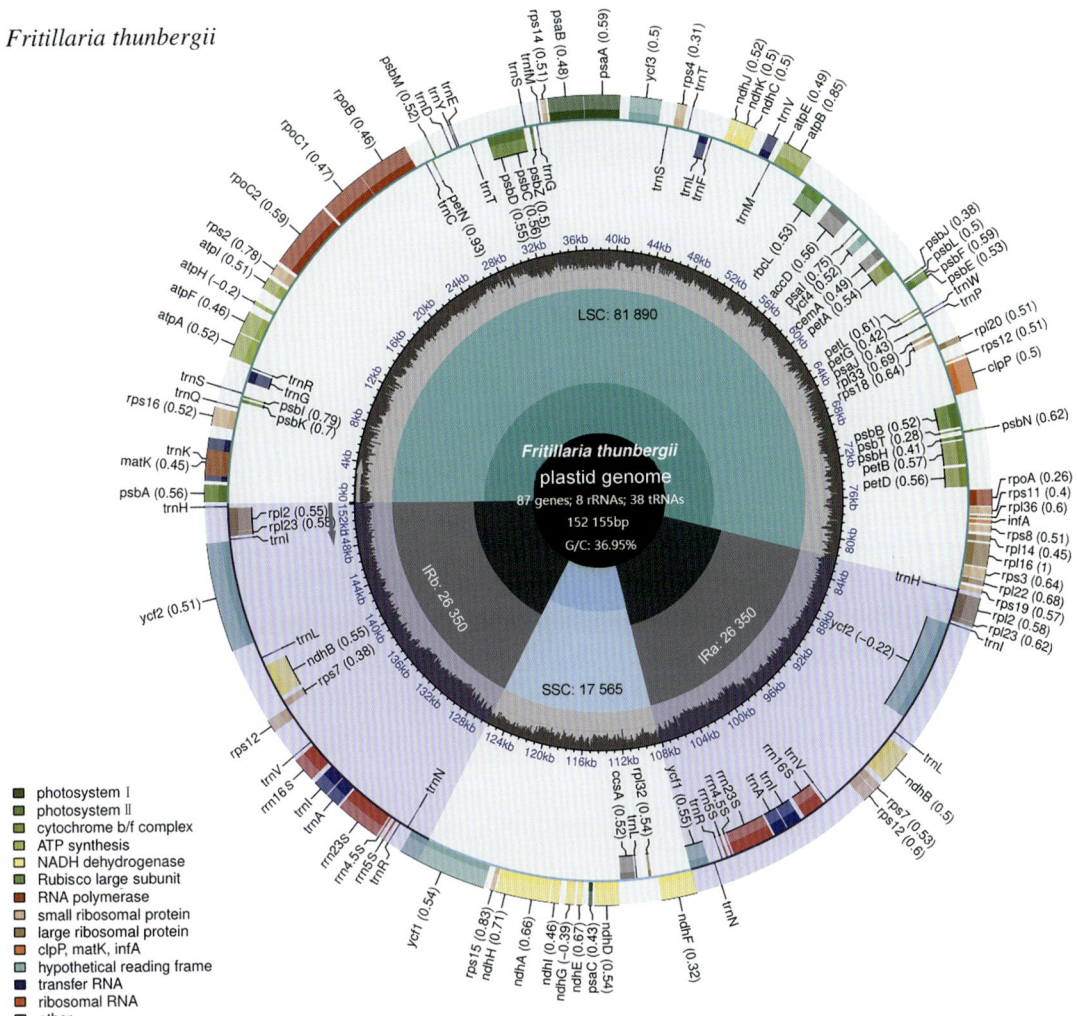

图 2-131-2 浙贝母叶绿体基因组图谱

该图包括 6 个圆形轨道。自内向外的第一轨道表示分散重复序列,红色弧线表示直接重复序列,绿色弧线表示回文重复序列;自内向外的第二轨道上的蓝色柱状线条表示长串联重复序列,其重复单元碱基长度 > 7;自内向外的第三轨道以不同颜色的柱状线条表示不同类型的短串联重复序列(微卫星序列),其中黑色表示复杂重复序列,绿色表示重复单元碱基长度为 1 的重复序列,黄色表示重复单元碱基长度为 2 的重复序列,紫色表示重复单元碱基长度为 3 的重复序列,蓝色表示重复单元碱基长度为 4 的重复序列,橙色表示重复单元碱基长度为 5 的重复序列,红色表示重复单元碱基长度为 6 的重复序列;自内向外的第四轨道上以不同色块表示 SSC 区、反向重复区 IRa 和 IRb、LSC 区,数字代表相应区间的长度;自内向外的第五轨道表示 GC 含量;最外层第六轨道以不同色块表示不同功能的编码基因,功能分类详见图中左下角注释,基因名称后括号中的数字表示密码子使用偏差,轨道外侧的基因转录方向为顺时针方向,轨道内侧的基因转录方向为逆时针方向

【编码基因】 浙贝母的叶绿体基因组共编码 133 个基因,其中独特基因 113 个,包括蛋白质编码基因 87 个(独特基因 79 个)、转运 RNA(transfer RNA,tRNA)编码基因 38 个(独特基因 30 个)、核糖体 RNA(ribosome RNA,rRNA)编码基因 8 个(独特基因 4 个)(表 2-131-1)。其中 7 个蛋白质独特编码基因(*ndhB*、*rpl2*、*rpl23*、*rps12*、*rps7*、*ycf1*、 *ycf2*)、8 个 tRNA 独特编码基因（*trnA-UGC*、*trnH-GUG*、*trnI-CAU*、*trnI-GAU*、*trnL-CAA*、*trnN-GUU*、*trnR-ACG*、*trnV-GAC*）、4 个 rRNA 独特编码基因（*rrn16S*、*rrn23S*、*rrn4.5S*、*rrn5S*）位于 IR 区。有 11 个蛋白质编码基因 [*rpl2*（×2）、*ndhB*（×2）、*ndhA*、*rpl16*、*petD*、*petB*、*rpoC1*、*atpF*、*rps16*] 各含有 1 个内含子（intron），4 个蛋白质编码基因 [*clpP*、*ycf3*、*rps12*（×2）] 各含有 2 个内含子，8 个 tRNA 编码基因 [*trnK-UUU*、*trnG-UCC*、*trnL-UAA*、*trnV-UAC*、*trnI-GAU*（×2）、*trnA-UGC*（×2）] 各含有 1 个内含子（表 2-131-2）。浙贝母叶绿体基因组中蛋白质编码区（coding sequence，CDS）的长度为 79 668bp，占整个基因组长度的 52.36%。rRNA 基因的长度为 9048bp，占整个基因组长度的 5.95%。而 tRNA 基因的长度为 2876bp，占整个基因组长度的 1.89%。浙贝母叶绿体基因组非编码区主要包括内含子和基因间区，其长度占整个基因组长度的 39.80%。

表 2-131-1　浙贝母叶绿体基因组基因列表

| 基因功能 | 基因分类 | 基因名称 |
| --- | --- | --- |
| rRNA | rRNA genes | *rrn16S*（×2）、*rrn23S*（×2）、*rrn5S*（×2）、*rrn4.5S*（×2） |
| tRNA | tRNA genes | 38 *trn* genes（8 个基因各含有 1 个内含子） |
| 自我复制 | Small subunit of ribosome | *rps11*、*rps12*（×3）、*rps14*、*rps15*、*rps16*、*rps18*、*rps19*、*rps2*、*rps3*、*rps4*、*rps7*（×2）、*rps8* |
| | Large subunit of ribosome | *rpl14*、*rpl16*、*rpl2*（×2）、*rpl20*、*rpl22*、*rpl23*（×2）、*rpl32*、*rpl33*、*rpl36* |
| | DNA dependent RNA polymerase | *rpoA*、*rpoB*、*rpoC1*、*rpoC2* |
| 光合作用 | Subunits of NADH-dehydrogenase | *ndhA*、*ndhB*（×2）、*ndhC*、*ndhD*、*ndhE*、*ndhF*、*ndhG*、*ndhH*、*ndhI*、*ndhJ*、*ndhK* |
| | Subunits of photosystem Ⅰ | *psaA*、*psaB*、*psaC*、*psaI*、*psaJ* |
| | Subunits of photosystem Ⅱ | *psbA*、*psbB*、*psbC*、*psbD*、*psbE*、*psbF*、*psbH*、*psbI*、*psbJ*、*psbK*、*psbL*、*psbM*、*psbN*、*psbT*、*psbZ*、*ycf3* |
| | Subunits of cytochrome b/f complex | *petA*、*petB*、*petD*、*petG*、*petL*、*petN* |
| | Subunits of ATP synthase | *atpA*、*atpB*、*atpE*、*atpF*、*atpH*、*atpI* |
| | Large subunit of rubisco | *rbcL* |
| 其他功能 | Maturase | *matK* |
| | Protease | *clpP* |
| | Envelope membrane protein | *cemA* |
| | Subunit of acetyl-CoA-carboxylase | *accD* |
| | Translational initiation factor | *infA* |
| | c-type cytochrome synthesis gene | *ccsA* |
| 未知功能 | | *ycf1*（×2）、*ycf2*（×2）、*ycf4* |

表 2-131-2　浙贝母叶绿体基因内含子和外显子位置及长度

| 基因名称 | 基因编码序列所在链 | 起始位置 | 终点位置 | 长度（bp） | | | | |
|---|---|---|---|---|---|---|---|---|
| | | | | 第一外显子 | 第一内含子 | 第二外显子 | 第二内含子 | 第三外显子 |
| trnK-UUU | − | 1363 | 3989 | 37 | 2555 | 35 | | |
| rps16 | − | 4717 | 5845 | 39 | 880 | 210 | | |
| trnG-UCC | + | 7865 | 8623 | 23 | 699 | 37 | | |
| atpF | − | 10566 | 11911 | 145 | 791 | 410 | | |
| rpoC1 | − | 19760 | 22597 | 432 | 783 | 1623 | | |
| ycf3 | − | 40156 | 42113 | 124 | 731 | 230 | 714 | 159 |
| trnL-UAA | + | 44868 | 45485 | 35 | 533 | 50 | | |
| trnV-UAC | − | 48925 | 49602 | 39 | 602 | 37 | | |
| rps12 | − | 67269 | 96425 | 114 | ND | 232 | 543 | 26 |
| clpP | − | 67536 | 69509 | 71 | 770 | 294 | 589 | 250 |
| petB | + | 72435 | 73916 | 6 | 834 | 642 | | |
| petD | + | 74122 | 75384 | 6 | 765 | 492 | | |
| rpl16 | − | 78874 | 80285 | 9 | 992 | 411 | | |
| rpl2 | − | 82182 | 83677 | 394 | 674 | 428 | | |
| ndhB | − | 92612 | 94791 | 805 | 614 | 761 | | |
| trnI-GAU | + | 100354 | 101362 | 42 | 932 | 35 | | |
| trnA-UGC | + | 101426 | 102308 | 38 | 810 | 35 | | |
| ndhA | − | 117413 | 119542 | 553 | 1038 | 539 | | |
| trnA-UGC | − | 131738 | 132620 | 38 | 810 | 35 | | |
| trnI-GAU | − | 132684 | 133692 | 42 | 932 | 35 | | |
| rps12 | + | 137621 | 138419 | ND | ND | 232 | 543 | 26 |
| ndhB | + | 139255 | 141434 | 805 | 614 | 761 | | |
| rpl2 | + | 150369 | 151864 | 394 | 674 | 428 | | |

注："+"表示正链；"−"表示负链；"ND"表示未确定

【重复序列】　在浙贝母叶绿体基因组中，微卫星序列有 A/T 和 AT/AT 两种类型，各有 53 个和 3 个（表 2-131-3）。共发现 14 个串联重复序列，满足总长度超过 20bp 且重复单元之间的相似度≥90% 两个条件（表 2-131-4）。散在重复序列包括回文重复序列和正向重复序列。以 e-value 小于 1E–04 为阈值，浙贝母叶绿体基因组散在重复序列包括 13 条回文重复序列、17 条正向重复序列（表 2-131-5）。

表 2-131-3　浙贝母叶绿体基因组微卫星序列统计

| 重复单元类型 | 重复序列个数 |
|---|---|
| A/T | 53 |
| AT/AT | 3 |

表 2-131-4　浙贝母叶绿体基因组串联重复序列统计

| 起点—终点 | 重复单元长度（bp） | 重复单元拷贝数 | 重复单元一致序列长度（bp） | 重复单元之间的相似度（%） | 插入缺失比例（%） | 分值 | 碱基个数 A | C | G | T | 熵（0—2） |
|---|---|---|---|---|---|---|---|---|---|---|---|
| 3295—3322 | 14 | 2.0 | 14 | 100 | 0 | 56 | 42 | 7 | 21 | 28 | 1.79 |
| 7434—7480 | 23 | 2.0 | 23 | 100 | 0 | 94 | 21 | 25 | 10 | 42 | 1.85 |
| 7594—7627 | 17 | 2.0 | 17 | 94 | 0 | 59 | 50 | 5 | 0 | 44 | 1.26 |
| 30278—30314 | 13 | 2.8 | 13 | 95 | 0 | 65 | 54 | 10 | 0 | 35 | 1.36 |
| 30270—30309 | 22 | 1.9 | 20 | 90 | 10 | 62 | 52 | 12 | 0 | 35 | 1.39 |
| 30281—30320 | 13 | 3.1 | 13 | 92 | 0 | 62 | 55 | 7 | 2 | 35 | 1.42 |
| 45999—46024 | 13 | 2.0 | 13 | 100 | 0 | 52 | 46 | 15 | 0 | 38 | 1.46 |
| 86729—86776 | 21 | 2.3 | 21 | 96 | 0 | 87 | 12 | 33 | 8 | 45 | 1.72 |
| 89069—89149 | 24 | 3.4 | 24 | 94 | 0 | 144 | 32 | 8 | 23 | 35 | 1.85 |
| 110608—110652 | 18 | 2.5 | 18 | 96 | 0 | 81 | 42 | 8 | 13 | 35 | 1.75 |
| 123030—123059 | 15 | 2.0 | 15 | 93 | 0 | 51 | 43 | 10 | 0 | 46 | 1.37 |
| 125032—125062 | 15 | 2.1 | 15 | 93 | 0 | 53 | 38 | 6 | 6 | 48 | 1.55 |
| 144897—144977 | 24 | 3.4 | 24 | 94 | 0 | 144 | 35 | 23 | 8 | 32 | 1.85 |
| 147270—147317 | 21 | 2.2 | 22 | 92 | 7 | 89 | 45 | 8 | 33 | 12 | 1.72 |

表 2-131-5　浙贝母叶绿体基因组散在重复序列特征值

| 重复单元一长度（bp） | 重复单元一起点 | 重复类型 | 重复单元二长度（bp） | 重复单元二起点 | 重复单元间隔 | $e$-value |
|---|---|---|---|---|---|---|
| 57 | 89068 | D | 57 | 89092 | −3 | 2.48E−19 |
| 57 | 89068 | P | 57 | 144896 | −3 | 2.48E−19 |
| 57 | 89092 | P | 57 | 144920 | −3 | 2.48E−19 |
| 57 | 144896 | D | 57 | 144920 | −3 | 2.48E−19 |
| 53 | 36390 | D | 53 | 38614 | −3 | 5.08E−17 |
| 40 | 144916 | D | 40 | 144940 | −2 | 3.78E−11 |
| 39 | 41295 | D | 39 | 96464 | −2 | 1.44E−10 |
| 39 | 41295 | P | 39 | 137542 | −2 | 1.44E−10 |
| 35 | 91944 | D | 35 | 142066 | −1 | 5.79E−10 |
| 37 | 89068 | D | 37 | 89116 | −3 | 7.23E−08 |
| 37 | 89068 | P | 37 | 144892 | −3 | 7.23E−08 |
| 37 | 89116 | P | 37 | 144940 | −3 | 7.23E−08 |
| 37 | 144892 | D | 37 | 144940 | −3 | 7.23E−08 |
| 31 | 144925 | D | 31 | 144949 | −1 | 1.31E−07 |
| 30 | 112954 | P | 30 | 112997 | −1 | 5.08E−07 |
| 31 | 7037 | P | 31 | 42734 | −2 | 5.91E−06 |
| 31 | 110603 | D | 31 | 110621 | −2 | 5.91E−06 |
| 33 | 36416 | D | 33 | 38640 | −3 | 1.30E−05 |
| 30 | 30277 | D | 30 | 30290 | −2 | 2.21E−05 |
| 32 | 33372 | P | 32 | 42734 | −3 | 4.73E−05 |

续表

| 重复单元一长度（bp） | 重复单元一起点 | 重复类型 | 重复单元二长度（bp） | 重复单元二起点 | 重复单元间隔 | e-value |
|---|---|---|---|---|---|---|
| 32 | 89097 | D | 32 | 89121 | −3 | 4.73E−05 |
| 32 | 89097 | P | 32 | 144892 | −3 | 4.73E−05 |
| 32 | 89121 | P | 32 | 144916 | −3 | 4.73E−05 |
| 31 | 7037 | D | 31 | 33373 | −3 | 1.71E−04 |
| 30 | 8593 | D | 30 | 34170 | −3 | 6.19E−04 |
| 30 | 44376 | P | 30 | 44378 | −3 | 6.19E−04 |
| 30 | 86725 | D | 30 | 86746 | −3 | 6.19E−04 |
| 30 | 86725 | P | 30 | 147269 | −3 | 6.19E−04 |
| 30 | 86746 | P | 30 | 147290 | −3 | 6.19E−04 |
| 30 | 147266 | D | 30 | 147287 | −3 | 6.19E−04 |

注：P. palindromic repeat，回文重复序列；D. direct repeat，正向重复序列

【高可变区】 为了发现贝母属物种间的高可变区，从 26 个物种的叶绿体基因组中提取了 110 种基因间区，采用 K2p（Kimura 2-parameter）模型计算基因间区的遗传距离，遗传距离最大的 30 个基因间区参见图 2-131-3。这 30 个基因间区的 K2p 平均值分布于 1.90～10.70。其中 *accD-psaI*、*psaJ-rpl33*、*rpl16-rps3*、*rps16-trnQ-UUG* 的 K2p 平均值较高，分别为 4.67、4.26、4.96、10.70。贝母属 26 个物种的叶绿体基因组在这 4 个区域的变异较大，这 4 个区域可作为潜在的分子标记开发区域。

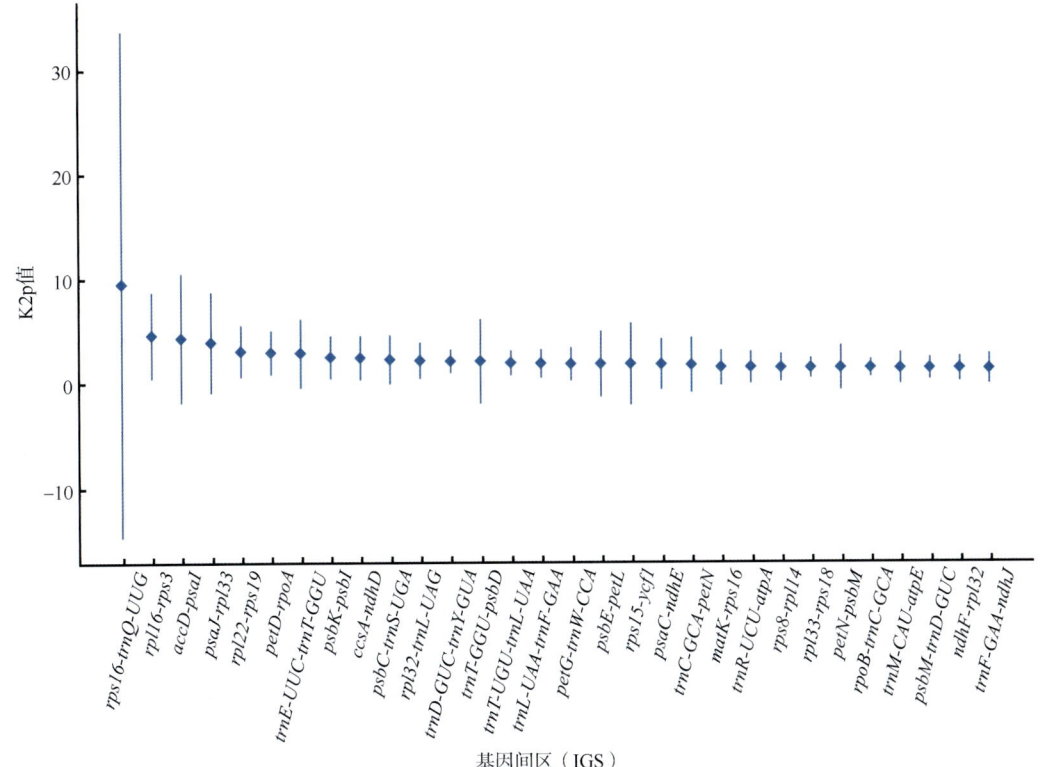

图 2-131-3 贝母属物种基因间区的遗传距离分析结果

【系统发育】 使用 MAFFT 对来自贝母属的 26 个物种[5] 和 1 个外类群物种 [秋水仙（Colchicum antumnale）] 的叶绿体基因组中提取的 34 个共有蛋白质序列进行多重序列比对，使用 IQ-TREE 筛选出最优的 cpREV 模型，并采用最大似然法（maximum likelihood method）构建进化树。结果显示，在这 26 个贝母属物种中，轮叶贝母（Fritillaria maximowiczii）最先分化出来，其次是米贝母（Fritillaria davidii）。然后，砂贝母（Fritillaria karelinii）、平贝母（Fritillaria ussuriensis）和额敏贝母（Fritillaria meleagroides）3 个物种聚为一支，其他 21 个物种为一支。接着，波斯贝母（Fritillaria persica）和 Fritillaria eduardii 聚为一支，其余 19 个物种又分为 2 支。其中，新疆贝母（Fritillaria walujewii）、伊犁贝母（Fritillaria pallidiflora）、裕民贝母（Fritillaria yuminensis）、黄花贝母（Fritillaria verticillata）、托里贝母（Fritillaria tortifolia）5 个物种聚为一支，另 14 个物种为一支。最后，这 14 个物种又分为 2 支，其中，湖北贝母（Fritillaria hupehensis）、安徽贝母（Fritillaria anhuiensis）、浙贝母（Fritillaria thunbergii）、天目贝母（Fritillaria monantha）4 个物种聚为一支，榆中贝母（Fritillaria yuzhongensis）、太白贝母（Fritillaria taipaiensis）、暗紫贝母（Fritillaria unibracteata）、华西贝母（Fritillaria sichuanica）、大金贝母（Fritillaria dajinensis）、粗茎贝母（Fritillaria crassicaulis）、梭砂贝母（Fritillaria delavayi）、中华贝母（Fritillaria sinica）、甘肃贝母（Fritillaria przewalskii）和川贝母（Fritillaria cirrhosa）10 个物种聚为一支。浙贝母与天目贝母的亲缘关系最近（图 2-131-4）。

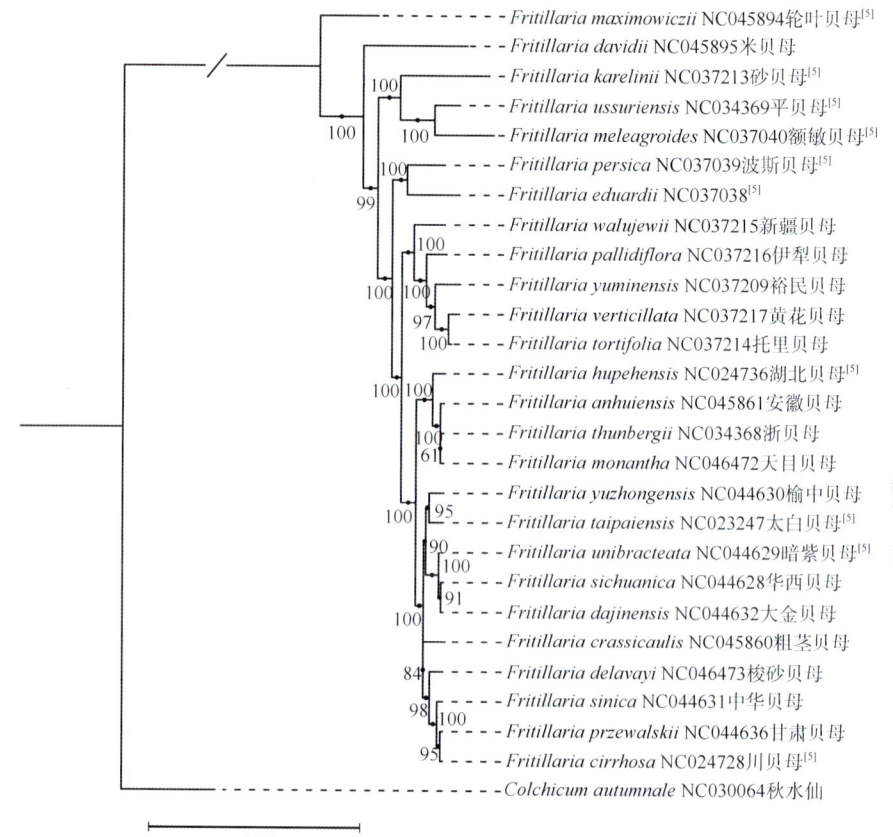

图 2-131-4　贝母属植物系统发育进化分析

【$K_A/K_S$ 选择压力分析】 以图 2-131-4 的进化树作为参考，利用 Hyphy 软件中的 aBSREL 模型对蛋白质编码基因进行选择压力分析。未发现有贝母属基因受到正向选择。

【宏 DNA 条形码的发现及其 PCR 扩增引物设计】 为了发现能够区分贝母属下 26 个物种的宏 DNA 条形码序列及其 PCR 扩增引物，利用 ecoPrimers 对贝母属植物叶绿体基因组序列进行分析。未发现用于设计 PCR 扩增引物的保守区间。

## 参 考 文 献

[1] 陈士林，林余霖. 中草药大典. 上册. 北京：军事医学科学出版社，2006：35.

[2] 国家药典委员会. 中华人民共和国药典（2020 年版）一部. 北京：中国医药科技出版社，2020：305.

[3] 郑虎占，董泽宏，余靖. 中药现代研究与应用. 第五卷. 北京：学苑出版社，1997：4645-4651.

[4] Nile S H，Su J，Die W，et al. *Fritillaria thunbergii* Miq.（Zhe Beimu）：a review on its traditional uses，phytochemical profile and pharmacological properties. Food and Chemical Toxicology，2021，153（5）：112289.

[5] Bi Y，Zhang M F，Xue J，et al. Chloroplast genomic resources for phylogeny and DNA barcoding：a case study on *Fritillaria*. Sci Rep，2018，8（1）：1184.

# 132　百　合

【药材基本信息】　百合（*Lilium brownii* Baker）为百合科百合属药用植物，其干燥肉质鳞叶为百合中药材[1, 2]（图 2-132-1）。收载于《中国药典》（2020 年版）[3]。百合分布于湖南、湖北、江西、浙江、云南、贵州、四川、河南、河北、陕西、甘肃等地[4]。商品药材主要来自栽培，主产于湖南隆回、邵阳和江西万载、泰和、永丰等地。药材称"龙牙百合"[4-6]。药材以片厚、色黄白、质坚、无黑片及油片、味苦者为佳[2]。百合含甾体皂苷（如百合皂苷、去酰百合皂苷等）、秋水仙碱等化学成分。百合性寒，味甘。归心、肺经。具有养阴润肺、清心安神的功效[5, 6]。现代研究表明，百合具有镇咳、祛痰、镇静、抗疲劳、抗缺氧、抗过敏等作用。临床用于治疗神经衰弱、湿疹、尿血、水肿、耳聋耳痛等疾病。百合常供食用，也用于药膳和保健食品[7, 8]。

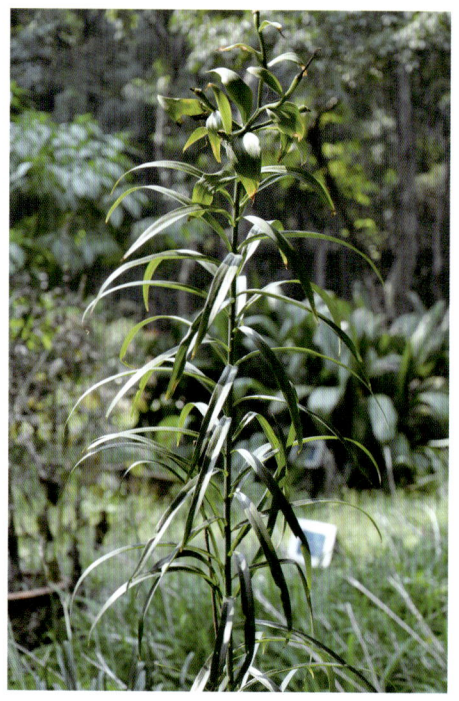

图 2-132-1　百合

【叶绿体基因组】　百合的叶绿体 DNA 为环状分子，其叶绿体基因组（GenBank 登录号：NC035588.1）总长度为 152 677bp，具有保守的四分状结构，包括一个 LSC 区、一个 SSC 区和一对 IR 区，其长度分别为 82 094bp、17 531bp 和 26 526bp（图 2-132-2）。百合叶绿体基因组的整体 G/C 含量为 37.01%。其 IR 区的 G/C 含量（42.44%）高于 SSC 区的

G/C 含量（30.73%）和 LSC 区的 G/C 含量（34.84%）。

*Lilium brownii*

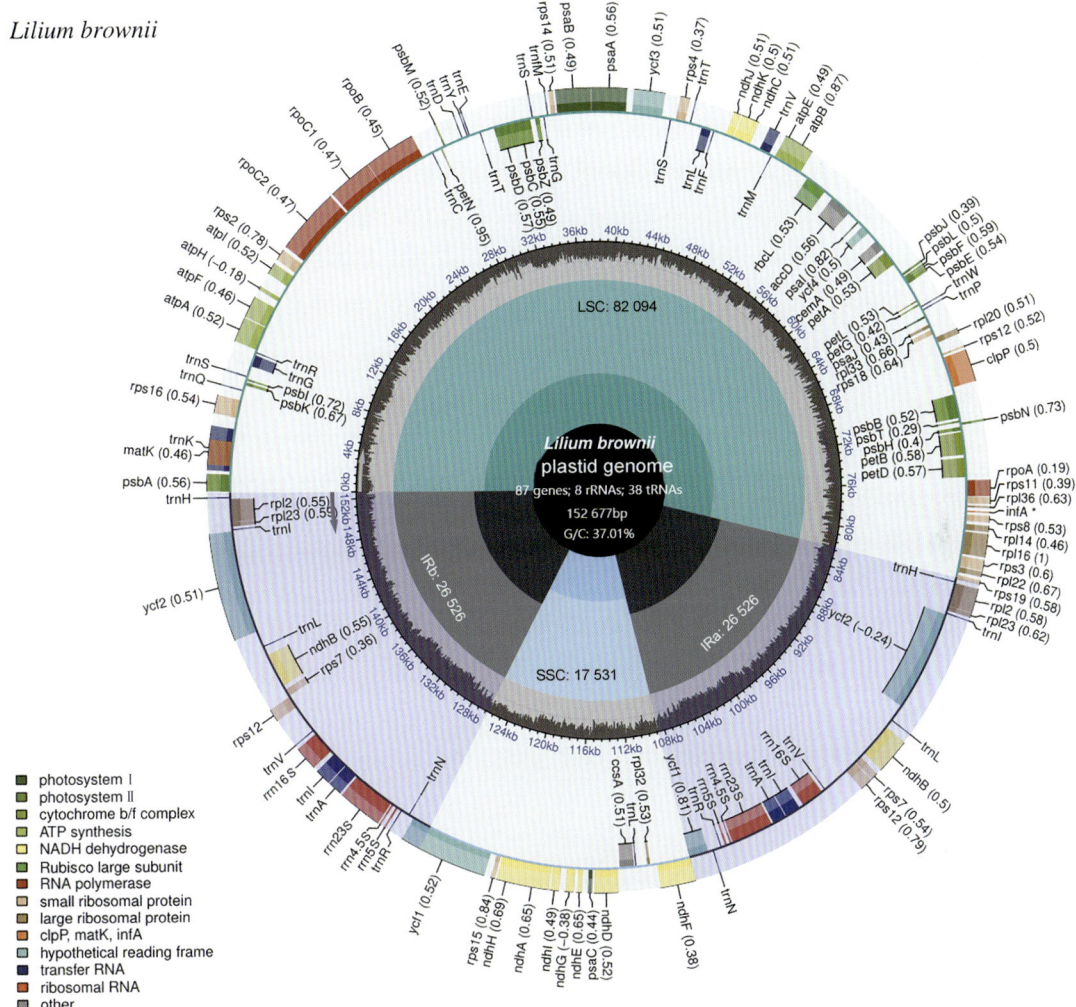

图 2-132-2　百合叶绿体基因组图谱

该图包括 6 个圆形轨道。自内向外的第一轨道表示分散重复序列，红色弧线表示直接重复序列，绿色弧线表示回文重复序列；自内向外的第二轨道上的蓝色柱状线条表示长串联重复序列，其重复单元碱基长度＞7；自内向外的第三轨道以不同颜色的柱状线条表示不同类型的短串联重复序列（微卫星序列），其中黑色表示复杂重复序列，绿色表示重复单元碱基长度为 1 的重复序列，黄色表示重复单元碱基长度为 2 的重复序列，紫色表示重复单元碱基长度为 3 的重复序列，蓝色表示重复单元碱基长度为 4 的重复序列，橙色表示重复单元碱基长度为 5 的重复序列，红色表示重复单元碱基长度为 6 的重复序列；自内向外的第四轨道上以不同色块表示 SSC 区、反向重复区 IRa 和 IRb、LSC 区，数字代表相应区间的长度；自内向外的第五轨道表示 GC 含量；最外层第六轨道以不同色块表示不同功能的编码基因，功能分类详见图中左下角注释，基因名称后括号中的数字表示密码子使用偏差，轨道外侧的基因转录方向为顺时针方向，轨道内侧的基因转录方向为逆时针方向

【编码基因】　百合的叶绿体基因组共编码 133 个基因，其中独特基因 112 个，包括蛋白质编码基因 87 个（独特基因 78 个）、转运 RNA（transfer RNA，tRNA）编码基因 38 个（独特基因 30 个）、核糖体 RNA（ribosome RNA，rRNA）编码基因 8 个（独特基因 4 个）（表 2-132-1）。其中 7 个蛋白质独特编码基因（*ndhB*、*rpl2*、*rpl23*、*rps12*、*rps7*、 ycf1、ycf2)、8个tRNA独特编码基因（trnA-UGC、trnI-CAU、trnI-GAU、trnL-CAA、trnV-GAC、trnN-CUU、trnR-ACG、trnH-GUG)、4个rRNA独特编码基因（rrn16S、rrn23S、rrn4.5S、rrn5S）位于IR区。有11个蛋白质编码基因 [rps16、atpF、rpoC1、petB、petD、rpl16、rpl2（×2)、ndhB（×2)、ndhA] 各含有1个内含子（intron)，4个蛋白质编码基因 [ycf3、clpP、rps12（×2)] 各含有2个内含子，8个tRNA编码基因 [trnK-UUU、trnG-UCC、trnL-UAA、trnV-UAC、trnI-GAU（×2)、trnA-UGC（×2)] 各含有1个内含子（表2-132-2)。百合叶绿体基因组中蛋白质编码区（coding sequence，CDS）的长度为25 779bp，占整个基因组长度的16.88%。rRNA基因的长度为9048bp，占整个基因组长度的5.93%。而tRNA基因的长度为2806bp，占整个基因组长度的1.84%。百合叶绿体基因组非编码区主要包括内含子和基因间区，其长度占整个基因组长度的75.35%。

表2-132-1 百合叶绿体基因组基因列表

| 基因功能 | 基因分类 | 基因名称 |
| --- | --- | --- |
| rRNA | rRNA genes | rrn16S（×2)、rrn23S（×2)、rrn5S（×2)、rrn4.5S（×2) |
| tRNA | tRNA genes | 38 trn genes（8个基因各含有1个内含子） |
| 自我复制 | Small subunit of ribosome | rps11、rps12（×3)、rps14、rps15、rps16、rps18、rps19、rps2、rps3、rps4、rps7（×2)、rps8 |
| | Large subunit of ribosome | rpl14、rpl16、rpl2（×2)、rpl20、rpl22、rpl23（×2)、rpl32、rpl33、rpl36 |
| | DNA dependent RNA polymerase | rpoA、rpoB、rpoC1、rpoC2 |
| 光合作用 | Subunits of NADH-dehydrogenase | ndhA、ndhB（×2)、ndhC、ndhD、ndhE、ndhF、ndhG、ndhH、ndhI、ndhJ、ndhK |
| | Subunits of photosystem I | psaA、psaB、psaC、psaI、psaJ |
| | Subunits of photosystem II | lhbA、psbA、psbC、psbD、psbE、psbF、psbH、psbI、psbJ、psbK、psbL、psbM、psbN、psbT、psbZ、ycf3 |
| | Subunits of cytochrome b/f complex | petA、petB、petD、petG、petL、petN |
| | Subunits of ATP synthase | atpA、atpB、atpE、atpF、atpH、atpI |
| | Large subunit of rubisco | rbcL |
| 其他功能 | Maturase | matK |
| | Protease | clpP |
| | Envelope membrane protein | cemA |
| | Subunit of acetyl-CoA-carboxylase | accD |
| | Translational initiation factor | infA |
| | c-type cytochrome synthesis gene | ccsA |
| 未知功能 | | ycf1（×2)、ycf2（×2)、ycf4 |

表 2-132-2　百合叶绿体基因内含子和外显子位置及长度

| 基因名称 | 基因编码序列所在链 | 起始位置 | 终点位置 | 长度（bp） | | | | |
|---|---|---|---|---|---|---|---|---|
| | | | | 第一外显子 | 第一内含子 | 第二外显子 | 第二内含子 | 第三外显子 |
| trnK-UUU | – | 1613 | 4181 | 37 | 2506 | 26 | | |
| rps16 | – | 4994 | 6193 | 48 | 942 | 210 | | |
| trnG-UCC | + | 9437 | 10212 | 23 | 705 | 48 | | |
| atpF | – | 12155 | 13409 | 147 | 637 | 471 | | |
| rpoC1 | – | 21252 | 24124 | 451 | 797 | 1625 | | |
| ycf3 | – | 43409 | 45325 | 131 | 696 | 231 | 705 | 154 |
| trnL-UAA | + | 48348 | 48908 | 37 | 474 | 50 | | |
| trnV-UAC | – | 52622 | 53282 | 38 | 586 | 37 | | |
| rps12 | – | 67508 | 96777 | 114 | ND | 231 | 544 | 27 |
| clpP | – | 71119 | 73157 | 71 | 807 | 294 | 641 | 226 |
| petB | + | 72713 | 74172 | 6 | 489 | 641 | | |
| petD | + | 74382 | 75614 | 8 | 114 | 475 | | |
| rpl16 | – | 79133 | 80548 | 9 | 408 | 399 | | |
| rpl2 | – | 85178 | 86675 | 396 | 667 | 435 | | |
| ndhB | – | 95456 | 97667 | 777 | 676 | 759 | | |
| trnI-GAU | + | 102960 | 103972 | 42 | 936 | 35 | | |
| trnA-UGC | + | 104043 | 104926 | 38 | 811 | 35 | | |
| ndhA | – | 119647 | 121794 | 553 | 1053 | 542 | | |
| trnA-UGC | – | 134018 | 134901 | 38 | 811 | 35 | | |
| trnI-GAU | – | 134972 | 135984 | 42 | 936 | 35 | | |
| rps12 | + | 137995 | 138794 | ND | ND | 231 | 544 | 27 |
| ndhB | + | 141277 | 143488 | 777 | 676 | 759 | | |
| rpl2 | + | 152269 | 153766 | 396 | 667 | 435 | | |

注："+"表示正链；"–"表示负链；"ND"表示未确定

【重复序列】　在百合叶绿体基因组中，微卫星序列有 A/T、C/G 和 AT/AT 三种类型，各有 26 个、3 个和 3 个（表 2-132-3）。共发现 25 个串联重复序列，满足总长度超过 20bp 且重复单元之间的相似度≥90% 两个条件（表 2-132-4）。散在重复序列包括回文重复序列和正向重复序列。以 e-value 小于 1E–04 为阈值，百合叶绿体基因组散在重复序列包括 7 条回文重复序列、19 条正向重复序列（表 2-132-5）。

表 2-132-3　百合叶绿体基因组微卫星序列统计

| 重复单元类型 | 重复序列个数 |
| --- | --- |
| A/T | 26 |
| C/G | 3 |
| AT/AT | 3 |

表 2-132-4　百合叶绿体基因组串联重复序列统计

| 起点—终点 | 重复单元长度（bp） | 重复单元拷贝数 | 重复单元一致序列长度（bp） | 重复单元之间的相似度（%） | 插入缺失比例（%） | 分值 | 碱基个数 A | C | G | T | 熵（0—2） |
| --- | --- | --- | --- | --- | --- | --- | --- | --- | --- | --- | --- |
| 5194—5331 | 70 | 2.0 | 69 | 97 | 2 | 260 | 30 | 20 | 23 | 26 | 26 |
| 6524—6840 | 160 | 2.0 | 160 | 100 | 0 | 634 | 40 | 13 | 10 | 35 | 35 |
| 7209—7295 | 41 | 2.1 | 41 | 97 | 0 | 165 | 33 | 22 | 8 | 35 | 35 |
| 8982—9017 | 17 | 2.2 | 16 | 95 | 5 | 63 | 33 | 0 | 0 | 66 | 66 |
| 13557—13695 | 67 | 2.1 | 67 | 100 | 0 | 278 | 30 | 24 | 19 | 25 | 25 |
| 14444—14489 | 23 | 2.0 | 23 | 100 | 0 | 92 | 47 | 13 | 21 | 17 | 17 |
| 28731—28781 | 13 | 3.9 | 13 | 100 | 0 | 102 | 31 | 13 | 0 | 54 | 54 |
| 30136—30182 | 23 | 2.0 | 23 | 95 | 0 | 85 | 34 | 14 | 8 | 42 | 42 |
| 31643—31676 | 17 | 2.0 | 17 | 94 | 0 | 59 | 52 | 8 | 23 | 14 | 14 |
| 31755—31788 | 17 | 2.0 | 17 | 94 | 0 | 59 | 52 | 8 | 23 | 14 | 14 |
| 31620—31837 | 112 | 1.9 | 112 | 100 | 0 | 436 | 35 | 9 | 26 | 28 | 28 |
| 36507—36645 | 69 | 2.0 | 69 | 100 | 0 | 278 | 30 | 18 | 22 | 28 | 28 |
| 46081—46141 | 28 | 2.2 | 28 | 100 | 0 | 122 | 37 | 3 | 13 | 45 | 45 |
| 48016—48042 | 13 | 2.1 | 13 | 100 | 0 | 54 | 44 | 0 | 0 | 55 | 55 |
| 55923—55968 | 18 | 2.6 | 18 | 93 | 3 | 76 | 21 | 17 | 0 | 60 | 60 |
| 57798—58017 | 110 | 2.0 | 110 | 100 | 0 | 440 | 34 | 20 | 15 | 30 | 30 |
| 76047—76155 | 49 | 2.3 | 49 | 96 | 3 | 204 | 27 | 13 | 22 | 36 | 36 |
| 92294—92371 | 18 | 4.3 | 18 | 98 | 0 | 147 | 28 | 11 | 28 | 32 | 32 |
| 108140—108200 | 31 | 2.0 | 31 | 93 | 0 | 104 | 40 | 21 | 9 | 27 | 27 |
| 112861—112891 | 16 | 1.9 | 16 | 93 | 0 | 53 | 38 | 0 | 6 | 54 | 54 |
| 112907—113344 | 218 | 2.0 | 218 | 97 | 1 | 835 | 42 | 9 | 10 | 38 | 38 |
| 115450—115491 | 21 | 2.0 | 21 | 100 | 0 | 84 | 28 | 9 | 14 | 47 | 47 |
| 123671—123712 | 19 | 2.2 | 19 | 91 | 0 | 66 | 47 | 7 | 11 | 33 | 33 |
| 130744—130804 | 31 | 2.0 | 31 | 93 | 0 | 104 | 27 | 9 | 21 | 40 | 40 |
| 138725—138760 | 17 | 2.1 | 18 | 94 | 5 | 65 | 50 | 22 | 0 | 27 | 27 |

表 2-132-5　百合叶绿体基因组散在重复序列特征值

| 重复单元一长度（bp） | 重复单元一起点 | 重复类型 | 重复单元二长度（bp） | 重复单元二起点 | 重复单元间隔 | e-value |
|---|---|---|---|---|---|---|
| 200 | 112926 | D | 200 | 113144 | −1 | 1.55E−108 |
| 157 | 6523 | D | 157 | 6683 | 0 | 1.99E−85 |
| 110 | 57797 | D | 110 | 57907 | 0 | 3.95E−57 |
| 114 | 31611 | D | 114 | 31723 | −2 | 8.95E−55 |
| 72 | 13556 | D | 72 | 13623 | 0 | 2.99E−34 |
| 70 | 36506 | D | 70 | 36575 | 0 | 4.78E−33 |
| 64 | 92293 | D | 64 | 92311 | −2 | 3.55E−25 |
| 64 | 92293 | P | 64 | 146568 | −2 | 3.55E−25 |
| 64 | 92311 | P | 64 | 146586 | −2 | 3.55E−25 |
| 64 | 146568 | D | 64 | 146586 | −2 | 3.55E−25 |
| 49 | 5198 | D | 49 | 5268 | 0 | 2.1E−20 |
| 46 | 7208 | D | 46 | 7249 | −1 | 1.86E−16 |
| 42 | 76056 | D | 42 | 76105 | 0 | 3.44E−16 |
| 41 | 99292 | D | 41 | 120223 | 0 | 1.38E−15 |
| 41 | 120223 | P | 41 | 139610 | 0 | 1.38E−15 |
| 40 | 47558 | P | 40 | 47558 | 0 | 5.51E−15 |
| 46 | 92293 | D | 46 | 92329 | −2 | 1.25E−14 |
| 46 | 92293 | P | 46 | 146568 | −2 | 1.25E−14 |
| 46 | 92329 | P | 46 | 146604 | −2 | 1.25E−14 |
| 46 | 146568 | D | 46 | 146604 | −2 | 1.25E−14 |
| 38 | 28730 | D | 38 | 28743 | 0 | 8.81E−14 |
| 33 | 46080 | D | 33 | 46108 | 0 | 9.02E−11 |
| 42 | 44532 | D | 42 | 120222 | −3 | 1.07E−10 |
| 39 | 44535 | D | 39 | 99294 | −2 | 1.47E−10 |
| 39 | 44535 | P | 39 | 139610 | −2 | 1.47E−10 |
| 41 | 39507 | D | 41 | 41731 | −3 | 3.96E−10 |

注：P. palindromic repeat，回文重复序列；D. direct repeat，正向重复序列

【高可变区】　为了发现百合属物种间的高可变区，从 47 个物种的叶绿体基因组中提取了 43 个基因间区，采用 K2p（Kimura 2-parameter）模型计算基因间区的遗传距离，遗传距离最大的 30 个基因间区参见图 2-132-3。这 30 个基因间区的 K2p 平均值分布于 0.11～8.85。其中 *trnR-UCU-atpA*、*rps16-trnQ-UUG*、*rpl32-trnL-UAG* 的 K2p 平均值较高，分别为 8.85、6.08、4.76。由此可见，百合属 47 个物种的叶绿体基因组在这 3 个区域的变

异较大，这3个区域可作为潜在的分子标记开发区域。

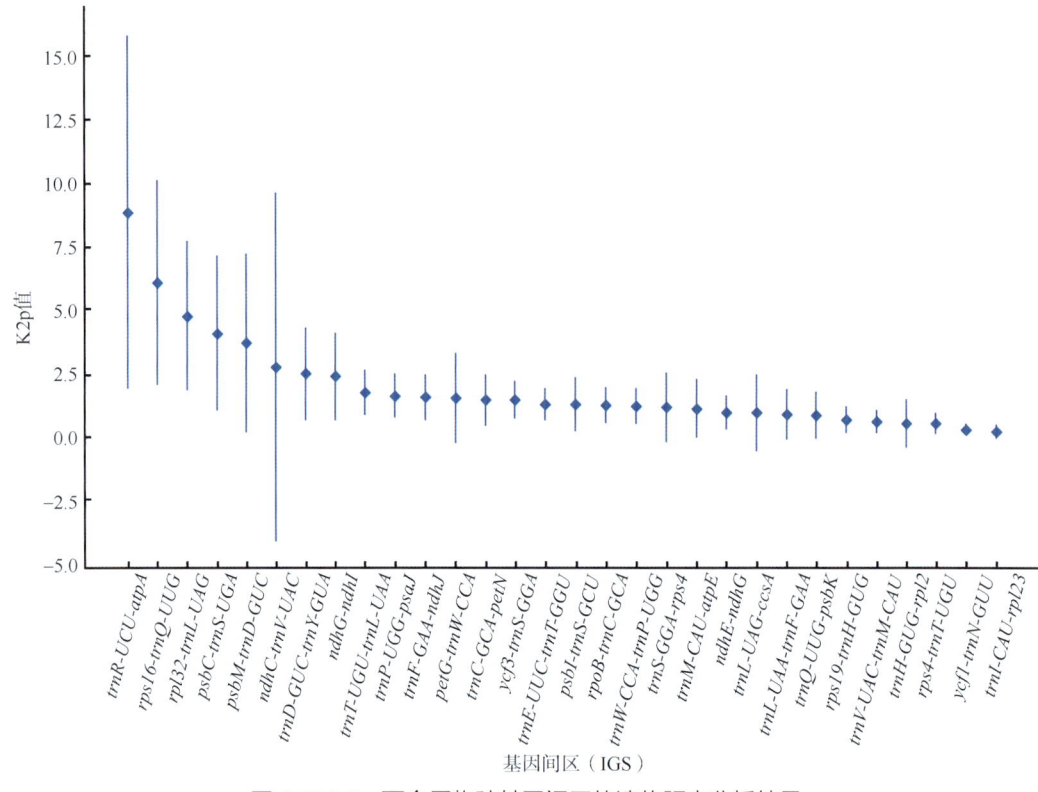

图 2-132-3　百合属物种基因间区的遗传距离分析结果

【系统发育】　使用 MAFFT 对来自百合属的 47 个物种[9-30]和 1 个外类群物种 [伊犁郁金香（*Tulipa iliensis*）][31]的叶绿体基因组中提取的 79 个共有蛋白质序列进行多重序列比对，使用 IQ-TREE 筛选出最优的 cpREV 模型，并采用最大似然法（maximum likelihood method）构建进化树。结果显示，秀丽百合（*Lilium amabile*）[9]、条叶百合（*Lilium callosum*）[9]、垂花百合（*Lilium pumilum*）[10]、竹叶百合（*Lilium hansonii*）[9]、*Lilium* sp.、青岛百合（*Lilium tsingtauense*）[9]、毛百合（*Lilium pensylvanicum*）[11]、卷丹（*Lilium lancifolium*）[12]、松叶百合（*Lilium cernuum*）[13]、新疆百合（*Lilium martagon* var. *pilosiusculum*）[14]、兰州百合（*Lilium davidii* var. *unicolor*）、珠芽百合（*Lilium bulbiferum*）[15]、大花卷丹（*Lilium leichtlinii* var. *maximowiczii*）、百合（*Lilium brownii*）[12]、龙芽百合（*Lilium brownii* var. *viridulum*）[12]、台湾百合（*Lilium formosanum*）[17]、麝香百合（*Lilium longiflorum*）[16]和白花百合（*Lilium candidum*）[17]共 18 个物种聚为一支。玫红百合（*Lilium amoenum*）、滇百合（*Lilium bakerianum*）[12]、紫斑百合（*Lilium nepalense*）[18]、川滇百合（*Lilium primulinum* var. *ochraceum*）[12]、大理百合（*Lilium taliense*）[19]、贡山百合（*Lilium gongshanense*）、豹子花（*Lilium pardanthinum*）[20]、紫花百合（*Lilium souliei*）、墨江百合（*Lilium henricii*）[21]、多斑豹子花（*Lilium meleagrinum*）、宝兴百合（*Lilium duchartrei*）[12]、甸茎百合（*Lilium lankongense*）[22]、绿花百合（*Lilium fargesii*）[23]、尖被百合（*Lilium lophophorum*）、小百

合（*Lilium nanum*）、马塘百合（*Lilium matangense*）、乡城百合（*Lilium xanthellum*）、湖北百合（*Lilium henryi*）[12]、通江百合（*Lilium sargentiae*）、淡黄花百合（*Lilium sulphureum*）、岷江百合（*Lilium regale*）、宜昌百合（*Lilium leucanthum*）[12]、南川百合（*Lilium rosthornii*）[24]、东北百合（*Lilium distichum*）[25]、药百合（*Lilium speciosum* var. *gloriosoides*）[26]、日本百合（*Lilium japonicum*）[27]、密歇根百合（*Lilium philadelphicum*）[28]、华丽百合（*Lilium superbum*）[29]和华盛顿百合（*Lilium washingtonianum*）[30]聚为一支。百合与龙芽百合的亲缘关系较近（图2-132-4）。

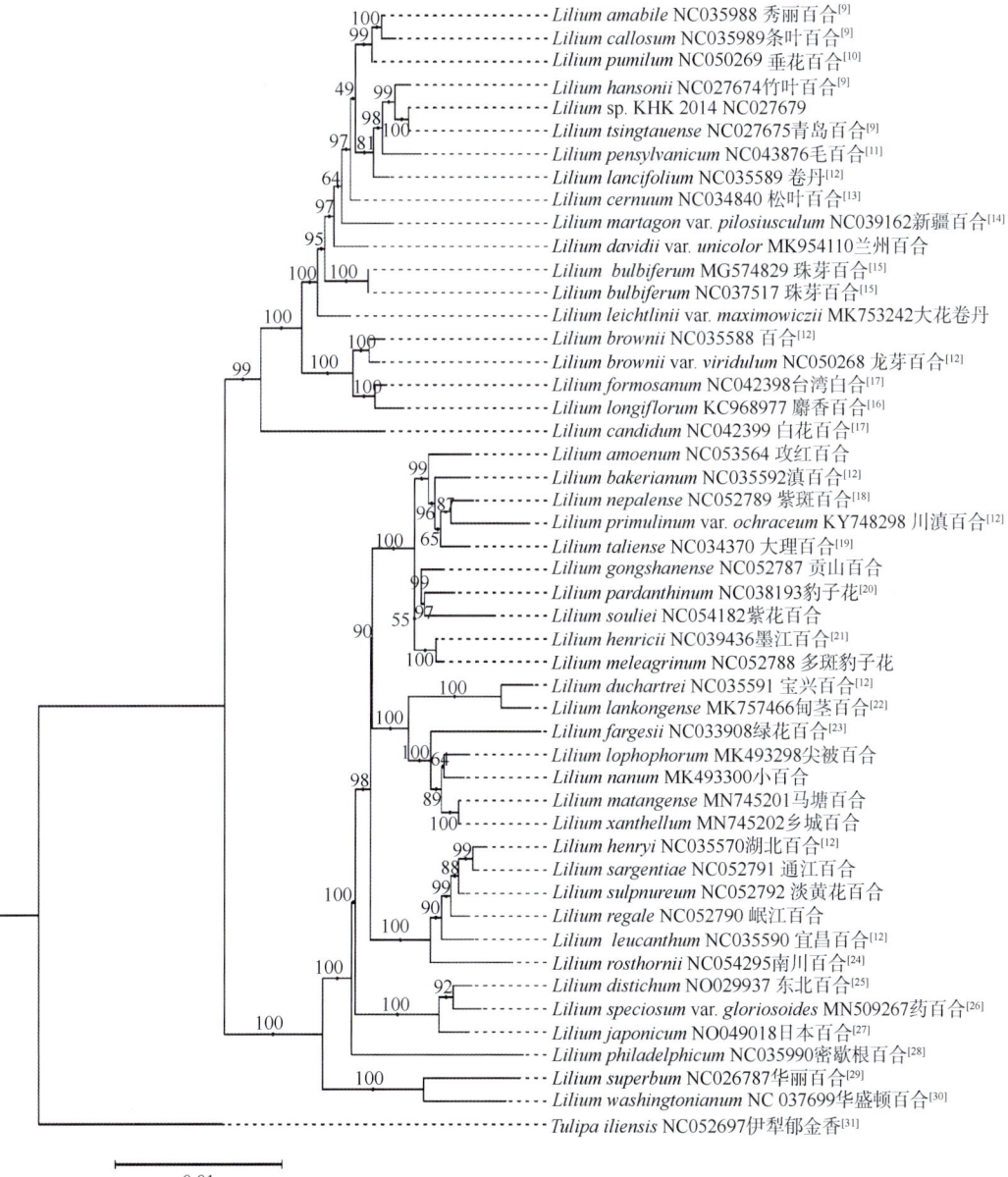

图2-132-4 百合属植物系统发育进化分析

【$K_A/K_S$ 选择压力分析】 以图 2-132-4 的进化树作为参考，利用 Hyphy 软件中的 aBSREL 模型对蛋白质编码基因进行选择压力分析。共发现 6 个百合属基因受到正向选择，即 *accD*、*atpF*、*ccsA*、*ndhE*、*rpl16*、*rps12*。物种百合中未发现有基因受到正向选择。

【宏 DNA 条形码的发现及其 PCR 扩增引物设计】 为了发现能够区分百合属下物种的宏 DNA 条形码序列及其 PCR 扩增引物，利用 ecoPrimers 对百合属植物叶绿体基因组序列进行分析。未发现用于设计 PCR 扩增引物的保守区间。

## 参 考 文 献

[1] 肖培根. 新编中药志. 第一卷. 北京：化学工业出版社，2002.

[2] 赵中振，肖培根. 当代药用植物典. 北京：世界图书出版公司，2007.

[3] 国家药典委员会. 中华人民共和国药典. 北京：中国医药科技出版社，2020：137-138.

[4] 中国医学科学院药物研究所. 中草药栽培技术. 北京：人民卫生出版社，1979.

[5] 陈士林，林余霖. 中草药大典. 北京：军事医学科学出版社，2006.

[6] 国家中医药管理局. 中华本草. 上海：上海科学技术出版社，2005.

[7] 郑虎占. 中药现代研究与应用. 第二卷. 北京：学苑出版社，1997.

[8] 朱圣和. 现代中药商品学. 北京：人民卫生出版社，2006：231-232.

[9] Yang Y P，Zhang F P，Chen M F，et al. Complete chloroplast genome sequences of *Lilium*：Insights into evolutionary dynamics and phylogenetic analyses. Scientific Reports，2017，7（1）：5751.

[10] Jin J，Liu H，Zhong C，et al. Characterization of the complete chloroplast genome of an endangered ornamental and medicinal plant *Lilium pumilum*. Mitochondrial DNA Part B：Resources，2020，5（1）：1111-1112.

[11] Ramekar R V，Park K C，Kwak M，et al. The complete chloroplast genome of a rare species in Korea，*Lilium dauricum* Ker Gawl. Mitochondrial DNA Part B：Resources，2019，4（2）：3591-3592.

[12] Du Y P，Yu B，Yang F P，et al. Complete chloroplast genome sequences of *Lilium*：Insights into evolutionary dynamics and phylogenetic analyses. Scientific Reports，2017，7（1）：5751.

[13] Du Y，Bi Y，Chen X，et al. The complete chloroplast genome of *Lilium cernuum*：Genome structure and evolution. Conservation Genetics Resources，2016，8（4）：375-378.

[14] Zhou Y，Yu B，Yan Q，et al. Characterization of the chloroplast genome of a rare species in China，*Lilium martagon* var. *pilosiusculum*. Mitochondrial DNA Part B：Resources，2018，3（1）：431-433.

[15] Kim H T. The complete plastome sequence of *Lilium bulbiferum*（Liliaceae）. Mitochondrial DNA Part B：Resources，2017，3（1）：30-31.

[16] Kim H T，Lim K B，Kim J S. New insights on *Lilium* phylogeny based on a comparative phylogenomic study using complete plastome sequences. Plants，2019，8（12）：547.

[17] Sung K J，Joo-Hwan K，Marc R R. Comparative genome analysis and phylogenetic relationship of order Liliales insight from the complete plastid genome sequences of two lilies（*Lilium longiflorum* and *Alstroemeria aurea*）. PLoS One，2013，8（6）：e68180.

[18] Wu H，Bai W，He S，et al. The complete chloroplast genome of *Lilium nepalense*（Liliaceae）. Mitochondrial DNA Part B：Resources，2021，6（2）：526-527.

[19] Zhang Q，Bi Y，Zhang M，et al. The complete chloroplast genome of *Lilium taliense*，an endangered species endemic to China. Conservation Genetics Resources，2017，9（2）：201-203.

[20] Liu H Y，Li J，Xie D F，et al. The complete chloroplast genome of *Nomocharis pardanthina*. Mitochondrial DNA Part B：Resources，2018，3（1）：103-104.

[21] Liu H Y，Yu Y，Deng Y Q，et al. The chloroplast genome of *Lilium henricii*：Genome structure and comparative analysis. Molecules，2018，23（6）：1276.

[22] Su D，Li J，Kang L，et al. The complete chloroplast genome of *Lilium lankongense* Franchet（Liliaceae）. Mitochondrial DNA

Part B: Resources, 2019, 4(1): 1824-1825.
[23] Bi Y, Du Y, Chen X, et al. The complete chloroplast genome sequence of *Lilium fargesii* (*Lilium*, Liliaceae). Conservation Genetics Resources, 2016, 8(4): 419-422.
[24] Wu H, Bai W, Li Z, et al. The complete chloroplast genome of *Lilium rosthornii* Diels (Liliopsida: Liliaceae) from Hunan, China. Mitochondrial DNA Part B: Resources, 2021, 6(2): 553-554.
[25] Hwang Y J, Lee S C, Kim K, et al. The complete chloroplast genome of *Lilium distichum* Nakai (Liliaceae). Mitochondrial DNA Part A, 2016, 27(6): 4633-4634.
[26] Liu Y, Huang J, Moe T S, et al. The complete chloroplast genome sequence of *Lilium speciosum* var. *gloriosoides*, an important breeding parent. Mitochondrial DNA Part B: Resources, 2020, 5(1): 71-72.
[27] Do H D K, Kim C, Chase M W, et al. Implications of plastome evolution in the true lilies (monocot order Liliales). Molecular Phylogenetics and Evolution, 2020, 148: 106818.
[28] Kim J H, Lee S I, Kim B R, et al. Chloroplast genomes of *Lilium lancifolium*, *L. amabile*, *L. callosum*, and *L. philadelphicum*: Molecular characterization and their use in phylogenetic analysis in the genus *Lilium* and other allied genera in the order Liliales. PLoS One, 2017, 12(10): e0186788.
[29] Mennes C B, Lam V K Y, Rudall P J, et al. Ancient gondwana break-up explains the distribution of the mycoheterotrophic family Corsiaceae (Liliales). Journal of Biogeography, 2015, 42(6): 1123-1136.
[30] Kim H T, Lim K B. The complete plastome sequence of *Lilium washingtonianum* Kellogg (Liliaceae). Mitochondrial DNA Part B: Resources, 2018, 3(1): 120-121.
[31] Ju X, Shi G, Hou Z, et al. Characterization of the complete chloroplast genome of *Tulipa iliensis* (Liliaceae). Mitochondrial DNA Part B: Resources, 2020, 5(3): 2362-2363.

# 133 广寄生

【药材基本信息】 广寄生 [*Taxillus chinensis*（DC.）Danser] 为桑寄生科钝果寄生属药用植物[1]，其干燥带叶茎枝为广寄生中药材（图 2-133-1）。桑寄生属是寄生植物，分布在中国南部（广西、广东、福建）和东南亚国家（越南、泰国、菲律宾），被广泛用于各种中药处方中。广寄生叶中含黄酮类化合物（如槲皮素、槲皮苷）及少量的右旋儿茶酚（catechol）。其味苦、甘，性平。归肝、肾经。具有祛风湿、补肝肾、强筋骨、安胎元的功效。用于风湿痹痛、腰膝酸软、筋骨无力、崩漏经多、妊娠漏血、胎动不安、头晕目眩[2]。现代研究表明，广寄生具有降压、降血脂、利尿、抗微生物作用[3]。

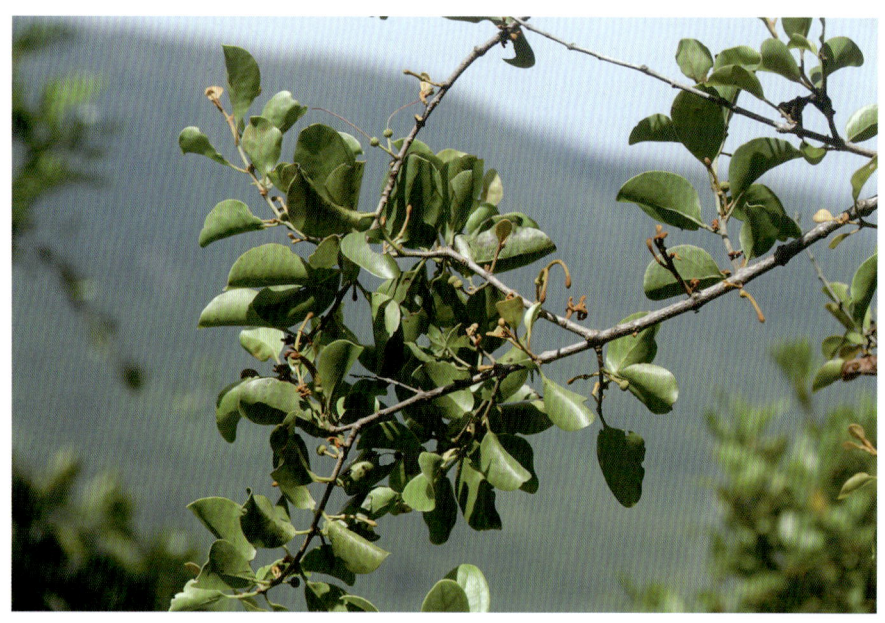

图 2-133-1 广寄生

【叶绿体基因组】 广寄生的叶绿体 DNA 为环状分子，其叶绿体基因组（GenBank 登录号：NC036306.1）总长度为 121 363bp，具有保守的四分状结构，包括一个 LSC 区、一个 SSC 区和一对 IR 区，其长度分别为 70 355bp、6082bp 和 22 463bp（图 2-133-2）。广寄生叶绿体基因组的整体 G/C 含量为 37.33%。其 IR 区的 G/C 含量（42.96%）高于 SSC 区的 G/C 含量（26.19%）和 LSC 区的 G/C 含量（34.70%）。

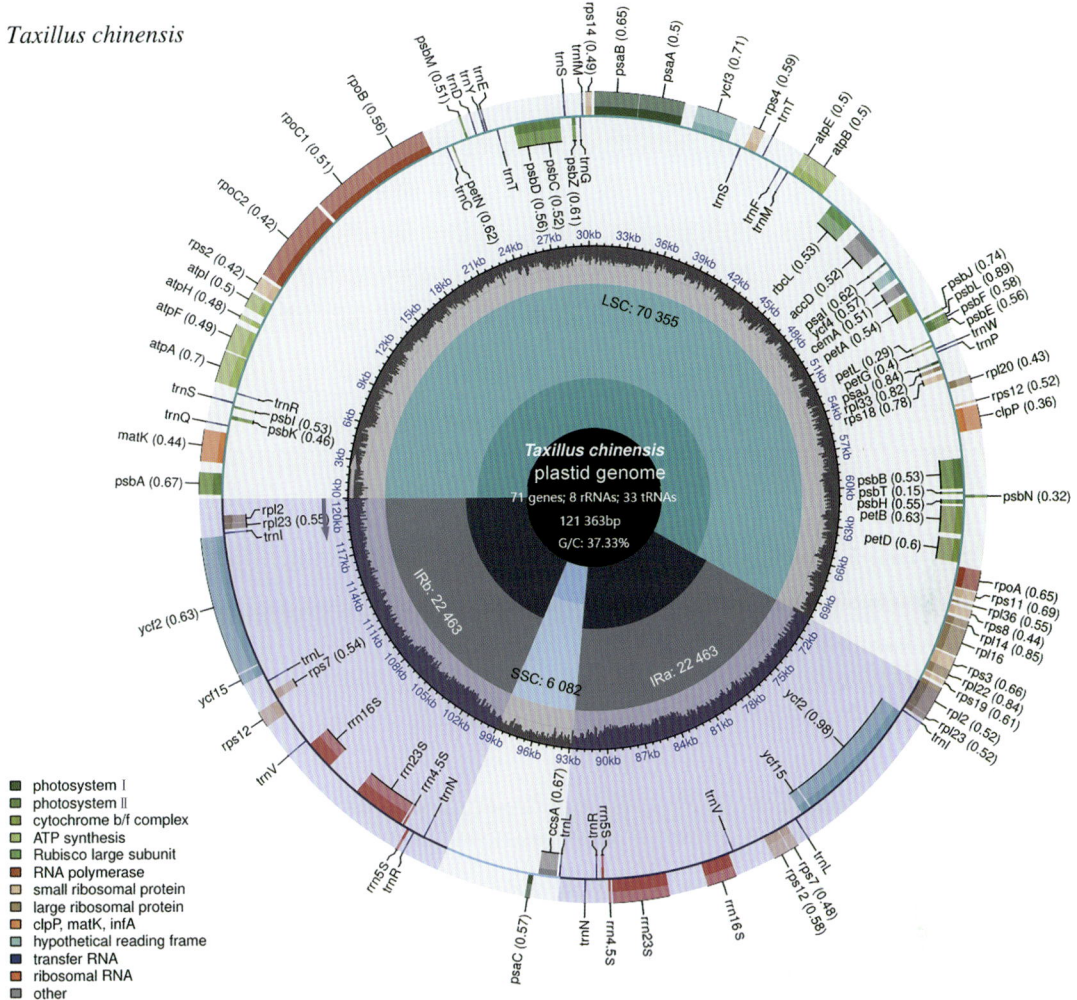

图 2-133-2 广寄生叶绿体基因组图谱

该图包括 6 个圆形轨道。自内向外的第一轨道表示分散重复序列,红色弧线表示直接重复序列,绿色弧线表示回文重复序列;自内向外的第二轨道上的蓝色柱状线条表示长串联重复序列,其重复单元碱基长度 > 7;自内向外的第三轨道以不同颜色的柱状线条表示不同类型的短串联重复序列(微卫星序列),其中黑色表示复杂重复序列,绿色表示重复单元碱基长度为 1 的重复序列,黄色表示重复单元碱基长度为 2 的重复序列,紫色表示重复单元碱基长度为 3 的重复序列,蓝色表示重复单元碱基长度为 4 的重复序列,橙色表示重复单元碱基长度为 5 的重复序列,红色表示重复单元碱基长度为 6 的重复序列;自内向外的第四轨道上以不同色块表示 SSC 区、反向重复区 IRa 和 IRb、LSC 区,数字代表相应区间的长度;自内向外的第五轨道表示 GC 含量;最外层第六轨道以不同色块表示不同功能的编码基因,功能分类详见图中左下角注释,基因名称后括号中的数字表示密码子使用偏差,轨道外侧的基因转录方向为顺时针方向,轨道内侧的基因转录方向为逆时针方向

【编码基因】 广寄生的叶绿体基因组共编码 112 个基因,其中独特基因 91 个,包括蛋白质编码基因 71 个(独特基因 64 个)、转运 RNA(transfer RNA,tRNA)编码基因 33 个(独特基因 23 个)、核糖体 RNA(ribosome RNA,rRNA)编码基因 8 个(独特基因 4 个)(表 2-133-1)。其中 7 个蛋白质编码基因(*rpl23*、*rps12*、*ycf1*、*ycf2*、*rpl2*、*rps7*、*ycf15*)、10 个 tRNA 编码基因 [*trnM-CAU*(×2)、*trnD-GUC*(×2)、*trnA-UGC*、 trnI-CAU、trnL-CAA、trnN-GUU、trnR-ACG、trnV-GAC]，4 个 rRNA 编码基因（rrn16S、rrn23S、rrn4.5S、rrn5S）位于 IR 区。有 8 个蛋白质编码基因 [atpF、rpl16、rpoC1、clpP、petB、petD、rpl2（×2）] 各含有 1 个内含子（intron），3 个蛋白质编码基因 [ycf3、rps12（×2）] 含有 2 个内含子，5 个 tRNA 编码基因 [trnD-GUC（×2）、trnL-UAA、trnA-UGC（×2）] 含有 1 个内含子（表 2-133-2）。广寄生叶绿体基因组中蛋白质编码区（coding sequence，CDS）的长度为 59 469bp，占整个基因组长度的 49.00%。rRNA 基因的长度为 9072bp，占整个基因组长度的 7.48%。而 tRNA 基因的长度为 2141bp，占整个基因组长度的 1.76%。广寄生叶绿体基因组非编码区主要包括内含子和基因间区，其长度占整个基因组长度的 41.76%。

表 2-133-1　广寄生叶绿体基因组基因列表

| 基因功能 | 基因分类 | 基因名称 |
| --- | --- | --- |
| rRNA | rRNA genes | rrn16S（×2）、rrn23S（×2）、rrn5S（×2）、rrn4.5S（×2） |
| tRNA | tRNA genes | 33 trn genes（8 个基因各含有 1 个内含子） |
| 自我复制 | Large subunit of ribosome | rpl14、rpl2（×2）、rpl16、rpl22、rpl23（×2）、rpl33、rpl36 |
| | DNA dependent RNA polymerase | rpoA、rpoB、rpoC1、rpoC2 |
| | Small subunit of ribosome | rps11、rps12（×3）、rps16、rps18、rps19、rps2、rps3、rps4、rps7（×2）、rps8 |
| 光合作用 | Subunits of ATP synthase | atpA、atpB、atpE、atpF、atpH、atpI |
| | Subunits of photosystem II | psbA、psbB、psbC、psbD、psbE、psbF、psbH、psbI、psbJ、psbK、psbL、psbM、psbN、psbT、psbZ、ycf3 |
| | Subunits of cytochrome b/f complex | petA、petB、petD、petG、petL、petN |
| | Subunits of photosystem I | psaA、psaB、psaC、psaI、psaJ |
| | Subunit of rubisco | rbcL |
| 其他功能 | Maturase | matK |
| | Protease | clpP |
| | Envelope membrane protein | cemA |
| | Translational initiation factor | infA |
| | Subunit of acetyl-CoA-carboxylase | accD |
| | c-type cytochrome synthesis gene | ccsA |
| 未知功能 | | ycf2（×2）、ycf4、ycf15（×2） |

表 2-133-2　广寄生叶绿体基因内含子和外显子位置及长度

| 基因名称 | 基因编码序列所在链 | 起始位置 | 终点位置 | 长度（bp） | | | | |
| --- | --- | --- | --- | --- | --- | --- | --- | --- |
| | | | | 第一外显子 | 第一内含子 | 第二外显子 | 第二内含子 | 第三外显子 |
| atpF | − | 7271 | 8574 | 152 | 779 | 373 | | |
| rpoC1 | − | 15676 | 18501 | 455 | 753 | 1618 | | |
| ycf3 | − | 35530 | 37540 | 124 | 730 | 233 | 771 | 153 |
| trnL-UAA | + | 39888 | 40259 | 35 | 289 | 50 | | |

续表

| 基因名称 | 基因编码序列所在链 | 起始位置 | 终点位置 | 长度（bp） ||||| 
|---|---|---|---|---|---|---|---|---|
| | | | | 第一外显子 | 第一内含子 | 第二外显子 | 第二内含子 | 第三外显子 |
| rps12 | – | 55974 | 81888 | 114 | ND | 232 | 545 | 26 |
| clpP | – | 56226 | 57410 | 335 | 621 | 229 | | |
| petB | + | 61157 | 62559 | 6 | 755 | 642 | | |
| petD | + | 62816 | 64025 | 9 | 718 | 483 | | |
| rpl16 | – | 67226 | 68433 | 126 | 1076 | 6 | | |
| rpl2 | – | 70138 | 71613 | 397 | 645 | 434 | | |
| trnD-GUC | + | 85684 | 86700 | 33 | 947 | 39 | | |
| trnA-UGC | + | 86751 | 87160 | 37 | 339 | 36 | | |
| trnA-UGC | – | 104561 | 104970 | 37 | 563 | 36 | | |
| trnD-GUC | – | 105021 | 106037 | 33 | 947 | 39 | | |
| rps12 | + | 109833 | 110633 | ND | ND | 232 | 545 | 26 |
| rpl2 | + | 120108 | 121361 | 397 | 645 | 212 | | |

注："+"表示正链；"–"表示负链；"ND"表示未确定。

【重复序列】 在广寄生叶绿体基因组中，微卫星序列有 A/T、C/G 和 AT/AT 三种类型，各有 41 个、3 个和 3 个（表 2-133-3）。共发现 2 个串联重复序列，满足总长度超过 20bp 且重复单元之间的相似度≥90% 两个条件（表 2-133-4）。散在重复序列包括回文重复序列和正向重复序列。以 $e$-value 小于 1E–04 为阈值，广寄生叶绿体基因组散在重复序列包括 3 条回文重复序列、2 条正向重复序列（表 2-133-5）。

表 2-133-3 广寄生叶绿体基因组微卫星序列统计

| 重复单元类型 | 重复序列个数 |
|---|---|
| A/T | 41 |
| C/G | 3 |
| AT/AT | 1 |

表 2-133-4 广寄生叶绿体基因组串联重复序列统计

| 起点—终点 | 重复单元长度（bp） | 重复单元拷贝数 | 重复单元一致序列长度（bp） | 重复单元之间的相似度（%） | 插入缺失比例（%） | 分值 | 碱基个数 ||||  熵（0—2） |
|---|---|---|---|---|---|---|---|---|---|---|---|
| | | | | | | | A | C | G | T | |
| 7960—7985 | 13 | 2.0 | 13 | 100 | 0 | 52 | 30 | 7 | 23 | 38 | 1.83 |
| 23042—23079 | 17 | 2.2 | 18 | 90 | 4 | 60 | 44 | 5 | 10 | 39 | 1.61 |

表 2-133-5　广寄生叶绿体基因组散在重复序列特征值

| 重复单元一长度（bp） | 重复单元一起点 | 重复类型 | 重复单元二长度（bp） | 重复单元二起点 | 重复单元间隔 | $e$-value |
| --- | --- | --- | --- | --- | --- | --- |
| 45 | 35712 | D | 45 | 81928 | −2 | 2.98E−14 |
| 45 | 35712 | P | 45 | 109747 | −2 | 2.98E−14 |
| 39 | 31774 | D | 39 | 33998 | −3 | 3.38E−09 |
| 30 | 3522 | P | 30 | 4610 | −2 | 1.41E−05 |
| 32 | 4847 | P | 32 | 38237 | −3 | 3.01E−05 |

注：P. palindromic repeat，回文重复序列；D. direct repeat，正向重复序列

【高可变区】　为了发现钝果寄生属物种间的高可变区，从 4 个物种的叶绿体基因组中提取了 95 种基因间区，采用 K2p（Kimura 2-parameter）模型计算基因间区的遗传距离，遗传距离最大的 30 个基因间区参见图 2-133-3。这 30 个基因间区的 K2p 平均值分布于 5.89～43.67。其中 *rpl36-rps8*、*trnL-CAA-rps7*、*trnG-GCC-trnfM-CAU*、*trnF-GAA-trnM-CAU*、*psbI-trnS-GCU* 的 K2p 平均值较高，分别为 43.67、22.86、19.81、19.11、18.55。由此可见，钝果寄生属 4 个物种的叶绿体基因组在这 5 个区域的变异较大，这 5 个区域可作为潜在的分子标记开发区域。

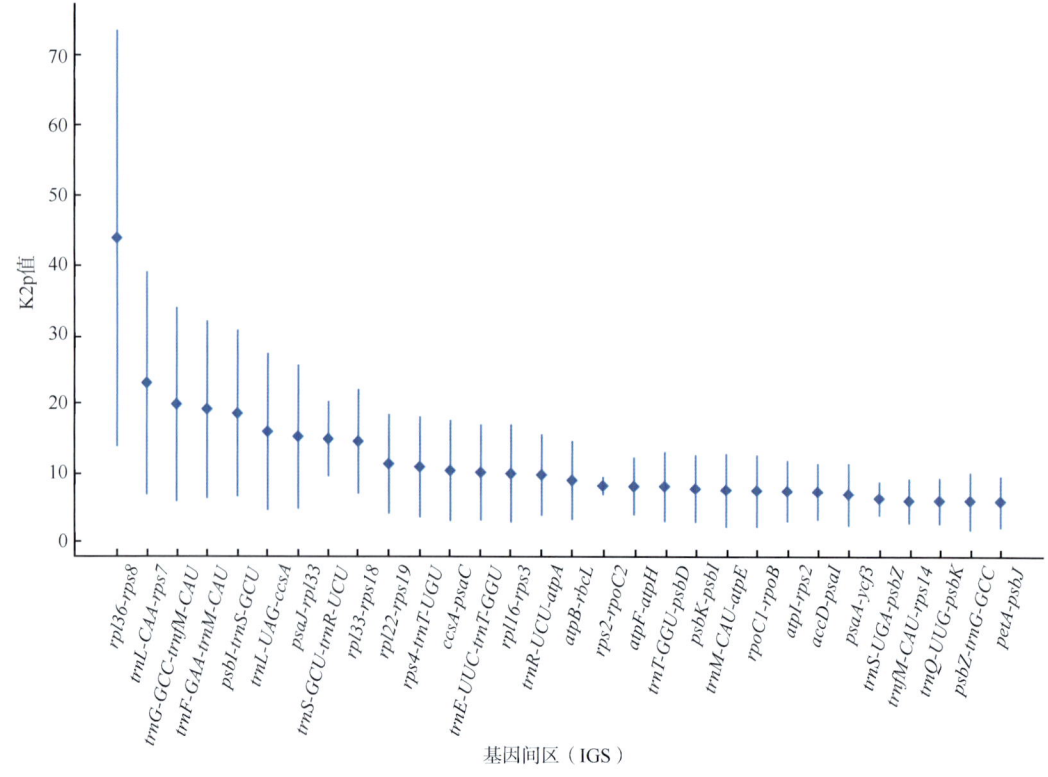

图 2-133-3　钝果寄生属物种基因间区的遗传距离分析结果

【系统发育】 使用 MAFFT 对来自钝果寄生属的 4 个物种[4-6]和 1 个外类群物种 [小叶梨果寄生（*Scurrula notothixoides*）][7] 的叶绿体基因组中提取的 63 个共有蛋白质序列进行多重序列比对，使用 IQ-TREE 筛选最优的 cpREV 模型，并采用最大似然法（maximum likelihood method）构建进化树。结果显示，广寄生（*Taxillus chinensis*）[4]最先独立分化为一支，桑寄生（*Taxillus sutchuenensis*）[4]和怒江寄生（*Taxillus vestitus*）[6]聚为一支，欧洲栎寄生（*Taxillus yadoriki*）[5]独立为一支（图 2-133-4）。

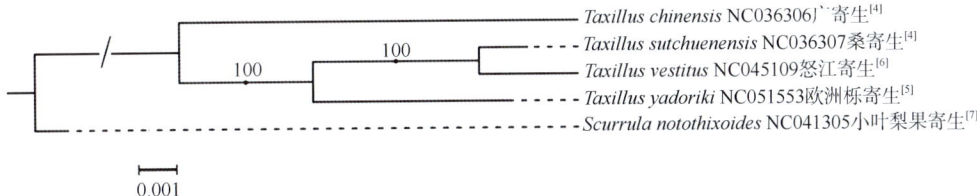

图 2-133-4　钝果寄生属植物系统发育进化分析

【$K_A/K_S$ 选择压力分析】 以图 2-133-4 的进化树作为参考，利用 Hyphy 软件中的 aBSREL 模型对蛋白质编码基因进行选择压力分析（表 2-133-6）。1 个钝果寄生属基因受到正向选择，即 *matK*。在物种广寄生（*T. chinensis*）中，*matK* 基因被正向选择。该基因的功能可能与适应高海拔、高紫外辐射、低温环境等相关。

表 2-133-6　钝果寄生属植物 $K_A/K_S$ 选择压力分析

| 物种 | 基因 | 优化的枝长 | LRT | *p*-value |
|---|---|---|---|---|
| *T. chinensis* | *matK* | 0.0185 | 22.7362 | 0.0000* |

注：LRT. likelihood ratio test，似然比检验；"*"表示值小于 0.0001

【宏 DNA 条形码的发现及其 PCR 扩增引物设计】 为了发现能够区分钝果寄生属下物种的宏 DNA 条形码序列及其 PCR 扩增引物，利用 ecoPrimers 对钝果寄生属植物叶绿体基因组序列进行分析。用于设计 PCR 扩增引物的保守区间见表 2-133-7。可以依据区间序列设计引物，使用这些引物对钝果寄生属 DNA 进行 PCR 扩增，对 PCR 产物进行桑格测序或高通量测序，通过序列比较和特征分析区分钝果寄生属的 3 个物种。

表 2-133-7　部分基于 ecoPrimers 发现的引物设计保守区间

| 编号 | 保守区间序列 | 物种拉丁名 | GenBank 序列号 | 保守区间序列起点—终点 |
|---|---|---|---|---|
| 1 | ATTGTATAACCCCTCCTTTAGGGTATTG | *T. chinensis* | NC036306 | 10242—10311 |
|  |  | *T. sutchuenensis* | NC036307 | 10148—10209 |
|  |  | *T. vestitus* | NC045109 | 10235—10300 |
| 2 | AATTATTTTGATTCAACTGCCTCTTTCTTAACTTGACTATGTGAATCATA | *T. chinensis* | NC036306 | 10362—10411 |
|  |  | *T. sutchuenensis* | NC036307 | 10260—10343 |
|  |  | *T. vestitus* | NC045109 | 10351—10434 |

续表

| 编号 | 保守区间序列 | 物种拉丁名 | GenBank 序列号 | 保守区间序列起点—终点 |
|---|---|---|---|---|
| 3 | AGGCTTTCACTTGTGCGTCTCTCTAAAATTGCAGTCATGGTAAAATATTGGTTTATTTAATCATCAGA | T. chinensis | NC036306 | 1294—1354 |
| | | T. sutchuenensis | NC036307 | 1282—1353 |
| | | T. vestitus | NC045109 | 1281—1348 |
| 4 | AATCTTGAACCTGACGGATCATTTCTTTTTCCGGTATACGAAATAGG | T. chinensis | NC036306 | 12843—1288 |
| | | T. sutchuenensis | NC036307 | 12795—12838 |
| | | T. vestitus | NC045109 | 12882—12925 |
| 5 | TTGCTCTTACTTCAACAAGGGAAGTATAGGCCTGTTCTATCGAAAATTCTTTTTTGTCTTGGTTCCAATTCAATACTAAACACGTCCGAAATAATTGAATACTTATGCCAGAAAATCCTCCCAAAATGATGGGTTTACC | T. chinensis | NC036306 | 13026—13110 |
| | | T. sutchuenensis | NC036307 | 12978—13062 |
| | | T. vestitus | NC045109 | 13065—13149 |
| 6 | AAAAAAAAACCTTAAAAATATACTTCTTACTCAAGTT | T. chinensis | NC036306 | 17444—17577 |
| | | T. sutchuenensis | NC036307 | 17353—17485 |
| | | T. vestitus | NC045109 | 17455—17587 |
| 7 | ACTTGTTTATATATCGTTCTATTCGATCTTTTAGGTCCCAATATTTTAATTTTACTTCGACGATTATGCTACGATGTCCTTCAAGCCTCTACGCGATAGATAGGCTCTTATAA | T. chinensis | NC036306 | 17750—17832 |
| | | T. sutchuenensis | NC036307 | 17658—17749 |
| | | T. vestitus | NC045109 | 17760—17851 |
| 8 | TTCTCTATTCAACGTCAATGAAAAA | T. chinensis | NC036306 | 22276—22337 |
| | | T. sutchuenensis | NC036307 | 22068—22129 |
| | | T. vestitus | NC045109 | 22208—22269 |
| 9 | AATTTTATTGGGTCATTTTGTGTCATAGAGAAAGGGGGATTCAAGATACAATACAAATTTGTATTGTATCATTTTGGCGGCATGGCCGAGTGGTAAGGCGCGGGACTGCAAATCCCCTTTCCCCAGTTCAAATCCGGGTGTCGCCTGATCAACAAAAGACCCGAAAT | T. chinensis | NC036306 | 22586—22664 |
| | | T. sutchuenensis | NC036307 | 22374—22483 |
| | | T. vestitus | NC045109 | 22514—22623 |
| 10 | ACCTTTTCAATTAAACAAATATTTCAATGTTCATA | T. chinensis | NC036306 | 23128—23209 |
| | | T. sutchuenensis | NC036307 | 22944—23062 |
| | | T. vestitus | NC045109 | 23093—23211 |

## 参 考 文 献

[1] 南京中医药大学. 中药大辞典. 上海：上海科学技术出版社，2006.
[2] 国家药典委员会. 中华人民共和国药典（2020年版）（一部）. 北京：中国医药科技出版社，2020：312.
[3] 李蕴山，傅绍萱，韩锐，等. 广寄生苷之利尿作用. 药学学报，1959，7（1）：1-4.
[4] Li Y，Zhou J G，Chen X L，et al. Gene losses and partial deletion of small single-copy regions of the chloroplast genomes of two hemiparasitic *Taxillus* species. Sci Rep，2017，7（1）：12834.

[5] Cho W B, Han E K, Son D C, et al. The complete chloroplast genome sequence of *Taxillus yadoriki*（Loranthaceae）: a hemi-parasitic evergreen shrub in East Asia. Mitochondrial DNA Part B: Resources, 2020, 5（3）: 3172-3173.

[6] Guo X, Ruan Z, Zhang G. The complete plastome of *Taxillus vestitus*（Loranthaceae）, a hemiparasitic plant. Mitochondrial DNA Part B: Resources, 2019, 4（2）: 3188-3189.

[7] Yuan L X, Wang J H, Chen C R, et al. Complete chloroplast genome sequence of *Scurrula notothixoides*（Loranthaceae）: a hemiparasitic shrub in South China. Mitochondrial DNA Part B: Resources, 2018, 3（2）: 580-581.

# 134 石　　榴

【药材基本信息】　石榴（*Punica granatum* L.）为千屈菜科石榴属药用植物[1]，其叶、花蕾、根、皮分别为石榴叶、石榴花、石榴根和石榴皮中药材（图2-134-1）。其中石榴皮收载于《中国药典》（2020年版）[2]。石榴原产于巴尔干半岛至伊朗及其邻近地区，中国南北都有栽培，以江苏、河南等地种植面积较大。商品药材为栽培。石榴叶味甘、酸涩，性温。归肝经。具有收敛止泻、解毒杀虫的功效[2]。石榴叶用于泄泻、痘风疮、癞疮、跌打损伤。石榴花又名榴花、酸石榴花，味酸、涩，性平。石榴花用于治鼻衄、中耳炎、创伤出血。石榴根味酸、涩，性温。归脾、胃、大肠经。石榴根具有驱虫、涩肠、止带的功效。用于蛔虫、绦虫、久泻、久痢、赤白带下。石榴果皮含糅质、没食子酸，果皮、茎皮、树皮均含生物碱（如石榴皮碱）。现代研究表明，石榴具有驱虫、抗菌、抗病毒作用。临床被用于治疗肿恶毒、火烫伤、牛皮癣、脱肛等。

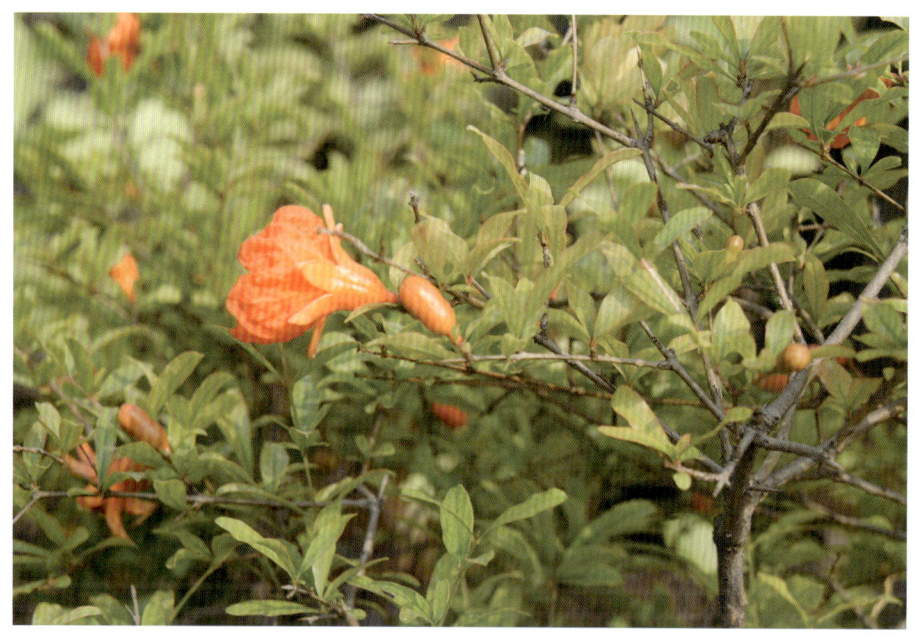

图 2-134-1　石榴

【叶绿体基因组】　石榴的叶绿体DNA为环状分子，其叶绿体基因组（GenBank登录号：NC035240.1）总长度为158 633bp，具有保守的四分状结构，包括一个LSC区、一个SSC区和一对IR区，其长度分别为89 015bp、18 686bp和25 466bp（图2-134-2）。石榴叶绿体基因组的整体G/C含量为39.05%。其IR区的G/C含量（45.74%）高于SSC区的

G/C 含量（38.85%）和 LSC 区的 G/C 含量（32.58%）。

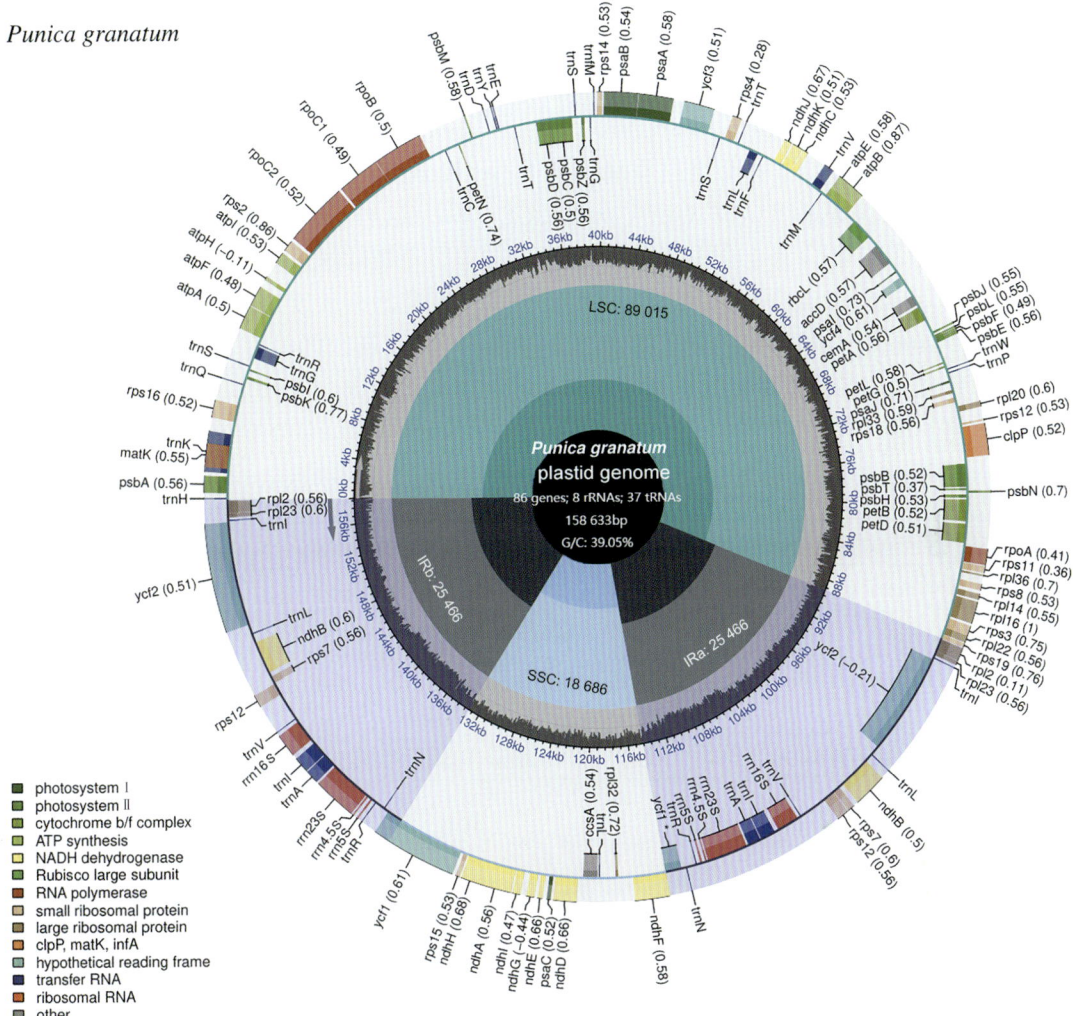

图 2-134-2　石榴叶绿体基因组图谱

该图包括 6 个圆形轨道。自内向外的第一轨道表示分散重复序列，红色弧线表示直接重复序列，绿色弧线表示回文重复序列；自内向外的第二轨道上的蓝色柱线状条表示长串联重复序列，其重复单元碱基长度＞7；自内向外的第三轨道以不同颜色的柱状线条表示不同类型的短串联重复序列（微卫星序列），其中黑色表示复杂重复序列，绿色表示重复单元碱基长度为 1 的重复序列，黄色表示重复单元碱基长度为 2 的重复序列，紫色表示重复单元碱基长度为 3 的重复序列，蓝色表示重复单元碱基长度为 4 的重复序列，橙色表示重复单元碱基长度为 5 的重复序列，红色表示重复单元碱基长度为 6 的重复序列；自内向外的第四轨道上以不同色块表示 SSC 区、反向重复区 IRa 和 IRb、LSC 区，数字代表相应区间的长度；自内向外的第五轨道表示 GC 含量；最外层第六轨道以不同色块表示不同功能的编码基因，功能分类详见图中左下角注释，基因名称后括号中的数字表示密码子使用偏差，轨道外侧的基因转录方向为顺时针方向，轨道内侧的基因转录方向为逆时针方向

【编码基因】　石榴的叶绿体基因组共编码 131 个基因，其中独特基因 112 个，包括蛋白质编码基因 86 个（独特基因 78 个）、转运 RNA（transfer RNA，tRNA）编码基因 37

个（独特基因 30 个）、核糖体 RNA（ribosome RNA，rRNA）编码基因 8 个（独特基因 4 个）（表 2-134-1）。其中 6 个蛋白质独特编码基因（*ndhB*、*rpl2*、*rpl23*、*rps12*、*rps7*、*ycf2*）、8 个 tRNA 独特编码基因（*trnA-UGC*、*trnI-CAU*、*trnI-GAU*、*trnL-CAA*、*trnN-GUU*、*trnR-ACG*、*trnS-GCU*、*trnV-GAC*）、4 个 rRNA 独特编码基因（*rrn16S*、*rrn23S*、*rrn5S*、*rrn4.5S*）位于 IR 区。有 9 个蛋白质编码基因 [*rps16*、*atpF*、*rpoC1*、*petB*、*petD*、*rpl16*、*ndhB*（×2）、*ndhA*] 各含有 1 个内含子（intron），4 个蛋白质编码基因 [*ycf3*、*clpP*、*rps12*（×2）] 各含有 2 个内含子，8 个 tRNA 编码基因 [*trnK-UUU*、*trnG-UCC*、*trnL-UAA*、*trnV-UAC*、*trnI-GAU*（×2）、*trnA-UGC*（×2）] 各含有 1 个内含子（表 2-134-2）。石榴叶绿体基因组中蛋白质编码区（coding sequence，CDS）的长度为 78 696bp，占整个基因组长度的 49.61%。rRNA 基因的长度为 9050bp，占整个基因组长度的 5.70%。而 tRNA 基因的长度为 2790bp，占整个基因组长度的 1.76%。石榴叶绿体基因组非编码区主要包括内含子和基因间区，其长度占整个基因组长度的 42.93%。

表 2-134-1　石榴叶绿体基因组基因列表

| 基因功能 | 基因分类 | 基因名称 |
| --- | --- | --- |
| rRNA | rRNA genes | *rrn16S*（×2）、*rrn23S*（×2）、*rrn5S*（×2）、*rrn4.5S*（×2） |
| tRNA | tRNA genes | 37 *trn* genes（8 个基因各含有 1 个内含子） |
| 自我复制 | Small subunit of ribosome | *rps2*、*rps3*、*rps4*、*rps7*（×2）、*rps8*、*rps11*、*rps12*（×3）、*rps14*、*rps15*、*rps16*、*rps18*、*rps19* |
| | Large subunit of ribosome | *rpl2*（×2）、*rpl14*、*rpl16*、*rpl20*、*rpl22*、*rpl23*（×2）、*rpl32*、*rpl33*、*rpl36* |
| | DNA dependent RNA polymerase | *rpoA*、*rpoB*、*rpoC1*、*rpoC2* |
| 光合作用 | Subunits of NADH-dehydrogenase | *ndhA*、*ndhB*（×2）、*ndhC*、*ndhD*、*ndhE*、*ndhF*、*ndhG*、*ndhH*、*ndhI*、*ndhJ*、*ndhK* |
| | Subunits of photosystem Ⅰ | *psaA*、*psaB*、*psaC*、*psaI*、*psaJ* |
| | Subunits of photosystem Ⅱ | *psbA*、*psbB*、*psbC*、*psbD*、*psbE*、*psbF*、*psbH*、*psbI*、*psbJ*、*psbK*、*psbL*、*psbM*、*psbN*、*psbT*、*psbZ*、*ycf3* |
| | Subunits of cytochrome b/f complex | *petA*、*petB*、*petD*、*petG*、*petL*、*petN* |
| | Subunits of ATP synthase | *atpA*、*atpB*、*atpE*、*atpF*、*atpH*、*atpI* |
| | Large subunit of rubisco | *rbcL* |
| 其他功能 | Maturase | *matK* |
| | Protease | *clpP* |
| | Envelope membrane protein | *cemA* |
| | Subunit of acetyl-CoA-carboxylase | *accD* |
| | c-type cytochrome synthesis gene | *ccsA* |
| 未知功能 | | *ycf1*（×2）、*ycf2*（×2）、*ycf4* |

表 2-134-2　石榴叶绿体基因内含子和外显子位置及长度

| 基因名称 | 基因编码序列所在链 | 起始位置 | 终点位置 | 长度（bp） | | | | |
|---|---|---|---|---|---|---|---|---|
| | | | | 第一外显子 | 第一内含子 | 第二外显子 | 第二内含子 | 第三外显子 |
| trnK-UUU | – | 1734 | 4294 | 37 | 2489 | 35 | | |
| rps16 | – | 5146 | 6267 | 40 | 855 | 227 | | |
| trnG-UCC | + | 9602 | 10410 | 23 | 738 | 48 | | |
| atpF | – | 12575 | 13888 | 145 | 759 | 410 | | |
| rpoC1 | – | 21917 | 24705 | 432 | 749 | 1608 | | |
| ycf3 | – | 45302 | 47300 | 124 | 765 | 230 | 727 | 153 |
| trnL-UAA | + | 50392 | 50993 | 35 | 517 | 50 | | |
| trnV-UAC | – | 55165 | 55840 | 38 | 603 | 35 | | |
| rps12 | – | 74514 | 102617 | 114 | ND | 232 | 548 | 26 |
| clpP | – | 74784 | 76790 | 71 | 809 | 294 | 607 | 226 |
| petB | + | 79608 | 81034 | 6 | 779 | 642 | | |
| petD | + | 81229 | 82477 | 8 | 766 | 475 | | |
| rpl16 | – | 86032 | 87433 | 9 | 994 | 399 | | |
| ndhB | – | 98758 | 100973 | 775 | 683 | 758 | | |
| trnI-GAU | + | 106584 | 107604 | 37 | 949 | 35 | | |
| trnA-UGC | + | 107669 | 108544 | 38 | 803 | 35 | | |
| ndhA | – | 124704 | 126844 | 553 | 1049 | 539 | | |
| trnA-UGC | – | 139107 | 139982 | 38 | 803 | 35 | | |
| trnI-GAU | – | 140047 | 141067 | 37 | 949 | 35 | | |
| rps12 | + | 145034 | 145837 | ND | ND | 232 | 548 | 26 |
| ndhB | + | 146678 | 148893 | 775 | 683 | 758 | | |

注："+"表示正链；"–"表示负链；"ND"表示未确定

【重复序列】　在石榴叶绿体基因组中，微卫星序列有 A/T 和 AT/AT 两种类型，各有 50 个和 1 个（表 2-134-3）。共发现 27 个串联重复序列，满足总长度超过 20bp 且重复单元之间的相似度≥90% 两个条件（表 2-134-4）。散在重复序列包括回文重复序列和正向重复序列。以 $e$-value 小于 1E–04 为阈值，石榴叶绿体基因组散在重复序列包括 22 条回文重复序列、23 条正向重复序列（表 2-134-5）。

表 2-134-3　石榴叶绿体基因组微卫星序列统计

| 重复单元类型 | 重复序列个数 |
|---|---|
| A/T | 50 |
| AT/AT | 1 |

表 2-134-4　石榴叶绿体基因组串联重复序列统计

| 起点—终点 | 重复单元长度（bp） | 重复单元拷贝数 | 重复单元一致序列长度（bp） | 重复单元之间的相似度（%） | 插入缺失比例（%） | 分值 | 碱基个数 A | C | G | T | 熵（0—2） |
|---|---|---|---|---|---|---|---|---|---|---|---|
| 4532—4576 | 22 | 2.0 | 22 | 91 | 4 | 72 | 44 | 24 | 4 | 26 | 1.72 |
| 9118—9150 | 16 | 2.1 | 16 | 100 | 0 | 66 | 30 | 6 | 0 | 63 | 1.18 |
| 9173—9201 | 15 | 1.9 | 15 | 100 | 0 | 58 | 44 | 13 | 0 | 41 | 1.44 |
| 10819—10857 | 20 | 2.0 | 20 | 94 | 0 | 69 | 41 | 7 | 7 | 43 | 1.62 |
| 29750—29775 | 13 | 2.0 | 13 | 100 | 0 | 52 | 23 | 30 | 0 | 46 | 1.53 |
| 33318—33349 | 16 | 2.0 | 16 | 100 | 0 | 64 | 43 | 0 | 6 | 50 | 1.27 |
| 34320—34352 | 16 | 2.1 | 16 | 100 | 0 | 66 | 30 | 6 | 6 | 57 | 1.47 |
| 35065—35093 | 15 | 2.0 | 15 | 93 | 6 | 51 | 68 | 0 | 13 | 17 | 1.20 |
| 44903—44932 | 14 | 2.1 | 14 | 100 | 0 | 60 | 26 | 23 | 6 | 43 | 1.78 |
| 45860—45887 | 13 | 2.2 | 13 | 100 | 0 | 56 | 39 | 14 | 0 | 46 | 1.44 |
| 58888—58913 | 13 | 2.0 | 13 | 100 | 0 | 52 | 38 | 0 | 15 | 46 | 1.46 |
| 60831—60862 | 15 | 2.1 | 15 | 100 | 0 | 64 | 43 | 18 | 0 | 37 | 1.51 |
| 63112—63136 | 11 | 2.3 | 11 | 100 | 0 | 50 | 72 | 0 | 8 | 20 | 1.10 |
| 63222—63251 | 15 | 2.0 | 15 | 93 | 0 | 51 | 33 | 13 | 3 | 50 | 1.58 |
| 67602—67632 | 16 | 1.9 | 16 | 93 | 0 | 53 | 35 | 12 | 9 | 41 | 1.76 |
| 70948—70978 | 15 | 2.1 | 15 | 93 | 0 | 53 | 54 | 3 | 9 | 32 | 1.49 |
| 72652—72683 | 14 | 2.2 | 15 | 94 | 5 | 57 | 75 | 3 | 0 | 21 | 0.95 |
| 72760—72798 | 21 | 1.9 | 21 | 94 | 5 | 71 | 30 | 23 | 10 | 35 | 1.88 |
| 76384—76411 | 14 | 2.0 | 14 | 100 | 0 | 56 | 28 | 7 | 7 | 57 | 1.52 |
| 95599—95711 | 18 | 6.3 | 18 | 96 | 0 | 199 | 32 | 5 | 31 | 30 | 1.80 |
| 103053—103077 | 12 | 2.1 | 12 | 100 | 0 | 50 | 8 | 8 | 0 | 84 | 0.79 |
| 103567—103604 | 18 | 2.1 | 18 | 90 | 0 | 58 | 26 | 7 | 5 | 60 | 1.46 |
| 117120—117155 | 18 | 2.0 | 18 | 100 | 0 | 72 | 38 | 5 | 11 | 44 | 1.63 |
| 118694—118737 | 22 | 2.0 | 22 | 100 | 0 | 88 | 36 | 13 | 9 | 40 | 1.76 |
| 144047—144084 | 18 | 2.1 | 18 | 90 | 0 | 58 | 60 | 5 | 7 | 26 | 1.46 |
| 144574—144598 | 12 | 2.1 | 12 | 100 | 0 | 50 | 84 | 0 | 8 | 8 | 0.79 |
| 151940—152052 | 18 | 6.3 | 18 | 96 | 0 | 199 | 30 | 31 | 5 | 32 | 1.80 |

表 2-134-5　石榴叶绿体基因组散在重复序列特征值

| 重复单元一长度（bp） | 重复单元一起点 | 重复类型 | 重复单元二长度（bp） | 重复单元二起点 | 重复单元间隔 | e-value |
|---|---|---|---|---|---|---|
| 95 | 95598 | D | 95 | 95616 | −3 | 1.69E−41 |
| 95 | 95598 | P | 95 | 151939 | −3 | 1.69E−41 |
| 95 | 95616 | P | 95 | 151957 | −3 | 1.69E−41 |
| 95 | 151939 | D | 95 | 151957 | −3 | 1.69E−41 |

续表

| 重复单元一长度（bp） | 重复单元一起点 | 重复类型 | 重复单元二长度（bp） | 重复单元二起点 | 重复单元间隔 | $e$-value |
|---|---|---|---|---|---|---|
| 70 | 95623 | D | 70 | 95641 | −2 | 1.10E−28 |
| 70 | 95623 | P | 70 | 151939 | −2 | 1.10E−28 |
| 70 | 95641 | P | 70 | 151957 | −2 | 1.10E−28 |
| 70 | 95605 | D | 70 | 95641 | −3 | 7.50E−27 |
| 70 | 95605 | P | 70 | 151939 | −3 | 7.50E−27 |
| 70 | 95641 | P | 70 | 151975 | −3 | 7.50E−27 |
| 70 | 151939 | D | 70 | 151975 | −3 | 7.50E−27 |
| 59 | 95598 | D | 59 | 95652 | −3 | 1.87E−20 |
| 59 | 95598 | P | 59 | 151939 | −3 | 1.87E−20 |
| 59 | 95652 | P | 59 | 151993 | −3 | 1.87E−20 |
| 59 | 151939 | D | 59 | 151993 | −3 | 1.87E−20 |
| 52 | 95623 | D | 52 | 95659 | −1 | 5.44E−20 |
| 52 | 95623 | P | 52 | 151939 | −1 | 5.44E−20 |
| 52 | 95659 | P | 52 | 151975 | −1 | 5.44E−20 |
| 46 | 95647 | D | 46 | 95665 | 0 | 1.43E−18 |
| 46 | 95647 | P | 46 | 151939 | 0 | 1.43E−18 |
| 46 | 95665 | P | 46 | 151957 | 0 | 1.43E−18 |
| 52 | 41475 | D | 52 | 43699 | −3 | 2.08E−16 |
| 48 | 151950 | D | 48 | 152004 | −2 | 9.07E−16 |
| 48 | 151986 | D | 48 | 152004 | −2 | 9.07E−16 |
| 48 | 151968 | D | 48 | 152004 | −3 | 4.17E−14 |
| 42 | 102654 | D | 42 | 125280 | −1 | 4.61E−14 |
| 42 | 125280 | P | 42 | 144954 | −1 | 4.61E−14 |
| 39 | 46447 | D | 39 | 102656 | −1 | 2.74E−12 |
| 39 | 46447 | P | 39 | 144955 | −1 | 2.74E−12 |
| 41 | 95598 | D | 41 | 95670 | −2 | 1.08E−11 |
| 41 | 95598 | P | 41 | 151939 | −2 | 1.08E−11 |
| 41 | 95670 | P | 41 | 152011 | −2 | 1.08E−11 |
| 41 | 151939 | D | 41 | 152011 | −2 | 1.08E−11 |
| 42 | 46444 | D | 42 | 125279 | −3 | 1.13E−10 |
| 40 | 95623 | D | 40 | 95677 | −3 | 1.56E−09 |
| 40 | 95623 | P | 40 | 151933 | −3 | 1.56E−09 |
| 40 | 95677 | P | 40 | 151987 | −3 | 1.56E−09 |
| 34 | 95647 | D | 34 | 95683 | −2 | 1.21E−07 |
| 34 | 95647 | P | 34 | 151933 | −2 | 1.21E−07 |

续表

| 重复单元一长度（bp） | 重复单元一起点 | 重复类型 | 重复单元二长度（bp） | 重复单元二起点 | 重复单元间隔 | e-value |
|---|---|---|---|---|---|---|
| 34 | 95683 | P | 34 | 151969 | −2 | 1.21E−07 |
| 30 | 8941 | P | 30 | 48196 | −1 | 5.52E−07 |
| 30 | 152004 | D | 30 | 152022 | −1 | 5.52E−07 |
| 34 | 8937 | D | 34 | 38183 | −3 | 3.87E−06 |
| 30 | 46459 | D | 30 | 102668 | −2 | 2.40E−05 |
| 30 | 46459 | P | 30 | 144952 | −2 | 2.40E−05 |

注：P. palindromic repeat，回文重复序列；D. direct repeat，正向重复序列

**【系统发育】** 使用 MAFFT 对来自千屈菜科的 7 个物种[2-5] 和 1 个外类群物种 [月见草（*Oenothera biennis*）][6] 的 8 个叶绿体基因组中提取的 73 个共有蛋白质序列进行多重序列比对，使用 IQ-TREE 筛选出最优的 TVM+F+I+G4 模型，并采用最大似然法（maximum likelihood method）构建进化树。结果显示，石榴[2] 和细叶萼距花聚为一支，其余 5 个物种聚为一支[3-5]。在这 5 个物种中，千屈菜和圆叶节节菜各独自为一支，紫薇属 3 个物种聚为一支。石榴和细叶萼距花的亲缘关系最近（图 2-134-3）。

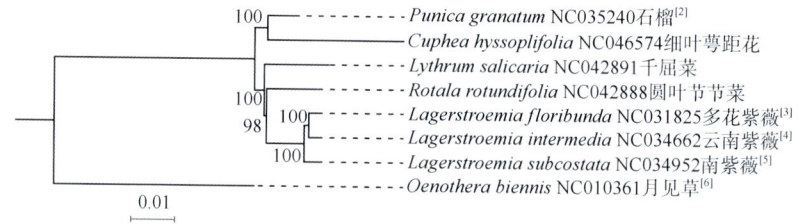

图 2-134-3　千屈菜科植物系统发育进化分析

## 参 考 文 献

[1] 国家药典委员会. 中华人民共和国药典（2020 年版）一部. 北京：中国医药科技出版社，2020：97.

[2] Rabah S O，Lee C，Hajrah N H，et al. Plastome sequencing of ten nonmodel crop species uncovers a large insertion of mitochondrial DNA in cashew. The Plant Genome，2017，10（3）：DOI：10.3835/plantgenome2017.03.0020.

[3] Gu C，Tembrock L R，Li Y，et al. The complete chloroplast genome of queen's crape-myrtle（*Lagerstroemia macrocarpa*）. Mitochondrial DNA Part B：Resources，2016，1（1）：408-409.

[4] Gu C，Tembrock L R，Wu Z. The complete chloroplast genome of *Lagerstroemia intermedia*（Lythraceae），a threatened species endemic to southwestern Yunnan province，China. Conservation Genetics Resources，2017，9（3）：357-360.

[5] Xu C，Dong W，Li W，et al. Comparative analysis of six *Lagerstroemia* complete chloroplast genomes. Front Plant Sci，2017，8：15.

[6] Greiner S，Wang X，Rauwolf U，et al. The complete nucleotide sequences of the five genetically distinct plastid genomes of *Oenothera*，subsection *Oenothera*：I . sequence evaluation and plastome evolution. Nucleic Acids Res，2008，36（7）：2366-2378.

# 135 玉 兰

【药材基本信息】 玉兰（*Magnolia denudata* Desr.）为木兰科木兰属药用植物，又称白玉兰，其花蕾为辛夷中药材（图2-135-1）。收载于《中国药典》（2020年版）[1]。分布于我国安徽、浙江、江西、湖北、江苏、云南、湖南、广东等地，各地多有栽培。湖北威宁，安徽怀宁、安庆、凤阳、东至、贵池、桐城，浙江临安、杭州等地均适宜其生长。玉兰花含芳香油，可提取用来配制香精或制浸膏；花被片可食用或熏茶；种子可榨油供工业用。辛夷以完整未开花蕾、内瓣紧密、色绿、无枝梗、香气浓者为佳。辛夷味辛，性温。具有散风寒、通鼻窍的功效。临床用于治疗风寒头痛、鼻塞流涕、鼻渊、鼻衄。

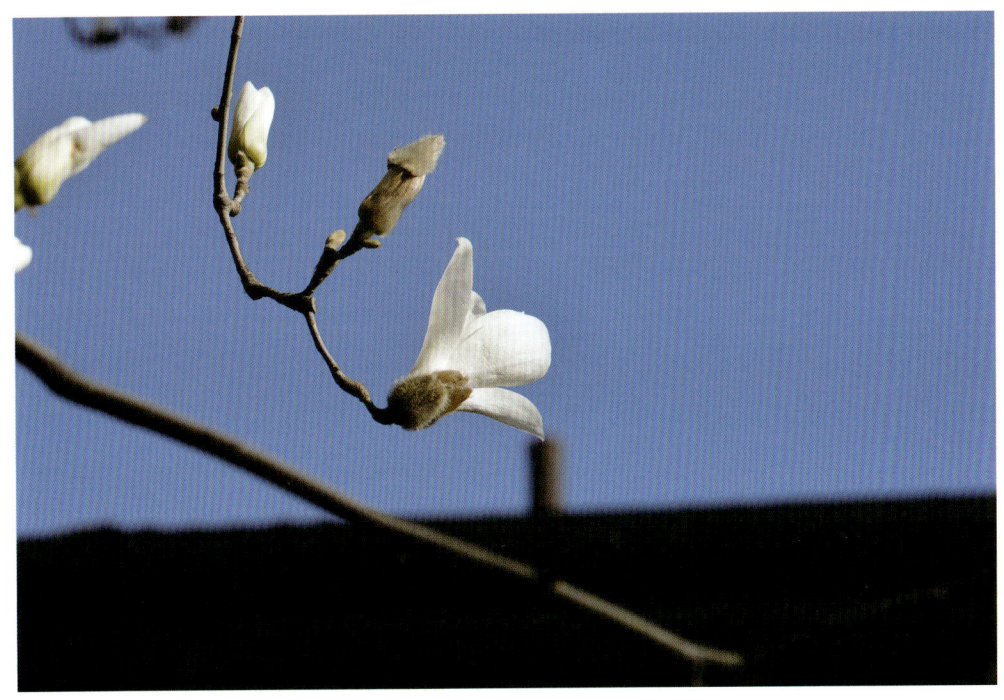

图 2-135-1 玉兰

【叶绿体基因组】 玉兰的叶绿体 DNA 为环状分子，其叶绿体基因组（GenBank 登录号：JN227740.1）总长度为 160 090bp，具有保守的四分状结构，包括一个 LSC 区、一个 SSC 区和一对 IR 区，其长度分别为 88 131bp、18 775bp 和 26 592bp（图2-135-2）。玉兰叶绿体基因组的整体 G/C 含量为 39.24%。其 IR 区的 G/C 含量（43.17%）高于 SSC 区的 G/C 含量（34.23%）和 LSC 区的 G/C 含量（37.94%）。

*Magnolia denudata*

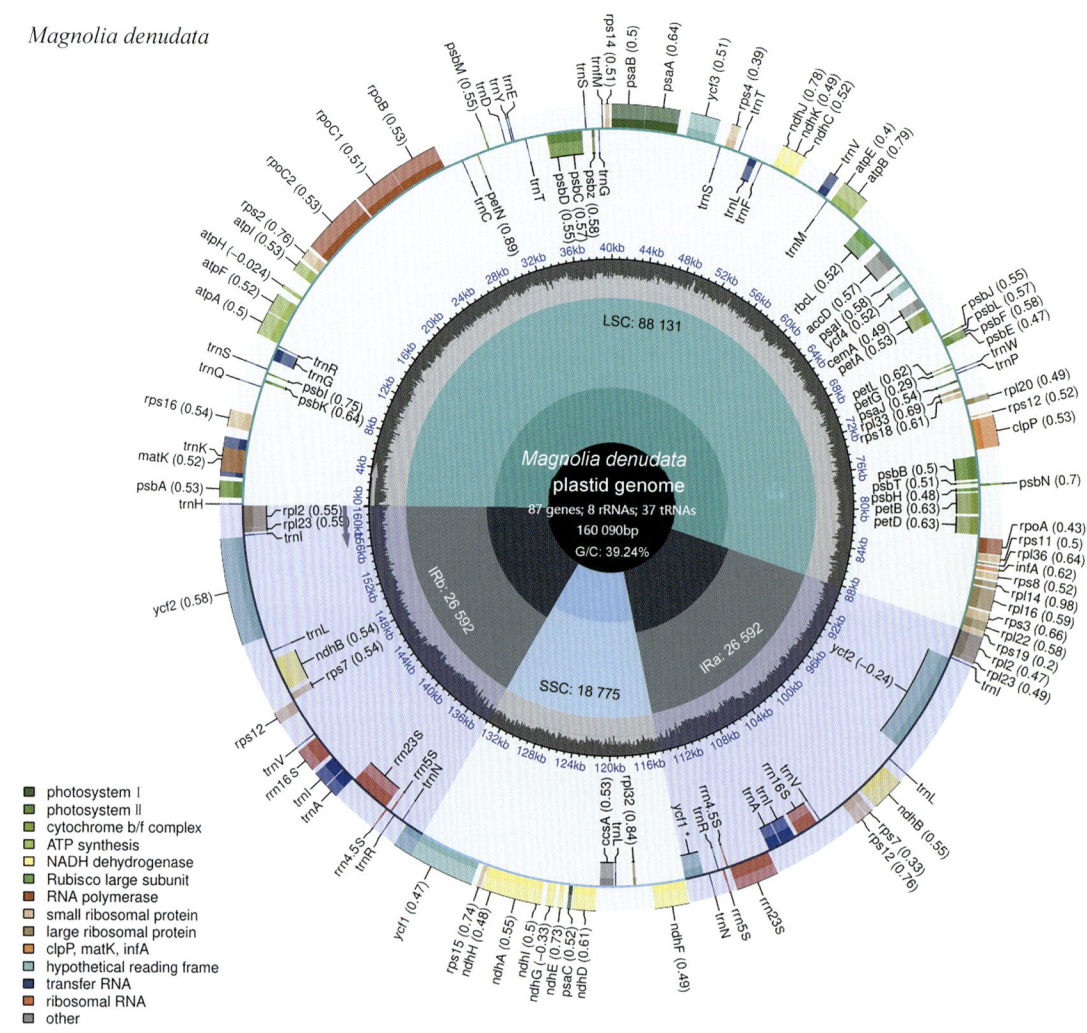

图 2-135-2 玉兰叶绿体基因组图谱

该图包括 6 个圆形轨道。自内向外的第一轨道表示分散重复序列，红色弧线表示直接重复序列，绿色弧线表示回文重复序列；自内向外的第二轨道上的蓝色柱状线条表示长串联重复序列，其重复单元碱基长度＞7；自内向外的第三轨道以不同颜色的柱状线条表示不同类型的短串联重复序列（微卫星序列），其中黑色表示复杂重复序列，绿色表示重复单元碱基长度为 1 的重复序列，黄色表示重复单元碱基长度为 2 的重复序列，紫色表示重复单元碱基长度为 3 的重复序列，蓝色表示重复单元碱基长度为 4 的重复序列，橙色表示重复单元碱基长度为 5 的重复序列，红色表示重复单元碱基长度为 6 的重复序列；自内向外的第四轨道上以不同色块表示 SSC 区、反向重复区 IRa 和 IRb、LSC 区，数字代表相应区间的长度；自内向外的第五轨道表示 GC 含量；最外层第六轨道以不同色块表示不同功能的编码基因，功能分类详见图中左下角注释，基因名称后括号中的数字表示密码子使用偏差，轨道外侧的基因转录方向为顺时针方向，轨道内侧的基因转录方向为逆时针方向

【编码基因】 玉兰的叶绿体基因组共编码 132 个基因，其中独特基因 113 个，包括蛋白质编码基因 87 个（独特基因 79 个）、转运 RNA（transfer RNA，tRNA）编码基因 37 个（独特基因 30 个）、核糖体 RNA（ribosome RNA，rRNA）编码基因 8 个（独特基因 4 个）

（表 2-135-1）。其中 6 个蛋白质独特编码基因（*ndhB*、*rpl2*、*rpl23*、*rps7*、*rps12*、*ycf2*）、7 个 tRNA 独特编码基因（*trnA-UGC*、*trnI-CAU*、*trnI-GAU*、*trnL-CAA*、*trnN-GUU*、*trnR-ACG*、*trnV-GAC*）、4 个 rRNA 独特编码基因（*rrn16S*、*rrn23S*、*rrn4.5S*、*rrn5S*）位于 IR 区。有 10 个蛋白质编码基因 [*rps16*、*atpF*、*rpoC1*、*petB*、*petD*、*rpl2*（×2）、*ndhB*（×2）、*ndhA*] 各含有 1 个内含子（intron），4 个蛋白质编码基因 [*ycf3*、*clpP*、*rps12*（×2）] 各含有 2 个内含子，8 个 tRNA 编码基因 [*trnK-UUU*、*trnG-UCC*、*trnL-UAA*、*trnV-UAC*、*trnI-GAU*（×2）、*trnA-UGC*（×2）] 各含有 1 个内含子（表 2-135-2）。玉兰叶绿体基因组中蛋白质编码区（coding sequence，CDS）的长度为 78 065bp，占整个基因组长度的 48.76%。rRNA 基因的长度为 9040bp，占整个基因组长度的 5.65%。而 tRNA 基因的长度为 2739bp，占整个基因组长度的 1.71%。玉兰叶绿体基因组非编码区主要包括内含子和基因间区，其长度占整个基因组长度的 43.88%。

表 2-135-1　玉兰叶绿体基因组基因列表

| 基因功能 | 基因分类 | 基因名称 |
| --- | --- | --- |
| rRNA | rRNA genes | *rrn16S*（×2）、*rrn23S*（×2）、*rrn5S*（×2）、*rrn4.5S*（×2） |
| tRNA | tRNA genes | 37 *trn* genes（8 个基因各含有 1 个内含子） |
| 自我复制 | Small subunit of ribosome | *rps11*、*rps12*（×3）、*rps14*、*rps15*、*rps16*、*rps18*、*rps19*、*rps2*、*rps3*、*rps4*、*rps7*（×2）、*rps8* |
| | Large subunit of ribosome | *rpl14*、*rpl16*、*rpl2*（×2）、*rpl20*、*rpl22*、*rpl23*（×2）、*rpl32*、*rpl33*、*rpl36* |
| | DNA dependent RNA polymerase | *rpoA*、*rpoB*、*rpoC1*、*rpoC2* |
| 光合作用 | Subunits of NADH-dehydrogenase | *ndhA*、*ndhB*（×2）、*ndhC*、*ndhD*、*ndhE*、*ndhF*、*ndhG*、*ndhH*、*ndhI*、*ndhJ*、*ndhK* |
| | Subunits of photosystem Ⅰ | *psaA*、*psaB*、*psaC*、*psaI*、*psaJ* |
| | Subunits of photosystem Ⅱ | *psbA*、*psbB*、*psbC*、*psbD*、*psbE*、*psbF*、*psbH*、*psbI*、*psbJ*、*psbK*、*psbL*、*psbM*、*psbN*、*psbT*、*psbZ*、*ycf3* |
| | Subunits of cytochrome b/f complex | *petA*、*petB*、*petD*、*petG*、*petL*、*petN* |
| | Subunits of ATP synthase | *atpA*、*atpB*、*atpE*、*atpF*、*atpH*、*atpI* |
| | Large subunit of rubisco | *rbcL* |
| 其他功能 | Maturase | *matK* |
| | Protease | *clpP* |
| | Envelope membrane protein | *cemA* |
| | Subunit of acetyl-CoA-carboxylase | *accD* |
| | c-type cytochrome synthesis gene | *ccsA* |
| | Translational initiation factor | *infA* |
| 未知功能 | | *ycf1*（×2）、*ycf2*（×2）、*ycf4* |

表 2-135-2　玉兰叶绿体基因内含子和外显子位置及长度

| 基因名称 | 基因编码序列所在链 | 起始位置 | 终点位置 | 长度（bp） | | | | |
|---|---|---|---|---|---|---|---|---|
| | | | | 第一外显子 | 第一内含子 | 第二外显子 | 第二内含子 | 第三外显子 |
| trnK-UUU | − | 1802 | 4364 | 37 | 2491 | 35 | | |
| rps16 | − | 4980 | 6090 | 42 | 823 | 246 | | |
| trnG-UCC | + | 10011 | 10850 | 24 | 768 | 48 | | |
| atpF | − | 12773 | 14036 | 145 | 709 | 410 | | |
| rpoC1 | − | 22016 | 24795 | 432 | 734 | 1614 | | |
| ycf3 | − | 45078 | 47050 | 124 | 737 | 230 | 729 | 153 |
| trnL-UAA | + | 49663 | 50238 | 35 | 491 | 50 | | |
| trnV-UAC | − | 54857 | 55516 | 39 | 584 | 37 | | |
| rps12 | − | 73663 | 102714 | 114 | ND | 228 | 535 | 30 |
| clpP | − | 73901 | 75919 | 71 | 784 | 291 | 629 | 244 |
| petB | + | 78805 | 80236 | 6 | 784 | 642 | | |
| rpl2 | − | 88163 | 89639 | 385 | 661 | 431 | | |
| ndhB | − | 98808 | 101040 | 775 | 700 | 758 | | |
| trnI-GAU | + | 106599 | 107611 | 42 | 936 | 35 | | |
| trnA-UGC | + | 107676 | 108547 | 38 | 799 | 35 | | |
| ndhA | − | 125064 | 127230 | 553 | 1075 | 539 | | |
| trnA-UGC | − | 139608 | 140479 | 38 | 799 | 35 | | |
| trnI-GAU | − | 140544 | 141556 | 42 | 936 | 35 | | |
| rps12 | + | 145508 | 146298 | ND | ND | 228 | 535 | 30 |
| ndhB | + | 147115 | 149347 | 775 | 700 | 758 | | |
| rpl2 | + | 158516 | 159992 | 385 | 661 | 431 | | |

注："+"表示正链；"−"表示负链；"ND"表示未确定

【重复序列】　在玉兰叶绿体基因组中，微卫星序列有 A/T、C/G 和 AT/AT 三种类型，各有 29 个、3 个和 2 个（表 2-135-3）。共发现 14 个串联重复序列，满足总长度超过 20bp 且重复单元之间的相似度 ≥ 90% 两个条件（表 2-135-4）。散在重复序列包括回文重复序列和正向重复序列。以 e-value 小于 1E–04 为阈值，玉兰叶绿体基因组散在重复序列包括 12 条回文重复序列、18 条正向重复序列（表 2-135-5）。

表 2-135-3　玉兰叶绿体基因组微卫星序列统计

| 重复单元类型 | 重复序列个数 |
|---|---|
| A/T | 29 |
| C/G | 3 |
| AT/AT | 2 |

表 2-135-4　玉兰叶绿体基因组串联重复序列统计

| 起点—终点 | 重复单元长度（bp） | 重复单元拷贝数 | 重复单元一致序列长度（bp） | 重复单元之间的相似度（%） | 插入缺失比例（%） | 分值 | 碱基个数 A | C | G | T | 熵（0—2） |
|---|---|---|---|---|---|---|---|---|---|---|---|
| 45047—45088 | 21 | 2.0 | 21 | 100 | 0 | 84 | 57 | 0 | 19 | 23 | 1.41 |
| 50763—50802 | 20 | 2.0 | 20 | 100 | 0 | 80 | 40 | 20 | 15 | 25 | 1.90 |
| 62738—62773 | 15 | 2.3 | 16 | 90 | 4 | 56 | 50 | 8 | 2 | 38 | 1.47 |
| 62773—62808 | 17 | 2.1 | 17 | 94 | 0 | 63 | 50 | 13 | 5 | 30 | 1.65 |
| 71956—71999 | 21 | 2.1 | 21 | 91 | 8 | 72 | 29 | 25 | 13 | 31 | 1.94 |
| 83268—83316 | 24 | 2.0 | 24 | 92 | 0 | 80 | 28 | 36 | 12 | 22 | 1.90 |
| 87291—87335 | 21 | 2.1 | 21 | 91 | 0 | 72 | 0 | 28 | 2 | 68 | 1.01 |
| 90600—90630 | 15 | 2.1 | 15 | 100 | 0 | 62 | 19 | 32 | 0 | 48 | 1.49 |
| 92863—92951 | 21 | 4.1 | 21 | 91 | 5 | 126 | 13 | 24 | 10 | 51 | 1.71 |
| 95317—95373 | 24 | 2.4 | 24 | 100 | 0 | 114 | 33 | 8 | 24 | 33 | 1.86 |
| 132767—132859 | 18 | 5.2 | 18 | 97 | 0 | 177 | 21 | 10 | 17 | 5 | 1.76 |
| 152849—152905 | 24 | 2.4 | 24 | 100 | 0 | 114 | 33 | 24 | 8 | 33 | 1.86 |
| 155271—155359 | 21 | 4.1 | 21 | 91 | 5 | 126 | 51 | 10 | 24 | 13 | 1.71 |
| 157592—157622 | 15 | 2.1 | 15 | 100 | 0 | 62 | 48 | 0 | 32 | 19 | 1.49 |

表 2-135-5　玉兰叶绿体基因组散在重复序列特征值

| 重复单元一长度（bp） | 重复单元一起点 | 重复类型 | 重复单元二长度（bp） | 重复单元二起点 | 重复单元间隔 | e-value |
|---|---|---|---|---|---|---|
| 75 | 132766 | D | 75 | 132784 | −2 | 1.26E−31 |
| 61 | 132780 | D | 61 | 132798 | −1 | 2.48E−25 |
| 57 | 132766 | D | 57 | 132702 | −1 | 5.93E−23 |
| 43 | 132798 | D | 43 | 132781 | 0 | 9.32E−17 |
| 49 | 92882 | D | 49 | 92903 | −3 | 1.13E−14 |
| 49 | 92882 | P | 49 | 155269 | −3 | 1.13E−14 |
| 49 | 92903 | P | 49 | 155290 | −3 | 1.13E−14 |
| 49 | 155269 | D | 49 | 155290 | −3 | 1.13E−14 |
| 45 | 132766 | D | 45 | 132820 | −3 | 2.23E−12 |
| 40 | 95313 | D | 40 | 95337 | −2 | 4.19E−11 |
| 40 | 95313 | P | 40 | 152844 | −2 | 4.19E−11 |
| 40 | 95337 | P | 40 | 152868 | −2 | 4.19E−11 |
| 40 | 152844 | D | 40 | 152868 | −2 | 4.19E−11 |
| 39 | 46242 | D | 39 | 102756 | −2 | 1.59E−10 |
| 39 | 46242 | P | 39 | 145426 | −2 | 1.59E−10 |
| 41 | 41290 | D | 41 | 43514 | −3 | 4.29E−10 |
| 31 | 155287 | D | 31 | 155308 | 0 | 1.56E−09 |
| 32 | 67827 | P | 32 | 67871 | −1 | 3.75E−08 |
| 36 | 9251 | P | 36 | 47559 | −3 | 2.94E−07 |
| 31 | 9256 | D | 31 | 38103 | −2 | 6.54E−06 |

续表

| 重复单元一长度（bp） | 重复单元一起点 | 重复类型 | 重复单元二长度（bp） | 重复单元二起点 | 重复单元间隔 | e-value |
| --- | --- | --- | --- | --- | --- | --- |
| 31 | 132798 | D | 31 | 132834 | −2 | 6.54E−06 |
| 30 | 38946 | P | 30 | 38948 | −2 | 2.45E−05 |
| 30 | 10825 | D | 30 | 39050 | −3 | 6.85E−04 |
| 30 | 38104 | P | 30 | 47559 | −3 | 6.85E−04 |
| 30 | 46254 | D | 30 | 102768 | −3 | 6.85E−04 |
| 30 | 46254 | P | 30 | 145423 | −3 | 6.85E−04 |
| 30 | 113274 | D | 30 | 113315 | −3 | 6.85E−04 |
| 30 | 113274 | P | 30 | 134876 | −3 | 6.85E−04 |
| 30 | 113315 | P | 30 | 134917 | −3 | 6.85E−04 |
| 30 | 134874 | D | 30 | 134915 | −3 | 6.85E−04 |

注：P. palindromic repeat，回文重复序列；D. direct repeat，正向重复序列

【高可变区】 为了发现木兰属物种间的高可变区，从38个物种的叶绿体基因组中提取了114个基因间区，采用K2p（Kimura 2-parameter）模型计算基因间区的遗传距离，遗传距离最大的30个基因间区参见图2-135-3。这30个基因间区的K2p平均值分布于

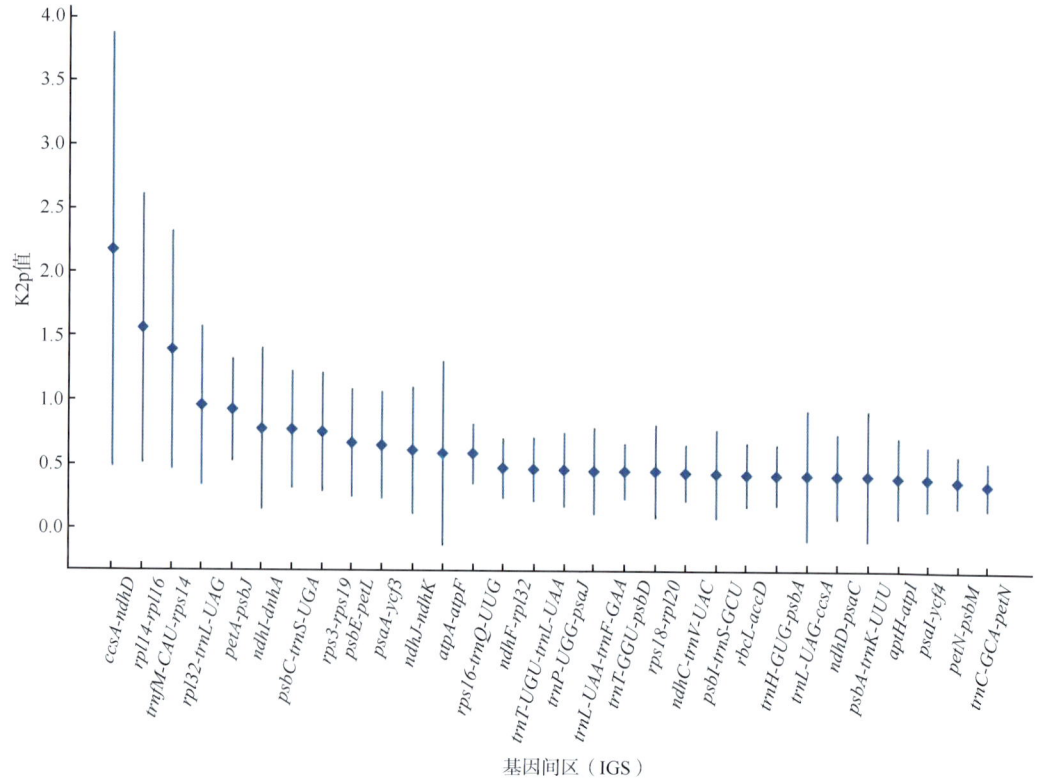

图2-135-3 木兰属物种基因间区的遗传距离分析结果

0.40～2.14。其中 *ccsA-ndhD*、*rpl14-rpl16*、*rpl32-trnL-UAG*、*trnfM-CAU-rps14* 的 K2p 平均值较高，分别为 2.14、1.57、0.96、1.40。由此可见，木兰属 38 个物种的叶绿体基因组在这 4 个区域的变异较大，这 4 个区域可作为潜在的分子标记开发区域。

【系统发育】 使用 MAFFT 对来自木兰属的 38 个物种[2-18]和 1 个外类群物种 [鹅掌楸（*Liriodendron chinense*）][19]的 39 个叶绿体基因组中提取的 87 个共有蛋白质序列进行多重序列比对，使用 IQ-TREE 筛选出最优的 cpREV 模型，并采用最大似然法（maximum likelihood method）构建进化树。结果显示，馨香木兰（*Magnolia odoratissima*）[8]首先独立分化为一支；*Magnolia amazonica*[13]、*Magnolia ovata*[13]、*Magnolia dixonii*[13]、*Magnolia dodecapetala*[13]、*Magnolia gilbertoi*[13] 5 个物种聚为一支，其余的 32 个物种又分为 2 支。其中，*Magnolia aromatica*[11]、桂南木莲（*Magnolia conifera*）[11]、大叶木莲（*Magnolia megaphylla*）[11]、*Magnolia glaucifolia*[11]、川滇木莲（*Magnolia duclouxii*）[11]、厚朴（*Magnolia officinalis*）[9]、凹叶厚朴（*Magnolia officinalis* subsp. *biloba*）[9]、三瓣木兰（*Magnolia tripetala*）[2]、天女木兰（*Magnolia sieboldii*）[7]、西康木兰（*Magnolia wilsonii*）[10]、荷花玉兰（*Magnolia grandiflora*）[9] 11 个物种聚为一支。剩下 21 个物种中，塔形木兰（*Magnolia pyramidata*）分化为一支，焕镛木（*Magnolia kwangsiensis*）[3]分化为一支。剩下 19 个物种又分为 2 支。华盖木（*Magnolia sinica*）、云南拟单性木兰（*Magnolia yunnanensis*）[4]、峨眉拟单性木兰（*Magnolia omeiensis*）[17]、长蕊木兰（*Magnolia cathcartii*）、石碌含笑（*Magnolia shiluensis*）[6]、观光木（*Magnolia odora*）、光叶白玉兰（*Magnolia laevifolia*）[14]、深山含笑（*Magnolia maudiae*）[12]、红花木莲（*Magnolia insignis*）[18]、合果木（*Magnolia baillonii*）[16] 10 个物种聚为一进化树支，柳叶玉兰（*Magnolia salicifolia*）、景宁玉兰（*Magnolia sinostellata*）[15]、宝华玉兰（*Magnolia zenii*）[5]、皱叶玉兰（*Magnolia kobus*）、望春玉兰（*Magnolia biondii*）5 个物种聚为一支，武当玉兰（*Magnolia sprengeri*）、玉兰（*Magnolia denudata*）、紫玉兰（*Magnolia liliiflora*）、白兰（*Magnolia alba*）[4] 4 个物种聚为一支。玉兰与紫玉兰、白兰的亲缘关系较近，与馨香木兰等物种的亲缘关系较远（图 2-135-4）。

【$K_A/K_S$ 选择压力分析】 以图 2-135-4 的进化树作为参考，利用 Hyphy 软件中的 aBSREL 模型对蛋白质编码基因进行选择压力分析。未发现有木兰属基因受到正向选择。

【宏 DNA 条形码的发现及其 PCR 扩增引物设计】 为了发现能够区分木兰属下物种的宏 DNA 条形码序列及其 PCR 扩增引物，利用 ecoPrimers 对木兰属植物叶绿体基因组序列进行分析。未发现可用于设计 PCR 扩增引物的保守区间。

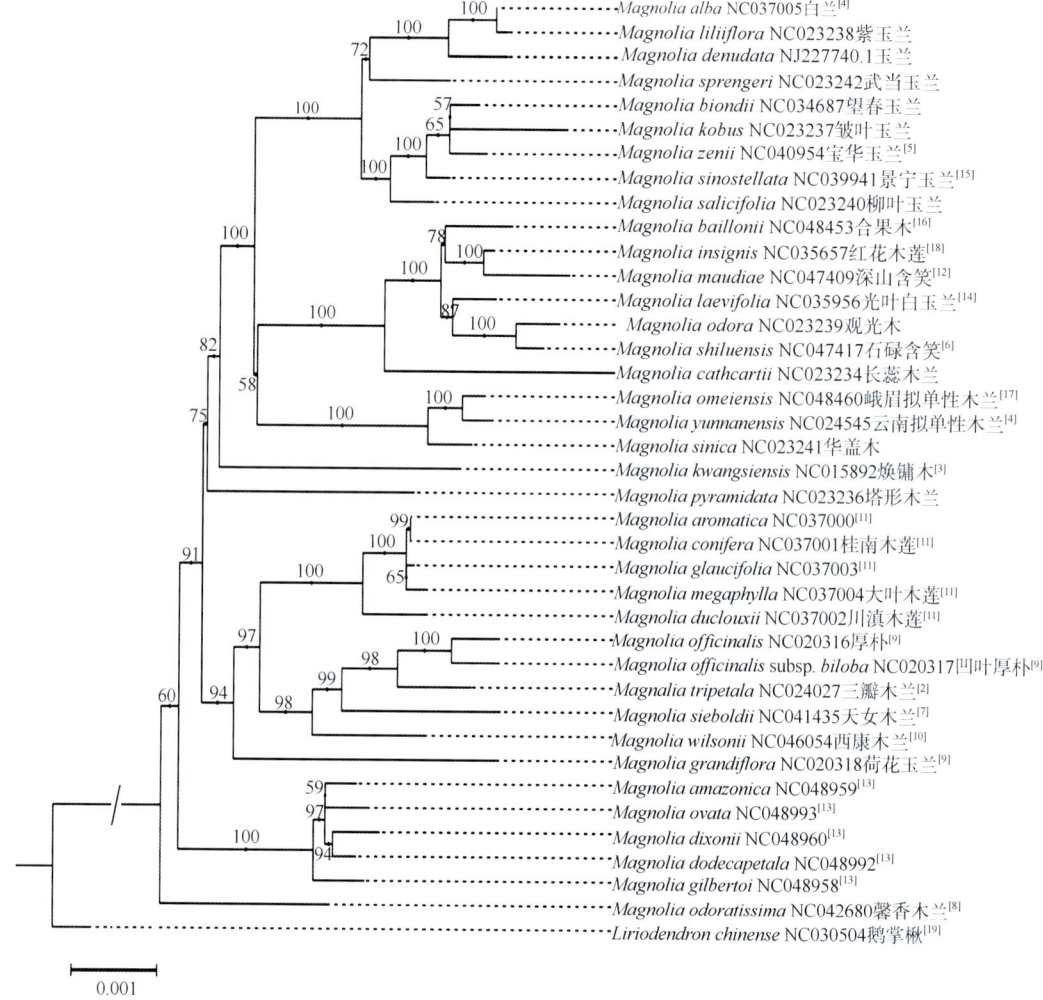

图 2-135-4　木兰属植物系统发育进化分析

## 参 考 文 献

[1] 国家药典委员会. 中华人民共和国药典（2020 年版）一部. 北京：中国医药科技出版社，2020：189.

[2] Zhu A，Guo W，Gupta S，et al. Evolutionary dynamics of the plastid inverted repeat：the effects of expansion，contraction，and loss on substitution rates. New Phytol，2016，209（4）：1747-1756.

[3] Kuang D Y，Wu H，Wang Y L，et al. Complete chloroplast genome sequence of *Magnolia kwangsiensis*（Magnoliaceae）：Implication for DNA barcoding and population genetics. Genome，2011，54（8）：663-673.

[4] Yang J B，Li D Z，Li H T. Highly effective sequencing whole chloroplast genomes of angiosperms by nine novel universal primer pairs. Mol Ecol Resour，2014，14（5）：1024-1031.

[5] Li Y，Sylvester S P，Li M，et al. The complete plastid genome of *Magnolia zenii* and genetic comparison to Magnoliaceae species. Molecules，2019，24（2）：261.

[6] Deng Y，Luo Y，He Y，et al. Complete chloroplast genome of *Michelia shiluensis* and a comparative analysis with four Magnoliaceae species. Forests，2020，11（3）：267.

[7] Gao J, Song Y, Zheng B. Complete chloroplast genome sequence of an endangered tree species, *Magnolia sieboldii* (Magnoliaceae). Mitochondrial DNA Part B: Resources, 2018, 3(2): 1261-1262.

[8] He S L, Wu H Z, Yang Y. Characterization of the complete chloroplast genome of *Magnolia odoratissima* (Magnoliaceae), an endangered and endemic species in China. Mitochondrial DNA Part B: Resources, 2019, 4(1): 386-388.

[9] Li X, Yang Y, Henry R J, et al. Plant DNA barcoding: from gene to genome. Biol Rer Camb Philos Soc, 2015, 90(1): 157-166.

[10] Ling L Z, Zhang S D. Characterization of the complete chloroplast genome of *Magnolia wilsonii* (Magnoliaceae). Mitochondrial DNA Part B: Resources, 2019, 4(2): 3659-3660.

[11] Wang G, Hou N, Zhang S, et al. Characterization of the complete chloroplast genomes of seven *Manglietia* and one *Michelia* species (Magnoliales: Magnoliaceae). Conservation Genetics Resources, 2018, 10(4): 705-708.

[12] Wang J, Li Y, Wang Q, et al. Characterization of the complete chloroplast genome of *Michelia maudiae* (Magnoliaceae). Mitochondrial DNA Part B: Resources, 2019, 4(2): 2146-2147.

[13] Wang Y B, Liu B B, Nie Z L, et al. Major clades and a revised classification of *Magnolia* and Magnoliaceae based on whole plastid genome sequences via genome skimming. Journal of Systematics and Evolution, 2020, 58(5): 673-695.

[14] Xu X, Zhang J, Zheng W. The complete chloroplast genome of threatened *Magnolia laevifolia*, a rare ornamental shrub with strong aromatic flowers. Conservation Genetics Resources, 2018, 10(3): 339-342.

[15] Yao Z X, Yang J F, Liu Y, et al. The complete chloroplast genome of *Magnolia sinostellata* (Magnoliaceae), a rare and endangered species of China. Mitochondrial DNA Part B: Resources, 2018, 3(2): 742-743.

[16] Zhang J, Yang D, Wang Y. The complete chloroplast genome sequence of precious tree, *Magnolia baillonii*. Mitochondrial DNA Part B: Resources, 2019, 4(2): 2841-2842.

[17] Zhao N, Liu L, Zhang Y Q, et al. The complete plastid genome of *Magnolia omeiensis* (Magnoliaceae). Mitochondrial DNA Part B: Resources, 2019, 4(1): 1837-1838.

[18] Zheng W, Xu X. The complete chloroplast genome of endangered *Manglietia* insignis, a rare landscaping tree with red lotus-like flowers. Conservation Genetics Resources, 2018, 10(1): 27-30.

[19] Li B, Li Y, Cai Q, et al. The complete chloroplast genome of a Tertiary relict species *Liriodendron chinense* (Magnoliaceae). Conservation Genetics Resources, 2016, 8(3): 279-281.

# 136 武当玉兰

【药材基本信息】 武当玉兰（*Magnolia sprengeri* Pamp.）为木兰科木兰属药用植物[1]，其干燥花蕾为辛夷中药材（图2-136-1）。收载于《中国药典》（2020年版）[2]。武当玉兰分布于我国陕西、甘肃、湖北、四川等地，湖北建始、巴东、恩施、南漳、谷城、竹溪、郧县、兴山、四川江油、北川、安县、重庆南川、陕西留坝、安康、甘肃康县均适宜其生长。最适宜生长区为湖北建始。武当玉兰主产于四川、湖北、陕西等地，以四川产量大、质量佳。辛夷以完整未开花蕾、内瓣紧密、色绿、无枝梗、香气浓者为佳。辛夷味辛，性温。具有散风寒、通鼻窍的功效。用于风寒头痛、鼻塞流涕、鼻渊、鼻鼽。

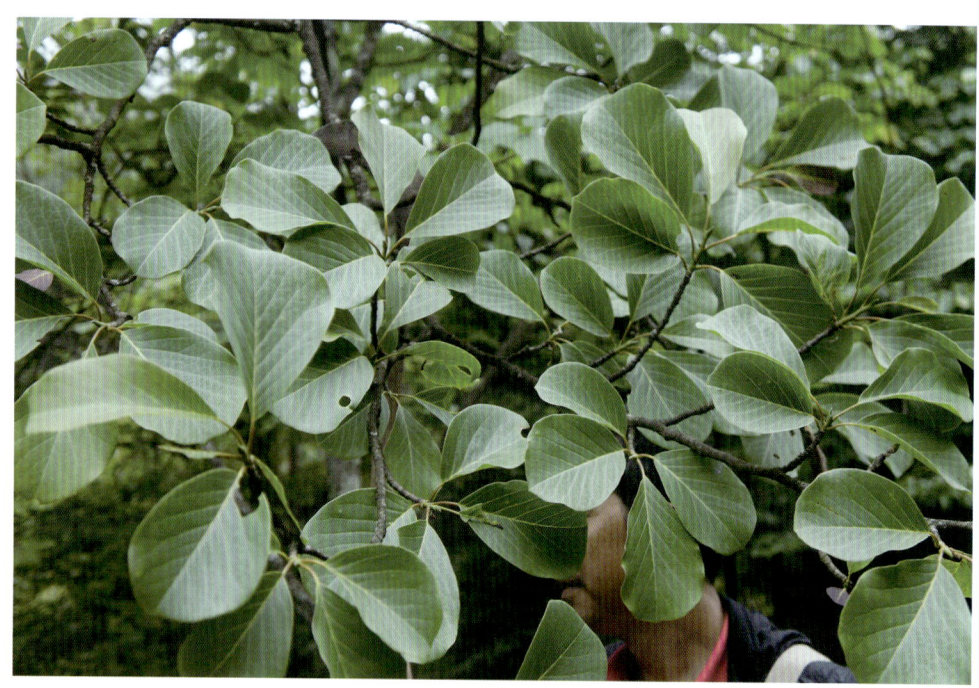

图 2-136-1　武当玉兰

【叶绿体基因组】 武当玉兰的叶绿体DNA为环状分子，其叶绿体基因组（GenBank登录号：NC023242.1）总长度为160 033bp，具有保守的四分状结构，包括一个LSC区、一个SSC区和一对IR区，其长度分别为88 133bp、18 722bp和26 589bp（图2-136-2）。武当玉兰叶绿体基因组的整体G/C含量为39.25%。其IR区的G/C含量（43.17%）高于SSC区的G/C含量（34.20%）和LSC区的G/C含量（37.95%）。

*Magnolia sprengeri*

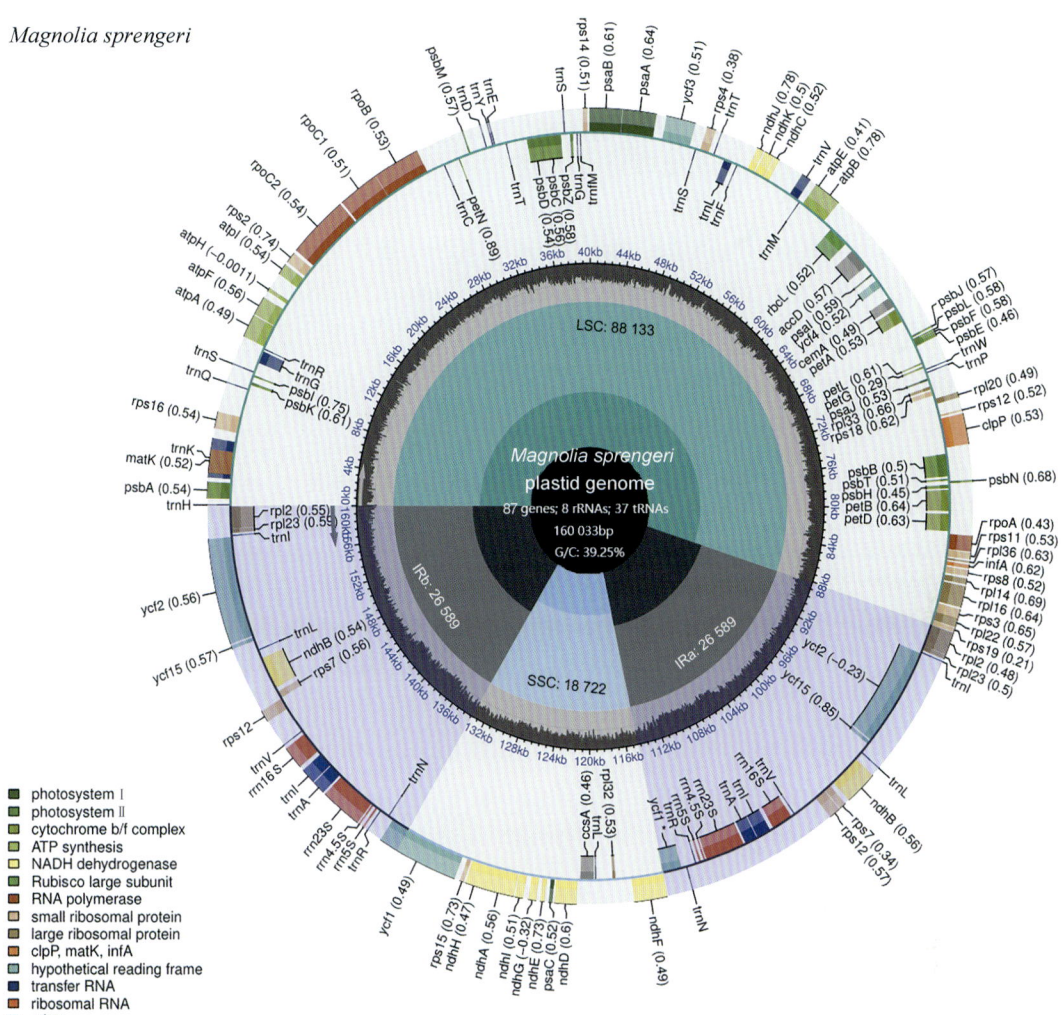

图 2-136-2 武当玉兰叶绿体基因组图谱

该图包括 6 个圆形轨道。自内向外的第一轨道表示分散重复序列，红色弧线表示直接重复序列，绿色弧线表示回文重复序列；自内向外的第二轨道上的蓝色柱状线条表示长串联重复序列，其重复单元碱基长度＞7；自内向外的第三轨道以不同颜色的柱状线条表示不同类型的短串联重复序列（微卫星序列），其中黑色表示复杂重复序列，绿色表示重复单元碱基长度为 1 的重复序列，黄色表示重复单元碱基长度为 2 的重复序列，紫色表示重复单元碱基长度为 3 的重复序列，蓝色表示重复单元碱基长度为 4 的重复序列，橙色表示重复单元碱基长度为 5 的重复序列，红色表示重复单元碱基长度为 6 的重复序列；自内向外的第四轨道上以不同色块表示 SSC 区、反向重复区 IRa 和 IRb、LSC 区，数字代表相应区间的长度；自内向外的第五轨道表示 GC 含量；最外层第六轨道以不同色块表示不同功能的编码基因，功能分类详见图中左下角注释，基因名称后括号中的数字表示密码子使用偏差，轨道外侧的基因转录方向为顺时针方向，轨道内侧的基因转录方向为逆时针方向

【编码基因】 武当玉兰的叶绿体基因组共编码 132 个基因，其中独特基因 113 个，包括蛋白质编码基因 87 个（独特基因 79 个）、转运 RNA（transfer RNA，tRNA）编码基因 37 个（独特基因 30 个）、核糖体 RNA（ribosome RNA，rRNA）编码基因 8 个（独特基因 4 个）（表 2-136-1）。其中 7 个蛋白质独特编码基因（*ndhB*、*rpl2*、*rpl23*、*rps7*、*rps12*、 ycf15、ycf2)、7个tRNA独特编码基因(trnA-UGC、trnI-CAU、trnI-GAU、trnL-CAA、trnN-GUU、trnR-ACG、trnV-GAC)、4个rRNA独特编码基因(rrn16S、rrn23S、rrn4.5S、rrn5S)位于IR区。有11个蛋白质编码基因[rps16、atpF、rpoC1、rpl16、petB、petD、rpl2(×2)、ndhB(×2)、ndhA]各含有1个内含子(intron),4个蛋白质编码基因[ycf3、clpP、rps12(×2)]各含有2个内含子,有8个tRNA编码基因[trnK-UUU、trnG-UCC、trnL-UAA、trnV-UAC、trnI-GAU(×2)、trnA-UGC(×2)]各含有1个内含子(表2-136-2)。武当玉兰叶绿体基因组中蛋白质编码区(coding sequence,CDS)的长度为78 852bp,占整个基因组长度的49.27%。rRNA基因的长度为9038bp,占整个基因组长度的5.65%。而tRNA基因的长度为2815bp,占整个基因组长度的1.76%。武当玉兰叶绿体基因组非编码区主要包括内含子和基因间区,其长度占整个基因组长度的43.32%。

表2-136-1 武当玉兰叶绿体基因组基因列表

| 基因功能 | 基因分类 | 基因名称 |
| --- | --- | --- |
| rRNA | rRNA genes | rrn16S(×2)、rrn23S(×2)、rrn5S(×2)、rrn4.5S(×2) |
| tRNA | tRNA genes | 37 trn genes(8个基因各含有1个内含子) |
| 自我复制 | Small subunit of ribosome | rps11、rps12(×3)、rps14、rps15、rps16、rps18、rps19、rps2、rps3、rps4、rps7(×2)、rps8 |
| | Large subunit of ribosome | rpl14、rpl16、rpl2(×2)、rpl20、rpl22、rpl23(×2)、rpl32、rpl33、rpl36 |
| | DNA dependent RNA polymerase | rpoA、rpoB、rpoC1、rpoC2 |
| 光合作用 | Subunits of NADH-dehydrogenase | ndhA、ndhB(×2)、ndhC、ndhD、ndhE、ndhF、ndhG、ndhH、ndhI、ndhJ、ndhK |
| | Subunits of photosystem I | psaA、psaB、psaC、psaI、psaJ |
| | Subunits of photosystem II | psbA、psbB、psbC、psbD、psbE、psbF、psbH、psbI、psbJ、psbK、psbL、psbM、psbN、psbT、psbZ、ycf3 |
| | Subunits of cytochrome b/f complex | petA、petB、petD、petG、petL、petN |
| | Subunits of ATP synthase | atpA、atpB、atpE、atpF、atpH、atpI |
| | Large subunit of rubisco | rbcL |
| 其他功能 | Maturase | matK |
| | Protease | clpP |
| | Envelope membrane protein | cemA |
| | Subunit of acetyl-CoA-carboxylase | accD |
| | c-type cytochrome synthesis gene | ccsA |
| | Translational initiation factor | infA |
| 未知功能 | | ycf1(×2)、ycf2(×2)、ycf4 |

表 2-136-2　武当玉兰叶绿体基因内含子和外显子位置及长度

| 基因名称 | 基因编码序列所在链 | 起始位置 | 终点位置 | 长度（bp） | | | | |
|---|---|---|---|---|---|---|---|---|
| | | | | 第一外显子 | 第一内含子 | 第二外显子 | 第二内含子 | 第三外显子 |
| trnK-UUU | – | 1798 | 4358 | 37 | 2489 | 35 | | |
| rps16 | – | 5002 | 6086 | 42 | 824 | 219 | | |
| trnG-UCC | + | 10000 | 10839 | 24 | 768 | 48 | | |
| atpF | – | 12769 | 14031 | 145 | 708 | 410 | | |
| rpoC1 | – | 22016 | 24795 | 434 | 722 | 1624 | | |
| ycf3 | – | 45089 | 47061 | 124 | 738 | 230 | 728 | 153 |
| trnL-UAA | + | 49680 | 50255 | 35 | 491 | 50 | | |
| trnV-UAC | – | 54879 | 55539 | 39 | 585 | 37 | | |
| rps12 | – | 73666 | 102713 | 114 | ND | 232 | 538 | 26 |
| clpP | – | 73931 | 75943 | 71 | 780 | 291 | 627 | 244 |
| petB | + | 78831 | 80263 | 6 | 785 | 642 | | |
| petD | + | 80462 | 81645 | 8 | 483 | 475 | | |
| rpl16 | – | 85113 | 86489 | 9 | 408 | 399 | | |
| rpl2 | – | 88189 | 89665 | 391 | 658 | 428 | | |
| ndhB | – | 98834 | 101066 | 775 | 700 | 758 | | |
| trnI-GAU | + | 106631 | 107643 | 42 | 936 | 35 | | |
| trnA-UGC | + | 107708 | 108579 | 38 | 799 | 35 | | |
| ndhA | – | 125092 | 127261 | 553 | 1078 | 539 | | |
| trnA-UGC | – | 139588 | 140459 | 38 | 799 | 35 | | |
| trnI-GAU | – | 140524 | 141536 | 42 | 936 | 35 | | |
| rps12 | + | 145454 | 146247 | ND | ND | 232 | 538 | 26 |
| ndhB | + | 147101 | 149333 | 775 | 700 | 758 | | |
| rpl2 | + | 158502 | 159978 | 391 | 658 | 428 | | |

注："+"表示正链；"–"表示负链；"ND"表示未确定

【重复序列】　在武当玉兰叶绿体基因组中，微卫星序列有 A/T、AG/CT 和 AT/AT 三种类型，各有 28 个、1 个和 2 个（表 2-136-3）。共发现 14 个串联重复序列，满足总长度超过 20bp 且重复单元之间的相似度 ≥ 90% 两个条件（表 2-136-4）。散在重复序列包括回文重复序列和正向重复序列。以 e-value 小于 1E–04 为阈值，武当玉兰叶绿体基因组散在重复序列包括 8 条回文重复序列、8 条正向重复序列（表 2-136-5）。

表 2-136-3　武当玉兰叶绿体基因组微卫星序列统计

| 重复单元类型 | 重复序列个数 |
|---|---|
| A/T | 28 |
| AG/CT | 1 |
| AT/AT | 2 |

表 2-136-4　武当玉兰叶绿体基因组串联重复序列统计

| 起点—终点 | 重复单元长度（bp） | 重复单元拷贝数 | 重复单元一致序列长度（bp） | 重复单元之间的相似度（%） | 插入缺失比例（%） | 分值 | 碱基个数 A | C | G | T | 熵（0—2） |
|---|---|---|---|---|---|---|---|---|---|---|---|
| 45043—45084 | 21 | 2.0 | 21 | 100 | 0 | 84 | 57 | 0 | 19 | 23 | 1.41 |
| 50762—50801 | 20 | 2.0 | 20 | 100 | 0 | 80 | 40 | 20 | 15 | 25 | 1.90 |
| 62744—62779 | 15 | 2.3 | 16 | 90 | 4 | 56 | 50 | 8 | 2 | 38 | 1.47 |
| 62779—62814 | 17 | 2.1 | 17 | 94 | 0 | 63 | 50 | 13 | 5 | 30 | 1.65 |
| 71958—72001 | 21 | 2.1 | 21 | 91 | 8 | 72 | 29 | 25 | 13 | 31 | 1.94 |
| 83265—83313 | 24 | 2.0 | 24 | 92 | 0 | 80 | 28 | 36 | 12 | 22 | 1.90 |
| 87287—87331 | 21 | 2.1 | 21 | 91 | 0 | 72 | 0 | 28 | 2 | 68 | 1.01 |
| 90596—90626 | 15 | 2.1 | 15 | 100 | 0 | 62 | 19 | 32 | 0 | 48 | 1.49 |
| 92859—92947 | 21 | 4.1 | 21 | 91 | 5 | 126 | 13 | 24 | 10 | 51 | 1.71 |
| 132768—132806 | 18 | 2.2 | 18 | 100 | 0 | 78 | 23 | 10 | 15 | 21 | 1.73 |
| 132773—132812 | 18 | 2.2 | 18 | 90 | 0 | 62 | 25 | 12 | 15 | 47 | 1.80 |
| 152798—152894 | 24 | 2.4 | 24 | 100 | 0 | 114 | 33 | 24 | 8 | 33 | 1.86 |
| 155220—155308 | 21 | 4.1 | 21 | 91 | 5 | 126 | 51 | 10 | 24 | 13 | 1.71 |
| 157541—157571 | 15 | 2.1 | 15 | 100 | 0 | 62 | 48 | 0 | 32 | 19 | 1.49 |

表 2-136-5　武当玉兰叶绿体基因组散在重复序列特征值

| 重复单元一长度（bp） | 重复单元一起点 | 重复类型 | 重复单元二长度（bp） | 重复单元二起点 | 重复单元间隔 | e-value |
|---|---|---|---|---|---|---|
| 49 | 92878 | D | 49 | 92899 | −3 | 1.13E−14 |
| 49 | 92878 | P | 49 | 155218 | −3 | 1.13E−14 |
| 49 | 92899 | P | 49 | 155239 | −3 | 1.13E−14 |
| 49 | 155218 | D | 49 | 155239 | −3 | 1.13E−14 |
| 40 | 95309 | D | 40 | 95333 | −2 | 4.18E−11 |
| 40 | 95309 | P | 40 | 152793 | −2 | 4.18E−11 |
| 40 | 95333 | P | 40 | 152817 | −2 | 4.18E−11 |
| 40 | 152793 | D | 40 | 152817 | −2 | 4.18E−11 |
| 39 | 46236 | D | 39 | 102752 | −2 | 1.59E−10 |
| 39 | 46236 | P | 39 | 145375 | −2 | 1.59E−10 |
| 41 | 41286 | D | 41 | 43510 | −3 | 4.29E−10 |
| 31 | 155236 | D | 31 | 155257 | 0 | 1.56E−09 |
| 32 | 67834 | P | 32 | 67878 | −1 | 3.72E−08 |
| 36 | 9233 | P | 36 | 47555 | −3 | 2.94E−17 |
| 31 | 9238 | D | 31 | 38097 | −2 | 6.54E−06 |
| 30 | 38940 | P | 30 | 38942 | −2 | 2.45E−05 |

注：P. palindromic repeat，回文重复序列；D. direct repeat，正向重复序列

【高可变区】　为了发现木兰属物种间的高可变区，从 38 个物种的叶绿体基因组中提

取了 114 个基因间区，采用 K2p（Kimura 2-parameter）模型计算基因间区的遗传距离，遗传距离最大的 30 个基因间区参见图 2-136-3。这 30 个基因间区的 K2p 平均值分布于 0.40～2.14。其中 *ccsA-ndhD*、*rpl14-rpl16*、*rpl32-trnL-UAG*、*trnfM-CAU-rps14* 的 K2p 平均值较高，分别为 2.14、1.57、0.96、1.40。由此可见，木兰属 38 个物种的叶绿体基因组在这 4 个区域的变异较大，这 4 个区域可作为潜在的分子标记开发区域。

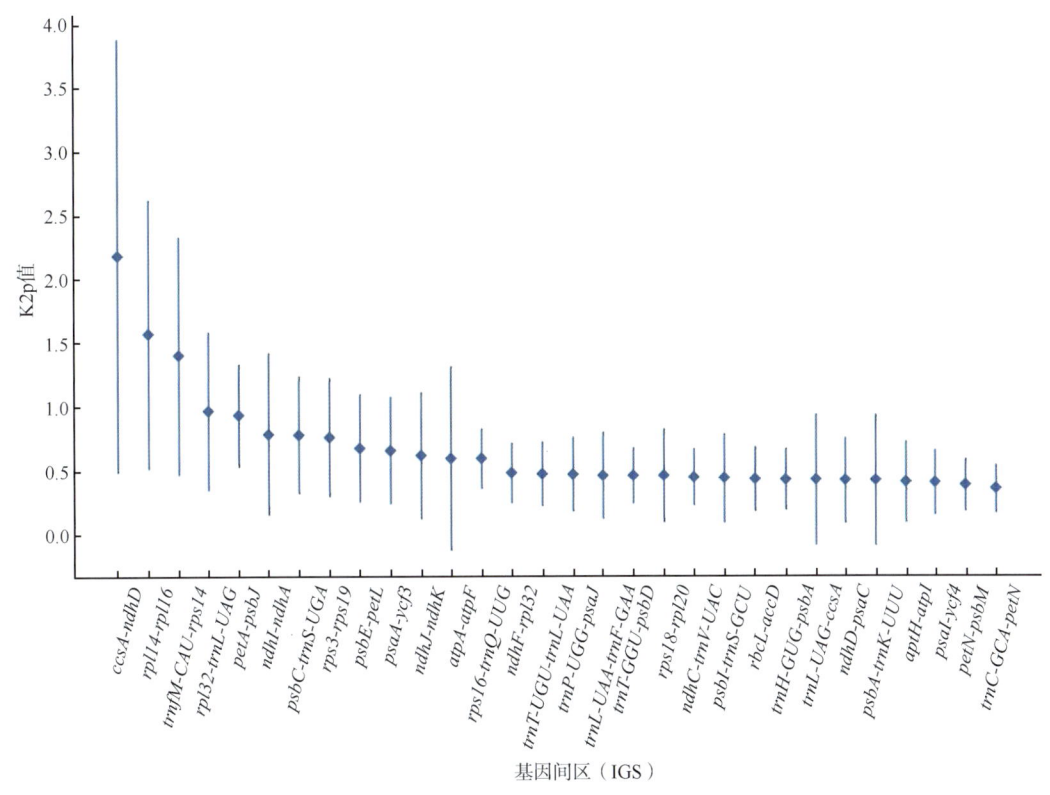

图 2-136-3　木兰属物种基因间区的遗传距离分析结果

【系统发育】 使用 MAFFT 对来自木兰属的 38 个物种[2-19]和 1 个外类群物种[鹅掌楸（*Liriodendron chinense*）][20]的 39 个叶绿体基因组中提取的 87 个共有蛋白质序列进行多重序列比对，使用 IQ-TREE 筛选出最优的 cpREV 模型，并采用最大似然法（maximum likelihood method）构建进化树。结果显示，馨香木兰（*Magnolia odoratissima*）[9]首先独立分化为一支；*Magnolia amazonica*[14]、*Magnolia ovata*[14]、*Magnolia dixonii*[14]、*Magnolia dodecapetala*[14]、*Magnolia gilbertoi*[14] 5 个物种聚为一支，其余的 32 个物种又分为 2 支。其中，*Magnolia aromatica*[12]、桂南木莲（*Magnolia conifera*）[12]、大叶木莲（*Magnolia megaphylla*）[12]、*Magnolia glaucifolia*[12]、川滇木莲（*Magnolia duclouxii*）[12]、厚朴（*Magnolia officinalis*）[10]、凹叶厚朴（*Magnolia officinalis* subsp. *biloba*）[10]、三瓣木兰（*Magnolia tripetala*）[3]、天女木兰（*Magnolia sieboldii*）[8]、西康木兰（*Magnolia wilsonii*）[11]、荷花玉兰（*Magnolia grandiflora*）[10] 11 个物种聚为一支，剩下 21 个物种，塔形木兰（*Magnolia pyramidata*）分化为一支，焕镛木（*Magnolia kwangsiensis*）[4]分化为一支。剩下 19 个物

种又分为 2 支。华盖木（*Magnolia sinica*）、云南拟单性木兰（*Magnolia yunnanensis*）[5]、峨眉拟单性木兰（*Magnolia omeiensis*）[18]、长蕊木兰（*Magnolia cathcartii*）、石碌含笑（*Magnolia shiluensis*）[7]、观光木（*Magnolia odora*）、光叶白玉兰（*Magnolia laevifolia*）[15]、深山含笑（*Magnolia maudiae*）[13]、红花木莲（*Magnolia insignis*）[19]、合果木（*Magnolia baillonii*）[17] 10 个物种聚为一支，柳叶玉兰（*Magnolia salicifolia*）、景宁玉兰（*Magnolia sinostellata*）[16]、宝华玉兰（*Magnolia zenii*）[6]、皱叶玉兰（*Magnolia kobus*）、望春玉兰（*Magnolia biondii*） 5 个物种聚为一支，武当玉兰（*Magnolia sprengeri*）、玉兰（*Magnolia denudata*）、紫玉兰（*Magnolia liliflora*）、白兰（*Magnolia alba*）[12] 4 个物种聚为一支。武当玉兰与玉兰、紫玉兰、白兰的亲缘关系较近，与馨香木兰等物种的亲缘关系较远（图 2-136-4）。

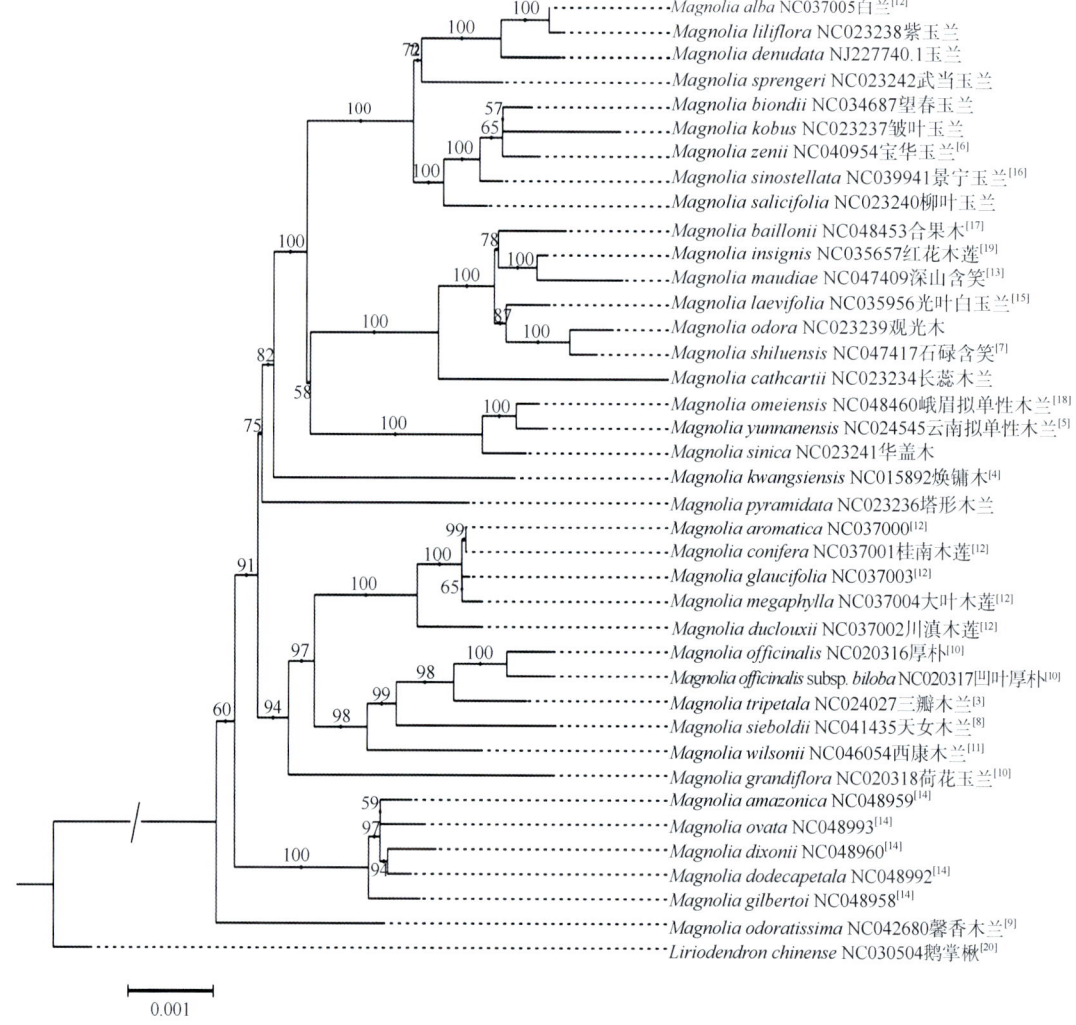

图 2-136-4　木兰属植物系统发育进化分析

【$K_A/K_S$ 选择压力分析】　以图 2-136-4 的进化树作为参考，利用 Hyphy 软件中的

aBSREL 模型对蛋白质编码基因进行选择压力分析。未发现有木兰属基因受到正向选择。

【宏 DNA 条形码的发现及其 PCR 扩增引物设计】 为了发现能够区分木兰属下物种的宏 DNA 条形码序列及其 PCR 扩增引物，利用 ecoPrimers 对木兰属植物叶绿体基因组序列进行分析。未发现用于设计 PCR 扩增引物的保守区间。

## 参 考 文 献

[1] 彭成. 中华道地药材. 北京：中国中医药出版社，2011：4061.

[2] 国家药典委员会. 中华人民共和国药典（2020 年版）一部. 北京：中国医药科技出版社，2020：189.

[3] Zhu A, Guo W, Gupta S, et al. Evolutionary dynamics of the plastid inverted repeat：the effects of expansion, contraction, and loss on substitution rates. New Phytol，2016，209（4）：1747-1756.

[4] Kuang D Y, Wu H, Wang Y L, et al. Complete chloroplast genome sequence of *Magnolia kwangsiensis*（Magnoliaceae）：Implication for DNA barcoding and population genetics. Genome，2011，54（8）：663-673.

[5] Yang J B, Li D Z, Li H T. Highly effective sequencing whole chloroplast genomes of angiosperms by nine novel universal primer pairs. Mol Ecol Resour，2014，14（5）：1024-1031.

[6] Li Y, Sylvester S P, Li M, et al. The complete plastid genome of *Magnolia zenii* and genetic comparison to Magnoliaceae species. Molecules，2019，24（2）：261.

[7] Deng Y, Luo Y, He Y, et al. Complete chloroplast genome of *Michelia shiluensis* and a comparative analysis with four Magnoliaceae species. Forests，2020，11（3）：267.

[8] Gao J, Song Y, Zheng B. Complete chloroplast genome sequence of an endangered tree species, *Magnolia sieboldii*（Magnoliaceae）. Mitochondrial DNA Part B：Resources，2018，3（2）：1261-1262.

[9] He S L, Wu H Z, Yang Y. Characterization of the complete chloroplast genome of *Magnolia odoratissima*（Magnoliaceae），an endangered and endemic species in China. Mitochondrial DNA Part B：Resources，2019，4（1）：386-388.

[10] Li X, Yang Y, Henry R J, et al. Plant DNA barcoding：from gene to genome. Biol Rer Camb Philos Soc，2015，90（1）：157-166.

[11] Ling L Z, Zhang S D. Characterization of the complete chloroplast genome of *Magnolia wilsonii*（Magnoliaceae）. Mitochondrial DNA Part B：Resources，2019，4（2）：3659-3660.

[12] Wang G, Hou N, Zhang S, et al. Characterization of the complete chloroplast genomes of seven *Mangletia* and one *Michelia* species（Magnoliales：Magnoliaceae）. Conservation Genetics Resources，2018，10（4）：705-708.

[13] Wang J, Li Y, Wang Q, et al. Characterization of the complete chloroplast genome of *Michelia maudiae*（Magnoliaceae）. Mitochondrial DNA Part B：Resources，2019，4（2）：2146-2147.

[14] Wang Y B, Liu B B, Nie Z L, et al. Major clades and a revised classification of *Magnolia* and Magnoliaceae based on whole plastid genome sequences via genome skimming. Journal of Systematics and Evolution，2020，58（5）：673-695.

[15] Xu X, Zhang J, Zheng W. The complete chloroplast genome of threatened *Magnolia laevifolia*, a rare ornamental shrub with strong aromatic flowers. Conservation Genetics Resources，2018，10（3）：339-342.

[16] Yao Z X, Yang J F, Liu Y, et al. The complete chloroplast genome of *Magnolia sinostellata*（Magnoliaceae），a rare and endangered species of China. Mitochondrial DNA Part B：Resources，2018，3（2）：742-743.

[17] Zhang J, Yang D, Wang Y. The complete chloroplast genome sequence of precious tree, *Magnolia baillonii*. Mitochondrial DNA Part B：Resources，2019，4（2）：2841-2842.

[18] Zhao N, Liu L, Zhang Y Q, et al. The complete plastid genome of *Magnolia omeiensis*（Magnoliaceae）. Mitochondrial DNA Part B：Resources，2019，4（1）：1837-1838.

[19] Zheng W, Xu X. The complete chloroplast genome of endangered *Manglietia insignis*, a rare landscaping tree with red lotus-like flowers. Conservation Genetics Resources，2018，10（1）：27-30.

[20] Li B, Li Y, Cai Q, et al. The complete chloroplast genome of a Tertiary relict species *Liriodendron chinense*（Magnoliaceae）. Conservation Genetics Resources，2016，8（3）：279-281.

# 137 七叶一枝花

【药材基本信息】 七叶一枝花（*Paris polyphylla* Smith）为藜芦科重楼属药用植物[1]，其干燥根茎为重楼中药材（图2-137-1）。收载于《中国药典》（2020年版）[2]。主要分布于福建、湖北、湖南、广西、四川、贵州和云南。重楼含有重楼皂苷、黄酮等化学成分。味苦，性微寒；有小毒。归肝经[1]。具有清热解毒、消肿止痛、凉肝定惊的功效。用于疗疮痈肿、咽喉肿痛、蛇虫咬伤、跌扑伤痛、惊风抽搐[3]。

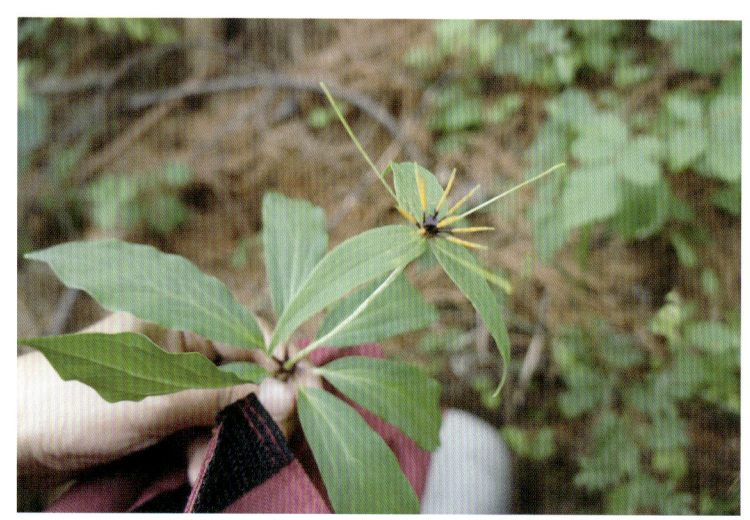

图 2-137-1 七叶一枝花

【叶绿体基因组】 七叶一枝花的叶绿体DNA为典型环状分子，其叶绿体基因组（GenBank登录号：NC046458.1）总长度为158 130bp，具有保守的四分状结构，包括一个LSC区、一个SSC区和一对IR区，其长度分别为84 230bp、18 586bp和27 657bp（图2-137-2）。七叶一枝花叶绿体基因组的整体G/C含量为37.28%。其IR区的G/C含量（41.71%）高于SSC区的G/C含量（31.32%）和LSC区的G/C含量（35.69%）。

【编码基因】 七叶一枝花的叶绿体基因组共编码140个基因，其中独特基因116个，包括蛋白质编码基因94个（独特基因82个）、转运RNA（transfer RNA，tRNA）编码基因38个（独特基因30个）、核糖体RNA（ribosome RNA，rRNA）编码基因8个（独特基因4个）（表2-137-1）。其中8个蛋白质独特编码基因（*ndhB*、*rpl2*、*rpl22*、*rpl23*、*rps12*、*rps19*、*rps7*、*ycf2*），8个tRNA独特编码基因（*trnA-UGC*、*trnH-GUG*、*trnI-CAU*、*trnI-GAU*、*trnL-CAA*、*trnN-GUU*、*trnR-ACG*、*trnV-GAC*），4个rRNA独特编码基因（*rrn16S*、*rrn23S*、*rrn4.5S*、*rrn5S*）位于IR区。有11个蛋白质编码基因[*rps16*、*atpF*、*rpoC1*、*petB*、*petD*、*rpl16*、*rpl2*（×2）、*ndhB*（×2）、*ndhA*]各含有1个内含子（intron），4个蛋白质编码基因[*ycf3*、 *clpP*、*rps12*（×2）]各含有 2 个内含子，8 个 tRNA 编码基因 [*trnK-UUU*、*trnG-UCC*、*trnL-UAA*、*trnV-UAC*、*trnI-GAU*（×2）、*trnA-UGC*（×2）]各含有 1 个内含子（表 2-137-2）。七叶一枝花叶绿体基因组中蛋白质编码区（coding sequence，CDS）的长度为 79 821bp，占整个基因组长度的 50.48%。rRNA 基因的长度为 9052bp，占整个基因组长度的 5.72%。而 tRNA 基因的长度为 2879bp，占整个基因组长度的 1.82%。七叶一枝花叶绿体基因组非编码区主要包括内含子和基因间区，其长度占整个基因组长度的 41.98%。

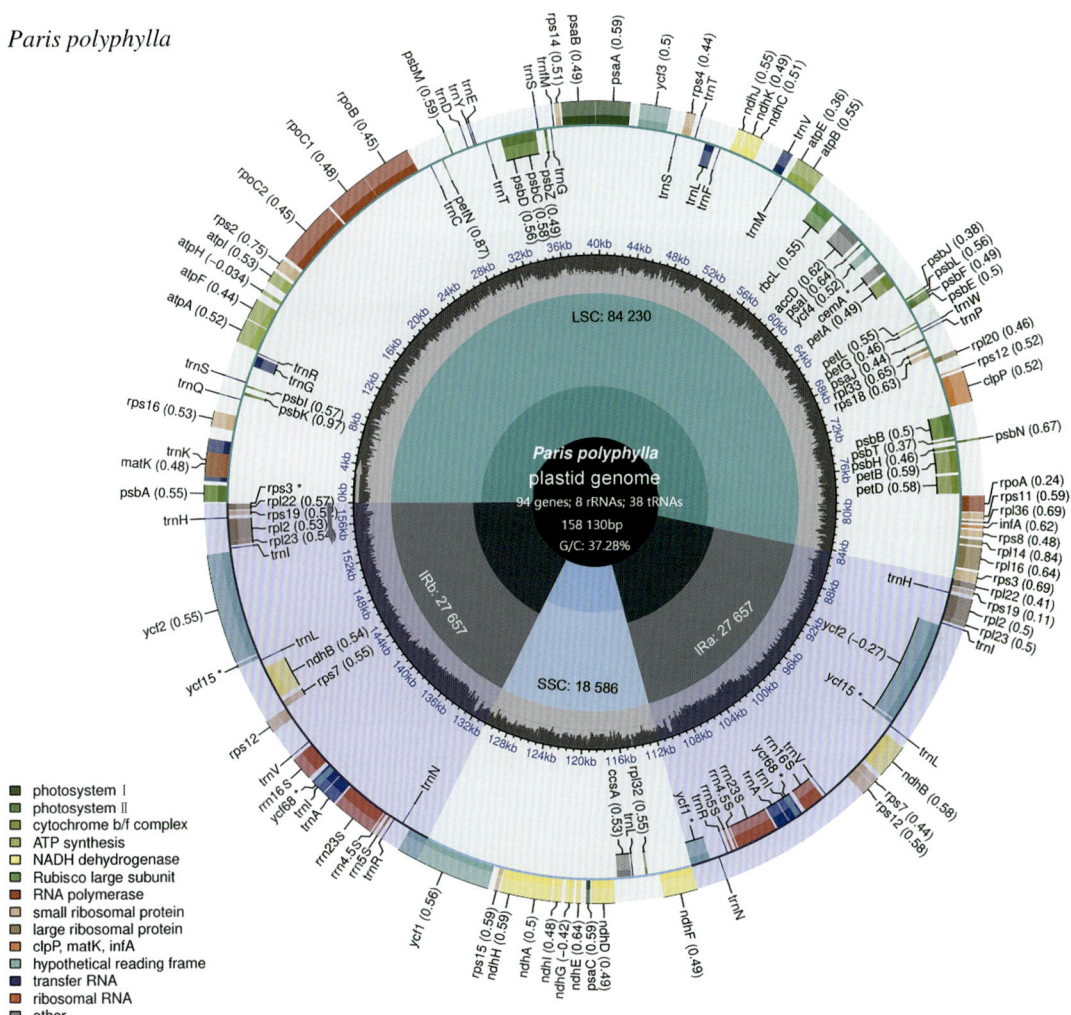

图 2-137-2　七叶一枝花叶绿体基因组图谱

该图包括 6 个圆形轨道。自内向外的第一轨道表示分散重复序列，红色弧线表示直接重复序列，绿色弧线表示回文重复序列；自内向外的第二轨道上的蓝色柱状线条表示长串联重复序列，其重复单元碱基长度>7；自内向外的第三轨道以不同颜色的柱状线条表示不同类型的短串联重复序列（微卫星序列），其中黑色表示复杂重复序列，绿色表示重复单元碱基长度为 1 的重复序列，黄色表示重复单元碱基长度为 2 的重复序列，紫色表示重复单元碱基长度为 3 的重复序列，蓝色表示重复单元碱基长度为 4 的重复序列，橙色表示重复单元碱基长度为 5 的重复序列，红色表示重复单元碱基长度为 6 的重复序列；自内向外的第四轨道上以不同色块表示 SSC 区、反向重复区 IRa 和 IRb、LSC 区，数字代表相应区间的长度；自内向外的第五轨道表示 GC 含量；最外层第六轨道以不同色块表示不同功能的编码基因，功能分类详见图中左下角注释，基因名称后括号中的数字表示密码子使用偏差，轨道外侧的基因转录方向为顺时针方向，轨道内侧的基因转录方向为逆时针方向

表 2-137-1　七叶一枝花叶绿体基因组基因列表

| 基因功能 | 基因分类 | 基因名称 |
|---|---|---|
| rRNA | rRNA genes | *rrn16S*（×2）、*rrn23S*（×2）、*rrn5S*（×2）、*rrn4.5S*（×2） |
| tRNA | tRNA genes | 38 *trn* genes（8 个基因各含有 1 个内含子） |
| 自我复制 | Large subunit of ribosome | *rpl2*（×2）、*rpl14*、*rpl16*、*rpl20*、*rpl22*（×2）、*rpl23*（×2）、*rpl32*、*rpl33*、*rpl36* |
| | DNA dependent RNA polymerase | *rpoA*、*rpoB*、*rpoC1*、*rpoC2* |
| | Small subunit of ribosome | *rps11*、*rps12*（×3）、*rps14*、*rps15*、*rps16*、*rps18*、*rps19*（×2）、*rps2*、*rps3*（×2）、*rps4*、*rps7*（×2）、*rps8* |
| 光合作用 | Subunits of ATP synthase | *atpA*、*atpB*、*atpE*、*atpF*、*atpH*、*atpI* |
| | Subunits of photosystem Ⅱ | *psbA*、*psbB*、*psbC*、*psbD*、*psbE*、*psbF*、*psbH*、*psbI*、*psbJ*、*psbK*、*psbL*、*psbM*、*psbN*、*psbT*、*psbZ*、*ycf3* |
| | Subunits of NADH-dehydrogenase | *ndhA*、*ndhB*（×2）、*ndhC*、*ndhD*、*ndhE*、*ndhF*、*ndhG*、*ndhH*、*ndhI*、*ndhJ*、*ndhK* |
| | Subunits of cytochrome b/f complex | *petA*、*petB*、*petD*、*petG*、*petL*、*petN* |
| | Subunits of photosystem Ⅰ | *psaA*、*psaB*、*psaC*、*psaI*、*psaJ* |
| | Subunit of rubisco | *rbcL* |
| 其他功能 | Subunit of acetyl-CoA-carboxylase | *accD* |
| | c-type cytochrome synthesis gene | *ccsA* |
| | Envelop membrane protein | *cemA* |
| | Protease | *clpP* |
| | Translational initiation factor | *infA* |
| | Maturase | *matK* |
| 未知功能 | | *ycf1*（×2）、*ycf2*（×2）、*ycf4*、*ycf15*（×2）、*ycf68*（×2） |

表 2-137-2　七叶一枝花叶绿体基因内含子和外显子位置及长度

| 基因名称 | 基因编码序列所在链 | 起始位置 | 终点位置 | 长度（bp） | | | | |
|---|---|---|---|---|---|---|---|---|
| | | | | 第一外显子 | 第一内含子 | 第二外显子 | 第二内含子 | 第三外显子 |
| *trnK-UUU* | − | 1391 | 4064 | 37 | 2602 | 35 | | |
| *rps16* | − | 4823 | 5824 | 42 | 750 | 210 | | |
| *trnG-UCC* | + | 9354 | 10099 | 24 | 674 | 48 | | |
| *atpF* | − | 12036 | 13386 | 145 | 796 | 410 | | |
| *rpoC1* | − | 20917 | 23707 | 434 | 706 | 1651 | | |
| *ycf3* | − | 42493 | 44482 | 124 | 730 | 230 | 747 | 159 |
| *trnL-UAA* | + | 47264 | 47935 | 35 | 587 | 50 | | |
| *trnV-UAC* | − | 52193 | 52865 | 39 | 597 | 37 | | |
| *rps12* | − | 70434 | 99543 | 114 | ND | 232 | 543 | 26 |
| *clpP* | − | 70713 | 72713 | 71 | 778 | 291 | 638 | 223 |
| *petB* | + | 75626 | 77086 | 6 | 813 | 642 | | |

续表

| 基因名称 | 基因编码序列所在链 | 起始位置 | 终点位置 | 长度（bp） | | | | |
|---|---|---|---|---|---|---|---|---|
| | | | | 第一外显子 | 第一内含子 | 第二外显子 | 第二内含子 | 第三外显子 |
| *petD* | + | 77284 | 78513 | 6 | 747 | 477 | | |
| *rpl16* | − | 81994 | 83419 | 9 | 1015 | 402 | | |
| *rpl2* | − | 85294 | 86776 | 394 | 661 | 428 | | |
| *ndhB* | − | 95672 | 97899 | 775 | 695 | 758 | | |
| *trnI-GAU* | + | 103513 | 104529 | 42 | 940 | 35 | | |
| *trnA-UGC* | + | 104589 | 105462 | 38 | 801 | 35 | | |
| *ndhA* | − | 121423 | 123580 | 553 | 1075 | 530 | | |
| *trnA-UGC* | − | 136899 | 137772 | 38 | 801 | 35 | | |
| *trnI-GAU* | − | 137832 | 138848 | 42 | 940 | 35 | | |
| *rps12* | + | 142818 | 143616 | ND | ND | 232 | 543 | 26 |
| *ndhB* | + | 144462 | 146689 | 775 | 695 | 758 | | |
| *rpl2* | + | 155585 | 157067 | 394 | 661 | 428 | | |

注："+"表示正链；"−"表示负链；"ND"表示未确定

【重复序列】 在七叶一枝花叶绿体基因组中，微卫星序列的类型以 A/T 为主，有 61 个；其次为 AT/AT，有 11 个（表 2-137-3）。共发现 19 个串联重复序列，满足总长度超过 20bp 且重复单元之间的相似度 ≥ 90% 两个条件（表 2-137-4）。散在重复序列包括回文重复序列和正向重复序列。以 *e*-value 小于 1E–04 为阈值，七叶一枝花叶绿体基因组散在重复序列包括 13 条回文重复序列、21 条正向重复序列（表 2-137-5）。

表 2-137-3 七叶一枝花叶绿体基因组微卫星序列统计

| 重复单元类型 | 重复序列个数 |
|---|---|
| A/T | 61 |
| C/G | 2 |
| AC/GT | 1 |
| AT/AT | 11 |
| AAT/ATT | 2 |
| AAAGAT/ATCTTT | 1 |
| AAGAGG/CCTCTT | 1 |
| AATACT/AGTATT | 1 |
| AATGAC/ATTGTC | 1 |

表 2-137-4  七叶一枝花叶绿体基因组串联重复序列统计

| 起点—终点 | 重复单元长度（bp） | 重复单元拷贝数 | 重复单元一致序列长度（bp） | 重复单元之间的相似度（%） | 插入缺失比例（%） | 分值 | 碱基个数 A | C | G | T | 熵（0—2） |
|---|---|---|---|---|---|---|---|---|---|---|---|
| 205—233 | 7 | 4.3 | 7 | 91 | 8 | 51 | 27 | 0 | 0 | 72 | 0.85 |
| 206—234 | 13 | 2.2 | 13 | 100 | 0 | 58 | 31 | 0 | 0 | 68 | 0.89 |
| 4693—4728 | 16 | 2.2 | 16 | 90 | 5 | 54 | 55 | 0 | 0 | 44 | 0.99 |
| 5361—5390 | 13 | 2.3 | 13 | 94 | 0 | 51 | 56 | 6 | 3 | 33 | 1.42 |
| 8019—8043 | 12 | 2.1 | 12 | 100 | 0 | 50 | 16 | 8 | 0 | 76 | 1.02 |
| 31510—31540 | 15 | 2.1 | 15 | 100 | 0 | 62 | 41 | 12 | 0 | 45 | 1.42 |
| 36096—36138 | 18 | 2.4 | 18 | 96 | 0 | 77 | 48 | 6 | 11 | 32 | 1.66 |
| 47829—47893 | 32 | 2.0 | 32 | 100 | 0 | 130 | 35 | 18 | 18 | 27 | 1.94 |
| 47900—47930 | 15 | 2.1 | 15 | 93 | 0 | 53 | 35 | 16 | 19 | 29 | 1.93 |
| 65406—65437 | 17 | 1.9 | 17 | 93 | 6 | 57 | 18 | 0 | 6 | 75 | 1.01 |
| 71985—72014 | 15 | 2.0 | 15 | 93 | 0 | 51 | 46 | 3 | 3 | 46 | 1.35 |
| 77706—77730 | 12 | 2.1 | 12 | 100 | 0 | 50 | 24 | 8 | 44 | 24 | 1.80 |
| 99786—99829 | 23 | 1.9 | 23 | 90 | 0 | 70 | 22 | 9 | 9 | 59 | 1.56 |
| 107757—107817 | 32 | 1.9 | 32 | 96 | 0 | 113 | 40 | 24 | 9 | 24 | 1.85 |
| 112654—112685 | 17 | 1.9 | 17 | 93 | 6 | 57 | 18 | 6 | 0 | 75 | 1.01 |
| 118229—118262 | 17 | 2.0 | 17 | 100 | 0 | 68 | 58 | 11 | 0 | 29 | 1.33 |
| 130832—130892 | 32 | 1.9 | 32 | 96 | 0 | 113 | 24 | 9 | 24 | 40 | 1.85 |
| 138820—138863 | 23 | 1.9 | 23 | 90 | 0 | 70 | 59 | 9 | 9 | 22 | 1.56 |
| 147061—147106 | 18 | 2.6 | 18 | 92 | 0 | 74 | 34 | 23 | 8 | 32 | 1.86 |

表 2-137-5  七叶一枝花叶绿体基因组散在重复序列特征值

| 重复单元一长度（bp） | 重复单元一起点 | 重复类型 | 重复单元二长度（bp） | 重复单元二起点 | 重复单元间隔 | e-value |
|---|---|---|---|---|---|---|
| 56 | 38704 | D | 56 | 40928 | −3 | 9.67E−19 |
| 52 | 38725 | D | 52 | 40949 | −3 | 1.97E−16 |
| 52 | 47754 | D | 52 | 47863 | −3 | 1.97E−16 |
| 45 | 89058 | D | 45 | 89082 | −3 | 2.08E−12 |
| 45 | 89058 | P | 45 | 149521 | −3 | 2.08E−12 |
| 45 | 89082 | P | 45 | 149545 | −3 | 2.08E−12 |
| 45 | 149521 | D | 45 | 149545 | −3 | 2.08E−12 |
| 33 | 47828 | D | 33 | 47860 | 0 | 9.10E−11 |
| 39 | 47737 | D | 39 | 47938 | −2 | 1.48E−10 |

续表

| 重复单元一长度（bp） | 重复单元一起点 | 重复类型 | 重复单元二长度（bp） | 重复单元二起点 | 重复单元间隔 | e-value |
|---|---|---|---|---|---|---|
| 39 | 43790 | D | 39 | 98832 | −3 | 5.48E−09 |
| 39 | 43790 | P | 39 | 139777 | −3 | 5.48E−09 |
| 36 | 47770 | D | 36 | 47879 | −2 | 8.06E−09 |
| 37 | 47747 | D | 37 | 47824 | −3 | 7.45E−08 |
| 36 | 8110 | D | 36 | 8168 | −3 | 2.74E−07 |
| 36 | 89070 | D | 36 | 89094 | −3 | 2.74E−07 |
| 36 | 89070 | P | 36 | 149518 | −3 | 2.74E−07 |
| 36 | 89094 | P | 36 | 149542 | −3 | 2.74E−07 |
| 33 | 107752 | D | 33 | 107784 | −2 | 4.32E−07 |
| 33 | 107752 | P | 33 | 130831 | −2 | 4.32E−07 |
| 33 | 107784 | P | 33 | 130863 | −2 | 4.32E−07 |
| 33 | 130831 | D | 33 | 130863 | −2 | 4.32E−07 |
| 30 | 149536 | D | 30 | 149560 | −1 | 5.24E−07 |
| 32 | 89104 | D | 32 | 89125 | −2 | 1.62E−06 |
| 32 | 89104 | P | 32 | 149491 | −2 | 1.62E−06 |
| 32 | 89125 | P | 32 | 149512 | −2 | 1.62E−06 |
| 32 | 149491 | D | 32 | 149512 | −2 | 1.62E−06 |
| 33 | 47701 | D | 33 | 47902 | −3 | 1.34E−05 |
| 33 | 47726 | D | 33 | 47927 | −3 | 1.34E−05 |
| 33 | 47736 | D | 33 | 47813 | −3 | 1.34E−05 |
| 30 | 7783 | P | 30 | 44884 | −2 | 2.28E−05 |
| 30 | 35377 | P | 30 | 44822 | −2 | 2.28E−05 |
| 30 | 43802 | D | 30 | 98844 | −2 | 2.28E−05 |
| 30 | 43802 | P | 30 | 139774 | −2 | 2.28E−05 |
| 32 | 8166 | P | 32 | 8170 | −3 | 4.87E−05 |

注：P. palindromic repeat，回文重复序列；D. direct repeat，正向重复序列

【高可变区】 为了发现重楼属物种间的高可变区，从 33 个物种的叶绿体基因组中提取了 67 种基因间区，采用 K2p（Kimura 2-parameter）模型计算基因间区的遗传距离，遗传距离最大的 30 个基因间区参见图 2-137-3。这 30 个基因间区的 K2p 平均值分布于 0.66～5.37。其中 *atpA-atpF*、*ndhH-rps15* 的 K2p 平均值较高，分别为 5.37、4.75。由此可见，重楼属 33 个物种的叶绿体基因组在这 2 个区域的变异较大，这 2 个区域可作为潜在

的分子标记开发区域。

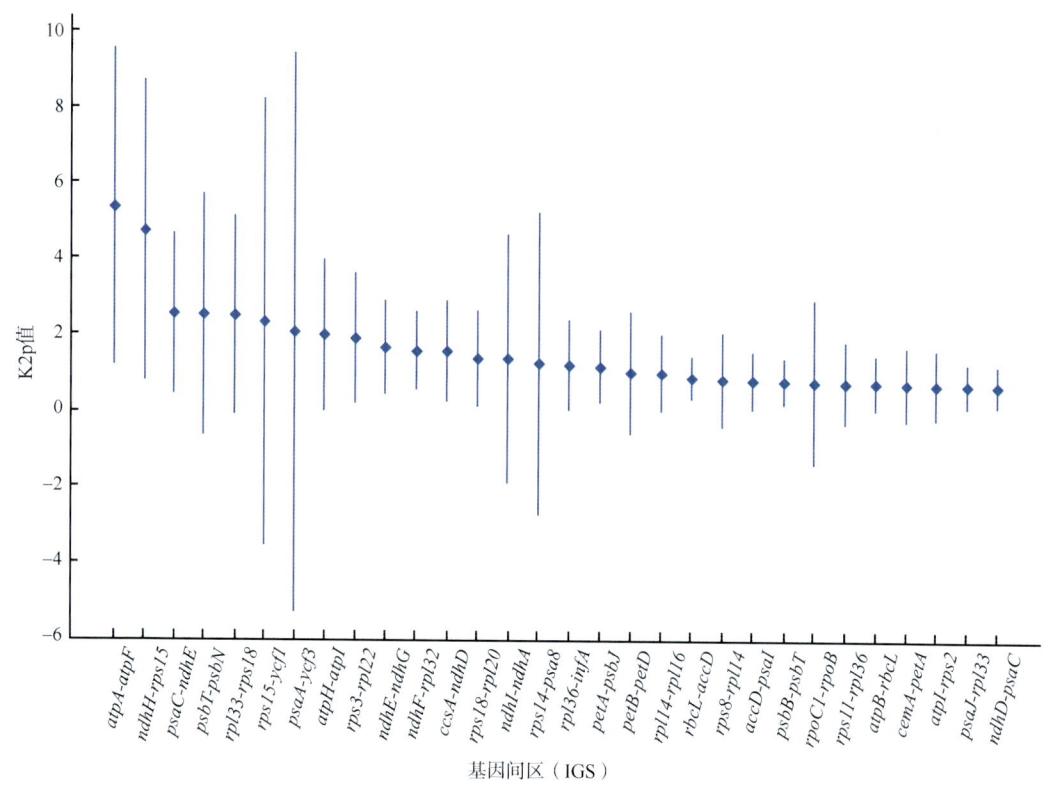

图 2-137-3 重楼属物种基因间区的遗传距离分析结果

【系统发育】 使用 MAFFT 对来自重楼属的 33 个物种[4-10]和 1 个外类群物种 [ 川贝母（*Fritillaria cirrhosa*）][11] 的叶绿体基因组中提取的 80 个共有蛋白质序列进行多重序列比对，使用 IQ-TREE 筛选出最优的 TVM+F+G4 模型，并采用最大似然法（maximum likelihood method）构建进化树。结果显示，北重楼（*Paris verticillata*）、首先分化出来；随后，巴山重楼（*Paris bashanensis*）、无瓣重楼（*Paris incompleta*）、四叶重楼（*Paris quadrifolia*）和日本四叶重楼（*Paris tetraphylla*）4 个物种聚为一支，剩余 28 个物种聚为一支。在这 28 个物种中，日本重楼（*Paris japonica*）、黑籽重楼（*Paris thibetica*）分别单分出来为一支，剩余 26 个物种分为 2 支。其中，五指莲重楼（*Paris axialis*）、平伐重楼（*Paris vaniotii*）、独龙重楼（*Paris dulongensis*）、长柱重楼（*Paris forrestii*）、腾冲重楼（*Paris tengchongensis*）和皱叶重楼（*Paris rugosa*）6 个物种聚为一支，剩下 20 个物种又分为 2 支。其中，宽瓣重楼（*Paris birmanica*）、峨眉重楼（*Paris polyphylla* var. *emeiensis*）、大理重楼（*Paris daliensis*）、七叶一枝花（*Paris polyphylla*）、高杆重楼（*Paris liiana*）、禄劝花叶重楼（*Paris luquanensis*）、花叶重楼（*Paris marmorata*）、云龙重楼（*Paris yanchii*）和滇重楼（*Paris polyphylla* var. *yunnanensis*）9 个物种聚为一支，高平重楼（*Paris caobangensis*）、球药隔重楼（*Paris fargesii*）、西畴重楼（*Paris xichouensis*）、凌云重楼

（Paris cronquistii）、金线重楼（Paris delavayi）、海南重楼（Paris dunniana）、华重楼（Paris polyphylla var. chinensis）、启良重楼（Paris qiliangiana）、卷瓣重楼（Paris undulata）、南重楼（Paris vietnamensis）和毛重楼（Paris mairei）11个物种聚为一支。七叶一枝花和大理重楼（Paris daliensis）的亲缘关系最近（图2-137-4）。

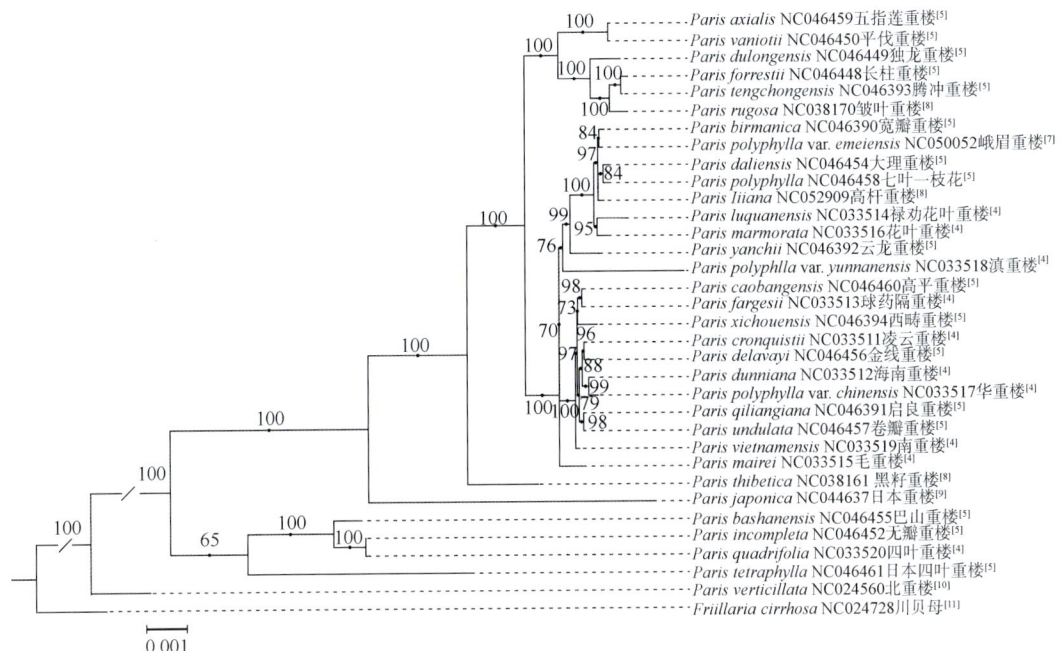

图 2-137-4　重楼属植物系统发育进化分析

【$K_A/K_S$选择压力分析】　以图2-137-4的进化树作为参考，利用Hyphy软件中的aBSREL模型对蛋白质编码基因进行选择压力分析（表2-137-6）。共发现8个重楼属基因受到正向选择，即ndhF、petB、rpl16、rpl20、rpl32、rpoA、rpoC2、ycf2。在物种北重楼（P. verticillata）中，ndhF、rpl16基因被正向选择；在物种七叶一枝花（P. polyphylla var. chinensis）、四叶重楼（P. quadrifolia）、日本重楼（P. japonica）和独龙重楼（P. dulongensis）中，ndhF基因被正向选择；在物种黑籽重楼（P. thibetica）中，petB、rpl32、rpoC2、ycf2共4个基因被正向选择；在物种皱叶重楼（P. rugosa）中，petB基因被正向选择；在物种云龙重楼（P. yanchii）中，rpl16、rpl20、rpl32、ycf2共4个基因被正向选择；在物种球药隔重楼（P. fargesii）中，rpoA基因被正向选择。这些基因的功能可能与重楼属物种适应高海拔、高紫外辐射、低温环境等相关。

【宏DNA条形码的发现及其PCR扩增引物设计】　为了发现能够区分重楼属下物种的宏DNA条形码序列及其PCR扩增引物，利用ecoPrimers对重楼属植物叶绿体基因组序列进行分析。未发现可用于设计PCR扩增引物的保守区间。

表 2-137-6　重楼属植物 $K_A/K_S$ 选择压力分析

| 物种 | 基因 | 优化的枝长 | LRT | $p$-value |
| --- | --- | --- | --- | --- |
| P. verticillata | ndhF | 0.0392 | 38.7375 | 0.0000* |
|  | rpl16 | 0.0392 | 13.7859 | 0.0200 |
| P. polyphylla var. chinensis | ndhF | 0.0004 | 56.1858 | 0.0000* |
| P. quadrifolia | ndhF | 0.0003 | 28.0452 | 0.0000* |
| P. japonica | ndhF | 0.0190 | 22.5355 | 0.0002 |
| P. dulongensis | ndhF | 0.0017 | 11.9974 | 0.0485 |
| P. thibetica | petB | 0.0040 | 12.4690 | 0.0403 |
|  | rpl32 | 0.0040 | 22.6672 | 0.0002 |
|  | rpoC2 | 0.0007 | 41.6577 | 0.0000* |
|  | ycf2 | 0.0190 | 17.4116 | 0.0032 |
| P. rugosa | petB | 0.0007 | 12.4696 | 0.0409 |
| P. yanchii | rpl16 | 0.0013 | 15.4315 | 0.0092 |
|  | rpl20 | 0.0013 | 16.5487 | 0.0052 |
|  | rpl32 | 22.1863 | 0.0003 | 0.0003 |
|  | ycf2 | 0.0133 | 14.3668 | 0.0147 |
| P. fargesii | rpoA | 0.0033 | 20.3909 | 0.0008 |

注：LRT. likelihood ratio test，似然比检验；"*"表示值小于 0.0001

# 参 考 文 献

[1]《全国中草药汇编》编写组. 全国中草药汇编. 北京：人民卫生出版社，1996.

[2] 国家药典委员会. 中华人民共和国药典（2020 年版）一部. 北京：中国医药科技出版社，2020：271-272.

[3] 国家中医药管理局《中华本草》编委会.《中华本草》（傣药卷）. 上海：上海科学技术出版社，2005：23-24.

[4] Huang Y，Li X，Yang Z，et al. Analysis of complete chloroplast genome sequences improves phylogenetic resolution in *Paris*（Melanthiaceae）. Frontiers in Plant Science，2016，7：1797.

[5] Ji Y，Yang L，Chase M W，et al. Plastome phylogenomics，biogeography，and clade diversification of *Paris*（Melanthiaceae）. BMC Plant Biology，2019，19（1）：1-14.

[6] Guan X，Yang Q，Wang S，et al. Chloroplast phylogenomic analysis provides insights into the evolution of *Paris liiana* sp. nov. Mitochondrial DNA Part B：Resources，2021，6（2）：346-348.

[7] Fan M，Liu J，Wang J，et al. The first complete chloroplast genome sequence of *Paris polyphylla* var. *emeiensis*，a rare and endangered species. Mitochondrial DNA Part B：Resources，2020，5（3）：2172-2173.

[8] Song Y，Wang S，Ding Y，et al. Chloroplast genomic resource of *Paris* for species discrimination. Scientific Reports，2017，7（1）：1-8.

[9] Yang L，Yang Z，Liu C，et al. Chloroplast phylogenomic analysis provides insights into the evolution of the largest eukaryotic genome holder，*Paris japonica*（Melanthiaceae）. BMC Plant Biology，2019，19（1）：1-11.

[10] Do H D K，Kim J S，Kim J G. A trnI_CAU triplication event in the complete chloroplast genome of *Paris verticillata* M. Bieb.（Melanthiaceae，Liliales）. Genome Biology and Evolution，2014，6（7）：1699-1706.

[11] Li Q，Li Y，Song J，et al. High-accuracy *de novo* assembly and SNP detection of chloroplast genomes using a SMRT circular consensus sequencing strategy. New Phytologist，2014，204（4）：1041-1049.

# 138 风 龙

**【药材基本信息】** 风龙 [*Sinomenium acutum*（Thunb.）Rehd. et Wils.] 为防己科风龙属药用植物[1,2]，其干燥藤茎为青风藤中药材（图2-138-1）。收载于《中国药典》（2020年版）[3]。风龙分布于长江流域及其以南各地。主产于陕西、甘肃、江苏、安徽、广东、湖北、贵州等省。药材以野生为主，以条均匀者为佳。风龙的茎和根含青藤碱、双青藤碱、木兰花碱、尖防己碱、四氢表小檗碱、异青藤碱、土杜拉宁、清风藤碱、DL-丁香树脂酚、十六烷酸甲酯、N-去甲基尖防己碱、白兰花碱、光千金藤碱，也含β-谷甾醇、豆甾醇等化合物。青风藤味苦、辛，性平。归肝、脾经。具有祛风通络、除湿止痛的功效[4]。现代研究表明，青风藤具有抗炎、镇痛、镇静、镇咳作用，临床用于治疗各种风湿病等。

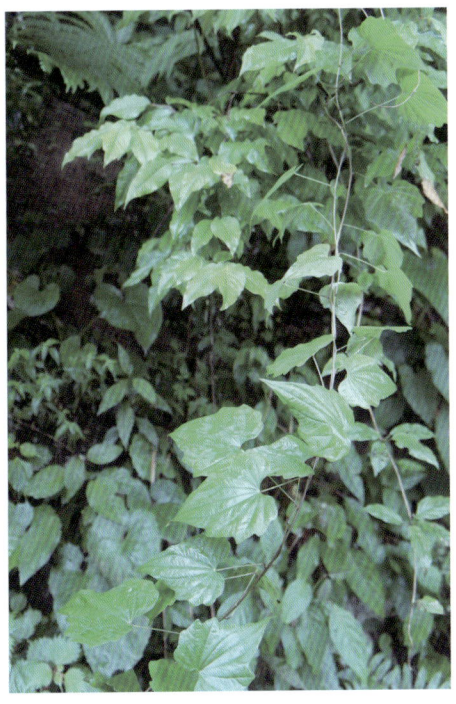

图 2-138-1 风龙

**【叶绿体基因组】** 风龙的叶绿体DNA为环状分子，其叶绿体基因组（GenBank登录号：NC046941）总长度为162 787bp，具有保守的四分状结构，包括一个LSC区、一个SSC区和一对IR区，其长度分别为91 430bp、21 245bp和25 056bp（图2-138-2）。风龙叶绿体基因组的整体G/C含量为38.78%。其IR区的G/C含量（38.43%）低于SSC区的G/C含量（45.89%），但高于LSC区的G/C含量（32.02%）。

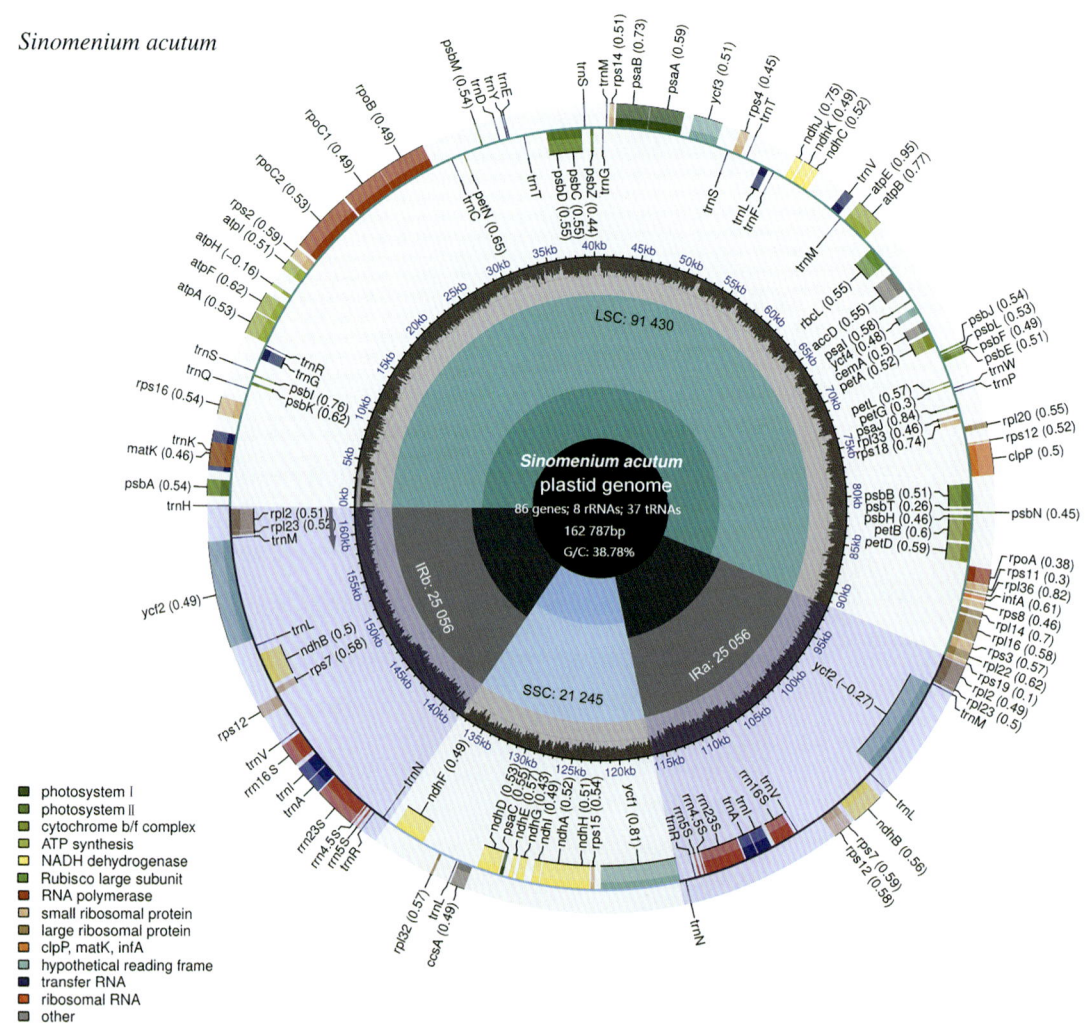

图 2-138-2 风龙叶绿体基因组图谱

该图包括 6 个圆形轨道。自内向外的第一轨道表示分散重复序列，红色弧线表示直接重复序列，绿色弧线表示回文重复序列；自内向外的第二轨道上的蓝色柱状线条表示长串联重复序列，其重复单元碱基长度＞7；自内向外的第三轨道以不同颜色的柱状线条表示不同类型的短串联重复序列（微卫星序列），其中黑色表示复杂重复序列，绿色表示重复单元碱基长度为 1 的重复序列，黄色表示重复单元碱基长度为 2 的重复序列，紫色表示重复单元碱基长度为 3 的重复序列，蓝色表示重复单元碱基长度为 4 的重复序列，橙色表示重复单元碱基长度为 5 的重复序列，红色表示重复单元碱基长度为 6 的重复序列；自内向外的第四轨道上以不同色块表示 SSC 区、反向重复区 IRa 和 IRb、LSC 区，数字代表相应区间的长度；自内向外的第五轨道表示 GC 含量；最外层第六轨道以不同色块表示不同功能的编码基因，功能分类详见图中左下角注释，基因名称后括号中的数字表示密码子使用偏差，轨道外侧的基因转录方向为顺时针方向，轨道内侧的基因转录方向为逆时针方向

【编码基因】 风龙的叶绿体基因组共编码 131 个基因，其中独特基因 111 个，包括蛋白质编码基因 86 个（独特基因 79 个）、转运 RNA（transfer RNA，tRNA）编码基因 37 个（独特基因 28 个）、核糖体 RNA（ribosome RNA，rRNA）编码基因 8 个（独特基因 4 个）（表 2-138-1）。其中 6 个蛋白质独特编码基因（*ndhB*、*rpl2*、*rpl23*、*rps12*、*rps7*、*ycf2*）、

7个tRNA独特编码基因（trnA-UGC、trnM-CAU、trnI-GAU、trnL-CAA、trnN-GUU、trnR-ACG、trnV-GAC）、4个rRNA独特编码基因（rrn16S、rrn23S、rrn5S、rrn4.5S）位于IR区。有11个蛋白质编码基因[rps16、atpF、rpoC1、petB、petD、rpl16、rpl2（×2）、ndhB（×2）、ndhA]各含有1个内含子（intron），4个蛋白质编码基因[ycf3、clpP、rps12（×2）]各含有2个内含子，8个tRNA编码基因[trnK-UUU、trnG-UCC、trnL-UAA、trnV-UAC、trnI-GAU（×2）、trnA-UGC（×2）]各含有1个内含子（表2-138-2）。风龙叶绿体基因组中蛋白质编码区（coding sequence，CDS）的长度为78 789bp，占整个基因组长度的48.40%。rRNA基因的长度为9092bp，占整个基因组长度的5.59%。而tRNA基因的长度为2804bp，占整个基因组长度的1.72%。风龙叶绿体基因组非编码区主要包括内含子和基因间区，其长度占整个基因组长度的55.71%。

表2-138-1　风龙叶绿体基因组基因列表

| 基因功能 | 基因分类 | 基因名称 |
| --- | --- | --- |
| rRNA | rRNA genes | rrn16S（×2）、rrn23S（×2）、rrn5S（×2）、rrn4.5S（×2） |
| tRNA | tRNA genes | 37 trn genes（8个基因各含有1个内含子） |
| 自我复制 | Small subunit of ribosome | rps11、rps12（×3）、rps14、rps15、rps16、rps18、rps19、rps2、rps3、rps4、rps7（×2）、rps8 |
| | Large subunit of ribosome | rpl14、rpl16、rpl2（×2）、rpl20、rpl22、rpl23（×2）、rpl32、rpl33、rpl36 |
| | DNA dependent RNA polymerase | rpoA、rpoB、rpoC1、rpoC2 |
| 光合作用 | Subunits of NADH-dehydrogenase | ndhA、ndhB（×2）、ndhC、ndhD、ndhE、ndhF、ndhG、ndhH、ndhI、ndhJ、ndhK |
| | Subunits of photosystem Ⅰ | psaA、psaB、psaC、psaI、psaJ |
| | Subunits of photosystem Ⅱ | psbA、psbB、psbC、psbD、psbE、psbF、psbH、psbI、psbJ、psbK、psbL、psbM、psbN、psbT、psbZ、ycf3 |
| | Subunits of cytochrome b/f complex | petA、petB、petD、petG、petL、petN |
| | Subunits of ATP synthase | atpA、atpB、atpE、atpF、atpH、atpI |
| 其他功能 | Large subunit of rubisco | rbcL |
| | Maturase | matK |
| | Protease | clpP |
| | Envelope membrane protein | cemA |
| | Subunit of acetyl-CoA-carboxylase | accD |
| | Translational initiation factor | infA |
| | c-type cytochrome synthesis gene | ccsA |
| 未知功能 | | ycf1、ycf2（×2）、ycf4 |

表 2-138-2 风龙叶绿体基因内含子和外显子位置及长度

| 基因名称 | 基因编码序列所在链 | 起始位置 | 终点位置 | 长度（bp） | | | | |
|---|---|---|---|---|---|---|---|---|
| | | | | 第一外显子 | 第一内含子 | 第二外显子 | 第二内含子 | 第三外显子 |
| trnK-UUU | – | 2312 | 4883 | 37 | 2500 | 35 | | |
| rps16 | – | 5977 | 7121 | 40 | 869 | 236 | | |
| trnG-UCC | + | 10319 | 11104 | 23 | 715 | 48 | | |
| atpF | – | 13100 | 14374 | 145 | 1071 | 59 | | |
| rpoC1 | – | 22488 | 25316 | 432 | 786 | 1611 | | |
| ycf3 | – | 46803 | 48776 | 124 | 737 | 230 | 730 | 153 |
| trnL-UAA | + | 52209 | 52795 | 35 | 502 | 50 | | |
| trnV-UAC | – | 57849 | 58522 | 39 | 598 | 37 | | |
| rps12 | – | 76788 | 105572 | 114 | ND | 232 | 538 | 26 |
| clpP | – | 76985 | 79060 | 71 | 817 | 294 | 650 | 244 |
| petB | + | 81996 | 83492 | 6 | 849 | 642 | | |
| petD | + | 83694 | 84911 | 8 | 714 | 496 | | |
| rpl16 | – | 88431 | 89872 | 9 | 1034 | 399 | | |
| rpl2 | – | 91584 | 93065 | 388 | 660 | 434 | | |
| ndhB | – | 101691 | 103917 | 777 | 694 | 756 | | |
| trnI-GAU | + | 109573 | 110590 | 42 | 941 | 35 | | |
| trnA-UGC | + | 110655 | 111527 | 38 | 800 | 35 | | |
| ndhA | + | 123978 | 126266 | 553 | 1197 | 539 | | |
| trnA-UGC | – | 142677 | 143549 | 38 | 800 | 35 | | |
| trnI-GAU | – | 143614 | 144631 | 42 | 941 | 35 | | |
| rps12 | + | 148632 | 149425 | ND | ND | 232 | 538 | 26 |
| ndhB | + | 150287 | 152513 | 777 | 694 | 756 | | |
| rpl2 | + | 161139 | 162620 | 388 | 660 | 434 | | |

注："+"表示正链；"–"表示负链；"ND"表示未确定

【重复序列】 在风龙叶绿体基因组中，微卫星序列有 A/T、C/G 和 AT/AT 三种类型，各有 51 个、1 个和 10 个（表 2-138-3）。共发现 46 个串联重复序列，满足总长度超过 20bp 且重复单元之间的相似度≥90% 两个条件（表 2-138-4）。散在重复序列包括回文重复序列和正向重复序列。以 e-value 小于 1E–04 为阈值，风龙叶绿体基因组散在重复序列包括 8 条回文重复序列、10 条正向重复序列（表 2-138-5）。

表 2-138-3 风龙叶绿体基因组微卫星序列统计

| 重复单元类型 | 重复序列个数 |
|---|---|
| A/T | 51 |
| C/G | 1 |
| AT/AT | 10 |

表 2-138-4　风龙叶绿体基因组串联重复序列统计

| 起点—终点 | 重复单元长度（bp） | 重复单元拷贝数 | 重复单元一致序列长度（bp） | 重复单元之间的相似度(%) | 插入缺失比例(%) | 分值 | 碱基个数 A | C | G | T | 熵（0—2） |
|---|---|---|---|---|---|---|---|---|---|---|---|
| 265—334 | 17 | 4.1 | 17 | 94 | 3 | 115 | 64 | 11 | 0 | 24 | 1.26 |
| 2178—2233 | 21 | 2.8 | 21 | 94 | 5 | 98 | 32 | 3 | 0 | 64 | 1.11 |
| 2294—2319 | 13 | 2.0 | 13 | 100 | 0 | 52 | 23 | 7 | 38 | 30 | 1.83 |
| 5191—5232 | 21 | 2.0 | 21 | 100 | 0 | 84 | 52 | 14 | 4 | 28 | 1.62 |
| 5686—5722 | 17 | 2.2 | 16 | 95 | 4 | 65 | 48 | 10 | 13 | 27 | 1.75 |
| 9910—9993 | 28 | 3.0 | 28 | 98 | 0 | 159 | 32 | 15 | 3 | 48 | 1.62 |
| 30201—30238 | 19 | 2.0 | 19 | 94 | 0 | 67 | 28 | 13 | 10 | 47 | 1.76 |
| 30366—30391 | 13 | 2.0 | 13 | 100 | 0 | 52 | 61 | 0 | 15 | 23 | 1.33 |
| 31871—31925 | 21 | 2.6 | 21 | 94 | 2 | 92 | 43 | 3 | 3 | 49 | 1.37 |
| 34422—34451 | 14 | 2.1 | 14 | 93 | 0 | 51 | 13 | 13 | 10 | 63 | 1.52 |
| 34799—34826 | 14 | 2.0 | 14 | 100 | 0 | 56 | 50 | 0 | 14 | 35 | 1.43 |
| 35147—35197 | 22 | 2.4 | 22 | 96 | 3 | 95 | 35 | 17 | 23 | 23 | 1.95 |
| 36310—36361 | 26 | 2.0 | 25 | 96 | 3 | 95 | 42 | 3 | 3 | 50 | 1.39 |
| 40405—40478 | 31 | 2.3 | 33 | 90 | 6 | 116 | 41 | 2 | 5 | 50 | 1.39 |
| 40495—40541 | 23 | 2.1 | 22 | 92 | 4 | 76 | 48 | 14 | 4 | 31 | 1.63 |
| 49119—49148 | 15 | 2.0 | 15 | 93 | 0 | 51 | 40 | 20 | 10 | 30 | 1.85 |
| 49778—49813 | 18 | 2.0 | 18 | 100 | 0 | 72 | 55 | 11 | 5 | 27 | 1.57 |
| 50782—50816 | 16 | 2.2 | 16 | 100 | 0 | 70 | 22 | 11 | 5 | 60 | 1.52 |
| 50970—50995 | 12 | 2.2 | 12 | 100 | 0 | 52 | 46 | 15 | 7 | 30 | 1.74 |
| 51244—51284 | 20 | 2.0 | 20 | 100 | 0 | 82 | 41 | 9 | 4 | 43 | 1.59 |
| 51383—51412 | 15 | 2.0 | 15 | 100 | 0 | 60 | 60 | 0 | 0 | 40 | 0.97 |
| 51564—51600 | 19 | 1.9 | 19 | 94 | 0 | 65 | 45 | 0 | 8 | 45 | 1.32 |
| 51636—51669 | 17 | 2.0 | 17 | 100 | 0 | 68 | 35 | 0 | 5 | 58 | 1.22 |
| 56160—56195 | 16 | 2.2 | 17 | 90 | 5 | 56 | 22 | 0 | 0 | 77 | 0.76 |
| 56468—56494 | 14 | 1.9 | 14 | 100 | 0 | 54 | 37 | 11 | 14 | 37 | 1.82 |
| 61462—61489 | 14 | 2.0 | 14 | 100 | 0 | 56 | 35 | 0 | 14 | 50 | 1.43 |
| 65965—66017 | 27 | 2.0 | 27 | 92 | 0 | 88 | 45 | 5 | 5 | 43 | 1.51 |
| 67523—67549 | 13 | 2.1 | 13 | 100 | 0 | 54 | 40 | 0 | 14 | 44 | 1.46 |
| 73578—73622 | 16 | 2.8 | 16 | 96 | 0 | 81 | 48 | 2 | 0 | 48 | 1.13 |
| 73765—73791 | 13 | 2.1 | 13 | 100 | 0 | 54 | 48 | 0 | 14 | 37 | 1.45 |
| 75546—75579 | 17 | 2.0 | 17 | 100 | 0 | 68 | 41 | 11 | 17 | 29 | 1.85 |
| 79127—79155 | 14 | 2.1 | 14 | 100 | 0 | 58 | 20 | 6 | 13 | 58 | 1.58 |
| 84926—84958 | 16 | 2.1 | 16 | 100 | 0 | 66 | 30 | 6 | 30 | 33 | 1.82 |
| 87796—87821 | 13 | 2.0 | 13 | 100 | 0 | 52 | 53 | 0 | 7 | 38 | 1.30 |
| 90648—90680 | 15 | 2.3 | 14 | 94 | 5 | 57 | 21 | 51 | 0 | 27 | 1.48 |

续表

| 起点—终点 | 重复单元长度（bp） | 重复单元拷贝数 | 重复单元一致序列长度（bp） | 重复单元之间的相似度（%） | 插入缺失比例（%） | 分值 | 碱基个数 A | C | G | T | 熵（0—2） |
|---|---|---|---|---|---|---|---|---|---|---|---|
| 93665—93694 | 15 | 2.0 | 15 | 93 | 0 | 51 | 43 | 13 | 30 | 13 | 1.82 |
| 93919—93966 | 24 | 2.0 | 24 | 95 | 0 | 87 | 31 | 8 | 27 | 33 | 1.86 |
| 96311—96367 | 21 | 2.7 | 21 | 97 | 0 | 105 | 10 | 24 | 14 | 50 | 1.73 |
| 100076—100115 | 15 | 2.7 | 15 | 100 | 0 | 80 | 37 | 10 | 35 | 17 | 1.83 |
| 117901—117936 | 18 | 2.0 | 18 | 100 | 0 | 72 | 33 | 22 | 22 | 22 | 1.97 |
| 128617—128645 | 14 | 2.1 | 14 | 100 | 0 | 58 | 58 | 0 | 6 | 34 | 1.25 |
| 128633—128673 | 20 | 2.0 | 20 | 100 | 0 | 82 | 75 | 0 | 4 | 19 | 0.98 |
| 128635—128682 | 20 | 2.3 | 20 | 92 | 3 | 78 | 75 | 0 | 6 | 18 | 1.01 |
| 133293—133324 | 16 | 2.0 | 16 | 100 | 0 | 64 | 62 | 0 | 6 | 31 | 1.20 |
| 134102—134135 | 16 | 2.1 | 16 | 100 | 0 | 68 | 50 | 17 | 11 | 20 | 1.77 |
| 154089—154128 | 15 | 2.7 | 15 | 100 | 0 | 80 | 17 | 35 | 10 | 37 | 1.83 |

表 2-138-5　风龙叶绿体基因组散在重复序列特征值

| 重复单元一长度（bp） | 重复类型 | 重复单元一起点 | 重复单元二长度（bp） | 重复单元二起点 | 重复单元间隔 | e-value |
|---|---|---|---|---|---|---|
| 56 | 9909 | D | 56 | 9937 | −1 | 2.41E−22 |
| 58 | 264 | D | 58 | 281 | −3 | 7.47E−20 |
| 49 | 43034 | D | 49 | 45258 | −3 | 1.17E−14 |
| 39 | 47952 | D | 39 | 105616 | 0 | 2.47E−14 |
| 39 | 47952 | P | 39 | 148548 | 0 | 2.47E−14 |
| 42 | 96310 | D | 42 | 96331 | −3 | 1.19E−10 |
| 42 | 96310 | P | 42 | 157830 | −3 | 1.19E−10 |
| 42 | 96331 | P | 42 | 157851 | −3 | 1.19E−10 |
| 42 | 157830 | D | 42 | 157851 | −3 | 1.19E−10 |
| 36 | 9327 | P | 36 | 49714 | −2 | 8.95E−09 |
| 36 | 264 | D | 36 | 298 | −3 | 3.04E−07 |
| 30 | 4976 | P | 30 | 4978 | −1 | 5.82E−07 |
| 30 | 128569 | P | 30 | 128571 | −1 | 5.82E−07 |
| 31 | 73575 | D | 31 | 73591 | −2 | 6.76E−06 |
| 33 | 2189 | D | 33 | 2210 | −3 | 1.49E−05 |
| 33 | 35601 | P | 33 | 35605 | −3 | 1.49E−05 |
| 30 | 31877 | D | 30 | 31898 | −2 | 2.53E−05 |
| 30 | 39492 | P | 30 | 49714 | −2 | 2.53E−05 |

注：P. palindromic repeat，回文重复序列；D. direct repeat，正向重复序列

【系统发育】 使用 MAFFT 对来自防己科的 3 个物种[5,6]和 1 个外类群物种 [乌头（*Aconitum carmichaelii*）] 的 4 个叶绿体基因组中提取的 75 个共有蛋白质序列进行多重序列比对，使用 IQ-TREE 筛选出最优的 GTR+F+I+G4 模型，并采用最大似然法（maximum likelihood method）构建进化树。结果显示，古山龙（*Arcangelisia gusanlung*）、心叶青牛胆（*Tinospora cordifolia*）和天仙藤（*Fibraurea recisa*）3 个物种聚为一支，剩余 5 个物种聚为一支。在这 5 个物种中，风龙（*Sinomenium acutum*）[5]和蝙蝠葛（*Menispermum dauricum*）聚为一支，细圆藤（*Pericampylus glaucus*）[6]、千金藤（*Stephania japonica*）和藤枣（*Eleutharrhena macrocarpa*）3 个物种聚为一支。风龙和蝙蝠葛的亲缘关系最近（图 2-138-3）。

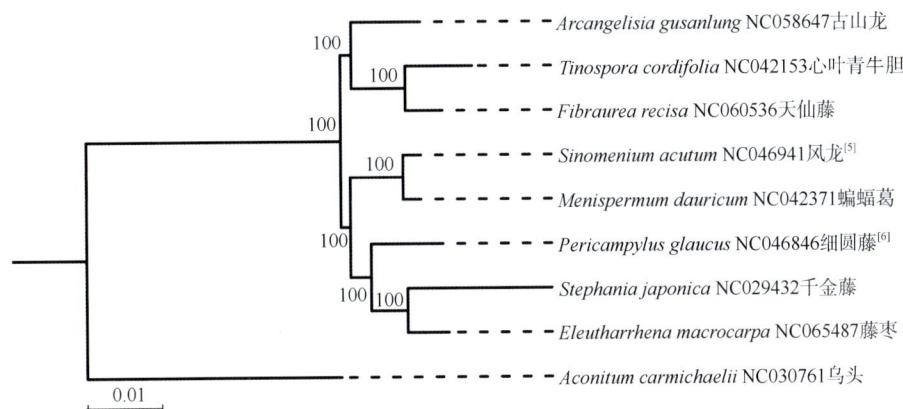

图 2-138-3 防己科植物系统发育进化分析

## 参 考 文 献

[1] 肖培根. 新编中药志. 第三卷. 北京：化学工业出版社，2002：942-945.
[2] 国家中医药管理局《中华本草》编委会. 中华本草. 第二十卷. 上海：上海科学技术出版社，1999：445-450.
[3] 国家药典委员会. 中华人民共和国药典（2020 年版）一部. 北京：中国医药科技出版社，2020：204.
[4] 中国科学院《中国植物志》编委会. 中国植物志. 北京：科学出版社，1988，62：73.
[5] Kim J，Lee J，Um S，et al. The complete chloroplast genome of *Sinomenium acutum*（Menispermaceae）. Mitochondrial DNA Part B：Resources，2020，5（3）：2992-2993.
[6] Kang H，Wang Y. The complete chloroplast genome sequence of *Pericampylus glaucus*. Mitochondrial DNA Part B：Resources，2019，4（2）：3963-3964.

# 139 蓝桉

【药材基本信息】 蓝桉（*Eucalyptus globulus* Labill）为桃金娘科桉属药用植物[1]，叶、根皮和果实均可入药（图 2-139-1）。蓝桉主要生长在我国西南地区（四川、重庆、贵州、广西、云南、西藏）的高原上，不适于低海拔及高温地区，能耐零下低温[2]。蓝桉为常绿高大乔木，高达十余米。树皮呈片状，剥落而呈淡蓝灰色。叶二型，两种叶下面均密生白粉而呈绿灰色，两面有明显腺点。花瓣与萼片合生成一帽状体，呈淡黄白色。果实为蒴果杯状，有4棱及不明显瘤体[3]。蓝桉含有萜类、苷、黄酮和鞣质等化学成分[4]。蓝桉叶有健胃、止神经痛、治风湿和扭伤等效用。蓝桉根皮具有顺气化痰、祛风除湿的功效，可用于治疗痰多咳嗽、风寒湿痹。蓝桉干燥果实又名"一口钟"，用于治疗炎症、湿疹、流行性脑脊髓膜炎及流行性感冒[5]。现代研究表明，蓝桉具有抗菌、抗病毒、抗肿瘤、抗氧化等作用[6]。

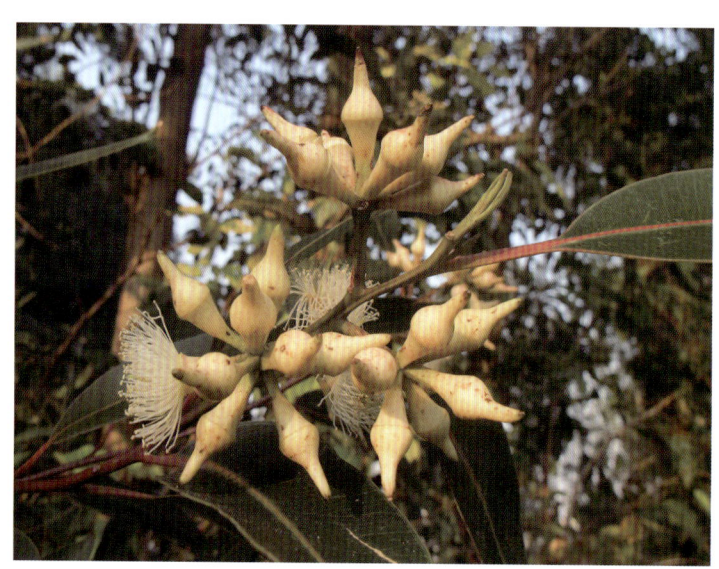

图 2-139-1　蓝桉

【叶绿体基因组】 蓝桉的叶绿体 DNA 为环状分子，其叶绿体基因组（GenBank 登录号：KC180787.1）总长度为 160 267bp，具有保守的四分状结构，包括一个 LSC 区、一个 SSC 区和一对 IR 区，其长度分别为 89 010bp、18 463bp 和 26 397bp（图 2-139-2）。蓝桉叶绿体基因组的整体 G/C 含量为 36.86%。其 LSC 区的 G/C 含量（34.71%）低于 IR 区的 G/C 含量（42.71%），但高于 SSC 区的 G/C 含量（30.51%）。

*Eucalyptus globulus*

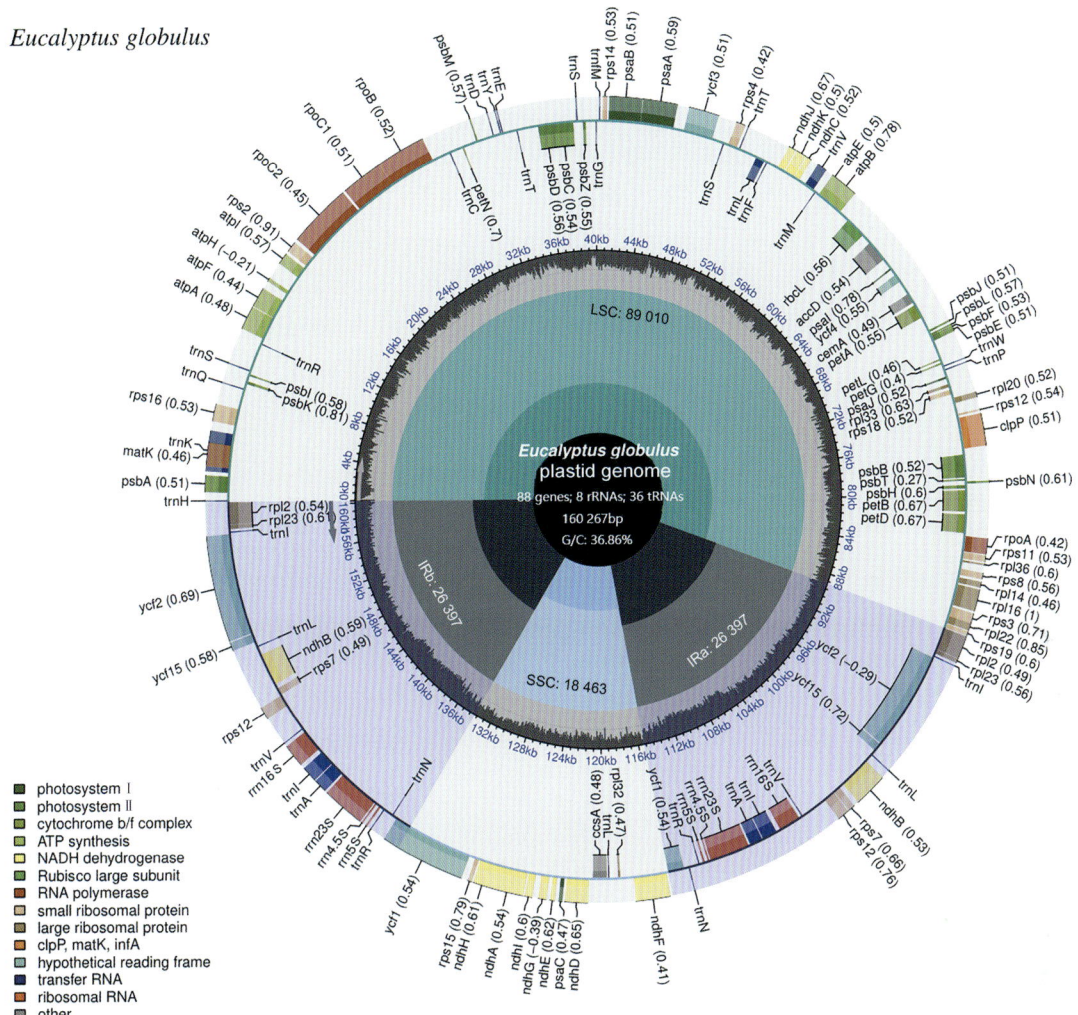

图 2-139-2 蓝桉叶绿体基因组图谱

该图包括 6 个圆形轨道。自内向外的第一轨道表示分散重复序列，红色弧线表示直接重复序列，绿色弧线表示回文重复序列；自内向外的第二轨道上的蓝色柱状线条表示长串联重复序列，其重复单元碱基长度＞7；自内向外的第三轨道以不同颜色的柱状线条表示不同类型的短串联重复序列（微卫星序列），其中黑色表示复杂重复序列，绿色表示重复单元碱基长度为 1 的重复序列，黄色表示重复单元碱基长度为 2 的重复序列，紫色表示重复单元碱基长度为 3 的重复序列，蓝色表示重复单元碱基长度为 4 的重复序列，橙色表示重复单元碱基长度为 5 的重复序列，红色表示重复单元碱基长度为 6 的重复序列；自内向外的第四轨道上以不同色块表示 SSC 区、反向重复区 IRa 和 IRb、LSC 区，数字代表相应区间的长度；自内向外的第五轨道表示 GC 含量；最外层第六轨道以不同色块表示不同功能的编码基因，功能分类详见图中左下角注释，基因名称后括号中的数字表示密码子使用偏差，轨道外侧的基因转录方向为顺时针方向，轨道内侧的基因转录方向为逆时针方向

【编码基因】 蓝桉的叶绿体基因组共编码 132 个基因，其中独特基因 111 个，包括蛋白质编码基因 88 个（独特基因 79 个）、转运 RNA（transfer RNA，tRNA）编码基因 36 个（独特基因 28 个）、核糖体 RNA（ribosome RNA，rRNA）编码基因 8 个（独特基因 4 个）（表 2-139-1）。其中 8 个蛋白质独特编码基因（*rps7*、*rps12*、*rpl23*、*ndhB*、*rpl2*、*ycf2*、 ycf1、ycf15）、8 个 tRNA 独特编码基因（trnS-GCU、trnV-GAC、trnR-ACG、trnN-GUU、trnM-CAU、trnL-CAA、trnE-UUC、trnA-UGC）、4 个 rRNA 独特编码基因（rrn16S、rrn5S、rrn4.5S、rrn23S）位于 IR 区。有 11 个蛋白质编码基因 [rpl2（×2）、ndhB（×2）、ndhA、rpl16、petD、petB、rpoC1、atpF、rps16] 各含有 1 个内含子（intron），4 个蛋白质编码基因 [clpP、ycf3、rps12（×2）] 各含有 2 个内含子，8 个 tRNA 编码基因 [trnK-UUU、trnS-CGA、trnL-UAA、trnC-ACA、trnE-UUC（×2）、trnA-UGC（×2）] 各含有 1 个内含子（表 2-139-2）。蓝桉叶绿体基因组中蛋白质编码区（coding sequence，CDS）的长度 78 591bp，占整个基因组长度的 49.04%。rRNA 基因的长度为 9056bp，占整个基因组长度的 5.65%。而 tRNA 基因的长度为 2788bp，占整个基因组长度的 1.74%。蓝桉叶绿体基因组非编码区主要包括内含子和基因间区，其长度占整个基因组长度的 43.57%。

表 2-139-1　蓝桉叶绿体基因组基因列表

| 基因功能 | 基因分类 | 基因名称 |
| --- | --- | --- |
| rRNA | rRNA genes | rrn16S（×2）、rrn23S（×2）、rrn5S（×2）、rrn4.5S（×2） |
| tRNA | tRNA genes | 36 trn genes（8 个基因各含有 1 个内含子） |
| 自我复制 | Small subunit of ribosome | rps11、rps12（×3）、rps14、rps15、rps16、rps18、rps19、rps2、rps3、rps4、rps7（×2）、rps8 |
| | Large subunit of ribosome | rpl14、rpl16、rpl2（×2）、rpl20、rpl22、rpl23（×2）、rpl32、rpl33、rpl36 |
| | DNA dependent RNA polymerase | rpoA、rpoB、rpoC1、rpoC2 |
| 光合作用 | Subunits of NADH-dehydrogenase | ndhA、ndhB（×2）、ndhC、ndhD、ndhE、ndhF、ndhG、ndhH、ndhI、ndhJ、ndhK |
| | Subunits of photosystem Ⅰ | psaA、psaB、psaC、psaI、psaJ |
| | Subunits of photosystem Ⅱ | psbA、psbB、psbC、psbD、psbE、psbF、psbH、psbI、psbJ、psbK、psbL、psbM、psbN、psbT、psbZ、ycf3 |
| | Subunits of cytochrome b/f complex | petA、petB、petD、petG、petL、petN |
| | Subunits of ATP synthase | atpA、atpB、atpE、atpF、atpH、atpI |
| | Large subunit of rubisco | rbcL |
| 其他功能 | Maturase | matK |
| | Protease | clpP |
| | Envelope membrane protein | cemA |
| | Subunit of acetyl-CoA-carboxylase | accD |
| | c-type cytochrome synthesis gene | ccsA |
| 未知功能 | | ycf1（×2）、ycf2（×2）、ycf4、ycf15（×2） |

表 2-139-2　蓝桉叶绿体基因内含子和外显子位置及长度

| 基因名称 | 基因编码序列所在链 | 起始位置 | 终点位置 | 长度（bp） | | | | |
|---|---|---|---|---|---|---|---|---|
| | | | | 第一外显子 | 第一内含子 | 第二外显子 | 第二内含子 | 第三外显子 |
| trnK-UUU | – | 1927 | 4548 | 37 | 2550 | 35 | | |
| rps16 | – | 5133 | 6242 | 40 | 876 | 194 | | |
| trnS-CGA | + | 9814 | 10628 | 31 | 724 | 60 | | |
| atpF | – | 12873 | 14187 | 145 | 745 | 425 | | |
| rpoC1 | – | 22332 | 25137 | 453 | 736 | 1617 | | |
| ycf3 | – | 46128 | 48127 | 124 | 759 | 230 | 734 | 153 |
| trnL-UAA | + | 51425 | 52015 | 35 | 506 | 50 | | |
| trnC-ACA | – | 55213 | 55885 | 39 | 578 | 56 | | |
| rps12 | – | 74434 | 103516 | 114 | ND | 232 | 548 | 26 |
| clpP | – | 74714 | 76808 | 71 | 882 | 294 | 622 | 226 |
| petB | + | 79622 | 81041 | 6 | 772 | 642 | | |
| petD | + | 81234 | 82486 | 8 | 770 | 475 | | |
| rpl16 | – | 85990 | 87390 | 9 | 993 | 399 | | |
| rpl2 | – | 89071 | 90559 | 391 | 625 | 473 | | |
| ndhB | – | 99651 | 101866 | 775 | 683 | 758 | | |
| trnE-UUC | + | 107469 | 108492 | 32 | 952 | 40 | | |
| trnA-UGC | + | 108562 | 109437 | 37 | 803 | 36 | | |
| ndhA | – | 125197 | 127354 | 553 | 1066 | 539 | | |
| trnA-UGC | – | 139841 | 140716 | 37 | 803 | 36 | | |
| trnE-UUC | – | 140786 | 141809 | 32 | 952 | 40 | | |
| rps12 | + | 145762 | 146565 | ND | ND | 232 | 548 | 26 |
| ndhB | + | 147412 | 149627 | 775 | 683 | 758 | | |
| rpl2 | + | 158719 | 160207 | 391 | 625 | 473 | | |

注："+"代表正链；"–"代表负链；"ND"表示未确定

【重复序列】　在蓝桉叶绿体基因组中，微卫星序列有 A/T、AT/AT 和 AAT/ATT 三种类型，各有 74 个、1 个和 1 个（表 2-139-3）。共发现 27 个串联重复序列，满足总长度超过 20bp 且重复单元之间的相似度 ≥ 90% 两个条件（表 2-139-4）。散在重复序列包括回文重复序列和正向重复序列。以 e-value 小于 1E–04 为阈值，蓝桉叶绿体基因组散在重复序列包括 10 条回文重复序列、15 条正向重复序列（表 2-139-5）。

表 2-139-3　蓝桉叶绿体基因组微卫星序列统计

| 重复单元类型 | 重复序列个数 |
| --- | --- |
| A/T | 74 |
| AT/AT | 1 |
| AAT/ATT | 1 |

表 2-139-4　蓝桉叶绿体基因组串联重复序列统计

| 起点—终点 | 重复单元长度（bp） | 重复单元拷贝数 | 重复单元一致序列长度（bp） | 重复单元之间的相似度（%） | 插入缺失比例（%） | 分值 | 碱基个数 A | C | G | T | 熵（0—2） |
| --- | --- | --- | --- | --- | --- | --- | --- | --- | --- | --- | --- |
| 205—256 | 26 | 2.0 | 26 | 100 | 0 | 104 | 30 | 11 | 7 | 50 | 1.67 |
| 426—477 | 25 | 2.1 | 25 | 100 | 0 | 104 | 42 | 7 | 15 | 34 | 1.75 |
| 8777—8818 | 21 | 2.0 | 21 | 100 | 0 | 84 | 23 | 9 | 9 | 57 | 1.60 |
| 9097—9128 | 15 | 2.1 | 15 | 94 | 0 | 55 | 40 | 12 | 0 | 46 | 1.42 |
| 9290—9343 | 27 | 2.0 | 27 | 100 | 0 | 108 | 44 | 3 | 14 | 37 | 1.63 |
| 13915—13939 | 13 | 1.9 | 13 | 100 | 0 | 50 | 32 | 12 | 0 | 56 | 1.36 |
| 34746—34795 | 25 | 2.0 | 25 | 100 | 0 | 100 | 56 | 8 | 4 | 32 | 1.47 |
| 35712—35738 | 13 | 2.1 | 13 | 100 | 0 | 54 | 33 | 7 | 14 | 44 | 1.73 |
| 46927—46952 | 13 | 2.0 | 13 | 100 | 0 | 52 | 23 | 7 | 7 | 61 | 1.49 |
| 48225—48256 | 15 | 2.1 | 16 | 94 | 5 | 57 | 71 | 12 | 0 | 15 | 1.14 |
| 48225—48257 | 16 | 2.1 | 16 | 94 | 0 | 57 | 72 | 12 | 0 | 15 | 1.12 |
| 52700—52743 | 21 | 2.1 | 21 | 100 | 0 | 88 | 22 | 13 | 0 | 63 | 1.29 |
| 63834—63871 | 14 | 2.7 | 14 | 100 | 0 | 76 | 36 | 23 | 5 | 34 | 1.78 |
| 63866—63918 | 26 | 2.0 | 26 | 100 | 0 | 106 | 37 | 20 | 15 | 26 | 1.92 |
| 65272—65300 | 14 | 2.1 | 14 | 100 | 0 | 58 | 20 | 20 | 6 | 51 | 1.70 |
| 69419—69457 | 18 | 2.2 | 18 | 100 | 0 | 78 | 46 | 5 | 10 | 38 | 1.60 |
| 96224—96268 | 18 | 2.5 | 18 | 100 | 0 | 90 | 33 | 6 | 31 | 28 | 1.83 |
| 103946—103978 | 17 | 1.9 | 17 | 93 | 0 | 57 | 6 | 9 | 3 | 81 | 0.95 |
| 113870—113901 | 16 | 2.0 | 16 | 93 | 0 | 55 | 37 | 15 | 9 | 37 | 1.80 |
| 114910—114945 | 18 | 2.0 | 18 | 100 | 0 | 72 | 38 | 16 | 16 | 27 | 1.90 |
| 115421—115458 | 18 | 2.1 | 18 | 100 | 0 | 76 | 63 | 0 | 15 | 21 | 1.31 |
| 115497—115533 | 18 | 2.1 | 18 | 94 | 0 | 65 | 54 | 8 | 10 | 27 | 1.63 |
| 123078—123106 | 14 | 2.0 | 15 | 93 | 6 | 51 | 55 | 0 | 0 | 44 | 0.99 |
| 134333—134368 | 18 | 2.0 | 18 | 100 | 0 | 72 | 27 | 16 | 16 | 38 | 1.90 |
| 135377—135408 | 16 | 2.0 | 16 | 93 | 0 | 55 | 37 | 9 | 15 | 37 | 1.80 |
| 145300—145332 | 17 | 1.9 | 17 | 93 | 0 | 57 | 81 | 3 | 9 | 6 | 0.95 |
| 153010—153054 | 18 | 2.5 | 18 | 100 | 0 | 90 | 28 | 31 | 6 | 33 | 1.83 |

表 2-139-5　蓝桉叶绿体基因组散在重复序列特征值

| 重复单元一长度（bp） | 重复单元一起点 | 重复类型 | 重复单元二长度（bp） | 重复单元二起点 | 重复单元间隔 | $e$-value |
|---|---|---|---|---|---|---|
| 39 | 47280 | D | 39 | 125775 | 0 | 2.39E–14 |
| 40 | 103555 | D | 40 | 125775 | –1 | 7.17E–13 |
| 40 | 125775 | P | 40 | 145682 | –1 | 7.17E–13 |
| 39 | 47280 | D | 39 | 103555 | –1 | 2.80E–12 |
| 39 | 47280 | P | 39 | 145683 | –1 | 2.80E–12 |
| 41 | 42240 | D | 41 | 44464 | –3 | 4.30E–10 |
| 30 | 8909 | P | 30 | 49004 | 0 | 6.27E–09 |
| 30 | 36026 | P | 30 | 54775 | 0 | 6.27E–09 |
| 30 | 11163 | P | 30 | 11165 | –1 | 5.64E–07 |
| 34 | 42258 | D | 34 | 44482 | –3 | 3.95E–06 |
| 34 | 63827 | D | 34 | 63841 | –3 | 3.95E–06 |
| 31 | 9289 | D | 31 | 9316 | –2 | 6.56E–06 |
| 33 | 8906 | D | 33 | 38657 | –3 | 1.44E–05 |
| 30 | 424 | D | 30 | 449 | –2 | 2.45E–05 |
| 30 | 17762 | P | 30 | 17763 | –2 | 2.45E–05 |
| 30 | 47292 | D | 30 | 103567 | –2 | 2.45E–05 |
| 30 | 47292 | P | 30 | 145680 | –2 | 2.45E–05 |
| 30 | 63865 | D | 30 | 63891 | –2 | 2.45E–05 |
| 30 | 96220 | D | 30 | 96238 | –2 | 2.45E–05 |
| 30 | 96220 | P | 30 | 153009 | –2 | 2.45E–05 |
| 30 | 96238 | P | 30 | 153027 | –2 | 2.45E–05 |
| 30 | 103567 | D | 30 | 125787 | –2 | 2.45E–05 |
| 30 | 125787 | P | 30 | 145680 | –2 | 2.45E–05 |
| 30 | 153009 | D | 30 | 153027 | –2 | 2.45E–05 |
| 32 | 45747 | D | 32 | 45759 | –3 | 5.24E–05 |

注：P. palindromic repeat，回文重复序列；D. direct repeat，正向重复序列

【高可变区】　为了发现桉属物种间的高可变区，从 34 个物种的叶绿体基因组中提取了 54 个基因间区，采用 K2p（Kimura 2-parameter）模型计算基因间区的遗传距离，遗传距离最大的 30 个基因间区参见图 2-139-3。这 30 个基因间区的 K2p 平均值分布于 0.67～2.96。其中 ndhG-ndhI、rps2-rpoC2、ccsA-ndhD、rps15-ycf1 的 K2p 平均值较高，分别为 2.96、2.38、2.04、2.03。由此可见，桉属 34 个物种的叶绿体基因组在这 4 个区域的变异较大，这 4 个区域可作为潜在的分子标记开发区域。

【系统发育】　使用 MAFFT 对来自桉属的 34 个物种[7,8]和 1 个外类群物种 [红果仔（Eugenia uniflora）] 的叶绿体基因组中提取的 69 个共有蛋白质序列进行多重序列比对，使

用 IQ-TREE 筛选得到最优的 JTTDCMut+F+I+G4 模型，并采用最大似然法（maximum likelihood method）构建进化树。结果显示，香皮桉（*Eucalyptus aromaphloia*）、蓝桉（*Eucalyptus globulus*）[8]、亮果桉（*Eucalyptus nitens*）、*Eucalyptus globulus* subsp. *globulus*、柳叶桉（*Eucalyptus saligna*）、*Eucalyptus smithii*、赤桉（*Eucalyptus camaldulensis*）、巨桉（*Eucalyptus grandis*）、剥桉（*Eucalyptus deglupta*）、棒萼桉（*Eucalyptus cladocalyx*）、多苞桉（*Eucalyptus polybractea*）、蜜味桉（*Eucalyptus melliodora*）、异色桉（*Eucalyptus diversicolor*）、匙形桉（*Eucalyptus spathulata*）、珊瑚桉（*Eucalyptus torquata*）与 *Eucalyptus erythrocorys* 聚为一支，*Eucalyptus baxteri*、*Eucalyptus diversifolia*、德莱格特桉（*Eucalyptus delegatensis*）、斜叶桉（*Eucalyptus obliqua*）、辐射桉（*Eucalyptus radiata*）、*Eucalyptus verrucata*、*Eucalyptus cloeziana*、伞形桉（*Eucalyptus umbra*）、粗糙桉（*Eucalyptus elata*）、银顶白蜡桉（*Eucalyptus sieberi*）、王桉（*Eucalyptus regnans*）、疏花桉（*Eucalyptus pauciflora*）、伸展桉（*Eucalyptus patens*）、边缘桉（*Eucalyptus marginata*）与 *Eucalyptus curtisii* 聚为一支，剩下 3 个物种 *Eucalyptus guilfoylei*、*Eucalyptus microcorys*、*Eucalyptus salmonophloia* 聚为一支。蓝桉与亮果桉的亲缘关系最近（图 2-139-4）。

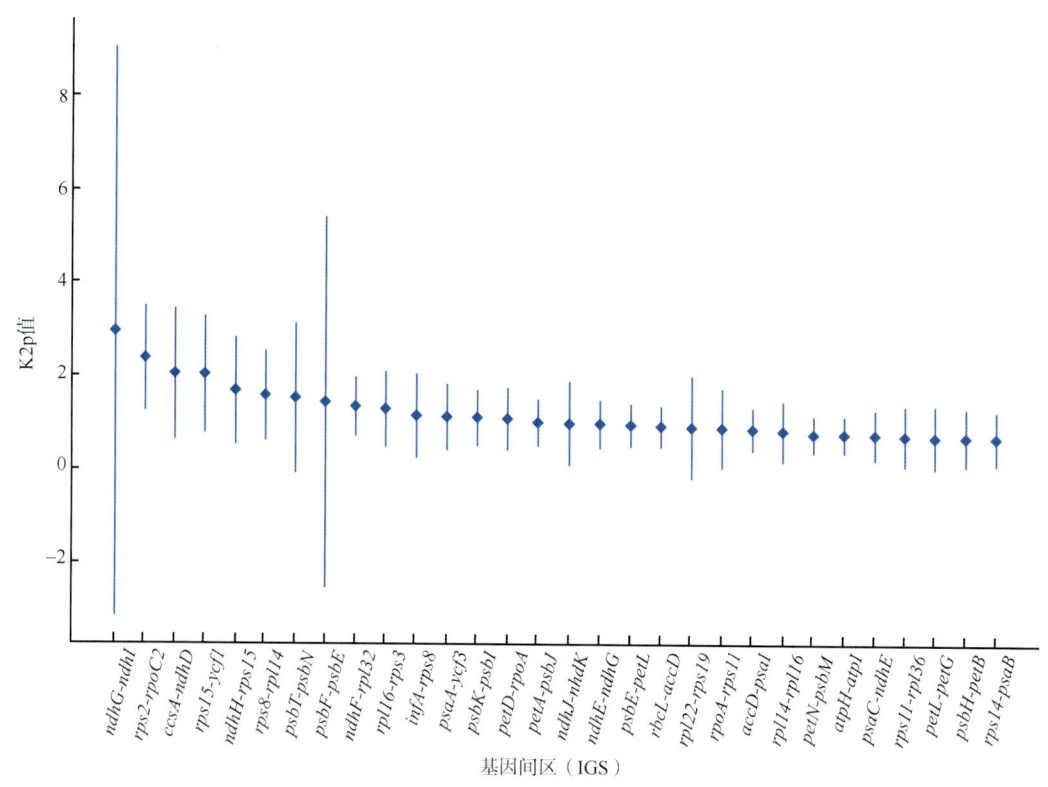

图 2-139-3　桉属物种基因间区的遗传距离分析结果

【$K_A/K_S$ 选择压力分析】　以图 2-139-4 的进化树作为参考，利用 Hyphy 软件中的 aBSREL 模型对蛋白质编码基因进行选择压力分析。未发现有桉属基因受到正向选择。

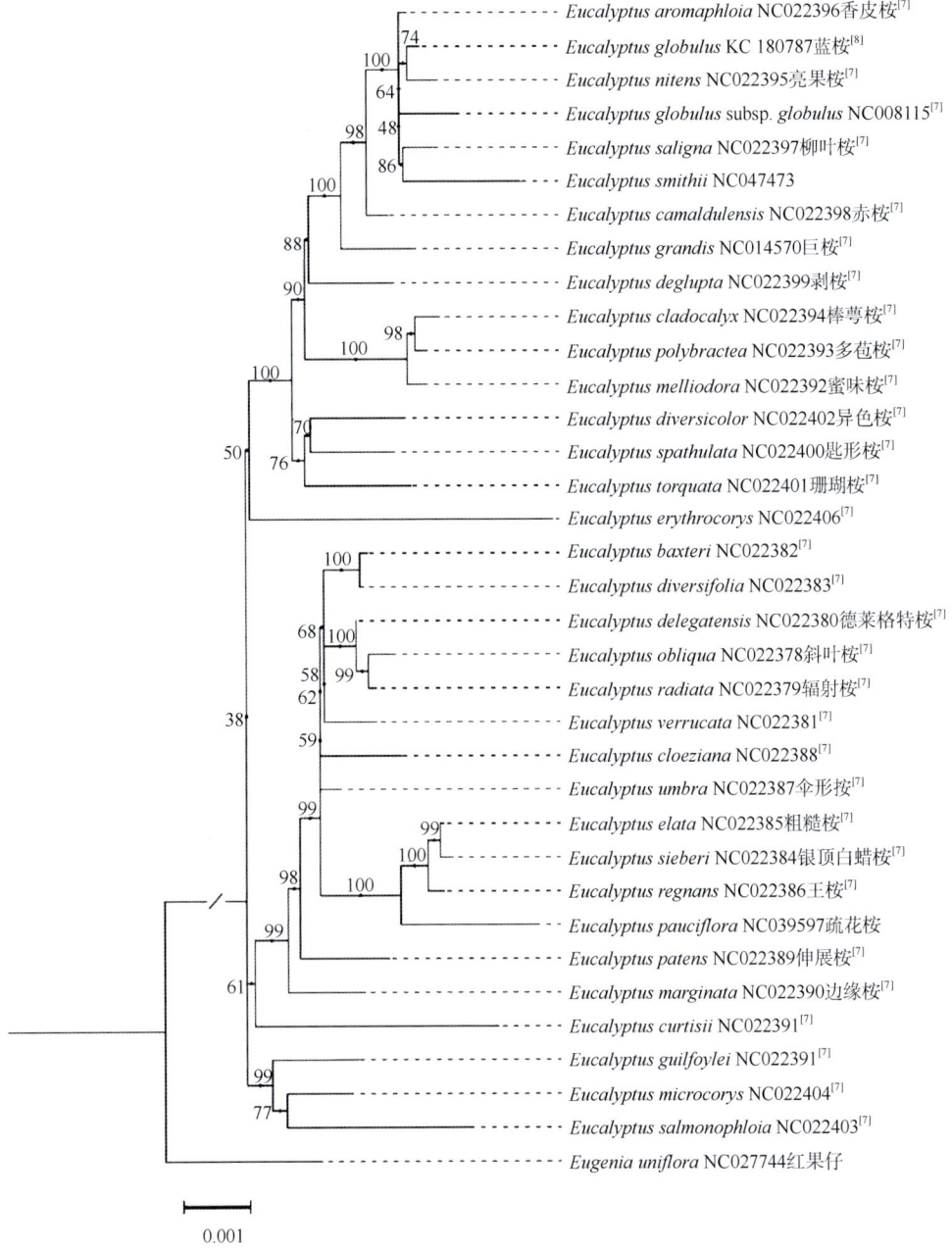

图 2-139-4　桉属植物系统发育进化分析

【宏 DNA 条形码的发现及其 PCR 扩增引物设计】　为了发现能够区分桉属下物种的宏 DNA 条形码序列及其 PCR 扩增引物，利用 ecoPrimers 对桉属植物叶绿体基因组序列进行分析。未发现可用于设计 PCR 扩增引物的保守区间。

## 参 考 文 献

[1] 中国科学院《中国植物志》编委会. 中国植物志. 北京：科学出版社，1984，53：47.
[2] 熊济华. 四川植物志. 第八卷. 成都：四川民族出版社，1990，12：305.
[3] 《全国中草药汇编》编写组. 全国中草药汇编. 2 版. 上册. 北京：人民卫生出版社，1996：897.
[4] 张广品，杨莹莹，张舒媛，等. 蓝桉化学成分研究. 西部中医药，2014，27（9）：162-165.
[5] College J N M. Dictionary of Chinese Materia Medica. Shanghai：Shanghai Scientific&Technical Publishing House，1985：1793.
[6] 唐云，李伟. 蓝桉的化学成分及其药理活性研究进展. 中草药，2015，46（6）：923-931.
[7] Bayly M J，Rigault P，Spokevicius A，et al. Chloroplast genome analysis of Australian eucalypts—*Eucalyptus*，*Corymbia*，*Angophora*，*Allosyncarpia* and *Stockwellia*（Myrtaceae）. Mol Phylogenet Evol，2013，69（3）：704-716.
[8] Steane D A. Complete nucleotide sequence of the chloroplast genome from the Tasmanian blue gum，*Eucalyptus globulus*（Myrtaceae）. DNA Res，2005，12（3）：215-220.

# 140 杜鹃兰

**【药材基本信息】** 杜鹃兰 [*Cremastra appendiculata*（D. Don）Makino] 别名算盘七、人头七、人头芝、三七笋、大白及、山慈菇（甘肃），为兰科杜鹃兰属药用植物[1]，其假鳞茎为杜鹃兰中药材（图 2-140-1）。收载于《中国药典》（2020 年版）[2]。产于中国山西南部（介休、夏县）、陕西南部、甘肃南部、江苏、安徽、浙江、江西（庐山）、台湾、河南、湖北、湖南、广东北部（乳源）、四川、贵州、云南西南部至东南部（凤庆、西畴）和西藏。杜鹃兰味辛、涩，性平。具有清热解毒、润肺止咳、活血止痛的功效。临床用于治疗肺脓肿、咳嗽、跌打损伤、疔疮。现代研究表明，杜鹃兰具有抗癌、抑菌、降糖、降压等作用，还能增强造血功能等[2]。

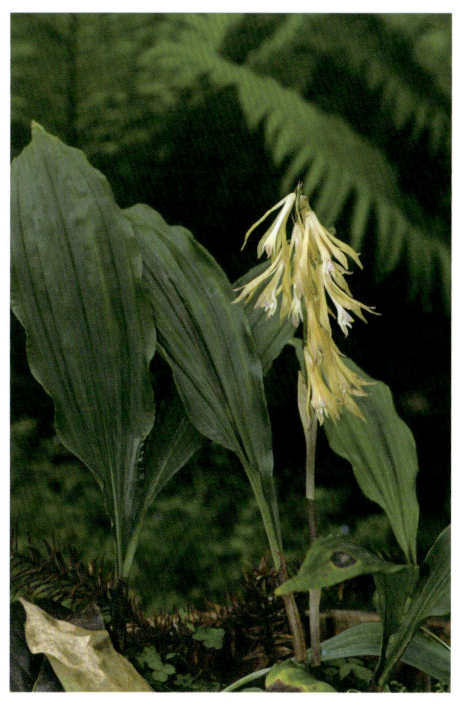

图 2-140-1 杜鹃兰

**【叶绿体基因组】** 杜鹃兰的叶绿体 DNA 为环状分子，其叶绿体基因组（GenBank 登录号：NC037439.1）总长度为 155 320bp，具有保守的四分状结构，包括一个 LSC 区、一个 SSC 区和一对 IR 区，其长度分别为 87 096bp、15 478bp 和 26 373bp（图 2-140-2）。杜鹃兰叶绿体基因组的整体 G/C 含量为 37.19%。其 IR 区的 G/C 含量（43.54%）高于 SSC 区的 G/C 含量（30.41%）和 LSC 区的 G/C 含量（34.55%）。

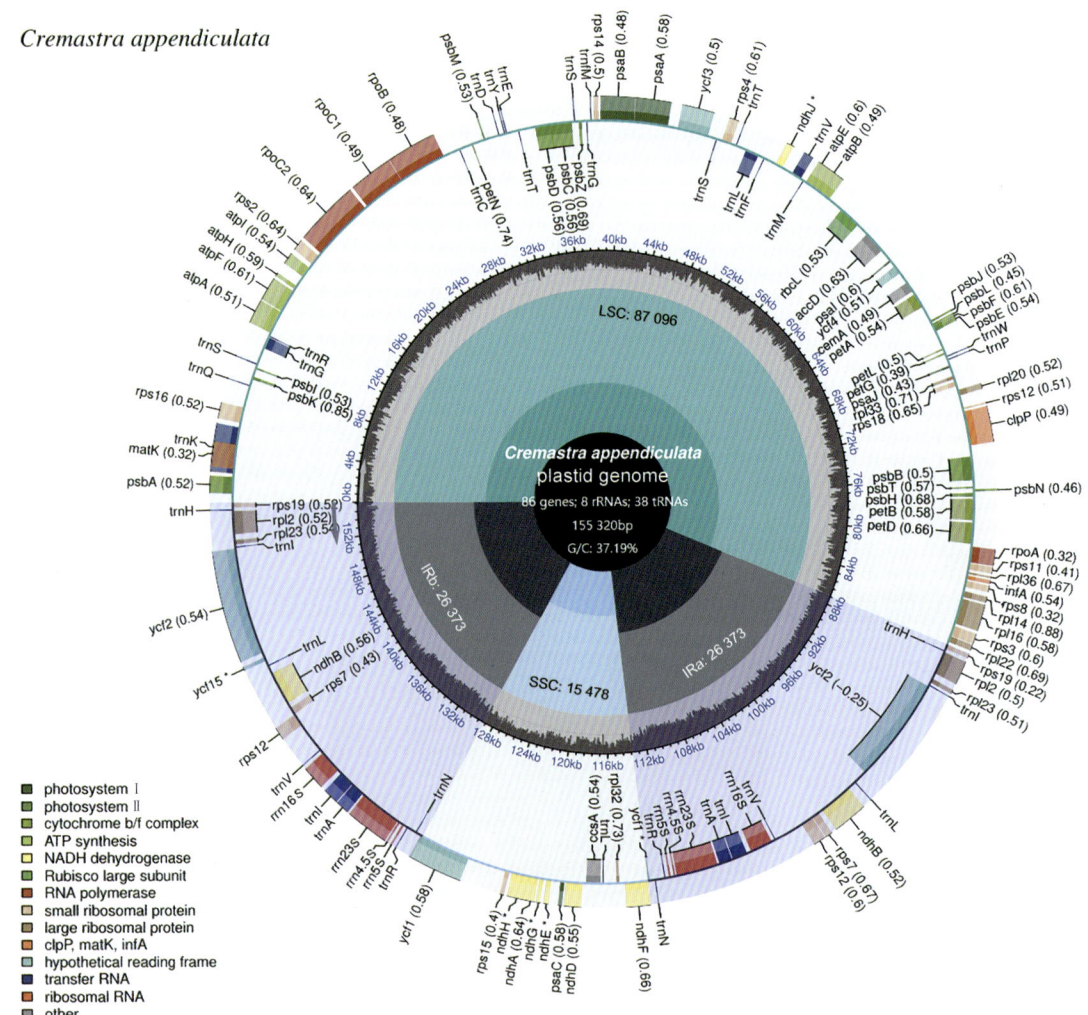

图 2-140-2 杜鹃兰叶绿体基因组图谱

该图包括 6 个圆形轨道。自内向外的第一轨道表示分散重复序列，红色弧线表示直接重复序列，绿色弧线表示回文重复序列；自内向外的第二轨道上的蓝色柱状线条表示长串联重复序列，其重复单元碱基长度＞7；自内向外的第三轨道以不同颜色的柱状线条表示不同类型的短串联重复序列（微卫星序列），其中黑色表示复杂重复序列，绿色表示重复单元碱基长度为 1 的重复序列，黄色表示重复单元碱基长度为 2 的重复序列，紫色表示重复单元碱基长度为 3 的重复序列，蓝色表示重复单元碱基长度为 4 的重复序列，橙色表示重复单元碱基长度为 5 的重复序列，红色表示重复单元碱基长度为 6 的重复序列；自内向外的第四轨道上以不同色块表示 SSC 区、反向重复区 IRa 和 IRb、LSC 区，数字代表相应区间的长度；自内向外的第五轨道表示 GC 含量；最外层第六轨道以不同色块表示不同功能的编码基因，功能分类详见图中左下角注释，基因名称后括号中的数字表示密码子使用偏差，轨道外侧的基因转录方向为顺时针方向，轨道内侧的基因转录方向为逆时针方向

【编码基因】 杜鹃兰的叶绿体基因组共编码 132 个基因，其中独特基因 111 个，包括蛋白质编码基因 86 个（独特基因 77 个）、转运 RNA（transfer RNA，tRNA）编码基因 38 个（独特基因 30 个）、核糖体 RNA（ribosomal RNA，rRNA）编码基因 8 个（独特基因 4 个）（表 2-140-1）。其中 8 个蛋白质独特编码基因（*ndhB*、*rpl2*、*rpl23*、*rps12*、*rps19*、*rps7*、*ycf15*、*ycf2*）、8 个 tRNA 独特编码基因（trnA-UGC、trnH-GUG、trnL-CAA、 trnI-GAU、trnI-CAU、trnN-GUU、trnR-ACG、trnV-GAC），4个rRNA独特编码基因（rrn5S、rrn16S、rrn23S、rrn4.5S）位于IR区。有10个蛋白质编码基因[rps16、atpF、rpoC1、petB、petD、rpl16、rpl2（×2）、ndhB（×2）]各含有1个内含子（intron），4个蛋白质编码基因[ycf3、clpP、rps12（×2）]各含有2个内含子，7个tRNA编码基因[trnK-UUU、trnL-UAA、trnV-UAC、trnI-GAU（×2）、trnA-UGC（×2）]各含有1个内含子（表2-140-2）。杜鹃兰叶绿体基因组中蛋白质编码区（coding sequence，CDS）的长度为74 067bp，占整个基因组长度的47.69%。rRNA基因的长度为8836bp，占整个基因组长度的5.69%。而tRNA基因的长度为2799bp，占整个基因组长度的1.80%。杜鹃兰叶绿体基因组非编码区主要包括内含子和基因间区，其长度占整个基因组长度的44.82%。

表2-140-1 杜鹃兰叶绿体基因组基因列表

| 基因功能 | 基因分类 | 基因名称 |
| --- | --- | --- |
| rRNA | rRNA genes | rrn16S（×2）、rrn23S（×2）、rrn5S（×2）、rrn4.5S（×2） |
| tRNA | tRNA genes | 38 trn genes（7个基因各含有1个内含子） |
| 自我复制 | Small subunit of ribosome | rps11、rps12（×3）、rps14、rps15、rps16、rps18、rps19（×2）、rps2、rps3、rps4、rps7（×2）、rps8 |
| | Large subunit of ribosome | rpl14、rpl16、rpl2（×2）、rpl20、rpl22、rpl23（×2）、rpl32、rpl33、rpl36 |
| | DNA dependent RNA polymerase | rpoA、rpoB、rpoC1、rpoC2 |
| 光合作用 | Subunits of photosystem Ⅰ | psaA、psaB、psaC、psaI、psaJ |
| | Subunits of photosystem Ⅱ | psbA、psbB、psbC、psbD、psbE、psbF、psbH、psbI、psbJ、psbK、psbL、psbM、psbN、psbT、psbZ、ycf3 |
| | Subunits of cytochrome b/f complex | petA、petB、petG、petD、petL、petN |
| | Subunits of ATP synthase | atpA、atpB、atpE、atpF、atpH、atpI |
| | Subunits of NADH-dehydrogenase | ndhA、ndhB（×2）、ndhD、ndhE、ndhF、ndhG、ndhH、ndhJ |
| | Large subunit of rubisco | rbcL |
| 其他功能 | Maturase | matK |
| | Protease | clpP |
| | Envelope membrane protein | cemA |
| | Subunit of acetyl-CoA-carboxylase | accD |
| | c-type cytochrome synthesis gene | ccsA |
| | Translational initiation factor | infA |
| 未知功能 | | ycf1（×2）、ycf15（×2）、ycf2（×2）、ycf4 |

表2-140-2 杜鹃兰叶绿体基因内含子和外显子位置及长度

| 基因名称 | 基因编码序列所在链 | 起始位置 | 终点位置 | 长度（bp） | | | | |
| --- | --- | --- | --- | --- | --- | --- | --- | --- |
| | | | | 第一外显子 | 第一内含子 | 第二外显子 | 第二内含子 | 第三外显子 |
| rps16 | − | 5355 | 6575 | 41 | 936 | 244 | | |
| trnK-UUU | + | 10288 | 11059 | 35 | 694 | 43 | | |
| atpF | − | 12943 | 14441 | 145 | 944 | 410 | | |

续表

| 基因名称 | 基因编码序列所在链 | 起始位置 | 终点位置 | 长度（bp） | | | | |
|---|---|---|---|---|---|---|---|---|
| | | | | 第一外显子 | 第一内含子 | 第二外显子 | 第二内含子 | 第三外显子 |
| *rpoC1* | – | 21914 | 24753 | 430 | 788 | 1622 | | |
| *ycf3* | – | 43881 | 45941 | 124 | 721 | 230 | 833 | 153 |
| *trnL-UAA* | + | 48641 | 49535 | 35 | 810 | 50 | | |
| *trnV-UAC* | – | 52051 | 52707 | 39 | 583 | 35 | | |
| *rps12* | – | 71486 | 102510 | 114 | ND | 232 | 555 | 26 |
| *clpP* | – | 71733 | 73978 | 71 | 971 | 291 | 663 | 250 |
| *petB* | + | 77460 | 78830 | 7 | 726 | 638 | | |
| *petD* | + | 79002 | 80372 | 8 | 867 | 496 | | |
| *rpl16* | – | 83992 | 85648 | 9 | 1249 | 399 | | |
| *rpl2* | – | 87654 | 89142 | 391 | 670 | 428 | | |
| *ndhB* | – | 98627 | 100858 | 775 | 699 | 758 | | |
| *trnI-GAU* | + | 106606 | 107620 | 32 | 943 | 40 | | |
| *trnA-UGC* | + | 107685 | 108558 | 37 | 801 | 36 | | |
| *trnA-UGC* | – | 133861 | 134734 | 37 | 801 | 36 | | |
| *trnI-GAU* | – | 134799 | 135813 | 32 | 943 | 40 | | |
| *rps12* | + | 139909 | 140719 | ND | ND | 232 | 555 | 26 |
| *ndhB* | + | 141561 | 143792 | 775 | 699 | 758 | | |
| *rpl2* | + | 153277 | 154765 | 391 | 670 | 428 | | |

注："+"表示正链；"–"表示负链；"ND"表示未确定

【重复序列】 在杜鹃兰叶绿体基因组中，微卫星序列有 A/T 和 AT/AT 两种类型，各有 22 个和 10 个（表 2-140-3）。共发现 65 个串联重复序列，满足总长度超过 20bp 且重复单元之间的相似度 ≥ 90% 两个条件（表 2-140-4）。散在重复序列包括回文重复序列和正向重复序列。以 e-value 小于 1E–04 为阈值，杜鹃兰叶绿体基因组散在重复序列包括 12 条回文重复序列、31 条正向重复序列（表 2-140-5）。

表 2-140-3　杜鹃兰叶绿体基因组微卫星序列统计

| 重复单元类型 | 重复序列个数 |
|---|---|
| A/T | 22 |
| AT/AT | 10 |

表 2-140-4　杜鹃兰叶绿体基因组串联重复序列统计

| 起点—终点 | 重复单元长度（bp） | 重复单元拷贝数 | 重复单元一致序列长度（bp） | 重复单元之间的相似度（%） | 插入缺失比例（%） | 分值 | 碱基个数 | | | | 熵（0–2） |
|---|---|---|---|---|---|---|---|---|---|---|---|
| | | | | | | | A | C | G | T | |
| 391—434 | 13 | 3.5 | 13 | 90 | 3 | 72 | 65 | 0 | 18 | 15 | 1.27 |
| 393—431 | 19 | 2.0 | 20 | 90 | 5 | 62 | 66 | 0 | 17 | 15 | 1.25 |
| 3825—4006 | 90 | 2.0 | 89 | 98 | 1 | 355 | 43 | 6 | 8 | 41 | 1.62 |

续表

| 起点—终点 | 重复单元长度（bp） | 重复单元拷贝数 | 重复单元一致序列长度（bp） | 重复单元之间的相似度（%） | 插入缺失比例（%） | 分值 | 碱基个数 A | C | G | T | 熵（0—2） |
|---|---|---|---|---|---|---|---|---|---|---|---|
| 6139—6265 | 61 | 2.2 | 60 | 92 | 7 | 217 | 35 | 20 | 10 | 33 | 1.86 |
| 6663—6696 | 17 | 2.0 | 17 | 100 | 0 | 68 | 41 | 17 | 0 | 41 | 1.50 |
| 7061—7175 | 50 | 2.3 | 49 | 92 | 5 | 187 | 54 | 5 | 6 | 33 | 1.49 |
| 7481—7510 | 15 | 2.0 | 15 | 100 | 0 | 60 | 60 | 0 | 13 | 26 | 1.34 |
| 7838—8053 | 107 | 2.0 | 107 | 100 | 0 | 432 | 39 | 13 | 7 | 38 | 1.73 |
| 8605—8717 | 53 | 2.2 | 51 | 92 | 7 | 185 | 44 | 8 | 7 | 39 | 1.63 |
| 8922—9075 | 67 | 2.4 | 67 | 92 | 4 | 253 | 36 | 12 | 10 | 40 | 1.77 |
| 9496—9592 | 38 | 2.5 | 39 | 90 | 6 | 146 | 46 | 4 | 4 | 45 | 1.41 |
| 9520—9551 | 12 | 2.4 | 14 | 90 | 10 | 50 | 53 | 0 | 0 | 46 | 1.00 |
| 9858—9957 | 43 | 2.4 | 41 | 90 | 6 | 150 | 61 | 4 | 15 | 20 | 1.50 |
| 13790—13819 | 15 | 2.0 | 15 | 100 | 0 | 60 | 40 | 13 | 0 | 46 | 1.43 |
| 13876—13971 | 47 | 2.1 | 45 | 94 | 5 | 165 | 33 | 12 | 15 | 38 | 1.85 |
| 23668—23780 | 54 | 2.2 | 52 | 93 | 6 | 194 | 22 | 27 | 12 | 39 | 1.87 |
| 29385—29678 | 146 | 2.0 | 146 | 100 | 0 | 588 | 29 | 11 | 19 | 40 | 1.86 |
| 30109—30514 | 203 | 2.0 | 203 | 100 | 0 | 812 | 34 | 6 | 14 | 43 | 1.72 |
| 33435—33576 | 70 | 2.1 | 68 | 97 | 2 | 266 | 29 | 30 | 7 | 33 | 1.84 |
| 34078—34245 | 78 | 2.2 | 78 | 94 | 4 | 299 | 37 | 11 | 13 | 36 | 1.82 |
| 37460—37647 | 95 | 2.0 | 93 | 97 | 2 | 358 | 32 | 14 | 11 | 40 | 1.82 |
| 37831—37958 | 62 | 2.1 | 60 | 95 | 2 | 229 | 35 | 14 | 15 | 33 | 1.89 |
| 43517—43610 | 39 | 2.4 | 39 | 92 | 1 | 154 | 53 | 4 | 7 | 35 | 1.49 |
| 44684—44878 | 97 | 2.0 | 97 | 100 | 0 | 390 | 29 | 17 | 18 | 34 | 1.94 |
| 46733—46870 | 69 | 2.0 | 68 | 97 | 1 | 258 | 34 | 13 | 20 | 31 | 1.91 |
| 48047—48072 | 13 | 2.0 | 13 | 100 | 0 | 52 | 46 | 0 | 15 | 38 | 1.46 |
| 48079—48337 | 127 | 2.0 | 127 | 99 | 0 | 511 | 55 | 6 | 7 | 30 | 1.55 |
| 49135—49185 | 23 | 2.2 | 24 | 96 | 3 | 95 | 17 | 9 | 0 | 72 | 1.11 |
| 50245—50443 | 100 | 2.0 | 98 | 98 | 1 | 380 | 22 | 20 | 7 | 50 | 1.72 |
| 50519—50820 | 152 | 2.0 | 152 | 100 | 0 | 604 | 32 | 17 | 16 | 33 | 1.93 |
| 55437—55553 | 52 | 2.2 | 53 | 93 | 4 | 202 | 31 | 9 | 1 | 57 | 1.41 |
| 57764—57793 | 15 | 2.0 | 15 | 100 | 0 | 60 | 53 | 13 | 6 | 26 | 1.64 |
| 60624—60650 | 13 | 2.1 | 13 | 100 | 0 | 54 | 44 | 0 | 0 | 55 | 0.99 |
| 64569—64789 | 109 | 2.0 | 108 | 98 | 1 | 426 | 38 | 16 | 16 | 28 | 1.90 |
| 66540—66567 | 14 | 2.0 | 14 | 100 | 0 | 56 | 42 | 14 | 0 | 42 | 1.45 |
| 67039—67238 | 99 | 2.0 | 99 | 99 | 0 | 391 | 45 | 10 | 14 | 30 | 1.78 |
| 69682—69711 | 15 | 2.0 | 15 | 93 | 0 | 51 | 63 | 13 | 16 | 6 | 1.50 |
| 70778—70885 | 54 | 2.0 | 53 | 98 | 1 | 207 | 17 | 28 | 14 | 38 | 1.90 |
| 71211—71390 | 85 | 2.2 | 85 | 94 | 4 | 323 | 39 | 17 | 13 | 28 | 1.89 |

续表

| 起点—终点 | 重复单元长度（bp） | 重复单元拷贝数 | 重复单元一致序列长度（bp） | 重复单元之间的相似度（%） | 插入缺失比例（%） | 分值 | 碱基个数 A | C | G | T | 熵（0—2） |
|---|---|---|---|---|---|---|---|---|---|---|---|
| 74208—74232 | 12 | 2.1 | 12 | 100 | 0 | 50 | 68 | 0 | 0 | 32 | 0.90 |
| 74527—74566 | 21 | 1.9 | 21 | 90 | 10 | 64 | 20 | 25 | 0 | 55 | 1.44 |
| 79705—79776 | 35 | 2.1 | 36 | 94 | 5 | 130 | 36 | 8 | 18 | 37 | 1.81 |
| 84617—84651 | 18 | 1.9 | 18 | 94 | 0 | 61 | 51 | 0 | 5 | 42 | 1.25 |
| 89311—89357 | 22 | 2.1 | 22 | 100 | 0 | 94 | 27 | 23 | 10 | 38 | 1.88 |
| 89517—89567 | 25 | 2.0 | 25 | 100 | 0 | 102 | 23 | 15 | 13 | 47 | 1.82 |
| 96953—97003 | 25 | 2.0 | 25 | 100 | 0 | 102 | 33 | 27 | 15 | 23 | 1.95 |
| 103493—103689 | 98 | 2.0 | 98 | 100 | 0 | 394 | 23 | 15 | 17 | 44 | 1.86 |
| 112522—112551 | 8 | 3.9 | 8 | 91 | 8 | 53 | 53 | 0 | 20 | 26 | 1.46 |
| 112522—112552 | 15 | 2.1 | 15 | 100 | 0 | 62 | 54 | 0 | 19 | 25 | 1.44 |
| 115772—115802 | 14 | 2.2 | 14 | 100 | 0 | 62 | 22 | 12 | 0 | 64 | 1.27 |
| 115738—115922 | 93 | 2.0 | 91 | 96 | 2 | 343 | 21 | 12 | 1 | 64 | 1.36 |
| 115865—115895 | 14 | 2.2 | 14 | 100 | 0 | 62 | 22 | 12 | 0 | 64 | 1.27 |
| 116242—116398 | 65 | 2.5 | 64 | 90 | 5 | 241 | 34 | 17 | 7 | 41 | 1.76 |
| 122549—122749 | 99 | 2.0 | 99 | 100 | 0 | 402 | 57 | 6 | 10 | 24 | 1.57 |
| 123176—123204 | 14 | 2.1 | 14 | 100 | 0 | 58 | 65 | 13 | 0 | 20 | 1.26 |
| 123328—123447 | 58 | 2.1 | 55 | 93 | 6 | 206 | 30 | 18 | 9 | 41 | 1.81 |
| 124264—124464 | 98 | 2.1 | 97 | 98 | 1 | 386 | 18 | 12 | 8 | 59 | 1.59 |
| 125503—125727 | 112 | 2.0 | 112 | 100 | 0 | 450 | 25 | 9 | 9 | 54 | 1.64 |
| 129868—129897 | 8 | 3.9 | 8 | 91 | 8 | 53 | 26 | 20 | 0 | 53 | 1.46 |
| 129867—129897 | 15 | 2.1 | 15 | 100 | 0 | 62 | 25 | 19 | 0 | 54 | 1.44 |
| 138730—138926 | 98 | 2.0 | 98 | 100 | 0 | 394 | 44 | 17 | 15 | 23 | 1.86 |
| 145416—145466 | 25 | 2.0 | 25 | 100 | 0 | 102 | 23 | 15 | 27 | 33 | 1.95 |
| 147247—147282 | 18 | 2.0 | 18 | 94 | 0 | 63 | 36 | 25 | 5 | 33 | 1.79 |
| 152852—152902 | 25 | 2.0 | 25 | 100 | 0 | 102 | 47 | 13 | 15 | 23 | 1.82 |
| 153062—153108 | 22 | 2.1 | 22 | 100 | 0 | 94 | 38 | 10 | 23 | 27 | 1.88 |

表 2-140-5　杜鹃兰叶绿体基因组散在重复序列特征值

| 重复序列一长度（bp） | 重复单元一起点 | 重复类型 | 重复单元二长度（bp） | 重复单元二起点 | 重复单元间隔 | e-value |
|---|---|---|---|---|---|---|
| 203 | 30108 | D | 203 | 30311 | 0 | 4.11E−113 |
| 150 | 50518 | D | 150 | 50670 | 0 | 3.33E−81 |
| 148 | 29384 | D | 148 | 29530 | 0 | 5.33E−80 |
| 141 | 89163 | D | 141 | 89541 | 0 | 8.73E−76 |
| 141 | 89163 | P | 141 | 152736 | 0 | 8.73E−76 |
| 141 | 89541 | P | 141 | 153114 | 0 | 8.73E−76 |
| 141 | 152736 | D | 141 | 153114 | 0 | 8.73E−76 |

续表

| 重复序列一长度（bp） | 重复单元一起点 | 重复类型 | 重复单元二长度（bp） | 重复单元二起点 | 重复单元间隔 | e-value |
|---|---|---|---|---|---|---|
| 139 | 251 | P | 139 | 86767 | 0 | 1.40E–74 |
| 128 | 48078 | D | 128 | 48205 | 0 | 5.86E–68 |
| 123 | 89066 | D | 123 | 89419 | –2 | 4.05E–60 |
| 123 | 89066 | P | 123 | 152876 | –2 | 4.05E–60 |
| 123 | 89419 | P | 123 | 153229 | –2 | 4.05E–60 |
| 123 | 152876 | D | 123 | 153229 | –2 | 4.05E–60 |
| 113 | 125502 | D | 113 | 125614 | 0 | 6.29E–59 |
| 109 | 7837 | D | 109 | 7944 | 0 | 1.61E–56 |
| 102 | 122548 | D | 102 | 122647 | 0 | 2.64E–52 |
| 100 | 64572 | D | 100 | 64681 | 0 | 4.22E–51 |
| 99 | 103492 | D | 99 | 103590 | 0 | 1.69E–50 |
| 99 | 103492 | P | 99 | 138729 | 0 | 1.69E–50 |
| 99 | 103590 | P | 99 | 138827 | 0 | 1.69E–50 |
| 99 | 138729 | D | 99 | 138827 | 0 | 1.69E–50 |
| 98 | 44683 | D | 98 | 44780 | 0 | 6.76E–50 |
| 101 | 67038 | D | 101 | 67137 | –1 | 3.20E–49 |
| 91 | 124263 | D | 91 | 124361 | –1 | 3.02E–43 |
| 86 | 50244 | D | 86 | 50344 | 0 | 1.13E–42 |
| 84 | 3824 | D | 84 | 3914 | 0 | 1.81E–41 |
| 85 | 115744 | D | 85 | 115837 | –1 | 1.16E–39 |
| 81 | 37465 | D | 81 | 37560 | 0 | 1.16E–39 |
| 73 | 71222 | D | 73 | 71307 | 0 | 7.61E–35 |
| 59 | 46732 | D | 59 | 46801 | 0 | 2.04E–26 |
| 68 | 32 | P | 68 | 87092 | –3 | 1.05E–25 |
| 68 | 120276 | D | 68 | 120344 | –3 | 1.05E–25 |
| 56 | 34099 | D | 56 | 34177 | 0 | 1.31E–24 |
| 62 | 32 | D | 62 | 155258 | –2 | 5.43E–24 |
| 62 | 170 | P | 62 | 86943 | –2 | 5.43E–24 |
| 54 | 33434 | D | 54 | 33504 | 0 | 2.09E–23 |
| 56 | 44 | P | 56 | 87092 | –1 | 2.20E–22 |
| 62 | 99 | P | 62 | 87023 | –3 | 3.26E–22 |
| 50 | 44 | D | 50 | 155270 | 0 | 5.35E–21 |
| 47 | 8941 | D | 47 | 9008 | 0 | 3.43E–19 |
| 43 | 70788 | D | 43 | 70842 | 0 | 8.77E–17 |
| 45 | 37851 | D | 45 | 37913 | –1 | 7.40E–16 |
| 45 | 64610 | P | 45 | 64719 | –1 | 7.40E–16 |

注：P. palindromic repeat，回文重复序列；D. direct repeat，正向重复序列

【高可变区】 为了发现杜鹃兰属物种间的高可变区，从 2 个物种的叶绿体基因组中提取了 110 个基因间区，采用 K2p（Kimura 2-parameter）模型计算基因间区的遗传距离，遗传距离最大的 30 个基因间区参见图 2-140-3。这 30 个基因间区的 K2p 平均值分布于 2.02～33.26。其中 *ndhF-rpl32*、*petN-psbM*、*trnE-UUC-trnT-GGU*、*trnQ-UUG-psbK* 的 K2p 平均值较高，分别为 33.26、16.58、17.69、10.90。由此可见，杜鹃兰属 2 个物种的叶绿体基因组在这 4 个区域的变异较大，这 4 个区域可作为潜在的分子标记开发区域。

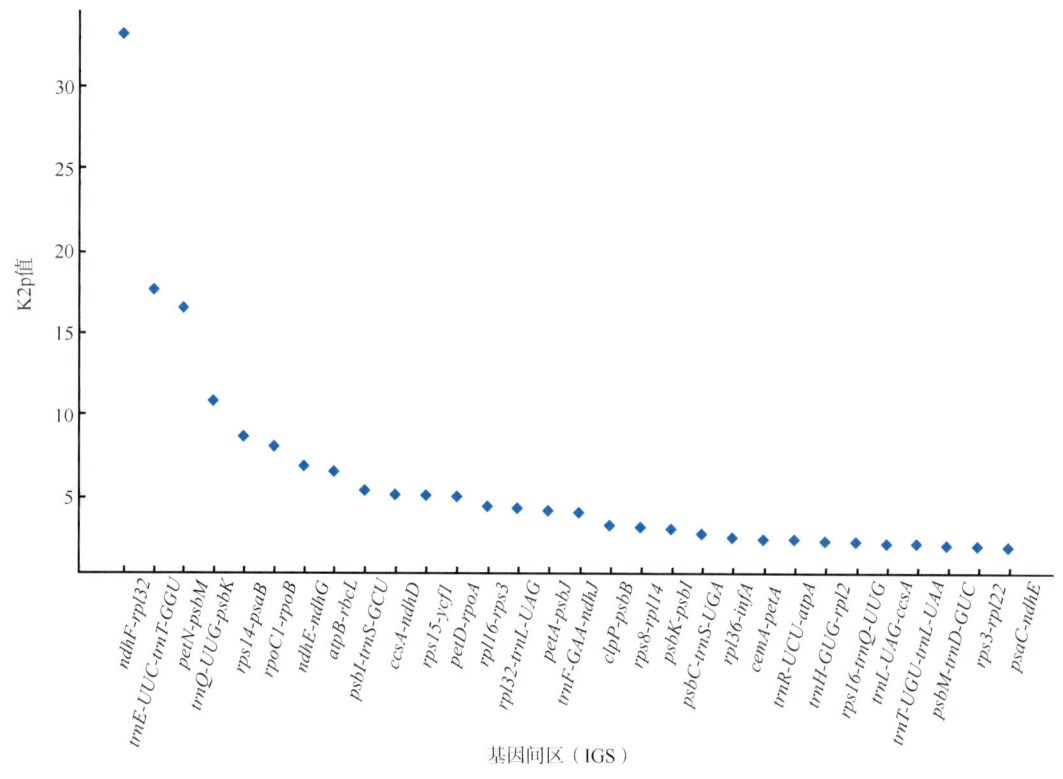

图 2-140-3　杜鹃兰属物种基因间区的遗传距离分析结果

【系统发育】 使用 MAFFT 对来自布袋兰亚族的 5 个物种[3-7]和 1 个外类群物种 [卡特兰（*Cattleya liliputana*）] 的叶绿体基因组中提取的 48 个共有蛋白质序列进行多重序列比对，使用 IQ-TREE 筛选最优的 cpREV 模型，并采用最大似然法（maximum likelihood method）构建进化树。结果显示，独花兰（*Changnienia amoena*）[3]先从布袋兰亚族中分出来。随后，杜鹃兰（*Cremastra appendiculata*）[4]与斑叶杜鹃兰（*Cremastra unguiculata*）[5]聚为一支，珊瑚兰（*Corallorhiza maculata*）[6]和山兰（*Oreorchis patens*）[7]聚为一支。杜鹃兰和斑叶杜鹃兰的亲缘关系最近（图 2-140-4）。

【$K_A/K_S$ 选择压力分析】 以图 2-140-4 的进化树作为参考，利用 Hyphy 软件中的 aBSREL 模型对蛋白质编码基因进行选择压力分析。未发现有杜鹃兰属基因受到正向选择。

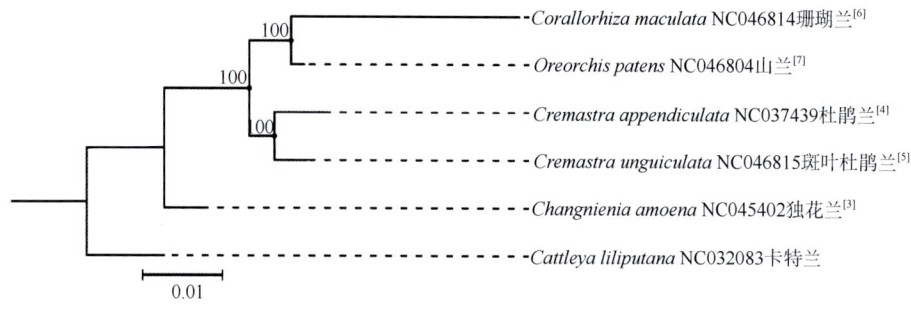

图 2-140-4 布袋兰亚族植物系统发育进化分析

【宏 DNA 条形码的发现及其 PCR 扩增引物设计】 为了发现能够区分杜鹃兰属 2 个物种的宏 DNA 条形码序列及其 PCR 扩增引物，利用 ecoPrimers 对杜鹃兰属植物叶绿体基因组序列进行分析。用于设计 PCR 扩增引物的保守区间见表 2-140-6。可以依据区间序列设计引物，使用这些引物对杜鹃兰属 DNA 进行 PCR 扩增，对 PCR 产物进行桑格测序或高通量测序，通过序列比较和特征分析区分杜鹃兰属的 2 个物种。

表 2-140-6 部分基于 ecoPrimers 发现的引物设计保守区间

| 编号 | 保守区间序列 | 物种拉丁名 | GenBank 序列号 | 保守区间序列起点—终点 |
|---|---|---|---|---|
| 1 | TTATTGGAAATCAATCCTGAACCTGCCATATCAT<br>ACCTTTTTTCGGTATAC | C. appendiculata<br>C. unguiculata | NC037439.1<br>NC046815.1 | 19073—19123<br>18309—18359 |
| 2 | AATTGATAATGATTAGTCGTAGATCAATTGGATT<br>TTGCATCCATTAAGGTAATACAAATGGAGATA<br>CAAAATTAAGAGCTGTTCGCTAATTCAAAGT<br>AATAAAAGTAAGTAAGAGTAAAAGAGTAATT<br>AAGTAAATAGTTAATGAAGTAAA | C. appendiculata<br>C. unguiculata | NC037439.1<br>NC046815.1 | 28676—28758<br>28138—28220 |
| 3 | AAAGCATTTCCCAGGATAACGAAAAAATGATTT<br>TTTTGCTGCAACCTAGCTTCTTTCTATTTAGAT<br>TCTGAATGGCGAAGTGCCCATATATATTTACTT<br>TAATCAAAAATGAAAAAATAG | C. appendiculata<br>C. unguiculata | NC037439.1<br>NC046815.1 | 43536—43638<br>43228—43291 |
| 4 | CATATCATGACATAAGTAAGCAGTTCTGAACTGT<br>ATTTACCAAATAATAGCTTACTAATGGATCTTTA<br>CGGTGCTTTCTCTATCAATTCGACTCTTTATCCA<br>TATCCATAGAGTATAGTATATAGGCCATACCTAT<br>TTCTTCCGATTTTTTTGGTTCTCGCGAAGTCTT<br>TTTCCTTGCTACAGCTGATAAAAATCGTTA | C. appendiculata<br>C. unguiculata | NC037439.1<br>NC046815.1 | 44708—44854<br>44362—44411 |
| 5 | ATTGAATATGTTACGTTAGTAGCTAAAATCCTTC<br>TATCGAAATGACAGAAAGGATAACCTTATATA<br>TCTAATACGTACGTATACATACTGACATAGCA<br>AACGATTAATCACAACCAAAATCTTATATCGA<br>ATCCTATTCTGTATCTCTATATATGAATATGAG<br>AATAGAAATCTTCTATTTCTTTCTATT | C. appendiculata<br>C. unguiculata | NC037439.1<br>NC046815.1 | 49048—49098<br>48390—48499 |

## 参 考 文 献

[1]《全国中草药汇编》编写组.全国中草药汇编.2版.下册.北京：人民卫生出版社，1996：299.

[2] 国家药典委员会.中华人民共和国药典（2020年版）一部.北京：中国医药科技出版社，2020.

[3] Yi X，Li M，Chen L，et al. The complete chloroplast genome of *Changnienia amoena* S. S. Chien（Orchidaceae）and its phylogenetic implication. Mitochondrial DNA Part B：Resources，2019，5（1）：238-239.

[4] Dong W L，Wang R N，Zhang N Y，et al. Molecular evolution of chloroplast genomes of Orchid species：Insights into phylogenetic relationship and adaptive evolution. International Journal of Molecular Sciences，2018，19（3）：716.

[5] Chen D J，Wang H X，Zhu Z X，et al. Complete plastome sequence of *Cymbidium tortisepalum* var. *longibracteatum*（Y. S. Wu & S. C. Chen）S. C. Chen & Z. J. Liu（Orchidaceae）：An endangered（EN）plant species in Southwest China. Mitochondrial DNA Part B：Resources，2020，5（3）：3180-3181.

[6] Freudenstein J V，Doyle J J. Plastid DNA，morphological variation，and the phylogenetic species concept：The *Corallorhiza maculata*（Orchidaceae）complex. Systematic Botany，1994，19（2）：273-290.

[7] Chung M Y，López-Pujol J，Maki M，et al. Genetic diversity in the common terrestrial orchid *Oreorchis patens* and its rare congener *Oreorchis coreana*：Inference of species evolutionary history and implications for conservation. The Journal of Heredity，2012，103（5）：692-702.

# 141 鼓槌石斛

【药材基本信息】 鼓槌石斛（*Dendrobium chrysotoxum* Lindl.）为兰科石斛属药用植物，其新鲜或干燥茎为石斛中药材（图2-141-1）。收载于《中国药典》（2020年版）[1]。生于海拔520～1620m，阳光充足的常绿阔叶林中树干上或疏林下岩石上。产于中国云南南部至西部（石屏、景谷、思茅、勐腊、景洪、耿马、镇康、沧源），也分布于印度东北部、缅甸、泰国、老挝、越南。石斛性微寒，味甘。归胃、肾经。有益胃生津、滋阴清热的功效。常用于热病津伤、口干烦渴、胃阴不足、食少干呕、病后虚热不退、阴虚火旺、骨蒸劳热、目暗不明、筋骨痿软[2]。

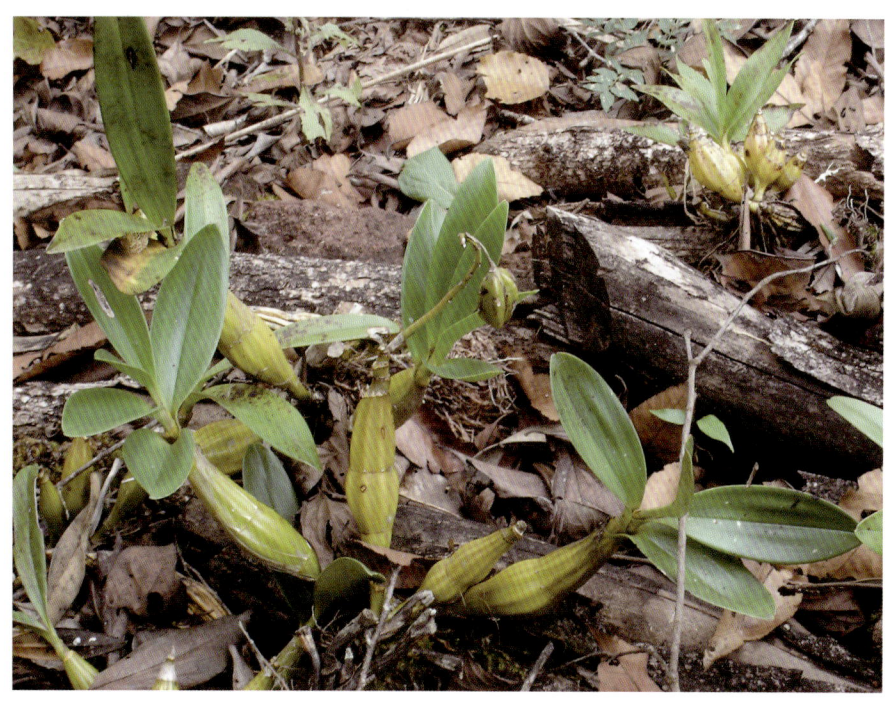

图2-141-1 鼓槌石斛

【叶绿体基因组】 鼓槌石斛的叶绿体DNA为环状分子，其叶绿体基因组（GenBank登录号：NC028549.1）总长度为153 953bp，具有保守的四分状结构，包括一个LSC区、一个SSC区和一对IR区，其长度分别为86 223bp、14 816bp和26 457bp（图2-141-2）。鼓槌石斛叶绿体基因组的整体G/C含量为37.60%。其IR区的G/C含量（43.30%）高于SSC区的G/C含量（31.16%）和LSC区的G/C含量（35.21%）。

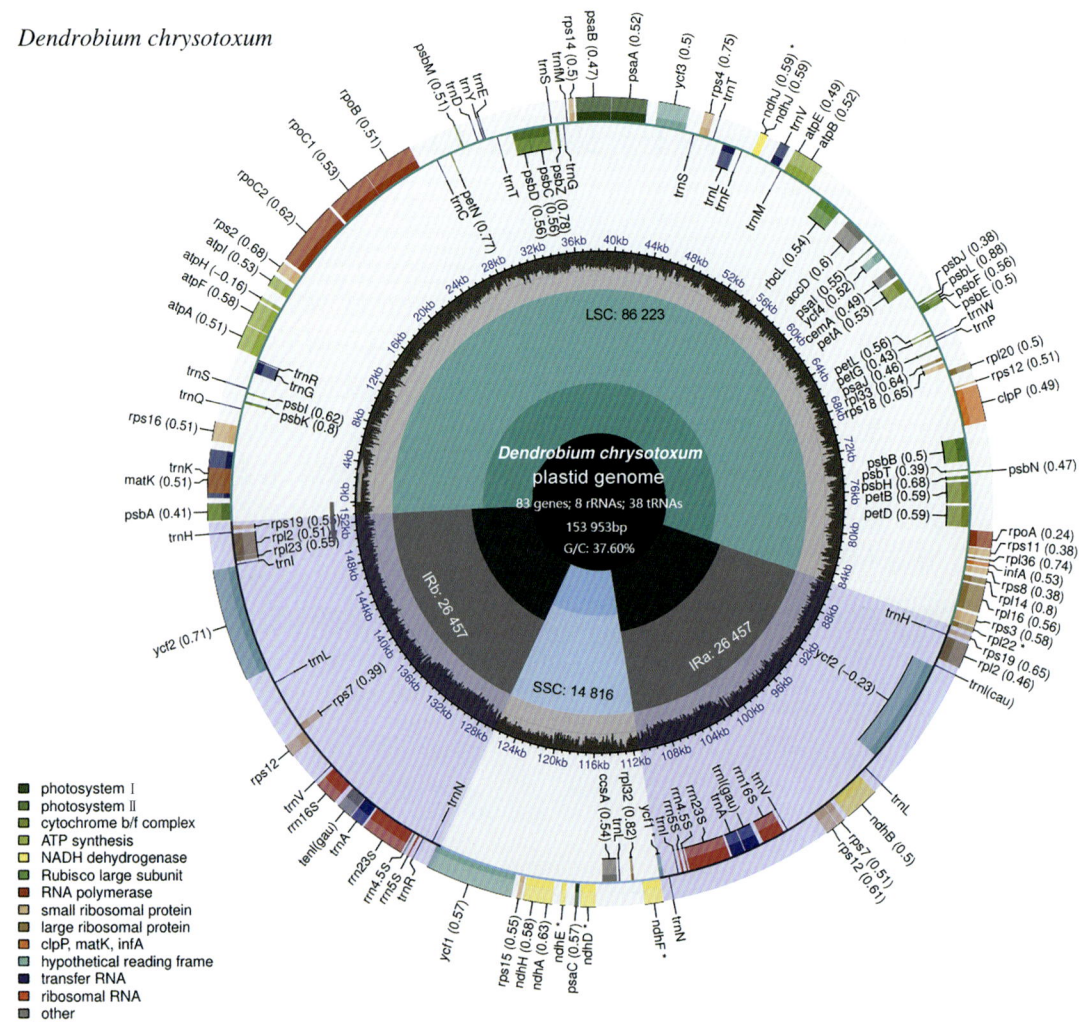

图 2-141-2 鼓槌石斛叶绿体基因组图谱

该图包括 6 个圆形轨道。自内向外的第一轨道表示分散重复序列，红色弧线表示直接重复序列，绿色弧线表示回文重复序列；自内向外的第二轨道上的蓝色柱状线条表示长串联重复序列，其重复单元碱基长度 > 7；自内向外的第三轨道以不同颜色的柱状线条表示不同类型的短串联重复序列（微卫星序列），其中黑色表示复杂重复序列，绿色表示重复单元碱基长度为 1 的重复序列，黄色表示重复单元碱基长度为 2 的重复序列，紫色表示重复单元碱基长度为 3 的重复序列，蓝色表示重复单元碱基长度为 4 的重复序列，橙色表示重复单元碱基长度为 5 的重复序列，红色表示重复单元碱基长度为 6 的重复序列；自内向外的第四轨道上以不同色块表示 SSC 区、反向重复区 IRa 和 IRb、LSC 区，数字代表相应区间的长度；自内向外的第五轨道表示 GC 含量；最外层第六轨道以不同色块表示不同功能的编码基因，功能分类详见图中左下角注释，基因名称后括号中的数字表示密码子使用偏差，轨道外侧的基因转录方向为顺时针方向，轨道内侧的基因转录方向为逆时针方向

【编码基因】 鼓槌石斛的叶绿体基因组共编码 129 个基因，其中独特基因 108 个，包括蛋白质编码基因 83 个（独特基因 71 个）、转运 RNA（transfer RNA，tRNA）编码基因 38 个（独特基因 33 个）、核糖体 RNA（ribosomal RNA，rRNA）编码基因 8 个（独特基因 4 个）（表 2-141-1）。其中 5 个蛋白质独特编码基因（*rps7*、*ycf2*、*rpl2*、*rps19*、*rps12*）、5 个 tRNA 独特编码基因（*trnA-UGC*、*trnH-GUG*、*trnL-CAA*、*trnN-GUU*、*trnV-GAC*）、

4个rRNA独特编码基因（*rrn16S*、*rrn23S*、*rrn5S*、*rrn4.5S*）位于IR区。有9个蛋白质编码基因[*rps16*、*atpF*、*rpoC1*、*petD*、*petB*、*rpl16*、*rpl2*（×2）、*ndhB*]各含有1个内含子（intron），4个蛋白质编码基因[*ycf3*、*clpP*、*rps12*（×2）]各含有2个内含子，8个tRNA编码基因[*trnK-UUU*、*trnG-UCC*、*trnL-UAA*、*trnV-UAC*、*trnA-UGC*（×2）、*trnI-GAU*（×2）]各含有1个内含子（表2-141-2）。鼓槌石斛叶绿体基因组中蛋白质编码区（coding sequence，CDS）的长度为49 341bp，占整个基因组长度的32.05%。rRNA基因的长度为9040bp，占整个基因组长度的5.87%。而tRNA基因的长度为2594bp，占整个基因组长度的1.69%。鼓槌石斛叶绿体基因组非编码区主要包括内含子和基因间区，其长度占整个基因组长度的60.39%。

表 2-141-1 鼓槌石斛叶绿体基因组基因列表

| 基因功能 | 基因分类 | 基因名称 |
|---|---|---|
| rRNA | rRNA genes | *rrn16S*（×2）、*rrn23S*（×2）、*rrn5S*（×2）、*rrn4.5S*（×2） |
| tRNA | tRNA genes | 38 *trn* genes（8个基因各含有1个内含子） |
| 自我复制 | Small subunit of ribosome | *rps11*、*rps12*（×3）、*rps14*、*rps15*、*rps16*、*rps18*、*rps19*（×2）、*rps2*、*rps3*、*rps4*、*rps7*（×2）、*rps8* |
|  | Large subunit of ribosome | *rpl14*、*rpl16*、*rpl2*（×2）、*rpl20*、*rpl22*、*rpl23*、*rpl32*、*rpl33*、*rpl36* |
|  | DNA dependent RNA polymerase | *rpoA*、*rpoB*、*rpoC1*、*rpoC2* |
| 光合作用 | Subunits of photosystem Ⅰ | *psaA*、*psaB*、*psaC*、*psaI*、*psaJ* |
|  | Subunits of photosystem Ⅱ | *psbA*、*psbB*、*psbC*、*psbD*、*psbE*、*psbF*、*psbH*、*psbI*、*psbJ*、*psbK*、*psbL*、*psbM*、*psbN*、*psbT*、*psbZ*、*ycf3* |
|  | Subunits of NADH-dehydrogenase | *ndhA*、*ndhB*、*ndhH*、*ndhJ*（×2）、*ndhD*、*ndhE*、*ndhF* |
|  | Subunits of cytochrome b/f complex | *petA*、*petB*、*petG*、*petD*、*petL*、*petN* |
|  | Subunits of ATP synthase | *atpA*、*atpB*、*atpE*、*atpF*、*atpH*、*atpI* |
|  | Large subunit of rubisco | *rbcL* |
| 其他功能 | Maturase | *matK* |
|  | Protease | *clpP* |
|  | Envelope membrane protein | *cemA* |
|  | Subunit of acetyl-CoA-carboxylase | *accD* |
|  | Translational initiation factor | *infA* |
|  | c-type cytochrome synthesis gene | *ccsA* |
| 未知功能 |  | *ycf1*（×2）、*ycf2*（×2）、*ycf4* |

表 2-141-2 鼓槌石斛叶绿体基因内含子和外显子位置及长度

| 基因名称 | 基因编码序列所在链 | 起始位置 | 终点位置 | 长度（bp） ||||| 
|---|---|---|---|---|---|---|---|---|
| | | | | 第一外显子 | 第一内含子 | 第二外显子 | 第二内含子 | 第三外显子 |
| *trnK-UUU* | − | 256 | 3211 | 37 | 2884 | 35 | | |
| *rps16* | − | 3726 | 4904 | 40 | 891 | 248 | | |
| *trnG-UCC* | + | 8504 | 9272 | 31 | 679 | 59 | | |
| *atpF* | − | 11155 | 12673 | 145 | 964 | 410 | | |

续表

| 基因名称 | 基因编码序列所在链 | 起始位置 | 终点位置 | 长度（bp） | | | | |
|---|---|---|---|---|---|---|---|---|
| | | | | 第一外显子 | 第一内含子 | 第二外显子 | 第二内含子 | 第三外显子 |
| *rpoC1* | − | 20098 | 22910 | 432 | 773 | 1608 | | |
| *ycf3* | − | 42144 | 44137 | 124 | 720 | 230 | 767 | 153 |
| *trnL-UAA* | + | 46808 | 47680 | 35 | 788 | 50 | | |
| *trnV-UAC* | − | 50123 | 50771 | 39 | 573 | 37 | | |
| *rps12* | − | 69455 | 100350 | 114 | ND | 232 | 549 | 26 |
| *clpP* | − | 69723 | 72017 | 71 | 1027 | 294 | 674 | 229 |
| *petB* | + | 75628 | 77019 | 6 | 744 | 642 | | |
| *petD* | + | 77205 | 78562 | 8 | 866 | 484 | | |
| *rpl16* | − | 82126 | 83745 | 9 | 1212 | 399 | | |
| *rpl2* | − | 85752 | 87276 | 393 | 702 | 432 | | |
| *ndhB* | − | 96465 | 98696 | 777 | 701 | 756 | | |
| *trnI-GAU* | + | 104457 | 105478 | 37 | 950 | 35 | | |
| *trnA-UGC* | + | 105543 | 106416 | 38 | 801 | 35 | | |
| *trnA-UGC* | − | 131273 | 132146 | 38 | 801 | 35 | | |
| *trnI-GAU* | − | 132211 | 133232 | 37 | 950 | 35 | | |
| *rps12* | + | 137339 | 138143 | ND | ND | 232 | 549 | 26 |
| *rpl2* | + | 150413 | 151937 | 393 | 702 | 432 | | |

注："+"表示正链；"−"表示负链；"ND"表示未确定

【重复序列】 在鼓槌石斛叶绿体基因组中，微卫星序列有 A/T、AT/AT、AAG/CTT 三种类型，各有 30 个、2 个和 1 个（表 2-141-3）。共发现 45 个串联重复序列，满足总长度超过 20bp 且重复单元之间的相似度 ≥ 90% 两个条件（表 2-141-4）。散在重复序列包括回文重复序列和正向重复序列。以 $e$-value 小于 1E–04 为阈值，鼓槌石斛叶绿体基因组散在重复序列包括 2 条回文重复序列、26 条正向重复序列（表 2-141-5）。

表 2-141-3 鼓槌石斛叶绿体基因组微卫星序列统计

| 重复单元类型 | 重复序列个数 |
|---|---|
| A/T | 30 |
| AT/AT | 2 |
| AAG/CTT | 1 |

表 2-141-4　鼓槌石斛叶绿体基因组串联重复序列统计

| 起点—终点 | 重复单元长度（bp） | 重复单元拷贝数 | 重复单元一致序列长度（bp） | 重复单元之间的相似度（%） | 插入缺失比例(%) | 分值 | 碱基个数 A | C | G | T | 熵（0—2） |
|---|---|---|---|---|---|---|---|---|---|---|---|
| 3603—3637 | 18 | 1.9 | 18 | 94 | 0 | 61 | 77 | 0 | 20 | 2 | 0.90 |
| 5289—5331 | 16 | 2.6 | 16 | 92 | 3 | 68 | 55 | 13 | 0 | 30 | 1.39 |
| 5743—5840 | 49 | 2.0 | 49 | 97 | 0 | 187 | 50 | 12 | 10 | 27 | 1.72 |
| 13537—13561 | 12 | 2.1 | 12 | 100 | 0 | 50 | 24 | 24 | 8 | 44 | 1.80 |
| 14796—14820 | 12 | 2.1 | 12 | 100 | 0 | 50 | 48 | 0 | 16 | 36 | 1.46 |
| 27644—27821 | 89 | 2.0 | 89 | 100 | 0 | 356 | 39 | 14 | 19 | 26 | 1.90 |
| 28581—28751 | 84 | 2.0 | 84 | 98 | 0 | 333 | 25 | 16 | 7 | 51 | 1.69 |
| 30413—30527 | 57 | 2.0 | 57 | 100 | 0 | 230 | 26 | 13 | 15 | 44 | 1.84 |
| 32423—32561 | 69 | 2.0 | 69 | 100 | 0 | 278 | 43 | 11 | 17 | 28 | 1.83 |
| 35715—35903 | 93 | 2.0 | 93 | 100 | 0 | 378 | 32 | 18 | 11 | 37 | 1.87 |
| 46289—46464 | 86 | 2.0 | 86 | 100 | 0 | 352 | 52 | 7 | 8 | 30 | 1.60 |
| 47066—47482 | 217 | 1.9 | 217 | 100 | 0 | 834 | 40 | 15 | 11 | 33 | 1.83 |
| 49827—49923 | 48 | 2.0 | 48 | 100 | 0 | 194 | 27 | 8 | 22 | 41 | 1.82 |
| 53540—53569 | 10 | 3.1 | 10 | 90 | 9 | 53 | 30 | 6 | 0 | 63 | 1.20 |
| 53684—53764 | 35 | 2.3 | 35 | 97 | 0 | 153 | 33 | 8 | 2 | 55 | 1.44 |
| 53838—53911 | 34 | 2.2 | 34 | 97 | 0 | 139 | 29 | 18 | 0 | 51 | 1.47 |
| 56024—56099 | 36 | 2.1 | 36 | 100 | 0 | 152 | 10 | 31 | 7 | 50 | 1.66 |
| 58697—58721 | 13 | 1.9 | 13 | 100 | 0 | 50 | 52 | 0 | 0 | 48 | 1.00 |
| 67729—67758 | 15 | 2.0 | 15 | 93 | 0 | 51 | 63 | 13 | 16 | 6 | 1.50 |
| 71585—71722 | 67 | 2.1 | 67 | 100 | 0 | 276 | 23 | 25 | 11 | 39 | 1.89 |
| 71839—71864 | 12 | 2.2 | 12 | 100 | 0 | 52 | 42 | 0 | 0 | 57 | 0.98 |
| 72522—72625 | 50 | 2.1 | 51 | 98 | 1 | 201 | 33 | 15 | 9 | 41 | 1.80 |
| 72530—72637 | 50 | 2.2 | 50 | 93 | 3 | 182 | 37 | 14 | 10 | 37 | 1.80 |
| 74600—74696 | 47 | 2.1 | 47 | 100 | 0 | 194 | 45 | 8 | 8 | 38 | 1.64 |
| 77899—77938 | 20 | 2.0 | 20 | 100 | 0 | 80 | 45 | 0 | 20 | 35 | 1.51 |
| 86266—86342 | 39 | 2.0 | 39 | 97 | 2 | 147 | 37 | 7 | 20 | 33 | 1.82 |
| 90501—90584 | 21 | 3.8 | 22 | 92 | 6 | 134 | 14 | 26 | 10 | 48 | 1.76 |
| 90501—90591 | 43 | 2.1 | 44 | 91 | 4 | 148 | 13 | 26 | 9 | 50 | 1.72 |
| 92968—93015 | 24 | 2.0 | 24 | 100 | 0 | 96 | 33 | 8 | 25 | 33 | 1.86 |
| 100654—101153 | 259 | 1.9 | 259 | 100 | 0 | 1000 | 24 | 21 | 15 | 38 | 1.93 |
| 101324—101390 | 29 | 2.3 | 29 | 100 | 0 | 134 | 23 | 10 | 2 | 62 | 1.41 |
| 101377—101404 | 11 | 2.5 | 11 | 100 | 0 | 56 | 28 | 7 | 0 | 64 | 1.20 |
| 101436—101503 | 31 | 2.2 | 31 | 100 | 0 | 136 | 25 | 8 | 13 | 52 | 1.68 |
| 113388—113639 | 126 | 2.0 | 127 | 96 | 3 | 461 | 19 | 9 | 7 | 63 | 1.47 |

续表

| 起点—终点 | 重复单元长度（bp） | 重复单元拷贝数 | 重复单元一致序列长度（bp） | 重复单元之间的相似度（%） | 插入缺失比例（%） | 分值 | 碱基个数 A | C | G | T | 熵（0—2） |
|---|---|---|---|---|---|---|---|---|---|---|---|
| 114019—114146 | 63 | 2.0 | 63 | 98 | 0 | 247 | 23 | 22 | 28 | 25 | 1.99 |
| 121877—121976 | 44 | 2.3 | 44 | 98 | 0 | 191 | 8 | 22 | 21 | 49 | 1.75 |
| 125609—125720 | 51 | 2.2 | 52 | 93 | 6 | 194 | 10 | 31 | 10 | 47 | 1.73 |
| 136186—136253 | 31 | 2.2 | 31 | 100 | 0 | 136 | 52 | 13 | 8 | 25 | 1.68 |
| 136285—136312 | 11 | 2.5 | 11 | 100 | 0 | 56 | 64 | 0 | 7 | 28 | 1.20 |
| 136299—136365 | 29 | 2.3 | 29 | 100 | 0 | 134 | 62 | 2 | 10 | 23 | 1.41 |
| 136536—137035 | 259 | 1.9 | 259 | 100 | 0 | 1000 | 38 | 15 | 21 | 24 | 1.93 |
| 147105—147188 | 21 | 3.8 | 22 | 92 | 6 | 134 | 48 | 10 | 26 | 14 | 1.76 |
| 147098—147188 | 43 | 2.1 | 45 | 91 | 4 | 150 | 50 | 9 | 26 | 13 | 1.72 |
| 151336—151420 | 39 | 2.2 | 38 | 91 | 6 | 136 | 34 | 21 | 8 | 36 | 1.83 |
| 151347—151423 | 39 | 2.0t | 39 | 97 | 2 | 147 | 33 | 20 | 7 | 37 | 1.82 |

表 2-141-5　鼓槌石斛叶绿体基因组散在重复序列特征值

| 重复序列一长度（bp） | 重复单元一起点 | 重复类型 | 重复单元二长度（bp） | 重复单元二起点 | 重复单元间隔 | e-value |
|---|---|---|---|---|---|---|
| 241 | 100653 | D | 241 | 100912 | 0 | 5.34E−136 |
| 241 | 100653 | P | 241 | 136535 | 0 | 5.34E−136 |
| 241 | 100912 | P | 241 | 136794 | 0 | 5.34E−136 |
| 241 | 136535 | D | 241 | 136794 | 0 | 5.34E−136 |
| 200 | 47065 | D | 200 | 47282 | 0 | 2.58E−111 |
| 165 | 7745 | D | 165 | 8047 | 0 | 3.05E−90 |
| 111 | 113402 | D | 111 | 113528 | −2 | 5.43E−53 |
| 96 | 35714 | D | 96 | 35807 | 0 | 1.06E−48 |
| 95 | 113418 | D | 95 | 113544 | 0 | 4.25E−48 |
| 90 | 46288 | D | 90 | 46374 | 0 | 4.35E−45 |
| 89 | 27643 | D | 89 | 27732 | 0 | 1.74E−44 |
| 87 | 28580 | D | 87 | 28664 | −1 | 7.27E−41 |
| 71 | 71584 | D | 71 | 71651 | 0 | 1.20E−33 |
| 70 | 32422 | D | 70 | 32491 | 0 | 4.78E−33 |
| 69 | 112666 | D | 69 | 112668 | 0 | 1.91E−32 |
| 76 | 112666 | D | 76 | 112672 | −2 | 3.00E−32 |
| 71 | 112666 | D | 71 | 112670 | −1 | 2.55E−31 |
| 68 | 112666 | D | 68 | 112674 | −1 | 1.56E−29 |
| 66 | 112666 | D | 66 | 112676 | −1 | 2.42E−28 |
| 65 | 114018 | D | 65 | 114081 | −1 | 9.55E−28 |
| 64 | 112666 | D | 64 | 112678 | −1 | 3.76E−27 |

续表

| 重复序列一长度（bp） | 重复单元一起点 | 重复类型 | 重复单元二长度（bp） | 重复单元二起点 | 重复单元间隔 | e-value |
|---|---|---|---|---|---|---|
| 60 | 153627 | D | 60 | 153884 | 0 | 5.01E–27 |
| 62 | 30412 | D | 62 | 30469 | –1 | 5.83E–26 |
| 62 | 112666 | D | 62 | 112680 | –1 | 5.83E–26 |
| 60 | 112666 | D | 60 | 112682 | –1 | 9.03E–25 |
| 58 | 112666 | D | 58 | 112684 | –1 | 1.40E–23 |
| 56 | 112666 | D | 56 | 112686 | –1 | 2.16E–22 |
| 56 | 121876 | D | 56 | 121920 | –1 | 2.16E–22 |

注：P. palindromic repeat，回文重复序列；D. direct repeat，正向重复序列

【高可变区】 为了发现石斛属物种间的高可变区，从21个物种的叶绿体基因组中提取了42个基因间区，采用K2p（Kimura 2-parameter）模型计算基因间区的遗传距离，遗传距离最大的30个基因间区参见图2-141-3。这30个基因间区的K2p平均值分布于2.12～11.44。其中 *clpP-psbB*、*matK-rps16*、*psbB-psbT*、*rps16-trnQ-UUG* 的K2p平均值较高，分别为4.97、6.39、11.44、7.03。由此可见，石斛属21个物种的叶绿体基因组在这4个区域的变异较大，这4个区域可作为潜在的分子标记开发区域。

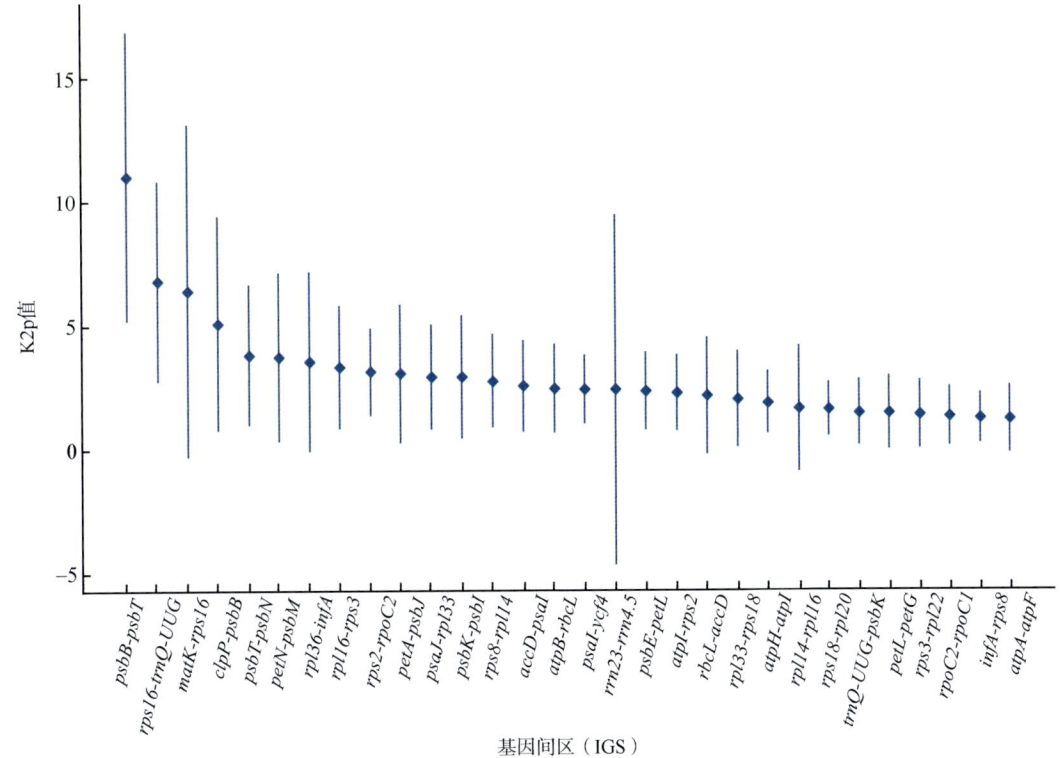

图2-141-3 石斛属物种基因间区的遗传距离分析结果

【系统发育】 使用 MAFFT 对来自石斛属的 21 个物种[3-7]和 1 个外类群物种 [小叶鸢尾兰（*Oberonia japonica*）][8] 的叶绿体基因组中提取的 57 个共有蛋白质序列进行多重序列比对，使用 IQ-TREE 筛选最优的 cpREV 模型，并采用最大似然法（maximum likelihood method）构建进化树。结果显示，鼓槌石斛（*Dendrobium chrysotoxum*）[3]最先从石斛属中单分出来。随后，反瓣石斛（*Dendrobium ellipsophyllum*）[3]、梳唇石斛（*Dendrobium strongylanthum*）[7]、小黄花石斛（*Dendrobium jenkinsii*）[3] 3 个物种聚为一支，剩余 17 个物种聚为一支。在这 17 个物种中，疏花石斛（*Dendrobium henryi*）[3]与流苏石斛（*Dendrobium fimbriatum*）[3]又相继分化出来。兜唇石斛（*Dendrobium aphyllum*）[3]、报春石斛（*Dendrobium primulinum*）[3]、美花石斛（*Dendrobium loddigesii*）[4] 3 个物种聚为一支，其余 12 个物种聚为一支。接着，齿瓣石斛（*Dendrobium devonianum*）[4]又分化为一支，串珠石斛（*Dendrobium falconeri*）[3]与肿节石斛（*Dendrobium pendulum*）[3] 2 个物种聚为一支，余下 9 个物种聚为一支。在这 9 个物种中，钩状石斛（*Dendrobium aduncum*）[3]、*Dendrobium candidum*、铁皮石斛（*Dendrobium officinale*）[7]、广西石斛（*Dendrobium scoriarum*）[3] 4 个物种聚为一支，梵净山石斛（*Dendrobium fanjingshanense*）[3]、西畴石斛（*Dendrobium xichouense*）[3]、细茎石斛（*Dendrobium moniliforme*）[4]、霍山石斛（*Dendrobium huoshanense*）[4]、重唇石斛（*Dendrobium hercoglossum*）[3] 5 个物种聚为一支。鼓槌石斛与小黄花石斛等的亲缘关系相对较近，与霍山石斛等的亲缘关系相对较远（图 2-141-4）。

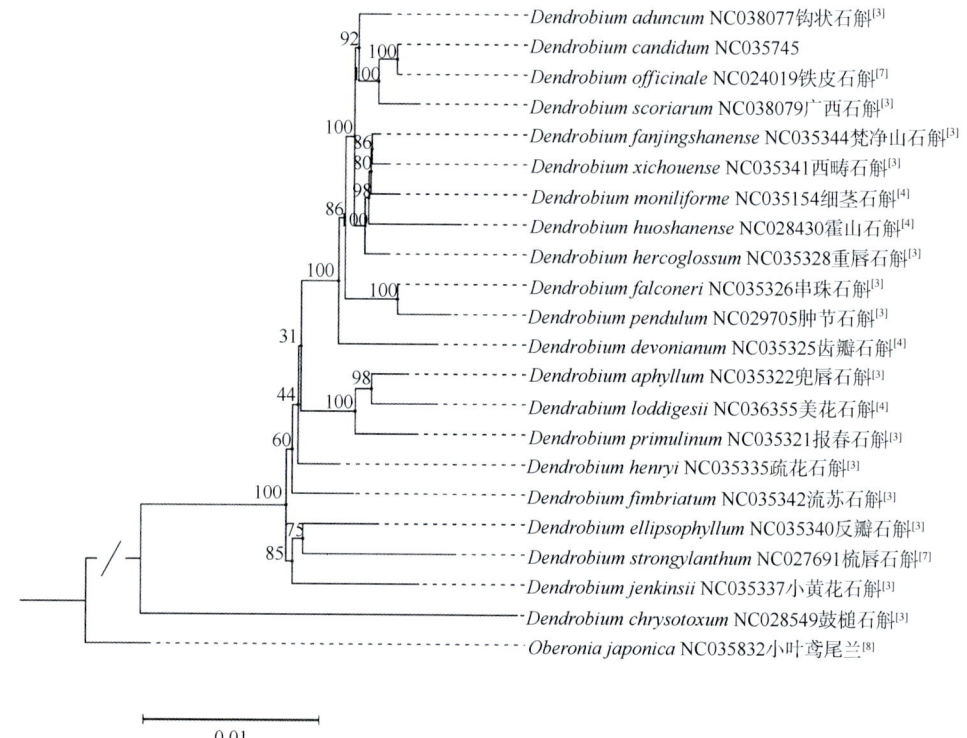

图 2-141-4 石斛属植物系统发育进化分析

【$K_A/K_S$ 选择压力分析】 以图 2-141-4 的进化树作为参考，利用 Hyphy 软件中的 aBSREL 模型对蛋白质编码基因进行选择压力分析（表 2-141-6）。共发现 5 个石斛属基因受到正向选择，即 psaB、psbB、psbZ、rpl20、rps16。在物种细茎石斛（D. moniliforme）中，psaB、psbB 基因被正向选择；在物种美花石斛（D. loddigesii）中，psbZ 基因被正向选择；在物种重唇石斛（D. hercoglossum）和疏花石斛（D. henryi）中，rpl20 基因被正向选择；在物种齿瓣石斛（D. devonianum）和鼓槌石斛（D. chrysotoxum）中，rps16 基因被正向选择。

表 2-141-6 石斛属植物 $K_A/K_S$ 选择压力分析

| 物种 | 基因 | 优化的枝长 | LRT | $p$-value |
| --- | --- | --- | --- | --- |
| D. moniliforme | psaB | 0.0091 | 23.1134 | 0.0001 |
|  | psbB | 0.0091 | 85.1221 | 0.0000* |
| D. loddigesii | psbZ | 0.0041 | 32.6532 | 0.0000* |
| D. hercoglossum | rpl20 | 0.0017 | 26.5686 | 0.0000* |
| D. henryi | rpl20 | 0.0030 | 15.5771 | 0.0052 |
| D. devonianum | rps16 | 0.0061 | 19.7668 | 0.0007 |
| D. chrysotoxum | rps16 | 0.0273 | 16.6428 | 0.0031 |

注：LRT. likelihood ratio test，似然比检验；"*"表示值小于 0.0001

【宏 DNA 条形码的发现及其 PCR 扩增引物设计】 为了发现能够区分石斛属下 21 个物种的宏 DNA 条形码序列及其 PCR 扩增引物，利用 ecoPrimers 对石斛属植物叶绿体基因组序列进行分析。未发现用于设计 PCR 扩增引物的保守区间。

## 参 考 文 献

[1] 国家药典委员会. 中华人民共和国药典（2020 年版）一部. 北京：中国医药科技出版社，2020.
[2] 彭成. 中华道地药材（下）. 北京：中国中医药出版社，2013：3492.
[3] Niu Z, Zhu S, Pan J, et al. Comparative analysis of Dendrobium plastomes and utility of plastomic mutational hotspots. Scientific Reports，2017，7（1）：2073.
[4] Niu Z, Xue Q, Zhu S, et al. The complete plastome sequences of four Orchid species：Insights into the evolution of the Orchidaceae and the utility of plastomic mutational hotspots. Frontiers in Plant Science，2017，8：715.
[5] Luo J, Hou B W, Niu Z, et al. Comparative chloroplast genomes of photosynthetic orchids：Insights into evolution of the Orchidaceae and development of molecular markers for phylogenetic applications. PLoS One，2014，9（6）：e99016.
[6] Niu Z, Xue Q, Wang H, et al. Mutational biases and GC-biased gene conversion affect GC content in the plastomes of Dendrobium genus. International Journal of Molecular Sciences，2017，18（11）：2307.
[7] Li J, Chen C, Wang Z. The complete chloroplast genome of the Dendrobium strongylanthum（Orchidaceae：Epidendroideae）. Mitochondrial DNA Part A，DNA Mapping, Sequencing, and Analysis，2016，27（4）：3048-3049.
[8] Kim Y K, Kwak M H, Chung M G, et al. The complete plastome sequence of the endangered orchid Oberonia japonica（Orchidaceae）. Mitochondrial DNA Part B：Resources，2017，2（2）：711-713.

# 142 流苏石斛

**【药材基本信息】** 流苏石斛（*Dendrobium fimbriatum* Hook.）为兰科石斛属药用植物，其新鲜或干燥茎为石斛中药材（图2-142-1）。收载于《中国药典》（2020年版）[1]。流苏石斛生于海拔600～1700m的密林中树干上或山谷阴湿岩石上。产于中国广西南部至西北部（天峨、凌云、田林、龙州、天等、隆林、东兰、武鸣、靖西、南丹）、贵州南部至西南部（罗甸、兴义、独山）、云南东南部至西南部（西畴、蒙自、石屏、富民、思茅、勐海、沧源、镇康），也分布于印度、尼泊尔、不丹、缅甸、泰国、越南。石斛性微寒，味甘。归胃、肾经。有益胃生津、滋阴清热的功效。常用于热病津伤、口干烦渴、胃阴不足、食少干呕、病后虚热不退、阴虚火旺、骨蒸劳热、目暗不明、筋骨痿软[2]。

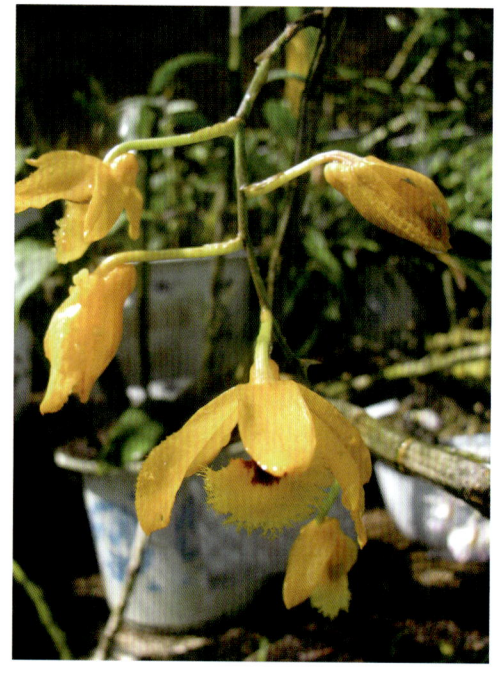

图2-142-1 流苏石斛

**【叶绿体基因组】** 流苏石斛的叶绿体DNA为环状分子，其叶绿体基因组（GenBank登录号：NC035342.1）总长度为151 673bp，具有保守的四分状结构，包括一个LSC区、一个SSC区和一对IR区，其长度分别为84 763bp、14 328bp和26 291bp（图2-142-2）。流苏石斛叶绿体基因组的整体G/C含量为37.60%。其IR区的G/C含量（43.37%）高于SSC区的G/C含量（30.89%）和LSC区的G/C含量（35.15%）。

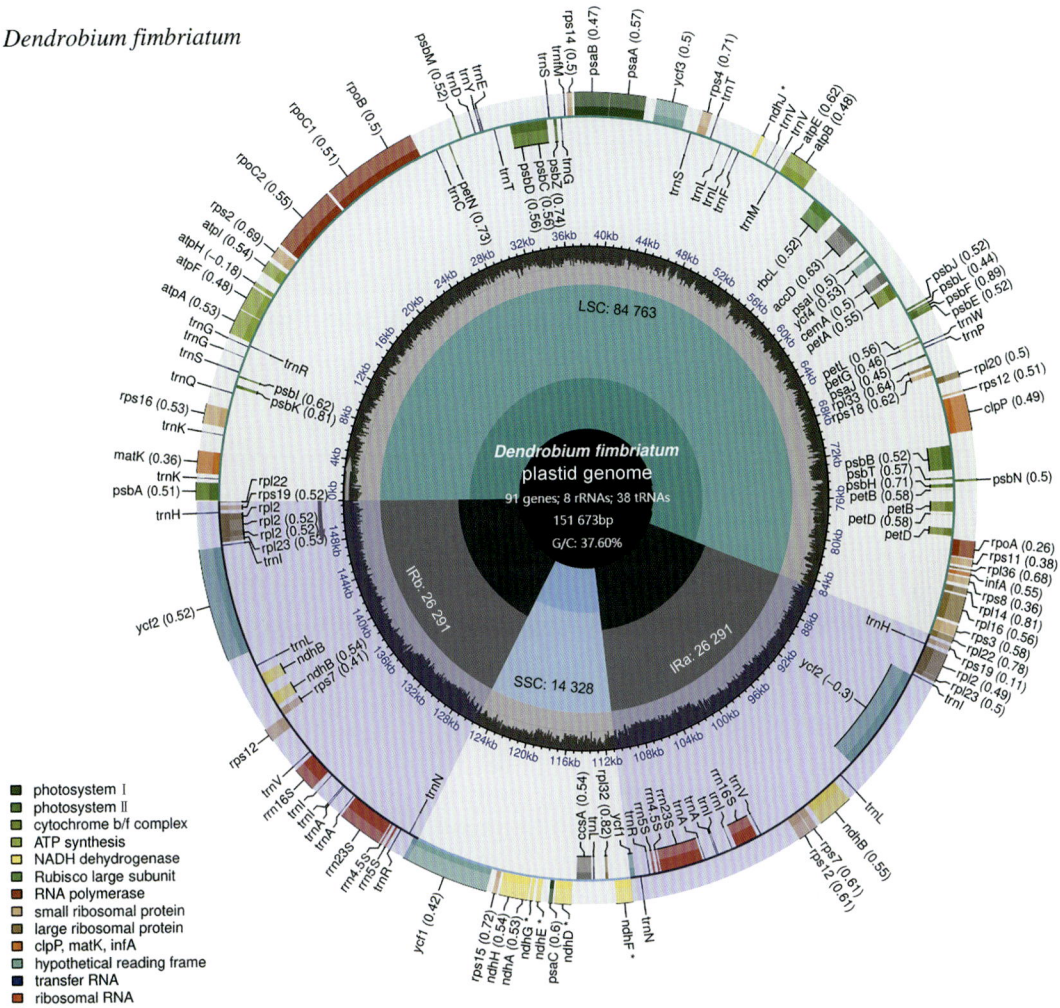

图 2-142-2 流苏石斛叶绿体基因组图谱

该图包括6个圆形轨道。自内向外的第一轨道表示分散重复序列,红色弧线表示直接重复序列,绿色弧线表示回文重复序列;自内向外的第二轨道上的蓝色柱状线条表示长串联重复序列,其重复单元碱基长度>7;自内向外的第三轨道以不同颜色的柱状线条表示不同类型的短串联重复序列(微卫星序列),其中黑色表示复杂重复序列,绿色表示重复单元碱基长度为1的重复序列,黄色表示重复单元碱基长度为2的重复序列,紫色表示重复单元碱基长度为3的重复序列,蓝色表示重复单元碱基长度为4的重复序列,橙色表示重复单元碱基长度为5的重复序列,红色表示重复单元碱基长度为6的重复序列;自内向外的第四轨道上以不同色块表示SSC区、反向重复区IRa和IRb、LSC区,数字代表相应区间的长度;自内向外的第五轨道表示GC含量;最外层第六轨道以不同色块表示不同功能的编码基因,功能分类详见图中左下角注释,基因名称后括号中的数字表示密码子使用偏差,轨道外侧的基因转录方向为顺时针方向,轨道内侧的基因转录方向为逆时针方向

【编码基因】 流苏石斛的叶绿体基因组共编码137个基因,其中独特基因111个,包括蛋白质编码基因91个(独特基因78个)、转运RNA(transfer RNA,tRNA)编码基因38个(独特基因29个)、核糖体RNA(ribosomal RNA,rRNA)编码基因8个(独特基因4个)(表2-142-1)。其中7个蛋白质独特编码基因(*ndhB*、*rpl23*、*rps19*、*rps7*、*ycf2*、*rpl2*、*rps12*),9个tRNA独特编码基因(*trnA-UGC*、*trnG-UCC*、*trnH-GUG*、*trnI-CAU*、 trnI-GAU、trnL-CAA、trnN-GUU、trnR-ACG、trnV-GAC)、4个rRNA独特编码基因(rrn16S、rrn23S、rrn5S、rrn4.5S)位于IR区。有10个蛋白质编码基因[rps16、atpF、rpoC1、petD、petB、rpl16、ndhB(×2)、rpl2(×2)]各含有1个内含子(intron),4个蛋白质编码基因[ycf3、clpP、rps12(×2)]各含有2个内含子,8个tRNA编码基因[trnK-UUU、trnG-UCC、trnL-UAA、trnV-UAC、trnA-UGC(×2)、trnI-GAU(×2)]各含有1个内含子(表2-142-2)。流苏石斛叶绿体基因组中蛋白质编码区(coding sequence,CDS)的长度为67 812bp,占整个基因组长度的44.71%。rRNA基因的长度为9042bp,占整个基因组长度的5.96%。而tRNA基因的长度为2883bp,占整个基因组长度的1.90%。流苏石斛叶绿体基因组非编码区主要包括内含子和基因间区,其长度占整个基因组长度的47.43%。

表2-142-1 流苏石斛叶绿体基因组基因列表

| 基因功能 | 基因分类 | 基因名称 |
| --- | --- | --- |
| rRNA | rRNA genes | rrn16S(×2)、rrn23S(×2)、rrn5S(×2)、rrn4.5S(×2) |
| tRNA | tRNA genes | 38 trn genes(8个基因各含有1个内含子) |
| 自我复制 | Small subunit of ribosome | rps11、rps12(×3)、rps14、rps15、rps16、rps18、rps19(×2)、rps2、rps3、rps4、rps7(×2)、rps8 |
| | Large subunit of ribosome | rpl14、rpl16、rpl2(×4)、rpl20、rpl22(×2)、rpl23(×2)、rpl32、rpl33、rpl36 |
| | DNA dependent RNA polymerase | rpoA、rpoB、rpoC1、rpoC2 |
| 光合作用 | Subunits of NADH-dehydrogenase | ndhB(×3)、ndhA、ndhD、ndhE、ndhF、ndhG、ndhH、ndhJ |
| | Subunits of photosystem Ⅰ | psaA、psaB、psaC、psaI、psaJ |
| | Subunits of photosystem Ⅱ | psbA、psbB、psbC、psbD、psbE、psbF、psbH、psbI、psbJ、psbK、psbL、psbM、psbN、psbT、psbZ、ycf3 |
| | Subunits of cytochrome b/f complex | petA、petB(×2)、petG、petD(×2)、petL、petN |
| | Subunits of ATP synthase | atpA、atpB、atpE、atpF、atpH、atpI |
| | Large subunit of rubisco | rbcL |
| 其他功能 | Maturase | matK |
| | Protease | clpP |
| | Envelope membrane protein | cemA |
| | Subunit of acetyl-CoA-carboxylase | accD |
| | Translational initiation tactor | infA |
| | c-type cytochrome synthesis gene | ccsA |
| 未知功能 | | ycf1(×2)、ycf2(×2)、ycf4 |

表2-142-2 流苏石斛叶绿体基因内含子和外显子位置及长度

| 基因名称 | 基因编码序列所在链 | 起始位置 | 终点位置 | 长度(bp) | | | | |
| --- | --- | --- | --- | --- | --- | --- | --- | --- |
| | | | | 第一外显子 | 第一内含子 | 第二外显子 | 第二内含子 | 第三外显子 |
| trnK-UUU | – | 1408 | 4230 | 37 | 2751 | 35 | | |
| rps16 | – | 4708 | 5887 | 40 | 892 | 248 | | |
| trnG-UCC | – | 9280 | 10040 | 59 | 671 | 31 | | |
| atpF | – | 11922 | 13407 | 145 | 931 | 410 | | |

续表

| 基因名称 | 基因编码序列所在链 | 起始位置 | 终点位置 | 长度（bp） | | | | |
|---|---|---|---|---|---|---|---|---|
| | | | | 第一外显子 | 第一内含子 | 第二外显子 | 第二内含子 | 第三外显子 |
| rpoC1 | − | 20851 | 23670 | 453 | 759 | 1608 | | |
| ycf3 | − | 42510 | 44471 | 124 | 721 | 230 | 734 | 153 |
| trnL-UAA | + | 47124 | 48009 | 35 | 801 | 50 | | |
| trnV-UAC | − | 50349 | 51005 | 39 | 581 | 37 | | |
| rps12 | − | 69463 | 100005 | 114 | ND | 232 | 549 | 26 |
| clpP | − | 69731 | 71944 | 71 | 953 | 294 | 667 | 229 |
| petB | + | 75480 | 76859 | 6 | 732 | 642 | | |
| petD | + | 77045 | 78395 | 8 | 859 | 484 | | |
| rpl16 | − | 81953 | 83550 | 9 | 1190 | 399 | | |
| rpl2 | − | 85537 | 87045 | 391 | 689 | 431 | | |
| ndhB | − | 96120 | 98351 | 775 | 699 | 758 | | |
| trnI-GAU | + | 104061 | 105076 | 37 | 944 | 35 | | |
| trnA-UGC | + | 105141 | 106013 | 38 | 801 | 34 | | |
| trnA-UGC | + | 130424 | 131296 | 38 | 801 | 34 | | |
| trnI-GAU | − | 131361 | 132376 | 37 | 944 | 35 | | |
| rps12 | + | 136432 | 137236 | ND | ND | 232 | 549 | 26 |
| ndhB | + | 138086 | 140317 | 775 | 699 | 758 | | |
| rpl2 | + | 149392 | 150900 | 391 | 689 | 431 | | |

注："+"表示正链；"−"表示负链；"ND"表示未确定。

【**重复序列**】 在流苏石斛叶绿体基因组中，微卫星序列有 A/T 和 AT/AT 两种类型，各有 25 个和 4 个（表 2-142-3）。共发现 31 个串联重复序列，满足总长度超过 20bp 且重复单元之间的相似度≥90% 两个条件（表 2-142-4）。散在重复序列包括回文重复序列和正向重复序列。以 e-value 小于 1E–04 为阈值，流苏石斛叶绿体基因组散在重复序列包括 13 条回文重复序列、14 条正向重复序列（表 2-142-5）。

表 2-142-3 流苏石斛叶绿体基因组微卫星序列统计

| 重复单元类型 | 重复序列个数 |
|---|---|
| A/T | 25 |
| AT/AT | 4 |

表 2-142-4 流苏石斛叶绿体基因组串联重复序列统计

| 起点—终点 | 重复单元长度（bp） | 重复单元拷贝数 | 重复单元一致序列长度（bp） | 重复单元之间的相似度（%） | 插入缺失比例（%） | 分值 | 碱基个数 | | | | 熵（0—2） |
|---|---|---|---|---|---|---|---|---|---|---|---|
| | | | | | | | A | C | G | T | |
| 6405—6442 | 18 | 2.1 | 18 | 100 | 0 | 76 | 28 | 10 | 10 | 50 | 1.70 |
| 6653—6693 | 19 | 2.2 | 19 | 100 | 0 | 82 | 21 | 46 | 0 | 31 | 1.52 |
| 7832—7857 | 13 | 2.0 | 13 | 100 | 0 | 52 | 46 | 7 | 7 | 38 | 1.61 |
| 15534—15558 | 12 | 2.1 | 12 | 100 | 0 | 50 | 48 | 0 | 16 | 36 | 1.46 |

续表

| 起点—终点 | 重复单元长度（bp） | 重复单元拷贝数 | 重复单元一致序列长度（bp） | 重复单元之间的相似度（%） | 插入缺失比例（%） | 分值 | 碱基个数 A | C | G | T | 熵（0—2） |
|---|---|---|---|---|---|---|---|---|---|---|---|
| 29085—29115 | 13 | 2.4 | 13 | 94 | 0 | 53 | 22 | 9 | 6 | 61 | 1.50 |
| 32838—32928 | 45 | 2.0 | 45 | 100 | 0 | 182 | 58 | 6 | 13 | 21 | 1.58 |
| 46585—46614 | 15 | 2.0 | 15 | 100 | 0 | 60 | 46 | 6 | 6 | 40 | 1.56 |
| 47640—47674 | 15 | 2.3 | 15 | 95 | 0 | 61 | 17 | 11 | 0 | 71 | 1.14 |
| 49623—49648 | 13 | 2.0 | 13 | 100 | 0 | 52 | 53 | 7 | 15 | 23 | 1.67 |
| 49782—49812 | 15 | 2.1 | 15 | 100 | 0 | 62 | 41 | 0 | 12 | 45 | 1.42 |
| 50013—50050 | 19 | 2.0 | 19 | 100 | 0 | 76 | 26 | 21 | 21 | 31 | 1.98 |
| 55935—55968 | 14 | 2.4 | 14 | 100 | 0 | 68 | 44 | 20 | 0 | 35 | 1.52 |
| 64866—64925 | 25 | 2.4 | 25 | 100 | 0 | 120 | 35 | 11 | 6 | 46 | 1.67 |
| 67718—67747 | 15 | 2.0 | 15 | 93 | 0 | 51 | 63 | 13 | 16 | 6 | 1.50 |
| 68840—68870 | 15 | 2.1 | 15 | 100 | 0 | 62 | 9 | 19 | 0 | 70 | 1.14 |
| 74336—74364 | 11 | 2.6 | 11 | 100 | 0 | 58 | 10 | 17 | 0 | 72 | 1.11 |
| 74438—74474 | 14 | 2.6 | 14 | 100 | 0 | 74 | 64 | 0 | 13 | 21 | 1.27 |
| 82994—83020 | 13 | 2.1 | 13 | 100 | 0 | 54 | 14 | 22 | 0 | 62 | 1.31 |
| 86047—86102 | 24 | 2.3 | 24 | 96 | 0 | 103 | 37 | 7 | 25 | 30 | 1.82 |
| 90036—90071 | 18 | 2.0 | 18 | 100 | 0 | 72 | 50 | 11 | 11 | 27 | 1.72 |
| 92636—92688 | 24 | 2.2 | 24 | 100 | 0 | 106 | 33 | 7 | 24 | 33 | 1.84 |
| 92636—92701 | 24 | 2.8 | 24 | 90 | 4 | 89 | 33 | 6 | 25 | 34 | 1.81 |
| 100961—100987 | 14 | 1.9 | 14 | 100 | 0 | 54 | 14 | 0 | 20 | 66 | 1.25 |
| 100991—101024 | 11 | 3.1 | 11 | 91 | 0 | 50 | 23 | 14 | 0 | 61 | 1.33 |
| 111575—111613 | 18 | 2.2 | 18 | 100 | 0 | 78 | 48 | 5 | 25 | 20 | 1.70 |
| 120059—120084 | 13 | 2.0 | 13 | 100 | 0 | 52 | 46 | 15 | 7 | 30 | 1.74 |
| 135450—135476 | 14 | 1.9 | 14 | 100 | 0 | 54 | 66 | 0 | 14 | 18 | 1.25 |
| 143745—143801 | 24 | 2.4 | 24 | 96 | 0 | 96 | 35 | 24 | 7 | 33 | 1.82 |
| 143737—143772 | 18 | 2.0 | 18 | 100 | 0 | 72 | 33 | 27 | 5 | 33 | 1.80 |
| 146366—146401 | 18 | 2.0 | 18 | 100 | 0 | 72 | 27 | 11 | 11 | 50 | 1.72 |
| 150335—150390 | 24 | 2.3 | 24 | 96 | 0 | 103 | 30 | 25 | 7 | 37 | 1.82 |

表 2-142-5　流苏石斛叶绿体基因组散在重复序列特征值

| 重复序列一长度（bp） | 重复单元一起点 | 重复类型 | 重复单元二长度（bp） | 重复单元二起点 | 重复单元间隔 | $e$-value |
|---|---|---|---|---|---|---|
| 46 | 32837 | D | 46 | 32882 | 0 | 1.31E-18 |
| 45 | 58820 | P | 45 | 58823 | −3 | 2.00E-12 |
| 35 | 64865 | D | 35 | 64890 | 0 | 5.48E-12 |
| 39 | 43663 | D | 39 | 100044 | −2 | 1.43E-10 |

续表

| 重复序列一长度（bp） | 重复单元一起点 | 重复类型 | 重复单元二长度（bp） | 重复单元二起点 | 重复单元间隔 | e-value |
|---|---|---|---|---|---|---|
| 39 | 43663 | P | 39 | 136353 | −2 | 1.43E−10 |
| 40 | 92628 | D | 40 | 92652 | −3 | 1.43E−09 |
| 40 | 92628 | P | 40 | 143744 | −3 | 1.43E−09 |
| 40 | 92652 | P | 40 | 143768 | −3 | 1.43E−09 |
| 40 | 143744 | D | 40 | 143768 | −3 | 1.43E−09 |
| 32 | 86046 | D | 32 | 86070 | −1 | 3.37E−08 |
| 32 | 86046 | P | 32 | 150334 | −1 | 3.37E−08 |
| 32 | 86070 | P | 32 | 150358 | −1 | 3.37E−08 |
| 32 | 150334 | D | 32 | 150358 | −1 | 3.37E−08 |
| 36 | 29 | P | 36 | 33 | −3 | 2.64E−07 |
| 30 | 8267 | P | 30 | 45088 | −1 | 5.05E−07 |
| 32 | 35624 | P | 32 | 45088 | −3 | 4.70E−05 |
| 32 | 100990 | D | 32 | 101001 | −3 | 4.70E−05 |
| 32 | 100990 | P | 32 | 135403 | −3 | 4.70E−05 |
| 32 | 101001 | P | 32 | 135414 | −3 | 4.70E−05 |
| 32 | 135403 | D | 32 | 135414 | −3 | 4.70E−05 |
| 30 | 10009 | D | 30 | 36462 | −3 | 6.15E−04 |
| 30 | 31536 | D | 30 | 31565 | −3 | 6.15E−04 |
| 30 | 38719 | D | 30 | 40943 | −3 | 6.15E−04 |
| 30 | 43675 | D | 30 | 100056 | −3 | 6.15E−04 |
| 30 | 43675 | P | 30 | 136350 | −3 | 6.15E−04 |
| 30 | 49741 | P | 30 | 53937 | −3 | 6.15E−04 |
| 30 | 74436 | D | 30 | 74450 | −3 | 6.15E−04 |

注：P. palindromic repeat，回文重复序列；D. direct repeat，正向重复序列

【高可变区】 为了发现石斛属物种间的高可变区，从21个物种的叶绿体基因组中提取了42个基因间区，采用K2p（Kimura 2-parameter）模型计算基因间区的遗传距离，遗传距离最大的30个基因间区参见图2-142-3。这30个基因间区的K2p平均值分布于2.12～11.44。其中 clpP-psbB、matK-rps16、psbB-psbT、rps16-trnQ-UUG 的K2p平均值较高，分别为4.97、6.39、11.44、7.03。由此可见，石斛属21个物种的叶绿体基因组在这4个区域的变异较大，这4个区域可作为潜在的分子标记开发区域。

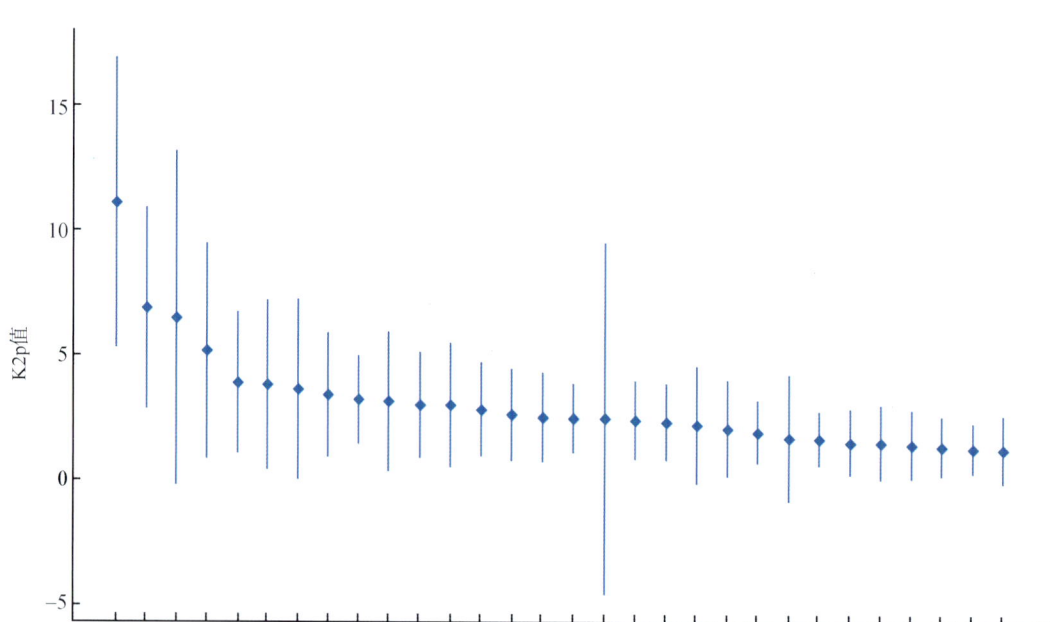

图 2-142-3 石斛属物种基因间区的遗传距离分析结果

【系统发育】 使用 MAFFT 对来自石斛属的 21 个物种[3-6]和 1 个外类群物种 [ 小叶鸢尾兰（*Oberonia japonica*) ][7]的叶绿体基因组中提取的 57 个共有蛋白质序列。进行多重序列比对，使用 IQ-TREE 筛选最优的 cpREV 模型，并采用最大似然法（maximum likelihood method）构建进化树。结果显示，鼓槌石斛（*Dendrobium chrysotoxum*）[3]最先从石斛属中单分出来。随后，反瓣石斛（*Dendrobium ellipsophyllum*）[3]、梳唇石斛（*Dendrobium strongylanthum*）[6]、小黄花石斛（*Dendrobium jenkinsii*）[3] 3 个物种聚为一支，剩余的 17 个物种聚为一支。在这 17 个物种中，疏花石斛（*Dendrobium henryi*）[3]与流苏石斛（*Dendrobium fimbriatum*）[3]又相继分化出来。兜唇石斛（*Dendrobium aphyllum*）[3]、报春石斛（*Dendrobium primulinum*）[3]、美花石斛（*Dendrobium loddigesii*）[5] 3 个物种聚为一支，其余 12 个物种聚为一支。接着，齿瓣石斛（*Dendrobium devonianum*）[5]又分化为一支，串珠石斛（*Dendrobium falconeri*）[3]与肿节石斛（*Dendrobium pendulum*）[3] 2 个物种聚为一支，余下 9 个物种聚为一支。在这 9 个物种中，钩状石斛（*Dendrobium aduncum*）[3]、*Dendrobium candidum*、铁皮石斛（*Dendrobium officinale*）[6]、广西石斛（*Dendrobium scoriarum*）[3] 4 个物种聚为一支，梵净山石斛（*Dendrobium fanjingshanense*）[3]、西畴石斛（*Dendrobium xichouense*）[3]、细茎石斛（*Dendrobium moniliforme*）[5]、霍山石斛（*Dendrobium huoshanense*）[5]、重唇石斛（*Dendrobium hercoglossum*）[3] 5 个物种聚为一支。流苏石斛与疏花石斛的亲缘关系相对较近（图 2-142-4）。

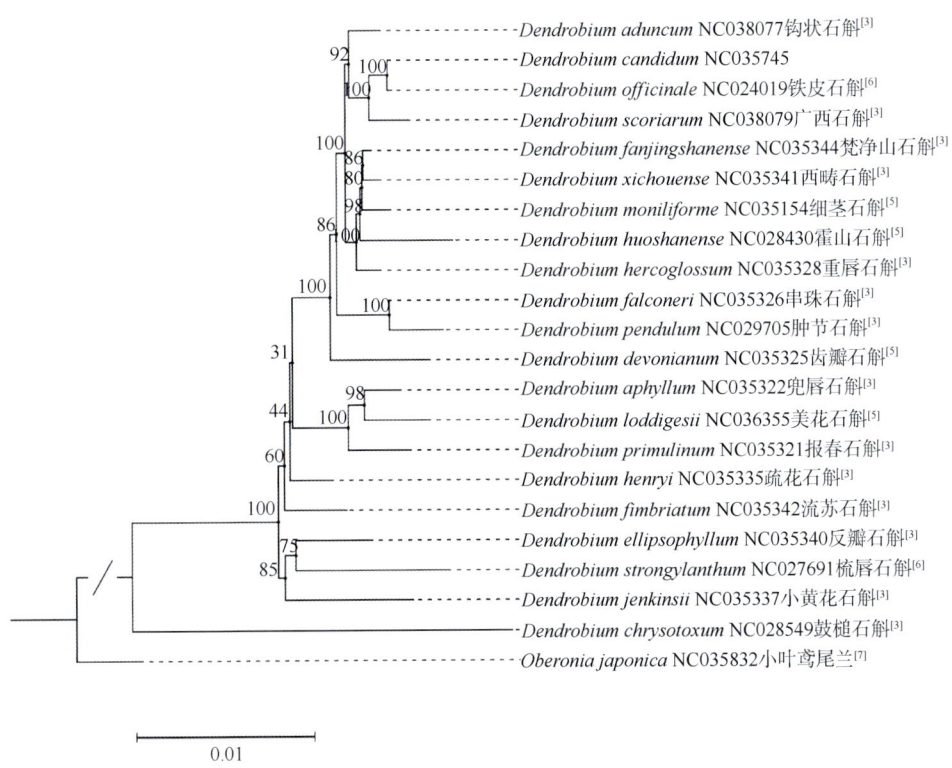

图 2-142-4　石斛属植物系统发育进化分析

【$K_A/K_S$ 选择压力分析】　以图 2-142-4 的进化树作为参考，利用 Hyphy 软件中的 aBSREL 模型对蛋白质编码基因进行选择压力分析。共发现 5 个石斛属基因受到正向选择，即 *psaB*、*psbB*、*psbZ*、*rpl20*、*rps16*。但在物种流苏石斛中，未发现有基因受到正向选择。

【宏 DNA 条形码的发现及其 PCR 扩增引物设计】　为了发现能够区分石斛属下物种的宏 DNA 条形码序列及其 PCR 扩增引物，利用 ecoPrimers 对石斛属植物叶绿体基因组序列进行分析。未发现可用于设计 PCR 扩增引物的保守区间。

## 参考文献

[1] 国家药典委员会. 中华人民共和国药典（2020 年版）一部. 北京：中国医药科技出版社，2020.

[2] 彭成. 中华道地药材（下）. 北京：中国中医药出版社，2013：3492.

[3] Niu Z，Zhu S，Pan J，et al. Comparative analysis of *Dendrobium plastomes* and utility of plastomic mutational hotspots. Scientific Reports，2017，7（1）：2073.

[4] Niu Z，Xue Q，Zhu S，et al. The complete plastome sequences of four Orchid species：Insights into the evolution of the Orchidaceae and the utility of plastomic mutational hotspots. Frontiers in Plant Science，2017，8：715.

[5] Niu Z，Xue Q，Wang H，et al. Mutational biases and GC-biased gene conversion affect GC content in the plastomes of *Dendrobium* genus. International Journal of Molecular Sciences，2017，18（11）：2307.

[6] Li J，Chen C，Wang Z. The complete chloroplast genome of the *Dendrobium strongylanthum*（Orchidaceae：Epidendroideae）. Mitochondrial DNA Part A，DNA Mapping，Sequencing，and Analysis，2016，27（4）：3048-3049.

[7] Kim Y K，Kwak M H，Chung M G，et al. The complete plastome sequence of the endangered orchid *Oberonia japonica*（Orchidaceae）. Mitochondrial DNA Part B：Resources，2017，2（2）：711-713.

# 143 铁皮石斛

**【药材基本信息】** 铁皮石斛（*Dendrobium officinale* Kimura et Migo）又称黑节草，为兰科植物石斛属药用植物，其干燥茎为铁皮石斛中药材（图2-143-1）。收载于《中国药典》（2020年版）[1]。11月至翌年3月采收，除去杂质，剪去部分须根，边加热边扭成螺旋形或弹簧状，烘干；或切成段，干燥或低温烘干。前者习称"铁皮枫斗"（耳环石斛）；后者习称"铁皮石斛"[2]。铁皮石斛分布于我国浙江、江西、福建、安徽、湖南、广西、广东、云南、四川、贵州、西藏等省（自治区），主产于浙江天台，商品药材主要来自栽培。药材以色黄绿、饱满、结实者为佳，含多糖类成分。铁皮石斛性微寒，味甘。归胃、肾经。有益胃生津、滋阴清热的功效[3]。临床用于热病津伤、口干烦渴、胃阴不足、食少干呕、病后虚热不退、阴虚火旺、骨蒸劳热、目暗不明、筋骨痿软[4]。被列为《国家重点保护野生药材物种名录》Ⅲ级保护种类[5]。

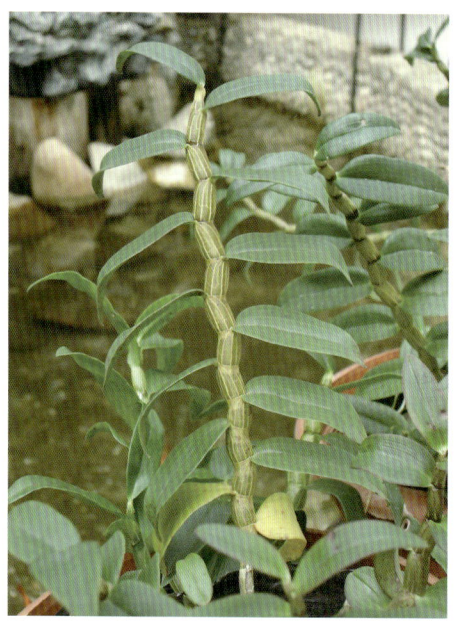

图 2-143-1  铁皮石斛

**【叶绿体基因组】** 铁皮石斛的叶绿体DNA为环状分子，其叶绿体基因组（GenBank登录号：NC024019.1）总长度为152 221bp，具有保守的四分状结构，包括一个LSC区、一个SSC区和一对IR区，其长度分别为85 109bp、14 516bp和26 298bp（图2-143-2）。铁皮石斛叶绿体基因组的整体G/C含量为37.47%。其IR区的G/C含量（43.37%）高于SSC区的G/C含量（30.32%）和LSC区的G/C含量（35.04%）。

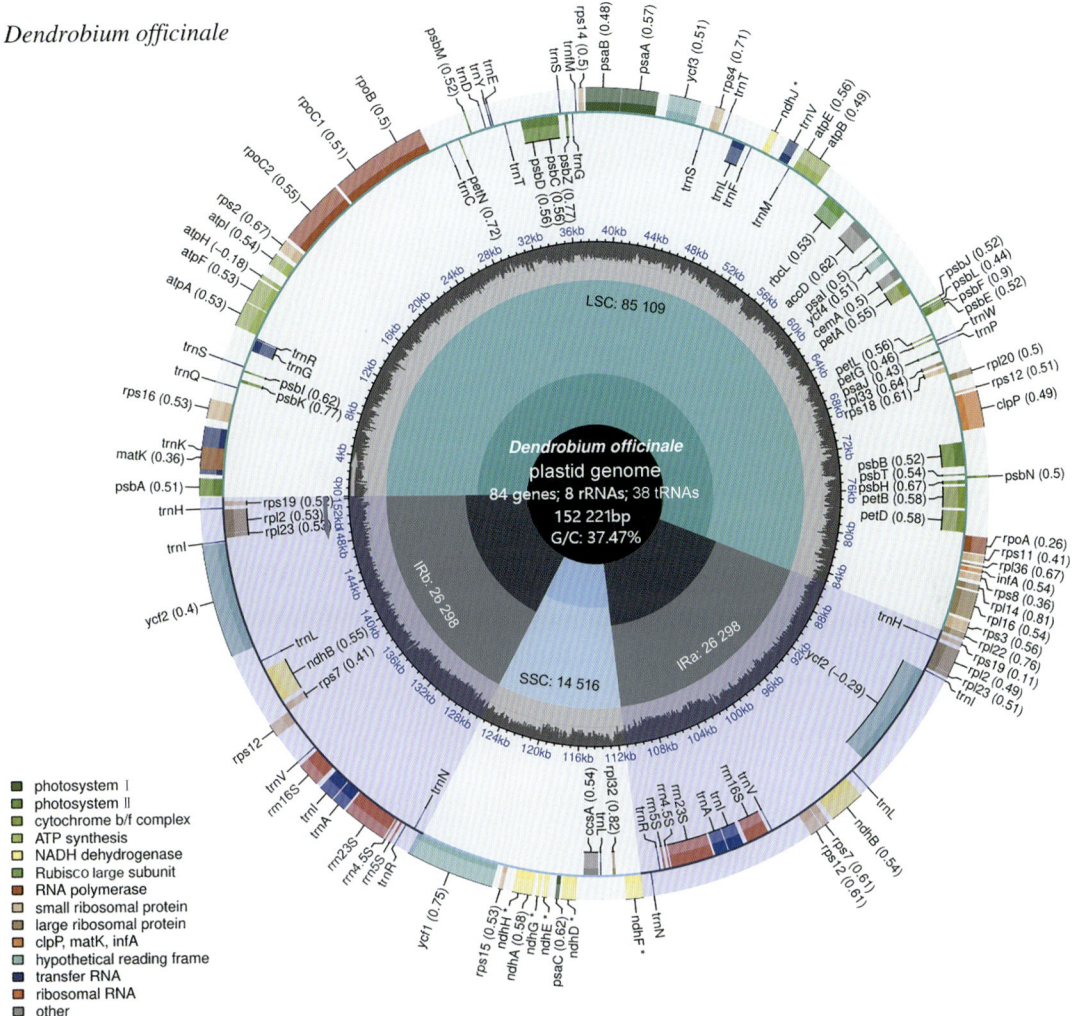

**图 2-143-2　铁皮石斛叶绿体基因组图谱**

该图包括 6 个圆形轨道。自内向外的第一轨道表示分散重复序列，红色弧线表示直接重复序列，绿色弧线表示回文重复序列；自内向外的第二轨道上的蓝色柱状线条表示长串联重复序列，其重复单元碱基长度＞7；自内向外的第三轨道以不同颜色的柱状线条表示不同类型的短串联重复序列（微卫星序列），其中黑色表示复杂重复序列，绿色表示重复单元碱基长度为 1 的重复序列，黄色表示重复单元碱基长度为 2 的重复序列，紫色表示重复单元碱基长度为 3 的重复序列，蓝色表示重复单元碱基长度为 4 的重复序列，橙色表示重复单元碱基长度为 5 的重复序列，红色表示重复单元碱基长度为 6 的重复序列；自内向外的第四轨道上以不同色块表示 SSC 区、反向重复区 IRa 和 IRb、LSC 区，数字代表相应区间的长度；自内向外的第五轨道表示 GC 含量；最外层第六轨道以不同色块表示不同功能的编码基因，功能分类详见图中左下角注释，基因名称后括号中的数字表示密码子使用偏差，轨道外侧的基因转录方向为顺时针方向，轨道内侧的基因转录方向为逆时针方向

**【编码基因】**　铁皮石斛的叶绿体基因组共编码 130 个基因，其中独特基因 110 个，包括蛋白质编码基因 84 个（独特基因 76 个）、转运 RNA（transfer RNA，tRNA）编码基因 38 个（独特基因 30 个）、核糖体 RNA（ribosomal RNA，rRNA）编码基因 8 个（独特基因 4 个）（表 2-143-1）。其中 7 个蛋白质独特编码基因（*rps12*、*ndhB*、*rpl2*、*rpl23*、*rps19*、*rps7*、*ycf2*）、8 个 tRNA 独特编码基因（*trnA-UGC*、*trnH-GUG*、*trnI-CAU*、 trnI-GAU、trnL-CAA、trnN-GUU、trnR-ACG、trnV-GAC)、4个rRNA独特编码基因(rrn16S、rrn23S、rrn5S、rrn4.5S)位于IR区。有10个蛋白质编码基因[rps16、atpF、rpoC1、petD、petB、rpl16、rpl2(×2)、ndhB(×2)]各含有1个内含子(intron),4个蛋白质编码基因[ycf3、clpP、rps12(×2)]各含有2个内含子,8个tRNA编码基因[trnK-UUU、trnG-UCC、trnL-UAA、trnV-UAC、trnA-UGC(×2)、trnI-GAU(×2)]各含有1个内含子(表2-143-2)。铁皮石斛叶绿体基因组中蛋白质编码区(coding sequence,CDS)的长度为70 215bp,占整个基因组长度的46.13%。rRNA基因的长度为9020bp,占整个基因组长度的5.93%。而tRNA基因的长度为2885bp,占整个基因组长度的1.89%。铁皮石斛叶绿体基因组非编码区主要包括内含子和基因间区,其长度占整个基因组长度的46.05%。

表2-143-1　铁皮石斛叶绿体基因组基因列表

| 基因功能 | 基因分类 | 基因名称 |
| --- | --- | --- |
| rRNA | rRNA genes | rrn16S(×2)、rrn23S(×2)、rrn5S(×2)、rrn4.5S(×2) |
| tRNA | tRNA genes | 38个trn genes(8个基因各含有1个内含子) |
| 自我复制 | Small subunit of ribosome | rps11、rps12(×3)、rps14、rps15、rps16、rps18、rps19(×2)、rps2、rps3、rps4、rps7(×2)、rps8 |
| | Large subunit of ribosome | rpl14、rpl16、rpl2(×2)、rpl20、rpl22、rpl23(×2)、rpl32、rpl33、rpl36 |
| | DNA dependent RNA polymerase | rpoA、rpoB、rpoC1、rpoC2 |
| 光合作用 | Subunits of NADH-dehydrogenase | ndhA、ndhB(×2)、ndhD、ndhE、ndhF、ndhG、ndhH、ndhJ |
| | Subunits of photosystem Ⅰ | psaA、psaB、psaC、psaI、psaJ |
| | Subunits of photosystem Ⅱ | psbA、psbB、psbC、psbD、psbE、psbF、psbH、psbI、psbJ、psbK、psbL、psbM、psbN、psbT、psbZ、ycf3 |
| | Subunits of cytochrome b/f complex | petA、petB、petG、petD、petL、petN |
| | Subunits of ATP synthase | atpA、atpB、atpE、atpF、atpH、atpI |
| | Large subunit of rubisco | rbcL |
| 其他功能 | Maturase | matK |
| | Protease | clpP |
| | Envelope membrane protein | cemA |
| | Subunit of acetyl-CoA-carboxylase | accD |
| | Translational initiation factor | infA |
| | c-type cytochrome synthesis gene | ccsA |
| 未知功能 | | ycf1、ycf4、ycf2(×2) |

表 2-143-2　铁皮石斛叶绿体基因内含子和外显子位置及长度

| 基因名称 | 基因编码序列所在链 | 起始位置 | 终点位置 | 长度（bp） | | | | |
|---|---|---|---|---|---|---|---|---|
| | | | | 第一外显子 | 第一内含子 | 第二外显子 | 第二内含子 | 第三外显子 |
| trnK-UUU | − | 1409 | 4284 | 37 | 2804 | 35 | | |
| rps16 | − | 4782 | 5960 | 40 | 891 | 248 | | |
| trnG-UCC | + | 9529 | 10289 | 31 | 671 | 59 | | |
| atpF | − | 12177 | 13657 | 145 | 926 | 410 | | |
| rpoC1 | − | 21105 | 23926 | 453 | 761 | 1608 | | |
| ycf3 | − | 42771 | 44732 | 124 | 721 | 230 | 734 | 153 |
| trnL-UAA | + | 47393 | 48275 | 35 | 798 | 50 | | |
| trnV-UAC | − | 50607 | 51263 | 39 | 581 | 37 | | |
| rps12 | − | 69781 | 100371 | 114 | ND | 232 | 549 | 26 |
| clpP | − | 70049 | 72269 | 71 | 955 | 294 | 672 | 229 |
| petB | + | 75818 | 77192 | 6 | 727 | 642 | | |
| petD | + | 77378 | 78731 | 8 | 862 | 484 | | |
| rpl16 | − | 82295 | 83897 | 9 | 1195 | 399 | | |
| rpl2 | − | 85875 | 87380 | 388 | 687 | 431 | | |
| ndhB | − | 96486 | 98717 | 775 | 699 | 758 | | |
| trnI-GAU | + | 104418 | 105433 | 37 | 944 | 35 | | |
| trnA-UGC | + | 105498 | 106371 | 38 | 801 | 35 | | |
| trnA-UGC | − | 130960 | 131833 | 38 | 801 | 35 | | |
| trnI-GAU | − | 131898 | 132913 | 37 | 944 | 35 | | |
| rps12 | + | 136960 | 137764 | ND | ND | 232 | 549 | 26 |
| ndhB | + | 138614 | 140845 | 775 | 699 | 758 | | |
| rpl2 | + | 149951 | 151456 | 388 | 687 | 431 | | |

注："+"表示正链；"−"表示负链；"ND"表示未确定

【重复序列】　在铁皮石斛叶绿体基因组中，微卫星序列有 A/T、AT/AT 和 AAAG/CTTT 三种类型，各有 32 个、7 个和 1 个（表 2-143-3）。共发现 36 个串联重复序列，满足总长度超过 20bp 且重复单元之间的相似度 ≥ 90% 两个条件（表 2-143-4）。散在重复序列包括回文重复序列和正向重复序列。以 e-value 小于 1E–04 为阈值，铁皮石斛叶绿体基因组散在重复序列包括 14 条回文重复序列、10 条正向重复序列（表 2-143-5）。

表 2-143-3　铁皮石斛叶绿体基因组微卫星序列统计

| 重复单元类型 | 重复序列个数 |
|---|---|
| A/T | 32 |
| AT/AT | 7 |
| AAAG/CTTT | 1 |

表 2-143-4　铁皮石斛叶绿体基因组串联重复序列统计

| 起点—终点 | 重复单元长度（bp） | 重复单元拷贝数 | 重复单元一致序列长度（bp） | 重复单元之间的相似度（%） | 插入缺失比例（%） | 分值 | 碱基个数 A | C | G | T | 熵（0—2） |
|---|---|---|---|---|---|---|---|---|---|---|---|
| 3436—3471 | 9 | 4.0 | 9 | 92 | 7 | 56 | 55 | 0 | 0 | 44 | 0.99 |
| 6472—6497 | 13 | 2.0 | 13 | 100 | 0 | 52 | 38 | 0 | 7 | 53 | 1.30 |
| 6759—6794 | 18 | 2.0 | 18 | 100 | 0 | 72 | 22 | 44 | 0 | 33 | 1.53 |
| 7939—7964 | 13 | 2.0 | 13 | 100 | 0 | 52 | 46 | 7 | 7 | 38 | 1.61 |
| 15790—15814 | 12 | 2.1 | 12 | 100 | 0 | 50 | 48 | 0 | 16 | 36 | 1.46 |
| 27628—27652 | 12 | 2.1 | 12 | 100 | 0 | 50 | 16 | 24 | 8 | 52 | 1.70 |
| 29323—29354 | 15 | 2.1 | 15 | 100 | 0 | 64 | 28 | 12 | 6 | 53 | 1.62 |
| 29353—29377 | 11 | 2.3 | 11 | 100 | 0 | 50 | 28 | 8 | 0 | 64 | 1.22 |
| 29469—29502 | 10 | 3.3 | 10 | 91 | 4 | 50 | 29 | 0 | 17 | 52 | 1.45 |
| 33094—33179 | 44 | 2.0 | 43 | 97 | 2 | 163 | 56 | 6 | 12 | 23 | 1.60 |
| 46987—47013 | 13 | 2.1 | 13 | 100 | 0 | 54 | 55 | 0 | 14 | 29 | 1.40 |
| 47953—47982 | 14 | 2.1 | 14 | 100 | 0 | 60 | 43 | 0 | 30 | 26 | 1.55 |
| 50271—50308 | 19 | 2.0 | 19 | 100 | 0 | 76 | 21 | 21 | 21 | 36 | 1.95 |
| 54060—54088 | 15 | 1.9 | 15 | 100 | 0 | 58 | 24 | 13 | 0 | 62 | 1.32 |
| 56232—56259 | 14 | 2.0 | 14 | 100 | 0 | 56 | 35 | 21 | 0 | 42 | 1.53 |
| 68039—68068 | 15 | 2.0 | 15 | 93 | 0 | 51 | 63 | 13 | 16 | 6 | 1.50 |
| 69158—69188 | 15 | 2.1 | 15 | 100 | 0 | 62 | 9 | 19 | 0 | 70 | 1.14 |
| 74696—74724 | 13 | 2.2 | 13 | 100 | 0 | 58 | 24 | 0 | 6 | 68 | 1.13 |
| 83395—83421 | 13 | 2.1 | 13 | 100 | 0 | 54 | 22 | 7 | 0 | 70 | 1.12 |
| 85289—85319 | 12 | 2.6 | 12 | 100 | 0 | 62 | 48 | 9 | 12 | 29 | 1.73 |
| 86385—86440 | 24 | 2.3 | 24 | 96 | 0 | 103 | 37 | 7 | 25 | 30 | 1.82 |
| 90395—90430 | 18 | 2.0 | 18 | 100 | 0 | 72 | 50 | 11 | 11 | 27 | 1.72 |
| 92995—93047 | 24 | 2.2 | 24 | 100 | 0 | 106 | 33 | 7 | 24 | 33 | 1.84 |
| 92995—93060 | 24 | 2.8 | 24 | 90 | 4 | 89 | 33 | 6 | 25 | 34 | 1.81 |
| 101330—101356 | 14 | 1.9 | 14 | 100 | 0 | 54 | 18 | 14 | 0 | 66 | 1.25 |
| 101393—101426 | 14 | 2.4 | 14 | 95 | 0 | 59 | 29 | 14 | 0 | 55 | 1.40 |
| 111949—111984 | 18 | 2.0 | 18 | 100 | 0 | 72 | 55 | 0 | 33 | 11 | 1.35 |
| 112552—112585 | 13 | 2.6 | 14 | 90 | 9 | 54 | 50 | 0 | 11 | 38 | 1.39 |
| 120595—120620 | 13 | 2.0 | 13 | 100 | 0 | 52 | 46 | 15 | 7 | 30 | 1.74 |
| 135905—135938 | 14 | 2.4 | 14 | 95 | 0 | 59 | 55 | 0 | 14 | 29 | 1.40 |
| 135975—136001 | 14 | 1.9 | 14 | 100 | 0 | 54 | 66 | 0 | 14 | 18 | 1.25 |
| 144280—144336 | 24 | 2.4 | 24 | 96 | 0 | 96 | 35 | 24 | 7 | 33 | 1.82 |
| 144272—144307 | 18 | 2.0 | 18 | 100 | 0 | 72 | 33 | 27 | 5 | 33 | 1.80 |
| 146901—146936 | 18 | 2.0 | 18 | 100 | 0 | 72 | 27 | 11 | 11 | 50 | 1.72 |
| 150891—150946 | 24 | 2.3 | 24 | 96 | 0 | 103 | 30 | 25 | 7 | 37 | 1.82 |
| 152012—152042 | 12 | 2.6 | 12 | 100 | 0 | 62 | 29 | 12 | 9 | 48 | 1.73 |

表 2-143-5　铁皮石斛叶绿体基因组散在重复序列特征值

| 重复序列一长度（bp） | 重复单元一起点 | 重复类型 | 重复单元二长度（bp） | 重复单元二起点 | 重复单元间隔 | $e$-value |
|---|---|---|---|---|---|---|
| 37 | 33093 | D | 37 | 33137 | 0 | 3.45E–13 |
| 39 | 43924 | D | 39 | 100410 | –2 | 1.44E–10 |
| 39 | 43924 | P | 39 | 136881 | –2 | 1.44E–10 |
| 40 | 92987 | D | 40 | 93011 | –3 | 1.44E–09 |
| 40 | 92987 | P | 40 | 144279 | –3 | 1.44E–09 |
| 40 | 93011 | P | 40 | 144303 | –3 | 1.44E–09 |
| 40 | 144279 | D | 40 | 144303 | –3 | 1.44E–09 |
| 32 | 86384 | D | 32 | 86408 | –1 | 3.39E–08 |
| 32 | 86384 | P | 32 | 150890 | –1 | 3.39E–08 |
| 32 | 86408 | P | 32 | 150914 | –1 | 3.39E–08 |
| 32 | 150890 | D | 32 | 150914 | –1 | 3.39E–08 |
| 30 | 8380 | P | 30 | 45349 | –1 | 5.09E–07 |
| 30 | 46964 | P | 30 | 46966 | –2 | 2.21E–05 |
| 30 | 72769 | P | 30 | 72807 | –2 | 2.21E–05 |
| 32 | 35879 | P | 32 | 45349 | –3 | 4.73E–05 |
| 31 | 29424 | D | 31 | 83394 | –3 | 1.72E–04 |
| 31 | 31792 | P | 31 | 31807 | –3 | 1.72E–04 |
| 31 | 70428 | P | 31 | 70441 | –3 | 1.72E–04 |
| 30 | 5123 | P | 30 | 5133 | –3 | 6.20E–04 |
| 30 | 10258 | D | 30 | 36712 | –3 | 6.20E–04 |
| 30 | 38970 | D | 30 | 41194 | –3 | 6.20E–04 |
| 30 | 42451 | P | 30 | 74605 | –3 | 6.20E–04 |
| 30 | 43936 | D | 30 | 100422 | –3 | 6.20E–04 |
| 30 | 43936 | P | 30 | 136878 | –3 | 6.20E–04 |

注：P. palindromic repeat，回文重复序列；D. direct repeat，正向重复序列

【高可变区】　为了发现石斛属物种间的高可变区，从 21 个物种的叶绿体基因组中提取了 42 个基因间区，采用 K2p（Kimura 2-parameter）模型计算基因间区的遗传距离，遗传距离最大的 30 个基因间区参见图 2-143-3。这 30 个基因间区的 K2p 平均值分布于 2.12～11.44。其中 *clpP-psbB*、*matK-rps16*、*psbB-psbT*、*rps16-trnQ-UUG* 的 K2p 平均值较高，分别为 4.97、6.39、11.44、7.03。由此可见，石斛属 21 个物种的叶绿体基因组在这 4 个区域的变异较大，这 4 个区域可作为潜在的分子标记开发区域。

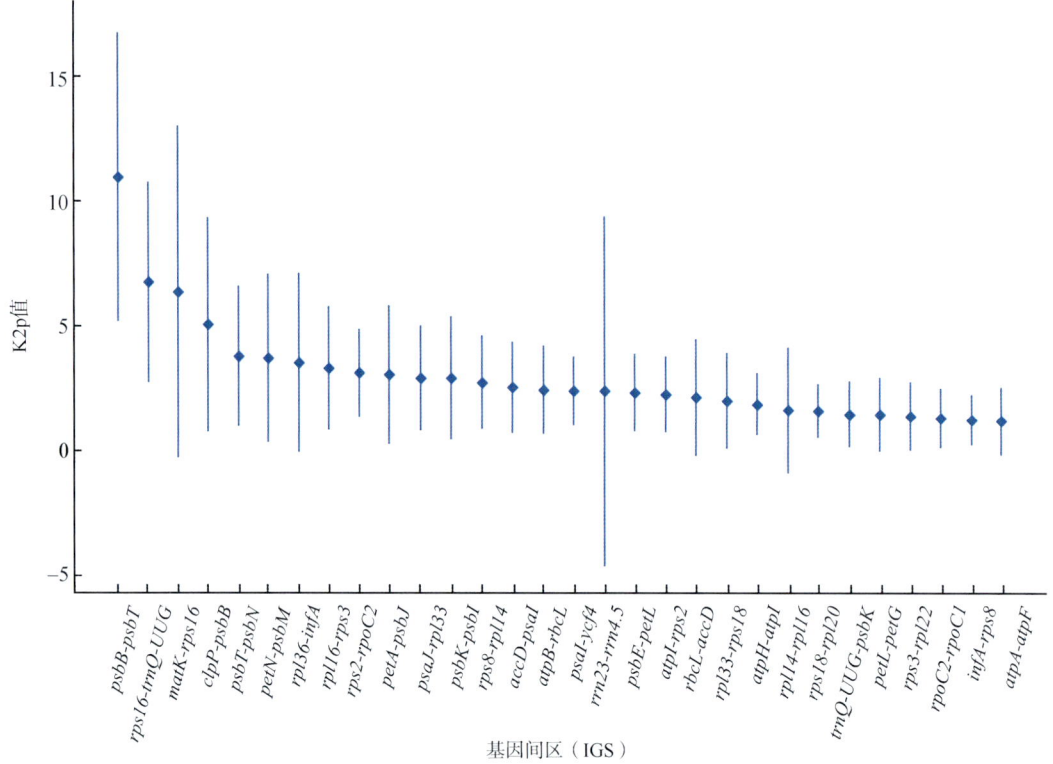

图 2-143-3 石斛属物种基因间区的遗传距离分析结果

【系统发育】 使用 MAFFT 对来自石斛属的 21 个物种[6-9]和 1 个外类群物种 [小叶鸢尾兰（*Oberonia japonica*）][10] 的叶绿体基因组中提取的 57 个共有蛋白质序列进行多重序列比对，使用 IQ-TREE 筛选出最优的 cpREV 模型，并采用最大似然法（maximum likelihood method）构建进化树。结果显示，鼓槌石斛（*Dendrobium chrysotoxum*）[6]最先从石斛属中单分出来。随后，反瓣石斛（*Dendrobium ellipsophyllum*）[6]、梳唇石斛（*Dendrobium strongylanthum*）[9]、小黄花石斛（*Dendrobium jenkinsii*）[6]3 个物种聚为一支，剩余 17 个物种聚为一支。在这 17 个物种中，疏花石斛（*Dendrobium henryi*）[6]与流苏石斛（*Dendrobium fimbriatum*）[6]又相继分化出来。兜唇石斛（*Dendrobium aphyllum*）[6]、报春石斛（*Dendrobium primulinum*）[6]、美花石斛（*Dendrobium loddigesii*）[8]3 个物种聚为一支，其余 12 个物种聚为一支。接着，齿瓣石斛（*Dendrobium devonianum*）[8]又分化为一支，串珠石斛（*Dendrobium falconeri*）[6]与肿节石斛（*Dendrobium pendulum*）[6]2 个物种聚为一支，余下 9 个物种聚为一支。在这 9 个物种中，钩状石斛（*Dendrobium aduncum*）[6]、*Dendrobium candidum*、铁皮石斛（*Dendrobium officinale*）[9]、广西石斛（*Dendrobium scoriarum*）[6]4 个物种聚为一支，梵净山石斛（*Dendrobium fanjingshanense*）[6]、西畴石斛（*Dendrobium xichouense*）[6]、细茎石斛（*Dendrobium moniliforme*）[8]、霍山石斛（*Dendrobium huoshanense*）[8]、重唇石斛（*Dendrobium hercoglossum*）[6]5 个物种聚为一支。铁皮石斛与 *D. candidum* 的亲缘关系最近，与鼓槌石斛的亲缘关系最远（图 2-143-4）。

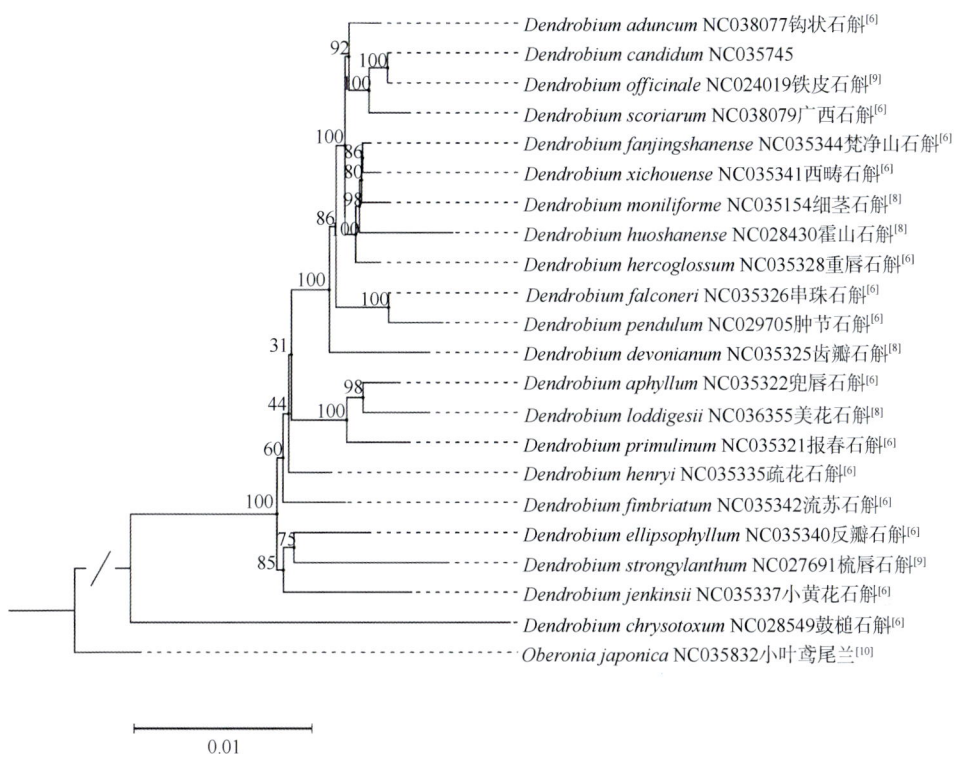

图 2-143-4　石斛属植物系统发育进化分析

【$K_A/K_S$ 选择压力分析】　以图 2-143-4 的进化树作为参考，利用 Hyphy 软件中的 aBSREL 模型对蛋白质编码基因进行选择压力分析。共发现 5 个石斛属基因受到正向选择，即 *psaB*、*psbB*、*psbZ*、*rpl20*、*rps16*。在物种铁皮石斛中，未发现有基因受到正向选择。

【宏 DNA 条形码的发现及其 PCR 扩增引物设计】　为了发现能够区分石斛属下物种的宏 DNA 条形码序列及其 PCR 扩增引物，利用 ecoPrimers 对石斛属植物叶绿体基因组序列进行分析。未发现可用于设计 PCR 扩增引物的保守区间。

## 参考文献

[1] 国家药典委员会. 中华人民共和国药典（2020 年版）一部. 北京：中国医药科技出版社，2020：295-296.

[2] 国家中医药管理局《中华本草》编委会. 中华本草. 第八册. 上海：上海科学技术出版社，1999：705-711.

[3] 南京中医药大学. 中药大辞典. 2 版. 上册. 上海：上海科学技术出版社，2006：819-822.

[4] 肖培根. 新编中药志. 北京：化学工业出版社，2002：42-54.

[5] 金世元. 金世元中药材传统鉴别经验. 北京：中国中医药出版社，2010：285-287.

[6] Niu Z, Zhu S, Pan J, et al. Comparative analysis of *Dendrobium plastomes* and utility of plastomic mutational hotspots. Scientific Reports，2017，7（1）：2073.

[7] Niu Z, Xue Q, Zhu S, et al. The complete plastome sequences of four Orchid species：Insights into the evolution of the Orchidaceae and the utility of plastomic mutational hotspots. Frontiers in Plant Science，2017，8：715.

[8] Niu Z, Xue Q, Wang H, et al. Mutational biases and GC-biased gene conversion affect GC content in the plastomes of *Dendrobium* genus. International Journal of Molecular Sciences，2017，18（11）：2307.

[9] Li J,Chen C,Wang Z. The complete chloroplast genome of the *Dendrobium strongylanthum*（Orchidaceae：Epidendroideae）. Mitochondrial DNA Part A,DNA Mapping,Sequencing,and Analysis,2016,27（4）：3048-3049.

[10] Kim Y K,Kwak M H,Chung M G,et al. The complete plastome sequence of the endangered orchid *Oberonia japonica*（Orchidaceae）. Mitochondrial DNA Part B：Resources,2017,2（2）：711-713.

# 144 阴行草

【药材基本信息】 阴行草（*Siphonostegia chinensis* Benth.）为列当科阴行草属药用植物，其干燥全草为北刘寄奴中药材（图2-144-1）。阴行草生于山坡、树下、荒地或丘陵草丛中。分布于我国黑龙江、吉林、辽宁、河北、河南、山东、山西、江苏、安徽、浙江、江西、福建、湖北、湖南、广东、广西、陕西、甘肃、四川、云南、贵州等省份。以叶多、枝嫩、色深绿者为佳。其主要化学成分有3-羟基-16-甲基-十七烷酸、芹菜素、木犀草素、β-谷甾醇、三十四烷。北刘寄奴味苦，性寒。归脾、胃、肝、胆经。具有活血祛瘀、通经止痛、凉血、止血、清热利湿的功效。用于跌打损伤、外伤出血、瘀血经闭、月经不调、产后瘀痛、癥瘕积聚、血痢、血淋、湿热黄疸、水肿腹胀、白带过多。现代研究表明，北刘寄奴具有保肝利胆、降低血清胆固醇、抗菌等作用[1,2]。

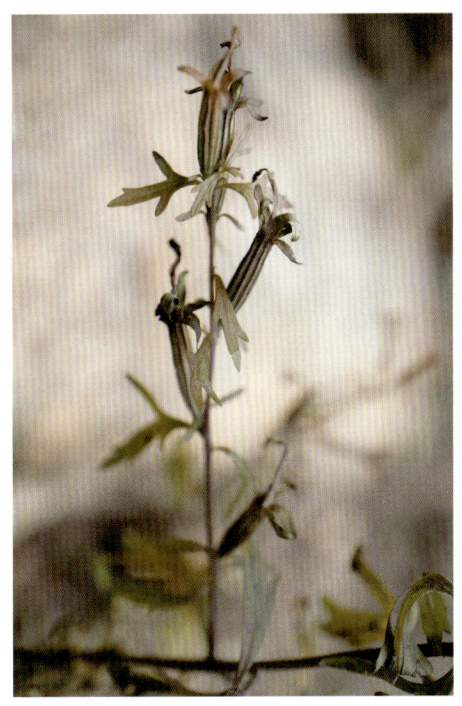

图2-144-1 阴行草

【叶绿体基因组】 阴行草的叶绿体DNA为环状分子，其叶绿体基因组（GenBank登录号：NC046038.1）总长度为148 961bp，具有保守的四分状结构，包括一个LSC区、一个SSC区和一对IR区，其长度分别为84 124bp、15 245bp和24 796bp（图2-144-2）。阴行草叶绿体基因组的整体G/C含量为38.44%。其IR区的G/C含量（43.68%）高于SSC

区的 G/C 含量（32.62%）和 LSC 区的 G/C 含量（36.41%）。

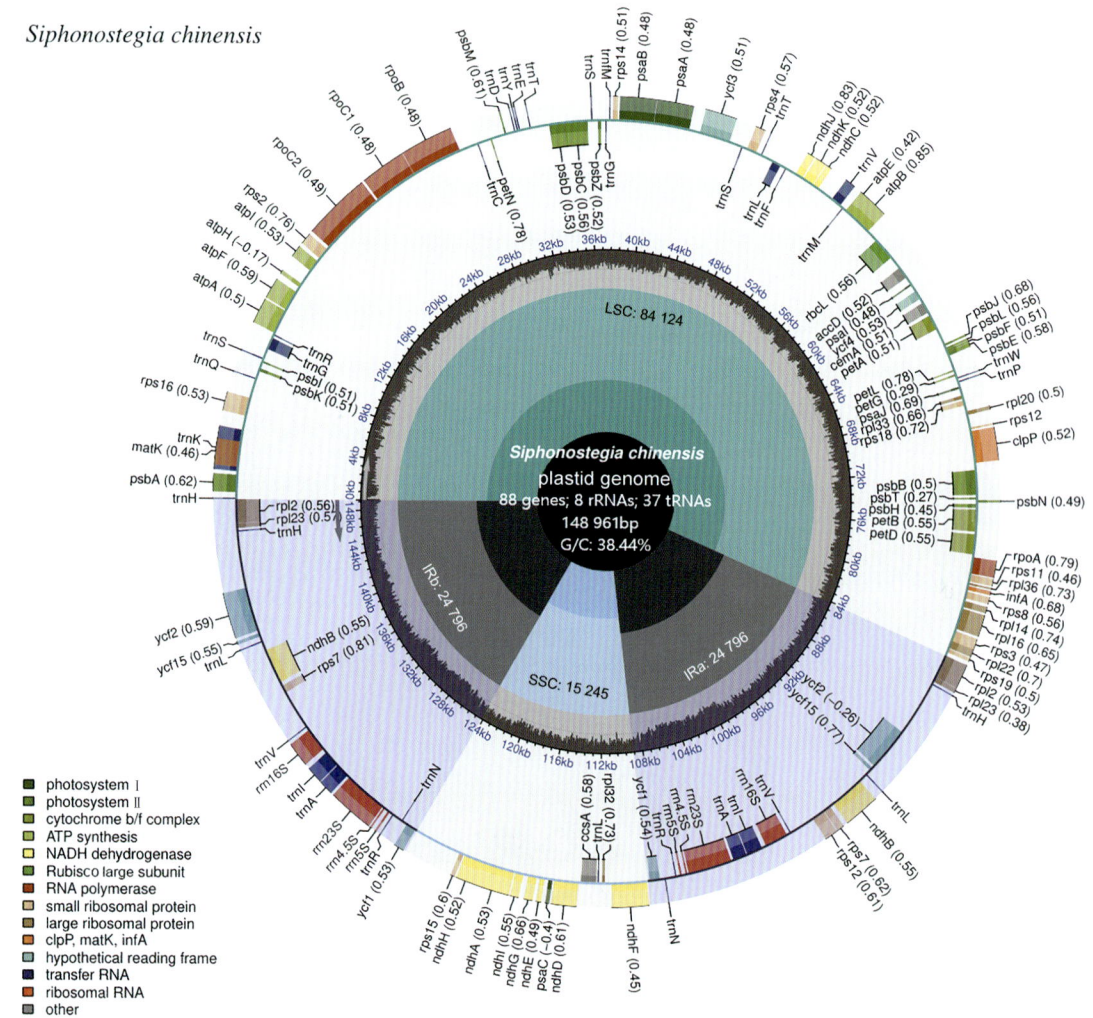

图 2-144-2　阴行草叶绿体基因组图谱

该图包括 6 个圆形轨道。自内向外的第一轨道表示分散重复序列，红色弧线表示直接重复序列，绿色弧线表示回文重复序列；自内向外的第二轨道上的蓝色柱状线条表示长串联重复序列，其重复单元碱基长度 > 7；自内向外的第三轨道以不同颜色的柱状线条表示不同类型的短串联重复序列（微卫星序列），其中黑色表示复杂重复序列，绿色表示重复单元碱基长度为 1 的重复序列，黄色表示重复单元碱基长度为 2 的重复序列，紫色表示重复单元碱基长度为 3 的重复序列，蓝色表示重复单元碱基长度为 4 的重复序列，橙色表示重复单元碱基长度为 5 的重复序列，红色表示重复单元碱基长度为 6 的重复序列；自内向外的第四轨道上以不同色块表示 SSC 区、反向重复区 IRa 和 IRb、LSC 区，数字代表相应区间的长度；自内向外的第五轨道表示 GC 含量；最外层第六轨道以不同色块表示不同功能的编码基因，功能分类详见图中左下角注释，基因名称后括号中的数字表示密码子使用偏差，轨道外侧的基因转录方向为顺时针方向，轨道内侧的基因转录方向为逆时针方向

【编码基因】　阴行草的叶绿体基因组共编码 133 个基因，其中独特基因 114 个，包括蛋白质编码基因 88 个（独特基因 80 个）、转运 RNA（transfer RNA，tRNA）编码基因 37 个（独特基因 30 个）、核糖体 RNA（ribosome RNA，rRNA）编码基因 8 个（独特基因 4 个）

（表 2-144-1）。其中 8 个蛋白质独特编码基因（*ycf1*、*ycf15*、*ycf2*、*ndhB*、*rps7*、*rps12*、*rpl23*、*rpl2*）、7 个 tRNA 独特编码基因（*trnA-UGC*、*trnI-GAU*、*trnL-CAA*、*trnN-GUU*、*trnH-CAU*、*trnR-ACG*、*trnV-GAC*）、4 个 rRNA 独特编码基因（*rrn23S*、*rrn16S*、*rrn4.5S*、*rrn5S*）位于 IR 区。11 个蛋白质编码基因 [*rps16*、*atpF*、*rpl2*（×2）、*petB*、*petD*、*rpl16*、*ndhB*（×2）、*ndhA*、*rpoC1*] 各含有 1 个内含子（intron），3 个蛋白质编码基因（*ycf3*、*clpP*、*rps12*）各含有 2 个内含子，8 个 tRNA 编码基因 [*trnK-UUU*、*trnG-UCC*、*trnL-UAA*、*trnV-UAC*、*trnI-GAU*（×2）、*trnA-UGC*（×2）] 各含有 1 个内含子（表 2-144-2）。阴行草叶绿体基因组中蛋白质编码区（coding sequence，CDS）的长度为 63 465bp，占整个基因组长度的 42.61%。rRNA 基因的长度为 9070bp，占整个基因组长度的 6.09%。而 tRNA 基因的长度为 2791bp，占整个基因组长度的 1.83%。阴行草叶绿体基因组非编码区主要包括内含子和基因间区，其长度占整个基因组长度的 49.47%。

表 2-144-1　阴行草叶绿体基因组基因列表

| 基因功能 | 基因分类 | 基因名称 |
| --- | --- | --- |
| rRNA | rRNA gene | *rrn5S*（×2）、*rrn4.5S*（×2）、*rrn16S*（×2）、*rrn23S*（×2） |
| tRNA | tRNA gene | 37 *trn* genes（8 个基因各含有 1 个内含子） |
| 自我复制 | Large subunit of ribosome | *rpl14*、*rpl16*、*rpl2*（×2）、*rpl20*、*rpl22*、*rpl23*（×2）、*rpl32*、*rpl33*、*rpl36* |
| | Small subunit of ribosome | *rps11*、*rps12*（×2）、*rps14*、*rps15*、*rps16*、*rps18*、*rps19*、*rps2*、*rps3*、*rps4*、*rps7*（×2）、*rps8* |
| | DNA dependent RNA polymerase | *rpoA*、*rpoB*、*rpoC1*、*rpoC2* |
| 光合作用 | Subunits of ATP synthase | *atpA*、*atpB*、*atpE*、*atpF*、*atpH*、*atpI* |
| | Subunits of photosystem Ⅱ | *psbA*、*psbB*、*psbC*、*psbD*、*psbE*、*psbF*、*psbH*、*psbI*、*psbJ*、*psbK*、*psbL*、*psbM*、*psbN*、*psbT*、*psbZ*、*ycf3* |
| | Subunits of NADH-dehydrogenase | *ndhA*、*ndhB*（×2）、*ndhC*、*ndhD*、*ndhE*、*ndhF*、*ndhG*、*ndhH*、*ndhI*、*ndhJ*、*ndhK* |
| | Subunits of cytochrome b/f complex | *petA*、*petB*、*petD*、*petG*、*petL*、*petN* |
| | Subunits of photosystem Ⅰ | *psaA*、*psaB*、*psaC*、*psaI*、*psaJ* |
| | Subunit of rubisco | *rbcL* |
| 其他功能 | Subunit of acetyl-CoA-carboxylase | *accD* |
| | Protease | *clpP* |
| | Translational initiation factor | *infA* |
| | Maturase | *matK* |
| | c-type cytochrome synthesis gene | *ccsA* |
| | Envelop membrane protein | *cemA* |
| 未知功能 | | *ycf1*（×2）、*ycf15*（×2）、*ycf2*（×2）、*ycf4* |

表 2-144-2　阴行草叶绿体基因内含子和外显子位置及长度

| 基因名称 | 基因编码序列所在链 | 起始位置 | 终点位置 | 长度（bp） ||||| 
| --- | --- | --- | --- | --- | --- | --- | --- | --- |
| | | | | 第一外显子 | 第一内含子 | 第二外显子 | 第二内含子 | 第三外显子 |
| trnK-UUU | − | 1756 | 4323 | 37 | 2496 | 35 | | |
| rps16 | − | 5216 | 6350 | 40 | 868 | 227 | | |
| trnG-UCC | + | 9627 | 10376 | 23 | 679 | 48 | | |
| atpF | − | 12352 | 13619 | 145 | 713 | 410 | | |
| rpoCl | − | 21467 | 24290 | 430 | 778 | 1616 | | |
| ycf3 | − | 43152 | 45095 | 134 | 692 | 229 | 740 | 153 |
| trnL-UAA | + | 48142 | 48711 | 35 | 486 | 49 | | |
| trnV-UAC | − | 52567 | 53220 | 38 | 581 | 35 | | |
| rps12 | − | 69668 | 97557 | 114 | ND | 232 | 538 | 35 |
| clpP | − | 69907 | 71872 | 71 | 735 | 294 | 640 | 226 |
| petB | + | 74772 | 76157 | 6 | 738 | 642 | | |
| petD | + | 76340 | 77583 | 8 | 761 | 475 | | |
| rpl16 | − | 81022 | 82324 | 9 | 895 | 399 | | |
| rpl2 | − | 84125 | 85618 | 396 | 606 | 492 | | |
| ndhB | − | 93752 | 95958 | 775 | 674 | 758 | | |
| trnI-GAU | + | 101273 | 102291 | 37 | 947 | 35 | | |
| trnA-UGC | + | 102350 | 103237 | 38 | 815 | 35 | | |
| ndhA | − | 117442 | 119604 | 553 | 1071 | 539 | | |
| trnA-UGC | − | 129849 | 130736 | 38 | 815 | 35 | | |
| trnI-GAU | − | 130795 | 131813 | 37 | 947 | 35 | | |
| ndhB | + | 137128 | 139334 | 775 | 674 | 758 | | |
| rpl2 | + | 147468 | 148961 | 396 | 606 | 492 | | |

注："+"表示正链；"−"表示负链；"ND"表示未确定

【重复序列】　在阴行草叶绿体基因组中，微卫星序列有 A/T、C/G 和 AT/AT 三种类型，各有 30 个、2 个和 2 个（表 2-144-3）。共发现 29 个串联重复序列，满足总长度超过 20bp 且重复单元之间的相似度 ≥ 90% 两个条件（表 2-144-4）。散在重复序列包括回文重复序列和正向重复序列。以 e-value 小于 1E–04 为阈值，阴行草叶绿体基因组散在重复序列包括 19 条回文重复序列、28 条正向重复序列（表 2-144-5）。

表 2-144-3　阴行草叶绿体基因组微卫星序列统计

| 重复单元类型 | 重复序列个数 |
| --- | --- |
| A/T | 30 |
| C/G | 2 |
| AT/AT | 2 |

表 2-144-4　阴行草叶绿体基因组串联重复序列统计

| 起点—终点 | 重复单元长度（bp） | 重复单元拷贝数 | 重复单元一致序列长度（bp） | 重复单元之间的相似度（%） | 插入缺失比例（%） | 分值 | 碱基个数 A | C | G | T | 熵（0—2） |
|---|---|---|---|---|---|---|---|---|---|---|---|
| 4341—4372 | 15 | 2.1 | 15 | 94 | 0 | 55 | 56 | 21 | 0 | 21 | 1.43 |
| 6048—6077 | 15 | 2.0 | 15 | 100 | 0 | 60 | 40 | 0 | 0 | 60 | 0.97 |
| 7570—7830 | 132 | 2.0 | 132 | 96 | 0 | 486 | 29 | 25 | 19 | 24 | 1.98 |
| 12296—12343 | 16 | 3.0 | 16 | 100 | 0 | 96 | 50 | 6 | 31 | 12 | 1.65 |
| 27565—27595 | 14 | 2.2 | 14 | 100 | 0 | 62 | 35 | 6 | 0 | 58 | 1.24 |
| 31790—31831 | 21 | 2.0 | 21 | 100 | 0 | 84 | 42 | 23 | 0 | 33 | 1.55 |
| 40923—40954 | 15 | 2.1 | 15 | 100 | 0 | 64 | 6 | 34 | 46 | 12 | 1.67 |
| 59443—59478 | 18 | 2.0 | 18 | 100 | 0 | 72 | 55 | 16 | 11 | 16 | 1.68 |
| 60291—60335 | 21 | 2.1 | 21 | 100 | 0 | 90 | 26 | 26 | 15 | 31 | 1.96 |
| 63417—63487 | 35 | 2.0 | 35 | 100 | 0 | 142 | 36 | 11 | 22 | 29 | 1.89 |
| 63734—63785 | 26 | 2.0 | 26 | 100 | 0 | 104 | 61 | 11 | 7 | 19 | 1.53 |
| 69081—69120 | 17 | 2.4 | 17 | 95 | 0 | 71 | 65 | 5 | 10 | 20 | 1.42 |
| 75179—75209 | 14 | 2.1 | 15 | 94 | 5 | 55 | 77 | 6 | 6 | 9 | 1.12 |
| 76578—76614 | 18 | 2.1 | 18 | 100 | 0 | 74 | 21 | 16 | 10 | 51 | 1.74 |
| 86278—86313 | 12 | 3.0 | 12 | 100 | 0 | 72 | 41 | 0 | 33 | 25 | 1.55 |
| 86477—86518 | 21 | 2.0 | 21 | 100 | 0 | 84 | 33 | 19 | 4 | 42 | 1.72 |
| 89156—89184 | 15 | 1.9 | 15 | 100 | 0 | 58 | 20 | 13 | 37 | 27 | 1.91 |
| 91720—91782 | 33 | 1.9 | 33 | 93 | 0 | 108 | 33 | 9 | 25 | 31 | 1.88 |
| 99007—99042 | 16 | 2.2 | 16 | 100 | 0 | 72 | 33 | 13 | 33 | 19 | 1.91 |
| 106488—106548 | 31 | 2.0 | 31 | 96 | 0 | 113 | 39 | 22 | 9 | 27 | 1.86 |
| 115888—115949 | 30 | 2.0 | 31 | 96 | 3 | 117 | 43 | 3 | 12 | 40 | 1.59 |
| 117400—117452 | 23 | 2.2 | 24 | 96 | 3 | 99 | 37 | 11 | 11 | 39 | 1.77 |
| 121439—121474 | 18 | 2.0 | 18 | 100 | 0 | 72 | 44 | 11 | 27 | 16 | 1.82 |
| 126538—126598 | 31 | 2.0 | 31 | 96 | 0 | 113 | 27 | 9 | 22 | 39 | 1.86 |
| 134044—134079 | 16 | 2.2 | 16 | 100 | 0 | 72 | 19 | 33 | 13 | 33 | 1.91 |
| 141304—141366 | 33 | 1.9 | 33 | 93 | 0 | 108 | 31 | 25 | 9 | 33 | 1.88 |
| 143902—143930 | 15 | 1.9 | 15 | 100 | 0 | 58 | 27 | 37 | 13 | 20 | 1.91 |
| 146568—146609 | 21 | 2.0 | 21 | 100 | 0 | 84 | 42 | 4 | 19 | 33 | 1.72 |
| 146773—146808 | 12 | 3.0 | 12 | 100 | 0 | 72 | 25 | 33 | 0 | 41 | 1.55 |

表 2-144-5　阴行草叶绿体基因组散在重复序列特征值

| 重复序列一长度（bp） | 重复单元一起点 | 重复类型 | 重复单元二长度（bp） | 重复单元二起点 | 重复单元间隔 | e-value |
|---|---|---|---|---|---|---|
| 105 | 7593 | D | 105 | 7725 | −2 | 1.86E−49 |
| 78 | 107163 | D | 78 | 107303 | 0 | 6.83E−38 |
| 78 | 107163 | P | 78 | 125704 | 0 | 6.83E−38 |
| 78 | 107303 | P | 78 | 125844 | 0 | 6.83E−38 |

续表

| 重复序列一长度（bp） | 重复单元一起点 | 重复类型 | 重复单元二长度（bp） | 重复单元二起点 | 重复单元间隔 | e-value |
|---|---|---|---|---|---|---|
| 78 | 125704 | D | 78 | 125844 | 0 | 6.83E−38 |
| 68 | 92446 | D | 68 | 92817 | 0 | 7.16E−32 |
| 68 | 92446 | P | 68 | 140200 | 0 | 7.16E−32 |
| 68 | 92817 | P | 68 | 140571 | 0 | 7.16E−32 |
| 68 | 140200 | D | 68 | 140571 | 0 | 7.16E−32 |
| 47 | 47901 | D | 47 | 47961 | 0 | 3.15E−19 |
| 46 | 108927 | P | 46 | 124111 | 0 | 1.26E−18 |
| 41 | 97594 | D | 41 | 118018 | 0 | 1.29E−15 |
| 41 | 118018 | P | 41 | 135450 | 0 | 1.29E−15 |
| 37 | 83842 | D | 37 | 83959 | 0 | 3.30E−13 |
| 36 | 63416 | D | 36 | 63451 | 0 | 1.32E−12 |
| 33 | 30367 | P | 33 | 30410 | 0 | 8.46E−11 |
| 42 | 44306 | D | 42 | 118017 | −3 | 1.00E−10 |
| 39 | 43051 | D | 39 | 43053 | −2 | 1.38E−10 |
| 39 | 44309 | D | 39 | 97596 | −2 | 1.38E−10 |
| 39 | 44309 | P | 39 | 135450 | −2 | 1.38E−10 |
| 32 | 12295 | D | 32 | 12311 | 0 | 3.38E−10 |
| 40 | 39304 | D | 40 | 41528 | −3 | 1.38E−09 |
| 30 | 8903 | P | 30 | 46000 | 0 | 5.41E−09 |
| 33 | 43048 | P | 33 | 43053 | −2 | 4.02E−07 |
| 30 | 106487 | D | 30 | 106518 | −1 | 4.87E−07 |
| 30 | 106487 | P | 30 | 126537 | −1 | 4.87E−07 |
| 30 | 106518 | P | 30 | 126568 | −1 | 4.87E−07 |
| 30 | 126537 | D | 30 | 126568 | −1 | 4.87E−07 |
| 32 | 32124 | D | 32 | 43061 | −2 | 1.51E−06 |
| 31 | 43048 | P | 31 | 43051 | −2 | 5.66E−06 |
| 30 | 91719 | D | 30 | 91752 | −2 | 2.12E−05 |
| 30 | 91719 | P | 30 | 141303 | −2 | 2.12E−05 |
| 30 | 91752 | P | 30 | 141336 | −2 | 2.12E−05 |
| 30 | 141303 | D | 30 | 141336 | −2 | 2.12E−05 |
| 32 | 8901 | D | 32 | 36150 | −3 | 4.53E−05 |
| 31 | 7566 | D | 31 | 7698 | −3 | 1.64E−04 |
| 31 | 32271 | D | 31 | 53450 | −3 | 1.64E−04 |
| 30 | 32123 | D | 30 | 43062 | −3 | 5.93E−04 |
| 30 | 36152 | P | 30 | 46000 | −3 | 5.93E−04 |
| 30 | 43047 | D | 30 | 43051 | −3 | 5.93E−04 |

续表

| 重复序列一长度（bp） | 重复单元一起点 | 重复类型 | 重复单元二长度（bp） | 重复单元二起点 | 重复单元间隔 | e-value |
|---|---|---|---|---|---|---|
| 30 | 43047 | P | 30 | 43051 | -3 | 5.93E-04 |
| 30 | 44321 | D | 30 | 97608 | -3 | 5.93E-04 |
| 30 | 44321 | P | 30 | 135447 | -3 | 5.93E-04 |
| 30 | 58500 | D | 30 | 60784 | -3 | 5.93E-04 |
| 30 | 43047 | P | 30 | 43051 | -3 | 5.93E-04 |
| 30 | 44321 | D | 30 | 97608 | -3 | 5.93E-04 |
| 30 | 58500 | D | 30 | 60784 | -3 | 5.93E-04 |

注：P. palindromic repeat，回文重复序列；D. direct repeat，正向重复序列

【系统发育】 使用 MAFFT 对来自列当科的 3 个物种[3-5]和 1 个外类群物种（*Lathraea squamaria*）的叶绿体基因组中提取的 82 个共有蛋白质序列进行多重序列比对，使用 IQ-TREE 筛选最优的 JTT 模型，并采用最大似然法（maximum likelihood method）构建进化树。结果显示，阴行草（*Siphonostegia chinensis*）[3]和 *Schwalbea americana*[4] 2 个物种聚为一支，短腺小米草（*Euphrasia regelii*）[5]单独聚为一支。阴行草与 *Schwalbea americana* 的亲缘关系较近（图 2-144-3）。

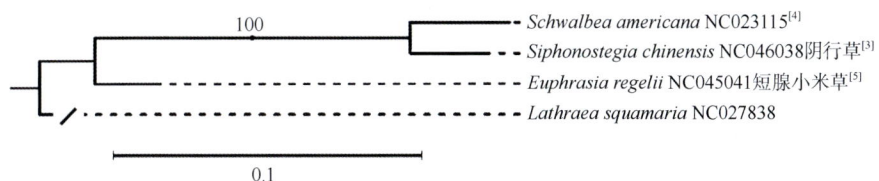

图 2-144-3 列当科植物系统发育进化分析

【$K_A/K_S$ 选择压力分析】 以图 2-144-3 的进化树作为参考，利用 Hyphy 软件中的 aBSREL 模型对蛋白质编码基因进行选择压力分析（表 2-144-6）。共发现 4 个列当科基因受到正向选择，即 *clpP*、*rpl32*、*rps2*、*rps12*。在阴行草（*S. chinensis*）中，*rpl32*、*rps2* 基因被正向选择；在短腺小米草（*E. regelii*）中，*clpP* 基因被正向选择；在 *Schwalbea americana* 中，*clpP*、*rps12* 基因被正向选择。这些基因的功能可能与物种适应湿度环境相关。

表 2-144-6 列当科植物 $K_A/K_S$ 选择压力分析

| 物种 | 基因 | 优化的枝长 | LRT | p-value |
|---|---|---|---|---|
| Schwalbea americana | clpP | 0.0330 | 19.5805 | 0.0001 |
|  | rps12 | 0.0330 | 14.7100 | 0.0011 |
| Euphrasia regelii | clpP | 0.0207 | 12.0815 | 0.0024 |
| Siphonostegia chinensis | rpl32 | 0.0362 | 8.9883 | 0.0195 |
|  | rps2 | 0.0362 | 15.2763 | 0.0008 |

注：LRT. likelihood ratio test，似然比检验

## 参 考 文 献

[1] 国家中医药管理局《中华本草》编委会. 中华本草（苗药卷）. 上海：上海科学技术出版社，1999.

[2] 国家药典委员会. 中华人民共和国药典（2020年版）一部. 北京：中国医药科技出版社，2020：12-13.

[3] Gao J, Jin Y H, Li Y Q, et al. The complete chloroplast genome sequence of *Siphonostegia chinensis* Benth.（Orobanchaceae）. Mitochondrial DNA Part B：Resources，2019，4（1）：732-733.

[4] Wicke S, Muller K F, de Pamphilis C W, et al. Mechanisms of functional and physical genome reduction in photosynthetic and nonphotosynthetic parasitic plants of the broomrape family. Plant Cell，2013，25（10）：3711-3725.

[5] Zhou T, Ruhsam M, Wang J, et al. The complete chloroplast genome of *Euphrasia regelii*, pseudogenization of genes and the phylogenetic relationships within Orobanchaceae. Frontiers in Genetics，2019，10：444.

# 145 罂　粟

**【药材基本信息】** 罂粟（*Papaver somniferum* L.）为罂粟科罂粟属药用植物，其干燥成熟果壳为罂粟壳中药材（图 2-145-1）[1]。收载于《中国药典》（2020 年版）[2]。原产于南欧，印度、缅甸、老挝及泰国北部有栽培，中国许多地区有栽培分布[3, 4]。商品药材为栽培或野生[5]。罂粟含吗啡、可待因、罂粟碱等多种生物碱。现代研究表明，罂粟具有兴奋、抗肿瘤、抗病毒、镇咳平喘、镇痛及抑制心肌收缩作用[6]。

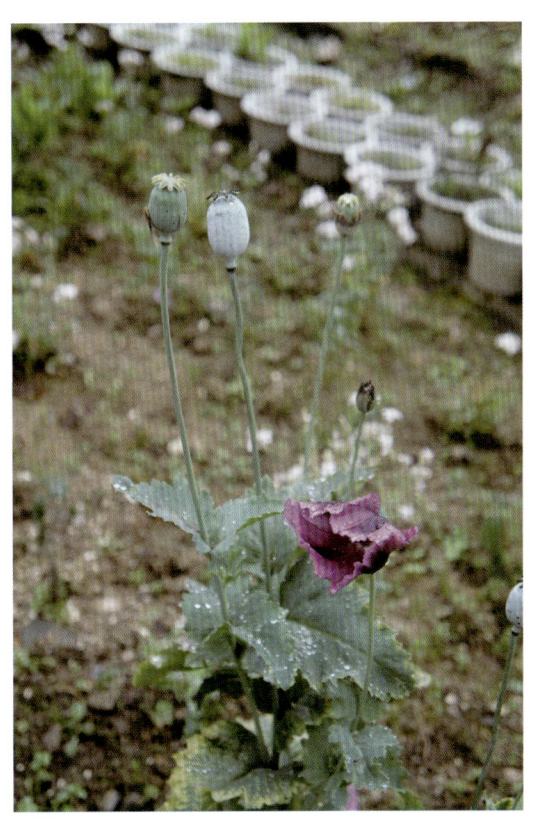

图 2-145-1　罂粟

**【叶绿体基因组】** 罂粟的叶绿体 DNA 为环状分子，其叶绿体基因组（GenBank 登录号：NC029434.1）总长度为 152 931bp，具有保守的四分状结构，包括一个 LSC 区、一个 SSC 区和一对 IR 区，其长度分别为 83 029bp、17 920bp 和 25 991bp（图 2-145-2）。罂粟叶绿体基因组的整体 G/C 含量为 38.86%。其 IR 区的 G/C 含量（43.10%）高于 SSC 区的 G/C 含量（33.43%）和 LSC 区的 G/C 含量（37.37%）。

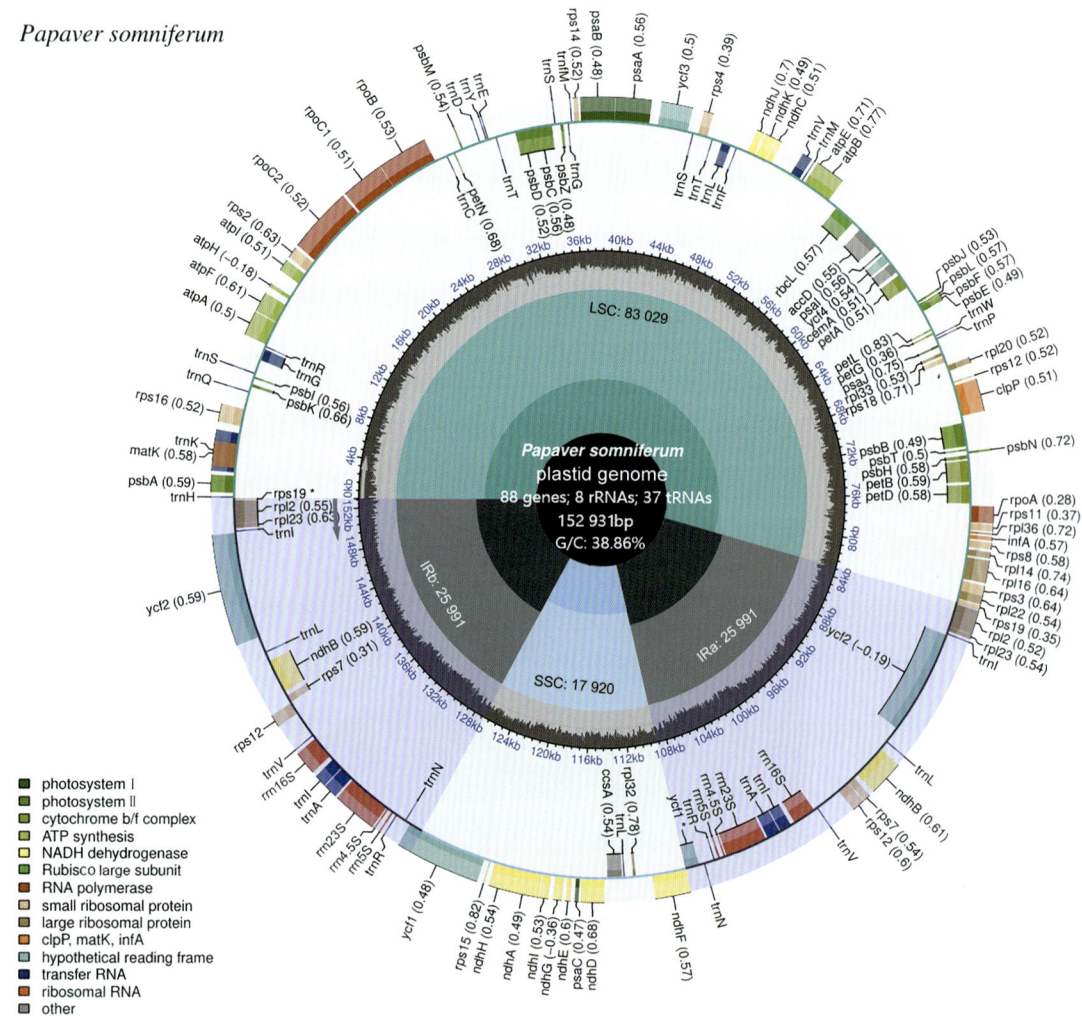

图 2-145-2 罂粟叶绿体基因组图谱

该图包括 6 个圆形轨道。自内向外的第一轨道表示分散重复序列，红色弧线表示直接重复序列，绿色弧线表示回文重复序列；自内向外的第二轨道上的蓝色柱状线条表示长串联重复序列，其重复单元碱基长度＞7；自内向外的第三轨道以不同颜色的柱状线条表示不同类型的短串联重复序列（微卫星序列），其中黑色表示复杂重复序列，绿色表示重复单元碱基长度为 1 的重复序列，黄色表示重复单元碱基长度为 2 的重复序列，紫色表示重复单元碱基长度为 3 的重复序列，蓝色表示重复单元碱基长度为 4 的重复序列，橙色表示重复单元碱基长度为 5 的重复序列，红色表示重复单元碱基长度为 6 的重复序列；自内向外的第四轨道上以不同色块表示 SSC 区、反向重复区 IRa 和 IRb、LSC 区，数字代表相应区间的长度；自内向外的第五轨道表示 GC 含量；最外层第六轨道以不同色块表示不同功能的编码基因，功能分类详见图中左下角注释，基因名称后括号中的数字表示密码子使用偏差，轨道外侧的基因转录方向为顺时针方向，轨道内侧的基因转录方向为逆时针方向

【编码基因】　罂粟叶绿体基因组共编码 133 个基因，其中独特基因 113 个，包括蛋白质编码基因 88 个（独特基因 79 个）、转运 RNA（transfer RNA，tRNA）编码基因 37 个（独特基因 30 个）、核糖体 RNA（ribosome RNA，rRNA）编码基因 8 个（独特基因 4 个）（表 2-145-1）。其中 6 个蛋白质独特编码基因（ndhB、rps12、rps7、ycf2、rpl23、rpl2）、

7个tRNA独特编码基因（*trnA-UGC*、*trnI-CAU*、*trnL-CAA*、*trnI-GAU*、*trnN-GUU*、*trnR-ACG*、*trnV-GAC*）、4个rRNA独特编码基因（*rrn16S*、*rrn23S*、*rrn4.5S*、*rrn5S*）位于IR区。有11个蛋白质编码基因[*atpF*、*rps16*、*rpoC1*、*petB*、*petD*、*rpl2*（×2）、*rpl16*、*ndhB*（×2）、*ndhA*]各含有1个内含子（intron），4个蛋白质编码基因[*ycf3*、*clpP*、*rps12*（×2）]各含有2个内含子，8个tRNA编码基因[*trnK-UUU*、*trnG-UCC*、*trnL-UAA*、*trnV-UAC*、*trnI-GAU*（×2）、*trnA-UGC*（×2）]各含有1个内含子（表2-145-2）。罂粟叶绿体基因组中蛋白质编码区（coding sequence，CDS）的长度为78 261bp，占整个基因组长度的51.17%。rRNA基因的长度为9064bp，占整个基因组长度的5.93%。而tRNA基因的长度为2776bp，占整个基因组长度的1.82%。罂粟叶绿体基因组非编码区主要包括内含子和基因间区，其长度占整个基因组长度的41.08%。

表2-145-1　罂粟叶绿体基因组基因列表

| 基因功能 | 基因分类 | 基因名称 |
| --- | --- | --- |
| rRNA | rRNA genes | *rrn16S*（×2）、*rrn23S*（×2）、*rrn5S*（×2）、*rrn4.5S*（×2） |
| tRNA | tRNA genes | 37 *trn* genes（8个基因各含有1个内含子） |
| 自我复制 | Small subunit of ribosome | *rps11*、*rps12*（×3）、*rps14*、*rps15*、*rps16*、*rps18*、*rps19*（×2）、*rps2*、*rps3*、*rps4*、*rps7*（×2）、*rps8* |
|  | Large subunit of ribosome | *rpl14*、*rpl16*、*rpl2*（×2）、*rpl20*、*rpl22*、*rpl23*（×2）、*rpl32*、*rpl33*、*rpl36* |
|  | DNA dependent RNA polymerase | *rpoA*、*rpoB*、*rpoC1*、*rpoC2* |
| 光合作用 | Subunits of NADH-dehydrogenase | *ndhA*、*ndhB*（×2）、*ndhC*、*ndhD*、*ndhE*、*ndhF*、*ndhG*、*ndhH*、*ndhI*、*ndhJ*、*ndhK* |
|  | Large subunit of rubisco | *rbcL* |
|  | Subunits of photosystem Ⅰ | *psaA*、*psaB*、*psaC*、*psaI*、*psaJ* |
|  | Subunits of photosystem Ⅱ | *psbA*、*psbB*、*psbC*、*psbD*、*psbE*、*psbF*、*psbH*、*psbI*、*psbJ*、*psbK*、*psbL*、*psbM*、*psbN*、*psbT*、*psbZ*、*ycf3* |
|  | Subunits of cytochrome b/f complex | *petA*、*petB*、*petD*、*petG*、*petL*、*petN* |
|  | Subunits of ATP synthase | *atpA*、*atpB*、*atpE*、*atpF*、*atpH*、*atpI* |
| 其他功能 | c-type cytochrome synthesis gene | *ccsA* |
|  | Protease | *clpP* |
|  | Envelope membrane protein | *cemA* |
|  | Subunit of acetyl-CoA-carboxylase | *accD* |
|  | Maturase | *matK* |
|  | Translational initiation factor | *infA* |
| 未知功能 |  | *ycf1*（×2）、*ycf2*（×2）、*ycf4* |

表 2-145-2　罂粟叶绿体基因内含子和外显子位置及长度

| 基因名称 | 基因编码序列所在链 | 起始位置 | 终点位置 | 长度（bp） | | | | |
|---|---|---|---|---|---|---|---|---|
| | | | | 第一外显子 | 第一内含子 | 第二外显子 | 第二内含子 | 第三外显子 |
| trnK-UUU | − | 1652 | 4186 | 37 | 2463 | 35 | | |
| rps16 | − | 4661 | 5773 | 40 | 846 | 227 | | |
| trnG-UCC | + | 9109 | 9861 | 23 | 682 | 48 | | |
| atpF | − | 11771 | 13021 | 146 | 1035 | 70 | | |
| rpoC1 | − | 20856 | 23572 | 432 | 668 | 1617 | | |
| ycf3 | − | 41886 | 43856 | 124 | 738 | 230 | 726 | 153 |
| trnL-UAA | + | 46248 | 46849 | 35 | 517 | 50 | | |
| trnV-UAC | − | 51198 | 51848 | 38 | 578 | 35 | | |
| rps12 | − | 68644 | 97693 | 114 | ND | 232 | 538 | 26 |
| clpP | − | 68931 | 70924 | 71 | 778 | 294 | 607 | 244 |
| petB | + | 73827 | 75199 | 6 | 725 | 642 | | |
| petD | + | 75391 | 76579 | 8 | 706 | 475 | | |
| rpl16 | − | 80045 | 81453 | 9 | 1001 | 399 | | |
| rpl2 | − | 83168 | 84651 | 391 | 659 | 434 | | |
| ndhB | − | 93818 | 96050 | 775 | 700 | 758 | | |
| trnI-GAU | + | 101513 | 102290 | 37 | 706 | 35 | | |
| trnA-UGC | + | 102355 | 103228 | 38 | 801 | 35 | | |
| ndhA | − | 118552 | 120549 | 553 | 909 | 536 | | |
| trnA-UGC | − | 132733 | 133606 | 38 | 801 | 35 | | |
| trnI-GAU | − | 133671 | 134448 | 37 | 706 | 35 | | |
| rps12 | + | 138268 | 139061 | ND | ND | 232 | 538 | 26 |
| ndhB | + | 139911 | 142143 | 775 | 700 | 758 | | |
| rpl2 | + | 151310 | 152793 | 391 | 659 | 434 | | |

注："+"表示正链；"−"表示负链；"ND"表示未确定

【重复序列】　在罂粟叶绿体基因组中，微卫星序列主要是 A/T 类型，有 16 个（表 2-145-3）。共发现 18 个串联重复序列，满足总长度超过 20bp 且重复单元之间的相似度≥90% 两个条件（表 2-145-4）。散在重复序列包括回文重复序列和正向重复序列。以 e-value 小于 1E−04 为阈值，罂粟叶绿体基因组散在重复序列包括 17 条回文重复序列、19 条正向重复序列（表 2-145-5）。

表 2-145-3　罂粟叶绿体基因组微卫星序列统计

| 重复单元类型 | 重复序列个数 |
|---|---|
| A/T | 16 |

表 2-145-4　罂粟叶绿体基因组串联重复序列统计

| 起点—终点 | 重复单元长度（bp） | 重复单元拷贝数 | 重复单元一致序列长度（bp） | 重复单元之间的相似度（%） | 插入缺失比例（%） | 分值 | 碱基个数 A | C | G | T | 熵（0—2） |
|---|---|---|---|---|---|---|---|---|---|---|---|
| 64681—64710 | 15 | 2.0 | 15 | 100 | 0 | 60 | 33 | 20 | 0 | 46 | 1.51 |
| 66989—67028 | 21 | 1.9 | 21 | 94 | 0 | 71 | 30 | 27 | 10 | 32 | 1.89 |
| 85252—85281 | 15 | 2.0 | 15 | 100 | 0 | 60 | 53 | 13 | 20 | 13 | 1.72 |
| 87824—87930 | 21 | 5.1 | 21 | 97 | 1 | 198 | 14 | 27 | 9 | 49 | 1.73 |
| 90303—90349 | 24 | 2.0 | 24 | 91 | 0 | 76 | 31 | 10 | 27 | 29 | 1.90 |
| 92382—92429 | 21 | 2.3 | 21 | 100 | 0 | 96 | 43 | 16 | 4 | 35 | 1.67 |
| 106432—106493 | 32 | 1.9 | 32 | 96 | 0 | 115 | 40 | 22 | 9 | 27 | 1.85 |
| 107263—107310 | 16 | 3.0 | 16 | 100 | 0 | 96 | 18 | 37 | 6 | 37 | 1.76 |
| 107922—107962 | 17 | 2.4 | 17 | 95 | 0 | 73 | 29 | 36 | 0 | 34 | 1.58 |
| 109044—109068 | 12 | 2.1 | 12 | 100 | 0 | 50 | 76 | 0 | 0 | 24 | 0.80 |
| 123394—123449 | 24 | 2.3 | 24 | 100 | 0 | 112 | 3 | 21 | 12 | 62 | 1.45 |
| 127999—128039 | 17 | 2.4 | 17 | 95 | 0 | 73 | 34 | 0 | 36 | 29 | 1.58 |
| 128651—128698 | 16 | 3.0 | 16 | 100 | 0 | 96 | 37 | 6 | 37 | 18 | 1.76 |
| 129468—129529 | 32 | 1.9 | 32 | 96 | 0 | 115 | 27 | 9 | 22 | 40 | 1.85 |
| 143532—143579 | 21 | 2.3 | 21 | 100 | 0 | 96 | 35 | 4 | 16 | 43 | 1.67 |
| 145612—145658 | 24 | 2.0 | 24 | 91 | 0 | 76 | 29 | 27 | 10 | 31 | 1.90 |
| 148031—148137 | 21 | 5.1 | 21 | 97 | 1 | 198 | 49 | 9 | 27 | 14 | 1.73 |
| 150680—150709 | 15 | 2.0 | 15 | 100 | 0 | 60 | 13 | 20 | 13 | 53 | 1.72 |

表 2-145-5　罂粟叶绿体基因组散在重复序列特征值

| 重复单元一长度（bp） | 重复单元一起点 | 重复类型 | 重复单元二长度（bp） | 重复单元二起点 | 重复单元间隔 | e-value |
|---|---|---|---|---|---|---|
| 87 | 87823 | D | 87 | 87844 | −3 | 7.86E−37 |
| 87 | 87823 | P | 87 | 148029 | −3 | 7.86E−37 |
| 87 | 87844 | P | 87 | 148050 | −3 | 7.86E−37 |
| 87 | 148029 | D | 87 | 148050 | −3 | 7.86E−37 |
| 69 | 148047 | D | 69 | 148068 | 0 | 1.89E−32 |
| 66 | 87823 | D | 66 | 87865 | −3 | 1.49E−24 |
| 66 | 87823 | P | 66 | 148029 | −3 | 1.49E−24 |
| 66 | 87865 | P | 66 | 148071 | −3 | 1.49E−24 |
| 66 | 148029 | D | 66 | 148071 | −3 | 1.49E−24 |
| 48 | 148047 | D | 48 | 148089 | 0 | 8.30E−20 |
| 45 | 87823 | D | 45 | 87886 | −3 | 2.04E−12 |
| 45 | 87823 | P | 45 | 148029 | −3 | 2.04E−12 |

续表

| 重复单元一长度（bp） | 重复单元一起点 | 重复类型 | 重复单元二长度（bp） | 重复单元二起点 | 重复单元间隔 | $e$-value |
| --- | --- | --- | --- | --- | --- | --- |
| 45 | 87886 | P | 45 | 148092 | −3 | 2.04E−12 |
| 45 | 148029 | D | 45 | 148092 | −3 | 2.04E−12 |
| 39 | 43031 | D | 39 | 97732 | −2 | 1.45E−10 |
| 39 | 43031 | P | 39 | 138189 | −2 | 1.45E−10 |
| 32 | 107262 | D | 32 | 107278 | 0 | 3.57E−10 |
| 32 | 107262 | P | 32 | 128650 | 0 | 3.57E−10 |
| 32 | 107278 | P | 32 | 128666 | 0 | 3.57E−10 |
| 32 | 123393 | D | 32 | 123417 | 0 | 3.57E−10 |
| 32 | 128650 | D | 32 | 128666 | 0 | 3.57E−10 |
| 31 | 62825 | P | 31 | 62876 | 0 | 1.43E−09 |
| 39 | 38171 | D | 39 | 40395 | −3 | 5.37E−09 |
| 33 | 4320 | P | 33 | 4325 | −2 | 4.24E−07 |
| 30 | 8123 | P | 30 | 44251 | −1 | 5.13E−07 |
| 30 | 106431 | D | 30 | 106463 | −1 | 5.13E−07 |
| 30 | 106431 | P | 30 | 129467 | −1 | 5.13E−07 |
| 30 | 106463 | P | 30 | 129499 | −1 | 5.13E−07 |
| 30 | 129467 | D | 30 | 129499 | −1 | 5.13E−07 |
| 30 | 35025 | P | 30 | 44251 | −2 | 2.23E−05 |
| 30 | 92378 | D | 30 | 92399 | −2 | 2.23E−05 |
| 30 | 92378 | P | 30 | 143531 | −2 | 2.23E−05 |
| 30 | 92399 | P | 30 | 143552 | −2 | 2.23E−05 |
| 30 | 143531 | D | 30 | 143552 | −2 | 2.23E−05 |
| 32 | 8118 | D | 32 | 35020 | −3 | 4.78E−05 |
| 32 | 38160 | D | 32 | 40384 | −3 | 4.78E−05 |

注：P. palindromic repeat，回文重复序列，D. direct repeat，正向重复序列

【高可变区】 为了发现罂粟属物种间的高可变区，从 3 个物种的叶绿体基因组中提取了 125 个基因间区，采用 K2p（Kimura 2-parameter）模型计算基因间区的遗传距离，遗传距离最大的 30 个基因间区参见图 2-145-3。这 30 个基因间区的 K2p 平均值分布于 2.53～16.72。其中 *psbT-psbN*、*ccsA-ndhD*、*ycf1-ndhF*、*trnH-GUG-psbA*、*rpoB-trnC-GCA* 的 K2p 平均值较高，分别为 16.72、10.79、8.51、6.02、4.70。由此可见，罂粟属 3 个物种的叶绿体基因组在这 5 个区域的变异较大，这 5 个区域可作为潜在的分子标记开发区域。

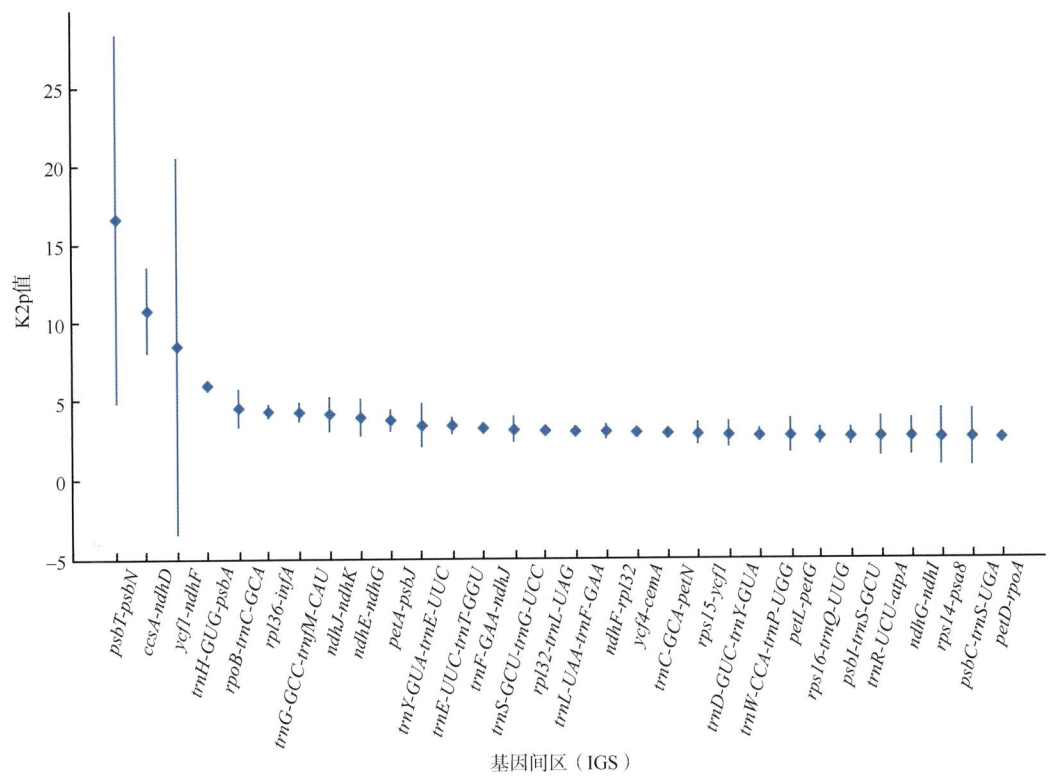

图 2-145-3 罂粟属物种基因间区的遗传距离分析结果

【系统发育】 使用 MAFFT 对来自罂粟属的 3 个物种[7]和 1 个外类群物种[总状绿绒蒿（*Meconopsis racemosa*）][8]的叶绿体基因组中提取的 29 个共有蛋白质序列进行多重序列比对，使用 IQ-TREE 筛选得到最优的 TVM+F+G4 模型，并采用最大似然法（maximum likelihood method）构建进化树。结果显示，罂粟（*Papaver somniferum*）和虞美人（*Papaver rhoeas*）聚为一支，鬼罂粟（*Papaver orientale*）独立分化为一支。罂粟和虞美人的亲缘关系较近（图 2-145-4）。

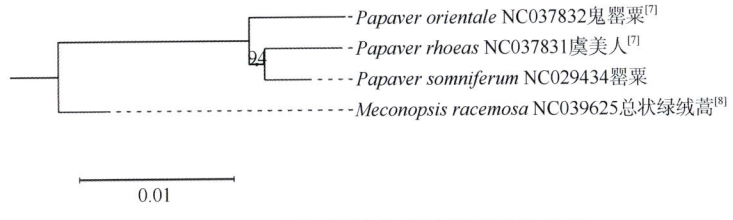

图 2-145-4 罂粟属植物系统发育进化分析

【$K_A/K_S$ 选择压力分析】 以图 2-145-4 的进化树作为参考，利用 Hyphy 软件中的 aBSREL 模型对 3 个罂粟属植物的蛋白质编码基因进行选择压力分析，未发现有基因受到正向选择。

【宏 DNA 条形码的发现及其 PCR 扩增引物设计】 为了发现能够区分罂粟属下物种的宏 DNA 条形码序列及其 PCR 扩增引物，利用 ecoPrimers 对罂粟属植物叶绿体基因组序列进行分析。用于设计 PCR 扩增引物的保守区间见表 2-145-6。

表 2-145-6　部分基于 ecoPrimers 发现的引物设计保守区间

| 编号 | 保守区间序列 | 物种拉丁名 | GenBank 序列号 | 保守区间序列起点—终点 |
|---|---|---|---|---|
| 1 | CAAGTGTTTATTATATTAACAGATTCCA | P. somniferum | NC029434 | 111850—111884 |
|  |  | P. rhoeas | NC037831 | 111883—111918 |
|  |  | P. orientale | NC037832 | 111840—111875 |
| 2 | CTTTTTTATGACGGTGACATAGATATAGATTCGAACGAAGATTAGTATATAAAAATTCTTCTTTATTTGGATATTGTATGTAATAAAAATGTGAATTAAAGTATTCCGAAAATAAAGAA | P. somniferum | NC029434 | 112157—112206 |
|  |  | P. rhoeas | NC037831 | 112187—112236 |
|  |  | P. orientale | NC037832 | 112143—112193 |
| 3 | ATCCATATTGTATATTATCAAGAAAGTATGATCTAGGGATAAATATATAGCTAAA | P. somniferum | NC029434 | 112262—112281 |
|  |  | P. rhoeas | NC037831 | 112292—112312 |
|  |  | P. orientale | NC037832 | 112249—112268 |
| 4 | TATTTTTAACTGATCAATATGAGGTGGCACTTTC | P. somniferum | NC029434 | 112613—112649 |
|  |  | P. rhoeas | NC037831 | 112644—112680 |
|  |  | P. orientale | NC037832 | 112595—112631 |
| 5 | GTTTTGGGAGAACGGAAACCTCTCGAAAAGTC | P. somniferum | NC029434 | 112900—112925 |
|  |  | P. rhoeas | NC037831 | 112922—112947 |
|  |  | P. orientale | NC037832 | 112886—112911 |
| 6 | AAGAGATTATTGAACGTTCAAATA | P. somniferum | NC029434 | 112950—113010 |
|  |  | P. rhoeas | NC037831 | 112972—113032 |
|  |  | P. orientale | NC037832 | 112936—112996 |
| 7 | ATTGTAGCTTCTATGGGATTTCTTATAATTTGGGTATGCTATTTTGGGGTCAATCTATTAGGAATAGGCCTACATAGTTATGGTTCATTCACATTAGCATCTTAATCGAAGACGTGAC | P. somniferum | NC029434 | 114227—114306 |
|  |  | P. rhoeas | NC037831 | 114249—114328 |
|  |  | P. orientale | NC037832 | 114213—114297 |
| 8 | ATCTGATTACAATTCACTTC | P. somniferum | NC029434 | 114348—114393 |
|  |  | P. rhoeas | NC037831 | 114370—114457 |
|  |  | P. orientale | NC037832 | 114339—114422 |
| 9 | AAAATTTACATTTTATACCT | P. somniferum | NC029434 | 117016—117041 |
|  |  | P. rhoeas | NC037831 | 117079—117104 |
|  |  | P. orientale | NC037832 | 117037—117062 |
| 10 | AAAATGGATAGGCTAAGCCAGAACAAAATAATTCTTTTTT | P. somniferum | NC029434 | 117082—117099 |
|  |  | P. rhoeas | NC037831 | 117145—117162 |
|  |  | P. orientale | NC037832 | 117108—117122 |

## 参 考 文 献

[1] 中国科学院《中国植物志》编委会. 中国植物志. 北京：科学出版社，1988，62：73.
[2] 国家药典委员会. 中华人民共和国药典（2020年版）一部. 北京：中国医药科技出版社，2020：282.
[3] 国家中医药管理局《中华本草》编委会. 中华本草. 第六卷. 上海：上海科学技术出版社，1999，6：231.
[4] 中国医学科学院药用植物资源发展研究所. 中草药栽培技术. 北京：人民卫生出版社，1990：402-405.
[5] 陈士林，林余霖. 中草药大典. 北京：军事医学科学出版社，2006：454.
[6] 于荣敏，王春盛，宋丽艳. 罂粟科植物的化学成分及药理作用研究进展. 上海中医药杂志，2004，（7）：59-61.
[7] Zhou J, Cui Y, Chen X, et al. Complete chloroplast genomes of *Papaver rhoeas* and *Papaver orientale*: Molecular structures, comparative analysis, and phylogenetic analysis. Molecules, 2018, 23(2): 437.
[8] Li X, Tan W, Sun J, et al. Comparison of four complete chloroplast genomes of medicinal and ornamental *Meconopsis* species: Genome organization and species discrimination. Sci Rep, 2019, 9(1): 10567.

# 146 余甘子

【药材基本信息】 余甘子（*Phyllanthus emblica* L.）又称滇橄榄、橄榄，为大戟科叶下珠属药用植物[1]，其干燥成熟果实为余甘子中药材（图2-146-1）。收载于《中国药典》（2020年版）[2]。余甘子是藏族惯用药材。余甘子分布于我国福建、台湾、广东、海南、广西、四川、贵州、云南等省份，生产于云南。商品主要为栽培。余甘子以个大、肉厚、回甜味浓者为佳[2]。余甘子果实含鞣质（如葡萄糖没食子鞣苷）、有机酸（如没食子酸、鞣花酸）和酚类（如余甘子酚）[3]。余甘子味甘、酸、涩，性凉。归肺、胃经。具有清热凉血、消食健胃、生津止咳的功效[4]。现代研究表明，余甘子具有抗菌、抗病毒、抗炎、抗肿瘤、增强免疫力、抗氧化、降血糖、降血脂、保肝等作用，临床被用于治疗高血压、乙型肝炎、慢性咽炎、高血糖、高脂血症等，可用作保健食品[5,6]。

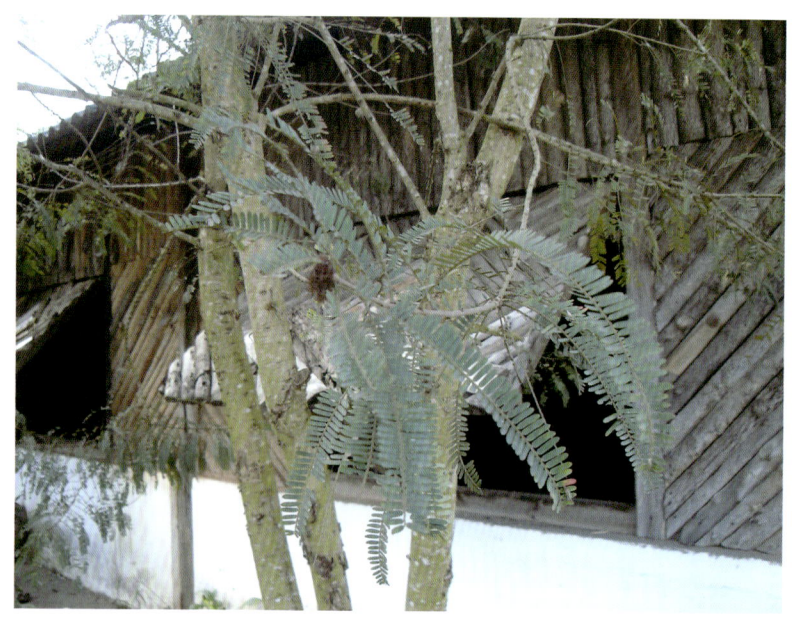

图2-146-1 余甘子

【叶绿体基因组】 余甘子的叶绿体DNA为环状分子，其叶绿体基因组（GenBank登录号：NC047477.1）总长度为156 208bp，具有保守的四分状结构，包括一个LSC区、一个SSC区和一对IR区，其长度分别为85 674bp、19 310bp和25 612bp（图2-146-2）。余甘子叶绿体基因组的整体G/C含量为36.77%。其IR区的G/C含量（43.08%）高于SSC区的G/C含量（30.28%）和LSC区的G/C含量（34.45%）。

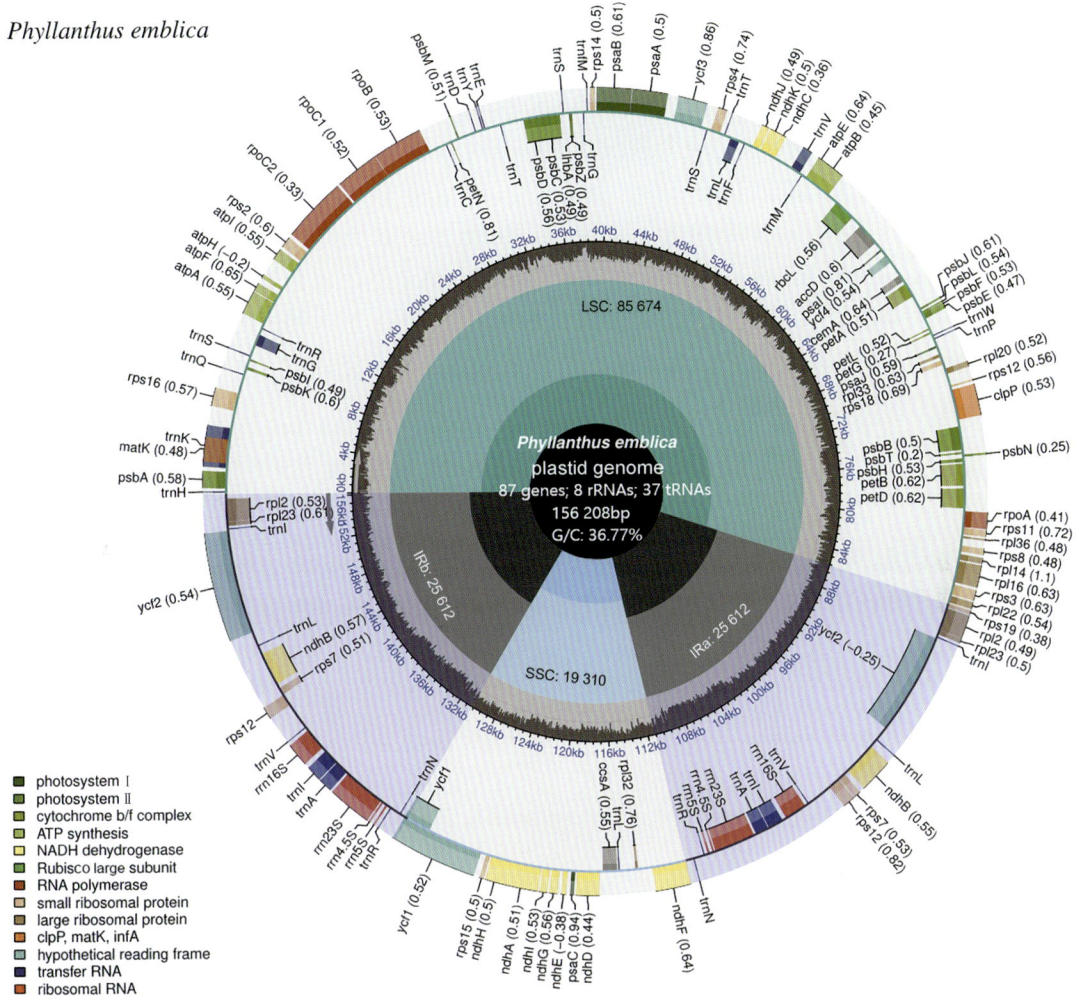

图 2-146-2 余甘子叶绿体基因组图谱

该图包括 6 个圆形轨道。自内向外的第一轨道表示分散重复序列，红色弧线表示直接重复序列，绿色弧线表示回文重复序列；自内向外的第二轨道上的蓝色柱状线条表示长串联重复序列，其重复单元碱基长度>7；自内向外的第三轨道以不同颜色的柱状线条表示不同类型的短串联重复序列（微卫星序列），其中黑色表示复杂重复序列，绿色表示重复单元碱基长度为 1 的重复序列，黄色表示重复单元碱基长度为 2 的重复序列，紫色表示重复单元碱基长度为 3 的重复序列，蓝色表示重复单元碱基长度为 4 的重复序列，橙色表示重复单元碱基长度为 5 的重复序列，红色表示重复单元碱基长度为 6 的重复序列；自内向外的第四轨道上以不同色块表示 SSC 区、反向重复区 IRa 和 IRb、LSC 区，数字代表相应区间的长度；自内向外的第五轨道表示 GC 含量；最外层第六轨道以不同色块表示不同功能的编码基因，功能分类详见图中左下角注释，基因名称后括号中的数字表示密码子使用偏差，轨道外侧的基因转录方向为顺时针方向，轨道内侧的基因转录方向为逆时针方向

【编码基因】 余甘子的叶绿体基因组共编码 132 个基因，其中独特基因 112 个，包括蛋白质编码基因 87 个（独特基因 79 个）、转运 RNA（transfer RNA，tRNA）编码基因 37 个（独特基因 29 个）、核糖体 RNA（ribosomal RNA，rRNA）编码基因 8 个（独特基因 4 个）（表 2-146-1）。其中 6 个蛋白质独特编码基因（*rps12*、*ndhB*、*rpl2*、*rpl23*、*rps7*、*ycf2*）、

7个tRNA独特编码基因（trnA-UGC、trnI-CAU、trnI-GAU、trnL-CAA、trnN-GUU、trnR-ACG、trnV-GAC）、4个rRNA独特编码基因（rrn16S、rrn23S、rrn5S、rrn4.5S）位于IR区。10个蛋白质编码基因[rps16、rpoC1、petD、petB、rpl16、rpl2（×2）、ndhA、ndhB（×2）]各含有1个内含子（intron），4个蛋白质编码基因[ycf3、clpP、rps12（×2）]各含有2个内含子，8个tRNA编码基因[trnK-UUU、trnG-UCC、trnL-UAA、trnV-UAC、trnA-UGC（×2）、trnI-GAU（×2）]各含有1个内含子（表2-146-2）。余甘子叶绿体基因组中蛋白质编码区（coding sequence，CDS）的长度为78 900bp，占整个基因组长度的50.51%。rRNA基因的长度为9048bp，占整个基因组长度的5.79%。而tRNA基因的长度为2801bp，占整个基因组长度的1.79%。余甘子叶绿体基因组非编码区主要包括内含子和基因间区，其长度占整个基因组长度的41.91%。

表2-146-1　余甘子叶绿体基因组基因列表

| 基因功能 | 基因分类 | 基因名称 |
| --- | --- | --- |
| rRNA | rRNA genes | rrn16S（×2）、rrn23S（×2）、rrn5S（×2）、rrn4.5S（×2） |
| tRNA | tRNA genes | 37 trn genes（8个基因各含有1个内含子） |
| 自我复制 | Small subunit of ribosome | rps11、rps12（×3）、rps14、rps15、rps16、rps18、rps19、rps2、rps3、rps4、rps7（×2）、rps8 |
|  | Large subunit of ribosome | rpl14、rpl16、rpl2（×2）、rpl20、rpl22、rpl23（×2）、rpl32、rpl33、rpl36 |
|  | DNA dependent RNA polymerase | rpoA、rpoB、rpoC1、rpoC2 |
| 光合作用 | Subunits of NADH-dehydrogenase | ndhA、ndhB（×2）、ndhC、ndhD、ndhE、ndhF、ndhG、ndhH、ndhI、ndhJ、ndhK |
|  | Subunits of photosystem I | psaA、psaB、psaC、psaI、psaJ |
|  | Subunits of photosystem II | psbA、psbB、psbC、psbD、psbE、psbF、psbH、psbI、psbJ、psbK、psbL、psbM、psbN、psbT、psbZ、ycf3 |
|  | Subunits of cytochrome b/f complex | petA、petB、petG、petD、petL、petN |
|  | Subunits of ATP synthase | atpA、atpB、atpE、atpF、atpH、atpI |
|  | Large subunit of rubisco | rbcL |
| 其他功能 | Maturase | matK |
|  | Protease | clpP |
|  | Envelope membrane protein | cemA |
|  | Subunit of acetyl-CoA-carboxylase | accD |
|  | Translational initiation factor | infA |
|  | c-type cytochrome synthesis gene | ccsA |
| 未知功能 |  | ycf1（×2）、ycf4、ycf2（×2） |

表 2-146-2　余甘子叶绿体基因内含子和外显子位置及长度

| 基因名称 | 基因编码序列所在链 | 起始位置 | 终点位置 | 长度（bp） | | | | |
|---|---|---|---|---|---|---|---|---|
| | | | | 第一外显子 | 第一内含子 | 第二外显子 | 第二内含子 | 第三外显子 |
| trnK-UUU | − | 1409 | 4284 | 37 | 2804 | 35 | | |
| rps16 | − | 4782 | 5960 | 40 | 891 | 248 | | |
| trnG-UCC | + | 9529 | 10289 | 31 | 671 | 59 | | |
| rpoC1 | − | 21105 | 23926 | 453 | 761 | 1608 | | |
| ycf3 | − | 42771 | 44732 | 124 | 721 | 230 | 734 | 153 |
| trnL-UAA | + | 47393 | 48275 | 35 | 798 | 50 | | |
| trnV-UAC | − | 50607 | 51263 | 39 | 581 | 37 | | |
| clpP | − | 70049 | 72269 | 71 | 955 | 294 | 672 | 229 |
| rps12 | − | 71190 | 100363 | 114 | ND | 231 | 538 | 27 |
| petB | + | 75818 | 77192 | 6 | 727 | 642 | | |
| petD | + | 77378 | 78731 | 8 | 862 | 484 | | |
| rpl16 | − | 82295 | 83897 | 9 | 1195 | 399 | | |
| rpl2 | − | 85875 | 87380 | 388 | 687 | 431 | | |
| ndhB | − | 96486 | 98717 | 775 | 699 | 758 | | |
| trnI-GAU | + | 104418 | 105433 | 37 | 944 | 35 | | |
| trnA-UGC | + | 105498 | 106371 | 38 | 801 | 35 | | |
| ndhA | − | 120979 | 123225 | 571 | 1139 | 539 | | |
| trnA-UGC | − | 130960 | 131833 | 38 | 801 | 35 | | |
| trnI-GAU | − | 131898 | 132913 | 37 | 944 | 35 | | |
| ndhB | + | 138614 | 140845 | 775 | 699 | 758 | | |
| rps12 | + | 141520 | 142313 | ND | ND | 231 | 538 | 27 |
| rpl2 | + | 149951 | 151456 | 388 | 687 | 431 | | |

注："+"表示正链；"−"表示负链；"ND"表示未确定

【重复序列】　在余甘子叶绿体基因组中，微卫星序列有 A/T 和 AT/AT 两种类型，各有 61 个和 6 个（表 2-146-3）。共发现 14 个串联重复序列，满足总长度超过 20bp 且重复单元之间的相似度≥90% 两个条件（表 2-146-4）。散在重复序列包括回文重复序列和正向重复序列。以 e-value 小于 1E–04 为阈值，余甘子叶绿体基因组散在重复序列包括 7 条回文重复序列、8 条正向重复序列（表 2-146-5）。

表 2-146-3　余甘子叶绿体基因组微卫星序列统计

| 重复单元类型 | 重复序列个数 |
|---|---|
| A/T | 61 |
| AT/AT | 6 |

表 2-146-4　余甘子叶绿体基因组串联重复序列统计

| 起点—终点 | 重复单元长度（bp） | 重复单元拷贝数 | 重复单元一致序列长度（bp） | 重复单元之间的相似度（%） | 插入缺失比例（%） | 分值 | 碱基个数 A | C | G | T | 熵（0—2） |
|---|---|---|---|---|---|---|---|---|---|---|---|
| 1969—2001 | 15 | 2.2 | 15 | 100 | 0 | 66 | 33 | 6 | 0 | 60 | 1.21 |
| 6518—6555 | 19 | 2.0 | 19 | 100 | 0 | 76 | 36 | 21 | 5 | 36 | 1.76 |
| 7308—7343 | 17 | 2.1 | 17 | 100 | 0 | 72 | 22 | 5 | 16 | 55 | 1.62 |
| 9493—9525 | 12 | 2.8 | 12 | 90 | 9 | 50 | 45 | 18 | 0 | 36 | 1.49 |
| 9508—9544 | 16 | 2.3 | 16 | 95 | 0 | 65 | 54 | 8 | 0 | 37 | 1.30 |
| 31286—31311 | 12 | 2.2 | 12 | 100 | 0 | 52 | 42 | 15 | 15 | 26 | 1.87 |
| 33738—33774 | 18 | 2.1 | 18 | 100 | 0 | 74 | 62 | 0 | 16 | 21 | 1.33 |
| 47671—47708 | 19 | 2.0 | 19 | 100 | 0 | 76 | 57 | 5 | 10 | 26 | 1.53 |
| 53994—54050 | 17 | 3.4 | 17 | 92 | 0 | 87 | 33 | 15 | 14 | 36 | 1.88 |
| 56348—56384 | 18 | 2.1 | 18 | 100 | 0 | 74 | 29 | 5 | 16 | 48 | 1.68 |
| 58153—58202 | 25 | 2.0 | 25 | 100 | 0 | 100 | 40 | 12 | 20 | 28 | 1.87 |
| 73096—73125 | 14 | 2.1 | 14 | 93 | 0 | 51 | 23 | 13 | 6 | 56 | 1.60 |
| 12221—122242 | 13 | 2.1 | 13 | 100 | 0 | 54 | 33 | 22 | 0 | 44 | 1.53 |
| 125164—125192 | 14 | 2.1 | 14 | 100 | 0 | 58 | 34 | 20 | 6 | 37 | 1.80 |

表 2-146-5　余甘子叶绿体基因组散在重复序列特征值

| 重复序列一长度（bp） | 重复单元一起点 | 重复类型 | 重复单元二长度（bp） | 重复单元二起点 | 重复单元间隔 | e-value |
|---|---|---|---|---|---|---|
| 73 | 40558 | D | 73 | 42782 | −2 | 1.82E−30 |
| 40 | 100402 | D | 40 | 121557 | 0 | 5.68E−15 |
| 40 | 121557 | P | 40 | 141440 | 0 | 5.68E−15 |
| 42 | 45485 | D | 42 | 121554 | −2 | 2.75E−12 |
| 44 | 53993 | D | 44 | 54010 | −3 | 7.93E−12 |
| 39 | 45488 | D | 39 | 100402 | −2 | 1.51E−10 |
| 39 | 45488 | P | 39 | 141441 | −2 | 1.51E−10 |
| 31 | 47813 | D | 31 | 72062 | −1 | 1.38E−07 |
| 36 | 9166 | P | 36 | 46752 | −3 | 2.80E−07 |
| 33 | 53993 | P | 33 | 54010 | −3 | 1.37E−05 |
| 30 | 71390 | P | 30 | 71392 | −2 | 2.33E−05 |
| 32 | 90697 | D | 32 | 90718 | −3 | 4.98E−05 |
| 32 | 90697 | P | 32 | 151132 | −3 | 4.98E−05 |
| 32 | 90718 | P | 32 | 151153 | −3 | 4.98E−05 |
| 32 | 151132 | D | 32 | 151153 | −3 | 4.98E−05 |

注：P. palindromic repeat，回文重复序列；D. direct repeat，正向重复序列

【高可变区】 为了发现叶下珠属物种间的高可变区，从2个物种的叶绿体基因组中提取了95个基因间区，采用K2p（Kimura 2-parameter）模型计算基因间区的遗传距离，遗传距离最大的30个基因间区参见图2-146-3。这30个基因间区的K2p平均值分布于2.88～28.93。其中 *psbE-petL*、*rpl22-rps19*、*psbK-psbI* 的K2p平均值较高，分别为28.93、10.96、9.32。由此可见，叶下珠属2个物种的叶绿体基因组在这3个区域的变异较大，这3个区域可作为潜在的分子标记开发区域。

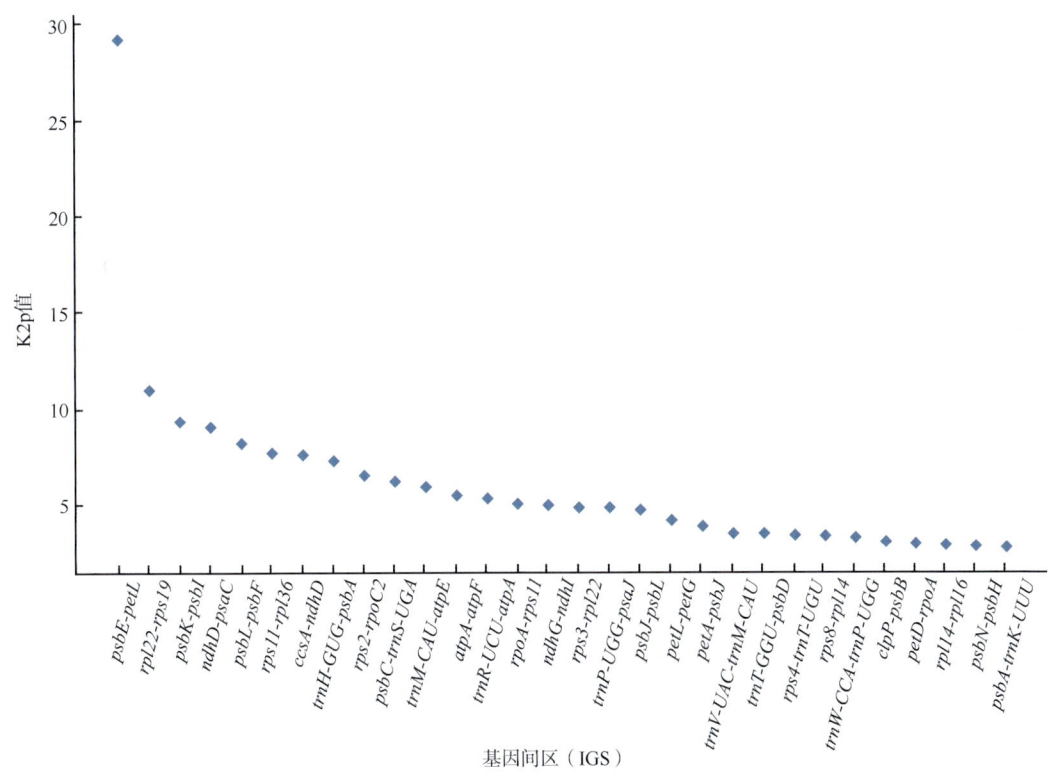

图2-146-3 余甘子物种基因间区的遗传距离分析结果

【系统发育】 使用MAFFT对来自金虎尾目的7个物种[7, 8]和1个外类群物种[拟南芥（*Arabidopsis thaliana*）][9]的叶绿体基因组中提取的81个共有蛋白质序列进行多重序列比对，使用IQ-TREE筛选最优的TN+F+G4模型，并采用最大似然法（maximum likelihood method）构建进化树。结果显示，白饭树（*Fluggea virosa*）[7]、余甘子（*Phyllanthus emblica*）[7]与苦味叶下珠（*Phyllanthus amarus*）3个物种聚为一支，红花天料木（*Homalium ceylanicum*）[8]、天料木（*Homalium cochinchinense*）、广南天料木（*Homalium paniculiflorum*）[8]和狭叶天料木（*Homalium stenophyllum*）[8] 4个物种聚为一支。余甘子和苦味叶下珠的亲缘关系最近（图2-146-4）。

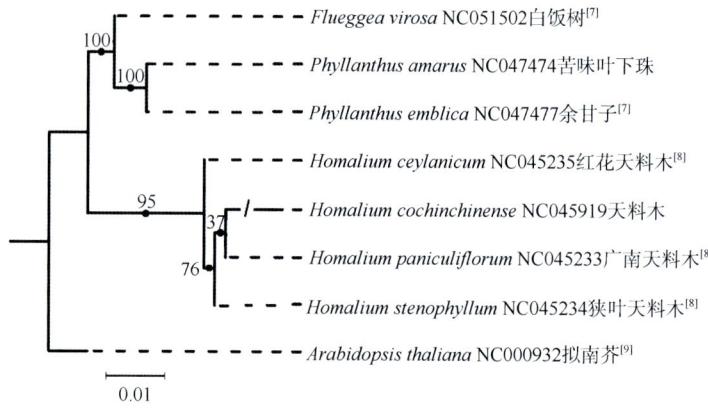

图 2-146-4　金虎尾目植物系统发育进化分析

【$K_A/K_S$ 选择压力分析】　以图 2-146-4 的进化树作为参考，利用 Hyphy 软件中的 aBSREL 模型对蛋白质编码基因进行选择压力分析（表 2-146-6）。共发现 4 个叶下珠属基因受到正向选择，即 *ndhF*、*rpl22*、*rpoB*、*ycf1*。在物种苦味叶下珠（*P. amarus*）中，*ndhF*、*rpoB*、*ycf1* 基因被正向选择；在物种余甘子（*P. emblica*）中，*rpl22*、*ycf1* 基因被正向选择。

表 2-146-6　叶下珠属植物 $K_A/K_S$ 选择压力分析

| 物种 | 基因 | 优化的枝长 | LRT | *p*-value |
| --- | --- | --- | --- | --- |
| *P. amarus* | *ndhF* | 0.0087 | 39.4093 | 0.0000* |
| | *rpoB* | 0.0087 | 8.4249 | 0.0155 |
| | *ycf1* | 0.0087 | 22.9533 | 0.0000* |
| *P. emblica* | *rpl22* | 0.0126 | 6.8011 | 0.0355 |
| | *ycf1* | 0.0126 | 7.9543 | 0.0132 |

注：LRT. likelihood ratio test，似然比检验；"*"表示值小于 0.0001

【宏 DNA 条形码的发现及其 PCR 扩增引物设计】　为了发现能够区分叶下珠属 2 个物种的宏 DNA 条形码序列及其 PCR 扩增引物，利用 ecoPrimers 对叶下珠属植物叶绿体基因组序列进行分析。用于设计 PCR 扩增引物的保守区间见表 2-146-7。可以依据区间序列设计引物，使用这些引物对叶下珠属 DNA 进行 PCR 扩增，对 PCR 产物进行桑格测序或高通量测序，通过序列比较和特征分析区分叶下珠属的 2 个物种。

表 2-146-7　部分基于 ecoPrimers 发现的引物设计保守区间

| 编号 | 保守区间序列 | 物种拉丁名 | GenBank 序列号 | 保守区间序列起点—终点 |
| --- | --- | --- | --- | --- |
| 1 | TATATATATAGACTCTATTTAGAATCTATTAAATGTCTA | *P. amarus* | NC047474.1 | 110810—10889 |
| | | *P. emblica* | NC047477.1 | 10895—11016 |
| 2 | ACTAATAAACTTAATTTAAGACTTAATTTAAGTAAAAA | *P. amarus* | NC047474.1 | 11276—11366 |
| | ATTAAGTATTATTAAGTATTAAGTTATTA | *P. emblica* | NC047477.1 | 11373—11446 |

续表

| 编号 | 保守区间序列 | 物种拉丁名 | GenBank 序列号 | 保守区间序列起点—终点 |
|---|---|---|---|---|
| 3 | AAAATCAATAATAAAGATTAATGGGAATTATTTTCTTTATACTTGTTCCTGAAGTCGAAAACGTTCCAGCTGTTCTTGAATAGCTTCTTTCAAAAGGGCT | P. amarus<br>P. emblica | NC047474.1<br>NC047477.1 | 11467—11552<br>11544—11629 |
| 4 | CAATTTTTGTTTTTCCATTTTTTTCTTTGTTCCAAACCATTCTTTGAATTCGAGCTCTTC | P. amarus<br>P. emblica | NC047474.1<br>NC047477.1 | 14424—14514<br>14501—14568 |
| 5 | AATTCTTCTATTTCTTTTTCTTTTATTTAGCATTCGAATTTTTTAGTCGAAATC | P. amarus<br>P. emblica | NC047474.1<br>NC047477.1 | 14817—14913<br>14863—14972 |

## 参 考 文 献

[1] 国家中医药管理局《中华本草》编委会. 中华本草. 2 册. 第四卷. 上海：上海科学技术出版社，1999：307-308.
[2] 国家药典委员会. 中华人民共和国药典（2020 年版）一部. 北京：中国医药科技出版社，2020：186-187.
[3] 南京中医药大学. 中药大辞典. 2 版. 上册. 上海：上海科学技术出版社，2006：1807-1808.
[4] 肖培根. 新编中药志. 第二卷. 北京：化学工业出版社，2002：730-732.
[5] 郑虎占，董泽宏，余婧. 中药现代研究与应用. 第三卷. 北京：学苑出版社，1997：307-308.
[6] 徐珞珊，徐国钧，金蓉鸾，等. 中国药材学. 上册. 北京：中国医药科技出版社，1992：842.
[7] Wang H T，Wang H X，Zhu Z X，et al. Complete plastome sequence of *Flueggea virosa*（Roxburgh ex Willdenow）Voigt（Phyllanthaceae）：A medicinal plant. Mitochondrial DNA Part B：Resources，2020，5（3）：2650-2651.
[8] Chen D Y，Wang J H，Zhao K K，et al. Complete plastome sequences of *H. paniculiflorum*，*H. stenophyllum* and *Homalium ceylanicum*（Salicaceae）：Three valuable forest tree species. Mitochondrial DNA Part B：Resources，2019，4（1）：143-144.
[9] Sato S，Nakamura Y，Kaneko T，et al. Complete structure of the chloroplast genome of *Arabidopsis thaliana*. DNA Res，1999，6（5）：283-290.

# 147 商　　陆

【药材基本信息】　商陆（*Phytolacca acinosa* Roxb.）为商陆科商陆属药用植物[1]，其干燥根为商陆中药材（图 2-147-1）。收载于《中国药典》（2020 年版）[2]。商陆分布于全国大部分地区，药材主产于河南、安徽、湖北等地。商陆商品药材多来自栽培。药材以块片大、色白者为佳。商陆根含商陆碱及淀粉、商陆酸等，根、茎、叶均含商陆毒素、皂苷等。商陆味苦，性寒；有毒[3]。归肺、脾、肾、大肠经。具有逐水消肿、通利二便的功效。现代研究表明，商陆具有祛痰、平喘、镇咳、利尿、抗炎、抗病原微生物、抗肿瘤等作用，临床用于治疗血小板减少性紫癜、肾炎及血吸虫肝硬化引起的腹水症、慢性气管炎、银屑病、乳腺增生及肿瘤等，外治痈肿疮毒[4, 5]。河南、安徽、湖北习用同种植物的花，药材名为"商陆花"，具有化痰开窍的功效。山东、浙江、江西习用垂序商陆的叶，药材名为"商陆叶"，具有清热的功效[6]。

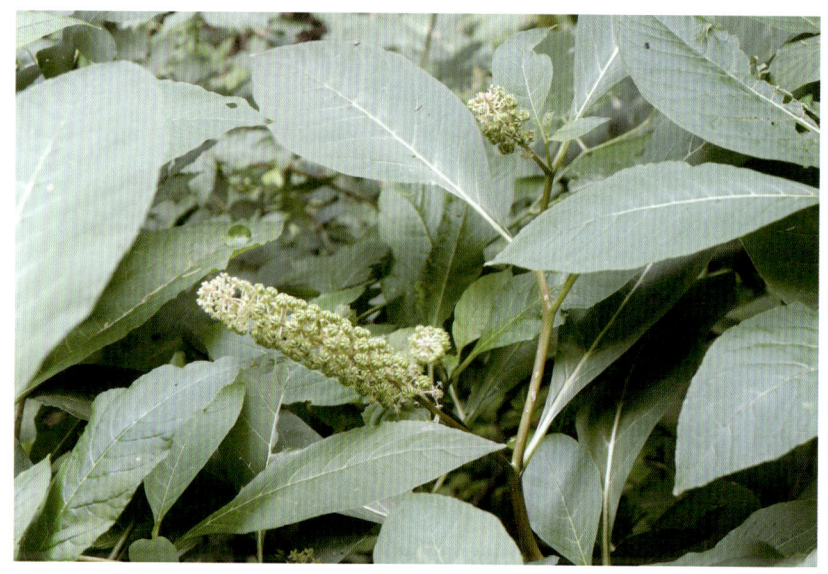

图 2-147-1　商陆

【叶绿体基因组】　商陆的叶绿体 DNA 为环状分子，其叶绿体基因组（GenBank 登录号：NC040941.1）总长度为 155 121bp，具有保守的四分状结构，包括一个 LSC 区、一个 SSC 区和一对 IR 区，其长度分别为 85 281bp、18 636bp 和 25 602bp（图 2-147-2）。商陆叶绿体基因组的整体 G/C 含量为 36.87%。其 IR 区的 G/C 含量（41.54%）高于 SSC 区的 G/C 含量（36.84%）和 LSC 区的 G/C 含量（34.51%）。

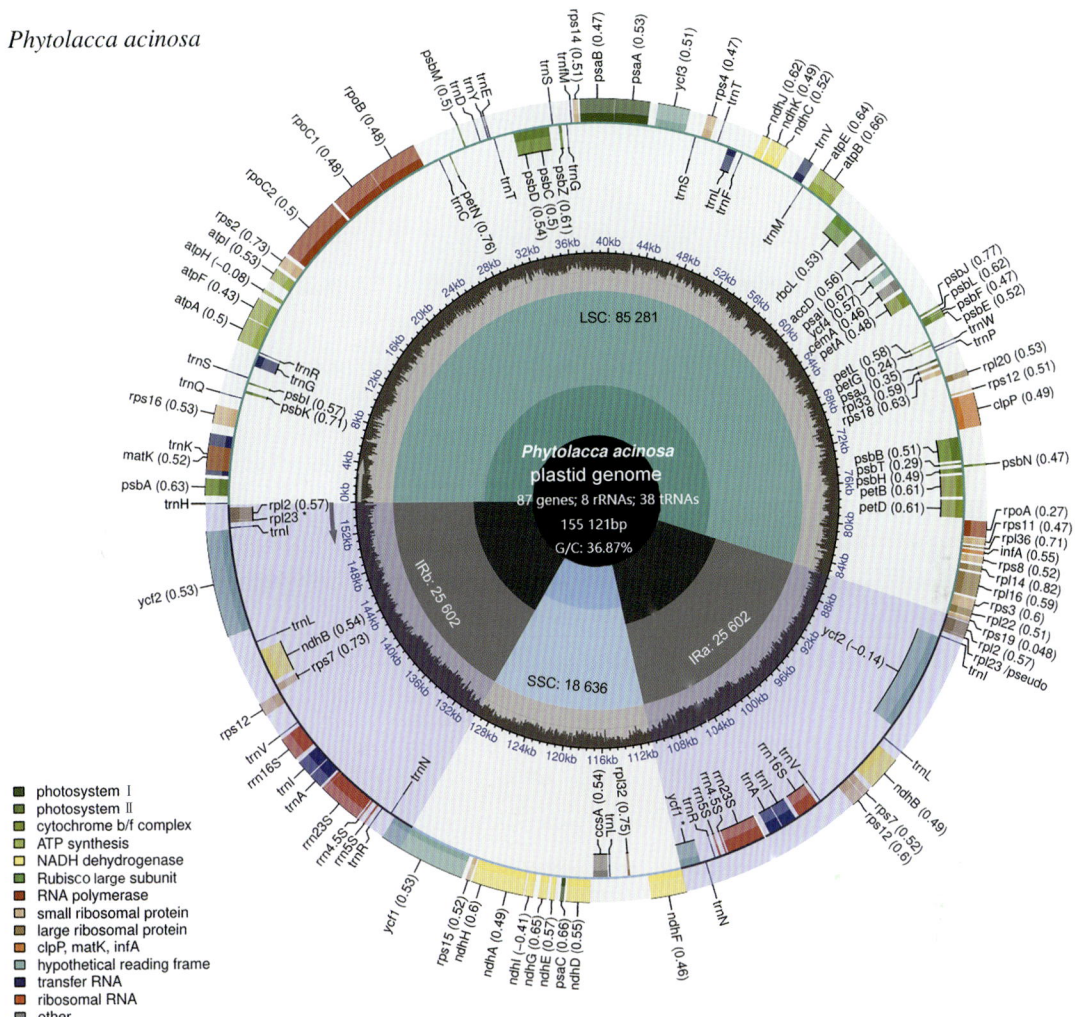

图 2-147-2　商陆叶绿体基因组图谱

该图包括 6 个圆形轨道。自内向外的第一轨道表示分散重复序列，红色弧线表示直接重复序列，绿色弧线表示回文重复序列；自内向外的第二轨道上的蓝色柱状线条表示长串联重复序列，其重复单元碱基长度＞7；自内向外的第三轨道以不同颜色的柱状线条表示不同类型的短串联重复序列（微卫星序列），其中黑色表示复杂重复序列，绿色表示重复单元碱基长度为 1 的重复序列，黄色表示重复单元碱基长度为 2 的重复序列，紫色表示重复单元碱基长度为 3 的重复序列，蓝色表示重复单元碱基长度为 4 的重复序列，橙色表示重复单元碱基长度为 5 的重复序列，红色表示重复单元碱基长度为 6 的重复序列；自内向外的第四轨道上以不同色块表示 SSC 区、反向重复区 IRa 和 IRb、LSC 区，数字代表相应区间的长度；自内向外的第五轨道表示 GC 含量；最外层第六轨道以不同色块表示不同功能的编码基因，功能分类详见图中左下角注释，基因名称后括号中的数字表示密码子使用偏差，轨道外侧的基因转录方向为顺时针方向，轨道内侧的基因转录方向为逆时针方向

【编码基因】　商陆的叶绿体基因组共编码 133 个基因，其中独特基因 113 个，包括蛋白质编码基因 87 个（独特基因 79 个）、转运 RNA（transfer RNA，tRNA）编码基因 38 个（独特基因 30 个）、核糖体 RNA（ribosome RNA，rRNA）编码基因 8 个（独特基因 4 个）（表 2-147-1）。其中 6 个蛋白质独特编码基因（*ndhB*、*rpl2*、*rpl23*、*rps12*、*rps7*、*ycf2*）、7

个 tRNA 独特编码基因（*trnA-UGC*、*trnI-CAU*、*trnI-GAU*、*trnL-CAA*、*trnN-GUU*、*trnR-ACG*、*trnV-GAC*）、4 个 rRNA 独特编码基因（*rrn16S*、*rrn23S*、*rrn4.5S*、*rrn5S*）位于 IR 区。9 个蛋白质编码基因 [*rps16*、*atpF*、*rpoC1*、*petD*、*petB*、*rpl16*、*ndhA*、*ndhB*（×2）] 各含有 1 个内含子（intron），4 个蛋白质编码基因 [*ycf3*、*clpP*、*rps12*（×2）] 各含有 2 个内含子，9 个 tRNA 编码基因 [*trnH-GUG*、*trnK-UUU*、*trnG-UCC*、*trnL-UAA*、*trnV-UAC*、*trnA-UGC*（×2）、*trnI-GAU*（×2）] 各含有 1 个内含子（表 2-147-2）。商陆叶绿体基因组中蛋白质编码区（coding sequence，CDS）的长度为 77 985bp，占整个基因组长度的 50.27%。rRNA 基因的长度为 8876bp，占整个基因组长度的 5.72%。而 tRNA 基因的长度为 2790bp，占整个基因组长度的 1.80%。商陆叶绿体基因组非编码区主要包括内含子和基因间区，其长度占整个基因组长度的 42.21%。

表 2-147-1　商陆叶绿体基因组基因列表

| 基因功能 | 基因分类 | 基因名称 |
| --- | --- | --- |
| rRNA | rRNA genes | *rrn16S*（×2）、*rrn23S*（×2）、*rrn5S*（×2）、*rrn4.5S*（×2） |
| tRNA | tRNA genes | 37 *trn* genes（9 个基因各含有 1 个内含子） |
| 自我复制 | Small subunit of ribosome | *rps11*、*rps12*（×3）、*rps14*、*rps15*、*rps16*、*rps18*、*rps19*、*rps2*、*rps3*、*rps4*、*rps7*（×2）、*rps8* |
| | Large subunit of ribosome | *rpl14*、*rpl16*、*rpl20*、*rpl2*（×2）、*rpl22*、*rpl23*（×2）、*rpl32*、*rpl33*、*rpl36* |
| | DNA dependent RNA polymerase | *rpoA*、*rpoB*、*rpoC1*、*rpoC2* |
| 光合作用 | Subunits of NADH-dehydrogenase | *ndhA*、*ndhB*（×2）、*ndhC*、*ndhD*、*ndhE*、*ndhF*、*ndhG*、*ndhH*、*ndhI*、*ndhJ*、*ndhK* |
| | Subunits of photosystem Ⅰ | *psaA*、*psaB*、*psaC*、*psaI*、*psaJ* |
| | Subunits of photosystem Ⅱ | *psbA*、*psbB*、*psbC*、*psbD*、*psbE*、*psbF*、*psbH*、*psbI*、*psbJ*、*psbK*、*psbL*、*psbM*、*psbN*、*psbT*、*psbZ*、*ycf3* |
| | Subunits of cytochrome b/f complex | *petA*、*petB*、*petG*、*petD*、*petL*、*petN* |
| | Subunits of ATP synthase | *atpA*、*atpB*、*atpE*、*atpF*、*atpH*、*atpI* |
| | Large subunit of rubisco | *rbcL* |
| 其他功能 | Maturase | *matK* |
| | Protease | *clpP* |
| | Envelope membrane protein | *cemA* |
| | Subunit of acetyl-CoA-carboxylase | *accD* |
| | Translational initiation factor | *infA* |
| | c-type cytochrome synthesis gene | *ccsA* |
| 未知功能 | | *ycf1*（×2）、*ycf2*（×2）、*ycf4* |

表 2-147-2　商陆叶绿体基因内含子和外显子位置及长度

| 基因名称 | 基因编码序列所在链 | 起始位置 | 终点位置 | 长度（bp） | | | | |
|---|---|---|---|---|---|---|---|---|
| | | | | 第一外显子 | 第一内含子 | 第二外显子 | 第二内含子 | 第三外显子 |
| trnH-GUG | − | 1 | 155121 | 49 | 155047 | 25 | | |
| trnK-UUU | − | 1770 | 4333 | 37 | 2492 | 35 | | |
| rps16 | − | 4950 | 6109 | 41 | 893 | 226 | | |
| trnG-UCC | + | 9180 | 9953 | 23 | 703 | 48 | | |
| atpF | − | 11880 | 13201 | 145 | 767 | 410 | | |
| rpoC1 | − | 20830 | 23651 | 432 | 779 | 1611 | | |
| ycf3 | − | 42795 | 44816 | 124 | 767 | 230 | 748 | 153 |
| trnL-UAA | + | 47879 | 48506 | 37 | 541 | 50 | | |
| trnV-UAC | − | 52585 | 53254 | 39 | 596 | 35 | | |
| rps12 | − | 70705 | 98884 | 114 | ND | 232 | 543 | 26 |
| clpP | − | 70977 | 73083 | 71 | 914 | 294 | 602 | 226 |
| petB | + | 76050 | 77441 | 6 | 744 | 642 | | |
| petD | + | 77659 | 78835 | 8 | 694 | 475 | | |
| rpl16 | − | 82300 | 83713 | 9 | 1006 | 399 | | |
| ndhB | − | 95043 | 97243 | 775 | 668 | 758 | | |
| trnI-GAU | + | 102476 | 103493 | 37 | 946 | 35 | | |
| trnA-UGC | + | 103564 | 104459 | 38 | 823 | 35 | | |
| ndhA | − | 121198 | 123348 | 553 | 1059 | 539 | | |
| trnA-UGC | − | 135790 | 136685 | 38 | 823 | 35 | | |
| trnI-GAU | − | 136756 | 137773 | 37 | 946 | 35 | | |
| rps12 | + | 141365 | 142163 | ND | ND | 232 | 543 | 26 |
| ndhB | + | 143006 | 145206 | 775 | 668 | 758 | | |

注："+"表示正链；"−"表示负链；"ND"表示未确定

【重复序列】　在商陆叶绿体基因组中，微卫星序列有 A/T、C/G 和 AT/AT 三种类型，各有 51 个、1 个和 2 个（表 2-147-3）。共发现 23 个串联重复序列，满足总长度超过 20bp 且重复单元之间的相似度 ≥ 90% 两个条件（表 2-147-4）。散在重复序列包括回文重复序列和正向重复序列。以 e-value 小于 1E–04 为阈值，商陆叶绿体基因组散在重复序列包括 19 条回文重复序列、19 条正向重复序列（表 2-147-5）。

表 2-147-3　商陆叶绿体基因组微卫星序列统计

| 重复单元类型 | 重复序列个数 |
|---|---|
| A/T | 51 |
| C/G | 1 |
| AT/AT | 2 |

表 2-147-4　商陆叶绿体基因组串联重复序列统计

| 起点—终点 | 重复单元长度（bp） | 重复单元拷贝数 | 重复单元一致序列长度（bp） | 重复单元之间的相似度（%） | 插入缺失比例（%） | 分值 | 碱基个数 A | C | G | T | 熵（0—2） |
|---|---|---|---|---|---|---|---|---|---|---|---|
| 5668—5699 | 16 | 2.0 | 16 | 100 | 0 | 64 | 25 | 18 | 0 | 56 | 1.42 |
| 6485—6514 | 15 | 2.0 | 15 | 100 | 0 | 60 | 53 | 20 | 13 | 13 | 1.72 |
| 9062—9094 | 11 | 3.0 | 11 | 100 | 0 | 66 | 9 | 0 | 0 | 90 | 0.44 |
| 17656—17691 | 12 | 3.0 | 12 | 100 | 0 | 72 | 33 | 0 | 25 | 41 | 1.55 |
| 46737—46770 | 13 | 2.6 | 13 | 95 | 0 | 59 | 38 | 0 | 5 | 55 | 1.24 |
| 61922—61946 | 12 | 2.1 | 12 | 100 | 0 | 50 | 44 | 16 | 16 | 24 | 1.86 |
| 65399—65428 | 15 | 2.0 | 15 | 100 | 0 | 60 | 20 | 0 | 0 | 80 | 0.72 |
| 66469—66496 | 14 | 2.0 | 14 | 100 | 0 | 56 | 35 | 0 | 0 | 64 | 0.94 |
| 69276—69301 | 13 | 2.0 | 13 | 100 | 0 | 52 | 46 | 7 | 7 | 38 | 1.61 |
| 72305—72340 | 18 | 2.0 | 18 | 100 | 0 | 72 | 55 | 0 | 5 | 38 | 1.23 |
| 78832—78857 | 13 | 2.0 | 13 | 100 | 0 | 52 | 38 | 7 | 7 | 46 | 1.61 |
| 91620—91712 | 18 | 5.2 | 18 | 96 | 0 | 168 | 30 | 9 | 25 | 34 | 1.88 |
| 99476—99513 | 18 | 2.1 | 18 | 95 | 0 | 67 | 26 | 5 | 7 | 60 | 1.46 |
| 104801—104860 | 30 | 2.0 | 30 | 100 | 0 | 120 | 46 | 13 | 23 | 16 | 1.82 |
| 107717—107777 | 31 | 2.0 | 31 | 93 | 0 | 104 | 39 | 21 | 9 | 29 | 1.85 |
| 108296—108321 | 13 | 2.0 | 13 | 100 | 0 | 52 | 23 | 38 | 7 | 30 | 1.83 |
| 113507—113537 | 15 | 2.1 | 15 | 93 | 0 | 53 | 22 | 3 | 6 | 67 | 1.28 |
| 113960—114004 | 17 | 2.6 | 17 | 96 | 3 | 81 | 42 | 8 | 2 | 46 | 1.47 |
| 129419—129462 | 21 | 2.1 | 21 | 100 | 0 | 88 | 22 | 18 | 9 | 50 | 1.75 |
| 131958—131983 | 13 | 2.0 | 13 | 100 | 0 | 52 | 30 | 7 | 38 | 23 | 1.83 |
| 132502—132562 | 31 | 2.0 | 31 | 93 | 0 | 104 | 29 | 9 | 21 | 39 | 1.85 |
| 140736—140773 | 18 | 2.1 | 18 | 95 | 0 | 67 | 60 | 7 | 5 | 26 | 1.46 |
| 148537—148629 | 18 | 5.2 | 18 | 96 | 0 | 168 | 34 | 25 | 9 | 30 | 1.88 |

表 2-147-5　商陆叶绿体基因组散在重复序列特征值

| 重复序列一长度（bp） | 重复单元一起点 | 重复类型 | 重复单元二长度（bp） | 重复单元二起点 | 重复单元间隔 | e-value |
|---|---|---|---|---|---|---|
| 75 | 91619 | D | 75 | 91637 | −3 | 8.64E−30 |
| 75 | 91619 | P | 75 | 148536 | −3 | 8.64E−30 |
| 75 | 91637 | P | 75 | 148554 | −3 | 8.64E−30 |
| 75 | 148536 | D | 75 | 148554 | −3 | 8.64E−30 |
| 70 | 91628 | D | 70 | 91646 | −2 | 1.06E−28 |
| 70 | 91628 | P | 70 | 148532 | −2 | 1.06E−28 |
| 70 | 91646 | P | 70 | 148550 | −2 | 1.06E−28 |
| 59 | 37088 | D | 59 | 62017 | 0 | 2.04E−26 |

续表

| 重复序列一长度（bp） | 重复单元一起点 | 重复类型 | 重复单元二长度（bp） | 重复单元二起点 | 重复单元间隔 | e-value |
| --- | --- | --- | --- | --- | --- | --- |
| 61 | 91619 | D | 61 | 91655 | −3 | 1.24E−21 |
| 61 | 91619 | P | 61 | 148532 | −3 | 1.24E−21 |
| 61 | 91655 | P | 61 | 148568 | −3 | 1.24E−21 |
| 61 | 148532 | D | 61 | 148568 | −3 | 1.24E−21 |
| 50 | 118478 | P | 50 | 118478 | 0 | 5.34E−21 |
| 53 | 91645 | D | 53 | 91663 | −1 | 1.33E−20 |
| 53 | 91645 | P | 53 | 148532 | −1 | 1.33E−20 |
| 53 | 91663 | P | 53 | 148550 | −1 | 1.33E−20 |
| 52 | 91628 | D | 52 | 91664 | −2 | 3.98E−18 |
| 52 | 91628 | P | 52 | 148532 | −2 | 3.98E−18 |
| 52 | 91664 | P | 52 | 148568 | −2 | 3.98E−18 |
| 42 | 98921 | D | 42 | 121774 | 0 | 3.50E−16 |
| 42 | 121774 | P | 42 | 141285 | 0 | 3.50E−16 |
| 47 | 27978 | D | 47 | 107864 | −2 | 3.32E−15 |
| 47 | 27978 | P | 47 | 132367 | −2 | 3.32E−15 |
| 38 | 27987 | D | 38 | 107873 | −1 | 1.02E−11 |
| 38 | 27987 | P | 38 | 132367 | −1 | 1.02E−11 |
| 43 | 91619 | D | 43 | 91673 | −3 | 2.91E−11 |
| 43 | 91619 | P | 43 | 148532 | −3 | 2.91E−11 |
| 43 | 91673 | P | 43 | 148586 | −3 | 2.91E−11 |
| 43 | 108130 | D | 43 | 132105 | −3 | 2.91E−11 |
| 43 | 148532 | D | 43 | 148586 | −3 | 2.91E−11 |
| 35 | 91645 | D | 35 | 91681 | −1 | 6.02E−10 |
| 35 | 91645 | P | 35 | 148532 | −1 | 6.02E−10 |
| 35 | 91681 | P | 35 | 148568 | −1 | 6.02E−10 |
| 39 | 43967 | D | 39 | 98923 | −3 | 5.53E−09 |
| 39 | 43967 | D | 39 | 121776 | −3 | 5.53E−09 |
| 39 | 43967 | P | 39 | 141286 | −3 | 5.53E−09 |
| 30 | 104800 | D | 30 | 104830 | 0 | 5.87E−09 |
| 34 | 91628 | D | 34 | 91682 | −2 | 1.16E−07 |

注：P. palindromic repeat，回文重复序列；D. direct repeat，正向重复序列

【高可变区】 为了发现商陆属物种间的高可变区，从 2 个物种的叶绿体基因组中提取了 77 个基因间区，采用 K2p（Kimura 2-parameter）模型计算基因间区的遗传距离，遗传距离最大的 30 个基因间区参见图 2-147-3。这 30 个基因间区的 K2p 平均值分布于 2.11～29.43。其中 atpI-rps2、ycf4-cemA、psaJ-rpl33 的 K2p 平均值较高，分别为 29.43、

16.38、10.26。由此可见，商陆属 2 个物种的叶绿体基因组在这 3 个区域的变异较大，这 3 个区域可作为潜在的分子标记开发区域。

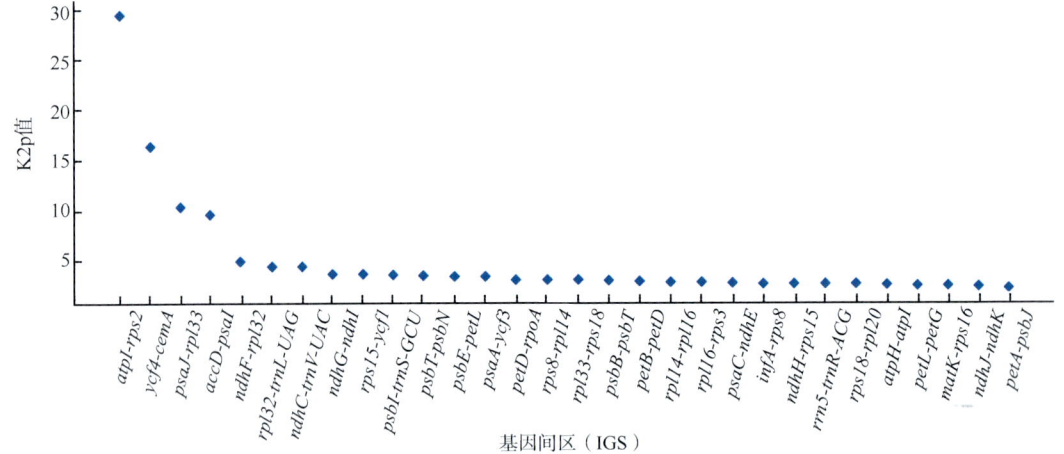

图 2-147-3　商陆属物种基因间区的遗传距离分析结果

【系统发育】　使用 MAFFT 对来自商陆科的 4 个物种[7]和 1 个外类群物种 [ 番杏（*Tetragonia tetragonioides*）][8] 的 5 个叶绿体基因组中提取的 76 个共有蛋白质序列进行多重序列比对，使用 IQ-TREE 筛选得到最优的 cpREV 模型，并采用最大似然法（maximum likelihood method）构建进化树。结果显示，单叶壶壳（*Monococcus echinophorus*）、美洲翅果珊瑚（*Seguieria aculeata*）2 个物种聚为一支，商陆（*Phytolacca acinosa*）和同属物种岛商陆（*Phytolacca insularis*）聚为一支，两者亲缘关系最近（图 2-147-4）。

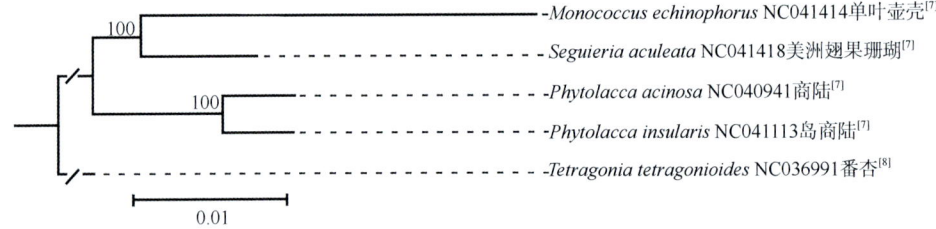

图 2-147-4　商陆科植物系统发育进化分析

【$K_A/K_S$ 选择压力分析】　以图 2-147-4 的进化树作为参考，利用 Hyphy 软件中的 aBSREL 模型对蛋白质编码基因进行选择压力分析，未发现有基因被正向选择。

【宏 DNA 条形码的发现及其 PCR 扩增引物设计】　为了发现能够区分商陆属下 2 个物种的宏 DNA 条形码序列及其 PCR 扩增引物，利用 ecoPrimers 对商陆属植物叶绿体基因组序列进行分析。用于设计 PCR 扩增引物的保守区间见表 2-147-6。可以依据区间序列设计引物，使用这些引物对商陆属 DNA 进行 PCR 扩增，对 PCR 产物进行桑格测序或高通量测序，通过序列比较和特征分析区分商陆属的 2 个物种。

表 2-147-6　部分基于 ecoPrimers 发现的引物设计保守区间

| 编号 | 保守区间序列 | 物种拉丁名 | GenBank 序列号 | 保守区间序列起点—终点 |
|---|---|---|---|---|
| 1 | AGATCGGCAGCTACTCCTCCGATACGAAAATAATTATGCATCATTCTCATACCGGT | P. acinosa | NC040941.1 | 124088—124151 |
|  |  | P. insularis | NC041113.1 | 125399—125462 |
| 2 | CAAGATCTAATAAATCAAATAATTCAAA | P. acinosa | NC040941.1 | 124638—124739 |
|  |  | P. insularis | NC041113.1 | 125949—126050 |
| 3 | GTTGACGTTTTCCAAGAATTTTTCGTAGACCTCTTTGAGATGAATAGTCTTTTTTGTG | P. acinosa | NC040941.1 | 124798—124888 |
|  |  | P. insularis | NC041113.1 | 126109—126199 |
| 4 | CTAATTCCTCATCCTCAAATCAGTCCTTCCC | P. acinosa | NC040941.1 | 13491—13604 |
|  |  | P. insularis | NC041113.1 | 13604—13717 |
| 5 | GATTGGCCATTGATACACAACCCAAAC | P. acinosa | NC040941.1 | 16378—16508 |
|  |  | P. insularis | NC041113.1 | 16417—16547 |

# 参 考 文 献

[1] 国家药典委员会. 中华人民共和国药典（2020年版）一部. 北京：中国医药科技出版社，2020：338.
[2] 南京中医药大学. 中药大辞典. 2版. 上册. 上海：上海科学技术出版社，2006：246-249.
[3] 肖培根. 新编中药志. 第二卷. 北京：化学工业出版社，2002：31-35.
[4] 黄宏威，刘传鑫，颜昌钖，等. 商陆的化学成分与药理作用研究进展及质量标志物的预测分析. 国际药学研究杂志，2020，47（3）：188-198.
[5] 孙学文，盛云华，黄坚，等. 商陆利尿作用与肾毒性研究进展. World Chinese Medicine，2020，15（23）：3586-3592.
[6] 王莺杰，李思学. 商陆的药理作用研究及展望. 生物化工，2019，5（5）：137-139，143.
[7] Yao G，Jin J J，Li H T，et al. Plastid phylogenomic insights into the evolution of Caryophyllales. Molecular Phylogenetics and Evolution，2019，134：74-86.
[8] Choi K S，Kwak M，Lee B，et al. Complete chloroplast genome of *Tetragonia tetragonioides*：Molecular phylogenetic relationships and evolution in Caryophyllales. PLoS One，2018，13（6）：e0199626.

# 148 马尾松

【药材基本信息】 马尾松（*Pinus massoniana* Lamb.）为松科松属药用植物[1]，其树干松油脂为松香中药材（图 2-148-1）。收载于《中国药典》（2020 年版）[2]。马尾松分布于我国陕西、江苏、安徽、浙江、江西、福建、台湾、河南、湖北、湖南、广东、广西、四川、贵州、云南等地。松香味甘、苦，性温。归肝、脾经。具有祛风燥湿、排脓拔毒、生肌止痛的功效。主治痈疽恶疮、瘰疬、痿症、疥癣、白秃、疠风、痹症、金疮、扭伤、妇女白带、血栓闭塞性脉管炎。现代研究表明，松香能够降压、镇咳、祛痰，对胃肠平滑肌具有解痉作用[3]。

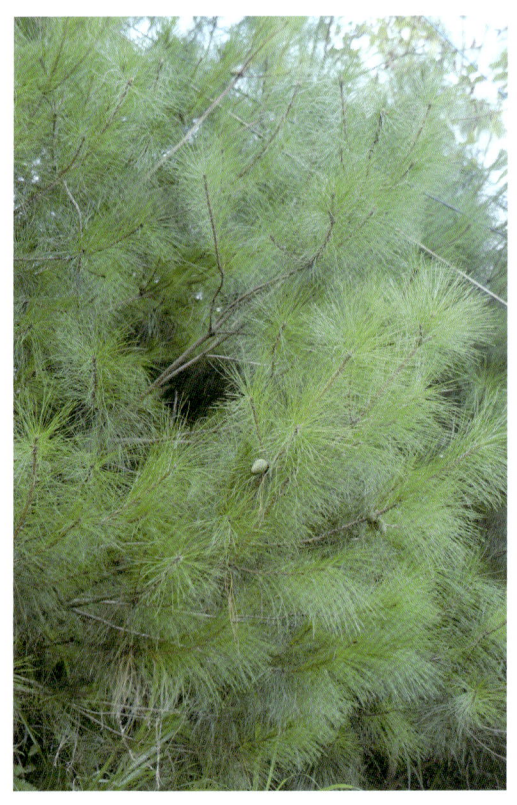

图 2-148-1 马尾松

【叶绿体基因组】 马尾松的叶绿体 DNA 为环状分子，其叶绿体基因组（GenBank 登录号：NC021439.1）总长度为 119 739bp，无 IR 区（图 2-148-2）。马尾松叶绿体基因组的整体 G/C 含量为 38.55%。

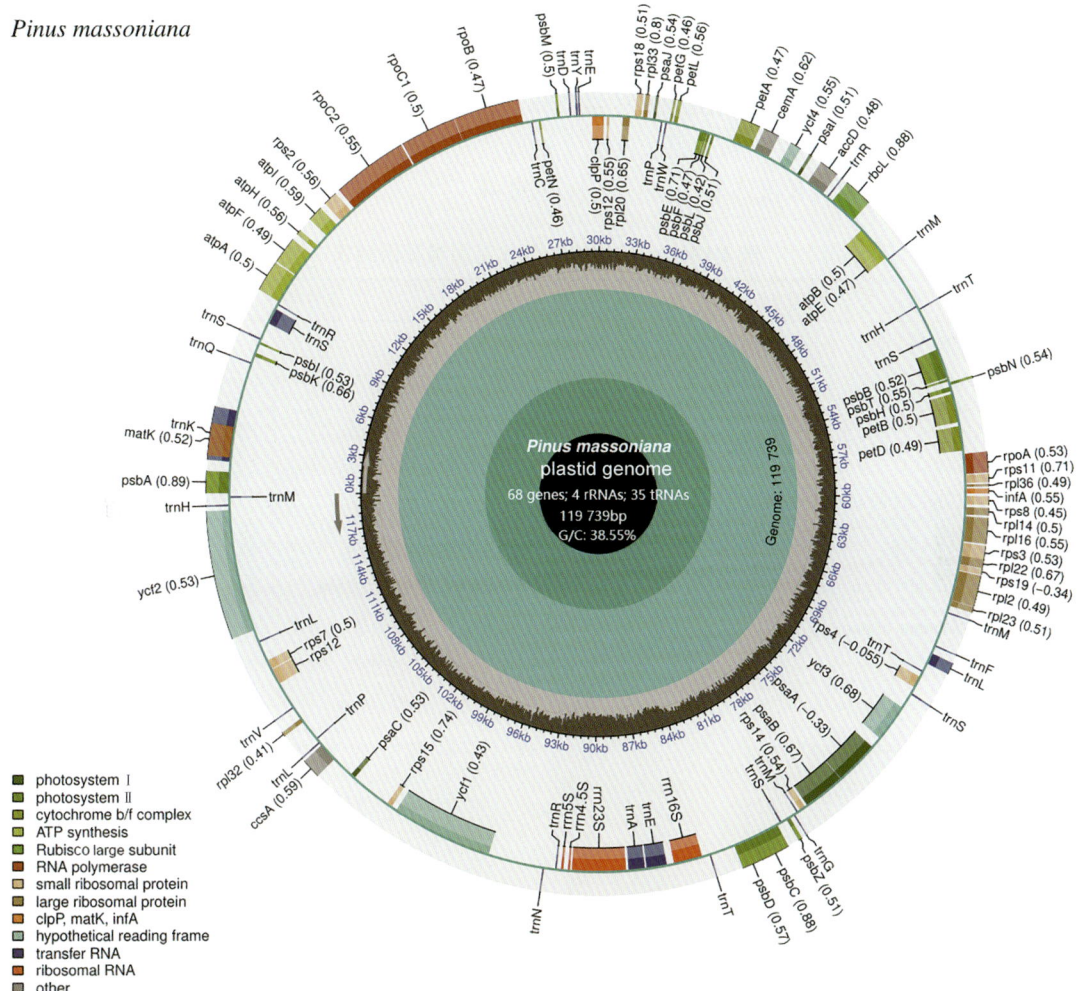

图 2-148-2  马尾松叶绿体基因组图谱

该图包括 6 个圆形轨道。自内向外的第一轨道表示分散重复序列，红色弧线表示直接重复序列，绿色弧线表示回文重复序列；自内向外的第二轨道上的蓝色柱状线条表示长串联重复序列，其重复单元碱基长度＞7；自内向外的第三轨道以不同颜色的柱状线条表示不同类型的短串联重复序列（微卫星序列），其中黑色表示复杂重复序列，绿色表示重复单元碱基长度为 1 的重复序列，黄色表示重复单元碱基长度为 2 的重复序列，紫色表示重复单元碱基长度为 3 的重复序列，蓝色表示重复单元碱基长度为 4 的重复序列，橙色表示重复单元碱基长度为 5 的重复序列，红色表示重复单元碱基长度为 6 的重复序列；自内向外的第四轨道上以不同色块表示 SSC 区、反向重复区 IRa 和 IRb、LSC 区，数字代表相应区间的长度；自内向外的第五轨道表示 GC 含量；最外层第六轨道以不同色块表示不同功能的编码基因，功能分类详见图中左下角注释，基因名称后括号中的数字表示密码子使用偏差，轨道外侧的基因转录方向为顺时针方向，轨道内侧的基因转录方向为逆时针方向

【编码基因】 马尾松的叶绿体基因组共编码 107 个基因，独特编码基因 106 个，包括蛋白质编码基因 68 个（独特基因 67 个）、转运 RNA（transfer RNA，tRNA）编码基因 35 个、核糖体 RNA（ribosome RNA，rRNA）编码基因 4 个（表 2-148-1）。有 7 个蛋白质编码基因（*atpF*、*rpoC1*、*petB*、*petD*、*rpl16*、*rpl2*、*rps12*）各含有 1 个内含子（intron），2 个蛋白质编码基因（*ycf3*、*rps12*）含有 2 个内含子，5 个 tRNA 编码基因（*trnK-UUU*、 *trnS-CGA*、*trnL-UAA*、*trnE-UUC*、*trnA-UGC*）各含有 1 个内含子（表 2-148-2）。马尾松叶绿体基因组中蛋白质编码区（coding sequence，CDS）的长度为 56 693bp，占整个基因组长度的 47.35%。rRNA 基因的长度为 4415bp，占整个基因组长度的 3.69%。而 tRNA 基因的长度为 2675bp，占整个基因组长度的 2.23%。马尾松叶绿体基因组非编码区主要包括内含子和基因间区，其长度占整个基因组长度的 46.73%。

表 2-148-1　马尾松叶绿体基因组基因列表

| 基因功能 | 基因分类 | 基因名称 |
| --- | --- | --- |
| rRNA | rRNA genes | *rrn16S*、*rrn23S*、*rrn5S*、*rrn4.5S* |
| tRNA | tRNA genes | 35 *trn* genes（5 个基因各含有 1 个内含子） |
| 自我复制 | Small subunit of ribosome | *rps11*、*rps12*（×2）、*rps14*、*rps15*、*rps18*、*rps19*、*rps2*、*rps3*、*rps4*、*rps7*、*rps8* |
| | Large subunit of ribosome | *rpl14*、*rpl16*、*rpl2*、*rpl20*、*rpl22*、*rpl23*、*rpl32*、*rpl33*、*rpl36* |
| | DNA dependent RNA polymerase | *rpoA*、*rpoB*、*rpoC1*、*rpoC2* |
| 光合作用 | Subunits of photosystem Ⅰ | *psaA*、*psaB*、*psaC*、*psaM*、*psaJ* |
| | Subunits of photosystem Ⅱ | *psbA*、*psbB*、*psbC*、*psbD*、*psbE*、*psbF*、*psbH*、*psbI*、*psbJ*、*psbK*、*psbL*、*psbM*、*psbN*、*psbT*、*psbZ*、*ycf3* |
| | Subunits of cytochrome b/f complex | *petA*、*petB*、*petD*、*petG*、*petL*、*petN* |
| | Subunits of ATP synthase | *atpA*、*atpB*、*atpE*、*atpF*、*atpH*、*atpI* |
| | Large subunit of rubisco | *rbcL* |
| 其他功能 | Maturase | *matK* |
| | Protease | *clpP* |
| | Envelope membrane protein | *cemA* |
| | Subunit of acetyl-CoA-carboxylase | *accD* |
| | c-type cytochrome synthesis gene | *ccsA* |
| | Translational initiation factor | *infA* |
| 未知功能 | | *ycf1*、*ycf2*、*ycf4* |

表 2-148-2　马尾松叶绿体基因内含子和外显子位置及长度

| 基因名称 | 基因编码序列所在链 | 起始位置 | 终点位置 | 长度（bp） | | | | |
| --- | --- | --- | --- | --- | --- | --- | --- | --- |
| | | | | 第一外显子 | 第一内含子 | 第二外显子 | 第二内含子 | 第三外显子 |
| *trnK-UUU* | − | 1590 | 4164 | 38 | 2501 | 36 | | |
| *trnS-CGA* | + | 8898 | 9712 | 32 | 723 | 60 | | |
| *atpF* | − | 11717 | 13026 | 152 | 752 | 406 | | |
| *rpoC1* | − | 20019 | 22784 | 432 | 675 | 1659 | | |
| *rps12* | + | 30378 | 110495 | 114 | ND | 232 | 543 | 26 |
| *petB* | + | 54745 | 56195 | 5 | 803 | 643 | | |
| *petD* | + | 56404 | 57645 | 7 | 699 | 536 | | |
| *rpl16* | − | 60991 | 62226 | 9 | 831 | 396 | | |
| *rpl2* | − | 63746 | 65247 | 400 | 671 | 431 | | |

续表

| 基因名称 | 基因编码序列所在链 | 起始位置 | 终点位置 | 长度（bp） | | | | |
|---|---|---|---|---|---|---|---|---|
| | | | | 第一外显子 | 第一内含子 | 第二外显子 | 第二内含子 | 第三外显子 |
| *trnL-UAA* | − | 68121 | 68691 | 35 | 484 | 52 | | |
| *ycf3* | + | 71290 | 73223 | 124 | 724 | 230 | 700 | 156 |
| *trnE-UUC* | + | 86216 | 87271 | 33 | 981 | 42 | | |
| *trnA-UGC* | + | 87367 | 88213 | 37 | 774 | 36 | | |

注："+"表示正链；"−"表示负链；"ND"表示未确定

【重复序列】 在马尾松叶绿体基因组中，微卫星序列有A/T、C/G和AT/AT，各有17个、2个和1个（表2-148-3）。共发现17个串联重复序列，满足总长度超过20bp且重复单元之间的相似度≥90%两个条件（表2-148-4）。散在重复序列包括回文重复序列和正向重复序列。以 *e*-value 小于1E−04 为阈值，马尾松叶绿体基因组散在重复序列包括11条回文重复序列、27条正向重复序列（表2-148-5）。

表 2-148-3　马尾松叶绿体基因组微卫星序列统计

| 重复单元类型 | 重复序列个数 |
|---|---|
| A/T | 17 |
| C/G | 2 |
| AT/AT | 1 |

表 2-148-4　马尾松叶绿体基因组串联重复序列统计

| 起点—终点 | 重复单元长度（bp） | 重复单元拷贝数 | 重复单元一致序列长度（bp） | 重复单元之间的相似度（%） | 插入缺失比例（%） | 分值 | 碱基个数 | | | | 熵（0—2） |
|---|---|---|---|---|---|---|---|---|---|---|---|
| | | | | | | | A | C | G | T | |
| 8451—8486 | 18 | 2.0 | 18 | 100 | 0 | 72 | 16 | 16 | 16 | 50 | 1.79 |
| 16212—16256 | 13 | 2.5 | 13 | 100 | 0 | 90 | 28 | 22 | 6 | 42 | 1.79 |
| 19845—19883 | 15 | 2.0 | 15 | 93 | 0 | 51 | 50 | 10 | 20 | 20 | 1.76 |
| 27981—28013 | 11 | 3.0 | 11 | 100 | 0 | 66 | 18 | 18 | 9 | 54 | 1.69 |
| 40829—40886 | 12 | 4.8 | 12 | 93 | 0 | 89 | 29 | 0 | 46 | 24 | 1.53 |
| 42854—42883 | 14 | 2.1 | 14 | 93 | 0 | 51 | 46 | 0 | 10 | 43 | 1.37 |
| 44836—44876 | 21 | 2.0 | 21 | 90 | 0 | 64 | 31 | 2 | 21 | 43 | 1.66 |
| 47287—47311 | 13 | 1.9 | 13 | 100 | 0 | 50 | 28 | 8 | 24 | 40 | 1.83 |
| 51235—51270 | 18 | 2.0 | 18 | 100 | 0 | 72 | 50 | 16 | 16 | 16 | 1.79 |
| 55299—55350 | 18 | 2.9 | 18 | 100 | 0 | 104 | 23 | 11 | 17 | 48 | 1.79 |
| 66880—68841 | 10 | 4.2 | 10 | 100 | 0 | 84 | 0 | 59 | 0 | 40 | 0.97 |
| 71077—71164 | 10 | 8.8 | 10 | 100 | 0 | 176 | 40 | 0 | 29 | 29 | 1.57 |
| 98844—98868 | 12 | 2.1 | 12 | 100 | 0 | 50 | 44 | 16 | 32 | 8 | 1.76 |
| 104743—104772 | 15 | 2.0 | 15 | 100 | 0 | 60 | 26 | 6 | 6 | 60 | 1.47 |
| 115149—115183 | 18 | 1.9 | 18 | 100 | 0 | 70 | 0 | 40 | 8 | 51 | 1.33 |
| 115508—115561 | 21 | 2.6 | 21 | 100 | 0 | 108 | 46 | 14 | 24 | 16 | 1.85 |
| 119198—119244 | 23 | 2.0 | 23 | 100 | 0 | 94 | 44 | 17 | 8 | 29 | 1.78 |

表 2-148-5　马尾松叶绿体基因组散在重复序列特征值

| 重复单元一长度（bp） | 重复单元一起点 | 重复类型 | 重复单元二长度（bp） | 重复单元二起点 | 重复单元间隔 | $e$-value |
| --- | --- | --- | --- | --- | --- | --- |
| 399 | 65729 | P | 399 | 119340 | 0 | 2.42E–231 |
| 401 | 7864 | P | 401 | 51455 | –1 | 1.82E–229 |
| 381 | 7884 | P | 381 | 51455 | 0 | 1.66E–220 |
| 386 | 8329 | P | 386 | 51005 | –2 | 1.09E–217 |
| 376 | 107848 | D | 376 | 118323 | 0 | 1.70E–217 |
| 376 | 8339 | P | 376 | 51005 | –1 | 1.92E–214 |
| 365 | 8350 | P | 365 | 51005 | 0 | 7.14E–211 |
| 326 | 50066 | D | 326 | 83838 | –1 | 2.11E–184 |
| 247 | 50374 | D | 247 | 69674 | –3 | 5.28E–132 |
| 215 | 50406 | D | 215 | 69706 | –2 | 3.01E–115 |
| 206 | 50186 | D | 206 | 83958 | 0 | 3.81E–115 |
| 170 | 50451 | D | 170 | 69751 | –1 | 7.18E–91 |
| 137 | 49740 | P | 137 | 119220 | 0 | 1.33E–73 |
| 125 | 49853 | P | 125 | 119096 | 0 | 2.23E–66 |
| 127 | 8891 | D | 127 | 29383 | –3 | 1.25E–60 |
| 111 | 8914 | D | 111 | 29406 | –3 | 3.58E–51 |
| 97 | 8854 | D | 97 | 29346 | –3 | 6.39E–43 |
| 78 | 71076 | D | 78 | 71086 | 0 | 4.41E–38 |
| 68 | 71076 | D | 68 | 71096 | 0 | 4.63E–32 |
| 71 | 8954 | D | 71 | 29446 | –1 | 1.54E–31 |
| 73 | 8878 | D | 73 | 29370 | –2 | 1.07E–30 |
| 71 | 8202 | D | 71 | 51455 | –3 | 1.12E–27 |
| 58 | 71076 | D | 58 | 71106 | 0 | 4.85E–26 |
| 48 | 71076 | D | 48 | 71116 | 0 | 5.09E–20 |
| 51 | 8298 | P | 51 | 51371 | –3 | 4.47E–16 |
| 38 | 8235 | D | 38 | 51488 | 0 | 5.34E–14 |
| 38 | 71076 | D | 38 | 71126 | 0 | 5.34E–14 |
| 46 | 40828 | D | 46 | 40840 | –3 | 3.34E–13 |
| 34 | 55298 | D | 34 | 55316 | 0 | 1.37E–11 |
| 33 | 49979 | P | 33 | 119063 | 0 | 5.46E–11 |
| 33 | 115507 | D | 33 | 115528 | 0 | 5.46E–11 |
| 32 | 16211 | D | 32 | 16224 | 0 | 2.19E–10 |
| 32 | 68799 | D | 32 | 68809 | 0 | 2.19E–10 |

续表

| 重复单元一长度（bp） | 重复单元一起点 | 重复类型 | 重复单元二长度（bp） | 重复单元二起点 | 重复单元间隔 | e-value |
| --- | --- | --- | --- | --- | --- | --- |
| 40 | 32019 | D | 40 | 32040 | −3 | 8.90E−10 |
| 39 | 50296 | D | 39 | 84223 | −3 | 3.29E−09 |
| 39 | 72061 | D | 39 | 109618 | −3 | 3.29E−09 |
| 39 | 84068 | D | 39 | 84223 | −3 | 3.29E−09 |
| 37 | 8262 | P | 37 | 51418 | −3 | 4.48E−08 |

注：P. palindromic repeat，回文重复序列；D. direct repeat，正向重复序列

【高可变区】 为了发现松属物种间的高可变区，从 32 个物种的叶绿体基因组中提取了 48 个基因间区，采用 K2p（Kimura 2-parameter）模型计算基因间区的遗传距离，遗传距离最大的 27 个基因间区参见图 2-148-3。这 27 个基因间区的 K2p 平均值分布于 0.30～2.36。其中 *petB-petD*、*psaB-rps14*、*rpl33-psaJ*、*rpoC1-rpoB*、*ycf3-psaA* 的 K2p 平均值较高，分别为 1.31、1.38、1.53、2.36、1.47。由此可见，松属 32 个物种的叶绿体基因组在这 5 个区域的变异较大，这 5 个区域可作为潜在的分子标记开发区域。

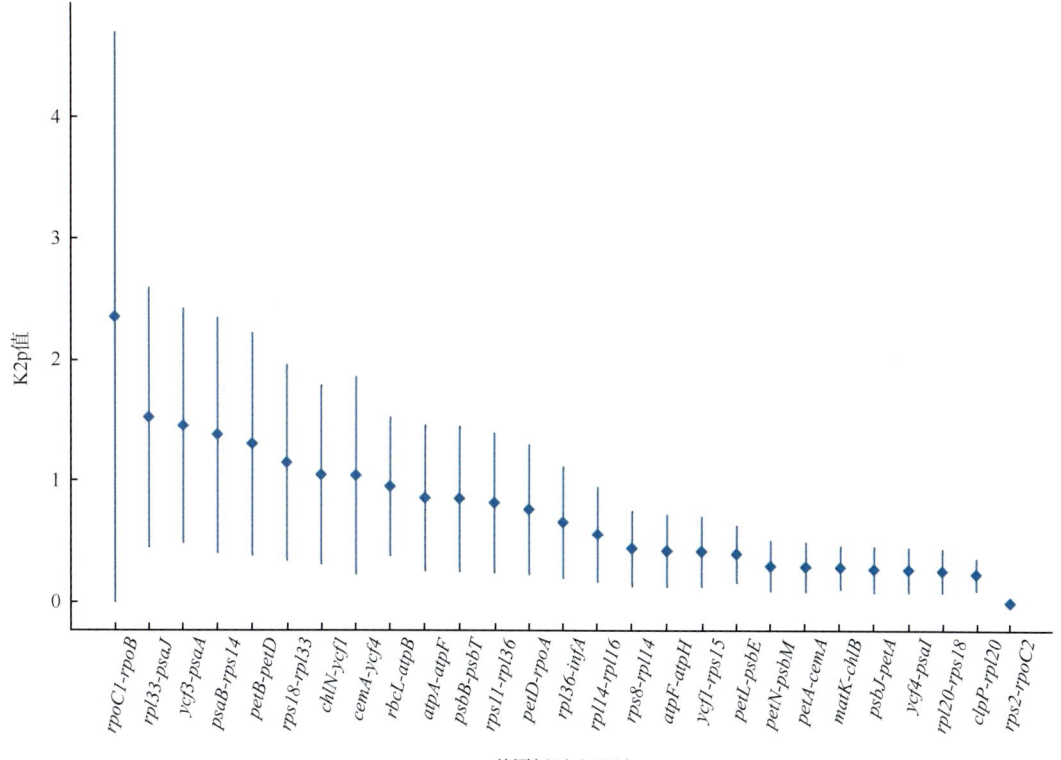

图 2-148-3　松属物种基因间区的遗传距离分析结果

【系统发育】 使用 MAFFT 对来自松属的 32 个物种[4-15]和 1 个外类群物种 [ 梵净冷

杉（*Abies fanjingshanensis*）][16]的叶绿体基因组中提取的82个共有蛋白质序列进行多重序列比对，使用IQ-TREE筛选得到最优的cpREV模型，并采用最大似然法（maximum likelihood method）构建进化树。结果显示，扭叶松（*Pinus contorta*）[4]、湿地松（*Pinus elliottii*）、*Pinus greggii*[11]、*Pinus teocote*[5]、*Pinus jaliscana*[11]、卵果松（*Pinus oocarpa*）[11]、火炬松（*Pinus taeda*）[12]、*Pinus crassicorticea*、马尾松（*Pinus massoniana*）、赤松（*Pinus densiflora*）、欧洲赤松（*Pinus sylvestris*）、油松（*Pinus tabuliformis*）[14]、黄山松（*Pinus taiwanensis*）[6]、黑松（*Pinus thunbergii*）[7]、意大利石松（*Pinus pinea*）[5] 15个物种聚为一支，剩余17个物种，即刺果松（*Pinus aristata*）、*Pinus nelsonii*[4]、瑞士五针松（*Pinus monophylla*）[4]、*Pinus pinceana*[5]、华山松（*Pinus armandii*）[9]、红松（*Pinus koraiensis*）[13]、新疆五针松（*Pinus sibirica*）[12]、*Pinus lambertiana*[4]、台湾五针松（*Pinus morrisonicola*）、偃松（*Pinus pumila*）[15]、海南五针松（*Pinus parviflora*）、巧家五针松（*Pinus squamata*）、毛枝五针松（*Pinus wangii*）、北美乔松（*Pinus strobus*）[10]、白皮松（*Pinus bungeana*）[8]、西藏白皮松（*Pinus gerardiana*）[4]、*Pinus krempfii*[2]聚为一支。随后，15个物种又分为2支，扭叶松、湿地松、*Pinus greggii*、*Pinus teocote*、*Pinus jaliscana*、卵果松、火炬松7个物种聚为一支。剩下8个物种聚为一支，其中意大利石松单分出来为一支，而后*Pinus crassicorticea*和马尾松聚为一支，其余5个物种聚为一支。马尾松与*Pinus crassicorticea*的亲缘关系最近，与刺果松等物种的亲缘关系较远（图2-148-4）。

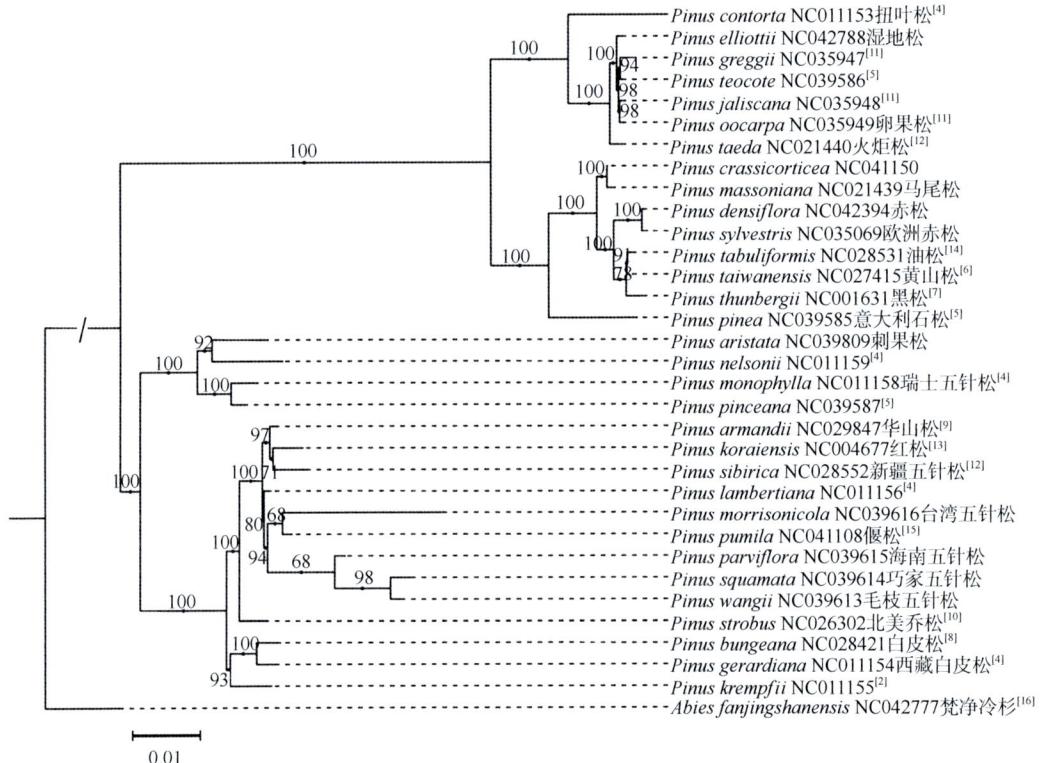

图2-148-4　松属植物系统发育进化分析

【$K_A/K_S$ 选择压力分析】 以图 2-148-4 的进化树作为参考,利用 Hyphy 软件中的 aBSREL 模型对蛋白质编码基因进行选择压力分析(表 2-148-6)。共发现 1 个松属基因受到正向选择,即 *rps12*。在物种马尾松(*Pinus massoniana*)中,*rps12* 基因被正向选择。这可能与马尾松适应高海拔、高紫外辐射、低温环境等相关。

表 2-148-6 松属植物 $K_A/K_S$ 选择压力分析

| 物种 | 基因 | 优化的枝长 | LRT | *p*-value |
|---|---|---|---|---|
| *Pinus massoniana* | *rps12* | 0.0004 | 50.0284 | 0.0000* |

注:LRT. likelihood ratio test,似然比检验;"*"表示值小于 0.0001

【宏 DNA 条形码的发现及其 PCR 扩增引物设计】 为了发现能够区分松属下物种的宏 DNA 条形码序列及其 PCR 扩增引物,利用 ecoPrimers 对松属植物叶绿体基因组序列进行分析。用于设计 PCR 扩增引物的保守区间见表 2-148-7。可以依据区间序列设计引物,使用这些引物对松属物种 DNA 进行 PCR 扩增,对 PCR 产物进行桑格测序或高通量测序,通过序列比较和特征分析区分松属的 4 个物种。

表 2-148-7 部分基于 ecoPrimers 发现的引物设计保守区间

| 编号 | 保守区间序列 | 物种拉丁名 | GenBank 序列号 | 保守区间序列起点—终点 |
|---|---|---|---|---|
| 1 | AGGTAAAAGAATCGAGAAATTAGAATGGATTCGAACCAA TGGAATTGGAGAAGATAGATCAGTCCGTTCGGGAACG AACCTGGGTGGGGATAGAGGGACTTGAACCCTCACGG TCTATAAAGCCAACGGATTTTCCTCCTACTGCAATTTGC ATTGTTGTTTACATTGACATGTAGAATTGGACTCTATCTT | *P. massoniana* *P. sylvestris* *P. crassicorticea* *P. densiflora* | NC021439.1 NC035069.1 NC041150.1 NC042394.1 | 68039—68230 68047—68238 68031—68222 68054—68245 |
| 2 | AAAAAAAAAACACGATCTTATTTTTCATTGGAACTATTATA TGTCCAAGGTT | *P. massoniana* *P. sylvestris* *P. crassicorticea* *P. densiflora* | NC021439.1 NC035069.1 NC041150.1 NC042394.1 | 110074—110115 110083—110124 110069—110110 110108—110149 |
| 3 | AAGTGATTCATTTCATAATCACCTGATATGGTATGGTTAGG ATCAATCCGAACCAGTTGATTCCGCATACAATACAGCTA GAATGCCCACTATTCAACAACTTATTAGAAATGCAAGA CAGCCAATAGAGAATAGAAAAAAATCTCCTGCTCTTCG AGGATGTCCTCAGCGTAGAGGAGTATGTGCTAGGGTGT ATGTGCGACTCGTTTGGATCAGAAACTTAAACAGACTG GGAAATTCTTACAACGGAATAACAGAA | *P. massoniana* *P. sylvestris* *P. crassicorticea* *P. densiflora* | NC021439.1 NC035069.1 NC041150.1 NC042394.1 | 30296—30554 30290—30548 30294—30552 30263—30521 |

# 参 考 文 献

[1] 中国科学院《中国植物志》编委会. 中国植物志. 北京:科学出版社,1978,7:263.
[2] 国家药典委员会. 中华人民共和国药典(2020 年版)一部. 北京:中国医药科技出版社,2020:324.
[3] 潘文昭. 马尾松的药用功效. 农村新技术. 2012,(11):1.
[4] Cronn R,Liston A,Parks M,et al. Multiplex sequencing of plant chloroplast genomes using Solexa sequencing-by-synthesis technology. Nucleic Acids Res,2008,36(19):e122.

[5] Gernandt D S, Resendiz Arias C, Terrazas T, et al. Incorporating fossils into the Pinaceae tree of life. Am J Bot, 2018, 105（8）: 1329-1344.

[6] Fang M F, Wang Y J, Zu Y M, et al. The complete chloroplast genome of the Taiwan red pine *Pinus taiwanensis*（Pinaceae）. Mitochondrial DNA A DNA Mapp Seq Anal, 2016, 27（4）: 2732-2733.

[7] Wakasugi T, Tsudzuki J, Ito S, et al. Loss of all *ndh* genes as determined by sequencing the entire chloroplast genome of the black pine *Pinus thunbergii*. Proc Natl Acad Sci USA, 1994, 91（21）: 9794-9798.

[8] Li Z H, Zhu J, Yang Y X Y, et al. The complete plastid genome of Bunge's pine *Pinus bungeana*（Pinaceae）. Mitochondrial DNA A DNA Mapp Seq Anal, 2016, 27（4）: 2971-2972.

[9] Li Z H, Qian Z Q, Liu Z L, et al. The complete chloroplast genome of Armand pine *Pinus armandii*, an endemic conifer tree species to China. Mitochondrial DNA A DNA Mapp Seq Anal, 2016, 27（4）: 2635-2636.

[10] Zhu A, Guo W, Gupta S, et al. Evolutionary dynamics of the plastid inverted repeat: The effects of expansion, contraction, and loss on substitution rates. New Phytol, 2016, 209（4）: 1747-1756.

[11] Aguirre-Dugua X, Gernandt D S. Complete plastomes of three endemic Mexican pine species（*Pinus* subsection *Australes*）. Mitochondrial DNA Part B: Resources, 2017, 2（2）: 562-565.

[12] Baturina O, Tupikin A, Goroshkevich S, et al. The complete chloroplast genome sequences of *Pinus sibirica* Du Tour. Mitochondrial DNA Part B: Resources, 2017, 4（1）: 286-287.

[13] Noh E, Lee J, Choi Y, et al. Complete nucleotide sequence of *Pinus koraiensis*, 2007. https://www.scienceopen.com/document?vid=df636197-ec3c-48ad-a912-279752d54611[2022-04-21].

[14] Yu Z, Peng S, Yang P. The complete chloroplast genome of the southern Chinese pine *Pinus tabuliformis*（Pinales: Pinaceae）. Mitochondrial DNA Part A, 2017, 28（1）: 13-14.

[15] Zeb U, Wang R, Dong N, et al. Characterization of the complete chloroplast genome sequence of *Pinus pumila*（Pinaceae）. Mitochondrial DNA Part B: Resources, 2019, 4（1）: 290-291.

[16] Guo Z N, Lu X F, Dong Y, et al. Next-generation sequencing yields the complete chloroplast genome of *Abies fanjingshanensis*, an endangered species from South China. Mitochondrial DNA Part B: Resources, 2019, 4（1）: 880-881.

# 149 风 藤

**【药材基本信息】** 风藤 [*Piper kadsura* (Choisy) Ohwi] 为胡椒科胡椒属药用植物[1]，其藤茎为海风藤中药材（图2-149-1）。风藤分布于我国浙江、福建、台湾、广东等地。风藤茎含细叶青萎藤素（futoxide）、细叶青萎藤烯酮（futoenone）、细叶青萎藤醌醇（futoquinol）、细叶青萎藤酰胺（futoamide）、β-谷甾醇（β-sitosterol）、豆甾醇（stig-masterol）及挥发油。有拮抗内毒素、抗组织缺血及再灌注损伤、抗老年痴呆作用。海风藤味辛、苦，性微温；无毒。归肝经。具有祛风湿、通经络、理气止痛的功效。主治风寒湿痹、肢节疼痛、筋脉拘挛、脘腹冷痛、水肿。

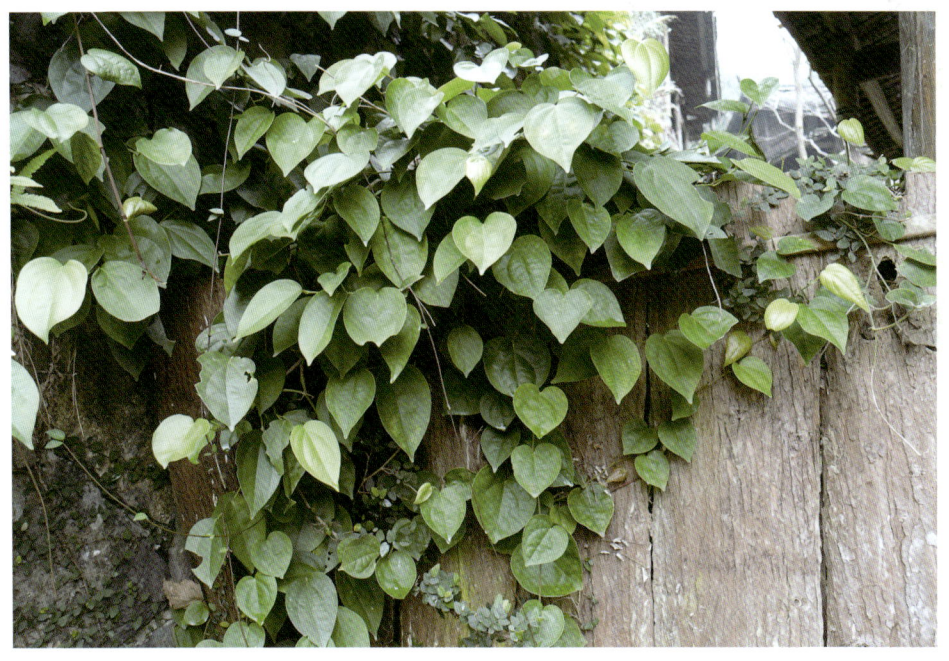

图 2-149-1 风藤

**【叶绿体基因组】** 风藤的叶绿体DNA为环状分子，其叶绿体基因组（GenBank登录号：NC027941.1）总长度为161 486bp，具有保守的四分状结构，包括一个LSC区、一个SSC区和一对IR区，其长度分别为89 099bp、18 233bp和27 077bp（图2-149-2）。风藤叶绿体基因组的整体G/C含量为38.31%。其IR区的G/C含量（42.90%）高于SSC区的G/C含量（32.17%）和LSC区的G/C含量（36.78%）。

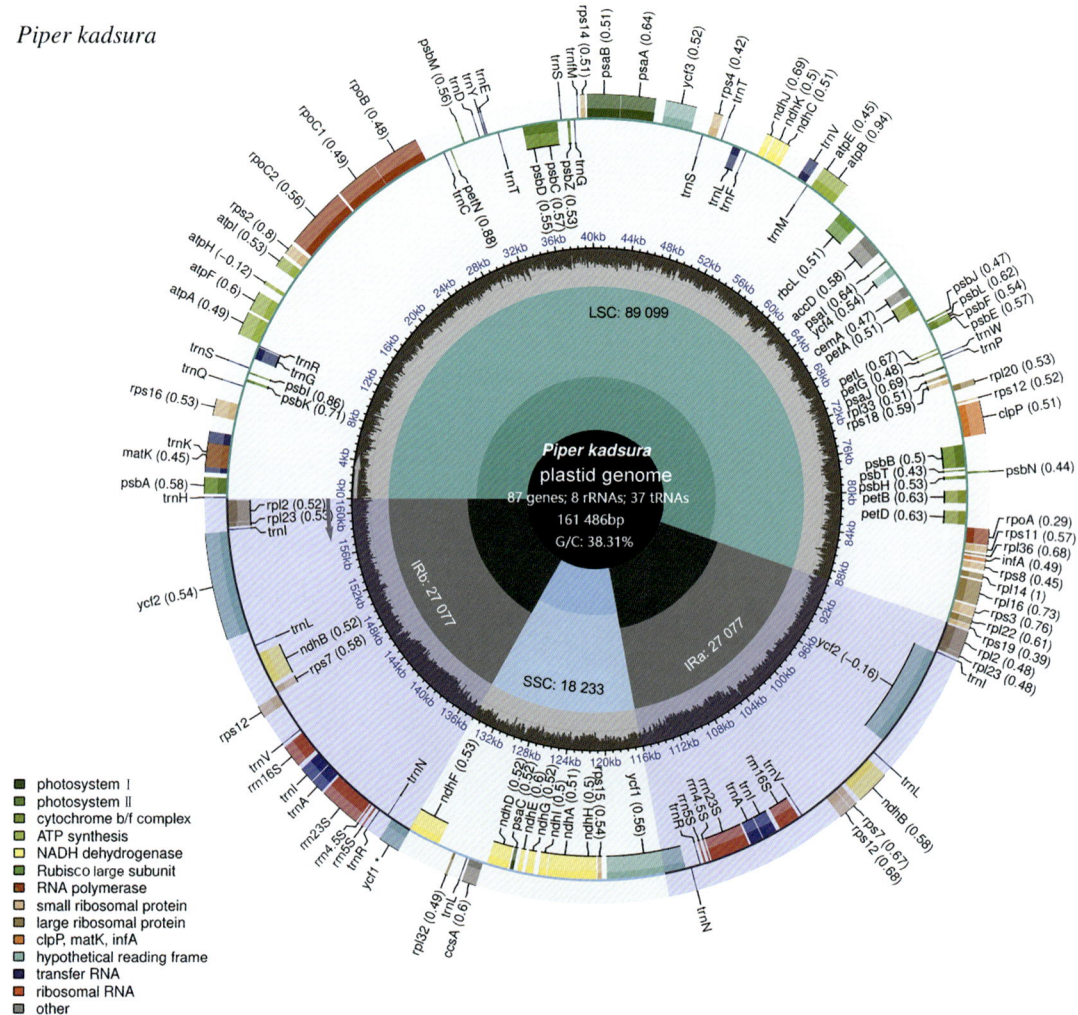

图 2-149-2　风藤叶绿体基因组图谱

该图包括 6 个圆形轨道。自内向外的第一轨道表示分散重复序列，红色弧线表示直接重复序列，绿色弧线表示回文重复序列；自内向外的第二轨道上的蓝色柱状线条表示长串联重复序列，其重复单元碱基长度＞7；自内向外的第三轨道以不同颜色的柱状线条表示不同类型的短串联重复序列（微卫星序列），其中黑色表示复杂重复序列，绿色表示重复单元碱基长度为 1 的重复序列，黄色表示重复单元碱基长度为 2 的重复序列，紫色表示重复单元碱基长度为 3 的重复序列，蓝色表示重复单元碱基长度为 4 的重复序列，橙色表示重复单元碱基长度为 5 的重复序列，红色表示重复单元碱基长度为 6 的重复序列；自内向外的第四轨道上以不同色块表示 SSC 区、反向重复区 IRa 和 IRb、LSC 区，数字代表相应区间的长度；自内向外的第五轨道表示 GC 含量；最外层第六轨道以不同色块表示不同功能的编码基因，功能分类详见图中左下角注释，基因名称后括号中的数字表示密码子使用偏差，轨道外侧的基因转录方向为顺时针方向，轨道内侧的基因转录方向为逆时针方向

【编码基因】　风藤的叶绿体基因组共编码 132 个基因，其中独特基因 113 个，包括蛋白质编码基因 87 个（独特基因 79 个）、转运 RNA（transfer RNA，tRNA）编码基因 37 个（独特基因 30 个）、核糖体 RNA（ribosomal RNA，rRNA）编码基因 8 个（独特

基因 4 个）（表 2-149-1）。其中 6 个蛋白质独特编码基因（*ndhB*、*rpl2*、*rpl23*、*rps12*、*rps7*、*ycf2*）、7 个 tRNA 独特编码基因（*trnA-UGC*、*trnI-CAU*、*trnI-GAU*、*trnL-CAA*、*trnN-GUU*、*trnR-ACG*、*trnV-GAU*）、4 个 rRNA 独特编码基因（*rrn16S*、*rrn23S*、*rrn4.5S*、*rrn5S*）位于 IR 区。有 11 个蛋白质编码基因 [*rps16*、*atpF*、*rpoC1*、*petB*、*petD*、*rpl16*、*rpl2*（×2）、*ndhB*（×2）、*ndhA*] 各含有 1 个内含子（intron），4 个蛋白质编码基因 [*ycf3*、*clpP*、*rps12*（×2）] 各含有 2 个内含子，8 个 tRNA 编码基因 [*trnK-UUU*、*trnG-UCC*、*trnL-UAA*、*trnV-UAC*、*trnI-GAU*（×2）、*trnA-UGC*（×2）] 各含有 1 个内含子（表 2-149-2）。风藤叶绿体基因组中蛋白质编码区（coding sequence，CDS）的长度为 79 044bp，占整个基因组长度的 48.95%。rRNA 基因的长度为 9036bp，占整个基因组长度的 5.60%。而 tRNA 基因的长度为 2799bp，占整个基因组长度的 1.73%。风藤叶绿体基因组非编码区主要包括内含子和基因间区，其长度占整个基因组长度的 43.72%。

表 2-149-1　风藤叶绿体基因组基因列表

| 基因功能 | 基因分类 | 基因名称 |
| --- | --- | --- |
| rRNA | rRNA genes | *rrn16S*（×2）、*rrn23S*（×2）、*rrn5S*（×2）、*rrn4.5S*（×2） |
| tRNA | tRNA genes | 37 *trn* genes（8 个基因各含有 1 个内含子） |
| 自我复制 | Small subunit of ribosome | *rps11*、*rps12*（×3）、*rps14*、*rps15*、*rps16*、*rps18*、*rps19*、*rps2*、*rps3*、*rps4*、*rps7*（×2）、*rps8* |
|  | Large subunit of ribosome | *rpl14*、*rpl16*、*rpl2*（×2）、*rpl20*、*rpl22*、*rpl23*（×2）、*rpl32*、*rpl33*、*rpl36* |
|  | DNA dependent RNA polymerase | *rpoA*、*rpoB*、*rpoC1*、*rpoC2* |
| 光合作用 | Subunits of NADH-dehydrogenase | *ndhA*、*ndhB*（×2）、*ndhC*、*ndhD*、*ndhE*、*ndhF*、*ndhG*、*ndhH*、*ndhI*、*ndhJ*、*ndhK* |
|  | Subunits of photosystem Ⅰ | *psaA*、*psaB*、*psaC*、*psaI*、*psaJ* |
|  | Subunits of photosystem Ⅱ | *psbA*、*psbB*、*psbC*、*psbD*、*psbE*、*psbF*、*psbH*、*psbI*、*psbJ*、*psbK*、*psbL*、*psbM*、*psbN*、*psbT*、*psbZ*、*ycf3* |
|  | Subunits of cytochrome b/f complex | *petA*、*petB*、*petD*、*petG*、*petL*、*petN* |
|  | Subunits of ATP synthase | *atpA*、*atpB*、*atpE*、*atpF*、*atpH*、*atpI* |
|  | Large subunit of rubisco | *rbcL* |
| 其他功能 | Maturase | *matK* |
|  | Protease | *clpP* |
|  | Envelope membrane protein | *cemA* |
|  | Subunit of acetyl-CoA-carboxylase | *accD* |
|  | c-type cytochrome synthesis gene | *ccsA* |
|  | Translational initiation factor | *infA* |
| 未知功能 |  | *ycf1*（×2）、*ycf2*（×2）、*ycf4* |

表 2-149-2　风藤叶绿体基因组内含子和外显子位置及长度

| 基因名称 | 基因编码序列所在链 | 起始位置 | 终点位置 | 长度（bp） | | | | |
|---|---|---|---|---|---|---|---|---|
| | | | | 第一外显子 | 第一内含子 | 第二外显子 | 第二内含子 | 第三外显子 |
| *trnK-UUU* | − | 1659 | 4281 | 37 | 2551 | 35 | | |
| *rps16* | − | 5284 | 6402 | 40 | 825 | 254 | | |
| *trnG-UCC* | + | 9673 | 10497 | 24 | 754 | 47 | | |
| *atpF* | − | 12433 | 13738 | 145 | 751 | 410 | | |
| *rpoC1* | − | 21965 | 24787 | 430 | 771 | 1622 | | |
| *ycf3* | − | 44804 | 46854 | 124 | 814 | 230 | 730 | 153 |
| *trnL-UAA* | + | 49926 | 50499 | 35 | 489 | 50 | | |
| *trnV-UAC* | + | 54887 | 55557 | 39 | 598 | 34 | | |
| *rps12* | − | 74066 | 103768 | 114 | ND | 227 | 539 | 31 |
| *clpP* | − | 74341 | 76466 | 71 | 879 | 294 | 638 | 244 |
| *petB* | + | 80058 | 80926 | 6 | 221 | 642 | | |
| *petD* | + | 81471 | 82378 | 6 | 404 | 498 | | |
| *rpl16* | − | 85936 | 87448 | 9 | 1105 | 399 | | |
| *rpl2* | − | 89229 | 90733 | 409 | 665 | 431 | | |
| *ndhB* | − | 99898 | 102130 | 775 | 700 | 758 | | |
| *trnI-GAU* | + | 107883 | 108901 | 37 | 947 | 35 | | |
| *trnA-UGC* | + | 108966 | 109841 | 38 | 803 | 35 | | |
| *ndhA* | + | 122134 | 124339 | 553 | 1114 | 539 | | |
| *trnA-UGC* | − | 140745 | 141620 | 38 | 803 | 35 | | |
| *trnI-GAU* | − | 141685 | 142703 | 37 | 947 | 35 | | |
| *rps12* | + | 146818 | 147608 | ND | ND | 228 | 535 | 30 |
| *ndhB* | + | 148456 | 150688 | 775 | 700 | 758 | | |
| *rpl2* | + | 159853 | 161357 | 409 | 665 | 431 | | |

注："+"表示正链；"−"表示负链；"ND"表示未确定

【重复序列】　在风藤叶绿体基因组中，微卫星序列的类型以 A/T 为主，有 47 个；其次为 C/G 和 AT/AT，各有 3 个（表 2-149-3）。共发现 31 个串联重复序列，满足总长度超过 20bp 且重复单元之间的相似度 ≥ 90% 两个条件（表 2-149-4）。散在重复序列包括回文重复序列和正向重复序列。以 *e*-value 小于 1E–04 为阈值，风藤叶绿体基因组散在重复序列包括 12 条回文重复序列、15 条正向重复序列（表 2-149-5）。

表 2-149-3　风藤叶绿体基因组微卫星序列统计

| 重复单元类型 | 重复序列个数 |
|---|---|
| A/T | 47 |
| C/G | 3 |
| AT/AT | 3 |
| AAT/ATT | 1 |

表 2-149-4　风藤叶绿体基因组串联重复序列统计

| 起点—终点 | 重复单元长度（bp） | 重复单元拷贝数 | 重复单元一致序列长度（bp） | 重复单元之间的相似度（%） | 插入缺失比例（%） | 分值 | 碱基个数 A | C | G | T | 熵（0—2） |
|---|---|---|---|---|---|---|---|---|---|---|---|
| 1956—1990 | 18 | 1.9 | 18 | 100 | 0 | 70 | 28 | 8 | 22 | 40 | 1.84 |
| 4572—4604 | 15 | 2.2 | 15 | 100 | 0 | 66 | 81 | 0 | 0 | 18 | 0.68 |
| 5304—5339 | 18 | 2.0 | 18 | 100 | 0 | 72 | 27 | 11 | 16 | 44 | 1.82 |
| 5906—5951 | 21 | 2.2 | 20 | 96 | 3 | 83 | 23 | 15 | 21 | 39 | 1.92 |
| 6507—6532 | 13 | 2.0 | 13 | 100 | 0 | 52 | 23 | 15 | 7 | 53 | 1.67 |
| 12310—12342 | 16 | 2.1 | 16 | 100 | 0 | 66 | 39 | 18 | 0 | 42 | 1.50 |
| 28294—28332 | 19 | 2.1 | 19 | 100 | 0 | 78 | 25 | 20 | 15 | 38 | 1.92 |
| 32201—32254 | 25 | 2.2 | 25 | 100 | 0 | 108 | 46 | 9 | 7 | 37 | 1.64 |
| 37676—37700 | 12 | 2.1 | 12 | 100 | 0 | 50 | 24 | 8 | 0 | 68 | 1.16 |
| 39128—39159 | 16 | 2.0 | 16 | 100 | 0 | 64 | 37 | 12 | 6 | 43 | 1.68 |
| 49349—49396 | 24 | 2.0 | 24 | 100 | 0 | 96 | 45 | 8 | 8 | 37 | 1.64 |
| 52413—52443 | 15 | 2.1 | 15 | 93 | 0 | 53 | 38 | 12 | 22 | 25 | 1.90 |
| 60530—60576 | 23 | 2.0 | 23 | 94 | 0 | 94 | 31 | 12 | 0 | 55 | 1.38 |
| 60849—60890 | 21 | 2.0 | 21 | 100 | 0 | 84 | 33 | 28 | 4 | 33 | 1.78 |
| 65035—65067 | 16 | 2.1 | 16 | 100 | 0 | 66 | 33 | 0 | 18 | 48 | 1.48 |
| 69585—69632 | 17 | 2.8 | 17 | 100 | 0 | 96 | 31 | 18 | 0 | 50 | 1.48 |
| 73517—73541 | 11 | 2.3 | 11 | 100 | 0 | 50 | 76 | 0 | 8 | 16 | 1.02 |
| 87209—87246 | 20 | 1.9 | 20 | 100 | 0 | 76 | 34 | 7 | 10 | 47 | 1.67 |
| 87283—87308 | 13 | 2.0 | 13 | 100 | 0 | 52 | 30 | 15 | 23 | 30 | 1.95 |
| 91638—91668 | 15 | 2.1 | 15 | 100 | 0 | 62 | 19 | 32 | 0 | 48 | 1.49 |
| 93910—94001 | 45 | 2.1 | 45 | 93 | 2 | 159 | 13 | 23 | 10 | 52 | 1.71 |
| 96384—96459 | 24 | 3.2 | 24 | 98 | 0 | 143 | 35 | 7 | 22 | 34 | 1.83 |
| 104229—104275 | 16 | 3.2 | 16 | 90 | 6 | 71 | 29 | 12 | 0 | 57 | 1.36 |
| 105157—105193 | 14 | 2.6 | 14 | 95 | 0 | 65 | 32 | 13 | 0 | 54 | 1.40 |
| 117853—117877 | 12 | 2.1 | 12 | 100 | 0 | 50 | 60 | 8 | 8 | 24 | 1.52 |
| 132108—132138 | 14 | 2.2 | 14 | 100 | 0 | 62 | 22 | 8 | 0 | 70 | 1.09 |
| 145393—145429 | 14 | 2.6 | 14 | 95 | 0 | 65 | 54 | 0 | 13 | 32 | 1.40 |
| 146311—146357 | 16 | 3.1 | 16 | 90 | 6 | 71 | 57 | 0 | 12 | 29 | 1.36 |
| 154127—154202 | 24 | 3.2 | 24 | 98 | 0 | 143 | 34 | 22 | 7 | 35 | 1.83 |
| 156585—156676 | 45 | 2.1 | 44 | 93 | 2 | 157 | 52 | 10 | 23 | 13 | 1.71 |
| 158918—158948 | 15 | 2.1 | 15 | 100 | 0 | 62 | 48 | 0 | 32 | 19 | 1.49 |

表 2-149-5　风藤叶绿体基因组散在重复序列特征值

| 重复单元一长度（bp） | 重复单元一起点 | 重复类型 | 重复单元二长度（bp） | 重复单元二起点 | 重复单元间隔 | e-value |
| --- | --- | --- | --- | --- | --- | --- |
| 56 | 96383 | D | 56 | 96407 | −2 | 1.96E−20 |
| 56 | 96383 | P | 56 | 154122 | −2 | 1.96E−20 |
| 56 | 96407 | P | 56 | 154146 | −2 | 1.96E−20 |
| 56 | 154122 | D | 56 | 154146 | −2 | 1.96E−20 |
| 46 | 82395 | P | 46 | 82417 | −3 | 6.07E−13 |
| 39 | 93909 | D | 39 | 93954 | −1 | 2.84E−12 |
| 39 | 93909 | P | 39 | 156592 | −1 | 2.84E−12 |
| 39 | 93954 | P | 39 | 156637 | −1 | 2.84E−12 |
| 39 | 156592 | D | 39 | 156637 | −1 | 2.84E−12 |
| 35 | 69580 | D | 35 | 69597 | −1 | 6.52E−10 |
| 30 | 156601 | D | 30 | 156646 | 0 | 6.36E−09 |
| 31 | 32200 | D | 31 | 32225 | −1 | 1.48E−07 |
| 33 | 67993 | P | 33 | 68039 | −2 | 4.72E−07 |
| 32 | 96383 | D | 32 | 96431 | −2 | 1.77E−06 |
| 32 | 96383 | P | 32 | 154122 | −2 | 1.77E−06 |
| 32 | 96431 | P | 32 | 154170 | −2 | 1.77E−06 |
| 32 | 99731 | P | 32 | 99784 | −2 | 1.77E−06 |
| 32 | 99731 | D | 32 | 150769 | −2 | 1.77E−06 |
| 32 | 99784 | D | 32 | 150822 | −2 | 1.77E−06 |
| 32 | 150769 | P | 32 | 150822 | −2 | 1.77E−06 |
| 32 | 154122 | D | 32 | 154170 | −2 | 1.77E−06 |
| 34 | 8903 | D | 34 | 37798 | −3 | 4.01E−06 |
| 34 | 45960 | D | 34 | 103813 | −3 | 4.01E−06 |
| 34 | 45960 | P | 34 | 146738 | −3 | 4.01E−06 |
| 33 | 41032 | D | 33 | 43261 | −3 | 1.46E−05 |
| 33 | 69635 | D | 33 | 69667 | −3 | 1.46E−05 |
| 30 | 8910 | P | 30 | 47708 | −2 | 2.49E−05 |

注：P. palindromic repeat，回文重复序列；D. direct repeat，正向重复序列

【高可变区】　为了发现胡椒属物种间的高可变区，从 6 个物种的叶绿体基因组中提取了 102 个基因间区，采用 K2p（Kimura 2-parameter）模型计算基因间区的遗传距离，遗传距离最大的 30 个基因间区参见图 2-149-3。这 30 个基因间区的 K2p 平均值分布于 3.04～8.88。其中 *ndhD-ccsA*、*psbT-psbN*、*rpl32-ndhF*、*rps16-trnQ-UUG*、*trnH-GUG-psbA*、*ycf3-trnS-GGA* 的 K2p 平均值较高，分别为 6.89、7.18、7.59、8.45、8.88、6.63。由此可见，胡椒属 6 个物种的叶绿体基因组在这 6 个区域的变异较大，这 6 个区域可作为潜在的分子标记开发区域。

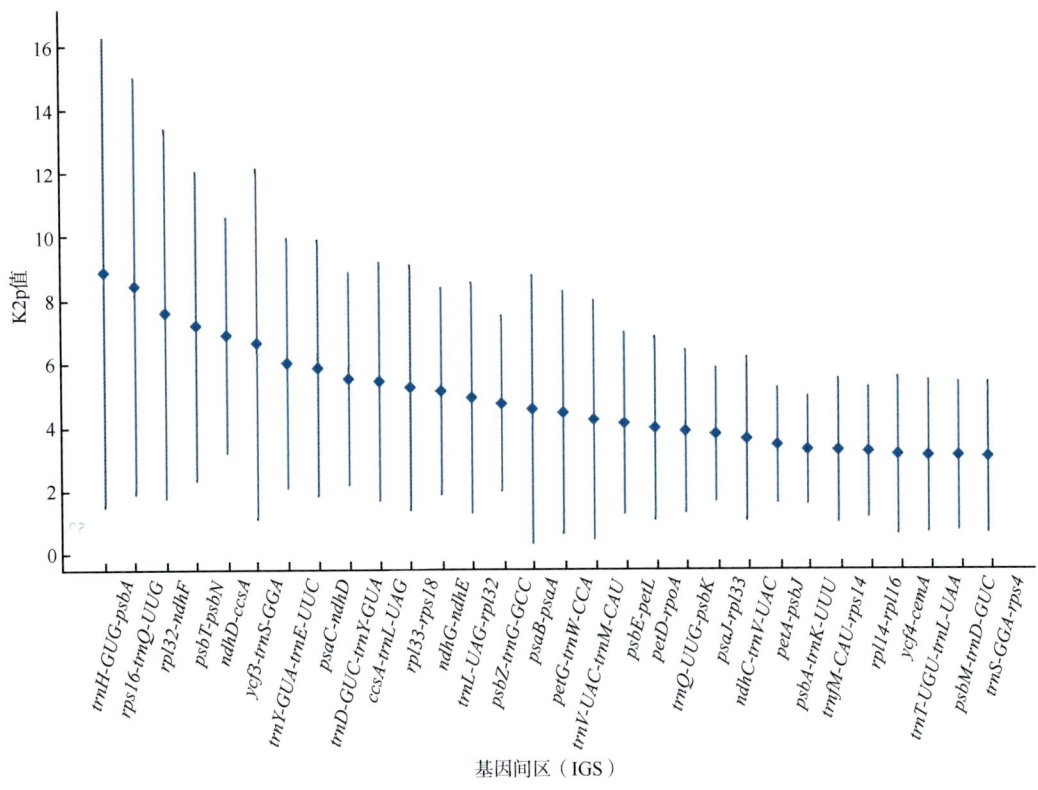

图 2-149-3　胡椒属物种基因间区的遗传距离分析结果

【系统发育】 使用 MAFFT 对来自胡椒属的 6 个物种[2-4] 和 1 个外类群物种 [ 马蹄香（*Saruma henryi*）][5] 的叶绿体基因组中提取的 82 个共有蛋白质序列进行多重序列比对，使用 IQ-TREE 筛选得到最优的 cpREV 模型，并采用最大似然法（maximum likelihood method）构建进化树。结果显示，*Piper cenocladum*[2] 和 *Piper auritum* 2 个物种聚为一支，其余 4 个物种聚为一支。随后，荜拔（*Piper longum*）独立分化为一支。在剩下的 3 个物种中，胡椒（*Piper nigrum*）独立分化为一支。风藤（*Piper kadsura*）[3]、大叶蒟（*Piper laetispicum*）[4] 聚为一支。风藤与大叶蒟的亲缘关系最近（图 2-149-4）。

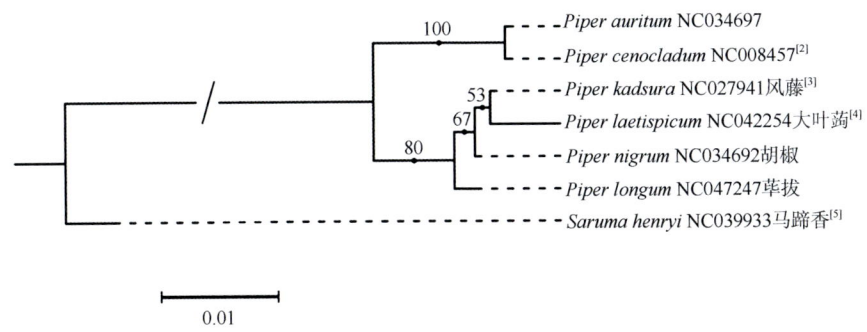

图 2-149-4　胡椒属植物系统发育进化分析

【$K_A/K_S$ 选择压力分析】 以图 2-149-4 的进化树作为参考，利用 Hyphy 软件中的 aBSREL 模型对蛋白质编码基因进行选择压力分析。未发现有胡椒属基因受到正向选择。

【宏 DNA 条形码的发现及其 PCR 扩增引物设计】 为了发现能够区分胡椒属下物种的宏 DNA 条形码序列及其 PCR 扩增引物，利用 ecoPrimers 对胡椒属植物叶绿体基因组序列进行分析。未发现可用于设计 PCR 扩增引物的保守区间。

## 参 考 文 献

[1] 南京中医药大学. 中药大辞典. 上海：上海科学技术出版社，2006：2739.

[2] Cai Z，Penaflor C，Kuehl J V，et al. Complete plastid genome sequences of *Drimys*，*Liriodendron*，and *Piper*：Implications for the phylogenetic relationships of magnoliids. BMC Evol Biol，2006，6：77.

[3] Lee J H，Choi I S，Choi B H，et al. The complete plastid genome of *Piper kadsura*（Piperaceae），an East Asian woody vine. Mitochondrial DNA A DNA Mapp Seq Anal，2016，27（5）：3555-3556.

[4] Wang M T，Wang J H，Zhao K K，et al. Complete plastome sequence of *Piper laetispicum*（Piperaceae）：An endemic plant species in South China. Mitochondrial DNA Part B：Resources，2018，3（2）：1035-1036.

[5] Sinn B T，Sedmak D D，Kelly L M，et al. Total duplication of the small single copy region in the angiosperm plas tome：Rearrangement and inverted repeat instability in *Asarum*. Am J Bot，2018，105（1）：71-84.

# 150 胡 椒

**【药材基本信息】** 胡椒（*Piper nigrum* L.）为胡椒科胡椒属药用植物[1]，其干燥近成熟或成熟果实为胡椒中药材（图 2-150-1）。胡椒原产于东南亚，现广植于热带地区。我国福建、广东、广西、海南、云南、台湾等地有栽培。胡椒含多种酰胺类化合物（如胡椒碱）、挥发油（如二氢香苇醇等）。胡椒味辛，性热。归胃、大肠经。具有温中散寒、下气、消痰的功效。主治腹痛泄泻、食欲不振、癫痫痰多。临床被用于治疗小儿消化不良性腹泻、肾炎、慢性气管炎和喘息、神经衰弱和皮肤病。

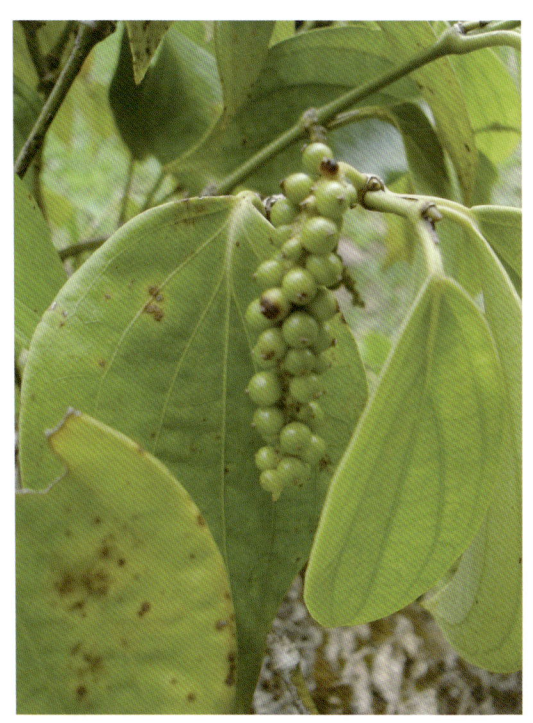

图 2-150-1 胡椒

**【叶绿体基因组】** 胡椒的叶绿体 DNA 为环状分子，其叶绿体基因组（GenBank 登录号：NC034692.1）总长度为 161 523bp，具有保守的四分状结构，包括一个 LSC 区、一个 SSC 区和一对 IR 区，其长度分别为 89 114bp、18 255bp 和 27 077bp（图 2-150-2）。胡椒叶绿体基因组的整体 G/C 含量为 38.31%。其 IR 区的 G/C 含量（42.89%）高于 SSC 区的 G/C 含量（32.14%）和 LSC 区的 G/C 含量（36.79%）。

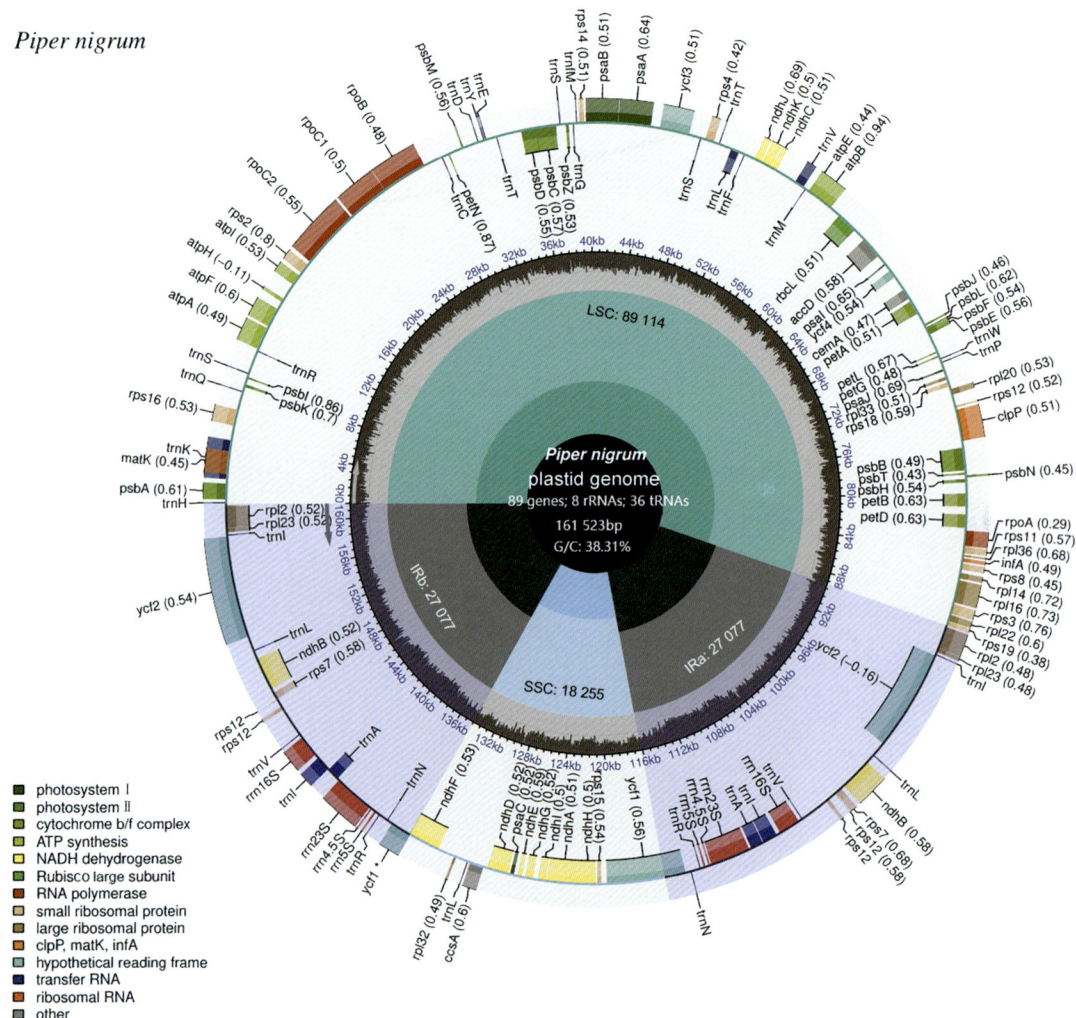

图 2-150-2　胡椒叶绿体基因组图谱

该图包括 6 个圆形轨道。自内向外的第一轨道表示分散重复序列，红色弧线表示直接重复序列，绿色弧线表示回文重复序列；自内向外的第二轨道上的蓝色柱状线条表示长串联重复序列，其重复单元碱基长度＞7；自内向外的第三轨道以不同颜色的柱状线条表示不同类型的短串联重复序列（微卫星序列），其中黑色表示复杂重复序列，绿色表示重复单元碱基长度为 1 的重复序列，黄色表示重复单元碱基长度为 2 的重复序列，紫色表示重复单元碱基长度为 3 的重复序列，蓝色表示重复单元碱基长度为 4 的重复序列，橙色表示重复单元碱基长度为 5 的重复序列，红色表示重复单元碱基长度为 6 的重复序列；自内向外的第四轨道上以不同色块表示 SSC 区、反向重复区 IRa 和 IRb、LSC 区，数字代表相应区间的长度；自内向外的第五轨道表示 GC 含量；最外层第六轨道以不同色块表示不同功能的编码基因，功能分类详见图中左下角注释，基因名称后括号中的数字表示密码子使用偏差，轨道外侧的基因转录方向为顺时针方向，轨道内侧的基因转录方向为逆时针方向

【编码基因】　胡椒的叶绿体基因组共编码 133 个基因，其中独特基因 112 个，包括蛋白质编码基因 89 个（独特基因 79 个）、转运 RNA（transfer RNA，tRNA）编码基因 36 个（独特基因 29 个）、核糖体 RNA（ribosomal RNA，rRNA）编码基因 8 个（独特基因 4 个）（表 2-150-1）。其中 6 个蛋白质独特编码基因（*ndhB*、*rpl2*、*rpl23*、*rps12*、*rps7*、*ycf2*）、7

个 tRNA 独特编码基因（*trnA-UGC*、*trnI-CAU*、*trnI-GAU*、*trnL-CAA*、*trnN-GUU*、*trnR-ACG*、*trnV-GAC*）、4 个 rRNA 独特编码基因（*rrn16S*、*rrn23S*、*rrn4.5S*、*rrrn5S*）位于 IR 区。有 11 个蛋白质编码基因 [*rps16*、*atpF*、*rpoC1*、*petB*、*petD*、*rpl16*、*rpl2*（×2）、*ndhB*（×2）、*ndhA*] 各含有 1 个内含子（intron），4 个蛋白质编码基因 [*ycf3*、*clpP*、*rps12*（×2）] 各含有 2 个内含子，7 个 tRNA 编码基因 [*trnK-UUU*、*trnL-UAA*、*trnV-UAC*、*trnI-GAU*（×2）、*trnA-UGC*（×2）] 各含有 1 个内含子（表 2-150-2）。胡椒叶绿体基因组中蛋白质编码区（coding sequence，CDS）的长度为 78 969bp，占整个基因组长度的 48.89%。rRNA 基因的长度为 9036bp，占整个基因组长度的 5.59%。而 tRNA 基因的长度为 2734bp，占整个基因组长度的 1.69%。胡椒叶绿体基因组非编码区主要包括内含子和基因间区，其长度占整个基因组长度的 43.83%。

表 2-150-1　胡椒叶绿体基因组基因列表

| 基因功能 | 基因分类 | 基因名称 |
| --- | --- | --- |
| rRNA | rRNA genes | *rrn16S*（×2）、*rrn23S*（×2）、*rrn5S*（×2）、*rrn4.5S*（×2） |
| tRNA | tRNA genes | 36 *trn* genes（7 个基因各含有 1 个内含子） |
| 自我复制 | Small subunit of ribosome | *rps11*、*rps12*（×5）、*rps14*、*rps15*、*rps16*、*rps18*、*rps19*、*rps2*、*rps3*、*rps4*、*rps7*（×2）、*rps8* |
| | Large subunit of ribosome | *rpl14*、*rpl16*、*rpl2*（×2）、*rpl20*、*rpl22*、*rpl23*（×2）、*rpl32*、*rpl33*、*rpl36* |
| | DNA dependent RNA polymerase | *rpoA*、*rpoB*、*rpoC1*、*rpoC2* |
| 光合作用 | Subunits of NADH-dehydrogenase | *ndhA*、*ndhB*（×2）、*ndhC*、*ndhD*、*ndhE*、*ndhF*、*ndhG*、*ndhH*、*ndhI*、*ndhJ*、*ndhK* |
| | Subunits of photosystem Ⅰ | *psaA*、*psaB*、*psaC*、*psaI*、*psaJ* |
| | Subunits of photosystem Ⅱ | *psbA*、*psbB*、*psbC*、*psbD*、*psbE*、*psbF*、*psbH*、*psbI*、*psbJ*、*psbK*、*psbL*、*psbM*、*psbN*、*psbT*、*psbZ*、*ycf3* |
| | Subunits of cytochrome b/f complex | *petA*、*petB*、*petD*、*petG*、*petL*、*petN* |
| | Subunits of ATP synthase | *atpA*、*atpB*、*atpE*、*atpF*、*atpH*、*atpI* |
| | Large subunit of rubisco | *rbcL* |
| 其他功能 | Maturase | *matK* |
| | Protease | *clpP* |
| | Envelope membrane protein | *cemA* |
| | Subunit of acetyl-CoA-carboxylase | *accD* |
| | c-type cytochrome synthesis gene | *ccsA* |
| | Translational initiation factor | *infA* |
| 未知功能 | | *ycf1*（×2）、*ycf2*（×2）、*ycf4* |

表 2-150-2　胡椒叶绿体基因内含子和外显子位置及长度

| 基因名称 | 基因编码序列所在链 | 起始位置 | 终点位置 | 长度（bp） | | | | |
|---|---|---|---|---|---|---|---|---|
| | | | | 第一外显子 | 第一内含子 | 第二外显子 | 第二内含子 | 第三外显子 |
| *trnK-UUU* | – | 1660 | 4283 | 37 | 2552 | 35 | | |
| *rps16* | – | 5286 | 6404 | 40 | 825 | 254 | | |
| *atpF* | – | 12435 | 13740 | 145 | 751 | 410 | | |
| *rpoC1* | – | 21968 | 24790 | 430 | 771 | 1622 | | |
| *ycf3* | – | 44810 | 46860 | 124 | 814 | 230 | 730 | 153 |
| *trnL-UAA* | + | 49933 | 50506 | 35 | 489 | 50 | | |
| *trnV-UAC* | – | 54895 | 55565 | 39 | 598 | 34 | | |
| *rps12* | – | 74088 | 103787 | 114 | ND | 232 | 538 | 26 |
| *clpP* | – | 74363 | 76488 | 71 | 879 | 294 | 638 | 244 |
| *petB* | + | 80075 | 80943 | 6 | 221 | 642 | | |
| *petD* | + | 81488 | 82395 | 6 | 404 | 498 | | |
| *rpl16* | – | 85952 | 87464 | 9 | 1105 | 399 | | |
| *rpl2* | – | 89245 | 90749 | 409 | 665 | 431 | | |
| *ndhB* | – | 99914 | 102146 | 775 | 700 | 758 | | |
| *trnI-GAU* | + | 107899 | 108917 | 37 | 947 | 35 | | |
| *trnA-UGC* | – | 108982 | 109857 | 35 | 803 | 38 | | |
| *ndhA* | + | 122150 | 124355 | 553 | 1114 | 539 | | |
| *trnA-UGC* | + | 140783 | 141658 | 35 | 803 | 38 | | |
| *trnI-GAU* | – | 141723 | 142741 | 37 | 947 | 35 | | |
| *rps12* | + | 146853 | 147646 | ND | ND | 232 | 538 | 26 |
| *ndhB* | + | 148494 | 150726 | 775 | 700 | 758 | | |
| *rpl2* | + | 159891 | 161395 | 409 | 665 | 431 | | |

注："+"表示正链；"–"表示负链；"ND"表示未确定

【重复序列】　在胡椒叶绿体基因组中，微卫星序列的类型以 A/T 为主，有 47 个；其次为 C/G 和 AT/AT，各有 3 个（表 2-150-3）。共发现 30 个串联重复序列，满足总长度超过 20bp 且重复单元之间的相似度 ≥ 90% 两个条件（表 2-150-4）。散在重复序列包括回文重复序列和正向重复序列。以 *e*-value 小于 1E–04 为阈值，胡椒叶绿体基因组散在重复序列包括 13 条回文重复序列、16 条正向重复序列（表 2-150-5）。

表 2-150-3　胡椒叶绿体基因组微卫星序列统计

| 重复单元类型 | 重复序列个数 |
|---|---|
| A/T | 47 |
| C/G | 3 |
| AT/AT | 3 |
| AAT/ATT | 1 |

表 2-150-4　胡椒叶绿体基因组串联重复序列统计

| 起点—终点 | 重复单元长度（bp） | 重复单元拷贝数 | 重复单元一致序列长度（bp） | 重复单元之间的相似度（%） | 插入缺失比例（%） | 分值 | 碱基个数 A | C | G | T | 熵（0—2） |
|---|---|---|---|---|---|---|---|---|---|---|---|
| 1958—1992 | 18 | 1.9 | 18 | 100 | 0 | 72 | 28 | 8 | 22 | 40 | 1.84 |
| 4574—4660 | 15 | 2.2 | 15 | 100 | 0 | 66 | 81 | 0 | 0 | 18 | 0.68 |
| 5306—5341 | 18 | 2.0 | 18 | 100 | 0 | 72 | 27 | 11 | 16 | 44 | 1.82 |
| 5908—5953 | 21 | 2.2 | 20 | 96 | 3 | 83 | 23 | 15 | 21 | 39 | 1.92 |
| 6509—6534 | 13 | 2.0 | 13 | 100 | 0 | 52 | 23 | 15 | 7 | 53 | 1.67 |
| 12312—12344 | 16 | 2.1 | 16 | 100 | 0 | 66 | 39 | 18 | 0 | 42 | 1.50 |
| 28297—28355 | 19 | 2.1 | 19 | 100 | 0 | 78 | 25 | 20 | 15 | 38 | 1.92 |
| 32203—32256 | 25 | 2.2 | 25 | 100 | 0 | 108 | 46 | 9 | 7 | 37 | 1.64 |
| 37683—37707 | 12 | 2.1 | 12 | 100 | 0 | 50 | 24 | 8 | 0 | 68 | 1.16 |
| 39134—39165 | 16 | 2.0 | 16 | 100 | 0 | 64 | 37 | 12 | 6 | 43 | 1.68 |
| 49356—49403 | 24 | 2.0 | 24 | 100 | 0 | 96 | 45 | 8 | 8 | 37 | 1.64 |
| 52420—52450 | 15 | 2.1 | 15 | 93 | 0 | 53 | 38 | 12 | 22 | 25 | 1.90 |
| 60538—60584 | 23 | 2.0 | 23 | 100 | 0 | 94 | 31 | 12 | 0 | 55 | 1.38 |
| 60857—60919 | 21 | 3.0 | 21 | 100 | 0 | 126 | 33 | 28 | 4 | 33 | 1.78 |
| 65064—65096 | 16 | 2.1 | 16 | 100 | 0 | 66 | 33 | 0 | 18 | 48 | 1.48 |
| 69604—69655 | 17 | 3.1 | 17 | 97 | 0 | 95 | 34 | 17 | 0 | 48 | 1.48 |
| 73539—73563 | 11 | 2.3 | 11 | 100 | 0 | 50 | 76 | 0 | 8 | 16 | 1.02 |
| 87225—87262 | 20 | 1.9 | 20 | 100 | 0 | 76 | 34 | 7 | 10 | 47 | 1.67 |
| 87299—87324 | 13 | 2.0 | 13 | 100 | 0 | 52 | 30 | 15 | 23 | 30 | 1.95 |
| 91654—91684 | 15 | 2.1 | 15 | 100 | 0 | 62 | 19 | 32 | 0 | 48 | 1.49 |
| 93926—94017 | 45 | 2.1 | 45 | 93 | 2 | 159 | 13 | 23 | 10 | 52 | 1.71 |
| 96400—96475 | 24 | 3.2 | 24 | 98 | 0 | 143 | 35 | 7 | 22 | 34 | 1.83 |
| 104245—104291 | 16 | 3.1 | 16 | 90 | 6 | 71 | 29 | 12 | 0 | 57 | 1.36 |
| 105173—105209 | 14 | 2.6 | 14 | 95 | 0 | 65 | 32 | 13 | 0 | 54 | 1.40 |
| 132146—132176 | 14 | 2.2 | 14 | 100 | 0 | 62 | 22 | 6 | 0 | 70 | 1.09 |
| 145431—145467 | 14 | 2.6 | 14 | 95 | 0 | 65 | 54 | 0 | 13 | 32 | 1.40 |
| 146349—146395 | 16 | 3.1 | 16 | 90 | 6 | 71 | 57 | 0 | 12 | 29 | 1.36 |
| 154165—154240 | 24 | 3.2 | 24 | 98 | 0 | 143 | 34 | 22 | 7 | 35 | 1.83 |
| 156623—156714 | 45 | 2.1 | 44 | 93 | 2 | 157 | 52 | 10 | 23 | 13 | 1.71 |
| 158956—158986 | 15 | 2.1 | 15 | 100 | 0 | 62 | 48 | 0 | 32 | 19 | 1.49 |

表 2-150-5　胡椒叶绿体基因组散在重复序列特征值

| 重复单元一长度（bp） | 重复单元一起点 | 重复类型 | 重复单元二长度（bp） | 重复单元二起点 | 重复单元间隔 | e-value |
|---|---|---|---|---|---|---|
| 56 | 96399 | D | 56 | 96423 | −2 | 1.96E−20 |
| 56 | 96399 | P | 56 | 154160 | −2 | 1.96E−20 |
| 56 | 96423 | P | 56 | 154184 | −2 | 1.96E−20 |
| 56 | 154160 | D | 56 | 154184 | −2 | 1.96E−20 |
| 42 | 60856 | D | 42 | 60877 | 0 | 3.79E−16 |
| 46 | 82412 | P | 46 | 82434 | −3 | 6.07E−13 |
| 39 | 93925 | D | 39 | 93970 | −1 | 2.84E−12 |
| 39 | 93925 | P | 39 | 156630 | −1 | 2.84E−12 |
| 39 | 93970 | P | 39 | 156675 | −1 | 2.84E−12 |
| 39 | 156630 | D | 39 | 156675 | −1 | 2.84E−12 |
| 35 | 69603 | D | 35 | 69620 | −1 | 6.53E−10 |
| 30 | 156639 | D | 30 | 156684 | 0 | 6.36E−09 |
| 31 | 32202 | D | 31 | 32227 | −1 | 1.48E−07 |
| 36 | 128575 | P | 36 | 128581 | −3 | 3.00E−07 |
| 33 | 68022 | P | 33 | 68068 | −2 | 4.73E−07 |
| 32 | 96399 | D | 32 | 96447 | −2 | 1.78E−06 |
| 32 | 96399 | P | 32 | 154160 | −2 | 1.78E−06 |
| 32 | 96447 | P | 32 | 154208 | −2 | 1.78E−06 |
| 32 | 99747 | P | 32 | 99800 | −2 | 1.78E−06 |
| 32 | 99747 | D | 32 | 150807 | −2 | 1.78E−06 |
| 32 | 99800 | D | 32 | 150860 | −2 | 1.78E−06 |
| 32 | 150807 | P | 32 | 150860 | −2 | 1.78E−06 |
| 32 | 154160 | D | 32 | 154208 | −2 | 1.78E−06 |
| 34 | 8905 | D | 34 | 37805 | −3 | 4.02E−06 |
| 34 | 45966 | D | 34 | 103829 | −3 | 4.02E−06 |
| 34 | 45966 | P | 34 | 146776 | −3 | 4.02E−06 |
| 33 | 41038 | D | 33 | 43267 | −3 | 1.46E−05 |
| 33 | 69658 | D | 33 | 69690 | −3 | 1.46E−05 |
| 30 | 8912 | P | 30 | 47714 | −2 | 2.49E−05 |

注：P. palindromic repeat，回文重复序列；D. direct repeat，正向重复序列

【高可变区】　为了发现胡椒属物种间的高可变区，从 6 个物种的叶绿体基因组中提取了 102 个基因间区，采用 K2p（Kimura 2-parameter）模型计算基因间区的遗传距离，遗传距离最大的 30 个基因间区参见图 2-150-3。这 30 个基因间区的 K2p 平均值分布于 3.04～8.88。其中 *ndhD-ccsA*、*psbT-psbN*、*rpl32-ndhF*、*rps16-trnQ-UUG*、*trnH-GUG-psbA*、*ycf3-trnS-GGA* 的 K2p 平均值较高，分别为 6.89、7.18、7.59、8.45、8.88、6.63。由此可见，胡椒属 6 个物种的叶绿体基因组在这 6 个区域的变异较大，这 6 个区域可作为潜在的分子标记开发区域。

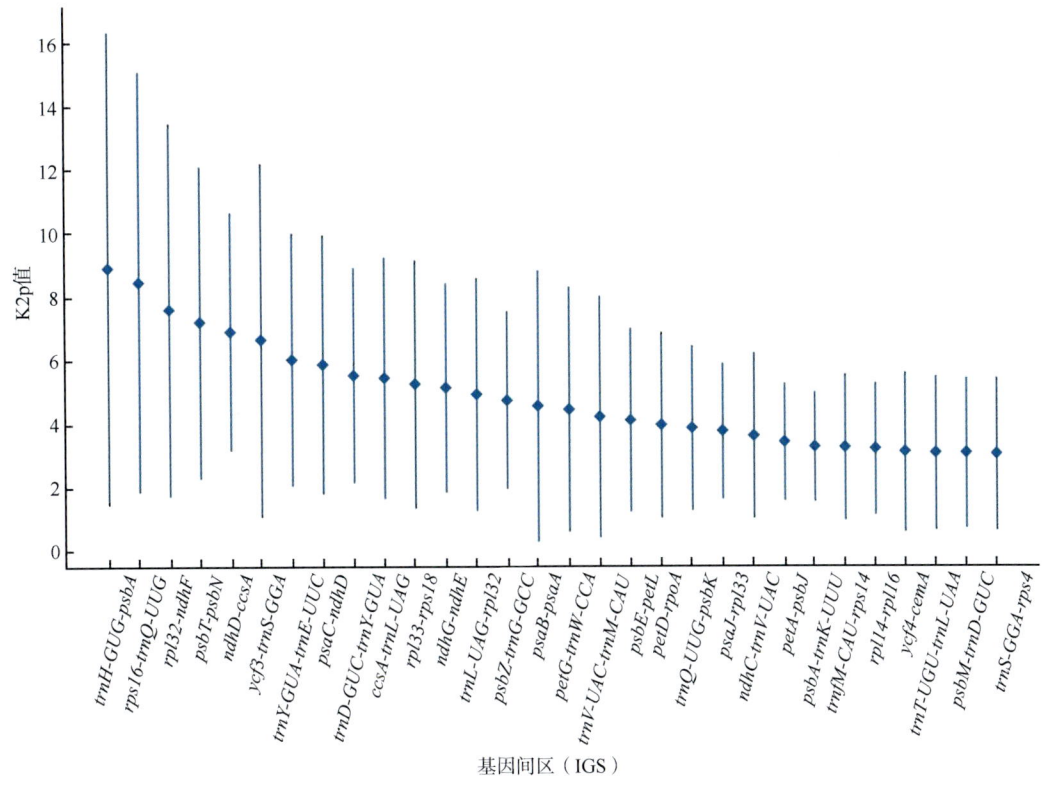

图 2-150-3 胡椒属物种基因间区的遗传距离分析结果

【系统发育】 使用 MAFFT 对来自胡椒属的 6 个物种[2-4]和 1 个外类群物种 [马蹄香（*Saruma henryi*）] 的叶绿体基因组中提取的 82 个共有蛋白质序列进行多重序列比对，使用 IQ-TREE 筛选得到最优的 cpREV 模型，并采用最大似然法（maximum likelihood method）构建进化树。结果显示，*Piper cenocladum*[2]、*Piper auritum* 2 个物种聚为一支，其余 4 个物种聚为一支。随后，荜拔（*Piper longum*）独立分化为一支。在剩下的 3 个物种中，胡椒（*Piper nigrum*）独立分化为一支。风藤（*Piper kadsura*）[3]、大叶蒟[4]聚为一支（图 2-150-4）。

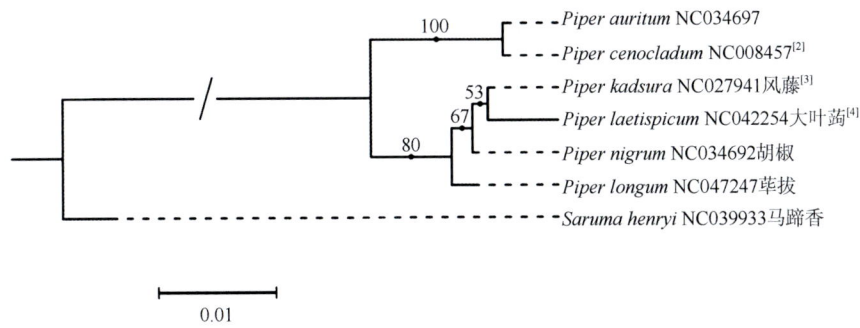

图 2-150-4 胡椒属植物系统发育进化分析

【$K_A/K_S$ 选择压力分析】 以图 2-150-4 的进化树作为参考,利用 Hyphy 软件中的 aBSREL 模型对蛋白质编码基因进行选择压力分析。未发现有胡椒属基因受到正向选择。

【宏 DNA 条形码的发现及其 PCR 扩增引物设计】 为了发现能够区分胡椒属下物种的宏 DNA 条形码序列及其 PCR 扩增引物,利用 ecoPrimers 对胡椒属植物叶绿体基因组序列进行分析。未发现可用于设计 PCR 扩增引物的保守区间。

## 参 考 文 献

[1] 南京中医药大学. 中药大辞典. 上海:上海科学技术出版社,2006:2739.

[2] Cai Z,Penaflor C,Kuehl J V,et al. Complete plastid genome sequences of *Drimys*,*Liriodendron*,and *Piper*:Implications for the phylogenetic relationships of magnoliids. BMC Evol Biol,2006,6:77.

[3] Lee J H,Choi I S,Choi B H,et al. The complete plastid genome of *Piper kadsura*(Piperaceae),an East Asian woody vine. Mitochondrial DNA A DNA Mapp Seq Anal,2016,27(5):3555-3556.

[4] Wang M T,Wang J H,Zhao K K,et al. Complete plastome sequence of *Piper laetispicum*(Piperaceae):An endemic plant species in South China. Mitochondrial DNA Part B:Resources,2018,3(2):1035-1036.

# 151 薏 苡

【药材基本信息】 薏苡（*Coix lacryma-jobi* L.）[1, 2]是禾本科薏苡属药用植物[1]，其干燥成熟种仁为中药薏苡仁，又称苡米（图2-151-1）。收载于《中国药典》（2020年版）[2]。薏苡在中国大部分地区都有栽培，主产于福建、河北、辽宁、贵州、浙江等地。薏苡仁以粒大、饱满、色白、完整者为佳[3]。薏苡仁含脂类（如薏苡仁脂）、多糖类（如薏苡多糖A、薏苡多糖B、薏苡多糖C）等成分。薏苡仁味甘、淡，性凉。归脾、胃、肺经[4]。具有利水渗湿、健脾止泻、除痹、排脓、解毒散结的功效。现代研究表明，薏苡仁具有降血糖、保护胰岛功能、抗癌、免疫调节等作用。临床被用于治疗糖尿病、宫颈癌、结肠癌、鼻咽癌、胰腺癌等，常用作保健食品。上海、贵州、云南习用其同种植物的根及根茎作药用，药材名为"薏苡根"。

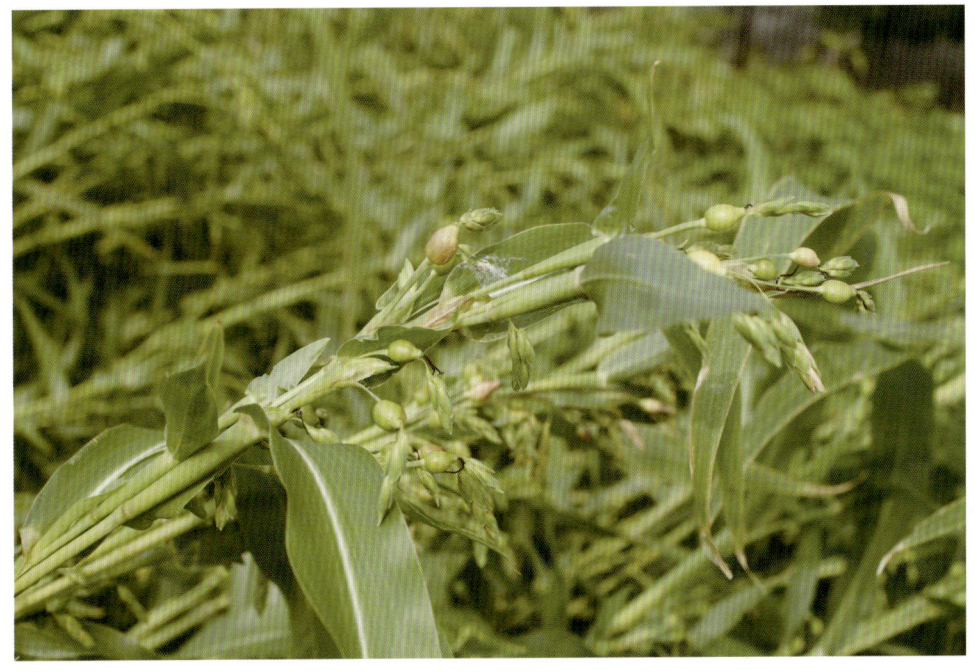

图 2-151-1 薏苡

【叶绿体基因组】 薏苡的叶绿体DNA为环状分子，其叶绿体基因组（GenBank登录号：NC013273.1）总长度为140 745bp，具有保守的四分状结构，包括一个LSC区、一个SSC区和一对IR区，其长度分别为82 792bp、12 523bp和22 715bp（图2-151-2）。薏苡叶绿体基因组的整体G/C含量为38.46%。其IR区的G/C含量（43.93%）高于SSC区的G/C含量（32.29%）和LSC区的G/C含量（36.30%）。

*Coix lacryma-jobi*

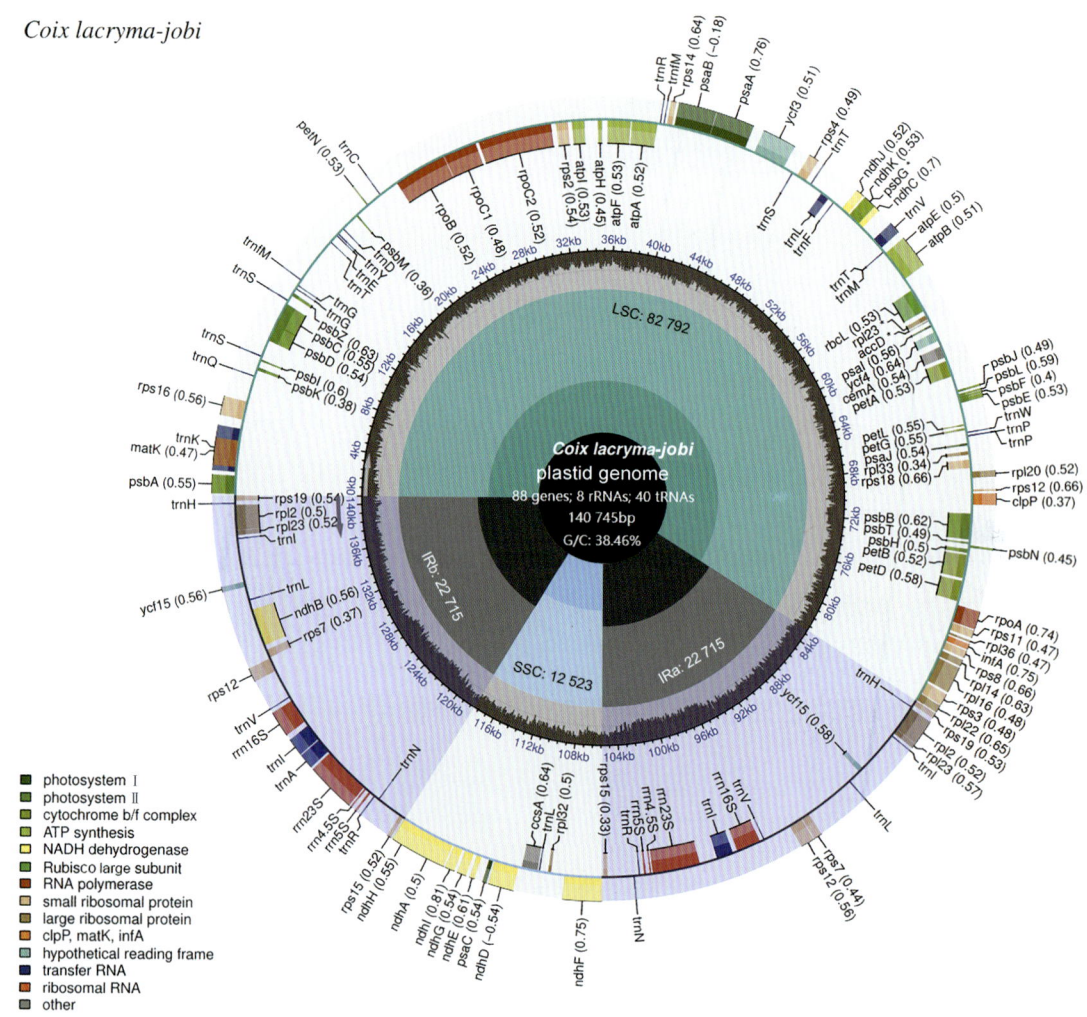

图 2-151-2  薏苡叶绿体基因组图谱

该图包括 6 个圆形轨道。自内向外的第一轨道表示分散重复序列，红色弧线表示直接重复序列，绿色弧线表示回文重复序列；自内向外的第二轨道上的蓝色柱状线条表示长串联重复序列，其重复单元碱基长度＞7；自内向外的第三轨道以不同颜色的柱状线条表示不同类型的短串联重复序列（微卫星序列），其中黑色表示复杂重复序列，绿色表示重复单元碱基长度为 1 的重复序列，黄色表示重复单元碱基长度为 2 的重复序列，紫色表示重复单元碱基长度为 3 的重复序列，蓝色表示重复单元碱基长度为 4 的重复序列，橙色表示重复单元碱基长度为 5 的重复序列，红色表示重复单元碱基长度为 6 的重复序列；自内向外的第四轨道上以不同色块表示 SSC 区、反向重复区 IRa 和 IRb、LSC 区，数字代表相应区间的长度；自内向外的第五轨道表示 GC 含量；最外层第六轨道以不同色块表示不同功能的编码基因，功能分类详见图中左下角注释，基因名称后括号中的数字表示密码子使用偏差，轨道外侧的基因转录方向为顺时针方向，轨道内侧的基因转录方向为逆时针方向

【编码基因】 薏苡的叶绿体基因组共编码 136 个基因，其中独特基因 109 个，包括蛋白质编码基因 88 个（独特基因 75 个）、转运 RNA（transfer RNA，tRNA）编码基因 40 个（独特基因 30 个）、核糖体 RNA（ribosomal RNA，rRNA）编码基因 8 个（独特基因 4 个）（表 2-151-1）。其中 6 个蛋白质独特编码基因（*rps7*、*rpl23*、*rps12*、*rps15*、*rps19*、 *rpl2*）、9个tRNA独特编码基因（*trnT-GGU*、*trnM-CAU*、*trnH-GUG*、*trnV-GAC*、*trnI-GAU*、*trnL-CAA*、*trnN-GUU*、*trnR-ACG*、*trnI-CAU*）、4个rRNA独特编码基因（*rrn16S*、*rrn23S*、*rrn5S*、*rrn4.5S*）位于IR区。有10个蛋白质编码基因 [*rps16*、*atpF*、*petB*、*petD*、*rpl16*、*rpl2*（×2）、*ndhB*（×2）、*ndhA*] 各含有1个内含子（intron），3个蛋白质编码基因 [*ycf3*、*rps12*（×2）] 含有2个内含子，6个tRNA编码基因 [*trnK-UUU*、*trnL-UAA*、*trnV-UAC*、*trnI-GAU*（×2）、*trnA-UGC*] 各含有1个内含子（表2-151-2）。薏苡叶绿体基因组中蛋白质编码区（coding sequence，CDS）的长度为58 662bp，占整个基因组长度的41.68%。rRNA基因的长度为9192bp，占整个基因组长度的6.53%。而tRNA基因的长度为2912bp，占整个基因组长度的2.07%。薏苡叶绿体基因组非编码区主要包括内含子和基因间区，其长度占整个基因组长度的49.72%。

表2-151-1　薏苡叶绿体基因组基因列表

| 基因功能 | 基因分类 | 基因名称 |
| --- | --- | --- |
| rRNA | rRNA genes | *rrn16S*（×2）、*rrn23S*（×2）、*rrn5S*（×2）、*rrn4.5S*（×2） |
| tRNA | tRNA genes | 40 *trn* genes（6个基因各含有1个内含子） |
| 自我复制 | Small subunit of ribosome | *rps11*、*rps12*（×3）、*rps14*、*rps15*（×2）、*rps16*、*rps18*、*rps19*（×2）、*rps2*、*rps3*、*rps4*、*rps7*（×2）、*rps8* |
|  | Large subunit of ribosome | *rpl14*、*rpl16*、*rpl2*（×2）、*rpl20*、*rpl22*、*rpl23*（×3）、*rpl32*、*rpl33*、*rpl36* |
|  | DNA dependent RNA polymerase | *rpoA*、*rpoB*、*rpoC1*、*rpoC2* |
| 光合作用 | Subunits of NADH-dehydrogenase | *ndhA*、*ndhB*、*ndhC*、*ndhD*、*ndhE*、*ndhF*、*ndhG*、*ndhH*、*ndhI*、*ndhJ*、*ndhK* |
|  | Subunits of photosystem Ⅰ | *psaA*、*psaB*、*psaC*、*psaI*、*psaJ* |
|  | Subunits of photosystem Ⅱ | *psbA*、*psbB*、*psbC*、*psbD*、*psbE*、*psbF*、*psbG*、*psbH*、*psbI*、*psbJ*、*psbK*、*psbL*、*psbM*、*psbN*、*psbT*、*psbZ*、*ycf3* |
|  | Subunits of cytochrome b/f complex | *petA*、*petB*、*petD*、*petG*、*petL*、*petN* |
|  | Subunits of ATP synthase | *atpA*、*atpB*、*atpE*、*atpF*、*atpH*、*atpI* |
|  | Large subunit of rubisco | *rbcL* |
| 其他功能 | Maturase | *matK* |
|  | Protease | *clpP* |
|  | Envelope membrane protein | *cemA* |
|  | Translational initiation factor | *infA* |
|  | Subunit of acetyl-CoA-carboxylase | *accD* |
|  | c-type cytochrome synthesis gene | *ccsA* |
| 未知功能 |  | *ycf4*、*ycf15*（×2） |

表 2-151-2　薏苡叶绿体基因内含子和外显子位置及长度

| 基因名称 | 基因编码序列所在链 | 起始位置 | 终点位置 | 长度（bp） | | | | |
|---|---|---|---|---|---|---|---|---|
| | | | | 第一外显子 | 第一内含子 | 第二外显子 | 第二内含子 | 第三外显子 |
| trnK-UUU | − | 1379 | 3943 | 37 | 2503 | 25 | | |
| rps16 | − | 4505 | 5584 | 39 | 822 | 219 | | |
| atpF | + | 35340 | 36721 | 160 | 815 | 407 | | |
| ycf3 | − | 44475 | 46458 | 131 | 727 | 229 | 738 | 159 |
| trnL-UAA | + | 49216 | 49750 | 35 | 450 | 50 | | |
| trnV-UAC | − | 53381 | 54058 | 39 | 602 | 37 | | |
| rps12 | − | 69667 | 93544 | 114 | ND | 232 | 542 | 29 |
| petB | + | 73553 | 74960 | 6 | 760 | 642 | | |
| petD | + | 75143 | 76365 | 9 | 737 | 477 | | |
| rpl16 | − | 79914 | 81409 | 9 | 1085 | 402 | | |
| rpl2 | − | 83369 | 84850 | 394 | 660 | 428 | | |
| ndhB | − | 89673 | 91914 | 775 | 709 | 758 | | |
| trnI-GAU | + | 97366 | 98388 | 42 | 946 | 35 | | |
| ndhA | − | 114736 | 116848 | 552 | 1195 | 366 | | |
| trnA-UGC | − | 124202 | 125084 | 38 | 810 | 35 | | |
| rps12 | + | 129994 | 130794 | ND | ND | 232 | 542 | 29 |
| trnI-GAU | − | 125150 | 126172 | 42 | 946 | 35 | | |
| ndhB | + | 131624 | 133865 | 775 | 709 | 758 | | |
| rpl2 | + | 138688 | 140169 | 394 | 660 | 428 | | |

注："+"表示正链；"−"表示负链；"ND"表示未确定

【重复序列】　在薏苡叶绿体基因组中，微卫星序列有 A/T、C/G 和 AT/AT 三种类型，各有 25 个、1 个和 1 个（表 2-151-3）。共发现 23 个串联重复序列，满足总长度超过 20bp 且重复单元之间的相似度 ≥ 90% 两个条件（表 2-151-4）。散在重复序列包括回文重复序列和正向重复序列。以 e-value 小于 1E−04 为阈值，薏苡叶绿体基因组散在重复序列包括 12 条回文重复序列、32 条正向重复序列（表 2-151-5）。

表 2-151-3　薏苡叶绿体基因组微卫星序列统计

| 重复单元类型 | 重复序列个数 |
|---|---|
| A/T | 25 |
| C/G | 1 |
| AT/AT | 1 |

表 2-151-4　薏苡叶绿体基因组串联重复序列统计

| 起点—终点 | 重复单元长度（bp） | 重复单元拷贝数 | 重复单元一致序列长度（bp） | 重复单元之间的相似度（%） | 插入缺失比例（%） | 分值 | 碱基个数 A | C | G | T | 熵（0—2） |
|---|---|---|---|---|---|---|---|---|---|---|---|
| 6241—6275 | 17 | 2.1 | 17 | 100 | 0 | 70 | 54 | 11 | 5 | 28 | 1.59 |
| 6323—6356 | 17 | 2.0 | 17 | 100 | 0 | 68 | 47 | 11 | 5 | 35 | 1.65 |
| 6850—6876 | 13 | 2.1 | 13 | 100 | 0 | 54 | 51 | 22 | 0 | 25 | 1.48 |
| 9002—9037 | 18 | 2.0 | 18 | 100 | 0 | 72 | 27 | 27 | 5 | 38 | 1.79 |
| 13083—13122 | 17 | 2.3 | 18 | 95 | 4 | 73 | 40 | 0 | 5 | 55 | 1.22 |
| 14166—14190 | 12 | 2.1 | 12 | 100 | 0 | 50 | 36 | 16 | 16 | 32 | 1.90 |
| 19093—19121 | 14 | 2.0 | 15 | 93 | 6 | 51 | 75 | 0 | 17 | 6 | 1.01 |
| 20930—20965 | 17 | 2.1 | 17 | 94 | 0 | 63 | 55 | 0 | 0 | 44 | 0.99 |
| 27282—27322 | 21 | 2.0 | 21 | 100 | 0 | 82 | 26 | 29 | 14 | 29 | 1.95 |
| 28175—28203 | 15 | 1.9 | 15 | 100 | 0 | 58 | 27 | 34 | 17 | 20 | 1.95 |
| 35234—35261 | 14 | 2.0 | 14 | 100 | 0 | 56 | 57 | 7 | 7 | 28 | 1.52 |
| 48154—48188 | 17 | 2.1 | 17 | 100 | 0 | 70 | 60 | 11 | 17 | 11 | 1.59 |
| 50252—50298 | 21 | 2.2 | 21 | 96 | 0 | 85 | 40 | 8 | 21 | 29 | 1.83 |
| 53010—53038 | 15 | 1.9 | 15 | 100 | 0 | 58 | 41 | 0 | 6 | 51 | 1.28 |
| 54147—54174 | 14 | 2.0 | 14 | 100 | 0 | 56 | 64 | 14 | 0 | 21 | 1.29 |
| 56926—56956 | 15 | 2.1 | 15 | 100 | 0 | 62 | 19 | 32 | 6 | 41 | 1.77 |
| 59304—59329 | 13 | 2.0 | 13 | 100 | 0 | 52 | 7 | 30 | 7 | 53 | 1.57 |
| 67917—68038 | 63 | 1.9 | 63 | 90 | 3 | 192 | 37 | 26 | 4 | 31 | 1.77 |
| 70710—70751 | 17 | 3.0 | 17 | 100 | 0 | 102 | 52 | 5 | 11 | 29 | 1.61 |
| 72886—72930 | 22 | 2.0 | 23 | 91 | 4 | 74 | 53 | 2 | 17 | 26 | 1.56 |
| 94344—94376 | 14 | 2.4 | 14 | 94 | 0 | 57 | 27 | 15 | 3 | 54 | 1.55 |
| 108411—108452 | 21 | 2.0 | 21 | 100 | 0 | 84 | 28 | 14 | 9 | 47 | 1.75 |
| 129162—129194 | 14 | 2.4 | 14 | 94 | 0 | 57 | 54 | 3 | 15 | 27 | 1.55 |

表 2-151-5　薏苡叶绿体基因组散在重复序列特征值

| 重复单元一长度（bp） | 重复单元一起点 | 重复类型 | 重复单元二长度（bp） | 重复单元二起点 | 重复单元间隔 | e-value |
|---|---|---|---|---|---|---|
| 166 | 58917 | P | 166 | 84966 | −3 | 1.29E−83 |
| 166 | 58917 | D | 166 | 138405 | −3 | 1.29E−83 |
| 137 | 58900 | P | 137 | 85012 | −3 | 2.08E−66 |
| 137 | 58900 | D | 137 | 138388 | −3 | 2.08E−66 |
| 77 | 59038 | P | 77 | 84934 | −3 | 4.82E−31 |
| 77 | 59038 | D | 77 | 138526 | −3 | 4.82E−31 |
| 65 | 14628 | D | 65 | 84542 | −3 | 4.83E−24 |
| 65 | 29320 | D | 65 | 29485 | −2 | 7.66E−26 |
| 65 | 14628 | P | 65 | 138930 | −3 | 4.83E−24 |

续表

| 重复单元一长度（bp） | 重复单元一起点 | 重复类型 | 重复单元二长度（bp） | 重复单元二起点 | 重复单元间隔 | $e$-value |
|---|---|---|---|---|---|---|
| 57 | 29328 | D | 57 | 29493 | −1 | 4.59E−23 |
| 58 | 14638 | D | 58 | 84552 | −3 | 5.59E−20 |
| 58 | 14638 | P | 58 | 138927 | −3 | 5.59E−20 |
| 52 | 104891 | D | 52 | 118594 | −2 | 3.28E−18 |
| 54 | 59092 | P | 54 | 84903 | −3 | 1.15E−17 |
| 54 | 59092 | D | 54 | 138580 | −3 | 1.15E−17 |
| 45 | 14648 | D | 45 | 84562 | −1 | 6.08E−16 |
| 45 | 14648 | P | 45 | 138930 | −1 | 6.08E−16 |
| 46 | 59084 | P | 46 | 84919 | −3 | 4.61E−13 |
| 46 | 59084 | D | 46 | 138572 | −3 | 4.61E−13 |
| 45 | 70689 | D | 45 | 70706 | −3 | 1.72E−12 |
| 44 | 13474 | D | 44 | 38808 | −3 | 6.44E−12 |
| 34 | 70700 | D | 34 | 70717 | 0 | 1.89E−11 |
| 41 | 67927 | D | 41 | 67969 | −3 | 3.32E−10 |
| 40 | 59120 | P | 40 | 84889 | −3 | 1.23E−09 |
| 40 | 59120 | D | 40 | 138608 | −3 | 1.23E−09 |
| 37 | 29301 | D | 37 | 29637 | −2 | 1.77E−09 |
| 37 | 67983 | D | 37 | 68004 | −2 | 1.77E−09 |
| 39 | 13482 | D | 39 | 38816 | −3 | 4.55E−09 |
| 39 | 29368 | D | 39 | 29413 | −3 | 4.55E−09 |
| 30 | 18746 | P | 30 | 18746 | 0 | 4.83E−09 |
| 36 | 8362 | P | 36 | 47098 | −2 | 6.69E−09 |
| 38 | 13555 | D | 38 | 38727 | −3 | 1.68E−08 |
| 32 | 29546 | D | 32 | 29636 | −2 | 2.90E−08 |
| 37 | 67920 | D | 37 | 68004 | −3 | 6.19E−08 |
| 36 | 16390 | D | 36 | 16457 | −3 | 2.27E−07 |
| 36 | 45641 | D | 36 | 93586 | −3 | 2.27E−07 |
| 36 | 45641 | P | 36 | 129915 | −3 | 2.27E−07 |
| 33 | 29464 | D | 33 | 29545 | −2 | 3.59E−07 |
| 30 | 29377 | D | 30 | 29440 | −1 | 4.35E−07 |
| 35 | 88982 | D | 35 | 134520 | −3 | 8.34E−07 |
| 34 | 29361 | D | 34 | 29403 | −3 | 3.05E−06 |
| 34 | 40744 | D | 34 | 42968 | −3 | 3.05E−06 |
| 34 | 67941 | D | 34 | 68004 | −3 | 3.05E−06 |
| 31 | 20301 | D | 31 | 29547 | −2 | 5.06E−06 |

注：P. palindromic repeat，回文重复序列；D. direct repeat，正向重复序列

**【系统发育】** 使用 MAFFT 对来自禾本科的 10 个物种[5-12]和 1 个外类群物种[锥穗钝叶草（*Stenotaphrum micranthum*）][13]的叶绿体基因组中提取的 100 个共有蛋白质序列进行多重序列比对，使用 IQ-TREE 筛选得到最优的 cpREV 模型，并采用最大似然法（maximum likelihood method）构建进化树。结果显示，*Zea diploperennis* 与 *Tripsacum dactyloides* 2 个物种聚为一支；在剩下 8 个物种中，薏苡（*Coix lacryma-jobi*）先单分出来，然后甘蔗（*Saccharum officinarum*）、芒（*Miscanthus sinensis*）和白茅（*Imperata cylindrica*）3 个物种聚为一支，拟高粱（*Sorghum propinquum*）、黄茅（*Heteropogon contortus*）、须芒草（*Andropogon virginicus*）和柠檬草（*Cymbopogon citratus*）4 个物种聚为一支（图 2-151-3）。

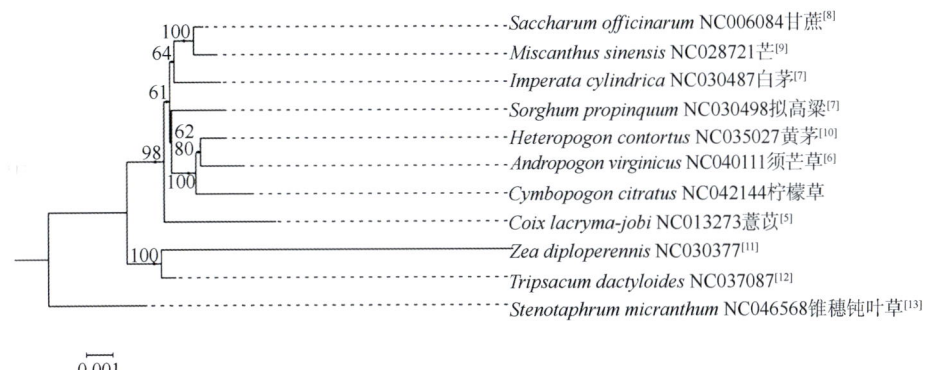

图 2-151-3 禾本科植物系统发育进化分析

## 参 考 文 献

[1] 国家中医药管理局《中华本草》编委会. 中华本草. 第 9 册. 上海：上海科学技术出版社，1999：603-606.

[2] 国家药典委员会. 中华人民共和国药典（2020 年版）一部. 北京：中国医药科技出版社，2020：393.

[3] 中国医学科学院药用植物开发研究所. 中国药用植物栽培学. 北京：农业出版社，1991：928-930.

[4] 肖培根, 新编中药志. 第 2 卷. 北京：化学工业出版社，2002：542-544.

[5] Leseberg C H, Duvall M R. The complete chloroplast genome of *Coix lacryma-jobi* and a comparative molecular evolutionary analysis of plastomes in cereals. Journal of Molecular Evolution，2009，69（4）：311-318.

[6] McAllister C A, McKain M R, Li M, et al. Specimen-based analysis of morphology and the environment in ecologically dominant grasses: the power of the herbarium. Philos Trans R Soc Lond B Biol Sci，2018，374（1763）：20170403.

[7] Burk S V, Wysocki W P, Zuloaga F O, et al. Evolutionary relationships in panicoid grasses based on plastome phylogenomics （Panicoideae；Poaceae）. BMC Plant Biol，2016，16（1）：140.

[8] Asano T, Tsuduki T, Takahashi S, et al. Complete nucleotide sequence of the sugarcane（*Saccharum officinarum*）chloroplast genome: A comparative analysis of four monocot chloroplast genomes. DNA Res，2004，11（2）：93-99.

[9] Nah G, Im J H, Lim S H, et al. Complete chloroplast genomes of two *Miscanthus* species. Mitochondrial DNA Part A，2016，27（6）：4359-4360.

[10] Arthan W, McKain M, Traiperm C, et al. Relationships of southeast Asian Andropogoneae（Poaceae）. Syst Bot，2017，42（3）：418-431.

[11] Orton L M. Phylogenomic Study of Selected Species Within The Genus *Zea*：Mutation Rate Analysis of Complete Chloroplast Genomes. Doraville：Northern Illinois University，2015.

[12] Wang Y, Zhao M, Li L, et al. Characterization of the complete chloroplast genome of the eastern gamagrass, *Tripsacum dactyloides*. Mitochondrial DNA Part B：Resources，2017，2（2）：910-912.

[13] Wu Y, Liao L, Wang Z, et al. The complete plastid genome of *Stenotaphrum subulatum* Trin.（Panicoideae）and phylogenetic analysis. Mitochondrial DNA Part B：Resources，2020，5（2）：1378-1380.

# 152 毛金竹

【药材基本信息】 毛金竹 [*Phyllostachys nigra* var. *henonis*（Miffovd）staf ex Rendle] 为禾本科刚竹属紫竹的变种，其茎秆中间层和茎经火烤后流出的液汁分别为"竹菇""竹沥"中药材[1]。与紫竹的区别在于竿不为紫黑色，竿壁厚，箨鞘顶端极少有深褐色微小斑点[2]。原产于我国，黄河流域以南，如江西等地[3]。毛金竹竹笋供食用，含有粗蛋白等多种营养成分、丰富的矿质元素和17种氨基酸[4]。毛金竹主要含苜蓿素，胸腺嘧啶、牡荆苷、荭草苷、异荭草等化学成分[5]。现代研究表明，毛金竹具有抗肿瘤作用[6]。

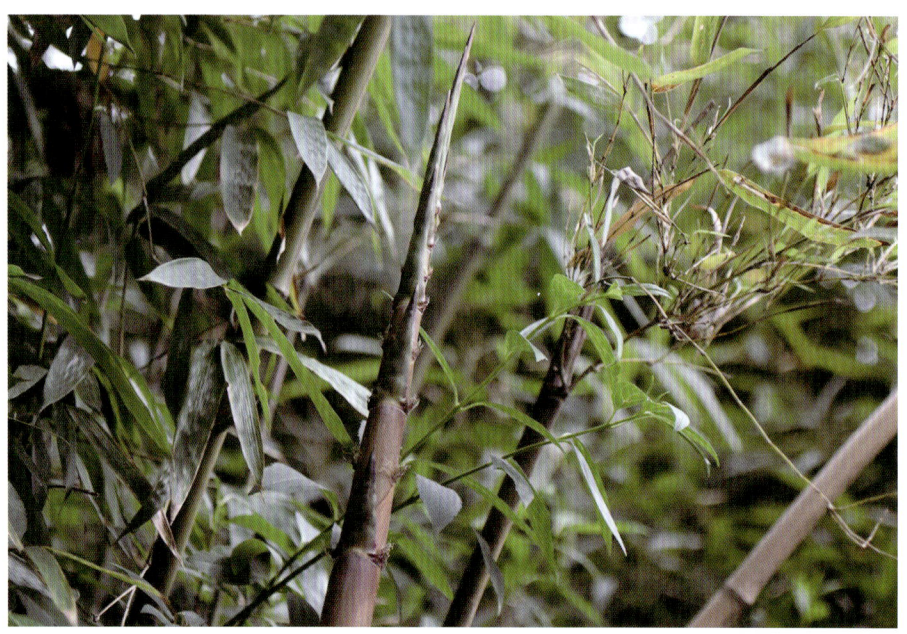

图 2-152-1 毛金竹

【叶绿体基因组】 毛金竹的叶绿体DNA为环状分子，其叶绿体基因组（GenBank登录号：NC015826.1）总长度为139 839bp，具有保守的四分状结构，包括一个LSC区、一个SSC区和一对IR区，其长度分别为83 234bp、12 879bp和21 863bp（图2-152-2）。毛金竹叶绿体基因组的整体G/C含量为38.90%。其IR区的G/C含量（44.27%）高于SSC区的G/C含量（33.15%）和LSC区的G/C含量（36.98%）。

*Phyllostachys nigra* var. *henonis*

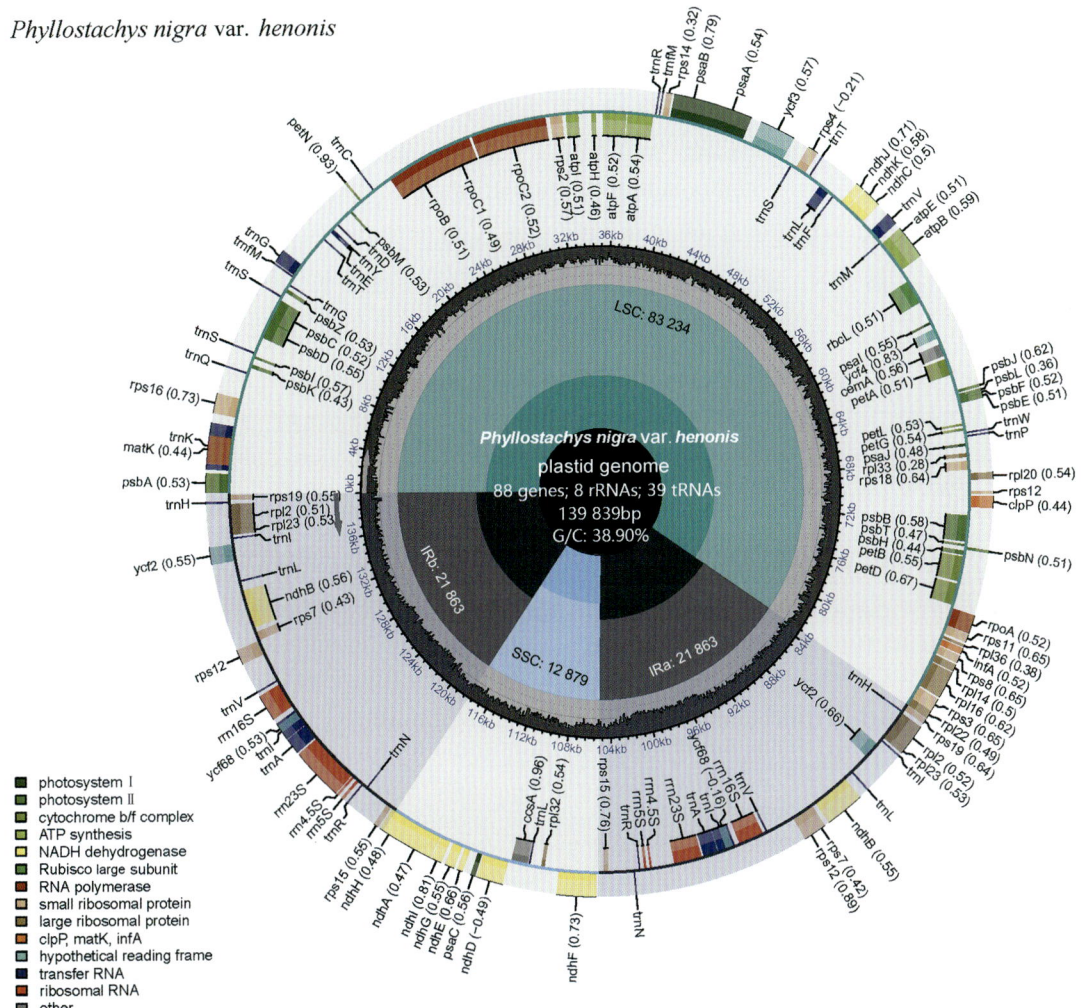

图 2-152-2 毛金竹叶绿体基因组图谱

该图包括 6 个圆形轨道。自内向外的第一轨道表示分散重复序列，红色弧线表示直接重复序列，绿色弧线表示回文重复序列；自内向外的第二轨道上的蓝色柱状线条表示长串联重复序列，其重复单元碱基长度＞7；自内向外的第三轨道以不同颜色的柱状线条表示不同类型的短串联重复序列（微卫星序列），其中黑色表示复杂重复序列，绿色表示重复单元碱基长度为 1 的重复序列，黄色表示重复单元碱基长度为 2 的重复序列，紫色表示重复单元碱基长度为 3 的重复序列，蓝色表示重复单元碱基长度为 4 的重复序列，橙色表示重复单元碱基长度为 5 的重复序列，红色表示重复单元碱基长度为 6 的重复序列；自内向外的第四轨道上以不同色块表示 SSC 区、反向重复区 IRa 和 IRb、LSC 区，数字代表相应区间的长度；自内向外的第五轨道表示 GC 含量；最外层第六轨道以不同色块表示不同功能的编码基因，功能分类详见图中左下角注释，基因名称后括号中的数字表示密码子使用偏差，轨道外侧的基因转录方向为顺时针方向，轨道内侧的基因转录方向为逆时针方向

【**编码基因**】 毛金竹的叶绿体基因组共编码 135 个基因，其中独特基因 111 个，包括蛋白质编码基因 88 个（独特基因 78 个）、转运 RNA（transfer RNA，tRNA）编码基因 39 个（独特基因 29 个）、核糖体 RNA（ribosomal RNA，rRNA）编码基因 8 个（独特基因 4 个）（表 2-152-1）。其中 9 个蛋白质编码基因（*ndhB*、*ycf68*、*rpl23*、*rps12*、*rps15*、*rps19*、*rps7*、*rpl2*、*ycf2*）、10 个 tRNA 编码基因（*trnA*-UGC、*trnfM*-CAU、*trnG*-UCC、*trnH*-GUG、*trnV*-GAC、*trnI*-GAU、*trnL*-CAA、*trnN*-GUU、*trnR*-ACG、*trnI*-CAU）、4 个 rRNA 编

码基因（rrn16S、rrn23S、rrn5S、rrn4.5S）位于 IR 区。有 10 个蛋白质编码基因 [rps16、atpF、petB、petD、rpl16、rpl2（×2）、ndhB（×2）、ndhA] 各含有 1 个内含子（intron），3 个蛋白质编码基因 [ycf3、rps12（×2）] 含有 2 个内含子，8 个 tRNA 编码基因 [trnK-UUU、trnG-UCC、trnL-UAA、trnV-UAC、trnI-GAU（×2）、trnA-UGC（×2）] 各含有 1 个内含子（表 2-152-2）。毛金竹叶绿体基因组中蛋白质编码区（coding sequence，CDS）的长度为 60 390bp，占整个基因组长度的 39.45%。rRNA 基因的长度为 9322bp，占整个基因组长度的 6.07%。而 tRNA 基因的长度为 2843bp，占整个基因组长度的 1.85%。毛金竹叶绿体基因组非编码区主要包括内含子和基因间区，其长度占整个基因组长度的 52.63%。

表 2-152-1　毛金竹叶绿体基因组基因列表

| 基因功能 | 基因分类 | 基因名称 |
| --- | --- | --- |
| rRNA | rRNA genes | rrn16S（×2）、rrn23S（×2）、rrn5S（×2）、rrn4.5S（×2） |
| tRNA | tRNA genes | 39 trn genes（8 个基因各含有 1 个内含子） |
| 自我复制 | Small subunit of ribosome | rps11、rps12（×3）、rps14、rps15（×2）、rps16、rps18、rps19（×2）、rps2、rps3、rps4、rps7（×2）、rps8 |
|  | Large subunit of ribosome | rpl14、rpl16、rpl2（×2）、rpl20、rpl22、rpl23（×2）、rpl32、rpl33、rpl36 |
|  | DNA dependent RNA polymerase | rpoA、rpoB、rpoC1、rpoC2 |
| 光合作用 | Subunits of NADH-dehydrogenase | ndhA、ndhB（×2）、ndhC、ndhD、ndhE、ndhF、ndhG、ndhH、ndhI、ndhJ、ndhK |
|  | Subunits of photosystem Ⅰ | psaA、psaB、psaC、psaI、psaJ |
|  | Subunits of photosystem Ⅱ | psbA、psbB、psbC、psbD、psbE、psbF、psbH、psbI、psbJ、psbK、psbL、psbM、psbN、psbT、psbZ、ycf3 |
|  | Subunits of cytochrome b/f complex | petA、petB、petD、petG、petL、petN |
|  | Subunits of ATP synthase | atpA、atpB、atpE、atpF、atpH、atpI |
|  | Large subunit of rubisco | rbcL |
| 其他功能 | Maturase | matK |
|  | Protease | clpP |
|  | Envelope membrane protein | cemA |
|  | Translational initiation factor | infA |
|  | c-type cytochrome synthesis gene | ccsA |
| 未知功能 |  | ycf2（×2）、ycf4、ycf68（×2） |

表 2-152-2　毛金竹叶绿体基因内含子和外显子位置及长度

| 基因名称 | 基因编码序列所在链 | 起始位置 | 终点位置 | 长度（bp） | | | | |
| --- | --- | --- | --- | --- | --- | --- | --- | --- |
|  |  |  |  | 第一外显子 | 第一内含子 | 第二外显子 | 第二内含子 | 第三外显子 |
| trnK-UUU | − | 1377 | 3962 | 38 | 2515 | 33 | | |
| rps16 | − | 4519 | 5605 | 40 | 829 | 218 | | |
| trnG-UCC | − | 13600 | 14343 | 23 | 673 | 48 | | |
| atpF | + | 35234 | 36626 | 160 | 826 | 407 | | |

续表

| 基因名称 | 基因编码序列所在链 | 起始位置 | 终点位置 | 长度（bp） | | | | |
|---|---|---|---|---|---|---|---|---|
| | | | | 第一外显子 | 第一内含子 | 第二外显子 | 第二内含子 | 第三外显子 |
| ycf3 | - | 44391 | 46391 | 131 | 751 | 229 | 731 | 159 |
| trnL-UAA | + | 49159 | 49783 | 35 | 540 | 50 | | |
| trnV-UAC | - | 53215 | 53886 | 39 | 596 | 37 | | |
| rps12 | - | 69990 | 92866 | 114 | ND | 231 | 540 | 33 |
| petB | + | 73831 | 75295 | 6 | 817 | 642 | | |
| petD | + | 75484 | 76720 | 8 | 754 | 475 | | |
| rpl16 | - | 80319 | 81826 | 9 | 1097 | 402 | | |
| rpl2 | - | 83821 | 85317 | 409 | 660 | 428 | | |
| ndhB | - | 88993 | 91237 | 775 | 712 | 758 | | |
| trnI-GAU | + | 96691 | 97713 | 42 | 946 | 35 | | |
| trnA-UGC | + | 97779 | 98662 | 38 | 811 | 35 | | |
| ndhA | - | 114871 | 116980 | 550 | 1021 | 539 | | |
| trnA-UGC | - | 124412 | 125295 | 38 | 811 | 35 | | |
| trnI-GAU | - | 125361 | 126383 | 42 | 946 | 35 | | |
| rps12 | + | 130208 | 131012 | ND | ND | 231 | 540 | 33 |
| ndhB | + | 131837 | 134081 | 775 | 712 | 758 | | |
| rpl2 | + | 137757 | 139253 | 409 | 660 | 428 | | |

注："+"表示正链；"-"表示负链；"ND"表示未确定

【重复序列】 在毛金竹叶绿体基因组中，微卫星序列以 A/T 为主，有 31 个（表 2-152-3）。共发现 18 个串联重复序列，满足总长度超过 20bp 且重复单元之间的相似度≥90% 两个条件（表 2-152-4）。散在重复序列包括回文重复序列和正向重复序列。以 e-value 小于 1E–04 为阈值，毛金竹叶绿体基因组散在重复序列包括 6 条回文重复序列、36 条正向重复序列（表 2-152-5）。

表 2-152-3 毛金竹叶绿体基因组微卫星序列统计

| 重复单元类型 | 重复序列个数 |
|---|---|
| A/T | 31 |

表 2-152-4 毛金竹叶绿体基因组串联重复序列统计

| 起点—终点 | 重复单元长度（bp） | 重复单元拷贝数 | 重复单元一致序列长度（bp） | 重复单元之间的相似度（%） | 插入缺失比例（%） | 分值 | 碱基个数 | | | | 熵（0—2） |
|---|---|---|---|---|---|---|---|---|---|---|---|
| | | | | | | | A | C | G | T | |
| 1602—1627 | 13 | 2.0 | 13 | 100 | 0 | 52 | 46 | 15 | 15 | 23 | 1.83 |
| 16139—16170 | 16 | 2.0 | 16 | 100 | 0 | 64 | 31 | 18 | 12 | 37 | 1.88 |
| 16326—16453 | 67 | 1.9 | 67 | 91 | 0 | 211 | 28 | 14 | 26 | 30 | 1.95 |
| 18987—19018 | 13 | 2.4 | 14 | 94 | 5 | 57 | 78 | 0 | 15 | 6 | 0.95 |

续表

| 起点—终点 | 重复单元长度（bp） | 重复单元拷贝数 | 重复单元一致序列长度（bp） | 重复单元之间的相似度（%） | 插入缺失比例（%） | 分值 | 碱基个数 A | C | G | T | 熵（0—2） |
|---|---|---|---|---|---|---|---|---|---|---|---|
| 20017—20048 | 16 | 2.0 | 16 | 93 | 0 | 55 | 53 | 0 | 15 | 31 | 1.43 |
| 20914—20949 | 18 | 2.0 | 18 | 100 | 0 | 72 | 38 | 22 | 5 | 33 | 1.77 |
| 27110—27150 | 21 | 2.0 | 21 | 100 | 0 | 82 | 26 | 29 | 14 | 29 | 1.95 |
| 28003—28032 | 15 | 2.0 | 15 | 100 | 0 | 60 | 33 | 33 | 13 | 20 | 1.91 |
| 46228—46253 | 1 | 26.0 | 1 | 100 | 0 | 52 | 100 | 0 | 0 | 0 | 0.00 |
| 59075—59149 | 37 | 2.0 | 37 | 100 | 0 | 150 | 41 | 24 | 13 | 21 | 1.88 |
| 61067—61102 | 18 | 2.0 | 18 | 100 | 0 | 72 | 44 | 11 | 27 | 16 | 1.82 |
| 68090—68129 | 17 | 2.4 | 16 | 92 | 8 | 71 | 55 | 5 | 7 | 32 | 1.50 |
| 68240—68350 | 21 | 5.3 | 21 | 95 | 0 | 168 | 38 | 23 | 5 | 32 | 1.77 |
| 100376—100532 | 65 | 2.4 | 65 | 96 | 0 | 287 | 21 | 32 | 26 | 19 | 1.97 |
| 105098—105138 | 16 | 2.6 | 16 | 96 | 0 | 73 | 53 | 0 | 39 | 7 | 1.29 |
| 108219—108280 | 31 | 2.0 | 31 | 100 | 0 | 124 | 61 | 6 | 9 | 22 | 1.50 |
| 112553—112583 | 15 | 2.1 | 15 | 100 | 0 | 62 | 80 | 0 | 0 | 19 | 0.71 |
| 122542—122698 | 65 | 2.4 | 65 | 96 | 0 | 287 | 19 | 26 | 32 | 21 | 1.97 |

表 2-152-5　毛金竹叶绿体基因组散在重复序列特征值

| 重复单元一长度（bp） | 重复单元一起点 | 重复类型 | 重复单元二长度（bp） | 重复单元二起点 | 重复单元间隔 | e-value |
|---|---|---|---|---|---|---|
| 100 | 14497 | D | 100 | 84979 | −2 | 1.52E−46 |
| 100 | 14497 | P | 100 | 137944 | −2 | 1.52E−46 |
| 92 | 100375 | D | 92 | 100400 | −3 | 7.61E−40 |
| 92 | 100375 | P | 92 | 122541 | −3 | 7.61E−40 |
| 92 | 100440 | P | 92 | 122606 | −3 | 7.61E−40 |
| 92 | 122541 | D | 92 | 122606 | −3 | 7.61E−40 |
| 83 | 68235 | D | 83 | 68256 | −3 | 1.46E−34 |
| 63 | 29113 | D | 63 | 29314 | −3 | 6.93E−23 |
| 62 | 29094 | D | 62 | 29295 | −3 | 2.64E−22 |
| 58 | 68274 | D | 58 | 68295 | −3 | 5.52E−20 |
| 56 | 29124 | D | 56 | 29325 | −3 | 7.93E−19 |
| 55 | 29204 | D | 55 | 29246 | −3 | 3.00E−18 |
| 52 | 104299 | D | 52 | 118722 | −2 | 3.24E−18 |
| 54 | 16325 | D | 54 | 16392 | −3 | 1.13E−17 |
| 54 | 29087 | D | 54 | 29188 | −3 | 1.13E−17 |
| 50 | 29146 | D | 50 | 29188 | −3 | 2.30E−15 |

续表

| 重复单元一长度（bp） | 重复单元一起点 | 重复类型 | 重复单元二长度（bp） | 重复单元二起点 | 重复单元间隔 | $e$-value |
|---|---|---|---|---|---|---|
| 48 | 68239 | D | 48 | 68281 | −3 | 3.24E−14 |
| 38 | 59074 | D | 38 | 59111 | 0 | 7.28E−14 |
| 44 | 68288 | D | 44 | 68309 | −2 | 1.51E−13 |
| 46 | 13553 | D | 46 | 38700 | −3 | 4.55E−13 |
| 42 | 29103 | D | 42 | 29379 | −2 | 2.20E−12 |
| 44 | 68253 | D | 44 | 68295 | −3 | 6.35E−12 |
| 32 | 58641 | P | 32 | 85569 | 0 | 2.98E−10 |
| 32 | 58641 | D | 32 | 137472 | 0 | 2.98E−10 |
| 41 | 13461 | D | 41 | 38604 | −3 | 3.27E−10 |
| 41 | 29384 | D | 41 | 29462 | −3 | 3.27E−10 |
| 38 | 29221 | D | 38 | 29263 | −2 | 4.61E−10 |
| 31 | 108218 | D | 31 | 108249 | 0 | 1.19E−09 |
| 40 | 29160 | D | 40 | 29202 | −3 | 1.21E−09 |
| 37 | 29108 | D | 37 | 29462 | −2 | 1.75E−09 |
| 39 | 13396 | D | 39 | 38710 | −3 | 4.49E−09 |
| 39 | 29363 | D | 39 | 29429 | −3 | 4.49E−09 |
| 39 | 45547 | D | 39 | 92905 | −3 | 4.49E−09 |
| 39 | 45547 | P | 39 | 130129 | −3 | 4.49E−09 |
| 30 | 89903 | D | 30 | 133140 | 0 | 4.77E−09 |
| 36 | 8379 | P | 36 | 47033 | −2 | 6.60E−09 |
| 36 | 13563 | D | 36 | 38710 | −2 | 6.60E−09 |
| 38 | 29162 | D | 38 | 29246 | −3 | 1.66E−08 |
| 38 | 40646 | D | 38 | 42870 | −3 | 1.66E−08 |
| 35 | 13396 | D | 35 | 13563 | −2 | 2.49E−08 |
| 35 | 29082 | D | 35 | 29178 | −2 | 2.49E−08 |
| 37 | 29309 | D | 37 | 29384 | −3 | 6.11E−08 |

注：P. palindromic repeat，回文重复序列；D. direct repeat，正向重复序列

【高可变区】 为了发现刚竹属物种间的高可变区，从 4 个物种的叶绿体基因组中提取了 114 个基因间区，采用 K2p（Kimura 2-parameter）模型计算基因间区的遗传距离，遗传距离最大的 19 个基因间区参见图 2-152-3。这 19 个基因间区的 K2p 平均值分布于 0.15～4.85。其中 *rpl22-rps19* 的 K2p 平均值较高，为 4.85。由此可见，刚竹属 4 个物种的叶绿体基因组在该区域的变异较大，该区域可作为潜在的分子标记开发区域。

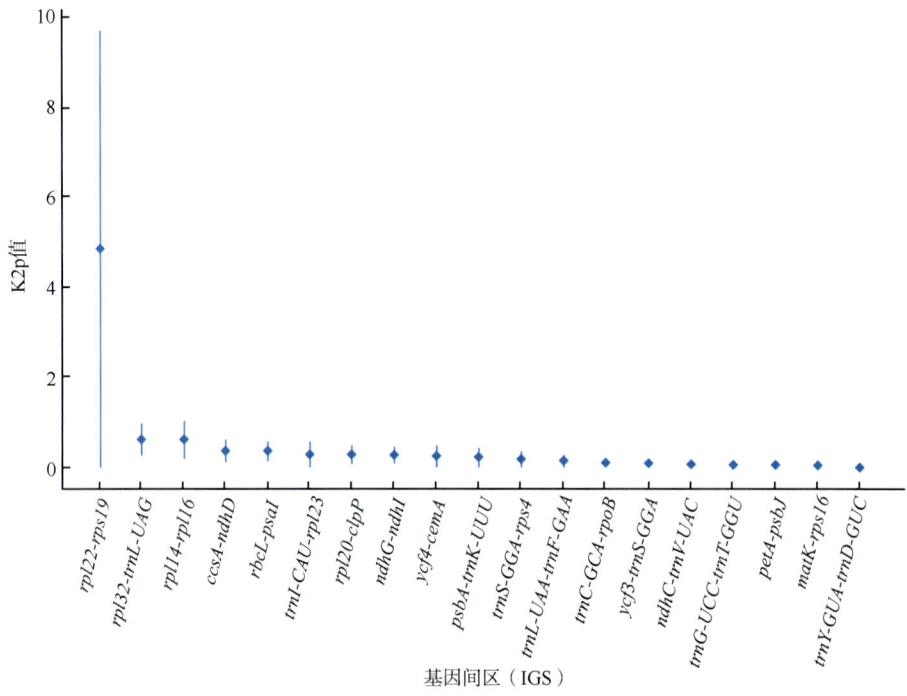

图 2-152-3　刚竹属物种基因间区的遗传距离分析结果

【系统发育】　使用 MAFFT 对来自刚竹属的 4 个物种[7-9]和 1 个外类群物种 [昆明实心竹（*Fargesia yunnanensis*）][10]的叶绿体基因组中提取的 77 个共有蛋白质序列进行多重序列比对，使用 IQ-TREE 筛选得到最优的 cpREV 模型，并采用最大似然法（maximum likelihood method）构建进化树。结果显示，毛竹（*Phyllostachys edulis*）[7]独立分化为一支。随后，毛金竹（*Phyllostachys nigra*）[7]又独立分化为一支，早园竹（*Phyllostachys propinqua*）[8]和金竹（*Phyllostachys sulphurea*）[9]2 个物种聚为一支（图 2-152-4）。

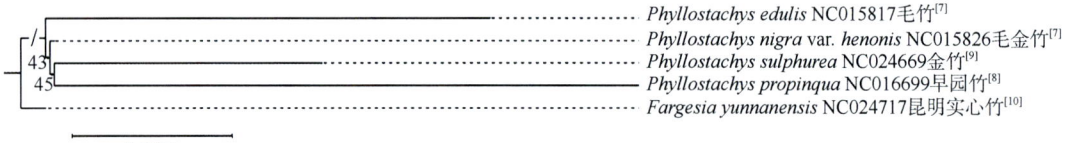

图 2-152-4　刚竹属植物系统发育进化分析

【宏 DNA 条形码的发现及其 PCR 扩增引物设计】　为了发现能够区分刚竹属下物种的宏 DNA 条形码序列及其 PCR 扩增引物，利用 ecoPrimers 对刚竹属植物叶绿体基因组序列进行分析。未发现可用于设计 PCR 扩增引物的保守区间。

## 参 考 文 献

[1] 国家中医药管理局《中华本草》编委会. 中华本草. 第八册. 上海：上海科学技术出版社，1999：397.
[2] 南京中医药大学. 中药大辞典. 上海：上海科学技术出版社，2006：3284.
[3] 王海霞，曾庆南，程平. 毛金竹在江西地区的生物学特性. 世界竹藤通讯，2020，18（6）：44-47.

[4] 王国立，马师，代朝霞．毛金竹竹笋营养成分分析．食品科学，2014，24：282-284．

[5] 孙武兴，李铣，李宁，等．毛金竹叶提取物化学成分的分离与鉴定．沈阳药科大学学报，2008，25（1）：39-43．

[6] 张跃文．云南毛金竹竹沥抗肿瘤活性筛选研究．昆明：昆明医科大学硕士论文，2013．

[7] Zhang Y J, Ma F, Li D Z. High-throughput sequencing of six bamboo chloroplast genomes: Phylogenetic implications for temperate woody bamboos (Poaceae: Bambusoideae). PLoS One, 2011, 6 (5): e20596.

[8] Wu Z Q, Ge S. The phylogeny of the BEP clade in grasses revisited: Evidence from the whole-genome sequences of chloroplasts. Mol Phylogenet Evol, 2012, 62 (1): 573-578.

[9] Gao J, Gao L Z. The complete chloroplast genome sequence of the *Phyllostachys sulphurea* (Poaceae: Bambusoideae). Mitochondrial DNA A DNA Mapp Seq Anal, 2016, 27 (2): 983-985.

[10] Ma P F, Zhang Y X, Zeng C X, et al. Chloroplast phylogenomic analyses resolve deep-level relationships of an intractable bamboo tribe Arundinarieae (Poaceae). Syst Biol, 2014, 63 (6): 933-950.

# 153　梁

**【药材基本信息】**　梁 [*Setaria italica*（L.）Beauv.] 为禾本科狗尾草属药用植物[1]，其种仁为中药材粟米（图 2-153-1）。其储存陈久者名陈粟米、粢。梁产于我国黄河中上游，为一年生栽培作物[2]，须根粗大，秆直立、粗壮。粟米含脂肪、总氮、蛋白氮、灰分、淀粉、还原糖等[1]。粟米主要有和中、益肾、除热、解毒的作用[2]。主治脾胃虚热、反胃呕吐、腹满食少、消渴、泻痢、烫火伤。陈粟米则有除烦、止痢、利小便的功效[2]。

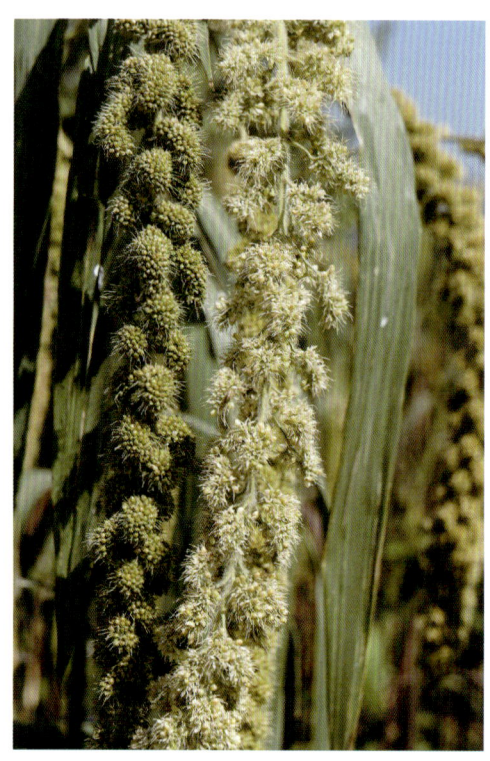

图 2-153-1　梁

**【叶绿体基因组】**　梁的叶绿体 DNA 为环状分子，其叶绿体基因组（GenBank 登录号：MK348609.1）总长度为 139 261bp，具有保守的四分状结构，包括一个 LSC 区、一个 SSC 区和一对 IR 区，其长度分别为 81 986bp、12 531bp 和 22 372bp（图 2-153-2）。梁叶绿体基因组的整体 G/C 含量为 38.66%。其 IR 区的 G/C 含量（44.04%）高于 SSC 区的 G/C 含量（33.07%）和 LSC 区的 G/C 含量（36.57%）。

*Setaria italica*

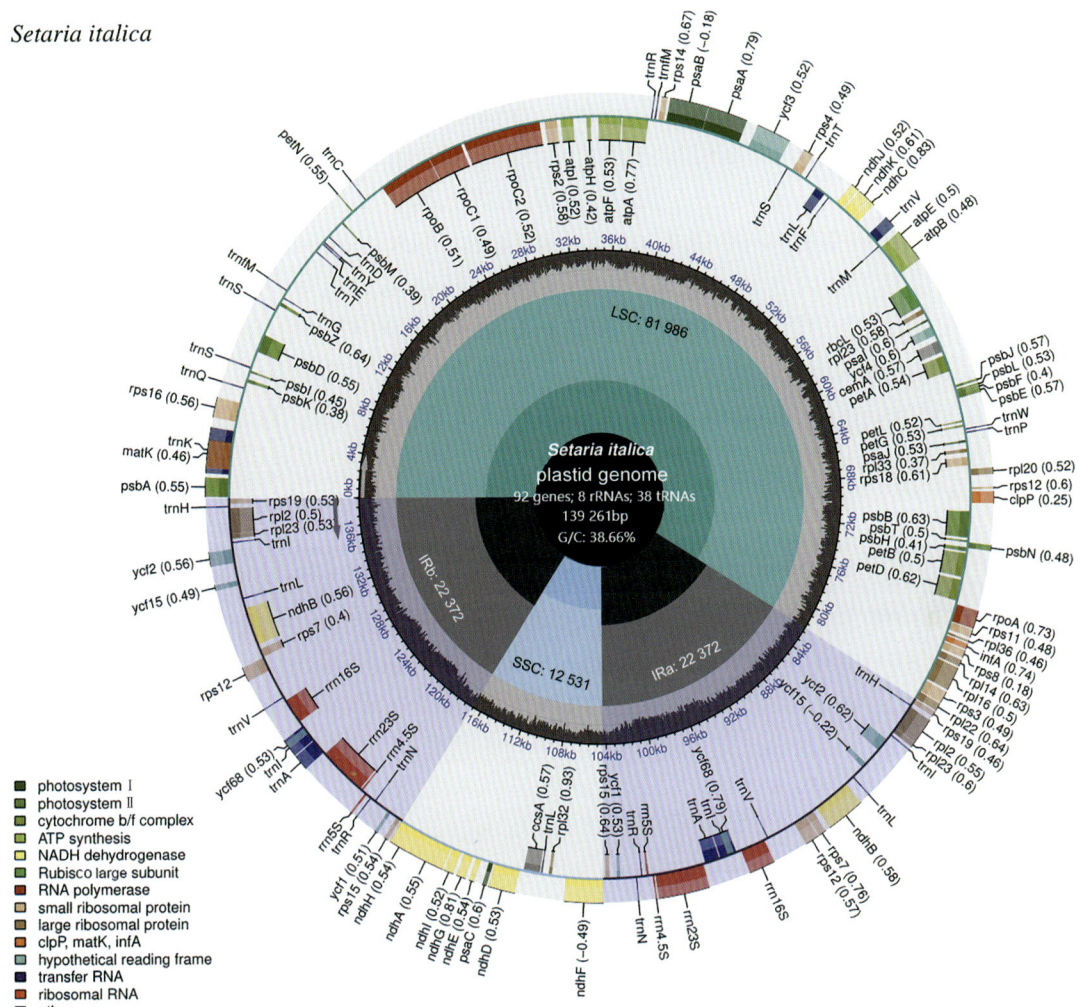

图 2-153-2　梁叶绿体基因组图谱

该图包括 6 个圆形轨道。自内向外的第一轨道表示分散重复序列，红色弧线表示直接重复序列，绿色弧线表示回文重复序列；自内向外的第二轨道上的蓝色柱状线条表示长串联重复序列，其重复单元碱基长度＞7；自内向外的第三轨道以不同颜色的柱状线条表示不同类型的短串联重复序列（微卫星序列），其中黑色表示复杂重复序列，绿色表示重复单元碱基长度为 1 的重复序列，黄色表示重复单元碱基长度为 2 的重复序列，紫色表示重复单元碱基长度为 3 的重复序列，蓝色表示重复单元碱基长度为 4 的重复序列，橙色表示重复单元碱基长度为 5 的重复序列，红色表示重复单元碱基长度为 6 的重复序列；自内向外的第四轨道上以不同色块表示 SSC 区、反向重复区 IRa 和 IRb、LSC 区，数字代表相应区间的长度；自内向外的第五轨道表示 GC 含量；最外层第六轨道以不同色块表示不同功能的编码基因，功能分类详见图中左下角注释，基因名称后括号中的数字表示密码子使用偏差，轨道外侧的基因转录方向为顺时针方向，轨道内侧的基因转录方向为逆时针方向

【编码基因】　梁的叶绿体基因组共编码 138 个基因，其中独特基因 112 个，包括蛋白质编码基因 92 个（独特基因 79 个）、转运 RNA（transfer RNA，tRNA）编码基因 38 个（独特基因 29 个）、核糖体 RNA（ribosomal RNA，rRNA）编码基因 8 个（独特基因 4 个）（表 2-153-1）。其中 11 个蛋白质独特编码基因（*ycf15*、*rpl2*、*rpl23*、*rps12*、 rps15、rps19、rps7、ycf1、ycf2、ycf68、ndhB)、9 个 tRNA 独特编码基因 (trnA-UGC、trnfM-CAU、trnV-GAC、trnH-GUG、trnI-GAU、trnL-CAA、trnN-GUU、trnR-ACG、trnI-CAU)、4 个 rRNA 独特编码基因 (rrn16S、rrn5S、rrn4.5S、rrn23S) 位于 IR 区。有 10 个蛋白质编码基因 [rps16、rpoC2、atpF、petD、rpl16、rpl2(×2)、ndhB(×2)、ndhA] 各含有 1 个内含子 (intron)，3 个蛋白质编码基因 [ycf3、rps12(×2)] 各含有 2 个内含子，7 个 tRNA 编码基因 [trnK-UUU、trnL-UAA、trnV-UAC、trnI-GAU(×2)、trnA-UGC(×2)] 各含有 1 个内含子 (表 2-153-2)。梁叶绿体基因组中蛋白质编码区 (coding sequence，CDS) 的长度为 59 580bp，占整个基因组长度的 42.78%。rRNA 基因的长度为 9192bp，占整个基因组长度的 6.60%。而 tRNA 基因的长度为 2886bp，占整个基因组长度的 2.07%。梁叶绿体基因组非编码区主要包括内含子和基因间区，其长度占整个基因组长度的 48.55%。

表 2-153-1　梁叶绿体基因组基因列表

| 基因功能 | 基因分类 | 基因名称 |
| --- | --- | --- |
| rRNA | rRNA genes | rrn16S(×2)、rrn23S(×2)、rrn5S(×2)、rrn4.5S(×2) |
| tRNA | tRNA genes | 38 trn genes (7 个基因各含有 1 个内含子) |
| 自我复制 | Small subunit of ribosome | rps11、rps12(×3)、rps14、rps15(×2)、rps16、rps18、rps19(×2)、rps2、rps3、rps4、rps7(×2)、rps8 |
|  | Large subunit of ribosome | rpl14、rpl16、rpl2(×2)、rpl20、rpl22、rpl23(×3)、rpl32、rpl33、rpl36 |
|  | DNA dependent RNA polymerase | rpoA、rpoB、rpoC1、rpoC2 |
| 光合作用 | Subunits of NADH-dehydrogenase | ndhA、ndhB(×2)、ndhC、ndhD、ndhE、ndhF、ndhG、ndhH、ndhI、ndhJ、ndhK |
|  | Subunits of photosystem Ⅰ | psaA、psaB、psaC、psaI、psaJ |
|  | Subunits of photosystem Ⅱ | psbA、psbB、psbD、psbE、psbF、psbH、psbI、psbJ、psbK、psbL、psbM、psbN、psbT、psbZ、ycf3 |
|  | Subunits of cytochrome b/f complex | petA、petB、petD、petG、petL、petN |
|  | Subunits of ATP synthase | atpA、atpB、atpE、atpF、atpH、atpI |
|  | Large subunit of rubisco | rbcL |
| 其他功能 | Maturase | matK |
|  | Protease | clpP |
|  | Envelope membrane protein | cemA |
|  | c-type cytochrome synthesis gene | ccsA |
|  | Translational initiation factor | infA |
| 未知功能 |  | ycf1(×2)、ycf2(×2)、ycf15(×2)、ycf4、ycf68(×2) |

表 2-153-2　粱叶绿体基因内含子和外显子位置及长度

| 基因名称 | 基因编码序列所在链 | 起始位置 | 终点位置 | 长度（bp） | | | | |
|---|---|---|---|---|---|---|---|---|
| | | | | 第一外显子 | 第一内含子 | 第二外显子 | 第二内含子 | 第三外显子 |
| trnK-UUU | − | 1372 | 3924 | 38 | 2482 | 33 | | |
| rpoC2 | + | 26562 | 31208 | 2094 | 33 | 2520 | | |
| atpF | + | 34757 | 36127 | 160 | 804 | 407 | | |
| ycf3 | − | 43935 | 45918 | 131 | 736 | 229 | 732 | 159 |
| trnL-UAA | + | 48626 | 49249 | 35 | 539 | 50 | | |
| trnV-UAC | − | 52782 | 53460 | 39 | 603 | 37 | | |
| rps12 | − | 69093 | 92369 | 114 | ND | 232 | 543 | 32 |
| petB | + | 72939 | 74345 | 6 | 761 | 642 | | |
| petD | + | 74534 | 75756 | 8 | 742 | 475 | | |
| rpl16 | − | 79291 | 80620 | 9 | 921 | 402 | | |
| rpl2 | − | 82570 | 84066 | 412 | 657 | 428 | | |
| ndhB | − | 88498 | 90740 | 777 | 707 | 759 | | |
| trnI-GAU | + | 96195 | 97217 | 42 | 946 | 35 | | |
| trnA-UGC | + | 97283 | 98165 | 38 | 810 | 35 | | |
| ndhA | − | 113570 | 115707 | 541 | 1055 | 542 | | |
| trnA-UGC | − | 123083 | 123965 | 38 | 810 | 35 | | |
| trnI-GAU | − | 124031 | 125053 | 42 | 946 | 35 | | |
| rps12 | + | 128879 | 129683 | ND | ND | 232 | 543 | 32 |
| ndhB | + | 130508 | 132750 | 777 | 707 | 759 | | |
| rpl2 | + | 137182 | 138678 | 412 | 657 | 428 | | |

注："+"表示正链；"−"表示负链；"ND"表示未确定。

【重复序列】　在粱叶绿体基因组中，微卫星序列的类型以 A/T 为主，有 32 个（表 2-153-3）。共发现 27 个串联重复序列，满足总长度超过 20bp 且重复单元之间的相似度 ≥ 90% 两个条件（表 2-153-4）。散在重复序列包括回文重复序列和正向重复序列。以 e-value 小于 1E–04 为阈值，粱叶绿体基因组散在重复序列包括 9 条回文重复序列、33 条正向重复序列（表 2-153-5）。

表 2-153-3　粱叶绿体基因组微卫星序列统计

| 重复单元类型 | 重复序列个数 |
|---|---|
| A/T | 32 |

### 表 2-153-4　梁叶绿体基因组串联重复序列统计

| 起点—终点 | 重复单元长度（bp） | 重复单元拷贝数 | 重复单元一致序列长度（bp） | 重复单元之间的相似度（%） | 插入缺失比例（%） | 分值 | 碱基个数 A | C | G | T | 熵（0—2） |
|---|---|---|---|---|---|---|---|---|---|---|---|
| 4762—4799 | 19 | 2.0 | 19 | 100 | 0 | 76 | 31 | 15 | 5 | 47 | 1.68 |
| 12368—12410 | 21 | 2.0 | 21 | 100 | 0 | 86 | 37 | 18 | 0 | 44 | 1.50 |
| 15105—15138 | 17 | 2.0 | 17 | 100 | 0 | 68 | 29 | 23 | 11 | 35 | 1.90 |
| 18285—18313 | 14 | 2.0 | 15 | 93 | 6 | 51 | 75 | 0 | 17 | 6 | 1.01 |
| 18488—18525 | 17 | 2.2 | 17 | 100 | 0 | 76 | 10 | 34 | 5 | 50 | 1.64 |
| 20877—20908 | 13 | 2.5 | 13 | 94 | 0 | 55 | 50 | 6 | 12 | 31 | 1.65 |
| 26500—26540 | 21 | 2.0 | 21 | 100 | 0 | 82 | 26 | 29 | 14 | 29 | 1.95 |
| 27421—27939 | 15 | 1.9 | 15 | 100 | 0 | 58 | 27 | 34 | 17 | 20 | 1.95 |
| 28467—28528 | 21 | 3.0 | 21 | 95 | 0 | 106 | 38 | 11 | 35 | 14 | 1.82 |
| 28616—28783 | 75 | 2.2 | 75 | 97 | 1 | 318 | 39 | 15 | 27 | 17 | 1.90 |
| 31185—31238 | 28 | 1.9 | 28 | 92 | 0 | 90 | 27 | 20 | 7 | 44 | 1.78 |
| 32321—32361 | 20 | 2.0 | 20 | 90 | 0 | 64 | 36 | 0 | 24 | 39 | 1.56 |
| 48033—48090 | 29 | 2.0 | 29 | 100 | 0 | 116 | 37 | 6 | 13 | 41 | 1.72 |
| 52410—52441 | 15 | 2.1 | 15 | 100 | 0 | 64 | 40 | 0 | 12 | 46 | 1.42 |
| 64702—64752 | 25 | 2.0 | 25 | 100 | 0 | 102 | 45 | 0 | 31 | 23 | 1.53 |
| 66450—66505 | 28 | 2.0 | 28 | 100 | 0 | 112 | 25 | 14 | 17 | 42 | 1.87 |
| 72273—72316 | 22 | 2.0 | 23 | 90 | 4 | 72 | 52 | 2 | 0 | 31 | 1.53 |
| 84677—84725 | 17 | 2.9 | 17 | 100 | 0 | 98 | 36 | 10 | 28 | 24 | 1.88 |
| 92699—92747 | 23 | 2.1 | 23 | 100 | 0 | 98 | 12 | 20 | 8 | 59 | 1.58 |
| 104228—104264 | 18 | 2.1 | 18 | 100 | 0 | 74 | 21 | 5 | 10 | 62 | 1.48 |
| 106782—106807 | 13 | 2.0 | 13 | 100 | 0 | 52 | 23 | 7 | 15 | 53 | 1.67 |
| 107234—107298 | 32 | 2.0 | 32 | 100 | 0 | 130 | 55 | 15 | 9 | 20 | 1.67 |
| 112781—112823 | 18 | 2.4 | 18 | 100 | 0 | 86 | 58 | 4 | 25 | 11 | 1.52 |
| 114502—114575 | 31 | 2.4 | 31 | 95 | 2 | 130 | 13 | 24 | 5 | 56 | 1.58 |
| 116984—117020 | 18 | 2.1 | 18 | 100 | 0 | 74 | 62 | 10 | 5 | 21 | 1.48 |
| 128501—128549 | 23 | 2.1 | 23 | 100 | 0 | 98 | 59 | 8 | 20 | 12 | 1.58 |
| 136523—136571 | 17 | 2.9 | 17 | 100 | 0 | 98 | 24 | 28 | 10 | 36 | 1.88 |

### 表 2-153-5　梁叶绿体基因组散在重复序列特征值

| 重复单元一长度（bp） | 重复单元一起点 | 重复类型 | 重复单元二长度（bp） | 重复单元二起点 | 重复单元间隔 | e-value |
|---|---|---|---|---|---|---|
| 259 | 58221 | P | 259 | 84107 | −2 | 1.91E−141 |
| 259 | 58221 | D | 259 | 136881 | −2 | 1.91E−141 |
| 243 | 58237 | P | 243 | 84107 | 0 | 2.73E−137 |
| 243 | 58237 | D | 243 | 136897 | 0 | 2.73E−137 |
| 87 | 28621 | D | 87 | 28696 | −1 | 5.95E−41 |
| 84 | 28546 | D | 84 | 28786 | −3 | 3.75E−35 |

续表

| 重复单元一长度（bp） | 重复单元一起点 | 重复类型 | 重复单元二长度（bp） | 重复单元二起点 | 重复单元间隔 | e-value |
|---|---|---|---|---|---|---|
| 63 | 28567 | D | 63 | 28807 | −2 | 1.13E−24 |
| 52 | 103724 | D | 52 | 117471 | −2 | 3.21E−18 |
| 44 | 28586 | D | 44 | 28826 | −1 | 2.33E−15 |
| 49 | 58124 | P | 49 | 84419 | −3 | 8.56E−15 |
| 49 | 58124 | D | 49 | 136779 | −3 | 8.56E−15 |
| 47 | 12655 | D | 47 | 388227 | −3 | 1.21E−13 |
| 38 | 114501 | D | 38 | 114532 | −1 | 8.23E−12 |
| 41 | 28466 | D | 41 | 28487 | −2 | 8.32E−12 |
| 33 | 107233 | D | 33 | 107265 | 0 | 7.39E−11 |
| 42 | 28524 | D | 42 | 28764 | −3 | 8.74E−11 |
| 32 | 84676 | D | 32 | 84693 | 0 | 2.96E−10 |
| 32 | 84676 | P | 32 | 136522 | 0 | 2.96E−10 |
| 32 | 84693 | P | 32 | 136539 | 0 | 2.96E−10 |
| 32 | 136522 | D | 32 | 136539 | 0 | 2.96E−10 |
| 37 | 67396 | D | 37 | 67417 | −2 | 1.73E−09 |
| 30 | 28477 | D | 30 | 28498 | 0 | 4.73E−09 |
| 36 | 7686 | P | 36 | 46553 | −2 | 6.55E−09 |
| 38 | 12736 | D | 38 | 38137 | −3 | 1.64E−08 |
| 37 | 28519 | D | 37 | 28939 | −3 | 6.06E−08 |
| 36 | 13823 | D | 36 | 83772 | −3 | 2.23E−07 |
| 36 | 13823 | P | 36 | 137439 | −3 | 2.23E−07 |
| 36 | 45099 | D | 36 | 92411 | −3 | 2.23E−07 |
| 36 | 45099 | P | 36 | 128800 | −3 | 2.23E−07 |
| 30 | 28602 | D | 30 | 28842 | −1 | 4.26E−07 |
| 30 | 48031 | D | 30 | 48060 | −1 | 4.26E−07 |
| 30 | 66449 | D | 30 | 66477 | −1 | 4.26E−07 |
| 34 | 28512 | D | 34 | 28677 | −3 | 2.99E−06 |
| 34 | 40171 | D | 34 | 42395 | −3 | 2.99E−06 |
| 34 | 67347 | D | 34 | 67410 | −3 | 2.99E−06 |
| 34 | 67354 | D | 34 | 67396 | −3 | 2.99E−06 |
| 31 | 28861 | D | 31 | 28939 | −2 | 4.95E−06 |
| 33 | 67340 | D | 33 | 67382 | −3 | 1.09E−05 |
| 30 | 89408 | D | 30 | 131809 | −2 | 1.85E−05 |
| 32 | 11335 | P | 32 | 46560 | −3 | 3.96E−05 |
| 32 | 12674 | D | 32 | 38246 | −3 | 3.96E−05 |
| 32 | 67363 | D | 32 | 67405 | −3 | 3.96E−05 |

注：P. palindromic repeat，回文重复序列；D. direct repeat，正向重复序列

【系统发育】 使用 MAFFT 对来自禾本科的 9 个物种[3-8]和 1 个外类群物种 [甘蔗（*Saccharum officinarum*）][9] 的叶绿体基因组中共提取的 109 个共有蛋白质序列进行多重序列比对，使用 IQ-TREE 筛选得到最优的 cpREV 模型，并采用最大似然法（maximum likelihood method）构建进化树。结果显示，粱（*Setaria italica*）、狗尾草（*Setaria viridis*）和穄（*Panicum miliaceum*）3 个物种聚为一支，多花黑麦草（*Lolium multiflorum*）、鸭茅（*Dactylis glomerata*）、燕麦（*Avena sativa*）、黑麦（*Secale cereale*）、*Aegilops bicornis* 和稻（*Oryza sativa*）6 个物种聚为一支。粱与狗尾草的亲缘关系最近（图 2-153-3）。

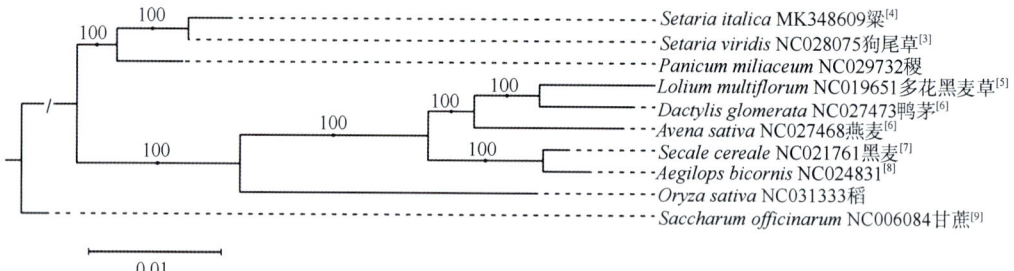

图 2-153-3 粱植物系统发育进化分析

【$K_A/K_S$ 选择压力分析】 以图 2-153-3 的进化树作为参考，利用 Hyphy 软件中的 aBSREL 模型对蛋白质编码基因进行选择压力分析（表 2-153-6）。共发现 4 个狗尾草属基因受到正向选择，即 *petD*、*rps12*、*ndhB*、*ndhJ*。在物种粱（*Setaria italica*）中，*petD*、*rps12*、*ndhB*、*ndhJ* 基因被正向选择。这些基因的功能可能与粱适应高海拔、高紫外辐射、低温环境等相关。

表 2-153-6 狗尾草属植物 $K_A/K_S$ 选择压力分析

| 物种 | 基因 | 优化的枝长 | LRT | *p*-value |
| --- | --- | --- | --- | --- |
| *Setaria italica* | *petD* | 0.0030 | 10.5573 | 0.0053 |
| | *rps12* | 0.0030 | 32.7539 | 0.0000* |
| | *ndhB* | 0.0030 | 9.7165 | 0.0081 |
| | *ndhJ* | 0.0030 | 13.1104 | 0.0015 |

注：LRT. likelihood ratio test，似然比检验；"*"表示值小于 0.0001

## 参 考 文 献

[1] 国家中医药管理局《中华本草》编委会. 中华本草. 第八册. 上海：上海科学技术出版社，1999：417.

[2] 南京中医药大学. 中药大辞典. 上海：上海科学技术出版社，2006：3254.

[3] Wang S，Gao L Z. Complete chloroplast genome sequence of green foxtail（*Setaria viridis*），a promising model system for C4 photosynthesis. Mitochondrial DNA A DNA Mapp Seq Anal，2016，27（5）：3707-3708.

[4] Liu D，Cui Y，Li S，et al. A new chloroplast DNA extraction protocol significantly improves the chloroplast genome sequence quality of foxtail millet（*Setaria italica*（L.）P. Beauv.）. Scientific Reports，2019，9（1）：1-9.

[5] Hand M L，Spangenberg G C，Forster J W，et al. Plastome sequence determination and comparative analysis for members of the *Lolium*-festuca grass species complex. G3（Bethesda），2013，3（4）：607-616.

[6] Saarela J M，Wysocki W P，Barrett C F，et al. Plastid phylogenomics of the cool-season grass subfamily：Clarification of relationships among early- diverging tribes. AoB Plants，2015，7：plv046.

[7] Middleton C P, Senerchia N, Stein S, et al. Sequencing of chloroplast genomes from wheat, barley, rye and their relatives provides a detailed insight into the evolution of the Triticeae tribe. PLoS One, 2014, 9(3): e85761.

[8] Gornicki P, Zhu H, Wang J, et al. The chloroplast view of the evolution of polyploid wheat. New Phytol, 2014, 204(3): 704-714.

[9] Asano T, Tsudzuki T, Takahashi S, et al. Complete nucleotide sequence of the sugarcane (*Saccharum officinarum*) chloroplast genome: A comparative analysis of four monocot chloroplast genomes. DNA Res, 2004, 11(2): 93-99.

# 154 掌叶大黄

【药材基本信息】 掌叶大黄（*Rheum palmatum* L.）为蓼科大黄属药用植物[1]，其干燥成熟根或根茎为大黄中药材（图2-154-1）。收载于《中国药典》（2020年版）[2]。掌叶大黄分布于内蒙古、陕西、甘肃、青海、湖北、四川、云南及西藏东部等地；生于海拔1500～4400m山坡或山谷湿地。在甘肃及陕西栽培较广[3,4]。商品药材为栽培或野生[5,6]。掌叶大黄富含芦荟大黄素、大黄酸、大黄素、大黄酚和大黄素甲醚等多种蒽醌类成分。大黄味苦，性寒。归脾、胃、大肠、肝、心包经。具有泻下攻积、清热泻火、凉血解毒、逐瘀通经、利湿退黄的功效。现代研究表明，掌叶大黄有舒张血管、抗菌等作用[7-9]。

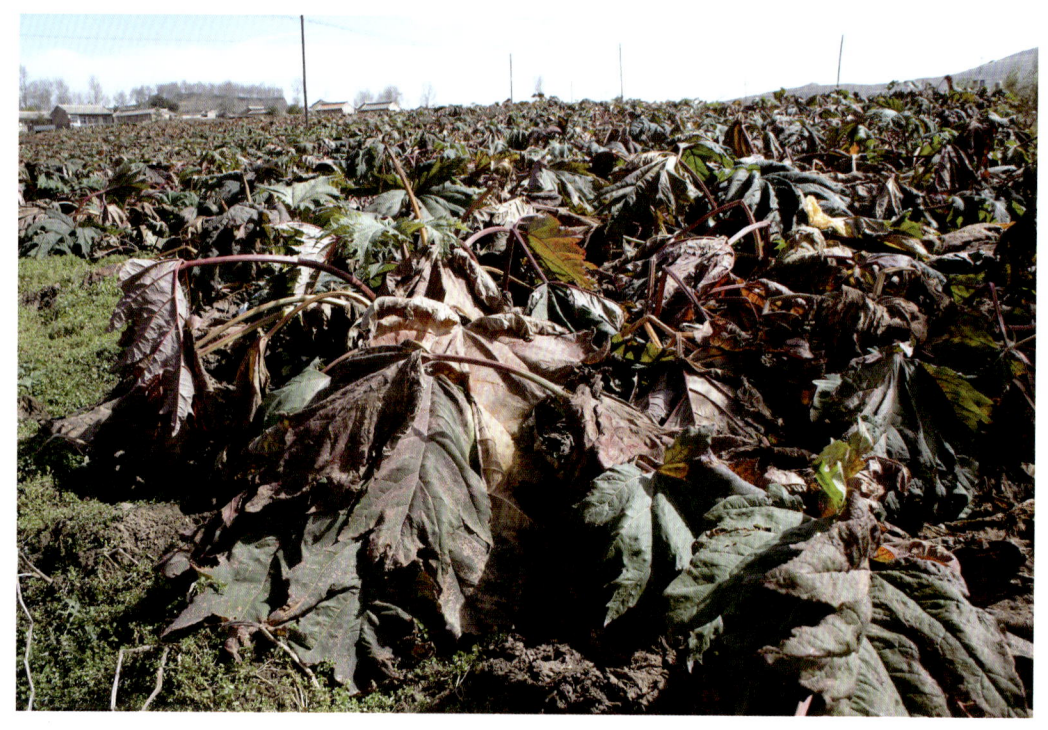

图 2-154-1 掌叶大黄

【叶绿体基因组】 掌叶大黄的叶绿体 DNA 为环状分子，其叶绿体基因组（GenBank登录号：NC027728.1）[10] 总长度为 161 541bp，具有保守的四分状结构，包括一个 LSC 区、一个 SSC 区和一对 IR 区，其长度分别为 86 518bp、13 111bp 和 30 956bp（图 2-154-2）。掌叶大黄叶绿体基因组的整体 G/C 含量为 37.32%。其 IR 区的 G/C 含量（41.08%）高于

SSC 区的 G/C 含量（32.46%）和 LSC 区的 G/C 含量（35.36%）。

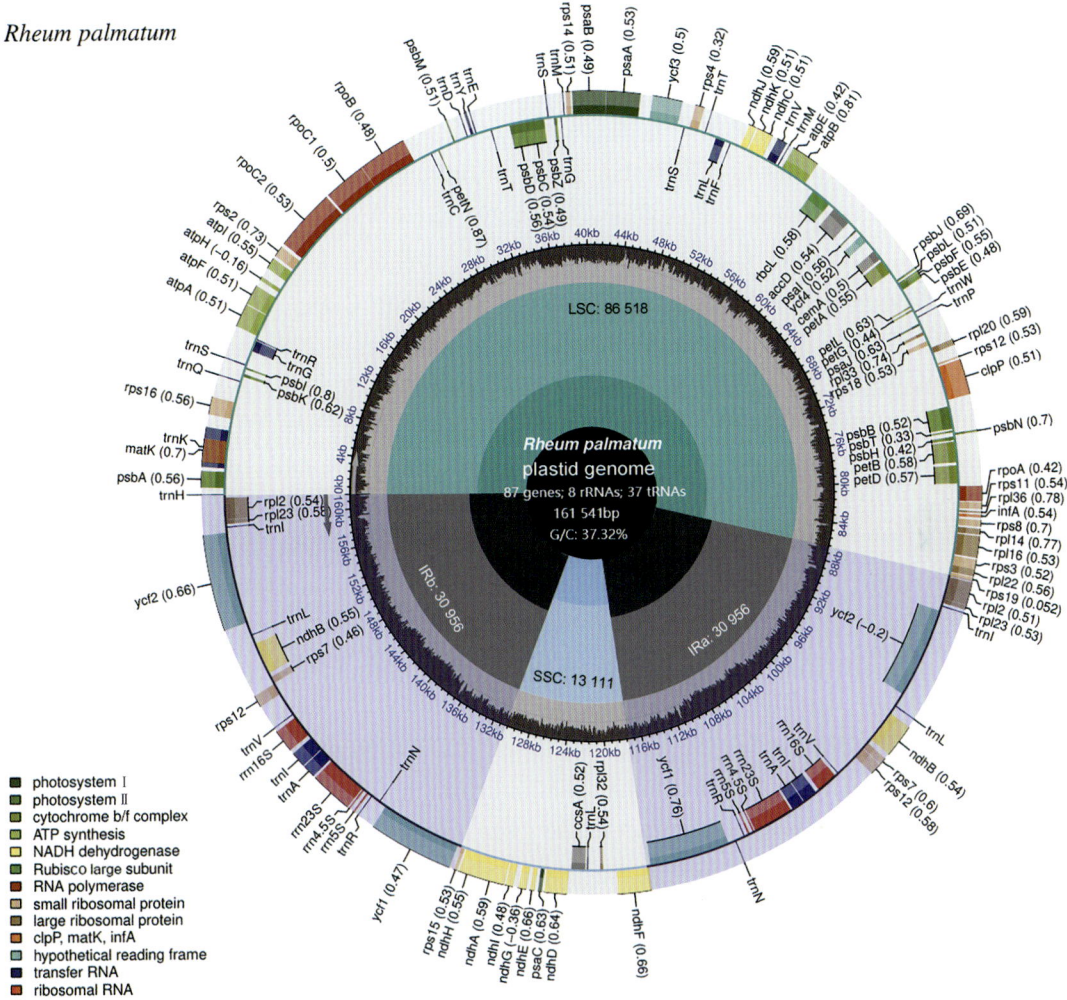

图 2-154-2 掌叶大黄叶绿体基因组图谱

该图包括 6 个圆形轨道。自内向外的第一轨道表示分散重复序列，红色弧线表示直接重复序列，绿色弧线表示回文重复序列；自内向外的第二轨道上的蓝色柱状线条表示长串联重复序列，其重复单元碱基长度＞7；自内向外的第三轨道以不同颜色的柱状线条表示不同类型的短串联重复序列（微卫星序列），其中黑色表示复杂重复序列，绿色表示重复单元碱基长度为 1 的重复序列，黄色表示重复单元碱基长度为 2 的重复序列，紫色表示重复单元碱基长度为 3 的重复序列，蓝色表示重复单元碱基长度为 4 的重复序列，橙色表示重复单元碱基长度为 5 的重复序列，红色表示重复单元碱基长度为 6 的重复序列；自内向外的第四轨道上以不同色块表示 SSC 区、反向重复区 IRa 和 IRb、LSC 区，数字代表相应区间的长度；自内向外的第五轨道表示 GC 含量；最外层第六轨道以不同色块表示不同功能的编码基因，功能分类详见图中左下角注释，基因名称后括号中的数字表示密码子使用偏差，轨道外侧的基因转录方向为顺时针方向，轨道内侧的基因转录方向为逆时针方向

【编码基因】 掌叶大黄的叶绿体基因组共编码 132 个基因，其中独特基因 111 个，包括蛋白质编码基因 87 个（独特基因 79 个）、转运 RNA（transfer RNA，tRNA）编码基

因 37 个（独特基因 28 个）、核糖体 RNA（ribosomal RNA，rRNA）编码基因 8 个（独特基因 4 个）（表 2-154-1）。其中 7 个蛋白质独特编码基因（*ndhB*、*rps12*、*rps7*、*ycf1*、*ycf2*、*rpl2*、*rpl23*）、7 个 tRNA 独特编码基因（*trnA-UGC*、*trnI-CAU*、*trnL-CAA*、*trnI-GAU*、*trnN-GUU*、*trnR-ACG*、*trnV-GAC*）、4 个 rRNA 独特编码基因（*rrn16S*、*rrn23S*、*rrn4.5S*、*rrn5S*）位于 IR 区。有 11 种蛋白质编码基因 [*atpF*、*rps16*、*rpoC1*、*petB*、*petD*、*rpl2*（×2）、*rpl16*、*ndhB*（×2）、*ndhA*] 各含有 1 个内含子（intron），4 个蛋白质编码基因 [*ycf3*、*clpP*、*rps12*（×2）] 各含有 2 个内含子，8 个 tRNA 编码基因 [*trnK-UUU*、*trnG-UCC*、*trnL-UAA*、*trnV-UAC*、*trnI-GAU*（×2）、*trnA-UGC*（×2）] 各含有 1 个内含子（表 2-154-2）。掌叶大黄叶绿体基因组中蛋白质编码区（coding sequence，CDS）的长度为 82 785bp，占整个基因组长度的 51.25%。rRNA 基因的长度为 9060bp，占整个基因组长度的 5.61%。而 tRNA 基因的长度为 2973bp，占整个基因组长度的 1.84%。掌叶大黄叶绿体基因组非编码区主要包括内含子和基因间区，其长度占整个基因组长度的 41.30%。

表 2-154-1　掌叶大黄叶绿体基因组基因列表

| 基因功能 | 基因分类 | 基因名称 |
| --- | --- | --- |
| rRNA | rRNA genes | *rrn16S*（×2）、*rrn23S*（×2）、*rrn5S*（×2）、*rrn4.5S*（×2） |
| tRNA | tRNA genes | 37 *trn* genes（8 个基因各含有 1 个内含子） |
| 自我复制 | Small subunit of ribosome | *rps11*、*rps12*（×3）、*rps14*、*rps15*、*rps16*、*rps18*、*rps19*、*rps2*、*rps3*、*rps4*、*rps7*（×2）、*rps8* |
|  | Large subunit of ribosome | *rpl14*、*rpl16*、*rpl2*（×2）、*rpl20*、*rpl22*、*rpl23*、*rpl32*、*rpl33*、*rpl36* |
|  | DNA dependent RNA polymerase | *rpoA*、*rpoB*、*rpoC1*、*rpoC2* |
|  | Subunits of NADH-dehydrogenase | *ndhA*、*ndhB*（×2）、*ndhC*、*ndhD*、*ndhE*、*ndhF*、*ndhG*、*ndhH*、*ndhI*、*ndhJ*、*ndhK* |
| 光合作用 | Large subunit of rubisco | *rbcL* |
|  | Subunits of photosystem Ⅰ | *psaA*、*psaB*、*psaC*、*psaI*、*psaJ* |
|  | Subunits of photosystem Ⅱ | *psbA*、*psbB*、*psbC*、*psbD*、*psbE*、*psbF*、*psbH*、*psbI*、*psbJ*、*psbK*、*psbL*、*psbM*、*psbN*、*psbT*、*psbZ*、*ycf3* |
|  | Subunits of cytochrome b/f complex | *petA*、*petB*、*petD*、*petG*、*petL*、*petN* |
|  | Subunits of ATP synthase | *atpA*、*atpB*、*atpE*、*atpF*、*atpH*、*atpI* |
| 其他功能 | c-type cytochrome synthesis gene | *ccsA* |
|  | Protease | *clpP* |
|  | Envelope membrane protein | *cemA* |
|  | Subunit of acetyl-CoA-carboxylase | *accD* |
|  | Maturase | *matK* |
|  | Translational initiation factor | *infA* |
| 未知功能 |  | *ycf1*（×2）、*ycf2*（×2）、*ycf4* |

表 2-154-2　掌叶大黄叶绿体基因内含子和外显子位置及长度

| 基因名称 | 基因编码序列所在链 | 起始位置 | 终点位置 | 长度（bp） | | | | |
|---|---|---|---|---|---|---|---|---|
| | | | | 第一外显子 | 第一内含子 | 第二外显子 | 第二内含子 | 第三外显子 |
| trnK-UUU | − | 1833 | 4404 | 37 | 2500 | 35 | | |
| rps16 | − | 5232 | 6365 | 40 | 867 | 227 | | |
| trnG-UCC | + | 10086 | 10833 | 23 | 676 | 49 | | |
| atpF | − | 12758 | 14070 | 145 | 758 | 410 | | |
| rpoC1 | − | 21580 | 24385 | 432 | 769 | 1605 | | |
| ycf3 | − | 44522 | 46507 | 121 | 846 | 119 | 747 | 153 |
| trnL-UAA | + | 49353 | 50018 | 35 | 581 | 50 | | |
| trnV-UAC | + | 53188 | 53849 | 38 | 589 | 35 | | |
| rpl12 | − | 71949 | 100017 | 114 | ND | 232 | 529 | 26 |
| clpP | − | 72187 | 74510 | 71 | 1070 | 291 | 621 | 271 |
| petB | + | 77395 | 78793 | 6 | 751 | 642 | | |
| petD | + | 79021 | 80243 | 8 | 740 | 475 | | |
| rpl16 | − | 83687 | 85076 | 9 | 982 | 399 | | |
| rpl2 | − | 86686 | 88175 | 397 | 662 | 431 | | |
| ndhB | − | 96923 | 99134 | 775 | 679 | 758 | | |
| trnI-GAU | + | 104498 | 105521 | 37 | 952 | 35 | | |
| trnA-UGC | + | 105588 | 106462 | 38 | 802 | 35 | | |
| ndhA | − | 127105 | 129049 | 553 | 847 | 545 | | |
| trnA-UGC | − | 141598 | 142472 | 38 | 802 | 35 | | |
| trnI-GAU | − | 142539 | 143562 | 37 | 952 | 35 | | |
| rpl23 | + | 147284 | 148068 | ND | ND | 232 | 529 | 26 |
| ndhB | + | 148926 | 151137 | 775 | 679 | 758 | | |
| rpl2 | + | 159885 | 161374 | 397 | 662 | 431 | | |

注："+"表示正链；"−"表示负链；"ND"表示未确定

【重复序列】　在掌叶大黄叶绿体基因组中，微卫星序列有 A/T、AT/AT 和 AAT/ATT 三种类型，各有 40 个、3 个和 4 个（表 2-154-3）。共发现 23 个串联重复序列，满足总长度超过 20bp 且重复单元之间的相似度 ≥ 90% 两个条件（表 2-154-4）。散在重复序列包括回文重复序列和正向重复序列。以 e-value 小于 1E–04 为阈值，掌叶大黄叶绿体基因组散在重复序列包括 11 条回文重复序列、17 条正向重复序列（表 2-154-5）。

表 2-154-3　掌叶大黄叶绿体基因组微卫星序列统计

| 重复单元类型 | 重复序列个数 |
|---|---|
| A/T | 40 |
| AT/AT | 3 |
| AAT/ATT | 4 |

表 2-154-4　掌叶大黄叶绿体基因组串联重复序列统计

| 起点—终点 | 重复单元长度（bp） | 重复单元拷贝数 | 重复单元一致序列长度（bp） | 重复单元之间的相似度（%） | 插入缺失比例（%） | 分值 | 碱基个数 A | C | G | T | 熵（0—2） |
|---|---|---|---|---|---|---|---|---|---|---|---|
| 1647—1671 | 12 | 2.1 | 12 | 100 | 0 | 50 | 52 | 16 | 8 | 24 | 1.70 |
| 27759—27787 | 10 | 2.9 | 10 | 100 | 0 | 58 | 31 | 20 | 10 | 37 | 1.86 |
| 32748—32777 | 15 | 2.0 | 15 | 100 | 0 | 60 | 73 | 0 | 13 | 13 | 1.10 |
| 34431—34461 | 16 | 1.9 | 16 | 93 | 0 | 53 | 38 | 12 | 9 | 38 | 1.77 |
| 47130—47155 | 13 | 2.0 | 13 | 100 | 0 | 52 | 38 | 7 | 0 | 53 | 1.30 |
| 48895—48931 | 16 | 2.3 | 16 | 95 | 0 | 65 | 35 | 2 | 5 | 56 | 1.36 |
| 48977—49019 | 18 | 2.3 | 19 | 96 | 4 | 79 | 67 | 0 | 4 | 27 | 1.10 |
| 49649—49709 | 32 | 1.9 | 32 | 100 | 0 | 122 | 52 | 6 | 1 | 39 | 1.37 |
| 66636—66664 | 13 | 2.2 | 13 | 100 | 0 | 58 | 58 | 6 | 6 | 27 | 1.50 |
| 68241—68295 | 24 | 2.3 | 24 | 93 | 0 | 92 | 30 | 1 | 16 | 50 | 1.55 |
| 68324—68353 | 15 | 2.0 | 15 | 93 | 0 | 51 | 40 | 10 | 10 | 40 | 1.72 |
| 69395—69436 | 22 | 1.9 | 22 | 90 | 0 | 66 | 23 | 9 | 0 | 66 | 1.21 |
| 69401—69443 | 22 | 2.0 | 22 | 90 | 0 | 68 | 20 | 11 | 0 | 67 | 1.22 |
| 92280—92322 | 21 | 2.0 | 21 | 90 | 0 | 68 | 34 | 16 | 20 | 27 | 1.94 |
| 96497—96532 | 17 | 2.1 | 17 | 100 | 0 | 72 | 30 | 22 | 5 | 41 | 1.76 |
| 109683—109748 | 32 | 2.1 | 32 | 91 | 0 | 105 | 42 | 22 | 7 | 27 | 1.80 |
| 113300—113333 | 12 | 2.8 | 12 | 95 | 0 | 59 | 41 | 11 | 26 | 21 | 1.87 |
| 120687—121652 | 486 | 2.0 | 486 | 99 | 0 | 1923 | 34 | 15 | 14 | 36 | 1.87 |
| 125485—125555 | 37 | 1.9 | 37 | 100 | 0 | 142 | 49 | 8 | 11 | 30 | 1.68 |
| 134727—134760 | 12 | 2.8 | 12 | 95 | 0 | 59 | 20 | 26 | 11 | 41 | 1.87 |
| 138312—138377 | 32 | 2.1 | 32 | 91 | 0 | 105 | 27 | 7 | 22 | 42 | 1.80 |
| 151528—151563 | 17 | 2.1 | 17 | 100 | 0 | 72 | 41 | 5 | 22 | 30 | 1.76 |
| 155738—155780 | 21 | 2.0 | 21 | 90 | 0 | 68 | 27 | 20 | 16 | 34 | 1.94 |

表 2-154-5　掌叶大黄叶绿体基因组散在重复序列特征值

| 重复单元一长度（bp） | 重复单元一起点 | 重复类型 | 重复单元二长度（bp） | 重复单元二起点 | 重复单元间隔 | e-value |
|---|---|---|---|---|---|---|
| 480 | 120686 | D | 480 | 121172 | −1 | 1.08E−276 |
| 179 | 120987 | D | 179 | 121473 | 0 | 1.25E−98 |
| 42 | 100813 | D | 42 | 127681 | −1 | 4.78E−14 |
| 42 | 127681 | P | 42 | 147204 | −1 | 4.78E−14 |

续表

| 重复单元一长度（bp） | 重复单元一起点 | 重复类型 | 重复单元二长度（bp） | 重复单元二起点 | 重复单元间隔 | $e$-value |
| --- | --- | --- | --- | --- | --- | --- |
| 34 | 125484 | D | 34 | 125521 | 0 | 2.49E−11 |
| 42 | 45687 | D | 42 | 100815 | −3 | 1.18E−10 |
| 42 | 45687 | P | 42 | 147202 | −3 | 1.18E−10 |
| 39 | 88434 | D | 39 | 88477 | −2 | 1.62E−10 |
| 39 | 88434 | P | 39 | 159543 | −2 | 1.62E−10 |
| 39 | 88477 | P | 39 | 159586 | −2 | 1.62E−10 |
| 39 | 159543 | D | 39 | 159586 | −2 | 1.62E−10 |
| 39 | 45687 | D | 39 | 127683 | −3 | 5.99E−09 |
| 30 | 8960 | P | 30 | 47026 | 0 | 6.37E−09 |
| 35 | 49648 | D | 35 | 49680 | −2 | 3.33E−08 |
| 35 | 32673 | P | 35 | 48825 | −3 | 1.10E−06 |
| 35 | 39731 | D | 35 | 41967 | −3 | 1.10E−06 |
| 35 | 69274 | D | 35 | 114970 | −3 | 1.10E−06 |
| 35 | 69274 | P | 35 | 133054 | −3 | 1.10E−06 |
| 34 | 49639 | D | 34 | 49684 | −3 | 4.02E−06 |
| 34 | 109682 | D | 34 | 109714 | −3 | 4.02E−06 |
| 34 | 109682 | P | 34 | 138311 | −3 | 4.02E−06 |
| 34 | 109714 | P | 34 | 138343 | −3 | 4.02E−06 |
| 34 | 138311 | D | 34 | 138343 | −3 | 4.02E−06 |
| 31 | 68240 | D | 31 | 68264 | −2 | 6.66E−06 |
| 33 | 58540 | P | 33 | 58574 | −3 | 1.47E−05 |
| 30 | 45699 | D | 30 | 100827 | −2 | 2.49E−05 |
| 30 | 45699 | P | 30 | 147202 | −2 | 2.49E−05 |
| 32 | 8958 | D | 32 | 37441 | −3 | 5.33E−05 |

注：P. palindromic repeat，回文重复序列；D. direct repeat，正向重复序列

【高可变区】 为了发现大黄属物种间的高可变区，从 5 种大黄属的植物叶绿体基因组中提取了 58 个基因间区，采用 K2p（Kimura 2-parameter）模型计算基因间区的遗传距离，遗传距离最大的 30 个基因间区参见图 2-154-3。这 30 个基因间区的 K2p 平均值分布于 3.82～14.54。其中 *petD-rpoA*、*ccsA-ndhD*、*ycf4-cemA*、*ndhF-rpl32*、*ndhE-ndhG* 的 K2p 平均值较高，分别为 14.54、9.86、9.51、9.33、8.51。由此可见，大黄属 5 个物种的叶绿体基因组在这 5 个区域的变异较大，这 5 个区域可作为潜在的分子标记开发区域。

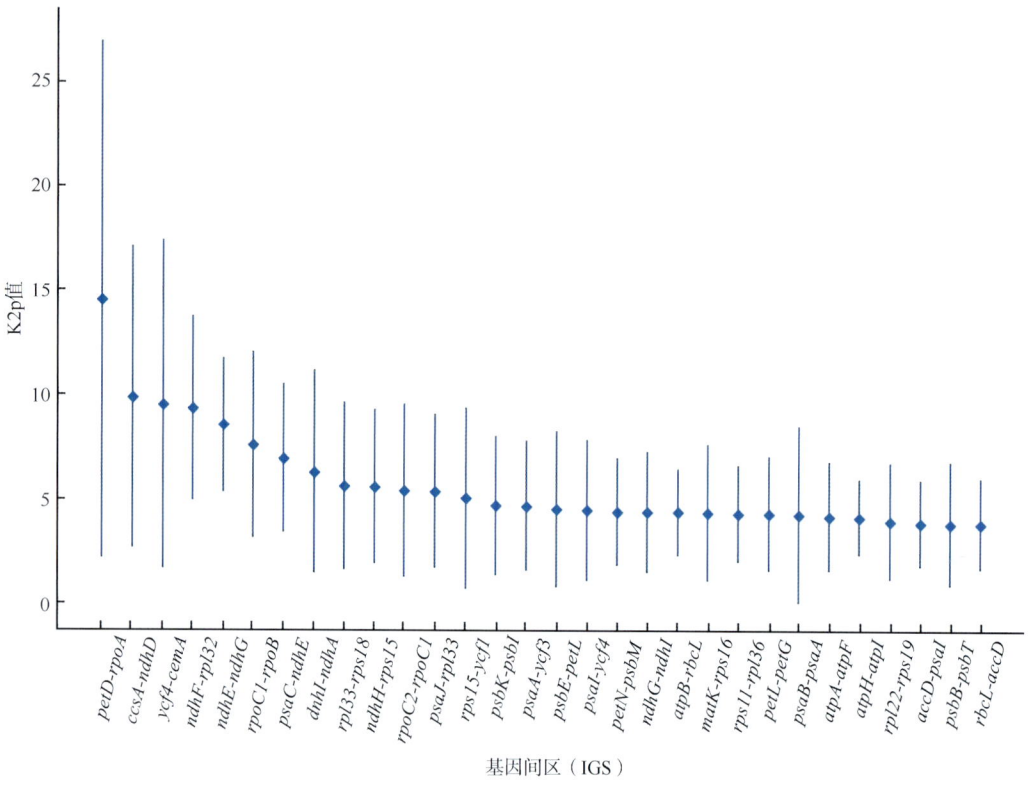

图 2-154-3　大黄属物种基因间区的遗传距离分析结果

【系统发育】　使用 MAFFT 对来自蓼科掌叶大黄近缘属的 10 个物种[11-13]和 1 个外类群物种 [ 酸模（Rumex acetosa）] 的 11 个叶绿体基因组中提取的 65 个共有蛋白质序列进行多重序列比对，使用 IQ-TREE 筛选得到最优的 TVM+F+G4 模型，并采用最大似然法（maximum likelihood method）构建进化树。结果显示，总序大黄（Rheum racemiferum）最先从大黄属中分出来。在其余 9 个物种中，心叶大黄（Rheum acuminatum）、塔黄（Rheum nobile）、岐穗大黄（Rheum przewalskyi）、小大黄（Rheum pumilum）4 个物种聚为一支，波叶大黄（Rheum franzenbachii）、河套大黄（Rheum hotaoense）、药用大黄（Rheum officinale）、掌叶大黄（Rheum palmatum）、鸡爪大黄（Rheum tanguticum）5 个物种聚为一支。掌叶大黄与药用大黄的亲缘关系最近，与总序大黄的亲缘关系最远（图 2-154-4）。

【$K_A/K_S$ 选择压力分析】　以图 2-154-4 的进化树作为参考，利用 Hyphy 软件中的 aBSREL 模型对蛋白质编码基因进行选择压力分析（表 2-154-6）。共发现 2 个大黄属基因受到正向选择，即 psaA、rpoC2。在物种鸡爪大黄（R. tanguticum）中，psaA 基因被正向选择；在物种掌叶大黄（R. palmatum）中，rpoC2 基因被正向选择。这些基因的功能可能与大黄属物种适应高海拔、高紫外辐射、低温环境等相关。

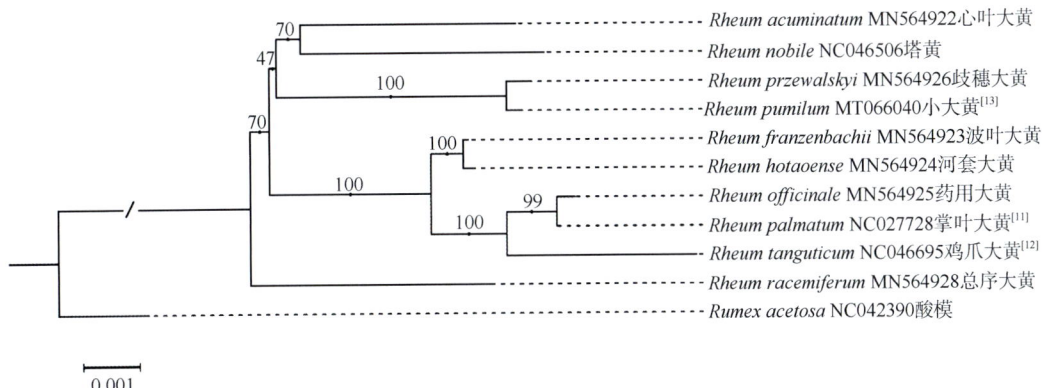

图 2-154-4　大黄属植物系统发育进化分析

表 2-154-6　大黄属植物 $K_A/K_S$ 选择压力分析

| 物种 | 基因 | 优化的枝长 | LRT | $p$-value |
|---|---|---|---|---|
| R. tanguticum | psaA | 0.0031 | 18.3432 | 0.0002 |
| R. palmatum | rpoC2 | 0.0008 | 9.0208 | 0.0192 |

注：LRT. likelihood ratio test，似然比检验

【宏 DNA 条形码的发现及其 PCR 扩增引物设计】　为了发现能够区分大黄属下 4 个物种的宏 DNA 条形码序列及其 PCR 扩增引物，利用 ecoPrimers 对大黄属植物叶绿体基因组序列进行分析。用于设计 PCR 扩增引物的保守区间见表 2-154-7。可以依据表 2-154-7 中的区间序列设计引物，使用 10 对引物对大黄属 DNA 进行 PCR 扩增，对 PCR 产物进行桑格测序或高通量测序，通过序列比较和特征分析区分大黄属的 4 个物种。

表 2-154-7　部分基于 ecoPrimers 发现的引物设计保守区间

| 编号 | 保守区间序列 | 物种拉丁名 | GenBank 序列号 | 保守区间序列起点—终点 |
|---|---|---|---|---|
| 1 | ATCCTGTATATTGTCCTTTTCTTCC | R. palmatum | NC027728 | 58820—58908 |
|  |  | R. wittrockii | NC035950 | 57339—57419 |
|  |  | R. nobile | NC046506 | 58797—58890 |
|  |  | R. tanguticum | NC046695 | 58885—58973 |
| 2 | CCAAAACATTTTGAAATAAA | R. palmatum | NC027728 | 62468—62516 |
|  |  | R. wittrockii | NC035950 | 60932—60980 |
|  |  | R. nobile | NC046506 | 62312—62359 |
|  |  | R. tanguticum | NC046695 | 62532—62579 |
| 3 | TTTTCTTCTCTTTAATGAATGACTCAACAT | R. palmatum | NC027728 | 62610—62666 |
|  |  | R. wittrockii | NC035950 | 61079—61141 |
|  |  | R. nobile | NC046506 | 62453—62514 |
|  |  | R. tanguticum | NC046695 | 62673—62729 |

续表

| 编号 | 保守区间序列 | 物种拉丁名 | GenBank 序列号 | 保守区间序列起点—终点 |
|---|---|---|---|---|
| 4 | ATACTTTCTACTCGAGCTCCATCAT | R. palmatum | NC027728 | 6183—6221 |
|  |  | R. wittrockii | NC035950 | 5907—5944 |
|  |  | R. nobile | NC046506 | 6188—6226 |
|  |  | R. tanguticum | NC046695 | 6292—6330 |
| 5 | ATCAAAGAGAGTATTATATTCCCACAATTCAATT | R. palmatum | NC027728 | 66792—66866 |
|  |  | R. wittrockii | NC035950 | 65367—65446 |
|  |  | R. nobile | NC046506 | 66615—66687 |
|  |  | R. tanguticum | NC046695 | 66842—66915 |
| 6 | TAGGTAGGAGATAGTATT | R. palmatum | NC027728 | 66916—66929 |
|  |  | R. wittrockii | NC035950 | 65502—65519 |
|  |  | R. nobile | NC046506 | 66737—66748 |
|  |  | R. tanguticum | NC046695 | 66965—66979 |
| 7 | GTAGAACCTAAAATAAAGATAATCAGAATGA | R. palmatum | NC027728 | 67094—67198 |
|  |  | R. wittrockii | NC035950 | 65680—65774 |
|  |  | R. nobile | NC046506 | 66913—66945 |
|  |  | R. tanguticum | NC046695 | 67144—67248 |
| 8 | TAATGATTGAGGAATAAATT | R. palmatum | NC027728 | 67462—67520 |
|  |  | R. wittrockii | NC035950 | 66044—66106 |
|  |  | R. nobile | NC046506 | 67207—67265 |
|  |  | R. tanguticum | NC046695 | 67512—67570 |
| 9 | GCTCTATTTATTGGTCTGAGCAAGATACG | R. palmatum | NC027728 | 67669—67684 |
|  |  | R. wittrockii | NC035950 | 66256—66269 |
|  |  | R. nobile | NC046506 | 67415—67433 |
|  |  | R. tanguticum | NC046695 | 67719—67733 |
| 10 | ATTATACTGATACTGAATTCTATTTC | R. palmatum | NC027728 | 69394—69483 |
|  |  | R. wittrockii | NC035950 | 67985—68056 |
|  |  | R. nobile | NC046506 | 69086—69153 |
|  |  | R. tanguticum | NC046695 | 69449—69538 |

## 参 考 文 献

[1] 中国科学院《中国植物志》编委会. 中国植物志. 北京：科学出版社，1988，62：73.
[2] 国家药典委员会. 中华人民共和国药典（2020年版）一部. 北京：中国医药科技出版社，2020：282.
[3] 中国医学科学院药用植物资源发展研究所. 中草药栽培技术. 北京：人民卫生出版社，1990：402-405.
[4] 陈士林，林余霖. 中草药大典. 北京：军事医学科学出版社，2006：454.
[5] 国家中医药管理局《中华本草》编委会. 中华本草. 第六卷. 上海：上海科学技术出版社，1999，6：231.
[6]《全国中草药汇编》编写组. 全国中草药汇编. 北京：人民卫生出版社，1996：692.
[7] 王雷，金德山，金范学. 掌叶大黄水提取物对大鼠离体胸主动脉的舒张作用. 山东医药，2013，53（45）：29-30.

[8] 刘成松，贺沙沙，田洹．对掌叶大黄水根提取物体外抗菌活性的初步研究．西部中医药，2020，33（4）：39-41.

[9] 高亮亮．唐古特大黄、药用大黄和掌叶大黄的化学成分和生物活性研究．北京：北京协和医学院博士学位论文，2012.

[10] 张晓芹，刘春生，闫兴丽，等．多基原药材大黄叶绿体 *matK* 基因序列分析及鉴定研究．药学学报，2013，48（11）：1722-1728.

[11] Fan K，Sun X J，Huang M，et al. The complete chloroplast genome sequence of the medicinal plant *Rheum palmatum* L. （Polygonaceae）. Mitochondrial DNA Part A，2016，27（4）：2935-2936.

[12] Hu Y，Wang L，Xie X，et al. Genetic diversity of wild populations of *Rheum tanguticum* endemic to China as revealed by ISSR analysis. Biochemical Systematics and Ecology，2010，38（3）：264-274.

[13] Li R，Zhang X，Wang J，et al. Characterization of the complete chloroplast genome of traditional Tibetan herb，*Rheum pumilum* Maxim.（Polygonaceae）. Mitochondrial DNA B Resour，2019，5（1）：133-135.

# 155 鸡爪大黄

【药材基本信息】 鸡爪大黄（*Rheum tanguticum* Maxim. ex Regel）又名唐古特大黄，为蓼科大黄属药用植物[1]，其干燥成熟根茎为大黄中药材（图2-155-1）。收载于《中国药典》（2020年版）[2]。鸡爪大黄分布于中国甘肃、青海及青海与西藏交界一带[3]。生长于海拔1600～3000m高山沟谷中[4]。商品药材为栽培或野生[5]。大黄味苦，性寒。归脾、胃、大肠、肝、心包经。现代研究表明，大黄具有抗菌、抗炎、保肝利胆、抗肿瘤、抗氧化等作用[6-8]。

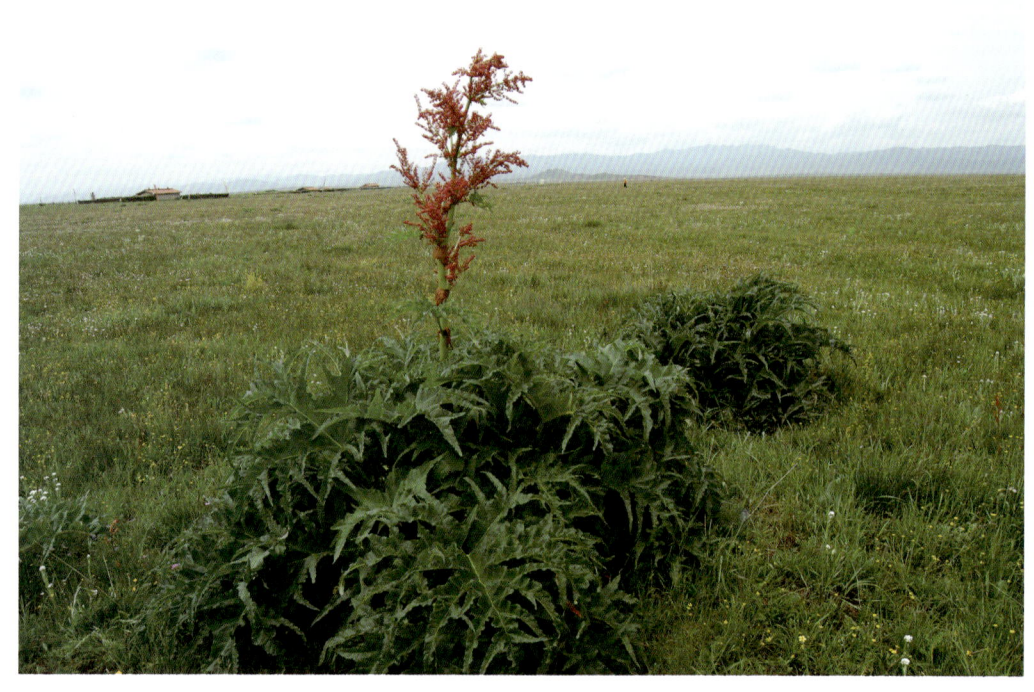

图 2-155-1 鸡爪大黄

【叶绿体基因组】 鸡爪大黄的叶绿体DNA为环状分子，其叶绿体基因组（GenBank登录号：NC046695.1）[9]总长度为161 515bp，具有保守的四分状结构，包括一个LSC区、一个SSC区和一对IR区，其长度分别为86 992bp、13 167bp和30 678bp（图2-155-2）。鸡爪大黄叶绿体基因组的整体G/C含量为37.17%。其IR区的G/C含量（40.87%）高于SSC区的G/C含量（32.14%）和LSC区的G/C含量（35.16%）。

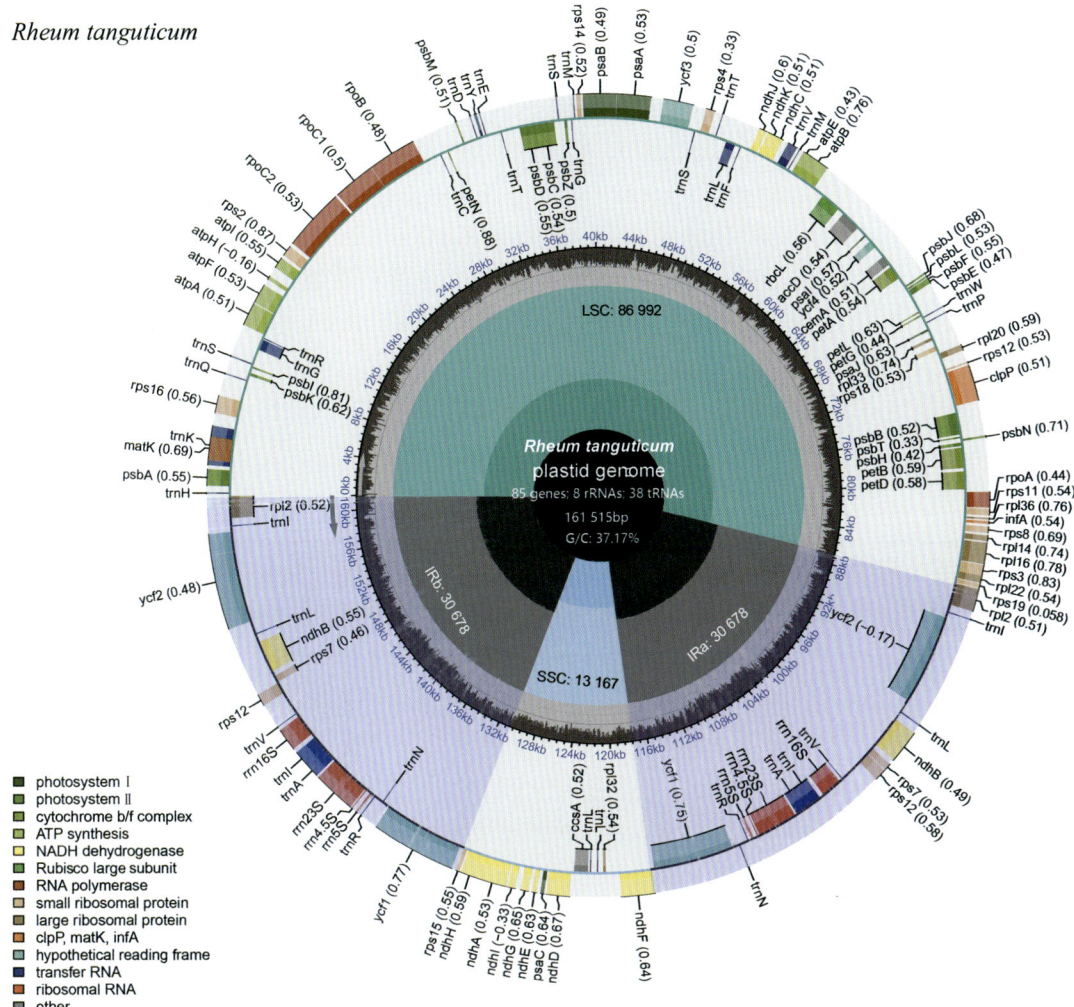

图 2-155-2 鸡爪大黄叶绿体基因组图谱

该图包括 6 个圆形轨道。自内向外的第一轨道表示分散重复序列，红色弧线表示直接重复序列，绿色弧线表示回文重复序列；自内向外的第二轨道上的蓝色柱状线条表示长串联重复序列，其重复单元碱基长度＞7；自内向外的第三轨道以不同颜色的柱状线条表示不同类型的短串联重复序列（微卫星序列），其中黑色表示复杂重复序列，绿色表示重复单元碱基长度为 1 的重复序列，黄色表示重复单元碱基长度为 2 的重复序列，紫色表示重复单元碱基长度为 3 的重复序列，蓝色表示重复单元碱基长度为 4 的重复序列，橙色表示重复单元碱基长度为 5 的重复序列，红色表示重复单元碱基长度为 6 的重复序列；自内向外的第四轨道上以不同色块表示 SSC 区、反向重复区 IRa 和 IRb、LSC 区，数字代表相应区间的长度；自内向外的第五轨道表示 GC 含量；最外层第六轨道以不同色块表示不同功能的编码基因，功能分类详见图中左下角注释，基因名称后括号中的数字表示密码子使用偏差，轨道外侧的基因转录方向为顺时针方向，轨道内侧的基因转录方向为逆时针方向

【编码基因】 鸡爪大黄的叶绿体基因组共编码 131 个基因，其中独特基因 110 个，包括蛋白质编码基因 85 个（独特基因 78 个）、转运 RNA（transfer RNA，tRNA）编码基因 38 个（独特基因 28 个）、核糖体 RNA（ribosome RNA，rRNA）编码基因 8 个（独特基因 4 个）（表 2-155-1）。其中 6 个蛋白质独特编码基因（*ndhB*、*rps12*、*rps7*、*ycf1*、 ycf2、rpl2)，10 个 tRNA 独特编码基因（trnA-UGC、trnI-CAU、trnL-CAA、trnL-UAG、trnI-GAU、trnN-GUU、trnR-ACG、trnV-GAC、trnE-UUC、trnM-CAU)，4 个 rRNA 独特编码基因（rrn16S、rrn23S、rrn4.5S、rrn5S）位于 IR 区。有 11 个蛋白质编码基因 [atpF、rps16、rpoC1、petB、petD、rpl2（×2)、rpl16、ndhB（×2)、ndhA] 各含有 1 个内含子（intron)，4 个蛋白质编码基因 [ycf3、clpP、rps12（×2)] 各含有 2 个内含子，8 个 tRNA 编码基因 [trnK-UUU、trnG-UCC、trnL-UAA、trnV-UAC、trnI-GAU（×2)、trnA-UGC（×2)] 各含有 1 个内含子（表 2-155-2)。鸡爪大黄叶绿体基因组中蛋白质编码区（coding sequence，CDS）的长度为 82 845bp，占整个基因组长度的 51.29%。rRNA 基因的长度为 9060bp，占整个基因组长度的 5.61%。而 tRNA 基因的长度为 2870bp，占整个基因组长度的 1.78%。鸡爪大黄叶绿体基因组非编码区主要包括内含子和基因间区，其长度占整个基因组长度的 41.32%。

表 2-155-1　鸡爪大黄叶绿体基因组基因列表

| 基因功能 | 基因分类 | 基因名称 |
| --- | --- | --- |
| rRNA | rRNA genes | rrn16S（×2)、rrn23S（×2)、rrn5S（×2)、rrn4.5S（×2) |
| tRNA | tRNA genes | 38 trn genes（8 个基因各含有 1 个内含子) |
| 自我复制 | Small subunit of ribosome | rps11、rps12（×3)、rps14、rps15、rps16、rps18、rps19、rps2、rps3、rps4、rps7（×2)、rps8 |
|  | Large subunit of ribosome | rpl14、rpl16、rpl2（×2)、rpl20、rpl22、rpl32、rpl33、rpl36 |
|  | DNA dependent RNA polymerase | rpoA、rpoB、rpoC1、rpoC2 |
|  | Subunits of NADH-dehydrogenase | ndhA、ndhB（×2)、ndhC、ndhD、ndhE、ndhF、ndhG、ndhH、ndhI、ndhJ、ndhK |
| 光合作用 | Large subunit of rubisco | rbcL |
|  | Subunits of photosystem Ⅰ | psaA、psaB、psaC、psaI、psaJ |
|  | Subunits of photosystem Ⅱ | psbA、psbB、psbC、psbD、psbE、psbF、psbH、psbI、psbJ、psbK、psbL、psbM、psbN、psbT、psbZ、ycf3 |
|  | Subunits of cytochrome b/f complex | petA、petB、petD、petG、petL、petN |
|  | Subunits of ATP synthase | atpA、atpB、atpE、atpF、atpH、atpI |
| 其他功能 | c-type cytochrome synthesis gene | ccsA |
|  | Protease | clpP |
|  | Envelope membrane protein | cemA |
|  | Subunit of acetyl-CoA-carboxylase | accD |
|  | Maturase | matK |
|  | Translational initiation factor | infA |
| 未知功能 |  | ycf1（×2)、ycf2（×2)、ycf4 |

表 2-155-2　鸡爪大黄叶绿体基因内含子和外显子位置及长度

| 基因名称 | 基因编码序列所在链 | 起始位置 | 终点位置 | 长度（bp） | | | | |
|---|---|---|---|---|---|---|---|---|
| | | | | 第一外显子 | 第一内含子 | 第二外显子 | 第二内含子 | 第三外显子 |
| trnK-UUU | – | 1953 | 4522 | 37 | 2498 | 35 | | |
| rps16 | – | 5340 | 6474 | 40 | 868 | 227 | | |
| trnG-UCC | + | 10192 | 10939 | 23 | 676 | 49 | | |
| atpF | – | 12867 | 14176 | 145 | 755 | 410 | | |
| rpoC1 | – | 21688 | 24493 | 432 | 769 | 1605 | | |
| ycf3 | – | 44607 | 46591 | 121 | 846 | 119 | 746 | 153 |
| trnL-UAA | + | 49435 | 50092 | 35 | 573 | 50 | | |
| trnV-UAC | – | 53255 | 53916 | 38 | 589 | 35 | | |
| rps12 | – | 72003 | 100093 | 114 | ND | 232 | 554 | 26 |
| clpP | – | 72241 | 74572 | 71 | 1077 | 291 | 622 | 271 |
| petB | + | 77899 | 78855 | 5 | 309 | 643 | | |
| petD | + | 79083 | 80305 | 7 | 740 | 476 | | |
| rpl16 | – | 83750 | 85153 | 9 | 996 | 399 | | |
| rpl2 | – | 86762 | 88251 | 397 | 662 | 431 | | |
| ndhB | – | 96999 | 99210 | 775 | 679 | 758 | | |
| trnI-GAU | + | 104566 | 105589 | 37 | 952 | 35 | | |
| trnA-UGC | + | 105656 | 106531 | 38 | 802 | 36 | | |
| ndhA | – | 127212 | 129156 | 553 | 847 | 545 | | |
| trnA-UGC | – | 141716 | 142591 | 38 | 802 | 36 | | |
| trnI-GAU | – | 142658 | 143681 | 37 | 952 | 35 | | |
| rps12 | + | 147395 | 148179 | ND | ND | 232 | 554 | 26 |
| ndhB | + | 149037 | 151248 | 775 | 679 | 758 | | |
| rpl2 | + | 159979 | 161468 | 397 | 662 | 431 | | |

注："+"表示正链；"–"表示负链；"ND"表示未确定

【重复序列】　在鸡爪大黄叶绿体基因组中，微卫星序列有 A/T、AT/AT、AAT/ATT 三种类型，各有 47 个、4 个和 4 个（表 2-155-3）。共发现 17 个串联重复序列，满足总长度超过 20bp 且重复单元之间的相似度 ≥ 90% 两个条件（表 2-155-4）。散在重复序列包括回文重复序列和正向重复序列。以 $e$-value 小于 1E–04 为阈值，鸡爪大黄叶绿体基因组散在重复序列包括 48 条回文重复序列、2 条正向重复序列（表 2-155-5）。

表 2-155-3　鸡爪大黄叶绿体基因组微卫星序列统计

| 重复单元类型 | 重复序列个数 |
|---|---|
| A/T | 47 |
| AT/AT | 4 |
| AAT/ATT | 4 |

表 2-155-4　鸡爪大黄叶绿体基因组串联重复序列统计

| 起点—终点 | 重复单元长度（bp） | 重复单元拷贝数 | 重复单元一致序列长度（bp） | 重复单元之间的相似度（%） | 插入缺失比例（%） | 分值 | 碱基个数 A | C | G | T | 熵（0—2） |
|---|---|---|---|---|---|---|---|---|---|---|---|
| 1760—1784 | 12 | 2.1 | 12 | 100 | 0 | 50 | 52 | 16 | 8 | 24 | 1.70 |
| 34521—34551 | 16 | 1.9 | 16 | 93 | 0 | 53 | 38 | 12 | 9 | 38 | 1.77 |
| 47214—47239 | 13 | 2.0 | 13 | 100 | 0 | 52 | 38 | 7 | 0 | 53 | 1.30 |
| 48979—49015 | 16 | 2.3 | 16 | 95 | 0 | 65 | 35 | 2 | 5 | 56 | 1.36 |
| 49731—49794 | 13 | 5.0 | 13 | 90 | 9 | 89 | 53 | 3 | 0 | 43 | 1.16 |
| 68290—68345 | 24 | 2.3 | 24 | 93 | 0 | 94 | 32 | 1 | 16 | 50 | 1.55 |
| 68378—68407 | 15 | 2.0 | 15 | 93 | 0 | 51 | 40 | 10 | 10 | 40 | 1.72 |
| 71419—71448 | 13 | 2.4 | 12 | 94 | 5 | 51 | 73 | 0 | 10 | 16 | 1.09 |
| 73689—73722 | 17 | 2.0 | 17 | 100 | 0 | 68 | 64 | 0 | 0 | 35 | 0.94 |
| 84276—84300 | 13 | 1.9 | 13 | 100 | 0 | 50 | 60 | 0 | 0 | 40 | 0.97 |
| 92356—92398 | 21 | 2.0 | 21 | 90 | 0 | 68 | 34 | 16 | 20 | 27 | 1.94 |
| 96573—96608 | 17 | 2.1 | 17 | 100 | 0 | 72 | 30 | 22 | 5 | 41 | 1.76 |
| 109764—109829 | 32 | 2.1 | 32 | 91 | 0 | 105 | 42 | 22 | 7 | 27 | 1.80 |
| 113354—113398 | 12 | 3.8 | 12 | 90 | 0 | 63 | 42 | 8 | 28 | 20 | 1.82 |
| 120799—121770 | 486 | 2.0 | 486 | 99 | 0 | 1935 | 35 | 15 | 14 | 34 | 1.87 |
| 138418—138483 | 32 | 2.1 | 32 | 91 | 0 | 105 | 27 | 7 | 22 | 42 | 1.80 |
| 155832—155874 | 21 | 2.0 | 21 | 90 | 0 | 68 | 27 | 20 | 16 | 34 | 1.94 |

表 2-155-5　鸡爪大黄叶绿体基因组散在重复序列特征值

| 重复单元一长度（bp） | 重复单元一起点 | 重复类型 | 重复单元二长度（bp） | 重复单元二起点 | 重复单元间隔 | e-value |
|---|---|---|---|---|---|---|
| 3553 | 92332 | P | 3553 | 152344 | 0 | 0.00E+00* |
| 2511 | 111526 | P | 2511 | 134183 | 0 | 0.00E+00* |
| 1851 | 99445 | P | 1851 | 146950 | 0 | 0.00E+00* |
| 1616 | 115287 | P | 1616 | 131317 | 0 | 0.00E+00* |
| 1417 | 87408 | P | 1417 | 159404 | 0 | 0.00E+00* |
| 1376 | 89151 | P | 1376 | 157702 | 0 | 0.00E+00* |
| 1281 | 97856 | P | 1281 | 149109 | 0 | 0.00E+00* |
| 1266 | 96589 | P | 1266 | 150391 | 0 | 0.00E+00* |
| 1237 | 110282 | P | 1237 | 136727 | 0 | 0.00E+00* |
| 1194 | 90528 | P | 1194 | 156507 | 0 | 0.00E+00* |
| 773 | 104458 | P | 773 | 143015 | 0 | 0.00E+00* |
| 685 | 95886 | P | 685 | 151658 | 0 | 0.00E+00* |
| 643 | 105232 | P | 643 | 142371 | 0 | 0.00E+00* |
| 639 | 107287 | P | 639 | 140320 | 0 | 0.00E+00* |
| 608 | 91723 | P | 608 | 155898 | 0 | 0.00E+00* |

续表

| 重复单元一长度（bp） | 重复单元一起点 | 重复类型 | 重复单元二长度（bp） | 重复单元二起点 | 重复单元间隔 | $e$-value |
| --- | --- | --- | --- | --- | --- | --- |
| 587 | 103710 | P | 587 | 143949 | 0 | 0.00E+00* |
| 582 | 114203 | P | 582 | 133435 | 0 | 0.00E+00* |
| 540 | 109157 | P | 540 | 138549 | 0 | 0.00E+00* |
| 507 | 102895 | P | 507 | 144844 | 0 | 0.00E+00* |
| 461 | 101988 | P | 461 | 145797 | 0 | 2.07E−268 |
| 453 | 117075 | P | 453 | 130692 | 0 | 1.36E−263 |
| 398 | 106620 | P | 398 | 141228 | 0 | 1.76E−230 |
| 375 | 108723 | P | 375 | 139148 | 0 | 1.24E−216 |
| 372 | 108298 | P | 372 | 139576 | 0 | 7.93E−215 |
| 326 | 102568 | P | 326 | 145352 | 0 | 3.93E−187 |
| 324 | 88826 | P | 324 | 159079 | 0 | 6.28E−186 |
| 306 | 99138 | P | 306 | 148802 | 0 | 4.32E−175 |
| 304 | 120798 | D | 304 | 121284 | 0 | 6.91E−174 |
| 291 | 109706 | P | 291 | 138249 | 0 | 4.64E−166 |
| 269 | 109998 | P | 269 | 137979 | 0 | 8.15E−153 |
| 267 | 107019 | P | 267 | 140960 | 0 | 1.30E−151 |
| 266 | 103433 | P | 266 | 144547 | 0 | 5.22E−151 |
| 244 | 114804 | P | 244 | 133172 | 0 | 9.18E−138 |
| 213 | 101341 | P | 213 | 146692 | 0 | 4.23E−119 |
| 193 | 106069 | P | 193 | 141984 | 0 | 4.66E−107 |
| 192 | 101792 | P | 192 | 146262 | 0 | 1.86E−106 |
| 190 | 87156 | P | 190 | 160883 | 0 | 2.98E−105 |
| 181 | 105876 | P | 181 | 142189 | 0 | 7.81E−100 |
| 181 | 121103 | D | 181 | 121589 | 0 | 7.81E−100 |
| 179 | 106263 | P | 179 | 141804 | 0 | 1.25E−98 |
| 176 | 106443 | P | 176 | 141627 | 0 | 8.00E−97 |
| 170 | 116904 | P | 170 | 131146 | 0 | 3.28E−93 |
| 160 | 86853 | P | 160 | 161216 | 0 | 3.43E−87 |
| 159 | 104298 | P | 159 | 143789 | 0 | 1.37E−86 |
| 153 | 108066 | P | 153 | 140027 | 0 | 5.63E−83 |
| 134 | 101555 | P | 134 | 146557 | 0 | 1.55E−71 |
| 120 | 115166 | P | 120 | 132934 | 0 | 4.15E−63 |
| 117 | 102450 | P | 117 | 145679 | 0 | 2.66E−61 |
| 116 | 115049 | P | 116 | 133055 | 0 | 1.06E−60 |
| 92 | 101699 | P | 92 | 146455 | 0 | 2.99E−46 |

注：P. palindromic repeat，回文重复序列；D. direct repeat，正向重复序列；"*"表示值小于0.0001

【高可变区】 为了发现大黄属物种间的高可变区，从 5 种大黄属植物的叶绿体基因组中提取了 58 个基因间区，采用 K2p（Kimura 2-parameter）模型计算基因间区的遗传距离，遗传距离最大的 30 个基因间区参见图 2-155-3。这 30 个基因间区的 K2p 平均值分布于 3.82 ～ 14.54。其中 *petD-rpoA*、*ccsA-ndhD*、*ycf4-cemA*、*ndhF-rpl32*、*ndhE-ndhG* 的 K2p 平均值较高，分别为 14.54、9.86、9.51、9.33、8.51。由此可见，大黄属 5 个物种的叶绿体基因组在这 5 个区域的变异较大，这 5 个区域可作为潜在的分子标记开发区域。

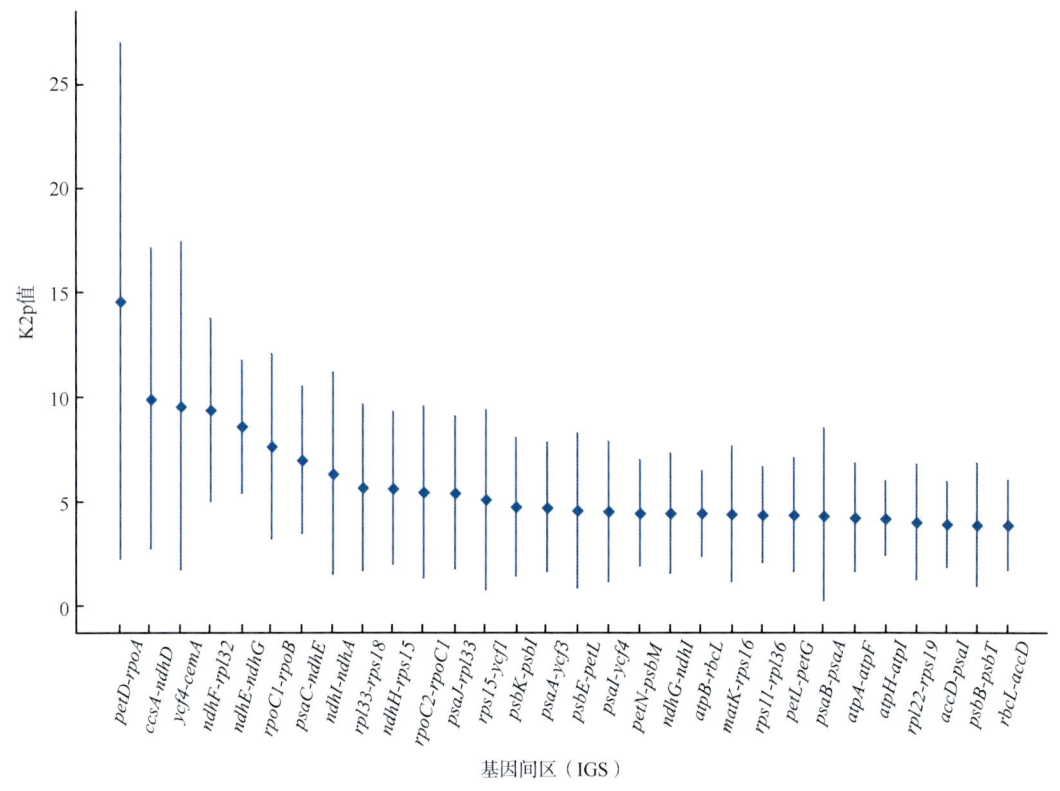

图 2-155-3 大黄属物种基因间区的遗传距离分析结果

【系统发育】 使用 MAFFT 对来自鸡爪大黄近缘属的 10 个物种[10-12] 和 1 个外类群物种 [ 酸模（*Rumex acetosa*）] 的 11 个叶绿体基因组中提取的 65 个共有蛋白质序列进行多重序列比对，使用 IQ-TREE 筛选得到最优的 TVM+F+G4 模型，并采用最大似然法（maximum likelihood method）构建进化树。结果显示，总序大黄（*Rheum racemiferum*）最先从大黄属中分出来。在其余 9 个物种中，心叶大黄（*Rheum acuminatum*）、塔黄（*Rheum nobile*）、岐穗大黄（*Rheum przewalskyi*）、小大黄（*Rheum pumilum*）4 个物种聚为一支，波叶大黄（*Rheum franzenbachii*）、河套大黄（*Rheum hotaoense*）、药用大黄（*Rheum officinale*）、掌叶大黄（*Rheum palmatum*）、鸡爪大黄（*Rheum tanguticum*）5 个物种聚为一支。鸡爪大黄和掌叶大黄、药用大黄二者的亲缘关系最近，与总序大黄的亲缘关系最远（图 2-155-4）。

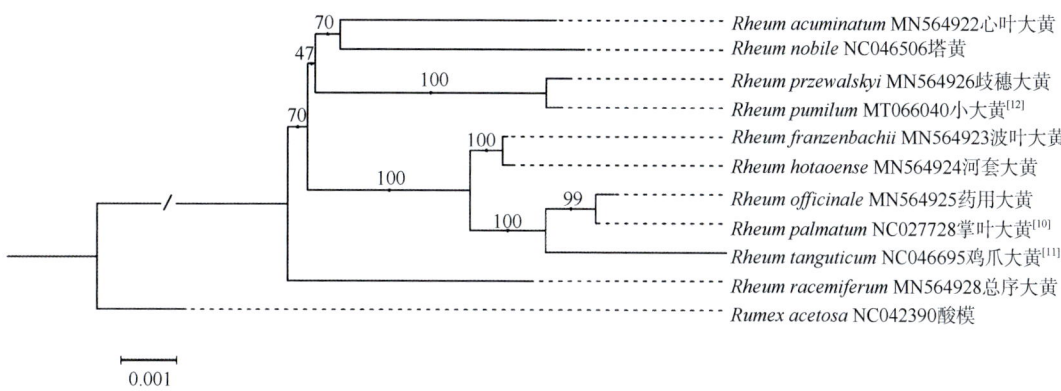

图 2-155-4 大黄属植物系统发育进化分析

【$K_A/K_S$ 选择压力分析】 以图 2-155-4 的进化树作为参考，利用 Hyphy 软件中的 aBSREL 模型对蛋白质编码基因进行选择压力分析（表 2-155-6）。共发现 2 个大黄属基因受到正向选择，即 psaA、rpoC2。在物种鸡爪大黄（R. tanguticum）中，psaA 基因被正向选择；在物种掌叶大黄（R. palmatum）中，rpoC2 基因被正向选择。这些基因的功能可能与大黄属物种适应高海拔、高紫外辐射、低温环境等相关。

表 2-155-6 大黄属植物 $K_A/K_S$ 选择压力分析

| 物种 | 基因 | 优化的枝长 | LRT | $p$-value |
|---|---|---|---|---|
| R. tanguticum | psaA | 0.0031 | 18.3432 | 0.0002 |
| R. palmatum | rpoC2 | 0.0008 | 9.0208 | 0.0192 |

注：LRT. likelihood ratio test，似然比检验

【宏 DNA 条形码的发现及其 PCR 扩增引物设计】 为了发现能够区分大黄属下 4 个物种的宏 DNA 条形码序列及其 PCR 扩增引物，利用 ecoPrimers 对大黄属植物叶绿体基因组序列进行分析。用于设计 PCR 扩增引物的保守区间见表 2-155-7。可以依据表 2-155-7 中的区间序列设计引物，使用 10 对引物对大黄属 DNA 进行 PCR 扩增，对 PCR 产物进行桑格测序或高通量测序，通过序列比较和特征分析区分大黄属的 4 个物种。

表 2-155-7 部分基于 ecoPrimers 发现的引物设计保守区间

| 编号 | 保守区间序列 | 物种拉丁名 | GenBank 序列号 | 保守区间序列起点—终点 |
|---|---|---|---|---|
| 1 | ATCCTGTATATTGTCCTTTTCTTCC | R. palmatum | NC027728 | 58820—58908 |
|  |  | R. wittrockii | NC035950 | 57339—57419 |
|  |  | R. nobile | NC046506 | 58797—58890 |
|  |  | R. tanguticum | NC046695 | 58885—58973 |

续表

| 编号 | 保守区间序列 | 物种拉丁名 | GenBank 序列号 | 保守区间序列起点—终点 |
|---|---|---|---|---|
| 2 | CCAAAACATTTTGAAATAAA | R. palmatum | NC027728 | 62468—62516 |
| | | R. wittrockii | NC035950 | 60932—60980 |
| | | R. nobile | NC046506 | 62312—62359 |
| | | R. tanguticum | NC046695 | 62532—62579 |
| 3 | TTTTCTTCTCTTTAATGAATGACTCAACAT | R. palmatum | NC027728 | 62610—62666 |
| | | R. wittrockii | NC035950 | 61079—61141 |
| | | R. nobile | NC046506 | 62453—62514 |
| | | R. tanguticum | NC046695 | 62673—62729 |
| 4 | ATACTTTCTACTCGAGCTCCATCAT | R. palmatum | NC027728 | 6183—6221 |
| | | R. wittrockii | NC035950 | 5907—5944 |
| | | R. nobile | NC046506 | 6188—6226 |
| | | R. tanguticum | NC046695 | 6292—6330 |
| 5 | ATCAAAGAGAGTATTATATTCCCACAATTCAATT | R. palmatum | NC027728 | 66792—66866 |
| | | R. wittrockii | NC035950 | 65367—65446 |
| | | R. nobile | NC046506 | 66615—66687 |
| | | R. tanguticum | NC046695 | 66842—66915 |
| 6 | TAGGTAGGAGATAGTATT | R. palmatum | NC027728 | 66916—66929 |
| | | R. wittrockii | NC035950 | 65502—65519 |
| | | R. nobile | NC046506 | 66737—66748 |
| | | R. tanguticum | NC046695 | 66965—66979 |
| 7 | GTAGAACCTAAAATAAAGATAATCAGAATGA | R. palmatum | NC027728 | 67094—67198 |
| | | R. wittrockii | NC035950 | 65680—65774 |
| | | R. nobile | NC046506 | 66913—66945 |
| | | R. tanguticum | NC046695 | 67144—67248 |
| 8 | TAATGATTGAGGAATAAATT | R. palmatum | NC027728 | 67462—67520 |
| | | R. wittrockii | NC035950 | 66044—66106 |
| | | R. nobile | NC046506 | 67207—67265 |
| | | R. tanguticum | NC046695 | 67512—67570 |
| 9 | GCTCTATTTATTGGTCTGAGCAAGATACG | R. palmatum | NC027728 | 67669—67684 |
| | | R. wittrockii | NC035950 | 66256—66269 |
| | | R. nobile | NC046506 | 67415—67433 |
| | | R. tanguticum | NC046695 | 67719—67733 |
| 10 | ATTATACTGATACTGAATTCTATTTC | R. palmatum | NC027728 | 69394—69483 |
| | | R. wittrockii | NC035950 | 67985—68056 |
| | | R. nobile | NC046506 | 69086—69153 |
| | | R. tanguticum | NC046695 | 69449—69538 |

## 参 考 文 献

[1] 中国科学院《中国植物志》编委会.中国植物志.北京：科学出版社，1988，62：73.
[2] 国家药典委员会.中华人民共和国药典（2020年版）一部.北京：中国医药科技出版社，2020：282.
[3] 国家中医药管理局《中华本草》编委会.中华本草.第六卷.上海：上海科学技术出版社，1999，6：231.
[4] 《全国中草药汇编》编写组.全国中草药汇编.北京：人民卫生出版社，1996：692.
[5] 中国医学科学院药用植物资源发展研究所.中草药栽培技术.北京：人民卫生出版社，1990：402-405.
[6] 王华清.唐古特大黄醇提部位化学成分分离鉴定与抑菌作用研究.西宁：青海师范大学硕士学位论文，2017.
[7] 李福香.唐古特大黄的提取分离及其对小鼠免疫性肝损伤的影响.西宁：青海师范大学硕士学位论文，2008.
[8] 高亮亮.唐古特大黄、药用大黄和掌叶大黄的化学成分和生物活性研究.北京：北京协和医学院博士学位论文，2012.
[9] 左文明，曾阳，杨春芳，等.基于高通量技术的唐古特大黄叶绿体全基因组测序及应用研究.中草药，2019，50（22）：5545-5553.
[10] Fan K，Sun X J，Huang M，et al. The complete chloroplast genome sequence of the medicinal plant *Rheum palmatum* L.（Polygonaceae）. Mitochondrial DNA Part A，2016，27（4）：2935-2936.
[11] Hu Y，Wang L，Xie X，et al. Genetic diversity of wild populations of *Rheum tanguticum* endemic to China as revealed by ISSR analysis. Biochemical Systematics and Ecology，2010，38（3）：264-274.
[12] Li R，Zhang X，Wang J，et al. Characterization of the complete chloroplast genome of traditional Tibetan herb, *Rheum Pumilum* Maxim（Polygonaceae）. Mitochondrial DNA B Resour，2019，5（1）：133-135.

# 156　多被银莲花

【药材基本信息】　多被银莲花（*Anemone raddeana* Regel）是毛茛科银莲花属药用植物[1]，其花为多被银莲花中药材（图2-156-1）。多被银莲花广泛分布于全国各地，尤其以东北、西北和西南的山区居多。其主要的化学成分为五环三萜皂苷（如齐墩果酸类和常春藤类皂苷）、12β,13β-二羟基-28-羧基齐墩果烷-3-*O*-β-D吡喃核糖-（1→3）-α-L-吡喃鼠李糖-（1→3）-α-L阿拉伯糖苷。多被银莲花味辛，性热；有毒。归脾经。具有祛风湿、消痈肿的功效。用于风寒湿痹、四肢拘挛、骨节疼痛、痈肿溃烂。现代研究表明，其有抗肿瘤、抗炎、抗菌、抑制自身免疫等作用[1,2]。

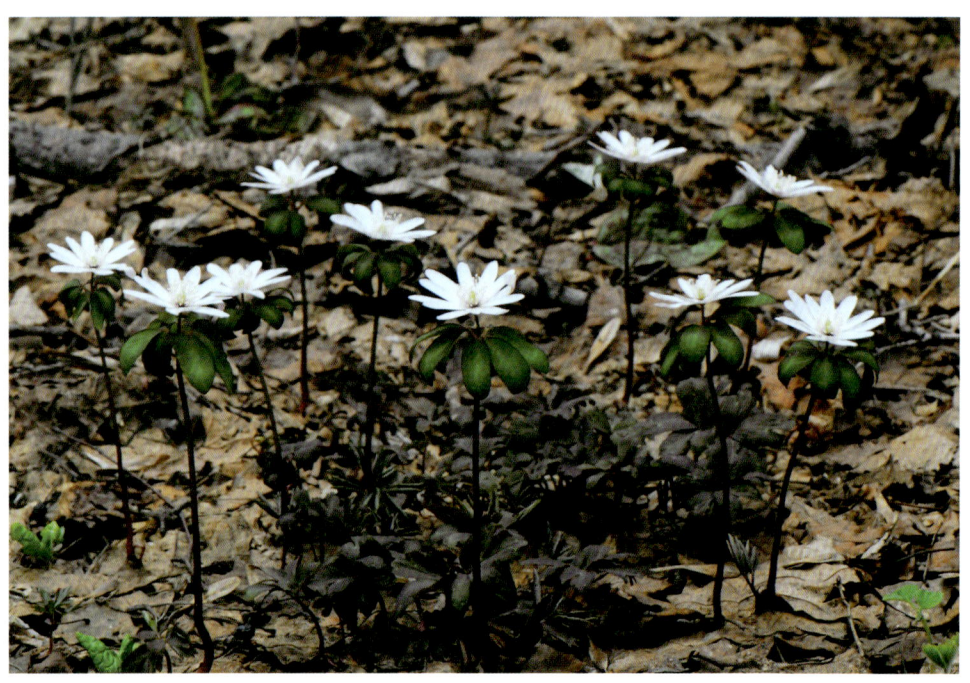

图 2-156-1　多被银莲花

【叶绿体基因组】　多被银莲花的叶绿体DNA为环状分子，其叶绿体基因组（GenBank登录号：NC041526.1）[3]总长度为160 493bp，具有保守的四分状结构，包括一个LSC区、一个SSC区和一对IR区，其长度分别为80 151bp、17 784bp和31 279bp（图2-156-2）。多被银莲花叶绿体基因组的整体G/C含量为37.62%。其IR区的G/C含量（41.90%）高于SSC区的G/C含量（30.87%）和LSC区的G/C含量（35.77%）。

*Anemone raddeana*

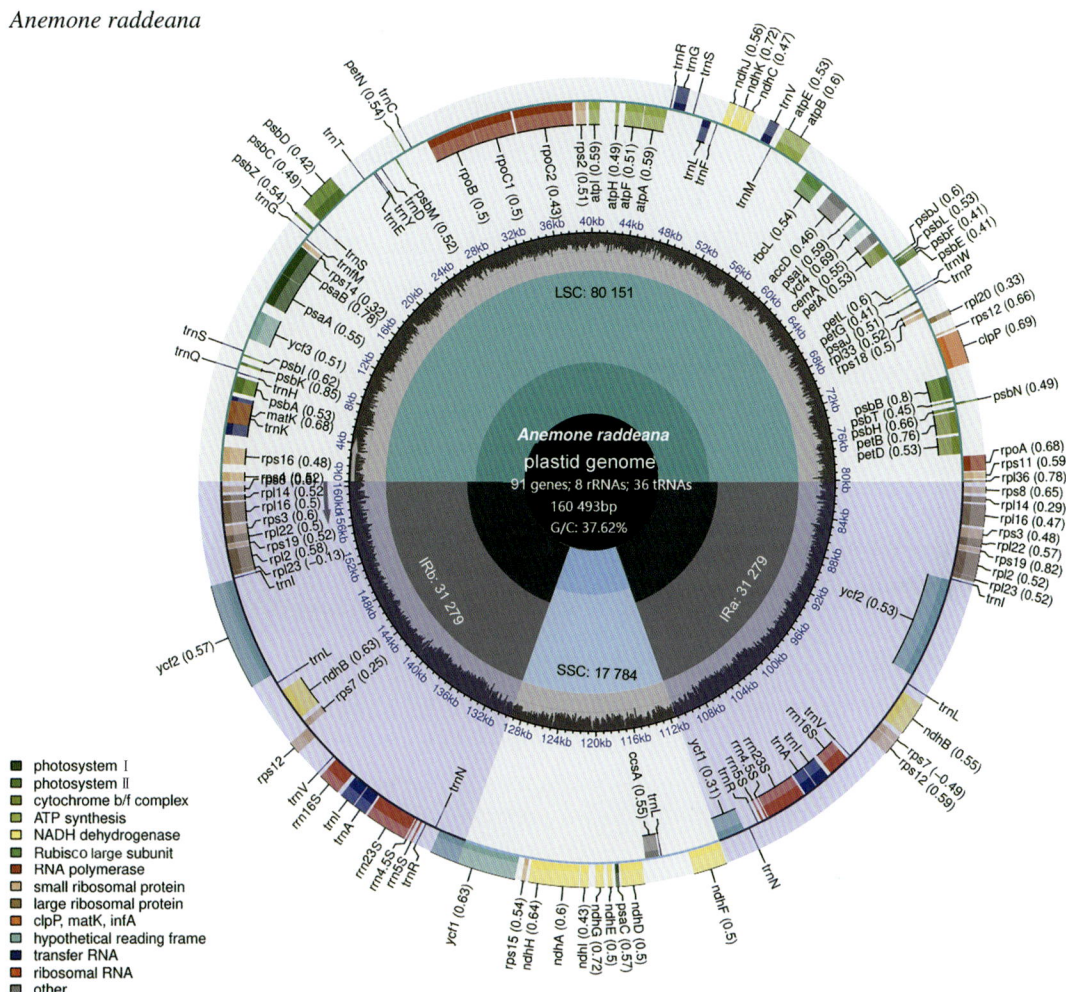

图 2-156-2 多被银莲花叶绿体基因组图谱

该图包括 6 个圆形轨道。自内向外的第一轨道表示分散重复序列，红色弧线表示直接重复序列，绿色弧线表示回文重复序列；自内向外的第二轨道上的蓝色柱状线条表示长串联重复序列，其重复单元碱基长度＞ 7；自内向外的第三轨道以不同颜色的柱状线条表示不同类型的短串联重复序列（微卫星序列），其中黑色表示复杂重复序列，绿色表示重复单元碱基长度为 1 的重复序列，黄色表示重复单元碱基长度为 2 的重复序列，紫色表示重复单元碱基长度为 3 的重复序列，蓝色表示重复单元碱基长度为 4 的重复序列，橙色表示重复单元碱基长度为 5 的重复序列，红色表示重复单元碱基长度为 6 的重复序列；自内向外的第四轨道上以不同色块表示 SSC 区、反向重复区 IRa 和 IRb、LSC 区，数字代表各相应区间的长度；自内向外的第五轨道表示 GC 含量；最外层第六轨道以不同色块表示不同功能的编码基因，功能分类详见图中左下角注释，基因名称后括号中的数字表示密码子使用偏差，轨道外侧的基因转录方向为顺时针方向，轨道内侧的基因转录方向为逆时针方向

【编码基因】 多被银莲花的叶绿体基因组共编码 135 个基因，其中独特基因 109 个，包括蛋白质编码基因 91 个（独特基因 77 个）、转运 RNA（transfer RNA，tRNA）编码基因 36 个（独特基因 28 个）、核糖体 RNA（ribosomal RNA，rRNA）编码基因 8 个（独特基因 4 个）（表 2-156-1）。其中 13 个蛋白质独特编码基因（*rpl14*、*rpl16*、*rpl2*、*rpl22*、 rpl23、rps12、rps3、rps7、rps8、rps19、ndhB、ycf1、ycf2)、8个tRNA独特编码基因(trnG-UCC、trnA-UGC、trnI-CAU、trnI-GAU、trnL-CAA、trnN-GUU、trnR-ACG、trnV-GAC)、4个rRNA独特编码基因(rrn23S、rrn16S、rrn4.5S、rrn5S)位于IR区。有12个蛋白质编码基因[rps16、rpoC1、atpF、petB、petD、rpl16(×2)、rpl2(×2)、ndhB(×2)、ndhA]各含有1个内含子(intron),4个蛋白质编码基因[ycf3、clpP、rps12(×2)]各含有2个内含子,8个tRNA编码基因[trnK-UUU、trnG-UCC、trnL-UAA、trnV-UAC、trnI-GAU(×2)、trnA-UGC(×2)]各含有1个内含子(表2-156-2)。多被银莲花叶绿体基因组中蛋白质编码区(coding sequence,CDS)的长度为81 636bp,占整个基因组长度的50.87%。rRNA基因的长度为9056bp,占整个基因组长度的5.64%。而tRNA基因的长度为2650bp,占整个基因组长度的1.65%。多被银莲花叶绿体基因组非编码区主要包括内含子和基因间区,其长度占整个基因组长度的41.84%。

表 2-156-1　多被银莲花叶绿体基因组基因列表

| 基因功能 | 基因分类 | 基因名称 |
| --- | --- | --- |
| rRNA | rRNA gene | rrn5S(×2)、rrn4.5S(×2)、rrn16S(×2)、rrn23S(×2) |
| tRNA | tRNA gene | 36 trn genes(8个基因各含有1个内含子) |
| 自我复制 | Large subunit of ribosome | rpl14(×2)、rpl16(×2)、rpl2(×2)、rpl20、rpl22(×2)、rpl23(×2)、rpl33、rpl36 |
|  | Small subunit of ribosome | rps11、rps12(×3)、rps14、rps15、rps16、rps18、rps19(×2)、rps2、rps3(×2)、rps4、rps7(×2)、rps8(×2) |
|  | DNA dependent RNA polymerase | rpoA、rpoB、rpoC1、rpoC2 |
| 光合作用 | Subunits of ATP synthase | atpA、atpB、atpE、atpF、atpH、atpI |
|  | Subunits of photosystem Ⅱ | psbA、psbB、psbC、psbD、psbE、psbF、psbH、psbI、psbJ、psbK、psbL、psbM、psbN、psbT、psbZ、ycf3 |
|  | Subunits of NADH-dehydrogenase | ndhA、ndhB(×2)、ndhC、ndhD、ndhE、ndhF、ndhG、ndhH、ndhI、ndhJ、ndhK |
|  | Subunits of cytochrome b/f complex | petA、petB、petD、petG、petL、petN |
|  | Subunits of photosystem Ⅰ | psaA、psaB、psaC、psaI、psaJ |
|  | Subunit of rubisco | rbcL |
| 其他功能 | Subunit of acetyl-CoA-carboxylase | accD |
|  | Protease | clpP |
|  | Maturase | matK |
|  | c-type cytochrome synthesis gene | ccsA |
|  | Envelop membrane protein | cemA |
| 未知功能 |  | ycf1(×2)、ycf2(×2)、ycf4 |

表 2-156-2　多被银莲花叶绿体基因内含子和外显子位置及长度

| 基因名称 | 基因编码序列所在链 | 起始位置 | 终点位置 | 长度（bp） | | | | |
|---|---|---|---|---|---|---|---|---|
| | | | | 第一外显子 | 第一内含子 | 第二外显子 | 第二内含子 | 第三外显子 |
| rps16 | + | 1197 | 2335 | 41 | 872 | 226 | | |
| trnK-UUU | + | 3163 | 5806 | 37 | 2572 | 35 | | |
| ycf3 | + | 9829 | 11825 | 124 | 728 | 230 | 762 | 153 |
| trnG-UCC | − | 17861 | 45659 | 48 | 27724 | 27 | | |
| rpoC1 | + | 31545 | 34344 | 432 | 757 | 1611 | | |
| atpF | + | 42382 | 43677 | 145 | 741 | 410 | | |
| trnL-UAA | + | 47803 | 48392 | 35 | 505 | 50 | | |
| trnV-UAC | − | 51971 | 52628 | 38 | 585 | 35 | | |
| rps12 | + | 70081 | 98867 | 114 | ND | 232 | 543 | 26 |
| clpP | − | 70357 | 72513 | 71 | 801 | 291 | 750 | 244 |
| petB | + | 75415 | 76844 | 5 | 782 | 643 | | |
| petD | + | 77053 | 78262 | 7 | 706 | 497 | | |
| rpl16 | − | 81600 | 82987 | 9 | 980 | 399 | | |
| rpl2 | − | 84740 | 86221 | 388 | 660 | 434 | | |
| ndhB | − | 94986 | 97219 | 775 | 701 | 758 | | |
| trnI-GAU | + | 102716 | 103736 | 37 | 949 | 35 | | |
| trnA-UGC | + | 103801 | 104688 | 38 | 815 | 35 | | |
| ndhA | − | 121206 | 123313 | 553 | 1016 | 539 | | |
| trnA-UGC | − | 135957 | 136844 | 38 | 815 | 35 | | |
| trnI-GAU | − | 136909 | 137929 | 37 | 949 | 35 | | |
| rps12 | + | 141778 | 142576 | ND | ND | 232 | 543 | 26 |
| ndhB | + | 143426 | 145659 | 775 | 701 | 758 | | |
| rpl2 | + | 154424 | 155905 | 388 | 660 | 434 | | |
| rpl16 | + | 157658 | 159045 | 9 | 980 | 399 | | |

注："+"表示正链；"−"表示负链；"ND"表示未确定

【重复序列】　在多被银莲花叶绿体基因组中,微卫星序列的类型以 A/T 为主,有 41 个；其次为 AT/AT 和 AAT/ATT,均有 4 个（表 2-156-3）。共发现 22 个串联重复序列,满足总长度大于 20bp 且重复单元之间的相似度 ≥ 90% 两个条件（表 2-156-4）。散在重复序列包括回文重复序列和正向重复序列。以 e-value 小于 1E–04 为阈值,多被银莲花叶绿体基因组散在重复序列包括 15 条回文重复序列、22 条正向重复序列（表 2-156-5）。

表 2-156-3　多被银莲花叶绿体基因组微卫星序列统计

| 重复单元类型 | 重复单元序列 |
|---|---|
| A/T | 41 |
| C/G | 3 |
| AT/AT | 4 |
| AAT/ATT | 4 |

表 2-156-4　多被银莲花叶绿体基因组串联重复序列统计

| 起点—终点 | 重复单元长度（bp） | 重复单元拷贝数 | 重复单元一致序列长度（bp） | 重复单元之间的相似度(%) | 插入缺失比例(%) | 分值 | 碱基个数 A | C | G | T | 熵（0—2） |
|---|---|---|---|---|---|---|---|---|---|---|---|
| 2909—2946 | 10 | 3.8 | 10 | 86 | 10 | 51 | 68 | 0 | 2 | 28 | 1.03 |
| 9451—9505 | 27 | 2.0 | 27 | 100 | 0 | 110 | 38 | 0 | 7 | 54 | 1.28 |
| 18051—18125 | 16 | 5.0 | 15 | 92 | 6 | 109 | 65 | 6 | 0 | 28 | 1.18 |
| 18045—18075 | 13 | 2.4 | 13 | 100 | 0 | 62 | 54 | 6 | 0 | 38 | 1.26 |
| 18064—18125 | 16 | 3.9 | 16 | 95 | 4 | 117 | 67 | 6 | 0 | 25 | 1.14 |
| 18650—18707 | 19 | 3.1 | 19 | 100 | 0 | 116 | 20 | 15 | 25 | 37 | 1.92 |
| 27945—27969 | 12 | 2.1 | 12 | 100 | 0 | 50 | 24 | 8 | 8 | 60 | 1.52 |
| 57433—57463 | 16 | 2.0 | 16 | 93 | 6 | 55 | 61 | 6 | 6 | 25 | 1.45 |
| 57726—57752 | 13 | 2.1 | 13 | 100 | 0 | 54 | 59 | 0 | 14 | 25 | 1.36 |
| 59707—59764 | 20 | 2.0 | 20 | 100 | 0 | 80 | 40 | 10 | 15 | 35 | 1.80 |
| 91844—91922 | 18 | 4.6 | 18 | 93 | 4 | 128 | 32 | 6 | 25 | 35 | 1.81 |
| 99678—99726 | 24 | 2.0 | 24 | 100 | 0 | 98 | 32 | 4 | 0 | 63 | 1.13 |
| 113848—113904 | 30 | 1.9 | 30 | 100 | 0 | 114 | 56 | 3 | 14 | 26 | 1.54 |
| 115364—115396 | 13 | 2.5 | 13 | 95 | 0 | 57 | 45 | 0 | 24 | 30 | 1.53 |
| 120484—120513 | 15 | 2.0 | 15 | 100 | 0 | 60 | 46 | 6 | 6 | 40 | 1.56 |
| 124603—124651 | 24 | 2.0 | 24 | 100 | 0 | 98 | 48 | 4 | 0 | 46 | 1.20 |
| 124606—124658 | 24 | 2.2 | 24 | 93 | 0 | 88 | 52 | 1 | 0 | 45 | 1.11 |
| 127438—127474 | 18 | 2.1 | 18 | 100 | 0 | 74 | 35 | 5 | 5 | 54 | 1.47 |
| 128103—128140 | 18 | 2.1 | 18 | 100 | 0 | 76 | 21 | 26 | 5 | 47 | 1.71 |
| 128989—129031 | 21 | 2.0 | 21 | 100 | 0 | 86 | 16 | 9 | 4 | 69 | 1.31 |
| 140919—140967 | 24 | 2.0 | 24 | 100 | 0 | 98 | 63 | 0 | 4 | 32 | 1.13 |
| 148723—148801 | 18 | 4.6 | 18 | 93 | 4 | 128 | 35 | 25 | 6 | 32 | 1.81 |

表 2-156-5　多被银莲花叶绿体基因组散在重复序列特征值

| 重复序列一长度（bp） | 重复单元一起点 | 重复类型 | 重复单元二长度（bp） | 重复单元二起点 | 重复单元间隔 | e-value |
|---|---|---|---|---|---|---|
| 67 | 23777 | D | 67 | 46592 | 0 | 3.33E-31 |
| 50 | 13378 | D | 50 | 15602 | 0 | 5.71E-21 |
| 56 | 124550 | D | 56 | 124630 | −2 | 1.93E-20 |

续表

| 重复序列一长度（bp） | 重复单元一起点 | 重复类型 | 重复单元二长度（bp） | 重复单元二起点 | 重复单元间隔 | $e$-value |
| --- | --- | --- | --- | --- | --- | --- |
| 54 | 118453 | P | 54 | 118453 | −2 | 2.88E−19 |
| 49 | 23898 | D | 49 | 46731 | −1 | 3.36E−18 |
| 49 | 91855 | D | 49 | 91873 | −1 | 3.36E−18 |
| 49 | 91855 | P | 49 | 148722 | −1 | 3.36E−18 |
| 49 | 91873 | P | 49 | 148740 | −1 | 3.36E−18 |
| 49 | 148722 | D | 49 | 148740 | −1 | 3.36E−18 |
| 39 | 10604 | P | 39 | 98906 | 0 | 2.40E−14 |
| 39 | 10604 | D | 39 | 141699 | 0 | 2.40E−14 |
| 39 | 18649 | D | 39 | 18668 | 0 | 2.40E−14 |
| 32 | 18063 | D | 32 | 18079 | 0 | 3.93E−10 |
| 35 | 59 | P | 35 | 108917 | −1 | 6.44E−10 |
| 35 | 59 | D | 35 | 131692 | −1 | 6.44E−10 |
| 30 | 8858 | D | 30 | 47019 | 0 | 6.28E−09 |
| 31 | 938 | D | 31 | 60539 | −1 | 1.46E−07 |
| 31 | 91855 | D | 31 | 91891 | −1 | 1.46E−07 |
| 31 | 91855 | P | 31 | 148722 | −1 | 1.46E−07 |
| 31 | 91891 | P | 31 | 148758 | −1 | 1.46E−07 |
| 31 | 148722 | D | 31 | 148758 | −1 | 1.46E−07 |
| 36 | 990 | D | 36 | 60585 | −3 | 2.96E−07 |
| 30 | 9448 | D | 30 | 9475 | −1 | 5.66E−07 |
| 30 | 113847 | D | 30 | 113877 | −1 | 5.66E−07 |
| 32 | 124602 | D | 32 | 124626 | −2 | 1.75E−06 |
| 34 | 2721 | P | 34 | 2727 | −3 | 3.97E−06 |
| 34 | 124666 | P | 34 | 124671 | −3 | 3.97E−06 |
| 31 | 99671 | D | 31 | 99695 | −2 | 6.57E−06 |
| 31 | 99671 | P | 31 | 140918 | −2 | 6.57E−06 |
| 31 | 99695 | P | 31 | 140942 | −2 | 6.57E−06 |
| 31 | 140918 | D | 31 | 140942 | −2 | 6.57E−06 |
| 30 | 109119 | D | 30 | 131495 | −2 | 2.46E−05 |
| 30 | 131495 | P | 30 | 131495 | −2 | 2.46E−05 |
| 32 | 8856 | P | 32 | 18974 | −3 | 5.26E−05 |
| 31 | 116728 | P | 31 | 116761 | −3 | 1.91E−04 |
| 30 | 17859 | D | 30 | 45611 | −3 | 6.89E−04 |
| 30 | 18974 | P | 30 | 47019 | −3 | 6.89E−04 |

注：P. palindromic repeat，回文重复序列；D. direct repeat，正向重复序列

【高可变区】 为了发现银莲花属物种间的高可变区,从 7 个银莲花属物种的叶绿体基因组中提取了 2240 个基因间区,采用 K2p(Kimura 2-parameter)模型计算基因间区的遗传距离,遗传距离最大的 30 个基因间区参见图 2-156-3。这 30 个基因间区的 K2p 平均值分布于 0.00～24.23。其中 *petD-rpoA*、*rpl33-rps18*、*rps16-trnK-UUU*、*trnF-GAA-ndhJ*、*trnL-UAA-trnF-GAA* 的 K2p 平均值较高,分别为 15.68、16.17、24.23、18.58、20.29。由此可见,银莲花属 7 个物种的叶绿体基因组在这 5 个区域的变异较大,这 5 个区域可作为潜在的分子标记开发区域。

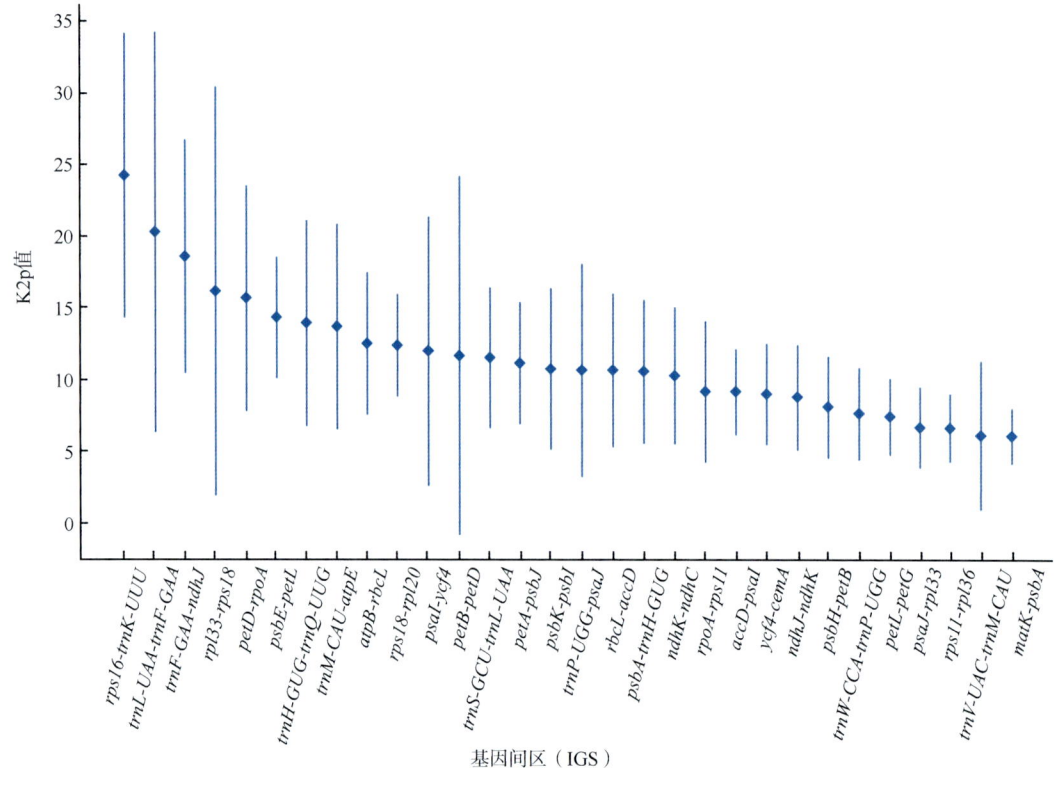

图 2-156-3 银莲花属物种基因间区的遗传距离分析结果

【系统发育】 使用 MAFFT 对来自银莲花属的 7 个物种[3, 4]和 1 个外类群物种 [互叶铁线莲(*Clematis alternata*)] 的 8 个叶绿体基因组中提取的 79 个共有蛋白质序列进行多重序列比对,使用 IQ-TREE 筛选得到最优的 HIVw 模型,并采用最大似然法(maximum likelihood method)构建进化树。结果显示,白头翁(*Anemone chinensis*)[4]、多被银莲花(*Anemone raddeana*)[3] 和大火草(*Anemone tomentosa*)[4]3 个物种聚为一支。川额獐耳细辛(*Anemone henryi*)、*Anemone maxima*、水仙银莲花(*Anemone narcissiflora*)和匙叶银莲花(*Anemone trullifolia*)4 个物种聚为一支。多被银莲花与大火草的亲缘关系最近(图 2-156-4)。

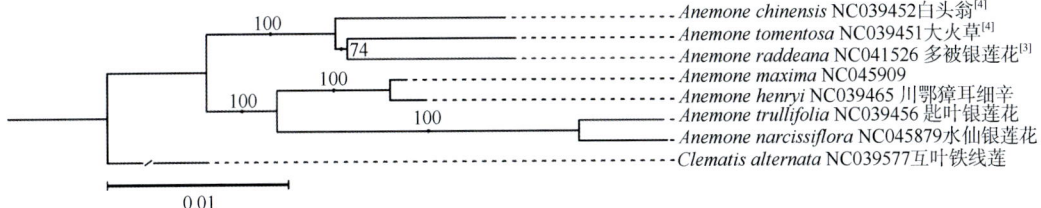

图 2-156-4　银莲花属植物系统发育进化分析

**【$K_A/K_S$ 选择压力分析】**　以图 2-156-4 的进化树作为参考，利用 Hyphy 软件中的 aBSREL 模型对蛋白质编码基因进行选择压力分析（表 2-156-6）。共发现 5 个银莲花属基因受到正向选择，即 ccsA、rps14、ndhI、rpl20、ndhF。在物种多被银莲花（A. raddeana）中，ccsA 基因被正向选择；在物种 A. maxima 中，ndhF 基因被正向选择；在物种白头翁（A. chinensis）中，ndhI 基因被正向选择；在物种水仙银莲花（A. narcissiflora）中，rpl20 和 rps14 基因被正向选择。这些基因的功能可能与物种适应温度相关。

表 2-156-6　银莲花属植物 $K_A/K_S$ 选择压力分析

| 物种 | 基因 | 优化的枝长 | LRT | p-value |
| --- | --- | --- | --- | --- |
| A. raddeana | ccsA | 0.0087 | 9.2476 | 0.0444 |
| A. maxima | ndhF | 0.0009 | 18.5259 | 0.0004 |
| A. chinensis | ndhI | 0.0067 | 58.6639 | 0.0000* |
| A. narcissiflora | rpl20 | 0.0039 | 15.7553 | 0.0017 |
|  | rps14 | 0.0039 | 12.0927 | 0.0105 |

注：LRT. likelihood ratio test，似然比检验；"*"表示值小于 0.0001

**【宏 DNA 条形码的发现及其 PCR 扩增引物设计】**　为了发现能够区分银莲花属下物种的宏 DNA 条形码序列及其 PCR 扩增引物，利用 ecoPrimers 对银莲花属植物叶绿体基因组序列进行分析。用于设计 PCR 扩增引物的保守区间见表 2-156-7。可以依据区间序列设计引物，使用这些引物对银莲花属 DNA 进行 PCR 扩增，对 PCR 产物进行桑格测序或高通量测序，通过序列比较和特征分析区分银莲花属的 7 个物种。

表 2-156-7　部分基于 ecoPrimers 发现的引物设计保守区间

| 编号 | 保守区间序列 | 物种拉丁名 | GenBank 序列号 | 保守区间序列起点—终点 |
| --- | --- | --- | --- | --- |
| 1 | TTATCTACTCCATCCGACTAGTTCCGGG TTCGAGTCCCGGGCAACCCATTAATC ATATGAAAACATGA | A. tomentosa | NC039451.1 | 5942—6072 |
|  |  | A. chinensis | NC039452.1 | 6059—6212 |
|  |  | A. trullifolia | NC039456.1 | 4684—4809 |
|  |  | A. henryi | NC039465.1 | 5705—5838 |
|  |  | A. raddeana | NC041526.1 | 5827—5960 |
|  |  | A. narcissiflora | NC045879.1 | 4653—4778 |
|  |  | A. maxima | NC045909.1 | 5238—5425 |

续表

| 编号 | 保守区间序列 | 物种拉丁名 | GenBank 序列号 | 保守区间序列起点—终点 |
| --- | --- | --- | --- | --- |
| 2 | GCGCGGGTTCAATTCCCGTCGTTCGCCCACTATAT | A. tomentosa | NC039451.1 | 7658—7777 |
| | | A. chinensis | NC039452.1 | 7797—7920 |
| | | A. trullifolia | NC039456.1 | 6380—6498 |
| | | A. henryi | NC039465.1 | 7411—7530 |
| | | A. raddeana | NC041526.1 | 7469—7585 |
| | | A. narcissiflora | NC045879.1 | 6366—6484 |
| | | A. maxima | NC045909.1 | 6972—7091 |
| 3 | CGGAAGGATTCGAACCTCCGAGTCGCGGGACCAAAACCCGTTGCCTTACCACTTGGCCACGCCCCATTTT | A. tomentosa | NC039451.1 | 7848—7998 |
| | | A. chinensis | NC039452.1 | 7991—8154 |
| | | A. trullifolia | NC039456.1 | 6569—6714 |
| | | A. henryi | NC039465.1 | 7601—7747 |
| | | A. raddeana | NC041526.1 | 7656—7806 |
| | | A. narcissiflora | NC045879.1 | 6555—6700 |
| | | A. maxima | NC045909.1 | 7162—7308 |
| 4 | GTAACTGCGTATTTGCAATACAGACG | A. tomentosa | NC039451.1 | 67666—67727 |
| | | A. chinensis | NC039452.1 | 68194—68260 |
| | | A. trullifolia | NC039456.1 | 65337—65402 |
| | | A. henryi | NC039465.1 | 65984—66046 |
| | | A. raddeana | NC041526.1 | 66638—66698 |
| | | A. narcissiflora | NC045879.1 | 66315—66378 |
| | | A. maxima | NC045909.1 | 67531—67594 |
| 5 | ATACATATATTACCAATTGGGTATTTT | A. tomentosa | NC039451.1 | 73591—73734 |
| | | A. chinensis | NC039452.1 | 73843—73985 |
| | | A. trullifolia | NC039456.1 | 70819—70969 |
| | | A. henryi | NC039465.1 | 71499—71662 |
| | | A. raddeana | NC041526.1 | 72196—72353 |
| | | A. narcissiflora | NC045879.1 | 71847—71997 |
| | | A. maxima | NC045909.1 | 73004—73151 |
| 6 | TTTGTAAGCCTACGTGGGTATTGAGCATTTACCTGTATGTAATTG | A. tomentosa | NC039451.1 | 78960—79100 |
| | | A. chinensis | NC039452.1 | 79275—79428 |
| | | A. trullifolia | NC039456.1 | 76199—76333 |
| | | A. henryi | NC039465.1 | 76872—77026 |
| | | A. raddeana | NC041526.1 | 77571—77684 |
| | | A. narcissiflora | NC045879.1 | 77233—77356 |
| | | A. maxima | NC045909.1 | 78367—78519 |

## 参 考 文 献

[1] 国家药典委员会. 中华人民共和国药典（2020年版）一部. 北京：中国医药科技出版社，2020：12-13.
[2] 刘雨，刘磊，田从魁，等. 银莲花属植物化学成分及药理作用研究进展. 中国中药杂志，2019，44（5）：912-919.
[3] Zhai W，Duan X，Zhang R，et al. Chloroplast genomic data provide new and robust insights into the phylogeny and evolution of the Ranunculaceae. Mol Phylogenet Evol，2019，135：12-21.
[4] Liu H，Jian H，Ding C，et al. Comparative analysis of complete chloroplast genomes of *Anemoclema*，*Anemone*，*Pulsatilla*，and *Hepatica* revealing structural variations among genera in Tribe Anemoneae（Ranunculaceae）. Frontiers in Plant Science，2018，9：1095-1097.

# 157 乌　　头

**【药材基本信息】**　乌头（Aconitum carmichaelii Debx.）为毛茛科乌头属药用植物[1]，其主根为川乌中药材，次根为附子中药材（图 2-157-1）。收载于《中国药典》（2020 年版）[2]。乌头分布于辽宁南部、陕西、甘肃、山东、江苏、安徽、浙江、江西、河南、湖北、湖南、广东北部、广西、四川、贵州、云南。主要栽培于四川，陕西、湖北、湖南、云南等地也有栽培。乌头以饱满、质地坚实、断面色白者为佳。乌头主要含有以下化学成分：乌头碱、次乌头碱、中乌头碱、塔拉胺、消旋去甲基衡州乌头碱、异塔拉定、附子宁碱、去甲猪毛菜碱等。川乌味辛、苦，性热；有大毒。归心、肝、肾、脾经。附子具有回阳救逆、补火助阳、散寒止痛的功效。用于亡阳虚脱、肢冷脉微、心阳不足、胸痹心痛、虚寒吐泻、脘腹冷痛、肾阳虚衰、阳痿宫冷、阴寒水肿、阳虚外感、寒湿痹痛。现代研究表明，乌头具有抗炎、镇痛、降血糖等作用[1, 2]。

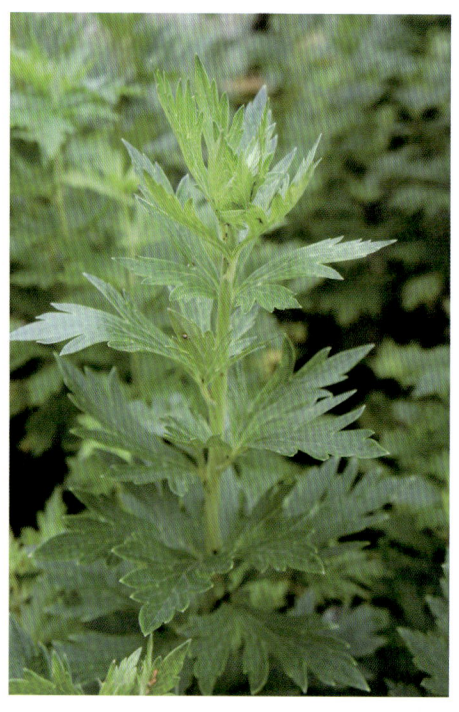

图 2-157-1　乌头

**【叶绿体基因组】**　乌头的叶绿体 DNA 为环状分子，其叶绿体基因组（GenBank 登录号：NC030761.1）[3] 总长度为 155 737bp，具有保守的四分状结构，包括一个 LSC 区、一个 SSC 区和一对 IR 区，其长度分别为 86 330bp、17 021bp 和 26 193bp（图 2-157-2）。乌头叶绿体基因组的整体 G/C 含量为 38.14%。其 IR 区的 G/C 含量（43.03%）高于 SSC 区的 G/C 含量（32.69%）和 LSC 区的 G/C 含量（36.25%）。

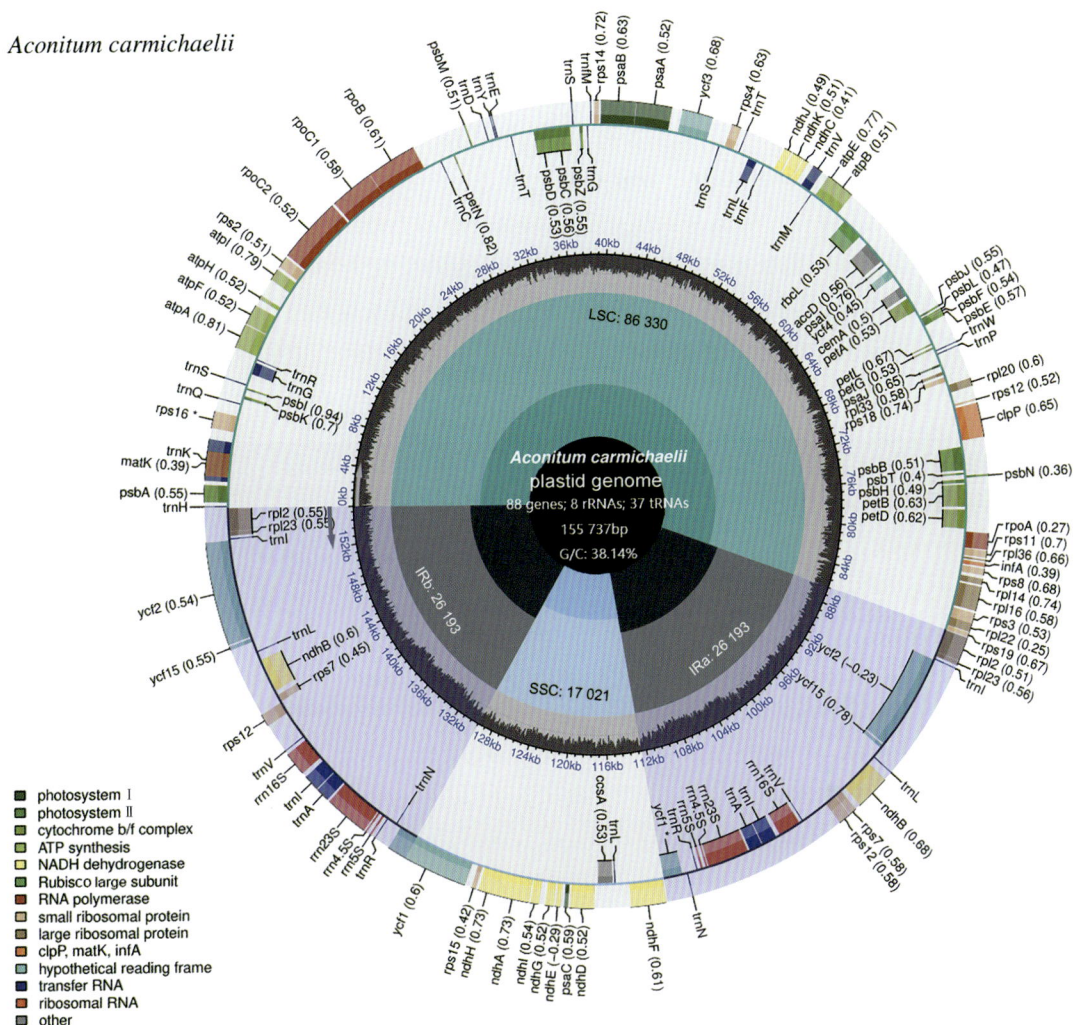

**图 2-157-2　乌头叶绿体基因组图谱**

该图包括 6 个圆形轨道。自内向外的第一轨道表示分散重复序列，红色弧线表示直接重复序列，绿色弧线表示回文重复序列；自内向外的第二轨道上的蓝色柱状线条表示长串联重复序列，其重复单元碱基长度 > 7；自内向外的第三轨道以不同颜色的柱状线条表示不同类型的短串联重复序列（微卫星序列），其中黑色表示复杂重复序列，绿色表示重复单元碱基长度为 1 的重复序列，黄色表示重复单元碱基长度为 2 的重复序列，紫色表示重复单元碱基长度为 3 的重复序列，蓝色表示重复单元碱基长度为 4 的重复序列，橙色表示重复单元碱基长度为 5 的重复序列，红色表示重复单元碱基长度为 6 的重复序列；自内向外的第四轨道上以不同色块表示 SSC 区、反向重复 IRa 和 IRb、LSC 区，数字代表相应区间的长度；自内向外的第五轨道表示 GC 含量；最外层第六轨道以不同色块表示不同功能的编码基因，功能分类详见图中左下角注释，基因名称后括号中的数字表示密码子使用偏差，轨道外侧的基因转录方向为顺时针方向，轨道内侧的基因转录方向为逆时针方向

【编码基因】　乌头的叶绿体基因组共编码 133 个基因，其中独特基因 113 个，包括蛋白质编码基因 88 个（独特基因 79 个）、转运 RNA（transfer RNA，tRNA）编码基因 37 个（独特基因 30 个）、核糖体 RNA（ribosomal RNA，rRNA）编码基因 8 个（独特

基因 4 个)(表 2-157-1)。其中 7 个蛋白质独特编码基因(*rpl2*、*rpl23*、*rps12*、*rps7*、*ndhB*、*ycf15*、*ycf2*)、7 个 tRNA 独特编码基因(*trnA-UGC*、*trnI-CAU*、*trnI-GAU*、*trnL-CAA*、*trnN-GUU*、*trnR-ACG*、*trnV-GAC*)、4 个 rRNA 独特编码基因(*rrn23S*、*rrn16S*、*rrn4.5S*、*rrn5S*)位于 IR 区。有 10 个蛋白质编码基因 [*atpF*、*rpoC1*、*petB*、*petD*、*rpl16*、*rpl2*(×2)、*ndhB*(×2)、*ndhA*] 各含有 1 个内含子(intron),4 个蛋白质编码基因 [*ycf3*、*clpP*、*rps12*(×2)] 各含有 2 个内含子,8 个 tRNA 编码基因 [*trnK-UUU*、*trnG-GCC*、*trnL-UAA*、*trnV-UAC*、*trnI-GAU*(×2)、*trnA-UGC*(×2)] 各含有 1 个内含子(表 2-157-2)。乌头叶绿体基因组中蛋白质编码区(coding sequence,CDS)的长度为 78 987bp,占整个基因组长度的 50.72%。rRNA 基因的长度为 9050bp,占整个基因组长度的 5.81%。而 tRNA 基因的长度为 2791bp,占整个基因组长度的 1.79%。乌头叶绿体基因组非编码区主要包括内含子和基因间区,其长度占整个基因组长度的 41.68%。

表 2-157-1 乌头叶绿体基因组基因列表

| 基因功能 | 基因分类 | 基因名称 |
| --- | --- | --- |
| rRNA | rRNA gene | *rrn5S*(×2)、*rrn4.5S*(×2)、*rrn16S*(×2)、*rrn23S*(×2) |
| tRNA | tRNA gene | 37 *trn* genes(8 个基因各含有 1 个内含子) |
| 自我复制 | Large subunit of ribosome | *rpl14*、*rpl16*、*rpl2*(×2)、*rpl20*、*rpl22*、*rpl23*(×2)、*rpl33*、*rpl36* |
| | Small subunit of ribosome | *rps11*、*rps12*(×3)、*rps14*、*rps15*、*rps16*、*rps18*、*rps19*、*rps2*、*rps3*、*rps4*、*rps7*(×2)、*rps8* |
| | DNA dependent RNA polymerase | *rpoA*、*rpoB*、*rpoC1*、*rpoC2* |
| 光合作用 | Subunits of ATP synthase | *atpA*、*atpB*、*atpE*、*atpF*、*atpH*、*atpI* |
| | Subunits of photosystem Ⅱ | *psbA*、*psbB*、*psbC*、*psbD*、*psbE*、*psbF*、*psbH*、*psbI*、*psbJ*、*psbK*、*psbL*、*psbM*、*psbN*、*psbT*、*psbZ*、*ycf3* |
| | Subunits of NADH-dehydrogenase | *ndhA*、*ndhB*(×2)、*ndhC*、*ndhD*、*ndhE*、*ndhF*、*ndhG*、*ndhH*、*ndhI*、*ndhJ*、*ndhK* |
| | Subunits of cytochrome b/f complex | *petA*、*petB*、*petD*、*petG*、*petL*、*petN* |
| | Subunits of photosystem Ⅰ | *psaA*、*psaB*、*psaC*、*psaI*、*psaJ* |
| 其他功能 | Subunit of rubisco | *rbcL* |
| | Subunit of acetyl-CoA-carboxylase | *accD* |
| | Protease | *clpP* |
| | Translational initiation factor | *infA* |
| | Maturase | *matK* |
| | c-type cytochrome synthesis gene | *ccsA* |
| | Envelop membrane protein | *cemA* |
| 未知功能 | | *ycf1*(×2)、*ycf2*(×2)、*ycf4*、*ycf15*(×2) |

表 2-157-2　乌头叶绿体基因内含子和外显子位置及长度

| 基因名称 | 基因编码序列所在链 | 起始位置 | 终点位置 | 长度（bp） | | | | |
|---|---|---|---|---|---|---|---|---|
| | | | | 第一外显子 | 第一内含子 | 第二外显子 | 第二内含子 | 第三外显子 |
| trnK-UUU | − | 1656 | 4249 | 37 | 2522 | 35 | | |
| trnG-GCC | + | 8897 | 9685 | 23 | 718 | 48 | | |
| atpF | − | 11665 | 12948 | 145 | 729 | 410 | | |
| rpoC1 | − | 20975 | 23784 | 432 | 767 | 1611 | | |
| ycf3 | − | 44432 | 46420 | 124 | 720 | 230 | 762 | 153 |
| trnL-UAA | + | 49499 | 50076 | 35 | 493 | 50 | | |
| trnV-UAC | − | 53410 | 54075 | 39 | 592 | 35 | | |
| rps12 | − | 71446 | 100512 | 114 | ND | 232 | 544 | 26 |
| clpP | − | 71716 | 73844 | 71 | 848 | 291 | 675 | 244 |
| petB | + | 76736 | 78180 | 6 | 797 | 642 | | |
| petD | + | 78388 | 79611 | 8 | 720 | 496 | | |
| rpl16 | − | 83132 | 84659 | 9 | 1120 | 399 | | |
| rpl2 | − | 86397 | 87883 | 388 | 665 | 434 | | |
| ndhB | − | 96630 | 98862 | 775 | 700 | 758 | | |
| trnI-GAU | + | 104473 | 105484 | 37 | 940 | 35 | | |
| trnA-UGC | + | 105549 | 106421 | 38 | 800 | 35 | | |
| ndhA | − | 121296 | 123395 | 553 | 1008 | 539 | | |
| trnA-UGC | − | 135647 | 136519 | 38 | 800 | 35 | | |
| trnI-GAU | − | 136584 | 137595 | 37 | 940 | 35 | | |
| rps12 | + | 141556 | 142355 | ND | ND | 232 | 544 | 26 |
| ndhB | + | 143206 | 145438 | 775 | 700 | 758 | | |
| rpl2 | + | 154185 | 155671 | 388 | 665 | 434 | | |

注："+"表示正链；"−"表示负链；"ND"表示未确定

【重复序列】　在乌头叶绿体基因组中，微卫星序列有 A/T、C/G 和 AT/AT 三种类型，各有 24 个、11 个和 1 个（表 2-157-3）。共发现 17 个串联重复序列，满足总长度大于 20bp 且重复单元之间的相似度 ≥ 90% 两个条件（表 2-157-4）。散在重复序列包括回文重复序列和正向重复序列。以 e-value 小于 1E–04 为阈值，乌头叶绿体基因组散在重复序列包括 7 条回文重复序列、6 条正向重复序列（表 2-157-5）。

表 2-157-3　乌头叶绿体基因组微卫星序列统计

| 重复单元类型 | 重复序列个数 |
|---|---|
| A/T | 24 |
| C/G | 11 |
| AT/AT | 1 |

表 2-157-4　乌头叶绿体基因组串联重复序列统计

| 起点—终点 | 重复单元长度（bp） | 重复单元拷贝数 | 重复单元一致序列长度（bp） | 重复单元之间的相似度（%） | 插入缺失比例（%） | 分值 | 碱基个数 A | C | G | T | 熵（0—2） |
|---|---|---|---|---|---|---|---|---|---|---|---|
| 4920—4946 | 13 | 2.1 | 13 | 100 | 0 | 54 | 37 | 7 | 7 | 48 | 1.59 |
| 5177—5214 | 19 | 2.0 | 19 | 94 | 0 | 67 | 42 | 2 | 10 | 44 | 1.52 |
| 8183—8220 | 19 | 2.0 | 19 | 100 | 0 | 76 | 57 | 10 | 15 | 15 | 1.64 |
| 13280—13317 | 20 | 1.9 | 20 | 100 | 0 | 76 | 31 | 5 | 28 | 34 | 1.80 |
| 23120—23159 | 20 | 2.0 | 20 | 100 | 0 | 80 | 40 | 15 | 20 | 25 | 1.90 |
| 27090—27131 | 21 | 2.0 | 21 | 90 | 0 | 66 | 28 | 9 | 28 | 33 | 1.88 |
| 48858—48905 | 23 | 2.1 | 23 | 96 | 0 | 87 | 58 | 4 | 8 | 29 | 1.46 |
| 67565—67600 | 17 | 2.1 | 17 | 94 | 0 | 63 | 30 | 16 | 2 | 50 | 1.60 |
| 69432—69475 | 19 | 2.4 | 19 | 92 | 3 | 72 | 63 | 2 | 0 | 34 | 1.07 |
| 70143—70177 | 18 | 1.9 | 18 | 94 | 0 | 61 | 11 | 34 | 5 | 48 | 1.63 |
| 73043—73068 | 13 | 2.0 | 13 | 100 | 0 | 52 | 38 | 0 | 7 | 53 | 1.30 |
| 81244—81291 | 24 | 2.0 | 24 | 91 | 0 | 78 | 25 | 33 | 16 | 25 | 1.96 |
| 94375—94414 | 15 | 2.7 | 15 | 96 | 0 | 71 | 40 | 10 | 32 | 17 | 1.83 |
| 125112—125143 | 16 | 2.0 | 16 | 100 | 0 | 64 | 62 | 18 | 0 | 18 | 1.33 |
| 128745—128769 | 12 | 2.1 | 12 | 100 | 0 | 50 | 48 | 24 | 0 | 28 | 1.52 |
| 147654—147693 | 15 | 2.7 | 15 | 96 | 0 | 71 | 17 | 32 | 10 | 40 | 1.83 |
| 148949—148995 | 18 | 2.6 | 18 | 93 | 0 | 76 | 34 | 27 | 4 | 34 | 1.77 |

表 2-157-5　乌头叶绿体基因组散在重复序列特征值

| 重复序列一长度（bp） | 重复单元一起点 | 重复类型 | 重复单元二长度（bp） | 重复单元二起点 | 重复单元间隔 | e-value |
|---|---|---|---|---|---|---|
| 52 | 40627 | D | 52 | 42851 | −3 | 2.01E−16 |
| 42 | 95114 | D | 42 | 146811 | 0 | 3.53E−16 |
| 39 | 45613 | D | 39 | 100551 | 0 | 2.26E−14 |
| 39 | 45613 | P | 39 | 141477 | 0 | 2.26E−14 |
| 30 | 8066 | P | 30 | 47360 | 0 | 5.92E−09 |
| 35 | 8010 | P | 35 | 8013 | −3 | 1.02E−06 |
| 33 | 8063 | D | 33 | 37391 | −3 | 1.36E−05 |
| 31 | 93070 | D | 31 | 93088 | −3 | 1.80E−04 |
| 31 | 93070 | P | 31 | 148948 | −3 | 1.80E−04 |
| 31 | 93088 | P | 31 | 148966 | −3 | 1.80E−04 |
| 31 | 148948 | D | 31 | 148966 | −3 | 1.80E−04 |
| 30 | 37394 | P | 30 | 47360 | −3 | 6.49E−04 |
| 30 | 76101 | P | 30 | 76134 | −3 | 6.49E−04 |

注：P. palindromic repeat，回文重复序列；D. direct repeat，正向重复序列

【高可变区】 为了发现乌头属物种间的高可变区，从18个物种的叶绿体基因组中提取了80个基因间区，采用K2p（Kimura 2-parameter）模型计算基因间区的遗传距离，遗传距离最大的30个基因间区参见图2-157-3。这30个基因间区的K2p平均值分布于0.00～56.28。其中 *psaC-ndhE*、*psbH-petB*、*rpl16-rps3* 的K2p平均值较高，分别为56.28、19.61、28.14。由此可见，乌头属18个物种的叶绿体基因组在这3个区域的变异较大，这3个区域可作为潜在的分子标记开发区域。

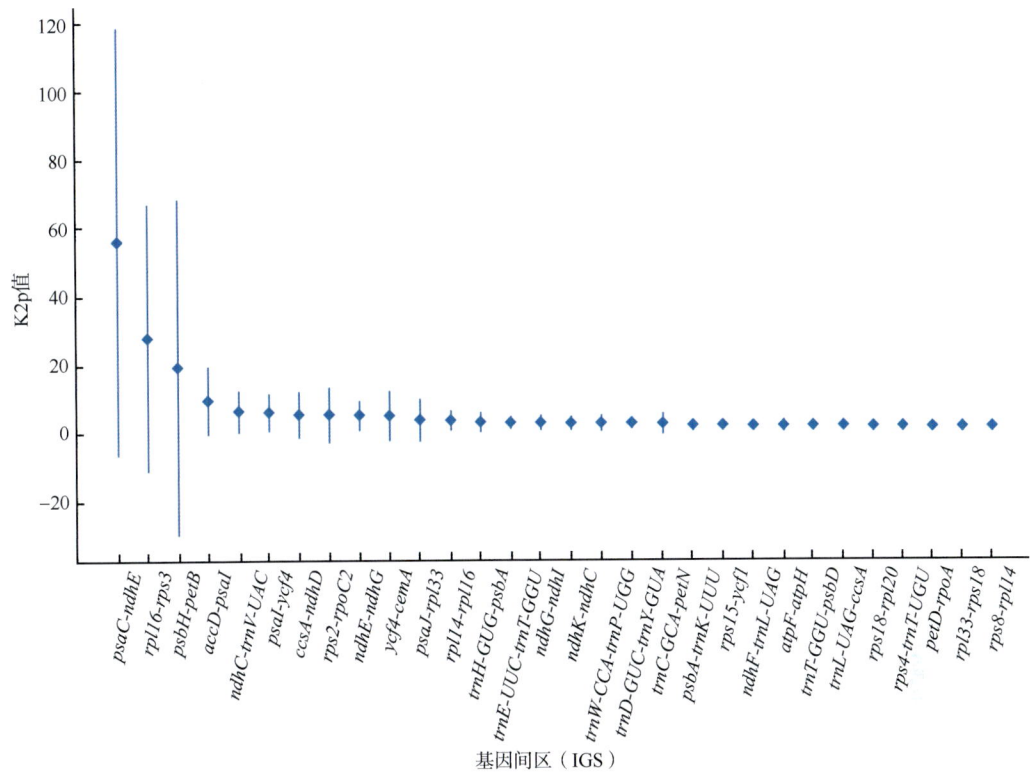

图 2-157-3 乌头属物种基因间区的遗传距离分析结果

【系统发育】 使用MAFFT对来自乌头属的18个物种[3-5]和1个外类群物种［飞燕草（*Consolida ajacis*）］的19个叶绿体基因组中提取的80个共有蛋白质序列进行多重序列比对，使用IQ-TREE筛选得到最优的JTT模型，并采用最大似然法（maximum likelihood method）构建进化树。结果显示，狭盔高乌头（*Aconitum angustius*）、赣皖乌头（*Aconitum finetianum*）、高帽乌头（*Aconitum longecassidatum*）、*Aconitum pseudolaeve* 和高乌头（*Aconitum sinomontanum*）5个物种聚为一支。随后，黄花乌头（*Aconitum coreanum*）[3]独立分化为一支，剩余12个物种又分为2支。*Aconitum austrokoreense*、乌头（*Aconitum carmichaelii*）[4]、卷毛蔓乌头（*Aconitum ciliare*）[5]、北乌头（*Aconitum kusnezoffii*）[4]、*Aconitum chiisanense* 和高山乌头（*Aconitum monanthum*）6个物种聚为一支。短柄乌头（*Aconitum brachypodum*）、苍山乌头（*Aconitum contortum*）、马耳山乌头（*Aconitum delavayi*）、西南乌头（*Aconitum episcopale*）、爪叶乌头（*Aconitum hemsleyanum*）、黄

草乌（*Aconitum vilmorinianum*）6 个物种聚为一支。乌头与卷毛蔓乌头和北乌头的亲缘关系最近（图 2-157-4）。

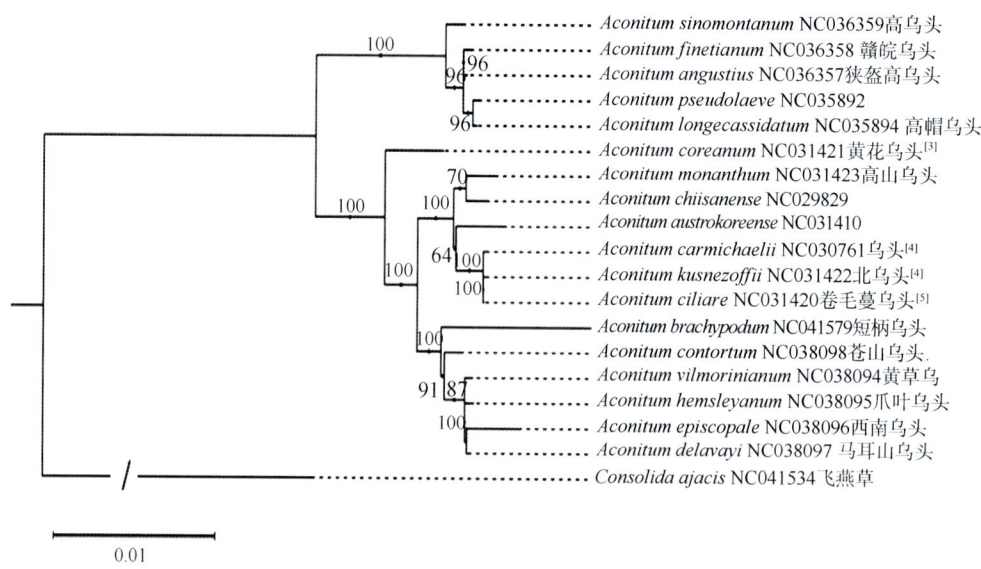

图 2-157-4　乌头属植物系统发育进化分析

【$K_A/K_S$ 选择压力分析】　以图 2-157-4 的进化树作为参考，利用 Hyphy 软件中的 aBSREL 模型对蛋白质编码基因进行选择压力分析。未发现有乌头属基因受到正向选择。

【宏 DNA 条形码的发现及其 PCR 扩增引物设计】　为了发现能够区分乌头属下物种的宏 DNA 条形码序列及其 PCR 扩增引物，利用 ecoPrimers 对乌头属植物叶绿体基因组序列进行分析。用于设计 PCR 扩增引物的保守区间见表 2-157-6。可以依据区间序列设计引物，使用这些引物对乌头属植物 DNA 进行 PCR 扩增，对 PCR 产物进行桑格测序或高通量测序，通过序列比较和特征分析区分乌头属的 18 个物种。

表 2-157-6　部分基于 ecoPrimers 发现的引物设计保守区间

| 编号 | 保守区间序列 | 物种拉丁名 | GenBank 序列号 | 保守区间序列起点—终点 |
| --- | --- | --- | --- | --- |
| 1 | CAGAAAACAAAGTGGTTTTTGTCCACCAA | A. chiisanense | NC029829.1 | 62403—62431 |
|  |  | A. carmichaelii | NC030761.1 | 62233—62261 |
|  |  | A. austrokoreense | NC031410.1 | 62219—62247 |
|  |  | A. ciliare | NC031420.1 | 62294—62322 |
|  |  | A. coreanum | NC031421.1 | 63466—63494 |
|  |  | A. kusnezoffii | NC031422.1 | 62240—62268 |
|  |  | A. monanthum | NC031423.1 | 62177—62205 |
|  |  | A. pseudolaeve | NC035892.1 | 62735—62763 |
|  |  | A. longecassidatum | NC035894.1 | 62764—62792 |
|  |  | A. angustius | NC036357.1 | 62702—62730 |

续表

| 编号 | 保守区间序列 | 物种拉丁名 | GenBank 序列号 | 保守区间序列起点—终点 |
|---|---|---|---|---|
| 1 | CAGAAAACAAAGTGGTTTTTGTCCACCAA | A. finetianum | NC036358.1 | 62684—62712 |
| | | A. sinomontanum | NC036359.1 | 64142—64170 |
| | | A. vilmorinianum | NC038094.1 | 62246—62274 |
| | | A. hemsleyanum | NC038095.1 | 62287—62315 |
| | | A. episcopale | NC038096.1 | 60687—60715 |
| | | A. delavayi | NC038097.1 | 62270—62298 |
| | | A. contortum | NC038098.1 | 62216—62244 |
| | | A. brachypodum | NC041579.1 | 62196—62224 |
| 2 | TTTTCATACTAGTAACAAGTATACTAA | A. chiisanense | NC029829.1 | 62403—62431 |
| | | A. carmichaelii | NC030761.1 | 62233—62261 |
| | | A. austrokoreense | NC031410.1 | 62219—62247 |
| | | A. ciliare | NC031420.1 | 62294—62322 |
| | | A. coreanum | NC031421.1 | 63466—63494 |
| | | A. kusnezoffii | NC031422.1 | 62240—62268 |
| | | A. monanthum | NC031423.1 | 62177—62205 |
| | | A. pseudolaeve | NC035892.1 | 62735—62763 |
| | | A. longecassidatum | NC035894.1 | 62764—62792 |
| | | A. angustius | NC036357.1 | 62702—62730 |
| | | A. finetianum | NC036358.1 | 62684—62712 |
| | | A. sinomontanum | NC036359.1 | 64142—64170 |
| | | A. vilmorinianum | NC038094.1 | 62246—62274 |
| | | A. hemsleyanum | NC038095.1 | 62287—62315 |
| | | A. episcopale | NC038096.1 | 60687—60715 |
| | | A. delavayi | NC038097.1 | 62270—62298 |
| | | A. contortum | NC038098.1 | 62216—62244 |
| | | A. brachypodum | NC041579.1 | 62196—62224 |
| 3 | AACAGTTCAGACTATAGAATTCATCTTTT | A. chiisanense | NC029829.1 | 62403—62431 |
| | | A. carmichaelii | NC030761.1 | 62233—62261 |
| | | A. austrokoreense | NC031410.1 | 62219—62247 |
| | | A. ciliare | NC031420.1 | 62294—62322 |
| | | A. coreanum | NC031421.1 | 63466—63494 |
| | | A. kusnezoffii | NC031422.1 | 62240—62268 |
| | | A. monanthum | NC031423.1 | 62177—62205 |
| | | A. pseudolaeve | NC035892.1 | 62735—62763 |
| | | A. longecassidatum | NC035894.1 | 62764—62792 |

续表

| 编号 | 保守区间序列 | 物种拉丁名 | GenBank 序列号 | 保守区间序列起点—终点 |
|---|---|---|---|---|
| 3 | AACAGTTCAGACTATAGAATTCATCTTTT | A. angustius | NC036357.1 | 62702—62730 |
| | | A. finetianum | NC036358.1 | 62684—62712 |
| | | A. sinomontanum | NC036359.1 | 64142—64170 |
| | | A. vilmorinianum | NC038094.1 | 62246—62274 |
| | | A. hemsleyanum | NC038095.1 | 62287—62315 |
| | | A. episcopale | NC038096.1 | 60687—60715 |
| | | A. delavayi | NC038097.1 | 62270—62298 |
| | | A. contortum | NC038098.1 | 62216—62244 |
| | | A. brachypodum | NC041579.1 | 62196—62224 |
| 4 | GTTTCATGGAAATATCAGATTGGAT | A. chiisanense | NC029829.1 | 62403—62431 |
| | | A. carmichaelii | NC030761.1 | 62233—62261 |
| | | A. austrokoreense | NC031410.1 | 62219—62247 |
| | | A. ciliare | NC031420.1 | 62294—62322 |
| | | A. coreanum | NC031421.1 | 63466—63494 |
| | | A. kusnezoffii | NC031422.1 | 62240—62268 |
| | | A. monanthum | NC031423.1 | 62177—62205 |
| | | A. pseudolaeve | NC035892.1 | 62735—62763 |
| | | A. longecassidatum | NC035894.1 | 62764—62792 |
| | | A. angustius | NC036357.1 | 62702—62730 |
| | | A. finetianum | NC036358.1 | 62684—62712 |
| | | A. sinomontanum | NC036359.1 | 64142—64170 |
| | | A. vilmorinianum | NC038094.1 | 62246—62274 |
| | | A. hemsleyanum | NC038095.1 | 62287—62315 |
| | | A. episcopale | NC038096.1 | 60687—60715 |
| | | A. delavayi | NC038097.1 | 62270—62298 |
| | | A. contortum | NC038098.1 | 62216—62244 |
| | | A. brachypodum | NC041579.1 | 62196—62224 |
| 5 | TAAAAATGCCAAAAAAGAAAGCATTCA | A. chiisanense | NC029829.1 | 62403—62431 |
| | | A. carmichaelii | NC030761.1 | 62233—62261 |
| | | A. austrokoreense | NC031410.1 | 62219—62247 |
| | | A. ciliare | NC031420.1 | 62294—62322 |
| | | A. coreanum | NC031421.1 | 63466—63494 |
| | | A. kusnezoffii | NC031422.1 | 62240—62268 |
| | | A. monanthum | NC031423.1 | 62177—62205 |
| | | A. pseudolaeve | NC035892.1 | 62735—62763 |

续表

| 编号 | 保守区间序列 | 物种拉丁名 | GenBank 序列号 | 保守区间序列起点—终点 |
|---|---|---|---|---|
| 5 | TAAAAATGCCAAAAAAGAAAGCATTCA | A. longecassidatum | NC035894.1 | 62764—62792 |
| | | A. angustius | NC036357.1 | 62702—62730 |
| | | A. finetianum | NC036358.1 | 62684—62712 |
| | | A. sinomontanum | NC036359.1 | 64142—64170 |
| | | A. vilmorinianum | NC038094.1 | 62246—62274 |
| | | A. hemsleyanum | NC038095.1 | 62287—62315 |
| | | A. episcopale | NC038096.1 | 60687—60715 |
| | | A. delavayi | NC038097.1 | 62270—62298 |
| | | A. contortum | NC038098.1 | 62216—62244 |
| | | A. brachypodum | NC041579.1 | 62196—62224 |

## 参 考 文 献

[1] 国家中医药管理局《中华本草》编委会. 中华本草. 第二册. 上海：上海科学技术出版社，1999.

[2] 国家药典委员会. 中华人民共和国药典（2020 年版）一部. 北京：中国医药科技出版社，2020：40.

[3] Inkyu P，Wook-Jin K，Sungyu Y，et al. The complete chloroplast genome sequence of *Aconitum coreanum* and *Aconitum carmichaelii* and comparative analysis with other *Aconitum* species. PLoS One，2017，12（9）：e0184357.

[4] Yang J，Zeng X，Guo S. Characterization of the complete chloroplast genome of the perennial herb *Aconitum carmichaelii*（Ranunculales：Ranunculaceae）. Conservation Genetics Resources，2018，10：605-608.

[5] Chen X，Li Q，Li Y，et al. Chloroplast genome of *Aconitum barbatum* var. *puberulum*（Ranunculaceae）derived from CCS reads using the PacBio RS platform. Frontiers in Plant Science，2015，6（42）：1-9.

# 158 骏 枣

**【药材基本信息】** 骏枣（Ziziphus jujuba Mill.）又称红枣、枣子，为鼠李科枣属药用植物[1]，其干燥成熟果实为中药材大枣（图2-158-1）。秋季果实成熟时采收，晒干。收载于《中国药典》（2020年版）[2]。枣树为我国分布最广的果树之一，除黑龙江、西藏外，各省份均有栽培，以黄河流域各省份及新疆产量较大[1]。商品药材来自栽培。主产于山东、河北、河南、山西、陕西等地。以色红、肉厚、饱满、核小、油润者为佳[3]。大枣主要含有三萜（如白桦脂酸、齐墩果酸、熊果酸等）、黄酮、核苷（如环磷酸腺苷和环磷酸鸟苷）、糖及脂肪酸等化学成分[4, 5]。大枣味甘，性温。归脾、胃、心经。具有补中益气、养血安神的功效。临床被用于辅助治疗轻度失眠、肝炎、早期肝硬化等。现代研究表明，大枣具有调节免疫、抗氧化、抗衰老、改善造血功能和红细胞能量代谢、保肝降脂、抗肿瘤等作用。骏枣为鲜食、干食果品，还可用作保健食品。枣树根具有调经止血、祛风止痛、补脾止泻的功效。枣树皮具有涩肠止泻、镇咳止血等功效。枣叶具有清热解毒的功效，也可制茶。枣核具有解毒敛疮的功效[6]。

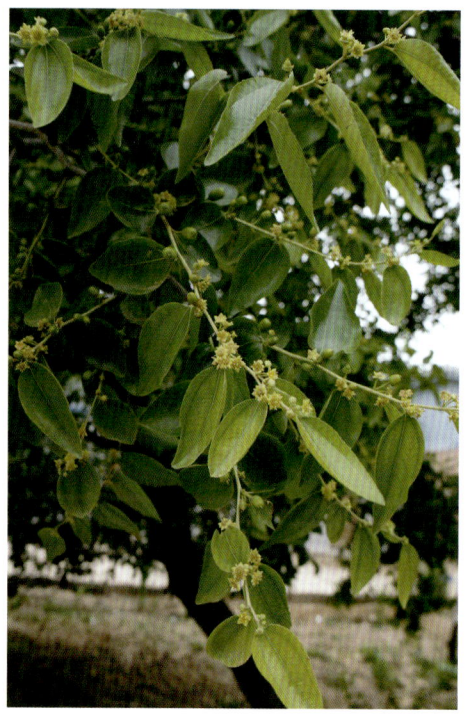

图 2-158-1　骏枣

【叶绿体基因组】 骏枣的叶绿体 DNA 为环状分子,其叶绿体基因组（GenBank 登录号：KX266829.1）总长度为 161 215bp,具有保守的四分状结构,包括一个 LSC 区、一个 SSC 区和一对 IR 区,其长度分别为 88 974bp、19 369bp 和 26 436bp（图 2-158-2）。骏枣叶绿体基因组的整体 G/C 含量为 36.78%。其 IR 区的 G/C 含量（38.85%）高于 SSC 区的 G/C 含量（30.81%）和 LSC 区的 G/C 含量（34.58%）。

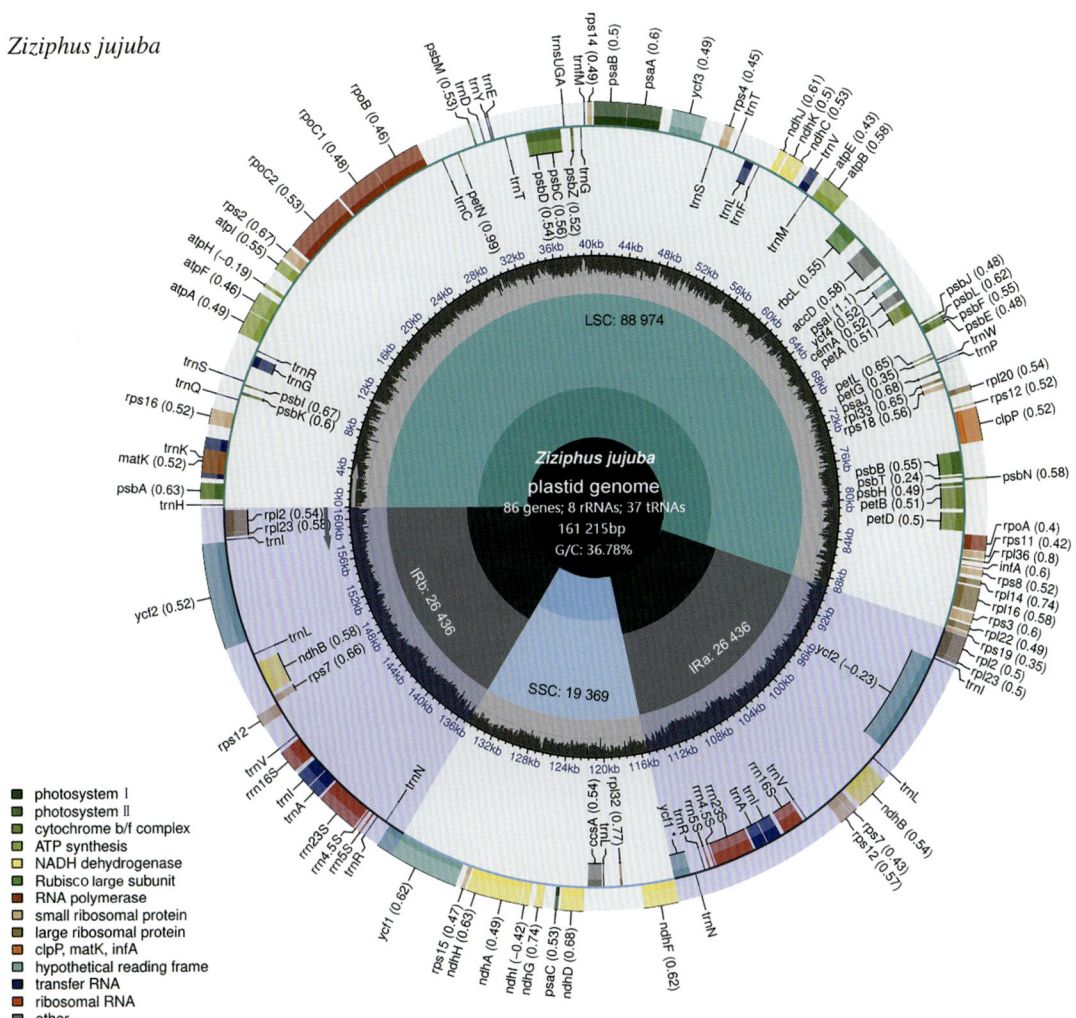

图 2-158-2 骏枣叶绿体基因组图谱

该图包括 6 个圆形轨道。自内向外的第一轨道表示分散重复序列,红色弧线表示直接重复序列,绿色弧线表示回文重复序列;自内向外的第二轨道上的蓝色柱状线条表示长串联重复序列,其重复单元碱基长度＞7;自内向外的第三轨道以不同颜色的柱状线条表示不同类型的短串联重复序列（微卫星序列）,其中黑色表示复杂重复序列,绿色表示重复单元碱基长度为 1 的重复序列,黄色表示重复单元碱基长度为 2 的重复序列,紫色表示重复单元碱基长度为 3 的重复序列,蓝色表示重复单元碱基长度为 4 的重复序列,橙色表示重复单元碱基长度为 5 的重复序列,红色表示重复单元碱基长度为 6 的重复序列;自内向外的第四轨道上以不同色块表示 SSC 区、反向重复区 IRa 和 IRb、LSC 区,数字代表相应区间的长度;自内向外的第五轨道表示 GC 含量;最外层第六轨道以不同色块表示不同功能的编码基因,功能分类详见图中左下角注释,基因名称后括号中的数字表示密码子使用偏差,轨道外侧的基因转录方向为顺时针方向,轨道内侧的基因转录方向为逆时针方向

【编码基因】 骏枣的叶绿体基因组共编码 131 个基因，其中独特基因 112 个，包括蛋白质编码基因 86 个（独特基因 78 个）、转运 RNA（transfer RNA，tRNA）编码基因 37 个（独特基因 30 个）、核糖体 RNA（ribosome RNA，rRNA）编码基因 8 个（独特基因 4 个）（表 2-158-1）。其中 7 个蛋白质独特编码基因（rps2、rps23、ycf2、ndhB、rps7、rps12、ycf1）、7 个 tRNA 独特编码基因（trnI-CAU、trnL-CAA、trnV-GAC、trnI-GAU、trnA-UGC、trnR-ACG、trnN-GUU）、4 个 rRNA 独特编码基因（rrn16S、rrn23S、rrn4.5S、rrn5S）位于 IR 区。有 11 个蛋白质编码基因 [atpF、ndhA、ndhB（×2）、petB、petD、rps16、rpl2（×2）、rpl16、rpoC1] 各含有 1 个内含子，3 个蛋白质编码基因 [clpP、rps12（×2）] 各含有 2 个内含子，8 个 tRNA 编码基因 [trnA-UGC（×2）、trnG-GCC、trnI-GAU（×2）、trnK-UUU、trnL-UAA、trnV-UAC] 各含有 1 个内含子（表 2-158-2）。骏枣叶绿体基因组中蛋白质编码区（coding sequence，CDS）的长度为 79 701bp，占整个基因组长度的 49.44%。rRNA 基因的长度为 9048bp，占整个基因组长度的 5.61%。而 tRNA 基因的长度为 10 703bp，占整个基因组长度的 6.64%。骏枣叶绿体基因组非编码区主要包括内含子和基因间区，其长度占整个基因组长度的 38.31%。

表 2-158-1 骏枣叶绿体基因组基因列表

| 基因功能 | 基因分类 | 基因名称 |
| --- | --- | --- |
| rRNA | rRNA genes | rrn16S（×2）、rrn23S（×2）、rrn5S（×2）、rrn4.5S（×2） |
| tRNA | tRNA genes | 37 trn genes（8 个基因各含有 1 个内含子） |
| 自我复制 | Large subunit of ribosome | rpl14、rpl16、rpl2（×3）、rpl20、rpl22、rpl23（×2）、rpl32、rpl33、rpl36 |
|  | DNA dependent RNA polymerase | rpoA、rpoB、rpoC1、rpoC2 |
|  | Small subunit of ribosome | rps11、rps12（×2）、rps14、rps15、rps16、rps18、rps19、rps2、rps3、rps4、rps7（×2）、rps8 |
| 光合作用 | Subunits of ATP synthase | atpA、atpB、atpE、atpF、atpH、atpI |
|  | Subunits of photosystem Ⅱ | psbA、psbB、psbC、psbD、psbE、psbF、psbH、psbI、psbJ、psbK、psbL、psbM、psbN、psbT、psbZ、ycf3 |
|  | Subunits of NADH-dehydrogenase | ndhA、ndhB（×2）、ndhC、ndhD、ndhF、ndhG、ndhH、ndhI、ndhJ、ndhK |
|  | Subunits of cytochrome b/f complex | petA、petB、petD、petG、petL、petN |
|  | Subunits of photosystem Ⅰ | psaA、psaB、psaC、psaI、psaJ |
|  | Subunit of rubisco | rbcL |
| 其他功能 | Subunit of acetyl-CoA-carboxylase | accD |
|  | c-type cytochrome synthesis gene | ccsA |
|  | Envelop membrane protein | cemA |
|  | Translational initiation factor | infA |
|  | Protease | clpP |
|  | Maturase | matK |
| 未知功能 |  | ycf1（×2）、ycf2（×2）、ycf4 |

表 2-158-2　骏枣叶绿体基因内含子和外显子位置及长度

| 基因名称 | 基因编码序列所在链 | 起点位置 | 终点位置 | 长度（bp） | | | | |
|---|---|---|---|---|---|---|---|---|
| | | | | 第一外显子 | 第一内含子 | 第二外显子 | 第二内含子 | 第三外显子 |
| trnK-UUU | – | 1927 | 4542 | 37 | 2544 | 35 | | |
| rps16 | – | 5383 | 6391 | 41 | 886 | 82 | | |
| trnG-GCC | + | 9793 | 10560 | 23 | 697 | 48 | | |
| atpF | – | 13062 | 14367 | 145 | 751 | 410 | | |
| rpoC1 | – | 22379 | 25201 | 434 | 774 | 1615 | | |
| trnL-UAA | + | 51103 | 51755 | 37 | 566 | 50 | | |
| trnV-UAC | – | 55175 | 55846 | 39 | 596 | 37 | | |
| rps12 | – | 73949 | 102830 | 114 | ND | 232 | 538 | 26 |
| clpP | – | 74248 | 76437 | 71 | 898 | 291 | 689 | 241 |
| petB | + | 79341 | 80803 | 6 | 815 | 642 | | |
| petD | + | 81069 | 82304 | 8 | 753 | 475 | | |
| rpl16 | – | 85860 | 87374 | 9 | 1107 | 399 | | |
| rpl2 | – | 89131 | 90640 | 391 | 685 | 434 | | |
| ndhB | – | 99755 | 101967 | 775 | 680 | 758 | | |
| trnI-GAU | + | 107435 | 108453 | 42 | 942 | 35 | | |
| trnA-UGC | + | 108518 | 109392 | 38 | 802 | 35 | | |
| ndhA | – | 125888 | 128239 | 553 | 1260 | 539 | | |
| trnA-UGC | – | 140798 | 141672 | 38 | 802 | 35 | | |
| trnI-GAU | – | 141737 | 142755 | 42 | 942 | 35 | | |
| rps12 | + | 146592 | 147385 | ND | ND | 232 | 538 | 26 |
| ndhB | + | 148223 | 150435 | 775 | 680 | 758 | | |
| rpl2 | + | 159550 | 161059 | 391 | 685 | 434 | | |

注："+"表示正链；"–"表示负链；"ND"表示未确定。

【重复序列】　在骏枣叶绿体基因组中，微卫星序列的类型以 A/T 为主，有 63 个；其次为 AT/AT 类型，有 3 个（表 2-158-3）。共发现 64 个串联重复序列，满足总长度在 20bp 以上且重复单元之间的相似度 ≥ 90% 两个条件（表 2-158-4）。散在重复序列包括回文重复序列和正向重复序列。以 *e*-value 小于 1E–04 为阈值，骏枣叶绿体基因组散在重复序列（interspersed repeat sequence）包括 14 条回文重复序列、18 条正向重复序列（表 2-158-5）。

表 2-158-3　骏枣叶绿体基因组微卫星序列统计

| 重复单元类型 | 重复序列个数 |
|---|---|
| A/T | 63 |
| C/G | 1 |
| AT/AT | 3 |
| AAT/ATT | 1 |

表 2-158-4　骏枣叶绿体基因组串联重复序列统计

| 起点—终点 | 重复单元长度（bp） | 重复单元拷贝数 | 重复单元一致序列长度（bp） | 重复单元之间的相似度（%） | 插入缺失比例（%） | 分值 | 碱基个数 A | C | G | T | 熵（0—2） |
|---|---|---|---|---|---|---|---|---|---|---|---|
| 61—96 | 18 | 2.0 | 18 | 94 | 0 | 63 | 41 | 0 | 11 | 47 | 1.39 |
| 232—261 | 7 | 4.1 | 7 | 91 | 8 | 51 | 56 | 16 | 0 | 26 | 1.40 |
| 233—262 | 15 | 2.0 | 15 | 100 | 0 | 60 | 53 | 20 | 0 | 26 | 1.46 |
| 7212—7238 | 14 | 1.9 | 14 | 100 | 0 | 54 | 29 | 14 | 0 | 55 | 1.40 |
| 8933—8958 | 13 | 2.0 | 13 | 100 | 0 | 52 | 53 | 7 | 7 | 30 | 1.57 |
| 9331—9364 | 17 | 2.0 | 17 | 100 | 0 | 68 | 76 | 0 | 0 | 23 | 0.79 |
| 9559—9588 | 15 | 2.0 | 15 | 100 | 0 | 60 | 53 | 6 | 13 | 26 | 1.64 |
| 10635—10673 | 17 | 2.3 | 17 | 95 | 0 | 69 | 41 | 5 | 2 | 51 | 1.38 |
| 11055—11091 | 17 | 2.3 | 17 | 90 | 9 | 60 | 35 | 10 | 0 | 54 | 1.36 |
| 11086—11131 | 17 | 2.6 | 18 | 93 | 6 | 85 | 45 | 0 | 0 | 54 | 0.99 |
| 11404—11446 | 22 | 2.0 | 22 | 90 | 0 | 68 | 46 | 0 | 9 | 44 | 1.35 |
| 13942—13971 | 15 | 2.0 | 15 | 93 | 0 | 51 | 33 | 13 | 10 | 43 | 1.77 |
| 14514—14547 | 17 | 2.0 | 17 | 100 | 0 | 68 | 41 | 11 | 17 | 29 | 1.85 |
| 15396—15437 | 20 | 2.1 | 20 | 95 | 0 | 75 | 35 | 19 | 11 | 33 | 1.88 |
| 28691—28731 | 22 | 1.9 | 22 | 90 | 5 | 66 | 41 | 17 | 9 | 31 | 1.82 |
| 29988—30019 | 15 | 2.1 | 15 | 94 | 0 | 55 | 34 | 0 | 3 | 62 | 1.11 |
| 30598—30641 | 21 | 2.1 | 21 | 100 | 0 | 88 | 40 | 4 | 9 | 45 | 1.56 |
| 34469—34494 | 13 | 2.0 | 13 | 100 | 0 | 52 | 53 | 15 | 7 | 23 | 1.67 |
| 39056—39082 | 9 | 3.0 | 9 | 100 | 0 | 54 | 55 | 11 | 0 | 33 | 1.35 |
| 39243—39268 | 13 | 2.0 | 13 | 100 | 0 | 52 | 76 | 7 | 0 | 15 | 0.99 |
| 47393—47421 | 15 | 1.9 | 15 | 100 | 0 | 58 | 58 | 0 | 0 | 41 | 0.98 |
| 49758—49788 | 15 | 2.1 | 15 | 93 | 0 | 53 | 48 | 0 | 6 | 45 | 1.28 |
| 49861—49901 | 16 | 2.7 | 15 | 92 | 7 | 73 | 63 | 4 | 4 | 26 | 1.35 |
| 50871—50904 | 17 | 2.0 | 17 | 100 | 0 | 68 | 29 | 5 | 11 | 52 | 1.61 |
| 51381—51464 | 28 | 3.0 | 28 | 100 | 0 | 168 | 39 | 14 | 10 | 35 | 1.81 |
| 52579—52608 | 15 | 2.0 | 15 | 100 | 0 | 60 | 6 | 13 | 26 | 53 | 1.64 |
| 53392—53424 | 16 | 2.1 | 16 | 100 | 0 | 66 | 18 | 0 | 12 | 69 | 1.18 |
| 55014—55047 | 17 | 1.9 | 18 | 94 | 5 | 61 | 47 | 5 | 5 | 41 | 1.52 |
| 55138—55175 | 18 | 2.1 | 18 | 100 | 0 | 76 | 23 | 0 | 21 | 55 | 1.44 |
| 60779—60820 | 21 | 2.0 | 21 | 100 | 0 | 84 | 28 | 4 | 4 | 61 | 1.36 |
| 63015—63042 | 12 | 2.3 | 12 | 100 | 0 | 56 | 25 | 14 | 0 | 60 | 1.34 |
| 63043—63075 | 17 | 1.9 | 17 | 93 | 0 | 57 | 48 | 0 | 0 | 51 | 1.00 |
| 63067—63101 | 18 | 1.9 | 18 | 100 | 0 | 70 | 25 | 5 | 5 | 62 | 1.40 |
| 64761—64794 | 17 | 2.0 | 17 | 100 | 0 | 68 | 47 | 23 | 5 | 23 | 1.73 |
| 67173—67204 | 15 | 2.1 | 15 | 100 | 0 | 64 | 6 | 6 | 6 | 81 | 0.99 |

续表

| 起点—终点 | 重复单元长度（bp） | 重复单元拷贝数 | 重复单元一致序列长度（bp） | 重复单元之间的相似度（%） | 插入缺失比例（%） | 分值 | 碱基个数 A | C | G | T | 熵（0—2） |
|---|---|---|---|---|---|---|---|---|---|---|---|
| 70101—70147 | 23 | 2.0 | 23 | 100 | 0 | 94 | 21 | 8 | 17 | 53 | 1.70 |
| 72071—72102 | 15 | 2.1 | 15 | 100 | 0 | 64 | 65 | 6 | 0 | 28 | 1.16 |
| 72204—72242 | 21 | 1.9 | 21 | 94 | 5 | 71 | 30 | 23 | 10 | 35 | 1.88 |
| 78877—78912 | 18 | 2.0 | 18 | 100 | 0 | 72 | 38 | 11 | 11 | 38 | 1.76 |
| 80886—80919 | 17 | 2.0 | 17 | 100 | 0 | 68 | 29 | 5 | 35 | 29 | 1.81 |
| 85278—85311 | 11 | 2.9 | 12 | 91 | 8 | 61 | 44 | 14 | 8 | 32 | 1.76 |
| 87245—87269 | 11 | 2.3 | 11 | 100 | 0 | 50 | 28 | 8 | 8 | 56 | 1.57 |
| 87252—87285 | 17 | 2.0 | 17 | 100 | 0 | 68 | 29 | 11 | 5 | 52 | 1.61 |
| 89675—89714 | 20 | 2.0 | 20 | 95 | 0 | 71 | 37 | 10 | 2 | 50 | 1.50 |
| 93475—93499 | 12 | 2.1 | 12 | 100 | 0 | 50 | 44 | 0 | 24 | 32 | 1.54 |
| 96312—96373 | 18 | 3.4 | 18 | 100 | 0 | 124 | 32 | 4 | 27 | 35 | 1.78 |
| 98580—98619 | 20 | 2.0 | 20 | 100 | 0 | 80 | 40 | 20 | 15 | 25 | 1.90 |
| 103841—103867 | 12 | 2.2 | 12 | 100 | 0 | 54 | 7 | 7 | 0 | 85 | 0.75 |
| 104393—104425 | 11 | 3.1 | 11 | 91 | 4 | 50 | 33 | 0 | 15 | 51 | 1.43 |
| 105259—105311 | 25 | 2.1 | 25 | 100 | 0 | 106 | 18 | 15 | 18 | 47 | 1.83 |
| 105394—105425 | 16 | 2.0 | 16 | 100 | 0 | 64 | 31 | 37 | 6 | 25 | 1.81 |
| 112613—112678 | 32 | 2.1 | 32 | 97 | 0 | 123 | 40 | 24 | 9 | 25 | 1.84 |
| 118113—118143 | 15 | 2.1 | 15 | 100 | 0 | 62 | 54 | 6 | 12 | 25 | 1.62 |
| 118148—118177 | 15 | 2.0 | 15 | 100 | 0 | 60 | 46 | 13 | 0 | 40 | 1.43 |
| 134203—134232 | 16 | 1.9 | 16 | 93 | 6 | 53 | 26 | 6 | 13 | 53 | 1.64 |
| 137512—137577 | 32 | 2.1 | 32 | 97 | 0 | 123 | 25 | 9 | 24 | 40 | 1.84 |
| 144765—144796 | 16 | 2.0 | 16 | 100 | 0 | 64 | 25 | 6 | 37 | 31 | 1.81 |
| 144879—144931 | 25 | 2.1 | 25 | 100 | 0 | 106 | 47 | 18 | 15 | 18 | 1.83 |
| 145765—145797 | 11 | 3.1 | 11 | 91 | 4 | 50 | 51 | 15 | 0 | 33 | 1.43 |
| 146323—146349 | 12 | 2.2 | 12 | 100 | 0 | 54 | 85 | 0 | 7 | 7 | 0.75 |
| 151571—151610 | 20 | 2.0 | 20 | 100 | 0 | 80 | 25 | 15 | 20 | 40 | 1.90 |
| 153817—153878 | 18 | 3.4 | 18 | 100 | 0 | 124 | 35 | 27 | 4 | 32 | 1.78 |
| 156691—156715 | 12 | 2.1 | 12 | 100 | 0 | 50 | 32 | 24 | 0 | 44 | 1.54 |
| 160476—160515 | 20 | 2.0 | 20 | 95 | 0 | 71 | 50 | 2 | 10 | 37 | 1.50 |

表 2-158-5　骏枣叶绿体基因组散在重复序列特征值

| 重复单元一长度（bp） | 重复单元一起点 | 重复类型 | 重复单元二长度（bp） | 重复单元二起点 | 重复单元间隔 | e-value |
|---|---|---|---|---|---|---|
| 56 | 51380 | D | 56 | 51408 | 0 | 1.41E-24 |
| 44 | 96311 | D | 44 | 96329 | 0 | 2.36E-17 |
| 44 | 96311 | P | 44 | 153816 | 0 | 2.36E-17 |

续表

| 重复单元一长度（bp） | 重复单元一起点 | 重复类型 | 重复单元二长度（bp） | 重复单元二起点 | 重复单元间隔 | $e$-value |
| --- | --- | --- | --- | --- | --- | --- |
| 44 | 96329 | P | 44 | 153834 | 0 | 2.36E−17 |
| 44 | 153816 | D | 44 | 153834 | 0 | 2.36E−17 |
| 39 | 46619 | D | 39 | 103637 | 0 | 2.42E−14 |
| 39 | 46619 | P | 39 | 146513 | 0 | 2.42E−14 |
| 41 | 46616 | D | 41 | 126463 | −3 | 4.35E−10 |
| 38 | 103637 | D | 38 | 126466 | −2 | 6.12E−10 |
| 38 | 126466 | P | 38 | 146514 | −2 | 6.12E−10 |
| 34 | 112612 | D | 34 | 112644 | −1 | 2.53E−09 |
| 34 | 112612 | P | 34 | 137511 | −1 | 2.53E−09 |
| 34 | 112644 | P | 34 | 137543 | −1 | 2.53E−09 |
| 34 | 137511 | D | 34 | 137543 | −1 | 2.53E−09 |
| 30 | 8628 | P | 30 | 48695 | 0 | 6.34E−09 |
| 32 | 69553 | D | 32 | 69562 | −1 | 3.80E−08 |
| 33 | 121509 | P | 33 | 121545 | −2 | 4.71E−07 |
| 35 | 45427 | D | 35 | 79853 | −3 | 1.09E−06 |
| 35 | 46620 | P | 35 | 80093 | −3 | 1.09E−06 |
| 35 | 80093 | P | 35 | 103638 | −3 | 1.09E−06 |
| 35 | 80093 | D | 35 | 146516 | −3 | 1.09E−06 |
| 32 | 105258 | D | 32 | 105283 | −2 | 1.77E−06 |
| 32 | 105258 | P | 32 | 144874 | −2 | 1.77E−06 |
| 32 | 105283 | P | 32 | 144899 | −2 | 1.77E−06 |
| 32 | 144874 | D | 32 | 144899 | −2 | 1.77E−06 |
| 33 | 51375 | D | 33 | 51431 | −3 | 1.46E−05 |
| 33 | 61957 | D | 33 | 62068 | −3 | 1.46E−05 |
| 30 | 114887 | D | 30 | 135272 | −2 | 2.48E−05 |
| 32 | 93891 | D | 32 | 93912 | −3 | 5.31E−05 |
| 32 | 93891 | P | 32 | 156245 | −3 | 5.31E−05 |
| 32 | 93912 | P | 32 | 156266 | −3 | 5.31E−05 |
| 32 | 156245 | D | 32 | 156266 | −3 | 5.31E−05 |

注：P. palindromic repeat，回文重复序列；D. direct repeat，正向重复序列

【高可变区】 为了发现枣属的高可变区，从7个物种的叶绿体基因组中提取了96个基因间区，采用K2p（Kimura 2-parameter）模型计算基因间区的遗传距离，遗传距离最大的30个基因间区参见图2-158-3。这30个基因间区的K2p平均值分布于1.41～13.90。其中 accD-psaI、trnR-UCU-atpA、trnH-GUG-psbA、ndhF-rpl32、rps15-ycf1、rps8-rpl14、 *atpB-rbcL*、*ccsA-ndhD*、*rps2-rpoC2*、*rpl22-rps19*、*trnT-UGU-trnL-UAA*、*trnL-UAG-ccsA*、*rpl33-rps18*、*rps16-trnQ-UUG* 的 K2p 平均值较高，分别为 13.90、12.48、5.54、5.00、4.24、4.21、3.37、3.33、3.32、2.73、2.26、2.11、2.06、2.03。由此可见，枣属 7 个物种的叶绿体基因组在这 14 个区域的变异较大，这 14 个区域可作为潜在的分子标记开发区域。

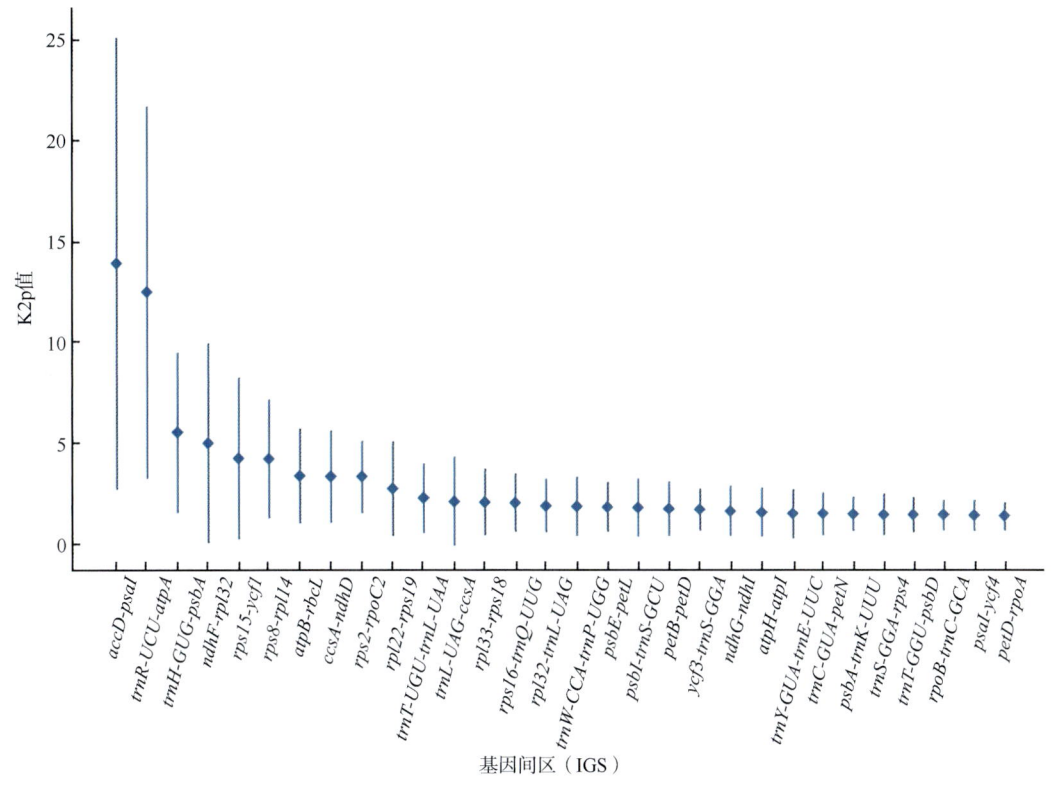

图 2-158-3　枣属物种基因间区的遗传距离分析结果

【系统发育】　使用 MAFFT 对来自枣属的 7 个物种[7-10]和 1 个外类群物种 [*Berchemia berchemiifolia*[11]（勾儿茶属）] 的 8 个叶绿体基因组中提取的 74 个共有蛋白质序列进行多重序列比对，使用 IQ-TREE 筛选得到最优的 JTT+F+I 模型，并采用最大似然法（maximum likelihood method）构建进化树。结果显示，骏枣（*Ziziphus jujuba* cv. Junzao）[7]、酸枣（*Ziziphus jujuba* var. *spinosa*）[7]、冬枣（*Ziziphus jujuba* cv. Dongzao）[8]及金丝小枣（*Ziziphus jujuba* cv. Jinsixiaozao）[9]聚为一支。印度枣（*Ziziphus incurva*）[10]、滇刺枣（*Ziziphus mauritiana*）[7]和 *Ziziphus spina-christi*[7]聚为一支。骏枣和酸枣的亲缘关系最近，和滇刺枣及 *Ziziphus spina-christi* 的亲缘关系相对较远（图 2-158-4）。

【$K_A/K_S$ 选择压力分析】　以图 2-158-4 的进化树作为参考，利用 Hyphy 软件中的 aBSREL 模型对蛋白质编码基因进行选择压力分析（表 2-158-6）。共发现 4 个枣属基因受到正向选择，即 *accD*、*ccsA*、*psaJ*、*rps16*。在物种 *Z. spina-christi* 中，*accD* 基因被正向选择；在物种骏枣（*Z. jujuba* cv. Junzao）中，*ccsA* 基因被正向选择；在物种印度枣

（*Z. incurva*）中，*psaJ*、*rps16* 基因被正向选择。这些基因的功能可能与枣属植物适应高海拔、高紫外辐射、低温环境等相关。

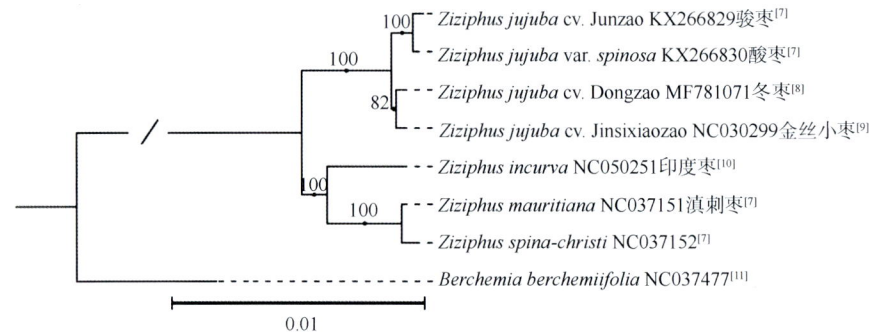

图 2-158-4　枣属植物系统发育进化分析

表 2-158-6　枣属植物 $K_A/K_S$ 选择压力分析

| 物种 | 基因 | 优化的枝长 | LRT | *p*-value |
| --- | --- | --- | --- | --- |
| Z. spina-christi | accD | 0.0006 | 80.4954 | 0.0000* |
| Z. jujuba cv. Junzao | ccsA | 0.0004 | 10.4291 | 0.0019 |
| Z. incurva | psaJ | 0.0044 | 9.9676 | 0.0024 |
|  | rps16 | 0.0044 | 30.5670 | 0.0000* |

注：LRT. likelihood ratio test，似然比检验；"*" 表示值小于 0.0001

【宏 DNA 条形码的发现及其 PCR 扩增引物设计】　为了发现能够区分枣属下物种的宏 DNA 条形码序列及其 PCR 扩增引物，利用 ecoPrimers 对枣属植物叶绿体基因组序列进行分析。用于设计 PCR 扩增引物的保守区间见表 2-158-7。可以依据区间序列设计引物，使用这些引物对枣属植物 DNA 进行 PCR 扩增，对 PCR 产物进行桑格测序或高通量测序，通过序列比较和特征分析区分枣属的 7 个物种。

表 2-158-7　部分基于 ecoPrimers 发现的引物设计保守区间

| 编号 | 保守区间序列 | 物种拉丁名 | GenBank 序列号 | 保守区间序列起点—终点 |
| --- | --- | --- | --- | --- |
| 1 | AAAAAAATTCTAAAAATTAGAGGGAGGGGTCAAACTTATTGTATTTGTGTATTTGTTTTGTAAATTTTGTTTATATTTATATAAATATGAAATAAATATGTATTATAAATTATAT | Z. jujuba cv. Junzao | KX266829.1 | 38945—38975 |
|  |  | Z. jujuba var. spinosa | KX266830.1 | 38924—38954 |
|  |  | Z. jujuba cv. Dongzao | MF781071.1 | 39060—39090 |
|  |  | Z. jujuba cv. Jinsixiaozao | NC030299.1 | 38744—38774 |
|  |  | Z. mauritiana | NC037151.1 | 38901—38931 |
|  |  | Z. spina-christi | NC037152.1 | 38953—38983 |
|  |  | Z. incurva | NC050251.1 | 38923—38953 |

续表

| 编号 | 保守区间序列 | 物种拉丁名 | GenBank 序列号 | 保守区间序列起点—终点 |
|---|---|---|---|---|
| 2 | GATGCGGATATAGTCGAATGGTAAAATTTCTCTTTGCCAAGGAGAAGATGCGGGTTCGATTCCCGCTATCCGCCCGGAATAAT | *Z. jujuba* cv. Junzao | KX266829.1 | 39346—39428 |
| | | *Z. jujuba* var. *spinosa* | KX266830.1 | 39324—39406 |
| | | *Z. jujuba* cv. Dongzao | MF781071.1 | 39269—39351 |
| | | *Z. jujuba* cv. Jinsixiaozao | NC030299.1 | 39145—39227 |
| | | *Z. mauritiana* | NC037151.1 | 39301—39383 |
| | | *Z. spina-christi* | NC037152.1 | 39353—39435 |
| | | *Z. incurva* | NC050251.1 | 39328—39410 |
| 3 | TTTTCATTCTGTGTTGGAATAGAAACTGATTAGTAGGCGAGATTTTACGAAAAAAGGTTCTTCATATTCATACGAGAAAAC | *Z. jujuba* cv. Junzao | KX266829.1 | 60884—60964 |
| | | *Z. jujuba* var. *spinosa* | KX266830.1 | 60869—60949 |
| | | *Z. jujuba* cv. Dongzao | MF781071.1 | 60812—60892 |
| | | *Z. jujuba* cv. Jinsixiaozao | NC030299.1 | 60710—60790 |
| | | *Z. mauritiana* | NC037151.1 | 60824—60904 |
| | | *Z. spina-christi* | NC037152.1 | 60876—60956 |
| | | *Z. incurva* | NC050251.1 | 60787—60867 |
| 4 | TATTTTATCATATATAGAGAAGAGATACTCCGGATTCTCGCAAGGGATAATCACTTTTTTTTTTCAGTATCTACTTGTTATTAGTTAATAATCCTAGCGATTGGATTTATATGCTTATTCTGATCGGAATATTCAAATGATTTTTATCAAATGACTATTCATTTATTGTATTTTCATGTAAATAGGGGCAAGAAAGCTCTATGGAAAAATGTCGGTTCGATT | *Z. jujuba* cv. Junzao | KX266829.1 | 61091—61312 |
| | | *Z. jujuba* var. *spinosa* | KX266830.1 | 61206—61311 |
| | | *Z. jujuba* cv. Dongzao | MF781071.1 | 61150—61255 |
| | | *Z. jujuba* cv. Jinsixiaozao | NC030299.1 | 61047—61152 |
| | | *Z. mauritiana* | NC037151.1 | 61148—61253 |
| | | *Z. spina-christi* | NC037152.1 | 61202—61307 |
| | | *Z. incurva* | NC050251.1 | 61114—61219 |
| 5 | AAGATAGGGGTTGGGTTATTAAACATTTCGATGTATTTTATTCCATGTATAAAATTTCGGATGACGAAAAAAAAA | *Z. jujuba* cv. Junzao | KX266829.1 | 118517—118582 |
| | | *Z. jujuba* var. *spinosa* | KX266830.1 | 118481—118546 |
| | | *Z. jujuba* cv. Dongzao | MF781071.1 | 118762—118827 |
| | | *Z. jujuba* cv. Jinsixiaozao | NC030299.1 | 118718—118783 |
| | | *Z. mauritiana* | NC037151.1 | 118744—118809 |
| | | *Z. spina-christi* | NC037152.1 | 118823—118888 |
| | | *Z. incurva* | NC050251.1 | 118344—118409 |
| 6 | ACCATATTGTTTATGTTGCTAGTAATATT | *Z. jujuba* cv. Junzao | KX266829.1 | 118839—118867 |
| | | *Z. jujuba* var. *spinosa* | KX266830.1 | 118801—118829 |
| | | *Z. jujuba* cv. Dongzao | MF781071.1 | 119082—119110 |
| | | *Z. jujuba* cv. Jinsixiaozao | NC030299.1 | 119035—119063 |
| | | *Z. mauritiana* | NC037151.1 | 119069—119097 |
| | | *Z. spina-christi* | NC037152.1 | 119142—119170 |
| | | *Z. incurva* | NC050251.1 | 118451—118479 |

## 参 考 文 献

[1] 国家中医药管理局《中华本草》编委会. 中华本草. 第五册. 上海：上海科学技术出版社，1999：256-260.

[2] 国家药典委员会. 中华人民共和国药典（2020年版）一部. 北京：中国医药科技出版社，2020：23.

[3] 付建鑫，邵家威，王瑞华，等. 我国枣的资源分布及保健功能. 中国果菜，2019，39（7）：22-28+36.

[4] 张玲，丁卫英，韩基明，等. 不同品种枣粉的化学成分和电子舌分析. 食品工业，2020，41（11）：169-172.

[5] 王成，何伟忠，庄宇，等. 新疆骏枣中15种成分的营养质量分析. 食品工业科技，2017，38（22）：291-295.

[6] 赵子丹，张艳，杨春霞，等. 枣中主要营养成分及其功能特性研究进展. 宁夏农林科技，2019，60（12）：81-84.

[7] Huang J，Chen R H，Li X G. Comparative analysis of the complete chloroplast genome of four known *Ziziphus* species. Genes（Basel），2017，8（12）：340.

[8] Gao C M，Gao Y C，Liu X H. The complete genome of *Ziziphus jujuba* cv. Dongzao，an economic crop in Yellow River Delta of China. Mitochondrial DNA Part B：Resources，2017，2（2）：692-693.

[9] Ma Q Y，Li S X，Bi C W，et al. Complete chloroplast genome sequence of a major economic species，*Ziziphus jujuba*（Rhamnaceae）. Curr Genet，2017，63（1）：117-129.

[10] Wang Y，Hao J B，Yuan X L，et al. The complete chloroplast genome sequence of *Ziziphus incurva*. Mitochondrial DNA Part B：Resources，2019，4（2）：3465-3466.

[11] Cheon K S，Kim K A，Yoo K O. The complete chloroplast genome sequence of *Berchemia berchemiifolia*（Rhamnaceae）. Mitochondrial DNA Part B：Resources，2018，3（1）：133-134.

# 159 酸 枣

【**药材基本信息**】 酸枣 [*Ziziphus jujuba* var. *spinosa*（Bunge）Hu ex H. F. Chou] 又称山枣仁、枣仁，为鼠李科枣属药用植物[1]，其干燥成熟种子为酸枣仁中药材（图 2-159-1）。收载于《中国药典》（2020 年版）[2]。酸枣分布于辽宁、河北、北京、天津、山西、内蒙古、陕西、甘肃、山东、江苏、安徽、河南、湖北、四川、宁夏等省份。商品药材多来自野生，主产于河北、山西、陕西等省。以粒大、饱满、有光泽、外皮红棕色、种仁黄白者为佳[1, 3]。酸枣仁主要含有三萜类（如酸枣仁皂苷 A、酸枣仁皂苷 B、白桦脂酸等）、黄酮类（如斯皮诺素、酸枣黄素等）、异喹啉类、环肽生物碱类、核苷类及脂肪酸类等化学成分。酸枣仁味甘、酸，性平。归肝、胆、心经。具有养心补肝、宁心安神、敛汗、生津的功效。现代研究表明，酸枣仁具有镇静催眠、抗惊厥、抗焦虑、增强记忆、降压、防治动脉粥样硬化及增强免疫的作用。酸枣仁临床被用于治疗失眠、高血压等疾病，还可用作保健品。酸枣肉具有止血止泻的功效；酸枣花，又称棘刺花，具有敛疮、明目的功效；酸枣树皮具有敛疮生肌、解毒止血的功效[4, 5]。

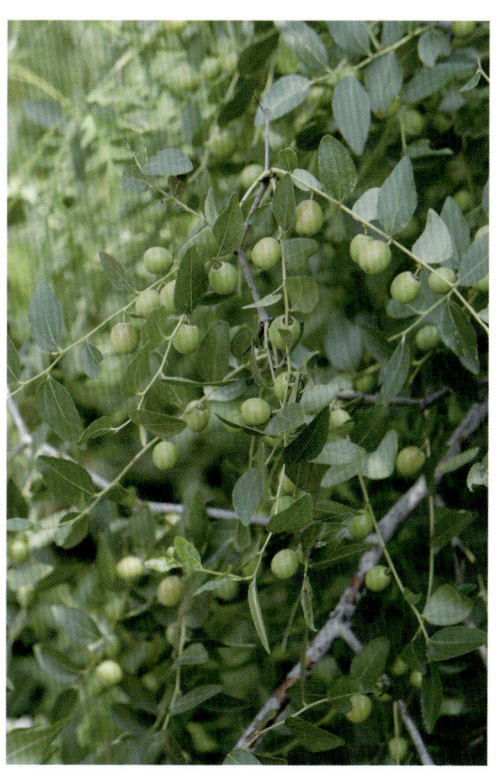

图 2-159-1　酸枣

【叶绿体基因组】 酸枣的叶绿体 DNA 为环状分子，其叶绿体基因组（GenBank 登录号：KX266830.1）总长度为 161 211bp，具有保守的四分状结构，包括一个 LSC 区、一个 SSC 区和一对 IR 区，其长度分别为 88 897bp、19 356bp 和 26 479bp（图 2-159-2）。酸枣叶绿体基因组的整体 G/C 含量为 38.81%。其 IR 区的 G/C 含量（38.87%）高于 SSC 区的 G/C 含量（30.99%）和 LSC 区的 G/C 含量（34.63%）。

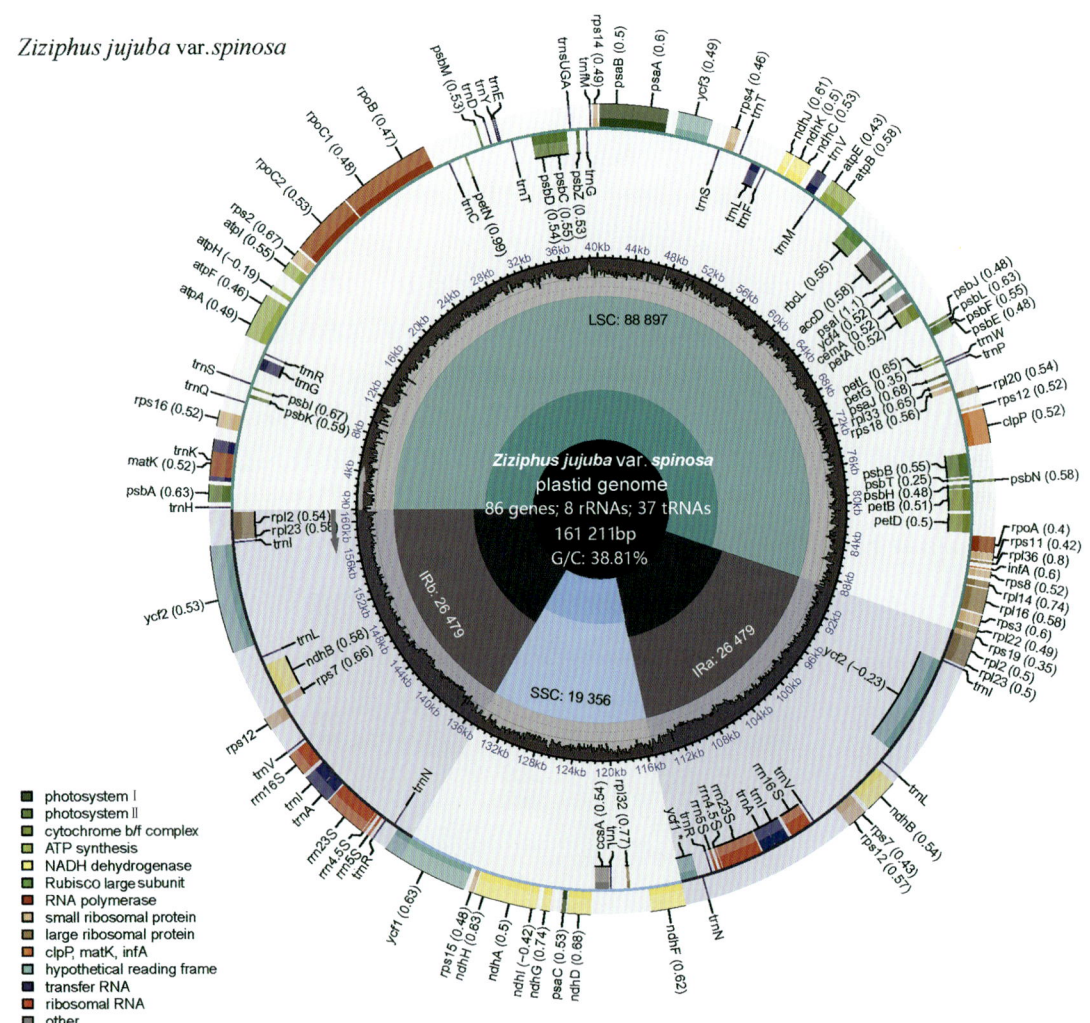

图 2-159-2　酸枣叶绿体基因组图谱

该图包括 6 个圆形轨道。自内向外的第一轨道表示分散重复序列，红色弧线表示直接重复序列，绿色弧线表示回文重复序列；自内向外的第二轨道上的蓝色柱状线条表示长串联重复序列，其重复单元碱基长度＞7；自内向外的第三轨道以不同颜色的柱状线条表示不同类型的短串联重复序列（微卫星序列），其中黑色表示复杂重复序列，绿色表示重复单元碱基长度为 1 的重复序列，黄色表示重复单元碱基长度为 2 的重复序列，紫色表示重复单元碱基长度为 3 的重复序列，蓝色表示重复单元碱基长度为 4 的重复序列，橙色表示重复单元碱基长度为 5 的重复序列，红色表示重复单元碱基长度为 6 的重复序列；自内向外的第四轨道上以不同色块表示 SSC 区、反向重复区 IRa 和 IRb、LSC 区，数字代表相应区间的长度；自内向外的第五轨道表示 GC 含量；最外层第六轨道以不同色块表示不同功能的编码基因，功能分类详见图中左下角注释，基因名称后括号中的数字表示密码子使用偏差，轨道外侧的基因转录方向为顺时针方向，轨道内侧的基因转录方向为逆时针方向

**【编码基因】** 酸枣的叶绿体基因组共编码 131 个基因，其中独特基因 112 个，包括蛋白质编码基因 86 个（独特基因 78 个）、转运 RNA（transfer RNA，tRNA）编码基因 37 个（独特基因 30 个）、核糖体 RNA（ribosomal RNA，rRNA）编码基因 8 个（独特基因 4 个）（表 2-159-1）。其中有 7 个蛋白质独特编码基因（*rps2*、*rps23*、*ycf2*、*ndhB*、*rps7*、*rps12*、*ycf1*）、7 个 tRNA 独特编码基因（*trnI-CAU*、*trnL-CAA*、*trnV-GAC*、*trnI-GAU*、*trnA-UGC*、*trnR-ACG*、*trnN-GUU*）、4 个 rRNA 独特编码基因（*rrn16S*、*rrn23S*、*rrn4.5S*、*rrn5S*）位于 IR 区。有 11 个蛋白质编码基因 [*atpF*、*ndhA*、*ndhB*（×2）、*petB*、*petD*、*rpl16*、*rpl2*（×2）、*rpoC1*、*rps16*] 各含有 1 个内含子，4 个蛋白质编码基因 [*ycf3*、*clpP*、*rps12*（×2）] 各含有 2 个内含子，8 个 tRNA 编码基因 [*trnK-UUU*、*trnG-GCC*、*trnL-UAA*、*trnV-UAC*、*trnI-GAU*（×2）、*trnA-UGC*（×2）] 各含有 1 个内含子（表 2-159-2）。酸枣叶绿体基因组中蛋白质编码区（coding sequence，CDS）的长度为 79 785bp，占整个基因组长度的 49.49%。rRNA 基因的长度为 9048bp，占整个基因组长度的 5.61%。而 tRNA 基因的长度为 10 712bp，占整个基因组长度的 6.64%。酸枣叶绿体基因组非编码区主要包括内含子和基因间区，其长度占整个基因组长度的 38.26%。

表 2-159-1 酸枣叶绿体基因组基因列表

| 基因功能 | 基因分类 | 基因名称 |
|---|---|---|
| rRNA | rRNA genes | *rrn16S*（×2）、*rrn23S*（×2）、*rrn5S*（×2）、*rrn4.5S*（×2） |
| tRNA | tRNA genes | 37 *trn* genes（8 个基因各含有 1 个内含子） |
| 自我复制 | Large subunit of ribosome | *rpl14*、*rpl16*、*rpl2*（×2）、*rpl20*、*rpl22*、*rpl23*（×2）、*rpl32*、*rpl33*、*rpl36* |
| | DNA dependent RNA polymerase | *rpoA*、*rpoB*、*rpoC1*、*rpoC2* |
| | Small subunit of ribosome | *rps11*、*rps12*（×3）、*rps14*、*rps15*、*rps16*、*rps18*、*rps19*、*rps2*、*rps3*、*rps4*、*rps7*（×2）、*rps8* |
| 光合作用 | Subunits of ATP synthase | *atpA*、*atpB*、*atpE*、*atpF*、*atpH*、*atpI* |
| | Subunits of photosystem Ⅱ | *psbA*、*psbB*、*psbC*、*psbD*、*psbE*、*psbF*、*psbH*、*psbI*、*psbJ*、*psbK*、*psbL*、*psbM*、*psbN*、*psbT*、*psbZ*、*ycf3* |
| | Subunits of NADH-dehydrogenase | *ndhA*、*ndhB*（×2）、*ndhC*、*ndhD*、*ndhF*、*ndhG*、*ndhH*、*ndhI*、*ndhJ*、*ndhK* |
| | Subunits of cytochrome b/f complex | *petA*、*petB*、*petD*、*petG*、*petL*、*petN* |
| | Subunits of photosystem Ⅰ | *psaA*、*psaB*、*psaC*、*psaI*、*psaJ* |
| | Subunit of rubisco | *rbcL* |
| 其他功能 | Subunit of acetyl-CoA-carboxylase | *accD* |
| | c-type cytochrome synthesis gene | *ccsA* |
| | Envelop membrane protein | *cemA* |
| | Translational initiation factor | *infA* |
| | Protease | *clpP* |
| | Maturase | *matK* |
| 未知功能 | | *ycf1*（×2）、*ycf2*（×2）、*ycf4* |

表 2-159-2  酸枣叶绿体基因内含子和外显子位置及长度

| 基因名称 | 基因编码序列所在链 | 起始位置 | 终点位置 | 长度（bp） | | | | |
|---|---|---|---|---|---|---|---|---|
| | | | | 第一外显子 | 第一内含子 | 第二外显子 | 第二内含子 | 第三外显子 |
| trnK-UUU | − | 1899 | 4515 | 37 | 2545 | 35 | | |
| rps16 | − | 5350 | 6358 | 41 | 886 | 82 | | |
| trnG-GCC | + | 9754 | 10521 | 23 | 697 | 48 | | |
| atpF | − | 13036 | 14340 | 145 | 750 | 410 | | |
| rpoC1 | − | 22350 | 25172 | 434 | 774 | 1615 | | |
| ycf3 | − | 45457 | 47685 | 124 | 994 | 230 | 728 | 153 |
| trnL-UAA | + | 51084 | 51744 | 37 | 574 | 50 | | |
| trnV-UAC | − | 55165 | 55836 | 39 | 596 | 37 | | |
| rps12 | − | 73896 | 102795 | 114 | ND | 232 | 538 | 26 |
| clpP | − | 74195 | 76382 | 71 | 897 | 291 | 688 | 241 |
| petB | + | 79270 | 80721 | 6 | 804 | 642 | | |
| petD | + | 80970 | 82205 | 8 | 753 | 475 | | |
| rpl16 | − | 85783 | 87297 | 9 | 1107 | 399 | | |
| rpl2 | − | 89054 | 90563 | 391 | 685 | 434 | | |
| ndhB | − | 99720 | 101932 | 775 | 680 | 758 | | |
| trnI-GAU | + | 107400 | 108418 | 42 | 942 | 35 | | |
| trnA-UGC | + | 108483 | 109357 | 38 | 802 | 35 | | |
| ndhA | − | 125845 | 128195 | 553 | 1259 | 539 | | |
| trnA-UGC | − | 140752 | 141626 | 38 | 802 | 35 | | |
| trnI-GAU | − | 141691 | 142709 | 42 | 942 | 35 | | |
| rps12 | + | 146546 | 147339 | ND | ND | 232 | 538 | 26 |
| ndhB | + | 148177 | 150389 | 775 | 680 | 758 | | |
| rpl2 | + | 159546 | 161055 | 391 | 685 | 434 | | |

注："+"表示正链；"−"表示负链；"ND"表示未确定

【重复序列】 在酸枣叶绿体基因组中，微卫星序列有 A/T、AT/AT 和 AAT/ATT 三种类型，各有 62 个、3 个和 2 个（表 2-159-3）。共发现 61 个串联重复序列，满足总长度在 20bp 以上且重复单元之间的相似度 ≥ 90% 两个条件（表 2-159-4）。散在重复序列包括回文重复序列和正向重复序列。以 e-value 小于 1E–04 为阈值，酸枣叶绿体基因组散在重复序列（interspersed repeat sequence）包括 17 条回文重复序列、20 条正向重复序列（表 2-159-5）。

表 2-159-3　酸枣叶绿体基因组微卫星序列统计

| 重复单元类型 | 重复序列个数 |
| --- | --- |
| A/T | 62 |
| AT/AT | 3 |
| AAT/ATT | 2 |

表 2-159-4　酸枣叶绿体基因组串联重复序列统计

| 起点—终点 | 重复单元长度（bp） | 重复单元拷贝数 | 重复单元一致序列长度（bp） | 重复单元之间的相似度（%） | 插入缺失比例（%） | 分值 | 碱基个数 A | C | G | T | 熵（0—2） |
| --- | --- | --- | --- | --- | --- | --- | --- | --- | --- | --- | --- |
| 56—91 | 18 | 2.0 | 18 | 94 | 0 | 63 | 41 | 0 | 11 | 47 | 1.39 |
| 7179—7205 | 14 | 1.9 | 14 | 100 | 0 | 54 | 29 | 14 | 0 | 55 | 1.40 |
| 8894—8919 | 13 | 2.0 | 13 | 100 | 0 | 52 | 53 | 7 | 7 | 30 | 1.57 |
| 9292—9325 | 17 | 2.0 | 17 | 100 | 0 | 68 | 76 | 0 | 0 | 23 | 0.79 |
| 9520—9549 | 15 | 2.0 | 15 | 100 | 0 | 60 | 53 | 6 | 13 | 26 | 1.64 |
| 10596—10634 | 17 | 2.3 | 17 | 95 | 0 | 69 | 41 | 5 | 2 | 51 | 1.38 |
| 10983—11009 | 13 | 2.1 | 13 | 100 | 0 | 54 | 25 | 7 | 14 | 51 | 1.68 |
| 11029—11065 | 17 | 2.3 | 17 | 90 | 9 | 60 | 35 | 10 | 0 | 54 | 1.36 |
| 11060—11105 | 17 | 2.6 | 18 | 93 | 6 | 85 | 45 | 0 | 0 | 54 | 0.99 |
| 11378—11420 | 22 | 2.0 | 22 | 90 | 0 | 68 | 46 | 0 | 9 | 44 | 1.35 |
| 13915—13944 | 15 | 2.0 | 15 | 93 | 0 | 51 | 33 | 13 | 10 | 43 | 1.77 |
| 14487—14520 | 17 | 2.0 | 17 | 100 | 0 | 68 | 41 | 11 | 17 | 29 | 1.85 |
| 15370—15411 | 20 | 2.1 | 20 | 95 | 0 | 75 | 35 | 19 | 11 | 33 | 1.88 |
| 28662—28702 | 22 | 1.9 | 22 | 90 | 5 | 66 | 41 | 17 | 9 | 31 | 1.82 |
| 29961—29992 | 15 | 2.1 | 15 | 94 | 0 | 55 | 34 | 0 | 3 | 62 | 1.11 |
| 30571—30614 | 21 | 2.1 | 21 | 100 | 0 | 88 | 40 | 4 | 9 | 45 | 1.56 |
| 34444—34469 | 13 | 2.0 | 13 | 100 | 0 | 52 | 53 | 15 | 7 | 23 | 1.67 |
| 39221—39246 | 13 | 2.0 | 13 | 100 | 0 | 52 | 76 | 7 | 0 | 15 | 0.99 |
| 39410—39443 | 17 | 2.0 | 17 | 100 | 0 | 68 | 35 | 0 | 11 | 52 | 1.38 |
| 47377—47405 | 15 | 1.9 | 15 | 100 | 0 | 58 | 58 | 0 | 0 | 41 | 0.98 |
| 49738—49768 | 15 | 2.1 | 15 | 93 | 0 | 53 | 48 | 0 | 6 | 45 | 1.28 |
| 49841—49881 | 16 | 2.7 | 15 | 92 | 7 | 73 | 63 | 4 | 4 | 26 | 1.35 |
| 50851—50884 | 17 | 2.0 | 17 | 100 | 0 | 68 | 29 | 5 | 11 | 52 | 1.61 |
| 51371—51454 | 28 | 3.0 | 28 | 100 | 0 | 168 | 39 | 14 | 10 | 35 | 1.81 |
| 52567—52596 | 15 | 2.0 | 15 | 100 | 0 | 60 | 6 | 13 | 26 | 53 | 1.64 |
| 53380—53412 | 16 | 2.1 | 16 | 100 | 0 | 66 | 18 | 0 | 12 | 69 | 1.18 |
| 55005—55038 | 17 | 1.9 | 18 | 94 | 5 | 61 | 47 | 5 | 5 | 41 | 1.52 |
| 55128—55165 | 18 | 2.1 | 18 | 100 | 0 | 76 | 23 | 0 | 21 | 55 | 1.44 |
| 60764—60805 | 21 | 2.0 | 21 | 100 | 0 | 84 | 28 | 4 | 4 | 61 | 1.36 |

续表

| 起点—终点 | 重复单元长度（bp） | 重复单元拷贝数 | 重复单元一致序列长度（bp） | 重复单元之间的相似度（%） | 插入缺失比例（%） | 分值 | 碱基个数 A | C | G | T | 熵（0—2） |
|---|---|---|---|---|---|---|---|---|---|---|---|
| 63014—63041 | 12 | 2.3 | 12 | 100 | 0 | 56 | 25 | 14 | 0 | 60 | 1.34 |
| 63042—63074 | 17 | 1.9 | 17 | 93 | 0 | 57 | 48 | 0 | 0 | 51 | 1.00 |
| 63066—63100 | 18 | 1.9 | 18 | 100 | 0 | 70 | 25 | 5 | 5 | 62 | 1.40 |
| 63920—63966 | 23 | 2.0 | 23 | 100 | 0 | 94 | 48 | 8 | 8 | 34 | 1.64 |
| 67146—67178 | 15 | 2.2 | 15 | 100 | 0 | 66 | 6 | 6 | 6 | 81 | 0.97 |
| 72027—72058 | 15 | 2.1 | 15 | 100 | 0 | 64 | 65 | 6 | 0 | 28 | 1.16 |
| 72160—72198 | 21 | 1.9 | 21 | 94 | 5 | 71 | 30 | 23 | 10 | 35 | 1.88 |
| 85176—85209 | 11 | 2.9 | 12 | 91 | 8 | 61 | 44 | 14 | 8 | 32 | 1.76 |
| 85220—85266 | 24 | 2.0 | 24 | 100 | 0 | 94 | 40 | 0 | 4 | 55 | 1.19 |
| 87168—87192 | 11 | 2.3 | 11 | 100 | 0 | 50 | 28 | 8 | 8 | 56 | 1.57 |
| 87175—87208 | 17 | 2.0 | 17 | 100 | 0 | 68 | 29 | 11 | 5 | 52 | 1.61 |
| 89598—89637 | 20 | 2.0 | 20 | 95 | 0 | 71 | 37 | 10 | 2 | 50 | 1.50 |
| 93398—93422 | 12 | 2.1 | 12 | 100 | 0 | 50 | 44 | 0 | 24 | 32 | 1.54 |
| 96235—96324 | 18 | 5.0 | 18 | 100 | 0 | 180 | 33 | 5 | 27 | 33 | 1.80 |
| 98545—98584 | 20 | 2.0 | 20 | 100 | 0 | 80 | 40 | 20 | 15 | 25 | 1.90 |
| 103806—103832 | 12 | 2.2 | 12 | 100 | 0 | 54 | 7 | 7 | 0 | 85 | 0.75 |
| 104358—104390 | 11 | 3.1 | 11 | 91 | 4 | 50 | 33 | 0 | 15 | 51 | 1.43 |
| 105224—105276 | 25 | 2.1 | 25 | 100 | 0 | 106 | 18 | 15 | 18 | 47 | 1.83 |
| 105359—105390 | 16 | 2.0 | 16 | 100 | 0 | 64 | 31 | 37 | 6 | 25 | 1.81 |
| 112578—112643 | 32 | 2.1 | 32 | 97 | 0 | 123 | 40 | 24 | 9 | 25 | 1.84 |
| 118076—118106 | 15 | 2.1 | 15 | 100 | 0 | 62 | 54 | 6 | 12 | 25 | 1.62 |
| 118111—118140 | 15 | 2.0 | 15 | 100 | 0 | 60 | 46 | 13 | 0 | 40 | 1.43 |
| 134156—134185 | 16 | 1.9 | 16 | 93 | 6 | 53 | 26 | 6 | 13 | 53 | 1.64 |
| 137466—137531 | 32 | 2.1 | 32 | 97 | 0 | 123 | 25 | 9 | 24 | 40 | 1.84 |
| 144719—144750 | 16 | 2.0 | 16 | 100 | 0 | 64 | 25 | 6 | 37 | 31 | 1.81 |
| 144833—144885 | 25 | 2.1 | 25 | 100 | 0 | 106 | 47 | 18 | 15 | 18 | 1.83 |
| 145719—145751 | 11 | 3.1 | 11 | 91 | 4 | 50 | 51 | 15 | 0 | 33 | 1.43 |
| 146277—146303 | 12 | 2.2 | 12 | 100 | 0 | 54 | 85 | 0 | 7 | 7 | 0.75 |
| 151525—151564 | 20 | 2.0 | 20 | 100 | 0 | 80 | 25 | 15 | 20 | 40 | 1.90 |
| 153785—153874 | 18 | 5.0 | 18 | 100 | 0 | 180 | 33 | 27 | 5 | 33 | 1.80 |
| 156687—156711 | 12 | 2.1 | 12 | 100 | 0 | 50 | 32 | 24 | 0 | 44 | 1.54 |
| 160472—160511 | 20 | 2.0 | 20 | 95 | 0 | 71 | 50 | 2 | 10 | 37 | 1.50 |

表 2-159-5　酸枣叶绿体基因组散在重复序列特征值

| 重复单元一长度（bp） | 重复单元一起点 | 重复类型 | 重复单元二长度（bp） | 重复单元二起点 | 重复单元间隔 | e-value |
|---|---|---|---|---|---|---|
| 72 | 96234 | D | 72 | 96252 | 0 | 3.28E–34 |
| 72 | 96234 | P | 72 | 153784 | 0 | 3.28E–34 |
| 72 | 96252 | P | 72 | 153802 | 0 | 3.28E–34 |
| 72 | 153784 | D | 72 | 153802 | 0 | 3.28E–34 |
| 56 | 51370 | D | 56 | 51398 | 0 | 1.41E–24 |
| 54 | 96234 | D | 54 | 96270 | 0 | 2.25E–23 |
| 54 | 96234 | P | 54 | 153784 | 0 | 2.25E–23 |
| 54 | 96270 | P | 54 | 153820 | 0 | 2.25E–23 |
| 54 | 153784 | D | 54 | 153820 | 0 | 2.25E–23 |
| 39 | 46603 | D | 39 | 103602 | 0 | 2.42E–14 |
| 39 | 46603 | P | 39 | 146467 | 0 | 2.42E–14 |
| 36 | 96234 | D | 36 | 96288 | 0 | 1.55E–12 |
| 36 | 96234 | P | 36 | 153784 | 0 | 1.55E–12 |
| 36 | 96288 | P | 36 | 153838 | 0 | 1.55E–12 |
| 36 | 153784 | D | 36 | 153838 | 0 | 1.55E–12 |
| 41 | 46600 | D | 41 | 126420 | −3 | 4.35E–10 |
| 38 | 103602 | D | 38 | 126423 | −2 | 6.12E–10 |
| 38 | 126423 | P | 38 | 146468 | −2 | 6.12E–10 |
| 34 | 112577 | D | 34 | 112609 | −1 | 2.53E–09 |
| 34 | 112577 | P | 34 | 137465 | −1 | 2.53E–09 |
| 34 | 112609 | P | 34 | 137497 | −1 | 2.53E–09 |
| 34 | 137465 | D | 34 | 137497 | −1 | 2.53E–09 |
| 30 | 8589 | P | 30 | 48675 | 0 | 6.34E–09 |
| 32 | 69527 | D | 32 | 69536 | −1 | 3.80E–08 |
| 35 | 46604 | P | 35 | 80011 | −3 | 1.09E–06 |
| 35 | 80011 | P | 35 | 103603 | −3 | 1.09E–06 |
| 35 | 80011 | D | 35 | 146470 | −3 | 1.09E–06 |
| 32 | 105223 | D | 32 | 105248 | −2 | 1.77E–06 |
| 32 | 105223 | P | 32 | 144828 | −2 | 1.77E–06 |
| 32 | 105248 | P | 32 | 144853 | −2 | 1.77E–06 |
| 32 | 121471 | P | 32 | 121506 | −2 | 1.77E–06 |
| 32 | 144828 | D | 32 | 144853 | −2 | 1.77E–06 |
| 33 | 51365 | D | 33 | 51421 | −3 | 1.46E–05 |
| 33 | 61956 | D | 33 | 62067 | −3 | 1.46E–05 |
| 30 | 114853 | D | 30 | 135225 | −2 | 2.48E–05 |
| 32 | 93814 | D | 32 | 93835 | −3 | 5.31E–05 |
| 32 | 93814 | P | 32 | 156241 | −3 | 5.31E–05 |

注：P. palindromic repeat，回文重复序列；D. direct repeat，正向重复序列

【高可变区】 为了发现枣属的高可变区，从 7 个物种的叶绿体基因组中提取了 96 个基因间区，采用 K2p（Kimura 2-parameter）模型计算基因间区的遗传距离，遗传距离最大的 30 个基因间区参见图 2-159-3。这 30 个基因间区的 K2p 平均值分布于 1.41～13.90。其中 *accD-psaI*、*trnR-UCU-atpA*、*trnH-GUG-psbA*、*ndhF-rpl32*、*rps15-ycf1*、*rps8-rpl14*、*atpB-rbcL*、*ccsA-ndhD*、*rps2-rpoC2*、*rpl22-rps19*、*trnT-UGU-trnL-UAA*、*trnL-UAG-ccsA*、*rpl33-rps18*、*rps16-trnQ-UUG* 的 K2p 平均值较高，分别为 13.90、12.48、5.54、5.00、4.24、4.21、3.37、3.33、3.32、2.73、2.26、2.11、2.06、2.03。由此可见，枣属 7 个物种的叶绿体基因组在这 14 个区域的变异较大，这 14 个区域可作为潜在的分子标记开发区域。

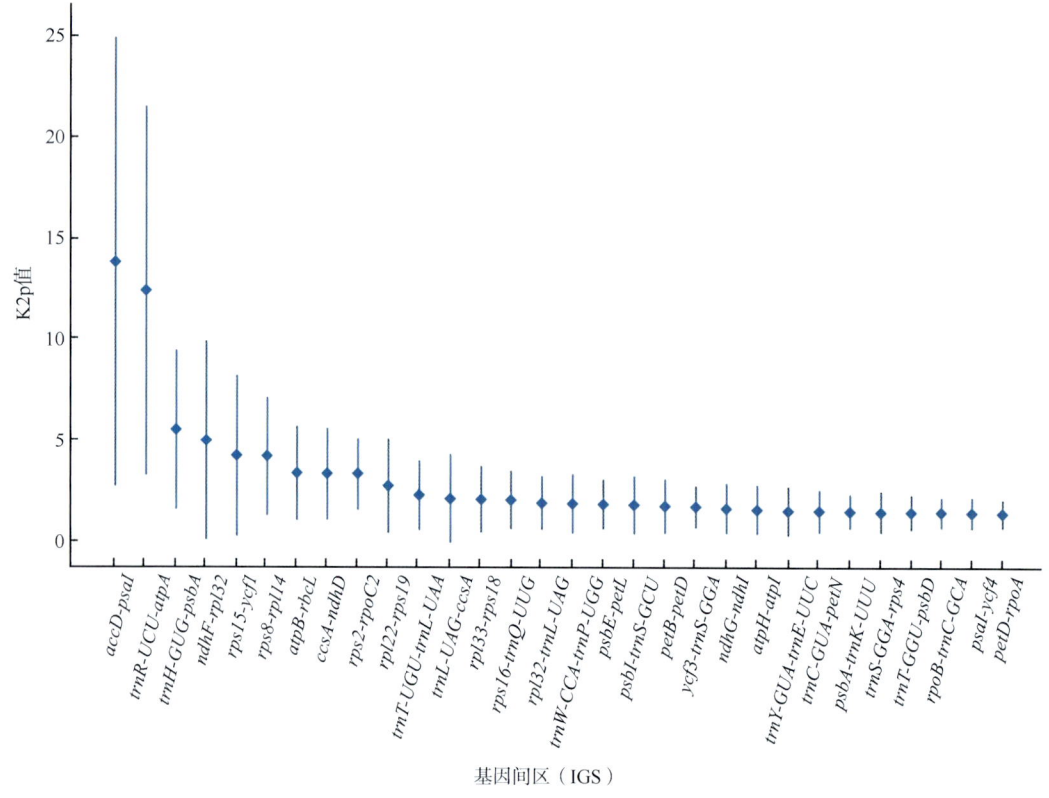

图 2-159-3　枣属物种基因间区的遗传距离分析结果

【系统发育】 使用 MAFFT 对来自枣属的 7 个物种[6-9]和 1 个外类群物种 [*Berchemia berchemiifolia*[10]（勾儿茶属）] 的 8 个叶绿体基因组中提取的 74 个共有蛋白质序列进行多重序列比对，使用 IQ-TREE 筛选得到最优的 JTT+F+I 模型，并采用最大似然法（maximum likelihood method）构建进化树。结果显示，骏枣（*Ziziphus jujuba* cv. Junzao）[6]、酸枣（*Ziziphus jujuba* var. *spinosa*）[6]、冬枣（*Ziziphus jujuba* cv. Dongzao）[7]及金丝小枣（*Ziziphus jujuba* cv. Jinsixiaozao）[8] 聚为一支，其余三个物种聚为一支。印度枣（*Ziziphus incurva*）[9]单独聚为一支，滇刺枣（*Ziziphus mauritiana*）[6]和 *Ziziphus spina-christi*[6] 聚为一支。酸枣和骏枣的亲缘关系最近，和滇刺枣及 *Ziziphus spina-christi* 的亲缘关系相对较远（图 2-159-4）。

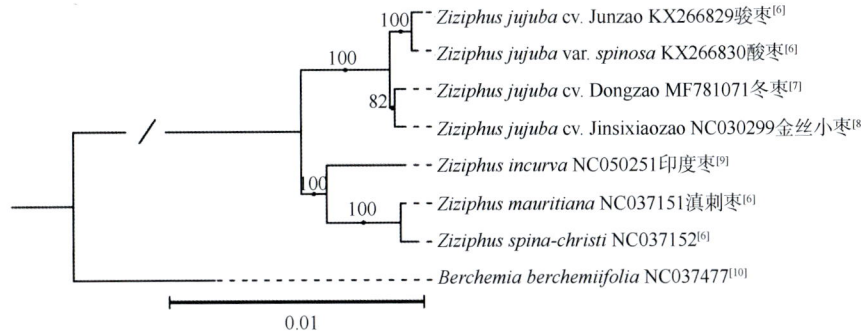

图 2-159-4 枣属植物系统发育进化分析

【$K_A/K_S$ 选择压力分析】 以图 2-159-4 的进化树作为参考，利用 Hyphy 软件中的 aBSREL 模型对蛋白质编码基因进行选择压力分析。共发现 4 个枣属基因受到正向选择，即 *accD*、*ccsA*、*psaJ*、*rps16*。但在物种酸枣中，没有基因受到正向选择。

【宏 DNA 条形码的发现及其 PCR 扩增引物设计】 为了发现能够区分枣属下物种的宏 DNA 条形码序列及其 PCR 扩增引物，利用 ecoPrimers 对枣属植物叶绿体基因组序列进行分析。用于设计 PCR 扩增引物的保守区间见表 2-159-6。可以依据区间序列设计引物，使用这些引物对枣属植物 DNA 进行 PCR 扩增，对 PCR 产物进行桑格测序或高通量测序，通过序列比较和特征分析区分枣属的 7 个物种。

表 2-159-6 部分基于 ecoPrimers 发现的引物设计保守区间

| 编号 | 保守区间序列 | 物种拉丁名 | GenBank 序列号 | 保守区间序列起点—终点 |
|---|---|---|---|---|
| 1 | AAAAAAATTCTAAAAATTAGAGGGAGGGGT CAAACTTATTGTATTTGTGTATTTGTTTTGT AAATTTTGTTTATATTTATATAAATATGAAAT AAATATGTATTATAAATTATAT | Z. jujuba cv. Junzao | KX266829.1 | 38945—38975 |
| | | Z. jujuba var. spinosa | KX266830.1 | 38924—38954 |
| | | Z. jujuba cv. Dongzao | MF781071.1 | 39060—39090 |
| | | Z. jujuba cv. Jinsixiaozao | NC030299.1 | 38744—38774 |
| | | Z. mauritiana | NC037151.1 | 38901—38931 |
| | | Z. spina-christi | NC037152.1 | 38953—38983 |
| | | Z. incurva | NC050251.1 | 38923—38953 |
| 2 | GATGCGGATATAGTCGAATGGTAAAATTTCTC TTTGCCAAGGAGAAGATGCGGGTTCGATT CCCGCTATCCGCCCGGAATAAT | Z. jujuba cv. Junzao | KX266829.1 | 39346—39428 |
| | | Z. jujuba var. spinosa | KX266830.1 | 39324—39406 |
| | | Z. jujuba cv. Dongzao | MF781071.1 | 39269—39351 |
| | | Z. jujuba cv. Jinsixiaozao | NC030299.1 | 39145—39227 |
| | | Z. mauritiana | NC037151.1 | 39301—39383 |
| | | Z. spina-christi | NC037152.1 | 39353—39435 |
| | | Z. incurva | NC050251.1 | 39328—39410 |

续表

| 编号 | 保守区间序列 | 物种拉丁名 | GenBank 序列号 | 保守区间序列起点—终点 |
|---|---|---|---|---|
| 3 | TTTTCATTCTGTGTTGGAATAGAAACTGATTAGTAGGCGAGATTTTACGAAAAAAGGTTCTTCATATTCATACGAGAAAAC | Z. jujuba cv. Junzao | KX266829.1 | 60884—60964 |
| | | Z. jujuba var. spinosa | KX266830.1 | 60869—60949 |
| | | Z. jujuba cv. Dongzao | MF781071.1 | 60812—60892 |
| | | Z. jujuba cv. Jinsixiaozao | NC030299.1 | 60710—60790 |
| | | Z. mauritiana | NC037151.1 | 60824—60904 |
| | | Z. spina-christi | NC037152.1 | 60876—60956 |
| | | Z. incurva | NC050251.1 | 60787—60867 |
| 4 | TATTTTATCATATATAGAGAAGAGATACTCCGGATTCTCGCAAGGGATAATCACTTTTTTTTTCAGTATCTACTTGTTATTAGTTAATAATCCTAGCGATTGGATTTATATGCTTATTCTGATCGGAATATTCAAATGATTTTTATCAAATGACTATTCATTTATTGTATTTTCATGTAAATAGGGGCAAGAAAGCTCTATGGAAAAATGTCGGTTCGATT | Z. jujuba cv. Junzao | KX266829.1 | 61091—61312 |
| | | Z. jujuba var. spinosa | KX266830.1 | 61206—61311 |
| | | Z. jujuba cv. Dongzao | MF781071.1 | 61150—61255 |
| | | Z. jujuba cv. Jinsixiaozao | NC030299.1 | 61047—61152 |
| | | Z. mauritiana | NC037151.1 | 61148—61253 |
| | | Z. spina-christi | NC037152.1 | 61202—61307 |
| | | Z. incurva | NC050251.1 | 61114—61219 |
| 5 | AAGATAGGGGTTGGGTTATTAAACATTTCGATGTATTTTATTCCATGTATAAAATTTCGGATGACGAAAAAAAAA | Z. jujuba cv. Junzao | KX266829.1 | 118517—118582 |
| | | Z. jujuba var. spinosa | KX266830.1 | 118481—118546 |
| | | Z. jujuba cv. Dongzao | MF781071.1 | 118762—118827 |
| | | Z. jujuba cv. Jinsixiaozao | NC030299.1 | 118718—118783 |
| | | Z. mauritiana | NC037151.1 | 118744—118809 |
| | | Z. spina-christi | NC037152.1 | 118823—118888 |
| | | Z. incurva | NC050251.1 | 118344—118409 |
| 6 | ACCATATTGTTTATGTTGCTAGTAATATT | Z. jujuba cv. Junzao | KX266829.1 | 118839—118867 |
| | | Z. jujuba var. spinosa | KX266830.1 | 118801—118829 |
| | | Z. jujuba cv. Dongzao | MF781071.1 | 119082—119110 |
| | | Z. jujuba cv. Jinsixiaozao | NC030299.1 | 119035—119063 |
| | | Z. mauritiana | NC037151.1 | 119069—119097 |
| | | Z. spina-christi | NC037152.1 | 119142—119170 |
| | | Z. incurva | NC050251.1 | 118451—118479 |

## 参 考 文 献

[1] 国家中医药管理局《中华本草》编委会. 中华本草. 第五册. 上海: 上海科学技术出版社, 1999: 261-266.
[2] 国家药典委员会. 中华人民共和国药典 (2020 年版) 一部. 北京: 中国医药科技出版社, 2020: 382.
[3] 吴立明. 酸枣仁本草及功用考证. 中药材, 2005, 28 (5): 432.
[4] 袁杨杨, 孙从永, 徐希明, 等. 酸枣仁活性成分药理作用机制的研究进展. 中国药师, 2017, 20 (9): 1622-1627.
[5] 王自善, 田春雨, 张国伟, 等. 酸枣仁的化学成分、药理作用及开发利用. 亚太传统医药, 2020, 16 (7): 202-205.
[6] Huang J, Chen R H, Li X G. Comparative analysis of the complete chloroplast genome of four known *Ziziphus* species. Genes (Basel), 2017, 8 (12): 340.

[7] Gao C M, Gao Y C, Liu X H. The complete genome of *Ziziphus jujuba* cv. Dongzao, an economic crop in Yellow River Delta of China. Mitochondrial DNA Part B: Resources, 2017, 2(2): 692-693.

[8] Ma Q, Li S, Bi C, et al. Complete chloroplast genome sequence of a major economic species, *Ziziphus jujuba*(Rhamnaceae). Current Genetics, 2017, 63(1): 117-129.

[9] Wang Y, Hao J B, Yuan X L, et al. The complete chloroplast genome sequence of *Ziziphus incurva*. Mitochondrial DNA Part B: Resources, 2019, 4(2): 3465-3466.

[10] Cheon K S, Kim K A, Yoo K Y. The complete chloroplast genome sequence of *Berchemia berchemiifolia*(Rhamnaceae). Mitochondrial DNA Part B: Resources, 2018, 3(1): 133-134.

# 160 梅

【药材基本信息】 梅 [*Prunus mume*（Sieb.）Sieb. et Zucc.] 为蔷薇科李属药用植物，其花为梅花中药材，其未成熟青梅果实为乌梅中药材（图2-160-1）。收载于《中国药典》（2020年版）[1]。梅在我国各地均有栽培，以长江流域以南各省份最多，江苏北部和河南南部也有少数品种，某些品种已在华北引种成功。梅的未成熟果实含柠檬酸、苹果酸、琥珀酸等。种子含苦杏仁苷。花含挥发油，油中含苯甲醛、苯甲酸等[2]。乌梅味酸、涩，性平。具有敛肺、涩肠、生津、安蛔的功能。用于肺虚久咳、虚热消渴、蛔厥呕吐腹痛、胆道蛔虫病。梅的花蕾（梅花）味微酸，性平。具有开郁和中、化痰、解毒的功能。用于郁闷心烦、肝胃气痛、梅核气、瘰疬疮毒[1-3]。

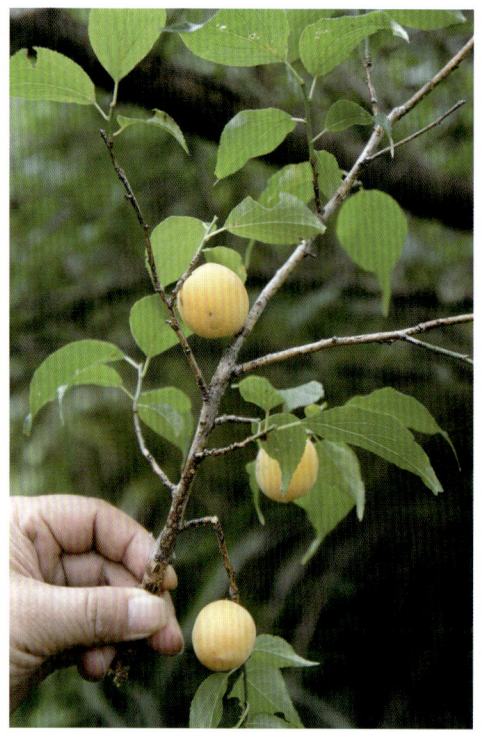

图 2-160-1 梅

【叶绿体基因组】 梅的叶绿体DNA为环状分子，其叶绿体基因组（GenBank登录号：NC023798.1）总长度为157 712bp，具有保守的四分状结构，包括一个LSC区、一个SSC区和一对IR区，其长度分别为85 860bp、19 062bp和26 395bp（图2-160-2）。梅叶绿体基因组的整体G/C含量为36.75%。其IR区的G/C含量（42.57%）高于SSC区的G/C

含量（30.35%）和 LSC 区的 G/C 含量（34.58%）。

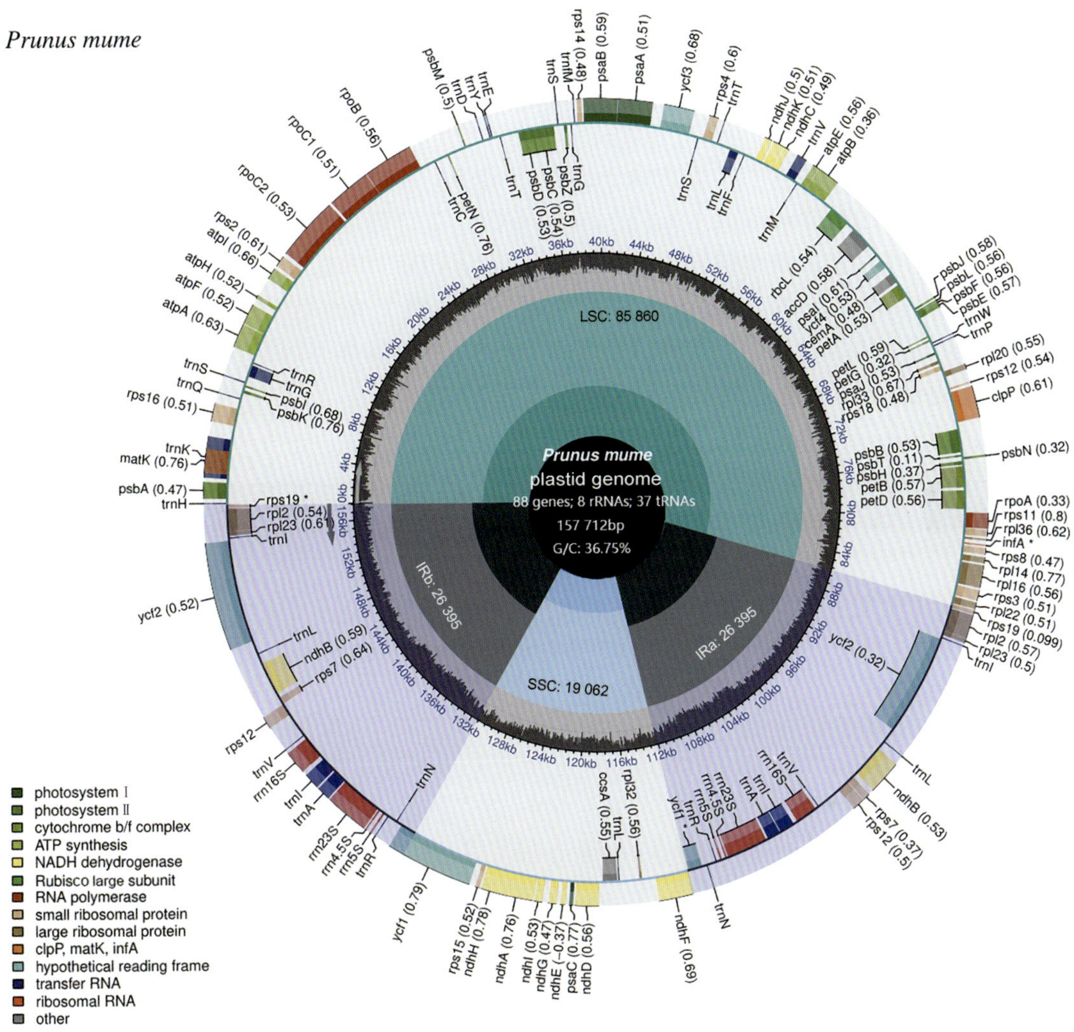

*Prunus mume*

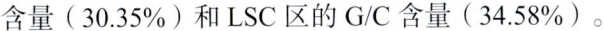

图 2-160-2　梅叶绿体基因组图谱

该图包括 6 个圆形轨道。自内向外的第一轨道表示分散重复序列，红色弧线表示直接重复序列，绿色弧线表示回文重复序列；自内向外的第二轨道上的蓝色柱状线条表示长串联重复序列，其重复单元碱基长度＞ 7；自内向外的第三轨道以不同颜色的柱状线条表示不同类型的短串联重复序列（微卫星序列），其中黑色表示复杂重复序列，绿色表示重复单元碱基长度为 1 的重复序列，黄色表示重复单元碱基长度为 2 的重复序列，紫色表示重复单元碱基长度为 3 的重复序列，蓝色表示重复单元碱基长度为 4 的重复序列，橙色表示重复单元碱基长度为 5 的重复序列，红色表示重复单元碱基长度为 6 的重复序列；自内向外的第四轨道上以不同色块表示 SSC 区、反向重复区 IRa 和 IRb、LSC 区，数字代表相应区间的长度；自内向外的第五轨道表示 GC 含量；最外层第六轨道以不同色块表示不同功能的编码基因，功能分类详见图中左下角注释，基因名称后括号中的数字表示密码子使用偏差，轨道外侧的基因转录方向为顺时针方向，轨道内侧的基因转录方向为逆时针方向

【编码基因】　梅的叶绿体基因组共编码 133 个基因，其中独特基因 112 个，包括蛋白质编码基因 88 个（独特基因 78 个）、转运 RNA（transfer RNA，tRNA）编码基因 37 个（独特基因 30 个）、核糖体 RNA（ribosome RNA，rRNA）编码基因 8 个（独特基因 4 个）

（表2-160-1）。其中8个蛋白质独特编码基因（rps12、rps19、rps7、rpl2、rpl23、ndhB、ycf1、ycf2）、7个tRNA独特编码基因（trnA-UGC、trnI-CAU、trnI-GAU、trnL-CAA、trnN-GUU、trnR-ACG、trnV-GAC）、4个rRNA独特编码基因（rrn16S、rrn23S、rrn5S、rrn4.5）位于IR区。有11个蛋白质编码基因[rps16、atpF、rpoC1、petB、petD、rpl16、rpl2（×2）、ndhB（×2）、ndhA]各含有1个内含子（intron），4个蛋白质编码基因[ycf3、clpP、rps12（×2）]各含有2个内含子，10个tRNA编码基因[trnK-UUU、trnG-GCC、trnL-UAA、trnV-UAC、trnI-GAU（×4）、trnA-UGC（×2）]各含有1个内含子（表2-160-2）。梅叶绿体基因组中蛋白质编码区（coding sequence，CDS）的长度为78 552bp，占整个基因组长度的49.81%。rRNA基因的长度为9048bp，占整个基因组长度的5.74%。而tRNA基因的长度为2944bp，占整个基因组长度的1.86%。梅叶绿体基因组非编码区主要包括内含子和基因间区，其长度占整个基因组长度的42.59%。

表2-160-1 梅叶绿体基因组基因列表

| 基因功能 | 基因分类 | 基因名称 |
| --- | --- | --- |
| rRNA | rRNA genes | rrn16S（×2）、rrn23S（×2）、rrn5S（×2）、rrn4.5S（×2） |
| tRNA | tRNA genes | 37 trn genes（10个基因各含有1个内含子） |
| 自我复制 | Small subunit of ribosome | rps11、rps12（×3）、rps14、rps15、rps16、rps18、rps19（×2）、rps2、rps3、rps4、rps7（×2）、rps8 |
| | Large subunit of ribosome | rpl14、rpl16、rpl2（×2）、rpl20、rpl22、rpl23（×2）、rpl32、rpl33、rpl36 |
| | DNA dependent RNA polymerase | rpoA、rpoB、rpoC1、rpoC2 |
| 光合作用 | Subunits of NADH-dehydrogenase | ndhA、ndhB（×2）、ndhC、ndhD、ndhE、ndhF、ndhG、ndhH、ndhI、ndhJ、ndhK |
| | Subunits of photosystem Ⅰ | psaA、psaB、psaC、psaI、psaJ |
| | Subunits of photosystem Ⅱ | psbA、psbB、psbC、psbD、psbE、psbF、psbH、psbI、psbJ、psbK、psbL、psbM、psbN、psbT、psbZ、ycf3 |
| | Subunits of cytochrome b/f complex | petA、petB、petD、petG、petL、petN |
| | Subunits of ATP synthase | atpA、atpB、atpE、atpF、atpH、atpI |
| | Large subunit of rubisco | rbcL |
| 其他功能 | Maturase | matK |
| | Protease | clpP |
| | Envelope membrane protein | cemA |
| | Subunit of acetyl-CoA-carboxylase | accD |
| | Translational initiation factor | infA |
| | c-type cytochrome synthesis gene | ccsA |
| 未知功能 | | ycf1（×2）、ycf2（×2）、ycf4 |

表 2-160-2　梅叶绿体基因内含子和外显子位置及长度

| 基因名称 | 基因编码序列所在链 | 起始位置 | 终点位置 | 长度（bp） | | | | |
| --- | --- | --- | --- | --- | --- | --- | --- | --- |
| | | | | 第一外显子 | 第一内含子 | 第二外显子 | 第二内含子 | 第三外显子 |
| trnK-UUU | - | 1679 | 4274 | 37 | 2536 | 23 | | |
| rps16 | - | 5208 | 6345 | 39 | 874 | 225 | | |
| trnG-GCC | + | 8622 | 9405 | 23 | 724 | 37 | | |
| atpF | - | 11648 | 12951 | 145 | 749 | 410 | | |
| rpoC1 | - | 21071 | 23886 | 434 | 764 | 1618 | | |
| ycf3 | - | 43862 | 45847 | 124 | 715 | 230 | 764 | 153 |
| trnL-UAA | + | 48830 | 49430 | 37 | 514 | 50 | | |
| trnV-UAC | - | 52962 | 53627 | 39 | 590 | 37 | | |
| rps12 | - | 71309 | 100559 | 114 | ND | 232 | 538 | 26 |
| clpP | - | 71611 | 73626 | 71 | 804 | 291 | 624 | 226 |
| petB | + | 76556 | 77957 | 6 | 754 | 642 | | |
| petD | + | 78166 | 79392 | 9 | 741 | 477 | | |
| rpl16 | - | 82897 | 84322 | 9 | 1018 | 399 | | |
| rpl2 | - | 86097 | 87598 | 391 | 680 | 431 | | |
| ndhB | - | 96712 | 98924 | 775 | 680 | 758 | | |
| trnI-GAU | + | 104289 | 105308 | 42 | 943 | 35 | | |
| trnI-GAU | + | 104346 | 105365 | 42 | 943 | 35 | | |
| trnA-UGC | + | 105430 | 106309 | 39 | 807 | 34 | | |
| ndhA | - | 122522 | 124751 | 553 | 1138 | 539 | | |
| trnA-UGC | - | 137202 | 138081 | 39 | 807 | 34 | | |
| trnI-GAU | - | 138146 | 139165 | 42 | 943 | 35 | | |
| trnI-GAU | - | 138203 | 139222 | 42 | 943 | 35 | | |
| rps12 | + | 142952 | 143745 | ND | ND | 232 | 538 | 26 |
| ndhB | + | 144587 | 146799 | 775 | 680 | 758 | | |
| rpl2 | + | 155913 | 157414 | 391 | 680 | 431 | | |

注："+"表示正链；"-"表示负链；"ND"表示未确定

【重复序列】　在梅叶绿体基因组中，微卫星序列有 A/T、C/G 和 AT/AT 三种类型，各有 49 个、4 个和 4 个（表 2-160-3）。共发现 28 个串联重复序列，满足总长度超过 20bp 且重复单元之间的相似度 ≥ 90% 两个条件（表 2-160-4）。散在重复序列包括回文重复序列和正向重复序列。以 $e$-value 小于 1E–04 为阈值，梅叶绿体基因组散在重复序列包括 10 条回文重复序列、21 条正向重复序列（表 2-160-5）。

表 2-160-3　梅叶绿体基因组微卫星序列统计

| 重复单元类型 | 重复序列个数 |
|---|---|
| A/T | 49 |
| C/G | 4 |
| AT/AT | 4 |

表 2-160-4　梅叶绿体基因组串联重复序列统计

| 起点—终点 | 重复单元长度（bp） | 重复单元拷贝数 | 重复单元一致序列长度（bp） | 重复单元之间的相似度（%） | 插入缺失比例（%） | 分值 | 碱基个数 A | C | G | T | 熵（0—2） |
|---|---|---|---|---|---|---|---|---|---|---|---|
| 4984—5030 | 22 | 2.1 | 22 | 100 | 0 | 94 | 17 | 19 | 4 | 59 | 1.53 |
| 4984—5038 | 22 | 2.5 | 22 | 93 | 3 | 83 | 18 | 18 | 3 | 60 | 1.51 |
| 9448—9478 | 11 | 2.7 | 11 | 95 | 5 | 53 | 38 | 3 | 0 | 58 | 1.15 |
| 13085—13118 | 17 | 2.0 | 17 | 100 | 0 | 68 | 41 | 11 | 17 | 29 | 1.85 |
| 13787—13820 | 14 | 2.4 | 14 | 100 | 0 | 68 | 50 | 0 | 0 | 50 | 1.00 |
| 21056—21085 | 15 | 2.0 | 15 | 93 | 0 | 51 | 36 | 13 | 16 | 33 | 1.88 |
| 21061—21090 | 15 | 2.0 | 15 | 93 | 0 | 51 | 33 | 13 | 23 | 30 | 1.93 |
| 27635—27662 | 13 | 2.2 | 13 | 100 | 0 | 56 | 39 | 0 | 21 | 39 | 1.54 |
| 28627—28666 | 19 | 2.1 | 19 | 100 | 0 | 80 | 37 | 5 | 0 | 57 | 1.21 |
| 37729—37770 | 18 | 2.3 | 18 | 100 | 0 | 84 | 59 | 4 | 0 | 35 | 1.19 |
| 48605—48630 | 13 | 2.0 | 13 | 100 | 0 | 52 | 46 | 0 | 23 | 30 | 1.53 |
| 50030—50096 | 13 | 5.2 | 13 | 94 | 0 | 116 | 44 | 1 | 5 | 47 | 1.36 |
| 51187—51218 | 16 | 2.0 | 16 | 100 | 0 | 64 | 18 | 12 | 12 | 56 | 1.67 |
| 52875—52925 | 22 | 2.3 | 22 | 100 | 0 | 102 | 33 | 3 | 0 | 62 | 1.13 |
| 53716—53784 | 34 | 2.0 | 34 | 100 | 0 | 138 | 31 | 5 | 11 | 50 | 1.62 |
| 65161—65192 | 16 | 2.0 | 16 | 93 | 0 | 55 | 40 | 0 | 9 | 50 | 1.35 |
| 71512—71548 | 15 | 2.5 | 15 | 95 | 0 | 65 | 56 | 0 | 5 | 37 | 1.22 |
| 76092—76127 | 18 | 2.0 | 18 | 100 | 0 | 72 | 38 | 5 | 11 | 44 | 1.63 |
| 77935—77980 | 21 | 2.1 | 22 | 96 | 4 | 85 | 26 | 13 | 19 | 41 | 1.88 |
| 93243—93294 | 18 | 2.9 | 18 | 94 | 0 | 95 | 32 | 7 | 28 | 30 | 1.85 |
| 100812—100837 | 12 | 2.2 | 12 | 100 | 0 | 52 | 7 | 7 | 0 | 84 | 0.77 |
| 109534—109597 | 31 | 2.1 | 31 | 93 | 0 | 110 | 40 | 25 | 7 | 26 | 1.82 |
| 115713—115771 | 27 | 2.2 | 27 | 96 | 0 | 109 | 28 | 11 | 10 | 49 | 1.72 |
| 116220—116256 | 18 | 2.1 | 17 | 95 | 5 | 65 | 56 | 5 | 2 | 35 | 1.36 |
| 120843—120887 | 22 | 2.0 | 22 | 100 | 0 | 90 | 42 | 4 | 17 | 35 | 1.70 |
| 133914—133977 | 31 | 2.1 | 31 | 93 | 0 | 110 | 26 | 7 | 25 | 40 | 1.82 |
| 142674—142699 | 12 | 2.2 | 12 | 100 | 0 | 52 | 84 | 0 | 7 | 7 | 0.77 |
| 150217—150268 | 18 | 2.9 | 18 | 94 | 0 | 95 | 30 | 28 | 7 | 32 | 1.85 |

表 2-160-5　梅叶绿体基因组散在重复序列特征值

| 重复单元一长度（bp） | 重复单元一起点 | 重复类型 | 重复单元二长度（bp） | 重复单元二起点 | 重复单元间隔 | $e$-value |
|---|---|---|---|---|---|---|
| 56 | 50031 | D | 56 | 50044 | −3 | 1.01E−18 |
| 40 | 100596 | D | 40 | 123098 | 0 | 5.79E−15 |
| 40 | 123098 | P | 40 | 142874 | 0 | 5.79E−15 |
| 43 | 50044 | D | 43 | 50057 | −1 | 1.17E−14 |
| 45 | 50029 | D | 45 | 50055 | −3 | 2.17E−12 |
| 39 | 45044 | D | 39 | 100598 | −1 | 2.71E−12 |
| 39 | 45044 | P | 39 | 142873 | −1 | 2.71E−12 |
| 35 | 53715 | D | 35 | 53749 | 0 | 5.93E−12 |
| 38 | 45044 | D | 38 | 123100 | −1 | 1.06E−11 |
| 40 | 40037 | D | 40 | 42261 | −3 | 1.54E−09 |
| 30 | 8129 | P | 30 | 46526 | 0 | 6.07E−09 |
| 32 | 115712 | D | 32 | 115739 | −1 | 3.64E−08 |
| 34 | 93242 | D | 34 | 93260 | −2 | 1.20E−07 |
| 34 | 93242 | P | 34 | 150216 | −2 | 1.20E−07 |
| 34 | 93260 | P | 34 | 150234 | −2 | 1.20E−07 |
| 34 | 150216 | D | 34 | 150234 | −2 | 1.20E−07 |
| 33 | 52870 | D | 33 | 52892 | −2 | 4.51E−07 |
| 33 | 109533 | D | 33 | 109564 | −2 | 4.51E−07 |
| 33 | 109533 | P | 33 | 133913 | −2 | 4.51E−07 |
| 33 | 109564 | P | 33 | 133944 | −2 | 4.51E−07 |
| 33 | 133913 | D | 33 | 133944 | −2 | 4.51E−07 |
| 30 | 50044 | D | 30 | 50070 | −1 | 5.46E−07 |
| 35 | 45045 | P | 35 | 77245 | −3 | 1.05E−06 |
| 33 | 37723 | D | 33 | 37741 | −3 | 1.40E−05 |
| 30 | 111783 | D | 30 | 131697 | −2 | 2.38E−05 |
| 32 | 6954 | D | 32 | 6962 | −3 | 5.08E−05 |
| 32 | 50029 | D | 32 | 50068 | −3 | 5.08E−05 |
| 32 | 90823 | D | 32 | 90844 | −3 | 5.08E−05 |
| 32 | 90823 | P | 32 | 152634 | −3 | 5.08E−05 |
| 32 | 90844 | P | 32 | 152655 | −3 | 5.08E−05 |
| 32 | 152634 | D | 32 | 152655 | −3 | 5.08E−05 |

注：P. palindromic repeat，回文重复序列；D. direct repeat，正向重复序列

【高可变区】　为了发现李属物种间的高可变区，从 27 个物种的叶绿体基因组中提取了 61 个基因间区，采用 K2p（Kimura 2-parameter）模型计算基因间区的遗传距离，遗传距离最大的 30 个基因间区参见图 2-160-3。这 30 个基因间区的 K2p 平均值分布于 0.92～

5.36。其中 *ndhE-ndhG*、*ycf4-cemA*、*ycf3-trnS-GGA* 的 K2p 平均值较高，分别为 5.36、3.38、3.24。由此可见，李属 27 个物种的叶绿体基因组在这 3 个区域的变异较大，这 3 个区域可作为潜在的分子标记开发区域。

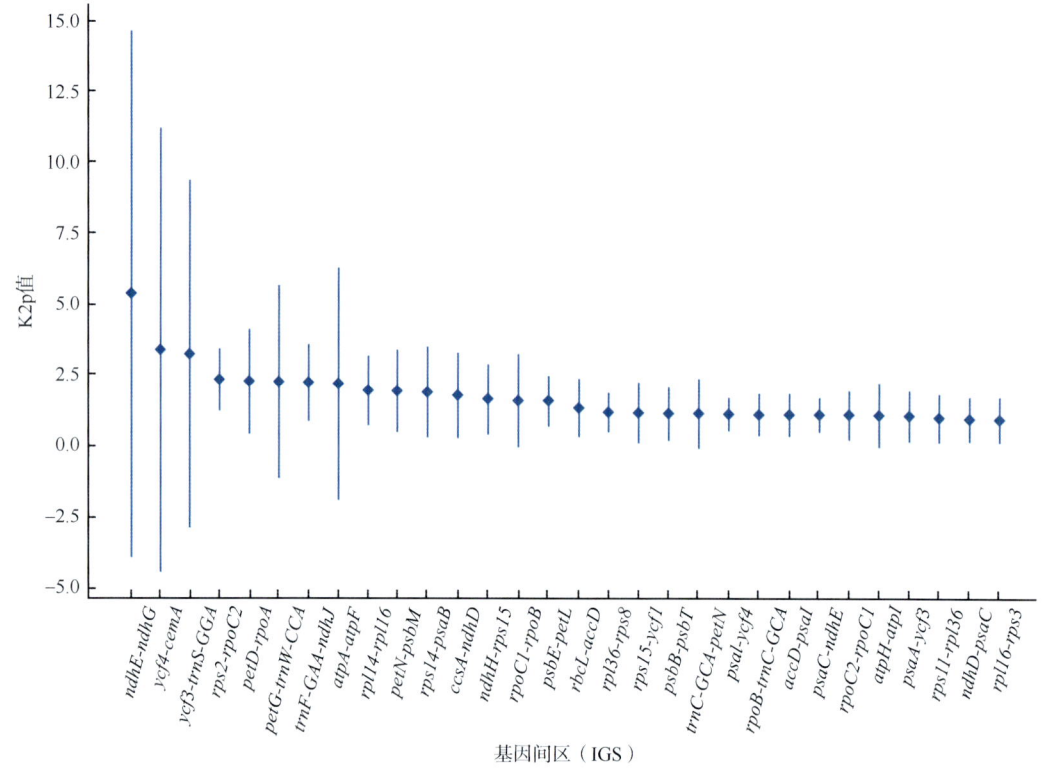

图 2-160-3　李属物种基因间区的遗传距离分析结果

【系统发育】　使用 MAFFT 对来自李属的 27 个物种[4,5]和 1 个外类群物种 [ 山荆子（*Malus baccata*）] 的叶绿体基因组中提取的 72 个共有蛋白质序列进行多重序列比对，使用 IQ-TREE 筛选得到最优的 JTT+F+I+G4 模型，并采用最大似然法（maximum likelihood method）构建进化树。结果显示，稠李（*Prunus padus*）、野黑樱桃（*Prunus serotina*）和大叶桂樱（*Prunus zippeliana*）3 个物种聚为一支，其余 24 个物种聚为一支。随后，杏（*Prunus armeniaca*）[4]、梅（*Prunus mume*）[4]、欧李（*Prunus humilis*）、矮扁桃（*Prunus tenella*）、长梗扁桃（*Prunus pedunculata*）、毛樱桃（*Prunus tomentosa*）、榆叶梅（*Prunus triloba*）、山桃（*Prunus davidiana*）、蒙古扁桃（*Prunus mongolica*）、甘肃桃（*Prunus kansuensis*）、桃（*Prunus persica*）[5]、光核桃（*Prunus mira*）、扁桃（*Prunus dulcis*）和李（*Prunus salicina*）[4]14 个物种独立分化为一支[4,5]。剩下的 10 个物种又分为 2 支，其中，东京樱花（*Prunus yedoensis*）独立分化为一支，其他 9 个物种聚为一支。梅与杏的亲缘关系最近（图 2-160-4）。

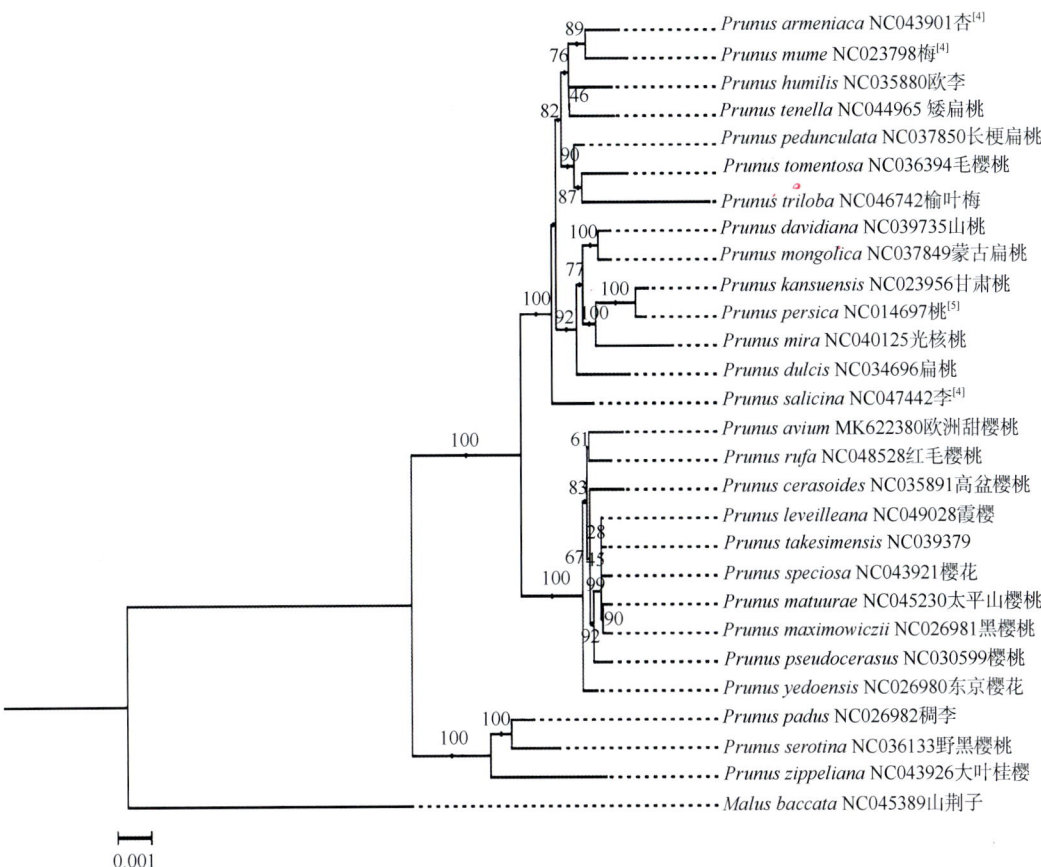

图 2-160-4　李属植物系统发育进化分析

【$K_A/K_S$ 选择压力分析】　以图 2-160-4 的进化树作为参考，利用 Hyphy 软件中的 aBSREL 模型对蛋白质编码基因进行选择压力分析（表 2-160-6）。共发现 8 个李属基因受到正向选择，即 *accD*、*psbA*、*atpF*、*clpP*、*ndhH*、*rpl2*、*rpl32*、*rpoB*。在物种光核桃（*P. mira*）中，*accD*、*psbA* 基因被正向选择；在物种榆叶梅（*P. triloba*）中，*atpF*、*clpP* 基因被正向选择；在物种大叶桂樱（*P. zippeliana*）中，*ndhH* 基因被正向选择；在物种毛樱桃（*P. tomentosa*）和梅（*P. mume*）中，*rpl2* 基因被正向选择；在物种矮扁桃（*P. tenella*）中，*rpl32* 基因被正向选择；在物种李（*P. salicina*）中，*rpoB* 基因被正向选择。这些基因的功能可能与物种适应高海拔、高紫外辐射、低温环境等相关。

表 2-160-6　李属植物 $K_A/K_S$ 选择压力分析

| 物种 | 基因 | 优化的枝长 | LRT | *p*-value |
| --- | --- | --- | --- | --- |
| *P. mira* | *accD* | 0.0023 | 25.8723 | 0.0000* |
|  | *psbA* | 0.0023 | 17.9438 | 0.0022 |
| *P. triloba* | *atpF* | 0.0032 | 19.8038 | 0.0009 |
|  | *clpP* | 0.0032 | 24.8031 | 0.0001 |

续表

| 物种 | 基因 | 优化的枝长 | LRT | *p*-value |
|---|---|---|---|---|
| *P. zippeliana* | *ndhH* | 0.0049 | 13.5093 | 0.0203 |
| *P. mume* | *rpl2* | 0.0011 | 26.7388 | 0.0000* |
| *P. tomentosa* | *rpl2* | 0.0010 | 23.4090 | 0.0001 |
| *P. tenella* | *rpl32* | 0.0011 | 18.2311 | 0.0019 |
| *P. salicina* | *rpoB* | 0.0016 | 14.6566 | 0.0114 |

注：LRT. likelihood ratio test，似然比检验；"*"表示值小于 0.0001

**【宏 DNA 条形码的发现及其 PCR 扩增引物设计】** 为了发现能够区分李属下物种的宏 DNA 条形码序列及其 PCR 扩增引物，利用 ecoPrimers 对 27 个李属物种叶绿体基因组序列进行分析，未发现可用于设计 PCR 扩增引物的保守区间。

## 参 考 文 献

[1] 国家药典委员会. 中华人民共和国药典（2020 年版）一部. 北京：中国医药科技出版社，2020：324.

[2] 沈红梅，易杨华. 乌梅的化学成分研究. 中草药，1995，26（2）：105-106.

[3] Li L，Zhang Y，Zheng T，et al. Comparative gene expression analysis reveals that multiple mechanisms regulate the weeping trait in *Prunus mume*. Scientific Reports，2021，11（1）：2675.

[4] Xue S，Shi T，Luo W，et al. Comparative analysis of the complete chloroplast genome among *Prunus mume*，*P. armeniaca*，and *P. salicina*. Hortic Res，2019，6：89.

[5] Jansen R K，Saski C，Lee S B，et al. Complete plastid genome sequences of three Rosids（*Castanea*，*Prunus*，*Theobroma*）：Evidence for at least two independent transfers of rpl22 to the nucleus. Mol Biol Evol，2011，28（1）：835-847.

# 161 山 桃

【**药材基本信息**】 山桃 [*Prunus davidiana*（Carr.）Franch.] 为蔷薇科李属药用植物，其干燥成熟种子为桃仁中药材，其树干溢出的树脂为桃树胶中药材[1]（图 2-161-1）。山桃分布于河北、山西、陕西、甘肃、山东、河南、四川、云南等地。桃仁味苦、甘，性平。归心、肝、大肠经。具有活血祛瘀、润肠通便、止咳平喘的功效。用于经闭痛经、癥瘕痞块、肺痈肠痈、跌扑损伤、肠燥便秘、咳嗽气喘。桃树胶俗称桃胶，味苦，性平。具有活血、益气、止渴的功能。用于糖尿病、乳糜尿、小儿疳积。维药中桃叶治风热感冒咳嗽[1,2]。

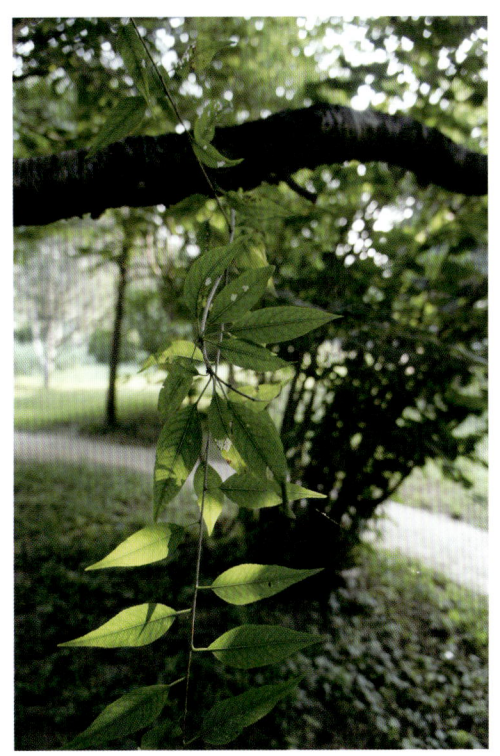

图 2-161-1 山桃

【**叶绿体基因组**】 山桃的叶绿体 DNA 为环状分子，其叶绿体基因组（GenBank 登录号：NC039735.1）总长度为 158 055bp，具有保守的四分状结构，包括一个 LSC 区、一个 SSC 区和一对 IR 区，其长度分别为 86 248bp、19 047bp 和 26 380bp（图 2-161-2）。山桃叶绿体基因组的整体 G/C 含量为 36.76%。其 IR 区的 G/C 含量（42.58%）高于 SSC 区的 G/C 含量（30.34%）和 LSC 区的 G/C 含量（34.62%）。

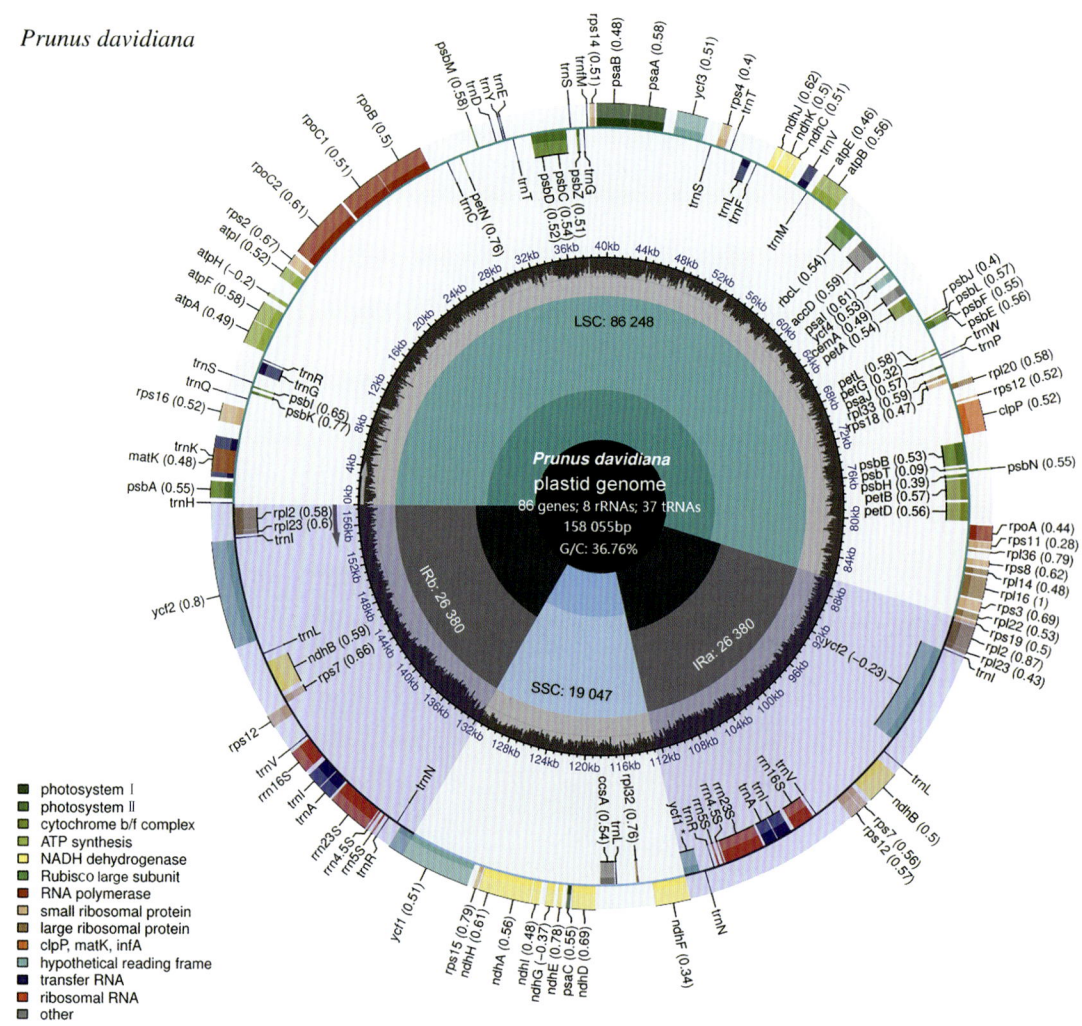

图 2-161-2 山桃叶绿体基因组图谱

该图包括6个圆形轨道。自内向外的第一轨道表示分散重复序列,红色弧线表示直接重复序列,绿色弧线表示回文重复序列;自内向外的第二轨道上的蓝色柱状线条表示长串联重复序列,其重复单元碱基长度>7;自内向外的第三轨道以不同颜色的柱状线条表示不同类型的短串联重复序列(微卫星序列),其中黑色表示复杂重复序列,绿色表示重复单元碱基长度为1的重复序列,黄色表示重复单元碱基长度为2的重复序列,紫色表示重复单元碱基长度为3的重复序列,蓝色表示重复单元碱基长度为4的重复序列,橙色表示重复单元碱基长度为5的重复序列,红色表示重复单元碱基长度为6的重复序列;自内向外的第四轨道上以不同色块表示 SSC 区、反向重复区 IRa 和 IRb、LSC 区,数字代表相应区间的长度;自内向外的第五轨道表示 GC 含量;最外层第六轨道以不同色块表示不同功能的编码基因,功能分类详见图中左下角注释,基因名称后括号中的数字表示密码子使用偏差,轨道外侧的基因转录方向为顺时针方向,轨道内侧的基因转录方向为逆时针方向

【编码基因】 山桃的叶绿体基因组共编码 131 个基因,其中独特基因 112 个,包括蛋白质编码基因 86 个(独特基因 78 个)、转运 RNA(transfer RNA,tRNA)编码基因 37 个(独特基因 30 个)、核糖体 RNA(ribosome RNA,rRNA)编码基因 8 个(独特基因 4 个)(表 2-161-1)。其中 6 个蛋白质独特编码基因(*rps12*、*rps7*、*rpl2*、*rpl23*、 ndhB、ycf2）、7个tRNA独特编码基因（trnA-UGC、trnI-CAU、trnI-GAU、trnL-CAA、trnN-GUU、trnR-ACG、trnV-GAC）、4个rRNA独特编码基因（rrn16S、rrn23S、rrn5S、rrn4.5S）位于IR区。有11个蛋白质编码基因[rps16、atpF、rpoC1、petB、petD、rpl16、rpl2（×2）、ndhB（×2）、ndhA]各含有1个内含子（intron），4个蛋白质编码基因[ycf3、clpP、rps12（×2）]各含有2个内含子，8个tRNA编码基因[trnK-UUU、trnG-UCC、trnL-UAA、trnV-UAC、trnI-GAU（×2）、trnA-UGC（×2）]各含有1个内含子（表2-161-2）。山桃叶绿体基因组中蛋白质编码区（coding sequence，CDS）的长度为78 687bp，占整个基因组长度的49.78%。rRNA基因的长度为9048bp，占整个基因组长度的5.72%。而tRNA基因的长度为2813bp，占整个基因组长度的1.78%。山桃叶绿体基因组非编码区主要包括内含子和基因间区，其长度占整个基因组长度的42.72%。

表2-161-1 山桃叶绿体基因组基因列表

| 基因功能 | 基因分类 | 基因名称 |
| --- | --- | --- |
| rRNA | rRNA genes | *rrn16S*（×2）、*rrn23S*（×2）、*rrn5S*（×2）、*rrn4.5S*（×2） |
| tRNA | tRNA genes | 37 *trn* genes（8个基因各含有1个内含子） |
| 自我复制 | Small subunit of ribosome | *rps11*、*rps12*（×3）、*rps14*、*rps15*、*rps16*、*rps18*、*rps19*、*rps2*、*rps3*、*rps4*、*rps7*（×2）、*rps8* |
| | Large subunit of ribosome | *rpl14*、*rpl16*、*rpl2*（×2）、*rpl20*、*rpl22*、*rpl23*（×2）、*rpl32*、*rpl33*、*rpl36* |
| | DNA dependent RNA polymerase | *rpoA*、*rpoB*、*rpoC1*、*rpoC2* |
| 光合作用 | Subunits of NADH-dehydrogenase | *ndhA*、*ndhB*（×2）、*ndhC*、*ndhD*、*ndhE*、*ndhF*、*ndhG*、*ndhH*、*ndhI*、*ndhJ*、*ndhK* |
| | Subunits of photosystem I | *psaA*、*psaB*、*psaC*、*psaI*、*psaJ* |
| | Subunits of photosystem II | *psbA*、*psbB*、*psbC*、*psbD*、*psbE*、*psbF*、*psbH*、*psbI*、*psbJ*、*psbK*、*psbL*、*psbM*、*psbN*、*psbT*、*psbZ*、*ycf3* |
| | Subunits of cytochrome b/f complex | *petA*、*petB*、*petD*、*petG*、*petL*、*petN* |
| | Subunits of ATP synthase | *atpA*、*atpB*、*atpE*、*atpF*、*atpH*、*atpI* |
| | Large subunit of rubisco | *rbcL* |
| 其他功能 | Maturase | *matK* |
| | Protease | *clpP* |
| | Envelope membrane protein | *cemA* |
| | Subunit of acetyl-CoA-carboxylase | *accD* |
| | c-type cytochrome synthesis gene | *ccsA* |
| 未知功能 | | *ycf1*（×2）、*ycf2*（×2）、*ycf4* |

表 2-161-2　山桃叶绿体基因内含子和外显子位置及长度

| 基因名称 | 基因编码序列所在链 | 起始位置 | 终点位置 | 长度（bp） | | | | |
|---|---|---|---|---|---|---|---|---|
| | | | | 第一外显子 | 第一内含子 | 第二外显子 | 第二内含子 | 第三外显子 |
| trnK-UUU | − | 1696 | 4302 | 37 | 2535 | 35 | | |
| rps16 | − | 5236 | 6371 | 40 | 866 | 230 | | |
| trnG-UCC | + | 8903 | 9700 | 23 | 728 | 47 | | |
| atpF | − | 11946 | 13245 | 145 | 745 | 410 | | |
| rpoC1 | − | 21352 | 24151 | 434 | 748 | 1618 | | |
| ycf3 | − | 44306 | 46297 | 124 | 715 | 230 | 770 | 153 |
| trnL-UAA | + | 49297 | 49897 | 37 | 514 | 50 | | |
| trnV-UAC | − | 53383 | 54048 | 39 | 590 | 37 | | |
| rps12 | − | 71752 | 100195 | 114 | ND | 232 | 538 | 26 |
| clpP | − | 72054 | 74070 | 71 | 810 | 291 | 619 | 226 |
| petB | + | 76999 | 78395 | 6 | 749 | 642 | | |
| petD | + | 78583 | 79814 | 8 | 749 | 475 | | |
| rpl16 | − | 83323 | 84719 | 9 | 989 | 399 | | |
| rpl2 | − | 86501 | 88002 | 385 | 683 | 434 | | |
| ndhB | − | 97116 | 99328 | 775 | 680 | 758 | | |
| trnI-GAU | + | 104750 | 105769 | 42 | 943 | 35 | | |
| trnA-UGC | + | 105834 | 106713 | 38 | 807 | 35 | | |
| ndhA | − | 122911 | 125140 | 553 | 1138 | 539 | | |
| trnA-UGC | − | 137591 | 138470 | 38 | 807 | 35 | | |
| trnI-GAU | − | 138535 | 139554 | 42 | 943 | 35 | | |
| rps12 | + | 143341 | 144134 | ND | ND | 232 | 538 | 26 |
| ndhB | + | 144976 | 1447188 | 775 | 680 | 758 | | |
| rpl2 | + | 156302 | 157803 | 385 | 683 | 434 | | |

注："+"表示正链；"−"表示负链；"ND"表示未确定

【重复序列】　在山桃叶绿体基因组中，微卫星序列有 A/T、C/G 和 AT/AT 三种类型，各有 45 个、4 个和 4 个（表 2-161-3）。共发现 25 个串联重复序列，满足总长度超过 20bp 且重复单元之间的相似度 ≥ 90% 两个条件（表 2-161-4）。散在重复序列包括回文重复序列和正向重复序列。以 e-value 小于 1E–04 为阈值，山桃叶绿体基因组散在重复序列包括 8 条回文重复序列、13 条正向重复序列（表 2-161-5）。

表 2-161-3　山桃叶绿体基因组微卫星序列统计

| 重复单元类型 | 重复序列个数 |
|---|---|
| A/T | 45 |
| C/G | 4 |
| AT/AT | 4 |

表 2-161-4　山桃叶绿体基因组串联重复序列统计

| 起点—终点 | 重复单元长度（bp） | 重复单元拷贝数 | 重复单元一致序列长度（bp） | 重复单元之间的相似度（%） | 插入缺失比例（%） | 分值 | 碱基个数 | | | | 熵（0—2） |
|---|---|---|---|---|---|---|---|---|---|---|---|
| | | | | | | | A | C | G | T | |
| 5051—5105 | 24 | 2.3 | 24 | 100 | 0 | 110 | 45 | 0 | 10 | 43 | 1.39 |
| 8478—8507 | 15 | 1.9 | 16 | 93 | 6 | 53 | 43 | 13 | 13 | 30 | 1.82 |
| 9155—9192 | 13 | 2.8 | 13 | 92 | 8 | 58 | 39 | 7 | 13 | 39 | 1.73 |
| 9755—9785 | 11 | 2.7 | 11 | 95 | 5 | 53 | 58 | 0 | 3 | 38 | 1.15 |
| 13379—13412 | 17 | 2.0 | 17 | 100 | 0 | 68 | 41 | 11 | 17 | 29 | 1.85 |
| 21337—21366 | 15 | 2.0 | 15 | 93 | 0 | 51 | 36 | 13 | 16 | 33 | 1.88 |
| 21342—21371 | 15 | 2.0 | 15 | 93 | 0 | 51 | 33 | 13 | 23 | 30 | 1.93 |
| 27901—27928 | 13 | 2.2 | 13 | 100 | 0 | 56 | 39 | 0 | 21 | 39 | 1.54 |
| 29050—29089 | 19 | 2.1 | 19 | 100 | 0 | 80 | 37 | 5 | 0 | 57 | 1.21 |
| 38142—38193 | 26 | 2.0 | 26 | 100 | 0 | 104 | 65 | 3 | 0 | 30 | 1.10 |
| 44244—44277 | 16 | 2.1 | 16 | 100 | 0 | 68 | 58 | 5 | 0 | 35 | 1.22 |
| 49072—49097 | 13 | 2.0 | 13 | 100 | 0 | 52 | 46 | 0 | 23 | 30 | 1.53 |
| 51663—51694 | 16 | 2.0 | 16 | 100 | 0 | 64 | 18 | 12 | 12 | 56 | 1.67 |
| 63793—63829 | 18 | 2.1 | 18 | 100 | 0 | 74 | 27 | 5 | 5 | 62 | 1.39 |
| 67203—67243 | 19 | 2.2 | 19 | 100 | 0 | 82 | 51 | 9 | 17 | 21 | 1.74 |
| 71955—71991 | 15 | 2.5 | 15 | 95 | 0 | 65 | 56 | 0 | 5 | 37 | 1.22 |
| 76535—76570 | 18 | 2.0 | 18 | 100 | 0 | 72 | 38 | 5 | 11 | 44 | 1.63 |
| 101216—101241 | 12 | 2.2 | 12 | 100 | 0 | 52 | 7 | 7 | 0 | 84 | 0.77 |
| 109938—110001 | 31 | 2.1 | 31 | 93 | 0 | 110 | 40 | 25 | 7 | 26 | 1.82 |
| 115372—115418 | 23 | 2.0 | 23 | 100 | 0 | 94 | 57 | 0 | 0 | 42 | 0.98 |
| 116335—116410 | 19 | 4.0 | 19 | 100 | 0 | 152 | 47 | 0 | 0 | 52 | 1.00 |
| 116619—116655 | 18 | 2.1 | 17 | 95 | 5 | 65 | 56 | 5 | 2 | 35 | 1.36 |
| 134303—134366 | 31 | 2.1 | 31 | 93 | 0 | 110 | 26 | 7 | 25 | 40 | 1.82 |
| 143063—143088 | 12 | 2.2 | 12 | 100 | 0 | 52 | 84 | 0 | 7 | 7 | 0.77 |
| 150610—150657 | 18 | 2.7 | 18 | 90 | 0 | 78 | 33 | 31 | 6 | 29 | 1.82 |

表 2-161-5　山桃叶绿体基因组散在重复序列特征值

| 重复单元一长度（bp） | 重复单元一起点 | 重复类型 | 重复单元二长度（bp） | 重复单元二起点 | 重复单元间隔 | e-value |
|---|---|---|---|---|---|---|
| 57 | 116334 | D | 57 | 116353 | 0 | 3.38E-25 |
| 40 | 101000 | D | 40 | 123487 | 0 | 5.81E-15 |
| 40 | 123487 | P | 40 | 143263 | 0 | 5.81E-15 |
| 38 | 116334 | D | 38 | 116372 | 0 | 9.30E-14 |
| 39 | 45494 | D | 39 | 101002 | -1 | 2.72E-12 |
| 39 | 45494 | P | 39 | 143262 | -1 | 2.72E-12 |
| 38 | 45494 | D | 38 | 123489 | -1 | 1.06E-11 |
| 31 | 5050 | D | 31 | 5074 | 0 | 1.52E-09 |
| 40 | 40465 | D | 40 | 42689 | -3 | 1.55E-09 |
| 30 | 8141 | P | 30 | 46977 | 0 | 6.09E-09 |
| 33 | 109937 | D | 33 | 109968 | -2 | 4.52E-07 |
| 33 | 109937 | P | 33 | 134302 | -2 | 4.52E-07 |
| 33 | 109968 | P | 33 | 134333 | -2 | 4.52E-07 |
| 33 | 134302 | D | 33 | 134333 | -2 | 4.52E-07 |
| 35 | 45495 | P | 35 | 77683 | -3 | 1.05E-06 |
| 31 | 38139 | D | 31 | 38165 | -2 | 6.38E-06 |
| 30 | 112187 | D | 30 | 132086 | -2 | 2.39E-05 |
| 32 | 91227 | D | 32 | 91248 | -3 | 5.10E-05 |
| 32 | 91227 | P | 32 | 153023 | -3 | 5.10E-05 |
| 32 | 91248 | P | 32 | 153044 | -3 | 5.10E-05 |
| 32 | 153023 | D | 32 | 153044 | -3 | 5.10E-05 |

注：P. palindromic repeat，回文重复序列；D. direct repeat，正向重复序列

【高可变区】　为了发现李属物种间的高可变区，从 27 个物种的叶绿体基因组中提取了 67 个基因间区，采用 K2p（Kimura 2-parameter）模型计算基因间区的遗传距离，遗传距离最大的 30 个基因间区参见图 2-161-3。这 30 个基因间区的 K2p 平均值分布于 0.92～5.36。其中 *ndhE-ndhG*、*ycf4-cemA*、*ycf3-trnS-GGA* 的 K2p 平均值较高，分别为 5.36、3.38、3.24。由此可见，李属 27 个物种的叶绿体基因组在这 3 个区域的变异较大，这 3 个区域可作为潜在的分子标记开发区域。

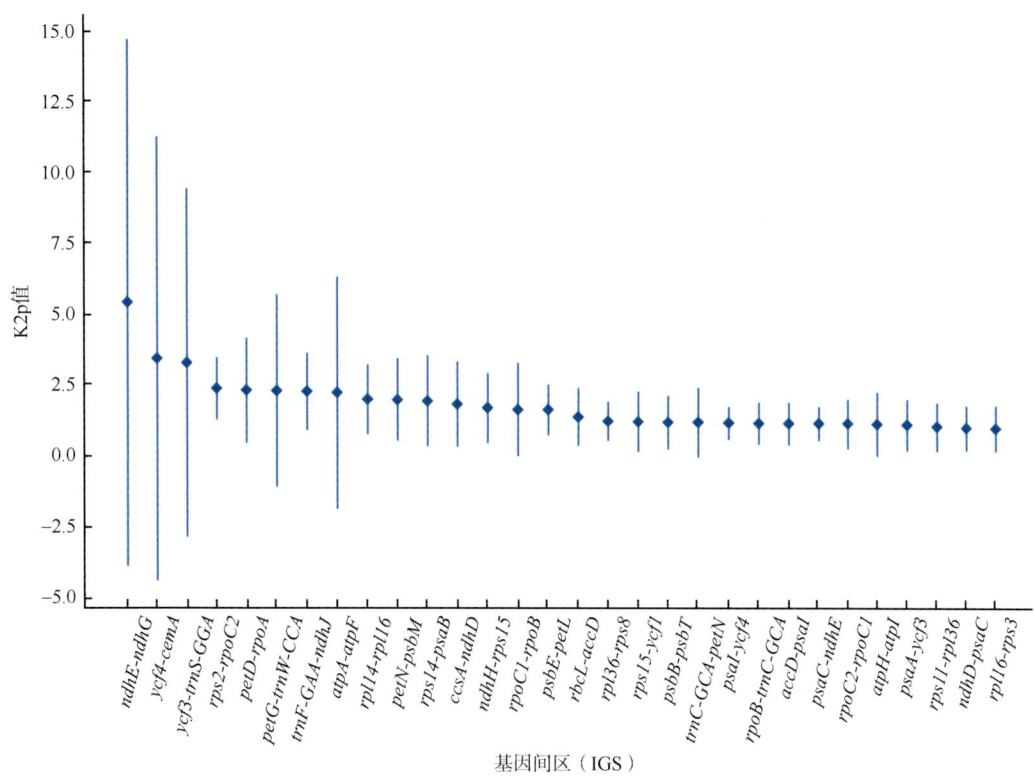

图 2-161-3　李属物种基因间区的遗传距离分析结果

**【系统发育】** 使用 MAFFT 对来自李属的 27 个物种[3,4]和 1 个外类群物种[山荆子（*Malus baccata*）]的 28 个叶绿体基因组中提取的 72 个共有蛋白质序列进行多重序列比对，使用 IQ-TREE 筛选最优的 JTT+F+I+G4 模型，并采用最大似然法（maximum likelihood method）构建进化树。结果显示，稠李（*Prunus padus*）、野黑樱桃（*Prunus serotina*）和大叶桂樱（*Prunus zippeliana*）3 个物种聚为一支，其余 24 个物种聚为一支。随后，杏（*Prunus armeniaca*）[3]、梅（*Prunus mume*）[3]、欧李（*Prunus humilis*）、矮扁桃（*Prunus tenella*）、长梗扁桃（*Prunus pedunculata*）、毛樱桃（*Prunus tomentosa*）、榆叶梅（*Prunus triloba*）、山桃（*Prunus davidiana*）、蒙古扁桃（*Prunus mongolica*）、甘肃桃（*Prunus kansuensis*）、桃（*Prunus persica*）[4]、光核桃（*Prunus mira*）、扁桃（*Prunus dulcis*）和李（*Prunus salicina*）[3] 14 个物种独立分化为一支[3,4]。剩下的 10 个物种又分为 2 支，其中，东京樱花（*Prunus yedoensis*）独立分化为一支，其他 9 个物种聚为一支。山桃与蒙古扁桃的亲缘关系最近（图 2-161-4）。

**【$K_A/K_S$ 选择压力分析】** 以图 2-161-4 的进化树作为参考，利用 Hyphy 软件中的 aBSREL 模型对蛋白质编码基因进行选择压力分析。共发现 8 个李属基因受到正向选择，即 *accD*、*psbA*、*atpF*、*clpP*、*ndhH*、*rpl2*、*rpl32*、*rpoB*。但在物种山桃中，未发现有基因被正向选择。

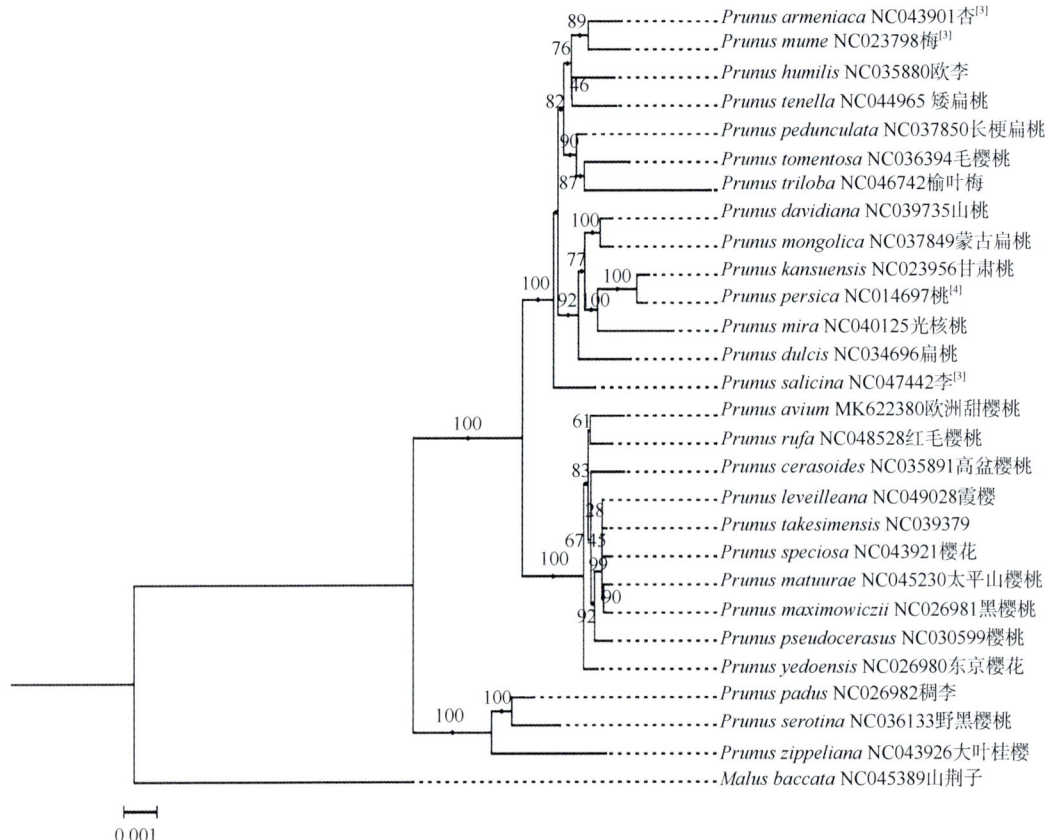

图 2-161-4　李属植物系统发育进化分析

【宏 DNA 条形码的发现及其 PCR 扩增引物设计】　为了发现能够区分李属下物种的宏 DNA 条形码序列及其 PCR 扩增引物，利用 ecoPrimers 对 27 个李属物种叶绿体基因组序列进行分析，未发现可用于设计 PCR 扩增引物的保守区间。

## 参 考 文 献

[1] 中国科学院《中国植物志》编委会 . 中国植物志 . 北京：科学出版社，1993.

[2] Hou Q，Han T，Li L，et al. The complete nucleotide sequence and genome organization of a novel virus of the order Tymovirales isolated from *Prunus davidiana*（Carr.）Franch. in Liaoning，China. Arch Virol，2019，164：1245-1248.

[3] Xue S，Shi T，Luo W，et al. Comparative analysis of the complete chloroplast genome among *Prunus mume*，*P. armeniaca*，and *P. salicina*. Hortic Res，2019，6：89.

[4] Jansen R K，Saski C，Lee S B，et al. Complete plastid genome sequences of three Rosids（*Castanea*，*Prunus*，*Theobroma*）：Evidence for at least two independent transfers of rpl22 to the nucleus. Mol Biol Evol，2011，28（1）：835-847.

# 162　长梗扁桃

【药材基本信息】　长梗扁桃 [*Prunus pedunculata*（Pall.）Maxim.] 又名长柄扁桃，为蔷薇科李属药用植物，其干燥成熟种子为郁李仁中药材[1]（图 2-162-1）。长梗扁桃产于内蒙古、宁夏。生于丘陵地区向阳石砾质坡地或坡麓，也见于干旱草原或荒漠草原。蒙古和苏联西伯利亚也有分布。郁李仁也称大李仁，含苦杏仁苷、脂肪油、皂苷等。郁李仁味辛、苦、甘，性平。归脾、大肠、小肠经。具有润燥滑肠、下气行滞、利水消肿的功效。用于津枯肠燥、食积气滞、腹胀便秘、水肿、脚气、小便不利。现代研究表明，郁李仁具有泻下、抗炎和镇痛作用[1,2]。

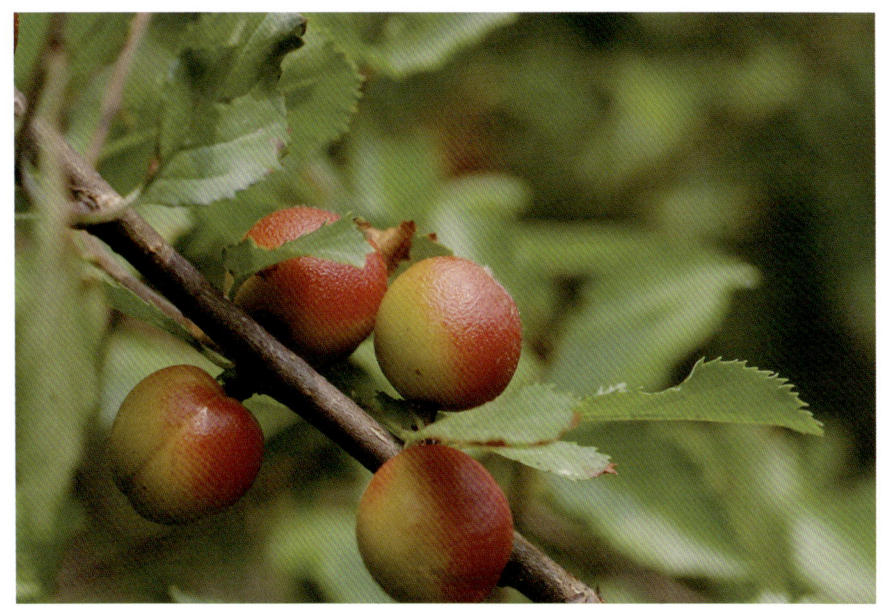

图 2-162-1　长梗扁桃

【叶绿体基因组】　长梗扁桃的叶绿体 DNA 为环状分子，其叶绿体基因组（GenBank 登录号：NC037850.1）总长度为 157 851bp，具有保守的四分状结构，包括一个 LSC 区、一个 SSC 区和一对 IR 区，其长度分别为 86 052bp、19 029bp 和 26 385bp（图 2-162-2）。长梗扁桃叶绿体基因组的整体 G/C 含量为 36.79%。其 IR 区的 G/C 含量（42.58%）高于 SSC 区的 G/C 含量（30.45%）和 LSC 区的 G/C 含量（34.64%）。

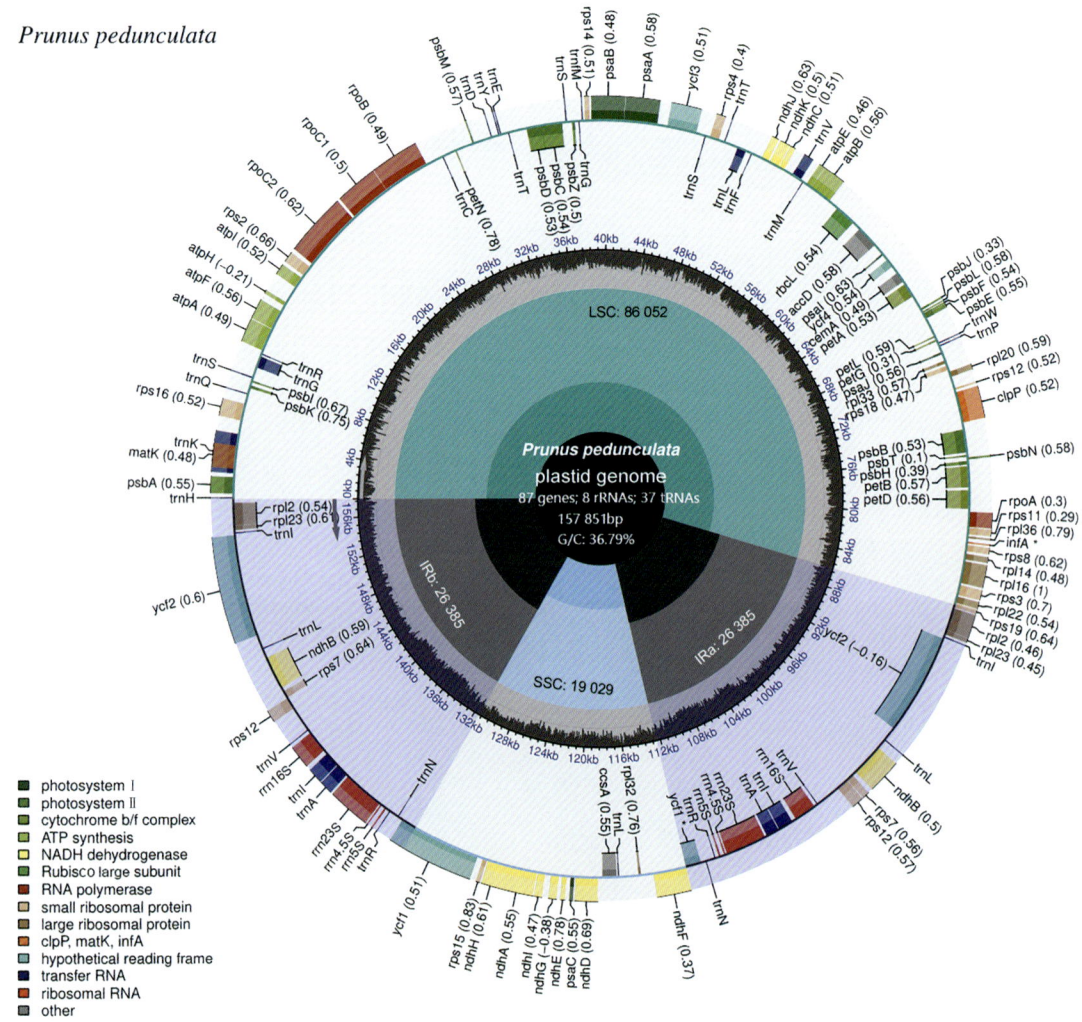

**图 2-162-2　长梗扁桃叶绿体基因组图谱**

该图包括6个圆形轨道。自内向外的第一轨道表示分散重复序列，红色弧线表示直接重复序列，绿色弧线表示回文重复序列；自内向外的第二轨道上的蓝色柱状线条表示长串联重复序列，其重复单元碱基长度＞7；自内向外的第三轨道以不同颜色的柱状线条表示不同类型的短串联重复序列（微卫星序列），其中黑色表示复杂重复序列，绿色表示重复单元碱基长度为1的重复序列，黄色表示重复单元碱基长度为2的重复序列，紫色表示重复单元碱基长度为3的重复序列，蓝色表示重复单元碱基长度为4的重复序列，橙色表示重复单元碱基长度为5的重复序列，红色表示重复单元碱基长度为6的重复序列；自内向外的第四轨道上以不同色块表示SSC区、反向重复区IRa和IRb、LSC区，数字代表相应区间的长度；自内向外的第五轨道表示GC含量；最外层第六轨道以不同色块表示不同功能的编码基因，功能分类详见图中左下角注释，基因名称后括号中的数字表示密码子使用偏差，轨道外侧的基因转录方向为顺时针方向，轨道内侧的基因转录方向为逆时针方向

【编码基因】　长梗扁桃的叶绿体基因组共编码132个基因，其中独特基因112个，包括蛋白质编码基因87个（独特基因79个）、转运RNA（transfer RNA，tRNA）编码基因37个（独特基因29个）、核糖体RNA（ribosome RNA，rRNA）编码基因8个（独特基因4个）（表2-162-1）。其中6个蛋白质独特编码基因（*rps12*、*rps7*、*rpl2*、*rpl23*、 *ndhB*、*ycf2*)、9 个 tRNA 独特编码基因(*trnA-UGC*、*trnG-GCC*、*trnI-CAU*、*trnI-GAU*、*trnL-CAA*、*trnN-GUU*、*trnR-ACG*、*trnS-GCU*、*trnV-GAC*)、4 个 rRNA 独特编码基因(*rrn16S*、*rrn23S*、*rrn5S*、*rrn4.5S*)位于 IR 区。有 11 个蛋白质编码基因 [*rps16*、*atpF*、*rpoC1*、*petB*、*petD*、*rpl16*、*rpl2*(×2)、*ndhB*(×2)、*ndhA*] 各含有 1 个内含子(intron),4 个蛋白质编码基因 [*ycf3*、*clpP*、*rps12*(×2)] 各含有 2 个内含子,8 个 tRNA 编码基因 [*trnK-UUU*、*trnG-GCC*、*trnL-UAA*、*trnV-UAC*、*trnI-GAU*(×2)、*trnA-UGC*(×2)] 各含有 1 个内含子(表 2-162-2)。长梗扁桃叶绿体基因组中蛋白质编码区(coding sequence,CDS)的长度为 78 675bp,占整个基因组长度的 49.84%。rRNA 基因的长度为 9048bp,占整个基因组长度的 5.73%。而 tRNA 基因的长度为 2803bp,占整个基因组长度的 1.78%。长梗扁桃叶绿体基因组非编码区主要包括内含子和基因间区,其长度占整个基因组长度的 42.65%。

表 2-162-1　长梗扁桃叶绿体基因组基因列表

| 基因功能 | 基因分类 | 基因名称 |
| --- | --- | --- |
| rRNA | rRNA genes | *rrn16S*(×2)、*rrn23S*(×2)、*rrn5S*(×2)、*rrn4.5S*(×2) |
| tRNA | tRNA genes | 37 *trn* genes(8 个基因各含有 1 个内含子) |
| 自我复制 | Small subunit of ribosome | *rps11*、*rps12*(×3)、*rps14*、*rpd15*、*rps16*、*rps18*、*rps19*、*rps2*、*rps3*、*rps4*、*rps7*(×2)、*rps8* |
|  | Large subunit of ribosome | *rpl14*、*rpl16*、*rpl2*(×2)、*rpl20*、*rpl22*、*rpl23*(×2)、*rpl32*、*rpl33*、*rpl36* |
|  | DNA dependent RNA polymerase | *rpoA*、*rpoB*、*rpoC1*、*rpoC2* |
| 光合作用 | Subunits of NADH-dehydrogenase | *ndhA*、*ndhB*(×2)、*ndhC*、*ndhD*、*ndhE*、*ndhF*、*ndhG*、*ndhH*、*ndhI*、*ndhJ*、*ndhK* |
|  | Subunits of photosystem Ⅰ | *psaA*、*psaB*、*psaC*、*psaI*、*psaJ* |
|  | Subunits of photosystem Ⅱ | *psbA*、*psbB*、*psbC*、*psbD*、*psbE*、*psbF*、*psbH*、*psbI*、*psbJ*、*psbK*、*psbL*、*psbM*、*psbN*、*psbT*、*psbZ*、*ycf3* |
|  | Subunits of cytochrome b/f complex | *petA*、*petB*、*petD*、*petG*、*petL*、*petN* |
|  | Subunits of ATP synthase | *atpA*、*atpB*、*atpE*、*atpF*、*atpH*、*atpI* |
|  | Large subunit of rubisco | *rbcL* |
| 其他功能 | Maturase | *matK* |
|  | Protease | *clpP* |
|  | Envelope membrane protein | *cemA* |
|  | Subunit of acetyl-CoA-carboxylase | *accD* |
|  | Translational initiation factor | *infA* |
|  | c-type cytochrome synthesis gene | *ccsA* |
| 未知功能 |  | *ycf1*(×2)、*ycf2*(×2)、*ycf4* |

表 2-162-2　长梗扁桃叶绿体基因内含子和外显子位置及长度

| 基因名称 | 基因编码序列所在链 | 起始位置 | 终点位置 | 长度（bp） | | | | |
|---|---|---|---|---|---|---|---|---|
| | | | | 第一外显子 | 第一内含子 | 第二外显子 | 第二内含子 | 第三外显子 |
| *trnK-UUU* | – | 1696 | 4304 | 37 | 2537 | 35 | | |
| *rps16* | – | 5228 | 6365 | 40 | 868 | 230 | | |
| *trnG-GCC* | + | 8916 | 9700 | 23 | 725 | 37 | | |
| *atpF* | – | 11703 | 13001 | 145 | 744 | 410 | | |
| *rpoC1* | – | 21101 | 23906 | 434 | 754 | 1618 | | |
| *ycf3* | – | 44022 | 46007 | 124 | 716 | 230 | 763 | 153 |
| *trnL-UAA* | + | 49004 | 49604 | 37 | 514 | 50 | | |
| *trnV-UAC* | – | 53150 | 53815 | 39 | 590 | 37 | | |
| *rps12* | – | 71489 | 100004 | 114 | ND | 232 | 538 | 26 |
| *clpP* | – | 71791 | 73835 | 71 | 804 | 291 | 653 | 226 |
| *petB* | + | 76764 | 78169 | 6 | 758 | 642 | | |
| *petD* | + | 78357 | 79583 | 8 | 744 | 475 | | |
| *rpl16* | – | 83093 | 84533 | 9 | 1033 | 399 | | |
| *rpl2* | – | 86310 | 87811 | 385 | 683 | 434 | | |
| *ndhB* | – | 96925 | 99137 | 775 | 680 | 758 | | |
| *trnI-GAU* | + | 104559 | 105578 | 42 | 943 | 35 | | |
| *trnA-UGC* | + | 105643 | 106522 | 38 | 807 | 35 | | |
| *ndhA* | – | 122657 | 124889 | 553 | 1141 | 539 | | |
| *trnA-UGC* | – | 137382 | 138261 | 38 | 807 | 35 | | |
| *trnI-GAU* | – | 138326 | 139345 | 42 | 943 | 35 | | |
| *rps12* | + | 143132 | 143925 | ND | ND | 232 | 538 | 26 |
| *ndhB* | + | 144767 | 146979 | 775 | 680 | 758 | | |
| *rpl2* | + | 156093 | 157594 | 385 | 683 | 434 | | |

注："+"表示正链；"–"表示负链；"ND"表示未确定

【重复序列】　在长梗扁桃叶绿体基因组中，微卫星序列有 A/T、C/G 和 AT/AT 三种类型，各有 53 个、4 个和 2 个（表 2-162-3）。共发现 28 个串联重复序列，满足总长度超过 20bp 且重复单元之间的相似度 ≥ 90% 两个条件（表 2-162-4）。散在重复序列包括回文重复序列和正向重复序列。以 *e*-value 小于 1E–04 为阈值，长梗扁桃叶绿体基因组散在重复序列包括 11 条回文重复序列、12 条正向重复序列（表 2-162-5）。

表 2-162-3　长梗扁桃叶绿体基因组微卫星序列统计

| 重复单元类型 | 重复序列个数 |
|---|---|
| A/T | 53 |
| C/G | 4 |
| AT/AT | 2 |

表 2-162-4　长梗扁桃叶绿体基因组串联重复序列统计

| 起点—终点 | 重复单元长度（bp） | 重复单元拷贝数 | 重复单元一致序列长度（bp） | 重复单元之间的相似度（%） | 插入缺失比例（%） | 分值 | 碱基个数 A | C | G | T | 熵（0—2） |
|---|---|---|---|---|---|---|---|---|---|---|---|
| 4823—4848 | 13 | 2.0 | 13 | 100 | 0 | 52 | 46 | 7 | 0 | 46 | 1.31 |
| 8487—8516 | 15 | 1.9 | 16 | 93 | 6 | 53 | 43 | 13 | 13 | 30 | 1.82 |
| 9743—9773 | 11 | 2.7 | 11 | 95 | 5 | 53 | 38 | 3 | 0 | 58 | 1.15 |
| 13138—13171 | 17 | 2.0 | 17 | 100 | 0 | 68 | 41 | 11 | 17 | 29 | 1.85 |
| 21086—21115 | 15 | 2.0 | 15 | 93 | 0 | 51 | 36 | 13 | 16 | 33 | 1.88 |
| 21091—21120 | 15 | 2.0 | 15 | 93 | 0 | 51 | 33 | 13 | 23 | 30 | 1.93 |
| 27655—27682 | 13 | 2.2 | 13 | 100 | 0 | 56 | 39 | 0 | 21 | 39 | 1.54 |
| 28803—28842 | 19 | 2.1 | 19 | 100 | 0 | 80 | 37 | 5 | 0 | 57 | 1.21 |
| 48779—48804 | 13 | 2.0 | 13 | 100 | 0 | 52 | 46 | 0 | 23 | 30 | 1.53 |
| 51364—51395 | 16 | 2.0 | 16 | 100 | 0 | 64 | 18 | 12 | 12 | 56 | 1.67 |
| 52863—52903 | 15 | 2.8 | 15 | 92 | 3 | 66 | 48 | 9 | 0 | 41 | 1.36 |
| 52959—53002 | 21 | 2.0 | 23 | 91 | 8 | 74 | 40 | 4 | 0 | 54 | 1.21 |
| 53017—53060 | 22 | 2.0 | 22 | 100 | 0 | 88 | 45 | 0 | 0 | 54 | 0.99 |
| 53049—53078 | 15 | 2.0 | 15 | 100 | 0 | 60 | 33 | 0 | 6 | 60 | 1.23 |
| 58660—58700 | 20 | 2.0 | 20 | 100 | 0 | 82 | 29 | 0 | 0 | 70 | 0.87 |
| 71692—71728 | 15 | 2.5 | 15 | 95 | 0 | 65 | 56 | 0 | 5 | 37 | 1.22 |
| 76300—76335 | 18 | 2.0 | 18 | 100 | 0 | 72 | 38 | 5 | 11 | 44 | 1.63 |
| 83769—83808 | 20 | 2.0 | 20 | 100 | 0 | 80 | 15 | 15 | 5 | 65 | 1.44 |
| 93456—93507 | 18 | 2.9 | 18 | 94 | 0 | 95 | 32 | 7 | 28 | 30 | 1.85 |
| 101025—101050 | 12 | 2.2 | 12 | 100 | 0 | 52 | 7 | 7 | 0 | 84 | 0.77 |
| 109747—109810 | 31 | 2.1 | 31 | 93 | 0 | 110 | 40 | 25 | 7 | 26 | 1.82 |
| 116110—116158 | 19 | 2.5 | 19 | 96 | 3 | 89 | 46 | 0 | 0 | 53 | 1.00 |
| 116367—116403 | 18 | 2.1 | 17 | 95 | 5 | 65 | 56 | 5 | 2 | 35 | 1.36 |
| 128382—128425 | 21 | 2.1 | 21 | 100 | 0 | 88 | 45 | 4 | 9 | 40 | 1.56 |
| 130101—130134 | 15 | 2.3 | 15 | 94 | 0 | 59 | 0 | 20 | 5 | 73 | 1.04 |
| 134094—134157 | 31 | 2.1 | 31 | 93 | 0 | 110 | 26 | 7 | 25 | 40 | 1.82 |
| 142854—142879 | 12 | 2.2 | 12 | 100 | 0 | 52 | 84 | 0 | 7 | 7 | 0.77 |
| 150397—150448 | 18 | 2.9 | 18 | 94 | 0 | 95 | 30 | 28 | 7 | 32 | 1.85 |

表 2-162-5　长梗扁桃叶绿体基因组散在重复序列特征值

| 重复单元一长度（bp） | 重复单元一起点 | 重复类型 | 重复单元二长度（bp） | 重复单元二起点 | 重复单元间隔 | e-value |
|---|---|---|---|---|---|---|
| 40 | 100809 | D | 40 | 123233 | 0 | 5.80E−15 |
| 40 | 123233 | P | 40 | 143054 | 0 | 5.80E−15 |
| 39 | 45203 | D | 39 | 100811 | −1 | 2.71E−12 |
| 39 | 45203 | P | 39 | 143053 | −1 | 2.71E−12 |
| 38 | 45203 | D | 38 | 123235 | −1 | 1.06E−11 |
| 40 | 40197 | D | 40 | 42421 | −3 | 1.55E−09 |
| 30 | 8145 | P | 30 | 46694 | 0 | 6.08E−09 |
| 34 | 93455 | D | 34 | 93473 | −2 | 1.20E−07 |
| 34 | 93455 | P | 34 | 150396 | −2 | 1.20E−07 |
| 34 | 93473 | P | 34 | 150414 | −2 | 1.20E−07 |
| 34 | 150396 | D | 34 | 150414 | −2 | 1.20E−07 |
| 33 | 109746 | D | 33 | 109777 | −2 | 4.51E−07 |
| 33 | 109746 | P | 33 | 134093 | −2 | 4.51E−07 |
| 33 | 109777 | P | 33 | 134124 | −2 | 4.51E−07 |
| 33 | 134093 | D | 33 | 134124 | −2 | 4.51E−07 |
| 35 | 45204 | P | 35 | 77457 | −3 | 1.05E−06 |
| 33 | 16578 | P | 33 | 72346 | −3 | 1.40E−05 |
| 30 | 111996 | D | 30 | 131877 | −2 | 2.38E−05 |
| 32 | 52866 | D | 32 | 52888 | −3 | 5.09E−05 |
| 32 | 91036 | D | 32 | 91057 | −3 | 5.09E−05 |
| 32 | 91036 | P | 32 | 152814 | −3 | 5.09E−05 |
| 32 | 91057 | P | 32 | 152835 | −3 | 5.09E−05 |
| 32 | 152814 | D | 32 | 152835 | −3 | 5.09E−05 |

注：P. palindromic repeat，回文重复序列；D. direct repeat，正向重复序列

【高可变区】　为了发现李属物种间的高可变区，从 27 个物种的叶绿体基因组中提取了 61 个基因间区，采用 K2p（Kimura 2-parameter）模型计算基因间区的遗传距离，遗传距离最大的 30 个基因间区参见图 2-162-3。这 30 个基因间区的 K2p 平均值分布于 0.92～5.36。其中 *ndhE-ndhG*、*ycf4-cemA*、*ycf3-trnS-GGA* 的 K2p 平均值较高，分别为 5.36、3.38、3.24。由此可见，李属 27 个物种的叶绿体基因组在这 3 个区域的变异较大，这 3 个区域可作为潜在的分子标记开发区域。

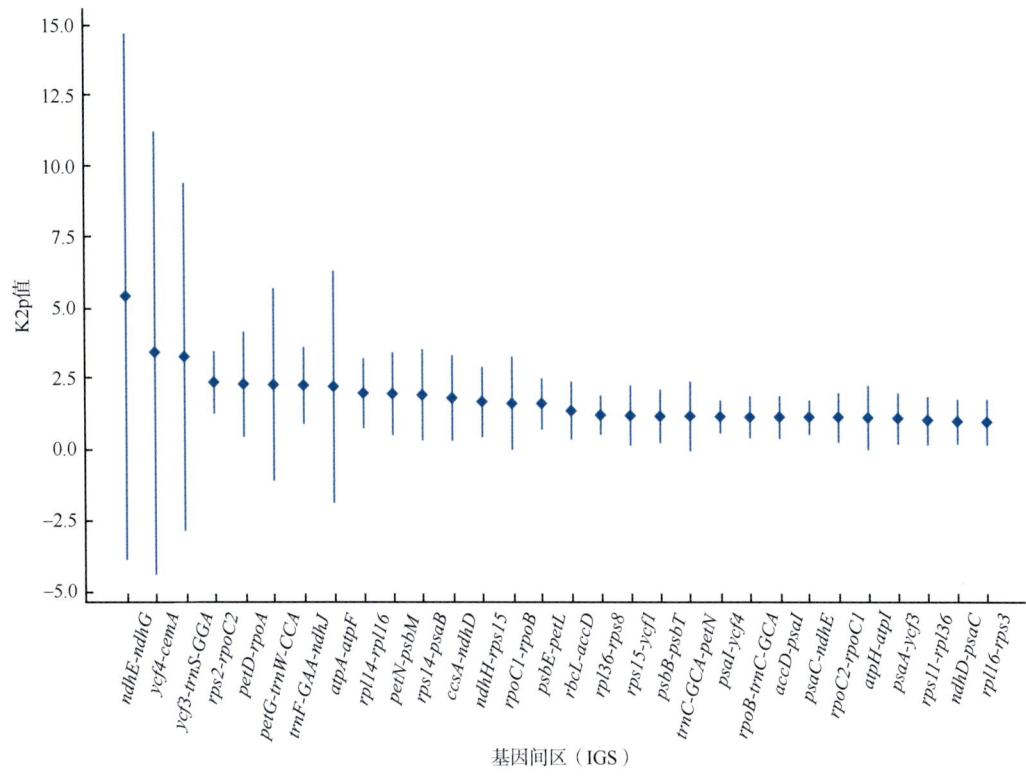

图 2-162-3　李属物种基因间区的遗传距离分析结果

【系统发育】 使用 MAFFT 对来自李属的 27 个物种[3-5]和 1 个外类群物种[山荆子(*Malus baccata*)]的 28 个叶绿体基因组中提取的 72 个共有蛋白质序列进行多重序列比对，使用 IQ-TREE 筛选得到优化的 JTT+F+I+G4 模型，并采用最大似然法（maximum likelihood method）构建进化树。结果显示，稠李（*Prunus padus*）、野黑樱桃（*Prunus serotina*）和大叶桂樱（*Prunus zippeliana*）3 个物种聚为一支，其余 24 个物种聚为一支。随后，杏（*Prunus armeniaca*）[4]、梅（*Prunus mume*）[4]、欧李（*Prunus humilis*）、矮扁桃（*Prunus tenella*）、长梗扁桃（*Prunus pedunculata*）[3]、毛樱桃（*Prunus tomentosa*）、榆叶梅（*Prunus triloba*）、山桃（*Prunus davidiana*）、蒙古扁桃（*Prunus mongolica*）[3]、甘肃桃（*Prunus kansuensis*）、桃（*Prunus persica*）[5]、光核桃（*Prunus mira*）、扁桃（*Prunus dulcis*）和李（*Prunus salicina*）[4] 14 个物种独立分化为一支[4,5]。剩下的 10 个物种又分为 2 支，其中，东京樱花（*Prunus yedoensis*）独立分化为一支，其他 9 个物种聚为一支。长梗扁桃与毛樱桃和榆叶梅的亲缘关系较近（图 2-162-4）。

【$K_A/K_S$ 选择压力分析】 以图 2-162-4 的进化树作为参考，利用 Hyphy 软件中的 aBSREL 模型对蛋白质编码基因进行选择压力分析。共发现 8 个李属基因受到正向选择，即 *accD*、*psbA*、*atpF*、*clpP*、*ndhH*、*rpl2*、*rpl32*、*rpoB*。在物种长梗扁桃中，未发现有基因受到正向选择。

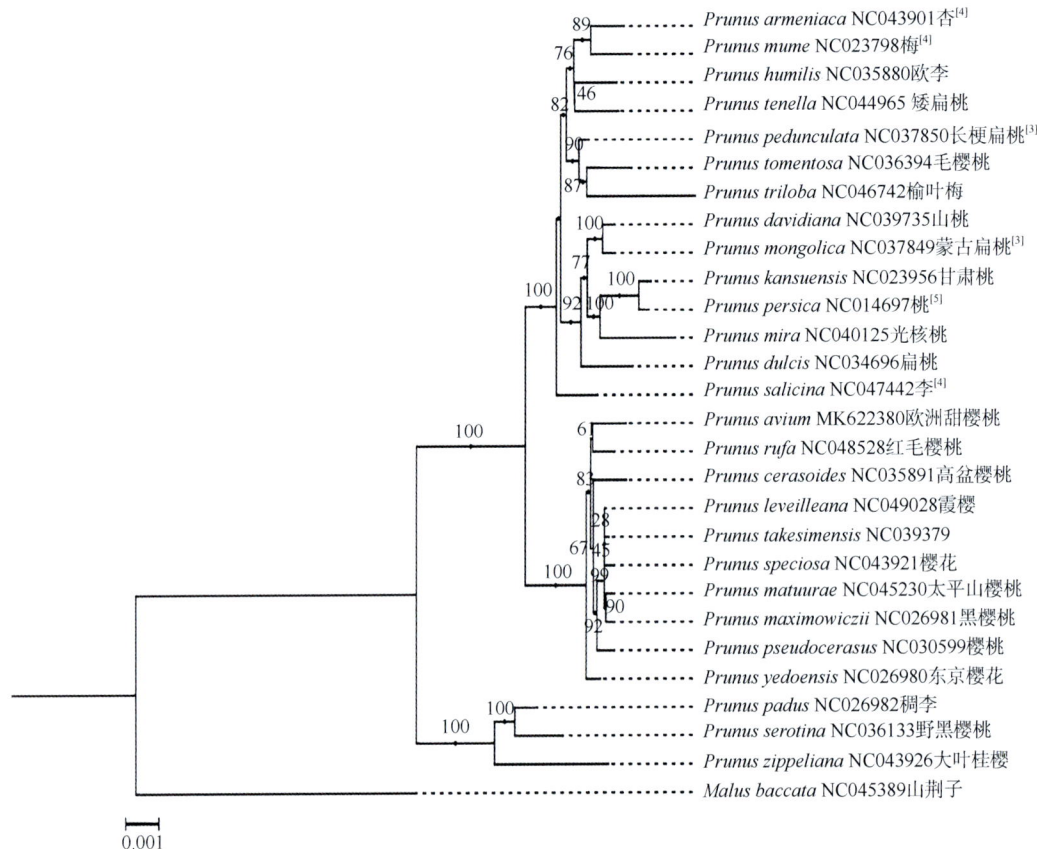

图 2-162-4　李属植物系统发育进化分析

【宏 DNA 条形码的发现及其 PCR 扩增引物设计】　为了发现能够区分李属下物种的宏 DNA 条形码序列及其 PCR 扩增引物，利用 ecoPrimers 对 27 个李属物种叶绿体基因组序列进行分析，未发现可用于设计 PCR 扩增引物的保守区间。

## 参 考 文 献

[1] 中国科学院《中国植物志》编委会. 中国植物志. 北京：科学出版社，1993.
[2] 李倩，权博文，常虹，等. 扁桃属植物的化学成分及药理作用研究进展. 中国药房，2020，687（21）：128-133.
[3] Duan Y Z，Shen Y H，Kang F R，et al. Characterization of the complete chloroplast genomes of the endangered shrub species Prunus mongolica and Prunus pedunculata（Rosales：rosaceae）. Conservation Genetics Resources，2018，11：249-252.
[4] Xue S，Shi T，Luo W，et al. Comparative analysis of the complete chloroplast genome among Prunus mume，P. armeniaca，and P. salicina. Hortic Res，2019，6：89.
[5] Jansen R K，Saski C，Lee S B，et al. Complete plastid genome sequences of three Rosids（Castanea，Prunus，Theobroma）：Evidence for at least two independent transfers of rpl22 to the nucleus. Mol Biol Evol，2011，28（1）：835-847.

# 163 桃

【药材基本信息】 桃（*Prunus persica* L.）为蔷薇科李属药用植物，其干燥成熟种子为桃仁中药材，其树干溢出的树脂为桃树胶中药材（图2-163-1）。桃原产于中国，在我国各省份广泛栽培。世界各地均有栽植。桃仁味苦、甘，性平。归心、肝、大肠经。具有活血祛瘀、润肠通便、止咳平喘的功效。用于经闭痛经、癥瘕痞块、肺痈肠痈、跌扑损伤、肠燥便秘、咳嗽气喘。桃树胶俗称桃胶，味苦，性平。具有活血、益气、止渴的功能。用于糖尿病、乳糜尿、小儿疳积。桃叶治风热感冒咳嗽[1, 2]。

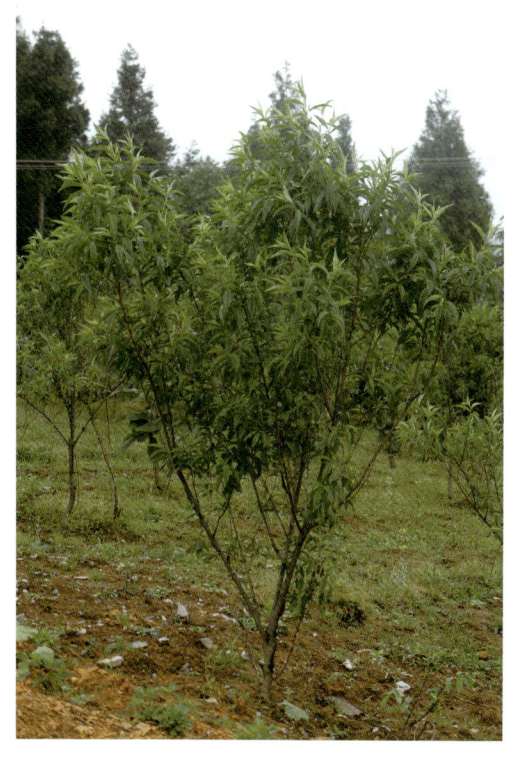

图 2-163-1 桃

【叶绿体基因组】 桃的叶绿体DNA为环状分子，其叶绿体基因组（GenBank 登录号：NC014697.1）总长度为157 790bp，具有保守的四分状结构，包括一个LSC区、一个SSC区和一对IR区，其长度分别为 85 968bp、19 060bp 和 26 381bp（图2-163-2）。桃叶绿体基因组的整体 G/C 含量为 36.76%。其 IR 区的 G/C 含量（42.58%）高于 SSC 区的 G/C 含量（30.41%）和 LSC 区的 G/C 含量（34.59%）。

*Prunus persica*

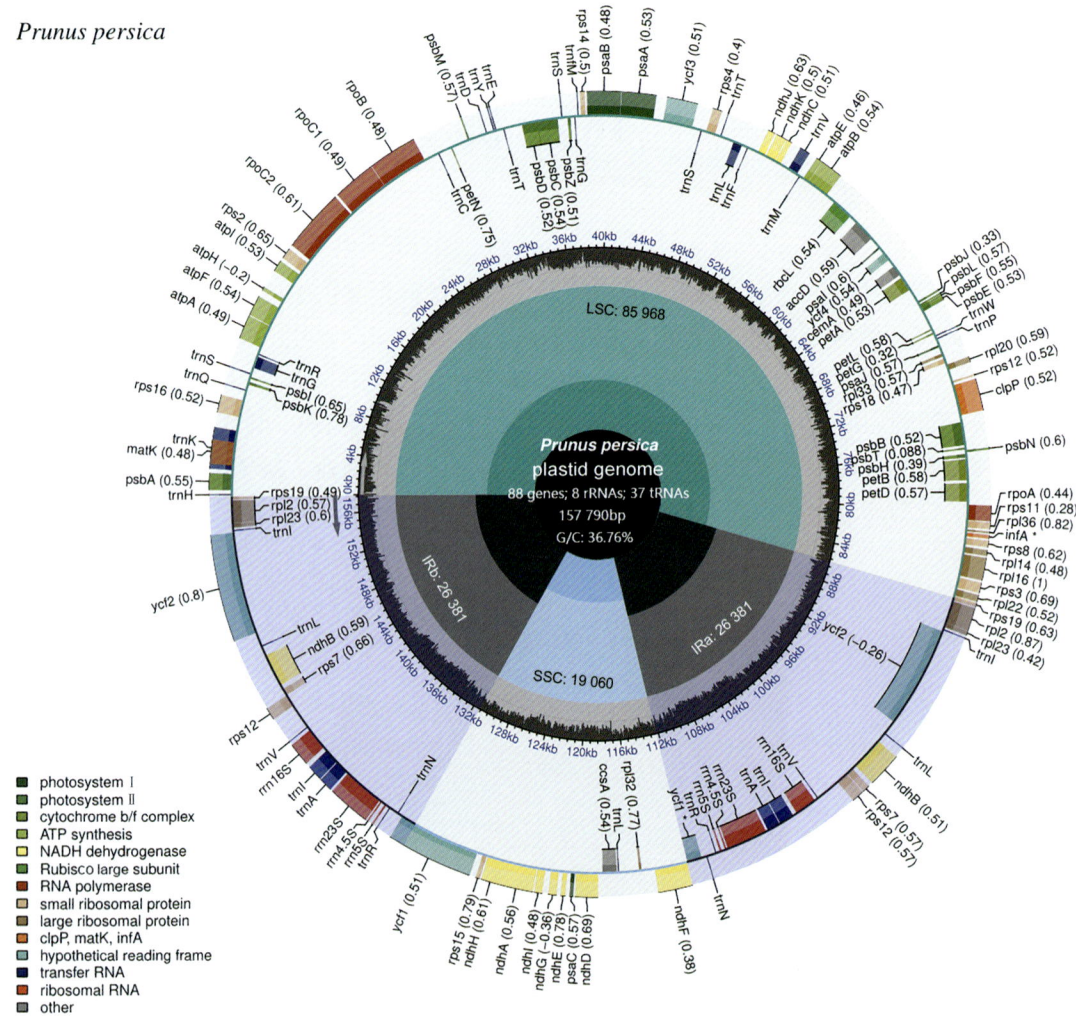

图 2-163-2 桃叶绿体基因组图谱

该图包括 6 个圆形轨道。自内向外的第一轨道表示分散重复序列，红色弧线表示直接重复序列，绿色弧线表示回文重复序列；自内向外的第二轨道上的蓝色柱状线条表示长串联重复序列，其重复单元碱基长度＞7；自内向外的第三轨道以不同颜色的柱状线条表示不同类型的短串联重复序列（微卫星序列），其中黑色表示复杂重复序列，绿色表示重复单元碱基长度为 1 的重复序列，黄色表示重复单元碱基长度为 2 的重复序列，紫色表示重复单元碱基长度为 3 的重复序列，蓝色表示重复单元碱基长度为 4 的重复序列，橙色表示重复单元碱基长度为 5 的重复序列，红色表示重复单元碱基长度为 6 的重复序列；自内向外的第四轨道上以不同色块表示 SSC 区、反向重复区 IRa 和 IRb、LSC 区，数字代表相应区间的长度；自内向外的第五轨道表示 GC 含量；最外层第六轨道以不同色块表示不同功能的编码基因，功能分类详见图中左下角注释，基因名称后括号中的数字表示密码子使用偏差，轨道外侧的基因转录方向为顺时针方向，轨道内侧的基因转录方向为逆时针方向

【编码基因】 桃的叶绿体基因组共编码 133 个基因，其中独特基因 112 个，包括蛋白质编码基因 88 个（独特基因 79 个）、转运 RNA（transfer RNA，tRNA）编码基因 37 个（独特基因 29 个）、核糖体 RNA（ribosome RNA，rRNA）编码基因 8 个（独特基因 4 个）（表 2-163-1）。其中 6 个蛋白质独特编码基因（*rps12*、*rps7*、*rpl2*、*rpl23*、*ndhB*、*ycf2*）、7 个 tRNA 独特编码基因（*trnA-UGC*、*trnI-CAU*、*trnI-GAU*、*trnL-CAA*、*trnN-GUU*、*trnR-ACG*、*trnV-GAC*）、4 个 rRNA 独特编码基因（*rrn16S*、*rrn23S*、*rrn5S*、*rrn4.5S*）位于 IR 区。有 11

个蛋白质编码基因 [rps16、atpF、rpoC1、petB、petD、rpl16、rpl2（×2）、ndhB（×2）、ndhA] 各含有1个内含子（intron），4个蛋白质编码基因 [ycf3、clpP、rps12（×2）] 各含有2个内含子，8个 tRNA 编码基因 [trnK-UUU、trnG-GCC、trnL-UAA、trnV-UAC、trnI-GAU（×2）、trnA-UGC（×2）] 各含有1个内含子（表2-163-2）。桃叶绿体基因组中蛋白质编码区（coding sequence，CDS）的长度为78 552bp，占整个基因组长度的49.78%。rRNA 基因的长度为9048bp，占整个基因组长度的5.73%。而 tRNA 基因的长度为2944bp，占整个基因组长度的1.87%。桃叶绿体基因组非编码区主要包括内含子和基因间区，其长度占整个基因组长度的42.62%。

表 2-163-1 桃叶绿体基因组基因列表

| 基因功能 | 基因分类 | 基因名称 |
| --- | --- | --- |
| rRNA | rRNA genes | *rrn16S*（×2）、*rrn23S*（×2）、*rrn5S*（×2）、*rrn4.5S*（×2） |
| tRNA | tRNA genes | 37 *trn* genes（8个基因各含有1个内含子） |
| 自我复制 | Small subunit of ribosome | *rps11*、*rps12*（×3）、*rps14*、*rps15*、*rps16*、*rps18*、*rps19*（×2）、*rps2*、*rps3*、*rps4*、*rps7*（×2）、*rps8* |
| | Large subunit of ribosome | *rpl14*、*rpl16*、*rpl2*（×2）、*rpl20*、*rpl22*、*rpl23*（×2）、*rpl32*、*rpl33*、*rpl36* |
| | DNA dependent RNA polymerase | *rpoA*、*rpoB*、*rpoC1*、*rpoC2* |
| 光合作用 | Subunits of NADH-dehydrogenase | *ndhA*、*ndhB*（×2）、*ndhC*、*ndhD*、*ndhE*、*ndhF*、*ndhG*、*ndhH*、*ndhI*、*ndhJ*、*ndhK* |
| | Subunits of photosystem Ⅰ | *psaA*、*psaB*、*psaC*、*psaI*、*psaJ* |
| | Subunits of photosystem Ⅱ | *psbA*、*psbB*、*psbC*、*psbD*、*psbE*、*psbF*、*psbH*、*psbI*、*psbJ*、*psbK*、*psbL*、*psbM*、*psbN*、*psbT*、*psbZ*、*ycf3* |
| | Subunits of cytochrome b/f complex | *petA*、*petB*、*petD*、*petG*、*petL*、*petN* |
| | Subunits of ATP synthase | *atpA*、*atpB*、*atpE*、*atpF*、*atpH*、*atpI* |
| | Large subunit of rubisco | *rbcL* |
| 其他功能 | Maturase | *matK* |
| | Protease | *clpP* |
| | Envelope membrane protein | *cemA* |
| | Subunit of acetyl-CoA-carboxylase | *accD* |
| | Translational initiation factor | *infA* |
| | c-type cytochrome synthesis gene | *ccsA* |
| 未知功能 | | *ycf1*（×2）、*ycf2*（×2）、*ycf4* |

表 2-163-2 桃叶绿体基因内含子和外显子位置及长度

| 基因名称 | 基因编码序列所在链 | 起始位置 | 终点位置 | 长度（bp） | | | | |
| --- | --- | --- | --- | --- | --- | --- | --- | --- |
| | | | | 第一外显子 | 第一内含子 | 第二外显子 | 第二内含子 | 第三外显子 |
| *trnK-UUU* | − | 1665 | 4274 | 37 | 2538 | 35 | | |
| *rps16* | − | 5207 | 6347 | 40 | 871 | 230 | | |
| *trnG-GCC* | + | 8627 | 9409 | 23 | 723 | 37 | | |
| *atpF* | − | 11655 | 12955 | 145 | 746 | 410 | | |

续表

| 基因名称 | 基因编码序列所在链 | 起始位置 | 终点位置 | 长度（bp） | | | | |
|---|---|---|---|---|---|---|---|---|
| | | | | 第一外显子 | 第一内含子 | 第二外显子 | 第二内含子 | 第三外显子 |
| rpoC1 | – | 21069 | 23884 | 434 | 764 | 1618 | | |
| ycf3 | – | 43866 | 45861 | 124 | 724 | 230 | 765 | 153 |
| trnL-UAA | + | 48853 | 49453 | 37 | 514 | 50 | | |
| trnV-UAC | – | 52981 | 53653 | 39 | 597 | 37 | | |
| rps12 | – | 71346 | 99829 | 114 | ND | 232 | 538 | 26 |
| clpP | – | 71648 | 73673 | 71 | 819 | 291 | 619 | 226 |
| petB | + | 76602 | 78004 | 6 | 755 | 642 | | |
| petD | + | 78212 | 79437 | 8 | 743 | 475 | | |
| rpl16 | – | 82939 | 84359 | 9 | 1013 | 399 | | |
| rpl2 | – | 86135 | 87636 | 385 | 683 | 434 | | |
| ndhB | – | 96750 | 98962 | 775 | 680 | 758 | | |
| trnI-GAU | + | 104384 | 105403 | 42 | 943 | 35 | | |
| trnA-UGC | + | 105468 | 106347 | 38 | 807 | 35 | | |
| ndhA | – | 122555 | 124788 | 553 | 1142 | 539 | | |
| trnA-UGC | – | 137240 | 138119 | 38 | 807 | 35 | | |
| trnI-GAU | – | 138184 | 139203 | 42 | 943 | 35 | | |
| rps12 | + | 142990 | 143783 | ND | ND | 232 | 538 | 26 |
| ndhB | + | 144625 | 146837 | 775 | 680 | 758 | | |
| rpl2 | + | 155951 | 157452 | 385 | 683 | 434 | | |

注："+"表示正链；"–"表示负链；"ND"表示未确定

【重复序列】 在桃叶绿体基因组中，微卫星序列有 A/T、C/G 和 AT/AT 三种类型，各有 50 个、6 个和 4 个（表 2-163-3）。共发现 28 个串联重复序列，满足总长度超过 20bp 且重复单元之间的相似度 ≥ 90% 两个条件（表 2-163-4）。散在重复序列包括回文重复序列和正向重复序列。以 $e$-value 小于 1E–04 为阈值，桃叶绿体基因组散在重复序列包括 10 条回文重复序列、16 条正向重复序列（表 2-163-5）。

表 2-163-3　桃叶绿体基因组微卫星序列统计

| 重复单元类型 | 重复序列个数 |
|---|---|
| A/T | 50 |
| C/G | 6 |
| AT/AT | 4 |

表 2-163-4　桃叶绿体基因组串联重复序列统计

| 起点—终点 | 重复单元长度（bp） | 重复单元拷贝数 | 重复单元一致序列长度（bp） | 重复单元之间的相似度（%） | 插入缺失比例（%） | 分值 | 碱基个数 | | | | 熵（0—2） |
|---|---|---|---|---|---|---|---|---|---|---|---|
| | | | | | | | A | C | G | T | |
| 4998—5044 | 23 | 2.0 | 24 | 100 | 0 | 80 | 27 | 12 | 0 | 59 | 1.34 |
| 9464—9494 | 11 | 2.7 | 11 | 95 | 5 | 53 | 58 | 0 | 3 | 38 | 1.15 |
| 9733—9772 | 20 | 2.0 | 20 | 95 | 0 | 71 | 62 | 0 | 0 | 37 | 0.95 |
| 13089—13122 | 17 | 2.0 | 17 | 100 | 0 | 68 | 41 | 11 | 17 | 29 | 1.85 |
| 13792—13825 | 14 | 2.4 | 14 | 100 | 0 | 68 | 50 | 0 | 0 | 50 | 1.00 |
| 21054—21083 | 15 | 2.0 | 15 | 93 | 0 | 51 | 36 | 13 | 16 | 33 | 1.88 |
| 21059—21088 | 15 | 2.0 | 15 | 93 | 0 | 51 | 33 | 13 | 23 | 30 | 1.93 |
| 27632—27659 | 13 | 2.2 | 13 | 100 | 0 | 56 | 39 | 0 | 21 | 39 | 1.54 |
| 28625—28664 | 19 | 2.1 | 19 | 100 | 0 | 80 | 37 | 5 | 0 | 57 | 1.21 |
| 37733—37773 | 17 | 2.4 | 17 | 95 | 4 | 73 | 58 | 4 | 0 | 36 | 1.20 |
| 45698—45727 | 14 | 2.1 | 14 | 93 | 6 | 51 | 86 | 0 | 0 | 13 | 0.57 |
| 48628—48653 | 13 | 2.0 | 13 | 100 | 0 | 52 | 46 | 0 | 23 | 30 | 1.53 |
| 51204—51235 | 16 | 2.0 | 16 | 100 | 0 | 64 | 18 | 12 | 12 | 56 | 1.67 |
| 53744—53794 | 16 | 3.2 | 16 | 100 | 0 | 102 | 25 | 5 | 17 | 50 | 1.68 |
| 71549—71585 | 15 | 2.5 | 15 | 95 | 0 | 65 | 56 | 0 | 5 | 37 | 1.22 |
| 76138—76173 | 18 | 2.0 | 18 | 100 | 0 | 72 | 38 | 5 | 11 | 44 | 1.63 |
| 77987—78027 | 20 | 2.0 | 20 | 100 | 0 | 82 | 26 | 14 | 14 | 43 | 1.84 |
| 93281—93332 | 18 | 2.9 | 18 | 94 | 0 | 95 | 32 | 7 | 28 | 30 | 1.85 |
| 100850—100875 | 12 | 2.2 | 12 | 100 | 0 | 52 | 7 | 7 | 0 | 84 | 0.77 |
| 109572—109635 | 31 | 2.1 | 31 | 93 | 0 | 110 | 40 | 25 | 7 | 26 | 1.82 |
| 115745—115795 | 25 | 2.0 | 25 | 100 | 0 | 102 | 19 | 11 | 7 | 60 | 1.55 |
| 115964—116039 | 19 | 4.0 | 19 | 92 | 0 | 125 | 47 | 1 | 1 | 50 | 1.18 |
| 116248—116284 | 18 | 2.1 | 17 | 95 | 5 | 65 | 56 | 5 | 2 | 35 | 1.36 |
| 120887—120930 | 21 | 2.1 | 21 | 100 | 0 | 88 | 43 | 0 | 22 | 34 | 1.54 |
| 133952—134015 | 31 | 2.1 | 31 | 93 | 0 | 110 | 26 | 7 | 25 | 40 | 1.82 |
| 142712—142737 | 12 | 2.2 | 12 | 100 | 0 | 52 | 84 | 0 | 7 | 7 | 0.77 |
| 150255—150306 | 18 | 2.9 | 18 | 94 | 0 | 95 | 30 | 28 | 7 | 32 | 1.85 |
| 157699—157727 | 14 | 2.1 | 14 | 100 | 0 | 58 | 41 | 0 | 13 | 44 | 1.44 |

表 2-163-5　桃叶绿体基因组散在重复序列特征值

| 重复单元一长度（bp） | 重复单元一起点 | 重复类型 | 重复单元二长度（bp） | 重复单元二起点 | 重复单元间隔 | $e$-value |
| --- | --- | --- | --- | --- | --- | --- |
| 40 | 100634 | D | 40 | 123131 | 0 | 5.79E–15 |
| 40 | 123131 | P | 40 | 142912 | 0 | 5.79E–15 |
| 39 | 45049 | D | 39 | 100636 | –1 | 2.71E–12 |
| 39 | 45049 | P | 39 | 142911 | –1 | 2.71E–12 |
| 35 | 53743 | D | 35 | 53759 | 0 | 5.93E–12 |
| 38 | 45049 | D | 38 | 123133 | –1 | 1.06E–11 |
| 43 | 115963 | D | 43 | 115982 | –3 | 3.02E–11 |
| 40 | 40041 | D | 40 | 42265 | –3 | 1.55E–09 |
| 40 | 115982 | D | 40 | 116001 | –3 | 1.55E–09 |
| 37 | 115963 | D | 37 | 116001 | –2 | 2.22E–09 |
| 30 | 8134 | P | 30 | 46541 | 0 | 6.07E–09 |
| 34 | 93280 | D | 34 | 93298 | –2 | 1.20E–07 |
| 34 | 93280 | P | 34 | 150254 | –2 | 1.20E–07 |
| 34 | 93298 | P | 34 | 150272 | –2 | 1.20E–07 |
| 34 | 150254 | D | 34 | 150272 | –2 | 1.20E–07 |
| 33 | 109571 | D | 33 | 109602 | –2 | 4.51E–07 |
| 33 | 109571 | P | 33 | 133951 | –2 | 4.51E–07 |
| 33 | 109602 | P | 33 | 133982 | –2 | 4.51E–07 |
| 33 | 133951 | D | 33 | 133982 | –2 | 4.51E–07 |
| 35 | 45050 | P | 35 | 77292 | –3 | 1.05E–06 |
| 33 | 120876 | D | 33 | 120897 | –3 | 1.40E–05 |
| 30 | 111821 | D | 30 | 131735 | –2 | 2.38E–05 |
| 32 | 90861 | D | 32 | 90882 | –3 | 5.08E–05 |
| 32 | 90861 | P | 32 | 152672 | –3 | 5.08E–05 |
| 32 | 90882 | P | 32 | 152693 | –3 | 5.08E–05 |
| 32 | 152672 | D | 32 | 152693 | –3 | 5.08E–05 |

注：P. palindromic repeat，回文重复序列；D. direct repeat，正向重复序列

【高可变区】　为了发现李属物种间的高可变区，从 27 个物种的叶绿体基因组中提取了 61 个基因间区，采用 K2p（Kimura 2-parameter）模型计算基因间区的遗传距离，遗传距离最大的 30 个基因间区参见图 2-163-3。这 30 个基因间区的 K2p 平均值分布于 0.92～5.36。其中 *ndhE-ndhG*、*ycf4-cemA*、*ycf3-trnS-GGA* 的 K2p 平均值较高，分别为 5.36、3.38、

3.24。由此可见，李属 27 个物种的叶绿体基因组在这 3 个区域的变异较大，这 3 个区域可作为潜在的分子标记开发区域。

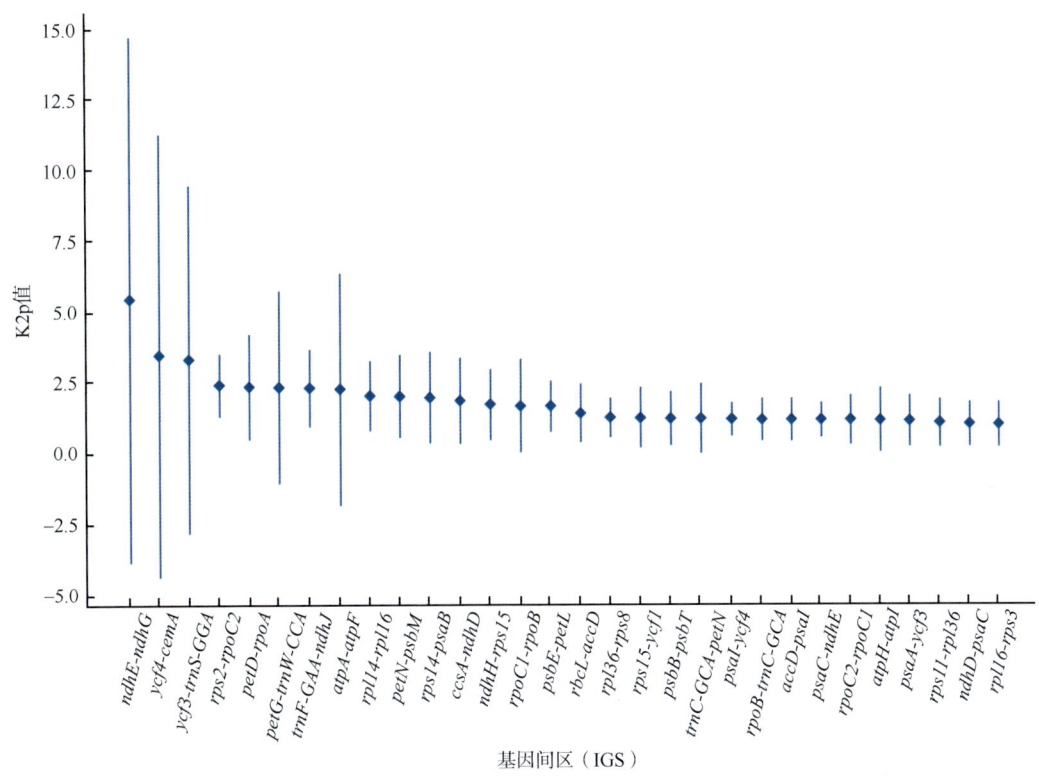

图 2-163-3　李属物种基因间区的遗传距离分析结果

【系统发育】　使用 MAFFT 对来自李属的 27 个物种[3,4]和 1 个外类群物种 [山荆子（*Malus baccata*）] 的 28 个叶绿体基因组中提取的 72 个共有蛋白质序列进行多重序列比对，使用 IQ-TREE 筛选得到最优的 JTT+F+I+G4 模型，并采用最大似然法（maximum likelihood method）构建进化树。结果显示，稠李（*Prunus padus*）、野黑樱桃（*Prunus serotina*）和大叶桂樱（*Prunus zippeliana*）3 个物种聚为一支，其余 24 个物种聚为一支。随后，杏（*Prunus armeniaca*）[3]、梅（*Prunus mume*）[3]、欧李（*Prunus humilis*）、矮扁桃（*Prunus tenella*）、长梗扁桃（*Prunus pedunculata*）、毛樱桃（*Prunus tomentosa*）、榆叶梅（*Prunus triloba*）、山桃（*Prunus davidiana*）、蒙古扁桃（*Prunus mongolica*）、甘肃桃（*Prunus kansuensis*）、桃（*Prunus persica*）[4]、光核桃（*Prunus mira*）、扁桃（*Prunus dulcis*）和李（*Prunus salicina*）[3] 14 个物种独立分化为一支[3,4]。剩下 10 个物种又分为 2 支，其中，东京樱花（*Prunus yedoensis*）独立分化为一支，其他 9 个物种聚为一支。桃和甘肃桃的亲缘关系较近（图 2-163-4）。

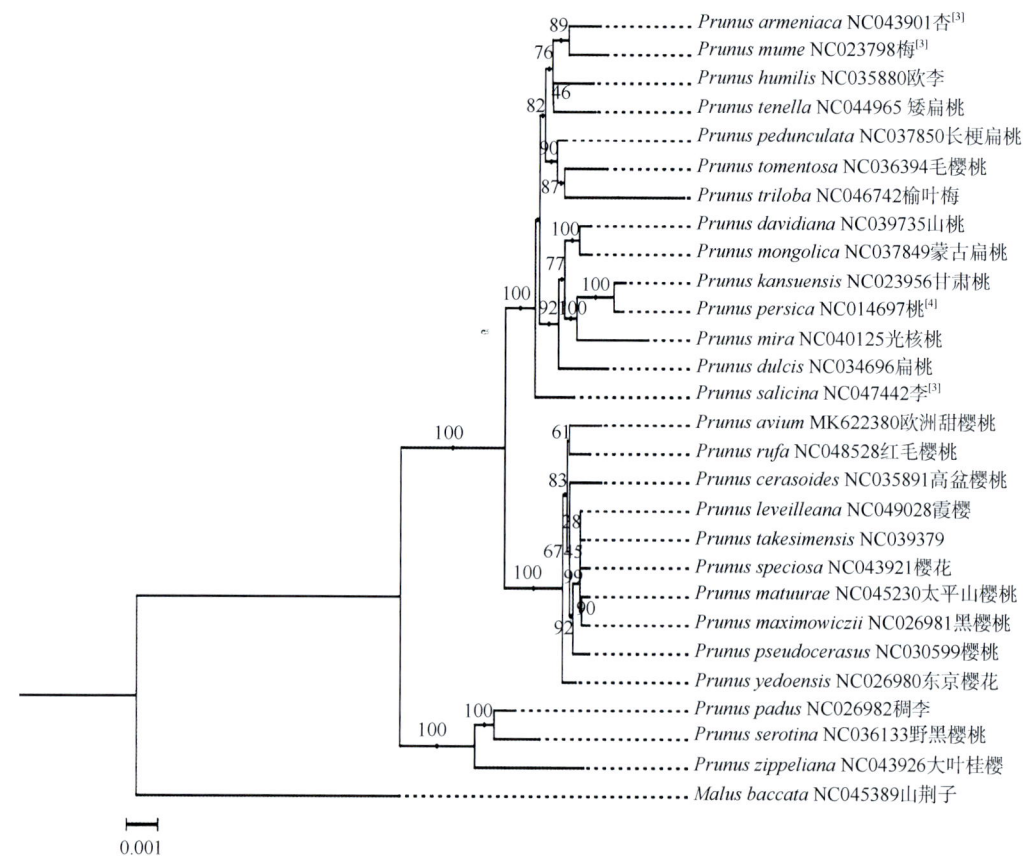

图 2-163-4　李属植物系统发育进化分析

【$K_A/K_S$ 选择压力分析】　以图 2-163-4 的进化树作为参考，利用 Hyphy 软件中的 aBSREL 模型对蛋白质编码基因进行选择压力分析。共发现 8 个李属基因受到正向选择，即 *accD*、*psbA*、*atpF*、*clpP*、*ndhH*、*rpl2*、*rpl32*、*rpoB*。在物种桃中，未发现有基因被正向选择。

【宏 DNA 条形码的发现及其 PCR 扩增引物设计】　为了发现能够区分李属下物种的宏 DNA 条形码序列及其 PCR 扩增引物，利用 ecoPrimers 对 27 个李属物种叶绿体基因组序列进行分析，未发现可用于设计 PCR 扩增引物的保守区间。

## 参 考 文 献

[1] 中国科学院《中国植物志》编委会. 中国植物志. 北京：科学出版社，1993.

[2] Wang W，Zheng X，Liu S，et al. Polyamine oxidase（PAO）–mediated polyamine catabolism plays potential roles in peach（*Prunus persica* L.）fruit development and ripening. Tree Genet Genom，2021，17：10.

[3] Xue S，Shi T，Luo W，et al. Comparative analysis of the complete chloroplast genome among *Prunus mume*，*P. armeniaca*，and *P. salicina*. Hortic Res，2019，6：89.

[4] Jansen R K，Saski C，Lee S B，et al. Complete plastid genome sequences of three Rosids（*Castanea*，*Prunus*，*Theobroma*）：Evidence for at least two independent transfers of rpl22 to the nucleus. Mol Biol Evol，2011，28（1）：835-847.

# 164 枇 杷

【**药材基本信息**】 枇杷 [*Eriobotrya japonica* (Thunb.) Lindl.] 为蔷薇科枇杷属药用植物[1]，其果实为枇杷中药材（图 2-164-1）。枇杷原产于中国甘肃、陕西、河南、江苏、安徽、浙江、江西、湖北、湖南、四川、云南、贵州、广西、广东、福建、台湾，目前各地广泛栽培，四川、湖北有野生。此外，日本、印度、越南、缅甸、泰国、印度尼西亚也有栽培。枇杷气微清香，味甘、酸，性凉。归肺、脾经。具有润肺、下气、止咳的功效。主治肺燥咳嗽、吐逆、烦渴。枇杷叶、花、核均含有皂苷类、三萜酸类、挥发油类及黄酮类等多种化学成分。枇杷叶晒干去毛，有化痰止咳、和胃降气之效[1-3]。

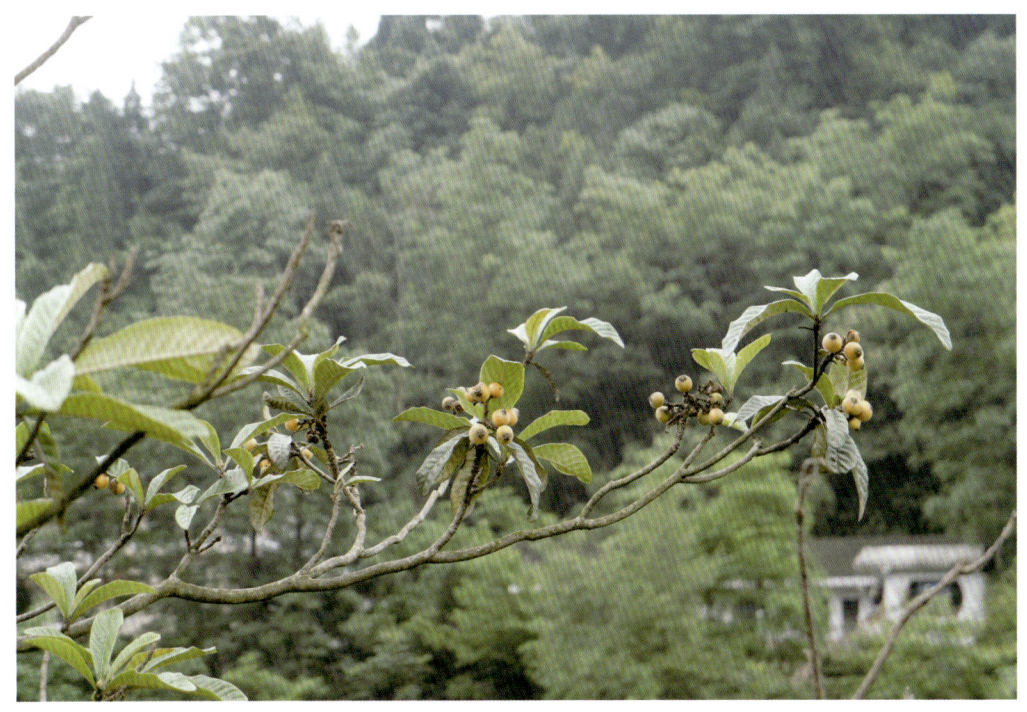

图 2-164-1　枇杷

【**叶绿体基因组**】 枇杷的叶绿体 DNA 为环状分子，其叶绿体基因组（GenBank 登录号：MK787302.1）总长度为 159 107bp，具有保守的四分状结构，包括一个 LSC 区、一个 SSC 区和一对 IR 区，其长度分别为 87 459bp、19 268bp 和 26 190bp（图 2-164-2）。枇杷叶绿体基因组的整体 G/C 含量为 36.72%。其 IR 区的 G/C 含量（42.76%）高于 SSC 区的 G/C 含量（30.27%）和 LSC 区的 G/C 含量（34.52%）。

*Eriobotrya japonica*

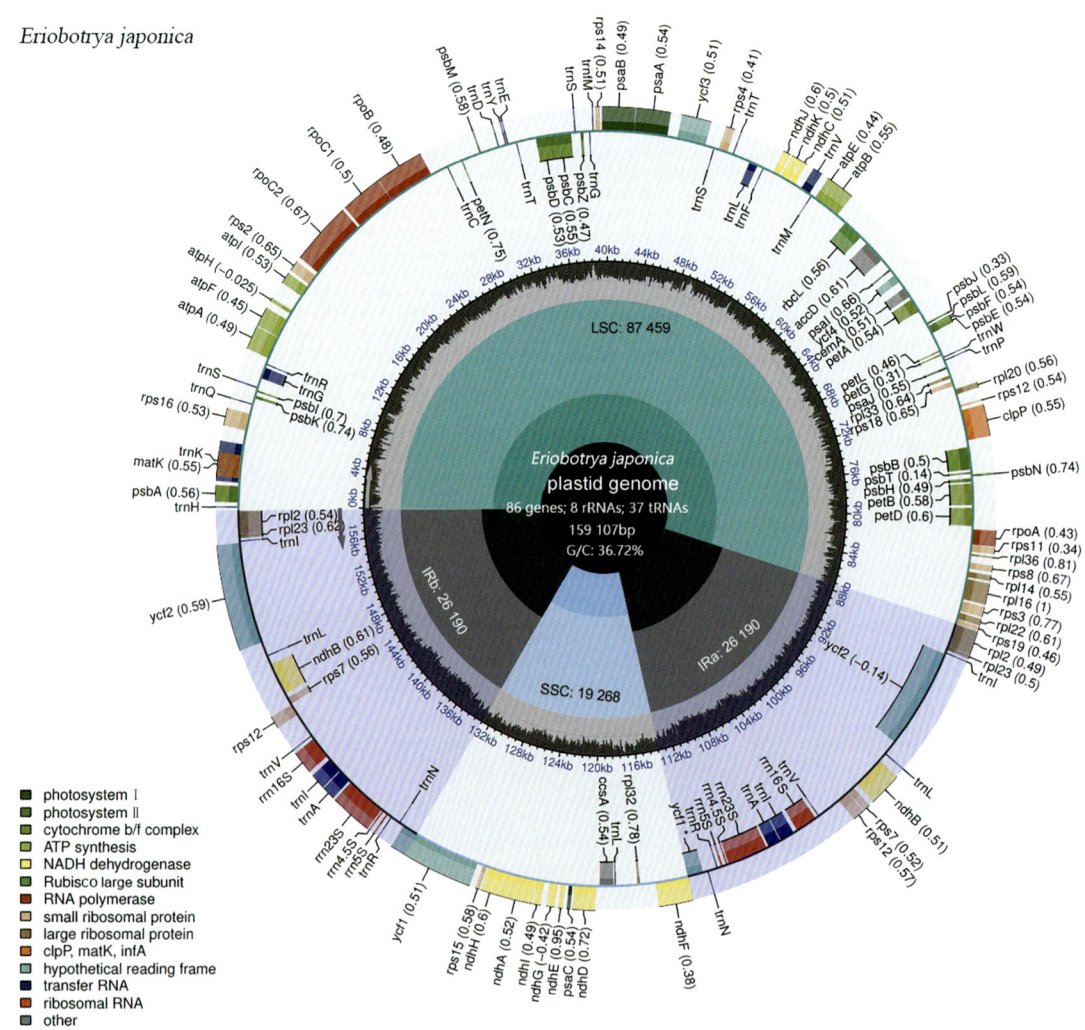

图 2-164-2 枇杷叶绿体基因组图谱

该图包括 6 个圆形轨道。自内向外的第一轨道表示分散重复序列，红色弧线表示直接重复序列，绿色弧线表示回文重复序列；自内向外的第二轨道上的蓝色柱状线条表示长串联重复序列，其重复单元碱基长度 > 7；自内向外的第三轨道以不同颜色的柱状线条表示不同类型的短串联重复序列（微卫星序列），其中黑色表示复杂重复序列，绿色表示重复单元碱基长度为 1 的重复序列，黄色表示重复单元碱基长度为 2 的重复序列，紫色表示重复单元碱基长度为 3 的重复序列，蓝色表示重复单元碱基长度为 4 的重复序列，橙色表示重复单元碱基长度为 5 的重复序列，红色表示重复单元碱基长度为 6 的重复序列；自内向外的第四轨道上以不同色块表示 SSC 区、反向重复区 IRa 和 IRb、LSC 区，数字代表相应区间的长度；自内向外的第五轨道表示 GC 含量；最外层第六轨道以不同色块表示不同功能的编码基因，功能分类详见图中左下角注释，基因名称后括号中的数字表示密码子使用偏差，轨道外侧的基因转录方向为顺时针方向，轨道内侧的基因转录方向为逆时针方向

【编码基因】 枇杷的叶绿体基因组共编码 131 个基因，其中独特基因 112 个，包括蛋白质编码基因 86 个（独特基因 78 个）、转运 RNA（transfer RNA，tRNA）编码基因 37 个（独特基因 30 个）、核糖体 RNA（ribosome RNA，rRNA）编码基因 8 个（独特基因 4 个）（表 2-164-1）。其中 6 个蛋白质独特编码基因（*rps12*、*rps7*、*rpl2*、*rpl23*、*ndhB*、*ycf2*）、7 个 tRNA 独特编码基因（*trnA-UGC*、*trnI-CAU*、*trnL-CAA*、*trnN-GUU*、*trnR-ACG*、*trnI-GAU*、*trnV-GAC*）、4 个 rRNA 独特编码基因（*rrn16S*、*rrn23S*、*rrn5S*、*rrn4.5S*）位于 IR 区。

有 11 个蛋白质编码基因 [*rps16*、*atpF*、*rpoC1*、*petB*、*petD*、*rpl16*、*rpl2*（×2）、*ndhB*（×2）、*ndhA*] 各含有 1 个内含子（intron），4 个蛋白质编码基因 [*ycf3*、*clpP*、*rps12*（×2）] 各含有 2 个内含子，8 个 tRNA 编码基因 [*trnK-UUU*、*trnG-UCC*、*trnL-UAA*、*trnV-UAC*、*trnI-GAU*（×2）、*trnA-UGC*（×2）] 各含有 1 个内含子（表 2-164-2）。枇杷叶绿体基因组中蛋白质编码区（coding sequence，CDS）的长度为 78 612bp，占整个基因组长度的 49.41%。rRNA 基因的长度为 9048bp，占整个基因组长度的 5.69%。而 tRNA 基因的长度为 2802bp，占整个基因组长度的 1.76%。枇杷叶绿体基因组非编码区主要包括内含子和基因间区，其长度占整个基因组长度的 43.14%。

表 2-164-1　枇杷叶绿体基因组基因列表

| 基因功能 | 基因分类 | 基因名称 |
| --- | --- | --- |
| rRNA | rRNA genes | *rrn16S*（×2）、*rrn23S*（×2）、*rrn5S*（×2）、*rrn4.5S*（×2） |
| tRNA | tRNA genes | 37 *trn* genes（8 个基因各含有 1 个内含子） |
| 自我复制 | Small subunit of ribosome | *rps11*、*rps12*（×3）、*rps14*、*rps15*、*rps16*、*rps18*、*rps19*、*rps2*、*rps3*、*rps4*、*rps7*（×2）、*rps8* |
|  | Large subunit of ribosome | *rpl14*、*rpl16*、*rpl2*（×2）、*rpl20*、*rpl22*、*rpl23*（×2）、*rpl32*、*rpl33*、*rpl36* |
|  | DNA dependent RNA polymerase | *rpoA*、*rpoB*、*rpoC1*、*rpoC2* |
| 光合作用 | Subunits of NADH-dehydrogenase | *ndhA*、*ndhB*（×2）、*ndhC*、*ndhD*、*ndhE*、*ndhF*、*ndhG*、*ndhH*、*ndhI*、*ndhJ*、*ndhK* |
|  | Subunits of photosystem Ⅰ | *psaA*、*psaB*、*psaC*、*psaI*、*psaJ* |
|  | Subunits of photosystem Ⅱ | *psbA*、*psbB*、*psbC*、*psbD*、*psbE*、*psbF*、*psbH*、*psbI*、*psbJ*、*psbK*、*psbL*、*psbM*、*psbN*、*psbT*、*psbZ*、*ycf3* |
|  | Subunits of cytochrome b/f complex | *petA*、*petB*、*petD*、*petG*、*petL*、*petN* |
|  | Subunits of ATP synthase | *atpA*、*atpB*、*atpE*、*atpF*、*atpH*、*atpI* |
|  | Large subunit of rubisco | *rbcL* |
| 其他功能 | Maturase | *matK* |
|  | Protease | *clpP* |
|  | Envelope membrane protein | *cemA* |
|  | Subunit of acetyl-CoA-carboxylase | *accD* |
|  | c-type cytochrome synthesis gene | *ccsA* |
| 未知功能 |  | *ycf1*（×2）、*ycf2*（×2）、*ycf4* |

表 2-164-2　枇杷叶绿体基因内含子和外显子位置及长度

| 基因名称 | 基因编码序列所在链 | 起始位置 | 终点位置 | 长度（bp） | | | | |
| --- | --- | --- | --- | --- | --- | --- | --- | --- |
| | | | | 第一外显子 | 第一内含子 | 第二外显子 | 第二内含子 | 第三外显子 |
| *trnK-UUU* | − | 1694 | 4254 | 37 | 2489 | 35 | | |
| *rps16* | − | 5234 | 6371 | 41 | 871 | 226 | | |
| *trnG-UCC* | + | 8896 | 9664 | 23 | 698 | 48 | | |
| *atpF* | − | 11888 | 13174 | 145 | 732 | 410 | | |

续表

| 基因名称 | 基因编码序列所在链 | 起始位置 | 终点位置 | 长度（bp） | | | | |
|---|---|---|---|---|---|---|---|---|
| | | | | 第一外显子 | 第一内含子 | 第二外显子 | 第二内含子 | 第三外显子 |
| rpoC1 | − | 21340 | 24120 | 430 | 726 | 1625 | | |
| ycf3 | − | 44730 | 46689 | 124 | 709 | 230 | 744 | 153 |
| trnL-UAA | + | 49944 | 50544 | 37 | 514 | 50 | | |
| trnV-UAC | − | 53931 | 54593 | 39 | 587 | 37 | | |
| rps12 | − | 72482 | 101824 | 114 | ND | 232 | 543 | 26 |
| clpP | − | 72824 | 74864 | 71 | 827 | 291 | 626 | 226 |
| petB | + | 77807 | 79251 | 5 | 797 | 643 | | |
| petD | + | 79445 | 80651 | 7 | 724 | 476 | | |
| rpl16 | − | 84215 | 85605 | 10 | 983 | 398 | | |
| rpl2 | − | 87375 | 88885 | 397 | 683 | 431 | | |
| ndhB | − | 97988 | 100189 | 775 | 669 | 758 | | |
| trnI-GAU | + | 105592 | 106611 | 42 | 943 | 35 | | |
| trnA-UGC | + | 106676 | 107555 | 38 | 807 | 35 | | |
| ndhA | − | 124022 | 126244 | 553 | 1131 | 539 | | |
| trnA-UGC | − | 138714 | 139593 | 38 | 807 | 35 | | |
| trnI-GAU | − | 139658 | 140677 | 42 | 943 | 35 | | |
| rps12 | + | 144445 | 145243 | ND | ND | 232 | 543 | 26 |
| ndhB | + | 146080 | 148281 | 775 | 669 | 758 | | |
| rpl2 | + | 157384 | 158894 | 397 | 683 | 431 | | |

注："+"表示正链；"−"表示负链；"ND"表示未确定

【重复序列】 在枇杷叶绿体基因组中，微卫星序列有 A/T、C/G 和 AT/AT 三种类型，各有 67 个、2 个和 2 个（表 2-164-3）。共发现 45 个串联重复序列，满足总长度超过 20bp 且重复单元之间的相似度 ≥ 90% 两个条件（表 2-164-4）。散在重复序列包括回文重复序列和正向重复序列。以 e-value 小于 1E–04 为阈值，枇杷叶绿体基因组散在重复序列包括 13 条回文重复序列、17 条正向重复序列（表 2-164-5）。

表 2-164-3　枇杷叶绿体基因组微卫星序列统计

| 重复单元类型 | 重复序列个数 |
|---|---|
| A/T | 67 |
| C/G | 2 |
| AT/AT | 2 |

表 2-164-4　枇杷叶绿体基因组串联重复序列统计

| 起点—终点 | 重复单元长度（bp） | 重复单元拷贝数 | 重复单元一致序列长度（bp） | 重复单元之间的相似度（%） | 插入缺失比例（%） | 分值 | 碱基个数 A | C | G | T | 熵（0—2） |
|---|---|---|---|---|---|---|---|---|---|---|---|
| 237—278 | 18 | 2.4 | 17 | 96 | 4 | 75 | 71 | 11 | 0 | 16 | 1.14 |
| 5104—5145 | 18 | 2.3 | 18 | 95 | 0 | 75 | 50 | 4 | 7 | 38 | 1.51 |
| 6920—6945 | 12 | 2.2 | 12 | 100 | 0 | 52 | 42 | 0 | 15 | 42 | 1.47 |
| 8489—8519 | 15 | 2.1 | 15 | 93 | 0 | 53 | 51 | 9 | 12 | 25 | 1.70 |
| 13200—13242 | 21 | 2.0 | 21 | 100 | 0 | 86 | 30 | 9 | 0 | 60 | 1.28 |
| 13339—13372 | 17 | 2.0 | 17 | 100 | 0 | 68 | 41 | 11 | 17 | 29 | 1.85 |
| 27869—27895 | 13 | 2.1 | 13 | 100 | 0 | 54 | 40 | 0 | 22 | 37 | 1.54 |
| 28821—28852 | 16 | 2.0 | 16 | 100 | 0 | 64 | 18 | 12 | 6 | 62 | 1.50 |
| 29407—29458 | 26 | 2.0 | 26 | 100 | 0 | 104 | 34 | 15 | 7 | 42 | 1.75 |
| 30438—30473 | 18 | 2.0 | 18 | 100 | 0 | 72 | 27 | 16 | 0 | 55 | 1.42 |
| 33184—33212 | 14 | 2.1 | 14 | 100 | 0 | 58 | 20 | 31 | 6 | 41 | 1.79 |
| 33827—33862 | 18 | 2.0 | 18 | 100 | 0 | 72 | 44 | 0 | 22 | 33 | 1.53 |
| 38401—38438 | 19 | 2.0 | 19 | 100 | 0 | 76 | 63 | 0 | 5 | 31 | 1.17 |
| 38527—38551 | 12 | 2.1 | 12 | 100 | 0 | 50 | 60 | 8 | 0 | 32 | 1.26 |
| 38632—38662 | 13 | 2.4 | 13 | 100 | 0 | 62 | 41 | 6 | 19 | 32 | 1.77 |
| 49270—49294 | 12 | 2.1 | 12 | 100 | 0 | 50 | 48 | 0 | 0 | 52 | 1.00 |
| 49449—49483 | 17 | 2.1 | 17 | 100 | 0 | 70 | 11 | 0 | 11 | 77 | 1.00 |
| 52288—52319 | 16 | 2.0 | 16 | 93 | 0 | 55 | 21 | 12 | 9 | 56 | 1.64 |
| 57350—57379 | 14 | 2.1 | 14 | 93 | 0 | 51 | 20 | 13 | 10 | 56 | 1.65 |
| 59197—59221 | 12 | 2.1 | 12 | 100 | 0 | 50 | 60 | 0 | 8 | 32 | 1.26 |
| 61771—61816 | 23 | 2.0 | 23 | 100 | 0 | 92 | 52 | 4 | 21 | 21 | 1.64 |
| 66132—66162 | 16 | 1.9 | 16 | 100 | 0 | 62 | 41 | 0 | 6 | 51 | 1.27 |
| 67794—67835 | 21 | 2.0 | 21 | 100 | 0 | 84 | 61 | 9 | 28 | 0 | 1.27 |
| 68232—68267 | 18 | 2.1 | 17 | 94 | 5 | 63 | 38 | 5 | 8 | 47 | 1.57 |
| 70631—70686 | 28 | 2.0 | 28 | 100 | 0 | 112 | 50 | 3 | 3 | 42 | 1.37 |
| 72666—72759 | 20 | 4.3 | 22 | 92 | 8 | 133 | 54 | 0 | 10 | 35 | 1.35 |
| 72676—72761 | 20 | 4.1 | 20 | 93 | 6 | 136 | 54 | 0 | 10 | 34 | 1.35 |
| 77343—77378 | 18 | 2.0 | 18 | 94 | 0 | 63 | 41 | 5 | 11 | 41 | 1.64 |
| 87919—87958 | 20 | 2.0 | 20 | 95 | 0 | 71 | 37 | 10 | 2 | 50 | 1.50 |
| 94545—94596 | 18 | 2.9 | 18 | 94 | 0 | 95 | 32 | 7 | 28 | 30 | 1.85 |
| 97555—97595 | 21 | 2.0 | 20 | 95 | 4 | 73 | 53 | 4 | 0 | 41 | 1.22 |
| 102074—102099 | 12 | 2.2 | 12 | 100 | 0 | 52 | 7 | 7 | 0 | 84 | 0.77 |
| 110780—110843 | 31 | 2.1 | 31 | 93 | 0 | 110 | 37 | 26 | 9 | 26 | 1.87 |
| 114169—114199 | 12 | 2.7 | 12 | 95 | 5 | 55 | 25 | 16 | 0 | 58 | 1.38 |
| 116588—116619 | 15 | 2.1 | 15 | 94 | 0 | 55 | 9 | 0 | 0 | 90 | 0.45 |
| 117038—117147 | 20 | 5.6 | 20 | 95 | 4 | 197 | 47 | 4 | 0 | 48 | 1.22 |

续表

| 起点—终点 | 重复单元长度（bp） | 重复单元拷贝数 | 重复单元一致序列长度（bp） | 重复单元之间的相似度（%） | 插入缺失比例（%） | 分值 | 碱基个数 | | | | 熵（0—2） |
|---|---|---|---|---|---|---|---|---|---|---|---|
| | | | | | | | A | C | G | T | |
| 117038—117147 | 39 | 2.8 | 39 | 97 | 1 | 202 | 47 | 4 | 0 | 48 | 1.22 |
| 117184—117223 | 20 | 2.0 | 20 | 100 | 0 | 80 | 55 | 5 | 5 | 35 | 1.44 |
| 118242—118304 | 27 | 2.4 | 27 | 94 | 2 | 110 | 66 | 4 | 6 | 22 | 1.33 |
| 118255—118314 | 27 | 2.2 | 27 | 90 | 0 | 93 | 68 | 3 | 6 | 21 | 1.28 |
| 135426—135489 | 31 | 2.1 | 31 | 93 | 0 | 110 | 26 | 9 | 26 | 37 | 1.87 |
| 144170—144195 | 12 | 2.2 | 12 | 100 | 0 | 52 | 84 | 0 | 7 | 7 | 0.77 |
| 148674—148714 | 21 | 2.0 | 20 | 95 | 4 | 73 | 41 | 0 | 4 | 53 | 1.22 |
| 151673—151724 | 18 | 2.9 | 18 | 94 | 0 | 95 | 30 | 28 | 7 | 32 | 1.85 |
| 158311—158350 | 20 | 2.0 | 20 | 95 | 0 | 71 | 50 | 2 | 10 | 37 | 1.50 |

表 2-164-5　枇杷叶绿体基因组散在重复序列特征值

| 重复单元一长度（bp） | 重复单元一起点 | 重复类型 | 重复单元二长度（bp） | 重复单元二起点 | 重复单元间隔 | $e$-value |
|---|---|---|---|---|---|---|
| 68 | 117033 | D | 68 | 117072 | −2 | 1.68E−27 |
| 42 | 72699 | D | 42 | 72719 | 0 | 3.68E−16 |
| 51 | 10033 | P | 51 | 10036 | −3 | 7.90E−16 |
| 40 | 101861 | D | 40 | 124598 | 0 | 5.89E−15 |
| 40 | 124598 | P | 40 | 144367 | 0 | 5.89E−15 |
| 37 | 87187 | P | 37 | 159040 | 0 | 3.77E−13 |
| 39 | 45892 | D | 39 | 101863 | −1 | 2.76E−12 |
| 39 | 45892 | P | 39 | 144366 | −1 | 2.76E−12 |
| 38 | 45892 | D | 38 | 124600 | −1 | 1.07E−11 |
| 30 | 8160 | P | 30 | 47358 | 0 | 6.18E−09 |
| 38 | 118249 | D | 38 | 118276 | −3 | 2.15E−08 |
| 34 | 94544 | D | 34 | 94562 | −2 | 1.22E−07 |
| 34 | 94544 | P | 34 | 151672 | −2 | 1.22E−07 |
| 34 | 94562 | P | 34 | 151690 | −2 | 1.22E−07 |
| 34 | 151672 | D | 34 | 151690 | −2 | 1.22E−07 |
| 33 | 110779 | D | 33 | 110810 | −2 | 4.59E−07 |
| 33 | 110779 | P | 33 | 135425 | −2 | 4.59E−07 |
| 33 | 110810 | P | 33 | 135456 | −2 | 4.59E−07 |
| 33 | 135425 | D | 33 | 135456 | −2 | 4.59E−07 |
| 30 | 70628 | D | 30 | 70656 | −1 | 5.56E−07 |
| 35 | 72670 | D | 35 | 72694 | −3 | 1.07E−06 |
| 31 | 117059 | D | 31 | 117118 | −2 | 6.46E−06 |
| 31 | 117098 | D | 31 | 117118 | −2 | 6.46E−06 |

续表

| 重复单元一长度（bp） | 重复单元一起点 | 重复类型 | 重复单元二长度（bp） | 重复单元二起点 | 重复单元间隔 | e-value |
|---|---|---|---|---|---|---|
| 30 | 113035 | D | 30 | 133203 | −2 | 2.42E−05 |
| 32 | 178 | P | 32 | 69957 | −3 | 5.17E−05 |
| 32 | 10178 | P | 32 | 10182 | −3 | 5.17E−05 |
| 32 | 92122 | D | 32 | 92143 | −3 | 5.17E−05 |
| 32 | 92122 | P | 32 | 154093 | −3 | 5.17E−05 |
| 32 | 92143 | P | 32 | 154114 | −3 | 5.17E−05 |
| 32 | 154093 | D | 32 | 154114 | −3 | 5.17E−05 |

注：P. palindromic repeat，回文重复序列；D. direct repeat，正向重复序列

【高可变区】 为了发现枇杷属物种间的高可变区，从 7 个物种的叶绿体基因组中提取了 107 个基因间区，采用 K2p（Kimura 2-parameter）模型计算基因间区的遗传距离，遗传距离最大的 30 个基因间区参见图 2-164-3。这 30 个基因间区的 K2p 平均值分布于 0.39～11.60。其中 *petG-trnW-CCA*、*psbZ-trnG-GCC*、*trnH-GUG-psbA* 的 K2p 平均值较高，分别为 11.60、4.66、3.61。由此可见，枇杷属 7 个物种的叶绿体基因组在这 3 个区域的变异较大，这 3 个区域可作为潜在的分子标记开发区域。

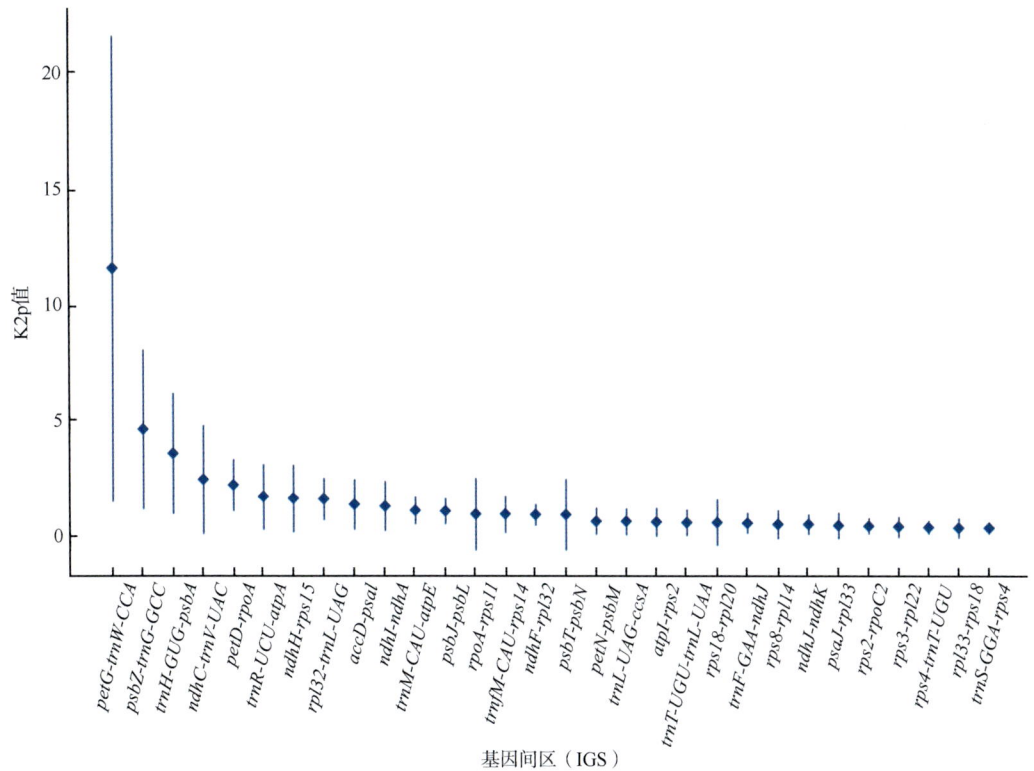

图 2-164-3 枇杷属物种基因间区的遗传距离分析结果

【系统发育】 使用 MAFFT 对来自枇杷属的 7 个物种和 1 个外类群物种 [沙梨（*Pyrus pyrifolia*）] 的 8 个叶绿体基因组中提取的 73 个共有蛋白质序列进行多重序列比对，使用 IQ-TREE 筛选得到最优的 HIVb+F+I 模型，并采用最大似然法（maximum likelihood method）构建进化树。结果显示，怒江枇杷（*Eriobotrya salwinensis*）、小叶枇杷（*Eriobotrya seguinii*）、窄叶枇杷（*Eriobotrya henryi*）和倒卵叶枇杷（*Eriobotrya obovata*）4 个物种聚为一支。枇杷（*Eriobotrya japonica*）、老山枇杷（*Eriobotrya laoshanica*）[4] 与麻栗坡枇杷（*Eriobotrya malipoensis*）3 个物种聚为一支（图 2-164-4）。

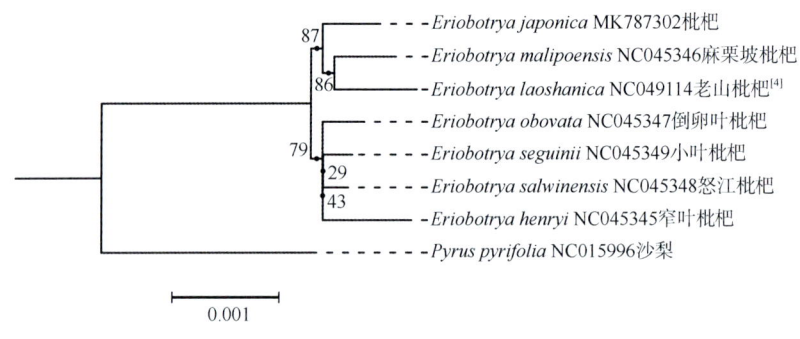

图 2-164-4　枇杷属植物系统发育进化分析

【$K_A/K_S$ 选择压力分析】 以图 2-164-4 的进化树作为参考，利用 Hyphy 软件中的 aBSREL 模型对蛋白质编码基因进行选择压力分析（表 2-164-6）。共发现 2 个枇杷属基因受到正向选择，即 *atpA*、*ndhF*。在物种枇杷（*Eriobotrya japonica*）中，*atpA* 基因被正向选择；在物种窄叶枇杷（*Eriobotrya henryi*）中，*ndhF* 基因被正向选择。这些基因的功能可能与枇杷属物种适应高海拔、高紫外辐射、低温环境等相关。

表 2-164-6　枇杷属植物 $K_A/K_S$ 选择压力分析

| 物种 | 基因 | 优化的枝长 | LRT | *p*-value |
| --- | --- | --- | --- | --- |
| *Eriobotrya japonica* | *atpA* | 0.0006 | 10.5422 | 0.0195 |
| *Eriobotrya henryi* | *ndhF* | 0.0007 | 24.6142 | 0.0000* |

注：LRT. likelihood ratio test，似然比检验；"*"表示值小于 0.0001

【宏 DNA 条形码的发现及其 PCR 扩增引物设计】 为了发现能够区分枇杷属下物种的宏 DNA 条形码序列及其 PCR 扩增引物，利用 ecoPrimers 对枇杷属植物叶绿体基因组序列进行分析。用于设计 PCR 扩增引物的保守区间见表 2-164-7。可以依据区间序列设计引物，使用这些引物对枇杷属 DNA 进行 PCR 扩增，对 PCR 产物进行桑格测序或高通量测序，通过序列比较和特征分析区分枇杷属的 7 个物种。

表 2-164-7　部分基于 ecoPrimers 发现的引物设计保守区间

| 编号 | 保守区间序列 | 物种拉丁名 | GenBank 序列号 | 保守区间序列起点—终点 |
|---|---|---|---|---|
| 1 | TCTTTCGATACATAATTTAAGGGTTAAAAAAATT TATCATATCGAATTCGAAGTGCCATGCTATTAT TACTTAATATTAATATTTCATATAGCGCGAAGG CATAGTCTTCTTTTTTCTCTCAAATCAAATAAA AAACTCATTGGCGCCAAGCGTGAGGGAATGC TAGACGTTTGGTAATTTCTCCTCCGACCAGAA TAAAAGATCCCATTGAAGCGGCTAATCCCATG CATATTGTCTGTATATCTGGTCGCACAAATTGC ATAGTATCATAAATAGCTACTCCGGGTATTACC CATCCGCCAGGAGAATTTATAAACAAATATAG ATCTTTGGTATCATCCTCTATACTGAGATATAC CATAAGACCAATAAGTTGATTCGAGATCTCGC TATCAACCCCTTGGCCTAAAAAAAGTAATCTT TCTCGATAAAGTCGGTTGATTGGGATAAAGTT GTATCCCTTAGAAACCGTACATGCACCTTTTG ATGCATACGGTTCAACAAAAATAACGAAAAA AAAAAAAAGAATCAATGTGTAGATGTAGATT CTAGCGCTTTCTTTTATTTATTTTTTTTTTTTT TCATACCAGGCTTTTAACTTATAAAAGGGGC | E. japonica | MK787302 | 74042—74148 |
|  |  | E. henryi | NC045345 | 74468—74573 |
|  |  | E. malipoensis | NC045346 | 74112—74223 |
|  |  | E. obovata | NC045347 | 74207—74312 |
|  |  | E. salwinensis | NC045348 | 74248—74358 |
|  |  | E. seguinii | NC045349 | 74329—74439 |
|  |  | E. laoshanica | NC049114 | 74090—74197 |
| 2 | ATTTTTATCTGTTTAAACAAACTTTAGAAAAAA AAAAAAAAAAGAAAAAAAGTAAATAACTCAT AAAAATT | E. japonica | MK787302 | 80837—80925 |
|  |  | E. henryi | NC045345 | 81257—81335 |
|  |  | E. malipoensis | NC045346 | 80906—80992 |
|  |  | E. obovata | NC045347 | 81000—81081 |
|  |  | E. salwinensis | NC045348 | 81046—81127 |
|  |  | E. seguinii | NC045349 | 81122—81212 |
|  |  | E. laoshanica | NC049114 | 80894—80984 |
| 3 | ATAATATCAAATAGATCCATAAAATCATCAAATTC ATTATATTATTGATTTTAGTTT | E. japonica | MK787302 | 5622—5664 |
|  |  | E. henryi | NC045345 | 5626—5670 |
|  |  | E. malipoensis | NC045346 | 5594—5640 |
|  |  | E. obovata | NC045347 | 5605—5654 |
|  |  | E. salwinensis | NC045348 | 5644—5689 |
|  |  | E. seguinii | NC045349 | 5643—5690 |
|  |  | E. laoshanica | NC049114 | 5591—5638 |

续表

| 编号 | 保守区间序列 | 物种拉丁名 | GenBank 序列号 | 保守区间序列起点—终点 |
|---|---|---|---|---|
| 4 | CGGAGCCTCCAATTAAATTTATTCTTGAGTCAACCTTCTCAGTCTTTATTGGCTCGGGGCTCTTGATTTTTTGTTCTATGCACGGATTTGTCTAATTATGGATCAATCAGTATTGATGCTTTATTACATTCCCTTTATATGAGATGACTCATAGACCTTACATATTGGAATTATATATCATTAATATTCTTTTTCTATCTTTCTCTCACCCTTCCATTTATCTGTATACTTTATATTGCTTTACAACCCATAATCAGATTTTTTTTTGTTTGTTTATGTAAAAAAGATTTCAGTTGCTACAATGATATGACTTATATAT | E. japonica | MK787302 | 85465—85629 |
| | | E. henryi | NC045345 | 85786—86049 |
| | | E. malipoensis | NC045346 | 85531—85737 |
| | | E. obovata | NC045347 | 85584—85851 |
| | | E. salwinensis | NC045348 | 85596—85820 |
| | | E. seguinii | NC045349 | 85689—85954 |
| | | E. laoshanica | NC049114 | 85517—85725 |
| 5 | AAATGTAACACGAGAAAATAGAAAGAAAACGAAACGGACAATCTTTCTTTTTTTTATTATTTTTTTTTTTTTAT | E. japonica | MK787302 | 116588—116617 |
| | | E. henryi | NC045345 | 117015—117038 |
| | | E. malipoensis | NC045346 | 116668—116699 |
| | | E. obovata | NC045347 | 116802—116838 |
| | | E. salwinensis | NC045348 | 116883—116909 |
| | | E. seguinii | NC045349 | 116912—116926 |
| | | E. laoshanica | NC049114 | 116652—116688 |

## 参 考 文 献

[1] 中国科学院《中国植物志》编委会.中国植物志.北京：科学出版社，1993.

[2] 苏加乐，潘为高，罗彭.枇杷化学成分研究概况.亚太传统医药，2015，11（4）：48-50.

[3] 南京中医药大学.中药大辞典.上海：上海科学技术出版社，2006：1800.

[4] Chen S F，Meng K K，Guo X B，et al. A new species of *Eriobotrya*（Rosaceae）from Yunnan Province，China. PhytoKeys，2020，146：61-69.

# 165 石楠

【药材基本信息】 石楠 [*Photinia serratifolia*（Desf.）Kalkman.] 为蔷薇科石楠属药用植物[1]，其根和叶为石楠中药材（图 2-165-1）。石楠分布于我国西南、东南、中南及陕西、甘肃、广东、广西等地。商品药材主要为野生。石楠含有氢氰酸、野樱皮苷、熊果酸、鞣质等。味辛、苦，性平；有毒。具有祛风湿、止痒、强筋骨、益肝肾等功效。用于腰膝酸软、头痛等。现代研究表明，石楠具有降血压和杀虫等作用[1-3]。

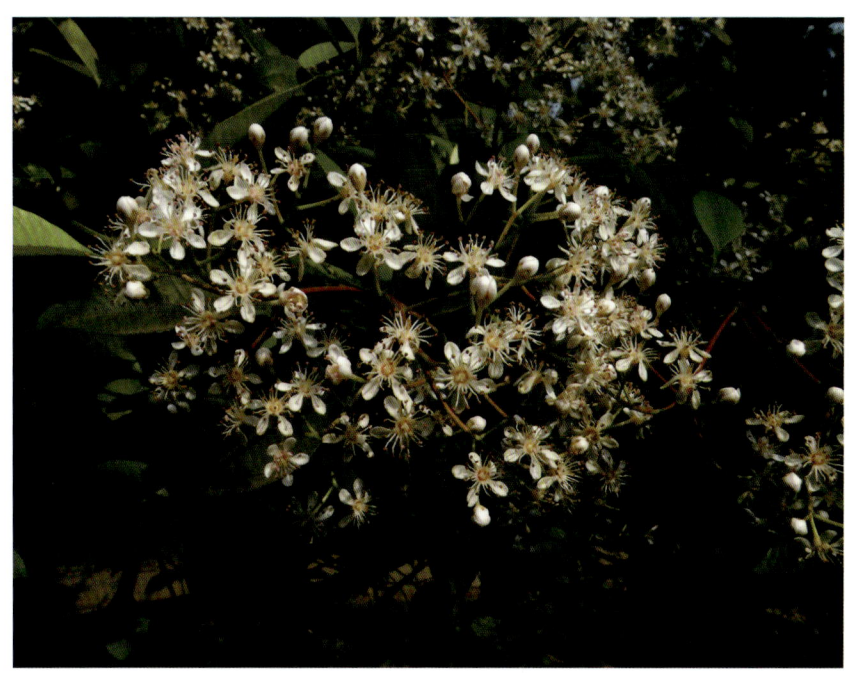

图 2-165-1 石楠

【叶绿体基因组】 石楠的叶绿体 DNA 为环状分子，其叶绿体基因组（GenBank 登录号：NC045331.1）总长度为 160 254bp，具有保守的四分状结构，包括一个 LSC 区、一个 SSC 区和一对 IR 区，其长度分别为 88 210bp、19 278bp 和 26 383bp（图 2-165-2）。石楠叶绿体基因组的整体 G/C 含量为 36.44%。其 IR 区的 G/C 含量（42.66%）高于 SSC 区的 G/C 含量（30.34%）和 LSC 区的 G/C 含量（34.05%）。

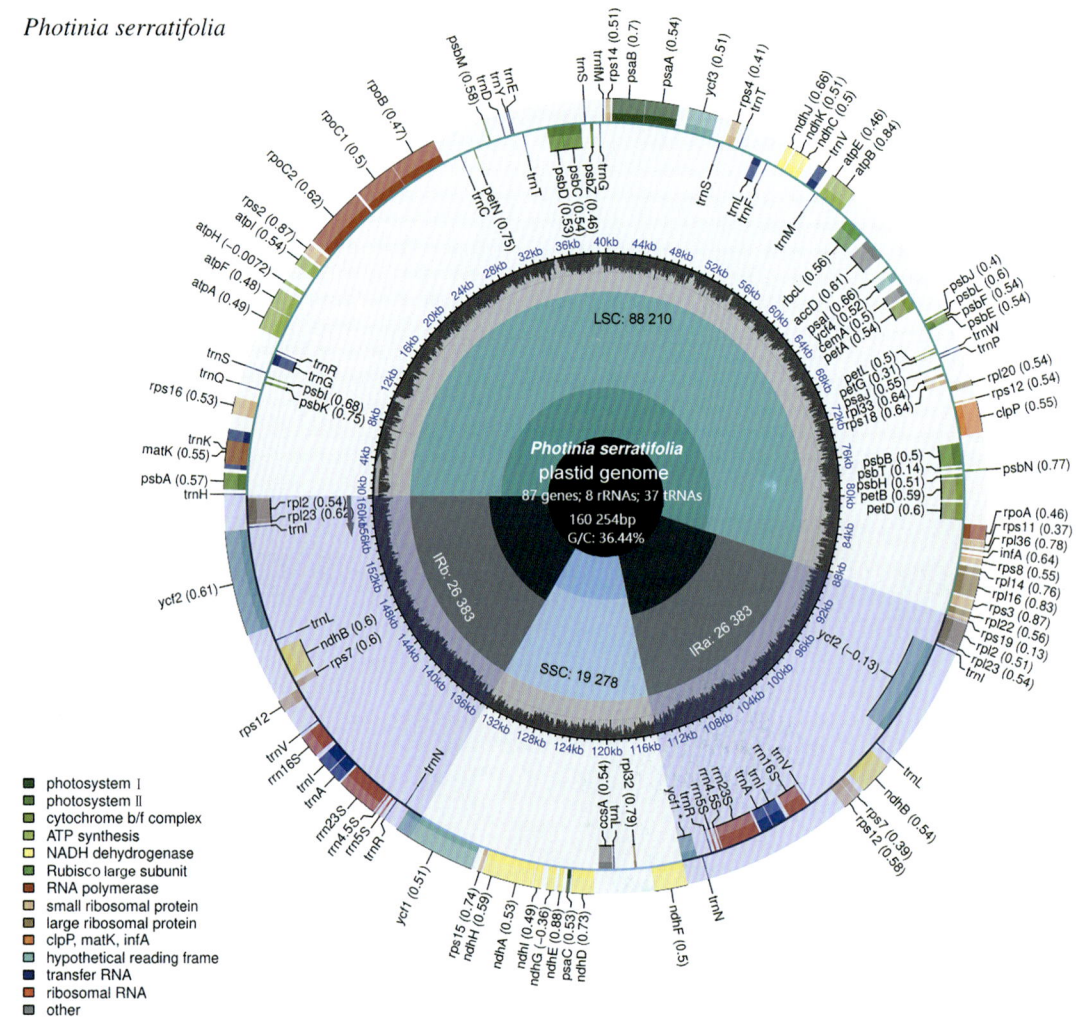

图 2-165-2 石楠叶绿体基因组图谱

该图包括6个圆形轨道。自内向外的第一轨道表示分散重复序列，红色弧线表示直接重复序列，绿色弧线表示回文重复序列；自内向外的第二轨道上的蓝色柱状线条表示长串联重复序列，其重复单元碱基长度＞7；自内向外的第三轨道以不同颜色的柱状线条表示不同类型的短串联重复序列（微卫星序列），其中黑色表示复杂重复序列，绿色表示重复单元碱基长度为1的重复序列，黄色表示重复单元碱基长度为2的重复序列，紫色表示重复单元碱基长度为3的重复序列，蓝色表示重复单元碱基长度为4的重复序列，橙色表示重复单元碱基长度为5的重复序列，红色表示重复单元碱基长度为6的重复序列；自内向外的第四轨道上以不同色块表示 SSC 区、反向重复区 IRa 和 IRb、LSC 区，数字代表相应区间的长度；自内向外的第五轨道表示 GC 含量；最外层第六轨道以不同色块表示不同功能的编码基因，功能分类详见图中左下角注释，基因名称后括号中的数字表示密码子使用偏差，轨道外侧的基因转录方向为顺时针方向，轨道内侧的基因转录方向为逆时针方向

【编码基因】 石楠的叶绿体基因组共编码132个基因，其中独特基因112个，包括蛋白质编码基因87个（独特基因79个）、转运 RNA（transfer RNA，tRNA）编码基因37个（独特基因29个）、核糖体 RNA（ribosome RNA，rRNA）编码基因8个（独特基因4个）（表2-165-1）。其中6个蛋白质独特编码基因（*ndhB*、*rpl2*、*rpl23*、 rps12、rps7、ycf2)、7个tRNA独特编码基因(trnI-CAU、trnL-CAA、trnV-GAC、trnI-GAU、trnA-UGC、trnR-ACG、trnN-GUU)、4个rRNA独特编码基因(rrn4.5S、rrn5S、rrn16S、rrn23S)位于IR区。有11个蛋白质编码基因[rps16、petB、petD、rpl16、ndhA、ndhB(×2)、atpF、rpoC1、rpl2(×2)]各含有1个内含子(intron),4个蛋白质编码基因[ycf3、clpP、rps12(×2)]各含有2个内含子,8个tRNA编码基因[trnK-UUU、trnG-UCC、trnL-UAA、trnV-UAC、trnA-UGC(×2)、trnI-GAU(×2)]各含有1个内含子(表2-165-2)。石楠叶绿体基因组中蛋白质编码区(coding sequence,CDS)的长度为79 770bp,占整个基因组长度的49.78%。rRNA基因的长度为9048bp,占整个基因组长度的5.65%。而tRNA基因的长度为2802bp,占整个基因组长度的1.75%。石楠叶绿体基因组非编码区主要包括内含子和基因间区,其长度占整个基因组长度的42.82%。

表2-165-1 石楠叶绿体基因组基因列表

| 基因功能 | 基因分类 | 基因名称 |
| --- | --- | --- |
| rRNA | rRNA genes | rrn23S(×2)、rrn16S(×2)、rrn5S(×2)、rrn4.5S(×2) |
| tRNA | tRNA genes | 37 trn genes(8个基因各含有1个内含子) |
| 自我复制 | The small subunit of the ribosome | rps11、rps12(×3)、rps14、rps15、rps16、rps18、rps19、rps2、rps3、rps4、rps7(×2)、rps8 |
| | Large subunit of ribosome | rpl14、rpl16、rpl2(×2)、rpl20、rpl22、rpl23(×2)、rpl32、rpl33、rpl36 |
| | DNA dependent RNA polymerase | rpoC1、rpoC2、rpoB、rpoA |
| 光合作用 | Subunits of NADH-dehydrogenase | ndhA、ndhB(×2)、ndhC、ndhD、ndhE、ndhF、ndhG、ndhH、ndhI、ndhJ、ndhK |
| | Subunits of photosystem I | psaI、psaC、psaB、psaA、psaJ |
| | Subunits of photosystem II | psbA、psbB、psbC、psbD、psbE、psbF、psbH、psbI、psbJ、psbK、psbL、psbM、psbN、psbT、psbZ、ycf3 |
| | Subunits of cytochrome b/f complex | petN、petA、petD、petG、petB、petL |
| | Subunits of ATP synthase | atpI、atpE、atpA、atpB、atpH、atpF |
| | Large subunit of rubisco | rbcL |
| 其他功能 | Protease | clpP |
| | Envelope membrane protein | cemA |
| | Subunit of acetyl-CoA-carboxylase | accD |
| | Translational initiation factor | infA |
| | c-type cytochrome synthesis gene | ccsA |
| | Maturase | matK |
| 未知功能 | | ycf1(×2)、ycf2(×2)、ycf4 |

表 2-165-2　石楠叶绿体基因内含子和外显子位置及长度

| 基因名称 | 基因编码序列所在链 | 起始位置 | 终点位置 | 长度（bp） | | | | |
|---|---|---|---|---|---|---|---|---|
| | | | | 第一外显子 | 第一内含子 | 第二外显子 | 第二内含子 | 第三外显子 |
| trnK-UUU | − | 1709 | 4268 | 37 | 2488 | 35 | | |
| rps16 | − | 5244 | 6370 | 41 | 860 | 226 | | |
| trnG-UCC | + | 9184 | 9942 | 23 | 688 | 48 | | |
| atpF | − | 12612 | 13899 | 145 | 733 | 410 | | |
| rpoC1 | − | 22017 | 24805 | 430 | 734 | 1625 | | |
| ycf3 | − | 45620 | 47578 | 124 | 708 | 230 | 744 | 153 |
| trnL-UAA | + | 50822 | 51421 | 37 | 513 | 50 | | |
| trnV-UAC | − | 54978 | 55645 | 39 | 592 | 37 | | |
| rps12 | − | 73595 | 102107 | 114 | ND | 232 | 543 | 26 |
| clpP | − | 73893 | 75923 | 71 | 819 | 291 | 624 | 226 |
| petB | + | 78845 | 80284 | 5 | 792 | 643 | | |
| petD | + | 80476 | 81682 | 7 | 724 | 476 | | |
| rpl16 | − | 85237 | 86631 | 10 | 987 | 398 | | |
| rpl2 | − | 88412 | 89922 | 397 | 683 | 431 | | |
| ndhB | − | 99039 | 101240 | 775 | 669 | 758 | | |
| trnI-GAU | + | 106679 | 107698 | 42 | 943 | 35 | | |
| trnA-UGC | + | 107763 | 108642 | 38 | 807 | 35 | | |
| ndhA | − | 125065 | 127295 | 553 | 1139 | 539 | | |
| trnA-UGC | − | 139823 | 140702 | 38 | 807 | 35 | | |
| trnI-GAU | − | 140767 | 141786 | 42 | 943 | 35 | | |
| rps12 | + | 145585 | 146383 | ND | ND | 232 | 543 | 26 |
| ndhB | + | 147225 | 149426 | 775 | 669 | 758 | | |
| rpl2 | + | 158543 | 160053 | 397 | 683 | 431 | | |

注："+"表示正链；"−"表示负链；"ND"表示未确定。

【重复序列】　在石楠叶绿体基因组中，微卫星序列有 A/T、C/G 和 AT/AT 三种类型，各有 73 个、2 个和 1 个（表 2-165-3）。共发现 56 个串联重复序列，满足总长度超过 20bp 且重复单元之间的相似度 ≥ 90% 两个条件（表 2-165-4）。散在重复序列包括回文重复序列和正向重复序列。以 $e$-value 小于 1E−04 为阈值，石楠叶绿体基因组散在重复序列包括 12 条回文重复序列、29 条正向重复序列（表 2-165-5）。

表 2-165-3　石楠叶绿体基因组微卫星序列统计

| 重复单元类型 | 重复序列个数 |
| --- | --- |
| A/T | 73 |
| C/G | 2 |
| AT/AT | 1 |

表 2-165-4　石楠叶绿体基因组串联重复序列统计

| 起点—终点 | 重复单元长度（bp） | 重复单元拷贝数 | 重复单元一致序列长度（bp） | 重复单元之间的相似度（%） | 插入缺失比例（%） | 分值 | 碱基个数 A | C | G | T | 熵（0—2） |
| --- | --- | --- | --- | --- | --- | --- | --- | --- | --- | --- | --- |
| 4966—5013 | 23 | 2.1 | 23 | 100 | 0 | 96 | 39 | 8 | 0 | 52 | 1.32 |
| 7092—7117 | 12 | 2.2 | 12 | 100 | 0 | 52 | 42 | 0 | 15 | 42 | 1.47 |
| 7130—7185 | 20 | 3.0 | 20 | 90 | 10 | 84 | 48 | 0 | 5 | 46 | 1.25 |
| 7404—7448 | 22 | 2.0 | 22 | 100 | 0 | 90 | 42 | 8 | 4 | 44 | 1.56 |
| 10200—10242 | 19 | 2.3 | 19 | 96 | 4 | 79 | 30 | 13 | 4 | 51 | 1.62 |
| 10510—10555 | 24 | 1.9 | 24 | 100 | 0 | 92 | 58 | 4 | 0 | 36 | 1.18 |
| 10614—10656 | 21 | 2.0 | 21 | 100 | 0 | 86 | 39 | 0 | 4 | 55 | 1.20 |
| 10661—10710 | 24 | 2.1 | 24 | 100 | 0 | 100 | 48 | 0 | 4 | 48 | 1.20 |
| 10841—10882 | 19 | 2.2 | 19 | 100 | 0 | 84 | 52 | 0 | 4 | 42 | 1.22 |
| 10890—10949 | 20 | 3.0 | 20 | 100 | 0 | 120 | 50 | 0 | 10 | 40 | 1.36 |
| 14048—14081 | 17 | 2.0 | 17 | 100 | 0 | 68 | 41 | 11 | 17 | 29 | 1.85 |
| 22002—22031 | 15 | 2.0 | 15 | 93 | 0 | 51 | 36 | 13 | 16 | 33 | 1.88 |
| 22007—22036 | 15 | 2.0 | 15 | 93 | 0 | 51 | 33 | 13 | 23 | 30 | 1.93 |
| 28286—28330 | 20 | 2.3 | 20 | 96 | 0 | 81 | 28 | 4 | 20 | 46 | 1.69 |
| 28572—28598 | 13 | 2.1 | 13 | 100 | 0 | 54 | 40 | 0 | 22 | 37 | 1.54 |
| 29535—29581 | 18 | 2.7 | 18 | 93 | 6 | 80 | 17 | 14 | 6 | 61 | 1.53 |
| 31267—31302 | 17 | 2.1 | 17 | 100 | 0 | 72 | 47 | 5 | 5 | 41 | 1.50 |
| 33595—33623 | 14 | 2.1 | 14 | 100 | 0 | 58 | 20 | 31 | 6 | 41 | 1.79 |
| 33612—33669 | 25 | 2.3 | 25 | 96 | 0 | 107 | 36 | 15 | 6 | 41 | 1.74 |
| 34258—34373 | 53 | 2.1 | 54 | 90 | 6 | 182 | 50 | 0 | 1 | 47 | 1.11 |
| 34398—34502 | 55 | 1.9 | 56 | 92 | 2 | 176 | 61 | 0 | 0 | 37 | 1.02 |
| 34625—34654 | 15 | 2.0 | 15 | 100 | 0 | 60 | 60 | 0 | 0 | 40 | 0.97 |
| 35287—35323 | 18 | 2.1 | 18 | 100 | 0 | 74 | 62 | 0 | 16 | 21 | 1.33 |
| 39244—39270 | 12 | 2.3 | 12 | 100 | 0 | 54 | 62 | 7 | 0 | 29 | 1.22 |
| 39434—39464 | 12 | 2.7 | 12 | 95 | 5 | 55 | 58 | 0 | 0 | 41 | 0.98 |
| 49717—49785 | 34 | 2.0 | 34 | 100 | 0 | 138 | 57 | 2 | 11 | 27 | 1.48 |
| 53169—53200 | 16 | 2.0 | 16 | 100 | 0 | 64 | 18 | 12 | 12 | 56 | 1.67 |
| 54697—54732 | 18 | 2.0 | 18 | 94 | 0 | 63 | 50 | 0 | 8 | 41 | 1.33 |
| 54762—54846 | 30 | 2.8 | 29 | 92 | 5 | 134 | 36 | 4 | 0 | 58 | 1.19 |
| 60241—60265 | 12 | 2.1 | 12 | 100 | 0 | 50 | 60 | 0 | 8 | 32 | 1.26 |

续表

| 起点—终点 | 重复单元长度(bp) | 重复单元拷贝数 | 重复单元一致序列长度(bp) | 重复单元之间的相似度(%) | 插入缺失比例(%) | 分值 | 碱基个数 | | | | 熵(0—2) |
|---|---|---|---|---|---|---|---|---|---|---|---|
| | | | | | | | A | C | G | T | |
| 62775—62820 | 23 | 2.0 | 23 | 100 | 0 | 92 | 52 | 4 | 21 | 21 | 1.64 |
| 62856—62914 | 19 | 3.1 | 19 | 100 | 0 | 118 | 44 | 5 | 0 | 50 | 1.24 |
| 66839—66881 | 21 | 2.0 | 21 | 100 | 0 | 86 | 72 | 9 | 4 | 13 | 1.26 |
| 67206—67236 | 16 | 1.9 | 16 | 100 | 0 | 62 | 41 | 0 | 6 | 51 | 1.27 |
| 67822—67854 | 16 | 2.1 | 16 | 100 | 0 | 66 | 12 | 12 | 0 | 75 | 1.04 |
| 69314—69349 | 18 | 2.1 | 17 | 94 | 5 | 63 | 38 | 5 | 8 | 47 | 1.57 |
| 70221—70260 | 20 | 2.0 | 20 | 100 | 0 | 80 | 55 | 10 | 0 | 35 | 1.34 |
| 71050—71085 | 11 | 3.4 | 11 | 96 | 3 | 65 | 0 | 8 | 5 | 86 | 0.72 |
| 71748—71797 | 25 | 2.0 | 25 | 96 | 0 | 91 | 70 | 2 | 8 | 20 | 1.23 |
| 73764—73806 | 20 | 2.2 | 20 | 95 | 0 | 77 | 30 | 4 | 0 | 65 | 1.13 |
| 78381—78416 | 18 | 2.0 | 18 | 94 | 0 | 63 | 41 | 5 | 11 | 41 | 1.64 |
| 88956—88995 | 20 | 2.0 | 20 | 95 | 0 | 71 | 37 | 10 | 2 | 50 | 1.50 |
| 95576—95627 | 18 | 2.9 | 18 | 94 | 0 | 95 | 32 | 7 | 28 | 30 | 1.85 |
| 98580—98641 | 21 | 3.0 | 21 | 97 | 2 | 117 | 53 | 4 | 0 | 41 | 1.22 |
| 103129—103154 | 12 | 2.2 | 12 | 100 | 0 | 52 | 7 | 7 | 0 | 84 | 0.77 |
| 111867—111930 | 31 | 2.1 | 31 | 93 | 0 | 110 | 37 | 26 | 9 | 26 | 1.87 |
| 117506—117546 | 14 | 2.9 | 14 | 92 | 3 | 64 | 53 | 0 | 0 | 46 | 1.00 |
| 118109—118135 | 13 | 2.1 | 13 | 100 | 0 | 54 | 44 | 0 | 14 | 40 | 1.46 |
| 120783—120827 | 22 | 2.0 | 22 | 100 | 0 | 90 | 55 | 4 | 4 | 35 | 1.40 |
| 125866—125890 | 12 | 2.1 | 12 | 100 | 0 | 50 | 48 | 8 | 0 | 44 | 1.32 |
| 129000—129040 | 20 | 2.0 | 20 | 100 | 0 | 82 | 21 | 4 | 0 | 73 | 1.02 |
| 136535—136598 | 31 | 2.1 | 31 | 93 | 0 | 110 | 26 | 9 | 26 | 37 | 1.87 |
| 145311—145336 | 12 | 2.2 | 12 | 100 | 0 | 52 | 84 | 0 | 7 | 7 | 0.77 |
| 149824—149885 | 21 | 3.0 | 21 | 97 | 2 | 117 | 41 | 0 | 4 | 53 | 1.22 |
| 152838—152889 | 18 | 2.9 | 18 | 94 | 0 | 95 | 30 | 28 | 7 | 32 | 1.85 |
| 159470—159509 | 20 | 2.0 | 20 | 95 | 0 | 71 | 50 | 2 | 10 | 37 | 1.50 |

表 2-165-5　石楠叶绿体基因组散在重复序列特征值

| 重复单元一长度(bp) | 重复类型 | 重复单元一起点 | 重复单元二长度(bp) | 重复单元二起点 | 重复单元间隔 | e-value |
|---|---|---|---|---|---|---|
| 40 | 10889 | D | 40 | 10909 | 0 | 5.97E–15 |
| 40 | 62855 | D | 40 | 62874 | 0 | 5.97E–15 |
| 40 | 102917 | D | 40 | 125641 | 0 | 5.97E–15 |
| 40 | 125641 | P | 40 | 145507 | 0 | 5.97E–15 |
| 46 | 34365 | D | 46 | 34433 | –2 | 1.36E–14 |
| 39 | 46782 | D | 39 | 102919 | –1 | 2.80E–12 |

续表

| 重复单元一长度（bp） | 重复类型 | 重复单元一起点 | 重复单元二长度（bp） | 重复单元二起点 | 重复单元间隔 | $e$-value |
|---|---|---|---|---|---|---|
| 39 | P | 46782 | 39 | 145506 | −1 | 2.80E−12 |
| 35 | D | 49716 | 35 | 49750 | 0 | 6.12E−12 |
| 35 | D | 98585 | 35 | 98606 | 0 | 6.12E−12 |
| 35 | P | 98585 | 35 | 149823 | 0 | 6.12E−12 |
| 35 | P | 98606 | 35 | 149844 | 0 | 6.12E−12 |
| 35 | D | 149823 | 35 | 149844 | 0 | 6.12E−12 |
| 44 | D | 34403 | 44 | 34458 | −3 | 8.35E−12 |
| 38 | D | 46782 | 38 | 125643 | −1 | 1.09E−11 |
| 42 | P | 10857 | 42 | 10863 | −3 | 1.16E−10 |
| 30 | P | 8443 | 30 | 48249 | 0 | 6.26E−09 |
| 30 | D | 54761 | 30 | 54791 | 0 | 6.26E−09 |
| 33 | D | 33611 | 33 | 33636 | −1 | 9.69E−09 |
| 33 | D | 39414 | 33 | 39468 | −1 | 9.69E−09 |
| 33 | D | 54808 | 33 | 54831 | −1 | 9.69E−09 |
| 33 | D | 54835 | 33 | 54881 | −1 | 9.69E−09 |
| 35 | D | 34364 | 35 | 34455 | −2 | 3.28E−08 |
| 34 | D | 34433 | 34 | 34456 | −2 | 1.24E−07 |
| 34 | D | 95575 | 34 | 95593 | −2 | 1.24E−07 |
| 34 | P | 95575 | 34 | 152837 | −2 | 1.24E−07 |
| 34 | P | 95593 | 34 | 152855 | −2 | 1.24E−07 |
| 34 | D | 152837 | 34 | 152855 | −2 | 1.24E−07 |
| 33 | D | 111866 | 33 | 111897 | −2 | 4.65E−07 |
| 33 | P | 111866 | 33 | 136534 | −2 | 4.65E−07 |
| 33 | P | 111897 | 33 | 136565 | −2 | 4.65E−07 |
| 33 | D | 136534 | 33 | 136565 | −2 | 4.65E−07 |
| 35 | P | 10362 | 35 | 10383 | −3 | 1.08E−06 |
| 34 | D | 10319 | 34 | 10337 | −3 | 3.95E−06 |
| 34 | D | 34367 | 34 | 34403 | −3 | 3.95E−06 |
| 34 | D | 34403 | 34 | 34435 | −3 | 3.95E−06 |
| 34 | D | 54804 | 34 | 54854 | −3 | 3.95E−06 |
| 31 | D | 10658 | 31 | 10682 | −2 | 6.55E−06 |
| 31 | D | 34295 | 31 | 34348 | −2 | 6.55E−06 |
| 33 | D | 54831 | 33 | 54858 | −3 | 1.44E−05 |
| 30 | P | 205 | 30 | 206 | −2 | 2.45E−05 |
| 30 | D | 34472 | 30 | 34499 | −2 | 2.45E−05 |

注：P. palindromic repeat，回文重复序列；D. direct repeat，正向重复序列

【高可变区】 为了发现石楠属物种间的高可变区,从 10 个物种的叶绿体基因组中提取了 113 个基因间区,采用 K2p（Kimura 2-parameter）模型计算基因间区的遗传距离,遗传距离最大的 30 个基因间区参见图 2-165-3。这 30 个基因间区的 K2p 平均值分布于 1.00～41.16。其中 *rrn4.5-rrn23*、*petG-trnW-CCA*、*trnR-UCU-atpA*、*ndhC-trnV-UAC*、*rps19-rpl2* 的 K2p 平均值较高,分别为 41.16、14.32、14.02、6.84、5.06。由此可见,石楠属 10 个物种的叶绿体基因组在这 5 个区域的变异较大,这 5 个区域可作为潜在的分子标记开发区域。

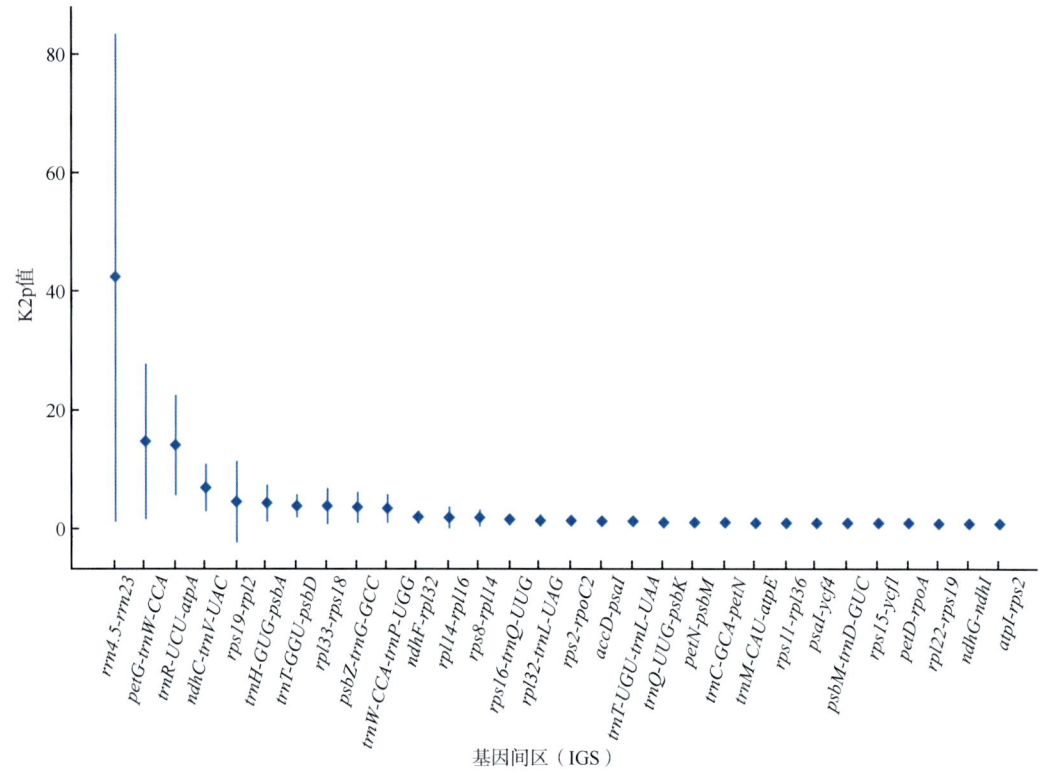

图 2-165-3　石楠属物种基因间区的遗传距离分析结果

【系统发育】 使用 MAFFT 对来自石楠属的 10 个物种[4-6]和 1 个外类群物种 [尖叶栒子（*Cotoneaster acuminatus*）] 的 11 个叶绿体基因组中提取的 75 个共有蛋白质序列进行多重序列比对,使用 IQ-TREE 筛选得到最优的 cpREV 模型,并采用最大似然法（maximum likelihood method）构建进化树。结果显示,桃叶石楠（*Photinia prunifolia*）、泰顺石楠（*Photinia taishunensis*）和光叶石楠（*Photinia glabra*）3 个物种聚为一支。随后,全缘石楠（*Photinia integrifolia*）、罗城石楠（*Photinia lochengensis*）和刺叶石楠（*Photinia prionophylla*）3 个物种先后分化出来,其余 4 个物种椭圆叶石楠（*Photinia beckii*）、石楠（*Photinia serratifolia*）、椤木石楠（*Photinia davidsoniae*）和绵毛石楠（*Photinia lanuginosa*）聚为一支。石楠与椤木石楠和绵毛石楠的亲缘关系最近,与桃叶石楠、泰顺石楠和光叶石楠等 3 个物种的亲缘关系较远（图 2-165-4）。

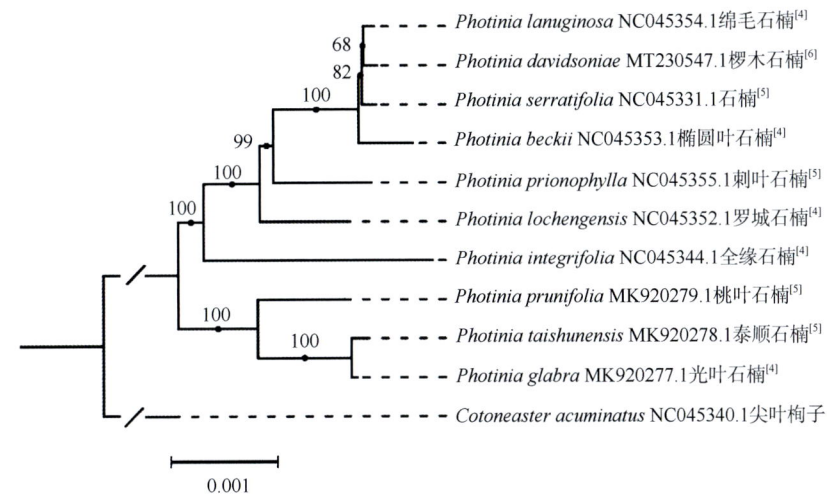

图 2-165-4　石楠属植物系统发育进化分析

【$K_A/K_S$ 选择压力分析】　以图 2-165-4 的进化树作为参考，利用 Hyphy 软件中的 aBSREL 模型对蛋白质编码基因进行选择压力分析。未发现有石楠属基因受到正向选择。

【宏 DNA 条形码的发现及其 PCR 扩增引物设计】　为了发现能够区分石楠属下物种的宏 DNA 条形码序列及其 PCR 扩增引物，利用 ecoPrimers 对石楠属植物叶绿体基因组序列进行分析。用于设计 PCR 扩增引物的保守区间见表 2-165-6。可以依据区间序列设计引物，使用这些引物对石楠属 DNA 进行 PCR 扩增，对 PCR 产物进行桑格测序或高通量测序，通过序列比较和特征分析区分石楠属的 10 个物种。

表 2-165-6　部分基于 ecoPrimers 发现的引物设计保守区间

| 编号 | 保守区间序列 | 物种拉丁名 | GenBank 序列号 | 保守区间序列起点—终点 |
|---|---|---|---|---|
| 1 | TTTCAGGATCAGTCGTGGTCTTACAAACTCTACCG ATGGTATGGACGAATCTTTTGCTTCATACAAATG TGTAAAAGATGCTAGCCGCACTTAAAAGCCGAG TACTCTACCG | P. beckii | NC045353.1 | 4254—4365 |
|  |  | P. davidsoniae | MT230547 | 4173—4284 |
|  |  | P. glabra | MK920277.1 | 4162—4273 |
|  |  | P. integrifolia | NC045344.1 | 4190—4301 |
|  |  | P. lanuginosa | NC045354.1 | 4143—4254 |
|  |  | P. lochengensis | NC045352.1 | 4173—4284 |
|  |  | P. prionophylla | NC045355.1 | 4148—4259 |
|  |  | P. prunifolia | MK920279.1 | 4204—4315 |
|  |  | P. serratifolia | NC045331.1 | 4143—4254 |
|  |  | P. taishunensis | MK920278.1 | 4148—4259 |

续表

| 编号 | 保守区间序列 | 物种拉丁名 | GenBank 序列号 | 保守区间序列起点—终点 |
|---|---|---|---|---|
| 2 | CTTAAGGACTTGTGTTGGATTGGCACTATATATAAT ATTTCTATACAACACAACATTGATACAATATTGG TGGAAAAAAAAATTA | P. beckii | NC045353.1 | 4919—4991 |
| | | P. davidsoniae | MT230547 | 4831—4903 |
| | | P. glabra | MK920277.1 | 4822—4892 |
| | | P. integrifolia | NC045344.1 | 4843—4913 |
| | | P. lanuginosa | NC045354.1 | 4800—4872 |
| | | P. lochengensis | NC045352.1 | 4832—4902 |
| | | P. prionophylla | NC045355.1 | 4801—4871 |
| | | P. prunifolia | MK920279.1 | 4885—4955 |
| | | P. serratifolia | NC045331.1 | 4801—4873 |
| | | P. taishunensis | MK920278.1 | 4807—4877 |
| 3 | TACCACGCTGCTCTACCCCGCGATGCATAGAAGAA CTGAGAATTAATGGACAAACAAGGATTGAATGC GCCCCT | P. beckii | NC045353.1 | 39055—39128 |
| | | P. davidsoniae | MT230547 | 39799—39872 |
| | | P. glabra | MK920277.1 | 39485—39558 |
| | | P. integrifolia | NC045344.1 | 39322—39395 |
| | | P. lanuginosa | NC045354.1 | 39689—39762 |
| | | P. lochengensis | NC045352.1 | 39537—39610 |
| | | P. prionophylla | NC045355.1 | 39680—39753 |
| | | P. prunifolia | MK920279.1 | 39366—39439 |
| | | P. serratifolia | NC045331.1 | 39826—39899 |
| | | P. taishunensis | MK920278.1 | 39469—39542 |
| 4 | CTTTTTCTTGCCATAATGGTTCAATTCCTATTAGTAT CAATGATACAAGTCAGATCCTAG | P. beckii | NC045353.1 | 39516—39589 |
| | | P. davidsoniae | MT230547 | 40260—40333 |
| | | P. glabra | MK920277.1 | 39945—40018 |
| | | P. integrifolia | NC045344.1 | 39783—39856 |
| | | P. lanuginosa | NC045354.1 | 40150—40223 |
| | | P. lochengensis | NC045352.1 | 39998—40071 |
| | | P. prionophylla | NC045355.1 | 40141—40214 |
| | | P. prunifolia | MK920279.1 | 39827—39900 |
| | | P. serratifolia | NC045331.1 | 40287—40360 |
| | | P. taishunensis | MK920278.1 | 39929—40002 |

续表

| 编号 | 保守区间序列 | 物种拉丁名 | GenBank 序列号 | 保守区间序列起点—终点 |
|---|---|---|---|---|
| 5 | CCAAGTGAGAACTTTCAAATTCAGAGAAACCCTGGAATTAAAAATGGGCAATCCTGAGCC | P. beckii | NC045353.1 | 50093—50153 |
| | | P. davidsoniae | MT230547 | 50929—50989 |
| | | P. glabra | MK920277.1 | 50534—50594 |
| | | P. integrifolia | NC045344.1 | 50404—50464 |
| | | P. lanuginosa | NC045354.1 | 50809—50869 |
| | | P. lochengensis | NC045352.1 | 50678—50738 |
| | | P. prionophylla | NC045355.1 | 50793—50853 |
| | | P. prunifolia | MK920279.1 | 50541—50601 |
| | | P. serratifolia | NC045331.1 | 50887—50947 |
| | | P. taishunensis | MK920278.1 | 50536—50596 |
| 6 | ATGAAAAATGAAAGACTTGTTGTGAATCGATTAAAAATTGAAAAAAGAATCGAATATTCATTGATCAAACCATTCACTCCACCGTAGTCT | P. beckii | NC045353.1 | 50391—50480 |
| | | P. davidsoniae | MT230547 | 51227—51316 |
| | | P. glabra | MK920277.1 | 50832—50921 |
| | | P. integrifolia | NC045344.1 | 50702—50791 |
| | | P. lanuginosa | NC045354.1 | 51107—51196 |
| | | P. lochengensis | NC045352.1 | 50976—51065 |
| | | P. prionophylla | NC045355.1 | 51109—51198 |
| | | P. prunifolia | MK920279.1 | 50839—50928 |
| | | P. serratifolia | NC045331.1 | 51185—51274 |
| | | P. taishunensis | MK920278.1 | 50834—50923 |
| 7 | AGAAAACGAAACGGACAATCTTTCTTTTTTTTTTTTTTTTATCAACTTCAATCTATTTGGCATAGTGTACCTTATCGTTCTTATTAATATTTTATGTGATTTTTAACCCCCCCCCCTTTTTTTTTTGGAGTCTAATT | P. beckii | NC045353.1 | 116822—116887 |
| | | P. davidsoniae | MT230547 | 117794—117859 |
| | | P. glabra | MK920277.1 | 117180—117244 |
| | | P. integrifolia | NC045344.1 | 117056—117120 |
| | | P. lanuginosa | NC045354.1 | 117661—117726 |
| | | P. lochengensis | NC045352.1 | 117636—117701 |
| | | P. prionophylla | NC045355.1 | 117720—117785 |
| | | P. prunifolia | MK920279.1 | 117212—117276 |
| | | P. serratifolia | NC045331.1 | 117702—117767 |
| | | P. taishunensis | MK920278.1 | 117183—117247 |

续表

| 编号 | 保守区间序列 | 物种拉丁名 | GenBank 序列号 | 保守区间序列起点—终点 |
|---|---|---|---|---|
| 8 | TGTCTACTGAATTCTAAAAATGAATGGTACTTTTTGTTTGAA | P. beckii | NC045353.1 | 117498—117540 |
| | | P. davidsoniae | MT230547 | 118490—118532 |
| | | P. glabra | MK920277.1 | 117877—117919 |
| | | P. integrifolia | NC045344.1 | 117752—117794 |
| | | P. lanuginosa | NC045354.1 | 118355—118397 |
| | | P. lochengensis | NC045352.1 | 118324—118366 |
| | | P. prionophylla | NC045355.1 | 118396—118438 |
| | | P. prunifolia | MK920279.1 | 117909—117951 |
| | | P. serratifolia | NC045331.1 | 118380—118422 |
| | | P. taishunensis | MK920278.1 | 117879—117921 |
| 9 | ATTAATCATTAAAAAATGCAAACGAGGCAGAACATTTTTTTTACTTATATCCAGGGATTGAAGTAAAAATTATCTAGTTACAACTGTTACATTTTAGTTTTAGGAGAGCATAAAGTAATAGCCTACGAAAAATACATTGT | P. beckii | NC045353.1 | 118216—118357 |
| | | P. davidsoniae | MT230547 | 119208—119349 |
| | | P. glabra | MK920277.1 | 118616—118757 |
| | | P. integrifolia | NC045344.1 | 118494—118635 |
| | | P. lanuginosa | NC045354.1 | 119073—119214 |
| | | P. lochengensis | NC045352.1 | 119047—119188 |
| | | P. prionophylla | NC045355.1 | 119119—119260 |
| | | P. prunifolia | MK920279.1 | 118637—118779 |
| | | P. serratifolia | NC045331.1 | 119101—119242 |
| | | P. taishunensis | MK920278.1 | 118617—118758 |
| 10 | CGAGTCCGAGTGGCGGCATGGCATCTTCTAAAAGAGTAAGTCCTATAATGAATTCAATTCCTATAATTGAGGGACGC | P. beckii | NC045353.1 | 118672—118748 |
| | | P. davidsoniae | MT230547 | 119664—119740 |
| | | P. glabra | MK920277.1 | 119040—119100 |
| | | P. integrifolia | NC045344.1 | 118944—119004 |
| | | P. lanuginosa | NC045354.1 | 119529—119605 |
| | | P. lochengensis | NC045352.1 | 119524—119584 |
| | | P. prionophylla | NC045355.1 | 119575—119635 |
| | | P. prunifolia | MK920279.1 | 119088—119148 |
| | | P. serratifolia | NC045331.1 | 119557—119633 |
| | | P. taishunensis | MK920278.1 | 119041—119101 |

## 参 考 文 献

[1] 江苏新医学院. 中药大辞典. 上海: 上海科学技术出版社, 1997: 2699.
[2] 都述虎, 冯芳, 刘文英, 等. 茅莓化学成分的分离鉴定. 中国天物药物, 2005, 3（1）: 17-19.

[3] 王先荣，杜安全，王红萍. 中药茅莓的化学成分研究. 中国中药杂志，1994，19（8）：486.

[4] Liu B B，Liu G N，Hong D Y，et al. Eriobotrya belongs to *Rhaphiolepis*（Maleae，Rosaceae）：Evidence from chloroplast genome and nuclear ribosomal DNA data. Frontiers in Plant Science，2019，10：1731.

[5] Liu B B，Hong D Y，Zhou S，et al. Phylogenomic analyses support the recognition of a new genus *Phippsiomeles* and the resurrection of a redefined *Stranvaesia* in Maleae（Rosaceae）. Journal of Systematics and Evolution，2019，57（6）：678-694.

[6] Zhang S D，Jin J J，Chen S Y，et al. Diversification of Rosaceae since the Late Cretaceous based on plastid phylogenomics. New Phytol，2017，214（3）：1355-1367.

# 166 金樱子

【**药材基本信息**】 金樱子(*Rosa laevigata* Michx.)为蔷薇科蔷薇属药用植物[1],其干燥成熟果实为金樱子中药材(图2-166-1)。收载于《中国药典》(2020年版)[2]。金樱子生于海拔100～1600m向阳的山野、田边、溪畔灌木丛中。分布于江苏、浙江、安徽、福建、江西、河南、湖北、湖南、广东、广西、海南、四川、贵州、云南、陕西、台湾等地,现在全国各地广泛栽培。商品药材野生和栽培均有。金樱子含有多糖、黄酮类、三萜类及其衍生物等成分。金樱子味酸、甘、涩,性平。归肾、膀胱、大肠经。具有固精缩尿、固崩止带、涩肠止泻的功效。用于遗精滑精、遗尿尿频、崩漏带下、久泻久痢。现代研究表明,金樱子有减少排尿次数、抑制平滑肌收缩、抗病原体、抗氧化的作用[1-3]。

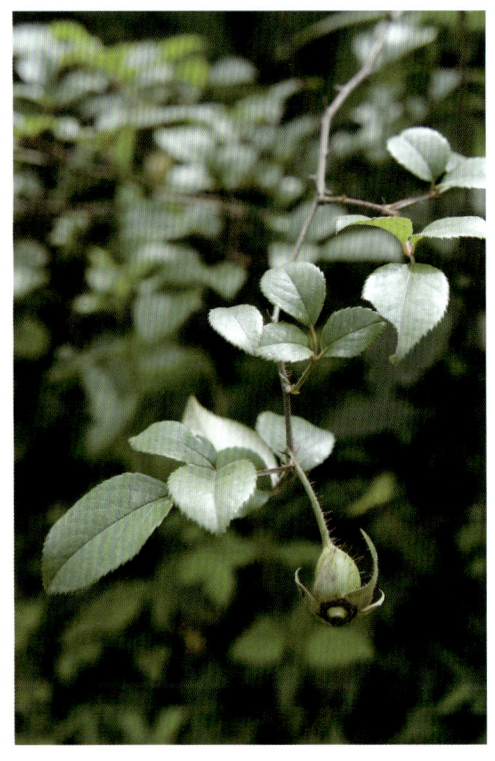

图 2-166-1　金樱子

【**叶绿体基因组**】 金樱子的叶绿体 DNA 为环状分子,其叶绿体基因组(GenBank 登录号:NC046824.1)总长度为156 342bp,具有保守的四分状结构,包括一个 LSC 区、一个 SSC 区和一对 IR 区,其长度分别为85 459bp、18 785bp 和26 049bp(图2-166-2)。金樱子叶绿体基因组的整体 G/C 含量为 37.29%。其 IR 区的 G/C 含量（42.74%）高于 SSC 区的 G/C 含量（31.25%）和 LSC 区的 G/C 含量（35.29%）。

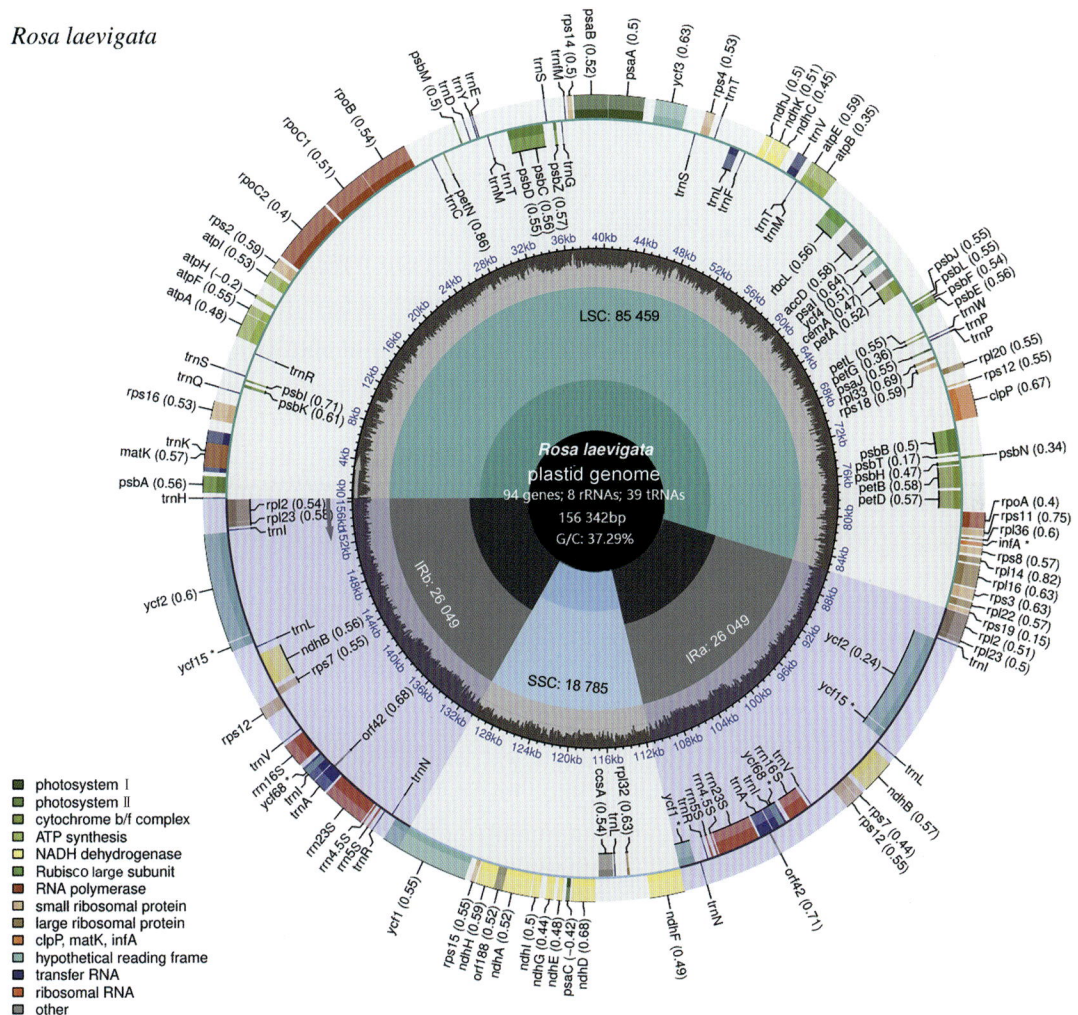

图 2-166-2　金樱子叶绿体基因组图谱

该图包括6个圆形轨道。自内向外的第一轨道表示分散重复序列，红色弧线表示直接重复序列，绿色弧线表示回文重复序列；自内向外的第二轨道上的蓝色柱状线条表示长串联重复序列，其重复单元碱基长度＞7；自内向外的第三轨道以不同颜色的柱状线条表示不同类型的短串联重复序列（微卫星序列），其中黑色表示复杂重复序列，绿色表示重复单元碱基长度为1的重复序列，黄色表示重复单元碱基长度为2的重复序列，紫色表示重复单元碱基长度为3的重复序列，蓝色表示重复单元碱基长度为4的重复序列，橙色表示重复单元碱基长度为5的重复序列，红色表示重复单元碱基长度为6的重复序列；自内向外的第四轨道上以不同色块表示 SSC 区、反向重复区 IRa 和 IRb、LSC 区，数字代表相应区间的长度；自内向外的第五轨道表示 GC 含量；最外层第六轨道以不同色块表示不同功能的编码基因，功能分类详见图中左下角注释，基因名称后括号中的数字表示密码子使用偏差，轨道外侧的基因转录方向为顺时针方向，轨道内侧的基因转录方向为逆时针方向

【**编码基因**】　金樱子的叶绿体基因组共编码 141 个基因，其中独特基因 117 个，包括蛋白质编码基因 94 个（独特基因 83 个）、转运 RNA（transfer RNA，tRNA）编码基

因 39 个（独特基因 30 个）、核糖体 RNA（ribosome RNA，rRNA）编码基因 8 个（独特基因 4 个）（表 2-166-1）。其中 9 个蛋白质独特编码基因（*rps12*、*rps7*、*rpl2*、*rpl23*、*ndhB*、*ycf2*、*ycf15*、*ycf68*、*orf42*）、7 个 tRNA 独特编码基因（*trnA-UGC*、*trnI-CAU*、*trnI-GAU*、*trnL-CAA*、*trnN-GUU*、*trnR-ACG*、*trnV-GAC*）、4 个 rRNA 独特编码基因（*rrn16S*、*rrn23S*、*rrn5S*、*rrn4.5S*）位于 IR 区。10 个蛋白质编码基因 [*rps16*、*rpoC1*、*petB*、*petD*、*rpl16*、*rpl2*（×2）、*ndhB*（×2）、*ndhA*] 各含有 1 个内含子（intron），4 个蛋白质编码基因 [*ycf3*、*clpP*、*rps12*（×2）] 各含有 2 个内含子，7 个 tRNA 编码基因 [*trnK-UUU*、*trnL-UAA*、*trnV-UAC*、*trnI-GAU*（×2）、*trnA-UGC*（×2）] 各含有 1 个内含子（表 2-166-2）。金樱子叶绿体基因组中蛋白质编码区（coding sequence，CDS）的长度为 78 675bp，占整个基因组长度的 50.32%。rRNA 基因的长度为 9044bp，占整个基因组长度的 5.79%。而 tRNA 基因的长度为 2726bp，占整个基因组长度的 1.74%。金樱子叶绿体基因组非编码区主要包括内含子和基因间区，其长度占整个基因组长度的 42.15%。

表 2-166-1　金樱子叶绿体基因组基因列表

| 基因功能 | 基因分类 | 基因名称 |
| --- | --- | --- |
| rRNA | rRNA genes | *rrn16S*（×2）、*rrn23S*（×2）、*rrn5S*（×2）、*rrn4.5S*（×2） |
| tRNA | tRNA genes | 39 *trn* genes（7 个基因各含有 1 个内含子） |
| 自我复制 | Small subunit of ribosome | *rps11*、*rps12*（×3）、*rps14*、*rps15*、*rps16*、*rps18*、*rps19*、*rps2*、*rps3*、*rps4*、*rps7*（×2）、*rps8* |
|  | Large subunit of ribosome | *rpl14*、*rpl16*、*rpl2*（×2）、*rpl20*、*rpl22*、*rpl23*（×2）、*rpl32*、*rpl33*、*rpl36* |
|  | DNA dependent RNA polymerase | *rpoA*、*rpoB*、*rpoC1*、*rpoC2* |
| 光合作用 | Subunits of NADH-dehydrogenase | *ndhA*、*ndhB*（×2）、*ndhC*、*ndhD*、*ndhE*、*ndhF*、*ndhG*、*ndhH*、*ndhI*、*ndhJ*、*ndhK* |
|  | Subunits of photosystem Ⅰ | *psaA*、*psaB*、*psaC*、*psaI*、*psaJ* |
|  | Subunits of photosystem Ⅱ | *psbA*、*psbB*、*psbC*、*psbD*、*psbE*、*psbF*、*psbH*、*psbI*、*psbJ*、*psbK*、*psbL*、*psbM*、*psbN*、*psbT*、*psbZ*、*ycf3* |
|  | Subunits of cytochrome b/f complex | *petA*、*petB*、*petD*、*petG*、*petL*、*petN* |
|  | Subunits of ATP synthase | *atpA*、*atpB*、*atpE*、*atpF*、*atpH*、*atpI* |
|  | Large subunit of rubisco | *rbcL* |
| 其他功能 | Maturase | *matK* |
|  | Protease | *clpP* |
|  | Envelope membrane protein | *cemA* |
|  | Subunit of acetyl-CoA-carboxylase | *accD* |
|  | Translational initiation factor | *infA* |
|  | c-type cytochrome synthesis gene | *ccsA* |
| 未知功能 |  | *ycf1*（×2）、*ycf2*（×2）、*ycf4*、*ycf15*（×2）、*ycf68*（×2）、*orf188*、*orf42*（×2） |

表 2-166-2　金樱子叶绿体基因内含子和外显子位置及长度

| 基因名称 | 基因编码序列所在链 | 起始位置 | 终点位置 | 长度（bp） | | | | |
|---|---|---|---|---|---|---|---|---|
| | | | | 第一外显子 | 第一内含子 | 第二外显子 | 第二内含子 | 第三外显子 |
| trnK-UUU | − | 1706 | 4274 | 37 | 2497 | 35 | | |
| rps16 | − | 4960 | 6099 | 39 | 873 | 228 | | |
| rpoC1 | − | 20392 | 23202 | 430 | 756 | 1625 | | |
| ycf3 | − | 42924 | 44950 | 124 | 740 | 230 | 780 | 153 |
| trnL-UAA | + | 48432 | 49063 | 37 | 545 | 50 | | |
| trnV-UAC | − | 52559 | 53230 | 39 | 596 | 37 | | |
| rps12 | − | 70729 | 99083 | 114 | ND | 232 | 538 | 26 |
| clpP | − | 71026 | 73090 | 71 | 831 | 291 | 646 | 226 |
| petB | + | 76027 | 77465 | 6 | 776 | 657 | | |
| petD | + | 77659 | 78861 | 9 | 720 | 474 | | |
| rpl16 | − | 82379 | 83748 | 9 | 959 | 402 | | |
| rpl2 | − | 85514 | 87019 | 397 | 678 | 431 | | |
| ndhB | − | 96016 | 98224 | 775 | 676 | 758 | | |
| trnI-GAU | + | 103685 | 104710 | 42 | 949 | 35 | | |
| trnA-UGC | + | 104775 | 105661 | 38 | 814 | 35 | | |
| ndhA | − | 121395 | 123728 | 553 | 1242 | 539 | | |
| trnA-UGC | − | 136141 | 137027 | 38 | 814 | 35 | | |
| trnI-GAU | − | 137092 | 138117 | 42 | 949 | 35 | | |
| rps12 | + | 141951 | 142744 | ND | ND | 232 | 538 | 26 |
| ndhB | + | 143578 | 145786 | 775 | 676 | 758 | | |
| rpl2 | + | 154783 | 156288 | 397 | 678 | 431 | | |

注："+"表示正链；"−"表示负链；"ND"表示未确定

【重复序列】　在金樱子叶绿体基因组中，微卫星序列有 A/T、C/G 和 AT/AT 三种类型，各有 52 个、3 个和 3 个（表 2-166-3）。共发现 38 个串联重复序列，满足总长度超过 20bp 且重复单元之间的相似度 ≥ 90% 两个条件（表 2-166-4）。散在重复序列包括回文重复序列和正向重复序列。以 e-value 小于 1E−04 为阈值，金樱子叶绿体基因组散在重复序列包括 10 条回文重复序列、13 条正向重复序列（表 2-166-5）。

表 2-166-3　金樱子叶绿体基因组微卫星序列统计

| 重复单元类型 | 重复序列个数 |
|---|---|
| A/T | 52 |
| C/G | 3 |
| AT/AT | 3 |

表 2-166-4　金樱子叶绿体基因组串联重复序列统计

| 起点—终点 | 重复单元长度（bp） | 重复单元拷贝数 | 重复单元一致序列长度（bp） | 重复单元之间的相似度（%） | 插入缺失比例（%） | 分值 | 碱基个数 A | C | G | T | 熵（0—2） |
|---|---|---|---|---|---|---|---|---|---|---|---|
| 221—269 | 16 | 2.9 | 16 | 90 | 6 | 71 | 44 | 0 | 2 | 53 | 1.12 |
| 4870—4900 | 15 | 2.1 | 15 | 100 | 0 | 62 | 61 | 12 | 6 | 19 | 1.53 |
| 6213—6267 | 21 | 2.7 | 21 | 94 | 2 | 94 | 18 | 7 | 0 | 74 | 1.04 |
| 7130—7155 | 13 | 2.0 | 13 | 100 | 0 | 52 | 38 | 15 | 15 | 30 | 1.88 |
| 7353—7378 | 13 | 2.0 | 13 | 100 | 0 | 52 | 69 | 0 | 0 | 30 | 0.89 |
| 8044—8070 | 14 | 1.9 | 14 | 100 | 0 | 54 | 37 | 7 | 0 | 55 | 1.28 |
| 12496—12529 | 17 | 2.0 | 17 | 100 | 0 | 68 | 23 | 11 | 11 | 52 | 1.70 |
| 12657—12689 | 17 | 1.9 | 17 | 100 | 0 | 66 | 36 | 12 | 12 | 39 | 1.80 |
| 14973—14998 | 13 | 2.0 | 13 | 100 | 0 | 52 | 38 | 0 | 0 | 61 | 0.96 |
| 26996—27027 | 16 | 2.0 | 16 | 100 | 0 | 64 | 31 | 12 | 12 | 43 | 1.80 |
| 28231—28270 | 20 | 2.0 | 20 | 100 | 0 | 80 | 30 | 10 | 5 | 55 | 1.54 |
| 28876—28910 | 16 | 2.2 | 17 | 90 | 10 | 56 | 71 | 5 | 11 | 11 | 1.30 |
| 30431—30459 | 14 | 2.1 | 14 | 100 | 0 | 58 | 48 | 20 | 0 | 31 | 1.50 |
| 31890—31920 | 16 | 1.9 | 16 | 93 | 0 | 53 | 41 | 0 | 9 | 48 | 1.36 |
| 36615—36648 | 15 | 2.4 | 15 | 90 | 9 | 54 | 67 | 0 | 11 | 20 | 1.21 |
| 36742—36794 | 12 | 4.3 | 12 | 90 | 4 | 79 | 58 | 0 | 0 | 41 | 0.98 |
| 43766—43801 | 18 | 2.0 | 18 | 100 | 0 | 72 | 38 | 0 | 5 | 55 | 1.23 |
| 56203—56228 | 13 | 2.0 | 13 | 100 | 0 | 52 | 38 | 0 | 15 | 46 | 1.46 |
| 58341—58405 | 31 | 2.1 | 31 | 100 | 0 | 130 | 30 | 12 | 9 | 47 | 1.72 |
| 60090—60122 | 15 | 2.2 | 15 | 94 | 0 | 57 | 24 | 9 | 0 | 66 | 1.20 |
| 60115—60147 | 13 | 2.6 | 13 | 90 | 4 | 50 | 12 | 6 | 0 | 81 | 0.85 |
| 60230—60273 | 11 | 4.0 | 11 | 90 | 0 | 61 | 50 | 0 | 6 | 43 | 1.29 |
| 66420—66454 | 17 | 2.1 | 17 | 94 | 0 | 61 | 37 | 5 | 8 | 48 | 1.58 |
| 66552—66600 | 24 | 2.0 | 24 | 100 | 0 | 98 | 28 | 8 | 8 | 55 | 1.58 |
| 66623—66670 | 19 | 2.6 | 19 | 96 | 3 | 89 | 25 | 20 | 10 | 43 | 1.83 |
| 67719—67758 | 19 | 2.1 | 19 | 100 | 0 | 80 | 32 | 5 | 0 | 62 | 1.17 |
| 69007—69045 | 21 | 1.9 | 21 | 94 | 5 | 71 | 33 | 23 | 10 | 33 | 1.88 |
| 75563—75598 | 18 | 2.0 | 18 | 94 | 0 | 63 | 36 | 5 | 13 | 44 | 1.68 |
| 80601—80632 | 13 | 2.5 | 13 | 100 | 0 | 64 | 12 | 6 | 6 | 75 | 1.19 |
| 92673—92709 | 18 | 2.1 | 18 | 100 | 0 | 74 | 32 | 5 | 27 | 35 | 1.79 |
| 100641—100684 | 21 | 2.1 | 21 | 100 | 0 | 88 | 31 | 4 | 13 | 50 | 1.62 |
| 108884—108945 | 32 | 1.9 | 32 | 93 | 0 | 106 | 38 | 22 | 11 | 27 | 1.88 |
| 114043—114076 | 12 | 2.9 | 12 | 91 | 4 | 52 | 35 | 0 | 2 | 61 | 1.11 |
| 122183—122215 | 12 | 2.6 | 13 | 90 | 4 | 50 | 60 | 0 | 3 | 36 | 1.12 |
| 125313—125344 | 16 | 2.0 | 16 | 93 | 0 | 55 | 31 | 3 | 12 | 53 | 1.54 |
| 132857—132918 | 32 | 1.9 | 32 | 93 | 0 | 106 | 27 | 11 | 22 | 38 | 1.88 |
| 141118—141161 | 21 | 2.1 | 21 | 100 | 0 | 88 | 50 | 13 | 4 | 31 | 1.62 |
| 149093—149129 | 18 | 2.1 | 18 | 100 | 0 | 74 | 35 | 27 | 5 | 32 | 1.79 |

表 2-166-5　金樱子叶绿体基因组散在重复序列特征值

| 重复单元一长度（bp） | 重复单元一起点 | 重复类型 | 重复单元二长度（bp） | 重复单元二起点 | 重复单元间隔 | $e$-value |
| --- | --- | --- | --- | --- | --- | --- |
| 40 | 99888 | D | 40 | 121971 | 0 | 5.69E–15 |
| 40 | 121971 | P | 40 | 141873 | 0 | 5.69E–15 |
| 39 | 44122 | D | 39 | 99890 | 0 | 2.27E–14 |
| 39 | 44122 | P | 39 | 141872 | 0 | 2.27E–14 |
| 38 | 44122 | D | 38 | 121973 | 0 | 9.10E–14 |
| 34 | 58340 | D | 34 | 58371 | 0 | 2.33E–11 |
| 38 | 75388 | P | 38 | 75388 | –2 | 5.76E–10 |
| 34 | 8117 | P | 34 | 45892 | –1 | 2.38E–09 |
| 36 | 6210 | D | 36 | 6231 | –3 | 2.81E–07 |
| 35 | 60227 | D | 35 | 60238 | –3 | 1.03E–06 |
| 30 | 100640 | D | 30 | 100661 | –2 | 2.33E–05 |
| 30 | 100640 | P | 30 | 141110 | –2 | 2.33E–05 |
| 30 | 100661 | P | 30 | 141131 | –2 | 2.33E–05 |
| 30 | 108883 | D | 30 | 108915 | –2 | 2.33E–05 |
| 30 | 108883 | P | 30 | 132856 | –2 | 2.33E–05 |
| 30 | 108915 | P | 30 | 132888 | –2 | 2.33E–05 |
| 30 | 132856 | D | 30 | 132888 | –2 | 2.33E–05 |
| 30 | 141110 | D | 30 | 141131 | –2 | 2.33E–05 |
| 32 | 8119 | D | 32 | 35771 | –3 | 4.99E–05 |
| 32 | 90244 | D | 32 | 90265 | –3 | 4.99E–05 |
| 32 | 90244 | P | 32 | 151504 | –3 | 4.99E–05 |
| 32 | 90265 | P | 32 | 151525 | –3 | 4.99E–05 |
| 32 | 151504 | D | 32 | 151525 | –3 | 4.99E–05 |

注：P. palindromic repeat，回文重复序列；D. direct repeat，正向重复序列

【高可变区】　为了发现蔷薇属物种间的高可变区，从 14 个物种的叶绿体基因组中提取了 87 个基因间区，采用 K2p（Kimura 2-parameter）模型计算基因间区的遗传距离，遗传距离最大的 30 个基因间区参见图 2-166-3。这 30 个基因间区的 K2p 平均值分布于 1.20～6.32。其中 psbM-trnD-GUC、trnH-GUG-psbA、petD-rpoA、rpl22-rps19、psbI-trnS-GCU 的 K2p 值较高，分别为 6.32、3.89、3.75、2.45、2.41。由此可见，蔷薇属 14 个物种的叶绿体基因组在这 5 个区域的变异较大，这 5 个区域可作为潜在的分子标记开发区域。

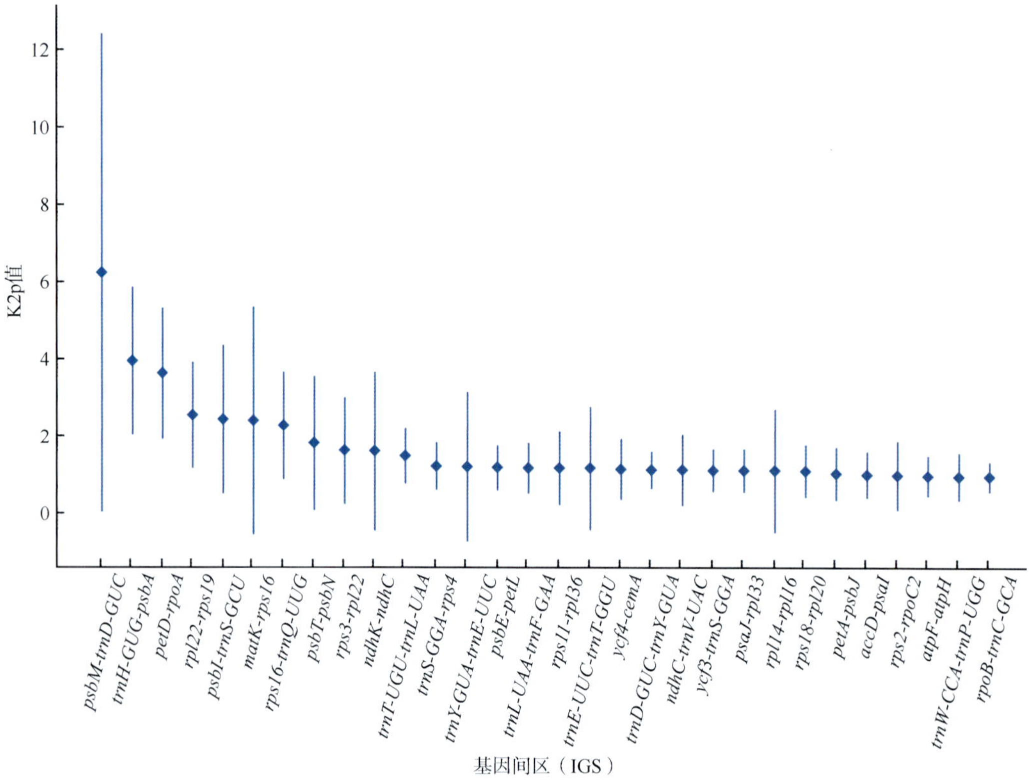

图 2-166-3 蔷薇属物种基因间区的遗传距离分析结果

**【系统发育】** 使用 MAFFT 对来自蔷薇属的 14 个物种[4-8]和 1 个外类群物种 [ 三叶委陵菜（*Potentilla freyniana*）] 的 15 个叶绿体基因组中提取的 77 个共有蛋白质序列进行多重序列比对，使用 IQ-TREE 筛选得到最优的 cpREV 模型，并采用最大似然法（maximum likelihood method）构建进化树。结果显示，小檗叶蔷薇（*Rosa berberifolia*）[4]处于系统发育树最基部，其余 13 个物种聚为一支。随后，玫瑰（*Rosa rugosa*）[5]、*Rosa hybrid cultivar* 'Augusta' 和中甸刺玫（*Rosa praelucens*）[6] 3 个物种聚为一支，剩余 10 个物种聚为一支。接着，缫丝花（*Rosa roxburghii*）、金樱子（*Rosa laevigata*）[4]和光果金樱子（*Rosa laevigata* var. *leiocarpa*）3 个物种聚为一支，其余 7 个物种中木香花（*Rosa banksiae*）和犬蔷薇（*Rosa canina*）[5]先后分化出来，露西娅蔷薇（*Rosa lucieae*）[7]与伞花蔷薇（*Rosa maximowicziana*）[7]、野蔷薇（*Rosa multiflora*）聚为一支，月季（*Rosa chinensis*）[8]和单瓣月季花（*Rosa chinensis* var. *spontanea*）[6]聚为一支。金樱子与光果金樱子的亲缘关系最近，与小檗叶蔷薇的亲缘关系最远（图 2-166-4）。

**【$K_A/K_S$ 选择压力分析】** 以图 2-166-4 的进化树作为参考，利用 Hyphy 软件中的 aBSREL 模型对蛋白质编码基因进行选择压力分析。共发现 1 个蔷薇属基因受到正向选择，即 *psaA*。在物种金樱子中，未发现有基因受到正向选择。

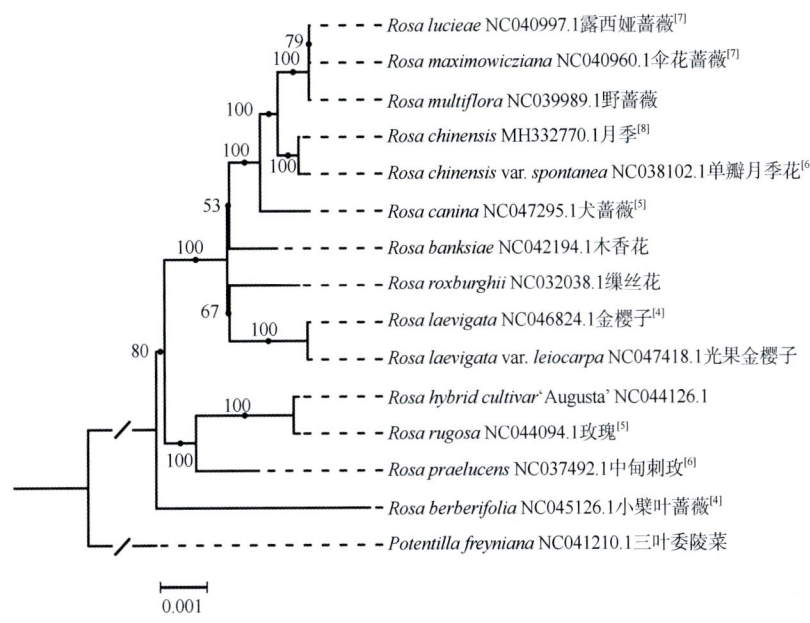

图 2-166-4 蔷薇属植物系统发育进化分析

【宏 DNA 条形码的发现及其 PCR 扩增引物设计】 为了发现能够区分蔷薇属下物种的宏 DNA 条形码序列及其 PCR 扩增引物,利用 ecoPrimers 对蔷薇属植物叶绿体基因组序列进行分析。用于设计 PCR 扩增引物的保守区间见表 2-166-6。可以依据区间序列设计引物,使用这些引物对蔷薇属 DNA 进行 PCR 扩增,对 PCR 产物进行桑格测序或高通量测序,通过序列比较和特征分析区分蔷薇属的 14 个物种。

表 2-166-6 部分基于 ecoPrimers 发现的引物设计保守区间

| 编号 | 保守区间序列 | 物种拉丁名 | GenBank 序列号 | 保守区间序列起点—终点 |
|---|---|---|---|---|
| 1 | GCGAACGACGGGAATTGAACCCGCGCGT GGTGGATTCACAATCCACTGCCTTGATC CACTTGGCTACATCCGCCCCTTGTACTA TTTAAAT | R. banksiae | NC042194.1 | 5—95 |
| | | R. berberifolia | NC045126.1 | 5—95 |
| | | R. chinensis var. spontanea | NC038102.1 | 1—91 |
| | | R. hybrid cultivar | NC044126.1 | 90—180 |
| | | R. lucieae | NC040997.1 | 5—95 |
| | | R. maximowicziana | NC040960.1 | 10—100 |
| | | R. multiflora | NC039989.1 | 10—100 |
| | | R. praelucens | NC037492.1 | 5—95 |
| | | R. roxburghii | NC032038.1 | 78—168 |
| | | R. rugosa | NC044094.1 | 79—169 |
| | | R. chinensis | MH332770.1 | 1—91 |
| | | R. laevigata var. leiocarpa | NC047418.1 | 5—95 |
| | | R. laevigata | NC046824.1 | 5—93 |
| | | R. canina | NC047295.1 | 12—102 |

续表

| 编号 | 保守区间序列 | 物种拉丁名 | GenBank 序列号 | 保守区间序列起点—终点 |
|---|---|---|---|---|
| 2 | AGTAATATGGTAAGGAGCAACACCAAA | R. banksiae | NC042194.1 | 256—283 |
| | | R. berberifolia | NC045126.1 | 269—296 |
| | | R. chinensis var. spontanea | NC038102.1 | 272—299 |
| | | R. hybrid cultivar | NC044126.1 | 341—368 |
| | | R. lucieae | NC040997.1 | 272—299 |
| | | R. maximowicziana | NC040960.1 | 261—288 |
| | | R. multiflora | NC039989.1 | 261—288 |
| | | R. praelucens | NC037492.1 | 296—323 |
| | | R. roxburghii | NC032038.1 | 385—412 |
| | | R. rugosa | NC044094.1 | 380—407 |
| | | R. chinensis | MH332770.1 | 254—274 |
| | | R. laevigata var. leiocarpa | NC047418.1 | 271—298 |
| | | R. laevigata | NC046824.1 | 251—278 |
| | | R. canina | NC047295.1 | 278—305 |
| 3 | GAAAGATAAGTGGGTATAGGAAGTCATGTTGCTGAGATCTATATAATTCTAAATATCCTTGAAATTCTTCCATTTAAAATTCAATTTGAATCAGAAAAGAAATAGGTGATTTATTGGGTTATCAAATGATACATAGTACGATACAGTCAAAACAAGGTATTT | R. banksiae | NC042194.1 | 3423—3584 |
| | | R. berberifolia | NC045126.1 | 3437—3598 |
| | | R. chinensis var. spontanea | NC038102.1 | 3439—3600 |
| | | R. hybrid cultivar | NC044126.1 | 3508—3669 |
| | | R. lucieae | NC040997.1 | 3440—3601 |
| | | R. maximowicziana | NC040960.1 | 3429—3590 |
| | | R. multiflora | NC039989.1 | 3429—3590 |
| | | R. praelucens | NC037492.1 | 3463—3624 |
| | | R. roxburghii | NC032038.1 | 3552—3713 |
| | | R. rugosa | NC044094.1 | 3547—3708 |
| | | R. chinensis | MH332770.1 | 3425—3586 |
| | | R. laevigata var. leiocarpa | NC047418.1 | 3438—3599 |
| | | R. laevigata | NC046824.1 | 3418—3579 |
| | | R. canina | NC047295.1 | 3445—3606 |
| 4 | TCTTTATCAATATACTGCCTTCTTCTACACATTTATCTCTACCCCATAAAGGGGAATAGCTAATAGTTAGGA | R. banksiae | NC042194.1 | 3758—3829 |
| | | R. berberifolia | NC045126.1 | 3779—3850 |
| | | R. chinensis var. spontanea | NC038102.1 | 3778—3849 |
| | | R. hybrid cultivar | NC044126.1 | 3843—3914 |
| | | R. lucieae | NC040997.1 | 3776—3847 |
| | | R. maximowicziana | NC040960.1 | 3764—3835 |
| | | R. multiflora | NC039989.1 | 3764—3835 |
| | | R. praelucens | NC037492.1 | 3799—3870 |
| | | R. roxburghii | NC032038.1 | 3888—3959 |

续表

| 编号 | 保守区间序列 | 物种拉丁名 | GenBank 序列号 | 保守区间序列起点—终点 |
|---|---|---|---|---|
| 4 | TCTTTATCAATATACTGCCTTCTTCTACACATTTATCTCTACCCCATAAAGGGGAATAGCTAATAGTTAGGA | R. rugosa | NC044094.1 | 3883—3954 |
| | | R. chinensis | MH332770.1 | 3760—3831 |
| | | R. laevigata var. leiocarpa | NC047418.1 | 3774—3845 |
| | | R. laevigata | NC046824.1 | 3754—3826 |
| | | R. canina | NC047295.1 | 3781—3852 |
| 5 | TTCTCTCATCTCTTGAACCTATTCGTTCTAGATCCAAAAATGAAATGACCCCTCCCTCCGAATTCCTTCAGGTTGTGAGACACATTAAAATTCAATATAAGTCCCAAAATGCAAATAACGAAAAAGAAAAAATTAGAAAAATTAAAA | R. banksiae | NC042194.1 | 36636—36740 |
| | | R. berberifolia | NC045126.1 | 36722—36826 |
| | | R. chinensis var. spontanea | NC038102.1 | 37287—37391 |
| | | R. hybrid cultivar | NC044126.1 | 36728—36832 |
| | | R. lucieae | NC040997.1 | 36607—36711 |
| | | R. maximowicziana | NC040960.1 | 36594—36698 |
| | | R. multiflora | NC039989.1 | 36592—36696 |
| | | R. praelucens | NC037492.1 | 36737—36841 |
| | | R. roxburghii | NC032038.1 | 37240—37344 |
| | | R. rugosa | NC044094.1 | 37254—37358 |
| | | R. chinensis | MH332770.1 | 37049—37153 |
| | | R. laevigata var. leiocarpa | NC047418.1 | 36420—36524 |
| | | R. laevigata | NC046824.1 | 36639—36743 |
| | | R. canina | NC047295.1 | 36429—36533 |
| 6 | AAAAAAAACGGTAATTAATTATTCGGTTTTTTTGTCGAAAAAATGTTGCGGAGACGGGATTTGAACCCGTGACCTCAAGGTTATGAGCCTTGCGAGCTACCACGCTGCTCTACCCCGCGATGAAGAGACGAACTGAGAATTAATAGACAAACAGGGATTGAATGCGCCCCTCTACCATATCTGTACAAATAGAATAGTCCATTTATACAGAATGGTAAAGAGGACCCTCTATGATCGATGATCATAGAAATTAATAGAAAAATGAAAGGACATTTT | R. banksiae | NC042194.1 | 37234—37501 |
| | | R. berberifolia | NC045126.1 | 37341—37609 |
| | | R. chinensis var. spontanea | NC038102.1 | 37928—38166 |
| | | R. hybrid cultivar | NC044126.1 | 37327—37594 |
| | | R. lucieae | NC040997.1 | 37230—37497 |
| | | R. maximowicziana | NC040960.1 | 37196—37463 |
| | | R. multiflora | NC039989.1 | 37194—37461 |
| | | R. praelucens | NC037492.1 | 37366—37634 |
| | | R. roxburghii | NC032038.1 | 37864—38132 |
| | | R. rugosa | NC044094.1 | 37859—38127 |
| | | R. chinensis | MH332770.1 | 37610—37877 |
| | | R. laevigata var. leiocarpa | NC047418.1 | 37027—37295 |
| | | R. laevigata | NC046824.1 | 37261—37528 |
| | | R. canina | NC047295.1 | 37037—37305 |
| 7 | TTATGATCTGCCCTAAGAAAAGGATAAGAGGAGAAAAGTGCAATCCAGACCATAATGAAACATTCCTAGG | R. banksiae | NC042194.1 | 48228—48297 |
| | | R. berberifolia | NC045126.1 | 48310—48382 |
| | | R. chinensis var. spontanea | NC038102.1 | 48865—48934 |
| | | R. hybrid cultivar | NC044126.1 | 48321—48390 |
| | | R. lucieae | NC040997.1 | 48195—48264 |

| 编号 | 保守区间序列 | 物种拉丁名 | GenBank 序列号 | 保守区间序列起点—终点 |
|---|---|---|---|---|
| 7 | TTATGATCTGCCCTAAGAAAAGGATAAGA GGAGAAAAGTGCAATCCAGACCATAAT GAAACATTCCTAGG | R. maximowicziana | NC040960.1 | 48053—48122 |
| | | R. multiflora | NC039989.1 | 48158—48227 |
| | | R. praelucens | NC037492.1 | 48331—48397 |
| | | R. roxburghii | NC032038.1 | 48704—48773 |
| | | R. rugosa | NC044094.1 | 48700—48769 |
| | | R. chinensis | MH332770.1 | 48553—48622 |
| | | R. laevigata var. leiocarpa | NC047418.1 | 48006—48071 |
| | | R. laevigata | NC046824.1 | 48201—48270 |
| | | R. canina | NC047295.1 | 48014—48079 |
| 8 | TAAATGGAAATGAACAAAAAGGGTAAA CGGCATCATGATGTGATCCTAATCACAT CACAAAAAAA | R. banksiae | NC042194.1 | 48588—48646 |
| | | R. berberifolia | NC045126.1 | 48673—48731 |
| | | R. chinensis var. spontanea | NC038102.1 | 49227—49285 |
| | | R. hybrid cultivar | NC044126.1 | 48681—48739 |
| | | R. lucieae | NC040997.1 | 48556—48614 |
| | | R. maximowicziana | NC040960.1 | 48427—48485 |
| | | R. multiflora | NC039989.1 | 48528—48586 |
| | | R. praelucens | NC037492.1 | 48691—48749 |
| | | R. roxburghii | NC032038.1 | 49067—49125 |
| | | R. rugosa | NC044094.1 | 49063—49121 |
| | | R. chinensis | MH332770.1 | 48912—48956 |
| | | R. laevigata var. leiocarpa | NC047418.1 | 48365—48423 |
| | | R. laevigata | NC046824.1 | 48565—48623 |
| | | R. canina | NC047295.1 | 48373—48431 |
| 9 | GAATGGTATTTCTTTCCCGTATTTCAAATA CTTCGTACAGTGCCAAATAAGTTATTGG GTGTTCTTTTAATGGTTTCAGTACCCGC GGGATTATTAACAGTACCTTTTTTGGAG AATGTTAATAAATTCCAAAATCCATTTC GTCGTCCCGTAGCGACAACCGTTTTTTT GATTGGTACTGCAGTAGCTCTTTGGTTG GGTATTGGAGCAACACTACCTATTGATA AGTCCCTAACTTTAGGTCTTTTTTAAAT TGATTTGATTGTTAAAAAAAAAA | R. banksiae | NC042194.1 | 78874—79140 |
| | | R. berberifolia | NC045126.1 | 78990—79256 |
| | | R. chinensis var. spontanea | NC038102.1 | 79445—79711 |
| | | R. hybrid cultivar | NC044126.1 | 78964—79230 |
| | | R. lucieae | NC040997.1 | 78871—79137 |
| | | R. maximowicziana | NC040960.1 | 78661—78927 |
| | | R. multiflora | NC039989.1 | 78763—79029 |
| | | R. praelucens | NC037492.1 | 78936—79202 |
| | | R. roxburghii | NC032038.1 | 79268—79534 |
| | | R. rugosa | NC044094.1 | 79282—79548 |
| | | R. chinensis | MH332770.1 | 79186—79452 |
| | | R. laevigata var. leiocarpa | NC047418.1 | 78610—78876 |
| | | R. laevigata | NC046824.1 | 78821—79087 |
| | | R. canina | NC047295.1 | 78644—78910 |

续表

| 编号 | 保守区间序列 | 物种拉丁名 | GenBank 序列号 | 保守区间序列起点—终点 |
|---|---|---|---|---|
| 10 | TGAAGTGCTTCTTTAGGAGTTAAACTTCCATTTGTCCATATTTCGATAAAGAGTATCTCTTGTTTTTCATTCCCATTCACATAAGAATGA | R. banksiae | NC042194.1 | 79677—79766 |
| | | R. berberifolia | NC045126.1 | 79792—79881 |
| | | R. chinensis var. spontanea | NC038102.1 | 80248—80337 |
| | | R. hybrid cultivar | NC044126.1 | 79765—79854 |
| | | R. lucieae | NC040997.1 | 79676—79765 |
| | | R. maximowicziana | NC040960.1 | 79464—79553 |
| | | R. multiflora | NC039989.1 | 79565—79654 |
| | | R. praelucens | NC037492.1 | 79729—79818 |
| | | R. roxburghii | NC032038.1 | 80067—80156 |
| | | R. rugosa | NC044094.1 | 80082—80171 |
| | | R. chinensis | MH332770.1 | 79988—80077 |
| | | R. laevigata var. leiocarpa | NC047418.1 | 79408—79497 |
| | | R. laevigata | NC046824.1 | 79621—79710 |
| | | R. canina | NC047295.1 | 79442—79531 |

## 参 考 文 献

[1] 国家中医药管理局《中华本草》编委会. 中华本草. 第 7 册. 上海：上海科学技术出版社，1999.

[2] 国家药典委员会. 中华人民共和国药典（2020 年版）一部. 北京：中国医药科技出版社，2020：232.

[3] 罗晓东，吴少华，马云保，等. 中药金樱子的化学成分. 天然产物研究与开发，2001，13（1）：21-23.

[4] Zhang C, Xiong X, Gao X. The complete chloroplast genome sequence of *Rosa laevigata*（Rosaceae）. Mitochondrial DNA Part B：Resources，2019，4（2）：3556-3557.

[5] Yin X, Liao B, Guo S, et al. The chloroplasts genomic analyses of *Rosa laevigata*，*R. rugosa* and *R. canina*. Chinese Medicine，2020，15：18.

[6] Jian H Y, Zhang Y H, Yan H J, et al. The complete chloroplast genome of a key ancestor of modern roses，*Rosa chinensis* var. *spontanea*，and a comparison with congeneric species. Molecules（Basel，Switzerland），2018，23（2）：389.

[7] Jeon J H, Kim S C. Comparative analysis of the complete chloroplast genome sequences of three closely related East-Asian wild roses（*Rosa* sect. *synstylae*；Rosaceae）. Genes，2019，10（1）：23.

[8] Li S, Qu X, Zhong M, et al. Characterization of the complete chloroplast genome of *Rosa chinensis*'Old Blush'（Rosaceae），an important cultivated Chinese rose. Acta Horticulturae，2019，1232：119-124.

# 167 玫 瑰

【药材基本信息】 玫瑰（*Rosa rugosa* Thunb.）为蔷薇科蔷薇属药用植物[1]，其干燥花蕾为玫瑰花中药材（图 2-167-1）。收载于《中国药典》（2020 年版）[2]。玫瑰原产于中国北部，全国各地均有栽培，以山东、江苏、浙江及广东最多，商品药材来自栽培。玫瑰花以朵大、瓣厚、色紫、鲜艳、香气浓者为佳。玫瑰花含挥发性成分、没食子酸衍生物及多糖等成分。其味甘、微苦，性温。归肝、脾经。具有行气解郁、和血、止痛的功效。现代研究表明，玫瑰花具有解痉、抗氧化、抗病毒等作用。临床用于月经不调、白带、乳痈等。除药用外，玫瑰花常用于茶饮、食品等，也可提取玫瑰精油制作高级香料[1]。

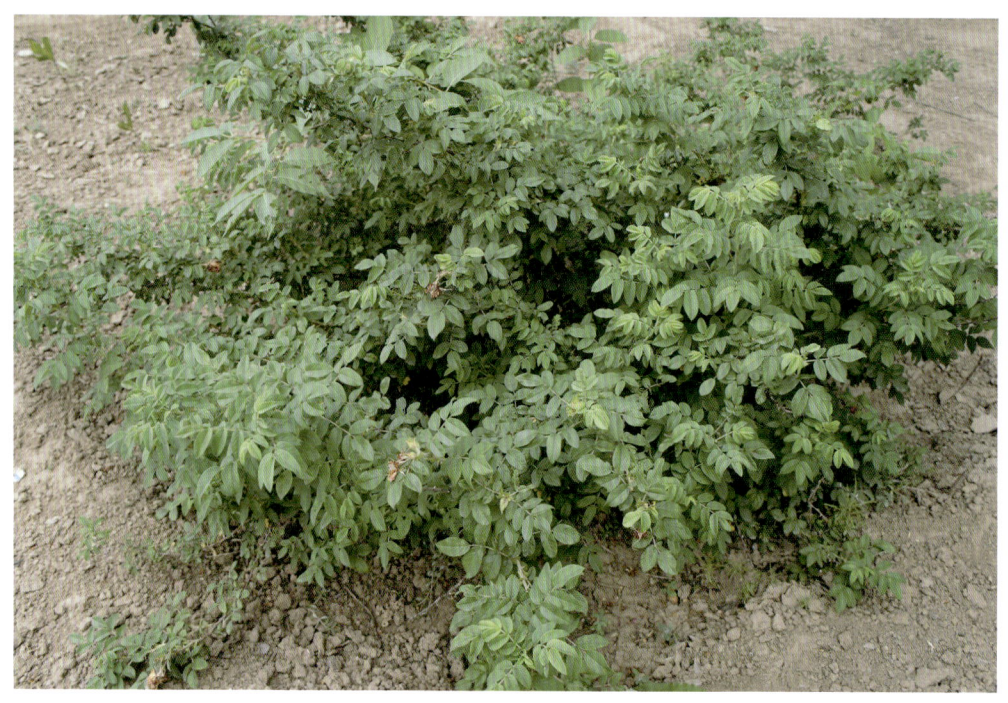

图 2-167-1 玫瑰

【叶绿体基因组】 玫瑰的叶绿体 DNA 为环状分子，其叶绿体基因组（GenBank 登录号：NC044094.1）总长度为 156 999bp，具有保守的四分状结构，包括一个 LSC 区、一个 SSC 区和一对 IR 区，其长度分别为 86 039bp、18 858bp 和 26 051bp（图 2-167-2）。玫瑰叶绿体基因组的整体 G/C 含量为 37.21%。其 IR 区的 G/C 含量（42.80%）高于 SSC 区的 G/C 含量（31.04%）和 LSC 区的 G/C 含量（35.20%）。

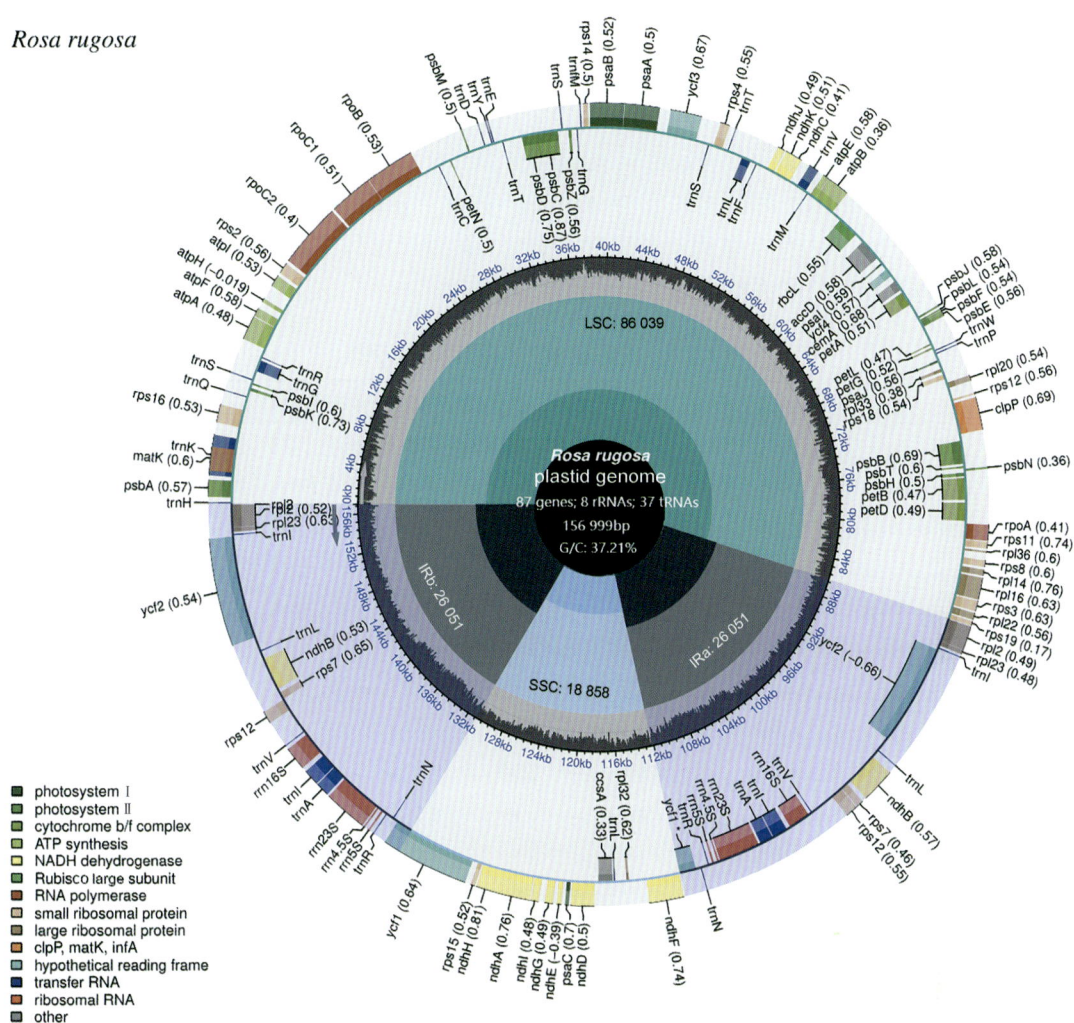

图 2-167-2　玫瑰叶绿体基因组图谱

该图包括 6 个圆形轨道。自内向外的第一轨道表示分散重复序列，红色弧线表示直接重复序列，绿色弧线表示回文重复序列；自内向外的第二轨道上的蓝色柱状线条表示长串联重复序列，其重复单元碱基长度＞7；自内向外的第三轨道以不同颜色的柱状线条表示不同类型的短串联重复序列（微卫星序列），其中黑色表示复杂重复序列，绿色表示重复单元碱基长度为 1 的重复序列，黄色表示重复单元碱基长度为 2 的重复序列，紫色表示重复单元碱基长度为 3 的重复序列，蓝色表示重复单元碱基长度为 4 的重复序列，橙色表示重复单元碱基长度为 5 的重复序列，红色表示重复单元碱基长度为 6 的重复序列；自内向外的第四轨道上以不同色块表示 SSC 区、反向重复区 IRa 和 IRb、LSC 区，数字代表相应区间的长度；自内向外的第五轨道表示 GC 含量；最外层第六轨道以不同色块表示不同功能的编码基因，功能分类详见图中左下角注释，基因名称后括号中的数字表示密码子使用偏差，轨道外侧的基因转录方向为顺时针方向，轨道内侧的基因转录方向为逆时针方向

【编码基因】　玫瑰的叶绿体基因组共编码 132 个基因，其中独特基因 112 个，包括蛋白质编码基因 87 个（独特基因 78 个）、转运 RNA（transfer RNA，tRNA）编码基因 37 个（独特基因 30 个）、核糖体 RNA（ribosome RNA，rRNA）编码基因 8 个（独特基因 4 个）（表 2-167-1）。其中 7 个蛋白质独特编码基因（*ndhB*、*rpl2*、*rpl23*、*rps12*、*rps7*、*ycf1*、*ycf2*）、7 个 tRNA 独特编码基因（*trnI-CAU*、*trnL-CAA*、*trnV-GAC*、*trnI-GAU*、*trnA-UGC*、*trnR-ACG*、*trnN-GUU*）、4 个 rRNA 独特编码基因（*rrn4.5S*、*rrn5S*、*rrn16S*、*rrn23S*）位于 IR 区。有 10 个蛋白质编码基因 [*rps16*、*petB*、*petD*、*rpl16*、*ndhA*、*ndhB*（×2）、 rpoC1、rpl2（×2）] 各含有 1 个内含子（intron），4 个蛋白质编码基因 [ycf3、clpP、rps12（×2）] 各含有 2 个内含子，8 个 tRNA 编码基因 [trnK-UUU、trnG-GCC、trnL-UAA、trnV-UAC、trnA-UGC（×2）、trnI-GAU（×2）] 各含有 1 个内含子（表 2-167-2）。玫瑰叶绿体基因组中蛋白质编码区（coding sequence，CDS）的长度为 78 642bp，占整个基因组长度的 50.09%。rRNA 基因的长度为 9046bp，占整个基因组长度的 5.76%。而 tRNA 基因的长度为 2803bp，占整个基因组长度的 1.79%。玫瑰叶绿体基因组非编码区主要包括内含子和基因间区，其长度占整个基因组长度的 42.36%。

**表 2-167-1　玫瑰叶绿体基因组基因列表**

| 基因功能 | 基因分类 | 基因名称 |
|---|---|---|
| rRNA | rRNA genes | rrn23S（×2）、rrn16S（×2）、rrn5S（×2）、rrn4.5S（×2） |
| tRNA | tRNA genes | 37 trn genes（8 个基因各含有 1 个内含子） |
| 自我复制 | The small subunit of the ribosome | rps11、rps12（×3）、rps14、rps15、rps16、rps18、rps19、rps2、rps3、rps4、rps7（×2）、rps8 |
|  | Large subunit of ribosome | rpl14、rpl16、rpl2（×3）、rpl20、rpl22、rpl23（×2）、rpl32、rpl33、rpl36 |
|  | DNA dependent RNA polymerase | rpoC1、rpoC2、rpoB、rpoA |
| 光合作用 | Subunits of NADH-dehydrogenase | ndhA、ndhB（×2）、ndhC、ndhD、ndhE、ndhF、ndhG、ndhH、ndhI、ndhJ、ndhK |
|  | Subunits of photosystem Ⅰ | psaI、psaC、psaB、psaA、psaJ |
|  | Subunits of photosystem Ⅱ | psbA、psbB、psbC、psbD、psbE、psbF、psbH、psbI、psbJ、psbK、psbL、psbM、psbN、psbT、psbZ、ycf3 |
|  | Subunits of cytochrome b/f complex | petN、petA、petD、petG、petB、petL |
|  | Subunits of ATP synthase | atpI、atpE、atpA、atpB、atpH、atpF |
|  | Large subunit of rubisco | rbcL |
| 其他功能 | Protease | clpP |
|  | Envelope membrane protein | cemA |
|  | Subunit of acetyl-CoA-carboxylase | accD |
|  | c-type cytochrome synthesis gene | ccsA |
|  | Maturase | matK |
| 未知功能 |  | ycf1（×2）、ycf2（×2）、ycf4 |

**表 2-167-2　玫瑰叶绿体基因内含子和外显子位置及长度**

| 基因名称 | 基因编码序列所在链 | 起始位置 | 终点位置 | 长度（bp） | | | | |
|---|---|---|---|---|---|---|---|---|
|  |  |  |  | 第一外显子 | 第一内含子 | 第二外显子 | 第二内含子 | 第三外显子 |
| trnK-UUU | − | 1820 | 4389 | 37 | 2498 | 35 | | |
| rps16 | − | 5173 | 6314 | 42 | 872 | 228 | | |
| trnG-GCC | + | 9037 | 9800 | 23 | 693 | 48 | | |
| rpoC1 | − | 20633 | 23440 | 434 | 762 | 1612 | | |
| ycf3 | − | 43761 | 45783 | 124 | 736 | 230 | 780 | 153 |
| trnL-UAA | + | 49135 | 49767 | 37 | 546 | 50 | | |

续表

| 基因名称 | 基因编码序列所在链 | 起始位置 | 终点位置 | 长度（bp） | | | | |
|---|---|---|---|---|---|---|---|---|
| | | | | 第一外显子 | 第一内含子 | 第二外显子 | 第二内含子 | 第三外显子 |
| trnV-UAC | – | 53304 | 53975 | 39 | 596 | 37 | | |
| rps12 | – | 71383 | 100536 | 114 | ND | 232 | 538 | 26 |
| clpP | – | 71681 | 73742 | 67 | 826 | 295 | 648 | 226 |
| petB | + | 76686 | 78123 | 6 | 790 | 642 | | |
| petD | + | 78318 | 79519 | 9 | 719 | 474 | | |
| rpl16 | – | 83031 | 84406 | 9 | 968 | 399 | | |
| rpl2 | – | 86181 | 87686 | 391 | 681 | 434 | | |
| ndhB | – | 96701 | 98909 | 775 | 676 | 758 | | |
| trnI-GAU | + | 104348 | 105373 | 42 | 949 | 35 | | |
| trnA-UGC | + | 105438 | 106323 | 38 | 813 | 35 | | |
| ndhA | – | 122169 | 124465 | 553 | 1205 | 539 | | |
| trnA-UGC | – | 136870 | 137755 | 38 | 813 | 35 | | |
| trnI-GAU | – | 137820 | 138845 | 42 | 949 | 35 | | |
| rps12 | + | 142657 | 143450 | ND | ND | 232 | 538 | 26 |
| ndhB | + | 144284 | 146492 | 775 | 676 | 758 | | |
| rpl2 | + | 155507 | 156997 | 391 | 681 | 419 | | |

注："+"表示正链；"–"表示负链；"ND"表示未确定

【重复序列】 在玫瑰叶绿体基因组中，微卫星序列有 A/T、C/G 和 AT/AT 三种类型，各有 38 个、3 个和 5 个（表 2-167-3）。共发现 30 个串联重复序列，满足总长度超过 20bp 且重复单元之间的相似度 ≥ 90% 两个条件（表 2-167-4）。散在重复序列包括回文重复序列和正向重复序列。以 e-value 小于 1E–04 为阈值，玫瑰叶绿体基因组散在重复序列包括 5 条回文重复序列、9 条正向重复序列（表 2-167-5）。

表 2-167-3 玫瑰叶绿体基因组微卫星序列统计

| 重复单元类型 | 重复序列个数 |
|---|---|
| A/T | 38 |
| C/G | 3 |
| AT/AT | 5 |

表 2-167-4 玫瑰叶绿体基因组串联重复序列统计

| 起点—终点 | 重复单元长度（bp） | 重复单元拷贝数 | 重复单元一致序列长度（bp） | 重复单元之间的相似度（%） | 插入缺失比例（%） | 分值 | 碱基个数 | | | | 熵（0—2） |
|---|---|---|---|---|---|---|---|---|---|---|---|
| | | | | | | | A | C | G | T | |
| 165—192 | 12 | 2.3 | 12 | 100 | 0 | 56 | 67 | 0 | 0 | 32 | 0.91 |
| 7065—7122 | 26 | 2.2 | 26 | 90 | 3 | 89 | 46 | 1 | 0 | 51 | 1.11 |
| 7584—7609 | 13 | 2.0 | 13 | 100 | 0 | 52 | 69 | 0 | 0 | 30 | 0.89 |
| 8278—8304 | 14 | 1.9 | 14 | 100 | 0 | 54 | 37 | 7 | 0 | 55 | 1.28 |

续表

| 起点—终点 | 重复单元长度（bp） | 重复单元拷贝数 | 重复单元一致序列长度（bp） | 重复单元之间的相似度（%） | 插入缺失比例（%） | 分值 | 碱基个数 A | C | G | T | 熵（0—2） |
|---|---|---|---|---|---|---|---|---|---|---|---|
| 12773—12806 | 17 | 2.0 | 17 | 100 | 0 | 68 | 23 | 11 | 11 | 52 | 1.70 |
| 15226—15251 | 13 | 2.0 | 13 | 100 | 0 | 52 | 38 | 0 | 0 | 61 | 0.96 |
| 28485—28524 | 20 | 2.0 | 20 | 100 | 0 | 80 | 30 | 10 | 5 | 55 | 1.54 |
| 29945—29976 | 16 | 2.0 | 16 | 93 | 0 | 55 | 53 | 21 | 0 | 25 | 1.46 |
| 31222—31250 | 14 | 2.1 | 14 | 100 | 0 | 58 | 48 | 20 | 0 | 31 | 1.50 |
| 36449—36490 | 21 | 2.0 | 21 | 100 | 0 | 84 | 14 | 19 | 9 | 57 | 1.64 |
| 44603—44638 | 18 | 2.0 | 18 | 100 | 0 | 72 | 38 | 0 | 5 | 55 | 1.23 |
| 50301—50330 | 15 | 2.0 | 15 | 100 | 0 | 60 | 20 | 13 | 13 | 53 | 1.72 |
| 50426—50459 | 17 | 2.0 | 17 | 100 | 0 | 68 | 17 | 0 | 35 | 47 | 1.48 |
| 59080—59144 | 31 | 2.1 | 31 | 100 | 0 | 130 | 30 | 12 | 9 | 47 | 1.72 |
| 64490—64515 | 13 | 2.0 | 13 | 100 | 0 | 52 | 30 | 0 | 15 | 53 | 1.42 |
| 67281—67328 | 19 | 2.6 | 19 | 90 | 3 | 80 | 22 | 20 | 12 | 43 | 1.86 |
| 69657—69695 | 21 | 1.9 | 21 | 94 | 5 | 71 | 33 | 23 | 10 | 33 | 1.88 |
| 76222—76257 | 18 | 2.0 | 18 | 94 | 0 | 63 | 36 | 5 | 13 | 44 | 1.68 |
| 81260—81291 | 13 | 2.5 | 13 | 100 | 0 | 64 | 12 | 6 | 6 | 75 | 1.19 |
| 93346—93382 | 18 | 2.1 | 18 | 100 | 0 | 74 | 32 | 5 | 27 | 35 | 1.79 |
| 100778—100804 | 12 | 2.3 | 12 | 100 | 0 | 54 | 7 | 7 | 0 | 85 | 0.75 |
| 112185—112209 | 12 | 2.1 | 12 | 100 | 0 | 50 | 56 | 0 | 0 | 44 | 0.99 |
| 114686—114719 | 17 | 2.0 | 17 | 100 | 0 | 68 | 41 | 11 | 11 | 35 | 1.78 |
| 114761—114805 | 18 | 2.5 | 18 | 96 | 0 | 81 | 42 | 0 | 2 | 55 | 1.12 |
| 114936—114975 | 20 | 2.0 | 20 | 100 | 0 | 80 | 60 | 0 | 10 | 30 | 1.30 |
| 115298—115338 | 20 | 2.0 | 21 | 95 | 4 | 75 | 80 | 0 | 4 | 14 | 0.87 |
| 115950—116010 | 30 | 2.0 | 30 | 100 | 0 | 122 | 54 | 6 | 3 | 36 | 1.43 |
| 126050—126081 | 16 | 2.0 | 16 | 93 | 0 | 55 | 31 | 3 | 12 | 53 | 1.54 |
| 142389—142415 | 12 | 2.3 | 12 | 100 | 0 | 54 | 85 | 0 | 7 | 7 | 0.75 |
| 149811—149847 | 18 | 2.1 | 18 | 100 | 0 | 74 | 35 | 27 | 5 | 32 | 1.79 |

表 2-167-5　玫瑰叶绿体基因组散在重复序列特征值

| 重复单元一长度（bp） | 重复单元一起点 | 重复类型 | 重复单元二长度（bp） | 重复单元二起点 | 重复单元间隔 | e-value |
|---|---|---|---|---|---|---|
| 40 | 100573 | D | 40 | 122745 | 0 | 5.73E−15 |
| 40 | 122745 | P | 40 | 142579 | 0 | 5.73E−15 |
| 39 | 44959 | D | 39 | 100575 | 0 | 2.29E−14 |
| 39 | 44959 | P | 39 | 142578 | 0 | 2.29E−14 |
| 38 | 44959 | D | 38 | 122747 | 0 | 9.18E−14 |
| 34 | 59079 | D | 34 | 59110 | 0 | 2.35E−11 |

续表

| 重复单元一长度（bp） | 重复单元一起点 | 重复类型 | 重复单元二长度（bp） | 重复单元二起点 | 重复单元间隔 | e-value |
|---|---|---|---|---|---|---|
| 31 | 115949 | D | 31 | 115979 | 0 | 1.50E−09 |
| 34 | 8357 | P | 34 | 46722 | −1 | 2.40E−09 |
| 31 | 114756 | D | 31 | 114774 | −2 | 6.29E−06 |
| 32 | 8359 | D | 32 | 36586 | −3 | 5.03E−05 |
| 32 | 90911 | D | 32 | 90932 | −3 | 5.03E−05 |
| 32 | 90911 | P | 32 | 152228 | −3 | 5.03E−05 |
| 32 | 90932 | P | 32 | 152249 | −3 | 5.03E−05 |
| 32 | 152228 | D | 32 | 152249 | −3 | 5.03E−05 |

注：P. palindromic repeat，回文重复序列；D. direct repeat，正向重复序列

【高可变区】 为了发现蔷薇属物种间的高可变区，从 14 个物种的叶绿体基因组中提取了 87 个基因间区，采用 K2p（Kimura 2-parameter）模型计算基因间区的遗传距离，遗传距离最大的 30 个基因间区参见图 2-167-3。这 30 个基因间区的 K2p 平均值分布于 1.20～6.32。其中 *psbM-trnD-GUC*、*psbI-trnS-GCU*、*rpl22-rps19*、*trnH-GUG-psbA*、*ndhK-ndhC* 的 K2p 平均值较高，分别为 6.32、3.75、2.45、2.41、2.41。由此可见，蔷薇属 14 个物种的叶绿体基因组在这 5 个区域的变异较大，这 5 个区域可作为潜在的分子标记开发区域。

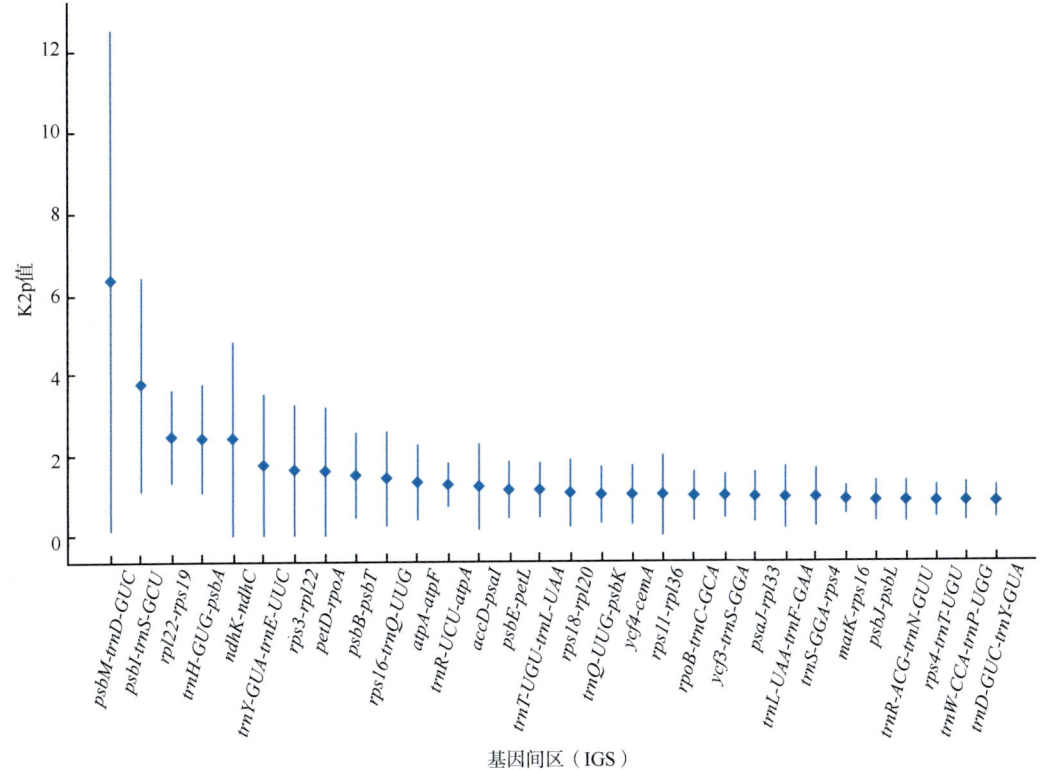

图 2-167-3 蔷薇属物种基因间区的遗传距离分析结果

【系统发育】 使用 MAFFT 对来自蔷薇属的 14 个物种[3-7]和 1 个外类群物种 [ 三叶委陵菜（*Potentilla freyniana*）] 的 15 个叶绿体基因组中提取的 77 个共有蛋白质序列进行多重序列比对，使用 IQ-TREE 筛选得到最优的 cpREV 模型，并采用最大似然法（maximum likelihood method）构建进化树。结果显示，小檗叶蔷薇（*Rosa berberifolia*）[3] 处于系统发育树最基部，其余 13 个物种聚为一支。随后，玫瑰（*Rosa rugosa*）[4]、*Rosa hybrid cultivar* 'Augusta' 和中甸刺玫（*Rosa praelucens*）[5] 3 个物种聚为一支，剩余 10 个物种聚为一支。接着，缫丝花（*Rosa roxburghii*）、金樱子（*Rosa laevigata*）[3] 和光果金樱子（*Rosa laevigata* var. *leiocarpa*）3 个物种聚为一支，其余 7 个物种中木香花（*Rosa banksiae*）和犬蔷薇（*Rosa canina*）[4] 先后分化出来，露西娅蔷薇（*Rosa lucieae*）[6] 与伞花蔷薇（*Rosa maximowicziana*）[6]、野蔷薇（*Rosa multiflora*）聚为一支，月季（*Rosa chinensis*）[7] 和单瓣月季花（*Rosa chinensis* var. *spontanea*）[5] 聚为一支。玫瑰与 *Rosa hybrid cultivar* Augusta 的亲缘关系最近，与小檗叶蔷薇的亲缘关系最远（图 2-167-4）。

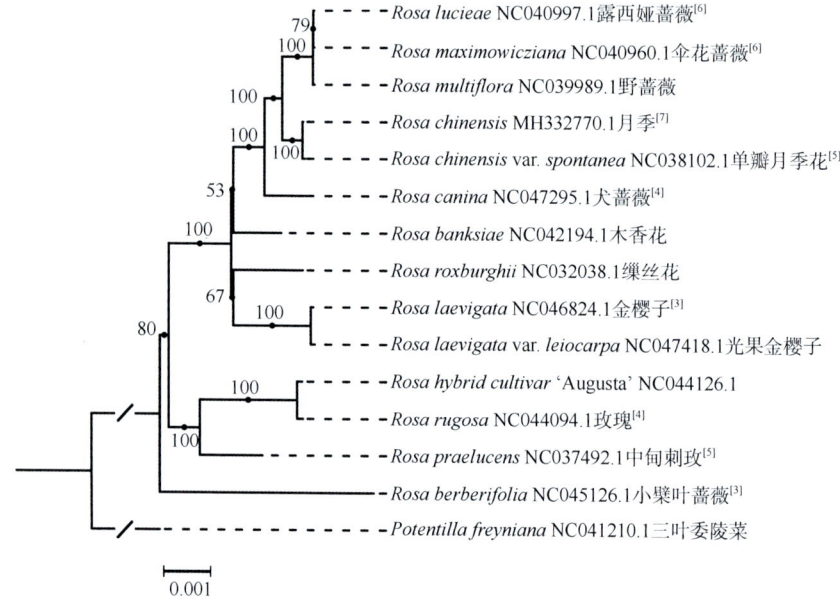

图 2-167-4 蔷薇属植物系统发育进化分析

【$K_A/K_S$ 选择压力分析】 以图 2-167-4 的进化树作为参考，利用 Hyphy 软件中的 aBSREL 模型对蛋白质编码基因进行选择压力分析。共发现 1 个蔷薇属基因受到正向选择，即 *psaA*。在物种玫瑰中，未发现有基因受到正向选择。

【宏 DNA 条形码的发现及其 PCR 扩增引物设计】 为了发现能够区分蔷薇属下物种的宏 DNA 条形码序列及其 PCR 扩增引物，利用 ecoPrimers 对蔷薇属植物叶绿体基因组序列进行分析。用于设计 PCR 扩增引物的保守区间见表 2-167-6。可以依据区间序列设计引物，使用这些引物对蔷薇属 DNA 进行 PCR 扩增，对 PCR 产物进行桑格测序或高通量测序,通过序列比较和特征分析区分蔷薇属的14个物种。

表 2-167-6　部分基于 ecoPrimers 发现的引物设计保守区间

| 编号 | 保守区间序列 | 物种拉丁名 | GenBank 序列号 | 保守区间序列<br>起点—终点 |
|---|---|---|---|---|
| 1 | GCGAACGACGGGAATTGAACCCGCGCGTG<br>GTGGATTCACAATCCACTGCCTTGATCC<br>ACTTGGCTACATCCGCCCCTTGTACTATT<br>TAAAT | R. banksiae | NC042194.1 | 5—95 |
|  |  | R. berberifolia | NC045126.1 | 5—95 |
|  |  | R. chinensis var. spontanea | NC038102.1 | 1—91 |
|  |  | R. hybrid cultivar Augusta | NC044126.1 | 90—180 |
|  |  | R. lucieae | NC040997.1 | 5—95 |
|  |  | R. maximowicziana | NC040960.1 | 10—100 |
|  |  | R. multiflora | NC039989.1 | 10—100 |
|  |  | R. praelucens | NC037492.1 | 5—95 |
|  |  | R. roxburghii | NC032038.1 | 78—168 |
|  |  | R. rugosa | NC044094.1 | 79—169 |
|  |  | R. chinensis | MH332770.1 | 1—91 |
|  |  | R. laevigata var. leiocarpa | NC047418.1 | 5—95 |
|  |  | R. laevigata | NC046824.1 | 5—93 |
|  |  | R. canina | NC047295.1 | 12—102 |
| 2 | AGTAATATGGTAAAGGAGCAACACCAAA | R. banksiae | NC042194.1 | 256—283 |
|  |  | R. berberifolia | NC045126.1 | 269—296 |
|  |  | R. chinensis var. spontanea | NC038102.1 | 272—299 |
|  |  | R. hybrid cultivar Augusta | NC044126.1 | 341—368 |
|  |  | R. lucieae | NC040997.1 | 272—299 |
|  |  | R. maximowicziana | NC040960.1 | 261—288 |
|  |  | R. multiflora | NC039989.1 | 261—288 |
|  |  | R. praelucens | NC037492.1 | 296—323 |
|  |  | R. roxburghii | NC032038.1 | 385—412 |
|  |  | R. rugosa | NC044094.1 | 380—407 |
|  |  | R. chinensis | MH332770.1 | 254—274 |
|  |  | R. laevigata var. leiocarpa | NC047418.1 | 271—298 |
|  |  | R. laevigata | NC046824.1 | 251—278 |
|  |  | R. canina | NC047295.1 | 278—305 |

续表

| 编号 | 保守区间序列 | 物种拉丁名 | GenBank 序列号 | 保守区间序列起点—终点 |
|---|---|---|---|---|
| 3 | GAAAGATAAGTGGGTATAGGAAGTCATGTTGCTGAGATCTATATAATTCTAAATATCCTTGAAATTCTTCCATTTAAAATTCAATTTGAATCAGAAAAGAAATAGGTGATTTATTGGGTTATCAAATGATACATAGTACGATACAGTCAAAACAAGGTATTT | R. banksiae | NC042194.1 | 3423—3584 |
| | | R. berberifolia | NC045126.1 | 3437—3598 |
| | | R. chinensis var. spontanea | NC038102.1 | 3439—3600 |
| | | R. hybrid cultivar Augusta | NC044126.1 | 3508—3669 |
| | | R. lucieae | NC040997.1 | 3440—3601 |
| | | R. maximowicziana | NC040960.1 | 3429—3590 |
| | | R. multiflora | NC039989.1 | 3429—3590 |
| | | R. praelucens | NC037492.1 | 3463—3624 |
| | | R. roxburghii | NC032038.1 | 3552—3713 |
| | | R. rugosa | NC044094.1 | 3547—3708 |
| | | R. chinensis | MH332770.1 | 3425—3586 |
| | | R. laevigata var. leiocarpa | NC047418.1 | 3438—3599 |
| | | R. laevigata | NC046824.1 | 3418—3579 |
| | | R. canina | NC047295.1 | 3445—3606 |
| 4 | TCTTTATCAATATACTGCCTTCTTCTACACATTTATCTCTACCCCATAAAGGGGAATAGCTAATAGTTAGGA | R. banksiae | NC042194.1 | 3758—3829 |
| | | R. berberifolia | NC045126.1 | 3779—3850 |
| | | R. chinensis var. spontanea | NC038102.1 | 3778—3849 |
| | | R. hybrid cultivar Augusta | NC044126.1 | 3843—3914 |
| | | R. lucieae | NC040997.1 | 3776—3847 |
| | | R. maximowicziana | NC040960.1 | 3764—3835 |
| | | R. multiflora | NC039989.1 | 3764—3835 |
| | | R. praelucens | NC037492.1 | 3799—3870 |
| | | R. roxburghii | NC032038.1 | 3888—3959 |
| | | R. rugosa | NC044094.1 | 3883—3954 |
| | | R. chinensis | MH332770.1 | 3760—3831 |
| | | R. laevigata var. leiocarpa | NC047418.1 | 3774—3845 |
| | | R. laevigata | NC046824.1 | 3754—3826 |
| | | R. canina | NC047295.1 | 3781—3852 |
| 5 | TTCTCTCATCTCTTGAACCTATTCGTTCTAGATCCAAAAATGAAATGACCCCTCCCTCCGAATTCCTTCAGGTTGTGAGACACATTAAAATTCAATATAAGTCCCAAAAATGCAAATAACGAAAAGAAAAAATTAGAAAAATTAAAA | R. banksiae | NC042194.1 | 36636—36740 |
| | | R. berberifolia | NC045126.1 | 36722—36826 |
| | | R. chinensis var. spontanea | NC038102.1 | 37287—37391 |
| | | R. hybrid cultivar Augusta | NC044126.1 | 36728—36832 |
| | | R. lucieae | NC040997.1 | 36607—36711 |
| | | R. maximowicziana | NC040960.1 | 36594—36698 |
| | | R. multiflora | NC039989.1 | 36592—36696 |

续表

| 编号 | 保守区间序列 | 物种拉丁名 | GenBank 序列号 | 保守区间序列起点—终点 |
|---|---|---|---|---|
| 5 | TTCTCTCATCTCTTGAACCTATTCGTTCTAGATCCAAAAATGAAATGACCCCTCCCTCCGAATTCCTTCAGGTTGTGAGACACATTAAAATTCAATATAAGTCCCAAAAATGCAAATAACGAAAAGAAAAAATTAGAAAAATTAAAA | R. praelucens | NC037492.1 | 36737—36841 |
| | | R. roxburghii | NC032038.1 | 37240—37344 |
| | | R. rugosa | NC044094.1 | 37254—37358 |
| | | R. chinensis | MH332770.1 | 37049—37153 |
| | | R. laevigata var. leiocarpa | NC047418.1 | 36420—36524 |
| | | R. laevigata | NC046824.1 | 36639—36743 |
| | | R. canina | NC047295.1 | 36429—36533 |
| 6 | AAAAAAAACGGTAATTAATTATTCGGTTTTTTTGTCGAAAAAATGTTGCGGAGACGGGATTTGAACCCGTGACCTCAAGGTTATGAGCCTTGCGAGCTACCACGCTGCTCTACCCCGCGATGAAGAGACGAACTGAGAATTAATAGACAAACAGGGATTGAATGCGCCCCTCTACCATATCTGTACAAATAGAATAGTCCATTTATACAGAATGGTAAAGAGGACCCTCTATGATCGATGATCATAGAAATTAATAGAAAAATGAAAGGACATTTT | R. banksiae | NC042194.1 | 37234—37501 |
| | | R. berberifolia | NC045126.1 | 37341—37609 |
| | | R. chinensis var. spontanea | NC038102.1 | 37928—38166 |
| | | R. hybrid cultivar Augusta | NC044126.1 | 37327—37594 |
| | | R. lucieae | NC040997.1 | 37230—37497 |
| | | R. maximowicziana | NC040960.1 | 37196—37463 |
| | | R. multiflora | NC039989.1 | 37194—37461 |
| | | R. praelucens | NC037492.1 | 37366—37634 |
| | | R. roxburghii | NC032038.1 | 37864—38132 |
| | | R. rugosa | NC044094.1 | 37859—38127 |
| | | R. chinensis | MH332770.1 | 37610—37877 |
| | | R. laevigata var. leiocarpa | NC047418.1 | 37027—37295 |
| | | R. laevigata | NC046824.1 | 37261—37528 |
| | | R. canina | NC047295.1 | 37037—37305 |
| 7 | TTATGATCTGCCCTAAGAAAAGGATAAGAGGAGAAAAGTGCAATCCAGACCATAATGAAACATTCCTAGG | R. banksiae | NC042194.1 | 48228—48297 |
| | | R. berberifolia | NC045126.1 | 48310—48382 |
| | | R. chinensis var. spontanea | NC038102.1 | 48865—48934 |
| | | R. hybrid cultivar Augusta | NC044126.1 | 48321—48390 |
| | | R. lucieae | NC040997.1 | 48195—48264 |
| | | R. maximowicziana | NC040960.1 | 48053—48122 |
| | | R. multiflora | NC039989.1 | 48158—48227 |
| | | R. praelucens | NC037492.1 | 48331—48397 |
| | | R. roxburghii | NC032038.1 | 48704—48773 |
| | | R. rugosa | NC044094.1 | 48700—48769 |
| | | R. chinensis | MH332770.1 | 48553—48622 |
| | | R. laevigata var. leiocarpa | NC047418.1 | 48006—48071 |
| | | R. laevigata | NC046824.1 | 48201—48270 |
| | | R. canina | NC047295.1 | 48014—48079 |

续表

| 编号 | 保守区间序列 | 物种拉丁名 | GenBank 序列号 | 保守区间序列起点—终点 |
|---|---|---|---|---|
| 8 | TAAATGGAAATGAACAAAAAAGGGTAAACGGCATCATGATGTGATCCTAATCACATCACAAAAAAA | R. banksiae | NC042194.1 | 48588—48646 |
| | | R. berberifolia | NC045126.1 | 48673—48731 |
| | | R. chinensis var. spontanea | NC038102.1 | 49227—49285 |
| | | R. hybrid cultivar Augusta | NC044126.1 | 48681—48739 |
| | | R. lucieae | NC040997.1 | 48556—48614 |
| | | R. maximowicziana | NC040960.1 | 48427—48485 |
| | | R. multiflora | NC039989.1 | 48528—48586 |
| | | R. praelucens | NC037492.1 | 48691—48749 |
| | | R. roxburghii | NC032038.1 | 49067—49125 |
| | | R. rugosa | NC044094.1 | 49063—49121 |
| | | R. chinensis | MH332770.1 | 48912—48956 |
| | | R. laevigata var. leiocarpa | NC047418.1 | 48365—48423 |
| | | R. laevigata | NC046824.1 | 48565—48623 |
| | | R. canina | NC047295.1 | 48373—48431 |
| 9 | GAATGGTATTTCTTTCCCGTATTTCAAATACTTCGTACAGTGCCAAATAAGTTATTGGGTGTTCTTTTAATGGTTTCAGTACCCGCGGGATTATTAACAGTACCTTTTTTGGAGAATGTTAATAAATTCCAAAATCCATTTCGTCGTCCCGTAGCGACAACCGTTTTTTTGATTGGTACTGCAGTAGCTCTTTGGTTGGGTATTGGAGCAACACTACCTATTGATAAGTCCCTAACTTTAGGTCTTTTTTAAATTGATTTGATTGTTAAAAAAAAAA | R. banksiae | NC042194.1 | 78874—79140 |
| | | R. berberifolia | NC045126.1 | 78990—79256 |
| | | R. chinensis var. spontanea | NC038102.1 | 79445—79711 |
| | | R. hybrid cultivar Augusta | NC044126.1 | 78964—79230 |
| | | R. lucieae | NC040997.1 | 78871—79137 |
| | | R. maximowicziana | NC040960.1 | 78661—78927 |
| | | R. multiflora | NC039989.1 | 78763—79029 |
| | | R. praelucens | NC037492.1 | 78936—79202 |
| | | R. roxburghii | NC032038.1 | 79268—79534 |
| | | R. rugosa | NC044094.1 | 79282—79548 |
| | | R. chinensis | MH332770.1 | 79186—79452 |
| | | R. laevigata var. leiocarpa | NC047418.1 | 78610—78876 |
| | | R. laevigata | NC046824.1 | 78821—79087 |
| | | R. canina | NC047295.1 | 78644—78910 |
| 10 | TGAAGTGCTTCTTTAGGAGTTAAACTTCCATTTGTCCATATTTCGATAAAGAGTATCTCTTGTTTTTCATTCCCATTCACATAAGAATGA | R. banksiae | NC042194.1 | 79677—79766 |
| | | R. berberifolia | NC045126.1 | 79792—79881 |
| | | R. chinensis var. spontanea | NC038102.1 | 80248—80337 |
| | | R. hybrid cultivar Augusta | NC044126.1 | 79765—79854 |
| | | R. lucieae | NC040997.1 | 79676—79765 |
| | | R. maximowicziana | NC040960.1 | 79464—79553 |
| | | R. multiflora | NC039989.1 | 79565—79654 |

续表

| 编号 | 保守区间序列 | 物种拉丁名 | GenBank 序列号 | 保守区间序列起点—终点 |
|---|---|---|---|---|
| 10 | TGAAGTGCTTCTTTAGGAGTTAAACTTCCATTTGTCCATATTTCGATAAAGAGTATCTCTTGTTTTTCATTCCCATTCACATAAGAATGA | R. praelucens | NC037492.1 | 79729—79818 |
| | | R. roxburghii | NC032038.1 | 80067—80156 |
| | | R. rugosa | NC044094.1 | 80082—80171 |
| | | R. chinensis | MH332770.1 | 79988—80077 |
| | | R. laevigata var. leiocarpa | NC047418.1 | 79408—79497 |
| | | R. laevigata | NC046824.1 | 79621—79710 |
| | | R. canina | NC047295.1 | 79442—79531 |

## 参 考 文 献

[1] 江苏新医学院. 中药大辞典. 上海：上海科学技术出版社，1997：2699.
[2] 国家药典委员会. 中华人民共和国药典（2020年版）一部. 北京：中国医药科技出版社，2020.
[3] Zhang C，Xiong X，Gao X. The complete chloroplast genome sequence of *Rosa laevigata*（Rosaceae）. Mitochondrial DNA Part B：Resources，2019，4（2）：3556-3557.
[4] Yin X，Liao B，Guo S，et al. The chloroplasts genomic analyses of *Rosa laevigata*，*R. rugosa* and *R. canina*. Chinese Medicine，2020，15：18.
[5] Jian H Y，Zhang Y H，Yan H J，et al. The complete chloroplast genome of a key ancestor of modern roses，*Rosa chinensis* var. *spontanea*，and a comparison with congeneric species. Molecules（Basel，Switzerland），2018，23（2）：389.
[6] Jeon J H，Kim S C. Comparative analysis of the complete chloroplast genome sequences of three closely related East-Asian wild roses（*Rosa* sect. *synstylae*；Rosaceae）. Genes，2019，10（1）：23.
[7] Li S，Qu X，Zhong M，et al. Characterization of the complete chloroplast genome of *Rosa chinensis*'Old Blush'（Rosaceae），an important cultivated Chinese rose. Acta Horticulturae，2019，1232：119-124.

# 168 月 季 花

【药材基本信息】 月季花（Rosa chinensis Jacq.）为蔷薇科蔷薇属药用植物[1]，其干燥花为月季花中药材（图2-168-1）。收载于《中国药典》（2020年版）[2]。月季花在全国各地有栽培。药材主产于江苏、湖北、山东、河北、天津、北京等，以江苏产量大、品质佳。月季花以身干、完整、色紫红、花半开、不散瓣、气清香者为佳。月季花中含挥发油类（如橙花醇、玫瑰醚）、黄酮类等（如槲皮苷、山柰酚）、鞣质、色素等成分。月季花味甘，性温。归肝经。具有活血调经、疏肝解郁的功效。现代研究证明，月季花具有抗真菌、抗氧化等作用。临床用于治疗月经不调、痛经闭经等[1-5]。

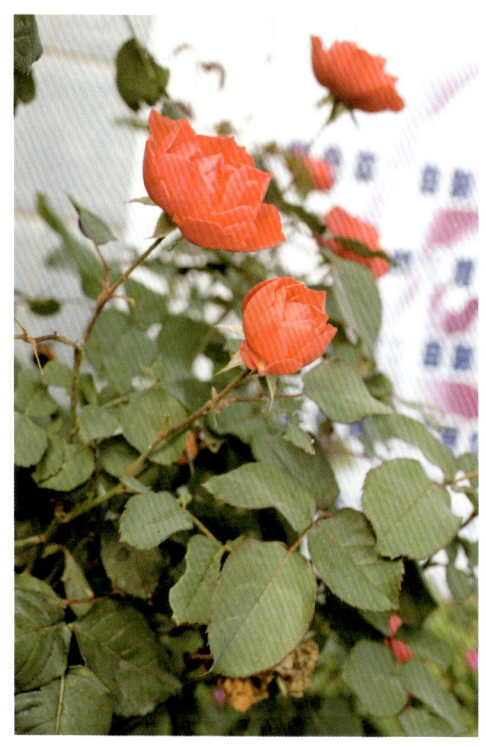

图 2-168-1 月季

【叶绿体基因组】 月季花的叶绿体DNA为环状分子，其叶绿体基因组（GenBank登录号：MH332770.1）总长度为156 591bp，具有保守的四分状结构，包括一个LSC区、一个SSC区和一对IR区，其长度分别为85 737bp、18 766bp和26 044bp（图2-168-2）。月季花叶绿体基因组的整体G/C含量为37.24%。其IR区的G/C含量（42.71%）高于SSC区的G/C含量（31.32%）和LSC区的G/C含量（35.21%）。

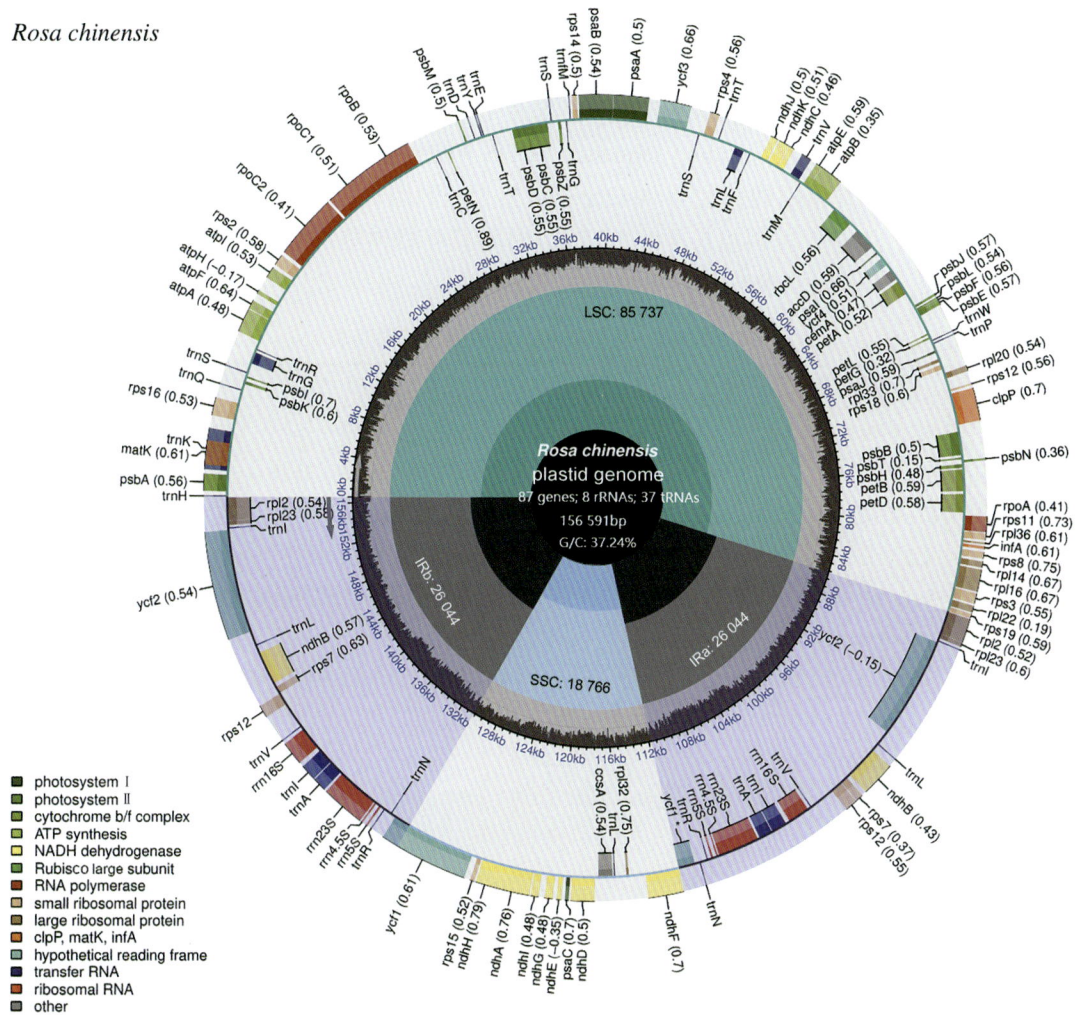

图 2-168-2　月季花叶绿体基因组图谱

该图包括 6 个圆形轨道。自内向外的第一轨道表示分散重复序列，红色弧线表示直接重复序列，绿色弧线表示回文重复序列；自内向外的第二轨道上的蓝色柱状线条表示长串联重复序列，其重复单元碱基长度＞7；自内向外的第三轨道以不同颜色的柱状线条表示不同类型的短串联重复序列（微卫星序列），其中黑色表示复杂重复序列，绿色表示重复单元碱基长度为 1 的重复序列，黄色表示重复单元碱基长度为 2 的重复序列，紫色表示重复单元碱基长度为 3 的重复序列，蓝色表示重复单元碱基长度为 4 的重复序列，橙色表示重复单元碱基长度为 5 的重复序列，红色表示重复单元碱基长度为 6 的重复序列；自内向外的第四轨道上以不同色块表示 SSC 区、反向重复区 IRa 和 IRb、LSC 区，数字代表相应区间的长度；自内向外的第五轨道表示 GC 含量；最外层第六轨道以不同色块表示不同功能的编码基因，功能分类详见图中左下角注释，基因名称后括号中的数字表示密码子使用偏差，轨道外侧的基因转录方向为顺时针方向，轨道内侧的基因转录方向为逆时针方向

【编码基因】　月季花的叶绿体基因组共编码 132 个基因，其中独特基因 113 个，包括蛋白质编码基因 87 个（独特基因 79 个）、转运 RNA（transfer RNA，tRNA）编码基因 37 个（独特基因 30 个）、核糖体 RNA（ribosomal RNA，rRNA）编码基因 8 个（独特基因 4 个）（表 2-168-1）。其中 7 个蛋白质独特编码基因（*ndhB*、*rpl2*、*rpl23*、*rps12*、*rps7*、*ycf1*、*ycf2*）、7 个 tRNA 独特编码基因（*trnI-CAU*、*trnL-CAA*、*trnV-GAC*、*trnI-GAU*、*trnA-UGC*、*trnR-ACG*、*trnN-GUU*）、4 个 rRNA 独特编码基因（*rrn4.5S*、*rrn5S*、*rrn16S*、*rrn23S*）位于 IR 区。有 10 个蛋白质编码基因 [*rps16*、*petB*、*petD*、*rpl16*、*ndhA*、*ndhB*（×2）、*rpoC1*、 rpl2（×2）]各含有1个内含子（intron），4个蛋白质编码基因[ycf3、clpP、rps12（×2）]各含有2个内含子，8个tRNA编码基因[trnK-UUU、trnG-UCC、trnL-UAA、trnI-GAU（×2）、trnA-UGC（×2）、trnV-UAC]各含有1个内含子（表2-168-2）。月季花叶绿体基因组中蛋白质编码区（coding sequence，CDS）的长度为78 880bp，占整个基因组长度的50.37%。rRNA基因的长度为9042bp，占整个基因组长度的5.67%。而tRNA基因的长度为2790bp，占整个基因组长度的1.75%。月季花叶绿体基因组非编码区主要包括内含子和基因间区，其长度占整个基因组长度的42.21%。

表2-168-1　月季花叶绿体基因组基因列表

| 基因功能 | 基因分类 | 基因名称 |
| --- | --- | --- |
| rRNA | rRNA genes | rrn23S（×2）、rrn16S（×2）、rrn5S（×2）、rrn4.5S（×2） |
| tRNA | tRNA genes | 37 trn genes（8个基因各含有1个内含子） |
| 自我复制 | The small subunit of the ribosome | rps11、rps12（×3）、rps14、rps15、rps16、rps18、rps19、rps2、rps3、rps4、rps7（×2）、rps8 |
|  | Large subunit of ribosome | rpl14、rpl16、rpl2（×2）、rpl20、rpl22、rpl23（×2）、rpl32、rpl33、rpl36 |
|  | DNA dependent RNA polymerase | rpoC1、rpoC2、rpoB、rpoA |
| 光合作用 | Subunits of NADH-dehydrogenase | ndhA、ndhB（×2）、ndhC、ndhD、ndhE、ndhF、ndhG、ndhH、ndhI、ndhJ、ndhK |
|  | Subunits of photosystem I | psaI、psaC、psaB、psaA、psaJ |
|  | Subunits of photosystem II | psbA、psbB、psbC、psbD、psbE、psbF、psbH、psbI、psbJ、psbK、psbL、psbM、psbN、psbT、psbZ、ycf3 |
|  | Subunits of cytochrome b/f complex | petN、petA、petD、petG、petB、petL |
|  | Subunits of ATP synthase | atpI、atpE、atpA、atpB、atpH、atpF |
|  | Large subunit of rubisco | rbcL |
| 其他功能 | Protease | clpP |
|  | Envelope membrane protein | cemA |
|  | Subunit of acetyl-CoA-carboxylase | accD |
|  | Translational initiation factor | infA |
|  | c-type cytochrome synthesis gene | ccsA |
|  | Maturase | matK |
| 未知功能 |  | ycf1（×2）、ycf2（×2）、ycf4 |

表2-168-2　月季花叶绿体基因内含子和外显子位置及长度

| 基因名称 | 基因编码序列所在链 | 起始位置 | 终点位置 | 长度（bp） | | | | |
| --- | --- | --- | --- | --- | --- | --- | --- | --- |
|  |  |  |  | 第一外显子 | 第一内含子 | 第二外显子 | 第二内含子 | 第三外显子 |
| trnK-UUU | − | 1691 | 4259 | 37 | 2497 | 35 |  |  |
| rps16 | − | 5063 | 6206 | 40 | 874 | 230 |  |  |
| trnG-UCC | + | 8979 | 9745 | 23 | 696 | 48 |  |  |
| rpoC1 | − | 20585 | 23415 | 453 | 767 | 1611 |  |  |
| ycf3 | − | 43129 | 45142 | 124 | 741 | 230 | 766 | 153 |
| trnL-UAA | + | 48656 | 49286 | 35 | 546 | 50 |  |  |

续表

| 基因名称 | 基因编码序列所在链 | 起始位置 | 终点位置 | 长度（bp） | | | | |
|---|---|---|---|---|---|---|---|---|
| | | | | 第一外显子 | 第一内含子 | 第二外显子 | 第二内含子 | 第三外显子 |
| trnV-UAC | − | 52783 | 53454 | 39 | 598 | 35 | | |
| rps12 | − | 67322 | 95300 | 114 | ND | 232 | 538 | 26 |
| clpP | − | 71281 | 73357 | 71 | 838 | 294 | 648 | 226 |
| petB | + | 76294 | 77729 | 6 | 788 | 642 | | |
| petD | + | 77923 | 79125 | 8 | 720 | 475 | | |
| rpl16 | − | 82649 | 84032 | 9 | 976 | 399 | | |
| rpl2 | − | 85792 | 87297 | 391 | 681 | 434 | | |
| ndhB | − | 96300 | 98508 | 775 | 676 | 758 | | |
| trnI-GAU | + | 103965 | 104990 | 37 | 954 | 35 | | |
| trnA-UGC | + | 105055 | 105939 | 38 | 812 | 35 | | |
| ndhA | − | 121668 | 123978 | 553 | 1219 | 539 | | |
| rps12 | + | 134932 | 135723 | ND | ND | 232 | 538 | 26 |
| trnA-UGC | − | 136390 | 137274 | 38 | 812 | 35 | | |
| trnI-GAU | − | 137339 | 138364 | 37 | 954 | 35 | | |
| ndhB | + | 143821 | 146029 | 775 | 676 | 758 | | |
| rpl2 | + | 155032 | 156537 | 391 | 681 | 434 | | |

注："+"表示正链；"−"表示负链；"ND"表示未确定

【重复序列】 在月季花叶绿体基因组中，微卫星序列有 A/T、C/G 和 AT/AT 三种类型，各有 51 个、3 个和 3 个（表 2-168-3）。共发现 32 个串联重复序列，满足总长度超过 20bp 且重复单元之间的相似度 ≥ 90% 两个条件（表 2-168-4）。散在重复序列包括回文重复序列和正向重复序列。以 e-value 小于 1E–04 为阈值，月季花叶绿体基因组散在重复序列包括 7 条回文重复序列、10 条正向重复序列（表 2-168-5）。

表 2-168-3 月季花叶绿体基因组微卫星序列统计

| 重复单元类型 | 重复序列个数 |
|---|---|
| A/T | 51 |
| C/G | 3 |
| AT/AT | 3 |

表 2-168-4 月季花叶绿体基因组串联重复序列统计

| 起点—终点 | 重复单元长度（bp） | 重复单元拷贝数 | 重复单元一致序列长度（bp） | 重复单元之间的相似度（%） | 插入缺失比例（%） | 分值 | 碱基个数 | | | | 熵（0—2） |
|---|---|---|---|---|---|---|---|---|---|---|---|
| | | | | | | | A | C | G | T | |
| 7229—7254 | 13 | 2.0 | 13 | 100 | 0 | 52 | 38 | 15 | 15 | 30 | 1.88 |
| 7452—7477 | 13 | 2.0 | 13 | 100 | 0 | 52 | 69 | 0 | 0 | 30 | 0.89 |
| 8145—8173 | 15 | 1.9 | 15 | 100 | 0 | 58 | 41 | 6 | 0 | 51 | 1.28 |
| 8169—8198 | 14 | 2.1 | 15 | 93 | 6 | 53 | 73 | 0 | 0 | 26 | 0.84 |

续表

| 起点—终点 | 重复单元长度（bp） | 重复单元拷贝数 | 重复单元一致序列长度（bp） | 重复单元之间的相似度（%） | 插入缺失比例（%） | 分值 | 碱基个数 A | C | G | T | 熵（0—2） |
|---|---|---|---|---|---|---|---|---|---|---|---|
| 12678—12711 | 17 | 2.0 | 17 | 100 | 0 | 68 | 23 | 11 | 11 | 52 | 1.70 |
| 15153—15178 | 13 | 2.0 | 13 | 100 | 0 | 52 | 38 | 0 | 0 | 61 | 0.96 |
| 27189—27220 | 16 | 2.0 | 16 | 100 | 0 | 64 | 31 | 12 | 12 | 43 | 1.80 |
| 27533—27580 | 24 | 2.0 | 24 | 100 | 0 | 96 | 41 | 12 | 8 | 37 | 1.73 |
| 29073—29107 | 16 | 2.2 | 17 | 90 | 10 | 56 | 71 | 5 | 11 | 11 | 1.30 |
| 30627—30655 | 14 | 2.1 | 14 | 100 | 0 | 58 | 48 | 20 | 0 | 31 | 1.50 |
| 33066—33105 | 20 | 2.0 | 20 | 100 | 0 | 80 | 20 | 15 | 20 | 45 | 1.86 |
| 36968—36998 | 12 | 2.6 | 12 | 94 | 0 | 53 | 54 | 0 | 0 | 45 | 0.99 |
| 47530—47577 | 23 | 2.1 | 23 | 100 | 0 | 96 | 27 | 12 | 4 | 56 | 1.54 |
| 56427—56452 | 13 | 2.0 | 13 | 100 | 0 | 52 | 38 | 0 | 15 | 46 | 1.46 |
| 58564—58628 | 31 | 2.1 | 31 | 100 | 0 | 130 | 30 | 12 | 9 | 47 | 1.72 |
| 60095—60131 | 18 | 2.1 | 18 | 100 | 0 | 74 | 37 | 10 | 10 | 40 | 1.75 |
| 60331—60367 | 15 | 2.5 | 15 | 91 | 4 | 58 | 24 | 8 | 0 | 67 | 1.17 |
| 66620—66700 | 40 | 2.0 | 40 | 100 | 0 | 162 | 38 | 7 | 7 | 46 | 1.60 |
| 66838—66885 | 19 | 2.6 | 19 | 96 | 3 | 89 | 25 | 20 | 10 | 43 | 1.83 |
| 67941—67980 | 19 | 2.1 | 19 | 100 | 0 | 80 | 27 | 10 | 0 | 62 | 1.27 |
| 69236—69274 | 21 | 1.9 | 21 | 94 | 5 | 71 | 33 | 23 | 10 | 33 | 1.88 |
| 75830—75865 | 18 | 2.0 | 18 | 94 | 0 | 63 | 36 | 5 | 13 | 44 | 1.68 |
| 80870—80901 | 13 | 2.5 | 13 | 100 | 0 | 64 | 12 | 6 | 6 | 75 | 1.19 |
| 92957—92993 | 18 | 2.1 | 18 | 100 | 0 | 74 | 32 | 5 | 27 | 35 | 1.79 |
| 100377—100403 | 12 | 2.3 | 12 | 100 | 0 | 54 | 7 | 7 | 0 | 85 | 0.75 |
| 100925—100968 | 21 | 2.1 | 21 | 100 | 0 | 88 | 31 | 4 | 13 | 50 | 1.62 |
| 110229—110256 | 14 | 2.0 | 14 | 100 | 0 | 56 | 42 | 21 | 7 | 28 | 1.79 |
| 125563—125594 | 16 | 2.0 | 16 | 93 | 0 | 55 | 31 | 3 | 12 | 53 | 1.54 |
| 132073—132100 | 14 | 2.0 | 14 | 100 | 0 | 56 | 28 | 7 | 21 | 42 | 1.79 |
| 141361—141404 | 21 | 2.1 | 21 | 100 | 0 | 88 | 50 | 13 | 4 | 31 | 1.62 |
| 141926—141952 | 12 | 2.3 | 12 | 100 | 0 | 54 | 85 | 0 | 7 | 7 | 0.75 |
| 149336—149372 | 18 | 2.1 | 18 | 100 | 0 | 74 | 35 | 27 | 5 | 32 | 1.79 |

表 2-168-5　月季花叶绿体基因组散在重复序列特征值

| 重复单元一长度（bp） | 重复单元一起点 | 重复类型 | 重复单元二长度（bp） | 重复单元二起点 | 重复单元间隔 | e-value |
|---|---|---|---|---|---|---|
| 41 | 66619 | D | 41 | 66659 | 0 | 1.43E−15 |
| 40 | 100172 | D | 40 | 122244 | 0 | 5.70E−15 |
| 40 | 122244 | P | 40 | 142116 | 0 | 5.70E−15 |
| 39 | 44313 | D | 39 | 100174 | 0 | 2.28E−14 |
| 39 | 44313 | P | 39 | 142115 | 0 | 2.28E−14 |
| 38 | 44313 | D | 38 | 122246 | 0 | 9.13E−14 |
| 34 | 58563 | D | 34 | 58594 | 0 | 2.34E−11 |

续表

| 重复单元一长度（bp） | 重复单元一起点 | 重复类型 | 重复单元二长度（bp） | 重复单元二起点 | 重复单元间隔 | e-value |
|---|---|---|---|---|---|---|
| 34 | 8240 | P | 34 | 46077 | −1 | 2.38E−09 |
| 30 | 100924 | D | 30 | 100945 | −2 | 2.34E−05 |
| 30 | 100924 | P | 30 | 141353 | −2 | 2.34E−05 |
| 30 | 100945 | P | 30 | 141374 | −2 | 2.34E−05 |
| 30 | 141353 | D | 30 | 141374 | −2 | 2.34E−05 |
| 32 | 8242 | D | 32 | 35985 | −3 | 5.01E−05 |
| 32 | 90522 | D | 32 | 90543 | −3 | 5.01E−05 |
| 32 | 90522 | P | 32 | 151753 | −3 | 5.01E−05 |
| 32 | 90543 | P | 32 | 151774 | −3 | 5.01E−05 |
| 32 | 151753 | D | 32 | 151774 | −3 | 5.01E−05 |

注：P. palindromic repeat，回文重复序列；D. direct repeat，正向重复序列

【高可变区】 为了发现蔷薇属物种间的高可变区，从 14 个物种的叶绿体基因组中提取了 87 个基因间区，采用 K2p（Kimura 2-parameter）模型计算基因间区的遗传距离，遗传距离最大的 30 个基因间区参见图 2-168-3。这 30 个基因间区的 K2p 平均值分布于 1.20～6.32。其中 *psbM-trnD-GUC*、*psbI-trnS-GCU*、*rpl22-rps19*、*trnH-GUG-psbA*、*ndhK-ndhC* 的 K2p 平均值较高，分别为 6.32、3.75、2.45、2.41、2.41。由此可见，蔷薇属 14 个物种的叶绿体基因组在这 5 个区域的变异较大，这 5 个区域可作为潜在的分子标记开发区域。

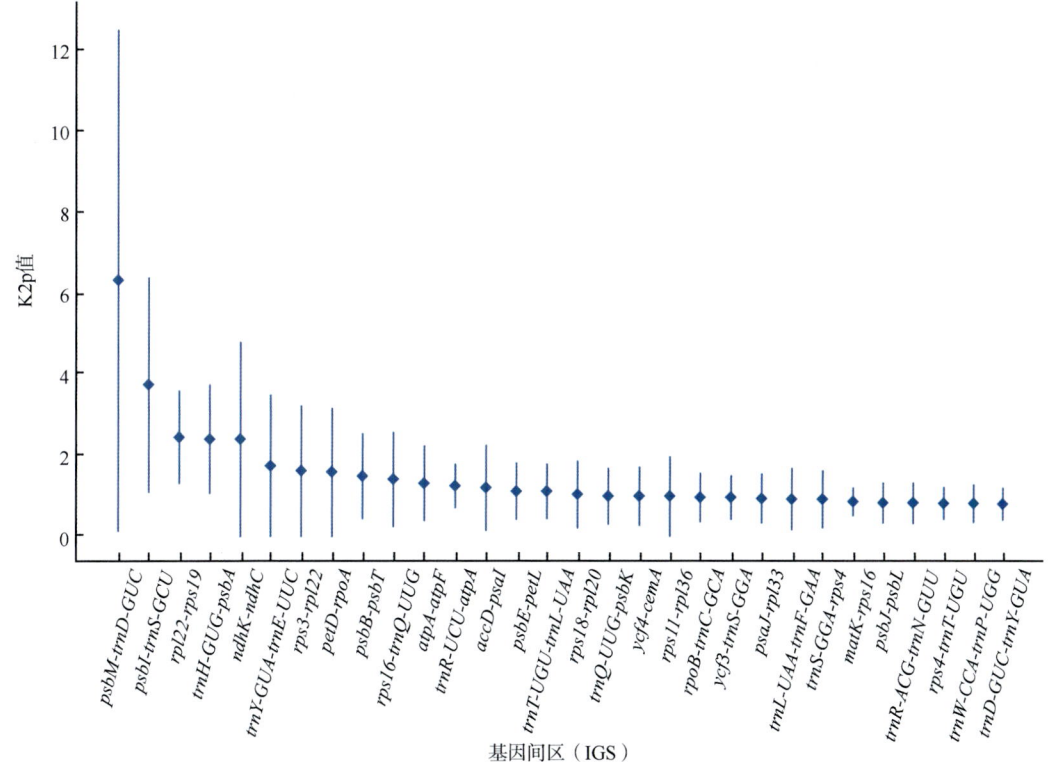

图 2-168-3 蔷薇属物种基因间区的遗传距离分析结果

【系统发育】 使用 MAFFT 对来自蔷薇属的 14 个物种[6-10]和 1 个外类群物种[三叶委陵菜（*Potentilla freyniana*）]的 15 个叶绿体基因组中提取的 77 个共有蛋白质序列进行多重序列比对，使用 IQ-TREE 筛选得到最优的 cpREV 模型，并采用最大似然法（maximum likelihood method）构建进化树。结果显示，小檗叶蔷薇（*Rosa berberifolia*）[6]处于系统发育树最基部，其余 13 个物种聚为一支。随后，玫瑰（*Rosa rugosa*）[7]、*Rosa hybrid cultivar* Augusta 和中甸刺玫（*Rosa praelucens*）[8]3 个物种聚为一支，剩余 10 个物种聚为一支。接着，缫丝花（*Rosa roxburghii*）、金樱子（*Rosa laevigata*）[6]和光果金樱子（*Rosa laevigata* var. *leiocarpa*）3 个物种聚为一支，其余 7 个物种中木香花（*Rosa banksiae*）和犬蔷薇（*Rosa canina*）[7]先后分化出来，露西娅蔷薇（*Rosa lucieae*）[9]与伞花蔷薇（*Rosa maximowicziana*）[9]、野蔷薇（*Rosa multiflora*）[8]聚为一支，月季（*Rosa chinensis*）[10]和单瓣月季花（*Rosa chinensis* var. *spontanea*）[8]聚为一支。月季和单瓣月季花的亲缘关系最近，与小檗叶蔷薇的亲缘关系最远（图 2-168-4）。

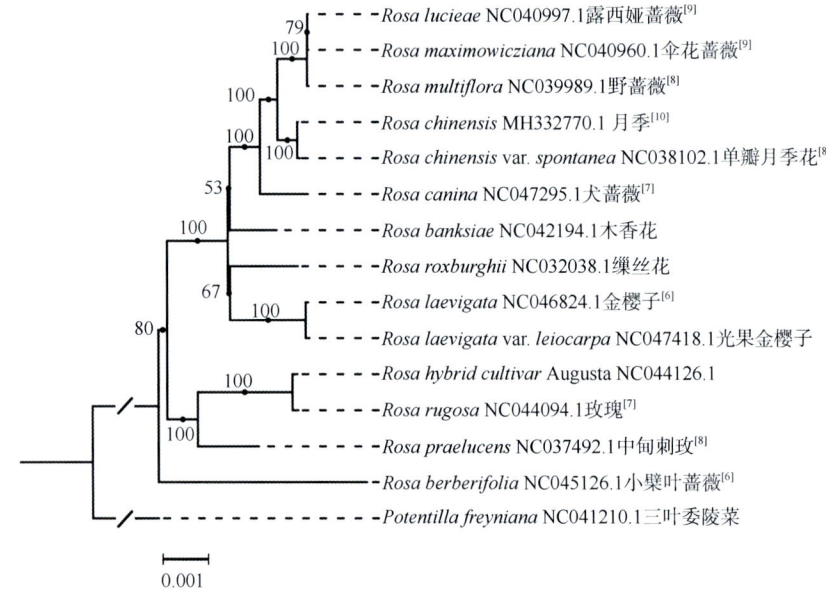

图 2-168-4　蔷薇属植物系统发育进化分析

【$K_A/K_S$ 选择压力分析】 以图 2-168-4 的进化树作为参考，利用 Hyphy 软件中的 aBSREL 模型对蛋白质编码基因进行选择压力分析。共发现 1 个蔷薇属基因受到正向选择，即 *psaA*。在物种月季花中，未发现有基因受到正向选择。

【宏 DNA 条形码的发现及其 PCR 扩增引物设计】 为了发现能够区分蔷薇属下物种的宏 DNA 条形码序列及其 PCR 扩增引物，利用 ecoPrimers 对蔷薇属植物叶绿体基因组序列进行分析。用于设计 PCR 扩增引物的保守区间见表 2-168-6。可以依据区间序列设计引物，使用这些引物对蔷薇属 DNA 进行 PCR 扩增，对 PCR 产物进行桑格测序或高通量测序，通过序列比较和特征分析区分蔷薇属的 14 个物种。

表 2-168-6　部分基于 ecoPrimers 发现的引物设计保守区间

| 编号 | 保守区间序列 | 物种拉丁名 | GenBank 序列号 | 保守区间序列起点—终点 |
|---|---|---|---|---|
| 1 | GCGAACGACGGGAATTGAACCCGCGCGTGGTGGATTCACAATCCACTGCCTTGATCCACTTGGCTACATCCGCCCCTTGTACTATTTAAAT | R. banksiae | NC042194.1 | 5—95 |
| | | R. berberifolia | NC045126.1 | 5—95 |
| | | R. chinensis var. spontanea | NC038102.1 | 1—91 |
| | | R. hybrid cultivar Augusta | NC044126.1 | 90—180 |
| | | R. lucieae | NC040997.1 | 5—95 |
| | | R. maximowicziana | NC040960.1 | 10—100 |
| | | R. multiflora | NC039989.1 | 10—100 |
| | | R. praelucens | NC037492.1 | 5—95 |
| | | R. roxburghii | NC032038.1 | 78—168 |
| | | R. rugosa | NC044094.1 | 79—169 |
| | | R. chinensis | MH332770.1 | 1—91 |
| | | R. laevigata var. leiocarpa | NC047418.1 | 5—95 |
| | | R. laevigata | NC046824.1 | 5—93 |
| | | R. canina | NC047295.1 | 12—102 |
| 2 | AGTAATATGGTAAAGGAGCAACACCAAA | R. banksiae | NC042194.1 | 256—283 |
| | | R. berberifolia | NC045126.1 | 269—296 |
| | | R. chinensis var. spontanea | NC038102.1 | 272—299 |
| | | R. hybrid cultivar Augusta | NC044126.1 | 341—368 |
| | | R. lucieae | NC040997.1 | 272—299 |
| | | R. maximowicziana | NC040960.1 | 261—288 |
| | | R. multiflora | NC039989.1 | 261—288 |
| | | R. praelucens | NC037492.1 | 296—323 |
| | | R. roxburghii | NC032038.1 | 385—412 |
| | | R. rugosa | NC044094.1 | 380—407 |
| | | R. chinensis | MH332770.1 | 254-274 |
| | | R. laevigata var. leiocarpa | NC047418.1 | 271—298 |
| | | R. laevigata | NC046824.1 | 251—278 |
| | | R. canina | NC047295.1 | 278—305 |

续表

| 编号 | 保守区间序列 | 物种拉丁名 | GenBank 序列号 | 保守区间序列起点—终点 |
|---|---|---|---|---|
| 3 | GAAAGATAAGTGGGTATAGGAAGTCATGTTGCTGAGATCTATATAATTCTAAATATCCTTGAAATTCTTCCATTTAAAATTCAATTTGAATCAGAAAAGAAATAGGTGATTTATTGGGTTATCAAATGATACATAGTACGATACAGTCAAAACAAGGTATTT | R. banksiae | NC042194.1 | 3423—3584 |
| | | R. berberifolia | NC045126.1 | 3437—3598 |
| | | R. chinensis var. spontanea | NC038102.1 | 3439—3600 |
| | | R. hybrid cultivar Augusta | NC044126.1 | 3508—3669 |
| | | R. lucieae | NC040997.1 | 3440—3601 |
| | | R. maximowicziana | NC040960.1 | 3429—3590 |
| | | R. multiflora | NC039989.1 | 3429—3590 |
| | | R. praelucens | NC037492.1 | 3463—3624 |
| | | R. roxburghii | NC032038.1 | 3552—3713 |
| | | R. rugosa | NC044094.1 | 3547—3708 |
| | | R. chinensis | MH332770.1 | 3425—3586 |
| | | R. laevigata var. leiocarpa | NC047418.1 | 3438—3599 |
| | | R. laevigata | NC046824.1 | 3418—3579 |
| | | R. canina | NC047295.1 | 3445—3606 |
| 4 | TCTTTATCAATATACTGCCTTCTTCTACACATTTATCTCTACCCCATAAAGGGGAATAGCTAATAGTTAGGA | R. banksiae | NC042194.1 | 3758—3829 |
| | | R. berberifolia | NC045126.1 | 3779—3850 |
| | | R. chinensis var. spontanea | NC038102.1 | 3778—3849 |
| | | R. hybrid cultivar Augusta | NC044126.1 | 3843—3914 |
| | | R. lucieae | NC040997.1 | 3776—3847 |
| | | R. maximowicziana | NC040960.1 | 3764—3835 |
| | | R. multiflora | NC039989.1 | 3764—3835 |
| | | R. praelucens | NC037492.1 | 3799—3870 |
| | | R. roxburghii | NC032038.1 | 3888—3959 |
| | | R. rugosa | NC044094.1 | 3883—3954 |
| | | R. chinensis | MH332770.1 | 3760—3831 |
| | | R. laevigata var. leiocarpa | NC047418.1 | 3774—3845 |
| | | R. laevigata | NC046824.1 | 3754—3826 |
| | | R. canina | NC047295.1 | 3781—3852 |
| 5 | TTCTCTCATCTCTTGAACCTATTCGTTCTAGATCCAAAAATGAAATGACCCCTCCCTCCGAATTCCTTCAGGTTGTGAGACACATTAAAATTCAATATAAGTCCCAAAAATGCAAATAACGAAAAGAAAAAATTAGAAAAATTAAAA | R. banksiae | NC042194.1 | 36636—36740 |
| | | R. berberifolia | NC045126.1 | 36722—36826 |
| | | R. chinensis var. spontanea | NC038102.1 | 37287—37391 |
| | | R. hybrid cultivar Augusta | NC044126.1 | 36728—36832 |
| | | R. lucieae | NC040997.1 | 36607—36711 |
| | | R. maximowicziana | NC040960.1 | 36594—36698 |
| | | R. multiflora | NC039989.1 | 36592—36696 |

续表

| 编号 | 保守区间序列 | 物种拉丁名 | GenBank 序列号 | 保守区间序列起点—终点 |
|---|---|---|---|---|
| 5 | TTCTCTCATCTCTTGAACCTATTCGTTCTAGATCCAAAAATGAAATGACCCCTCCCTCCGAATTCCTTCAGGTTGTGAGACACATTAAAATTCAATATAAGTCCCAAAAATGCAAATAACGAAAAAGAAAAAATTAGAAAAATTAAAA | R. praelucens | NC037492.1 | 36737—36841 |
| | | R. roxburghii | NC032038.1 | 37240—37344 |
| | | R. rugosa | NC044094.1 | 37254—37358 |
| | | R. chinensis | MH332770.1 | 37049—37153 |
| | | R. laevigata var. leiocarpa | NC047418.1 | 36420—36524 |
| | | R. laevigata | NC046824.1 | 36639—36743 |
| | | R. canina | NC047295.1 | 36429—36533 |
| 6 | AAAAAAAACGGTAATTAATTATTCGGTTTTTTTGTCGAAAAAATGTTGCGGAGACGGGATTTGAACCCGTGACCTCAAGGTTATGAGCCTTGCGAGCTACCACGCTGCTCTACCCCGCGATGAAGAGACGAACTGAGAATTAATAGACAAACAGGGATTGAATGCGCCCCTCTACCATATCTGTACAAATAGAATAGTCCATTTATACAGAATGGTAAAGAGGACCCTCTATGATCGATGATCATAGAAATTAATAGAAAAATGAAAGGACATTTT | R. banksiae | NC042194.1 | 37234—37501 |
| | | R. berberifolia | NC045126.1 | 37341—37609 |
| | | R. chinensis var. spontanea | NC038102.1 | 37928—38166 |
| | | R. hybrid cultivar Augusta | NC044126.1 | 37327—37594 |
| | | R. lucieae | NC040997.1 | 37230—37497 |
| | | R. maximowicziana | NC040960.1 | 37196—37463 |
| | | R. multiflora | NC039989.1 | 37194—37461 |
| | | R. praelucens | NC037492.1 | 37366—37634 |
| | | R. roxburghii | NC032038.1 | 37864—38132 |
| | | R. rugosa | NC044094.1 | 37859—38127 |
| | | R. chinensis | MH332770.1 | 37610—37877 |
| | | R. laevigata var. leiocarpa | NC047418.1 | 37027—37295 |
| | | R. laevigata | NC046824.1 | 37261—37528 |
| | | R. canina | NC047295.1 | 37037—37305 |
| 7 | TTATGATCTGCCCTAAGAAAAGGATAAGAGGAGAAAAGTGCAATCCAGACCATAATGAAACATTCCTAGG | R. banksiae | NC042194.1 | 48228—48297 |
| | | R. berberifolia | NC045126.1 | 48310—48382 |
| | | R. chinensis var. spontanea | NC038102.1 | 48865—48934 |
| | | R. hybrid cultivar Augusta | NC044126.1 | 48321—48390 |
| | | R. lucieae | NC040997.1 | 48195—48264 |
| | | R. maximowicziana | NC040960.1 | 48053—48122 |
| | | R. multiflora | NC039989.1 | 48158—48227 |
| | | R. praelucens | NC037492.1 | 48331—48397 |
| | | R. roxburghii | NC032038.1 | 48704—48773 |
| | | R. rugosa | NC044094.1 | 48700—48769 |
| | | R. chinensis | MH332770.1 | 48553—48622 |
| | | R. laevigata var. leiocarpa | NC047418.1 | 48006—48071 |
| | | R. laevigata | NC046824.1 | 48201—48270 |
| | | R. canina | NC047295.1 | 48014—48079 |

续表

| 编号 | 保守区间序列 | 物种拉丁名 | GenBank 序列号 | 保守区间序列起点—终点 |
|---|---|---|---|---|
| 8 | TAAATGGAAATGAACAAAAAAGGGTAAACGGCATCATGATGTGATCCTAATCACATCACAAAAAAA | R. banksiae | NC042194.1 | 48588—48646 |
| | | R. berberifolia | NC045126.1 | 48673—48731 |
| | | R. chinensis var. spontanea | NC038102.1 | 49227—49285 |
| | | R. hybrid cultivar Augusta | NC044126.1 | 48681—48739 |
| | | R. lucieae | NC040997.1 | 48556—48614 |
| | | R. maximowicziana | NC040960.1 | 48427—48485 |
| | | R. multiflora | NC039989.1 | 48528—48586 |
| | | R. praelucens | NC037492.1 | 48691—48749 |
| | | R. roxburghii | NC032038.1 | 49067—49125 |
| | | R. rugosa | NC044094.1 | 49063—49121 |
| | | R. chinensis | MH332770.1 | 48912—48956 |
| | | R. laevigata var. leiocarpa | NC047418.1 | 48365—48423 |
| | | R. laevigata | NC046824.1 | 48565—48623 |
| | | R. canina | NC047295.1 | 48373—48431 |
| 9 | GAATGGTATTTCTTTCCCGTATTTCAAATACTTCGTACAGTGCCAAATAAGTTATTGGGTGTTCTTTTAATGGTTTCAGTACCCGCGGGATTATTAACAGTACCTTTTTTGGAGAATGTTAATAAATTCCAAAATCCATTTCGTCGTCCCGTAGCGACAACCGTTTTTTTGATTGGTACTGCAGTAGCTCTTTGGTTGGGTATTGGAGCAACACTACCTATTGATAAGTCCCTAACTTTAGGTCTTTTTTAAATTGATTTGATTGTTAAAAAAAAAA | R. banksiae | NC042194.1 | 78874—79140 |
| | | R. berberifolia | NC045126.1 | 78990—79256 |
| | | R. chinensis var. spontanea | NC038102.1 | 79445—79711 |
| | | R. hybrid cultivar Augusta | NC044126.1 | 78964—79230 |
| | | R. lucieae | NC040997.1 | 78871—79137 |
| | | R. maximowicziana | NC040960.1 | 78661—78927 |
| | | R. multiflora | NC039989.1 | 78763—79029 |
| | | R. praelucens | NC037492.1 | 78936—79202 |
| | | R. roxburghii | NC032038.1 | 79268—79534 |
| | | R. rugosa | NC044094.1 | 79282—79548 |
| | | R. chinensis | MH332770.1 | 79186—79452 |
| | | R. laevigata var. leiocarpa | NC047418.1 | 78610—78876 |
| | | R. laevigata | NC046824.1 | 78821—79087 |
| | | R. canina | NC047295.1 | 78644—78910 |
| 10 | TGAAGTGCTTCTTTAGGAGTTAAACTTCCATTTGTCCATATTTCGATAAAGAGTATCTCTTGTTTTTCATTCCCATTCACATAAGAATGA | R. banksiae | NC042194.1 | 79677—79766 |
| | | R. berberifolia | NC045126.1 | 79792—79881 |
| | | R. chinensis var. spontanea | NC038102.1 | 80248—80337 |
| | | R. hybrid cultivar Augusta | NC044126.1 | 79765—79854 |
| | | R. lucieae | NC040997.1 | 79676—79765 |
| | | R. maximowicziana | NC040960.1 | 79464—79553 |
| | | R. multiflora | NC039989.1 | 79565—79654 |

续表

| 编号 | 保守区间序列 | 物种拉丁名 | GenBank 序列号 | 保守区间序列起点—终点 |
|---|---|---|---|---|
| 10 | TGAAGTGCTTCTTTAGGAGTTAAACTTCCATTTGTCCATATTTCGATAAAGAGTATCTCTTGTTTTTCATTCCCATTCACATAAGAATGA | R. praelucens | NC037492.1 | 79729—79818 |
| | | R. roxburghii | NC032038.1 | 80067—80156 |
| | | R. rugosa | NC044094.1 | 80082—80171 |
| | | R. chinensis | MH332770.1 | 79988—80077 |
| | | R. laevigata var. leiocarpa | NC047418.1 | 79408—79497 |
| | | R. laevigata | NC046824.1 | 79621—79710 |
| | | R. canina | NC047295.1 | 79442—79531 |

## 参 考 文 献

[1] 国家中医药管理局《中华本草》编委会. 中华本草. 第5册. 上海: 上海科学技术出版社, 1999: 62-65.
[2] 国家药典委员会. 中华人民共和国药典(2020年版)一部. 北京: 中国医药科技出版社, 2020.
[3] 赵中振, 肖培根. 当代药用植物典. 第2册. 北京: 世界图书出版社, 2007: 218-221.
[4] 肖培根. 新编中药志. 第1册. 北京: 化学工业出版社, 2002: 488-492.
[5] 么厉程, 杨智. 中药材规范化种植(养殖)技术指南. 北京: 中国农业出版社, 2006: 561.
[6] Zhang C, Xiong X, Gao X. The complete chloroplast genome sequence of *Rosa laevigata*(Rosaceae). Mitochondrial DNA Part B: Resources, Resources, 2019, 4(2): 3556-3557.
[7] Yin X, Liao B, Guo S, et al. The chloroplasts genomic analyses of *Rosa laevigata*, *R. rugosa* and *R. canina*. Chinese Medicine, 2020, 15: 18.
[8] Jian H Y, Zhang Y H, Yan H J, et al. The complete chloroplast genome of a key ancestor of modern roses, *Rosa chinensis* var. *spontanea*, and a comparison with congeneric species. Molecules, 2018, 23(2): 389.
[9] Jeon J H, Kim S C. Comparative analysis of the complete chloroplast genome sequences of three closely related East-Asian wild roses(*Rosa* sect. *synstylae*; Rosaceae). Genes, 2019, 10(1): 23.
[10] Li S, Qu X, Zhong M, et al. Characterization of the complete chloroplast genome of *Rosa chinensis* 'Old Blush'(Rosaceae), an important cultivated Chinese rose. Acta Horticulturae, 2019, 1232: 119-124.

# 169 地　　榆

【药材基本信息】 地榆（*Sanguisorba officinalis* L.）为蔷薇科地榆属药用植物[1]，其干燥根为地榆中药材（图2-169-1）。收载于《中国药典》（2020年版）[2]。地榆分布于亚洲北温带及欧洲，我国东北、西北、华北、华中、华南均有分布。地榆常生于灌木丛中、山坡草地、草原、草甸及疏林下。以条粗、质坚、断面粉红色者为佳。地榆主要含鞣质和三萜皂苷（如地榆糖苷Ⅰ、地榆糖苷Ⅱ及地榆苷A、地榆苷B、地榆苷E等）等成分。其味苦、酸、涩，性微寒。归肝、大肠经。具有凉血止血、解毒敛疮等功效。用于便血、痔血、血痢、崩漏、水火烫伤、痈肿疮毒等。现代研究表明，地榆具有止血、抗氧化、抗肿瘤、抗菌、抗炎消肿等作用[1]。

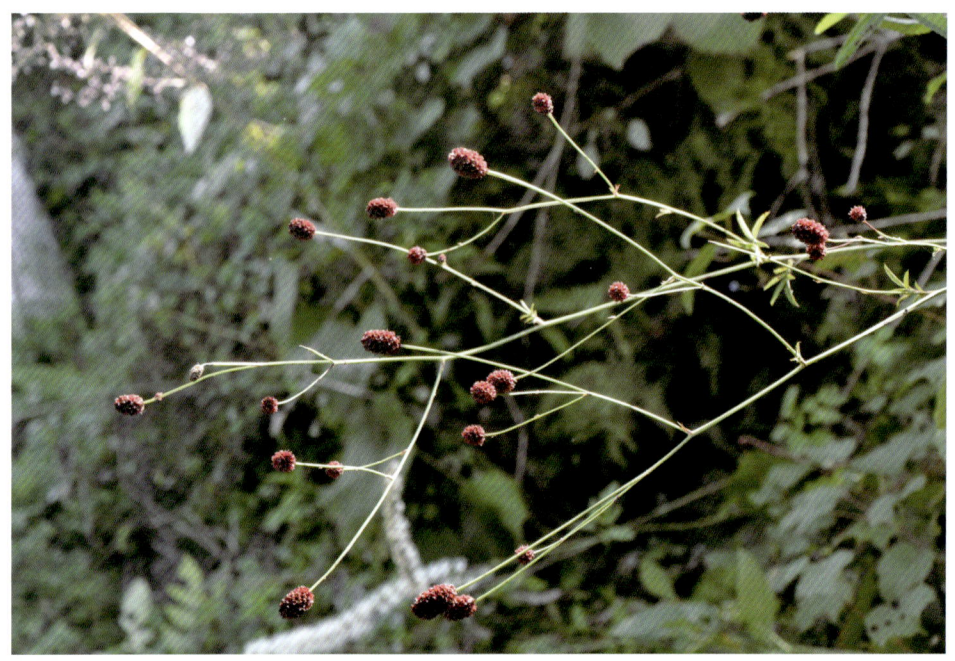

图 2-169-1　地榆

【叶绿体基因组】 地榆的叶绿体DNA为环状分子，其叶绿体基因组（GenBank登录号：NC044694.1）总长度为155 479bp，具有保守的四分状结构，包括一个LSC区、一个SSC区和一对IR区，其长度分别为85 547bp、18 768bp和25 582bp（图2-169-2）。地榆叶绿体基因组的整体G/C含量为37.19%。其IR区的G/C含量（42.73%）高于SSC区的G/C含量（31.20%）和LSC区的G/C含量（35.20%）。

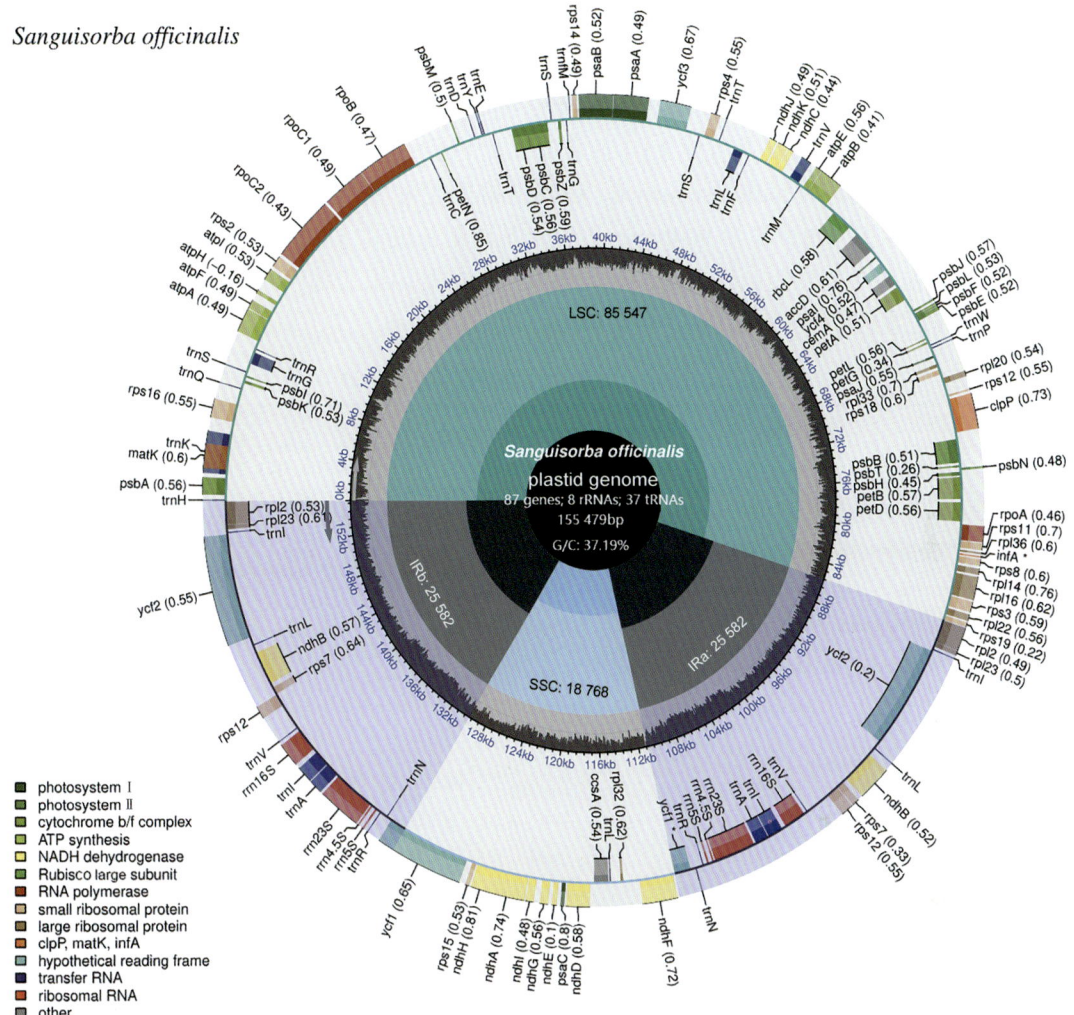

**图 2-169-2　地榆叶绿体基因组图谱**

该图包括 6 个圆形轨道。自内向外的第一轨道表示分散重复序列，红色弧线表示直接重复序列，绿色弧线表示回文重复序列；自内向外的第二轨道上的蓝色柱状线条表示长串联重复序列，其重复单元碱基长度＞7；自内向外的第三轨道以不同颜色的柱状线条表示不同类型的短串联重复序列（微卫星序列），其中黑色表示复杂重复序列，绿色表示重复单元碱基长度为 1 的重复序列，黄色表示重复单元碱基长度为 2 的重复序列，紫色表示重复单元碱基长度为 3 的重复序列，蓝色表示重复单元碱基长度为 4 的重复序列，橙色表示重复单元碱基长度为 5 的重复序列，红色表示重复单元碱基长度为 6 的重复序列；自内向外的第四轨道上以不同色块表示 SSC 区、反向重复区 IRa 和 IRb、LSC 区，数字代表相应区间的长度；自内向外的第五轨道表示 GC 含量；最外层第六轨道以不同色块表示不同功能的编码基因，功能分类详见图中左下角注释，基因名称后括号中的数字表示密码子使用偏差，轨道外侧的基因转录方向为顺时针方向，轨道内侧的基因转录方向为逆时针方向

【编码基因】　地榆的叶绿体基因组共编码 132 个基因，其中独特基因 113 个，包括蛋白质编码基因 87 个（独特基因 79 个）、转运 RNA（transfer RNA，tRNA）编码基因 37 个（独特基因 30 个）、核糖体 RNA（ribosome RNA，rRNA）编码基因 8 个（独特基因 4 个）（表 2-169-1）。其中 7 个蛋白质独特编码基因（*ndhB*、*rpl2*、*rpl23*、*rps12*、*rps7*、*ycf1*、*ycf2*）、7 个 tRNA 独特编码基因（*trnI-CAU*、*trnL-CAA*、*trnV-GAC*、*trnI-GAU*、*trnA-UGC*、*trnR-ACG*、*trnN-GUU*）、4 个 rRNA 独特编码基因（*rrn4.5S*、*rrn5S*、*rrn16S*、*rrn23S*）位

于 IR 区。有 10 个蛋白质编码基因 [*rps16*、*petB*、*petD*、*rpl16*、*ndhA*、*ndhB*（×2）、*rpoC1*、*rpl2*（×2）] 各含有 1 个内含子（intron），4 个蛋白质编码基因 [*ycf3*、*clpP*、*rps12*（×2）] 各含有 2 个内含子，8 个 tRNA 编码基因 [*trnK-UUU*、*trnG-UCC*、*trnL-UAA*、*trnV-UAC*、*trnI-GAU*（×2）、*trnA-UGC*（×2）] 各含有 1 个内含子（表 2-169-2）。地榆叶绿体基因组中蛋白质编码区（coding sequence，CDS）的长度为 78 603bp，占整个基因组长度的 50.56%。rRNA 基因的长度为 9048bp，占整个基因组长度的 5.82%。而 tRNA 基因的长度为 2813bp，占整个基因组长度的 1.81%。地榆叶绿体基因组非编码区主要包括内含子和基因间区，其长度占整个基因组长度的 41.81%。

表 2-169-1 地榆叶绿体基因组基因列表

| 基因功能 | 基因分类 | 基因名称 |
| --- | --- | --- |
| rRNA | rRNA genes | *rrn23S*（×2）、*rrn16S*（×2）、*rrn5S*（×2）、*rrn4.5S*（×2） |
| tRNA | tRNA genes | 37 *trn* genes（8 个基因各含有 1 个内含子） |
| 自我复制 | The small subunit of the ribosome | *rps11*、*rps12*（×3）、*rps14*、*rps15*、*rps16*、*rps18*、*rps19*、*rps2*、*rps3*、*rps4*、*rps7*（×2）、*rps8* |
| | Large subunit of ribosome | *rpl14*、*rpl16*、*rpl2*（×2）、*rpl20*、*rpl22*、*rpl23*（×2）、*rpl32*、*rpl33*、*rpl36* |
| | DNA dependent RNA polymerase | *rpoC1*、*rpoC2*、*rpoB*、*rpoA* |
| 光合作用 | Subunits of NADH-dehydrogenase | *ndhA*、*ndhB*（×2）、*ndhC*、*ndhD*、*ndhE*、*ndhF*、*ndhG*、*ndhH*、*ndhI*、*ndhJ*、*ndhK* |
| | Subunits of photosystem Ⅰ | *psaI*、*psaC*、*psaB*、*psaA*、*psaJ* |
| | Subunits of photosystem Ⅱ | *psbA*、*psbB*、*psbC*、*psbD*、*psbE*、*psbF*、*psbH*、*psbI*、*psbJ*、*psbK*、*psbL*、*psbM*、*psbN*、*psbT*、*psbZ*、*ycf3* |
| | Subunits of cytochrome b/f complex | *petN*、*petA*、*petD*、*petG*、*petB*、*petL* |
| | Subunits of ATP synthase | *atpI*、*atpE*、*atpA*、*atpB*、*atpH*、*atpF* |
| | Large subunit of rubisco | *rbcL* |
| 其他功能 | Protease | *clpP* |
| | Envelope membrane protein | *cemA* |
| | Subunit of acetyl-CoA-carboxylase | *accD* |
| | Translational initiation factor | *infA* |
| | c-type cytochrome synthesis gene | *ccsA* |
| | Maturase | *matK* |
| 未知功能 | | *ycf1*（×2）、*ycf2*（×2）、*ycf4* |

表 2-169-2 地榆叶绿体基因内含子和外显子位置及长度

| 基因名称 | 基因编码序列所在链 | 起始位置 | 终点位置 | 长度（bp） | | | | |
| --- | --- | --- | --- | --- | --- | --- | --- | --- |
| | | | | 第一外显子 | 第一内含子 | 第二外显子 | 第二内含子 | 第三外显子 |
| *trnK-UUU* | − | 1706 | 4291 | 37 | 2514 | 35 | | |
| *rps16* | − | 5114 | 6279 | 39 | 899 | 228 | | |
| *trnG-UCC* | + | 9104 | 9872 | 23 | 698 | 48 | | |
| *rpoC1* | − | 20423 | 23226 | 430 | 749 | 1625 | | |
| *ycf3* | − | 43177 | 45172 | 124 | 723 | 230 | 766 | 153 |
| *trnL-UAA* | + | 48624 | 49264 | 37 | 554 | 50 | | |

续表

| 基因名称 | 基因编码序列所在链 | 起始位置 | 终点位置 | 长度（bp） | | | | |
|---|---|---|---|---|---|---|---|---|
| | | | | 第一外显子 | 第一内含子 | 第二外显子 | 第二内含子 | 第三外显子 |
| trnV-UAC | − | 52825 | 53501 | 39 | 601 | 37 | | |
| rps12 | − | 70799 | 99525 | 114 | ND | 232 | 545 | 26 |
| clpP | − | 71098 | 73281 | 71 | 938 | 291 | 658 | 226 |
| petB | + | 76197 | 77620 | 6 | 761 | 657 | | |
| petD | + | 77842 | 79074 | 9 | 750 | 474 | | |
| rpl16 | − | 82422 | 83843 | 8 | 1011 | 403 | | |
| rpl2 | − | 85607 | 87104 | 391 | 673 | 434 | | |
| ndhB | − | 95669 | 97883 | 775 | 682 | 758 | | |
| trnI-GAU | + | 103316 | 104341 | 42 | 949 | 35 | | |
| trnA-UGC | + | 104406 | 105292 | 38 | 814 | 35 | | |
| ndhA | − | 121042 | 123330 | 562 | 1185 | 542 | | |
| trnA-UGC | − | 135735 | 136621 | 38 | 814 | 35 | | |
| trnI-GAU | − | 136686 | 137711 | 42 | 949 | 35 | | |
| rps12 | + | 141502 | 142302 | ND | ND | 232 | 545 | 26 |
| ndhB | + | 143144 | 145358 | 775 | 682 | 758 | | |
| rpl2 | + | 153923 | 155420 | 391 | 673 | 434 | | |

注："+"表示正链；"−"表示负链；"ND"表示未确定

【重复序列】 在地榆叶绿体基因组中，微卫星序列有 A/T、C/G 和 AT/AT 三种类型，各有 55 个、4 个和 1 个（表 2-169-3）。共发现 38 个串联重复序列，满足总长度超过 20bp 且重复单元之间的相似度 ≥ 90% 两个条件（表 2-169-4）。散在重复序列包括回文重复序列和正向重复序列。以 e-value 小于 1E−04 为阈值，地榆叶绿体基因组散在重复序列包括 7 条回文重复序列、10 条正向重复序列（表 2-169-5）。

表 2-169-3 地榆叶绿体基因组微卫星序列统计

| 重复单元类型 | 重复序列个数 |
|---|---|
| A/T | 55 |
| C/G | 4 |
| AT/AT | 1 |

表 2-169-4 地榆叶绿体基因组串联重复序列统计

| 起点—终点 | 重复单元长度（bp） | 重复单元拷贝数 | 重复单元一致序列长度（bp） | 重复单元之间的相似度（%） | 插入缺失比例（%） | 分值 | 碱基个数 | | | | 熵（0—2） |
|---|---|---|---|---|---|---|---|---|---|---|---|
| | | | | | | | A | C | G | T | |
| 233—258 | 12 | 2.2 | 12 | 100 | 0 | 52 | 30 | 0 | 7 | 61 | 1.24 |
| 361—404 | 23 | 1.9 | 23 | 90 | 0 | 70 | 36 | 13 | 15 | 34 | 1.87 |
| 4864—4907 | 22 | 2.0 | 22 | 100 | 0 | 88 | 50 | 4 | 18 | 27 | 1.66 |
| 6161—6194 | 16 | 2.1 | 16 | 94 | 0 | 59 | 64 | 0 | 0 | 35 | 0.94 |
| 6500—6554 | 26 | 2.1 | 26 | 100 | 0 | 110 | 25 | 10 | 0 | 63 | 1.27 |
| 9964—10006 | 21 | 2.0 | 22 | 90 | 4 | 70 | 39 | 6 | 16 | 37 | 1.75 |

续表

| 起点—终点 | 重复单元长度（bp） | 重复单元拷贝数 | 重复单元一致序列长度（bp） | 重复单元之间的相似度（%） | 插入缺失比例（%） | 分值 | 碱基个数 | | | | 熵（0—2） |
|---|---|---|---|---|---|---|---|---|---|---|---|
| | | | | | | | A | C | G | T | |
| 10308—10345 | 18 | 2.2 | 18 | 90 | 4 | 60 | 55 | 0 | 0 | 44 | 0.99 |
| 10629—10658 | 15 | 2.0 | 15 | 93 | 0 | 51 | 10 | 33 | 3 | 53 | 1.51 |
| 12939—12971 | 17 | 1.9 | 17 | 100 | 0 | 66 | 36 | 12 | 12 | 39 | 1.80 |
| 26917—26941 | 13 | 1.9 | 13 | 100 | 0 | 50 | 32 | 0 | 20 | 48 | 1.50 |
| 28103—28127 | 12 | 2.1 | 12 | 100 | 0 | 50 | 32 | 16 | 0 | 52 | 1.44 |
| 30649—30679 | 15 | 2.1 | 15 | 100 | 0 | 62 | 58 | 6 | 19 | 16 | 1.59 |
| 36415—36444 | 14 | 2.1 | 14 | 93 | 0 | 51 | 10 | 6 | 16 | 66 | 1.41 |
| 36852—36891 | 19 | 2.1 | 19 | 95 | 0 | 71 | 60 | 0 | 5 | 35 | 1.19 |
| 44008—44039 | 15 | 2.1 | 15 | 100 | 0 | 64 | 31 | 0 | 6 | 62 | 1.20 |
| 45617—45664 | 23 | 2.1 | 23 | 100 | 0 | 96 | 37 | 4 | 20 | 37 | 1.72 |
| 48000—48037 | 18 | 2.1 | 18 | 100 | 0 | 76 | 39 | 10 | 5 | 44 | 1.61 |
| 48102—48128 | 12 | 2.3 | 12 | 100 | 0 | 54 | 48 | 0 | 0 | 51 | 1.00 |
| 58288—58312 | 12 | 2.1 | 12 | 100 | 0 | 50 | 48 | 0 | 8 | 44 | 1.32 |
| 60448—60481 | 17 | 2.0 | 17 | 100 | 0 | 68 | 58 | 0 | 5 | 35 | 1.22 |
| 67774—67815 | 20 | 2.1 | 20 | 90 | 0 | 66 | 28 | 7 | 0 | 64 | 1.20 |
| 69081—69119 | 21 | 1.9 | 21 | 94 | 5 | 71 | 33 | 23 | 10 | 33 | 1.88 |
| 72862—72891 | 13 | 2.3 | 13 | 94 | 0 | 51 | 66 | 6 | 0 | 26 | 1.16 |
| 73561—73592 | 16 | 2.0 | 16 | 93 | 0 | 55 | 50 | 6 | 9 | 34 | 1.60 |
| 75732—75767 | 18 | 2.0 | 18 | 100 | 0 | 72 | 38 | 5 | 11 | 44 | 1.63 |
| 78083—78128 | 23 | 2.0 | 23 | 100 | 0 | 92 | 26 | 21 | 8 | 43 | 1.81 |
| 83734—83773 | 20 | 2.0 | 20 | 100 | 0 | 80 | 30 | 5 | 15 | 50 | 1.65 |
| 87516—87563 | 20 | 2.4 | 20 | 96 | 0 | 87 | 37 | 25 | 12 | 25 | 1.91 |
| 108515—108576 | 32 | 1.9 | 32 | 96 | 0 | 115 | 38 | 20 | 11 | 29 | 1.88 |
| 109578—109605 | 14 | 2.0 | 14 | 100 | 0 | 56 | 42 | 21 | 7 | 28 | 1.79 |
| 110624—110659 | 18 | 2.0 | 18 | 94 | 0 | 63 | 44 | 11 | 13 | 30 | 1.79 |
| 111134—111185 | 20 | 2.5 | 20 | 96 | 3 | 95 | 40 | 3 | 0 | 55 | 1.18 |
| 114275—114305 | 15 | 2.1 | 15 | 100 | 0 | 62 | 61 | 0 | 6 | 32 | 1.21 |
| 124915—124946 | 16 | 2.0 | 16 | 93 | 0 | 55 | 31 | 3 | 12 | 53 | 1.54 |
| 130368—130403 | 18 | 2.0 | 18 | 94 | 0 | 63 | 30 | 13 | 11 | 44 | 1.79 |
| 131422—131449 | 14 | 2.0 | 14 | 100 | 0 | 56 | 28 | 7 | 21 | 42 | 1.79 |
| 132451—132512 | 32 | 1.9 | 32 | 96 | 0 | 115 | 29 | 11 | 20 | 38 | 1.88 |
| 153464—153511 | 20 | 2.4 | 20 | 96 | 0 | 87 | 25 | 12 | 25 | 37 | 1.91 |

表 2-169-5　地榆叶绿体基因组散在重复序列特征值

| 重复单元一长度（bp） | 重复单元一起点 | 重复类型 | 重复单元二长度（bp） | 重复单元二起点 | 重复单元间隔 | e-value |
|---|---|---|---|---|---|---|
| 40 | 99562 | D | 40 | 121618 | 0 | 5.62E–15 |
| 40 | 121618 | P | 40 | 141424 | 0 | 5.62E–15 |
| 39 | 44361 | D | 39 | 99564 | 0 | 2.25E–14 |
| 39 | 44361 | P | 39 | 141423 | 0 | 2.25E–14 |

续表

| 重复单元一长度（bp） | 重复单元一起点 | 重复类型 | 重复单元二长度（bp） | 重复单元二起点 | 重复单元间隔 | e-value |
|---|---|---|---|---|---|---|
| 38 | 44361 | D | 38 | 121620 | 0 | 9.00E-14 |
| 34 | 8442 | P | 34 | 46143 | -1 | 2.35E-09 |
| 30 | 6498 | D | 30 | 6524 | -1 | 5.31E-07 |
| 30 | 108514 | D | 30 | 108546 | -1 | 5.31E-07 |
| 30 | 108514 | P | 30 | 132450 | -1 | 5.31E-07 |
| 30 | 108546 | P | 30 | 132482 | -1 | 5.31E-07 |
| 30 | 132450 | D | 30 | 132482 | -1 | 5.31E-07 |
| 30 | 28568 | D | 30 | 119443 | -2 | 2.31E-05 |
| 32 | 8444 | D | 32 | 36015 | -3 | 4.94E-05 |
| 32 | 90349 | D | 32 | 90370 | -3 | 4.94E-05 |
| 32 | 90349 | P | 32 | 150624 | -3 | 4.94E-05 |
| 32 | 90370 | P | 32 | 150645 | -3 | 4.94E-05 |
| 32 | 150624 | D | 32 | 150645 | -3 | 4.94E-05 |

注：P. palindromic repeat，回文重复序列；D. direct repeat，正向重复序列

【高可变区】 为了发现地榆属物种间的高可变区，从5个物种的叶绿体基因组中提取了125个基因间区，采用K2p（Kimura 2-parameter）模型计算基因间区的遗传距离，遗传距离最大的30个基因间区参见图2-169-3。这30个基因间区的K2p平均值分布于1.50～8.56。其中 ccsA-ndhD、ycf3-trnS-GGA、ycf1-ndhF、rpl22-rps19、trnR-UCU-atpA、

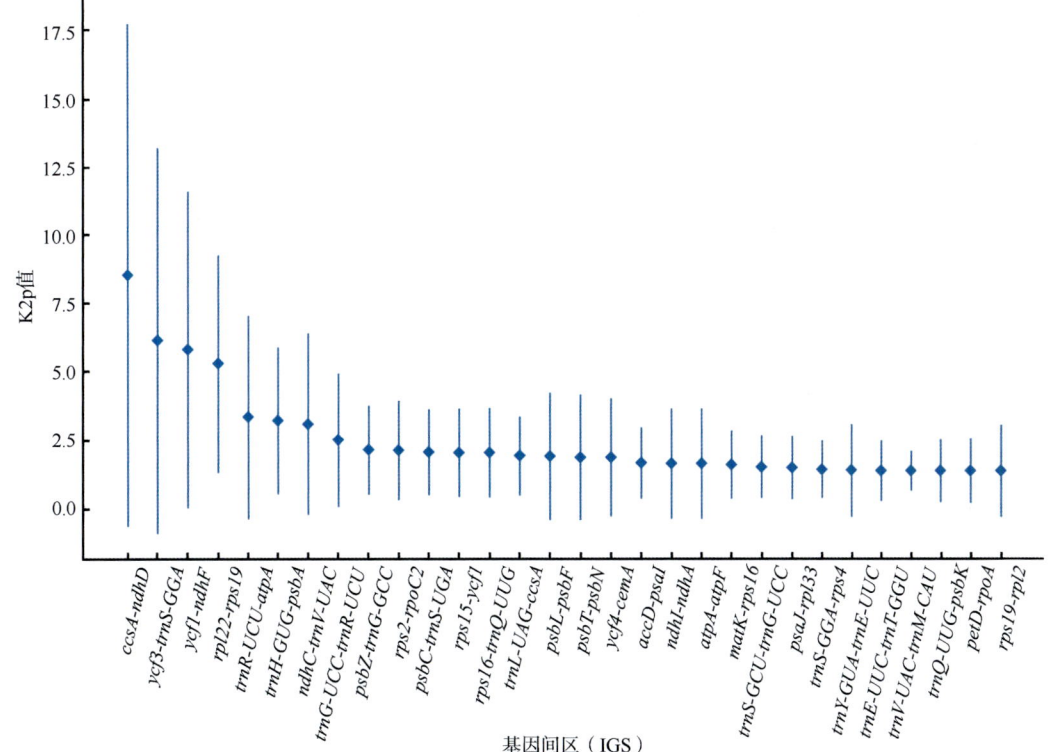

图2-169-3 地榆属物种基因间区的遗传距离分析结果

*trnH-GUG-psbA*、*ndhC-trnV-UAC* 的 K2p 平均值较高，分别为 8.56、6.12、5.81、5.30、3.35、3.22、3.10。由此可见，地榆属 5 个物种的叶绿体基因组在这 7 个区域的变异较大，这 7 个区域可作为潜在的分子标记开发区域。

【系统发育】 使用 MAFFT 对来自地榆属的 5 个物种[3, 4]和 1 个外类群物种[插田泡（*Rubus coreanus*）][5]的 6 个叶绿体基因组中提取的 77 个共有蛋白质序列进行多重序列比对，使用 IQ-TREE 筛选得到最优的 cpREV 模型，并采用最大似然法（maximum likelihood method）构建进化树。结果显示，小白花地榆（*Sanguisorba tenuifolia* var. *alba*）[3]、细叶地榆（*Sanguisorba tenuifolia*）[4]、地榆（*Sanguisorba officinalis*）[3]、大白花地榆（*Sanguisorba sitchensis*）[3]和矮地榆（*Sanguisorba filiformis*）[3] 5 个物种聚为一支。地榆与小白花地榆、细叶地榆的亲缘关系最近，与矮地榆的亲缘关系较远（图 2-169-4）。

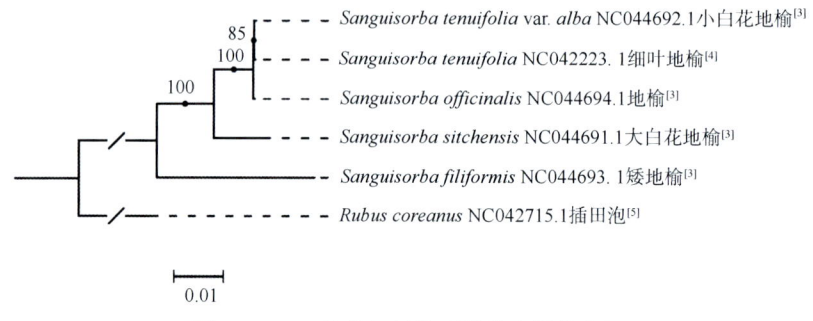

图 2-169-4 地榆属植物系统发育进化分析

【$K_A/K_S$ 选择压力分析】 以图 2-169-4 的进化树作为参考，利用 Hyphy 软件中的 aBSREL 模型对蛋白质编码基因进行选择压力分析。共发现 4 个地榆属基因受到正向选择，即 *petB*、*rpl14*、*rpoC2*、*ycf1*。在物种地榆中，未发现有基因受到正向选择。

【宏 DNA 条形码的发现及其 PCR 扩增引物设计】 为了发现能够区分地榆属下物种的宏 DNA 条形码序列及其 PCR 扩增引物，利用 ecoPrimers 对地榆属植物叶绿体基因组序列进行分析。用于设计 PCR 扩增引物的保守区间见表 2-169-6。可以依据区间序列设计引物，使用这些引物对地榆属 DNA 进行 PCR 扩增，对 PCR 产物进行桑格测序或高通量测序，通过序列比较和特征分析区分地榆属的 5 个物种。

表 2-169-6 部分基于 ecoPrimers 发现的引物设计保守区间

| 编号 | 保守区间序列 | 物种拉丁名 | GenBank 序列号 | 保守区间序列起点—终点 |
|---|---|---|---|---|
| 1 | CGGTCAGTCATTAAGTACATATACACATCTGGTTATATA TGTATTAGCATTATGTATTAGAAATAATAAAGAAGGA GGATAATTTAAAATGCGAGATCTAAAAACATATCTC TCCGTGGCACCGGTAGTAAGTACTCTATGGTTCGGG TCTTTAGCAGGTTATTGATAGAGATCAATCGTTTTT TTCCGGATGCGTTGATATTCCCCTTTTTTTCATTCTA GTTATTGATATGGTAGTATGGTAGGGGGAAGAGGAT TAGAGATAGAATCAAATATCTGTAACTAA | *S. tenuifolia* | NC042223.1 | 67969—68255 |
| | | *S. sitchensis* | NC044691.1 | 67912—68198 |
| | | *S. tenuifolia* var. *alba* | NC044692.1 | 67985—68271 |
| | | *S. filiformis* | NC044693.1 | 67163—67449 |
| | | *S. officinalis* | NC044694.1 | 67985—68271 |

续表

| 编号 | 保守区间序列 | 物种拉丁名 | GenBank 序列号 | 保守区间序列起点—终点 |
|---|---|---|---|---|
| 2 | TTTTTTTTTTTTTTCAAATATACGTTAGAAAAACAAAAAAGGGATTCCCCCTCGGTGAAACTAGTAACTTGGGCCAGGCTCCAATTAAAATAAAATTAATAA | *S. tenuifolia* | NC042223.1 | 68308—68369 |
| | | *S. sitchensis* | NC044691.1 | 68253—68314 |
| | | *S. tenuifolia* var. *alba* | NC044692.1 | 68327—68388 |
| | | *S. filiformis* | NC044693.1 | 67502—67563 |
| | | *S. officinalis* | NC044694.1 | 68326—68387 |
| 3 | TCTGAACGAGTCGCACATACACCCTAGTACATGTTCCTCGTCGCTGAGGACATCCTCCAAGAGCGGGGGATTTCGTGACATTTCTGATTGGCTGTCTTGTGTTTCTAATAAGTTGTTTAATAGTTGGCATGTTGAATCATATATATAAT | *S. tenuifolia* | NC042223.1 | 70758—70906 |
| | | *S. sitchensis* | NC044691.1 | 70721—70869 |
| | | *S. tenuifolia* var. *alba* | NC044692.1 | 70786—70934 |
| | | *S. filiformis* | NC044693.1 | 69832—69980 |
| | | *S. officinalis* | NC044694.1 | 70783—70931 |
| 4 | TTTTTTTTTTCTATAGTTTGAATTTCTATATTAAGAAATTAATAAATAGAATATTAAATCCGGTAAGAAGATAAAATACCAAATCACGAATTCATGTGAAATCCTTGTTCTTTTTCTTTTTTATTCAGTCGCTACAAGATCAACAATTCCATGAACTTGGGCTTCTGTTGCTGACATAAAAACATCTCTTTC | *S. tenuifolia* | NC042223.1 | 70961—71142 |
| | | *S. sitchensis* | NC044691.1 | 70921—71102 |
| | | *S. tenuifolia* var. *alba* | NC044692.1 | 70990—71171 |
| | | *S. filiformis* | NC044693.1 | 70040—70221 |
| | | *S. officinalis* | NC044694.1 | 70988—71169 |
| 5 | CTTTTGCTACGACTTCCCCATTTTTTTTTTTTTTTTTTTTCAATTTATTTCAT | *S. tenuifolia* | NC042223.1 | 72698—72717 |
| | | *S. sitchensis* | NC044691.1 | 72563—72582 |
| | | *S. tenuifolia* var. *alba* | NC044692.1 | 72728—72747 |
| | | *S. filiformis* | NC044693.1 | 71744—71763 |
| | | *S. officinalis* | NC044694.1 | 72723—72742 |
| 6 | AATATCTAAATCGAAATTAAATAGAAATAACTAAAATATGATATAAATATGATATTTAAGTCGTAATCATAAATATATTTATTACAAAT | *S. tenuifolia* | NC042223.1 | 72862—72950 |
| | | *S. sitchensis* | NC044691.1 | 72696—72784 |
| | | *S. tenuifolia* var. *alba* | NC044692.1 | 72890—72978 |
| | | *S. filiformis* | NC044693.1 | 71871—71959 |
| | | *S. officinalis* | NC044694.1 | 72882—72970 |

## 参 考 文 献

[1] 国家中医药管理局《中华本草》编委会. 中华本草. 第五册. 第14卷. 上海：上海科学技术出版社，1999，5：372-373.

[2] 国家药典委员会. 中华人民共和国药典（2020年版）一部. 北京：中国医药科技出版社，2020.

[3] Meng X X, Xian Y F, Xiang L, et al. Complete chloroplast genomes from *Sanguisorba*: Identity and variation among four species. Molecules，2018，23（9）：2137.

[4] Park I, Yang S, Kim W J, et al. Complete chloroplast genome of *Sanguisorba*×*tenuifolia* Fisch. ex Link. Mitochondrial DNA B Resour，2018，3（2）：909-910.

[5] Chen Q, Wang Y, Sun B, et al. The complete chloroplast genome sequence of *Rubus coreanus*, an excellent diseases-resistant resource. Mitochondrial DNA B Resour，2019，4：216-217.

# 170 甜 橙

**【药材基本信息】** 甜橙 [*Citrus sinensis*（L.）Osbeck] 为芸香科柑橘属药用植物[1]，其幼果为枳实中药材，其叶（橙叶）、果皮（青皮、陈皮）亦供药用（图 2-170-1）。甜橙生长于丘陵、低山地带和江河湖泊的沿岸。江苏、浙江、福建、江西、湖北、湖南、广东、广西、四川、贵州、云南、台湾等地均有栽培。甜橙为常绿小乔木，柑果扁圆形或近球形，果汁黄色、味甜。甜橙含橙皮苷、柚皮苷、黄柏内酯、那可汀等成分[2]。具有镇咳作用。主治肝气郁滞所致胁肋疼痛、脘腹胀满、产妇乳汁不通、乳房结块肿痛、醉酒[1,2]。

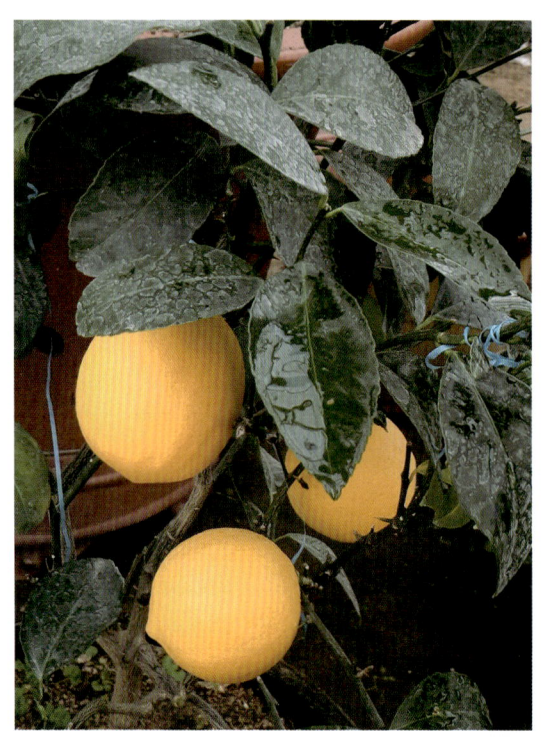

图 2-170-1 甜橙

**【叶绿体基因组】** 甜橙的叶绿体 DNA 为环状分子，其叶绿体基因组（GenBank 登录号：NC008334.1）总长度为 160 129bp，具有保守的四分状结构，包括一个 LSC 区、一个 SSC 区和一对 IR 区，其长度分别为 87 736bp、18 393bp 和 27 000bp（图 2-170-2）。甜橙叶绿体基因组的整体 G/C 含量为 38.48%。其 IR 区的 G/C 含量（42.95%）高于 SSC 区的 G/C 含量（33.34%）和 LSC 区的 G/C 含量（36.81%）。

*Citrus sinensis*

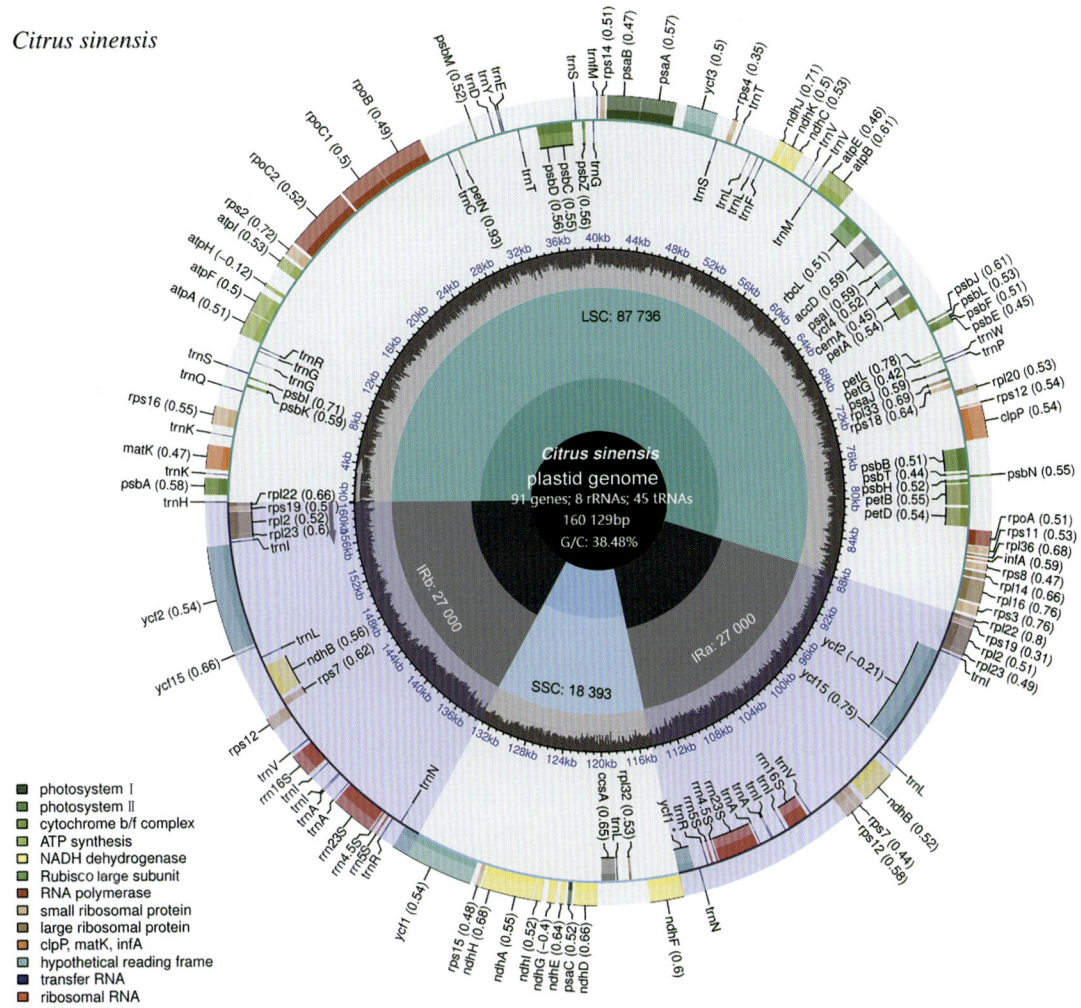

图 2-170-2　甜橙叶绿体基因组图谱

该图包括 6 个圆形轨道。自内向外的第一轨道表示分散重复序列，红色弧线表示直接重复序列，绿色弧线表示回文重复序列；自内向外的第二轨道上的蓝色柱状线条表示长串联重复序列，其重复单元碱基长度＞7；自内向外的第三轨道以不同颜色的柱状线条表示不同类型的短串联重复序列（微卫星序列），其中黑色表示复杂重复序列，绿色表示重复单元碱基长度为 1 的重复序列，黄色表示重复单元碱基长度为 2 的重复序列，紫色表示重复单元碱基长度为 3 的重复序列，蓝色表示重复单元碱基长度为 4 的重复序列，橙色表示重复单元碱基长度为 5 的重复序列，红色表示重复单元碱基长度为 6 的重复序列；自内向外的第四轨道上以不同色块表示 SSC 区、反向重复区 IRa 和 IRb、LSC 区，数字代表相应区间的长度；自内向外的第五轨道表示 GC 含量；最外层第六轨道以不同色块表示不同功能的编码基因，功能分类详见图中左下角注释，基因名称后括号中的数字表示密码子使用偏差，轨道外侧的基因转录方向为顺时针方向，轨道内侧的基因转录方向为逆时针方向

【编码基因】　甜橙的叶绿体基因组共编码 144 个基因，其中独特基因 113 个，包括蛋白质编码基因 91 个（独特基因 80 个）、转运 RNA（transfer RNA，tRNA）编码基因 45 个（独特基因 29 个）、核糖体 RNA（ribosomal RNA，rRNA）编码基因 8 个（独特基因 4 个）（表 2-170-1）。其中 9 个蛋白质独特编码基因（*ndhB*、*rpl2*、*rpl22*、*rps12*、*rps19*、*rps7*、*ycf1*、*ycf2*、*rpl23*）、7 个 tRNA 独特编码基因（*trnA-UGC*、*trnI-GAU*、*trnL-CAA*、*trnN-GUU*、*trnR-ACG*、*trnV-GAC*、*trnI-CAU*）、4 个 rRNA 独特编码基因（*rrn16S*、*rrn5S*、*rrn4.5S*、 *rrn23S*）位于 IR 区。有 11 个蛋白质编码基因 [*rps16*、*atpF*、*rpoC1*、*petB*、*petD*、*rpl16*、*rpl2*（×2）、*ndhB*（×2）、*ndhA*] 各含有 1 个内含子（intron），4 个蛋白质编码基因 [*ycf3*、*clpP*、*rps12*（×2）] 各含有 2 个内含子（表 2-170-2）。甜橙叶绿体基因组中蛋白质编码区（coding sequence，CDS）的长度为 79 806bp，占整个基因组长度的 49.84%。rRNA 基因的长度为 9048bp，占整个基因组长度的 5.65%。而 tRNA 基因的长度为 2802bp，占整个基因组长度的 1.75%。甜橙叶绿体基因组非编码区主要包括内含子和基因间区，其长度占整个基因组长度的 42.76%。

表 2-170-1 甜橙叶绿体基因组基因列表

| 基因功能 | 基因分类 | 基因名称 |
| --- | --- | --- |
| rRNA | rRNA genes | *rrn16S*（×2）、*rrn23S*（×2）、*rrn5S*（×2）、*rrn4.5S*（×2） |
| tRNA | tRNA genes | 45 *trn* genes |
| 自我复制 | Small subunit of ribosome | *rps11*、*rps12*（×3）、*rps14*、*rps15*、*rps16*、*rps18*、*rps19*（×2）、*rps2*、*rps3*、*rps4*、*rps7*（×2）、*rps8* |
|  | Large subunit of ribosome | *rpl14*、*rpl16*、*rpl2*（×2）、*rpl20*、*rpl22*（×2）、*rpl23*（×2）、*rpl32*、*rpl33*、*rpl36* |
|  | DNA dependent RNA polymerase | *rpoA*、*rpoB*、*rpoC1*、*rpoC2* |
| 光合作用 | Subunits of NADH-dehydrogenase | *ndhA*、*ndhB*（×2）、*ndhC*、*ndhD*、*ndhE*、*ndhF*、*ndhG*、*ndhH*、*ndhI*、*ndhJ*、*ndhK* |
|  | Subunits of photosystem Ⅰ | *psaA*、*psaB*、*psaC*、*psaI*、*psaJ* |
|  | Subunits of photosystem Ⅱ | *psbA*、*psbB*、*psbC*、*psbD*、*psbE*、*psbF*、*psbH*、*psbI*、*psbJ*、*psbK*、*psbL*、*psbM*、*psbN*、*psbT*、*psbZ*、*ycf3* |
|  | Subunits of cytochrome b/f complex | *petA*、*petB*、*petD*、*petG*、*petL*、*petN* |
|  | Subunits of ATP synthase | *atpA*、*atpB*、*atpE*、*atpF*、*atpH*、*atpI* |
|  | Large subunit of rubisco | *rbcL* |
| 其他功能 | Maturase | *matK* |
|  | Protease | *clpP* |
|  | Envelope membrane protein | *cemA* |
|  | Subunit of acetyl-CoA-carboxylase | *accD* |
|  | Translational initiation factor | *infA* |
|  | c-type cytochrome synthesis gene | *ccsA* |
| 未知功能 |  | *ycf1*（×2）、*ycf2*（×2）、*ycf4*、*ycf15*（×2） |

表 2-170-2 甜橙叶绿体基因内含子和外显子位置及长度

| 基因名称 | 基因编码序列所在链 | 起始位置 | 终点位置 | 长度（bp） | | | | |
| --- | --- | --- | --- | --- | --- | --- | --- | --- |
|  |  |  |  | 第一外显子 | 第一内含子 | 第二外显子 | 第二内含子 | 第三外显子 |
| *rps16* | − | 5008 | 6159 | 40 | 885 | 227 |  |  |
| *atpF* | − | 12554 | 13907 | 145 | 799 | 410 |  |  |
| *rpoC1* | − | 22103 | 24891 | 432 | 746 | 1611 |  |  |
| *ycf3* | − | 45815 | 47842 | 124 | 721 | 230 | 800 | 153 |
| *clpP* | − | 74064 | 76145 | 71 | 829 | 294 | 662 | 226 |

续表

| 基因名称 | 基因编码序列所在链 | 起始位置 | 终点位置 | 长度（bp） | | | | |
|---|---|---|---|---|---|---|---|---|
| | | | | 第一外显子 | 第一内含子 | 第二外显子 | 第二内含子 | 第三外显子 |
| rps12 | − | 73845 | 102926 | 114 | ND | 232 | 542 | 26 |
| petB | + | 79045 | 80440 | 6 | 691 | 699 | | |
| petD | + | 80657 | 81901 | 8 | 762 | 475 | | |
| rpl16 | − | 85263 | 86706 | 9 | 1033 | 402 | | |
| rpl2 | − | 88391 | 89908 | 391 | 693 | 434 | | |
| ndhB | − | 99072 | 101285 | 775 | 681 | 758 | | |
| ndhA | − | 124607 | 126808 | 553 | 1110 | 539 | | |
| rps12 | + | 144948 | 145745 | ND | ND | 232 | 542 | 26 |
| ndhB | + | 146589 | 148802 | 775 | 681 | 758 | | |
| rpl2 | + | 157966 | 159483 | 391 | 693 | 434 | | |

注："+"表示正链；"−"表示负链；"ND"表示未确定

【重复序列】 在甜橙叶绿体基因组中，微卫星序列有 A/T、C/G 和 AT/AT 三种类型，各有 76 个、6 个和 1 个（表 2-170-3）。共发现 26 个串联重复序列，满足总长度超过 20bp 且重复单元之间的相似度 ≥ 90% 两个条件（表 2-170-4）。散在重复序列包括回文重复序列和正向重复序列。以 e-value 小于 1E−04 为阈值，甜橙叶绿体基因组散在重复序列包括 9 条回文重复序列、8 条正向重复序列（表 2-170-5）。

表 2-170-3 甜橙叶绿体基因组微卫星序列统计

| 重复单元类型 | 重复序列个数 |
|---|---|
| A/T | 76 |
| C/G | 6 |
| AT/AT | 1 |

表 2-170-4 甜橙叶绿体基因组串联重复序列统计

| 起点—终点 | 重复单元长度（bp） | 重复单元拷贝数 | 重复单元一致序列长度（bp） | 重复单元之间的相似度（%） | 插入缺失比例（%） | 分值 | 碱基个数 | | | | 熵（0—2） |
|---|---|---|---|---|---|---|---|---|---|---|---|
| | | | | | | | A | C | G | T | |
| 8915—8939 | 12 | 2.1 | 12 | 100 | 0 | 50 | 16 | 24 | 0 | 60 | 1.36 |
| 8968—8998 | 16 | 1.9 | 16 | 93 | 0 | 53 | 48 | 9 | 12 | 29 | 1.73 |
| 13436—13467 | 15 | 2.1 | 15 | 100 | 0 | 64 | 31 | 6 | 0 | 62 | 1.20 |
| 31895—31931 | 17 | 2.2 | 17 | 100 | 0 | 74 | 32 | 10 | 0 | 56 | 1.34 |
| 34188—34224 | 18 | 2.1 | 18 | 100 | 0 | 74 | 24 | 10 | 32 | 32 | 1.90 |
| 34678—34723 | 22 | 2.1 | 22 | 100 | 0 | 92 | 45 | 0 | 17 | 36 | 1.49 |
| 34741—34768 | 14 | 2.0 | 14 | 100 | 0 | 56 | 50 | 7 | 21 | 21 | 1.72 |
| 39530—39560 | 10 | 3.1 | 10 | 95 | 0 | 53 | 48 | 0 | 3 | 48 | 1.17 |
| 39773—39822 | 24 | 2.1 | 24 | 100 | 0 | 100 | 38 | 12 | 16 | 34 | 1.85 |
| 45770—45803 | 16 | 2.1 | 16 | 94 | 0 | 59 | 64 | 5 | 2 | 26 | 1.30 |
| 51918—51948 | 15 | 2.1 | 15 | 93 | 0 | 53 | 9 | 3 | 0 | 87 | 0.66 |
| 61278—61319 | 18 | 2.3 | 18 | 100 | 0 | 84 | 45 | 11 | 23 | 19 | 1.83 |

续表

| 起点—终点 | 重复单元长度（bp） | 重复单元拷贝数 | 重复单元一致序列长度（bp） | 重复单元之间的相似度（%） | 插入缺失比例（%） | 分值 | 碱基个数 A | C | G | T | 熵（0—2） |
|---|---|---|---|---|---|---|---|---|---|---|---|
| 58267—58309 | 21 | 2.0 | 22 | 95 | 4 | 79 | 23 | 18 | 11 | 46 | 1.82 |
| 62743—62791 | 25 | 2.0 | 24 | 92 | 4 | 80 | 44 | 8 | 4 | 42 | 1.53 |
| 81291—81321 | 16 | 1.9 | 16 | 100 | 0 | 62 | 12 | 9 | 0 | 77 | 0.99 |
| 88943—88988 | 23 | 2.0 | 23 | 100 | 0 | 92 | 47 | 17 | 8 | 26 | 1.76 |
| 95575—95610 | 18 | 2.0 | 18 | 100 | 0 | 72 | 27 | 11 | 27 | 33 | 1.91 |
| 103905—103942 | 18 | 2.1 | 18 | 95 | 0 | 67 | 23 | 7 | 5 | 63 | 1.42 |
| 112042—112103 | 32 | 1.9 | 32 | 96 | 0 | 115 | 38 | 24 | 9 | 27 | 1.86 |
| 117441—117484 | 20 | 2.2 | 20 | 95 | 0 | 79 | 56 | 4 | 4 | 34 | 1.40 |
| 1118135—118172 | 19 | 2.0 | 19 | 100 | 0 | 76 | 42 | 10 | 15 | 31 | 1.81 |
| 123021—123060 | 19 | 2.1 | 19 | 100 | 0 | 80 | 50 | 10 | 15 | 25 | 1.74 |
| 135771—135832 | 32 | 1.9 | 32 | 96 | 0 | 115 | 27 | 9 | 24 | 38 | 1.86 |
| 143932—143969 | 18 | 2.1 | 18 | 95 | 0 | 67 | 63 | 5 | 7 | 23 | 1.42 |
| 152264—152299 | 18 | 2.0 | 18 | 100 | 0 | 72 | 33 | 27 | 11 | 277 | 1.91 |
| 158886—158931 | 23 | 2.0 | 23 | 100 | 0 | 92 | 26 | 8 | 17 | 47 | 1.76 |

表 2-170-5　甜橙叶绿体基因组散在重复序列特征值

| 重复单元一长度（bp） | 重复单元一起点 | 重复起点 | 重复单元二长度（bp） | 重复单元二起点 | 重复单元间隔 | e-value |
|---|---|---|---|---|---|---|
| 53 | 9369 | P | 53 | 31833 | −3 | 5.62E−17 |
| 41 | 102663 | D | 41 | 125183 | −1 | 1.83E−13 |
| 41 | 125183 | P | 41 | 144869 | −1 | 1.83E−13 |
| 44 | 41995 | D | 44 | 44219 | −3 | 8.33E−12 |
| 34 | 9388 | P | 34 | 31833 | −2 | 1.23E−07 |
| 34 | 112041 | D | 34 | 112073 | −2 | 1.23E−07 |
| 34 | 112041 | P | 34 | 135766 | −2 | 1.23E−07 |
| 34 | 112073 | P | 34 | 135798 | −2 | 1.23E−07 |
| 34 | 135766 | D | 34 | 135798 | −2 | 1.23E−07 |
| 30 | 8729 | P | 30 | 48327 | −1 | 5.63E−07 |
| 32 | 10606 | D | 32 | 10610 | −2 | 1.75E−06 |
| 34 | 39526 | P | 34 | 39534 | −3 | 3.95E−06 |
| 31 | 10607 | D | 31 | 118302 | −2 | 6.54E−06 |
| 31 | 10611 | D | 31 | 118302 | −2 | 6.54E−06 |
| 31 | 51917 | D | 31 | 103374 | −2 | 6.54E−06 |
| 31 | 51917 | P | 31 | 144468 | −2 | 6.54E−06 |
| 30 | 81265 | P | 30 | 81267 | −2 | 2.45E−05 |

注：P. palindromic repeat，回文重复序列；D. direct repeat，正向重复序列

【高可变区】 为了发现柑橘属物种间的高可变区，从 8 个物种的叶绿体基因组中提取了 48 个基因间区，采用 K2p（Kimura 2-parameter）模型计算基因间区的遗传距离，遗传距离最大的 29 个基因间区参见图 2-170-3。这 29 个基因间区的 K2p 平均值分布于 0.40～1.56。其中 *psbT-psbN*、*psaC-ndhE*、*rps19-rpl22* 的 K2p 平均值较高，分别为 1.56、1.24、1.08。由此可见，柑橘属 8 个物种的叶绿体基因组在这 3 个区域的变异较大，这 3 个区域可作为潜在的分子标记开发区域。

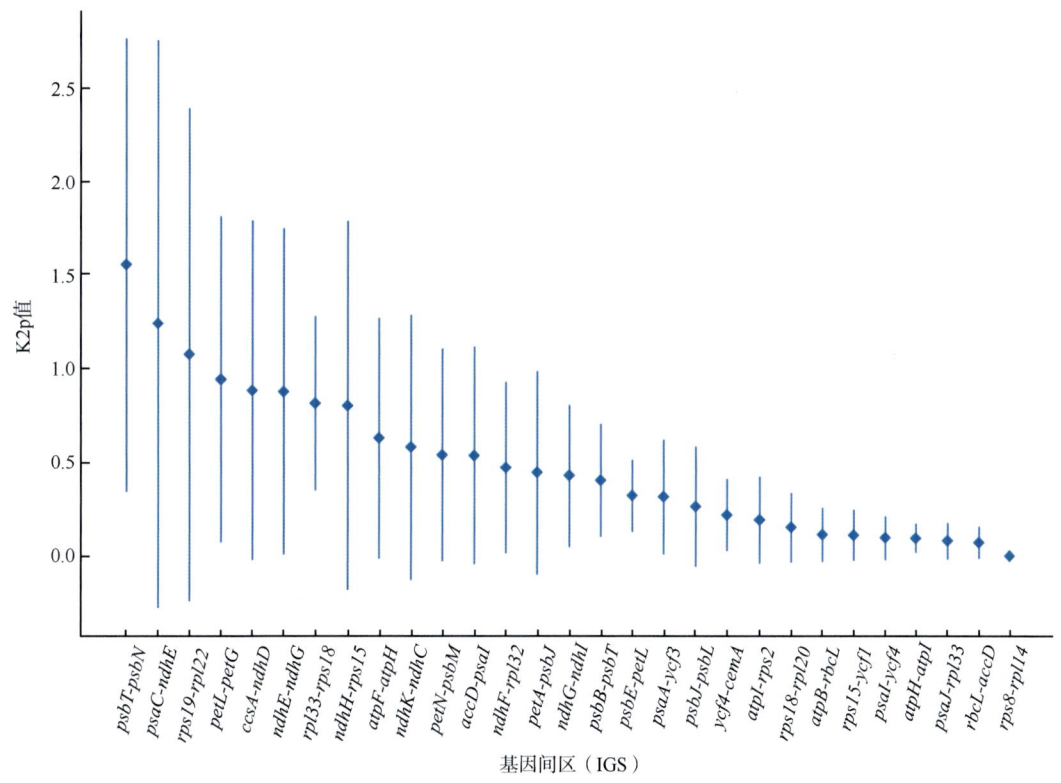

图 2-170-3 柑橘属物种基因间区的遗传距离分析结果

【系统发育】 使用 MAFFT 对来自柑橘属的 8 个物种[3-6]和 1 个外类群物种 [山小橘（*Glycosmis pentaphylla*）][7] 的叶绿体基因组中提取的 83 个共有蛋白质序列进行多重序列比对，使用 IQ-TREE 筛选得到最优的 cpREV 模型，并采用最大似然法（maximum likelihood method）构建进化树。结果显示，柑橘（*Citrus reticulata*）单独分化为一支。接着，*Citrus polytrifolia*[3]、来檬（*Citrus aurantiifolia*）[4]、柠檬（*Citrus limon*）依次分化出来。最后，甜橙（*Citrus sinensis*）[5] 和 *Citrus platymamma* 2 个物种聚为一支，*Citrus depressa*[6] 与柚（*Citrus maxima*）2 个物种聚为一支。甜橙与 *Citrus platymamma* 的亲缘关系最近，与柑橘等物种的亲缘关系较远（图 2-170-4）。

【$K_A/K_S$ 选择压力分析】 以图 2-170-4 的进化树作为参考，利用 Hyphy 软件中的 aBSREL 模型对蛋白质编码基因进行选择压力分析（表 2-170-6）。共发现 1 个基因受到正向选择：*rps4*。在物种甜橙（*Citrus sinensis*）中，*rps4* 基因被正向选择。这个基因的功能可能与甜橙适应高海拔、高紫外辐射、低温环境相关。

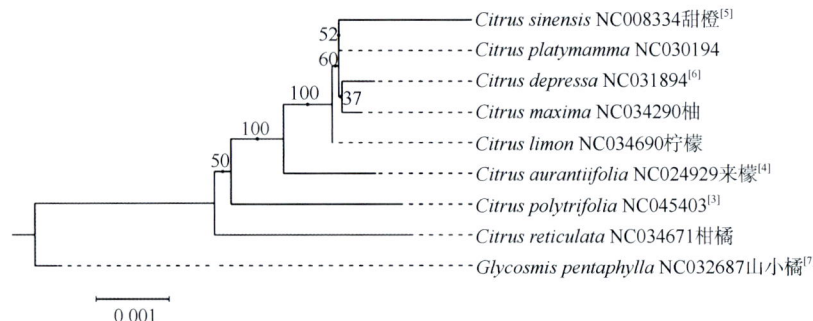

图 2-170-4　柑橘属植物系统发育进化分析

表 2-170-6　柑橘属植物 $K_A/K_S$ 选择压力分析

| 物种 | 基因 | 优化的枝长 | LRT | $p$-value |
| --- | --- | --- | --- | --- |
| *Citrus sinensis* | rps4 | 0.0018 | 48.7060 | 0.0000* |

注：LRT. likelihood ratio test，似然比检验；"*"表示值小于 0.0001

**【宏 DNA 条形码的发现及其 PCR 扩增引物设计】**　为了发现能够区分柑橘属下物种的宏 DNA 条形码序列及其 PCR 扩增引物，利用 ecoPrimers 对柑橘属植物叶绿体基因组序列进行分析。未发现可用于设计 PCR 扩增引物的保守区间。

## 参 考 文 献

[1] 国家中医药管理局《中华本草》编委会．中华本草．第四册．上海：上海科学技术出版社，1999：914.

[2] 南京中医药大学．中药大辞典．上海：上海科学技术出版社，2006：3031.

[3] Li S，Zong D，Zhou A，et al. The complete chloroplast genome sequence of *Poncirus polyandra*（Rutaceae），an endangered species endemic to Yunnan Province，China. Mitochondrial DNA Part B：Resources，2019，4（1）：766-768.

[4] Su H J，Hogenhout S A，Al-Sadi A M，et al. Complete chloroplast genome sequence of Omani lime（*Citrus aurantiifolia*）and comparative analysis within the rosids. PLoS One，2014，9（11）：e113049.

[5] Bausher M G，Singh N D，Lee L B，et al. The complete chloroplast genome sequence of *Citrus sinensis*（L.）Osbeck var 'Ridge Pineapple'：Organization and phylogenetic relationships to other angiosperms. BMC Plant Biol，2006，6：21.

[6] Ishikawa R，Badenoch N，Miyagi K，et al. Multi-lineages of Shiikuwasha（*Citrus depressa* Hayata）evaluated by using whole chloroplast genome sequences and its bio-diversity in Okinawa，Japan. Breeding Science，2016，66（4）：490-498.

[7] Shivakumar V S，Appelhans M S，Johnson G，et al. Analysis of whole chloroplast genomes from the genera of the Clauseneae，the curry tribe（Rutaceae，Citrus family）. Mol Phylogenet Evol，2017，117：135-140.

# 171 川 黄 檗

【药材基本信息】 川黄檗（*Phellodendron chinense* C. K. Schneid.）[1-4]又称黄皮树、黄柏皮，为芸香科黄檗属药用植物[1]，其干燥树皮为黄柏中药材（图2-171-1）。收载于《中国药典》（2020年版）[2]。川黄檗分布于湖北、湖南、四川、安徽、云南、重庆等地。主产于四川、贵州等省。商品主要源于野生资源。黄柏以皮厚、色鲜黄、无栓皮者为佳。黄柏含有生物碱（如小檗碱、木兰花碱、掌叶防己碱、黄柏碱等）、内酯、甾醇等化学成分[3,4]。黄柏苦，寒。归肾、膀胱经。具有清热燥湿、泻火除蒸、解毒疗疮的功效。现代研究表明，黄柏具有抗菌、抗炎、抗癌、抗病毒、抗心律失常、镇咳、抗应激性溃疡、解热、利尿、降压、降血糖等作用[5]。临床常用于湿热泻痢、黄疸、热淋、骨蒸劳热、盗汗、遗精、湿疹瘙痒等病症。川黄檗为国家重点保护野生植物，保护级别Ⅱ级。

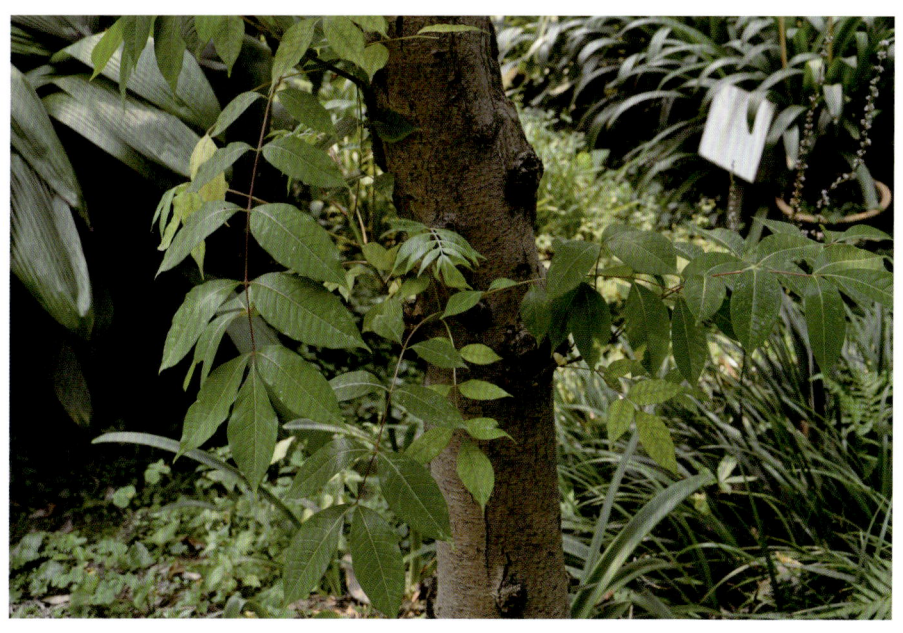

图 2-171-1　川黄檗

【叶绿体基因组】 川黄檗的叶绿体DNA为环状分子，其叶绿体基因组（GenBank登录号：NC050949.1）总长度为158 537bp，具有保守的四分状结构，包括一个LSC区、一个SSC区和一对IR区，其长度分别为86 250bp、18 287bp和27 000bp（图2-171-2）。川黄檗叶绿体基因组的整体G/C含量为38.35%。其IR区的G/C含量（42.85%）高于SSC区的G/C含量（33.18%）和LSC区的G/C含量（36.63%）。

*Phellodendron chinense*

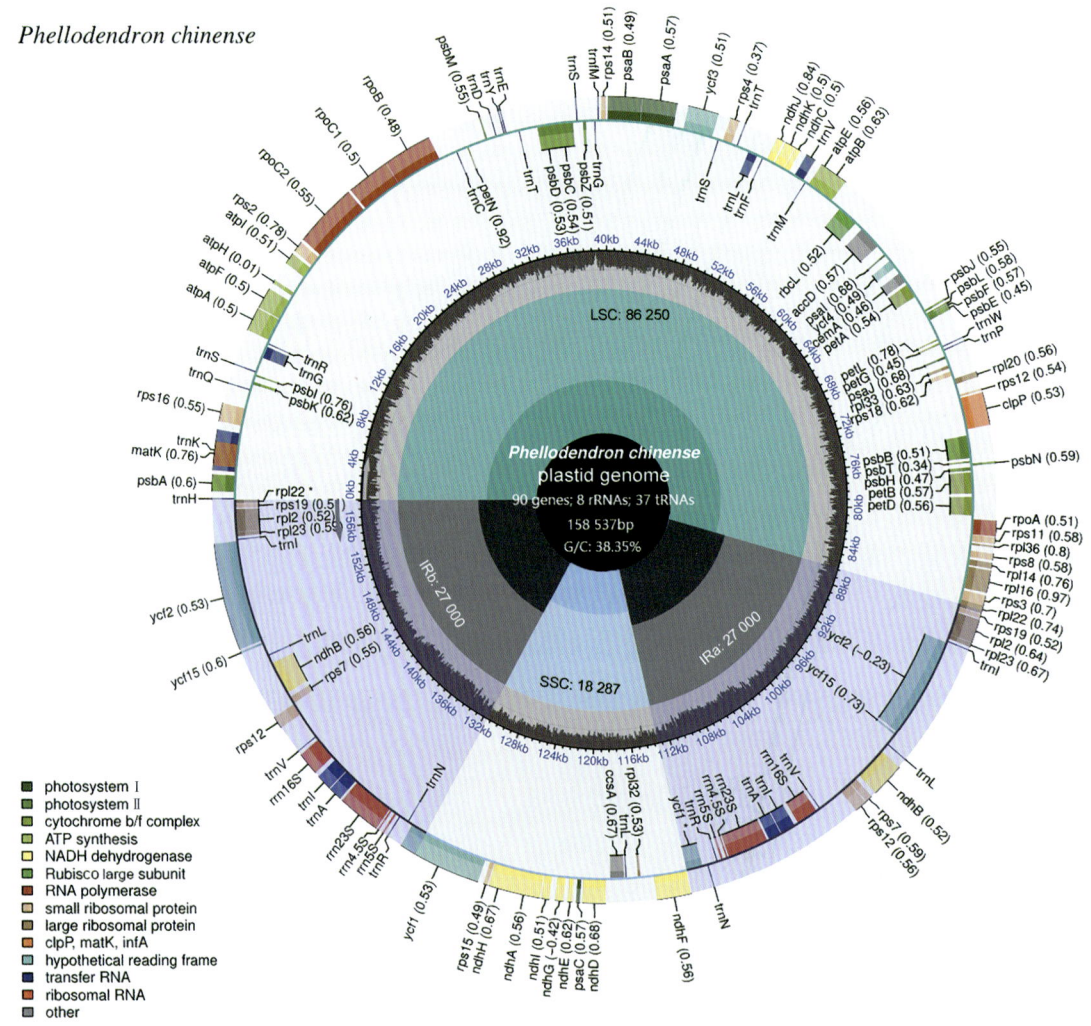

图 2-171-2　川黄檗叶绿体基因组图谱

该图包括 6 个圆形轨道。自内向外的第一轨道表示分散重复序列，红色弧线表示直接重复序列，绿色弧线表示回文重复序列；自内向外的第二轨道上的蓝色柱状线条表示长串联重复序列，其重复单元碱基长度＞7；自内向外的第三轨道以不同颜色的柱状线条表示不同类型的短串联重复序列（微卫星序列），其中黑色表示复杂重复序列，绿色表示重复单元碱基长度为 1 的重复序列，黄色表示重复单元碱基长度为 2 的重复序列，紫色表示重复单元碱基长度为 3 的重复序列，蓝色表示重复单元碱基长度为 4 的重复序列，橙色表示重复单元碱基长度为 5 的重复序列，红色表示重复单元碱基长度为 6 的重复序列；自内向外的第四轨道上以不同色块表示 SSC 区、反向重复区 IRa 和 IRb、LSC 区，数字代表相应区间的长度；自内向外的第五轨道表示 GC 含量；最外层第六轨道以不同色块表示不同功能的编码基因，功能分类详见图中左下角注释，基因名称后括号中的数字表示密码子使用偏差，轨道外侧的基因转录方向为顺时针方向，轨道内侧的基因转录方向为逆时针方向

【编码基因】　川黄檗的叶绿体基因组共编码 135 个基因，其中独特基因 114 个，包括蛋白质编码基因 90 个（独特基因 80 个）、转运 RNA（transfer RNA，tRNA）编码基因 37 个（独特基因 30 个）、核糖体 RNA（ribosomal RNA，rRNA）编码基因 8 个（独特基因 4 个）（表 2-171-1）。其中 8 个蛋白质独特编码基因（*ycf2*、*rpl2*、*rpl23*、*rps12*、*rps19*、*rps7*、*ycf15*、*ndhB*），7 个 tRNA 独特编码基因（*trnA-UGC*、*trnV-GAC*、*trnI-GAU*、*trnL-CAA*、*trnN-GUU*、*trnR-ACG*、*trnI-CAU*），4 个 rRNA 独特编码基因（*rrn16S*、*rrn23S*、 rrn4.5S、rrn5S）位于 IR 区。有 11 个蛋白质编码基因 [rps16、atpF、rpoC1、petB、petD、rpl16、rpl2（×2）、ndhB（×2）、ndhA] 各含有 1 个内含子（intron），4 个蛋白质编码基因 [ycf3、clpP、rps12（×2）] 各含有 2 个内含子，8 个 tRNA 编码基因 [trnK-UUU、trnG-UCC、trnL-UAA、trnV-UAC、trnI-GAU（×2）、trnA-UGC（×2）] 各含有 1 个内含子（表 2-171-2）。川黄檗叶绿体基因组中蛋白质编码区（coding sequence，CDS）的长度为 79 377bp，占整个基因组长度的 50.07%。rRNA 基因的长度为 8862bp，占整个基因组长度的 5.59%。而 tRNA 基因的长度为 2877bp，占整个基因组长度的 1.81%。川黄檗叶绿体基因组非编码区主要包括内含子和基因间区，其长度占整个基因组长度的 42.53%。

表 2-171-1　川黄檗叶绿体基因组基因列表

| 基因功能 | 基因分类 | 基因名称 |
|---|---|---|
| rRNA | rRNA genes | rrn16S（×2）、rrn23S（×2）、rrn5S（×2）、rrn4.5S（×2） |
| tRNA | tRNA genes | 37 trn genes（8 个基因各含有 1 个内含子） |
| 自我复制 | Small subunit of ribosome | rps11、rps12（×3）、rps14、rps15、rps16、rps18、rps19（×2）、rps2、rps3、rps4、rps7（×2）、rps8 |
|  | Large subunit of ribosome | rpl14、rpl16、rpl2（×2）、rpl20、rpl22、rpl23（×2）、rpl32、rpl33、rpl36 |
|  | DNA dependent RNA polymerase | rpoA、rpoB、rpoC1、rpoC2 |
| 光合作用 | Subunits of NADH-dehydrogenase | ndhA、ndhB（×2）、ndhC、ndhD、ndhE、ndhF、ndhG、ndhH、ndhI、ndhJ、ndhK |
|  | Subunits of photosystem Ⅰ | psaA、psaB、psaC、psaI、psaJ |
|  | Subunits of photosystem Ⅱ | psbA、psbB、psbC、psbD、psbE、psbF、psbH、psbI、psbJ、psbK、psbL、psbM、psbN、psbT、psbZ、ycf3 |
|  | Subunits of cytochrome b/f complex | petA、petB、petD、petG、petL、petN |
|  | Subunits of ATP synthase | atpA、atpB、atpE、atpF、atpH、atpI |
|  | Subunit of rubisco | rbcL |
| 其他功能 | Maturase | matK |
|  | Protease | clpP |
|  | Envelope membrane protein | cemA |
|  | Subunit of acetyl-CoA-carboxylase | accD |
|  | Translational initiation factor | infA |
|  | c-type cytochrome synthesis gene | ccsA |
| 未知功能 |  | ycf1（×2）、ycf15（×2）、ycf2（×2）、ycf4 |

表 2-171-2　川黄檗叶绿体基因内含子和外显子位置及长度

| 基因名称 | 基因编码序列所在链 | 起始位置 | 终点位置 | 长度（bp） | | | | |
|---|---|---|---|---|---|---|---|---|
|  |  |  |  | 第一外显子 | 第一内含子 | 第二外显子 | 第二内含子 | 第三外显子 |
| trnK-UUU | - | 1849 | 4443 | 38 | 2521 | 36 | | |
| rps16 | - | 4959 | 6124 | 42 | 899 | 225 | | |
| trnG-UCC | + | 9700 | 10492 | 31 | 699 | 62 | | |
| atpF | - | 12550 | 13896 | 145 | 792 | 410 | | |
| rpoC1 | - | 22046 | 24892 | 422 | 807 | 1618 | | |

续表

| 基因名称 | 基因编码序列所在链 | 起始位置 | 终点位置 | 长度（bp） | | | | |
|---|---|---|---|---|---|---|---|---|
| | | | | 第一外显子 | 第一内含子 | 第二外显子 | 第二内含子 | 第三外显子 |
| ycf3 | − | 45167 | 47166 | 129 | 735 | 228 | 754 | 153 |
| trnL-UAA | + | 49833 | 50471 | 35 | 552 | 52 | | |
| trnV-UAC | − | 53341 | 54001 | 37 | 568 | 56 | | |
| rps12 | − | 72192 | 101380 | 114 | ND | 232 | 541 | 26 |
| clpP | − | 72435 | 74524 | 71 | 854 | 291 | 648 | 226 |
| petB | + | 77359 | 78762 | 6 | 756 | 642 | | |
| petD | + | 79073 | 80295 | 8 | 738 | 475 | | |
| rpl16 | − | 83701 | 85139 | 9 | 1028 | 402 | | |
| rpl2 | − | 86866 | 88383 | 391 | 657 | 470 | | |
| ndhB | − | 97527 | 99740 | 775 | 681 | 758 | | |
| trnI-GAU | + | 105287 | 106320 | 32 | 962 | 40 | | |
| trnA-UGC | + | 106385 | 107260 | 37 | 782 | 57 | | |
| ndhA | − | 123011 | 125248 | 553 | 1146 | 539 | | |
| trnA-UGC | − | 137528 | 138403 | 37 | 782 | 57 | | |
| trnI-GAU | − | 138468 | 139501 | 32 | 962 | 40 | | |
| rps12 | + | 143408 | 143650 | ND | ND | 232 | 541 | 26 |
| ndhB | + | 145048 | 147261 | 775 | 681 | 758 | | |
| rpl2 | + | 156405 | 157922 | 391 | 657 | 470 | | |

注："+"表示正链；"−"表示负链；"ND"表示未确定

【重复序列】 在川黄檗叶绿体基因组中，微卫星序列有 A/T 和 C/G 两种类型，各有 82 个和 2 个（表 2-171-3）。共发现 24 个串联重复序列，满足总长度超过 20bp 且重复单元之间的相似度 ≥ 90% 两个条件（表 2-171-4）。散在重复序列包括回文重复序列和正向重复序列。以 e-value 小于 1E–04 为阈值，川黄檗叶绿体基因组散在重复序列包括 10 条回文重复序列、13 条正向重复序列（表 2-171-5）。

表 2-171-3 川黄檗叶绿体基因组微卫星序列统计

| 重复单元类型 | 重复序列个数 |
|---|---|
| A/T | 82 |
| C/G | 2 |

表 2-171-4 川黄檗叶绿体基因组串联重复序列统计

| 起点—终点 | 重复单元长度（bp） | 重复单元拷贝数 | 重复单元一致序列长度（bp） | 重复单元之间的相似度（%） | 插入缺失比例（%） | 分值 | 碱基个数 | | | | 熵（0—2） |
|---|---|---|---|---|---|---|---|---|---|---|---|
| | | | | | | | A | C | G | T | |
| 9491—9522 | 15 | 2.1 | 15 | 94 | 0 | 55 | 37 | 0 | 3 | 59 | 1.13 |
| 30001—30038 | 19 | 2.0 | 19 | 90 | 10 | 60 | 21 | 10 | 15 | 52 | 1.72 |
| 30330—30364 | 17 | 2.1 | 17 | 100 | 0 | 70 | 34 | 17 | 5 | 42 | 1.73 |
| 31373—31402 | 15 | 2.0 | 15 | 100 | 0 | 60 | 20 | 20 | 13 | 46 | 1.83 |
| 38830—38869 | 19 | 2.1 | 19 | 100 | 0 | 80 | 65 | 0 | 0 | 35 | 0.93 |

续表

| 起点—终点 | 重复单元长度（bp） | 重复单元拷贝数 | 重复单元一致序列长度（bp） | 重复单元之间的相似度（%） | 插入缺失比例（%） | 分值 | 碱基个数 A | C | G | T | 熵（0—2） |
|---|---|---|---|---|---|---|---|---|---|---|---|
| 53261—53299 | 16 | 2.4 | 16 | 95 | 0 | 69 | 41 | 2 | 5 | 51 | 1.38 |
| 58618—58657 | 19 | 2.1 | 19 | 100 | 0 | 0 | 80 | 22 | 5 | 15 | 1.57 |
| 65915—65962 | 21 | 2.3 | 21 | 96 | 0 | 87 | 45 | 14 | 16 | 22 | 1.84 |
| 69140—69168 | 14 | 2.1 | 14 | 100 | 0 | 58 | 6 | 27 | 0 | 65 | 1.18 |
| 69939—69974 | 17 | 2.1 | 17 | 100 | 0 | 72 | 47 | 5 | 11 | 36 | 1.63 |
| 70362—70431 | 35 | 2 | 13 | 100 | 0 | 140 | 48 | 8 | 2 | 40 | 1.49 |
| 83171—83196 | 13 | 2.0 | 13 | 100 | 0 | 52 | 23 | 23 | 15 | 38 | 1.92 |
| 85265—85291 | 13 | 2.1 | 13 | 100 | 0 | 54 | 25 | 14 | 29 | 29 | 1.95 |
| 87418—87463 | 23 | 2.0 | 23 | 100 | 0 | 92 | 47 | 17 | 8 | 26 | 1.76 |
| 94014—94067 | 18 | 3.0 | 18 | 97 | 0 | 99 | 29 | 9 | 27 | 33 | 1.88 |
| 102338—102357 | 18 | 2.1 | 18 | 95 | 0 | 67 | 21 | 10 | 7 | 60 | 1.54 |
| 110485—110546 | 32 | 1.9 | 32 | 96 | 0 | 115 | 38 | 24 | 9 | 27 | 1.86 |
| 113259—113307 | 24 | 2.0 | 24 | 100 | 0 | 98 | 55 | 4 | 16 | 24 | 1.59 |
| 113249—113282 | 17 | 2.1 | 17 | 100 | 0 | 72 | 50 | 5 | 22 | 22 | 1.70 |
| 116622—116669 | 23 | 2.1 | 23 | 100 | 0 | 96 | 50 | 8 | 4 | 377 | 1.52 |
| 134242—134303 | 32 | 1.9 | 32 | 96 | 0 | 115 | 27 | 9 | 24 | 38 | 1.86 |
| 142413—142450 | 18 | 2.1 | 18 | 95 | 0 | 67 | 60 | 7 | 10 | 21 | 1.54 |
| 150721—150774 | 18 | 3.0 | 18 | 97 | 0 | 99 | 33 | 27 | 9 | 29 | 1.88 |
| 157325—157370 | 23 | 2.0 | 23 | 100 | 0 | 92 | 26 | 8 | 17 | 47 | 1.76 |

表 2-171-5　川黄檗叶绿体基因组散在重复序列特征值

| 重复单元一长度（bp） | 重复类型 | 重复单元一起点 | 重复单元二长度（bp） | 重复单元二起点 | 重复单元间隔 | $e$-value |
|---|---|---|---|---|---|---|
| 73 | 41307 | D | 73 | 43531 | −3 | 1.33E−28 |
| 57 | 59746 | D | 57 | 59827 | −1 | 5.81E−23 |
| 38 | 59704 | D | 38 | 59797 | 0 | 9.36E−14 |
| 36 | 101422 | D | 36 | 123592 | 0 | 1.50E−12 |
| 36 | 123592 | P | 36 | 143329 | 0 | 1.50E−12 |
| 36 | 111271 | D | 36 | 133480 | 0 | 1.50E−12 |
| 35 | 70361 | D | 35 | 70396 | 0 | 5.99E−12 |
| 40 | 94013 | D | 40 | 94031 | −2 | 4.10E−11 |
| 40 | 94013 | P | 40 | 150716 | −2 | 4.10E−11 |
| 40 | 93031 | P | 40 | 150734 | −2 | 4.10E−11 |
| 40 | 150716 | D | 40 | 150734 | −2 | 4.10E−11 |
| 34 | 110484 | D | 34 | 110516 | −2 | 1.21E−07 |
| 34 | 110484 | P | 34 | 134237 | −2 | 1.21E−07 |
| 34 | 110516 | P | 34 | 134269 | −2 | 1.21E−07 |
| 34 | 134237 | D | 34 | 134269 | −2 | 1.21E−07 |

续表

| 重复单元一长度（bp） | 重复类型 | 重复单元一起点 | 重复单元二长度（bp） | 重复单元二起点 | 重复单元间隔 | e-value |
|---|---|---|---|---|---|---|
| 33 | 31354 | P | 33 | 31357 | −2 | 4.55E−07 |
| 30 | 8624 | P | 30 | 47639 | −1 | 5.52E−07 |
| 31 | 101809 | D | 31 | 118664 | −3 | 1.86E−04 |
| 31 | 116621 | D | 31 | 116644 | −3 | 1.86E−04 |
| 31 | 116742 | P | 31 | 116745 | −3 | 1.86E−04 |
| 30 | 39414 | P | 30 | 39450 | −2 | 2.40E−05 |
| 32 | 8622 | D | 32 | 37837 | −3 | 5.13E−05 |
| 31 | 118664 | P | 31 | 142947 | −3 | 1.86E−04 |

注：P. palindromic repeat，回文重复序列；D. direct repeat，正向重复序列

【系统发育】 使用 MAFFT 对来自芸香科的 4 个物种[6-9]和 1 个外类群物种 [明党参（Changium smyrnioides）] 的 40 个共有蛋白质序列进行多重序列比对，使用 IQ-TREE 筛选得到最优的 cpREV 模型，并采用最大似然法（maximum likelihood method）构建进化树。结果显示，川黄檗（Phellodendron chinense）与花椒（Zanthoxylum bungeanum）聚为一支，来檬（Citrus aurantiifolia）与香肉果（Casimiroa edulis）聚为一支。川黄檗与花椒的亲缘关系最近（图 2-171-3）。

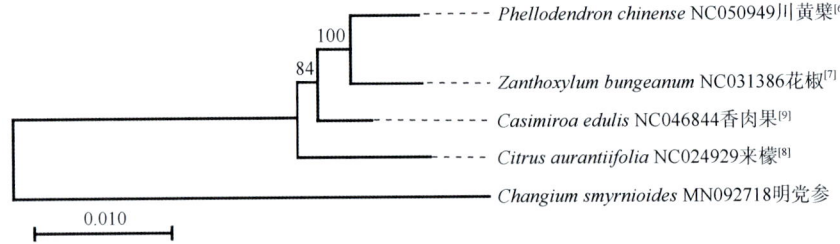

图 2-171-3 芸香科植物系统发育进化分析

## 参 考 文 献

[1] 中国医学科学院药用植物资源开发研究所. 中国药用植物栽培学. 北京：农业出版社，1991.
[2] 国家药典委员会. 中华人民共和国药典（2020 年版）一部. 北京：中国医药科技出版社，2020：318.
[3] 中国医学科学院药物研究所. 中药志. 第三册. 北京：人民卫生出版社，1993.
[4] 肖培根. 新编中药志. 第 2 卷. 北京：化学工业出版社，2002：588-593.
[5] Choi J，Moon M Y，Han G Y，et al. Phellodendron amurense extract protects human keratinocytes from PM2. 5-induced inflammation via PAR-2 signaling. Biomolecules，2020，11（1）：23.
[6] Chen K K. Characterization of the complete chloroplast genome of the Tertiary relict tree Phellodendron amurense（Sapindales：Rutaceae）using Illumina sequencing technology. Conservation Genetics Resources，2018，10（1）：43-46.
[7] Liu Y，WeiA. The complete chloroplast genome sequence of an economically important plant, Zanthoxylum bungeanum（Rutaceae）. Conservation Genetics Resources，2017，9（1）：25-27.
[8] Su H J，Hogenhout S A，Al-Sadi A M，et al. Complete chloroplast genome sequence of Omani lime（Citrus aurantiifolia）and comparative analysis within the rosids. PLoS One，2014，9（11）：e113049.
[9] Yang D，Qiu Q，Xu L，et al. The complete chloroplast genome sequence of Casimiroa edulis. Mitochondrial DNA B Resour，2019，4（2）：3979-3980.

# 172 青花椒

【药材基本信息】 青花椒（*Zanthoxylum schinifolium* Sieb. et Zucc.）为芸香科花椒属药用植物[1]，其干燥成熟果皮为花椒中药材（图 2-172-1）。青花椒主要分布于五岭以北、辽宁以南大多数省份，尤以辽宁海城最适宜其生长。花椒主要含有生物碱（如茵芋碱、香草木宁碱、去-N-甲基-白屈菜红碱等）、花椒酰胺、双环氧木脂素、挥发油、氨基酸、蛋白质等化学成分。花椒主要具有镇痛、抗炎、抗病原微生物、平喘、保护心肌、影响消化系统、抑制子宫收缩、抗血栓、局部麻醉、抗氧化、降血脂、抗肿瘤等作用[1]。

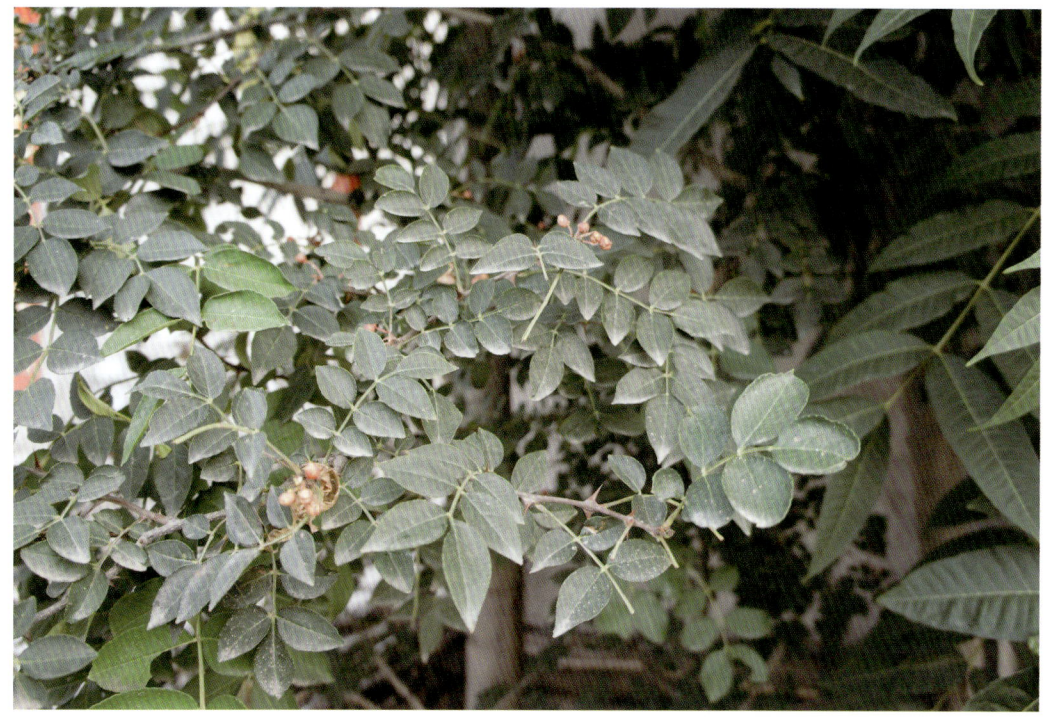

图 2-172-1 青花椒

【叶绿体基因组】 青花椒的叶绿体 DNA 为环状分子，其叶绿体基因组（GenBank 登录号：NC030702.1）总长度为 158 963bp，具有保守的四分状结构，包括一个 LSC 区、一个 SSC 区和一对 IR 区，其长度分别为 86 528bp、18 265bp 和 27 085bp（图 2-172-2）。青花椒叶绿体基因组的整体 G/C 含量为 38.36%。其 IR 区的 G/C 含量（42.81%）高于 SSC 区的 G/C 含量（33.39%）和 LSC 区的 G/C 含量（36.63%）。

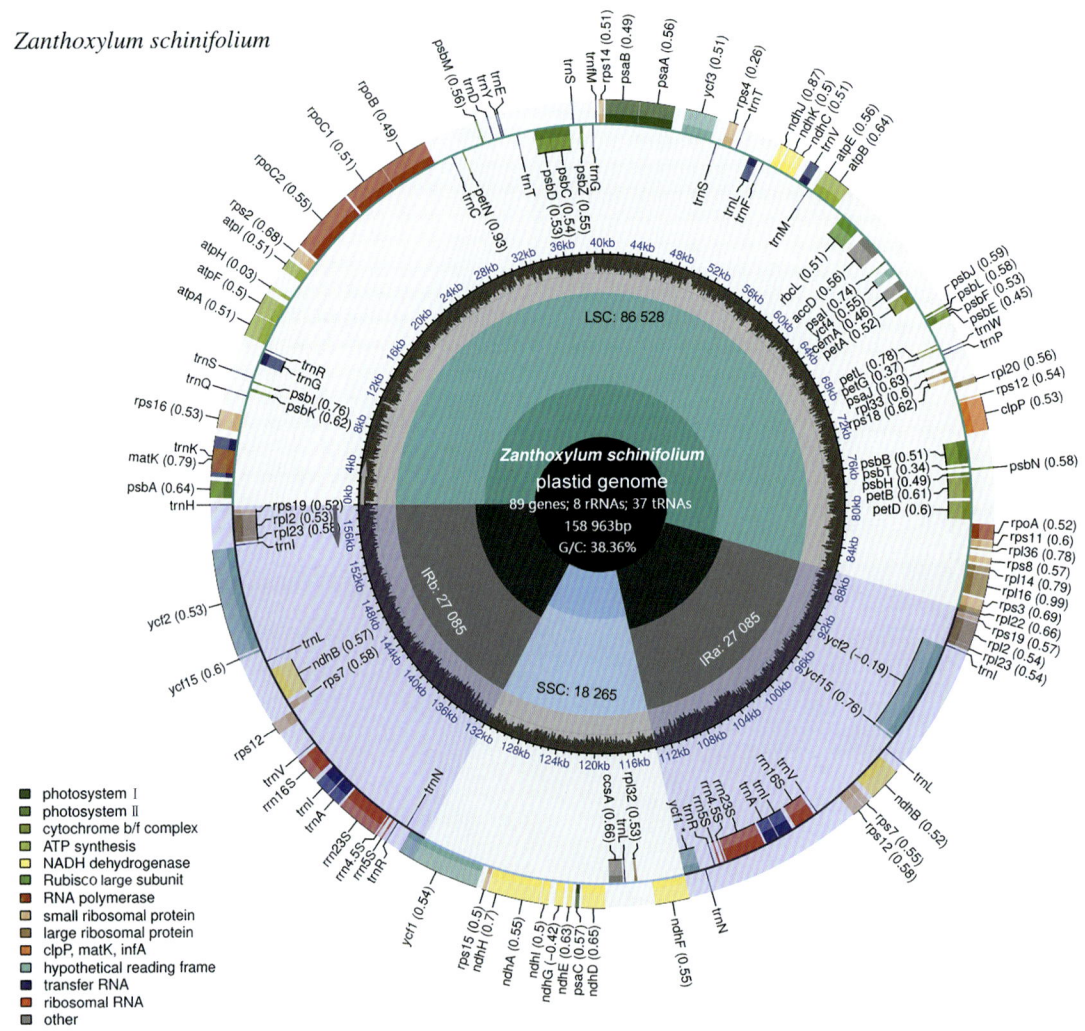

图 2-172-2　青花椒叶绿体基因组图谱

该图包括 6 个圆形轨道。自内向外的第一轨道表示分散重复序列，红色弧线表示直接重复序列，绿色弧线表示回文重复序列；自内向外的第二轨道上的蓝色柱状线条表示长串联重复序列，其重复单元碱基长度 > 7；自内向外的第三轨道以不同颜色的柱状线条表示不同类型的短串联重复序列（微卫星序列），其中黑色表示复杂重复序列，绿色表示重复单元碱基长度为 1 的重复序列，黄色表示重复单元碱基长度为 2 的重复序列，紫色表示重复单元碱基长度为 3 的重复序列，蓝色表示重复单元碱基长度为 4 的重复序列，橙色表示重复单元碱基长度为 5 的重复序列，红色表示重复单元碱基长度为 6 的重复序列；自内向外的第四轨道上以不同色块表示 SSC 区、反向重复区 IRa 和 IRb、LSC 区，数字代表相应区间的长度；自内向外的第五轨道表示 GC 含量；最外层第六轨道以不同色块表示不同功能的编码基因，功能分类详见图中左下角注释，基因名称后括号中的数字表示密码子使用偏差，轨道外侧的基因转录方向为顺时针方向，轨道内侧的基因转录方向为逆时针方向

【编码基因】　青花椒的叶绿体基因组共编码 134 个基因，其中独特基因 112 个，包括蛋白质编码基因 89 个（独特基因 79 个）、转运 RNA（transfer RNA，tRNA）编码基因 37 个（独特基因 29 个）、核糖体 RNA（ribosomal RNA，rRNA）编码基因 8 个（独特基因 4 个）（表 2-172-1）。其中 8 个蛋白质独特编码基因（*ndhB*、*rpl2*、*rpl23*、*rps12*、*rps19*、*rps7*、*ycf2*、*ycf15*），8 个 tRNA 独特编码基因（*trnA-UGC*、*trnV-GAC*、*trnI-CAU*、*trnI-GAU*、*trnL-CAA*、*trnN-GUU*、*trnR-ACG*、*trnG-UCC*），4 个 rRNA 独特编码基因（*rrn16S*、 *rrn5S*、*rrn4.5S*、*rrn23S*）位于 IR 区。有 11 个蛋白质编码基因 [*rps16*、*atpF*、*rpoC1*、*petB*、*petD*、*rpl16*、*rpl2*（×2）、*ndhB*（×2）、*ndhA*] 各含有 1 个内含子（intron），4 个蛋白质编码基因 [*ycf3*、*clpP*、*rps12*（×2）] 各含有 2 个内含子，8 个 tRNA 编码基因 [*trnK-UUU*、*trnG-UCC*、*trnL-UAA*、*trnV-UAC*、*trnI-GAU*（×2）、*trnA-UGC*（×2）] 各含有 1 个内含子（表 2-172-2）。青花椒叶绿体基因组中蛋白质编码区（coding sequence, CDS）的长度为 78 840bp，占整个基因组长度的 49.60%。rRNA 基因的长度为 9048bp，占整个基因组长度的 5.69%。而 tRNA 基因的长度为 2814bp，占整个基因组长度的 1.77%。青花椒叶绿体基因组非编码区主要包括内含子和基因间区，其长度占整个基因组长度的 42.94%。

表 2-172-1　青花椒叶绿体基因组基因列表

| 基因功能 | 基因分类 | 基因名称 |
|---|---|---|
| rRNA | rRNA genes | *rrn16S*（×2）、*rrn23S*（×2）、*rrn5S*（×2）、*rrn4.5S*（×2） |
| tRNA | tRNA genes | 37 *trn* genes（8 个基因各含有 1 个内含子） |
| 自我复制 | Small subunit of ribosome | *rps11*、*rps12*（×3）、*rps14*、*rps15*、*rps16*、*rps18*、*rps19*（×2）、*rps2*、*rps3*、*rps4*、*rps7*（×2）、*rps8* |
|  | Large subunit of ribosome | *rpl14*、*rpl16*、*rpl2*（×2）、*rpl20*、*rpl22*、*rpl23*（×2）、*rpl32*、*rpl33*、*rpl36* |
|  | DNA dependent RNA polymerase | *rpoA*、*rpoB*、*rpoC1*、*rpoC2* |
| 光合作用 | Subunits of NADH-dehydrogenase | *ndhA*、*ndhB*（×2）、*ndhC*、*ndhD*、*ndhE*、*ndhF*、*ndhG*、*ndhH*、*ndhI*、*ndhJ*、*ndhK* |
|  | Subunits of photosystem Ⅰ | *psaA*、*psaB*、*psaC*、*psaI*、*psaJ* |
|  | Subunits of photosystem Ⅱ | *psbA*、*psbB*、*psbC*、*psbD*、*psbE*、*psbF*、*psbH*、*psbI*、*psbJ*、*psbK*、*psbL*、*psbM*、*psbN*、*psbT*、*psbZ*、*ycf3* |
|  | Subunits of cytochrome b/f complex | *petA*、*petB*、*petD*、*petG*、*petL*、*petN* |
|  | Subunits of ATP synthase | *atpA*、*atpB*、*atpE*、*atpF*、*atpH*、*atpI* |
|  | Large subunit of rubisco | *rbcL* |
| 其他功能 | Maturase | *matK* |
|  | Protease | *clpP* |
|  | Envelope membrane protein | *cemA* |
|  | Subunit of acetyl-CoA-carboxylase | *accD* |
|  | c-type cytochrome synthesis gene | *ccsA* |
| 未知功能 |  | *ycf1*（×2）、*ycf15*（×2）、*ycf2*（×2）、*ycf4* |

表 2-172-2　青花椒叶绿体基因内含子和外显子位置及长度

| 基因名称 | 基因编码序列所在链 | 起始位置 | 终点位置 | 长度（bp） | | | | |
|---|---|---|---|---|---|---|---|---|
| | | | | 第一外显子 | 第一内含子 | 第二外显子 | 第二内含子 | 第三外显子 |
| *trnK-UUU* | − | 1815 | 4392 | 37 | 2503 | 38 | | |
| *rps16* | − | 4917 | 6083 | 42 | 900 | 225 | | |
| *trnG-UCC* | + | 9690 | 10505 | 23 | 744 | 49 | | |
| *atpF* | − | 12566 | 13920 | 145 | 794 | 416 | | |
| *rpoC1* | − | 22046 | 24865 | 422 | 786 | 1612 | | |
| *ycf3* | − | 45334 | 47372 | 129 | 733 | 228 | 796 | 153 |

续表

| 基因名称 | 基因编码序列所在链 | 起始位置 | 终点位置 | 长度（bp） | | | | |
|---|---|---|---|---|---|---|---|---|
| | | | | 第一外显子 | 第一内含子 | 第二外显子 | 第二内含子 | 第三外显子 |
| *trnL-UAA* | + | 50244 | 50874 | 35 | 546 | 50 | | |
| *trnV-UAC* | − | 53970 | 54635 | 39 | 590 | 37 | | |
| *rps12* | − | 72566 | 101729 | 114 | ND | 232 | 540 | 26 |
| *clpP* | − | 72797 | 74877 | 71 | 842 | 291 | 651 | 226 |
| *petB* | + | 77778 | 79179 | 6 | 754 | 642 | | |
| *petD* | + | 79390 | 80610 | 8 | 738 | 475 | | |
| *rpl16* | − | 84023 | 85480 | 9 | 1047 | 402 | | |
| *rpl2* | − | 87164 | 88681 | 391 | 693 | 434 | | |
| *ndhB* | − | 97871 | 100084 | 775 | 681 | 758 | | |
| *trnI-GAU* | + | 105628 | 106660 | 42 | 956 | 35 | | |
| *trnA-UGC* | + | 106731 | 107606 | 38 | 803 | 35 | | |
| *ndhA* | − | 123328 | 125579 | 553 | 1160 | 539 | | |
| *trnA-UGC* | − | 137886 | 138761 | 38 | 803 | 35 | | |
| *trnI-GAU* | − | 138832 | 139864 | 42 | 956 | 35 | | |
| *rps12* | + | 143763 | 144558 | ND | ND | 232 | 540 | 26 |
| *ndhB* | + | 145408 | 147621 | 775 | 681 | 758 | | |
| *rpl2* | + | 156811 | 158328 | 391 | 693 | 434 | | |

注："+"表示正链；"−"表示负链；"ND"表示未确定

【重复序列】　在青花椒叶绿体基因组中，微卫星序列有 A/T、C/G 和 AT/AT 三种类型，各有 60 个、1 个和 1 个（表 2-172-3）。共发现 28 个串联重复序列，满足总长度超过 20bp 且重复单元之间的相似度≥90% 两个条件（表 2-172-4）。散在重复序列包括回文重复序列和正向重复序列。以 *e*-value 小于 1E–04 为阈值，青花椒叶绿体基因组散在重复序列包括 11 条回文重复序列、19 条正向重复序列（表 2-172-5）。

表 2-172-3　青花椒叶绿体基因组微卫星序列统计

| 重复单元类型 | 重复序列个数 |
|---|---|
| A/T | 60 |
| C/G | 1 |
| AT/AT | 1 |

表 2-172-4　青花椒叶绿体基因组串联重复序列统计

| 起点—终点 | 重复单元长度（bp） | 重复单元拷贝数 | 重复单元一致序列长度（bp） | 重复单元之间的相似度（%） | 插入缺失比例（%） | 分值 | 碱基个数 | | | | 熵（0—2） |
|---|---|---|---|---|---|---|---|---|---|---|---|
| | | | | | | | A | C | G | T | |
| 8147—8181 | 17 | 2.1 | 17 | 100 | 0 | 70 | 40 | 28 | 17 | 14 | 1.88 |
| 8712—8753 | 21 | 2.0 | 21 | 100 | 0 | 84 | 33 | 19 | 9 | 38 | 1.84 |
| 9479—9511 | 15 | 2.2 | 15 | 100 | 0 | 66 | 36 | 0 | 6 | 57 | 1.23 |
| 10910—10939 | 15 | 2.0 | 15 | 100 | 0 | 60 | 33 | 0 | 0 | 66 | 0.92 |

续表

| 起点—终点 | 重复单元长度（bp） | 重复单元拷贝数 | 重复单元一致序列长度（bp） | 重复单元之间的相似度（%） | 插入缺失比例（%） | 分值 | 碱基个数 A | C | G | T | 熵（0—2） |
|---|---|---|---|---|---|---|---|---|---|---|---|
| 30386—30415 | 15 | 2.0 | 15 | 100 | 0 | 60 | 40 | 6 | 6 | 46 | 1.56 |
| 30430—30485 | 28 | 2.0 | 28 | 100 | 0 | 112 | 32 | 10 | 7 | 50 | 1.64 |
| 31990—32025 | 18 | 2.0 | 18 | 100 | 0 | 72 | 61 | 11 | 0 | 26 | 1.30 |
| 32029—32070 | 19 | 2.2 | 19 | 100 | 0 | 84 | 14 | 9 | 0 | 76 | 1.02 |
| 38084—38116 | 16 | 2.1 | 16 | 200 | 0 | 66 | 48 | 0 | 21 | 30 | 1.50 |
| 38906—39010 | 53 | 1.9 | 56 | 94 | 5 | 189 | 51 | 0 | 4 | 43 | 1.22 |
| 39005—39066 | 23 | 2.6 | 22 | 90 | 10 | 79 | 58 | 1 | 1 | 38 | 1.18 |
| 48114—48189 | 38 | 2.0 | 38 | 100 | 0 | 152 | 26 | 10 | 31 | 31 | 1.90 |
| 49542—49572 | 15 | 2.1 | 15 | 100 | 0 | 62 | 25 | 19 | 0 | 54 | 1.44 |
| 53644—53683 | 19 | 2.0 | 21 | 90 | 9 | 66 | 5 | 5 | 27 | 62 | 1.37 |
| 53879—53915 | 18 | 2.1 | 18 | 100 | 0 | 74 | 21 | 10 | 5 | 62 | 1.48 |
| 62247—62274 | 14 | 2.0 | 14 | 100 | 0 | 56 | 21 | 21 | 0 | 57 | 1.41 |
| 70724—70805 | 27 | 3.0 | 27 | 98 | 0 | 155 | 47 | 7 | 4 | 40 | 1.53 |
| 84660—84695 | 17 | 2.1 | 17 | 100 | 0 | 72 | 41 | 11 | 11 | 36 | 1.76 |
| 87716—87761 | 23 | 2.0 | 23 | 100 | 0 | 92 | 47 | 17 | 8 | 26 | 1.76 |
| 94336—94407 | 18 | 4.0 | 18 | 98 | 0 | 135 | 29 | 9 | 27 | 33 | 1.89 |
| 102696—102733 | 18 | 2.1 | 18 | 90 | 0 | 58 | 25 | 7 | 7 | 60 | 1.51 |
| 110831—110892 | 32 | 1.9 | 32 | 96 | 0 | 115 | 38 | 24 | 9 | 27 | 1.86 |
| 113604—113637 | 17 | 2.0 | 17 | 100 | 0 | 68 | 41 | 0 | 17 | 41 | 1.50 |
| 122522—122554 | 16 | 2.1 | 16 | 100 | 0 | 66 | 45 | 6 | 12 | 36 | 1.66 |
| 134600—134661 | 32 | 1.9 | 32 | 96 | 0 | 115 | 27 | 9 | 24 | 38 | 1.86 |
| 142759—142796 | 18 | 2.1 | 18 | 90 | 0 | 58 | 60 | 7 | 7 | 23 | 1.51 |
| 151085—151156 | 18 | 4.0 | 18 | 98 | 0 | 135 | 33 | 27 | 9 | 28 | 1.89 |
| 157731—157776 | 23 | 2.0 | 23 | 100 | 0 | 92 | 266 | 8 | 17 | 47 | 1.76 |

表 2-172-5　青花椒叶绿体基因组散在重复序列特征值

| 重复单元一长度（bp） | 重复类型 | 重复单元一起点 | 重复单元二长度（bp） | 重复单元二起点 | 重复单元间隔 | e-value |
|---|---|---|---|---|---|---|
| 73 | 41473 | D | 73 | 43697 | −2 | 1.88E−30 |
| 55 | 70723 | D | 55 | 70750 | −1 | 9.03E−22 |
| 58 | 94335 | D | 58 | 94353 | −2 | 1.27E−21 |
| 58 | 94335 | P | 588 | 151080 | −2 | 1.27E−21 |
| 58 | 94353 | P | 58 | 151098 | −2 | 1.27E−21 |
| 58 | 151080 | D | 58 | 151098 | −2 | 1.27E−21 |
| 50 | 68098 | D | 50 | 71972 | 0 | 5.61E−21 |

续表

| 重复单元一长度（bp） | 重复类型 | 重复单元一起点 | 重复单元二长度（bp） | 重复单元二起点 | 重复单元间隔 | e-value |
| --- | --- | --- | --- | --- | --- | --- |
| 40 | 111622 | D | 40 | 133829 | 0 | 5.88E–15 |
| 40 | 133829 | P | 40 | 133829 | 0 | 5.88E–15 |
| 38 | 38919 | D | 38 | 38972 | 0 | 9.41E–14 |
| 38 | 48113 | D | 38 | 48151 | 0 | 9.41E–14 |
| 41 | 101766 | D | 41 | 123904 | –1 | 1.81E–13 |
| 41 | 123904 | P | 41 | 143684 | –1 | 1.81E–13 |
| 40 | 94335 | D | 40 | 94371 | –2 | 4.13E–11 |
| 40 | 94335 | P | 30 | 151080 | –2 | 4.13E–11 |
| 40 | 94371 | P | 40 | 151116 | –2 | 4.13E–11 |
| 40 | 151080 | D | 40 | 151116 | –2 | 4.13E–11 |
| 34 | 97104 | P | 34 | 97142 | –1 | 2.46E–09 |
| 34 | 97104 | D | 34 | 148315 | –1 | 2.46E–09 |
| 34 | 148315 | P | 34 | 148353 | –1 | 2.46E–09 |
| 34 | 110830 | D | 34 | 110862 | –2 | 1.22E–07 |
| 34 | 110830 | P | 34 | 134595 | –2 | 1.22E–07 |
| 34 | 110862 | P | 34 | 134627 | –2 | 1.22E–07 |
| 34 | 134595 | D | 34 | 134627 | –2 | 1.22E–07 |
| 31 | 38888 | D | 31 | 38969 | –1 | 1.43E–07 |
| 30 | 8595 | P | 30 | 47835 | –1 | 5.55E–07 |
| 31 | 30426 | D | 31 | 30454 | –2 | 6.45E–06 |
| 31 | 38891 | D | 31 | 38919 | –2 | 6.45E–06 |
| 31 | 70723 | D | 31 | 70777 | –2 | 6.45E–06 |
| 32 | 8593 | D | 32 | 37917 | –3 | 5.16E–05 |

注：P. palindromic repeat，回文重复序列；D. direct repeat，正向重复序列

【高可变区】 为了发现花椒属物种间的高可变区，从 8 个物种的叶绿体基因组中提取了 111 个基因间区，采用 K2p（Kimura 2-parameter）模型计算基因间区的遗传距离，遗传距离最大的 30 个基因间区参见图 2-172-3。这 30 个基因间区的 K2p 平均值分布于 2.09～8.26。其中 *atpA-atpF*、*rpl33-rps18*、*trnR-UCU-atpA*、*ycf4-cemA* 的 K2p 平均值较高，分别为 8.26、6.73、5.95、5.62。由此可见，花椒属 8 个物种的叶绿体基因组在这 4 个区域的变异较大，这 4 个区域可作为潜在的分子标记开发区域。

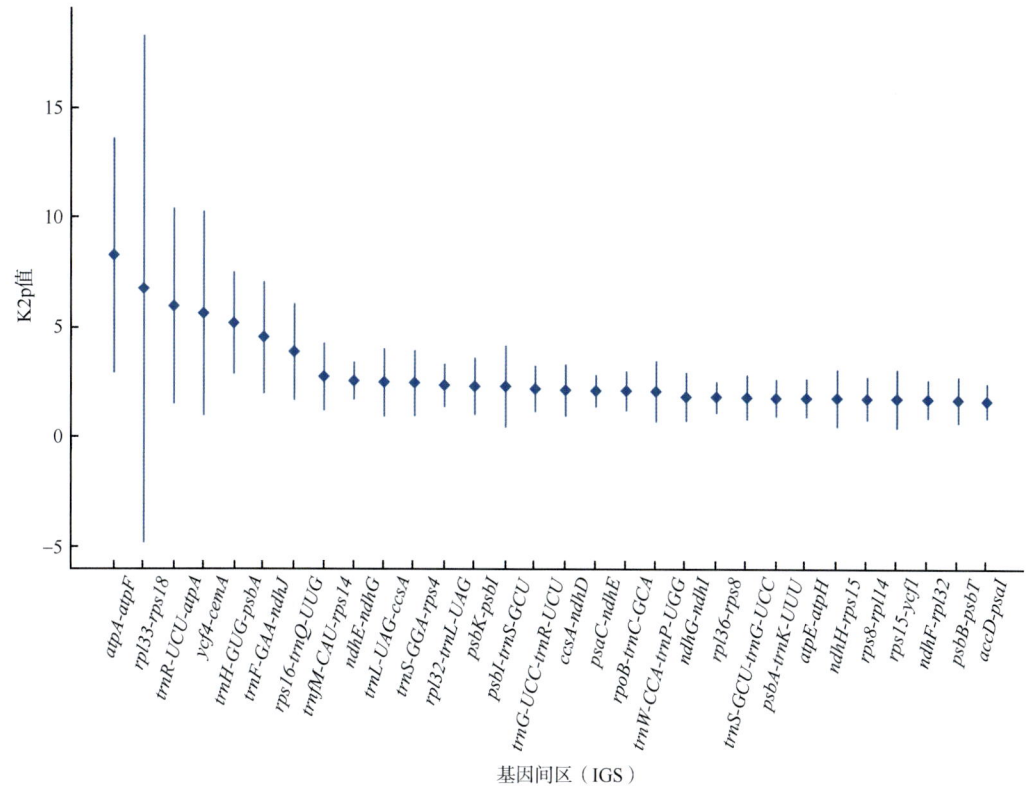

图 2-172-3　花椒属物种基因间区的遗传距离分析结果

【系统发育】　使用 MAFFT 对来自花椒属的 8 个物种[2-8]和 1 个外类群物种 [ 香肉果（Casimiroa edulis）][9]的叶绿体基因组中提取的 80 个共有蛋白质序列进行多重序列比对，使用 IQ-TREE 筛选得到最优的 cpREV 模型，并采用最大似然法（maximum likelihood method）构建进化树。结果显示，Zanthoxylum madagascariense[2]、Zanthoxylum paniculatum[8] 2 个物种聚为一支，剩余 6 个物种聚为一支。随后，青花椒（Zanthoxylum schinifolium）[3]与 Zanthoxylum pinnatum[8]聚为一支。接着，Zanthoxylum tragodes[8]单独分化出来。在剩余 3 个物种中，胡椒木（Zanthoxylum piperitum）单独分化出来，花椒（Zanthoxylum bungeanum）[6]和野花椒（Zanthoxylum simulans）[7]聚为一支。青花椒与 Zanthoxylum pinnatum 的亲缘关系最近，与花椒、野花椒等物种的亲缘关系较远（图 2-172-4）。

【$K_A/K_S$ 选择压力分析】　以图 2-172-4 的进化树作为参考，利用 Hyphy 软件中的 aBSREL 模型对蛋白质编码基因进行选择压力分析（表 2-172-6）。共发现 4 个花椒属基因受到正向选择，即 rpl22、ccsA、rpoB、ycf1。在物种胡椒木（Zanthoxylum piperitum）中，rpl22 基因被正向选择；在物种青花椒（Zanthoxylum schinifolium）中，ccsA 基因被正向选择；在物种花椒（Zanthoxylum bungeanum）中，rpoB 基因被正向选择；在物种野花椒（Zanthoxylum simulans）中，ycf1 基因被正向选择。这些基因的功能可能与花椒属物种适应高海拔、高紫外辐射、低温环境等相关。

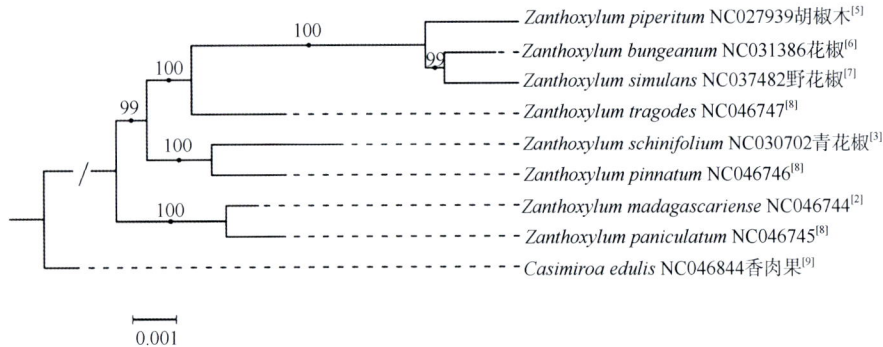

图 2-172-4　花椒属植物系统发育进化分析

表 2-172-6　花椒属植物 $K_A/K_S$ 选择压力分析

| 物种 | 基因 | 优化的枝长 | LRT | $p$-value |
|---|---|---|---|---|
| Zanthoxylum piperitum | rpl22 | 0.0020 | 13.3344 | 0.0030 |
| Zanthoxylum schinifolium | ccsA | 0.0029 | 11.1526 | 0.0091 |
| Zanthoxylum bungeanum | rpoB | 0.0011 | 14.2576 | 0.0019 |
| Zanthoxylum simulans | ycf1 | 0.0016 | 21.0768 | 0.0001 |

注：LRT. likelihood ratio test，似然比检验

【宏 DNA 条形码的发现及其 PCR 扩增引物设计】　为了发现能够区分花椒属下物种的宏 DNA 条形码序列及其 PCR 扩增引物，利用 ecoPrimers 对花椒属植物叶绿体基因组序列进行分析。用于设计 PCR 扩增引物的保守区间见表 2-172-7。可以依据区间序列设计引物，使用这些引物对花椒属 DNA 进行 PCR 扩增，对 PCR 产物进行桑格测序或高通量测序，通过序列比较和特征分析区分花椒属的 5 个物种。

表 2-172-7　部分基于 ecoPrimers 发现的引物设计保守区间

| 编号 | 保守区间序列 | 物种拉丁名 | GenBank 序列号 | 保守区间序列起点—终点 |
|---|---|---|---|---|
| 1 | ATCGCCCCAAACATGCCAATATTGGCACTAATG GTACGTAAATGTAACTCCTTGTTCATGTTCAA | Z. piperitum | NC027939.1 | 11925—11989 |
| | | Z. schinifolium | NC030702.1 | 12585—12649 |
| | | Z. bungeanum | NC031386.1 | 12581—12645 |
| | | Z. simulans | NC037482.1 | 12380—12444 |
| | | Z. pinnatum | NC046746.1 | 12563—12627 |
| 2 | TGAAGGAAGTTAGAAAAATTGAATACCTTTTA GATAGGTATATGATGTCAATATAATAATCAGAA TGGGTTGCCCGGGACTCG | Z. piperitum | NC027939.1 | 1769—1852 |
| | | Z. schinifolium | NC030702.1 | 1749—1832 |
| | | Z. bungeanum | NC031386.1 | 1953—2036 |
| | | Z. simulans | NC037482.1 | 1746—1829 |
| | | Z. pinnatum | NC046746.1 | 1740—1823 |

续表

| 编号 | 保守区间序列 | 物种拉丁名 | GenBank 序列号 | 保守区间序列起点—终点 |
|---|---|---|---|---|
| 3 | TCGATTCTATTATGAATAGAATACAATTCAGAAT ATATATGAATAAT | Z. piperitum | NC027939.1 | 29894—29940 |
|  |  | Z. schinifolium | NC030702.1 | 30557—30603 |
|  |  | Z. bungeanum | NC031386.1 | 30521—30567 |
|  |  | Z. simulans | NC037482.1 | 30324—30370 |
|  |  | Z. pinnatum | NC046746.1 | 30498—30544 |
| 4 | GAAGCTACTACTTTAATGGCGTATATAGAACATA TTACTTTATTCCAAATCACGTGAGCGGTCATT AGTCATTACTAGGATAAGAGACATTCCTGCG AGGGT | Z. piperitum | NC027939.1 | 44198—44299 |
|  |  | Z. schinifolium | NC030702.1 | 44964—45064 |
|  |  | Z. bungeanum | NC031386.1 | 44784—44885 |
|  |  | Z. simulans | NC037482.1 | 44505—44606 |
|  |  | Z. pinnatum | NC046746.1 | 44832—44932 |
| 5 | CTAAAAAAACAAGGGACCGTTCTGAGTAGTTG ATAATATTAATTGAAAATCTTGTGAAAGATTC CTGTGAAGGGGTTTCATTAACTCCTAATTTAT GTCGAGTAGACCTTGCTCTTACGAGA | Z. piperitum | NC027939.1 | 56662—56774 |
|  |  | Z. schinifolium | NC030702.1 | 57666—57778 |
|  |  | Z. bungeanum | NC031386.1 | 57346—57458 |
|  |  | Z. simulans | NC037482.1 | 56983—57095 |
|  |  | Z. pinnatum | NC046746.1 | 57495—57607 |

## 参 考 文 献

[1] 彭成主. 中国道地药材. 北京：中国中医药出版社，2011：1855-1868.

[2] Martin M T, Rasoanaivo L H, Raharisololalao A. Phenanthridine alkaloids from *Zanthoxylum madagascariense*. Fitoterapia, 2005, 76（6）：590-593.

[3] Lee S W, Lim J M, Mohan H, et al. Enhanced bioactivity of *Zanthoxylum schinifolium* fermented extract：Anti-inflammatory, anti-bacterial, and anti-melanogenic activity. J Biosci Bioeng, 2020, 129（5）：638-645.

[4] Li H L, Zhou N, Guo D Q. The complete chloroplast genome of *Zanthoxylum acanthopodium* DC.（Rutaceae）and its phylogenetic analysis. Mitochondrial DNA B Resour, 2020, 5（3）：3636-3637.

[5] Lee J, Lee H J, Kim K, et al. The complete chloroplast genome sequence of *Zanthoxylum piperitum*. Mitochondrial DNA A DNA Mapp Seq Anal, 2016, 27（5）：3525-3526.

[6] Liu Y, Wei A. The complete chloroplast genome sequence of an economically important plant, *Zanthoxylum bungeanum*（Rutaceae）. Conservation Genetics Resources, 2017, 9（1）：25-27.

[7] Hou N, Wang G, Feng S J, et al. The complete chloroplast genome of an aromatic Chinese pepper（*Zanthoxylum simulans*）. Mitochondrial DNA Part B：Resources, 2018, 3（1）：26-27.

[8] Reichelt N, Wen J, Pätzold C, et al. Characterization of the complete chloroplast genome sequences of four *Zanthoxylum* L. species（Sapindales：Rutaceae）from the Caribbean, Madagascar, the Mascarene Islands, and the South Pacific. Microbiology Resource Announcements, 2021, 10（21）：e0039521.

[9] Yang D, Qiu Q, Xu L, et al. The complete chloroplast genome sequence of *Casimiroa edulis*. Mitochondrial DNA B Resour, 2019, 4（2）：3979-3980.

# 173 槲寄生

【药材基本信息】 槲寄生 [*Viscum coloratum*( Kom. )Nakai ] 又名北寄生、冬青、桑寄生、柳寄生、黄寄生、冻青、寄生子，为桑寄生科槲寄生属药用植物[1]，其干燥带叶茎枝为槲寄生中药材（图 2-173-1）。收载于《中国药典》（2020 年版）[2]。槲寄生分布于东北、华北、华东、华中及陕西、宁夏、甘肃、青海、台湾、广西等地。槲寄生主要含有黄酮类、三萜类、苷类及有机酸等[1, 3]。其性平、味苦。归肝、肾经。具有祛风湿、补肝肾、强筋骨、安胎元的功效。临床用于风湿痹痛、腰膝酸软、胎动不安等病症[4-6]。

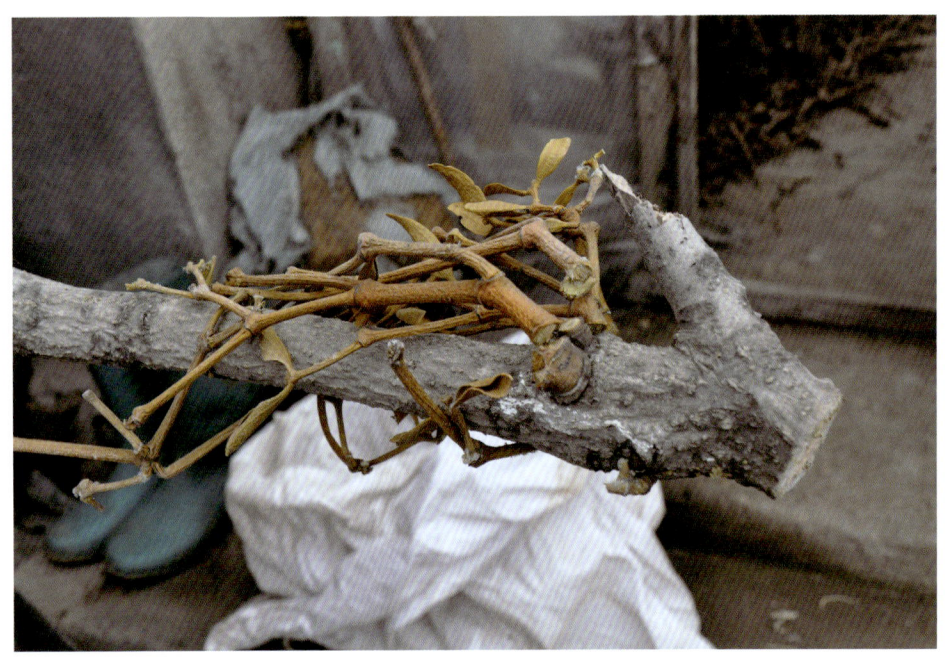

图 2-173-1 槲寄生

【叶绿体基因组】 槲寄生的叶绿体 DNA 为环状分子，其叶绿体基因组（NC035414.1）总长度为 128 744bp，具有保守的四分状结构，包括一个 LSC 区、一个 SSC 区和一对 IR 区，其长度分别为 73 684bp、8630bp 和 23 215bp（图 2-173-2）。槲寄生叶绿体基因组的整体 GC 含量为 36.28%。其 IR 区的 GC 含量（43.15%）高于 SSC 区的 GC 含量（24.29%）和 LSC 区的 GC 含量（33.36%）。

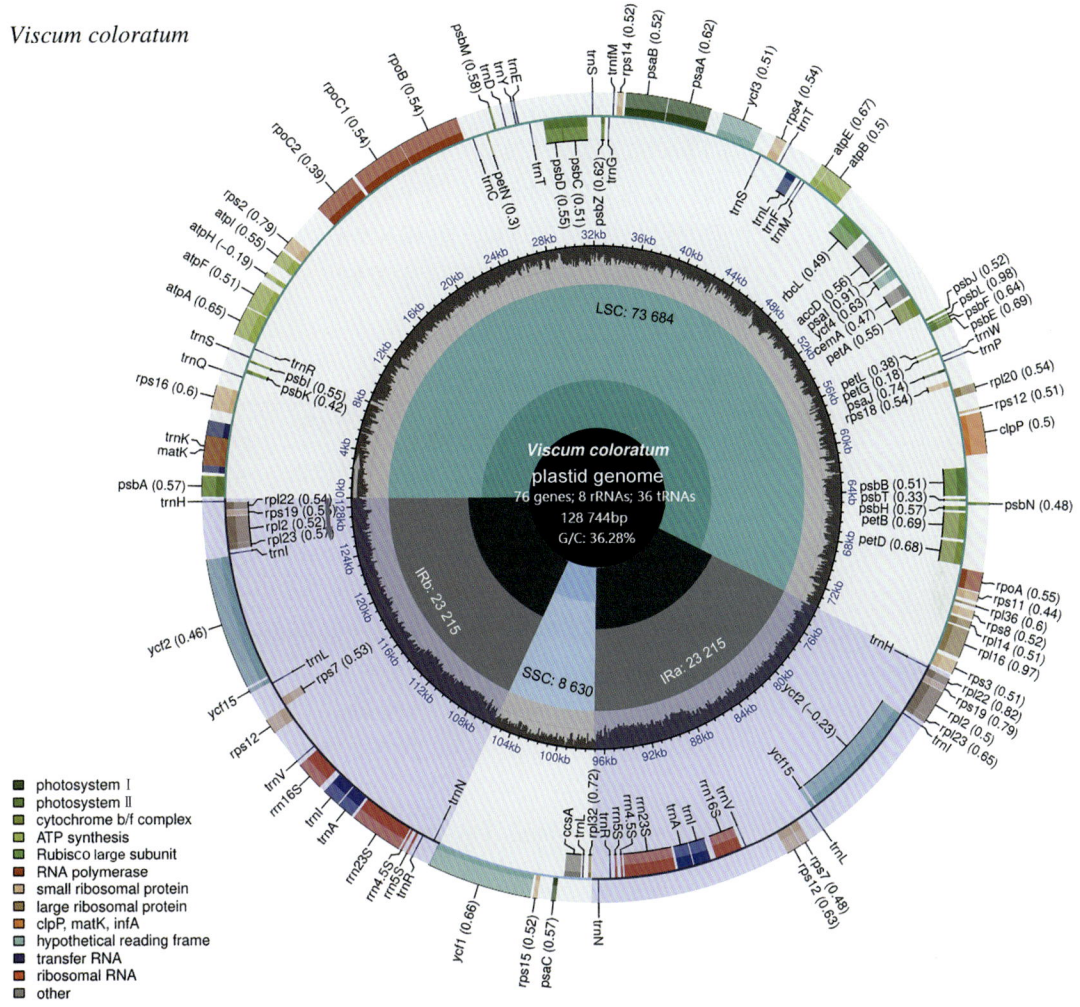

图 2-173-2 槲寄生叶绿体基因组图谱

该图包括 6 个圆形轨道。自内向外的第一轨道表示分散重复序列，红色弧线表示直接重复序列，绿色弧线表示回文重复序列；自内向外的第二轨道上的蓝色柱状线条表示长串联重复序列，其重复单元碱基长度＞7；自内向外的第三轨道以不同颜色的柱状线条表示不同类型的短串联重复序列（微卫星序列），其中黑色表示复杂重复序列，绿色表示重复单元碱基长度为 1 的重复序列，黄色表示重复单元碱基长度为 2 的重复序列，紫色表示重复单元碱基长度为 3 的重复序列，蓝色表示重复单元碱基长度为 4 的重复序列，橙色表示重复单元碱基长度为 5 的重复序列，红色表示重复单元碱基长度为 6 的重复序列；自内向外的第四轨道上以不同色块表示 SSC 区、反向重复区 IRa 和 IRb、LSC 区，数字代表相应区间的长度；自内向外的第五轨道表示 GC 含量；最外层第六轨道以不同色块表示不同功能的编码基因，功能分类详见图中左下角注释，基因名称后括号中的数字表示密码子使用偏差，轨道外侧的基因转录方向为顺时针方向，轨道内侧的基因转录方向为逆时针方向

【基因编码】 槲寄生的叶绿体基因组共编码 120 个基因，其中独特基因 99 个，包括蛋白质编码基因 76 个（独特基因 67 个）、转运 RNA（transfer RNA，tRNA）编码基因 36 个（独特基因 28 个）、核糖体 RNA（ribosomal RNA，rRNA）编码基因 8 个（独特基因 4 个）（表 2-173-1）。其中 8 个蛋白质独特编码基因（*rpl2*、*rpl22*、*rpl23*、*rps12*、*rps19*、*rps7*、*ycf2*、*ycf5*）、8 个 tRNA 独特编码基因（*trnA-UGC*、*trnH-GUG*、*trnI-CAU*、*trnI-GAU*、*trnL-CAA*、*trnN-GUU*、*trnR-ACG*、*trnV-GAC*）、4 个 rRNA 独特编码基因（*rrn16S*、*rrn23S*、 rrn4.5S、rrn5S）位于 IR 区。有 8 个蛋白质编码基因 [rps16、atpF、rpoC1、petB、petD、rpl16、rpl2(×2)] 各含有 1 个内含子（intron），4 个蛋白质编码基因 [ycf3、clpP、rps12(×2)] 各含有 2 个内含子，6 个 tRNA 编码基因 [trnK-UUU、trnL-UAA、trnI-GAU（×2）、trnA-UGC（×2）] 各含有 1 个内含子（表 2-173-2）。槲寄生叶绿体基因组中蛋白质编码区（coding sequence，CDS）的长度为 60 236bp，占整个基因组长度的 46.79%。rRNA 基因的长度为 9076bp，占整个基因组长度的 7.05%。而 tRNA 基因的长度为 2771bp，占整个基因组长度的 2.15%。槲寄生叶绿体基因组非编码区主要包括内含子和基因间区，其长度占整个基因组长度的 44.01%。

表 2-173-1　槲寄生叶绿体基因列表

| 基因功能 | 基因分类 | 基因名称 |
|---|---|---|
| rRNA | rRNA genes | rrn23S（×2）、rrn16S（×2）、rrn5S（×2）、rrn4.5S（×2） |
| tRNA | tRNA genes | 36 trn genes（6 个基因各含有 1 个内含子） |
| 自我复制 | Large subunit of ribosome | rpl14、rpl16、rpl2（×2）、rpl20、rpl22（×2）、rpl23（×2）、rpl32、rpl36 |
|  | DNA dependent RNA polymerase | rpoA、rpoB、rpoC1、rpoC2 |
|  | Small subunit of ribosome | rps11、rps12（×3）、rps14、rps15、rps16、rps18、rps19（×2）、rps2、rps3、rps4、rps7（×2）、rps8 |
| 光合作用 | Subunits of ATP synthase | atpA、atpB、atpE、atpF、atpH、atpI |
|  | Subunits of photosystem Ⅱ | psbA、psbB、psbC、psbD、psbE、psbF、psbH、psbI、psbJ、psbK、psbL、psbM、psbN、psbT、psbZ、ycf3 |
|  | Subunits of cytochrome b/f complex | petA、petB、petD、petG、petL、petN |
|  | Subunits of photosystem Ⅰ | psaA、psaB、psaC、psaI、psaJ |
|  | Subunit of rubisco | rbcL |
| 其他功能 | Subunit of acetyl-CoA-carboxylase | accD |
|  | c-type cytochrome synthesis gene | ccsA |
|  | Envelop membrane protein | cemA |
|  | Protease | clpP |
|  | Maturase | matK |
| 未知功能 |  | ycf1、ycf2（×2）、ycf4、ycf5（×2） |

表 2-173-2　槲寄生叶绿体基因内含子和外显子位置及长度

| 基因名称 | 基因编码序列所在链 | 起始位置 | 终点位置 | 长度（bp） | | | | |
|---|---|---|---|---|---|---|---|---|
|  |  |  |  | 第一外显子 | 第一内含子 | 第二外显子 | 第二内含子 | 第三外显子 |
| trnK-UUU | − | 1331 | 3991 | 40 | 2661 | 35 |  |  |
| rps16 | − | 4559 | 5804 | 40 | 1246 | 248 |  |  |
| atpF | − | 10107 | 11475 | 140 | 1369 | 406 |  |  |
| rpoC1 | − | 18796 | 21605 | 432 | 2810 | 1608 |  |  |
| ycf3 | − | 38922 | 41035 | 129 | 1155 | 230 | 1189 | 151 |
| trnL-UAA | + | 43291 | 43903 | 37 | 528 | 50 |  |  |
| rps12 | − | 59778 | 86328 | 114 | ND | 232 | 549 | 26 |

续表

| 基因名称 | 基因编码序列所在链 | 起始位置 | 终点位置 | 长度（bp） | | | | |
|---|---|---|---|---|---|---|---|---|
| | | | | 第一外显子 | 第一内含子 | 第二外显子 | 第二内含子 | 第三外显子 |
| *clpP* | − | 60037 | 62163 | 71 | 1252 | 294 | 1169 | 226 |
| *petB* | + | 65244 | 66669 | 6 | 780 | 642 | | |
| *petD* | + | 66839 | 68058 | 8 | 739 | 475 | | |
| *rpl16* | − | 71255 | 72720 | 9 | 1466 | 435 | | |
| *rpl2* | − | 74664 | 76149 | 393 | 1486 | 471 | | |
| *trnI-GAU* | + | 90218 | 91170 | 34 | 882 | 39 | | |
| *trnA-UGC* | + | 91233 | 92103 | 39 | 799 | 35 | | |
| *trnA-UGC* | − | 110326 | 111196 | 39 | 871 | 35 | | |
| *rps12* | + | 116101 | 116905 | ND | ND | 232 | 549 | 26 |
| *trnI-GAU* | − | 111259 | 112211 | 34 | 953 | 39 | | |
| *rpl2* | + | 126280 | 127765 | 393 | 624 | 471 | | |

注："+"表示正链；"−"表示负链；"ND"表示未确定

【**重复序列**】 在槲寄生叶绿体基因组中，微卫星序列有 A/T、AT/AT 和 AAT/ATT 三种类型，各有 73 个、7 个和 1 个（表 2-173-3）。共发现 35 个串联重复序列，满足总长度超过 20bp 且重复单元之间的相似度 ≥ 90% 两个条件（表 2-173-4）。散在重复序列主要有回文重复序列和正向重复序列。以 *e*-value 小于 1E−04 为阈值，槲寄生叶绿体基因组散在重复序列包括 13 条回文重复序列、17 条正向重复序列（表 2-173-5）。

表 2-173-3　槲寄生叶绿体基因组重复序列统计

| 重复单元类型 | 重复序列个数 |
|---|---|
| A/T | 73 |
| AT/AT | 7 |
| AAT/ATT | 1 |

表 2-173-4　槲寄生叶绿体基因组串联重复序列统计

| 起点—终点 | 重复单元长度（bp） | 重复单元拷贝数 | 重复单元一致序列长度（bp） | 重复单元之间的相似度（%） | 插入缺失比例（%） | 分值 | 碱基个数 | | | | 熵（0—2） |
|---|---|---|---|---|---|---|---|---|---|---|---|
| | | | | | | | A | C | G | T | |
| 3235—3264 | 15 | 2.0 | 15 | 100 | 0 | 60 | 20 | 13 | 6 | 60 | 1.55 |
| 4369—4413 | 15 | 3.0 | 15 | 90 | 0 | 63 | 28 | 22 | 2 | 46 | 1.63 |
| 4440—4468 | 13 | 2.2 | 13 | 100 | 0 | 58 | 41 | 20 | 0 | 37 | 1.53 |
| 5929—5977 | 17 | 2.8 | 18 | 90 | 9 | 68 | 48 | 0 | 4 | 46 | 1.20 |
| 6165—6190 | 13 | 2.0 | 13 | 100 | 0 | 52 | 53 | 0 | 0 | 46 | 1.00 |
| 7076—7101 | 13 | 2.0 | 13 | 100 | 0 | 52 | 38 | 23 | 7 | 30 | 1.83 |
| 11525—11555 | 15 | 2.1 | 15 | 100 | 0 | 62 | 74 | 0 | 0 | 19 | 1.03 |
| 20107—20142 | 17 | 2.2 | 16 | 90 | 9 | 56 | 13 | 33 | 0 | 52 | 1.41 |
| 25905—25953 | 16 | 3.1 | 16 | 90 | 0 | 71 | 57 | 0 | 6 | 36 | 1.24 |
| 25912—25961 | 16 | 3.1 | 16 | 91 | 0 | 73 | 56 | 0 | 12 | 32 | 1.36 |

续表

| 起点—终点 | 重复单元长度(bp) | 重复单元拷贝数 | 重复单元一致序列长度(bp) | 重复单元之间的相似度(%) | 插入缺失比例(%) | 分值 | 碱基个数 A | C | G | T | 熵(0—2) |
|---|---|---|---|---|---|---|---|---|---|---|---|
| 26000—26106 | 54 | 2.0 | 54 | 96 | 0 | 196 | 26 | 17 | 22 | 33 | 1.96 |
| 27064—27093 | 15 | 2.0 | 15 | 100 | 0 | 60 | 60 | 0 | 13 | 26 | 1.34 |
| 27409—27447 | 19 | 2.1 | 19 | 100 | 0 | 78 | 41 | 10 | 10 | 38 | 1.73 |
| 29068—29119 | 25 | 2.0 | 26 | 92 | 7 | 88 | 46 | 7 | 1 | 44 | 1.43 |
| 40872—40897 | 13 | 2.0 | 13 | 100 | 0 | 52 | 92 | 0 | 7 | 0 | 0.39 |
| 44504—44533 | 13 | 2.3 | 13 | 100 | 0 | 60 | 43 | 6 | 20 | 30 | 1.77 |
| 65375—65404 | 15 | 2.0 | 15 | 100 | 0 | 60 | 53 | 13 | 13 | 20 | 1.72 |
| 76532—76561 | 15 | 2.0 | 15 | 100 | 0 | 60 | 60 | 13 | 0 | 26 | 1.34 |
| 81764—81819 | 18 | 3.1 | 18 | 100 | 0 | 112 | 33 | 5 | 39 | 21 | 1.76 |
| 87218—87252 | 10 | 3.5 | 10 | 100 | 0 | 70 | 31 | 0 | 8 | 60 | 1.27 |
| 91780—91810 | 15 | 2.0 | 16 | 93 | 6 | 55 | 38 | 22 | 0 | 38 | 1.54 |
| 96760—96788 | 13 | 2.2 | 13 | 100 | 0 | 58 | 51 | 10 | 0 | 37 | 1.36 |
| 97258—97282 | 10 | 2.5 | 10 | 100 | 0 | 50 | 68 | 0 | 0 | 32 | 0.90 |
| 97291—97322 | 16 | 2.0 | 16 | 100 | 0 | 64 | 62 | 0 | 12 | 25 | 1.30 |
| 98650—98688 | 19 | 2.1 | 19 | 95 | 0 | 69 | 28 | 7 | 0 | 64 | 1.21 |
| 98680—98719 | 2 | 20 | 2 | 90 | 10 | 64 | 47 | 0 | 2 | 50 | 1.14 |
| 99274—99361 | 45 | 2.0 | 44 | 93 | 2 | 149 | 61 | 3 | 1 | 34 | 1.20 |
| 99341—99391 | 20 | 2.5 | 21 | 90 | 6 | 79 | 78 | 0 | 0 | 21 | 0.75 |
| 99343—99392 | 17 | 3.0 | 17 | 91 | 2 | 75 | 80 | 0 | 0 | 20 | 0.72 |
| 102288—102318 | 13 | 2.5 | 12 | 94 | 5 | 53 | 16 | 0 | 0 | 83 | 0.64 |
| 105641—105669 | 13 | 2.2 | 13 | 100 | 0 | 58 | 37 | 0 | 10 | 51 | 1.36 |
| 110619—110649 | 15 | 2.0 | 16 | 93 | 6 | 55 | 38 | 0 | 22 | 38 | 1.54 |
| 115177—115211 | 10 | 3.5 | 10 | 100 | 0 | 70 | 60 | 8 | 0 | 31 | 1.27 |
| 120610—120665 | 18 | 3.1 | 18 | 100 | 0 | 112 | 21 | 39 | 5 | 33 | 1.76 |
| 125868—125897 | 15 | 2.0 | 15 | 100 | 0 | 60 | 26 | 0 | 13 | 60 | 1.34 |

表 2-173-5　槲寄生叶绿体基因组散在重复序列特征值

| 重复单元一长度(bp) | 重复单元一起点 | 重复类型 | 重复单元二长度(bp) | 重复单元二起点 | 重复单元间隔 | e-value |
|---|---|---|---|---|---|---|
| 57 | 25995 | D | 57 | 26049 | −3 | 1.77E-19 |
| 39 | 40146 | D | 39 | 86367 | 0 | 1.54E-14 |
| 39 | 40146 | P | 39 | 116022 | 0 | 1.54E-14 |
| 38 | 81763 | D | 38 | 81781 | 0 | 6.17E-14 |
| 38 | 81763 | P | 38 | 120609 | 0 | 6.17E-14 |
| 38 | 81781 | P | 38 | 120627 | 0 | 6.17E-14 |
| 38 | 120609 | D | 38 | 120627 | 0 | 6.17E-14 |
| 43 | 99273 | D | 43 | 99318 | −3 | 2.01E-11 |
| 41 | 25904 | D | 41 | 25920 | −3 | 2.77E-10 |

续表

| 重复单元一长度（bp） | 重复单元一起点 | 重复类型 | 重复单元二长度（bp） | 重复单元二起点 | 重复单元间隔 | e-value |
|---|---|---|---|---|---|---|
| 38 | 62461 | D | 38 | 62480 | −2 | 3.90E−10 |
| 35 | 39101 | D | 35 | 40147 | −2 | 2.11E−08 |
| 35 | 39101 | D | 35 | 86368 | −2 | 2.11E−08 |
| 35 | 39101 | P | 35 | 116025 | −2 | 2.11E−08 |
| 35 | 99281 | D | 35 | 99326 | −2 | 2.11E−08 |
| 30 | 8027 | D | 30 | 8048 | −1 | 3.64E−07 |
| 35 | 6344 | P | 35 | 6351 | −3 | 6.98E−07 |
| 35 | 10018 | P | 35 | 104847 | −3 | 6.98E−07 |
| 32 | 61411 | P | 32 | 87223 | −2 | 1.13E−06 |
| 32 | 61411 | D | 32 | 115173 | −2 | 1.13E−06 |
| 32 | 87213 | D | 32 | 87223 | −2 | 1.13E−06 |
| 32 | 87213 | P | 32 | 115173 | −2 | 1.13E−06 |
| 32 | 87223 | P | 32 | 115183 | −2 | 1.13E−06 |
| 32 | 115173 | D | 32 | 115183 | −2 | 1.13E−06 |
| 34 | 25273 | D | 34 | 41527 | −3 | 2.55E−06 |
| 31 | 62493 | P | 31 | 62495 | −2 | 4.23E−06 |
| 33 | 5427 | P | 33 | 62391 | −3 | 9.31E−06 |
| 33 | 8030 | D | 33 | 56725 | −3 | 9.31E−06 |
| 33 | 62472 | D | 33 | 62491 | −3 | 9.31E−06 |
| 30 | 7694 | P | 30 | 41590 | −2 | 1.58E−05 |
| 32 | 10900 | P | 32 | 31722 | −3 | 3.38E−05 |

注：P. palindromic repeat，回文重复序列；D. direct repeat，正向重复序列

【系统发育】 使用 MAFFT 对来自槲寄生属的 6 个物种[7, 8]以及 1 个外类群物种 [青皮木（Schoepfia jasminodora）][9]的 7 个叶绿体基因组中提取的 49 个共有蛋白质序列进行多重序列比对，使用 IQ-TREE 筛选得到最优的 HIVb+F+G4 模型，并采用最大似然法（maximum likelihood method）构建进化树。结果显示，槲寄生（Viscum coloratum）、白果槲寄生（Viscum album）[7]、瘤果槲寄生（Viscum ovalifolium）[8] 3 个物种聚为一支，随后，槲寄生（Viscum coloratum）和瘤果槲寄生（Viscum ovalifolium）2 个物种聚为一支。在枫寄生（Viscum liquidambaricola）[8]、Viscum crassulae[7]、Viscum minimum[7] 3 个物种中，Viscum crassulae 和 Viscum minimum 聚为一支。槲寄生（Viscum coloratum）与瘤果槲寄生（Viscum ovalifolium）的亲缘关系最近，与 Viscum crassulae 的亲缘关系较远（图 2-173-3）。

【$K_A/K_S$ 选择压力分析】 以图 2-173-3 的进化树作为参考，利用 Hyphy 软件中的 aBSREL 模型对蛋白质编码基因进行选择压力分析。在物种槲寄生中，未发现有基因受到正向选择。

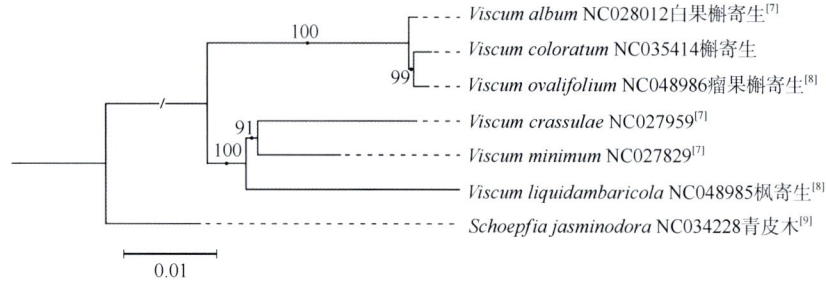

图 2-173-3　槲寄生属植物系统发育进化分析

**【宏 DNA 条形码的发现及其 PCR 扩增引物设计】**　为了发现能够区分槲寄生属下物种的宏 DNA 条形码序列及其 PCR 扩增引物，利用 ecoPrimers 对槲寄生属植物叶绿体基因组序列进行分析。用于设计 PCR 扩增引物的保守区间见表 2-173-6。可以依据区间序列设计引物，使用这些引物对槲寄生属 DNA 进行 PCR 扩增，对 PCR 产物进行桑格测序或高通量测序，通过序列比较和特征分析区分槲寄生属的 6 个物种。

表 2-173-6　部分基于 ecoPrimers 发现的引物设计保守区间

| 编号 | 保守区间序列 | 物种拉丁名 | GenBank 序列号 | 保守区间序列起点—终点 |
|---|---|---|---|---|
| 1 | AAACTTATTATTGAAATTGAAAATTCATATT | V. minimum | NC027829.1 | 34650—34740 |
|  |  | V. crassulae | NC027959.1 | 33080—33171 |
|  |  | V. album | NC028012.1 | 33035—33118 |
|  |  | V. coloratum | NC035414.1 | 32816—32895 |
|  |  | V. liquidambaricola | NC048985.1 | 33143—33226 |
|  |  | V. ovalifolium | NC048986.1 | 33282—33360 |
| 2 | AAAAAAAAAGCGGATATGGTCGAATGGTAA AATATCTCTTTGCCAAGGAGAAGACGCG GGTTCGATTCCCGCTATCCGCCC | V. minimum | NC027829.1 | 34741—34812 |
|  |  | V. crassulae | NC027959.1 | 33172—33243 |
|  |  | V. album | NC028012.1 | 33119—33190 |
|  |  | V. coloratum | NC035414.1 | 32896—32967 |
|  |  | V. liquidambaricola | NC048985.1 | 33227—33298 |
|  |  | V. ovalifolium | NC048986.1 | 33361—33432 |
| 3 | AAAGTATCTATACTATGTCTTCATATTT | V. minimum | NC027829.1 | 41446—41589 |
|  |  | V. crassulae | NC027959.1 | 39770—39867 |
|  |  | V. album | NC028012.1 | 39940—40100 |
|  |  | V. coloratum | NC035414.1 | 39703—39870 |
|  |  | V. liquidambaricola | NC048985.1 | 39969—40114 |
|  |  | V. ovalifolium | NC048986.1 | 40185—40352 |
| 4 | AGATAGTCACACGTAATGACAGATCACGGC CATATTATTAAA | V. minimum | NC027829.1 | 41590—41631 |
|  |  | V. crassulae | NC027959.1 | 39868—39909 |
|  |  | V. album | NC028012.1 | 40101—40142 |
|  |  | V. coloratum | NC035414.1 | 39871—39912 |
|  |  | V. liquidambaricola | NC048985.1 | 40115—40156 |
|  |  | V. ovalifolium | NC048986.1 | 40353—40394 |

续表

| 编号 | 保守区间序列 | 物种拉丁名 | GenBank 序列号 | 保守区间序列起点—终点 |
|---|---|---|---|---|
| 5 | AAAGCATCTGAGGCTGCATTAACTCGGGGTATACACGAAAGAAG | *V. minimum* | NC027829.1 | 42476—42620 |
| | | *V. crassulae* | NC027959.1 | 40759—40884 |
| | | *V. album* | NC028012.1 | 41001—41141 |
| | | *V. coloratum* | NC035414.1 | 40770—40908 |
| | | *V. liquidambaricola* | NC048985.1 | 40996—41117 |
| | | *V. ovalifolium* | NC048986.1 | 41253—41390 |
| 6 | CACCATCTCTGTAATAGGAAAATGCTTCCTTTTCTCTTGAAGTTGTCGGAGTCATT | *V. minimum* | NC027829.1 | 42621—42676 |
| | | *V. crassulae* | NC027959.1 | 40885—40940 |
| | | *V. album* | NC028012.1 | 41142—41197 |
| | | *V. coloratum* | NC035414.1 | 40909—40964 |
| | | *V. liquidambaricola* | NC048985.1 | 41118—41173 |
| | | *V. ovalifolium* | NC048986.1 | 41391—41446 |

## 参 考 文 献

[1] 国家药典委员会. 中华人民共和国药典（2020年版）一部. 北京：中国医药科技出版社，2020.

[2] 孙艳秋，刘珂，张振学. 槲寄生化学成分研究. 中药材，2000，23（1）：29-30.

[3] 张水仙，刘越，孙洪波，等. 槲寄生化学成分及药理作用研究进展. 中药材，2011，34（12）：1962-1967.

[4] 黄志新，岳京丽，赵凤生，等. 槲寄生、杜仲的降血压作用和急性毒性的实验研究. 天然产物研究与开发，2003，15（3）：245-248.

[5] 李丽，梁再赋，姜弈. 槲寄生提取物的免疫调节作用. 现代药物与临床，2003，18（1）：12-15.

[6] 孔凡青，吕学谦，杨艳红. 槲寄生抗肿瘤作用研究. 科技信息，2010，（19）：826-827.

[7] Petersen G，Cuenca A，Seberg O. Plastome evolution in hemiparasitic mistletoes. Genome Biology and Evolution，2015，7（9）：2520-2532.

[8] Guo X，Liu C，Zhang G，et al. The complete plastomes of five hemiparasitic plants（*Osyris wightiana*，*Pyrularia edulis*，*Santalum album*，*Viscum liquidambaricolum*，and *V. ovalifolium*）：Comparative and evolutionary analyses within santalales. Frontiers in Genetics，2020，11：597.

[9] Su H J，Hu J M. The complete chloroplast genome of hemiparasitic flowering plant *Schoepfia jasminodora*. Mitochondrial DNA B Resour，2016，1（1）：767-769.

# 174 七叶树

【药材基本信息】 七叶树（*Aesculus chinensis* Bge.）又称苏罗子、棱罗子、开心果[1]，为无患子科七叶树属药用植物，其干燥成熟种子为娑罗子中药材（图2-174-1）。收载于《中国药典》（2020年版）[2]。七叶树仅秦岭有野生分布，河北南部、山西南部、陕西南部等地均有栽培。娑罗子主要含有皂苷类、黄酮类、香豆素类、甾体类等化学成分，其中七叶皂苷为其主要活性成分。娑罗子味甘，性温。归肝、胃经。具有疏肝理气、和胃止痛的功效。现代研究表明，娑罗子具有消肿抗炎、抗渗出、恢复毛细血管通透性、提高静脉张力、改善血液循环、促进脑功能恢复等作用[1]。七叶皂苷已成为临床治疗各种原因所致的软组织肿胀、静脉性水肿、静脉曲张等静脉性疾病的常用药物。

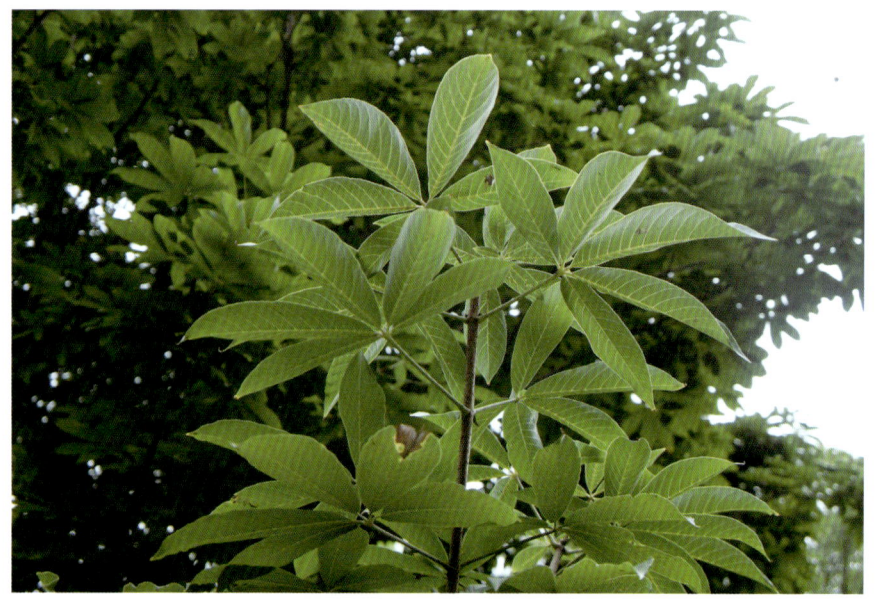

图2-174-1 七叶树

【叶绿体基因组】 七叶树的叶绿体DNA为环状分子，其叶绿体基因组（GenBank登录号：NC046788.1）总长度为155 528bp，具有保守的四分状结构，包括一个LSC区、一个SSC区和一对IR区，其长度分别为85 489bp、18 727bp和25 656bp（图2-174-2）。七叶树叶绿体基因组的整体G/C含量为37.95%。其IR区的G/C含量（43.20%）高于SSC区的G/C含量（31.78%）和LSC区的G/C含量（36.15%）。

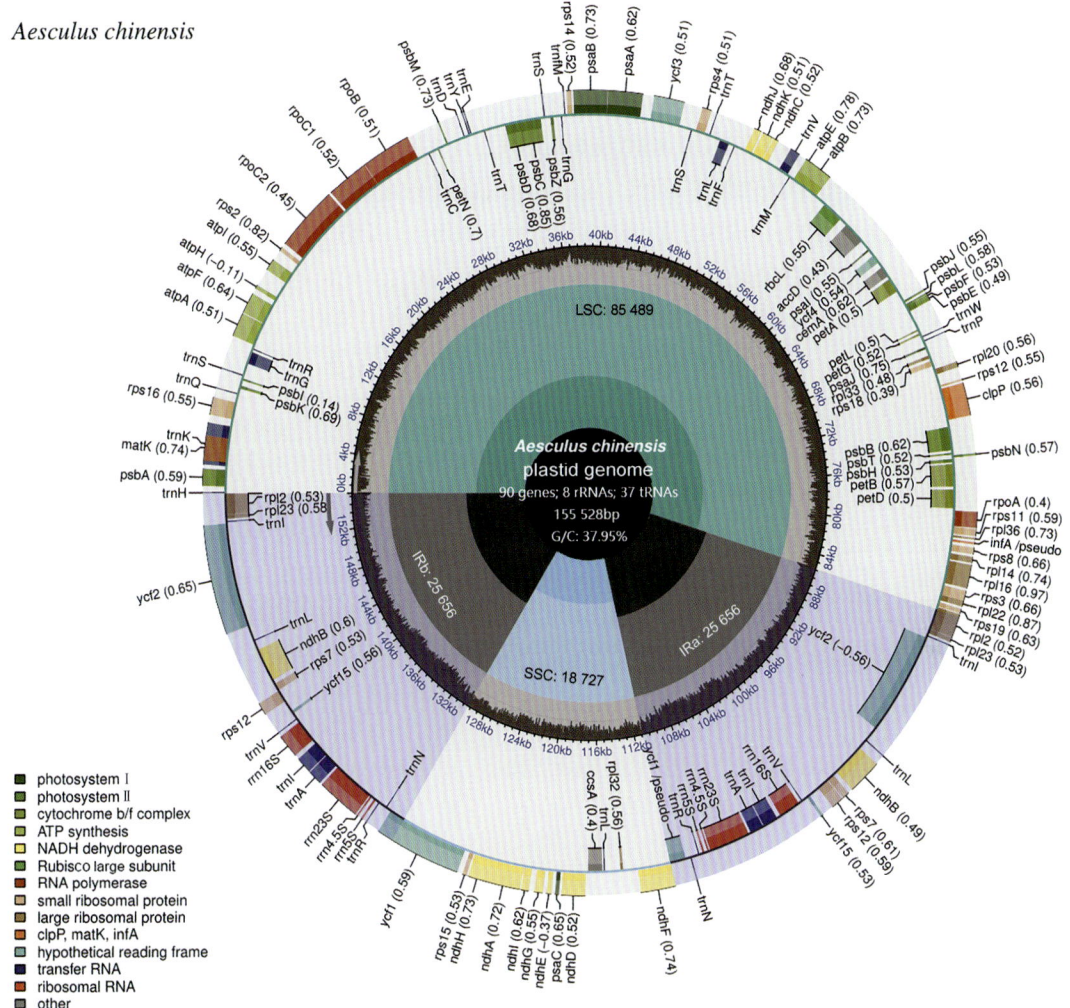

**图 2-174-2　七叶树叶绿体基因组图谱**

该图包括 6 个圆形轨道。自内向外的第一轨道表示分散重复序列，红色弧线表示直接重复序列，绿色弧线表示回文重复序列；自内向外的第二轨道上的蓝色柱状线条表示长串联重复序列，其重复单元碱基长度 > 7；自内向外的第三轨道以不同颜色的柱状线条表示不同类型的短串联重复序列（微卫星序列），其中黑色表示复杂重复序列，绿色表示重复单元碱基长度为 1 的重复序列，黄色表示重复单元碱基长度为 2 的重复序列，紫色表示重复单元碱基长度为 3 的重复序列，蓝色表示重复单元碱基长度为 4 的重复序列，橙色表示重复单元碱基长度为 5 的重复序列，红色表示重复单元碱基长度为 6 的重复序列；自内向外的第四轨道上以不同色块表示 SSC 区、反向重复区 IRa 和 IRb、LSC 区，数字代表相应区间的长度；自内向外的第五轨道表示 GC 含量；最外层第六轨道以不同色块表示不同功能的编码基因，功能分类详见图左下角注释，基因名称后括号中的数字表示密码子使用偏差，轨道外侧的基因转录方向为顺时针方向，轨道内侧的基因转录方向为逆时针方向

【编码基因】　七叶树的叶绿体基因组共编码 135 个基因，其中独特基因 114 个，包括蛋白质编码基因 90 个（独特基因 81 个）、转运 RNA（transfer RNA，tRNA）编码基因 37 个（独特基因 29 个）、核糖体 RNA（ribosome RNA，rRNA）编码基因 8 个（独特基因 4 个）（表 2-174-1）。其中 8 个蛋白质独特编码基因（*ndhB*、*rpl2*、*rpl23*、*rps12*、*rps7*、*ycf1*、*ycf15*、*ycf2*）、7 个 tRNA 独特编码基因（*trnI-CAU*、*trnL-CAA*、*trnI-CAU*、*trnV-GAC*、*trnA-UGC*、*trnR-UCU*、*trnN-GUU*）、4 个 rRNA 独特编码基因（*rrn4.5S*、*rrn5S*、*rrn16S*、 *rrn23S*）位于 IR 区。有 11 个蛋白质编码基因 [*rps16*、*petB*、*petD*、*rpl16*、*ndhA*、*ndhB*（×2）、*atpF*、*rpoC1*、*rpl2*（×2）] 各含有 1 个内含子（intron），4 个蛋白质编码基因 [*clpP*、*ycf3*、*rps12*（×2）] 各含有 2 个内含子，8 个 tRNA 编码基因 [*trnK-UUU*、*trnG-UCC*、*trnL-UAA*、*trnV-UAC*、*trnA-UGC*（×2）、*trnI-GAU*（×2）] 各含有 1 个内含子（表 2-174-2）。七叶树叶绿体基因组中蛋白质编码区（coding sequence，CDS）的长度为 79 041bp，占整个基因组长度的 50.82%。rRNA 基因的长度为 9240bp，占整个基因组长度的 5.94%。而 tRNA 基因的长度为 2798bp，占整个基因组长度的 1.80%。七叶树叶绿体基因组非编码区主要包括内含子和基因间区，其长度占整个基因组长度的 41.44%。

**表 2-174-1　七叶树叶绿体基因组基因列表**

| 基因功能 | 基因分类 | 基因名称 |
|---|---|---|
| rRNA | rRNA genes | *rrn23S*（×2）、*rrn16S*（×2）、*rrn5S*（×2）、*rrn4.5S*（×2） |
| tRNA | tRNA genes | 37 *trn* genes（8 个基因各含有 1 个内含子） |
| 自我复制 | The small subunit of the ribosome | *rps11*、*rps12*（×3）、*rps14*、*rps15*、*rps16*、*rps18*、*rps19*、*rps2*、*rps3*、*rps4*、*rps7*（×2）、*rps8* |
|  | Large subunit of ribosome | *rpl14*、*rpl16*、*rpl2*（×3）、*rpl20*、*rpl22*、*rpl23*（×2）、*rpl32*、*rpl33*、*rpl36* |
|  | DNA dependent RNA polymerase | *rpoC1*、*rpoC2*、*rpoB*、*rpoA* |
| 光合作用 | Subunits of NADH-dehydrogenase | *ndhA*、*ndhB*（×2）、*ndhC*、*ndhD*、*ndhE*、*ndhF*、*ndhG*、*ndhH*、*ndhI*、*ndhJ*、*ndhK* |
|  | Subunits of photosystem Ⅰ | *psaI*、*psaC*、*psaB*、*psaA*、*psaJ* |
|  | Subunits of photosystem Ⅱ | *psbA*、*psbB*、*psbC*、*psbD*、*psbE*、*psbF*、*psbH*、*psbI*、*psbJ*、*psbK*、*psbL*、*psbM*、*psbN*、*psbT*、*psbZ*、*ycf3* |
|  | Subunits of cytochrome b/f complex | *petN*、*petA*、*petD*、*petG*、*petB*、*petL* |
|  | Subunits of ATP synthase | *atpI*、*atpE*、*atpA*、*atpB*、*atpH*、*atpF* |
|  | Large subunit of rubisco | *rbcL* |
| 其他功能 | Protease | *clpP* |
|  | Envelope membrane protein | *cemA* |
|  | Subunit of acetyl-CoA-carboxylase | *accD* |
|  | Translational initiation factor | *infA* |
|  | c-type cytochrome synthesis gene | *ccsA* |
|  | Maturase | *matK* |
| 未知功能 |  | *ycf1*（×2）、*ycf15*（×2）、*ycf2*（×2）、*ycf4* |

**表 2-174-2　七叶树叶绿体基因内含子和外显子位置及长度**

| 基因名称 | 基因编码序列所在链 | 起始位置 | 终点位置 | 长度（bp） | | | | |
|---|---|---|---|---|---|---|---|---|
| | | | | 第一外显子 | 第一内含子 | 第二外显子 | 第二内含子 | 第三外显子 |
| *trnK-UUU* | − | 1801 | 4397 | 37 | 2525 | 35 | | |
| *rps16* | − | 4900 | 5998 | 39 | 829 | 231 | | |
| *trnG-UCC* | + | 8672 | 9470 | 34 | 720 | 45 | | |
| *atpF* | − | 11551 | 12860 | 161 | 743 | 406 | | |
| *rpoC1* | − | 20828 | 23575 | 430 | 693 | 1625 | | |
| *ycf3* | − | 43032 | 45011 | 124 | 729 | 230 | 744 | 153 |
| *trnL-UAA* | + | 47974 | 48611 | 35 | 553 | 50 | | |

续表

| 基因名称 | 基因编码序列所在链 | 起始位置 | 终点位置 | 长度（bp） | | | | |
|---|---|---|---|---|---|---|---|---|
| | | | | 第一外显子 | 第一内含子 | 第二外显子 | 第二内含子 | 第三外显子 |
| trnV-UAC | − | 52399 | 53061 | 39 | 589 | 35 | | |
| rps12 | − | 70633 | 99851 | 114 | ND | 232 | 542 | 26 |
| clpP | − | 70890 | 72942 | 71 | 850 | 291 | 615 | 226 |
| petB | + | 75872 | 77323 | 6 | 804 | 642 | | |
| petD | + | 77527 | 78749 | 8 | 740 | 475 | | |
| rpl16 | − | 82198 | 83657 | 9 | 1052 | 399 | | |
| rpl2 | − | 85340 | 86828 | 397 | 661 | 431 | | |
| ndhB | − | 96003 | 98216 | 775 | 681 | 758 | | |
| trnI-GAU | + | 103307 | 104336 | 32 | 958 | 40 | | |
| trnA-UGC | + | 104401 | 105313 | 37 | 840 | 36 | | |
| ndhA | − | 121155 | 123357 | 553 | 1111 | 539 | | |
| trnA-UGC | − | 135705 | 136617 | 37 | 840 | 36 | | |
| trnI-GAU | − | 136682 | 137711 | 32 | 958 | 40 | | |
| rps12 | + | 141167 | 141965 | ND | ND | 232 | 542 | 26 |
| ndhB | + | 142802 | 145015 | 775 | 681 | 758 | | |
| rpl2 | + | 154190 | 155528 | 397 | 661 | 281 | | |

注："+"表示正链；"−"表示负链；"ND"表示未确定

【**重复序列**】 在七叶树叶绿体基因组中，微卫星序列有 A/T、C/G 和 AT/AT 三种类型，各有 53 个、2 个和 1 个（表 2-174-3）。共发现 20 个串联重复序列，满足总长度超过 20bp 且重复单元之间的相似度 ≥ 90% 两个条件（表 2-174-4）。散在重复序列包括回文重复序列和正向重复序列。以 e-value 小于 1E–04 为阈值，七叶树叶绿体基因组散在重复序列包括 9 条回文重复序列、12 条正向重复序列（表 2-174-5）。

表 2-174-3 七叶树叶绿体基因组微卫星序列统计

| 重复单元类型 | 重复序列个数 |
|---|---|
| A/T | 53 |
| C/G | 2 |
| AT/AT | 1 |

表 2-174-4 七叶树叶绿体基因组串联重复序列统计

| 起点—终点 | 重复单元长度（bp） | 重复单元拷贝数 | 重复单元一致序列长度（bp） | 重复单元之间的相似度（%） | 插入缺失比例（%） | 分值 | 碱基个数 | | | | 熵（0—2） |
|---|---|---|---|---|---|---|---|---|---|---|---|
| | | | | | | | A | C | G | T | |
| 3654—3695 | 20 | 2.1 | 20 | 95 | 0 | 75 | 38 | 9 | 16 | 35 | 1.81 |
| 22861—22892 | 15 | 2.1 | 15 | 100 | 0 | 64 | 37 | 12 | 6 | 43 | 1.68 |
| 28121—28157 | 19 | 1.9 | 19 | 94 | 0 | 65 | 21 | 10 | 13 | 54 | 1.69 |
| 31934—31962 | 12 | 2.3 | 13 | 94 | 5 | 51 | 51 | 0 | 17 | 31 | 1.45 |

续表

| 起点—终点 | 重复单元长度（bp） | 重复单元拷贝数 | 重复单元一致序列长度（bp） | 重复单元之间的相似度（%） | 插入缺失比例（%） | 分值 | 碱基个数 A | C | G | T | 熵（0—2） |
|---|---|---|---|---|---|---|---|---|---|---|---|
| 47606—47648 | 15 | 2.9 | 15 | 92 | 0 | 68 | 41 | 20 | 13 | 23 | 1.88 |
| 48317—48350 | 16 | 2.1 | 16 | 100 | 0 | 68 | 58 | 11 | 11 | 17 | 1.62 |
| 51815—51858 | 22 | 2.0 | 22 | 100 | 0 | 88 | 13 | 13 | 9 | 63 | 1.51 |
| 55850—55881 | 16 | 2.0 | 16 | 93 | 0 | 55 | 12 | 21 | 9 | 56 | 1.64 |
| 68952—68990 | 21 | 1.9 | 21 | 94 | 5 | 71 | 30 | 25 | 10 | 33 | 1.89 |
| 90061—90112 | 21 | 2.5 | 21 | 93 | 0 | 86 | 7 | 23 | 11 | 57 | 1.59 |
| 100581—100618 | 18 | 2.1 | 18 | 100 | 0 | 76 | 21 | 10 | 10 | 57 | 1.61 |
| 104940—105014 | 38 | 2.0 | 37 | 94 | 2 | 132 | 33 | 22 | 24 | 20 | 1.97 |
| 114627—114676 | 25 | 2.0 | 25 | 100 | 0 | 100 | 52 | 0 | 12 | 36 | 1.39 |
| 115105—115136 | 16 | 2.0 | 16 | 93 | 0 | 55 | 25 | 15 | 6 | 53 | 1.65 |
| 126123—126190 | 30 | 2.3 | 30 | 94 | 0 | 118 | 23 | 19 | 19 | 38 | 1.93 |
| 129287—129329 | 21 | 2.0 | 21 | 100 | 0 | 86 | 46 | 9 | 23 | 20 | 1.79 |
| 136004—136078 | 38 | 2.0 | 37 | 94 | 2 | 132 | 20 | 24 | 22 | 33 | 1.97 |
| 140400—140437 | 18 | 2.1 | 18 | 100 | 0 | 76 | 57 | 10 | 10 | 21 | 1.61 |
| 148476—148517 | 18 | 2.3 | 18 | 95 | 0 | 75 | 33 | 26 | 9 | 30 | 1.88 |
| 150906—150959 | 21 | 2.6 | 21 | 90 | 0 | 90 | 59 | 11 | 22 | 7 | 1.56 |

表 2-174-5　七叶树叶绿体基因组散在重复序列特征值

| 重复单元一长度（bp） | 重复单元一起点 | 重复类型 | 重复单元二长度（bp） | 重复单元二起点 | 重复单元间隔 | $e$-value |
|---|---|---|---|---|---|---|
| 44 | 39193 | D | 44 | 41417 | −3 | 7.86E−12 |
| 41 | 99888 | D | 41 | 121731 | −2 | 1.04E−11 |
| 41 | 121731 | P | 41 | 141088 | −2 | 1.04E−11 |
| 38 | 126122 | D | 38 | 126152 | −2 | 5.70E−10 |
| 39 | 44195 | D | 39 | 99890 | −3 | 5.55E−09 |
| 39 | 44195 | D | 39 | 121733 | −3 | 5.55E−09 |
| 39 | 44195 | P | 39 | 141088 | −3 | 5.55E−09 |
| 38 | 75233 | P | 38 | 75239 | −3 | 2.05E−08 |
| 30 | 7791 | P | 30 | 45927 | −1 | 5.31E−07 |
| 32 | 39205 | D | 32 | 41429 | −2 | 1.65E−06 |
| 34 | 7787 | D | 34 | 35785 | −3 | 3.72E−06 |
| 34 | 90060 | D | 34 | 90081 | −3 | 3.72E−06 |
| 34 | 90060 | P | 34 | 150902 | −3 | 3.72E−06 |
| 34 | 90081 | P | 34 | 150923 | −3 | 3.72E−06 |
| 34 | 150902 | D | 34 | 150923 | −3 | 3.72E−06 |

续表

| 重复单元一长度（bp） | 重复单元一起点 | 重复类型 | 重复单元二长度（bp） | 重复单元二起点 | 重复单元间隔 | e-value |
|---|---|---|---|---|---|---|
| 30 | 36652 | P | 30 | 36653 | −2 | 2.31E−05 |
| 30 | 16269 | P | 30 | 16275 | −3 | 6.47E−04 |
| 30 | 35789 | P | 30 | 45927 | −3 | 6.47E−04 |
| 30 | 47603 | D | 30 | 47618 | −3 | 6.47E−04 |
| 30 | 67349 | D | 30 | 67351 | −3 | 6.47E−04 |
| 30 | 114964 | D | 30 | 114990 | −3 | 6.47E−04 |

注：P. palindromic repeat，回文重复序列；D. direct repeat，正向重复序列

【高可变区】 为了发现七叶树属 2 个物种间的高可变区，从 2 个物种的叶绿体基因组中提取了 123 个基因间区，采用 K2p（Kimura 2-parameter）模型计算基因间区的遗传距离，遗传距离最大的 30 个基因间区参见图 2-174-3。这 30 个基因间区的 K2p 平均值分布于 0.60～9.49。其中 *psbE-petL*、*psbZ-trnG-UCC*、*ccsA-ndhD*、*trnL-UAG-ccsA* 的 K2p 平均值较高，分别为 9.49、9.27、4.96、2.89。由此可见，七叶树属 2 个物种的叶绿体基因组在这 4 个区域的变异较大，这 4 个区域可作为潜在的分子标记开发区域。

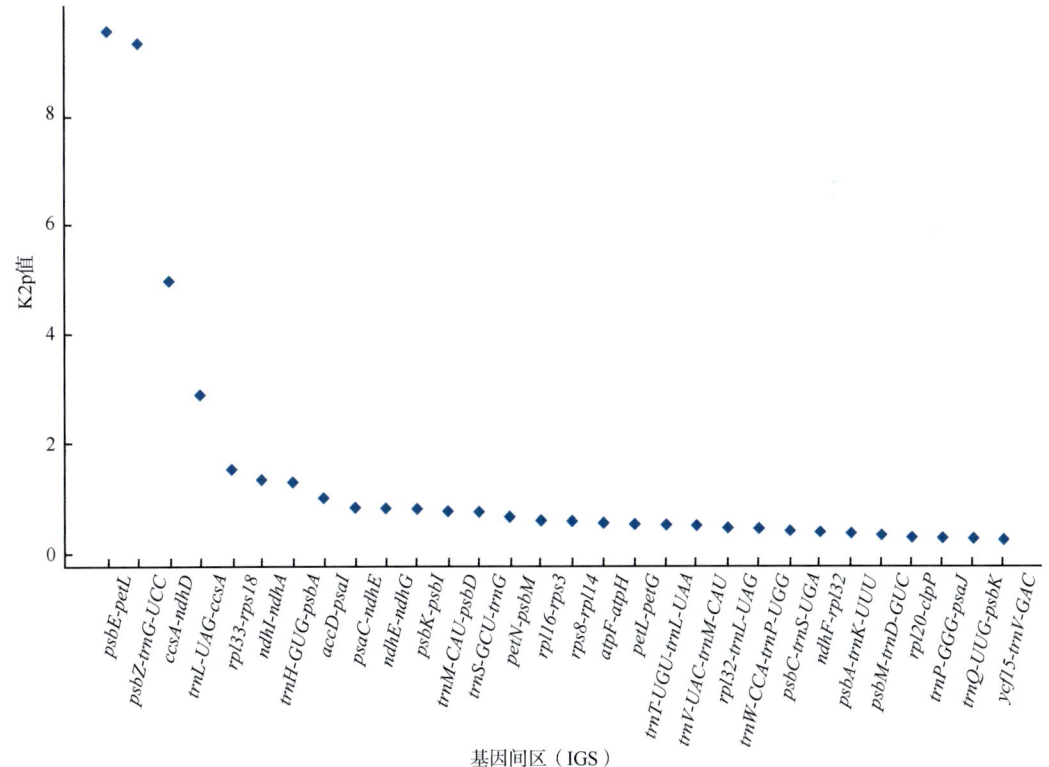

图 2-174-3 七叶树属物种基因间区的遗传距离分析结果

【系统发育】 使用 MAFFT 对来自无患子科的 14 个物种[3-10]和 1 个外类群物种[黄连木（*Pistacia chinensis*）][11]的 15 个叶绿体基因组中提取的 68 个共有蛋白质序列进行多重序列比对，使用 IQ-TREE 筛选得到最优的 cpREV 模型，并采用最大似然法（maximum likelihood method）构建进化树。结果显示，文冠果（*Xanthoceras sorbifolium*）[3]处在树的最基部，随后分出两个亚支。第一个亚支中，车桑子（*Dodonaea viscosa*）和伞花木（*Eurycorymbus cavaleriei*）[4]最先分出来，随后依次是栾树（*Koelreuteria paniculata*）、无患子（*Sapindus mukorossi*）[5]和荔枝（*Litchi chinensis*）[6]分出来，剩余的 2 个物种龙眼（*Dimocarpus longan*）[7]与番龙眼（*Pometia tomentosa*）[8]聚在一起，亲缘关系较近。另一个亚支中，七叶树（*Aesculus chinensis*）[9]与云南七叶树（*Aesculus wangii*）的亲缘关系最近，最先分化出来，剩下的 4 个物种中，三峡槭（*Acer wilsonii*）和长柄槭（*Acer longipes*）聚在一起，金钱槭（*Dipteronia sinensis*）[10]和云南金钱枫（*Dipteronia dyeriana*）聚在一起（图 2-174-4）。

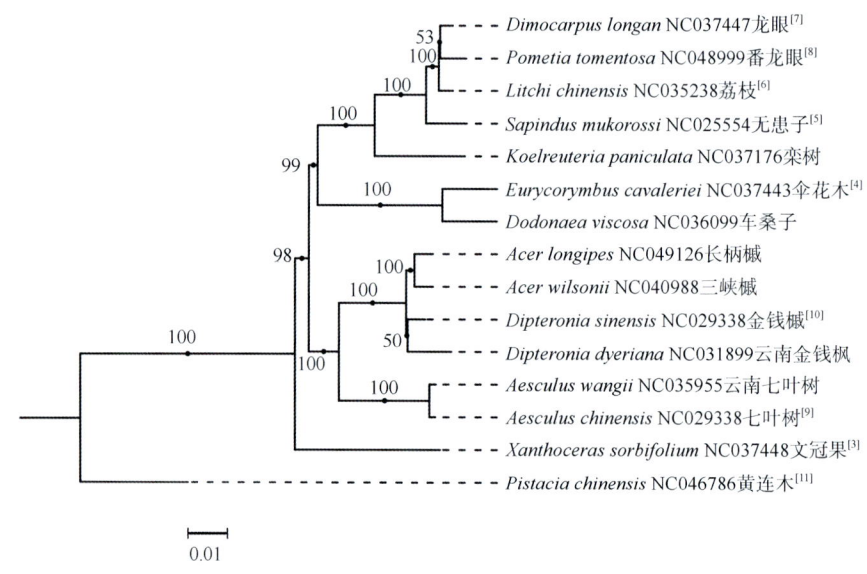

图 2-174-4　无患子科植物系统发育进化分析

【$K_A/K_S$ 选择压力分析】 以图 2-174-4 的进化树作为参考，利用 Hyphy 软件中的 aBSREL 模型对蛋白质编码基因进行选择压力分析（表 2-174-6）。共发现无患子科植物的 5 个基因受到正向选择，即 *accD*、*ccsA*、*clpP*、*ndhF*、*rpl33*。在物种七叶树（*A. chinensis*）中，*accD* 基因被正向选择；在物种文冠果（*X. sorbifolium*）中，*ccsA* 基因被正向选择；在物种栾树（*K. paniculata*）中，*clpP* 基因被正向选择；在物种云南金钱枫（*D. dyeriana*）、云南七叶树（*A. wangii*）、龙眼（*D. longan*）、伞花木（*E. cavaleriei*）中，*ndhF* 基因被正向选择；在物种番龙眼（*P. tomentosa*）中，*rpl33* 基因被正向选择。这些基因的功能可能与物种适应低温、高海拔、高紫外辐射环境相关。

表 2-174-6　无患子科植物 $K_A/K_S$ 选择压力分析

| 物种 | 基因 | 优化的枝长 | LRT | $p$-value |
|---|---|---|---|---|
| A. chinensis | accD | 0.0014 | 33.3308 | 0.0000* |
| X. sorbifolium | ccsA | 0.0418 | 10.9779 | 0.0356 |
| K. paniculata | clpP | 0.0210 | 26.4997 | 0.0000* |
| D. dyeriana | ndhF | 0.0110 | 27.2851 | 0.0000* |
| A. wangii | ndhF | 0.0016 | 27.8925 | 0.0000* |
| D. longan | ndhF | 0.0030 | 17.2243 | 0.0014 |
| E. cavaleriei | ndhF | 0.0115 | 14.0274 | 0.0067 |
| P. tomentosa | rpl33 | 0.0064 | 39.8934 | 0.0000* |

注：LRT. likelihood ratio test，似然比检验；"*"表示值小于 0.0001

【宏 DNA 条形码的发现及其 PCR 扩增引物设计】　为了发现能够区分七叶树属下物种的宏 DNA 条形码序列及其 PCR 扩增引物，利用 ecoPrimers 对七叶树属植物叶绿体基因组序列进行分析。用于设计 PCR 扩增引物的保守区间见表 2-174-7。可以依据区间序列设计引物，使用这些引物对七叶树属 DNA 进行 PCR 扩增，对 PCR 产物进行桑格测序或高通量测序，通过序列比较和特征分析区分七叶树属的 2 个物种。

表 2-174-7　部分基于 ecoPrimers 发现的引物设计保守区间

| 编号 | 保守区间序列 | 物种拉丁名 | GenBank 序列号 | 保守区间序列起点—终点 |
|---|---|---|---|---|
| 1 | AAAGTAATAATAACAATAACTAAAGGCAAATTTCATTATTAGCACATAGTAATAATATGTACTAAATAAAAAGGCATAAAAAAACTTTGTGTTTTGTTGAAGTAAAAAAAGGACATAAATCAAAAAAAACCTAATAAATAACGGAGCAATATATTGCTCCGTTATTTTCAAAAACTCGTATACACGAAGATCGAAAT | A. wangii<br>A. chinensis | NC035955.1<br>NC046788.1 | 285—494<br>276—437 |
| 2 | GTGCCCGCATTTTTCATTGCACACAGCTTTCCCTATGTATAACATCAAAGACTCCCTAAAAAACGCTAAAAAAGTGAAATACCCAGCTGATCAACCTTTATTAGTCTTATTGCATGAACATTTAATAGAAATGAATGAATTTTTTGGTTATCTATTCATCAG | A. wangii<br>A. chinensis | NC035955.1<br>NC046788.1 | 1927—2077<br>1894—2055 |
| 3 | AGAATCAAATTTTCTCAAAATTTTCCATTGGTACGACATGCTGGTTTTTCCATTAATTCCTTTCAGGATCAGTCGTGGTCTTACAAACTATCCCGATGGTATGGACGAATCCTTTGTTTCATAGAAATGTGTAAAAGATGCTAGACGCACTTAAAAGCCGAGTACTCTACCGTTGAGTTAGCAACCCGAAT | A. wangii<br>A. chinensis | NC035955.1<br>NC046788.1 | 4250—4440<br>4211—4401 |
| 4 | AAGTTCCGTAAAAACCCCTGCCTTCTTTGAAATATCATGGACCGTTCCTGTAGGTTGAGCGCCCTTGTCAAGGAAATATAAATAGCAGGAAAATTGAAATGCGTTTGATTATTTATCGGATCATAAAAACCCACTTTCCGAAGATCTCTTCCCTCTCTTCGG | A. wangii<br>A. chinensis | NC035955.1<br>NC046788.1 | 4969—5131<br>4933—5095 |

续表

| 编号 | 保守区间序列 | 物种拉丁名 | GenBank 序列号 | 保守区间序列起点—终点 |
|---|---|---|---|---|
| 5 | GATACCCCCAATACATCAAAACTCATTGCCCATGGATAAA GAAAAACGGTTTCAACATCAAAAACAACAAAAACTAG AGCAAACATATAATAACGGATTCGAAATTGTAACCAAG CATCGCCCATTGGTTCTATACCCGATTCATAACTCGAAA GTTTCTCTGGTCCTTTGCTAATCGGGGCTAAAACTGC | *A. wangii* *A. chinensis* | NC035955.1 NC046788.1 | 51225—51415 51176—51366 |
| 6 | TGAATCACAACTAAAAAGCGGGGACTCTATTAATAGGC GCGATACCTTATAATAGAACTCATGCTTGATTGAAATA TGAGATTGCATAGAGTCAACGAATGAGGTGGGTTCA TTGCCGATTCACAGATGAAAAAATGACAAAAAAGAG CGCATCCATTCC | *A. wangii* *A. chinensis* | NC035955.1 NC046788.1 | 61905—62064 61815—61974 |
| 7 | AATTTTTATTCAACCCTCTAGAATTGCAGAATTGCTCATTT TTTGTTTTGTTTGAACATAAAAAGAATGAAAGGGTTTT TCCTTTTTGTTCTTCTATTTCTATTTCCGTCACTGGGTAT AATGTAAAAATACGTAAAATCTTATTATTCTTCG | *A. wangii* *A. chinensis* | NC035955.1 NC046788.1 | 83287—83442 83700—83837 |

## 参 考 文 献

[1] 《全国中草药汇编》编写组 . 全国中草药汇编 . 2 版 . 下册 . 北京：人民卫生出版社，1996：339-340.

[2] 国家药典委员会 . 中华人民共和国药典（2020 年版）一部 . 北京：中国医药科技出版社，2020：305.

[3] Bi Q, Cui Y, Zhao Y, et al. Complete mitochondrial genome of a Chinese oil tree yellowhorn, *Xanthoceras sorbifolium* (Sapindales, Sapindaceae). Mitochondrial DNA Part B: Resources, 2019, 4 (1): 1492-1493.

[4] Chen Z, Qiao O, Liu B, et al. Complete chloroplast genome of *Eurycorymbus cavaleriei* (Sapindaceae), a tertiary relic rare tree. Mitochondrial DNA Part B: Resources, 2019, 4 (2): 3250-3251.

[5] Yang B, Li M, Ma J, et al. The complete chloroplast genome sequence of *Sapindus mukorossi*. Mitochondrial DNA A DNA Mapp Seq Anal, 2016, 27 (3): 1825-1826.

[6] Wang H L, Lei T, Liu Y Q. A complete mitochondrial DNA genome of whitefly species (Hemiptera: Aleyrodidae) from *Litchi chinensis*. Mitochondrial DNA B Resources, 2019, 4 (2): 2765-2766.

[7] Wang K, Li L, Zhao M, et al. Characterization of the complete chloroplast genome of longan (*Dimocarpus longan* Lour.) using Illumina paired-end sequencing. Mitochondrial DNA B Resources, 2017, 2 (2): 904-906.

[8] Wang Y, Yuan X, Zhang J. The complete chloroplast genome sequence of *Pometia tomentosa*. Mitochondrial DNA B Resources, 2019, 4 (2): 3950-3951.

[9] Zhang D, Sun K, Xiang Q, et al. The complete chloroplast genome sequence of *Aesculus chinensis* Bunge, a major street tree. Mitochondrial DNA B Resources, 2019, 4 (1): 1686-1687.

[10] Zhou T, Zhao J X, Yang Y C, et al. The complete chloroplast genome of *Dipteronia sinensis* (Aceraceae), an endangered endemic species to China. Mitochondrial DNA A DNA Mapp Seq Anal, 2017, 28 (1): 123-124.

[11] Xu Y, Zhang Y, Ren Z. Complete chloroplast genome of *Pistacia chinensis* Bunge (Anacardiaceae: Rhoideae), an important economical and ornamental plant. Mitochondrial DNA B Resources, 2020, 5 (2): 1931-1932.

# 175 龙 眼

**【药材基本信息】** 龙眼（*Dimocarpus longan* Lour.）又名龙眼干、蜜脾，为无患子科龙眼属药用植物[1]，其干燥假种皮为龙眼肉中药材（图2-175-1）。收载于《中国药典》（2020年版）[2]。龙眼分布于华东、华南、西南各省份，商品主要来源于栽培，主产区为广东、广西、福建等[1]。龙眼肉药材以颗粒大小均匀、凸圆中空、色泽统一、明黄澄白、玲珑剔透、香味浓烈者为佳。龙眼肉中含有葡萄糖、蔗糖、多糖及多种氨基酸、维生素 $B_1$、维生素 $B_2$、维生素 P、维生素 C 等成分。龙眼肉味甘，性温。归心、脾经。具有补益心脾、养血安神的功效。现代研究表明，龙眼肉具有抗衰老、抗应激、抗焦虑、抗肿瘤、增强免疫力、调节内分泌、抑菌等多种功效[3]。临床主要用于补血、安神、抗衰老等。

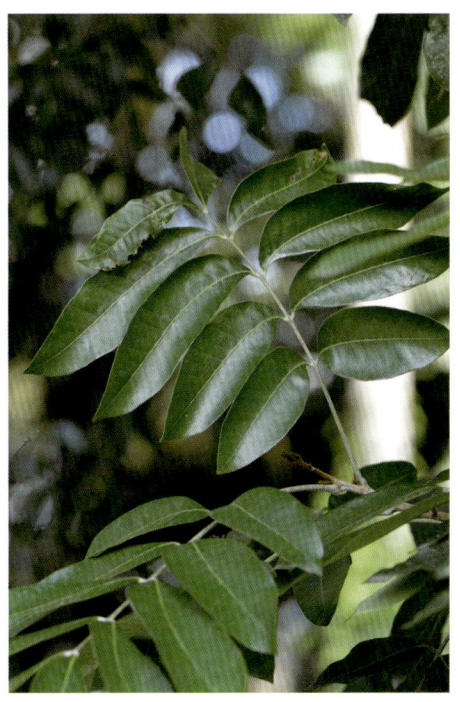

图 2-175-1 龙眼

**【叶绿体基因组】** 龙眼的叶绿体 DNA 为环状分子，其叶绿体基因组（GenBank 登录号：NC037447.1）总长度为 160 833bp，具有保守的四分状结构，包括一个 LSC 区、一个 SSC 区和一对 IR 区，其长度分别为 85 708bp、18 269bp 和 28 428bp（图 2-175-2）。龙眼叶绿体基因组的整体 G/C 含量为 37.79%。其 IR 区的 G/C 含量（42.34%）高于 SSC 区的 G/C 含量（31.82%）和 LSC 区的 G/C 含量（36.04%）。

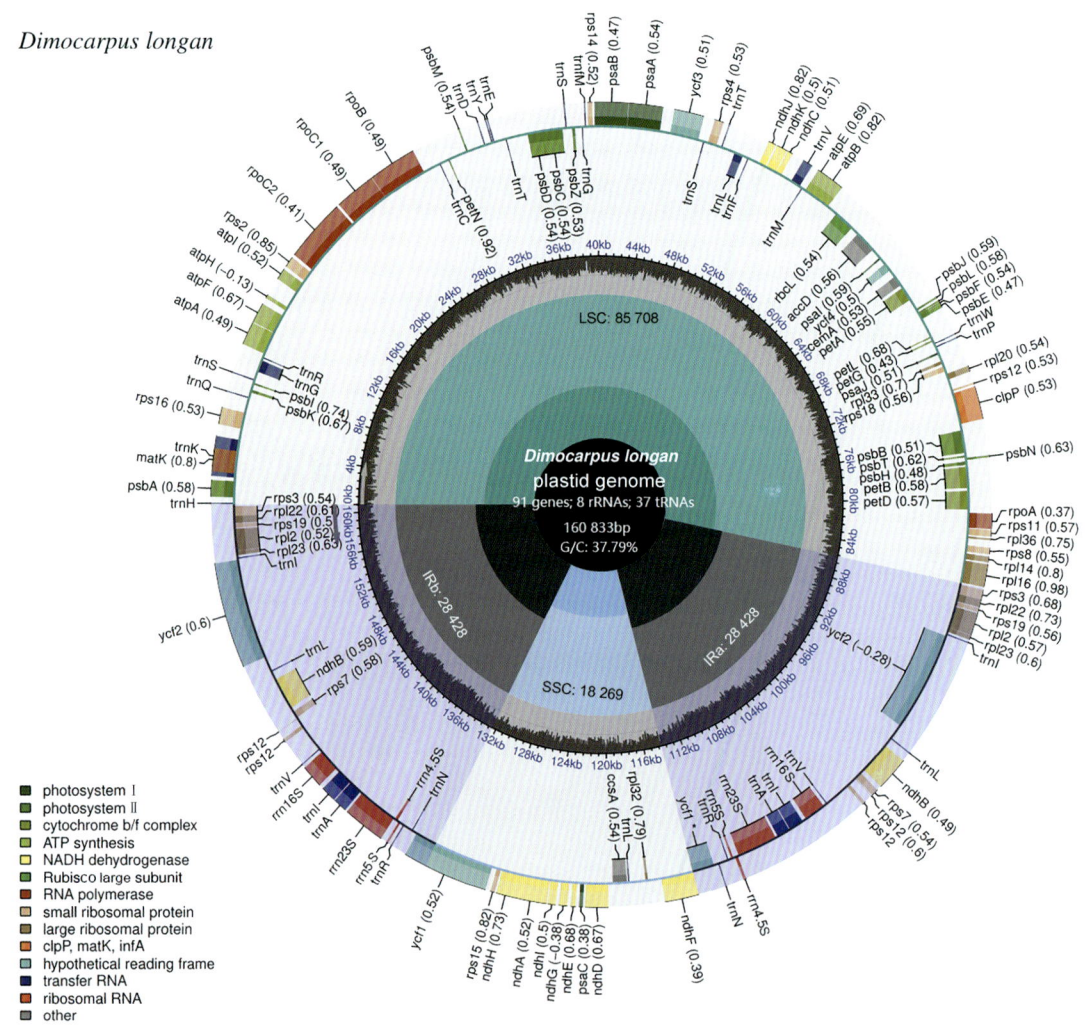

图 2-175-2　龙眼叶绿体基因组图谱

该图包括 6 个圆形轨道。自内向外的第一轨道表示分散重复序列，红色弧线表示直接重复序列，绿色弧线表示回文重复序列；自内向外的第二轨道上的蓝色柱状线条表示长串联重复序列，其重复单元碱基长度＞7；自内向外的第三轨道以不同颜色的柱状线条表示不同类型的短串联重复序列（微卫星序列），其中黑色表示复杂重复序列，绿色表示重复单元碱基长度为 1 的重复序列，黄色表示重复单元碱基长度为 2 的重复序列，紫色表示重复单元碱基长度为 3 的重复序列，蓝色表示重复单元碱基长度为 4 的重复序列，橙色表示重复单元碱基长度为 5 的重复序列，红色表示重复单元碱基长度为 6 的重复序列；自内向外的第四轨道上以不同色块表示 SSC 区、反向重复区 IRa 和 IRb、LSC 区，数字代表相应区间的长度；自内向外的第五轨道表示 GC 含量；最外层第六轨道以不同色块表示不同功能的编码基因，功能分类详见图中左下角注释，基因名称后括号中的数字表示密码子使用偏差，轨道外侧的基因转录方向为顺时针方向，轨道内侧的基因转录方向为逆时针方向

【编码基因】　龙眼的叶绿体基因组共编码 136 个基因，其中独特基因 112 个，包括蛋白质编码基因 91 个（独特基因 78 个）、转运 RNA（transfer RNA，tRNA）编码基因 37 个（独特基因 30 个）、核糖体 RNA（ribosome RNA，rRNA）编码基因 8 个（独特基因 4 个）（表 2-175-1）。其中 10 个蛋白质独特编码基因（ndhB、rpl2、rpl22、rpl23、rps12、rps19、rps3、rps7、ycf1、ycf2）、7 个 tRNA 独特编码基因（trnI-CAU、trnL-CAA、trnI-GAU、trnV-GAC、trnA-UGC、trnR-ACG、trnN-GUU）、4 个 rRNA 独特编码基因（rrn4.5S、rrn5S、 rrn16S、rrn23S）位于 IR 区。有 11 个蛋白质编码基因 [rps16、petB、petD、rpl16、ndhA、ndhB（×2）、atpF、rpoC1、rpl2（×2）] 各含有 1 个内含子（intron），4 个蛋白质编码基因 [clpP、ycf3、rps12（×2）] 各含有 2 个内含子，8 个 tRNA 编码基因 [trnK-UUU、trnG-UCC、trnL-UAA、trnV-UAC、trnA-UGC（×2）、trnI-GAU（×2）] 各含有 1 个内含子（表 2-175-2）。龙眼叶绿体基因组中蛋白质编码区（coding sequence，CDS）的长度为 81 753bp，占整个基因组长度的 50.83%。rRNA 基因的长度为 9050bp，占整个基因组长度的 5.63%。而 tRNA 基因的长度为 2792bp，占整个基因组长度的 1.74%。龙眼叶绿体基因组非编码区主要包括内含子和基因间区，其长度占整个基因组长度的 41.80%。

表 2-175-1　龙眼叶绿体基因组基因列表

| 基因功能 | 基因分类 | 基因名称 |
| --- | --- | --- |
| rRNA | rRNA genes | rrn23S（×2）、rrn16S（×2）、rrn5S（×2）、rrn4.5S（×2） |
| tRNA | tRNA genes | 37 trn genes（8 个基因各含有 1 个内含子） |
| 自我复制 | The small subunit of the ribosome | rps11、rps12（×5）、rps14、rps15、rps16、rps18、rps19（×2）、rps2、rps3（×2）、rps4、rps7（×2）、rps8 |
| | Large subunit of ribosome | rpl14、rpl16、rpl2（×2）、rpl20、rpl22（×2）、rpl23（×2）、rpl32、rpl33、rpl36 |
| | DNA dependent RNA polymerase | rpoC1、rpoC2、rpoB、rpoA |
| 光合作用 | Subunits of NADH-dehydrogenase | ndhA、ndhB（×2）、ndhC、ndhD、ndhE、ndhF、ndhG、ndhH、ndhI、ndhJ、ndhK |
| | Subunits of photosystem Ⅰ | psaI、psaC、psaB、psaA、psaJ |
| | Subunits of photosystem Ⅱ | psbA、psbB、psbC、psbD、psbE、psbF、psbH、psbI、psbJ、psbK、psbL、psbM、psbN、psbT、psbZ、ycf3 |
| | Subunits of cytochrome b/f complex | petN、petA、petD、petG、petB、petL |
| | Subunits of ATP synthase | atpI、atpE、atpA、atpB、atpH、atpF |
| | Large subunit of rubisco | rbcL |
| 其他功能 | Protease | clpP |
| | Envelope membrane protein | cemA |
| | Subunit of acetyl-CoA-carboxylase | accD |
| | c-type cytochrome synthesis gene | ccsA |
| | Maturase | matK |
| 未知功能 | | ycf1（×2）、ycf2（×2）、ycf4 |

表 2-175-2　龙眼叶绿体基因内含子和外显子位置及长度

| 基因名称 | 基因编码序列所在链 | 起始位置 | 终点位置 | 长度（bp） | | | | |
| --- | --- | --- | --- | --- | --- | --- | --- | --- |
| | | | | 第一外显子 | 第一内含子 | 第二外显子 | 第二内含子 | 第三外显子 |
| trnK-UUU | − | 1823 | 4405 | 37 | 2511 | 35 | | |
| rps16 | − | 5164 | 6269 | 40 | 839 | 227 | | |
| trnG-UCC | + | 9195 | 9996 | 23 | 730 | 49 | | |
| atpF | − | 12073 | 13381 | 145 | 754 | 410 | | |
| rpoC1 | − | 21484 | 24243 | 432 | 717 | 1611 | | |
| ycf3 | − | 45045 | 47026 | 124 | 730 | 230 | 745 | 153 |

续表

| 基因名称 | 基因编码序列所在链 | 起始位置 | 终点位置 | 长度（bp） | | | | |
|---|---|---|---|---|---|---|---|---|
| | | | | 第一外显子 | 第一内含子 | 第二外显子 | 第二内含子 | 第三外显子 |
| trnL-UAA | + | 49730 | 50350 | 35 | 536 | 50 | | |
| trnV-UAC | − | 54105 | 54779 | 39 | 601 | 35 | | |
| rps12 | − | 72483 | 101850 | 114 | ND | 232 | 543 | 26 |
| clpP | − | 72748 | 74867 | 71 | 874 | 294 | 655 | 226 |
| petB | + | 77794 | 79239 | 6 | 798 | 642 | | |
| petD | + | 79448 | 80696 | 8 | 766 | 475 | | |
| rpl16 | − | 84171 | 85641 | 9 | 1063 | 399 | | |
| rpl2 | − | 87345 | 88832 | 391 | 663 | 434 | | |
| ndhB | − | 98012 | 100207 | 775 | 672 | 749 | | |
| trnI-GAU | + | 105732 | 106759 | 37 | 956 | 35 | | |
| trnA-UGC | + | 106824 | 107735 | 38 | 839 | 35 | | |
| ndhA | − | 124106 | 126279 | 553 | 1082 | 539 | | |
| trnA-UGC | − | 138807 | 139718 | 38 | 839 | 35 | | |
| trnI-GAU | − | 139783 | 140810 | 37 | 956 | 35 | | |
| rps12 | + | 144692 | 145490 | ND | ND | 232 | 543 | 26 |
| ndhB | + | 146335 | 148530 | 775 | 672 | 749 | | |
| rpl2 | + | 157710 | 159197 | 391 | 663 | 434 | | |

注："+"表示正链；"−"表示负链；"ND"表示未确定

**【重复序列】** 在龙眼叶绿体基因组中，微卫星序列有 A/T、C/G 和 AT/AT 三种类型，各有 55 个、1 个和 1 个（表 2-175-3）。共发现 25 个串联重复序列，满足总长度超过 20bp 且重复单元之间的相似度 ≥ 90% 两个条件（表 2-175-4）。散在重复序列包括回文重复序列和正向重复序列。以 $e$-value 小于 1E–04 为阈值，龙眼叶绿体基因组散在重复序列包括 12 条回文重复序列、10 条正向重复序列（表 2-175-5）。

表 2-175-3 龙眼叶绿体基因组微卫星序列统计

| 重复单元类型 | 重复序列个数 |
|---|---|
| A/T | 55 |
| C/G | 1 |
| AT/AT | 1 |

表 2-175-4 龙眼叶绿体基因组串联重复序列统计

| 起点—终点 | 重复单元长度（bp） | 重复单元拷贝数 | 重复单元一致序列长度（bp） | 重复单元之间的相似度（%） | 插入缺失比例（%） | 分值 | 碱基个数 | | | | 熵（0—2） |
|---|---|---|---|---|---|---|---|---|---|---|---|
| | | | | | | | A | C | G | T | |
| 10362—10401 | 17 | 2.4 | 17 | 91 | 0 | 62 | 25 | 12 | 2 | 60 | 1.45 |
| 15129—15164 | 14 | 2.5 | 15 | 95 | 4 | 65 | 22 | 5 | 11 | 61 | 1.50 |
| 29963—29988 | 13 | 2.0 | 13 | 100 | 0 | 52 | 23 | 15 | 0 | 61 | 1.33 |
| 30412—30448 | 17 | 2.2 | 17 | 90 | 0 | 56 | 64 | 2 | 21 | 10 | 1.37 |
| 57505—57550 | 23 | 2.0 | 23 | 95 | 0 | 83 | 28 | 17 | 6 | 47 | 1.72 |
| 61730—61768 | 19 | 2.1 | 19 | 95 | 0 | 69 | 58 | 2 | 7 | 30 | 1.39 |

续表

| 起点—终点 | 重复单元长度（bp） | 重复单元拷贝数 | 重复单元一致序列长度（bp） | 重复单元之间的相似度（%） | 插入缺失比例（%） | 分值 | 碱基个数 A | C | G | T | 熵（0—2） |
|---|---|---|---|---|---|---|---|---|---|---|---|
| 79684—79720 | 17 | 2.2 | 17 | 100 | 0 | 74 | 24 | 16 | 5 | 54 | 1.63 |
| 83590—83614 | 13 | 1.9 | 13 | 100 | 0 | 50 | 64 | 0 | 4 | 32 | 1.12 |
| 85396—85437 | 21 | 2.0 | 21 | 100 | 0 | 84 | 38 | 19 | 14 | 28 | 1.90 |
| 92061—92112 | 21 | 2.5 | 21 | 93 | 0 | 86 | 7 | 23 | 11 | 57 | 1.59 |
| 94477—94536 | 18 | 3.3 | 18 | 97 | 0 | 111 | 26 | 13 | 26 | 33 | 1.93 |
| 96849—96873 | 12 | 2.1 | 12 | 100 | 0 | 50 | 36 | 16 | 8 | 40 | 1.77 |
| 102795—102832 | 18 | 2.1 | 18 | 95 | 0 | 67 | 21 | 10 | 7 | 60 | 1.54 |
| 107363—107437 | 38 | 2.0 | 37 | 94 | 2 | 132 | 33 | 22 | 24 | 20 | 1.97 |
| 111981—112025 | 22 | 2.1 | 22 | 95 | 4 | 83 | 40 | 26 | 20 | 13 | 1.89 |
| 116642—116673 | 16 | 2.0 | 16 | 100 | 0 | 64 | 62 | 6 | 12 | 18 | 1.50 |
| 119746—119794 | 24 | 2.0 | 24 | 96 | 0 | 89 | 51 | 10 | 4 | 34 | 1.55 |
| 125641—125665 | 12 | 2.1 | 12 | 100 | 0 | 50 | 24 | 16 | 0 | 60 | 1.36 |
| 129664—129704 | 21 | 2.0 | 21 | 100 | 0 | 82 | 39 | 0 | 24 | 36 | 1.56 |
| 134517—134561 | 22 | 2.1 | 22 | 95 | 4 | 83 | 13 | 20 | 26 | 40 | 1.89 |
| 139105—139179 | 38 | 2.0 | 37 | 94 | 2 | 132 | 20 | 24 | 22 | 33 | 1.97 |
| 143710—143747 | 18 | 2.1 | 18 | 95 | 0 | 67 | 60 | 7 | 10 | 21 | 1.54 |
| 149669—149693 | 12 | 2.1 | 12 | 100 | 0 | 50 | 40 | 8 | 16 | 36 | 1.77 |
| 152006—152065 | 18 | 3.3 | 18 | 97 | 0 | 111 | 33 | 26 | 13 | 26 | 1.93 |
| 154430—154483 | 21 | 2.6 | 21 | 90 | 0 | 90 | 59 | 11 | 22 | 7 | 1.56 |

表 2-175-5　龙眼叶绿体基因组散在重复序列特征值

| 重复单元一长度（bp） | 重复单元一起点 | 重复类型 | 重复单元二长度（bp） | 重复单元二起点 | 重复单元间隔 | e-value |
|---|---|---|---|---|---|---|
| 46 | 94476 | D | 46 | 94494 | −2 | 1.37E−14 |
| 46 | 94476 | P | 46 | 152001 | −2 | 1.37E−14 |
| 46 | 94494 | P | 46 | 152019 | −2 | 1.37E−14 |
| 46 | 152001 | D | 46 | 152019 | −2 | 1.37E−14 |
| 41 | 101887 | D | 41 | 124682 | −3 | 4.33E−10 |
| 41 | 124682 | P | 41 | 144613 | −3 | 4.33E−10 |
| 39 | 46209 | D | 39 | 101889 | −3 | 5.94E−09 |
| 39 | 46209 | P | 39 | 144613 | −3 | 5.94E−09 |
| 30 | 8537 | P | 30 | 47474 | 0 | 6.31E−09 |
| 36 | 46212 | D | 36 | 124687 | −3 | 2.97E−07 |
| 35 | 41178 | D | 35 | 43402 | −3 | 1.09E−06 |
| 34 | 92060 | D | 34 | 92081 | −3 | 3.98E−06 |
| 34 | 92060 | P | 34 | 154426 | −3 | 3.98E−06 |
| 34 | 92081 | P | 34 | 154447 | −3 | 3.98E−06 |
| 34 | 154426 | D | 34 | 154447 | −3 | 3.98E−06 |
| 32 | 8535 | D | 32 | 37802 | −3 | 5.28E−05 |

续表

| 重复单元一长度（bp） | 重复单元一起点 | 重复类型 | 重复单元二长度（bp） | 重复单元二起点 | 重复单元间隔 | *e*-value |
|---|---|---|---|---|---|---|
| 32 | 68728 | P | 32 | 68732 | −3 | 5.28E−05 |
| 30 | 37804 | P | 30 | 47474 | −3 | 6.92E−04 |
| 30 | 66221 | P | 30 | 66241 | −3 | 6.92E−04 |
| 30 | 111715 | P | 30 | 111719 | −3 | 6.92E−04 |
| 30 | 111715 | D | 30 | 134792 | −3 | 6.92E−04 |
| 30 | 134792 | P | 30 | 134796 | −3 | 6.92E−04 |

注：P. palindromic repeat，回文重复序列；D. direct repeat，正向重复序列

**【系统发育】** 使用 MAFFT 对来自无患子科的 14 个物种[4-11]和 1 个外类群物种［黄连木（*Pistacia chinensis*）][12]的 15 个叶绿体基因组中提取的 68 个共有蛋白质序列进行多重序列比对，使用 IQ-TREE 筛选得到最优的 cpREV 模型，并采用最大似然法（maximum likelihood method）构建进化树。结果显示，文冠果（*Xanthoceras sorbifolium*）[4]处在树的最基部，随后分出两个亚支。第一个亚支中，车桑子（*Dodonaea viscosa*）和伞花木（*Eurycorymbus cavaleriei*）[5]最先分出来，随后依次是栾树（*Koelreuteria paniculata*）、无患子（*Sapindus mukorossi*）[6]和荔枝（*Litchi chinensis*）[7]分出来，龙眼（*Dimocarpus longan*）[8]和番龙眼（*Pometia tomentosa*）[9]聚在一起，亲缘关系较近。另一个亚支中，七叶树（*Aesculus chinensis*）[10]和云南七叶树（*Aesculus wangii*）的亲缘关系最近，最先分化出来，剩下的 4 个物种中，三峡槭（*Acer wilsonii*）和长柄槭（*Acer longipes*）聚在一起，金钱槭（*Dipteronia sinensis*）[11]和云南金钱枫（*Dipteronia dyeriana*）聚在一起。龙眼与番龙眼的亲缘关系最近（图 2-175-3）。

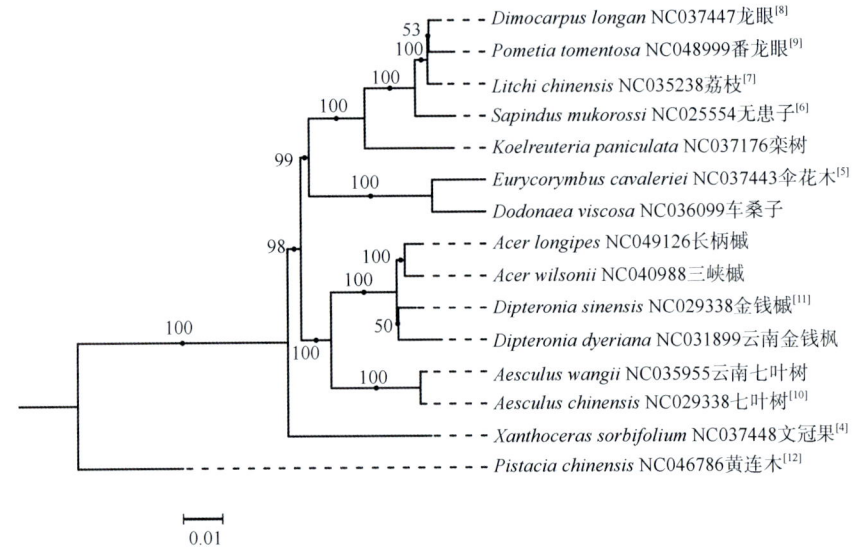

图 2-175-3　无患子科植物系统发育进化分析

**【$K_A/K_S$ 选择压力分析】** 以图 2-175-3 的进化树作为参考，利用 Hyphy 软件中的 aBSREL 模型对蛋白质编码基因进行选择压力分析（表 2-175-6）。共发现无患子科植物的 5 个基因受到正向选择：*accD*、*ccsA*、*clpP*、*ndhF*、*rpl33*。在物种七叶树（*A. chinensis*）中，*accD* 基因被正向选择；在物种文冠果（*X. sorbifolium*）中，*ccsA* 基因被正向选择；在物种栾树（*K. paniculata*）中，*clpP* 基因被正向选择；在物种云南金钱枫（*D. dyeriana*）、云南七叶树（*A. wangii*）、龙眼（*D. longan*）、伞花木（*E. cavaleriei*）中，*ndhF* 基因被正向选择；在物种番龙眼（*P. tomentosa*）中，*rpl33* 基因被正向选择。这些基因的功能可能与物种适应低温、高海拔、高紫外辐射环境相关。

表 2-175-6 无患子科植物 $K_A/K_S$ 选择压力分析

| 物种 | 基因 | 优化的枝长 | LRT | *p*-value |
| --- | --- | --- | --- | --- |
| *A. chinensis* | *accD* | 0.0014 | 33.3308 | 0.0000* |
| *X. sorbifolium* | *ccsA* | 0.0418 | 10.9779 | 0.0356 |
| *K. paniculata* | *clpP* | 0.0210 | 26.4997 | 0.0000* |
| *D. dyeriana* | *ndhF* | 0.0110 | 27.2851 | 0.0000* |
| *A. wangii* | *ndhF* | 0.0016 | 27.8925 | 0.0000* |
| *D. longan* | *ndhF* | 0.0030 | 17.2243 | 0.0014 |
| *E. cavaleriei* | *ndhF* | 0.0115 | 14.0274 | 0.0067 |
| *P. tomentosa* | *rpl33* | 0.0064 | 39.8934 | 0.0000* |

注：LRT. likelihood ratio test，似然比检验；"*"表示值小于 0.0001

参 考 文 献

[1] 国家药典委员会. 中华人民共和国药典（2020 版）一部. 北京：中国医药科技出版社，2020：100.

[2] 中国科学院《中国植物志》编委会. 中国植物志. 第 44（1）卷. 北京：科学出版社，1994：165-168.

[3] 南京中医药大学. 中药大辞典. 上册. 上海：上海科学技术出版社，2006：2498-2499.

[4] Bi Q, Cui Y, Zhao Y, et al. Complete mitochondrial genome of a Chinese oil tree yellowhorn, *Xanthoceras sorbifolium* (Sapindales，Sapindaceae). Mitochondrial DNA B Resour，2019，4（1）：1492-1493.

[5] Chen Z, Qiao O, Liu B, et al. Complete chloroplast genome of *Eurycorymbus cavaleriei*（Sapindaceae），a tertiary relic rare tree. Mitochondrial DNA B Resour，2019，4（2）：3250-3251.

[6] Yang B, Li M, Ma J, et al. The complete chloroplast genome sequence of *Sapindus mukorossi*. Mitochondrial DNA A DNA Mapp Seq Anal，2016，27（3）：1825-1826.

[7] Wang H L, Lei T, Liu Y Q. A complete mitochondrial DNA genome of whitefly species（Hemiptera：Aleyrodidae）from *Litchi chinensis*. Mitochondrial DNA B Resour，2019，4（2）：2765-2766.

[8] Wang K, Li L, Zhao M, et al. Characterization of the complete chloroplast genome of longan（*Dimocarpus longan* Lour.）using Illumina paired-end sequencing. Mitochondrial DNA B Resour，2017，2（2）：904-906.

[9] Wang Y, Yuan X, Zhang J. The complete chloroplast genome sequence of *Pometia tomentosa*. Mitochondrial DNA B Resour，2019，4（2）：3950-3951.

[10] Zhang D, Sun K, Xiang Q, et al. The complete chloroplast genome sequence of *Aesculus chinensis* Bunge，a major street tree. Mitochondrial DNA B Resour，2019，4（1）：1686-1687.

[11] Zhou T, Zhao J X, Yang Y C, et al. The complete chloroplast genome of *Dipteronia sinensis*（Aceraceae），an endangered endemic species to China. Mitochondrial DNA A DNA Mapp Seq Anal，2017，28（1）：123-124.

[12] Xu Y, Zhang Y, Ren Z. Complete chloroplast genome of *Pistacia chinensis* Bunge（Anacardiaceae：Rhoideae），an important economical and ornamental plant. Mitochondrial DNA B Resour，2020，5（2）：1931-1932.

# 176 八角

【药材基本信息】 八角（*Illicium verum* Hook. f.）又称八角茴香，为五味子科八角属药用植物[1, 2]，其干燥成熟果实为八角中药材（图2-176-1）。收载于《中国药典》（2020年版）[3]。八角分布于福建、台湾、广西、广东、贵州、云南等地，商品野生与栽培均有，主产于广西、云南[4]。八角以气香、形大、个完整、色红、油多者为佳[5]。八角主含挥发油（如反式茴香脑、对丙烯基异戊烯醚、d-蒎烯、l-水芹烯、α-萜品醇及少量的黄樟醚、甲基胡椒酚）、黄酮（如山萘酚等）和有机酸等成分。八角味辛，性温。归肝、肾、脾、胃经。具有温阳散寒、理气止痛的功效[6]。现代研究表明，八角具有抗细菌、真菌，升高白细胞、抗支气管痉挛作用。临床用于癌症放化疗后白细胞减少[7, 8]。八角茴香为常用调味品及莽草酸的提取原料。茴香醚为合成女性激素及化妆品的原料。

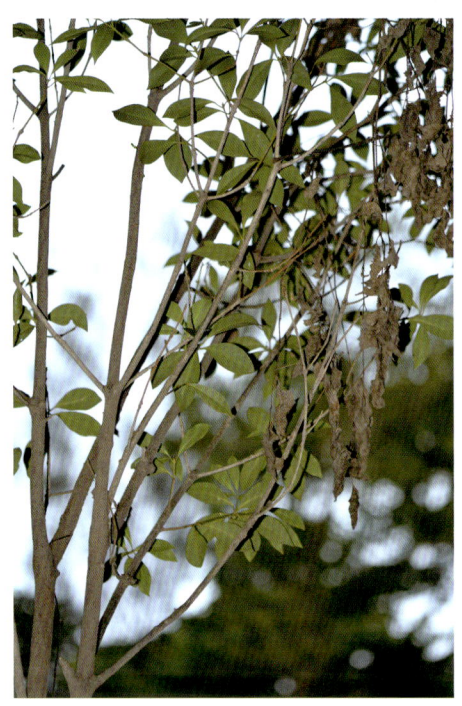

图 2-176-1 八角

【叶绿体基因组】 八角的叶绿体DNA为环状分子，其叶绿体基因组（GenBank登录号：NC034689.1）总长度为143 187bp，具有保守的四分状结构，包括一个LSC区、一个SSC区和一对IR区，其长度分别为100 868bp、20 235bp和11 042bp（图2-176-2）。八角叶绿体基因组的整体G/C含量为39.11%。其IR区的G/C含量（49.06%）高于SSC区的 G/C 含量（33.94%）和 LSC 区的 G/C 含量（37.97%）。

*Illicium verum*

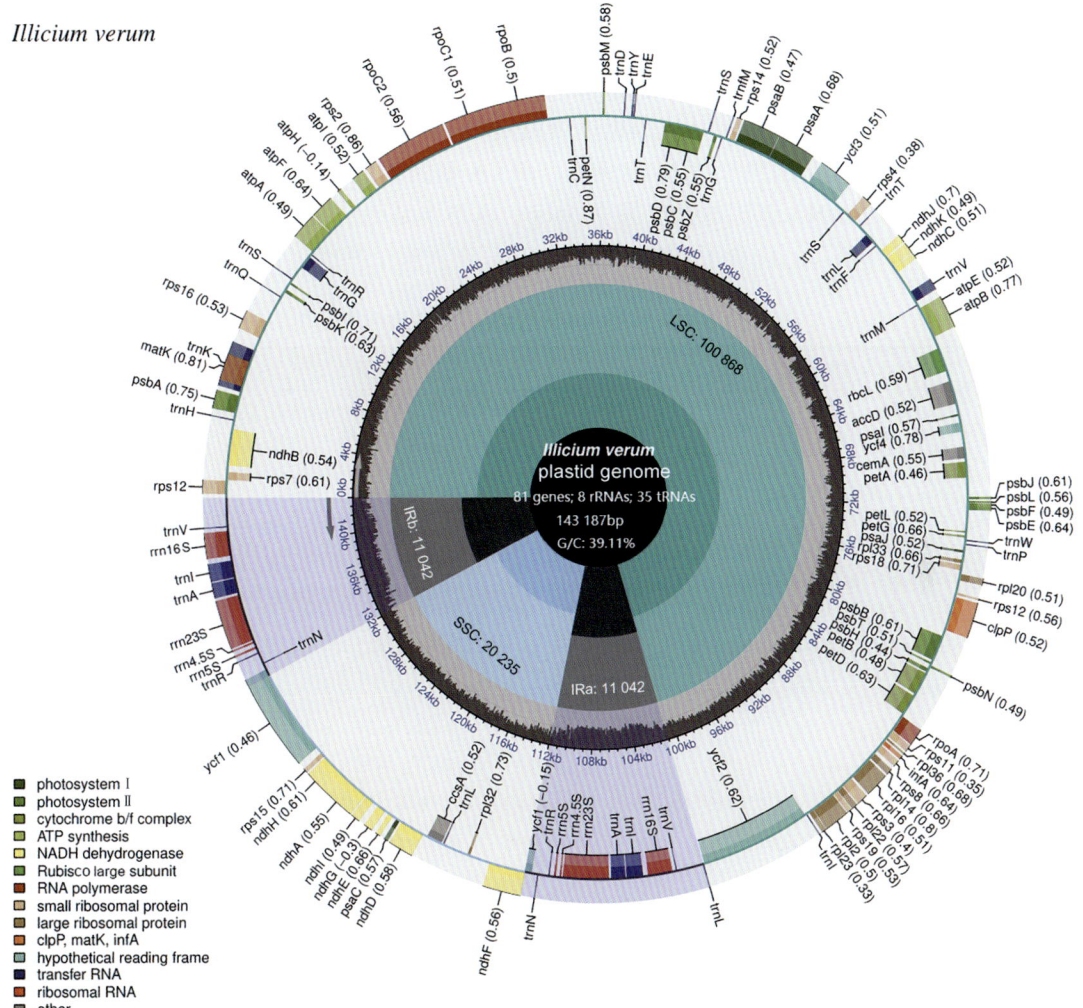

图 2-176-2　八角叶绿体基因组图谱

该图包括 6 个圆形轨道。自内向外的第一轨道表示分散重复序列，红色弧线表示直接重复序列，绿色弧线表示回文重复序列；自内向外的第二轨道上的蓝色柱状线条表示长串联重复序列，其重复单元碱基长度＞7；自内向外的第三轨道以不同颜色的柱状线条表示不同类型的短串联重复序列（微卫星序列），其中黑色表示复杂重复序列，绿色表示重复单元碱基长度为 1 的重复序列，黄色表示重复单元碱基长度为 2 的重复序列，紫色表示重复单元碱基长度为 3 的重复序列，蓝色表示重复单元碱基长度为 4 的重复序列，橙色表示重复单元碱基长度为 5 的重复序列，红色表示重复单元碱基长度为 6 的重复序列；自内向外的第四轨道上以不同色块表示 SSC 区、反向重复区 IRa 和 IRb、LSC 区，数字代表相应区间的长度；自内向外的第五轨道表示 GC 含量；最外层第六轨道以不同色块表示不同功能的编码基因，功能分类详见图中左下角注释，基因名称后括号中的数字表示密码子使用偏差，轨道外侧的基因转录方向为顺时针方向，轨道内侧的基因转录方向为逆时针方向

【编码基因】　八角的叶绿体基因组共编码 124 个基因，其中独特基因 112 个，包括蛋白质编码基因 81 个（独特基因 79 个）、转运 RNA（transfer RNA，tRNA）编码基因 35 个（独特基因 29 个）、核糖体 RNA（ribosome RNA，rRNA）编码基因 8 个（独特基因 4 个）（表 2-176-1）。其中 1 个蛋白质独特编码基因（*ycf1*）、6 个 tRNA 独特编码基因（*trnA-UGC*、*trnI-GAU*、*trnN-GUU*、*trnR-ACG*、*trnS-GCU*、*trnV-UAC*）、4 个 rRNA 独

特编码基因（*rrn16S*、*rrn4.5S*、*rrn5S*、*rrn23S*）位于 IR 区。有 9 个蛋白质编码基因（*ndhB*、*rps16*、*atpF*、*rpoC1*、*petB*、*petD*、*rpl16*、*rpl2*、*ndhA*）各含有 1 个内含子（intron），4 个蛋白质编码基因 [*ycf3*、*clpP*、*rps12*（×2）] 各含有 2 个内含子，8 个 tRNA 编码基因 [*trnK-UUU*、*trnG-UCC*、*trnL-UAA*、*trnV-UAC*、*trnI-GAU*（×2）、*trnA-UGC*（×2）] 各含有 1 个内含子（表 2-176-2）。八角叶绿体基因组中蛋白质编码区（coding sequence，CDS）的长度为 68 649bp，占整个基因组长度的 47.94%。rRNA 基因的长度为 9064bp，占整个基因组长度的 6.33%。而 tRNA 基因的长度为 2651bp，占整个基因组长度的 1.85%。八角叶绿体基因组非编码区主要包括内含子和基因间区，其长度占整个基因组长度的 43.88%。

表 2-176-1　八角叶绿体基因组基因列表

| 基因功能 | 基因分类 | 基因名称 |
| --- | --- | --- |
| rRNA | rRNA genes | *rrn16S*（×2）、*rrn23S*（×2）、*rrn5S*（×2）、*rrn4.5S*（×2） |
| tRNA | tRNA genes | 35 *trn* genes（8 个基因各含有 1 个内含子） |
| 自我复制 | Small subunit of ribosome | *rps11*、*rps12*（×2）、*rps14*、*rps15*、*rps16*、*rps18*、*rps19*、*rps2*、*rps3*、*rps4*、*rps7*、*rps8* |
| | Large subunit of ribosome | *rpl14*、*rpl16*、*rpl2*、*rpl20*、*rpl22*、*rpl23*、*rpl32*、*rpl33*、*rpl36* |
| | DNA dependent RNA polymerase | *rpoA*、*rpoB*、*rpoC1*、*rpoC2* |
| 光合作用 | Subunits of NADH-dehydrogenase | *ndhA*、*ndhB*、*ndhC*、*ndhD*、*ndhE*、*ndhF*、*ndhG*、*ndhH*、*ndhI*、*ndhJ*、*ndhK* |
| | Subunits of photosystem Ⅰ | *psaA*、*psaB*、*psaC*、*psaI*、*psaJ* |
| | Subunits of photosystem Ⅱ | *psbA*、*psbB*、*psbC*、*psbD*、*psbE*、*psbF*、*psbH*、*psbI*、*psbJ*、*psbK*、*psbL*、*psbM*、*psbN*、*psbT*、*psbZ*、*ycf3* |
| | Subunits of cytochrome b/f complex | *petA*、*petB*、*petD*、*petG*、*petL*、*petN* |
| | Subunits of ATP synthase | *atpA*、*atpB*、*atpE*、*atpF*、*atpH*、*atpI* |
| | Large subunit of rubisco | *rbcL* |
| 其他功能 | Maturase | *matK* |
| | Protease | *clpP* |
| | Envelope membrane protein | *cemA* |
| | Subunit of acetyl-CoA-carboxylase | *accD* |
| | Translational initiation factor | *infA* |
| | c-type cytochrome synthesis gene | *ccsA* |
| 未知功能 | | *ycf1*（×2）、*ycf2*、*ycf4* |

表 2-176-2　八角叶绿体基因内含子和外显子位置及长度

| 基因名称 | 基因编码序列所在链 | 起始位置 | 终点位置 | 长度（bp） | | | | |
| --- | --- | --- | --- | --- | --- | --- | --- | --- |
| | | | | 第一外显子 | 第一内含子 | 第二外显子 | 第二内含子 | 第三外显子 |
| *ndhB* | + | 1913 | 4098 | 721 | 707 | 758 | | |
| *trnK-UUU* | − | 6389 | 9003 | 37 | 2541 | 37 | | |
| *rps16* | − | 9810 | 10903 | 40 | 833 | 221 | | |
| *trnG-UCC* | + | 14783 | 15574 | 24 | 720 | 48 | | |
| *atpF* | − | 17527 | 18898 | 145 | 811 | 416 | | |
| *rpoC1* | − | 26726 | 29529 | 453 | 734 | 1617 | | |

续表

| 基因名称 | 基因编码序列所在链 | 起始位置 | 终点位置 | 长度（bp） | | | | |
|---|---|---|---|---|---|---|---|---|
| | | | | 第一外显子 | 第一内含子 | 第二外显子 | 第二内含子 | 第三外显子 |
| *ycf3* | − | 49511 | 51515 | 124 | 742 | 230 | 756 | 153 |
| *trnL-UAA* | + | 54248 | 54849 | 35 | 517 | 50 | | |
| *trnV-UAC* | − | 58639 | 59316 | 39 | 602 | 37 | | |
| *rps12* | − | 73189 | 73302 | 114 | ND | 232 | 528 | 26 |
| *clpP* | − | 77591 | 79636 | 71 | 798 | 294 | 639 | 244 |
| *petB* | + | 82532 | 83912 | 3 | 733 | 642 | | |
| *petD* | + | 84077 | 85335 | 8 | 725 | 526 | | |
| *rpl16* | − | 88794 | 90219 | 9 | 1015 | 402 | | |
| *rpl2* | − | 91868 | 93360 | 397 | 665 | 431 | | |
| *trnI-GAU* | + | 104637 | 105648 | 42 | 935 | 35 | | |
| *trnA-UGC* | + | 105713 | 106585 | 38 | 800 | 35 | | |
| *ndhA* | − | 122826 | 124973 | 553 | 1053 | 542 | | |
| *trnA-UGC* | − | 137471 | 138343 | 38 | 800 | 35 | | |
| *trnI-GAU* | − | 138408 | 139419 | 42 | 935 | 35 | | |
| *rps12* | + | 139274 | 140057 | ND | ND | 232 | 528 | 26 |

注："+"表示正链；"−"表示负链；"ND"表示未确定

【**重复序列**】 在八角叶绿体基因组中，微卫星序列有 A/T、C/G 和 AT/AT 三种类型，各有 78 个、1 个和 1 个（表 2-176-3）。共发现 26 个串联重复序列，满足总长度超过 20bp 且重复单元之间的相似度 ≥ 90% 两个条件（表 2-176-4）。散在重复序列包括回文重复序列和正向重复序列。以 *e*-value 小于 1E–04 为阈值，八角叶绿体基因组散在重复序列包括 4 条回文重复序列、7 条正向重复序列（表 2-176-5）。

表 2-176-3 八角叶绿体基因组微卫星序列统计

| 重复单元类型 | 重复序列个数 |
|---|---|
| A/T | 78 |
| C/G | 1 |
| AT/AT | 1 |

表 2-176-4 八角叶绿体基因组串联重复序列统计

| 起点—终点 | 重复单元长度（bp） | 重复单元拷贝数 | 重复单元一致序列长度（bp） | 重复单元之间的相似度（%） | 插入缺失比例（%） | 分值 | 碱基个数 | | | | 熵（0—2） |
|---|---|---|---|---|---|---|---|---|---|---|---|
| | | | | | | | A | C | G | T | |
| 916—945 | 14 | 2.1 | 14 | 100 | 0 | 60 | 20 | 23 | 6 | 50 | 1.71 |
| 2407—2431 | 12 | 2.1 | 12 | 100 | 0 | 50 | 60 | 0 | 40 | 0 | 0.97 |
| 10102—10127 | 13 | 2.0 | 13 | 100 | 0 | 52 | 53 | 7 | 15 | 23 | 1.67 |
| 28874—28918 | 20 | 2.2 | 20 | 96 | 0 | 81 | 37 | 4 | 13 | 44 | 1.64 |
| 32646—32701 | 28 | 2.0 | 28 | 100 | 0 | 112 | 39 | 25 | 14 | 21 | 1.91 |
| 33350—33393 | 17 | 2.6 | 16 | 92 | 7 | 70 | 47 | 0 | 0 | 52 | 1.00 |

续表

| 起点—终点 | 重复单元长度（bp） | 重复单元拷贝数 | 重复单元一致序列长度（bp） | 重复单元之间的相似度（%） | 插入缺失比例（%） | 分值 | A | C | G | T | 熵（0—2） |
|---|---|---|---|---|---|---|---|---|---|---|---|
| 33358—33392 | 12 | 2.9 | 12 | 91 | 0 | 52 | 45 | 0 | 0 | 54 | 0.99 |
| 38398—38430 | 16 | 2.1 | 16 | 100 | 0 | 66 | 51 | 18 | 6 | 24 | 1.68 |
| 38400—38436 | 16 | 2.3 | 16 | 90 | 0 | 56 | 54 | 16 | 2 | 27 | 1.56 |
| 38664—38705 | 21 | 2.0 | 21 | 95 | 0 | 75 | 35 | 11 | 19 | 33 | 1.88 |
| 48268—48297 | 15 | 2.0 | 15 | 93 | 0 | 51 | 33 | 36 | 30 | 26 | 1.73 |
| 49640—49672 | 13 | 2.7 | 13 | 90 | 9 | 52 | 42 | 6 | 0 | 51 | 1.26 |
| 60861—60891 | 12 | 2.6 | 12 | 94 | 0 | 53 | 32 | 6 | 22 | 38 | 1.80 |
| 62351—62382 | 15 | 2.1 | 15 | 94 | 0 | 55 | 43 | 6 | 9 | 40 | 1.62 |
| 65138—65162 | 11 | 2.3 | 11 | 100 | 0 | 50 | 20 | 24 | 0 | 56 | 1.43 |
| 65326—65355 | 15 | 2.0 | 15 | 100 | 0 | 60 | 26 | 6 | 13 | 53 | 1.64 |
| 71516—71559 | 21 | 2.1 | 21 | 91 | 0 | 70 | 31 | 20 | 13 | 34 | 1.92 |
| 74732—74759 | 9 | 3.1 | 9 | 100 | 0 | 56 | 10 | 53 | 10 | 25 | 1.67 |
| 82765—82813 | 24 | 2.0 | 24 | 96 | 0 | 89 | 32 | 30 | 8 | 28 | 1.86 |
| 85293—85324 | 16 | 2.0 | 16 | 100 | 0 | 64 | 43 | 12 | 6 | 37 | 1.68 |
| 85653—85678 | 13 | 2.0 | 13 | 100 | 0 | 52 | 15 | 15 | 0 | 69 | 1.20 |
| 111133—111171 | 16 | 2.1 | 17 | 94 | 5 | 61 | 55 | 5 | 11 | 26 | 1.58 |
| 125309—125369 | 27 | 2.3 | 27 | 97 | 0 | 113 | 16 | 16 | 6 | 60 | 1.55 |
| 126028—126066 | 15 | 2.6 | 15 | 91 | 0 | 60 | 5 | 23 | 2 | 69 | 1.21 |
| 126336—126390 | 27 | 2.0 | 27 | 100 | 0 | 110 | 30 | 14 | 14 | 40 | 1.86 |
| 126336—126404 | 27 | 2.6 | 27 | 90 | 4 | 95 | 30 | 11 | 15 | 42 | 1.83 |

表 2-176-5　八角叶绿体基因组散在重复序列特征值

| 重复单元一长度（bp） | 重复单元一起点 | 重复类型 | 重复单元二长度（bp） | 重复单元二起点 | 重复单元间隔 | e-value |
|---|---|---|---|---|---|---|
| 42 | 80944 | D | 42 | 97751 | 0 | 2.98E–16 |
| 49 | 45762 | D | 49 | 47986 | –3 | 9.05E–15 |
| 32 | 71434 | P | 32 | 71482 | 0 | 3.13E–10 |
| 31 | 45780 | D | 31 | 48004 | 0 | 1.25E–09 |
| 34 | 129439 | D | 34 | 129466 | –1 | 1.99E–09 |
| 30 | 36774 | D | 30 | 36802 | –1 | 4.50E–07 |
| 34 | 130466 | D | 34 | 130493 | –3 | 3.16E–06 |
| 31 | 13806 | P | 31 | 52305 | –2 | 5.23E–06 |
| 32 | 148 | P | 32 | 50689 | –3 | 4.19E–05 |
| 32 | 12404 | D | 32 | 78173 | –3 | 4.19E–05 |
| 32 | 57691 | P | 32 | 57696 | –3 | 4.19E–05 |

注：P. palindromic repeat，回文重复序列；D. direct repeat，正向重复序列

【高可变区】　为了发现八角属物种间的高可变区，从 5 个物种的叶绿体基因组中提取了 18 个基因间区，采用 K2p（Kimura 2-parameter）模型计算基因间区的遗传距离，遗

传距离最大的 13 个基因区间参见图 2-176-3。这 13 个基因间区的 K2p 平均值分布于 0.15～10.10。其中 *ndhF-rpl32*、*psaC-ndhE*、*rps15-ycf1*、*trnL-UAG-ccsA* 的 K2p 平均值较高，分别为 10.10、5.60、1.77、2.21。由此可见，八角属 5 个物种的叶绿体基因组在这 4 个区域的变异较大，这 4 个区域可作为潜在的分子标记开发区域。

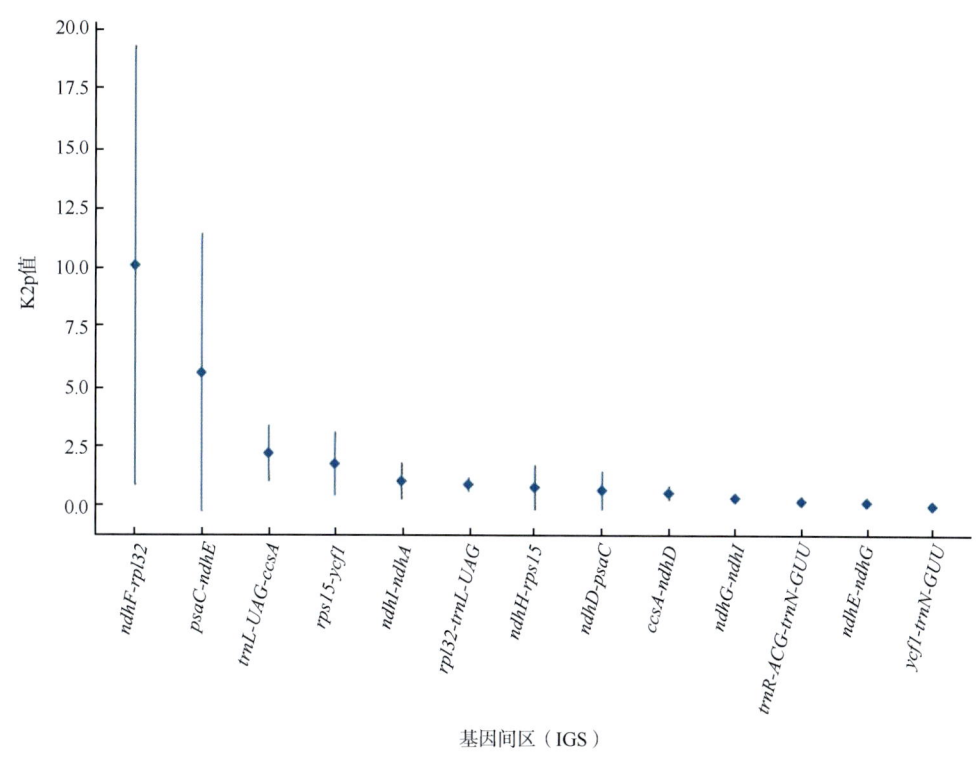

图 2-176-3  八角属物种基因间区的遗传距离分析结果

【系统发育】 使用 MAFFT 对来自八角属的 5 个物种和 1 个外类群物种 [华中五味子（*Schisandra sphenanthera*）] 的叶绿体基因组中提取的 79 个共有蛋白质序列进行多重序列比对，使用 IQ-TREE 筛选得到最优的 cpREV 模型，并采用最大似然法（maximum likelihood method）构建进化树。结果显示，少药八角（*Illicium oligandrum*）[9] 单独分化为一支。随后，美洲八角（*Illicium floridanum*）分化为一支。其余 3 个物种中，红茴香（*Illicium henryi*）独立分化为一支，日本莽草（*Illicium anisatum*）和八角（*Illicium verum*）聚为一支。八角与日本莽草的亲缘关系最近（图 2-176-4）。

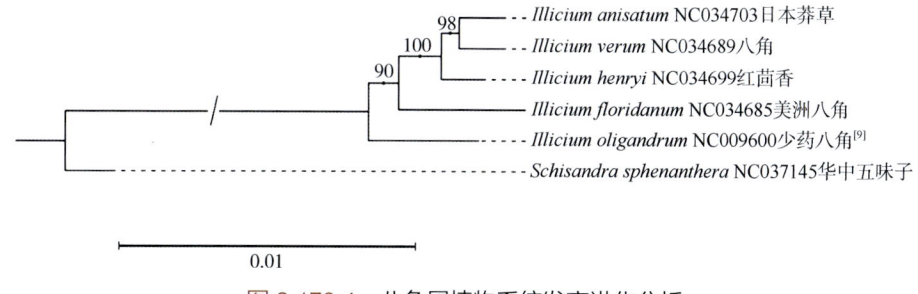

图 2-176-4  八角属植物系统发育进化分析

**【$K_A/K_S$ 选择压力分析】** 以图 2-176-4 的进化树作为参考，利用 Hyphy 软件中的 aBSREL 模型对蛋白质编码基因进行选择压力分析（表 2-176-6）。共发现 4 个八角属基因受到正向选择，即 *ndhF*、*petA*、*rps18*、*ycf2*。在物种美洲八角（*I. floridanum*）中，*ndhF*、*petA*、*rps18* 基因被正向选择；在物种八角（*I. verum*）和少药八角（*I. oligandrum*）中，*ycf2* 基因被正向选择。这些基因的功能可能与物种适应高海拔、高紫外辐射、低温环境等相关。

表 2-176-6 八角属植物 $K_A/K_S$ 选择压力分析

| 物种 | 基因 | 优化的枝长 | LRT | *p*-value |
| --- | --- | --- | --- | --- |
| *I. floridanum* | *ndhF* | 0.0033 | 11.1862 | 0.0090 |
|  | *petA* | 0.0033 | 21.4723 | 0.0001 |
|  | *rps18* | 0.0033 | 41.5351 | 0.0000* |
| *I. verum* | *ycf2* | 0.0015 | 105.7439 | 0.0000* |
| *I. oligandrum* | *ycf2* | 0.0045 | 18.3081 | 0.0002 |

注：LRT. likelihood ratio test，似然比检验；"*"表示值小于 0.0001。

**【宏 DNA 条形码的发现及其 PCR 扩增引物设计】** 为了发现能够区分八角属下物种的宏 DNA 条形码序列及其 PCR 扩增引物，利用 ecoPrimers 对八角属植物叶绿体基因组序列进行分析。用于设计 PCR 扩增引物的保守区间见表 2-176-7。可以依据区间序列设计引物，使用这些引物对八角属 DNA 进行 PCR 扩增，对 PCR 产物进行桑格测序或高通量测序，通过序列比较和特征分析区分八角属的 5 个物种。

表 2-176-7 部分基于 ecoPrimers 发现的引物设计保守区间

| 编号 | 保守区间序列 | 物种拉丁名 | GenBank 序列号 | 保守区间序列起点—终点 |
| --- | --- | --- | --- | --- |
| 1 | TTTCTGCAATTCAAACCAAAAAGTTTGAAT TGGTCAGATGGTATGACCAAGTCATTAG TTAATGG | *I. oligandrum* | NC009600 | 115624—115688 |
|  |  | *I. floridanum* | NC034685 | 114839—114903 |
|  |  | *I. verum* | NC034689 | 110237—110301 |
|  |  | *I. henryi* | NC034699 | 110719—110783 |
|  |  | *I. anisatum* | NC034703 | 109950—110014 |
| 2 | GATTTATAATTTATAAGATGAATCACATCAA CTAATATTCTGAACTTATTAATATCAGA | *I. oligandrum* | NC009600 | 116963—117069 |
|  |  | *I. floridanum* | NC034685 | 116142—116229 |
|  |  | *I. verum* | NC034689 | 111562—111742 |
|  |  | *I. henryi* | NC034699 | 111633—111814 |
|  |  | *I. anisatum* | NC034703 | 111285—111458 |
| 3 | ATACAATAGTGTAAACTCCATACAGTTGAT CTTTTGCACCCGCTTCAAGACATGATGA CTAATCAACTGATCCTGGGGTAAACAGT TTCCACTGCTTATGTTTACTTCCACTTTA CTCTC | *I. oligandrum* | NC009600 | 125386—125505 |
|  |  | *I. floridanum* | NC034685 | 124509—124628 |
|  |  | *I. verum* | NC034689 | 119982—120101 |
|  |  | *I. henryi* | NC034699 | 120096—120215 |
|  |  | *I. anisatum* | NC034703 | 119738—119857 |

## 参 考 文 献

[1] 国家中医药管理局《中华本草》编委会. 中华本草. 第 2 册. 上海：上海科学技术出版社，1999：724-727.
[2] 国家药典委员会. 中华人民共和国药典（2020 年版）一部. 北京：中国医药科技出版社，2020：5.
[3]《全国中草药汇编》编写组. 全国中草药汇编. 2 版. 下册. 北京：人民卫生出版社，1996：12-13.
[4] 万定荣，陈家春，余汉华. 湖北药材志. 武汉：湖北科学技术出版社，2002：1-4.
[5] 王筠默. 中药研究与临床应用. 上海：上海中医药大学出版社，2006：10.
[6] 吴一飞，巩江，赵婷，等. 八角枫药学研究概况. 安徽农业科学，2010，38（20）：10676-10677.
[7] 梅全喜. 广东地产药材研究. 广州：广东科学技术出版社，2011：48-51.
[8] 刘玉梅，李红念，梅全喜. 广东地产药材八角枫的药理作用和临床应用研究进展. 今日药学，2011，6（21）：325-327.
[9] Hansen D R，Dastidar S G，Cai Z，et al. Phylogenetic and evolutionary implications of complete chloroplast genome sequences of four early-diverging angiosperms：*Buxus*（Buxaceae），*Chloranthus*（Chloranthaceae），*Dioscorea*（Dioscoreaceae），and *Illicium*（Schisandraceae）. Mol Phylogenet Evol，2007，45（2）：547-563.

# 177 五味子

【药材基本信息】 五味子 [*Schisandra chinensis*（Turcz.）Baill.] 习称"北五味子"，为木兰科五味子属药用植物[1]，其干燥成熟果实为五味子中药材（图 2-177-1）。收载于《中国药典》（2020 年版）[2]。五味子分布于黑龙江、吉林、辽宁、内蒙古、河北、山西、宁夏、甘肃、山东等地。栽培于辽宁、黑龙江、吉林等地。商品药材来自栽培和野生，主产于辽宁新宾。辽宁为道地产地，所产药材称为"辽五味"。五味子以色红、粒大、肉厚、有油性及光泽者为佳。五味子含有木脂素类（如五味子醇甲、五味子乙素、五味子酯甲等）、挥发油类（如 α-恰米烯、α-侧柏烯等）、有机酸类、多糖类及维生素等化学成分[3]。五味子味酸、甘，性温。归肺、心、肾经。具有收敛固涩、益气生津、补肾宁心的功效。现代研究表明，五味子具有保护肝脏、抗氧化、调节中枢神经系统、镇咳、祛痰、强心、镇静、抗菌、抗癌等作用[4]。临床用于治疗慢性肝炎、神经官能症、盗汗等疾病。五味子可用作保健食品。五味子为《国家重点保护野生药材物种名录》中Ⅲ级保护品种[5]。

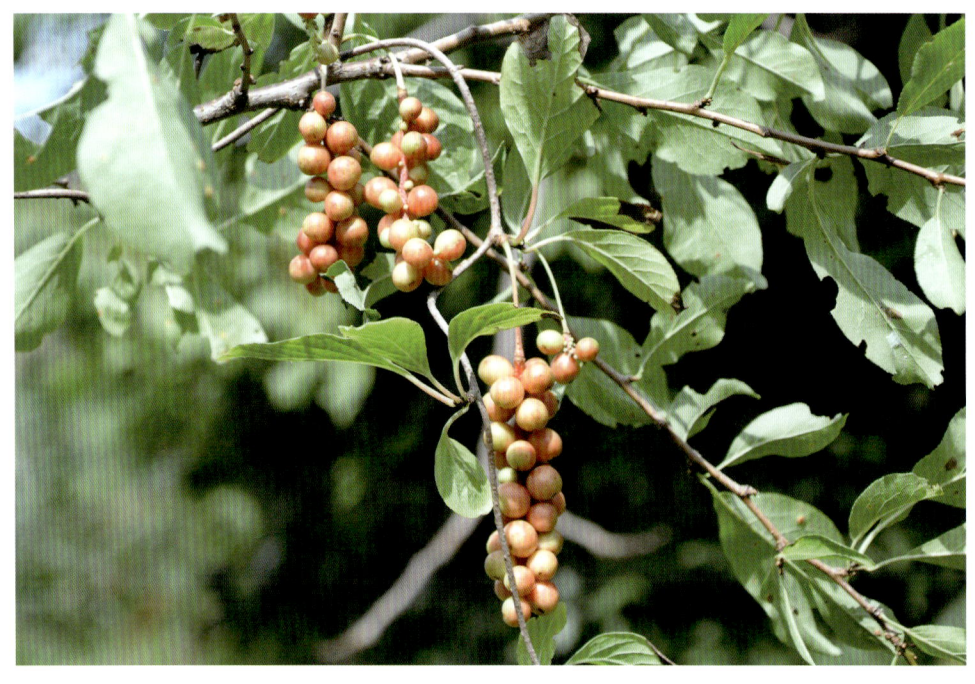

图 2-177-1 五味子

【叶绿体基因组】 五味子的叶绿体 DNA 为环状分子，其叶绿体基因组（GenBank 登录号：NC034908.1）总长度为 146 859bp，具有保守的四分状结构，包括一个 LSC 区、一个 SSC 区和一对 IR 区，其长度分别为 95 667bp、18 270bp 和 16 461bp（图 2-177-2）。五味子叶绿体基因组的整体 G/C 含量为 39.68%。其 IR 区的 G/C 含量（45.56%）高于 SSC

区的 G/C 含量（35.04%）和 LSC 区的 G/C 含量（38.55%）。

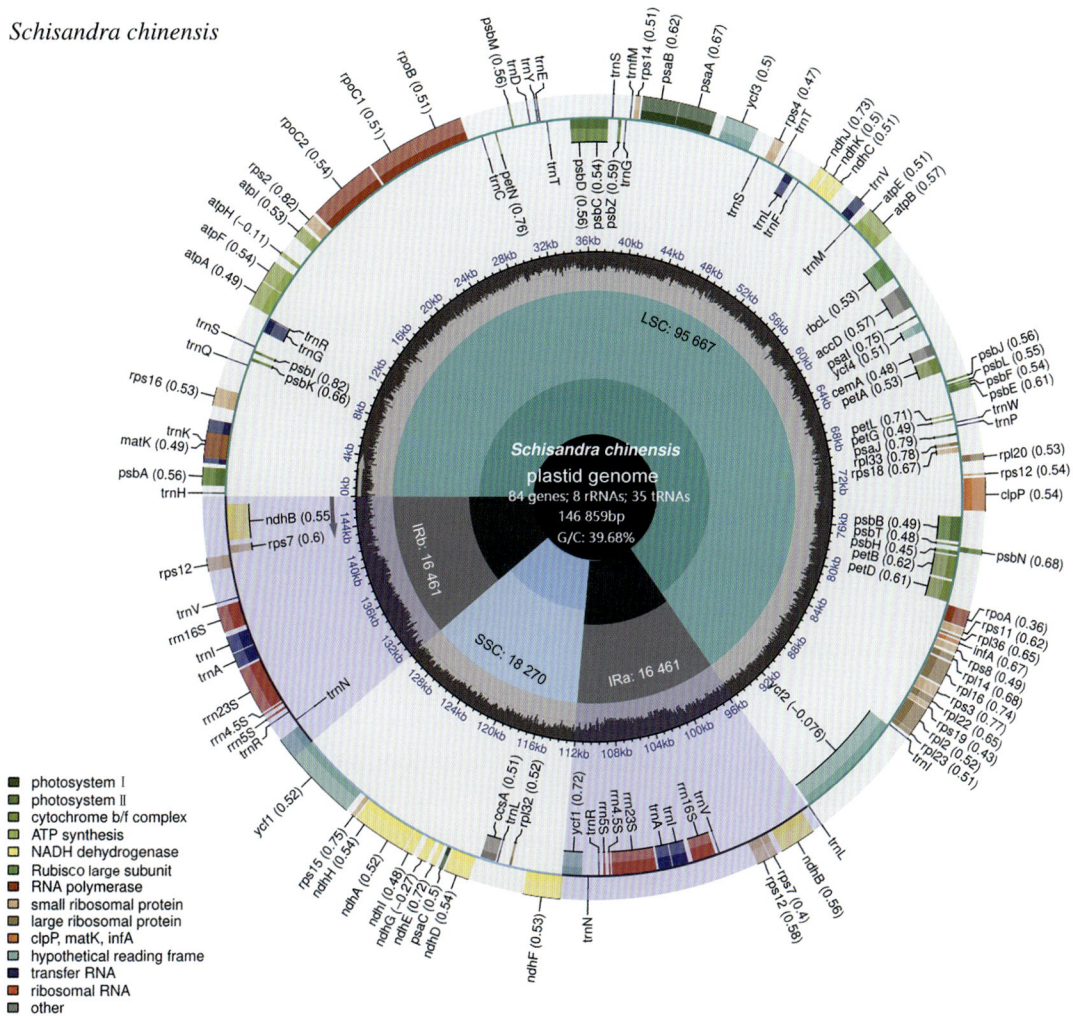

**图 2-177-2　五味子叶绿体基因组图谱**

该图包括 6 个圆形轨道。自内向外的第一轨道表示分散重复序列，红色弧线表示直接重复序列，绿色弧线表示回文重复序列；自内向外的第二轨道上的蓝色柱线线条表示长串联重复序列，其重复单元碱基长度 > 7；自内向外的第三轨道以不同颜色的柱状线条表示不同类型的短串联重复序列（微卫星序列），其中黑色表示复杂重复序列，绿色表示重复单元碱基长度为 1 的重复序列，黄色表示重复单元碱基长度为 2 的重复序列，紫色表示重复单元碱基长度为 3 的重复序列，蓝色表示重复单元碱基长度为 4 的重复序列，橙色表示重复单元碱基长度为 5 的重复序列，红色表示重复单元碱基长度为 6 的重复序列；自内向外的第四轨道上以不同色块表示 SSC 区、反向重复区 IRa 和 IRb、LSC 区，数字代表相应区间的长度；自内向外的第五轨道表示 GC 含量；最外层第六轨道以不同色块表示不同功能的编码基因，功能分类详见图中左下角注释，基因名称后括号中的数字表示密码子使用偏差，轨道外侧的基因转录方向为顺时针方向，轨道内侧的基因转录方向为逆时针方向

【编码基因】　五味子的叶绿体基因组共编码 127 个基因，其中独特基因 113 个，包括蛋白质编码基因 84 个（独特基因 79 个）、转运 RNA（transfer RNA，tRNA）编码基因 35 个（独特基因 30 个）、核糖体 RNA（ribosomal RNA，rRNA）编码基因 8 个（独特基因 4 个）（表 2-177-1）。其中 3 个蛋白质独特编码基因（*ndhB*、*rps12*、*rps7*）、4 个 tRNA 独特编码基因（*trnM-CAT*、*trnN-GTT*、*trnR-ACG*、*trnV-GAC*）、4 个 rRNA 独

特编码基因（*rrn16S*、*rrn23S*、*rrn4.5S*、*rrn5S*）位于 IR 区。有 9 个蛋白质编码基因 [*rps16*、*atpF*、*rpoC1*、*petB*、*rpl16*、*ndhA*、*rpl2*、*ndhB*（×2）] 各含有 1 个内含子（intron），2 个蛋白质编码基因（*ycf3*、*clpP*）各含有 2 个内含子，8 个 tRNA 编码基因 [*trnK-UUU*、*trnS-CGA*、*trnL-UAA*、*trnC-ACA*、*trnA-UGC*（×2）、*trnE-UUC*（×2）] 各含有 1 个内含子（表 2-177-2）。五味子叶绿体基因组中蛋白质编码区（coding sequence，CDS）的长度为 69 528bp，占整个基因组长度的 47.34%。rRNA 基因的长度为 10 270bp，占整个基因组长度的 6.99%。而 tRNA 基因的长度为 2078bp，占整个基因组长度的 1.41%。五味子叶绿体基因组非编码区主要包括内含子和基因间区，其长度占整个基因组长度的 44.26%。

表 2-177-1　五味子叶绿体基因组基因列表

| 基因功能 | 基因分类 | 基因名称 |
| --- | --- | --- |
| rRNA | rRNA genes | *rrn16S*（×2）、*rrn23S*（×2）、*rrn5S*（×2）、*rrn4.5S*（×2） |
| tRNA | tRNA genes | 35 *trn* genes（8 个基因各含有 1 个内含子） |
| 自我复制 | Small subunit of ribosome | *rps12*（×3）、*rps14*、*rps15*、*rps16*、*rps18*、*rps19*、*rps2*、*rps3*、*rps4*、*rps7*（×2）、*rps8*、*rps11* |
| | Large subunit of ribosome | *rpl14*、*rpl16*、*rpl2*、*rpl20*、*rpl22*、*rpl23*、*rpl32*、*rpl33*、*rpl36* |
| | DNA dependent RNA polymerase | *rpoA*、*rpoB*、*rpoC1*、*rpoC2* |
| 光合作用 | Subunits of NADH-dehydrogenase | *ndhA*、*ndhB*（×2）、*ndhC*、*ndhD*、*ndhE*、*ndhF*、*ndhG*、*ndhH*、*ndhI*、*ndhJ*、*ndhK* |
| | Subunits of photosystem Ⅰ | *psaA*、*psaB*、*psaC*、*psaI*、*psaJ* |
| | Subunits of photosystem Ⅱ | *psbA*、*psbB*、*psbC*、*psbD*、*psbE*、*psbF*、*psbH*、*psbI*、*psbJ*、*psbK*、*psbL*、*psbM*、*psbN*、*psbT*、*psbZ*、*ycf3* |
| | Subunits of cytochrome b/f complex | *petA*、*petB*、*petD*、*petG*、*petL*、*petN* |
| | Subunits of ATP synthase | *atpA*、*atpB*、*atpE*、*atpF*、*atpH*、*atpI* |
| | Large subunit of rubisco | *rbcL* |
| 其他功能 | Maturase | *matK* |
| | Protease | *clpP* |
| | Envelope membrane protein | *cemA* |
| | Subunit of acetyl-CoA-carboxylase | *accD* |
| | c-type cytochrome synthesis gene | *ccsA* |
| | Translational initiation factor | *infA* |
| 未知功能 | | *ycf1*（×2）、*ycf2*、*ycf4* |

表 2-177-2　五味子叶绿体基因内含子和外显子位置及长度

| 基因名称 | 基因编码序列所在链 | 起始位置 | 终点位置 | 长度（bp） | | | | |
| --- | --- | --- | --- | --- | --- | --- | --- | --- |
| | | | | 第一外显子 | 第一内含子 | 第二外显子 | 第二内含子 | 第三外显子 |
| *trnK-UUU* | − | 1937 | 4495 | 37 | 2487 | 35 | | |
| *rps16* | − | 5297 | 6376 | 40 | 819 | 221 | | |
| *trnS-CGA* | + | 10506 | 11360 | 31 | 762 | 62 | | |
| *atpF* | − | 13164 | 14460 | 152 | 733 | 412 | | |

续表

| 基因名称 | 基因编码序列所在链 | 起始位置 | 终点位置 | 长度（bp） | | | | |
|---|---|---|---|---|---|---|---|---|
| | | | | 第一外显子 | 第一内含子 | 第二外显子 | 第二内含子 | 第三外显子 |
| *rpoC1* | − | 22513 | 25287 | 455 | 711 | 1609 | | |
| *ycf3* | − | 44606 | 46596 | 124 | 728 | 230 | 756 | 153 |
| *trnL-UAA* | + | 49303 | 49879 | 35 | 491 | 51 | | |
| *trnC-ACA* | − | 53680 | 54346 | 39 | 572 | 56 | | |
| *rps12* | − | 71952 | 100077 | 114 | ND | 232 | 538 | 26 |
| *clpP* | − | 72218 | 74185 | 71 | 798 | 294 | 558 | 247 |
| *petB* | + | 77071 | 78479 | 6 | 761 | 642 | | |
| *rpl16* | − | 83334 | 84695 | 9 | 408 | 399 | | |
| *rpl2* | − | 86350 | 87834 | 397 | 660 | 428 | | |
| *ndhB* | − | 96200 | 98434 | 775 | 702 | 758 | | |
| *trnE-UUC* | + | 104014 | 105025 | 32 | 940 | 40 | | |
| *trnA-UGC* | + | 105090 | 105960 | 37 | 798 | 36 | | |
| *ndhA* | + | 121915 | 124073 | 559 | 1098 | 548 | | |
| *trnA-UGC* | − | 136567 | 137437 | 37 | 798 | 36 | | |
| *trnE-UUC* | − | 137502 | 138513 | 32 | 940 | 40 | | |
| *rps12* | + | 142450 | 143243 | ND | ND | 232 | 538 | 26 |
| *ndhB* | + | 144093 | 146327 | 775 | 702 | 758 | | |

注："+"表示正链；"−"表示负链；"ND"表示未确定

【重复序列】 在五味子叶绿体基因组中，微卫星序列的类型以 A/T 为主，有 28 个；其次为 AT/AT，有 3 个（表 2-177-3）。共发现 23 个串联重复序列，满足总长度超过 20bp 且重复单元之间的相似度 ≥ 90% 两个条件（表 2-177-4）。散在重复序列包括回文重复序列和正向重复序列。以 *e*-value 小于 1E–04 为阈值，五味子叶绿体基因组散在重复序列包括 5 条回文重复序列、22 条正向重复序列（表 2-177-5）。

表 2-177-3　五味子叶绿体基因组微卫星序列统计

| 重复单元类型 | 重复序列个数 |
|---|---|
| A/T | 28 |
| C/G | 1 |
| AT/AT | 3 |
| AAT/ATT | 1 |
| AAATTC/AATTTG | 1 |

续表

表 2-177-4　五味子叶绿体基因组串联重复序列统计

| 起点—终点 | 重复单元长度（bp） | 重复单元拷贝数 | 重复单元一致序列长度（bp） | 重复单元之间的相似度（%） | 插入缺失比例（%） | 分值 | 碱基个数 A | C | G | T | 熵（0—2） |
|---|---|---|---|---|---|---|---|---|---|---|---|
| 6780—6805 | 13 | 2.0 | 13 | 100 | 0 | 52 | 38 | 7 | 23 | 30 | 1.83 |
| 24936—24964 | 14 | 2.0 | 15 | 93 | 6 | 51 | 27 | 13 | 17 | 41 | 1.87 |
| 30068—30098 | 15 | 2.1 | 15 | 100 | 0 | 62 | 35 | 6 | 25 | 32 | 1.82 |
| 32325—32356 | 9 | 3.6 | 9 | 100 | 0 | 64 | 43 | 0 | 21 | 34 | 1.53 |
| 33194—33224 | 11 | 2.8 | 11 | 95 | 0 | 53 | 29 | 22 | 12 | 35 | 1.91 |
| 47456—47514 | 6 | 9.8 | 6 | 100 | 0 | 118 | 32 | 0 | 16 | 50 | 1.46 |
| 47600—47625 | 13 | 2.0 | 13 | 100 | 0 | 52 | 23 | 7 | 15 | 53 | 1.67 |
| 48820—48850 | 12 | 2.6 | 12 | 94 | 0 | 53 | 29 | 16 | 0 | 54 | 1.42 |
| 59476—59534 | 19 | 3.1 | 19 | 97 | 0 | 109 | 28 | 23 | 10 | 37 | 1.88 |
| 60699—60724 | 12 | 2.2 | 12 | 100 | 0 | 52 | 50 | 7 | 0 | 42 | 1.31 |
| 61549—61582 | 15 | 2.3 | 15 | 94 | 0 | 59 | 44 | 8 | 5 | 41 | 1.60 |
| 68654—68687 | 17 | 2.0 | 17 | 100 | 0 | 68 | 52 | 17 | 23 | 5 | 1.66 |
| 69774—69804 | 15 | 2.0 | 16 | 93 | 6 | 55 | 25 | 9 | 0 | 64 | 1.24 |
| 70277—70318 | 21 | 2.0 | 21 | 90 | 0 | 66 | 33 | 21 | 11 | 33 | 1.90 |
| 81488—81536 | 24 | 2.0 | 24 | 92 | 0 | 80 | 30 | 30 | 10 | 28 | 1.90 |
| 93469—93598 | 66 | 2.0 | 66 | 93 | 0 | 224 | 33 | 5 | 29 | 32 | 1.80 |
| 94887—94985 | 15 | 4.8 | 15 | 100 | 0 | 144 | 47 | 0 | 27 | 25 | 1.52 |
| 95944—95973 | 14 | 2.1 | 14 | 93 | 0 | 51 | 40 | 20 | 10 | 30 | 1.85 |
| 100462—100495 | 13 | 2.6 | 13 | 95 | 0 | 59 | 26 | 8 | 0 | 64 | 1.22 |
| 111432—111466 | 18 | 1.9 | 18 | 94 | 0 | 61 | 45 | 8 | 14 | 31 | 1.75 |
| 131061—131095 | 18 | 1.9 | 18 | 94 | 0 | 61 | 31 | 14 | 8 | 45 | 1.75 |
| 142032—142065 | 13 | 2.6 | 13 | 95 | 0 | 59 | 64 | 0 | 8 | 26 | 1.22 |
| 146554—146583 | 14 | 2.1 | 14 | 93 | 0 | 51 | 30 | 10 | 20 | 40 | 1.85 |

表 2-177-5　五味子叶绿体基因组散在重复序列特征值

| 重复单元一长度（bp） | 重复单元一起点 | 重复类型 | 重复单元二长度（bp） | 重复单元二起点 | 重复单元间隔 | e-value |
|---|---|---|---|---|---|---|
| 57 | 94886 | D | 57 | 94901 | 0 | 2.92E–25 |
| 53 | 47455 | D | 53 | 47461 | 0 | 7.48E–23 |
| 57 | 93469 | D | 57 | 93559 | –2 | 4.20E–21 |
| 47 | 47455 | D | 47 | 47467 | 0 | 3.06E–19 |
| 55 | 93529 | D | 55 | 93553 | –3 | 3.31E–18 |
| 54 | 93468 | D | 54 | 93534 | –3 | 1.25E–17 |

续表

| 重复单元一长度（bp） | 重复单元一起点 | 重复类型 | 重复单元二长度（bp） | 重复单元二起点 | 重复单元间隔 | e-value |
| --- | --- | --- | --- | --- | --- | --- |
| 46 | 93480 | D | 46 | 93570 | −1 | 1.69E−16 |
| 52 | 93480 | D | 52 | 93546 | −3 | 1.78E−16 |
| 42 | 94886 | D | 42 | 94916 | 0 | 3.14E−16 |
| 41 | 47455 | D | 41 | 47473 | 0 | 1.25E−15 |
| 40 | 59475 | D | 40 | 59494 | −1 | 6.02E−13 |
| 39 | 93469 | D | 39 | 93493 | −1 | 2.35E−12 |
| 35 | 47455 | D | 35 | 47479 | 0 | 5.14E−12 |
| 41 | 45779 | D | 41 | 100114 | −2 | 9.26E−12 |
| 41 | 45779 | P | 41 | 142371 | −2 | 9.26E−12 |
| 42 | 93480 | D | 42 | 93522 | −3 | 9.72E−11 |
| 41 | 40851 | D | 41 | 43075 | −3 | 3.61E−10 |
| 31 | 66002 | P | 31 | 66048 | 0 | 1.32E−09 |
| 31 | 93495 | D | 31 | 93585 | 0 | 1.32E−09 |
| 34 | 47450 | D | 34 | 47480 | −2 | 1.04E−07 |
| 31 | 93471 | D | 31 | 93585 | −1 | 1.22E−07 |
| 30 | 94883 | D | 30 | 94928 | −1 | 4.74E−07 |
| 35 | 93529 | D | 35 | 93577 | −3 | 9.08E−07 |
| 34 | 40861 | D | 34 | 43085 | −3 | 3.32E−06 |
| 31 | 15730 | P | 31 | 15741 | −2 | 5.50E−06 |
| 33 | 9403 | P | 33 | 47348 | −3 | 1.21E−05 |
| 30 | 4871 | P | 30 | 13826 | −2 | 2.06E−05 |

注：P. palindromic repeat，回文重复序列；D. direct repeat，正向重复序列

【系统发育】 使用 MAFFT 对来自五味子科的 8 个物种[6, 7]和 1 个外类群物种 [括苍山老鸦瓣（Amana kuocangshanica）] 的叶绿体基因组中提取的 80 个共有蛋白质序列进行多重序列比对，使用 IQ-TREE 筛选得到最优的 cpREV 模型，并采用最大似然法（maximum likelihood method）构建进化树。结果显示，日本莽草（Illicium anisatum）、八角（Illicium verum）、红茴香（Illicium henryi）、美洲八角（Illicium floridanum）和少药八角（Illicium oligandrum）[6]5 个物种聚为一支，南五味子（Kadsura longipedunculata）[7]、华中五味子（Schisandra sphenanthera）和五味子（Schisandra chinensis）3 个物种聚为一支。五味子与同属狭叶五味子的亲缘关系最近（图 2-177-3）。

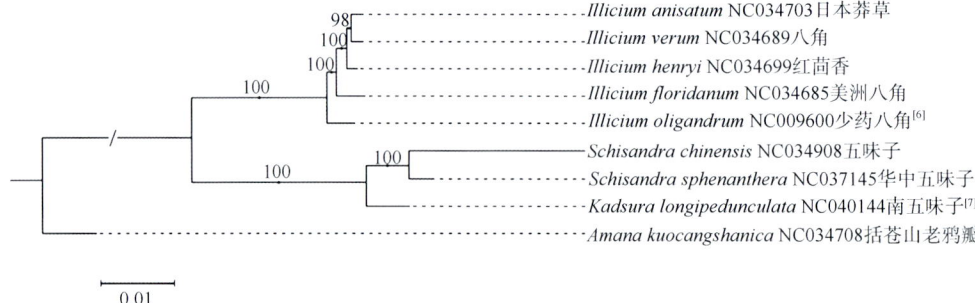

图2-177-3　五味子科植物系统发育进化分析

# 参 考 文 献

[1] 国家中医药管理局《中华本草》编委会.中华本草.第3册.上海：上海科学技术出版社，1999.

[2] 国家药典委员会.中华人民共和国药典（2020年版）一部.北京：中国医药科技出版社，2020：68.

[3] Peng ZQ，Liu Y，Wang S Y，et al. Chemical constituents of the roots of Schisandra chinensis. Chemistry and Biodiversity，2022，19.

[4] 李晓光，高勤，翁文，等.五味子有效部位及其药理作用研究进展.中药材.2005.

[5] 中华人民共和国医药管理局.国家重点保护野生药材物种名录.1987-10-30.

[6] Hansen D R，Dastidar S G，Cai Z，et al. Phylogenetic and evolutionary implications of complete chloroplast genome sequences of four early-diverging angiosperms：*Buxus*（Buxaceae），*Chloranthus*（Chloranthaceae），*Dioscorea*（Dioscoreaceae），and *Illicium*（Schisandraceae）. Mol Phylogenet Evol，2007，45（2）：547-563.

[7] Yu W D，Zhang C，Qian Y X，et al. Characterization of the complete chloroplast genome of the Chinese Kadsura vine *Kadsura longipedunculata*（Schisandraceae）. Mitochondrial DNA B Resour，2019，4（1）：476-477.

# 178 颠茄

【药材基本信息】 颠茄（*Atropa belladonna* L.）为茄科颠茄属药用植物[1]，其干燥全草为颠茄中药材（图2-178-1）。收载于《中国药典》（2020年版）[2]。颠茄原产于欧洲中部、西部和南部，我国南北药物种植场有引种栽培。颠茄有效成分为生物碱。颠茄叶作解痉及镇痛药；根治盗汗，并有散瞳的效能。主要用于治疗胃及十二指肠溃疡病，胃肠道、肾胆绞痛等，青光眼患者忌用[3]。颠茄提取物系列产品有稠膏、流浸膏、酊和复方颠茄片等，其制剂被广泛应用于临床，为解痉药，有解除平滑肌痉挛、镇痛、抑制腺体分泌、扩大瞳孔等功效[1]。

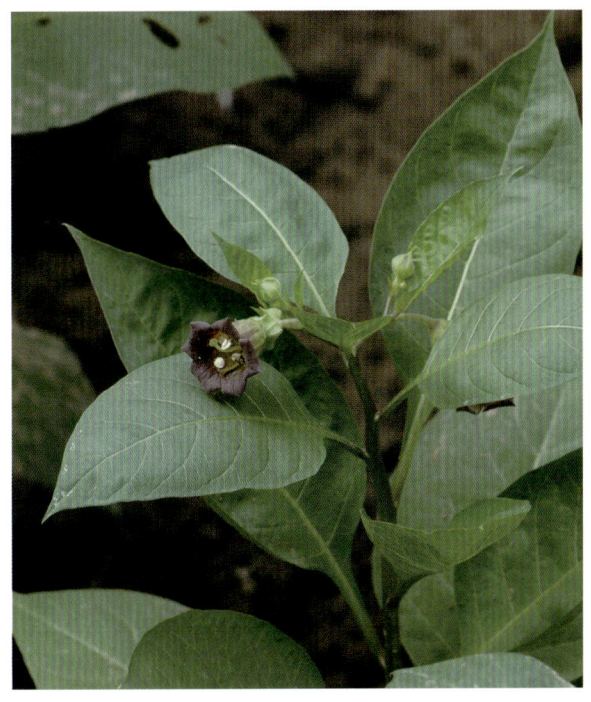

图2-178-1 颠茄

【叶绿体基因组】 颠茄的叶绿体DNA为环状分子，其叶绿体基因组（GenBank登录号：NC004561.1）总长度为156 687bp，有保守的四分状结构，包括一个LSC区、一个SSC区和一对IR区，其长度分别为86 869bp、18 008bp和25 905bp（图2-178-2）。颠茄叶绿体基因组的整体G/C含量为37.98%。其LSC区的G/C含量（37.94%）低于IR区的G/C含量（44.89%），但高于SSC区的G/C含量（31.13%）。

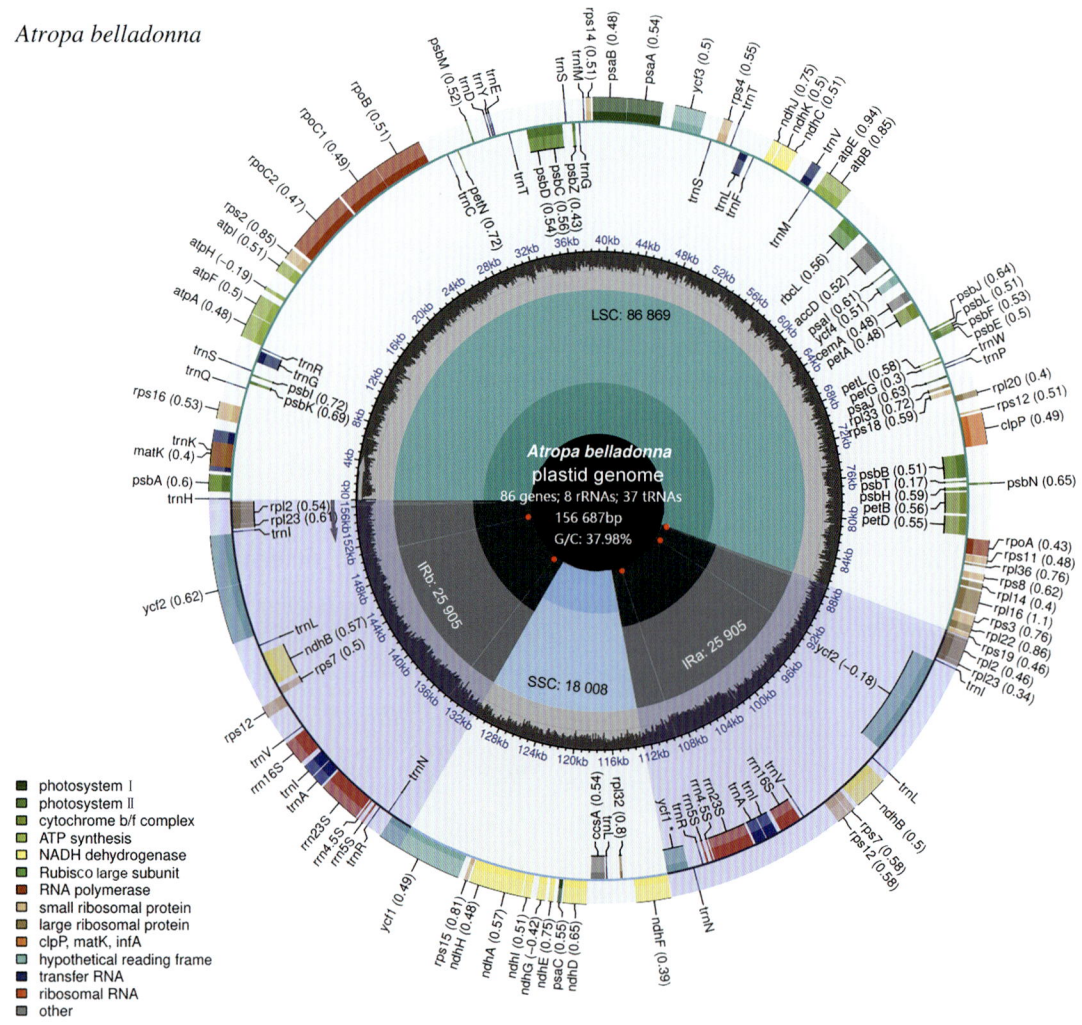

图 2-178-2　颠茄叶绿体基因组图谱

该图包括 6 个圆形轨道。自内向外的第一轨道表示分散重复序列,红色弧线表示直接重复序列,绿色弧线表示回文重复序列;自内向外的第二轨道上的蓝色柱状线条表示长串联重复序列,其重复单元碱基长度 > 7;自内向外的第三轨道以不同颜色的柱状线条表示不同类型的短串联重复序列(微卫星序列),其中黑色表示复杂重复序列,绿色表示重复单元碱基长度为 1 的重复序列,黄色表示重复单元碱基长度为 2 的重复序列,紫色表示重复单元碱基长度为 3 的重复序列,蓝色表示重复单元碱基长度为 4 的重复序列,橙色表示重复单元碱基长度为 5 的重复序列,红色表示重复单元碱基长度为 6 的重复序列;自内向外的第四轨道上以不同色块表示 SSC 区、反向重复区 IRa 和 IRb、LSC 区,数字代表相应区间的长度;自内向外的第五轨道表示 GC 含量;最外层第六轨道以不同色块表示不同功能的编码基因,功能分类详见图中左下角注释,基因名称后括号中的数字表示密码子使用偏差,轨道外侧的基因转录方向为顺时针方向,轨道内侧的基因转录方向为逆时针方向

【编码基因】　颠茄的叶绿体基因组共编码 131 个基因,其中独特基因 112 个,包括蛋白质编码基因 86 个(独特基因 78 个)、转运 RNA(transfer RNA,tRNA)编码基因 37 个(独特基因 30 个)、核糖体 RNA(ribosomal RNA,rRNA)编码基因 8 个(独特基因 4 个)(表 2-178-1)。其中 6 个蛋白质独特编码基因(*rps7*、*rps12*、*rpl23*、*ndhB*、*rpl2*、*ycf2*)、7 个 tRNA 独特编码基因(*trnV-GAC*、*trnR-ACG*、*trnN-GUU*、*trnI-CAU*、*trnL-CAA*、*trnI-GAU*、*trnA-UGC*)、4 个 rRNA 独特编码基因(*rrn16S*、*rrn5S*、*rrn4.5S*、*rrn23S*)位于 IR 区。有

11个蛋白质编码基因 [*rpl2*（×2）、*ndhB*（×2）、*ndhA*、*rpl16*、*petB*、*petD*、*rpoC1*、*atpF*、*rps16*] 各含有1个内含子（intron），4个蛋白质编码基因 [*clpP*、*ycf3*、*rps12*（×2）] 各含有2个内含子，8个tRNA编码基因 [*trnK*、*trnG-UCC*、*trnL-UAA*、*trnV-UAC*、*trnI-GAU*（×2）、*trnA-UGC*（×2）] 各含有1个内含子（表2-178-2）。颠茄叶绿体基因组中蛋白质编码区（coding sequence，CDS）的长度为78 834bp，占整个基因组长度的50.31%。rRNA基因的长度为9070bp，占整个基因组长度的5.79%。而tRNA基因的长度为2898bp，占整个基因组长度的1.85%。颠茄叶绿体基因组非编码区主要包括内含子和基因间区，其长度占整个基因组长度的42.05%。

表2-178-1　颠茄叶绿体基因组基因列表

| 基因功能 | 基因分类 | 基因名称 |
|---|---|---|
| rRNA | rRNA genes | *rrn16S*（×2）、*rrn23S*（×2）、*rrn5S*（×2）、*rrn4.5S*（×2） |
| tRNA | tRNA genes | 37 *trn* genes（8个基因各含有1个内含子） |
| 自我复制 | Small subunit of ribosome | *rps11*、*rps12*（×3）、*rps14*、*rps15*、*rps16*、*rps18*、*rps19*、*rps2*、*rps3*、*rps4*、*rps7*（×2）、*rps8* |
|  | Large subunit of ribosome | *rpl14*、*rpl16*、*rpl2*（×2）、*rpl20*、*rpl22*、*rpl23*（×2）、*rpl32*、*rpl33*、*rpl36* |
|  | DNA dependent RNA polymerase | *rpoA*、*rpoB*、*rpoC1*、*rpoC2* |
| 光合作用 | Subunits of NADH-dehydrogenase | *ndhA*、*ndhB*（×2）、*ndhC*、*ndhD*、*ndhE*、*ndhF*、*ndhG*、*ndhH*、*ndhI*、*ndhJ*、*ndhK* |
|  | Subunits of photosystem I | *psaA*、*psaB*、*psaC*、*psaI*、*psaJ* |
|  | Subunits of photosystem II | *psbA*、*psbB*、*psbC*、*psbD*、*psbE*、*psbF*、*psbH*、*psbI*、*psbJ*、*psbK*、*psbL*、*psbM*、*psbN*、*psbT*、*psbZ*、*ycf3* |
|  | Subunits of cytochrome b/f complex | *petA*、*petB*、*petD*、*petG*、*petL*、*petN* |
|  | Subunits of ATP synthase | *atpA*、*atpB*、*atpE*、*aatpF*、*atpH*、*atpI* |
|  | Large subunit of rubisco | *rbcL* |
| 其他功能 | Maturase | *matK* |
|  | Protease | *clpP* |
|  | Envelope membrane protein | *cemA* |
|  | Subunit of acetyl-CoA-carboxylase | *accD* |
|  | c-type cytochrome synthesis gene | *ccsA* |
| 未知功能 |  | *ycf1*（×2）、*ycf2*（×2）、*ycf4* |

表2-178-2　颠茄叶绿体基因内含子和外显子位置及长度

| 基因名称 | 基因编码序列所在链 | 起始位置 | 终点位置 | 长度（bp） | | | | |
|---|---|---|---|---|---|---|---|---|
|  |  |  |  | 第一外显子 | 第一内含子 | 第二外显子 | 第二内含子 | 第三外显子 |
| *trnK* | − | 1769 | 4360 | 37 | 2519 | 36 | | |
| *rps16* | − | 5050 | 6138 | 40 | 822 | 227 | | |
| *trnG-UCC* | + | 9281 | 10043 | 23 | 600 | 140 | | |
| *atpF* | − | 11971 | 13240 | 145 | 715 | 410 | | |
| *rpoC1* | − | 21257 | 24039 | 432 | 737 | 1614 | | |
| *ycf3* | − | 44024 | 46032 | 124 | 739 | 232 | 763 | 151 |
| *trnL-UAA* | + | 48943 | 49524 | 35 | 497 | 50 | | |

续表

| 基因名称 | 基因编码序列所在链 | 起始位置 | 终点位置 | 长度（bp） ||||| 
|---|---|---|---|---|---|---|---|---|
| | | | | 第一外显子 | 第一内含子 | 第二外显子 | 第二内含子 | 第三外显子 |
| *trnV-UAC* | − | 53401 | 54045 | 38 | 572 | 35 | | |
| *rps12* | − | 72478 | 100359 | 114 | ND | 232 | 537 | 26 |
| *clpP* | − | 72730 | 74741 | 71 | 799 | 294 | 622 | 226 |
| *petB* | + | 77686 | 79092 | 6 | 759 | 642 | | |
| *petD* | + | 79283 | 80507 | 8 | 742 | 475 | | |
| *rpl16* | − | 83919 | 85342 | 9 | 1019 | 396 | | |
| *rpl2* | − | 87002 | 88490 | 391 | 664 | 434 | | |
| *ndhB* | − | 97316 | 99527 | 775 | 679 | 758 | | |
| *trnI-GAU* | + | 104861 | 105648 | 37 | 717 | 34 | | |
| *trnA-UGC* | + | 105714 | 106467 | 38 | 681 | 35 | | |
| *ndhA* | − | 122382 | 124623 | 553 | 1150 | 539 | | |
| *trnA-UGC* | − | 137090 | 137843 | 38 | 681 | 35 | | |
| *trnI-GAU* | − | 137909 | 138696 | 37 | 717 | 34 | | |
| *rps12* | + | 142431 | 143223 | ND | ND | 232 | 537 | 26 |
| *ndhB* | + | 144030 | 146241 | 775 | 679 | 758 | | |
| *rpl2* | + | 155067 | 156555 | 391 | 664 | 434 | | |

注："+"代表正链；"−"代表负链；"ND"表示未确定

【重复序列】 在颠茄叶绿体基因组中，微卫星序列有 A/T、AT/AT 和 C/G 三种类型，各有 38 个、2 个和 1 个（表 2-178-3）。共发现 23 个串联重复序列，满足总长度超过 20bp 且重复单元之间的相似度 ≥ 90% 两个条件（表 2-178-4）。散在重复序列包括回文重复序列和正向重复序列。以 *e*-value 小于 1E–04 为阈值，颠茄叶绿体基因组散在重复序列包括 16 条回文重复序列、14 条正向重复序列（表 2-178-5）。

表 2-178-3　颠茄叶绿体基因组微卫星序列统计

| 重复单元类型 | 重复序列个数 |
|---|---|
| A/T | 38 |
| AT/AT | 2 |
| C/G | 1 |

表 2-178-4　颠茄叶绿体基因组串联重复序列统计

| 起点—终点 | 重复单元长度（bp） | 重复单元拷贝数 | 重复单元一致序列长度（bp） | 重复单元之间的相似度（%） | 插入缺失比例（%） | 分值 | 碱基个数 ||||  熵（0—2） |
|---|---|---|---|---|---|---|---|---|---|---|---|
| | | | | | | | A | C | G | T | |
| 3682—3719 | 19 | 2.0 | 19 | 100 | 0 | 76 | 42 | 10 | 21 | 26 | 1.85 |
| 6372—6405 | 12 | 3.0 | 12 | 91 | 8 | 54 | 61 | 0 | 0 | 38 | 0.96 |
| 8494—8519 | 13 | 2.0 | 13 | 100 | 0 | 52 | 61 | 7 | 7 | 23 | 1.49 |
| 16855—16887 | 17 | 2.0 | 16 | 94 | 5 | 57 | 18 | 15 | 0 | 66 | 1.25 |
| 28762—28792 | 15 | 2.1 | 15 | 100 | 0 | 62 | 25 | 25 | 12 | 35 | 1.92 |

续表

| 起点—终点 | 重复单元长度（bp） | 重复单元拷贝数 | 重复单元一致序列长度（bp） | 重复单元之间的相似度（%） | 插入缺失比例（%） | 分值 | 碱基个数 | | | | 熵（0—2） |
|---|---|---|---|---|---|---|---|---|---|---|---|
| | | | | | | | A | C | G | T | |
| 30713—30747 | 17 | 2.0 | 17 | 100 | 0 | 68 | 23 | 23 | 17 | 35 | 1.95 |
| 33137—33162 | 13 | 2.0 | 13 | 100 | 0 | 52 | 38 | 15 | 0 | 46 | 1.46 |
| 33150—33193 | 22 | 2.0 | 22 | 100 | 0 | 88 | 40 | 9 | 9 | 40 | 1.68 |
| 33537—33603 | 23 | 3.0 | 23 | 95 | 2 | 118 | 35 | 8 | 2 | 52 | 1.48 |
| 43719—43749 | 11 | 2.8 | 11 | 95 | 0 | 53 | 70 | 0 | 0 | 29 | 0.87 |
| 61604—61649 | 21 | 2.2 | 21 | 100 | 0 | 92 | 52 | 4 | 0 | 43 | 1.21 |
| 62901—62935 | 17 | 2.1 | 17 | 100 | 0 | 70 | 60 | 11 | 11 | 17 | 1.59 |
| 64426—64450 | 11 | 2.3 | 11 | 100 | 0 | 50 | 24 | 24 | 8 | 44 | 1.80 |
| 66115—66139 | 13 | 1.9 | 13 | 100 | 0 | 50 | 92 | 8 | 0 | 0 | 0.40 |
| 70776—70816 | 21 | 2.0 | 21 | 90 | 0 | 64 | 29 | 24 | 9 | 36 | 1.87 |
| 74482—74510 | 14 | 2.1 | 14 | 100 | 0 | 58 | 37 | 6 | 6 | 48 | 1.57 |
| 76846—76870 | 11 | 2.3 | 11 | 100 | 0 | 50 | 84 | 0 | 8 | 8 | 0.79 |
| 91694—91765 | 24 | 3.1 | 24 | 92 | 4 | 112 | 12 | 23 | 11 | 52 | 1.71 |
| 102072—102109 | 18 | 2.1 | 18 | 100 | 0 | 76 | 34 | 0 | 15 | 50 | 1.45 |
| 109687—109752 | 32 | 2.1 | 32 | 94 | 0 | 114 | 42 | 22 | 9 | 25 | 1.83 |
| 133805—133870 | 32 | 2.1 | 32 | 94 | 0 | 114 | 25 | 9 | 22 | 42 | 1.83 |
| 141448—141485 | 18 | 2.1 | 18 | 100 | 0 | 76 | 50 | 15 | 0 | 34 | 1.45 |
| 151792—151863 | 24 | 3.1 | 24 | 92 | 4 | 112 | 52 | 11 | 23 | 12 | 1.71 |

表 2-178-5　颠茄叶绿体基因组散在重复序列特征值

| 重复单元一长度（bp） | 重复单元一起点 | 重复类型 | 重复单元二长度（bp） | 重复单元二起点 | 重复单元间隔 | $e$-value |
|---|---|---|---|---|---|---|
| 22246 | 87148 | P | 22246 | 134162 | −2 | 0.00E+00 |
| 17031 | 92363 | P | 17031 | 134162 | 0 | 0.00E+00 |
| 5013 | 87349 | P | 5013 | 151194 | 0 | 0.00E+00 |
| 3379 | 109395 | P | 3379 | 130782 | 0 | 0.00E+00 |
| 39 | 45205 | D | 39 | 122960 | 0 | 2.28E−14 |
| 47 | 40105 | D | 47 | 42329 | −3 | 1.53E−13 |
| 41 | 101163 | D | 41 | 122958 | −1 | 1.76E−13 |
| 41 | 122958 | P | 41 | 142352 | −1 | 1.76E−13 |
| 45 | 91693 | D | 45 | 91717 | −3 | 2.14E−12 |
| 45 | 91693 | P | 45 | 151794 | −3 | 2.14E−12 |
| 45 | 91717 | P | 45 | 151818 | −3 | 2.14E−12 |
| 45 | 151794 | D | 45 | 151818 | −3 | 2.14E−12 |
| 39 | 45205 | D | 39 | 101165 | −1 | 2.67E−12 |
| 39 | 45205 | P | 39 | 142352 | −1 | 2.67E−12 |

续表

| 重复单元一长度（bp） | 重复单元一起点 | 重复类型 | 重复单元二长度（bp） | 重复单元二起点 | 重复单元间隔 | $e$-value |
|---|---|---|---|---|---|---|
| 38 | 33542 | D | 38 | 33565 | −1 | 1.04E−11 |
| 38 | 65603 | P | 38 | 65686 | −1 | 1.04E−11 |
| 35 | 96657 | D | 35 | 146864 | −1 | 6.14E−10 |
| 30 | 8562 | P | 30 | 46837 | 0 | 5.99E−09 |
| 37 | 94168 | D | 37 | 94186 | −3 | 7.67E−08 |
| 37 | 94168 | P | 37 | 149333 | −3 | 7.67E−08 |
| 37 | 94186 | P | 37 | 149351 | −3 | 7.67E−08 |
| 37 | 149333 | D | 37 | 149351 | −3 | 7.67E−08 |
| 34 | 109686 | D | 34 | 109718 | −2 | 1.18E−07 |
| 34 | 109686 | P | 34 | 133804 | −2 | 1.18E−07 |
| 34 | 109718 | P | 34 | 133836 | −2 | 1.18E−07 |
| 34 | 133804 | D | 34 | 133836 | −2 | 1.18E−07 |
| 36 | 79479 | P | 36 | 79499 | −3 | 2.82E−07 |
| 33 | 61603 | D | 33 | 61624 | −3 | 1.38E−05 |
| 30 | 45217 | D | 30 | 101177 | −2 | 2.34E−05 |
| 30 | 45217 | P | 30 | 142349 | −2 | 2.34E−05 |

注：P. palindromic repeat，回文重复序列；D. direct repeat，正向重复序列

【系统发育】 使用 MAFFT 对来自茄科的 7 个物种[4]和 1 个外类群物种[拟南芥（*Arabidopsis thaliana*）][5]的叶绿体基因组中提取的 74 个共有蛋白质序列进行多重序列比对，使用 IQ-TREE 筛选得到最优的 HIVb+F+I+G4 模型，并采用最大似然法（maximum likelihood method）构建进化树。结果显示，宁夏枸杞（*Lycium barbarum*）、枸杞（*Lycium chinense*）、黑果枸杞（*Lycium ruthenicum*）聚为一支，剩余 4 个物种聚为一支。随后，颠茄（*Atropa belladonna*）[4]独立分化为一支。天蓬子（*Atropanthe sinensis*）、*Physochlaina orientalis*、马尿泡（*Przewalskia tangutica*）聚为一支（图 2-178-3）。

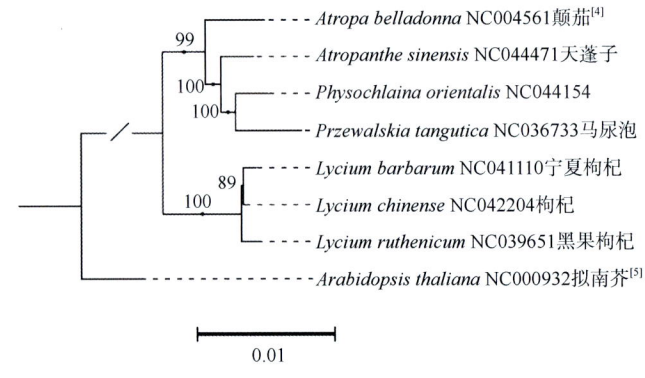

图 2-178-3 茄科植物系统发育进化分析

## 参考文献

[1] 中国科学院《中国植物志》编委会. 中国植物志. 北京：科学出版社，1978，67：19.

[2] 国家药典委员会. 中华人民共和国药典（2020年版）一部. 北京：中国医药科技出版社，2020：395.

[3] 王金华. 药用植物颠茄的特性及高产栽培技术. 中国农村小康科技，2007，（7）：92-93.

[4] Schmitz-Linneweber C，Regel R，Du T G，et al. The plastid chromosome of *Atropa belladonna* and its comparison with that of *Nicotiana tabacum*：The role of RNA editing in generating divergence in the process of plant speciation. Mol Biol Evol，2002，19（9）：1602-1612.

[5] Sato S，Nakamura Y，Kaneko T，et al. Complete structure of the chloroplast genome of *Arabidopsis thaliana*. DNA Res，1999，6（5）：283-290.

# 179 油 茶

【药材基本信息】 油茶（*Camellia oleifera* Abel.）为山茶科山茶属药用植物[1]，以根和茶子饼入药（图2-179-1）。收载于《全国中草药汇编》（第二版下册）[2]。油茶常为栽培，是世界四大木本油料之一。其野生种分布于山坡灌木丛中。油茶主产于安徽、浙江、江西、福建、湖北、湖南、广西、广东、四川及贵州等地。茶子饼含油茶皂苷[2,3]、鞣质、生物碱。油茶能收湿杀虫，外用治皮肤瘙痒，浸出液可灭钉螺、杀蝇蛆。油茶根可用于急性咽喉炎、胃痛、扭挫伤。油茶的成熟种子用压榨法得到的脂肪油，即油茶油，主要成分为油酸、硬脂酸等的甘油酯，用于疝气腹痛、急性蛔虫阻塞性肠梗阻、疥癣、烫火伤，又为注射用茶油原料及软膏基质。

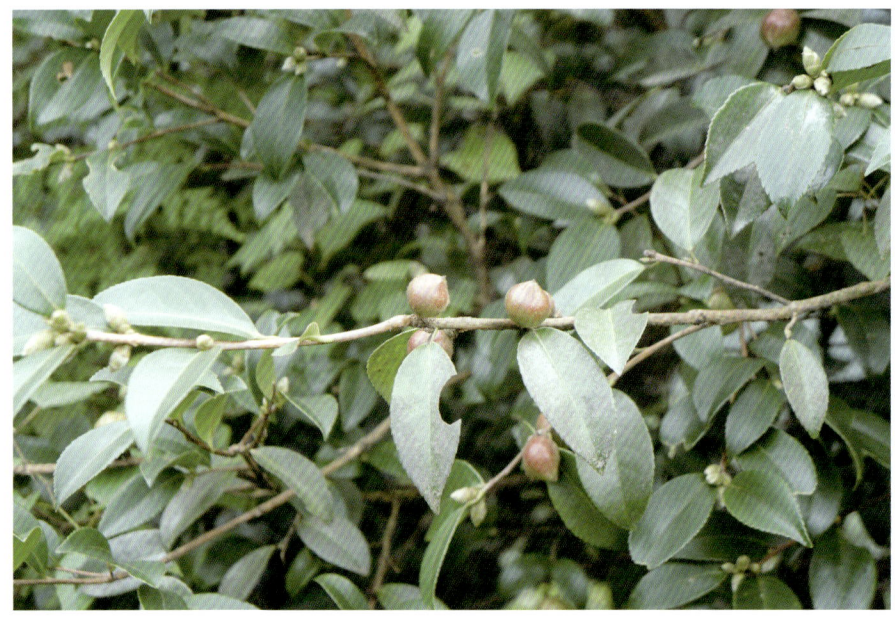

图2-179-1 油茶

【叶绿体基因组】 油茶的叶绿体DNA为环状分子，其叶绿体基因组（GenBank登录号：KY406750.1）总长度为156 945bp，具有保守的四分状结构，包括一个LSC区、一个SSC区和一对IR区，其长度分别为86 653bp、18 408bp和25 942bp（图2-179-2）。油茶叶绿体基因组的整体G/C含量为37.29%。其IR区的G/C含量（43.04%）高于SSC区的G/C含量（30.52%）和LSC区的G/C含量（35.29%）。

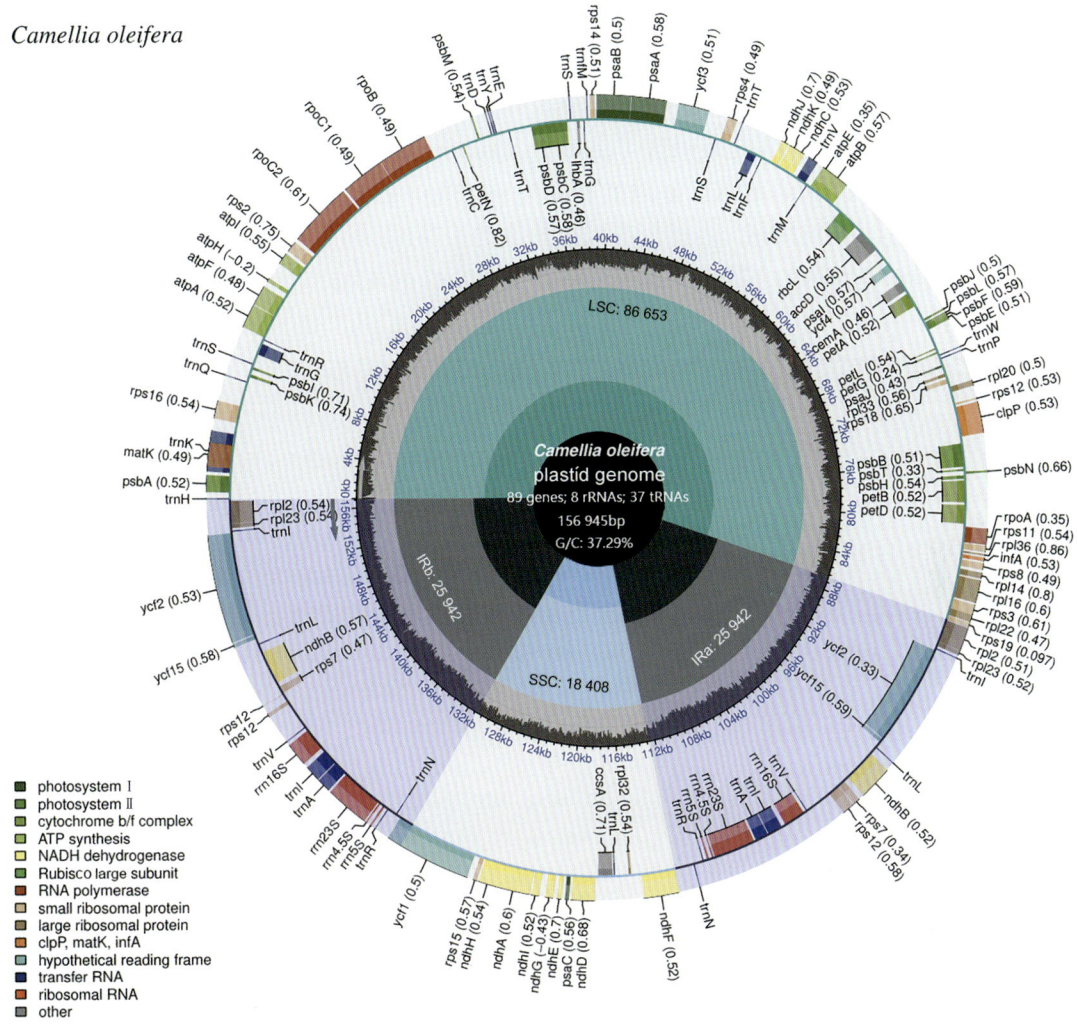

**图 2-179-2　油茶叶绿体基因组图谱**

该图包括 6 个圆形轨道。自内向外的第一轨道表示分散重复序列，红色弧线表示直接重复序列，绿色弧线表示回文重复序列；自内向外的第二轨道上的蓝色柱状线条表示长串联重复序列，其重复单元碱基长度＞7；自内向外的第三轨道以不同颜色的柱状线条表示不同类型的短串联重复序列（微卫星序列），其中黑色表示复杂重复序列，绿色表示重复单元碱基长度为 1 的重复序列，黄色表示重复单元碱基长度为 2 的重复序列，紫色表示重复单元碱基长度为 3 的重复序列，蓝色表示重复单元碱基长度为 4 的重复序列，橙色表示重复单元碱基长度为 5 的重复序列，红色表示重复单元碱基长度为 6 的重复序列；自内向外的第四轨道上以不同色块表示 SSC 区、反向重复区 IRa 和 IRb、LSC 区，数字代表相应区间的长度；自内向外的第五轨道表示 GC 含量；最外层第六轨道以不同色块表示不同功能的编码基因，功能分类详见图中左下角注释，基因名称后括号中的数字表示密码子使用偏差，轨道外侧的基因转录方向为顺时针方向，轨道内侧的基因转录方向为逆时针方向

【编码基因】　油茶的叶绿体基因组共编码 134 个基因，其中独特基因 114 个，包括蛋白质编码基因 89 个（独特基因 80 个）、转运 RNA（transfer RNA，tRNA）编码基因 37 个（独特基因 30 个）、核糖体 RNA（ribosomal RNA，rRNA）编码基因 8 个（独特基因 4 个）（表 2-179-1）。其中 8 个蛋白质独特编码基因（*ndhB*、*rpl2*、*rpl23*、*rps12*、*rps7*、*ycf1*、*ycf15*、*ycf2*）、7 个 tRNA 独特编码基因（*trnI-CAU*、*trnL-CAA*、*trnI-GAU*、*trnV-GAC*、*trnA-UGC*、*trnR-ACG*、*trnN-GUU*）、4 个 rRNA 独特编码基因（*rrn4.5S*、*rrn5S*、*rrn16S*、*rrn23S*）位于 IR 区。有 11 个蛋白质编码基因 [*rps16*、*petB*、*petD*、*rpl16*、*ndhA*、*ndhB*（×2）、 atpF、rpoC1、rpl2（×2）]各含有1个内含子（intron），4个蛋白质编码基因[clpP、ycf3、rps12（×2）]各含有2个内含子，8个tRNA编码基因[trnK-UUU、trnG-UCC、trnL-UAA、trnV-UAC、trnA-UGC（×2）、trnI-GAU（×2）]各含有1个内含子（表2-179-2）。油茶叶绿体基因组中蛋白质编码区（coding sequence，CDS）的长度为80 091bp，占整个基因组长度的51.03%。rRNA基因的长度为9068bp，占整个基因组长度的5.78%。而tRNA基因的长度为2727bp，占整个基因组长度的1.74%。油茶叶绿体基因组非编码区主要包括内含子和基因间区，其长度占整个基因组长度的41.45%。

表2-179-1 油茶叶绿体基因组基因列表

| 基因功能 | 基因分类 | 基因名称 |
| --- | --- | --- |
| rRNA | rRNA genes | *rrn23S*（×2）、*rrn16S*（×2）、*rrn5S*（×2）、*rrn4.5S*（×2） |
| tRNA | tRNA genes | 37 *trn* genes（8个基因各含有1个内含子） |
| 自我复制 | The small subunit of the ribosome | *rps11*、*rps12*（×4）、*rps14*、*rps15*、*rps16*、*rps18*、*rps19*、*rps2*、*rps3*、*rps4*、*rps7*（×2）、*rps8* |
| | Large subunit of ribosome | *rpl14*、*rpl16*、*rpl2*（×2）、*rpl20*、*rpl22*、*rpl23*（×2）、*rpl32*、*rpl33*、*rpl36* |
| | DNA dependent RNA polymerase | *rpoC1*、*rpoC2*、*rpoB*、*rpoA* |
| 光合作用 | Subunits of NADH-dehydrogenase | *ndhA*、*ndhB*（×2）、*ndhC*、*ndhD*、*ndhE*、*ndhF*、*ndhG*、*ndhH*、*ndhI*、*ndhJ*、*ndhK* |
| | Subunits of photosystem Ⅰ | *psaI*、*psaC*、*psaB*、*psaA*、*psaJ* |
| | Subunits of photosystem Ⅱ | *psbA*、*psbB*、*psbC*、*psbD*、*psbE*、*psbF*、*psbH*、*psbI*、*psbJ*、*psbK*、*psbL*、*psbM*、*psbN*、*psbT*、*psbZ*、*ycf3* |
| | Subunits of cytochrome b/f complex | *petN*、*petA*、*petD*、*petG*、*petB*、*petL* |
| | Subunits of ATP synthase | *atpI*、*atpE*、*atpA*、*atpB*、*atpH*、*atpF* |
| | Large subunit of rubisco | *rbcL* |
| 其他功能 | Protease | *clpP* |
| | Envelope membrane protein | *cemA* |
| | Translational initiation factor | *infA* |
| | Subunit of acetyl-CoA-carboxylase | *accD* |
| | c-type cytochrome synthesis gene | *ccsA* |
| | Maturase | *matK* |
| 未知功能 | | *ycf1*、*ycf15*（×2）、*ycf2*（×2）、*ycf4* |

表2-179-2 油茶叶绿体基因内含子和外显子位置及长度

| 基因名称 | 基因编码序列所在链 | 起始位置 | 终点位置 | 长度（bp） | | | | |
| --- | --- | --- | --- | --- | --- | --- | --- | --- |
| | | | | 第一外显子 | 第一内含子 | 第二外显子 | 第二内含子 | 第三外显子 |
| *trnK-UUU* | − | 1855 | 4414 | 37 | 2488 | 35 | | |
| *rps16* | − | 5180 | 6301 | 39 | 858 | 225 | | |
| *trnG-UCC* | + | 9892 | 10660 | 34 | 690 | 45 | | |
| *atpF* | − | 12679 | 13949 | 161 | 704 | 406 | | |
| *rpoC1* | − | 21892 | 24684 | 430 | 732 | 1631 | | |
| *ycf3* | − | 44461 | 46424 | 124 | 720 | 230 | 737 | 153 |
| *trnL-UAA* | + | 49547 | 50156 | 35 | 525 | 50 | | |

续表

| 基因名称 | 基因编码序列所在链 | 起始位置 | 终点位置 | 长度（bp） | | | | |
|---|---|---|---|---|---|---|---|---|
| | | | | 第一外显子 | 第一内含子 | 第二外显子 | 第二内含子 | 第三外显子 |
| trnV-UAC | − | 53272 | 53933 | 39 | 567 | 56 | | |
| rps12 | − | 72232 | 100168 | 114 | ND | 232 | 538 | 26 |
| clpP | − | 72321 | 74300 | 71 | 794 | 287 | 541 | 287 |
| petB | + | 77220 | 78644 | 6 | 777 | 642 | | |
| petD | + | 78833 | 80062 | 8 | 747 | 475 | | |
| rpl16 | − | 83535 | 84950 | 9 | 1008 | 399 | | |
| rpl2 | − | 86578 | 88072 | 391 | 634 | 470 | | |
| ndhB | − | 96933 | 99144 | 775 | 679 | 758 | | |
| trnI-GAU | + | 104696 | 105719 | 32 | 952 | 40 | | |
| trnA-UGC | + | 105784 | 106668 | 37 | 812 | 36 | | |
| ndhA | − | 122071 | 124245 | 553 | 1083 | 539 | | |
| trnA-UGC | − | 136618 | 137502 | 37 | 812 | 36 | | |
| trnI-GAU | − | 137567 | 138590 | 32 | 952 | 40 | | |
| rps12 | + | 142663 | 143456 | ND | ND | 232 | 538 | 26 |
| ndhB | + | 144160 | 146370 | 775 | 678 | 758 | | |
| rpl2 | + | 155231 | 156725 | 391 | 634 | 470 | | |

注："+"表示正链；"−"表示负链；"ND"表示未确定

【重复序列】 在油茶叶绿体基因组中，微卫星序列的类型均为A/T，有55个（表2-179-3）。共发现10个串联重复序列，满足总长度超过20bp且重复单元之间的相似度≥90%两个条件（表2-179-4）。散在重复序列包括回文重复序列和正向重复序列。以 e-value 小于1E–04为阈值，油茶叶绿体基因组散在重复序列包括26条回文重复序列、20条正向重复序列（表2-179-5）。

表 2-179-3  油茶叶绿体基因组微卫星序列统计

| 重复单元类型 | 重复序列个数 |
|---|---|
| A/T | 55 |

表 2-179-4  油茶叶绿体基因组串联重复序列统计

| 起点—终点 | 重复单元长度（bp） | 重复单元拷贝数 | 重复单元一致序列长度（bp） | 重复单元之间的相似度（%） | 插入缺失比例（%） | 分值 | 碱基个数 | | | | 熵（0—2） |
|---|---|---|---|---|---|---|---|---|---|---|---|
| | | | | | | | A | C | G | T | |
| 48779—48809 | 16 | 1.9 | 16 | 100 | 0 | 62 | 58 | 6 | 3 | 32 | 1.40 |
| 53135—53165 | 16 | 1.9 | 16 | 93 | 0 | 53 | 25 | 6 | 6 | 61 | 1.45 |
| 56639—56670 | 1 | 32.0 | 1 | 100 | 0 | 64 | 0 | 0 | 0 | 100 | 0.00 |
| 60640—60700 | 33 | 1.9 | 31 | 90 | 6 | 95 | 11 | 0 | 1 | 86 | 0.63 |
| 64008—64037 | 14 | 2.1 | 14 | 100 | 0 | 60 | 43 | 13 | 6 | 36 | 1.70 |
| 93728—93831 | 18 | 5.9 | 17 | 94 | 3 | 86 | 29 | 11 | 26 | 31 | 1.92 |
| 93743—93834 | 18 | 5.1 | 18 | 97 | 0 | 166 | 29 | 10 | 27 | 32 | 1.91 |
| 129944—129979 | 18 | 1.9 | 19 | 94 | 5 | 65 | 8 | 2 | 5 | 83 | 0.89 |
| 149469—149560 | 18 | 5.1 | 18 | 97 | 0 | 166 | 32 | 27 | 10 | 29 | 1.91 |
| 149476—149575 | 18 | 5.8 | 17 | 94 | 3 | 87 | 33 | 27 | 11 | 29 | 1.91 |

表 2-179-5　油茶叶绿体基因组散在重复序列特征值

| 重复单元一长度（bp） | 重复单元一起点 | 重复类型 | 重复单元二长度（bp） | 重复单元二起点 | 重复单元间隔 | $e$-value |
| --- | --- | --- | --- | --- | --- | --- |
| 8902 | 88747 | P | 8902 | 145653 | 0 | 0.00E+00 |
| 8682 | 101236 | P | 8682 | 133367 | 0 | 0.00E+00 |
| 3437 | 97757 | P | 3437 | 142109 | 0 | 0.00E+00 |
| 2275 | 86471 | P | 2275 | 154556 | 0 | 0.00E+00 |
| 2172 | 110328 | P | 2172 | 130779 | 0 | 0.00E+00 |
| 399 | 109923 | P | 399 | 132954 | 0 | 4.16E−231 |
| 106 | 97650 | P | 106 | 145546 | 0 | 1.05E−54 |
| 82 | 93738 | D | 82 | 93756 | −3 | 7.09E−34 |
| 82 | 93738 | P | 82 | 149464 | −3 | 7.09E−34 |
| 82 | 93756 | P | 82 | 149482 | −3 | 7.09E−34 |
| 82 | 149464 | D | 82 | 149482 | −3 | 7.09E−34 |
| 70 | 93750 | D | 70 | 93768 | −2 | 1.08E−28 |
| 70 | 93750 | P | 70 | 149464 | −2 | 1.08E−28 |
| 70 | 93768 | P | 70 | 149482 | −2 | 1.08E−28 |
| 60 | 93760 | D | 60 | 93778 | −1 | 9.38E−25 |
| 60 | 93760 | P | 60 | 149464 | −1 | 9.38E−25 |
| 60 | 93778 | P | 60 | 149482 | −1 | 9.38E−25 |
| 60 | 93738 | D | 60 | 93774 | −3 | 4.82E−21 |
| 60 | 93738 | P | 60 | 149468 | −3 | 4.82E−21 |
| 60 | 93774 | P | 60 | 149504 | −3 | 4.82E−21 |
| 60 | 149464 | D | 60 | 149500 | −3 | 4.82E−21 |
| 47 | 107 | D | 47 | 156815 | 0 | 3.50E−19 |
| 52 | 93750 | D | 52 | 93786 | −2 | 4.08E−18 |
| 52 | 93750 | P | 52 | 149464 | −2 | 4.08E−18 |
| 52 | 93786 | P | 52 | 149500 | −2 | 4.08E−18 |
| 42 | 100821 | D | 42 | 122647 | 0 | 3.58E−16 |
| 42 | 122647 | P | 42 | 142440 | 0 | 3.58E−16 |
| 42 | 93760 | D | 42 | 93796 | −1 | 4.51E−14 |
| 42 | 93760 | P | 42 | 149464 | −1 | 4.51E−14 |
| 42 | 93796 | P | 42 | 149500 | −1 | 4.51E−14 |
| 42 | 45613 | D | 42 | 122646 | −3 | 1.11E−10 |
| 42 | 93738 | D | 42 | 93792 | −3 | 1.11E−10 |
| 42 | 93738 | P | 42 | 149468 | −3 | 1.11E−10 |
| 42 | 93792 | P | 42 | 149522 | −3 | 1.11E−10 |
| 42 | 149464 | D | 42 | 149518 | −3 | 1.11E−10 |
| 39 | 45616 | D | 39 | 100823 | −2 | 1.53E−10 |

续表

| 重复单元一长度（bp） | 重复单元一起点 | 重复类型 | 重复单元二长度（bp） | 重复单元二起点 | 重复单元间隔 | e-value |
|---|---|---|---|---|---|---|
| 39 | 45616 | P | 39 | 142441 | −2 | 1.53E−10 |
| 39 | 56638 | D | 39 | 56640 | −2 | 1.53E−10 |
| 31 | 56638 | D | 31 | 56639 | 0 | 1.50E−09 |
| 30 | 9136 | P | 30 | 47316 | 0 | 6.01E−09 |
| 38 | 56638 | D | 38 | 56648 | −3 | 2.09E−08 |
| 32 | 56635 | D | 32 | 56638 | −1 | 3.61E−08 |
| 34 | 56638 | D | 34 | 82913 | −2 | 1.19E−07 |
| 34 | 93750 | D | 34 | 93804 | −2 | 1.19E−07 |
| 34 | 93750 | P | 34 | 149464 | −2 | 1.19E−07 |
| 34 | 93804 | P | 34 | 149518 | −2 | 1.19E−07 |

注：P. palindromic repeat，回文重复序列；D. direct repeat，正向重复序列

【高可变区】 为了发现山茶属物种间的高可变区，从 14 个物种的叶绿体基因组中提取了 85 个基因间区，采用 K2p（Kimura 2-parameter）模型计算基因间区的遗传距离，遗传距离最大的 30 个基因间区参见图 2-179-3。这 30 个基因间区的 K2p 平均值分布于 0.51～7.81。其中 *trnE-UUC-trnT-GGU*、*rpl2-rpl23*、*atpH-atpI* 的 K2p 平均值较高，分别为 7.81、7.75、2.97。由此可见，山茶属 14 个物种的叶绿体基因组在这 3 个区域的变异较大，这 3 个区域可作为潜在的分子标记开发区域。

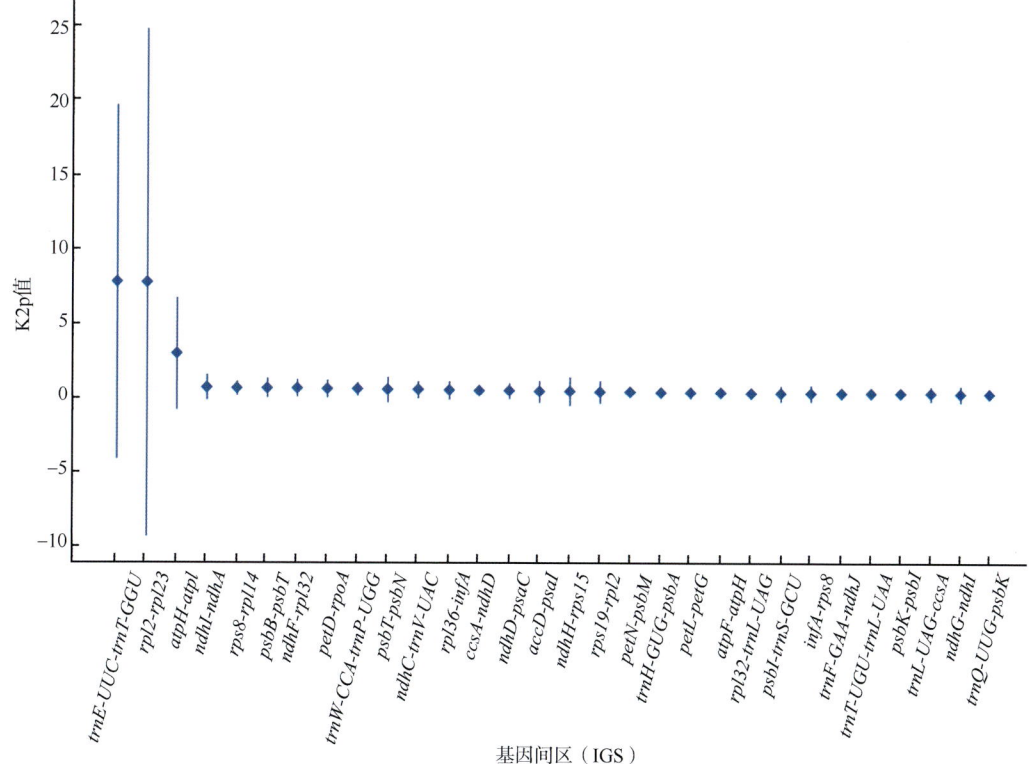

图 2-179-3 山茶属物种基因间区的遗传距离分析结果

【系统发育】 使用 MAFFT 对来自山茶属的 14 个物种[4-10]和 1 个外类群物种 [ 大头茶（*Polyspora axillaris*）] 的 15 个叶绿体基因组中提取了 75 个共有蛋白质序列进行多重序列比对，使用 IQ-TREE 筛选得到最优的 cpREV 模型，并采用最大似然法（maximum likelihood method）构建进化树。结果显示，长管连蕊茶（*Camellia elongata*）[4]和尖连蕊茶（*Camellia cuspidata*）[5] 2 个物种聚为一支。随后，五柱滇山茶（*Camellia yunnanensis*）[5]分化为一支，剩余的 11 个物种主要聚为两个亚支。其中一个亚支中，大苞山茶（*Camellia granthamiana*）和杜鹃叶山茶（*Camellia azalea*）聚为一支，茶梅（*Camellia sasanqua*）[6]和红皮糙果茶（*Camellia crapnelliana*）[5]随后分化出来，油茶（*Camellia oleifera*）[7]与山茶（*Camellia japonica*）[8]聚为一支。另一个亚支中，大理茶（*Camellia taliensis*）[5]和秃房茶（*Camellia gymnogyna*）[9]最先分化出来。随后，毛肋茶（*Camellia pubicosta*）[10]独立分化为一支，茶（*Camellia sinensis*）与毛叶茶（*Camellia ptilophylla*）聚为一支。油茶与山茶的亲缘关系最近（图 2-179-4）。

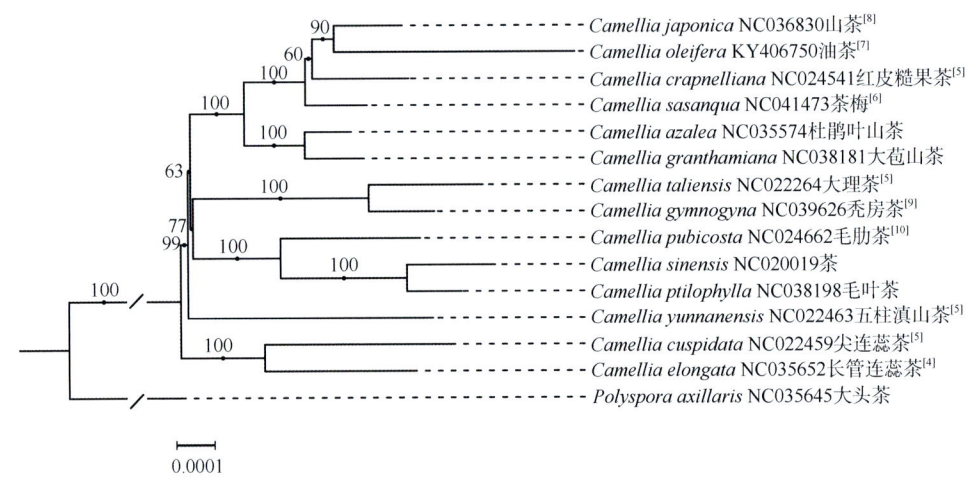

图 2-179-4　山茶属植物系统发育进化分析

【$K_A/K_S$ 选择压力分析】 以图 2-179-4 的进化树作为参考，利用 Hyphy 软件中的 aBSREL 模型对蛋白质编码基因进行选择压力分析。共发现山茶属植物的 4 个基因受到正向选择，即 *rpl2*、*rpoC1*、*rpoC2*、*rps12*。在物种油茶中，未发现有基因受到正向选择。

【宏 DNA 条形码的发现及其 PCR 扩增引物设计】 为了发现能够区分山茶属下物种的宏 DNA 条形码序列及其 PCR 扩增引物，利用 ecoPrimers 对山茶属植物叶绿体基因组序列进行分析。用于设计 PCR 扩增引物的保守区间见表 2-179-6。可以依据区间序列设计引物，使用这些引物对山茶属 DNA 进行 PCR 扩增，对 PCR 产物进行桑格测序或高通量测序，通过序列比较和特征分析区分山茶属的 14 个物种。

表 2-179-6　部分基于 ecoPrimers 发现的引物设计保守区间

| 编号 | 保守区间序列 | 物种拉丁名 | GenBank 序列号 | 保守区间序列起点—终点 |
|---|---|---|---|---|
| 1 | TGAAAGACACTAACCCTAATAAGGTCCTCCAGAATATCTAATTCTGGGTATGAAAGAAAATTT | *C. oleifera* | KY406750.1 | 8573—8635 |
| | | *C. sinensis* | NC020019.1 | 8581—8643 |
| | | *C. taliensis* | NC022264.1 | 8603—8665 |
| | | *C. cuspidata* | NC022459.1 | 8565—8627 |
| | | *C. yunnanensis* | NC022463.1 | 8563—8625 |
| | | *C. crapnelliana* | NC024541.1 | 8555—8617 |
| | | *C. pubicosta* | NC024662.1 | 8560—8622 |
| | | *C. azalea* | NC035574.1 | 8573—8635 |
| | | *C. elongata* | NC035652.1 | 8584—8646 |
| | | *C. japonica* | NC036830.1 | 8557—8619 |
| | | *C. granthamiana* | NC038181.1 | 8564—8626 |
| | | *C. ptilophylla* | NC038198.1 | 8570—8632 |
| | | *C. gymnogyna* | NC039626.1 | 8581—8643 |
| | | *C. sasanqua* | NC041473.1 | 8565—8627 |
| 2 | TTTCTATTTCTAGAAAGCACTTCATTTCTTGGTGTCAAAAGAGAATATGTGGTATAAAAATAGACGATCTATTCTCTTTTTTTTTT | *C. oleifera* | KY406750.1 | 8686—8761 |
| | | *C. sinensis* | NC020019.1 | 8694—8769 |
| | | *C. taliensis* | NC022264.1 | 8716—8791 |
| | | *C. cuspidata* | NC022459.1 | 8678—8753 |
| | | *C. yunnanensis* | NC022463.1 | 8676—8751 |
| | | *C. crapnelliana* | NC024541.1 | 8668—8743 |
| | | *C. pubicosta* | NC024662.1 | 8673—8748 |
| | | *C. azalea* | NC035574.1 | 8686—8761 |
| | | *C. elongata* | NC035652.1 | 8697—8772 |
| | | *C. japonica* | NC036830.1 | 8670—8745 |
| | | *C. granthamiana* | NC038181.1 | 8677—8752 |
| | | *C. ptilophylla* | NC038198.1 | 8683—8758 |
| | | *C. gymnogyna* | NC039626.1 | 8694—8769 |
| | | *C. sasanqua* | NC041473.1 | 8678—8753 |
| 3 | AACTTTTCGTTTACACAGTAGTTATATTCTTTGTTTCTCTCTTCATCTTCGGATTCCTATCTAATGATCCAGGACGTAATCCTGGACGTGAAGAATAAAAAAAAAA | *C. oleifera* | KY406750.1 | 8810—8905 |
| | | *C. sinensis* | NC020019.1 | 8819—8914 |
| | | *C. taliensis* | NC022264.1 | 8840—8935 |
| | | *C. cuspidata* | NC022459.1 | 8802—8897 |
| | | *C. yunnanensis* | NC022463.1 | 8800—8895 |
| | | *C. crapnelliana* | NC024541.1 | 8792—8887 |
| | | *C. pubicosta* | NC024662.1 | 8795—8890 |

续表

| 编号 | 保守区间序列 | 物种拉丁名 | GenBank 序列号 | 保守区间序列起点—终点 |
|---|---|---|---|---|
| 3 | AACTTTTCGTTTACACAGTAGTTATATTCTTTGTTTCTCTCTTCATCTTCGGATTCCTATCTAATGATCCAGGACGTAATCCTGGACGTGAAGAATAAAAAAAAAA | C. azalea | NC035574.1 | 8810—8905 |
| | | C. elongata | NC035652.1 | 8821—8916 |
| | | C. japonica | NC036830.1 | 8792—8887 |
| | | C. granthamiana | NC038181.1 | 8799—8894 |
| | | C. ptilophylla | NC038198.1 | 8807—8902 |
| | | C. gymnogyna | NC039626.1 | 8819—8914 |
| | | C. sasanqua | NC041473.1 | 8800—8895 |
| 4 | AAAAAAAAATACTTGCTATTAAAGCAACAAGAAAGTGTCTTTTCTTATTATTCCTTTCTTCCTTTTTTATTT | C. oleifera | KY406750.1 | 9442—9504 |
| | | C. sinensis | NC020019.1 | 9449—9511 |
| | | C. taliensis | NC022264.1 | 9472—9534 |
| | | C. cuspidata | NC022459.1 | 9431—9493 |
| | | C. yunnanensis | NC022463.1 | 9433—9495 |
| | | C. crapnelliana | NC024541.1 | 9427—9489 |
| | | C. pubicosta | NC024662.1 | 9425—9487 |
| | | C. azalea | NC035574.1 | 9433—9495 |
| | | C. elongata | NC035652.1 | 9450—9512 |
| | | C. japonica | NC036830.1 | 9424—9486 |
| | | C. granthamiana | NC038181.1 | 9425—9487 |
| | | C. ptilophylla | NC038198.1 | 9435—9497 |
| | | C. gymnogyna | NC039626.1 | 9450—9512 |
| | | C. sasanqua | NC041473.1 | 9433—9495 |
| 5 | GTCAGCAACAGTGTCCCTACCCATGATGGACTAAAATTATGGGTGCCCCCAAATTTTGATATAATCAACATATTTTCTTTTTTACTTATTTTTTTTTTTTT | C. oleifera | KY406750.1 | 83013—83084 |
| | | C. sinensis | NC020019.1 | 83009—83080 |
| | | C. taliensis | NC022264.1 | 83032—83103 |
| | | C. cuspidata | NC022459.1 | 82652—82723 |
| | | C. yunnanensis | NC022463.1 | 82595—82666 |
| | | C. crapnelliana | NC024541.1 | 83009—83080 |
| | | C. pubicosta | NC024662.1 | 83007—83078 |
| | | C. azalea | NC035574.1 | 83036—83107 |
| | | C. elongata | NC035652.1 | 82726—82797 |
| | | C. japonica | NC036830.1 | 82619—82690 |
| | | C. granthamiana | NC038181.1 | 82984—83055 |
| | | C. ptilophylla | NC038198.1 | 82988—83059 |
| | | C. gymnogyna | NC039626.1 | 82684—82755 |
| | | C. sasanqua | NC041473.1 | 82611—82682 |

续表

| 编号 | 保守区间序列 | 物种拉丁名 | GenBank 序列号 | 保守区间序列起点—终点 |
|---|---|---|---|---|
| 6 | AAAAAAAAAGAAATATTCTTTGTCCAAAAAGAAACCTGCGATTTTTCATTTCCAAGACCTATTTCCACATTCTTATCCTGAAATAAGAAATTGAGTTCGTA | C. oleifera | KY406750.1 | 83640—83732 |
| | | C. sinensis | NC020019.1 | 83633—83725 |
| | | C. taliensis | NC022264.1 | 83659—83751 |
| | | C. cuspidata | NC022459.1 | 83281—83373 |
| | | C. yunnanensis | NC022463.1 | 83224—83315 |
| | | C. crapnelliana | NC024541.1 | 83642—83734 |
| | | C. pubicosta | NC024662.1 | 83635—83727 |
| | | C. azalea | NC035574.1 | 83665—83757 |
| | | C. elongata | NC035652.1 | 83353—83445 |
| | | C. japonica | NC036830.1 | 83245—83337 |
| | | C. granthamiana | NC038181.1 | 83613—83705 |
| | | C. ptilophylla | NC038198.1 | 83616—83708 |
| | | C. gymnogyna | NC039626.1 | 83309—83401 |
| | | C. sasanqua | NC041473.1 | 83241—83333 |
| 7 | TTAACACAGGAACTGGAAGTGGAGCAAAAGGTATGATCCACGCATATTGATATGTATGTTCCATAAAAAAAAATTATATTCTTAATTGTTTTCGATTCACCAAATCTTATCTCTTTCGAAAGGGTTAATAAAAAAAAGAAAGATATGCACTAACTTAAACTAACTAAAATAGAATTTTACAATTTT | C. oleifera | KY406750.1 | 114847—115032 |
| | | C. sinensis | NC020019.1 | 114976—115161 |
| | | C. taliensis | NC022264.1 | 114943—115128 |
| | | C. cuspidata | NC022459.1 | 114559—114744 |
| | | C. yunnanensis | NC022463.1 | 114508—114693 |
| | | C. crapnelliana | NC024541.1 | 114875—115060 |
| | | C. pubicosta | NC024662.1 | 114963—115149 |
| | | C. azalea | NC035574.1 | 114956—115141 |
| | | C. elongata | NC035652.1 | 114671—114856 |
| | | C. japonica | NC036830.1 | 114470—114656 |
| | | C. granthamiana | NC038181.1 | 114904—115089 |
| | | C. ptilophylla | NC038198.1 | 114970—115155 |
| | | C. gymnogyna | NC039626.1 | 114530—114715 |
| | | C. sasanqua | NC041473.1 | 114453—114638 |
| 8 | TTTGGAAAAAGAAAGGATATTGGGCAGCTTTAAAAGCTTTTTCGTTAGGGAAATCTCTTTCAACCGGAAATTCAAAAAGTTTTTTTGTGCGACAAACAAATAAGTAATCCAAAGTTGTAATAATCTGAATCGACTTGACTAAAAAGGTTGGC | C. oleifera | KY406750.1 | 115647—115798 |
| | | C. sinensis | NC020019.1 | 115776—115927 |
| | | C. taliensis | NC022264.1 | 115742—115893 |
| | | C. cuspidata | NC022459.1 | 115358—115509 |
| | | C. yunnanensis | NC022463.1 | 115307—115458 |
| | | C. crapnelliana | NC024541.1 | 115675—115826 |
| | | C. pubicosta | NC024662.1 | 115762—115913 |

续表

| 编号 | 保守区间序列 | 物种拉丁名 | GenBank 序列号 | 保守区间序列起点—终点 |
|---|---|---|---|---|
| 8 | TTTGGAAAAAGAAAGGATATTGGGCAGCTTTAAAAGCTTTTTCGTTAGGGAAATCTCTTTCAACCGGAAATTCAAAAAGTTTTTTTGTGCGACAAACAAATAAGTAATCCAAAGTTGTAATAATCTGAATCGACTTGACTAAAAAGGTTGGC | C. azalea | NC035574.1 | 115756—115907 |
|  |  | C. elongata | NC035652.1 | 115471—115622 |
|  |  | C. japonica | NC036830.1 | 115272—115423 |
|  |  | C. granthamiana | NC038181.1 | 115705—115856 |
|  |  | C. ptilophylla | NC038198.1 | 115771—115922 |
|  |  | C. gymnogyna | NC039626.1 | 115329—115480 |
|  |  | C. sasanqua | NC041473.1 | 115253—115404 |
| 9 | TTTTTGTTCGGTTGAGGGAACAGATACAAGATTTACTGGTTTTGTGCATTTGATCTAAGATCTCTTTGGCCTGCAGATTCTTTTT | C. oleifera | KY406750.1 | 127182—127267 |
|  |  | C. sinensis | NC020019.1 | 127297—127382 |
|  |  | C. taliensis | NC022264.1 | 127240—127325 |
|  |  | C. cuspidata | NC022459.1 | 126890—126975 |
|  |  | C. yunnanensis | NC022463.1 | 126845—126930 |
|  |  | C. crapnelliana | NC024541.1 | 127208—127293 |
|  |  | C. pubicosta | NC024662.1 | 127287—127372 |
|  |  | C. azalea | NC035574.1 | 127282—127367 |
|  |  | C. elongata | NC035652.1 | 126989—127074 |
|  |  | C. japonica | NC036830.1 | 126824—126909 |
|  |  | C. granthamiana | NC038181.1 | 127244—127329 |
|  |  | C. ptilophylla | NC038198.1 | 127292—127377 |
|  |  | C. gymnogyna | NC039626.1 | 126836—126921 |
|  |  | C. sasanqua | NC041473.1 | 126789—126874 |
| 10 | GATATCCCCTAGTATATCAAAAAATTTGCCCTTATGTTTATGTGTGTTGTAATTATAAAAACTCTCTCGATTCTTATTTACTTGGAATGGTGATCCATAAATAT | C. oleifera | KY406750.1 | 127788—127891 |
|  |  | C. sinensis | NC020019.1 | 127903—128006 |
|  |  | C. taliensis | NC022264.1 | 127840—127943 |
|  |  | C. cuspidata | NC022459.1 | 127490—127593 |
|  |  | C. yunnanensis | NC022463.1 | 127451—127554 |
|  |  | C. crapnelliana | NC024541.1 | 127814—127917 |
|  |  | C. pubicosta | NC024662.1 | 127893—127996 |
|  |  | C. azalea | NC035574.1 | 127888—127991 |
|  |  | C. elongata | NC035652.1 | 127589—127692 |
|  |  | C. japonica | NC036830.1 | 127424—127527 |
|  |  | C. granthamiana | NC038181.1 | 127850—127953 |
|  |  | C. ptilophylla | NC038198.1 | 127898—128001 |
|  |  | C. gymnogyna | NC039626.1 | 127436—127539 |
|  |  | C. sasanqua | NC041473.1 | 127392—127495 |

## 参 考 文 献

[1]《全国中草药汇编》编写组. 全国中草药汇编. 2版. 下册. 北京：人民卫生出版社，1996：339-340.

[2] 国家中医药管理局《中华本草》编委会. 中华本草. 第3册. 上海：上海科学技术出版社，1999.

[3] 南京中医药大学. 中药大辞典. 上海：上海科学技术出版社，1986：345-346.

[4] Yu X Q，Gao L M，Soltis D E，et al. Insights into the historical assembly of East Asian subtropical evergreen broadleaved forests revealed by the temporal history of the tea family. New Phytol，2017，215（3）：1235-1248.

[5] Yang J B，Yang S X，Li H T，et al. Comparative chloroplast genomes of *Camellia* species. PLoS One，2013，8（8）：e73053.

[6] Lin H Y，Hao Y J，Li J H，et al. Phylogenomic conflict resulting from ancient introgression following species diversification in *Stewartia* s. l.（Theaceae）. Molecular Phylogenetics and Evolution，2019，135：1-11.

[7] Shi C，Liu Y，Huang H，et al. Contradiction between plastid gene transcription and function due to complex posttranscriptional splicing：An exemplary study of ycf15 function and evolution in angiosperms. PLoS One，2013，8（3）：e59620.

[8] Li W，Zhang C，Guo X，et al. Complete chloroplast genome of *Camellia japonica* genome structures，comparative and phylogenetic analysis. PLoS One，2019，14（5）：e0216645.

[9] Zeng C X，Hollingsworth P M，Yang J，et al. Genome skimming herbarium specimens for DNA barcoding and phylogenomics. Plant Methods，2018，14：43.

[10] Huang H，Shi C，Liu Y，et al. Thirteen *Camellia* chloroplast genome sequences determined by high-throughput sequencing：Genome structure and phylogenetic relationships. BMC Evolutionary Biology，2014，14：151.

# 180 芫 花

【药材基本信息】 芫花（*Daphne genkwa* Sieb. et Zucc.）为瑞香科瑞香属药用植物[1]，其干燥花蕾为芫花中药材（图2-180-1）。收载于《中国药典》（2020年版）[2]。芫花生于路旁或山坡，分布于华北及陕西、河南、湖北、湖南、四川、贵州等地。芫花药材主要来源于野生，很少栽培。主产于安徽滁县，江苏南京、徐州、淮阴，四川绵阳、广元，山东胶州、日照等地。以花蕾多而整齐、淡紫色或灰紫色、无杂质者为佳。芫花含有芫花酯（如芫花酯甲、乙、丙、丁、戊、己、庚等）、芫花素（如3′-羟基芫花素）等成分。芫花味苦、辛，性温。归肺、脾、肾经。具有泻水逐饮等功效，外用杀虫疗疮[3]。现代研究表明，芫花具有镇咳、祛痰、镇痛、镇静、抗惊厥、抗炎、抗肿瘤、调节免疫、抑菌、杀虫、抗寄生虫、引产抗生育、利尿泻下等药理活性。芫花有一定的毒性，内服中毒后可出现恶心、呕吐、腹痛、腹泻、胃部烧灼感、头晕、头痛、痉挛抽搐，尿少、尿闭，出血性下痢等。

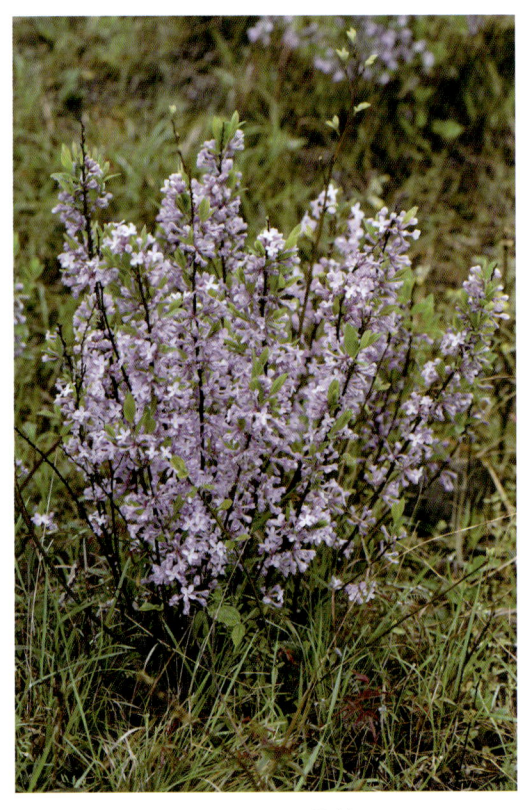

图 2-180-1 芫花

【叶绿体基因组】　芫花的叶绿体DNA为环状分子，其叶绿体基因组（GenBank登录号：NC045891.1）总长度为132 869bp，具有保守的四分状结构，包括一个LSC区、一个SSC区和一对IR区，其长度分别为85 728bp、28 397bp和9372bp（图2-180-2）。芫花叶绿体基因组的整体G/C含量为36.32%。其SSC区的G/C含量（39.60%）高于IR区的G/C含量（38.56%）和LSC区的G/C含量（34.75%）。

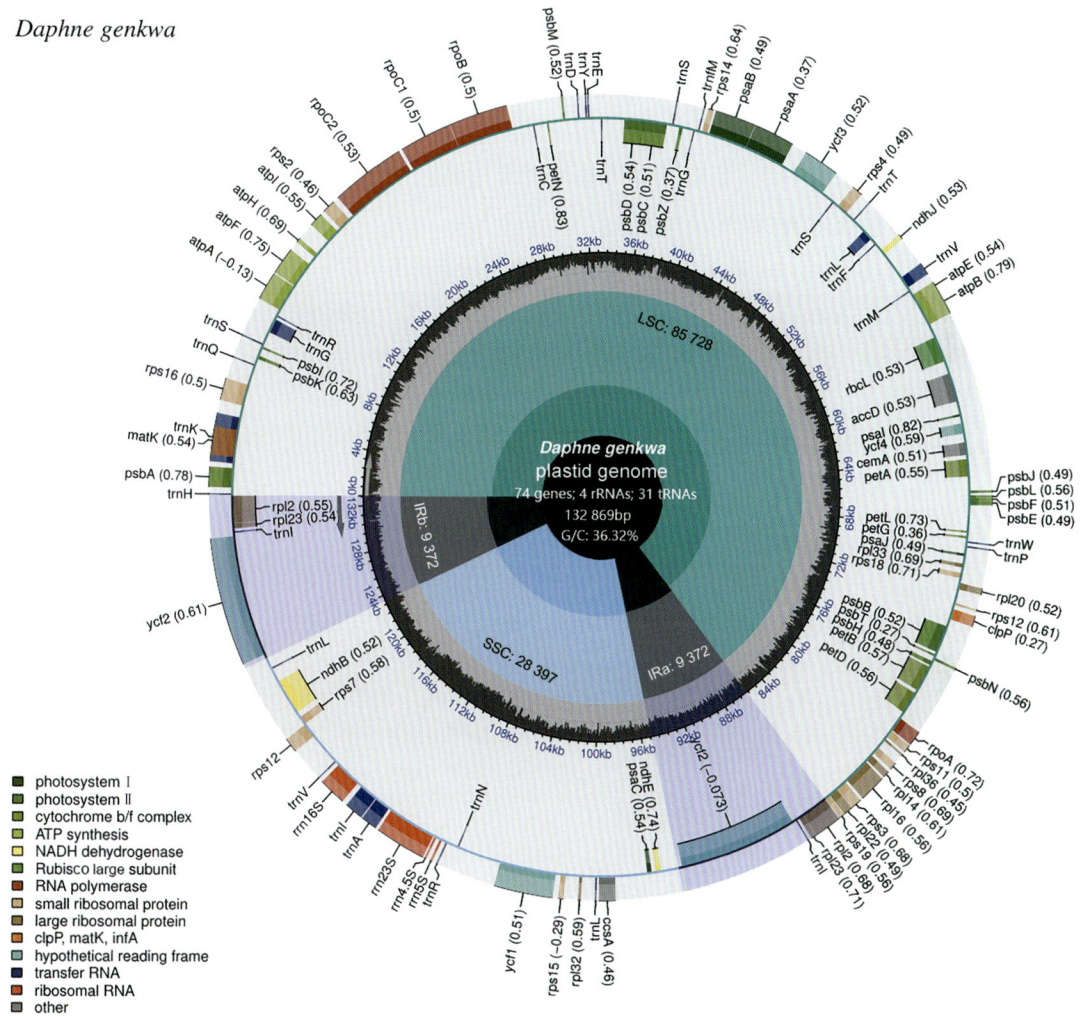

图2-180-2　芫花叶绿体基因组图谱

该图包括6个圆形轨道。自内向外的第一轨道表示分散重复序列，红色弧线表示直接重复序列，绿色弧线表示回文重复序列；自内向外的第二轨道上的蓝色柱状线条表示长串联重复序列，其重复单元碱基长度＞7；自内向外的第三轨道以不同颜色的柱状线条表示不同类型的短串联重复序列（微卫星序列），其中黑色表示复杂重复序列，绿色表示重复单元碱基长度为1的重复序列，黄色表示重复单元碱基长度为2的重复序列，紫色表示重复单元碱基长度为3的重复序列，蓝色表示重复单元碱基长度为4的重复序列，橙色表示重复单元碱基长度为5的重复序列，红色表示重复单元碱基长度为6的重复序列；自内向外的第四轨道上以不同色块表示SSC区、反向重复区IRa和IRb、LSC区，数字代表相应区间的长度；自内向外的第五轨道表示GC含量；最外层第六轨道以不同色块表示不同功能的编码基因，功能分类详见图中左下角注释，基因名称后括号中的数字表示密码子使用偏差，轨道外侧的基因转录方向为顺时针方向，轨道内侧的基因转录方向为逆时针方向

【编码基因】　芫花的叶绿体基因组共编码109个基因，其中独特基因104个，包括

蛋白质编码基因 74 个（独特基因 70 个）、转运 RNA（transfer RNA，tRNA）编码基因 31 个（独特基因 30 个）、核糖体 RNA（ribosome RNA，rRNA）编码基因 4 个（独特基因 4 个）（表 2-180-1）。其中 3 个蛋白质独特编码基因（*rpl2*、*rpl23*、*ycf2*）、1 个 tRNA 独特编码基因（*trnI-CAU*）位于 IR 区。有 9 个蛋白质编码基因 [*rps16*、*petB*、*petD*、*rpl16*、*ndhB*、*atpF*、*rpoC1*、*rpl2*（×2）] 各含有 1 个内含子（intron），3 个蛋白质编码基因 [*ycf3*、*rps12*（×2）] 含有 2 个内含子，6 个 tRNA 编码基因（*trnK-UUU*、*trnG-UCC*、*trnL-UAA*、*trnV-UAC*、*trnA-UGC*、*trnI-GAU*）各含有 1 个内含子（表 2-180-2）。芫花叶绿体基因组中蛋白质编码区（coding sequence，CDS）的长度为 65 400bp，占整个基因组长度的 49.22%。rRNA 基因的长度为 4525bp，占整个基因组长度的 3.41%。而 tRNA 基因的长度为 2340bp，占整个基因组长度的 1.76%。芫花叶绿体基因组非编码区主要包括内含子和基因间区，其长度占整个基因组长度的 45.61%。

**表 2-180-1　芫花叶绿体基因组基因列表**

| 基因功能 | 基因分类 | 基因名称 |
|---|---|---|
| rRNA | rRNA genes | *rrn23S*、*rrn16S*、*rrn5S*、*rrn4.5S* |
| tRNA | tRNA genes | 31 *trn* genes（6 个基因各含有 1 个内含子） |
| 自我复制 | The small subunit of the ribosome | *rps11*、*rps12*（×2）、*rps14*、*rps15*、*rps16*、*rps18*、*rps19*、*rps2*、*rps3*、*rps4*、*rps7*、*rps8* |
| | Large subunit of ribosome | *rpl14*、*rpl16*、*rpl2*（×2）、*rpl20*、*rpl22*、*rpl23*（×2）、*rpl32*、*rpl33*、*rpl36* |
| | DNA dependent RNA polymerase | *rpoC1*、*rpoC2*、*rpoB*、*rpoA* |
| 光合作用 | Subunits of NADH-dehydrogenase | *ndhB*、*ndhC*、*ndhE*、*ndhJ* |
| | Subunits of photosystem I | *psaI*、*psaC*、*psaB*、*psaA*、*psaJ* |
| | Subunits of photosystem II | *psbA*、*psbB*、*psbC*、*psbD*、*psbE*、*psbF*、*psbH*、*psbI*、*psbJ*、*psbK*、*psbL*、*psbM*、*psbN*、*psbT*、*psbZ*、*ycf3* |
| | Subunits of cytochrome b/f complex | *petN*、*petA*、*petD*、*petG*、*petB*、*petL* |
| | Subunits of ATP synthase | *atpI*、*atpE*、*atpA*、*atpB*、*atpH*、*atpF* |
| | Large subunit of rubisco | *rbcL* |
| 其他功能 | Envelope membrane protein | *cemA* |
| | Subunit of acetyl-CoA-carboxylase | *accD* |
| | c-type cytochrome synthesis gene | *ccsA* |
| | Maturase | *matK* |
| 未知功能 | | *ycf1*、*ycf2*（×2）、*ycf4* |

**表 2-180-2　芫花叶绿体基因内含子和外显子位置及长度**

| 基因名称 | 基因编码序列所在链 | 起始位置 | 终点位置 | 长度（bp） | | | | |
|---|---|---|---|---|---|---|---|---|
| | | | | 第一外显子 | 第一内含子 | 第二外显子 | 第二内含子 | 第三外显子 |
| *trnK-UUU* | − | 1751 | 4333 | 37 | 2511 | 35 | | |
| *rps16* | − | 5025 | 6213 | 40 | 934 | 215 | | |
| *trnG-UCC* | + | 9402 | 10189 | 23 | 716 | 49 | | |
| *atpF* | − | 12368 | 13823 | 145 | 901 | 410 | | |
| *rpoC1* | − | 21837 | 24676 | 432 | 791 | 1617 | | |
| *ycf3* | − | 44618 | 46613 | 124 | 721 | 230 | 768 | 153 |

续表

| 基因名称 | 基因编码序列所在链 | 起始位置 | 终点位置 | 长度（bp） | | | | |
|---|---|---|---|---|---|---|---|---|
| | | | | 第一外显子 | 第一内含子 | 第二外显子 | 第二内含子 | 第三外显子 |
| *trnL-UAA* | + | 49817 | 50419 | 34 | 519 | 50 | | |
| *trnV-UAC* | − | 53212 | 53888 | 38 | 604 | 35 | | |
| *petB* | + | 76108 | 77567 | 6 | 812 | 642 | | |
| *rps12* | − | 72273 | 72386 | 114 | ND | 232 | 539 | 26 |
| *petD* | + | 77774 | 79035 | 8 | 779 | 475 | | |
| *rpl16* | − | 82588 | 84064 | 9 | 1069 | 399 | | |
| *rpl2* | − | 85736 | 87245 | 391 | 685 | 434 | | |
| *trnA-UGC* | − | 112425 | 113318 | 38 | 821 | 35 | | |
| *trnI-GAU* | − | 113382 | 114412 | 37 | 959 | 35 | | |
| *rps12* | + | 118369 | 119163 | ND | ND | 232 | 539 | 26 |
| *ndhB* | + | 119977 | 122005 | 777 | 679 | 573 | | |
| *rpl2* | + | 131301 | 132810 | 391 | 685 | 434 | | |

注："+"表示正链；"−"表示负链；"ND"表示未确定

【重复序列】 在芫花叶绿体基因组中，微卫星序列的类型以 A/T 为主，有 67 个；其次为 AT/AT，有 8 个（表 2-180-3）。共发现 30 个串联重复序列，满足总长度超过 20bp 且重复单元之间的相似度 ≥ 90% 两个条件（表 2-180-4）。散在重复序列包括回文重复序列和正向重复序列。以 *e*-value 小于 1E–04 为阈值，芫花叶绿体基因组散在重复序列包括 11 条回文重复序列、24 条正向重复序列（表 2-180-5）。

表 2-180-3 芫花叶绿体基因组微卫星序列统计

| 重复单元类型 | 重复序列个数 |
|---|---|
| A/T | 67 |
| AT/AT | 8 |
| C/G | 1 |
| AG/CT | 1 |

表 2-180-4 芫花叶绿体基因组串联重复序列统计

| 起点—终点 | 重复单元长度（bp） | 重复单元拷贝数 | 重复单元一致序列长度（bp） | 重复单元之间的相似度（%） | 插入缺失比例（%） | 分值 | 碱基个数 | | | | 熵(0—2) |
|---|---|---|---|---|---|---|---|---|---|---|---|
| | | | | | | | A | C | G | T | |
| 1646—1676 | 15 | 2.1 | 15 | 93 | 0 | 53 | 48 | 9 | 6 | 35 | 1.62 |
| 3242—3266 | 12 | 2.1 | 12 | 100 | 0 | 50 | 0 | 32 | 8 | 60 | 1.26 |
| 6360—6399 | 17 | 2.4 | 17 | 100 | 0 | 80 | 37 | 5 | 7 | 50 | 1.53 |
| 9318—9350 | 16 | 2.1 | 16 | 100 | 0 | 66 | 24 | 33 | 18 | 24 | 1.97 |
| 10642—10685 | 19 | 2.2 | 21 | 92 | 8 | 74 | 38 | 0 | 4 | 56 | 1.20 |
| 17409—17439 | 15 | 2.1 | 15 | 100 | 0 | 62 | 51 | 6 | 12 | 29 | 1.65 |
| 28593—28637 | 22 | 2.0 | 22 | 100 | 0 | 90 | 31 | 8 | 8 | 51 | 1.64 |

续表

| 起点—终点 | 重复单元长度（bp） | 重复单元拷贝数 | 重复单元一致序列长度（bp） | 重复单元之间的相似度（%） | 插入缺失比例（%） | 分值 | 碱基个数 A | C | G | T | 熵（0—2） |
|---|---|---|---|---|---|---|---|---|---|---|---|
| 30091—30175 | 37 | 2.3 | 37 | 95 | 2 | 154 | 35 | 7 | 4 | 52 | 1.49 |
| 37253—37279 | 13 | 2.1 | 13 | 100 | 0 | 54 | 22 | 7 | 22 | 48 | 1.75 |
| 38097—38135 | 15 | 2.6 | 15 | 95 | 0 | 69 | 71 | 0 | 7 | 20 | 1.10 |
| 38154—38187 | 11 | 2.8 | 13 | 91 | 8 | 54 | 50 | 0 | 0 | 50 | 1.00 |
| 44519—44544 | 13 | 2.0 | 13 | 100 | 0 | 52 | 30 | 7 | 0 | 61 | 1.24 |
| 48784—48816 | 16 | 2.1 | 16 | 100 | 0 | 66 | 63 | 12 | 6 | 18 | 1.48 |
| 49146—49183 | 20 | 1.9 | 19 | 94 | 5 | 67 | 39 | 5 | 5 | 50 | 1.48 |
| 49170—49202 | 12 | 2.9 | 11 | 91 | 8 | 57 | 36 | 0 | 6 | 57 | 1.23 |
| 51783—51816 | 17 | 2.0 | 17 | 100 | 0 | 68 | 35 | 17 | 0 | 47 | 1.48 |
| 53086—53111 | 12 | 2.2 | 12 | 100 | 0 | 52 | 42 | 7 | 0 | 50 | 1.31 |
| 60102—60161 | 21 | 2.9 | 21 | 92 | 0 | 93 | 31 | 7 | 28 | 33 | 1.83 |
| 67321—67350 | 15 | 2.0 | 15 | 100 | 0 | 60 | 26 | 0 | 20 | 53 | 1.46 |
| 68617—68649 | 15 | 2.2 | 15 | 100 | 0 | 66 | 42 | 6 | 6 | 45 | 1.53 |
| 83085—83119 | 17 | 2.1 | 17 | 100 | 0 | 70 | 51 | 0 | 0 | 48 | 1.00 |
| 87911—87946 | 13 | 2.8 | 13 | 95 | 0 | 63 | 52 | 8 | 2 | 36 | 1.46 |
| 92947—93013 | 18 | 3.7 | 18 | 91 | 0 | 98 | 25 | 13 | 23 | 37 | 1.92 |
| 94260—94354 | 18 | 5.3 | 18 | 97 | 0 | 172 | 32 | 10 | 41 | 15 | 1.82 |
| 95116—95141 | 13 | 2.0 | 13 | 100 | 0 | 52 | 61 | 0 | 7 | 30 | 1.24 |
| 106769—106899 | 69 | 1.9 | 69 | 92 | 3 | 219 | 39 | 17 | 9 | 32 | 1.83 |
| 107527—107602 | 21 | 3.6 | 21 | 96 | 3 | 136 | 36 | 9 | 5 | 48 | 1.58 |
| 124192—124286 | 18 | 5.3 | 18 | 97 | 0 | 172 | 15 | 41 | 10 | 32 | 1.82 |
| 125533—125599 | 18 | 3.7 | 18 | 91 | 0 | 98 | 37 | 23 | 13 | 25 | 1.92 |
| 130600—130635 | 13 | 2.8 | 13 | 95 | 0 | 63 | 36 | 2 | 8 | 52 | 1.46 |

表 2-180-5　芫花叶绿体基因组散在重复序列特征值

| 重复单元一长度（bp） | 重复单元一起点 | 重复类型 | 重复单元二长度（bp） | 重复单元二起点 | 重复单元间隔 | $e$-value |
|---|---|---|---|---|---|---|
| 77 | 94259 | D | 77 | 94277 | −2 | 5.73E−33 |
| 77 | 94259 | P | 77 | 124191 | −2 | 5.73E−33 |
| 77 | 94277 | P | 77 | 124209 | −2 | 5.73E−33 |
| 77 | 124191 | D | 77 | 124209 | −2 | 5.73E−33 |
| 63 | 124205 | D | 63 | 124223 | 0 | 5.84E−29 |
| 59 | 94259 | D | 59 | 94295 | −2 | 2.30E−22 |
| 59 | 94259 | P | 59 | 124191 | −2 | 2.30E−22 |
| 59 | 94295 | P | 59 | 124227 | −2 | 2.30E−22 |
| 59 | 124191 | D | 59 | 124227 | −2 | 2.30E−22 |

续表

| 重复单元一长度（bp） | 重复单元一起点 | 重复类型 | 重复单元二长度（bp） | 重复单元二起点 | 重复单元间隔 | *e*-value |
|---|---|---|---|---|---|---|
| 58 | 107523 | D | 58 | 107544 | −3 | 4.98E−20 |
| 45 | 124205 | D | 45 | 124241 | 0 | 4.01E−18 |
| 40 | 107541 | D | 40 | 107562 | 0 | 4.11E−15 |
| 39 | 30090 | D | 39 | 30127 | 0 | 1.64E−14 |
| 40 | 60157 | D | 40 | 60220 | −1 | 4.93E−13 |
| 36 | 45808 | P | 36 | 118264 | 0 | 1.05E−12 |
| 41 | 94259 | D | 41 | 94313 | −2 | 7.58E−12 |
| 41 | 94259 | P | 41 | 124191 | −2 | 7.58E−12 |
| 41 | 94313 | P | 41 | 124245 | −2 | 7.58E−12 |
| 41 | 124191 | D | 41 | 124245 | −2 | 7.58E−12 |
| 43 | 92952 | D | 43 | 92970 | −3 | 2.14E−11 |
| 43 | 92952 | P | 43 | 125532 | −3 | 2.14E−11 |
| 43 | 92970 | P | 43 | 125550 | −3 | 2.14E−11 |
| 43 | 125532 | D | 43 | 125550 | −3 | 2.14E−11 |
| 38 | 60170 | D | 38 | 60191 | −2 | 4.16E−10 |
| 40 | 125541 | D | 40 | 125559 | −3 | 1.10E−09 |
| 39 | 60101 | D | 39 | 60122 | −3 | 4.05E−09 |
| 37 | 107523 | D | 37 | 107565 | −3 | 5.51E−08 |
| 31 | 125550 | D | 31 | 125568 | −1 | 1.00E−07 |
| 33 | 106768 | D | 33 | 106837 | −2 | 3.20E−07 |
| 31 | 106804 | D | 31 | 106873 | −2 | 4.51E−06 |
| 31 | 124205 | D | 31 | 124259 | −2 | 4.51E−06 |
| 30 | 8587 | P | 30 | 47430 | −2 | 1.69E−05 |
| 31 | 94939 | D | 31 | 123575 | −3 | 1.31E−04 |
| 30 | 37773 | D | 30 | 37813 | −3 | 4.72E−04 |
| 30 | 63954 | P | 30 | 63958 | −3 | 4.72E−04 |

注：P. palindromic repeat，回文重复序列；D. direct repeat，正向重复序列

【高可变区】 为了发现瑞香属物种间的高可变区，从 5 个物种的叶绿体基因组中提取了 97 个基因间区，采用 K2p（Kimura 2-parameter）模型计算基因间区的遗传距离，遗传距离最大的 30 个基因间区参见图 2-180-3。这 30 个基因间区的 K2p 平均值分布于 5.13 ～ 14.16。其中 *atpH-atpI*、*trnC-GCA-petN*、*trnL-UAA-trnF-GAA*、*trnG-UCC-trnR-UCU*、*petG-trnW-CCA* 的 K2p 平均值较高，分别为 14.16、12.44、9.40、8.64、8.15。由此可见，瑞香属 5 个物种的叶绿体基因组在这 5 个区域的变异较大，这 5 个区域可作为潜在的分子标记开发区域。

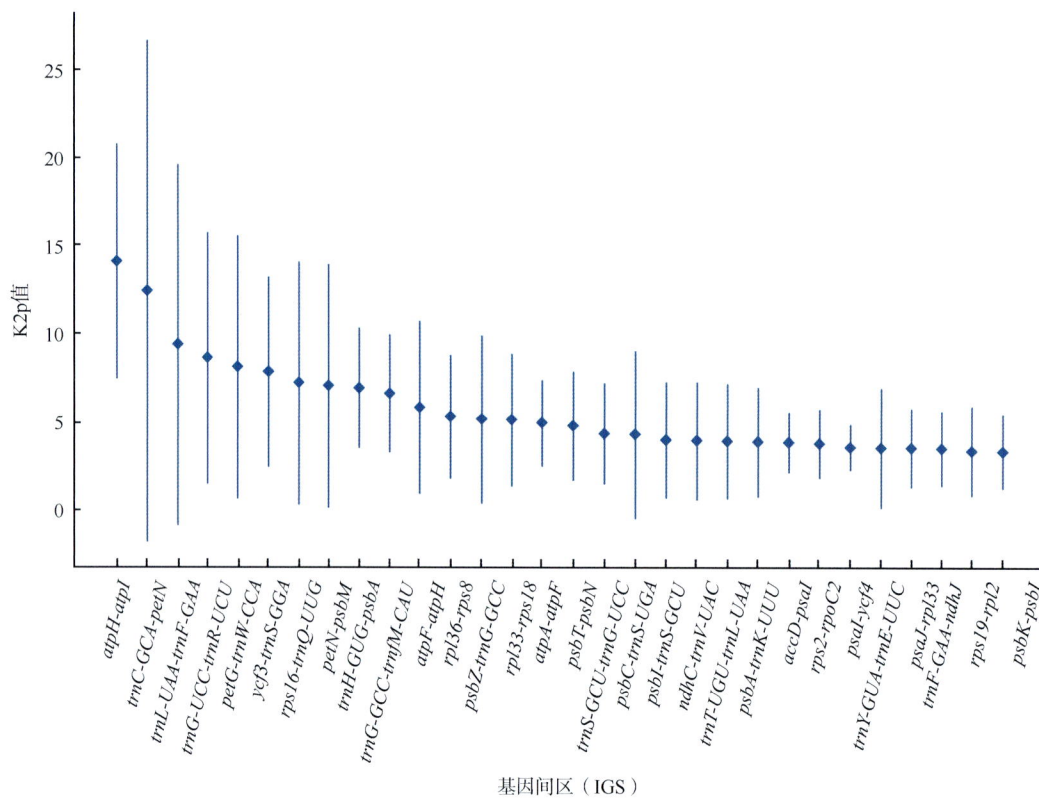

图 2-180-3　瑞香属物种基因间区的遗传距离分析结果

**【系统发育】**　使用 MAFFT 对来自瑞香属的 5 个物种[4-8] 和 1 个外类群物种 [ 土沉香（*Aquilaria sinensis*）][9] 的 6 个叶绿体基因组中提取的 62 个共有蛋白质序列进行多重序列比对，使用 IQ-TREE 筛选得到最优的 cpREV 模型，并采用最大似然法（maximum likelihood method）构建进化树。结果显示，芫花（*Daphne genkwa*）[4] 首先独立分化出来。随后，分化出来的依次是桂叶瑞香（*Daphne laureola*）[5] 和黄瑞香（*Daphne giraldii*）[6]，夷瑞香（*Daphne kiusiana*）[7] 与唐古特瑞香（*Daphne tangutica*）[8] 聚为一支（图 2-180-4）。

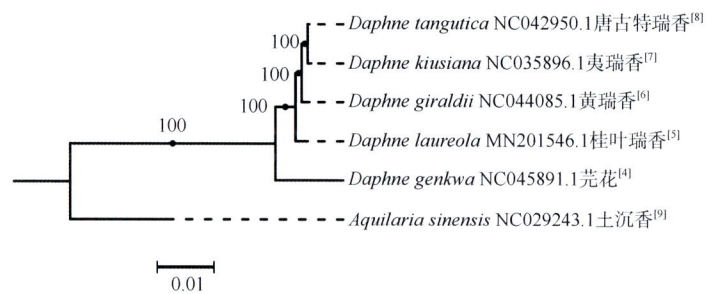

图 2-180-4　瑞香属植物系统发育进化分析

**【$K_A/K_S$ 选择压力分析】**　以图 2-180-4 的进化树作为参考，利用 Hyphy 软件中的

aBSREL 模型对蛋白质编码基因进行选择压力分析（表 2-180-6）。共发现瑞香属植物的 3 个基因受到正向选择，即 *matK*、*ndhB*、*rpoC2*。在夷瑞香（*D. kiusiana*）和黄瑞香（*D. giraldii*）中，*matK* 基因受到正向选择；在芫花（*D. genkwa*）中，*ndhB* 基因受到正向选择；在桂叶瑞香（*D. laureola*）中，*rpoC2* 基因受到正向选择。这些基因的功能可能与物种适应低温环境相关。

表 2-180-6 瑞香属植物 $K_A/K_S$ 选择压力分析

| 物种 | 基因 | 优化的枝长 | LRT | *p*-value |
|---|---|---|---|---|
| *D. kiusiana* | *matK* | 0.0011 | 11.3415 | 0.0071 |
| *D. giraldii* | *matK* | 0.0018 | 7.3200 | 0.0454 |
| *D. genkwa* | *ndhB* | 0.0205 | 115.2868 | 0.0000* |
| *D. laureola* | *rpoC2* | 0.0035 | 47.5382 | 0.0000* |

注：LRT. likelihood ratio test，似然比检验；"*"表示值小于 0.0001

【宏 DNA 条形码的发现及其 PCR 扩增引物设计】 为了发现能够区分瑞香属下物种的宏 DNA 条形码序列及其 PCR 扩增引物，利用 ecoPrimers 对瑞香属植物叶绿体基因组序列进行分析。用于设计 PCR 扩增引物的保守区间见表 2-180-7。可以依据区间序列设计引物，使用这些引物对瑞香属 DNA 进行 PCR 扩增，对 PCR 产物进行桑格测序或高通量测序，通过序列比较和特征分析区分瑞香属的 5 个物种。

表 2-180-7 部分基于 ecoPrimers 发现的引物设计保守区间

| 编号 | 保守区间序列 | 物种拉丁名 | GenBank 序列号 | 保守区间序列起点—终点 |
|---|---|---|---|---|
| 1 | TCTTTATCAATATACTGCTTCTTTTACACATTCAT GCTTAATCCCTAAGAAATAGGGAATAACTAAT TAGATCGGGTAATCATTCAAATCAAATTAAGA AAAGAAGCTCGTTGCTTTTAGTTTTCCCATAA TT | *D. laureola* | MN201546.1 | 3925—4147 |
| | | *D. kiusiana* | NC035896.1 | 3908—4131 |
| | | *D. tangutica* | NC042950.1 | 3902—4119 |
| | | *D. giraldii* | NC044085.1 | 3886—4102 |
| | | *D. genkwa* | NC045891.1 | 3899—4120 |
| 2 | ATTCTAAGCATTCGTTCAGATCCGCCACTTCTTG TGTTAACCATTTTTATTCATTAAAAAACTTCTT CTATCA | *D. laureola* | MN201546.1 | 4476—4619 |
| | | *D. kiusiana* | NC035896.1 | 4460—4598 |
| | | *D. tangutica* | NC042950.1 | 4448—4585 |
| | | *D. giraldii* | NC044085.1 | 4431—4569 |
| | | *D. genkwa* | NC045891.1 | 4445—4564 |
| 3 | CTCATTTCTTCAATTCTCTTCTAAAAATAACTTA ATCAAAATAATATCCAAGAAAAAAAAAATGA ATTTGTTATGCTTAATATCTTTAATTTGATCA | *D. laureola* | MN201546.1 | 7809—8013 |
| | | *D. kiusiana* | NC035896.1 | 7698—7903 |
| | | *D. tangutica* | NC042950.1 | 7697—7904 |
| | | *D. giraldii* | NC044085.1 | 7646—7850 |
| | | *D. genkwa* | NC045891.1 | 7598—7795 |

续表

| 编号 | 保守区间序列 | 物种拉丁名 | GenBank 序列号 | 保守区间序列起点—终点 |
|---|---|---|---|---|
| 4 | ACGTAATCCCGGGCGCGAAGAATAAAACAAAAAATTCGAACCCTCGGTACGAATAACTCGCACAACGGATTAGCAATCCGACGCTTTAGTCCACTCAGCCATCTCTCCTAATTGAAA | *D. laureola* | MN201546.1 | 8693—8898 |
|  |  | *D. kiusiana* | NC035896.1 | 8587—8792 |
|  |  | *D. tangutica* | NC042950.1 | 8526—8732 |
|  |  | *D. giraldii* | NC044085.1 | 8533—8738 |
|  |  | *D. genkwa* | NC045891.1 | 8483—8685 |
| 5 | CTTCTTTTATTTTAGTTCATCCTATTGTAGGAATGATACTTCAATTACTCTGTTTGATCTCGAAGAAAAAGAGAGTGTACAAATATTCCTT | *D. laureola* | MN201546.1 | 50258—50456 |
|  |  | *D. kiusiana* | NC035896.1 | 49924—50115 |
|  |  | *D. tangutica* | NC042950.1 | 49742—49933 |
|  |  | *D. giraldii* | NC044085.1 | 50119—50310 |
|  |  | *D. genkwa* | NC045891.1 | 51070—51259 |
| 6 | TTTTCATTACGCTTATTTCGATTTCATATCGAAATAGATTGATATGTATTAAAATTCGAATTAATTGTTTTGTTTAGAATTTTGAATTCTATTCTAATATTAAT | *D. laureola* | MN201546.1 | 52421—52649 |
|  |  | *D. kiusiana* | NC035896.1 | 52087—52313 |
|  |  | *D. tangutica* | NC042950.1 | 51890—52116 |
|  |  | *D. giraldii* | NC044085.1 | 52275—52501 |
|  |  | *D. genkwa* | NC045891.1 | 52870—53099 |
| 7 | GGTTCACAAATAGTGCTAGCTGATTAGAGTTACTTCGGAAACAAAAGATCTGGTATGTATGAGTTGGCCATCAGAATCTATATGGATAGAATTTATAGCGGGGTCTAGAAAAACAAGCAATTT | *D. laureola* | MN201546.1 | 61614—61792 |
|  |  | *D. kiusiana* | NC035896.1 | 61385—61564 |
|  |  | *D. tangutica* | NC042950.1 | 61162—61341 |
|  |  | *D. giraldii* | NC044085.1 | 61581—61759 |
|  |  | *D. genkwa* | NC045891.1 | 62014—62185 |
| 8 | TGGCATTCGTCAAAAATTTCTATTCTTAGTTTCTATTTTTCCACTCTATTTATTTTAGTATTAGTATCGCACCAAAGTTTGAAATTTTT | *D. laureola* | MN201546.1 | 65186—65352 |
|  |  | *D. kiusiana* | NC035896.1 | 64963—65128 |
|  |  | *D. tangutica* | NC042950.1 | 64740—64905 |
|  |  | *D. giraldii* | NC044085.1 | 65163—65328 |
|  |  | *D. genkwa* | NC045891.1 | 65596—65757 |
| 9 | TAATTATGTGCGAAATAAAAAATAGAAAAATTCTATTTTTGCGTAGTTGCATAAGAGGTTTTGGTTTTTTTGTAATCCCGGATGTGGGGATTGTTCTATTGTTGTATTAGATCTAAACAAGGATTTTCTTGACCTAACTT | *D. laureola* | MN201546.1 | 66705—66970 |
|  |  | *D. kiusiana* | NC035896.1 | 66485—66750 |
|  |  | *D. tangutica* | NC042950.1 | 66262—66526 |
|  |  | *D. giraldii* | NC044085.1 | 66682—66946 |
|  |  | *D. genkwa* | NC045891.1 | 67128—67407 |
| 10 | AATCTTTTTGTGGAAATTCTTGGGTGGAAAGTTACATATTTTCTGTTTTAAGAAAAAAAGGGGGTTTTAAATGCGAGATCTAAAAACATATCTTTCCGTAGCACCAGTACTAAGTACTCTATGGTTTGGTTCTTTAGCAGGTTTATTGATAGAGATCAATC | *D. laureola* | MN201546.1 | 68782—69079 |
|  |  | *D. kiusiana* | NC035896.1 | 68565—68867 |
|  |  | *D. tangutica* | NC042950.1 | 68317—68614 |
|  |  | *D. giraldii* | NC044085.1 | 68668—68941 |
|  |  | *D. genkwa* | NC045891.1 | 69228—69524 |

续表

| 编号 | 保守区间序列 | 物种拉丁名 | GenBank 序列号 | 保守区间序列起点—终点 |
|---|---|---|---|---|
| 11 | TGACTTACTTTAGGTATAGAATTAGTTATATGTAATAAATCTTATAAATTCCATAATTTGGTCCGATCTAAATAGGACT | D. laureola | MN201546.1 | 69819—69993 |
| | | D. kiusiana | NC035896.1 | 69626—69797 |
| | | D. tangutica | NC042950.1 | 69364—69535 |
| | | D. giraldii | NC044085.1 | 69684—69854 |
| | | D. genkwa | NC045891.1 | 70268—70446 |
| 12 | AAAATTCAAATCCGAACTCAAGCGTAGGTTGATGTTTTATTCGAAAAATCCGATATTCCACCCTCTCCGAGTTTATTCTCGAGGAAACTCCATTTAAAGTATTCCGGTGGATTCCTTCCGATTCACTTATT | D. laureola | MN201546.1 | 70392—70677 |
| | | D. kiusiana | NC035896.1 | 70202—70469 |
| | | D. tangutica | NC042950.1 | 69938—70211 |
| | | D. giraldii | NC044085.1 | 70257—70564 |
| | | D. genkwa | NC045891.1 | 70858—71090 |
| 13 | TCGTGGTTCTAGTATGAATCTGGGGTTTCAATTGATTCATAGGGTCTTAACAAGATAATGCCTATCAATAATAAAGAGAAGATTCAAGAGGCCTGTAATGATCAACATAAAGACGAATG | D. laureola | MN201546.1 | 76109—76299 |
| | | D. kiusiana | NC035896.1 | 75890—76087 |
| | | D. tangutica | NC042950.1 | 75631—75828 |
| | | D. giraldii | NC044085.1 | 75992—76193 |
| | | D. genkwa | NC045891.1 | 76499—76685 |
| 14 | GACCCCTTACATCTGTAACAGTAATAATGGTGTTATTGAAACTTGCTTGAACATGAATAACTACTTTTGGTATAGGTTTTGCCATATTTTATCATTTTATAAAAA | D. laureola | MN201546.1 | 80202—80366 |
| | | D. kiusiana | NC035896.1 | 80017—80181 |
| | | D. tangutica | NC042950.1 | 79759—79923 |
| | | D. giraldii | NC044085.1 | 80095—80259 |
| | | D. genkwa | NC045891.1 | 80576—80740 |
| 15 | AAAAAATTCATGAAGGTTTAATTACTGAATTATTACCATATATAACACAAAATTTCTCCGCCGATTCCTTCTAGTCGAG | D. laureola | MN201546.1 | 80925—81175 |
| | | D. kiusiana | NC035896.1 | 80737—80880 |
| | | D. tangutica | NC042950.1 | 80482—80731 |
| | | D. giraldii | NC044085.1 | 80811—81051 |
| | | D. genkwa | NC045891.1 | 81310—81553 |
| 16 | TCAGTTAATTCAATAGCCTTTTTCATTGCTTTTCGACAAGAAACTCTATTCTTTAATTGTCCGGCTATAAATTCTGCAAGAATGTTAGGGTGTCCTTTAAGTTCTTTTGTACATTCATCTGTAATTCTTCGATTCTTCCCGGCCTATCTTCAATTAAGAATTTCGGAAATCCCATATAGATTATGACTTGAATCA | D. laureola | MN201546.1 | 84030—84276 |
| | | D. kiusiana | NC035896.1 | 83752—83998 |
| | | D. tangutica | NC042950.1 | 83598—83844 |
| | | D. giraldii | NC044085.1 | 83895—84141 |
| | | D. genkwa | NC045891.1 | 84416—84662 |

## 参 考 文 献

[1] 南京中医药大学. 中药大辞典. 上海：上海科学技术出版社，1986：345-346.
[2] 国家药典委员会. 中华人民共和国药典（2020 年版）一部. 北京：中国医药科技出版社，2020.
[3] 国家中医药管理局《中华本草》编委会. 中华本草. 第 3 册. 上海：上海科学技术出版社，1999：605-606.
[4] Lee S Y，Xu K W，Huang C Y，et al. Molecular phylogenetic analyses based on the complete plastid genomes and nuclear

sequences reveal *Daphne*（Thymelaeaceae）to be non-monophyletic as current circumscription. Plant Diversity，2021，44（3）：279-289.

[5] Könyves K，Yooprasert S，Culham A，et al. The complete plastome of *Daphne laureola* L.（Thymelaeaceae）. Mitochondrial DNA B Resour，2019，4（2）：3364-3365.

[6] Yan F，Tao X，Wang Q L，et al. The complete chloroplast genome sequence of the medicinal shrub *Daphne giraldii* Nitsche.（Thymelaeaceae）. Mitochondrial DNA B Resour，2019，4（2）：2685-2686.

[7] Cho W B，Han E K，Choi G，et al. The complete chloroplast genome of *Daphne kiusiana*，an evergreen broad-leaved shrub on Jeju Island. Conservation Genetics Resources，2018，10（1）：103-106.

[8] Yan F，Wang Q L，Zhang Y J，et al. The complete chloroplast genome sequence of medicinal plant，*Daphne tangutica* Maxim.（Thymelaeaceae）. Mitochondrial DNA B Resour，2019，4（1）：1776-1777.

[9] Wang Y，Zhan D F，Jia X，et al. Complete chloroplast genome sequence of *Aquilaria sinensis*（Lour.）Gilg and evolution analysis within the Malvales order. Front Plant Sci，2016，7：280.

# 181 黑 三 棱

【药材基本信息】 黑三棱 [*Sparganium stoloniferum*（Buch.-Ham. ex Graebn.）Buch.-Ham. ex Juz.] 又名京三棱、荆三棱，为香蒲科黑三棱属药用植物[1]，其干燥块茎为三棱中药材（图 2-181-1）。收载于《中国药典》（2020 年版）[2]。黑三棱主要分布于江苏、河南、山东、江西、安徽等省份。商品药材多来自野生，主产于河南、安徽、浙江、江苏等地。黑三棱为水生植物，喜温暖湿润气候，宜在向阳、低湿环境中生长。三棱以质坚、体重、干燥、去净外皮、表面黄白色者为佳。三棱主要含有挥发油类、黄酮类、有机酸类、脂肪酸类等化学成分。三棱味辛、苦，性平。归肝、脾经。具有破血行气、消积止痛的功效。现代研究表明，三棱具有抗血栓形成、抑制血小板聚集、延长凝血酶原时间、降低全血黏度、促进肠管收缩、兴奋离体兔子宫、抗肿瘤、镇痛等作用。临床用于治疗慢性克罗恩病腹块型、慢性盆腔炎、原发性痛经、异位妊娠血肿包块等疾病[1, 3]。

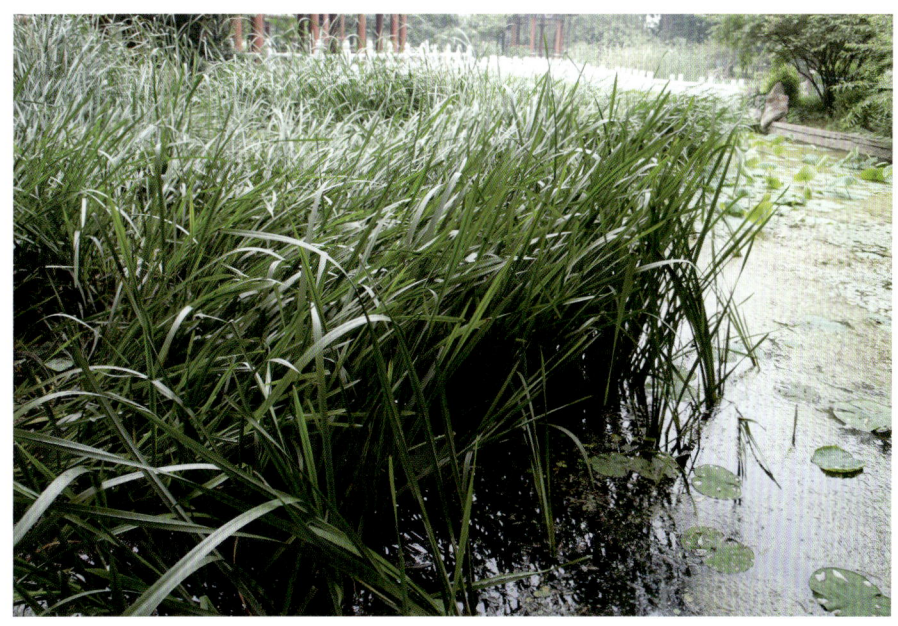

图 2-181-1　黑三棱

【叶绿体基因组】 黑三棱的叶绿体 DNA 为环状分子，其叶绿体基因组（GenBank 登录号：NC044634.1）总长度为 161 759bp，具有保守的四分状结构，包括一个 LSC 区、一个 SSC 区和一对 IR 区，其长度分别为 88 957bp、19 030bp 和 26 886bp（图 2-181-2）。黑三棱叶绿体基因组的整体 G/C 含量为 36.87%。其 IR 区的 G/C 含量（42.50%）高于 SSC 区的 G/C 含量（30.59%）和 LSC 区的 G/C 含量（34.81%）。

*Sparganium stoloniferum*

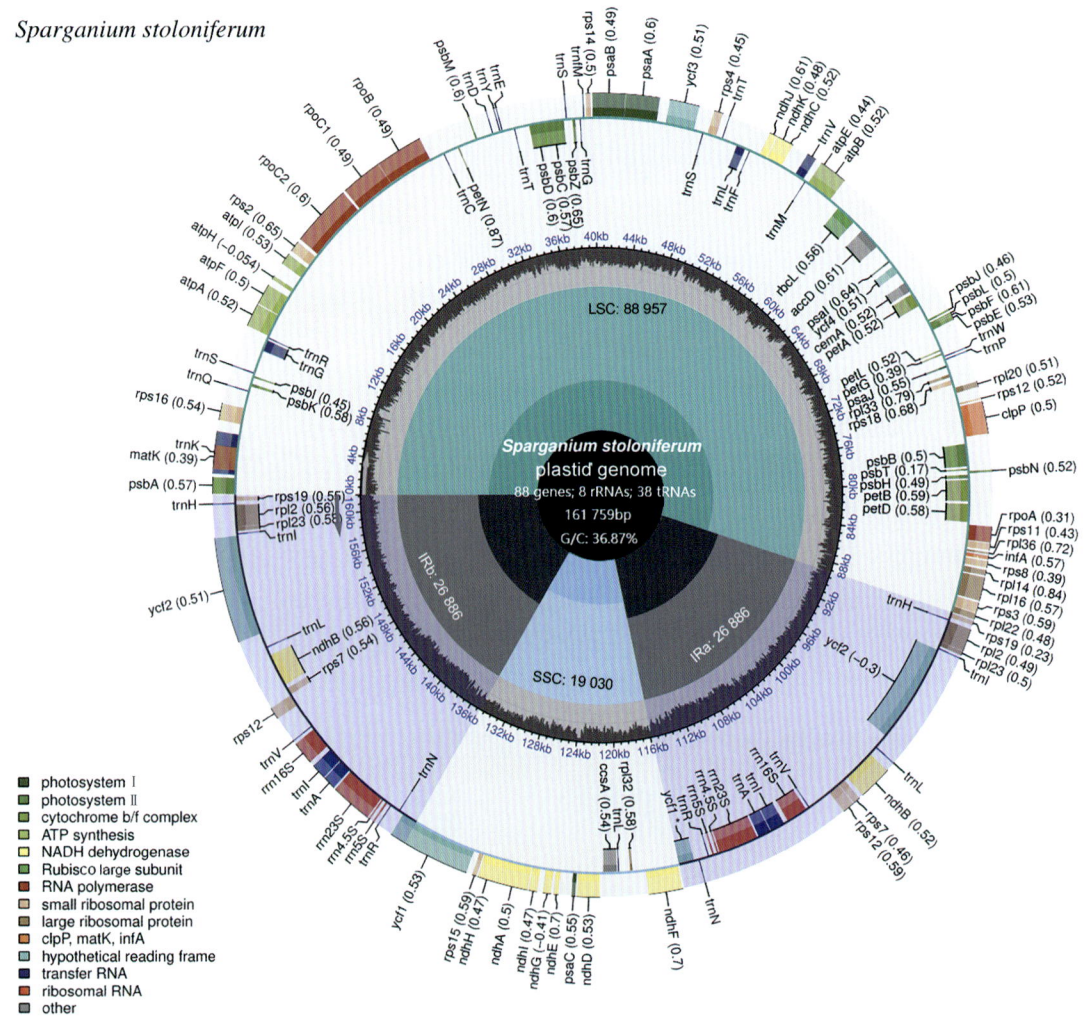

图 2-181-2　黑三棱叶绿体基因组图谱

该图包括 6 个圆形轨道。自内向外的第一轨道表示分散重复序列，红色弧线表示直接重复序列，绿色弧线表示回文重复序列；自内向外的第二轨道上的蓝色柱状线条表示长串联重复序列，其重复单元碱基长度＞7；自内向外的第三轨道以不同颜色的柱状线条表示不同类型的短串联重复序列（微卫星序列），其中黑色表示复杂重复序列，绿色表示重复单元碱基长度为 1 的重复序列，黄色表示重复单元碱基长度为 2 的重复序列，紫色表示重复单元碱基长度为 3 的重复序列，蓝色表示重复单元碱基长度为 4 的重复序列，橙色表示重复单元碱基长度为 5 的重复序列，红色表示重复单元碱基长度为 6 的重复序列；自内向外的第四轨道上以不同色块表示 SSC 区、反向重复区 IRa 和 IRb、LSC 区，数字代表相应区间的长度；自内向外的第五轨道表示 GC 含量；最外层第六轨道以不同色块表示不同功能的编码基因，功能分类详见图中左下角注释，基因名称后括号中的数字表示密码子使用偏差，轨道外侧的基因转录方向为顺时针方向，轨道内侧的基因转录方向为逆时针方向

【编码基因】　黑三棱的叶绿体基因组共编码 134 个基因，其中独特基因 113 个，包括蛋白质编码基因 88 个（独特基因 79 个）、转运 RNA（transfer RNA，tRNA）编码基因 38 个（独特基因 30 个）、核糖体 RNA（ribosome RNA，rRNA）编码基因 8 个（独特基因 4 个）（表 2-181-1）。其中 8 个蛋白质独特编码基因（*ndhB*、*rpl2*、*rpl23*、*rps12*、*rps19*、*rps7*、*ycf1*、*ycf2*）、10 个 tRNA 独特编码基因 [trnH-GUG、trnL-CAA、trnI-GAU（×2）、trnV-GAC、trnI-CAU（×2）、ltrnA-UGC、trnR-ACG、trnN-GUU]、4 个 rRNA 独特编码基因（*rrn4.5S*、 rrn5S、rrn16S、rrn23S）位于 IR 区。有 11 个蛋白质编码基因 [rps16、petB、petD、rpl16、ndhA、ndhB（×2）、atpF、rpoC1、rpl2（×2）] 各含有 1 个内含子（intron），4 个蛋白质编码基因 [clpP、ycf3、rps12（×2）] 各含有 2 个内含子，8 个 tRNA 编码基因 [trnK-UUU、trnG-GCC、trnL-UAA、trnV-UAC、trnA-UGC（×2）、trnI-GAU（×2）] 各含有 1 个内含子（表 2-181-2）。黑三棱叶绿体基因组中蛋白质编码区（coding sequence，CDS）的长度为 80 919bp，占整个基因组长度的 50.02%。rRNA 基因的长度为 9072bp，占整个基因组长度的 5.61%。而 tRNA 基因的长度为 2848bp，占整个基因组长度的 1.76%。黑三棱叶绿体基因组非编码区主要包括内含子和基因间区，其长度占整个基因组长度的 42.61%。

表 2-181-1 黑三棱叶绿体基因组基因列表

| 基因功能 | 基因分类 | 基因名称 |
| --- | --- | --- |
| rRNA | rRNA genes | rrn23S（×2）、rrn16S（×2）、rrn5S（×2）、rrn4.5S（×2） |
| tRNA | tRNA genes | 38 trn genes（8 个基因各含有 1 个内含子） |
| 自我复制 | The small subunit of the ribosome | rps11、rps12（×3）、rps14、rps15、rps16、rps18、rps19（×2）、rps2、rps3、rps4、rps7（×2）、rps8 |
| | Large subunit of ribosome | rpl14、rpl16、rpl2（×2）、rpl20、rpl22、rpl23（×2）、rpl32、rpl33、rpl36 |
| | DNA dependent RNA polymerase | rpoC1、rpoC2、rpoB、rpoA |
| 光合作用 | Subunits of NADH-dehydrogenase | ndhA、ndhB（×2）、ndhC、ndhD、ndhE、ndhF、ndhG、ndhH、ndhI、ndhJ、ndhK |
| | Subunits of photosystem Ⅰ | psaI、psaC、psaB、psaA、psaJ |
| | Subunits of photosystem Ⅱ | psbA、psbB、psbC、psbD、psbE、psbF、psbH、psbI、psbJ、psbK、psbL、psbM、psbN、psbT、psbZ、ycf3 |
| | Subunits of cytochrome b/f complex | petN、petA、petD、petG、petB、petL |
| | Subunits of ATP synthase | atpI、atpE、atpA、atpB、atpH、atpF |
| | Large subunit of rubisco | rbcL |
| 其他功能 | Protease | clpP |
| | Envelope membrane protein | cemA |
| | Subunit of acetyl-CoA-carboxylase | accD |
| | c-type cytochrome synthesis gene | ccsA |
| | Maturase | matK |
| | Translational initiation factor | infA |
| 未知功能 | | ycf1（×2）、ycf2（×2）、ycf4 |

表 2-181-2 黑三棱叶绿体基因内含子和外显子位置及长度

| 基因名称 | 基因编码序列所在链 | 起始位置 | 终点位置 | 长度（bp） | | | | |
| --- | --- | --- | --- | --- | --- | --- | --- | --- |
| | | | | 第一外显子 | 第一内含子 | 第二外显子 | 第二内含子 | 第三外显子 |
| trnK-UUU | − | 1378 | 4126 | 37 | 2677 | 35 | | |
| rps16 | − | 4857 | 5953 | 42 | 845 | 210 | | |
| trnG-GCC | + | 10110 | 10877 | 31 | 675 | 62 | | |
| atpF | − | 12806 | 14184 | 145 | 818 | 416 | | |
| rpoC1 | − | 22100 | 24872 | 430 | 712 | 1631 | | |
| ycf3 | − | 45036 | 47023 | 131 | 739 | 229 | 730 | 159 |

续表

| 基因名称 | 基因编码序列所在链 | 起始位置 | 终点位置 | 长度（bp） | | | | |
|---|---|---|---|---|---|---|---|---|
| | | | | 第一外显子 | 第一内含子 | 第二外显子 | 第二内含子 | 第三外显子 |
| trnL-UAA | + | 50236 | 50857 | 35 | 537 | 50 | | |
| trnV-UAC | − | 54754 | 55410 | 38 | 563 | 56 | | |
| rps12 | − | 74537 | 104126 | 114 | ND | 232 | 543 | 26 |
| clpP | − | 74784 | 76889 | 71 | 826 | 291 | 668 | 250 |
| petB | + | 79817 | 81256 | 6 | 792 | 642 | | |
| petD | + | 81449 | 82673 | 8 | 742 | 475 | | |
| rpl16 | − | 86176 | 87702 | 9 | 1119 | 399 | | |
| rpl2 | − | 89621 | 91101 | 394 | 659 | 428 | | |
| ndhB | − | 100253 | 102489 | 777 | 706 | 756 | | |
| trnI-GAU | + | 107961 | 108979 | 32 | 947 | 40 | | |
| trnA-UGC | + | 109043 | 109916 | 37 | 783 | 54 | | |
| ndhA | − | 126219 | 128401 | 550 | 1094 | 539 | | |
| trnA-UGC | − | 140801 | 141674 | 37 | 783 | 54 | | |
| trnI-GAU | − | 141738 | 142756 | 32 | 947 | 40 | | |
| rps12 | + | 146591 | 147389 | ND | ND | 232 | 543 | 26 |
| ndhB | + | 148228 | 150464 | 777 | 706 | 756 | | |
| rpl2 | + | 159616 | 161096 | 394 | 659 | 428 | | |

注："+"表示正链；"−"表示负链；"ND"表示未确定

【重复序列】 在黑三棱叶绿体基因组中，微卫星序列的类型以 A/T 为主，有 28 个；其次为 AT/AT，有 8 个（表 2-181-3）。共发现 49 个串联重复序列，满足总长度超过 20bp 且重复单元之间的相似度 ≥ 90% 两个条件（表 2-181-4）。散在重复序列包括回文重复序列和正向重复序列。以 e-value 小于 1E−04 为阈值，黑三棱叶绿体基因组散在重复序列包括 19 条回文重复序列、23 条正向重复序列（表 2-181-5）。

表 2-181-3 黑三棱叶绿体基因组微卫星序列统计

| 重复单元类型 | 重复序列个数 |
|---|---|
| A/T | 28 |
| AT/AT | 8 |
| C/G | 1 |
| AG/CT | 1 |

表 2-181-4 黑三棱叶绿体基因组串联重复序列统计

| 起点—终点 | 重复单元长度（bp） | 重复单元拷贝数 | 重复单元一致序列长度（bp） | 重复单元之间的相似度（%） | 插入缺失比例（%） | 分值 | 碱基个数 | | | | 熵（0—2） |
|---|---|---|---|---|---|---|---|---|---|---|---|
| | | | | | | | A | C | G | T | |
| 3891—3928 | 19 | 2.0 | 19 | 94 | 0 | 67 | 36 | 5 | 2 | 55 | 1.37 |
| 5515—5539 | 13 | 1.9 | 13 | 100 | 0 | 50 | 8 | 16 | 4 | 72 | 1.24 |
| 8817—8851 | 15 | 2.5 | 14 | 90 | 9 | 54 | 57 | 2 | 0 | 40 | 1.14 |

续表

| 起点—终点 | 重复单元长度（bp） | 重复单元拷贝数 | 重复单元一致序列长度（bp） | 重复单元之间的相似度（%） | 插入缺失比例（%） | 分值 | 碱基个数 A | C | G | T | 熵（0—2） |
|---|---|---|---|---|---|---|---|---|---|---|---|
| 8903—8953 | 19 | 2.7 | 19 | 93 | 0 | 84 | 54 | 9 | 0 | 35 | 1.33 |
| 8915—8954 | 10 | 4.1 | 10 | 93 | 6 | 73 | 60 | 10 | 0 | 30 | 1.30 |
| 9214—9250 | 13 | 3.0 | 13 | 92 | 7 | 60 | 54 | 0 | 5 | 40 | 1.24 |
| 14528—14555 | 14 | 2.0 | 14 | 100 | 0 | 56 | 50 | 0 | 21 | 28 | 1.49 |
| 15325—15356 | 15 | 2.1 | 15 | 94 | 0 | 55 | 40 | 0 | 9 | 50 | 1.35 |
| 15408—15435 | 14 | 2.0 | 14 | 100 | 0 | 56 | 50 | 0 | 14 | 35 | 1.43 |
| 15454—15493 | 18 | 2.2 | 18 | 100 | 0 | 80 | 35 | 10 | 30 | 25 | 1.88 |
| 15510—15544 | 17 | 2.1 | 17 | 100 | 0 | 70 | 34 | 11 | 5 | 48 | 1.63 |
| 16793—16824 | 16 | 2.0 | 16 | 93 | 0 | 55 | 28 | 12 | 0 | 59 | 1.34 |
| 30344—30374 | 12 | 2.6 | 12 | 94 | 0 | 53 | 35 | 6 | 22 | 35 | 1.80 |
| 32958—32991 | 17 | 2.0 | 17 | 94 | 0 | 59 | 41 | 11 | 38 | 8 | 1.73 |
| 33059—33090 | 16 | 2.0 | 16 | 100 | 0 | 64 | 37 | 12 | 6 | 43 | 1.68 |
| 33580—33607 | 14 | 2.0 | 14 | 100 | 0 | 56 | 42 | 14 | 7 | 35 | 1.73 |
| 34219—34257 | 18 | 2.2 | 18 | 100 | 0 | 78 | 48 | 10 | 0 | 41 | 1.37 |
| 38832—38870 | 19 | 2.1 | 19 | 95 | 0 | 69 | 38 | 10 | 7 | 43 | 1.67 |
| 39102—39126 | 12 | 2.1 | 12 | 100 | 0 | 50 | 32 | 0 | 24 | 44 | 1.54 |
| 49589—49621 | 15 | 2.2 | 15 | 100 | 0 | 66 | 66 | 0 | 6 | 27 | 1.15 |
| 51518—51555 | 19 | 2.0 | 19 | 100 | 0 | 76 | 57 | 10 | 5 | 26 | 1.53 |
| 54372—54403 | 15 | 2.1 | 15 | 94 | 0 | 55 | 21 | 15 | 6 | 56 | 1.62 |
| 55825—55853 | 12 | 2.3 | 13 | 94 | 5 | 51 | 24 | 3 | 24 | 48 | 1.66 |
| 62815—62849 | 18 | 1.9 | 18 | 94 | 0 | 61 | 40 | 0 | 5 | 54 | 1.24 |
| 63314—63360 | 22 | 2.1 | 22 | 100 | 0 | 94 | 44 | 12 | 0 | 42 | 1.42 |
| 69724—69753 | 15 | 1.9 | 16 | 93 | 6 | 53 | 43 | 0 | 20 | 36 | 1.52 |
| 79937—79964 | 14 | 2.0 | 14 | 100 | 0 | 56 | 50 | 7 | 21 | 21 | 1.72 |
| 84484—84511 | 14 | 2.0 | 14 | 100 | 0 | 56 | 42 | 7 | 7 | 42 | 1.59 |
| 89012—89045 | 15 | 2.3 | 15 | 94 | 0 | 59 | 47 | 2 | 2 | 47 | 1.32 |
| 94279—94361 | 21 | 3.8 | 21 | 91 | 4 | 121 | 14 | 27 | 10 | 46 | 1.78 |
| 94300—94368 | 21 | 3.3 | 21 | 95 | 0 | 120 | 13 | 31 | 8 | 46 | 1.73 |
| 96725—96801 | 24 | 3.2 | 24 | 96 | 0 | 145 | 32 | 9 | 24 | 33 | 1.87 |
| 104943—104967 | 12 | 2.1 | 12 | 100 | 0 | 50 | 16 | 24 | 28 | 32 | 1.96 |
| 105705—105745 | 20 | 2.0 | 20 | 95 | 0 | 73 | 21 | 31 | 0 | 46 | 1.52 |
| 114018—114054 | 15 | 2.5 | 15 | 95 | 0 | 65 | 45 | 13 | 18 | 21 | 1.84 |
| 114157—114194 | 19 | 2.0 | 19 | 100 | 0 | 76 | 21 | 15 | 10 | 52 | 1.72 |
| 123643—123678 | 18 | 2.0 | 18 | 94 | 0 | 63 | 63 | 5 | 0 | 30 | 1.17 |

续表

| 起点—终点 | 重复单元长度（bp） | 重复单元拷贝数 | 重复单元一致序列长度（bp） | 重复单元之间的相似度（%） | 插入缺失比例（%） | 分值 | 碱基个数 A | C | G | T | 熵（0—2） |
|---|---|---|---|---|---|---|---|---|---|---|---|
| 123700—123736 | 15 | 2.4 | 16 | 90 | 9 | 67 | 45 | 0 | 0 | 54 | 1.00 |
| 123948—123978 | 16 | 1.9 | 16 | 93 | 0 | 53 | 22 | 6 | 9 | 61 | 1.50 |
| 123991—124039 | 24 | 2.0 | 24 | 100 | 0 | 98 | 32 | 8 | 8 | 51 | 1.61 |
| 132930—132966 | 18 | 2.1 | 18 | 100 | 0 | 74 | 18 | 32 | 0 | 48 | 1.49 |
| 136523—136560 | 19 | 2.0 | 19 | 100 | 0 | 76 | 52 | 10 | 15 | 21 | 1.72 |
| 136663—136699 | 15 | 2.5 | 15 | 95 | 0 | 65 | 21 | 18 | 13 | 45 | 1.84 |
| 144972—145012 | 20 | 2.0 | 20 | 95 | 0 | 73 | 46 | 0 | 31 | 21 | 1.52 |
| 145750—145774 | 12 | 2.1 | 12 | 100 | 0 | 50 | 32 | 28 | 24 | 16 | 1.96 |
| 153916—153992 | 24 | 3.2 | 24 | 96 | 0 | 145 | 33 | 24 | 9 | 32 | 1.87 |
| 156349—156417 | 21 | 3.3 | 21 | 95 | 0 | 120 | 46 | 8 | 31 | 13 | 1.73 |
| 156356—156438 | 21 | 3.8 | 21 | 91 | 4 | 121 | 46 | 10 | 27 | 14 | 1.78 |
| 161672—161705 | 15 | 2.3 | 15 | 94 | 0 | 59 | 47 | 2 | 2 | 47 | 1.32 |

表 2-181-5　黑三棱叶绿体基因组散在重复序列特征值

| 重复单元一长度（bp） | 重复单元一起点 | 重复类型 | 重复单元二长度（bp） | 重复单元二起点 | 重复单元间隔 | e-value |
|---|---|---|---|---|---|---|
| 57 | 96720 | D | 57 | 96744 | −3 | 2.80E−19 |
| 57 | 96720 | P | 57 | 153915 | −3 | 2.80E−19 |
| 57 | 96744 | P | 57 | 153939 | −3 | 2.80E−19 |
| 57 | 153911 | D | 57 | 153935 | −3 | 2.80E−19 |
| 49 | 94298 | D | 49 | 94319 | −2 | 2.46E−16 |
| 49 | 94298 | P | 49 | 156348 | −2 | 2.46E−16 |
| 49 | 94319 | P | 49 | 156369 | −2 | 2.46E−16 |
| 49 | 156348 | D | 49 | 156369 | −2 | 2.46E−16 |
| 49 | 153926 | D | 49 | 153950 | −3 | 1.16E−14 |
| 39 | 46191 | D | 39 | 104165 | −1 | 2.85E−12 |
| 39 | 46191 | P | 39 | 146512 | −1 | 2.85E−12 |
| 38 | 96743 | D | 38 | 96767 | −2 | 6.16E−10 |
| 38 | 96743 | P | 38 | 153911 | −2 | 6.16E−10 |
| 38 | 96767 | P | 38 | 153935 | −2 | 6.16E−10 |
| 40 | 60589 | P | 40 | 60593 | −3 | 1.62E−09 |
| 37 | 96720 | D | 37 | 96768 | −2 | 2.34E−09 |
| 37 | 96720 | P | 37 | 153911 | −2 | 2.34E−09 |
| 37 | 96768 | P | 37 | 153959 | −2 | 2.34E−09 |

续表

| 重复单元一长度（bp） | 重复单元一起点 | 重复类型 | 重复单元二长度（bp） | 重复单元二起点 | 重复单元间隔 | e-value |
|---|---|---|---|---|---|---|
| 37 | 153911 | D | 37 | 153959 | −2 | 2.34E−09 |
| 30 | 8411 | P | 30 | 47718 | 0 | 6.38E−09 |
| 30 | 89015 | D | 30 | 161671 | 0 | 6.38E−09 |
| 32 | 8902 | D | 32 | 8921 | −2 | 1.78E−06 |
| 34 | 34218 | D | 34 | 34226 | −3 | 4.03E−06 |
| 31 | 63313 | D | 31 | 63335 | −2 | 6.68E−06 |
| 30 | 41263 | D | 30 | 43487 | −2 | 2.50E−05 |
| 30 | 49539 | D | 30 | 49563 | −2 | 2.50E−05 |
| 32 | 38010 | P | 32 | 47718 | −3 | 5.34E−05 |
| 31 | 9227 | P | 31 | 9234 | −3 | 1.94E−04 |
| 31 | 15279 | P | 31 | 38226 | −3 | 1.94E−04 |
| 31 | 48738 | P | 31 | 69431 | −3 | 1.94E−04 |
| 31 | 49503 | D | 31 | 49518 | −3 | 1.94E−04 |
| 31 | 123984 | D | 31 | 124008 | −3 | 1.94E−04 |
| 30 | 8411 | D | 30 | 38012 | −3 | 7.00E−04 |
| 30 | 10843 | D | 30 | 39011 | −3 | 7.00E−04 |
| 30 | 34201 | D | 30 | 118818 | −3 | 7.00E−04 |
| 30 | 34224 | D | 30 | 38227 | −3 | 7.00E−04 |
| 30 | 38226 | P | 30 | 38228 | −3 | 7.00E−04 |
| 30 | 63118 | D | 30 | 63149 | −3 | 7.00E−04 |
| 30 | 68349 | P | 30 | 68396 | −3 | 7.00E−04 |
| 30 | 94320 | D | 30 | 94341 | −3 | 7.00E−04 |
| 30 | 94320 | P | 30 | 156345 | −3 | 7.00E−04 |
| 30 | 94341 | P | 30 | 156366 | −3 | 7.00E−04 |

注：P. palindromic repeat，回文重复序列；D. direct repeat，正向重复序列

【高可变区】 为了发现黑三棱属物种间的高可变区，从2个物种的叶绿体基因组中提取了112个基因间区，采用K2p（Kimura 2-parameter）模型计算基因间区的遗传距离，遗传距离最大的6个基因间区参见图2-181-3。其K2p平均值分布于0.08～0.49。其中 petD-rpoA 和 clpP-psbB 的K2p平均值较高。由此可见，黑三棱属2个物种的叶绿体基因组在这6个区域的变异较大，这6个区域可作为潜在的分子标记开发区域。

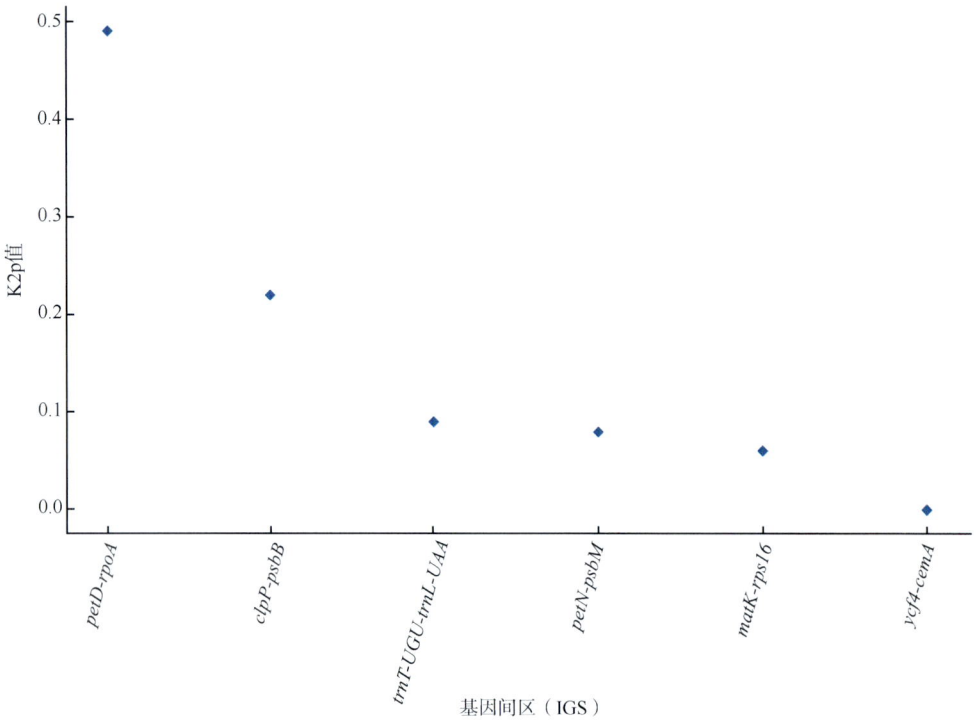

图 2-181-3　黑三棱属物种基因间区的遗传距离分析结果

【系统发育】　使用 MAFFT 对来自香蒲科的 4 个物种[4-7]和 1 个外类群物种 [ 凤梨（*Ananas comosus*）][8] 的叶绿体基因组中提取的 72 个共有蛋白质序列进行多重序列比对，使用 IQ-TREE 筛选得到最优的 cpREV 模型，并采用最大似然法（maximum likelihood method）构建进化树。结果显示，该进化树分为两个主要的进化支黑三棱（*Sparganium stoloniferum*）[4] 和 *Sparganium eurycarpum* subsp. *coreanum*[5] 聚为一支，宽叶香蒲（*Typha latifolia*）[6] 和狭叶香蒲（*Typha angustifolia*）[7] 聚为一支。黑三棱与 *Sparganium eurycarpum* subsp. *coreanum* 的亲缘关系较近（图 2-181-4）。

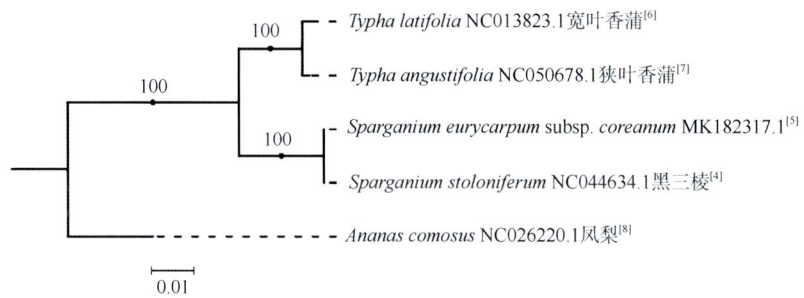

图 2-181-4　香蒲科植物系统发育进化分析

【$K_A/K_S$ 选择压力分析】　以图 2-181-4 的进化树作为参考，利用 Hyphy 软件中的 aBSREL 模型对蛋白质编码基因进行选择压力分析。未发现有黑三棱属基因受到正向选择。

【宏 DNA 条形码的发现及其 PCR 扩增引物设计】 为了发现能够区分黑三棱属下物种的宏 DNA 条形码序列及其 PCR 扩增引物，利用 ecoPrimers 对黑三棱属植物叶绿体基因组序列进行分析。用于设计 PCR 扩增引物的保守区间见表 2-181-6。可以依据区间序列设计引物，使用这些引物对黑三棱属 DNA 进行 PCR 扩增，对 PCR 产物进行桑格测序或高通量测序，通过序列比较和特征分析区分黑三棱属的 2 个物种。

表 2-181-6 部分基于 ecoPrimers 发现的引物设计保守区间

| 编号 | 保守区间序列 | 物种拉丁名 | GenBank 序列号 | 保守区间序列 起点—终点 |
|---|---|---|---|---|
| 1 | AGAAATTAGAATGGAAAAAATTAAGGAAAAG TAAAAAAAAGCACCGGTTGATTCAATCAA TTAAGGTACAATAAGCAAGATTTACCCCT TGTTTGTTGGTAAAGTTATTCATTAGTAAAT TTAATTCCTACGCCAAGAAAAAAGTAAATA AATATGAATAAAGCAAGAAAAAGTAAAATA AGGTGTAAATAATTACACAAA | *S. eurycarpum* subsp. *coreanum*<br>*S. stoloniferum* | MK182317.1<br>NC044634.1 | 4498—4700<br>4589—4791 |
| 2 | TTGTTATACACTTTTGATCAAAATGGTTTTA CCAAGTTCGAAAAATTTTACTTTTTTGCA AACTTATTCGAATTTTAACCTTTCCATATA GATATATATTGAGGATATACTTACAAAGT TGGTCTAACTTATTGATTTTCACTAACCC TAGATTCTATCCCTTGATAAATGAATCA | *S. eurycarpum* subsp. *coreanum*<br>*S. stoloniferum* | MK182317.1<br>NC044634.1 | 5480—5655<br>5571—5746 |
| 3 | GCTTCTCTTTCCAAATTATACAGGACTACAAT AATGAATAATGATCATTCGATCAAATAATGA ATGATTACTAGAATTTAGTTGTATTTCAAAA AAAAATCTACGCATGATAGGAAATTTTTTC CAACCGAATTCGTCCTAAATATTAAATTTTG ATAAACTAGCTCTTACCAAAATTATGGATAT TACAATGAGAAAAAACCA | *S. eurycarpum* subsp. *coreanum*<br>*S. stoloniferum* | MK182317.1<br>NC044634.1 | 30334—30537<br>30423—30626 |
| 4 | AAAAAAAATTCCTTGGTTTTGTTTTCTTTTGC TATAGTATATTCCCATACTATTCTTCCTCCAT TTATTCTTTCGATGGATCTCGGGACCCATAT CTAAAATTCTAAGAAACTTAGGAAAGAGTT AGAAGAAATGGCCTTACATTATTTTGGGTT GATCGAAATCCAGTGATGTATCGAAAAAAA GAAATAGAATTAGACTGCTA | *S. eurycarpum* subsp. *coreanum*<br>*S. stoloniferum* | MK182317.1<br>NC044634.1 | 30958—31162<br>31047—31251 |
| 5 | AAATGCGATGCTCTAACCTCTGAGCTAAGCG GGCTCTCGTATAACAGAAATAGTCTTACTA ATAGTGTATAGGAATTCATAAAAATGTGGG ATCTTTGCTATTAATCTTAGCTATTAATTTCA TATGAACTACAGGAAAACTATATAGTTCATA GTTCCATAGTTACAAGTTCTAATTAGAAATT AATTCTTAACTTAATAAAAA | *S. eurycarpum* subsp. *coreanum*<br>*S. stoloniferum* | MK182317.1<br>NC044634.1 | 49018—49222<br>49107—49311 |

续表

| 编号 | 保守区间序列 | 物种拉丁名 | GenBank 序列号 | 保守区间序列 起点—终点 |
|---|---|---|---|---|
| 6 | AAATTGGAAATTCTGATTAGAAAAAAGAGAATTTTTCTTAAAGCTTAACTAAAGCAGTTATAGCAAATTATGCTAATTAAATTCTAGCGGATCGGTCCTAATAAAAGAATAAGATAAGGATAAAGATACAATCTAAATTAGAATGCGACATTATTCTGGTTTCATTTGGA | *S. eurycarpum* subsp. *coreanum*<br>*S. stoloniferum* | MK182317.1<br>NC044634.1 | 49639—49808<br>49728—49897 |
| 7 | AATAAAAAAACAAAGAAAAACGTTCCTTGGCGACATAAGTTTCACTTTTTAGTCAGAATCCCAAGTTTCAGATAATTTTTTCTTCCAGATCTTTTTTTATCTTCATGATTAGGAATTATGAACCCTCTATCAAGAGTATCAAAAAGTGAATTTCGCTTTCTCAGGAATTCTAATTGGGGAAATAAAAAGAATTTTATCTGGCTT | *S. eurycarpum* subsp. *coreanum*<br>*S. stoloniferum* | MK182317.1<br>NC044634.1 | 62299—62505<br>62388—62594 |
| 8 | AAATTTGTATTTATTATTCTTTTTTTTTTTATTTGAAATTCATAATTTTTTGAGATTCGAAAATGAATATATCGTATATATCTTATATTATTCTTTATTATATTATTCTTATATTATATTCTTATATTTTAGTATATTCTTATAGTATATTCTTATATTATATTCTGAGAATATATTATATTTATATATAGTTAATTATCTTATACTTA | *S. eurycarpum* subsp. *coreanum*<br>*S. stoloniferum* | MK182317.1<br>NC044634.1 | 62923—63135<br>63012—63224 |
| 9 | ATTTGCACATATAGGGCAAATGGTCTCAGTACCACTTTTTTGGTATGACTTCTTTTTTTTTTTTATTCATTTCGTGCCTTGCTTTCCCCAAACTATTTGATGTATTCATCATACTATTTCATTGGTTGGCAGTTTAGGATCATTCCTATCATTCCTATAGTAATAGGAAGTATAAGA | *S. eurycarpum* subsp. *coreanum*<br>*S. stoloniferum* | MK182317.1<br>NC044634.1 | 76261—76437<br>76349—76525 |
| 10 | ATTGGTACTTATCGGGTATAGAATAGATCTGCTTCTCTTTGTTCTTACGAACAGAATTGTTCCGTTATTTTCAATGGAATGGAATAAATATTAACCCTTTCTGATACAGAATCTACTGAAAAGGTTAGCTACTTAGCTACATAGTATATATA | *S. eurycarpum* subsp. *coreanum*<br>*S. stoloniferum* | MK182317.1<br>NC044634.1 | 77042—77193<br>77130—77281 |
| 11 | TTAAGAGCAAAATTGGCTAAAGGGATGGGACATAATTATTATGGAGAACCCGCGTGGCCCAACGATCTTTTGTATATTTTTCCAGTAGTAATTCTAGGTACTATTGCATGTAATGTAGGTTTAGCGGTTCTAGAACCGTCAATGATTGGTGAACCGGCGGATCCATTTGCAACCCCTTTGGAAATATTACCCGAATGGTACTTCTTTC | *S. eurycarpum* subsp. *coreanum*<br>*S. stoloniferum* | MK182317.1<br>NC044634.1 | 82142—82349<br>82230—82437 |

续表

| 编号 | 保守区间序列 | 物种拉丁名 | GenBank序列号 | 保守区间序列起点—终点 |
|---|---|---|---|---|
| 12 | GAAGATGTCAAAATTACAATGGATTTAAAAT GAGAACTTATTCTTAGGTAAATCAATTGC GAAATTCTTCTGTAGAGTGTCCAATATCT GTTTTAGATCTTCCATGCGAAAATATTCA ATTCTCATAAGATCTTCTTGACTGTTATTC AAAAGGTCCAATAATGTATGTATATT | *S. eurycarpum* subsp. *coreanum* *S. stoloniferum* | MK182317.1 NC044634.1 | 82766—82939 82854—83027 |
| 13 | AGTATTGGCGGTAGAGAGATTTAACTAAAA AGTGCAATTTTCTTTTTTAGATTAAAAAAT GGAATTCTAAGAATTTTACGTTATTCAAA GTATTTATTATTGCCGAGCCATAGTAATTG CACCTATCAAAGAAACTAAAAGAATTATA GAAATCAGTTCAAACGGAAGAT | *S. eurycarpum* subsp. *coreanum* *S. stoloniferum* | MK182317.1 NC044634.1 | 124475—124644 124564—124733 |
| 14 | CATTATATATAAAATAGCAAATAAATAACTT GAAATATTTCATGACCTTACTAAATGGTC CAGGAAAGGAAAAGGGGTTACCCGATTT TTTTGTGTATAGAATATTGTATACGATACA TTTATAATGGAATTCCATTTTATATGGATT AATGTAGATATACATAAAATT | *S. eurycarpum* subsp. *coreanum* *S. stoloniferum* | MK182317.1 NC044634.1 | 125099—125267 125188—125356 |

## 参 考 文 献

[1] 肖培根.新编中药志.第一卷.北京:化学工业出版社,2002:35-47.

[2] 国家药典委员会.中华人民共和国药典(2020年版)一部.北京:中国医药科技出版社,2020:13-14.

[3] 国家中医药管理局《中华本草》编委会.中华本草.第8卷.上海:上海科学技术出版社,1999:285-332.

[4] Su T, Yang J X, Lin Y G, et al. Characterization of the complete chloroplast genome of *Sparganium stoloniferum* (Poales:Typhaceae) and phylogenetic analysis. Mitochondrial DNA B Resour, 2019, 4 (1): 1402-1403.

[5] Gil H Y, Ha Y H, Choi K S, et al. The chloroplast genome sequence of an aquatic plant, *Sparganium eurycarpum* subsp. *coreanum* (Typhaceae). Mitochondrial DNA B Resour, 2019, 4 (1): 684-685.

[6] Guisinger M M, Chumley T W, Kuehl J V, et al. Implications of the plastid genome sequence of *Typha* (Typhaceae, Poales) for understanding genome evolution in poaceae. Journal of Molecular Evolution, 2010, 70 (2): 149-166.

[7] Liu Z D, Zhou X L, Ma H Y, et al. Characterization of the complete chloroplast genome sequence of wetland macrophyte *Typha orientalis* (Typhaceae). Mitochondrial DNA B Resour, 2020, 5 (1): 136-137.

[8] Liu J, Niu Y F, Liu S H, et al. The complete pineapple (*Ananas comosus*; Bromeliaceae) varieties F153 chloroplast genome sequence. Mitochondrial DNA B Resour, 2016, 1 (1): 390-391.

# 182　爪哇白豆蔻

【药材基本信息】　爪哇白豆蔻（*Amomum compactum* Soland ex Maton）也称"印尼白蔻"，为姜科豆蔻属药用植物[1]，其干燥成熟果实为豆蔻中药材（图2-182-1）。收载于《中国药典》（2020年版）[2]。爪哇白豆蔻原产于印度尼西亚，我国云南、海南、广东、广西、福建等地均有栽培[1]。商品药材主要来自栽培，主产于云南等省份。少部分为进口，产地为泰国、越南、柬埔寨等。豆蔻以个大、饱满、果皮薄而完整、气味浓者为佳[3]。豆蔻主要含挥发油（如桉油精、蒎烯、芳樟醇等）。豆蔻味辛，性温。归肺、脾、胃经[3]。具有化湿行气、温中止呕、开胃消食的功效[1]。现代研究表明，豆蔻具有抗氧化、驱蚊、止呕等作用。临床用于治疗呕吐、腹胀等。

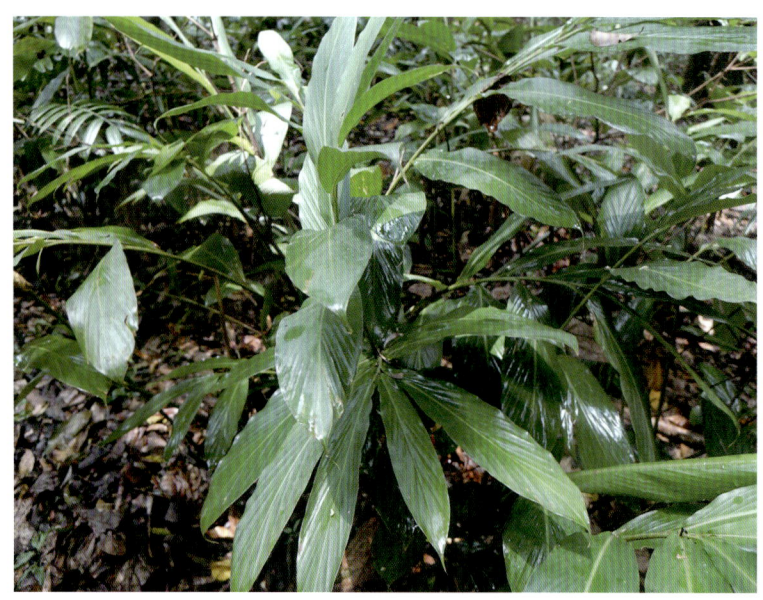

图2-182-1　爪哇白豆蔻

【叶绿体基因组】　爪哇白豆蔻的叶绿体DNA为环状分子，其叶绿体基因组（GenBank登录号：NC036992.1）[4]总长度为163 553bp，具有保守的四分状结构，包括一个LSC区、一个SSC区和一对IR区，其长度分别为88 535bp、15 370bp和29 824bp（图2-182-2）。爪哇白豆蔻叶绿体基因组的整体G/C含量为36.04%。其LSC区的G/C含量（33.71%）低于IR区的G/C含量（41.12%），但高于SSC区的G/C含量（29.82%）。

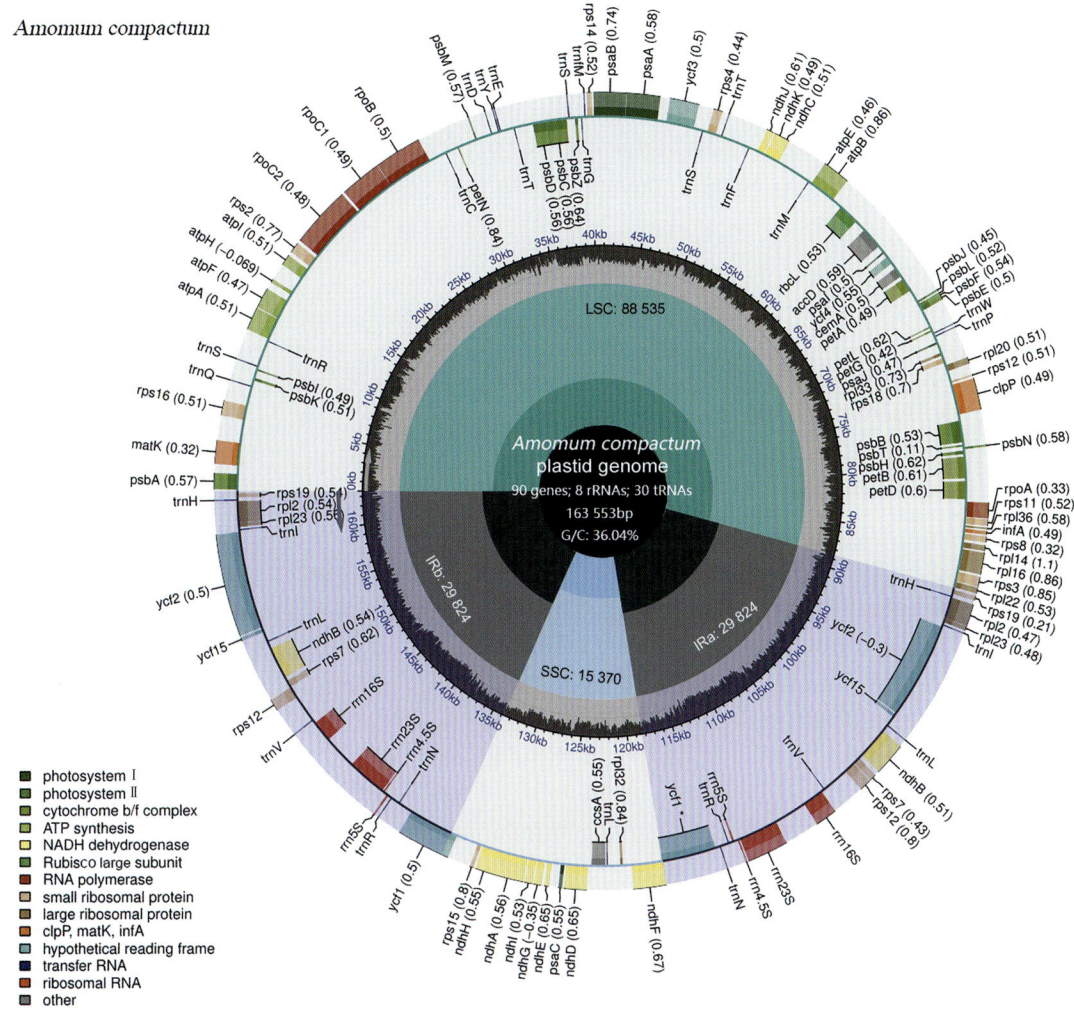

图 2-182-2　爪哇白豆蔻叶绿体基因组图谱

该图包括 6 个圆形轨道。自内向外的第一轨道表示分散重复序列，红色弧线表示直接重复序列，绿色弧线表示回文重复序列；自内向外的第二轨道上的蓝色柱状线条表示长串联重复序列，其重复单元碱基长度＞7；自内向外的第三轨道以不同颜色的柱状线条表示不同类型的短串联重复序列（微卫星序列），其中黑色表示复杂重复序列，绿色表示重复单元碱基长度为 1 的重复序列，黄色表示重复单元碱基长度为 2 的重复序列，紫色表示重复单元碱基长度为 3 的重复序列，蓝色表示重复单元碱基长度为 4 的重复序列，橙色表示重复单元碱基长度为 5 的重复序列，红色表示重复单元碱基长度为 6 的重复序列；自内向外的第四轨道上以不同色块表示 SSC 区、反向重复区 IRa 和 IRb、LSC 区，数字代表相应区间的长度；自内向外的第五轨道表示 GC 含量；最外层第六轨道以不同色块表示不同功能的编码基因，功能分类详见图中左下角注释，基因名称后括号中的数字表示密码子使用偏差，轨道外侧的基因转录方向为顺时针方向，轨道内侧的基因转录方向为逆时针方向

【编码基因】　爪哇白豆蔻的叶绿体基因组共编码 128 个基因，其中独特基因 108 个，包括蛋白质编码基因 90 个（独特基因 80 个）、转运 RNA（transfer RNA，tRNA）编码基因 30 个（独特基因 24 个）、核糖体 RNA（ribosome RNA，rRNA）编码基因 8 个（独特基因 4 个）（表 2-182-1）。其中 9 个蛋白质独特编码基因（*ndhB*、*rps7*、*rps12*、*rps19*、*rpl2*、*rpl23*、*ycf1*、*ycf2*、*ycf15*），6 个 tRNA 独特编码基因（*trnH-GTG*、*trnI-CAT*、*trnL-CAA*、*trnN-GTT*、*trnR-ACG*、*trnV-GAC*），4 个 rRNA 独特编码基因（*rrn16S*、*rrn23S*、 rrn4.5S、rrn5S）位于 IR 区。有 11 个蛋白质编码基因 [atpF、ndhA、ndhB（×2）、petB、petD、rps16、rpoC1、rpl2（×2）、rpl16] 各含有 1 个内含子（intron），4 个蛋白质编码基因 [ycf3、clpP、rps12（×2）] 各含有 2 个内含子（表 2-182-2）。爪哇白豆蔻叶绿体基因组中蛋白质编码区（coding sequence，CDS）的长度为 82 254bp，占整个基因组长度的 50.29%。rRNA 基因的长度为 9094bp，占整个基因组长度的 5.56%。而 tRNA 基因的长度为 2283bp，占整个基因组长度的 1.40%。爪哇白豆蔻叶绿体基因组非编码区主要包括内含子和基因间区，其长度占整个基因组长度的 42.75%。

表 2-182-1　爪哇白豆蔻叶绿体基因组基因列表

| 基因功能 | 基因分类 | 基因名称 |
| --- | --- | --- |
| rRNA | rRNA genes | rrn16S（×2）、rrn23S（×2）、rrn5S（×2）、rrn4.5S（×2） |
| tRNA | tRNA genes | 30 trn genes |
| 自我复制 | Small subunit of ribosome | rps11、rps12（×3）、rps14、rps15、rps16、rps18、rps19（×2）、rps2、rps3、rps4、rps7（×2）、rps8 |
| | Large subunit of ribosome | rpl14、rpl16、rpl2（×2）、rpl20、rpl22、rpl23（×2）、rpl32、rpl33、rpl36 |
| | DNA dependent RNA polymerase | rpoA、rpoB、rpoC1、rpoC2 |
| 光合作用 | Subunits of NADH-dehydrogenase | ndhA、ndhB（×2）、ndhC、ndhD、ndhE、ndhF、ndhG、ndhH、ndhI、ndhJ、ndhK |
| | Subunits of photosystem Ⅰ | psaA、psaB、psaC、psaI、psaJ |
| | Subunits of photosystem Ⅱ | psbA、psbB、psbC、psbD、psbE、psbF、psbH、psbI、psbJ、psbK、psbL、psbM、psbN、psbT、psbZ、ycf3 |
| | Subunits of cytochrome b/f complex | petA、petB、petD、petG、petL、petN |
| | Subunits of ATP synthase | atpA、atpB、atpE、atpF、atpH、atpI |
| | Large subunit of rubisco | rbcL |
| 其他功能 | Maturase | matK |
| | Protease | clpP |
| | Envelope membrane protein | cemA |
| | Subunit of acetyl-CoA-carboxylase | accD |
| | c-type cytochrome synthesis gene | ccsA |
| | Translational initiation factor | infA |
| 未知功能 | | ycf1（×2）、ycf2（×2）、ycf4、ycf15（×2） |

表 2-182-2　爪哇白豆蔻叶绿体基因内含子和外显子位置及长度

| 基因名称 | 基因编码序列所在链 | 起始位置 | 终点位置 | 长度（bp） | | | | |
| --- | --- | --- | --- | --- | --- | --- | --- | --- |
| | | | | 第一外显子 | 第一内含子 | 第二外显子 | 第二内含子 | 第三外显子 |
| rps16 | − | 4993 | 5976 | 42 | 726 | 216 | | |
| atpF | − | 12454 | 13819 | 151 | 808 | 407 | | |
| rpoC1 | − | 22010 | 24798 | 433 | 719 | 1637 | | |
| ycf3 | − | 45366 | 47364 | 129 | 712 | 228 | 777 | 153 |
| rps12 | − | 73976 | 103679 | 114 | ND | 231 | 553 | 27 |
| clpP | − | 74252 | 76343 | 71 | 843 | 294 | 631 | 253 |
| petB | + | 79342 | 80832 | 6 | 837 | 648 | | |
| rpl16 | − | 85763 | 87225 | 9 | 1052 | 402 | | |

续表

| 基因名称 | 基因编码序列所在链 | 起始位置 | 终点位置 | 长度（bp） | | | | |
|---|---|---|---|---|---|---|---|---|
| | | | | 第一外显子 | 第一内含子 | 第二外显子 | 第二内含子 | 第三外显子 |
| *rpl2* | − | 89233 | 90710 | 391 | 659 | 428 | | |
| *ndhB* | − | 99816 | 102048 | 775 | 700 | 758 | | |
| *ndhA* | − | 128025 | 130152 | 555 | 1033 | 540 | | |
| *rps12* | + | 148410 | 149218 | ND | ND | 231 | 553 | 27 |
| *ndhB* | + | 150041 | 152273 | 775 | 700 | 758 | | |
| *rpl2* | + | 161379 | 162856 | 391 | 659 | 428 | | |

注："+"表示正链;"−"表示负链;"ND"表示未确定

【重复序列】 在爪哇白豆蔻叶绿体基因组中,微卫星序列有 A/T、AT/AT、AAT/ATT 三种类型,各有 62 个、18 个和 1 个（表2-182-3）。共发现 38 个串联重复序列,满足总长度超过 20bp 且重复单元之间的相似度 ≥ 90% 两个条件（表2-182-4）。散在重复序列是与串联重复序列的组织形式不同的另一类重复序列,重复单元以散在方式分布于基因组内。散在重复序列包括回文重复序列和正向重复序列。以 *e*-value 小于 1E−04 为阈值,爪哇白豆蔻叶绿体基因组散在重复序列包括 7 条回文重复序列、7 条正向重复序列（表2-182-5）。

表 2-182-3 爪哇白豆蔻叶绿体基因组微卫星序列统计

| 重复单元类型 | 重复序列个数 |
|---|---|
| A/T | 62 |
| AT/AT | 18 |
| AAT/ATT | 1 |

表 2-182-4 爪哇白豆蔻叶绿体基因组串联重复序列统计

| 起点—终点 | 重复单元长度（bp） | 重复单元拷贝数 | 重复单元一致序列长度（bp） | 重复单元之间的相似度（%） | 插入缺失比例（%） | 分值 | 碱基个数 | | | | 熵（0-2） |
|---|---|---|---|---|---|---|---|---|---|---|---|
| | | | | | | | A | C | G | T | |
| 1322—1355 | 13 | 2.6 | 13 | 100 | 0 | 68 | 32 | 14 | 0 | 52 | 1.42 |
| 6620—6657 | 20 | 1.9 | 20 | 100 | 0 | 76 | 34 | 5 | 21 | 39 | 1.76 |
| 7264—7289 | 13 | 2.0 | 13 | 100 | 0 | 52 | 15 | 0 | 30 | 53 | 1.42 |
| 8148—8187 | 20 | 2.0 | 20 | 95 | 0 | 71 | 50 | 0 | 7 | 42 | 1.30 |
| 8420—8444 | 13 | 1.9 | 13 | 100 | 0 | 50 | 72 | 12 | 0 | 16 | 1.13 |
| 9071—9097 | 13 | 2.1 | 13 | 100 | 0 | 54 | 37 | 0 | 7 | 55 | 1.28 |
| 28576—28603 | 14 | 2.0 | 14 | 100 | 0 | 56 | 35 | 7 | 0 | 57 | 1.26 |
| 31474—31505 | 16 | 2.0 | 16 | 100 | 0 | 64 | 31 | 18 | 6 | 43 | 1.75 |
| 32041—32072 | 16 | 2.0 | 16 | 100 | 0 | 64 | 43 | 12 | 12 | 31 | 1.80 |
| 32886—32916 | 15 | 2.1 | 15 | 100 | 0 | 62 | 19 | 6 | 12 | 61 | 1.53 |
| 33585—33630 | 23 | 2.0 | 23 | 100 | 0 | 92 | 43 | 8 | 13 | 34 | 1.74 |
| 33741—33782 | 19 | 2.3 | 19 | 95 | 4 | 77 | 33 | 0 | 0 | 66 | 0.92 |
| 34828—34869 | 21 | 2.0 | 21 | 90 | 0 | 66 | 38 | 14 | 9 | 38 | 1.78 |
| 35539—35578 | 15 | 2.7 | 15 | 96 | 3 | 73 | 32 | 0 | 7 | 60 | 1.25 |

续表

| 起点—终点 | 重复单元长度（bp） | 重复单元拷贝数 | 重复单元一致序列长度（bp） | 重复单元之间的相似度（%） | 插入缺失比例（%） | 分值 | 碱基个数 A | C | G | T | 熵（0—2） |
|---|---|---|---|---|---|---|---|---|---|---|---|
| 49236—49266 | 15 | 2.1 | 15 | 93 | 0 | 53 | 16 | 6 | 9 | 67 | 1.39 |
| 49480—49510 | 13 | 2.5 | 13 | 94 | 5 | 55 | 48 | 29 | 0 | 22 | 1.51 |
| 54242—54271 | 16 | 1.9 | 15 | 93 | 6 | 51 | 56 | 0 | 3 | 40 | 1.16 |
| 61037—61084 | 25 | 2.0 | 25 | 91 | 4 | 80 | 60 | 6 | 8 | 25 | 1.49 |
| 61275—61323 | 24 | 2.0 | 24 | 92 | 7 | 82 | 36 | 0 | 0 | 63 | 0.95 |
| 63454—63484 | 15 | 2.1 | 15 | 93 | 0 | 53 | 32 | 3 | 0 | 64 | 1.09 |
| 65881—65913 | 17 | 1.9 | 17 | 100 | 0 | 66 | 42 | 9 | 6 | 42 | 1.61 |
| 71633—71689 | 27 | 2.1 | 27 | 100 | 0 | 114 | 33 | 14 | 3 | 49 | 1.60 |
| 72282—72346 | 21 | 3.1 | 21 | 90 | 0 | 103 | 33 | 24 | 9 | 32 | 1.87 |
| 79801—79841 | 21 | 2.0 | 21 | 95 | 0 | 73 | 65 | 0 | 9 | 24 | 1.22 |
| 80825—80862 | 19 | 2.0 | 19 | 100 | 0 | 76 | 42 | 10 | 10 | 36 | 1.74 |
| 91250—91345 | 50 | 1.9 | 50 | 97 | 0 | 183 | 42 | 17 | 9 | 30 | 1.81 |
| 93898—93959 | 21 | 2.8 | 22 | 90 | 7 | 90 | 14 | 25 | 11 | 48 | 1.77 |
| 93919—93966 | 21 | 2.3 | 21 | 92 | 0 | 78 | 12 | 31 | 8 | 47 | 1.71 |
| 95203—95245 | 21 | 2.0 | 21 | 90 | 0 | 68 | 32 | 9 | 25 | 32 | 1.88 |
| 99495—99538 | 22 | 2.0 | 22 | 100 | 0 | 88 | 59 | 13 | 9 | 18 | 1.60 |
| 116180—116221 | 21 | 2.0 | 21 | 90 | 0 | 66 | 52 | 7 | 26 | 14 | 1.67 |
| 121739—121781 | 21 | 2.1 | 20 | 91 | 4 | 68 | 58 | 0 | 9 | 32 | 1.30 |
| 121744—121786 | 21 | 2.0 | 21 | 95 | 0 | 77 | 60 | 0 | 9 | 30 | 1.28 |
| 135868—135909 | 21 | 2.0 | 21 | 90 | 0 | 66 | 14 | 26 | 7 | 52 | 1.67 |
| 152551—152594 | 22 | 2.0 | 22 | 100 | 0 | 88 | 18 | 9 | 13 | 59 | 1.60 |
| 156844—156886 | 21 | 2.0 | 21 | 90 | 0 | 68 | 32 | 25 | 9 | 32 | 1.88 |
| 158130—158191 | 21 | 2.7 | 23 | 90 | 7 | 92 | 48 | 11 | 25 | 14 | 1.77 |
| 160744—160839 | 50 | 1.9 | 50 | 97 | 0 | 183 | 30 | 9 | 17 | 42 | 1.81 |

表 2-182-5　爪哇白豆蔻叶绿体基因组散在重复序列特征值

| 重复单元一长度（bp） | 重复单元一起点 | 重复类型 | 重复单元二长度（bp） | 重复单元二起点 | 重复单元间隔 | $e$-value |
|---|---|---|---|---|---|---|
| 58 | 41551 | D | 58 | 43775 | −3 | 7.54E−20 |
| 46 | 91249 | D | 46 | 91299 | −1 | 2.10E−16 |
| 46 | 91249 | P | 46 | 160743 | −1 | 2.10E−16 |
| 46 | 91299 | P | 46 | 160793 | −1 | 2.10E−16 |
| 46 | 160743 | D | 46 | 160793 | −1 | 2.10E−16 |
| 42 | 72281 | D | 42 | 72302 | −3 | 1.21E−10 |
| 32 | 39660 | P | 32 | 39701 | 0 | 4.08E−10 |
| 40 | 41592 | D | 40 | 43816 | −3 | 1.66E−09 |

续表

| 重复单元一长度（bp） | 重复单元一起点 | 重复类型 | 重复单元二长度（bp） | 重复单元二起点 | 重复单元间隔 | e-value |
|---|---|---|---|---|---|---|
| 30 | 71632 | D | 30 | 71659 | 0 | 6.53E–09 |
| 34 | 3990 | P | 34 | 3996 | –3 | 4.12E–06 |
| 31 | 67809 | P | 31 | 67864 | –2 | 6.83E–06 |
| 33 | 63262 | P | 33 | 63267 | –3 | 1.50E–05 |
| 32 | 31322 | P | 32 | 31352 | –3 | 5.46E–05 |
| 32 | 63487 | D | 32 | 69264 | –3 | 5.46E–05 |

注：P. palindromic repeat，回文重复序列；D. direct repeat，正向重复序列

【高可变区】 为了发现豆蔻属物种间的高可变区，从 5 个物种的叶绿体基因组中提取了 71 个基因间区，采用 K2p（Kimura 2-parameter）模型计算基因间区的遗传距离，遗传距离最大的 30 个基因间区参见图 2-182-3。这 30 个基因间区的 K2p 平均值分布于 0.85～5.18。其中 *atpH-atpI*、*ndhI-ndhA*、*rps15-ycf1* 的 K2p 平均值较高，分别为 5.18、2.24、1.73。由此可见，豆蔻属 5 个物种的叶绿体基因组在这 3 个区域的变异较大，这 3 个区域可作为潜在的分子标记开发区域。

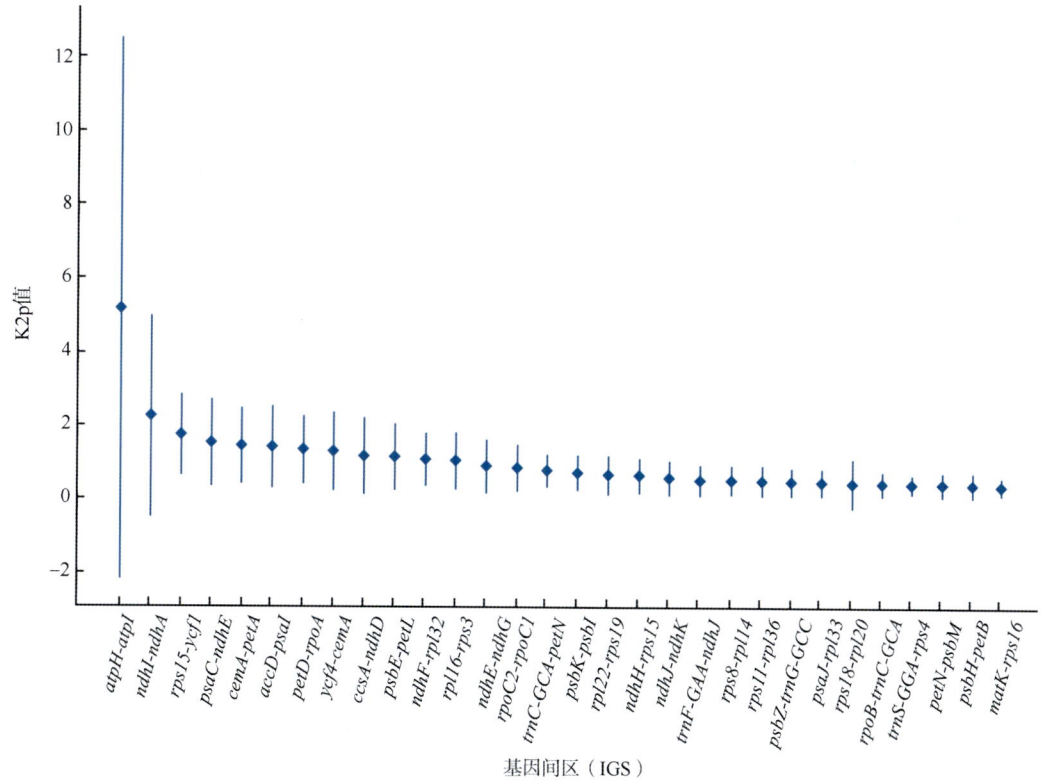

图 2-182-3 豆蔻属物种基因间区的遗传距离分析结果

【系统发育】 使用 MAFFT 对来自豆蔻属的 5 个物种[4-6]和 1 个外类群物种 [ 姜花（*Hedychium coronarium*）][7]的 6 个叶绿体基因组中提取的 80 个共有蛋白质序列进行多重序列比对，使用 IQ-TREE 筛选得到最优的 TVM+F 模型，并采用最大似然法（maximum likelihood method）构建进化树。结果显示，白豆蔻（*Amomum kravanh*）[5]和爪哇白豆蔻（*Amomum compactum*）[4] 2 个物种聚为一支。海南砂仁（*Amomum longiligulare*）[6]、砂仁（*Amomum villosum*）[6]、缩砂密（*Amomum villosum* var. *xanthioides*）[6]聚为一支。爪哇白豆蔻与白豆蔻的亲缘关系最近（图 2-182-4）。

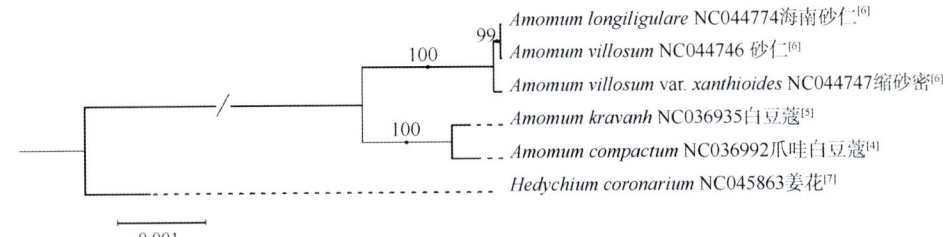

图 2-182-4　豆蔻属植物系统发育进化分析

【$K_A$/$K_S$ 选择压力分析】 以图 2-182-4 的进化树作为参考，利用 Hyphy 软件中的 aBSREL 模型对蛋白质编码基因进行选择压力分析。在豆蔻属物种中未发现有基因受到正向选择。

【宏 DNA 条形码的发现及其 PCR 扩增引物设计】 为了发现能够区分豆蔻属下物种的宏 DNA 条形码序列及其 PCR 扩增引物，利用 ecoPrimers 对豆蔻属植物叶绿体基因组序列进行分析，未发现有可用于设计 PCR 扩增引物的保守区间。

## 参 考 文 献

[1] 肖培根. 新编中药志. 第 3 卷. 北京：化学工业出版社，2002：69-73.

[2] 国家药典委员会. 中华人民共和国药典（2020 年版）一部. 北京：中国医药科技出版社，2020：175.

[3] 孙汉董，许云龙，秦崇秋，等. 抗癌植物冬凌草的研究. 云南植物研究，1981，3（1）：95.

[4] Wu M I, Li Q, Xu J, et al. Complete chloroplast genome of the medicinal plant *Amomum compactum*：Gene organization, comparative analysis, and phylogenetic relationships within Zingiberales. Chin Med，2018，13（1）：1-12.

[5] Wu M, Li Q, Hu Z, et al. The complete *Amomum kravanh* chloroplast genome sequence and phylogenetic analysis of the Commelinids. Molecules，2017，22（11）：1875.

[6] Cui Y, Chen X, Nie L, et al. Comparison and phylogenetic analysis of chloroplast genomes of three medicinal and edible *Amomum* species. International Journal of Molecular Sciences，2019，20（16）：4040.

[7] Li D M, Zhao C Y, Zhu G F, et al. Complete chloroplast genome sequence of *Hedychium coronarium*. Mitochondrial DNA B Resour Mitochondrial DNA Part B，2019，4（2）：2806-2807.

# 183 莪 术

【药材基本信息】 莪术（*Curcuma phaeocaulis* Val.）又名蓬莪术，为姜科姜黄属药用植物[1]，其干燥根茎为莪术中药材（图2-183-1）。收载于《中国药典》（2020年版）[2]。莪术分布于广西、云南、四川等地。商品药材来自栽培或野生。四川双流、崇州为莪术的道地产地[1]。莪术以个均匀、质坚实、断面淡绿色、气味香者为优质药材。莪术中含挥发油（如莪术醇、莪术二酮、莪术烯醇、异莪术烯醇等）和姜黄素（如脱甲氧基姜黄、双脱甲氧基姜黄素、姜黄素等）两类成分[3,4]。莪术味苦、辛，性温。归肝、脾经。具有行气破血、消积止痛的功效，属孕妇慎用药[4]。现代研究表明，莪术具有抗肿瘤、抗血栓、抑菌、抗炎、抗病毒、抗脑缺血、抑制肝纤维化等作用，临床用于冠心病、缺血性脑病、宫颈癌等。

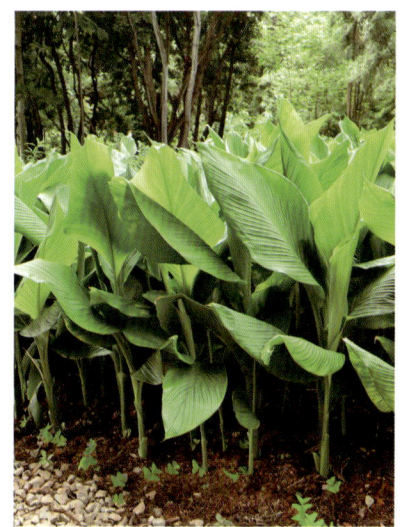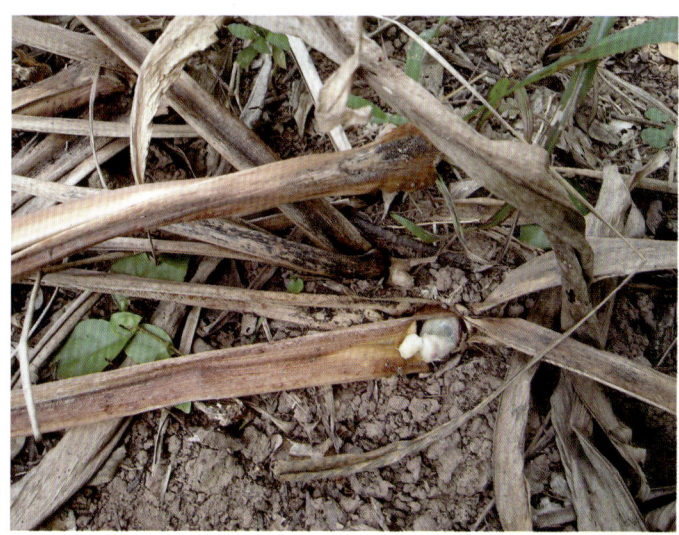

图2-183-1 莪术

【叶绿体基因组】 莪术的叶绿体DNA为环状分子，其叶绿体基因组（GenBank登录号：NC045242.1）[5]总长度为162 133bp，具有保守的四分状结构，包括一个LSC区、一个SSC区和一对IR区，其长度分别为87 013bp、15 622bp和29 749bp（图2-183-2）。莪术叶绿体基因组的整体G/C含量为36.22%。其LSC区的G/C含量（34.00%）低于IR区的G/C含量（41.15%），但高于SSC区的G/C含量（29.77%）。

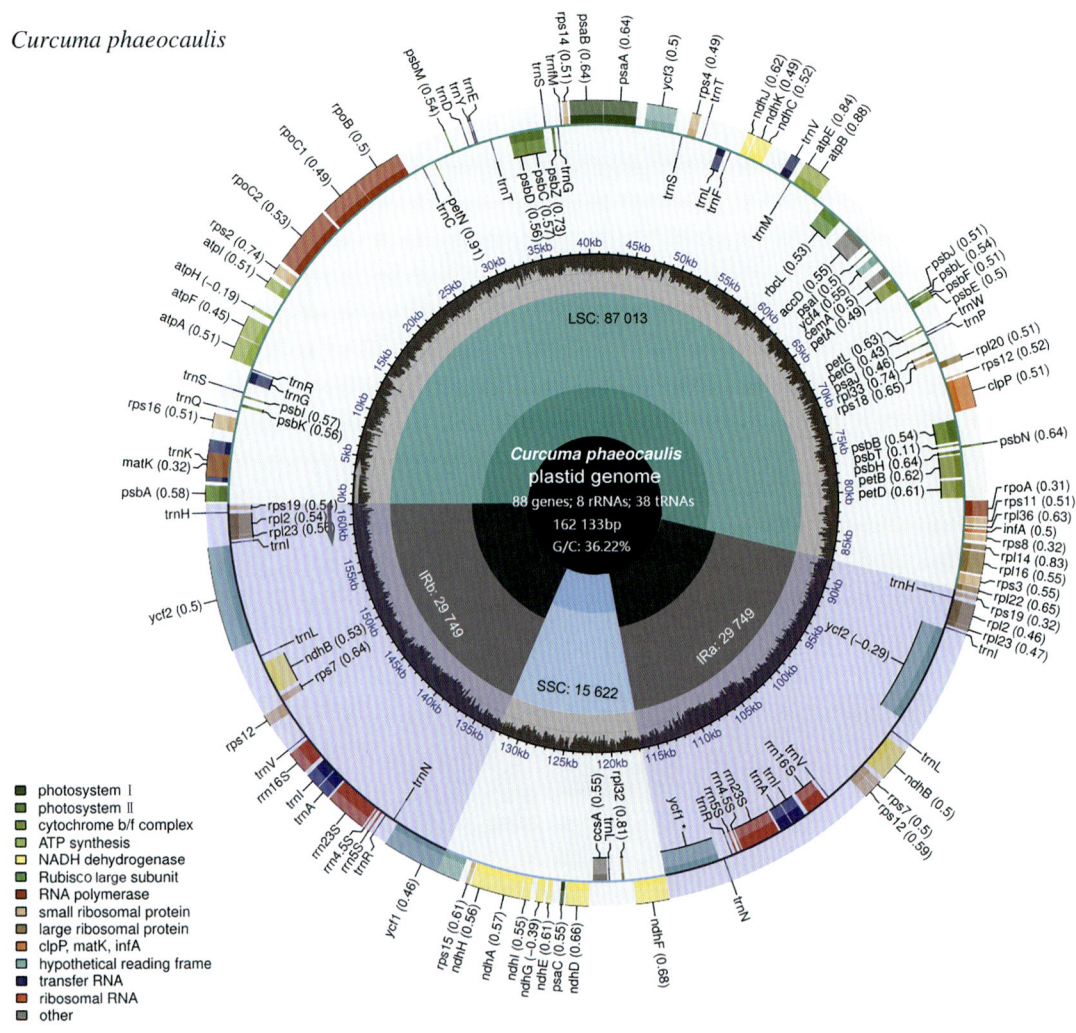

图 2-183-2　莪术叶绿体基因组图谱

该图包括 6 个圆形轨道。自内向外的第一轨道表示分散重复序列，红色弧线表示直接重复序列，绿色弧线表示回文重复序列；自内向外的第二轨道上的蓝色柱状线条表示长串联重复序列，其重复单元碱基长度＞ 7；自内向外的第三轨道以不同颜色的柱状线条表示不同类型的短串联重复序列（微卫星序列），其中黑色表示复杂重复序列，绿色表示重复单元碱基长度为 1 的重复序列，黄色表示重复单元碱基长度为 2 的重复序列，紫色表示重复单元碱基长度为 3 的重复序列，蓝色表示重复单元碱基长度为 4 的重复序列，橙色表示重复单元碱基长度为 5 的重复序列，红色表示重复单元碱基长度为 6 的重复序列；自内向外的第四轨道上以不同色块表示 SSC 区、反向重复区 IRa 和 IRb、LSC 区，数字代表相应区间的长度；自内向外的第五轨道表示 GC 含量；最外层第六轨道以不同色块表示不同功能的编码基因，功能分类详见图中左下角注释，基因名称后括号中的数字表示密码子使用偏差，轨道外侧的基因转录方向为顺时针方向，轨道内侧的基因转录方向为逆时针方向

【编码基因】　莪术的叶绿体基因组共编码 134 个基因，其中独特基因 113 个，包括蛋白质编码基因 88 个（独特基因 79 个）、转运 RNA（transfer RNA，tRNA）编码基因 38 个（独特基因 30 个）、核糖体 RNA（ribosome RNA，rRNA）编码基因 8 个（独特基因 4 个）（表 2-183-1）。其中 8 个蛋白质独特编码基因（*ndhB*、*rps7*、*rps12*、*rps19*、*rpl2*、*rpl23*、*ycf1*、*ycf2*），8 个 tRNA 独特编码基因（*trnA-UGC*、*trnH-GUG*、*trnI-CAU*、*trnI-GAU*、*trnL-CAA*、*trnN-GUU*、*trnR-ACG*、*trnV-GAC*），4 个 rRNA 独特编码基因（*rrn16S*、*rrn23S*、 *rrn4.5S*、*rrn5S*）位于 IR 区。有 10 个蛋白质编码基因 [*rps16*、*rpoC1*、*rpl2*、*rpl16*、*petD*、*petB*、*ndhB*（×2）、*ndhA*、*atpF*] 各含有 1 个内含子（intron），4 个蛋白质编码基因 [*ycf3*、*clpP*、*rps12*（×2）] 各含有 2 个内含子，8 个 tRNA 编码基因 [*trnV-UAC*、*trnL-UAA*、*trnK-UUU*、*trnI-GAU*（×2）、*trnG-UCC*、*trnA-UGC*（×2）] 各含有 1 个内含子（表2-183-2）。莪术叶绿体基因组中蛋白质编码区（coding sequence，CDS）的长度为 83 064bp，占整个基因组长度的 51.23%。rRNA 基因的长度为 9046bp，占整个基因组长度的 5.58%。而 tRNA 基因的长度为 2874bp，占整个基因组长度的 1.77%。莪术叶绿体基因组非编码区主要包括内含子和基因间区，其长度占整个基因组长度的 41.42%。

表 2-183-1 莪术叶绿体基因组基因列表

| 基因功能 | 基因分类 | 基因名称 |
|---|---|---|
| rRNA | rRNA genes | *rrn16S*（×2）、*rrn23S*（×2）、*rrn5S*（×2）、*rrn4.5S*（×2） |
| tRNA | tRNA genes | 38 *trn* genes（8 个基因各含有 1 个内含子） |
| 自我复制 | Small subunit of ribosome | *rps11*、*rps12*（×3）、*rps14*、*rps15*、*rps16*、*rps18*、*rps19*（×2）、*rps2*、*rps3*、*rps4*、*rps7*（×2）、*rps8* |
|  | Large subunit of ribosome | *rpl14*、*rpl16*、*rpl2*（×2）、*rpl20*、*rpl22*、*rpl23*（×2）、*rpl32*、*rpl33*、*rpl36* |
|  | DNA dependent RNA polymerase | *rpoA*、*rpoB*、*rpoC1*、*rpoC2* |
| 光合作用 | Subunits of NADH-dehydrogenase | *ndhA*、*ndhB*（×2）、*ndhC*、*ndhD*、*ndhE*、*ndhF*、*ndhG*、*ndhH*、*ndhI*、*ndhJ*、*ndhK* |
|  | Subunits of photosystem Ⅰ | *psaA*、*psaB*、*psaC*、*psaI*、*psaJ* |
|  | Subunits of photosystem Ⅱ | *psbA*、*psbB*、*psbC*、*psbD*、*psbE*、*psbF*、*psbH*、*psbI*、*psbJ*、*psbK*、*psbL*、*psbM*、*psbN*、*psbT*、*psbZ*、*ycf3* |
|  | Subunits of cytochrome b/f complex | *petA*、*petB*、*petD*、*petG*、*petL*、*petN* |
|  | Subunits of ATP synthase | *atpA*、*atpB*、*atpE*、*atpF*、*atpH*、*atpI* |
|  | Large subunit of rubisco | *rbcL* |
| 其他功能 | Maturase | *matK* |
|  | Protease | *clpP* |
|  | Envelope membrane protein | *cemA* |
|  | Subunit of acetyl-CoA-carboxylase | *accD* |
|  | c-type cytochrome synthesis gene | *ccsA* |
|  | Translational initiation factor | *infA* |
| 未知功能 |  | *ycf1*（×2）、*ycf2*（×2）、*ycf4* |

表 2-183-2 莪术叶绿体基因内含子和外显子位置及长度

| 基因名称 | 基因编码序列所在链 | 起始位置 | 终点位置 | 长度（bp） | | | | |
|---|---|---|---|---|---|---|---|---|
| | | | | 第一外显子 | 第一内含子 | 第二外显子 | 第二内含子 | 第三外显子 |
| *trnK-UUU* | − | 1435 | 4162 | 36 | 2655 | 37 | | |
| *rps16* | − | 4893 | 5878 | 40 | 734 | 212 | | |
| *trnG-UCC* | + | 8433 | 9204 | 23 | 702 | 47 | | |
| *atpF* | − | 11103 | 12481 | 145 | 824 | 410 | | |
| *rpoC1* | − | 20967 | 23754 | 432 | 733 | 1623 | | |
| *ycf3* | − | 44032 | 46054 | 124 | 722 | 230 | 794 | 153 |

续表

| 基因名称 | 基因编码序列所在链 | 起始位置 | 终点位置 | 长度（bp） | | | | |
|---|---|---|---|---|---|---|---|---|
| | | | | 第一外显子 | 第一内含子 | 第二外显子 | 第二内含子 | 第三外显子 |
| trnL-UAA | + | 49353 | 49971 | 35 | 534 | 50 | | |
| trnV-UAC | − | 54085 | 54757 | 38 | 598 | 37 | | |
| rps12 | − | 72456 | 102090 | 114 | ND | 232 | 542 | 26 |
| clpP | − | 72732 | 74858 | 71 | 865 | 289 | 644 | 258 |
| petB | + | 77797 | 79299 | 6 | 849 | 648 | | |
| petD | + | 79498 | 80722 | 8 | 742 | 475 | | |
| rpl16 | − | 84255 | 85709 | 9 | 1044 | 402 | | |
| rpl2 | − | 87692 | 89172 | 388 | 662 | 431 | | |
| ndhB | − | 98230 | 100462 | 775 | 700 | 758 | | |
| trnI-GAU | + | 106100 | 107111 | 42 | 935 | 35 | | |
| trnA-UGC | + | 107175 | 108048 | 38 | 801 | 35 | | |
| ndhA | − | 126659 | 128825 | 553 | 1075 | 539 | | |
| trnA-UGC | − | 141099 | 141972 | 38 | 801 | 35 | | |
| trnI-GAU | − | 142036 | 143047 | 42 | 935 | 35 | | |
| rps12 | + | 147057 | 147854 | ND | ND | 232 | 542 | 26 |
| ndhB | + | 148685 | 150917 | 775 | 700 | 758 | | |

注："+"表示正链；"−"表示负链；"ND"表示未确定

【重复序列】 在莪术叶绿体基因组中，微卫星序列有 A/T、C/G 和 AT/AT 三种类型，各有 53 个、2 个、16 个（表 2-183-3）。共发现 40 个串联重复序列，满足总长度超过 20bp 且重复单元之间的相似度 ≥ 90% 两个条件（表 2-183-4）。散在重复序列包括回文重复序列和正向重复序列。以 e-value 小于 1E–04 为阈值，莪术叶绿体基因组散在重复序列包括 9 条回文重复序列、18 条正向重复序列（表 2-183-5）。

表 2-183-3 莪术叶绿体基因组微卫星序列统计

| 重复单元类型 | 重复序列个数 |
|---|---|
| A/T | 53 |
| C/G | 2 |
| AT/AT | 16 |

表 2-183-4 莪术叶绿体基因组串联重复序列统计

| 起点—终点 | 重复单元长度（bp） | 重复单元拷贝数 | 重复单元一致序列长度（bp） | 重复单元之间的相似度（%） | 插入缺失比例（%） | 分值 | 碱基个数 | | | | 熵（0—2） |
|---|---|---|---|---|---|---|---|---|---|---|---|
| | | | | | | | A | C | G | T | |
| 6020—6053 | 17 | 2.0 | 17 | 100 | 0 | 68 | 23 | 17 | 17 | 41 | 1.90 |
| 6219—6244 | 13 | 2.0 | 13 | 100 | 0 | 52 | 15 | 0 | 30 | 53 | 1.42 |
| 7276—7300 | 13 | 1.9 | 13 | 100 | 0 | 50 | 72 | 12 | 0 | 16 | 1.13 |
| 7792—7869 | 34 | 2.3 | 34 | 95 | 0 | 138 | 42 | 2 | 5 | 50 | 1.38 |

续表

| 起点—终点 | 重复单元长度（bp） | 重复单元拷贝数 | 重复单元一致序列长度（bp） | 重复单元之间的相似度（%） | 插入缺失比例（%） | 分值 | 碱基个数 A | C | G | T | 熵（0—2） |
|---|---|---|---|---|---|---|---|---|---|---|---|
| 13807—13837 | 15 | 2.1 | 14 | 94 | 5 | 53 | 35 | 0 | 0 | 64 | 0.94 |
| 13955—14010 | 23 | 2.5 | 22 | 91 | 2 | 85 | 66 | 0 | 1 | 32 | 1.03 |
| 13985—14035 | 14 | 3.7 | 14 | 92 | 7 | 79 | 62 | 0 | 5 | 31 | 1.19 |
| 16586—16612 | 14 | 1.9 | 14 | 100 | 0 | 54 | 62 | 7 | 7 | 22 | 1.46 |
| 25178—25225 | 21 | 2.3 | 21 | 92 | 0 | 78 | 18 | 18 | 18 | 43 | 1.88 |
| 29171—29208 | 20 | 1.9 | 20 | 94 | 0 | 67 | 63 | 5 | 10 | 21 | 1.46 |
| 30282—30338 | 16 | 3.6 | 16 | 95 | 2 | 98 | 33 | 19 | 7 | 40 | 1.78 |
| 31704—31735 | 15 | 2.1 | 15 | 100 | 0 | 64 | 21 | 6 | 12 | 59 | 1.55 |
| 31804—31868 | 29 | 2.2 | 29 | 91 | 0 | 103 | 46 | 15 | 18 | 20 | 1.84 |
| 47964—47994 | 15 | 2.1 | 15 | 93 | 0 | 53 | 16 | 6 | 9 | 67 | 1.39 |
| 48212—48242 | 13 | 2.5 | 13 | 94 | 5 | 55 | 48 | 29 | 0 | 22 | 1.51 |
| 48395—48463 | 31 | 2.2 | 31 | 100 | 0 | 138 | 44 | 13 | 5 | 36 | 1.67 |
| 48439—48481 | 22 | 2.0 | 22 | 100 | 0 | 86 | 46 | 16 | 4 | 32 | 1.67 |
| 48557—48597 | 17 | 2.5 | 16 | 92 | 7 | 73 | 51 | 4 | 0 | 43 | 1.23 |
| 53100—53133 | 12 | 2.9 | 12 | 95 | 4 | 61 | 50 | 0 | 0 | 50 | 1.00 |
| 53219—53267 | 24 | 2.0 | 24 | 100 | 0 | 98 | 28 | 8 | 4 | 59 | 1.45 |
| 59546—59606 | 30 | 2.0 | 30 | 100 | 0 | 122 | 60 | 3 | 6 | 29 | 1.38 |
| 61863—61898 | 13 | 2.8 | 13 | 91 | 4 | 56 | 44 | 0 | 0 | 55 | 0.99 |
| 62149—62180 | 16 | 2.0 | 16 | 100 | 0 | 64 | 56 | 0 | 12 | 31 | 1.37 |
| 67980—68007 | 13 | 2.2 | 13 | 100 | 0 | 56 | 71 | 0 | 21 | 7 | 1.09 |
| 74438—74485 | 19 | 2.5 | 19 | 100 | 0 | 96 | 33 | 18 | 6 | 41 | 1.76 |
| 74952—74980 | 14 | 2.1 | 14 | 100 | 0 | 58 | 34 | 6 | 6 | 51 | 1.55 |
| 82364—82412 | 24 | 2.0 | 24 | 92 | 0 | 80 | 28 | 32 | 12 | 26 | 1.92 |
| 83696—83743 | 24 | 2.0 | 24 | 95 | 0 | 87 | 25 | 10 | 12 | 52 | 1.71 |
| 85440—85475 | 18 | 2.0 | 18 | 100 | 0 | 72 | 38 | 11 | 5 | 44 | 1.63 |
| 89709—89804 | 50 | 1.9 | 50 | 97 | 0 | 183 | 42 | 17 | 9 | 30 | 1.81 |
| 92348—92409 | 21 | 2.8 | 22 | 90 | 7 | 90 | 14 | 25 | 11 | 48 | 1.77 |
| 92369—92416 | 21 | 2.3 | 21 | 92 | 0 | 78 | 12 | 31 | 8 | 47 | 1.71 |
| 93653—93695 | 21 | 2.0 | 21 | 90 | 0 | 68 | 32 | 9 | 25 | 32 | 1.88 |
| 103392—103439 | 23 | 2.1 | 23 | 96 | 0 | 87 | 41 | 8 | 4 | 45 | 1.53 |
| 114586—114627 | 21 | 2.0 | 21 | 90 | 0 | 66 | 52 | 7 | 26 | 14 | 1.67 |
| 134520—134561 | 21 | 2.0 | 21 | 90 | 0 | 66 | 14 | 26 | 7 | 52 | 1.67 |
| 145708—145755 | 23 | 2.1 | 23 | 96 | 0 | 87 | 45 | 4 | 8 | 41 | 1.53 |
| 155452—155494 | 21 | 2.0 | 21 | 90 | 0 | 68 | 32 | 25 | 9 | 32 | 1.88 |
| 156738—156799 | 21 | 2.7 | 23 | 90 | 7 | 92 | 48 | 11 | 25 | 14 | 1.77 |
| 159343—159438 | 50 | 1.9 | 50 | 97 | 0 | 183 | 30 | 9 | 17 | 42 | 1.81 |

表 2-183-5　莪术叶绿体基因组散在重复序列特征值

| 重复单元一长度（bp） | 重复单元一起点 | 重复类型 | 重复单元二长度（bp） | 重复单元二起点 | 重复单元间隔 | e-value |
|---|---|---|---|---|---|---|
| 53 | 40249 | D | 53 | 42473 | −3 | 5.76E−17 |
| 46 | 89708 | D | 46 | 89758 | −1 | 2.06E−16 |
| 46 | 89708 | P | 46 | 159342 | −1 | 2.06E−16 |
| 46 | 89758 | P | 46 | 159392 | −1 | 2.06E−16 |
| 46 | 159342 | D | 46 | 159392 | −1 | 2.06E−16 |
| 38 | 48394 | D | 38 | 48425 | 0 | 9.78E−14 |
| 44 | 7791 | D | 44 | 7825 | −2 | 2.03E−13 |
| 34 | 112905 | D | 34 | 136207 | 0 | 2.50E−11 |
| 32 | 30290 | D | 32 | 30306 | 0 | 4.01E−10 |
| 32 | 38346 | P | 32 | 38388 | 0 | 4.01E−10 |
| 41 | 40264 | D | 41 | 42488 | −3 | 4.40E−10 |
| 31 | 29606 | P | 31 | 29658 | 0 | 1.60E−09 |
| 31 | 59545 | D | 31 | 59575 | 0 | 1.60E−09 |
| 37 | 40288 | D | 37 | 42512 | −3 | 8.21E−08 |
| 36 | 31803 | D | 36 | 31832 | −3 | 3.02E−07 |
| 30 | 74436 | D | 30 | 74455 | −1 | 5.77E−07 |
| 35 | 47871 | D | 35 | 47873 | −3 | 1.11E−06 |
| 34 | 47889 | D | 34 | 48556 | −3 | 4.05E−06 |
| 31 | 1402 | P | 31 | 127600 | −2 | 6.71E−06 |
| 31 | 66400 | P | 31 | 66455 | −2 | 6.71E−06 |
| 30 | 33932 | P | 30 | 33936 | −2 | 2.51E−05 |
| 30 | 47843 | P | 30 | 47845 | −2 | 2.51E−05 |
| 30 | 47855 | D | 30 | 48567 | −2 | 2.51E−05 |
| 30 | 53213 | D | 30 | 53237 | −2 | 2.51E−05 |
| 30 | 70809 | D | 30 | 70830 | −2 | 2.51E−05 |
| 32 | 14061 | P | 32 | 14069 | −3 | 5.37E−05 |
| 32 | 70819 | D | 32 | 70840 | −3 | 5.37E−05 |

注：P. palindromic repeat，回文重复序列；D. direct repeat，正向重复序列

【高可变区】　为了发现姜黄属物种间的高可变区，从 14 个物种的叶绿体基因组中提取了 98 个基因间区，采用 K2p（Kimura 2-parameter）模型计算基因间区的遗传距离，遗传距离最大的 30 个基因间区参见图 2-183-3。这 30 个基因间区的 K2p 平均值分布于 0.66～4.32。其中 *rps16-trnQ-UUG*、*psbC-trnS-UGA*、*ndhC-trnV-UAC* 的 K2p 平均值较高，分别为 4.32、2.69、2.52。由此可见，姜黄属 14 个物种的叶绿体基因组在这 3 个区域的变异较大，这 3 个区域可作为潜在的分子标记开发区域。

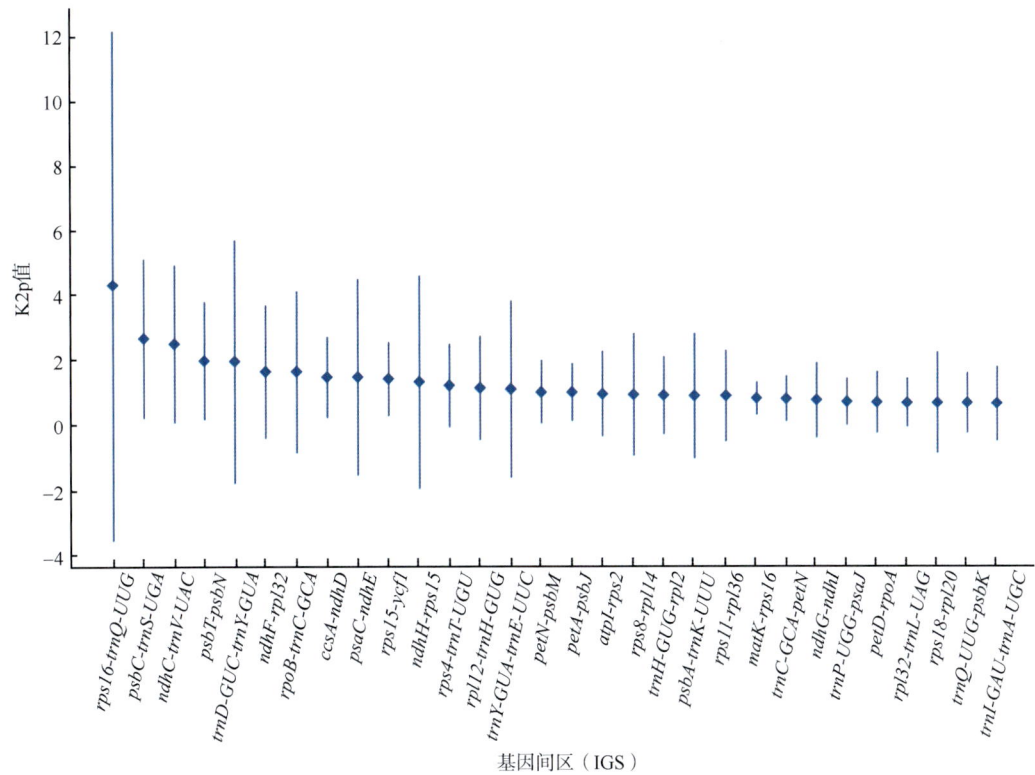

图 2-183-3 姜黄属物种基因间区的遗传距离分析结果

【系统发育】 使用 MAFFT 对来自姜黄属的 14 个物种[5-11]和 1 个外类群物种[花叶山姜（*Alpinia pumila*）][12]的 15 个叶绿体基因组中提取的 78 个共有蛋白质序列进行多重序列比对，使用 IQ-TREE 筛选得到最优的 HIVw+F+I+G4 模型，并采用最大似然法（maximum likelihood method）构建进化树。结果显示，黄花姜黄（*Curcuma flaviflora*）[5]先从 14 个姜黄属物种中独立分化出来。随后，姜荷花（*Curcuma alismatifolia*）[6]也分化为一支，其余的 12 个物种分为 2 支。其中 *Curcuma roscoeana*[7]、姜黄（*Curcuma longa*）[8]和广西莪术（*Curcuma kwangsiensis*）3 个物种聚成一支。在余下的 9 个物种中，*Curcuma zedoaria*[9]、大莪术（*Curcuma elata*）[6]、温郁金（*Curcuma wenyujin*）[11]和郁金（*Curcuma aromatica*）[10]4 个物种聚为一支。莪术（*Curcuma phaeocaulis*）[11]、印尼莪术（*Curcuma xanthorrhiza*）[6]、顶花莪术（*Curcuma yunnanensis*）[6]、川郁金（*Curcuma sichuanensis*）[6]、味极苦姜黄（*Curcuma amarissima*）[6]聚为一支（图 2-183-4）。

【$K_A/K_S$ 选择压力分析】 以图 2-183-4 的进化树作为参考，利用 Hyphy 软件中的 aBSREL 模型对蛋白质编码基因进行选择压力分析。在 14 个姜黄属物种中，未发现有基因受到正向选择。

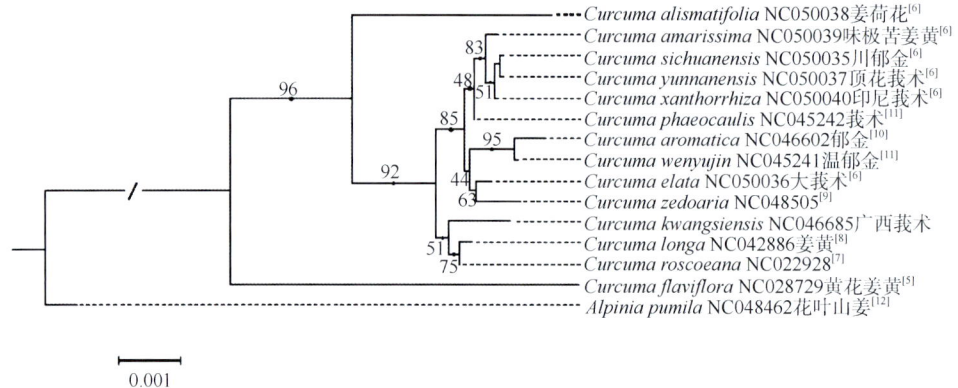

图 2-183-4　姜黄属植物系统发育进化分析

**【宏 DNA 条形码的发现及其 PCR 扩增引物设计】**　为了发现能够区分姜黄属下物种的宏 DNA 条形码序列及其 PCR 扩增引物，利用 ecoPrimers 对姜黄属物种叶绿体基因组序列进行分析，未发现有可用于设计 PCR 扩增引物的保守区间。

## 参 考 文 献

[1] 万德光，彭成，赵军宁. 四川道地中药材志. 成都：四川科学技术出版社，2005：356.

[2] 国家药典委员会. 中华人民共和国药典（2020年版）一部. 北京：中国医药科技出版社，2020：286.

[3] 孔一凡，史克莉. 莪术研究概述. 湖北中医药大学学报，2011，（1）：47-49.

[4] 成晓静，刘华钢，赖茂祥. 莪术的化学成分及药理作用研究. 广西中医学院学报，2007，10（1）：79-82.

[5] Zhang Y，Deng J，Li Y，et al. The complete chloroplast genome sequence of *Curcuma flaviflora*（Curcuma）. Mitochondrial DNA A DNA Mapp Seq Anal，2016，27（5）：3644-3645.

[6] Liang H，Zhang Y，Deng J，et al. The complete chloroplast genome sequences of 14 *Curcuma* species：Insights into genome evolution and phylogenetic relationships within Zingiberales. Front Genet，2020，11：802.

[7] Barrett C F，Specht C D，Leebens-Mack J，et al. Resolving ancient radiations：Can complete plastid gene sets elucidate deep relationships among the tropical gingers（Zingiberales）？Annals of Botany，2013，113（1）：119-133.

[8] Windsor A M，Ott B M，Zhang N，et al. Full chloroplast genome sequence of the economically important dietary supplement and spice *Curcuma longa*. Microbiol Resour Announc，2019，8（32）：DOI：https://doi.org/10.1128/MRA. 00576-19.

[9] Li D M，Zhu G F，Xu Y C，et al. Characterization and phylogenetic analysis of the complete chloroplast genome of *Curcuma zedoaria*（Zingiberaceae）. Mitochondrial DNA B Resour，2020，5（2）：1329-1331.

[10] Gui L，Jiang S，Xie D，et al. Analysis of complete chloroplast genomes of *Curcuma* and the contribution to phylogeny and adaptive evolution. Gene，2020，732：144355.

[11] Kim M K，Lee W K，Choi Y R，et al. The complete chloroplast genome sequence of three medicinal species；*Curcuma longa*，*Curcuma wenyujin*，and *Curcuma phaeocaulis*（Zingiberaceae）. Mitochondrial DNA B Resour，2021，6（4）：1363-1364.

[12] Li D M，Zhu G F，Xu Y C，et al. Complete chloroplast genomes of three medicinal *Alpinia* species：Genome organization，comparative analyses and phylogenetic relationships in family Zingiberaceae. Plants（Basel）Plants（Basel，Switzerland），2020，9（2）：286.

# 184 姜 黄

**【药材基本信息】** 姜黄（*Curcuma longa* L.）又名黄姜，为姜科姜黄属药用植物[1]，其干燥根茎为姜黄中药材（图2-184-1）。收载于《中国药典》（2020年版）[2]。姜黄分布于台湾、福建、广东、广西、云南、四川、江西等地。四川犍为、双流、崇州有栽培基地[1]。商品药材来自栽培。姜黄以长圆柱形、断面色金黄、质地坚实饱满、香气浓厚者为优质药材。姜黄主要含姜黄素类化合物（如姜黄素、脱甲氧基姜黄素、脱二甲氧基姜黄素等）和挥发油（如姜黄酮、姜油烯、水芹烯、1,8-桉叶素、香桧烯、龙脑等）[3]。姜黄味辛、苦，性温。归脾、肝经。具有破血行气、通经止痛的功效。现代研究表明，姜黄具有抗病毒、抑菌、抗炎、抗肿瘤、抗氧化、利胆、降血脂等活性。临床用于治疗乳腺癌、结肠癌、高脂血症、肠易激综合征和风湿疼痛[4]。

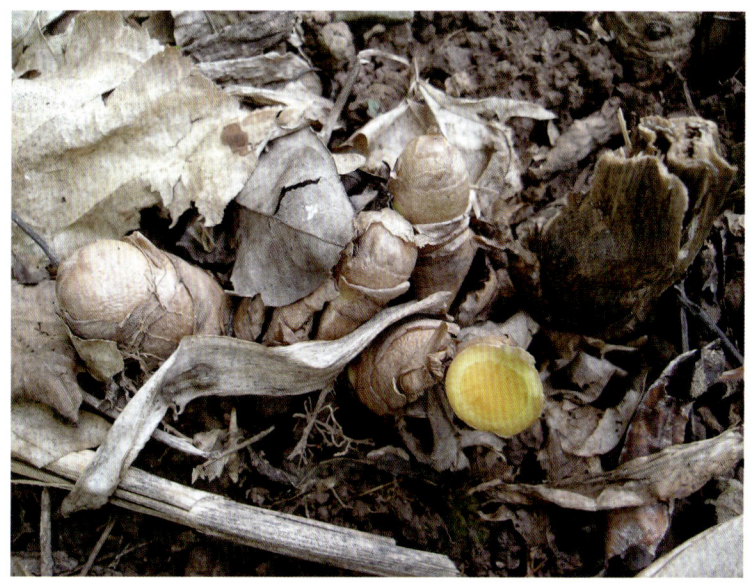

图2-184-1 姜黄

**【叶绿体基因组】** 姜黄的叶绿体DNA为环状分子，其叶绿体基因组（GenBank登录号：NC042886.1）[5]总长度为159 550bp，具有保守的四分状结构，包括一个LSC区、一个SSC区和一对IR区，其长度分别为87 058bp、18 542bp和26 975bp（图2-184-2）。姜黄叶绿体基因组的整体G/C含量为36.31%。其LSC区的G/C含量（33.97%）低于IR区的G/C含量（42.32%），但高于SSC区的G/C含量（29.83%）。

*Curcuma longa*

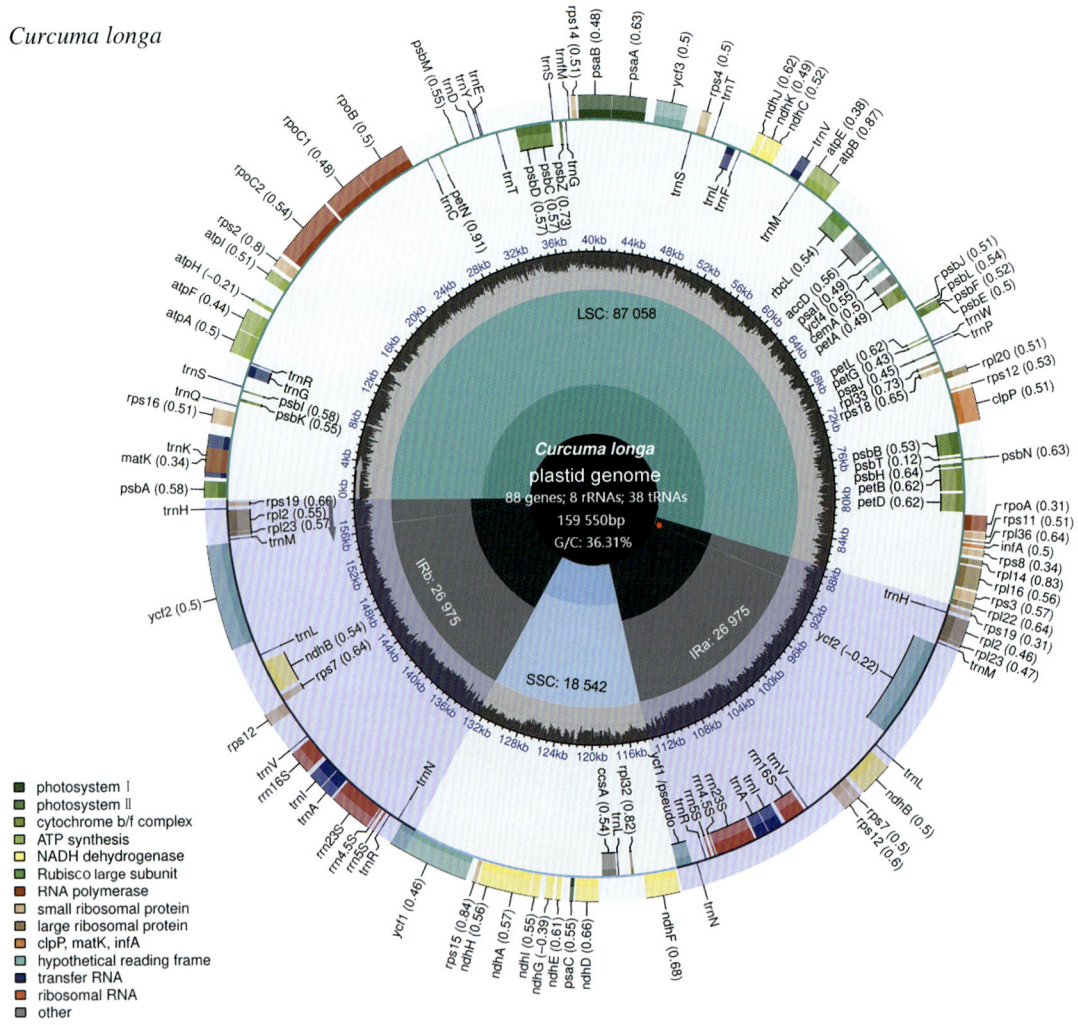

图 2-184-2 姜黄叶绿体基因组图谱

该图包括 6 个圆形轨道。自内向外的第一轨道表示分散重复序列，红色弧线表示直接重复序列，绿色弧线表示回文重复序列；自内向外的第二轨道上的蓝色柱状线条表示长串联重复序列，其重复单元碱基长度＞7；自内向外的第三轨道以不同颜色的柱状线条表示不同类型的短串联重复序列（微卫星序列），其中黑色表示复杂重复序列，绿色表示重复单元碱基长度为 1 的重复序列，黄色表示重复单元碱基长度为 2 的重复序列，紫色表示重复单元碱基长度为 3 的重复序列，蓝色表示重复单元碱基长度为 4 的重复序列，橙色表示重复单元碱基长度为 5 的重复序列，红色表示重复单元碱基长度为 6 的重复序列；自内向外的第四轨道上以不同色块表示 SSC 区、反向重复区 IRa 和 IRb、LSC 区，数字代表相应区间的长度；自内向外的第五轨道表示 GC 含量；最外层第六轨道以不同色块表示不同功能的编码基因，功能分类详见图中左下角注释，基因名称后括号中的数字表示密码子使用偏差，轨道外侧的基因转录方向为顺时针方向，轨道内侧的基因转录方向为逆时针方向

【编码基因】 姜黄的叶绿体基因组共编码 134 个基因，其中独特基因 111 个，包括蛋白质编码基因 88 个（独特基因 79 个）、转运 RNA（transfer RNA，tRNA）编码基因 38 个（独特基因 28 个）、核糖体 RNA（ribosome RNA，rRNA）编码基因 8 个（独特基因 4 个）（表 2-184-1）。其中 8 个蛋白质独特编码基因（*ndhB*、*rps7*、*rps12*、*rps19*、*rpl2*、*rpl23*、*ycf1*、*ycf2*）、8 个 tRNA 独特编码基因（*trnA-UGC*、*trnH-UGU*、*trnI-GAU*、*trnL-CAA*、*trnN-GUU*、*trnR-ACG*、*trnV-GAC*、*trnM-CAU*）、4 个 rRNA 独特编码基因（*rrn16S*、 rrn23S、rrn4.5S、rrn5S）位于 IR 区。有 11 个蛋白质编码基因 [rps16、rpoC1、rpl2（×2）、rpl16、petD、petB、ndhB（×2）、ndhA、atpF] 各含有 1 个内含子（intron），4 个蛋白质编码基因 [ycf3、clpP、rps12（×2）] 各含有 2 个内含子，8 个 tRNA 编码基因 [trnV-UAC、trnL-UAA、trnK-UUU、trnI-GAU（×2）、trnG-GCC、trnA-UGC（×2）] 各含有 1 个内含子（表 2-184-2）。姜黄叶绿体基因组中蛋白质编码区（coding sequence，CDS）的长度为 79 122bp，占整个基因组长度的 49.59%。rRNA 基因的长度为 9046bp，占整个基因组长度的 5.67%。而 tRNA 基因的长度为 2873bp，占整个基因组长度的 1.80%。姜黄叶绿体基因组非编码区主要包括内含子和基因间区，其长度占整个基因组长度的 42.94%。

表 2-184-1　姜黄叶绿体基因组基因列表

| 基因功能 | 基因分类 | 基因名称 |
| --- | --- | --- |
| rRNA | rRNA genes | rrn16S（×2）、rrn23S（×2）、rrn5S（×2）、rrn4.5S（×2） |
| tRNA | tRNA genes | 38 trn genes（8 个基因各含有 1 个内含子） |
| 自我复制 | Small subunit of ribosome | rps11、rps12（×3）、rps14、rps15、rps16、rps18、rps19（×2）、rps2、rps3、rps4、rps7（×2）、rps8 |
| | Large subunit of ribosome | rpl14、rpl16、rpl2（×2）、rpl20、rpl22、rpl23（×2）、rpl32、rpl33、rpl36 |
| | DNA dependent RNA polymerase | rpoA、rpoB、rpoC1、rpoC2 |
| 光合作用 | Subunits of NADH-dehydrogenase | ndhA、ndhB（×2）、ndhC、ndhD、ndhE、ndhF、ndhG、ndhH、ndhI、ndhJ、ndhK |
| | Subunits of photosystem Ⅰ | psaA、psaB、psaC、psaI、psaJ |
| | Subunits of photosystem Ⅱ | psbA、psbB、psbC、psbD、psbE、psbF、psbH、psbI、psbJ、psbK、psbL、psbM、psbN、psbT、psbZ、ycf3 |
| | Subunits of cytochrome b/f complex | petA、petB、petD、petG、petL、petN |
| | Subunits of ATP synthase | atpA、atpB、atpE、atpF、atpH、atpI |
| | Large subunit of rubisco | rbcL |
| 其他功能 | Maturase | matK |
| | Protease | clpP |
| | Envelope membrane protein | cemA |
| | Subunit of acetyl-CoA-carboxylase | accD |
| | c-type cytochrome synthesis gene | ccsA |
| | Translational initiation factor | infA |
| 未知功能 | | ycf1（×2）、ycf2（×2）、ycf4 |

表 2-184-2　姜黄叶绿体基因内含子和外显子位置及长度

| 基因名称 | 基因编码序列所在链 | 起始位置 | 终点位置 | 长度（bp） | | | | |
| --- | --- | --- | --- | --- | --- | --- | --- | --- |
| | | | | 第一外显子 | 第一内含子 | 第二外显子 | 第二内含子 | 第三外显子 |
| trnK-UUU | − | 1435 | 4157 | 37 | 2650 | 36 | | |
| rps16 | − | 4895 | 5877 | 40 | 731 | 212 | | |
| trnG-GCC | + | 8451 | 9222 | 23 | 702 | 47 | | |
| atpF | − | 11121 | 12499 | 145 | 824 | 410 | | |
| rpoC1 | − | 20990 | 23776 | 432 | 732 | 1623 | | |
| ycf3 | − | 44070 | 46092 | 124 | 722 | 230 | 794 | 153 |

续表

| 基因名称 | 基因编码序列所在链 | 起始位置 | 终点位置 | 长度（bp） | | | | |
|---|---|---|---|---|---|---|---|---|
| | | | | 第一外显子 | 第一内含子 | 第二外显子 | 第二内含子 | 第三外显子 |
| *trnL-UAA* | + | 49377 | 49994 | 35 | 533 | 50 | | |
| *trnV-UAC* | − | 54105 | 54777 | 38 | 598 | 37 | | |
| *rps12* | − | 72480 | 102182 | 114 | ND | 229 | 542 | 26 |
| *clpP* | − | 72758 | 74886 | 71 | 865 | 289 | 646 | 258 |
| *petB* | + | 77825 | 79342 | 6 | 864 | 648 | | |
| *petD* | + | 79541 | 80765 | 8 | 742 | 475 | | |
| *rpl16* | − | 84298 | 85752 | 9 | 1044 | 402 | | |
| *ndhB* | − | 98325 | 100557 | 758 | 700 | 775 | | |
| *trnI-GAU* | + | 106195 | 107206 | 42 | 935 | 35 | | |
| *trnA-UGC* | + | 107270 | 108143 | 38 | 801 | 35 | | |
| *ndhA* | − | 124033 | 126201 | 539 | 1077 | 553 | | |
| *trnA-UGC* | − | 138466 | 139339 | 35 | 801 | 38 | | |
| *trnI-GAU* | − | 139403 | 140414 | 35 | 935 | 42 | | |
| *rpl2* | − | 87737 | 89217 | 388 | 662 | 431 | | |
| *rps12* | + | 144427 | 145221 | ND | ND | 229 | 542 | 26 |
| *ndhB* | + | 146052 | 148284 | 775 | 700 | 758 | | |
| *rpl2* | + | 157389 | 158872 | 391 | 662 | 431 | | |

注："+"表示正链；"−"表示负链；"ND"表示未确定

【**重复序列**】 在姜黄叶绿体基因组中，微卫星序列有 A/T、C/G 和 AT/AT 三种类型，各有 56 个、2 个和 2 个（表 2-184-3）。共发现 39 个串联重复序列，满足总长度超过 20bp 且重复单元之间的相似度 ≥ 90% 两个条件（表 2-184-4）。散在重复序列包括回文重复序列和正向重复序列。以 *e*-value 小于 1E–04 为阈值，姜黄叶绿体基因组散在重复序列包括 17 条回文重复序列、17 条正向重复序列（表 2-184-5）。

表 2-184-3 姜黄叶绿体基因组微卫星序列统计

| 重复单元类型 | 重复序列个数 |
|---|---|
| A/T | 56 |
| C/G | 2 |
| AT/AT | 2 |

表 2-184-4 姜黄叶绿体基因组串联重复序列统计

| 起点—终点 | 重复单元长度（bp） | 重复单元拷贝数 | 重复单元一致序列长度（bp） | 重复单元之间的相似度（%） | 插入缺失比例（%） | 分值 | 碱基个数 | | | | 熵（0—2） |
|---|---|---|---|---|---|---|---|---|---|---|---|
| | | | | | | | A | C | G | T | |
| 6019—6052 | 17 | 2.0 | 17 | 100 | 0 | 68 | 23 | 17 | 17 | 41 | 1.90 |
| 6218—6243 | 13 | 2.0 | 13 | 100 | 0 | 52 | 15 | 0 | 30 | 53 | 1.42 |
| 7273—7297 | 13 | 1.9 | 13 | 100 | 0 | 50 | 72 | 12 | 0 | 16 | 1.13 |
| 13830—13860 | 15 | 2.1 | 14 | 94 | 5 | 53 | 35 | 0 | 0 | 64 | 0.94 |

续表

| 起点—终点 | 重复单元长度（bp） | 重复单元拷贝数 | 重复单元一致序列长度（bp） | 重复单元之间的相似度（%） | 插入缺失比例（%） | 分值 | 碱基个数 A | C | G | T | 熵（0—2） |
|---|---|---|---|---|---|---|---|---|---|---|---|
| 13978—14033 | 23 | 2.5 | 22 | 91 | 2 | 85 | 66 | 0 | 1 | 32 | 1.03 |
| 14008—14058 | 14 | 3.7 | 14 | 92 | 7 | 79 | 62 | 0 | 5 | 31 | 1.19 |
| 16609—16635 | 14 | 1.9 | 14 | 100 | 0 | 54 | 62 | 7 | 7 | 22 | 1.46 |
| 25200—25247 | 21 | 2.3 | 21 | 92 | 0 | 78 | 18 | 18 | 18 | 43 | 1.88 |
| 29199—29236 | 20 | 1.9 | 20 | 94 | 0 | 67 | 63 | 5 | 10 | 21 | 1.46 |
| 30312—30368 | 16 | 3.6 | 16 | 95 | 2 | 98 | 33 | 19 | 7 | 40 | 1.78 |
| 31734—31765 | 15 | 2.1 | 15 | 100 | 0 | 64 | 21 | 6 | 12 | 59 | 1.55 |
| 31834—31898 | 29 | 2.2 | 29 | 91 | 0 | 103 | 46 | 15 | 18 | 20 | 1.84 |
| 32583—32623 | 20 | 2.0 | 21 | 95 | 4 | 75 | 48 | 0 | 4 | 46 | 1.23 |
| 48004—48034 | 15 | 2.1 | 15 | 93 | 0 | 53 | 16 | 6 | 9 | 67 | 1.39 |
| 48252—48282 | 13 | 2.5 | 13 | 94 | 5 | 55 | 48 | 29 | 0 | 22 | 1.51 |
| 48435—48485 | 21 | 2.4 | 21 | 90 | 6 | 77 | 47 | 11 | 5 | 35 | 1.65 |
| 48447—48489 | 21 | 2.0 | 21 | 100 | 0 | 86 | 48 | 13 | 4 | 32 | 1.63 |
| 53122—53155 | 12 | 2.9 | 12 | 95 | 4 | 61 | 50 | 0 | 0 | 50 | 1.00 |
| 53241—53289 | 24 | 2.0 | 24 | 100 | 0 | 98 | 28 | 8 | 4 | 59 | 1.45 |
| 59567—59627 | 30 | 2.0 | 30 | 100 | 0 | 122 | 60 | 3 | 6 | 29 | 1.38 |
| 61884—61919 | 13 | 2.8 | 13 | 91 | 4 | 56 | 44 | 0 | 0 | 55 | 0.99 |
| 62170—62201 | 16 | 2.0 | 16 | 100 | 0 | 64 | 56 | 0 | 12 | 31 | 1.37 |
| 67996—68023 | 13 | 2.2 | 13 | 100 | 0 | 56 | 71 | 0 | 21 | 7 | 1.09 |
| 74466—74513 | 19 | 2.5 | 19 | 100 | 0 | 96 | 33 | 18 | 6 | 41 | 1.76 |
| 74980—75008 | 14 | 2.1 | 14 | 100 | 0 | 58 | 34 | 6 | 6 | 51 | 1.55 |
| 78296—78325 | 15 | 2.0 | 15 | 100 | 0 | 60 | 60 | 0 | 6 | 33 | 1.23 |
| 82407—82455 | 24 | 2.0 | 24 | 92 | 0 | 80 | 28 | 32 | 12 | 26 | 1.92 |
| 83739—83786 | 24 | 2.0 | 24 | 95 | 0 | 87 | 25 | 10 | 12 | 52 | 1.71 |
| 85483—85518 | 18 | 2.0 | 18 | 100 | 0 | 72 | 38 | 11 | 5 | 44 | 1.63 |
| 89754—89899 | 50 | 2.9 | 50 | 98 | 0 | 283 | 42 | 17 | 9 | 30 | 1.81 |
| 92443—92504 | 21 | 2.8 | 22 | 90 | 7 | 90 | 14 | 25 | 11 | 48 | 1.77 |
| 92464—92511 | 21 | 2.3 | 21 | 92 | 0 | 78 | 12 | 31 | 8 | 47 | 1.71 |
| 93748—93790 | 21 | 2.0 | 21 | 90 | 0 | 68 | 32 | 9 | 25 | 32 | 1.88 |
| 103487—103534 | 23 | 2.1 | 23 | 92 | 0 | 78 | 41 | 8 | 2 | 47 | 1.45 |
| 131887—131928 | 21 | 2.0 | 21 | 90 | 0 | 66 | 14 | 26 | 7 | 52 | 1.67 |
| 143075—143122 | 23 | 2.1 | 23 | 92 | 0 | 78 | 47 | 2 | 8 | 41 | 1.45 |
| 152819—152861 | 21 | 2.0 | 21 | 90 | 0 | 68 | 32 | 25 | 9 | 32 | 1.88 |
| 154105—154166 | 21 | 2.7 | 23 | 90 | 7 | 92 | 48 | 11 | 25 | 14 | 1.77 |
| 156710—156855 | 50 | 2.9 | 50 | 98 | 0 | 283 | 30 | 9 | 17 | 42 | 1.81 |

表 2-184-5　姜黄叶绿体基因组散在重复序列特征值

| 重复单元一长度（bp） | 重复单元一起点 | 重复类型 | 重复单元二长度（bp） | 重复单元二起点 | 重复单元间隔 | $e$-value |
| --- | --- | --- | --- | --- | --- | --- |
| 114 | 114050 | P | 114 | 129902 | −3 | 1.08E−52 |
| 96 | 89753 | D | 96 | 89803 | −1 | 3.28E−46 |
| 96 | 89753 | P | 96 | 156709 | −1 | 3.28E−46 |
| 96 | 89803 | P | 96 | 156759 | −1 | 3.28E−46 |
| 96 | 156709 | D | 96 | 156759 | −1 | 3.28E−46 |
| 81 | 114124 | P | 81 | 129861 | −3 | 2.82E−33 |
| 68 | 89781 | D | 68 | 89831 | 0 | 8.22E−32 |
| 68 | 89781 | P | 68 | 156709 | 0 | 8.22E−32 |
| 68 | 89831 | P | 68 | 156759 | 0 | 8.22E−32 |
| 68 | 114142 | P | 68 | 129856 | −3 | 1.11E−25 |
| 58 | 114152 | P | 58 | 129856 | −2 | 1.28E−21 |
| 53 | 40286 | D | 53 | 42510 | −3 | 5.58E−17 |
| 46 | 89753 | D | 46 | 89853 | −1 | 2.00E−16 |
| 46 | 89753 | P | 46 | 156709 | −1 | 2.00E−16 |
| 46 | 89853 | P | 46 | 156809 | −1 | 2.00E−16 |
| 46 | 156709 | D | 46 | 156809 | −1 | 2.00E−16 |
| 52 | 114165 | P | 52 | 129849 | −3 | 2.11E−16 |
| 34 | 113000 | D | 34 | 133574 | 0 | 2.43E−11 |
| 32 | 30320 | D | 32 | 30336 | 0 | 3.88E−10 |
| 32 | 38383 | P | 32 | 38425 | 0 | 3.88E−10 |
| 41 | 40301 | D | 41 | 42525 | −3 | 4.26E−10 |
| 31 | 29634 | P | 31 | 29688 | 0 | 1.55E−09 |
| 31 | 59566 | D | 31 | 59596 | 0 | 1.55E−09 |
| 37 | 40325 | D | 37 | 42549 | −3 | 7.95E−08 |
| 36 | 31833 | D | 36 | 31862 | −3 | 2.92E−07 |
| 30 | 74464 | D | 30 | 74483 | −1 | 5.59E−07 |
| 34 | 47929 | D | 34 | 48580 | −3 | 3.92E−06 |
| 31 | 1402 | P | 31 | 124976 | −2 | 6.50E−06 |
| 31 | 66417 | P | 31 | 66472 | −2 | 6.50E−06 |
| 30 | 33961 | P | 30 | 33965 | −2 | 2.43E−05 |
| 30 | 53235 | D | 30 | 53259 | −2 | 2.43E−05 |
| 30 | 70833 | D | 30 | 70854 | −2 | 2.43E−05 |
| 32 | 14084 | P | 32 | 14092 | −3 | 5.20E−05 |
| 32 | 70843 | D | 32 | 70864 | −3 | 5.20E−05 |

注：P. palindromic repeat，回文重复序列；D. direct repeat，正向重复序列

【高可变区】 为了发现姜黄属物种间的高可变区，从 14 个物种的叶绿体基因组中提取了 98 个基因间区，采用 K2p（Kimura 2-parameter）模型计算基因间区的遗传距离，遗传距离最大的 30 个基因间区参见图 2-184-3。这 30 个基因间区的 K2p 平均值分布于 0.66～4.32。其中 *rps16-trnQ-UUG*、*psbC-trnS-UGA*、*ndhC-trnV-UAC* 的 K2p 平均值较高，分别为 4.32、2.69、2.52。由此可见，姜黄属 14 个物种的叶绿体基因组在这 3 个区域的变异较大，这 3 个区域可作为潜在的分子标记开发区域。

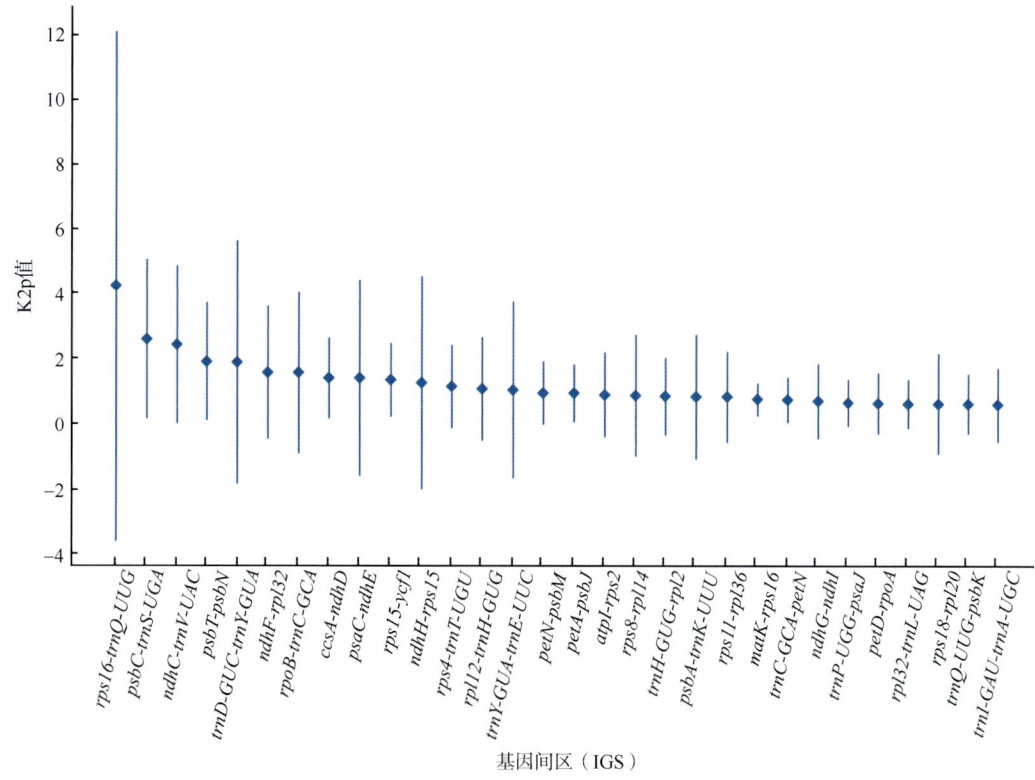

图 2-184-3　姜黄属物种基因间区的遗传距离分析结果

【系统发育】 使用 MAFFT 对来自姜黄属的 14 个物种[6-12]和 1 个外类群物种[花叶山姜（*Alpinia pumila*）][13]的 15 个叶绿体基因组中提取的 78 个共有蛋白质序列进行多重序列比对，使用 IQ-TREE 筛选得到最优的 HIVw+F+I+G4 模型，并采用最大似然法（maximum likelihood method）构建进化树。结果显示，黄花姜黄（*Curcuma flaviflora*）[6]先从 14 个姜黄属物种中独立分化出来。随后，姜荷花（*Curcuma alismatifolia*）[7]也分化为一支，其余的 12 个物种分为 2 支。其中 *Curcuma roscoeana*[8]、姜黄（*Curcuma longa*）[9]和广西莪术（*Curcuma kwangsiensis*）3 个物种聚成一支。在余下的 9 个物种中，*Curcuma zedoaria*[10]、大莪术（*Curcuma elata*）[7]、温郁金（*Curcuma wenyujin*）[12]和郁金（*Curcuma aromatica*）[11]4 个物种聚为一支。莪术（*Curcuma phaeocaulis*）[12]、印尼莪术（*Curcuma xanthorrhiza*）[7]、顶花莪术（*Curcuma yunnanensis*）[7]、川郁金（*Curcuma sichuanensis*）[7]、味极苦姜黄（*Curcuma amarissima*）[7]聚为一支（图 2-184-4）。

【$K_A/K_S$ 选择压力分析】 以图 2-184-4 的进化树作为参考，利用 Hyphy 软件中的

aBSREL 模型对蛋白质编码基因进行选择压力分析。在 14 个姜黄属物种中，未发现有基因受到正向选择。

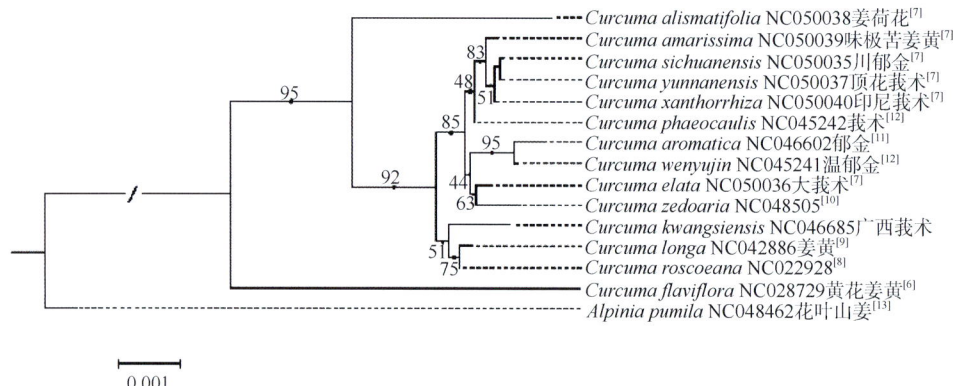

图 2-184-4　姜黄属植物系统发育进化分析

【宏 DNA 条形码的发现及其 PCR 扩增引物设计】　为了发现能够区分姜黄属下物种的宏 DNA 条形码序列及其 PCR 扩增引物，利用 ecoPrimers 对姜黄属物种叶绿体基因组序列进行分析，未发现有可用于设计 PCR 扩增引物的保守区间。

## 参 考 文 献

[1] 中国科学院《中国植物志》编委会. 中国植物志. 第十六卷. 第一分册. 北京：科学出版社，1978.

[2] 国家药典委员会. 中华人民共和国药典（2020 年版）一部. 北京：中国医药科技出版社，2020：276.

[3] 国家中医药管理局《中华本草》编委会. 中华本草（精选本）. 上海：上海科学技术出版社，1998.

[4] 周俊，陈昌祥，刘润民，等. 滇产箭根薯的化学成分研究. 植物学报，1983，25（6）：568-573.

[5] Luo J，Li M，Yang G. The complete chloroplast genome of *Curcuma longa* L.（Zingiberaceae）. Mitochondrial DNA B Resour，2019，4（2）：3044-3045.

[6] Zhang Y，Deng J，Li Y，et al. The complete chloroplast genome sequence of *Curcuma flaviflora*（Curcuma）. Mitochondrial DNA Part A，2016，27（5）：3644-3645.

[7] Liang H，Zhang Y，Deng J，et al. The complete chloroplast genome sequences of 14 *Curcuma* species：Insights into genome evolution and phylogenetic relationships within Zingiberales. Front Genet，2020，11：802.

[8] Barrett C F，Specht C D，Leebens-Mack J，et al. Resolving ancient radiations：Can complete plastid gene sets elucidate deep relationships among the tropical gingers（Zingiberales）？Annals of Botany，2013，113（1）：119-133.

[9] Windsor A M，Ott B M，Zhang N，et al. Full chloroplast genome sequence of the economically important dietary supplement and spice *Curcuma longa*. Microbiol Resour Announc，2019，8（32）：DOI：https://doi.org/10.1128/MRA. 00576-19.

[10] Li D M，Zhu G F，Xu Y C，et al. Characterization and phylogenetic analysis of the complete chloroplast genome of *Curcuma zedoaria*（Zingiberaceae）. Mitochondrial DNA Part B：Resources，2020，5（2）：1329-1331.

[11] Gui L，Jiang S，Xie D，et al. Analysis of complete chloroplast genomes of *Curcuma* and the contribution to phylogeny and adaptive evolution. Gene，2020，732：144355.

[12] Kim M K，Lee W K，Choi Y R，et al. The complete chloroplast genome sequence of three medicinal species：*Curcuma longa*，*Curcuma wenyujin*，and *Curcuma phaeocaulis*（Zingiberaceae）. Mitochondrial DNA B Resour，2021，6（4）：1363-1364.

[13] Li D M，Zhu G F，Xu Y C，et al. Complete chloroplast genomes of three medicinal *Alpinia* species：Genome organization，comparative analyses and phylogenetic relationships in family Zingiberaceae. Plants（Basel，Switzerland），2020，9（2）：286.

# 185　温　郁　金

**【药材基本信息】**　温郁金（*Curcuma wenyujin* Y. H. Chen et C. Ling）为姜科姜黄属药用植物[1]，其干燥根茎为莪术中药材（图2-185-1）。收载于《中国药典》（2020年版）[2]。温郁金分布于浙江、四川、台湾、江西等省份。商品药材来自栽培，主要来自浙江瑞安、乐清和福建安溪。温郁金的药用部位是块茎或根茎，将块根煮熟、晒干即得药材"温郁金"。其味辛、苦，性寒。归肝、心、肺经。能疏肝解郁、行气祛瘀、利胆退黄；将主根茎煮熟、晒干即得药材"温莪术"。其味辛、苦，性温。归肝、脾经，能破血散气、消症止痛。将鲜侧根茎切片晒干即得饮片"片姜黄"，其味辛、苦，性温。归脾、肝经。能行气破瘀、通经络[1,3]。

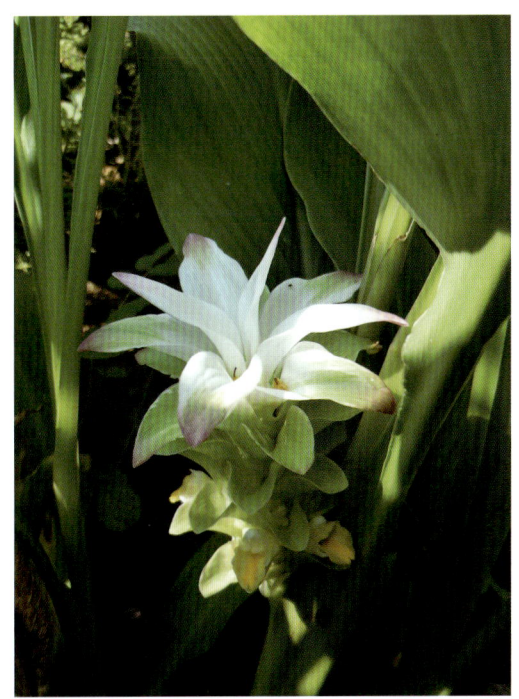

图2-185-1　温郁金

**【叶绿体基因组】**　温郁金的叶绿体DNA为环状分子，其叶绿体基因组（GenBank登录号：NC045241.1）[4]总长度为162 266bp，具有保守的四分状结构，包括一个LSC区、一个SSC区和一对IR区，其长度分别为87 042bp、15 710bp和29 757bp（图2-185-2）。温郁金叶绿体基因组的整体G/C含量为36.18%。其LSC区的G/C含量（33.96%）低于IR区的G/C含量（41.14%），但高于SSC区的G/C含量（29.62%）。

*Curcuma wenyujin*

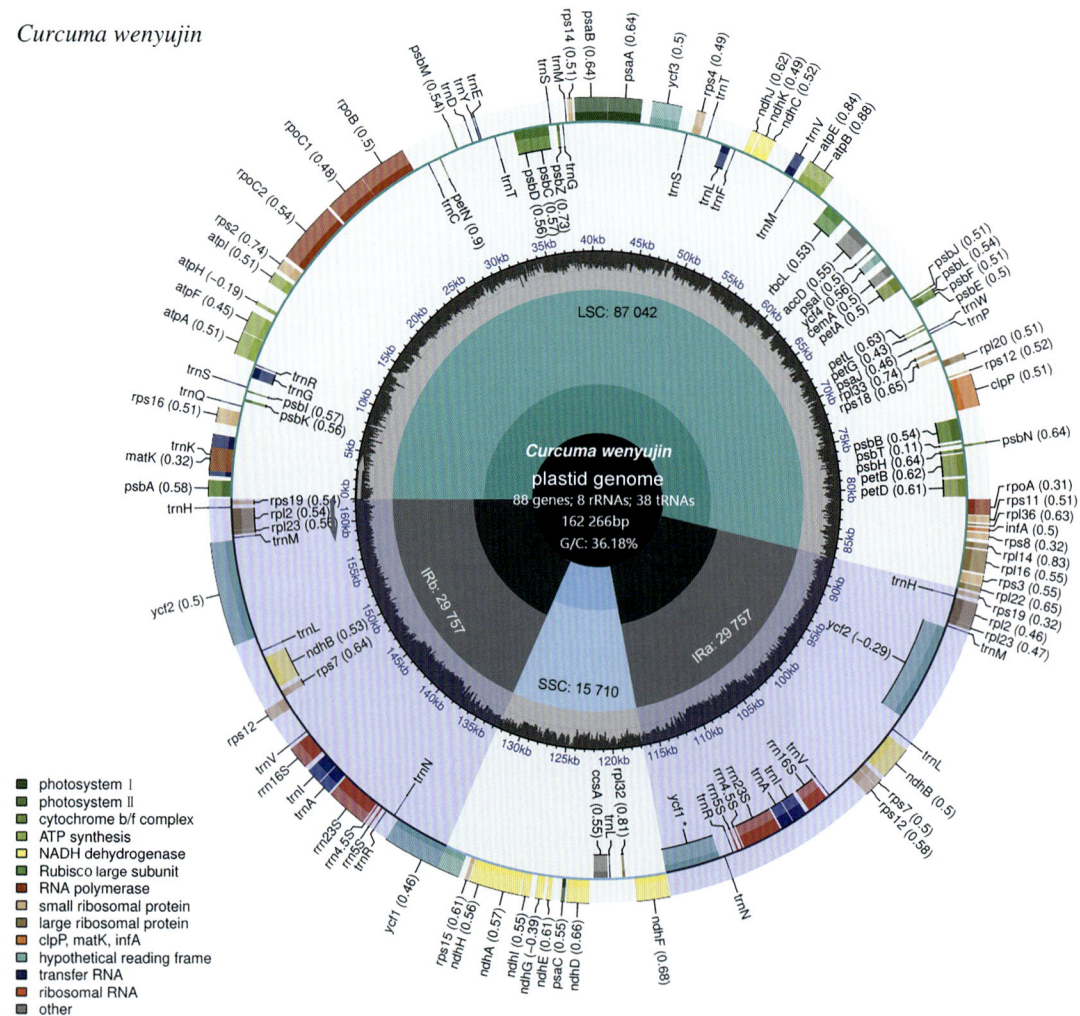

图 2-185-2　温郁金叶绿体基因组图谱

该图包括 6 个圆形轨道。自内向外的第一轨道表示分散重复序列，红色弧线表示直接重复序列，绿色弧线表示回文重复序列；自内向外的第二轨道上的蓝色柱状线条表示长串联重复序列，其重复单元碱基长度＞7；自内向外的第三轨道以不同颜色的柱状线条表示不同类型的短串联重复序列（微卫星序列），其中黑色表示复杂重复序列，绿色表示重复单元碱基长度为 1 的重复序列，黄色表示重复单元碱基长度为 2 的重复序列，紫色表示重复单元碱基长度为 3 的重复序列，蓝色表示重复单元碱基长度为 4 的重复序列，橙色表示重复单元碱基长度为 5 的重复序列，红色表示重复单元碱基长度为 6 的重复序列；自内向外的第四轨道上以不同色块表示 SSC 区、反向重复区 IRa 和 IRb、LSC 区，数字代表相应区间的长度；自内向外的第五轨道表示 GC 含量；最外层第六轨道以不同色块表示不同功能的编码基因，功能分类详见图中左下角注释，基因名称后括号中的数字表示密码子使用偏差，轨道外侧的基因转录方向为顺时针方向，轨道内侧的基因转录方向为逆时针方向

【编码基因】　温郁金的叶绿体基因组共编码 134 个基因，其中独特基因 110 个，包括蛋白质编码基因 88 个（独特基因 79 个）、转运 RNA（transfer RNA，tRNA）编码基因 38 个（独特基因 27 个）、核糖体 RNA（ribosome RNA，rRNA）编码基因 8 个（独特基因 4 个）（表 2-185-1）。其中 8 个蛋白质独特编码基因（*ndhB*、*rps7*、*rps12*、*rps19*、*rpl2*、*rpl23*、*ycf1*、*ycf2*），8 个 tRNA 独特编码基因（*trnA-UGC*、*trnH-GUG*、*trnI-GAU*、*trnL-CAA*、*trnN-GUU*、*trnR-ACG*、*trnV-GAC*、*trnM-CAU*），4 个 rRNA 独特编码基因（*rrn16S*、 *rrn23S*、*rrn4.5S*、*rrn5S*）位于 IR 区。有 11 个蛋白质编码基因 [*rps16*、*rpoC1*、*rpl2*（×2）、*rpl16*、*petD*、*petB*、*ndhB*（×2）、*ndhA*、*atpF*] 各含有 1 个内含子（intron），4 个蛋白质编码基因 [*ycf3*、*clpP*、*rps12*（×2）] 各含有 2 个内含子，8 个 tRNA 编码基因 [*trnV-UAC*、*trnL-UAA*、*trnK-UUU*、*trnI-GAU*（×2）、*trnG-GCC*、*trnA-UGC*（×2）] 各含有 1 个内含子（表 2-185-2）。温郁金叶绿体基因组中蛋白质编码区（coding sequence，CDS）的长度为 83 058bp，占整个基因组长度的 51.19%。rRNA 基因的长度为 9046bp，占整个基因组长度的 5.57%。而 tRNA 基因的长度为 2887bp，占整个基因组长度的 1.78%。温郁金叶绿体基因组非编码区主要包括内含子和基因间区，其长度占整个基因组长度的 41.46%。

表 2-185-1　温郁金叶绿体基因组基因列表

| 基因功能 | 基因分类 | 基因名称 |
| --- | --- | --- |
| rRNA | rRNA genes | *rrn16S*（×2）、*rrn23S*（×2）、*rrn5S*（×2）、*rrn4.5S*（×2） |
| tRNA | tRNA genes | 38 *trn* genes（8 个基因各含有 1 个内含子） |
| 自我复制 | Small subunit of ribosome | *rps11*、*rps12*（×3）、*rps14*、*rps15*、*rps16*、*rps18*、*rps19*（×2）、*rps2*、*rps3*、*rps4*、*rps7*（×2）、*rps8* |
| | Large subunit of ribosome | *rpl14*、*rpl16*、*rpl2*（×2）、*rpl20*、*rpl22*、*rpl23*（×2）、*rpl32*、*rpl33*、*rpl36* |
| | DNA dependent RNA polymerase | *rpoA*、*rpoB*、*rpoC1*、*rpoC2* |
| 光合作用 | Subunits of NADH-dehydrogenase | *ndhA*、*ndhB*（×2）、*ndhC*、*ndhD*、*ndhE*、*ndhF*、*ndhG*、*ndhH*、*ndhI*、*ndhJ*、*ndhK* |
| | Subunits of photosystem Ⅰ | *psaA*、*psaB*、*psaC*、*psaI*、*psaJ* |
| | Subunits of photosystem Ⅱ | *psbA*、*psbB*、*psbC*、*psbD*、*psbE*、*psbF*、*psbH*、*psbI*、*psbJ*、*psbK*、*psbL*、*psbM*、*psbN*、*psbT*、*psbZ*、*ycf3* |
| | Subunits of cytochrome b/f complex | *petA*、*petB*、*petD*、*petG*、*petL*、*petN* |
| | Subunits of ATP synthase | *atpA*、*atpB*、*atpE*、*atpF*、*atpH*、*atpI* |
| | Large subunit of rubisco | *rbcL* |
| 其他功能 | Maturase | *matK* |
| | Protease | *clpP* |
| | Envelope membrane protein | *cemA* |
| | Subunit of acetyl-CoA-carboxylase | *accD* |
| | c-type cytochrome synthesis gene | *ccsA* |
| | Translational initiation factor | *infA* |
| 未知功能 | | *ycf1*（×2）、*ycf2*（×2）、*ycf4* |

表 2-185-2　温郁金叶绿体基因内含子和外显子位置及长度

| 基因名称 | 基因编码序列所在链 | 起始位置 | 终点位置 | 长度（bp） | | | | |
| --- | --- | --- | --- | --- | --- | --- | --- | --- |
| | | | | 第一外显子 | 第一内含子 | 第二外显子 | 第二内含子 | 第三外显子 |
| *trnK-UUU* | − | 1457 | 4186 | 37 | 2658 | 35 | | |
| *rps16* | − | 4919 | 5905 | 40 | 735 | 212 | | |
| *trnG-GCC* | + | 8422 | 9193 | 23 | 702 | 47 | | |
| *atpF* | − | 11092 | 12472 | 145 | 826 | 410 | | |

续表

| 基因名称 | 基因编码序列所在链 | 起始位置 | 终点位置 | 长度（bp） | | | | |
|---|---|---|---|---|---|---|---|---|
| | | | | 第一外显子 | 第一内含子 | 第二外显子 | 第二内含子 | 第三外显子 |
| rpoC1 | − | 20986 | 23773 | 432 | 733 | 1623 | | |
| ycf3 | − | 44091 | 46112 | 124 | 721 | 230 | 794 | 153 |
| trnL-UAA | + | 49367 | 49984 | 35 | 533 | 50 | | |
| trnV-UAC | − | 54118 | 54790 | 38 | 598 | 37 | | |
| rps12 | − | 72481 | 101347 | 114 | ND | 229 | 542 | 26 |
| clpP | − | 72757 | 74884 | 71 | 870 | 289 | 640 | 258 |
| petB | + | 77823 | 79327 | 6 | 851 | 648 | | |
| petD | + | 79526 | 80750 | 8 | 742 | 475 | | |
| rpl16 | − | 84283 | 85737 | 9 | 1044 | 402 | | |
| rpl2 | − | 87721 | 89201 | 388 | 662 | 431 | | |
| ndhB | − | 98259 | 100491 | 775 | 700 | 758 | | |
| trnI-GAU | + | 106137 | 107148 | 42 | 935 | 35 | | |
| trnA-UGC | + | 107212 | 108085 | 38 | 801 | 35 | | |
| ndhA | − | 126782 | 128960 | 553 | 1087 | 539 | | |
| trnA-UGC | − | 141224 | 142097 | 38 | 801 | 35 | | |
| trnI-GAU | − | 142161 | 143172 | 42 | 935 | 35 | | |
| rps12 | + | 147193 | 147987 | ND | ND | 229 | 542 | 26 |
| ndhB | + | 148818 | 151050 | 775 | 700 | 758 | | |
| rpl2 | + | 160108 | 161588 | 388 | 662 | 431 | | |

注："+"表示正链；"−"表示负链；"ND"表示未确定

【重复序列】　在温郁金叶绿体基因组中，微卫星序列有 A/T、C/G 和 AT/AT 三种类型，各有 57 个、3 个和 14 个（表 2-185-3）。共发现 40 个串联重复序列，满足总长度超过 20bp 且重复单元之间的相似度 ≥ 90% 两个条件（表 2-185-4）。散在重复序列包括回文重复序列和正向重复序列。以 $e$-value 小于 1E−04 为阈值，温郁金叶绿体基因组散在重复序列包括 9 条回文重复序列、19 条正向重复序列（表 2-185-5）。

表 2-185-3　温郁金叶绿体基因组微卫星序列统计

| 重复单元类型 | 重复序列个数 |
|---|---|
| A/T | 57 |
| C/G | 3 |
| AT/AT | 14 |

表 2-185-4　温郁金叶绿体基因组串联重复序列统计

| 起点—终点 | 重复单元长度（bp） | 重复单元拷贝数 | 重复单元一致序列长度（bp） | 重复单元之间的相似度（%） | 插入缺失比例（%） | 分值 | 碱基个数 A | C | G | T | 熵（0—2） |
|---|---|---|---|---|---|---|---|---|---|---|---|
| 1356—1395 | 20 | 2.0 | 20 | 100 | 0 | 80 | 60 | 10 | 5 | 25 | 1.49 |
| 3438—3466 | 14 | 2.1 | 14 | 100 | 0 | 58 | 72 | 6 | 0 | 20 | 1.07 |
| 6048—6081 | 17 | 2.0 | 17 | 100 | 0 | 68 | 23 | 17 | 17 | 41 | 1.90 |
| 6247—6272 | 13 | 2.0 | 13 | 100 | 0 | 52 | 15 | 0 | 30 | 53 | 1.42 |
| 7303—7327 | 13 | 1.9 | 13 | 100 | 0 | 50 | 72 | 12 | 0 | 16 | 1.13 |
| 13825—13855 | 15 | 2.1 | 14 | 94 | 5 | 53 | 35 | 0 | 0 | 64 | 0.94 |
| 13973—14028 | 23 | 2.5 | 22 | 91 | 2 | 85 | 66 | 0 | 1 | 32 | 1.03 |
| 14003—14053 | 14 | 3.7 | 14 | 92 | 7 | 79 | 62 | 0 | 5 | 31 | 1.19 |
| 16605—16631 | 14 | 1.9 | 14 | 100 | 0 | 54 | 62 | 7 | 7 | 22 | 1.46 |
| 25197—25244 | 21 | 2.3 | 21 | 92 | 0 | 78 | 18 | 18 | 18 | 43 | 1.88 |
| 29235—29272 | 20 | 1.9 | 20 | 94 | 0 | 67 | 63 | 5 | 10 | 21 | 1.46 |
| 30291—30347 | 16 | 3.6 | 16 | 95 | 2 | 98 | 33 | 19 | 7 | 40 | 1.78 |
| 31713—31744 | 15 | 2.1 | 15 | 100 | 0 | 64 | 21 | 6 | 12 | 59 | 1.55 |
| 31813—31877 | 29 | 2.2 | 29 | 91 | 0 | 103 | 46 | 15 | 18 | 20 | 1.84 |
| 34309—34354 | 23 | 2.0 | 23 | 100 | 0 | 92 | 52 | 0 | 8 | 39 | 1.33 |
| 43722—43760 | 19 | 2.1 | 19 | 100 | 0 | 78 | 38 | 25 | 5 | 30 | 1.78 |
| 48008—48038 | 15 | 2.1 | 15 | 93 | 0 | 53 | 16 | 6 | 9 | 67 | 1.39 |
| 48256—48286 | 13 | 2.5 | 13 | 94 | 5 | 55 | 48 | 29 | 0 | 22 | 1.51 |
| 53102—53159 | 12 | 4.9 | 12 | 97 | 2 | 109 | 50 | 0 | 0 | 50 | 1.00 |
| 53170—53208 | 20 | 2.0 | 20 | 100 | 0 | 78 | 46 | 10 | 0 | 43 | 1.37 |
| 61865—61900 | 13 | 2.8 | 13 | 91 | 4 | 56 | 44 | 0 | 0 | 55 | 0.99 |
| 62143—62174 | 16 | 2.0 | 16 | 100 | 0 | 64 | 56 | 0 | 12 | 31 | 1.37 |
| 67988—68015 | 13 | 2.2 | 13 | 100 | 0 | 56 | 71 | 0 | 21 | 7 | 1.09 |
| 70691—70726 | 18 | 2.0 | 18 | 100 | 0 | 72 | 38 | 0 | 5 | 55 | 1.23 |
| 74464—74511 | 19 | 2.5 | 19 | 100 | 0 | 96 | 33 | 18 | 6 | 41 | 1.76 |
| 74978—75006 | 14 | 2.1 | 14 | 100 | 0 | 58 | 34 | 8 | 6 | 51 | 1.55 |
| 82392—82440 | 24 | 2.0 | 24 | 92 | 0 | 80 | 28 | 32 | 12 | 26 | 1.92 |
| 83724—83771 | 24 | 2.0 | 24 | 95 | 0 | 87 | 25 | 10 | 12 | 52 | 1.71 |
| 85468—85503 | 18 | 2.0 | 18 | 100 | 0 | 72 | 38 | 11 | 5 | 44 | 1.63 |
| 89738—89833 | 50 | 1.9 | 50 | 97 | 0 | 183 | 42 | 17 | 9 | 30 | 1.81 |
| 92377—92438 | 21 | 2.8 | 22 | 90 | 7 | 90 | 14 | 25 | 11 | 48 | 1.77 |
| 92398—92445 | 21 | 2.3 | 21 | 92 | 0 | 78 | 12 | 31 | 8 | 47 | 1.71 |
| 93682—93724 | 21 | 2.0 | 21 | 90 | 0 | 68 | 32 | 9 | 25 | 32 | 1.88 |

| 起点—终点 | 重复单元长度（bp） | 重复单元拷贝数 | 重复单元一致序列长度（bp） | 重复单元之间的相似度（%） | 插入缺失比例（%） | 分值 | 碱基个数 A | C | G | T | 熵（0—2） |
|---|---|---|---|---|---|---|---|---|---|---|---|
| 103429—103476 | 23 | 2.1 | 23 | 96 | 0 | 87 | 41 | 8 | 4 | 45 | 1.53 |
| 114623—114664 | 21 | 2.0 | 21 | 90 | 0 | 66 | 52 | 7 | 26 | 14 | 1.67 |
| 134645—134686 | 21 | 2.0 | 21 | 90 | 0 | 66 | 14 | 26 | 7 | 52 | 1.67 |
| 145833—145880 | 23 | 2.1 | 23 | 96 | 0 | 87 | 45 | 4 | 8 | 41 | 1.53 |
| 155585—155627 | 21 | 2.0 | 21 | 90 | 0 | 68 | 32 | 25 | 9 | 32 | 1.88 |
| 156871—156932 | 21 | 2.7 | 23 | 90 | 7 | 92 | 48 | 11 | 25 | 14 | 1.77 |
| 159476—159571 | 50 | 1.9 | 50 | 97 | 0 | 183 | 30 | 9 | 17 | 42 | 1.81 |

表 2-185-5　温郁金叶绿体基因组散在重复序列特征值

| 重复单元一长度（bp） | 重复单元一起点 | 重复类型 | 重复单元二长度（bp） | 重复单元二起点 | 重复单元间隔 | e-value |
|---|---|---|---|---|---|---|
| 53 | 40288 | D | 53 | 42512 | −3 | 5.77E−17 |
| 46 | 89737 | D | 46 | 89787 | −1 | 2.06E−16 |
| 46 | 89737 | P | 46 | 159475 | −1 | 2.06E−16 |
| 46 | 89787 | P | 46 | 159525 | −1 | 2.06E−16 |
| 46 | 159475 | D | 46 | 159525 | −1 | 2.06E−16 |
| 42 | 53101 | D | 42 | 53113 | 0 | 3.83E−16 |
| 34 | 112942 | D | 34 | 136332 | 0 | 2.51E−11 |
| 32 | 30299 | D | 32 | 30315 | 0 | 4.01E−10 |
| 32 | 38385 | P | 32 | 38427 | 0 | 4.01E−10 |
| 41 | 40303 | D | 41 | 42527 | −3 | 4.41E−10 |
| 31 | 29670 | P | 31 | 29722 | 0 | 1.61E−09 |
| 30 | 53101 | D | 30 | 53125 | 0 | 6.42E−09 |
| 37 | 27592 | D | 37 | 47919 | −3 | 8.22E−08 |
| 37 | 40327 | D | 37 | 42551 | −3 | 8.22E−08 |
| 36 | 31812 | D | 36 | 31841 | −3 | 3.02E−07 |
| 33 | 47919 | D | 33 | 47942 | −2 | 4.77E−07 |
| 30 | 74462 | D | 30 | 74481 | −1 | 5.78E−07 |
| 35 | 27590 | D | 35 | 47940 | −3 | 1.11E−06 |
| 31 | 47919 | D | 31 | 48574 | −2 | 6.72E−06 |
| 31 | 66406 | P | 31 | 66461 | −2 | 6.72E−06 |
| 33 | 32571 | P | 33 | 32574 | −3 | 1.48E−05 |
| 33 | 47917 | P | 33 | 48597 | −3 | 1.48E−05 |
| 30 | 33946 | P | 30 | 33950 | −2 | 2.51E−05 |
| 30 | 70836 | D | 30 | 70857 | −2 | 2.51E−05 |

| 重复单元一长度（bp） | 重复单元一起点 | 重复类型 | 重复单元二长度（bp） | 重复单元二起点 | 重复单元间隔 | e-value |
|---|---|---|---|---|---|---|
| 32 | 14079 | P | 32 | 14087 | −3 | 5.38E−05 |
| 32 | 27591 | D | 32 | 48573 | −3 | 5.38E−05 |
| 32 | 48582 | D | 32 | 48584 | −3 | 5.38E−05 |
| 32 | 70846 | D | 32 | 70867 | −3 | 5.38E−05 |

注：P. palindromic repeat，回文重复序列；D. direct repeat，正向重复序列

【高可变区】 为了发现姜黄属物种间的高可变区，从14个物种的叶绿体基因组中提取了98个基因间区，采用K2p（Kimura 2-parameter）模型计算基因间区的遗传距离，遗传距离最大的30个基因间区参见图2-185-3。这30个基因间区的K2p平均值分布于0.66～4.32。其中 *rps16-trnQ-UUG*、*psbC-trnS-UGA*、*ndhC-trnV-UAC* 的K2p平均值较高，分别为4.32、2.69、2.52。由此可见，姜黄属14个物种的叶绿体基因组在这3个区域的变异较大，这3个区域可作为潜在的分子标记开发区域。

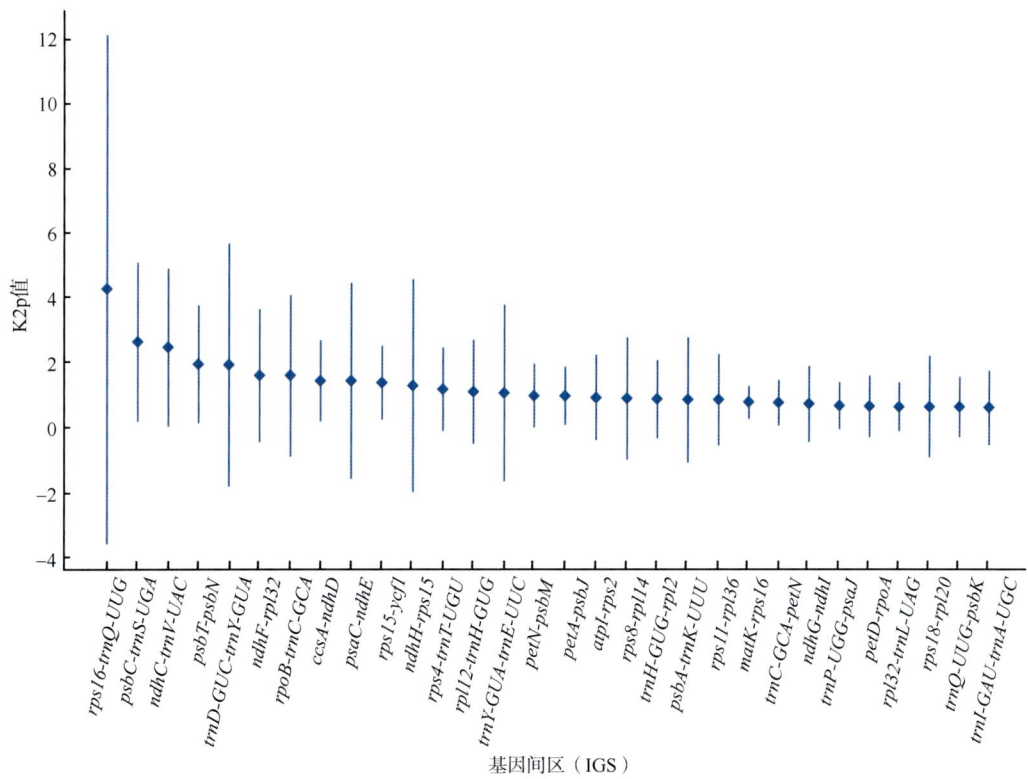

图 2-185-3　姜黄属物种基因间区的遗传距离分析结果

【系统发育】 使用MAFFT对来自姜黄属的14个物种[5-11]和1个外类群物种[花叶山姜（*Alpinia pumila*）][12]的15个叶绿体基因组中提取的78个共有蛋白质序列进行多重序列比对，使用IQ-TREE筛选得到最优的HIVw+F+I+G4模型，并采用最大似然法

（maximum likelihood method）构建进化树。结果显示，黄花姜黄（*Curcuma flaviflora*）[5]先从14个姜黄属物种中独立分化出来。随后，姜荷花（*Curcuma alismatifolia*）[6]也分化为一支，其余的12个物种分为2支。其中*Curcuma roscoeana*[7]、姜黄（*Curcuma longa*）[8]和广西莪术（*Curcuma kwangsiensis*）3个物种聚成一支。在余下的9个物种中，*Curcuma zedoaria*[9]、大莪术（*Curcuma elata*）[6]、温郁金（*Curcuma wenyujin*）[11]和郁金（*Curcuma aromatica*）[10]4个物种聚为一支。莪术（*Curcuma phaeocaulis*）[11]、印尼莪术（*Curcuma xanthorrhiza*）[6]、顶花莪术（*Curcuma yunnanensis*）[6]、川郁金（*Curcuma sichuanensis*）[6]、味极苦姜黄（*Curcuma amarissima*）[6]聚为一支（图2-185-4）。

【$K_A/K_S$ 选择压力分析】 以图2-185-4的进化树作为参考，利用Hyphy软件中的aBSREL模型对蛋白质编码基因进行选择压力分析。在14个姜黄属物种中，未发现有基因受到正向选择。

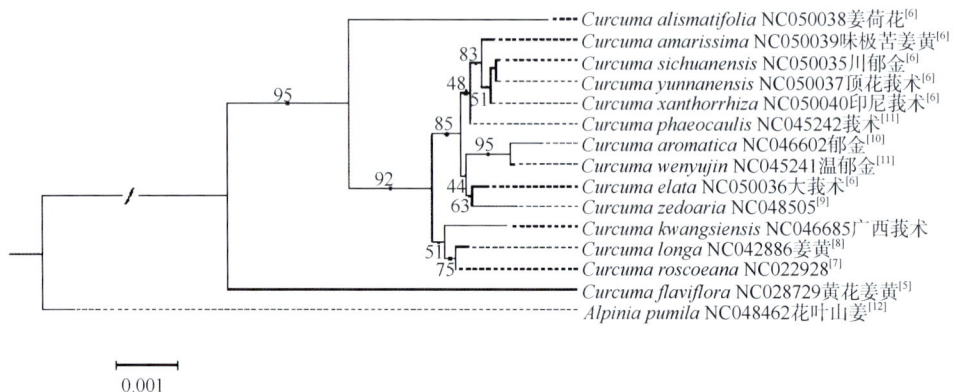

图2-185-4 姜黄属植物系统发育进化分析

【宏DNA条形码的发现及其PCR扩增引物设计】 为了发现能够区分姜黄属下物种的宏DNA条形码序列及其PCR扩增引物，利用ecoPrimers对姜黄属物种叶绿体基因组序列进行分析，未发现有可用于设计PCR扩增引物的保守区间。

## 参 考 文 献

[1] 袁玮，秦宇雯，姜程曦，等．温郁金、温莪术、片姜黄饮片的炮制工艺沿革及现代研究．中草药，2018，49（5）：1192-1200．

[2] 国家药典委员会．中华人民共和国药典（2020年版）一部．北京：中国医药科技出版社，2020：217．

[3] 尹国平，张清哲，安月伟，等．温郁金化学成分及药理活性研究进展．中国中药杂志，2012，37（22）：354-360．

[4] Liang H，Zhang Y，Deng J，et al. The complete chloroplast genome sequences of 14 *Curcuma* species：Insights into genome evolution and phylogenetic relationships within Zingiberales. Front Genet，2020，11：802．

[5] Zhang Y，Deng J，Li Y，et al. The complete chloroplast genome sequence of *Curcuma flaviflora*（Curcuma）. Mitochondrial DNA A DNA Mapp Seq Anal，2016，27（5）：3644-3645．

[6] Liang H，Zhang Y，Deng J，et al. The complete chloroplast genome sequences of 14 *Curcuma* species：Insights into genome evolution and phylogenetic relationships within Zingiberales. Front Genet，2020，11：802．

[7] Barrett C F，Specht C D，Leebens-Mack J，et al. Resolving ancient radiations：Can complete plastid gene sets elucidate deep relationships among the tropical gingers（Zingiberales）？Annals of Botany，2013，113（1）：119-133．

[8] Windsor A M, Ott B M, Zhang N, et al. Full chloroplast genome sequence of the economically important dietary supplement and spice *Curcuma longa*. Microbiol Resour Announc, 2019, 8（32）：DOI：https://doi.org/10.1128/MRA. e00576-19.

[9] Li D M, Zhu G F, Xu Y C, et al. Characterization and phylogenetic analysis of the complete chloroplast genome of *Curcuma zedoaria*（Zingiberaceae）. Mitochondrial DNA B Resour, 2020, 5（2）：1329-1331.

[10] Gui L, Jiang S, Xie D, et al. Analysis of complete chloroplast genomes of *Curcuma* and the contribution to phylogeny and adaptive evolution. Gene, 2020, 732：144355.

[11] Kim M K, Lee W K, Choi Y R, et al. The complete chloroplast genome sequence of three medicinal species：*Curcuma longa*, *Curcuma wenyujin*, and *Curcuma phaeocaulis*（Zingiberaceae）. Mitochondrial DNA B Resour, 2021, 6（4）：1363-1364.

[12] Li D M, Zhu G F, Xu Y C, et al. Complete chloroplast genomes of three medicinal *Alpinia* species：Genome organization, comparative analyses and phylogenetic relationships in family Zingiberaceae. Plants（Basel, Switzerland）, 2020, 9（2）：286.

# 186 蒺 藜

【药材基本信息】 蒺藜（*Tribulus terrestris* L.）为蒺藜科蒺藜属药用植物[1]，其干燥成熟果实为蒺藜中药材（图2-186-1）。收载于《中国药典》（2020年版）[2]。蒺藜在全国各地均有分布。商品药材来自野生。蒺藜以果粒均匀、饱满坚实、色灰白者为佳。蒺藜含甾体皂苷（如刺蒺藜皂苷A、B、C、D、E和脱半乳糖提果宁）、黄酮（如刺蒺藜苷等）、脂肪酸等化学成分[3]。蒺藜味辛、苦，性微温；有小毒。归肝经。具有平肝解郁、活血祛风、明目、止痒的功效。现代研究表明，蒺藜具有抗心肌缺血、降压调脂、延缓衰老、抗过敏、抗肿瘤、保肝、降血糖、性强壮等作用[4]。临床用于治疗冠心病、脑血管障碍、血管神经性头痛、小儿秋季腹泻等疾病。蒺藜可用作保健食品。

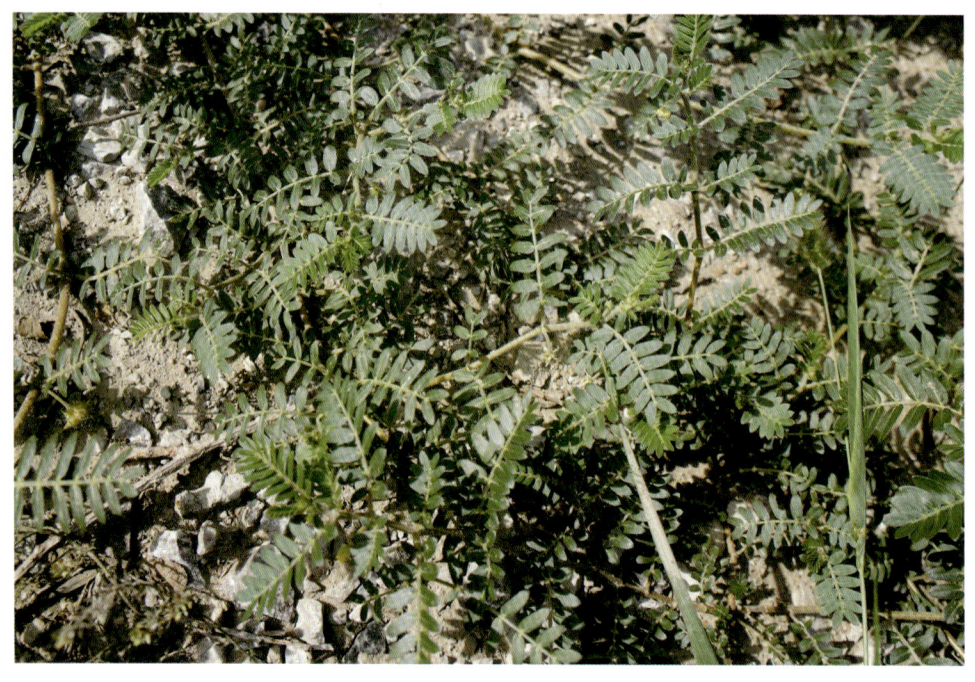

图 2-186-1 蒺藜

【叶绿体基因组】 蒺藜的叶绿体DNA为环状分子，其叶绿体基因组（GenBank登录号：NC046758.1）总长度为158 184bp，具有保守的四分状结构，包括一个LSC区、一个SSC区和一对IR区，其长度分别为88 878bp、17 622bp和25 842bp（图2-186-2）。蒺藜叶绿体基因组的整体G/C含量为37.03%。其IR区的G/C含量（37.54%）低于SSC区的G/C含量（44.35%），但高于LSC区的G/C含量（29.19%）。

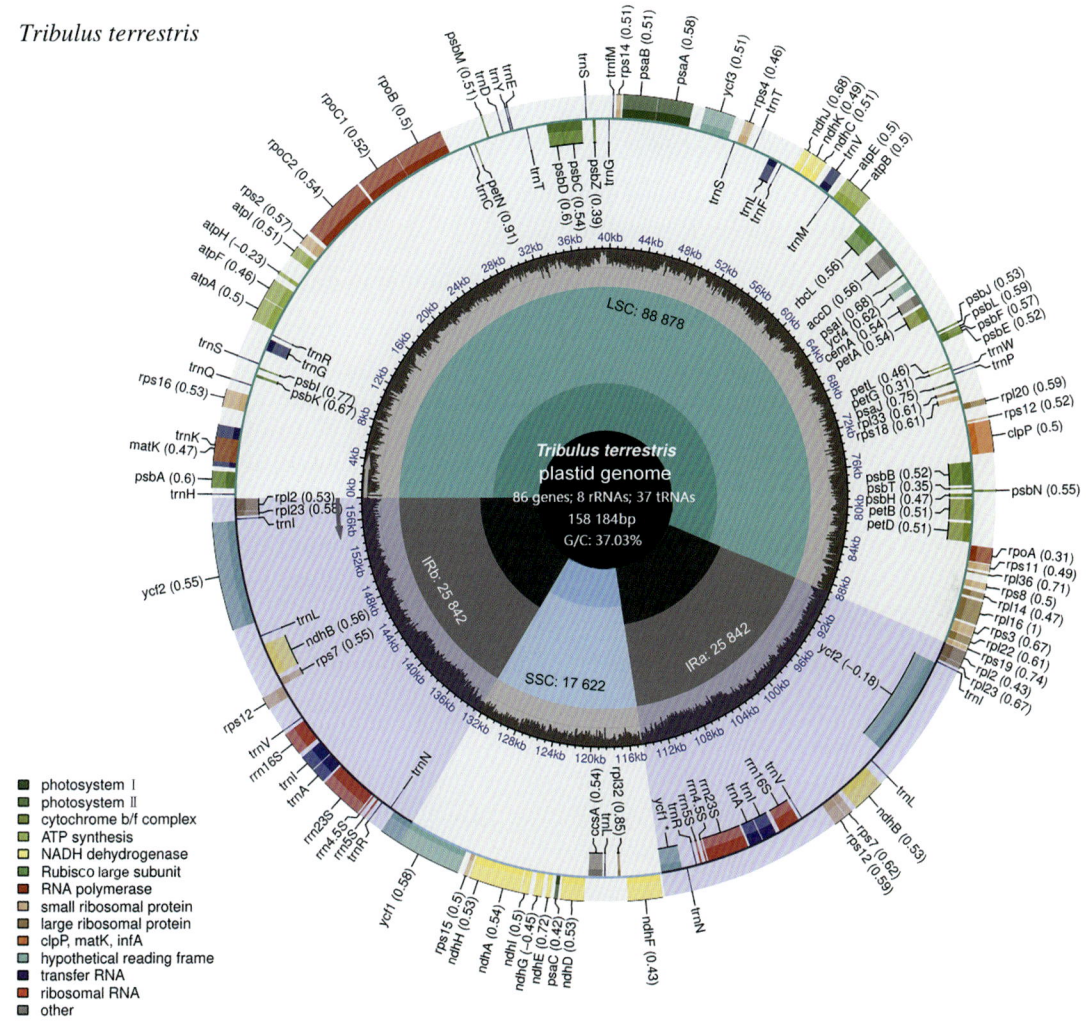

图 2-186-2 蒺藜叶绿体基因组图谱

该图包括 6 个圆形轨道。自内向外的第一轨道表示分散重复序列，红色弧线表示直接重复序列，绿色弧线表示回文重复序列；自内向外的第二轨道上的蓝色柱状线条表示长串联重复序列，其重复单元碱基长度＞7；自内向外的第三轨道以不同颜色的柱状线条表示不同类型的短串联重复序列（微卫星序列），其中黑色表示复杂重复序列，绿色表示重复单元碱基长度为 1 的重复序列，黄色表示重复单元碱基长度为 2 的重复序列，紫色表示重复单元碱基长度为 3 的重复序列，蓝色表示重复单元碱基长度为 4 的重复序列，橙色表示重复单元碱基长度为 5 的重复序列，红色表示重复单元碱基长度为 6 的重复序列；自内向外的第四轨道上以不同色块表示 SSC 区、反向重复区 IRa 和 IRb、LSC 区，数字代表相应区间的长度；自内向外的第五轨道表示 GC 含量；最外层第六轨道以不同色块表示不同功能的编码基因，功能分类详见图中左下角注释，基因名称后括号中的数字表示密码子使用偏差，轨道外侧的基因转录方向为顺时针方向，轨道内侧的基因转录方向为逆时针方向

【编码基因】 蒺藜的叶绿体基因组共编码 131 个基因，其中独特基因 112 个，包括蛋白质编码基因 86 个（独特基因 78 个）、转运 RNA（transfer RNA，tRNA）编码基因 37 个（独特基因 30 个）、核糖体 RNA（ribosomal RNA，rRNA）编码基因 8 个（独特基因 4 个）（表 2-186-1）。其中 7 个蛋白质独特编码基因（*ndhB*、*rpl2*、*rpl23*、*rps12*、*rps7*、*ycf1*、*ycf2*）、7 个 tRNA 独特编码基因（*trnA-UGC*、*trnI-CAU*、*trnI-GAU*、*trnL-CAA*、*trnN-GUU*、*trnR-ACG*、*trnV-GAC*）、4 个 rRNA 独特编码基因（*rrn16S*、*rrn23S*、*rrn5S*、 *rrn4.5S*）位于 IR 区。有 9 个蛋白质编码基因 [*rps16*、*atpF*、*rpoC1*、*petB*、*petD*、*rpl16*、*ndhB*（×2）、*ndhA*] 各含有 1 个内含子（intron），4 个蛋白质编码基因 [*ycf3*、*clpP*、*rps12*（×2）] 各含有 2 个内含子，8 个 tRNA 编码基因 [*trnK-UUU*、*trnG-UCC*、*trnL-UAA*、*trnV-UAC*、*trnI-GAU*（×2）、*trnA-UGC*（×2）] 各含有 1 个内含子（表 2-186-2）。蒺藜叶绿体基因组中蛋白质编码区（coding sequence，CDS）的长度为 78 651bp，占整个基因组长度的 49.72%。rRNA 基因的长度为 9046bp，占整个基因组长度的 5.72%。而 tRNA 基因的长度为 2875bp，占整个基因组长度的 1.82%。蒺藜叶绿体基因组非编码区主要包括内含子和基因间区，其长度占整个基因组长度的 42.74%。

表 2-186-1　蒺藜叶绿体基因组基因列表

| 基因功能 | 基因分类 | 基因名称 |
|---|---|---|
| rRNA | rRNA genes | *rrn16S*（×2）、*rrn23S*（×2）、*rrn5S*（×2）、*rrn4.5S*（×2） |
| tRNA | tRNA genes | 37 *trn* genes（8 个基因各含有 1 个内含子） |
| 自我复制 | Small subunit of ribosome | *rps11*、*rps12*（×3）、*rps14*、*rps15*、*rps16*、*rps18*、*rps19*、*rps2*、*rps3*、*rps4*、*rps7*（×2）、*rps8* |
|  | Large subunit of ribosome | *rpl14*、*rpl16*、*rpl2*（×2）、*rpl20*、*rpl22*、*rpl23*（×2）、*rpl32*、*rpl33*、*rpl36* |
|  | DNA dependent RNA polymerase | *rpoA*、*rpoB*、*rpoC1*、*rpoC2* |
| 光合作用 | Subunits of NADH-dehydrogenase | *ndhA*、*ndhB*（×2）、*ndhC*、*ndhD*、*ndhE*、*ndhF*、*ndhG*、*ndhH*、*ndhI*、*ndhJ*、*ndhK* |
|  | Subunits of photosystem Ⅰ | *psaA*、*psaB*、*psaC*、*psaI*、*psaJ* |
|  | Subunits of photosystem Ⅱ | *psbA*、*psbB*、*psbC*、*psbD*、*psbE*、*psbF*、*psbH*、*psbI*、*psbJ*、*psbK*、*psbL*、*psbM*、*psbN*、*psbT*、*psbZ*、*ycf3* |
|  | Subunits of cytochrome b/f complex | *petA*、*petB*、*petD*、*petG*、*petL*、*petN* |
|  | Subunits of ATP synthase | *atpA*、*atpB*、*atpE*、*atpF*、*atpH*、*atpI* |
|  | Large subunit of rubisco | *rbcL* |
| 其他功能 | Maturase | *matK* |
|  | Protease | *clpP* |
|  | Envelope membrane protein | *cemA* |
|  | Subunit of acetyl-CoA-carboxylase | *accD* |
|  | c-type cytochrome synthesis gene | *ccsA* |
| 未知功能 |  | *ycf1*（×2）、*ycf2*（×2）、*ycf4* |

表 2-186-2　蒺藜叶绿体基因内含子和外显子位置及长度

| 基因名称 | 基因编码序列所在链 | 起始位置 | 终点位置 | 长度（bp） | | | | |
|---|---|---|---|---|---|---|---|---|
|  |  |  |  | 第一外显子 | 第一内含子 | 第二外显子 | 第二内含子 | 第三外显子 |
| *trnK-UUU* | − | 1987 | 4610 | 37 | 2552 | 35 |  |  |
| *rps16* | − | 5732 | 6881 | 40 | 889 | 221 |  |  |
| *trnG-UCC* | + | 10079 | 10868 | 23 | 719 | 48 |  |  |
| *atpF* | − | 13080 | 14366 | 145 | 732 | 410 |  |  |
| *rpoC1* | − | 22526 | 25355 | 432 | 772 | 1626 |  |  |
| *ycf3* | − | 45943 | 47967 | 124 | 739 | 230 | 779 | 153 |

续表

| 基因名称 | 基因编码序列所在链 | 起始位置 | 终点位置 | 长度（bp） | | | | |
|---|---|---|---|---|---|---|---|---|
| | | | | 第一外显子 | 第一内含子 | 第二外显子 | 第二内含子 | 第三外显子 |
| trnL-UAA | + | 51013 | 51645 | 37 | 546 | 50 | | |
| trnV-UAC | − | 54946 | 55640 | 38 | 620 | 37 | | |
| rps12 | − | 73921 | 102749 | 114 | ND | 232 | 541 | 26 |
| clpP | − | 74168 | 76229 | 71 | 784 | 294 | 648 | 265 |
| petB | + | 79153 | 80572 | 6 | 772 | 642 | | |
| petD | + | 80771 | 82014 | 8 | 761 | 475 | | |
| rpl16 | − | 85671 | 87133 | 9 | 1055 | 399 | | |
| ndhB | − | 98881 | 101092 | 775 | 679 | 758 | | |
| trnI-GAU | + | 106436 | 107452 | 42 | 940 | 35 | | |
| trnA-UGC | + | 107517 | 108429 | 38 | 840 | 35 | | |
| ndhA | − | 124047 | 126234 | 553 | 1096 | 539 | | |
| trnA-UGC | − | 138634 | 139546 | 38 | 840 | 35 | | |
| trnI-GAU | − | 139611 | 140627 | 42 | 940 | 35 | | |
| rps12 | + | 144314 | 145110 | ND | ND | 232 | 541 | 26 |
| ndhB | + | 145971 | 148182 | 777 | 681 | 756 | | |

注："+"表示正链；"−"表示负链；"ND"表示不确定

【重复序列】 在藜叶绿体基因组中，微卫星序列有 A/T、AT/AT 和 AAT/ATT 三种类型，各有 65 个、1 个和 1 个（表 2-186-3）。共发现 45 个串联重复序列，满足总长度超过 20bp 且重复单元之间的相似度 ≥ 90% 两个条件（表 2-186-4）。散在重复序列是与串联重复序列的组织形式不同的另一类重复序列，重复单元以散在方式分布于基因组内。散在重复序列包括回文重复序列和正向重复序列。以 $e$-value 小于 1E–04 为阈值，藜叶绿体基因组散在重复序列包括 9 条回文重复序列、14 条正向重复序列（表 2-186-5）。

表 2-186-3 藜叶绿体基因组微卫星序列统计

| 重复单元类型 | 重复序列个数 |
|---|---|
| A/T | 65 |
| AT/AT | 1 |
| AAT/ATT | 1 |

表 2-186-4 藜叶绿体基因组串联重复序列统计

| 起点—终点 | 重复单元长度（bp） | 重复单元拷贝数 | 重复单元一致序列长度（bp） | 重复单元之间的相似度（%） | 插入缺失比例（%） | 分值 | 碱基个数 | | | | 熵（0—2） |
|---|---|---|---|---|---|---|---|---|---|---|---|
| | | | | | | | A | C | G | T | |
| 150—180 | 15 | 2.1 | 15 | 100 | 0 | 62 | 54 | 6 | 6 | 32 | 1.51 |
| 1857—1888 | 16 | 1.9 | 17 | 93 | 6 | 57 | 40 | 9 | 12 | 37 | 1.75 |
| 4829—4864 | 16 | 2.2 | 16 | 100 | 0 | 72 | 61 | 0 | 13 | 25 | 1.33 |
| 8090—8130 | 21 | 1.9 | 22 | 90 | 5 | 66 | 53 | 0 | 2 | 43 | 1.13 |

续表

| 起点—终点 | 重复单元长度(bp) | 重复单元拷贝数 | 重复单元一致序列长度(bp) | 重复单元之间的相似度(%) | 插入缺失比例(%) | 分值 | 碱基个数 A | C | G | T | 熵 (0—2) |
|---|---|---|---|---|---|---|---|---|---|---|---|
| 9213—9241 | 14 | 2.1 | 14 | 100 | 0 | 58 | 20 | 6 | 0 | 72 | 1.07 |
| 14749—14780 | 16 | 2.0 | 16 | 100 | 0 | 64 | 56 | 0 | 12 | 31 | 1.37 |
| 29840—29878 | 19 | 2.1 | 19 | 100 | 0 | 78 | 64 | 10 | 10 | 15 | 1.50 |
| 31008—31032 | 13 | 1.9 | 13 | 100 | 0 | 50 | 48 | 12 | 8 | 32 | 1.69 |
| 33887—33926 | 19 | 2.0 | 20 | 90 | 4 | 64 | 25 | 22 | 10 | 42 | 1.84 |
| 35369—35401 | 16 | 2.1 | 16 | 100 | 0 | 66 | 42 | 15 | 12 | 30 | 1.83 |
| 38459—38488 | 11 | 2.9 | 10 | 90 | 9 | 51 | 60 | 0 | 16 | 23 | 1.36 |
| 39517—39550 | 17 | 2.0 | 17 | 100 | 0 | 68 | 41 | 0 | 0 | 58 | 0.98 |
| 39675—39726 | 27 | 1.9 | 27 | 96 | 0 | 95 | 59 | 0 | 7 | 32 | 1.26 |
| 49976—50026 | 25 | 2.0 | 25 | 100 | 0 | 102 | 54 | 7 | 3 | 33 | 1.47 |
| 51399—51430 | 14 | 2.3 | 14 | 94 | 0 | 55 | 50 | 3 | 6 | 40 | 1.43 |
| 51911—52052 | 73 | 2.0 | 69 | 94 | 5 | 248 | 25 | 23 | 26 | 23 | 2.00 |
| 52684—52725 | 21 | 2.0 | 21 | 100 | 0 | 84 | 52 | 9 | 9 | 28 | 1.65 |
| 54693—54722 | 15 | 2.0 | 15 | 100 | 0 | 60 | 13 | 6 | 13 | 66 | 1.43 |
| 55683—55716 | 17 | 2.0 | 17 | 100 | 0 | 68 | 58 | 11 | 11 | 17 | 1.62 |
| 56113—56145 | 17 | 1.9 | 17 | 93 | 0 | 57 | 30 | 15 | 18 | 36 | 1.91 |
| 63432—63458 | 13 | 2.1 | 13 | 100 | 0 | 54 | 44 | 7 | 14 | 33 | 1.73 |
| 64788—64851 | 32 | 2.0 | 32 | 100 | 0 | 128 | 56 | 21 | 6 | 15 | 1.62 |
| 65585—65609 | 12 | 2.1 | 12 | 100 | 0 | 50 | 16 | 32 | 0 | 52 | 1.44 |
| 67089—67118 | 12 | 2.5 | 12 | 94 | 0 | 51 | 16 | 33 | 16 | 33 | 1.92 |
| 69130—69181 | 17 | 3.1 | 17 | 100 | 0 | 104 | 48 | 11 | 5 | 34 | 1.63 |
| 69341—69369 | 15 | 1.9 | 15 | 100 | 0 | 58 | 13 | 0 | 17 | 68 | 1.20 |
| 69769—69808 | 20 | 2.0 | 20 | 100 | 0 | 80 | 20 | 10 | 5 | 65 | 1.42 |
| 72788—72817 | 15 | 2.0 | 15 | 100 | 0 | 60 | 26 | 6 | 0 | 66 | 1.16 |
| 76291—76318 | 13 | 2.2 | 13 | 100 | 0 | 56 | 25 | 7 | 0 | 67 | 1.15 |
| 84986—85018 | 17 | 1.9 | 17 | 100 | 0 | 66 | 42 | 6 | 3 | 48 | 1.43 |
| 93012—93063 | 21 | 2.5 | 21 | 90 | 0 | 86 | 9 | 17 | 9 | 63 | 1.50 |
| 95453—95514 | 18 | 3.4 | 18 | 95 | 0 | 106 | 27 | 16 | 24 | 32 | 1.96 |
| 97857—97884 | 14 | 2.0 | 14 | 100 | 0 | 56 | 28 | 21 | 7 | 42 | 1.79 |
| 102904—102932 | 15 | 1.9 | 15 | 100 | 0 | 58 | 6 | 6 | 0 | 86 | 0.72 |
| 103326—103358 | 17 | 1.9 | 17 | 100 | 0 | 66 | 30 | 3 | 30 | 36 | 1.73 |
| 108052—108125 | 38 | 2.0 | 36 | 94 | 5 | 130 | 35 | 17 | 28 | 18 | 1.94 |
| 117359—117388 | 14 | 2.1 | 14 | 100 | 0 | 60 | 53 | 6 | 13 | 26 | 1.64 |
| 118225—118250 | 13 | 2.0 | 13 | 100 | 0 | 52 | 46 | 7 | 15 | 30 | 1.74 |
| 122520—122548 | 14 | 2.1 | 14 | 100 | 0 | 58 | 48 | 6 | 0 | 44 | 1.29 |

续表

| 起点—终点 | 重复单元长度（bp） | 重复单元拷贝数 | 重复单元一致序列长度（bp） | 重复单元之间的相似度（%） | 插入缺失比例（%） | 分值 | 碱基个数 A | C | G | T | 熵（0—2） |
|---|---|---|---|---|---|---|---|---|---|---|---|
| 138938—139011 | 38 | 2.0 | 36 | 94 | 5 | 130 | 18 | 28 | 17 | 35 | 1.94 |
| 143705—143737 | 17 | 1.9 | 17 | 100 | 0 | 66 | 36 | 30 | 3 | 30 | 1.73 |
| 144131—144159 | 15 | 1.9 | 15 | 100 | 0 | 58 | 86 | 0 | 6 | 6 | 0.72 |
| 149179—149206 | 14 | 2.0 | 14 | 100 | 0 | 56 | 42 | 7 | 21 | 28 | 1.79 |
| 151549—151610 | 18 | 3.4 | 18 | 95 | 0 | 106 | 32 | 24 | 16 | 27 | 1.96 |
| 154000—154051 | 21 | 2.5 | 21 | 90 | 0 | 86 | 63 | 9 | 17 | 9 | 1.50 |

表 2-186-5　藜叶绿体基因组散在重复序列特征值

| 重复单元一长度（bp） | 重复单元一起点 | 重复类型 | 重复单元二长度（bp） | 重复单元二起点 | 重复单元间隔 | e-value |
|---|---|---|---|---|---|---|
| 42 | 51910 | D | 42 | 51983 | 0 | 3.64E−16 |
| 49 | 42002 | D | 49 | 44226 | −3 | 1.10E−14 |
| 48 | 95452 | D | 48 | 95470 | −3 | 4.15E−14 |
| 48 | 95452 | P | 48 | 151544 | −3 | 4.15E−14 |
| 48 | 95470 | P | 48 | 151562 | −3 | 4.15E−14 |
| 48 | 151544 | D | 48 | 151562 | −3 | 4.15E−14 |
| 42 | 47137 | D | 42 | 124622 | −1 | 4.58E−14 |
| 42 | 102786 | D | 42 | 124623 | −2 | 2.82E−12 |
| 42 | 124623 | P | 42 | 144234 | −2 | 2.82E−12 |
| 35 | 69129 | D | 35 | 69146 | 0 | 5.96E−12 |
| 32 | 64787 | D | 32 | 64819 | 0 | 3.82E−10 |
| 41 | 47138 | D | 41 | 102786 | −3 | 4.19E−10 |
| 41 | 47138 | P | 41 | 144235 | −3 | 4.19E−10 |
| 37 | 31107 | P | 37 | 31154 | −2 | 2.23E−09 |
| 30 | 9029 | P | 30 | 48465 | 0 | 6.10E−09 |
| 30 | 75858 | P | 30 | 75859 | −2 | 2.39E−05 |
| 30 | 113897 | D | 30 | 133135 | −2 | 2.39E−05 |
| 32 | 9027 | D | 32 | 38168 | −3 | 5.11E−05 |
| 32 | 39674 | D | 32 | 39701 | −3 | 5.11E−05 |
| 32 | 93013 | D | 32 | 93034 | −3 | 5.11E−05 |
| 32 | 93013 | P | 32 | 153996 | −3 | 5.11E−05 |
| 32 | 93034 | P | 32 | 154017 | −3 | 5.11E−05 |
| 32 | 153996 | D | 32 | 154017 | −3 | 5.11E−05 |

注：P. palindromic repeat，回文重复序列；D. direct repeat，正向重复序列

【系统发育】 使用 MAFFT 对来自蒺藜科的 3 个物种[5, 6]和 1 个外类群物种 [ 愈创木（*Guaiacum angustifolium*）][7]的 4 个叶绿体基因组中提取的 59 个共有蛋白质序列进行多重序列比对，使用 IQ-TREE 筛选得到最优的 cpREV 模型，并采用最大似然法（maximum likelihood method）构建进化树。结果显示，四合木（*Tetraena mongolica*）[6]和蒺藜（*Tribulus terrestris*）2 个物种聚为一支。团香木（*Larrea tridentata*）单独分化为一支。蒺藜和四合木的亲缘关系最近（图 2-186-3）。

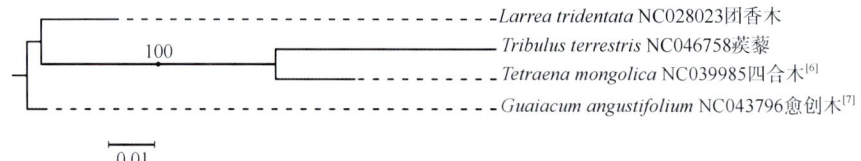

图 2-186-3　蒺藜科植物系统发育进化分析

## 参 考 文 献

[1] 国家中医药管理局《中华本草》编委会. 中华本草. 第五册. 第 13 卷. 上海：上海科学技术出版社，1999：137-138.

[2] 国家药典委员会. 中华人民共和国药典（2020 年版）一部. 北京：中国医药科技出版社，2020.

[3] 中国科学院《中国植物志》编委会. 中国植物志. 北京：科学出版社，1988，62：73.

[4] 周志湘. 蒺藜苜蓿（*Medicago truncatula*）细胞分裂素应答调控及 *IPT* 基因功能鉴定. 北京：北京林业大学博士学位论文，2020.

[5] Angiosperm Phylogeny Group. An update of the angiosperm phylogeny group classification for the orders and families of flowering plants：APG Ⅳ. Botanical Journal of the Linnean Society，2016，181（1）：1-20.

[6] Ma X，Chang J，Li Z，et al. The complete chloroplast genome of *Tetraena mongolica*（Zygophyllaceae），an endangered shrub endemic to China. Mitochondrial DNA B Resour，2019，4（1）：1030-1031.

[7] Gonçalves D J，Simpson B B，Ortiz E M，et al. Incongruence between gene trees and species trees and phylogenetic signal variation in plastid genes. Molecular Phylogenetics and Evolution，2019，138：219-232.